www.libreriamedica.com
www.distribuna.com
www.ebookmedico.net

VENTILACIÓN NEONATAL ASISTIDA

Atención respiratoria del neonato a partir de un método basado en la evidencia

Tercera edición en español

Jay P. Goldsmith, MD, FAAP
Profesor clínico, Departamento de Pediatría,
Facultad de Medicina de la Universidad Tulane,
Nueva Orleans (Luisiana)

Edward H. Karotkin, MD, FAAP
Profesor de Pediatría, Medicina Neonatal/Perinatal,
Facultad de Medicina de Virginia del Este,
Norfolk (Virginia)

Martin Keszler, MD, FAAP
Profesor de Pediatría, Facultad de Medicina Warren Alpert,
Universidad Brown; director del Servicio de Neumonología,
Departamento de Pediatría, Hospital de Mujeres y Niños,
Providence (Rhode Island)

Gautham K. Suresh, MD, DM, MS, FAAP
Jefe de sección y director del Servicio de Neonatología,
Facultad de Medicina Baylor, Hospital de Niños de Texas,
Houston (Texas)

DISTRIBUNA
Editorial
www.libreriamedica.com

Bogotá · Caracas · Lima · Madrid · Panamá · Pittsburgh

Los editores y colaboradores presentan temas de actualidad en los cuales los procedimientos y la dosificación de los medicamentos están tomados de las recomendaciones actuales que aparecen en la literatura universal. Por lo tanto, ante los posibles errores humanos o cambios en la medicina, ni los editores, ni los colaboradores ni cualquier otra persona que haya participado en la preparación de esta obra garantiza que la información contenida en ella sea precisa o completa, y tampoco son responsables de los posibles errores u omisiones de resultados con la información obtenida. Sería recomendable recurrir a otras fuentes de información para tener certeza de que la misma en este escrito es precisa.

Esto es de particular importancia en relación con los fármacos nuevos o de uso no frecuente. Sería recomendable también consultar a las empresas farmacéuticas para conseguir información adicional si es necesario.

VENTILACIÓN NEONATAL ASISTIDA.
ATENCIÓN RESPIRATORIA DEL NEONATO A PARTIR DE UN MÉTODO BASADO EN LA EVIDENCIA
TERCERA EDICIÓN EN ESPAÑOL
SEXTA EDICIÓN EN INGLÉS

ISBN: 978-958-5577-06-0

Editores:
Jay P. Goldsmith, MD, FAAP
Edward H. Karotkin, MD, FAAP
Martin Keszler, MD, FAAP
Gautham K. Suresh, MD, DM, MS, FAAP

Traducción y corrección de estilo:
Milagros Landini Maruff. Traductora Pública

Revisión científica:
Laura De Rosa de Vidal

Ilustración:
Barbara L. Siede, MS

Diseño y diagramación:
Deyanira Buitrago
Jose M. Padilla
Marcela Torres Caballero

Impreso por:
Gente Nueva
Bogotá - Colombia

Impreso en Colombia
Printed in Colombia

DISTRIBUNA EDITORIAL MÉDICA
Autopista Norte No. 123-93
Bogotá - Colombia
Tel: (57-1) 6202294 - 2158335
Fax: (57-1) 2132379
Apartado Aéreo: 265006
gerencia@libreriamedica.com
www.libreriamedica.com

HECHO DEPÓSITO LEGAL

Ventilación neonatal asistida : atención respiratoria del neonato a partir de un método basado en la evidencia / Jay P. Goldsmith [y otros] ; prólogo Avroy A. Fanaroff. -- 3a ed. -- Bogotá : Distribuna, 2019.
878 páginas : ilustraciones ; 22 cm.
Incluye bibliografías e índice.
ISBN 978-958-5577-06-0
1. Neonatología 2. Ventilación mecánica 3. Oxigenoterapia 4. Enfermedades respiratorias pediátricas 5. Cuidados intensivos neonatales I. Goldsmith, Jay P, autor II. Fanaroff, Avroy A, prologuista
618.9201 cd 22 ed.
A1646645

CEP-Banco de la República-Biblioteca Luis Ángel Arango

Dedicatoria

Dedico este libro a mi esposa, Terri, quien me ha apoyado durante las seis ediciones de la obra y durante mis tantas noches lejos de casa mientras cuidaba a los neonatos enfermos.

JPG

Quiero dedicar esta sexta edición de *Ventilación neonatal asistida* a los tantos enfermeros de las UCIN, a los enfermeros especialistas, a los terapeutas respiratorios y a todos los demás profesionales sanitarios auxiliares con los que he tenido el gusto de trabajar en el Hospital de Niños de The King's Daughters durante los últimos casi 40 años de servicio. Sin su compromiso por brindar la mejor atención a nuestros pacientes, mi trabajo no hubiera sido posible.

EHK

Dedico este libro a mi esposa, la Dra. Mary Lenore Keszler, quien ha sido mi compañera de toda la vida, mi inspiración y mi mejor amiga. Sin su enorme paciencia y apoyo inquebrantable, esta obra no hubiera sido posible. También dedico el libro a los tantos pacientes diminutos y a sus familias, que me enseñaron lecciones invaluables, y a los alumnos, residentes y becarios, cuyas preguntas minuciosas me inspiraron a buscar un mayor conocimiento de los problemas que enfrentamos a diario.

MK

Dedico este libro a mis docentes y tutores, quienes me enseñaron y me guiaron. También agradezco a mi esposa, Viju Padmanabhan, y a mis hijas, Diksha e Ila, por el apoyo y la paciencia en todos estos años.

GKS

Lista de colaboradores

Kabir Abubakar, MD
Profesor de Pediatría Clínica, Neonatología/Pediatría, Hospital Universitario Medstar de Georgetown, Washington, DC

Namasivayam Ambalavanan, MBBS, MD
Profesor de Pediatría, Universidad de Alabama en Birmingham, Birmingham (Alabama)

Robert M. Arensman, BS, MD
Director de la División de Cirugía Pediátrica, Departamento de Cirugía, Universidad de Illinois en Chicago, Chicago (Illinois)

Eduardo Bancalari, MD
Profesor de Pediatría, Obstetricia y Ginecología, director de la División de Neonatología, jefe del Servicio de Neonatología, Departamento de Pediatría, División de Neonatología, Facultad de Medicina de la Universidad de Miami, Miami (Florida)

Keith J. Barrington, MB, ChB
Neonatólogo e investigador clínico, Centro Médico de la Universidad Sainte Justine, profesor de Pediatría, Universidad de Montreal, Montreal (Canadá)

Jonathan F. Bean, MD
Tutor de residentes, Departamento de Cirugía General, Hospital y Centro de Ciencias Médicas de la Universidad de Illinois, Chicago (Illinois)

Edward F. Bell, MD
Profesor de Pediatría, Departamento de Pediatría, Universidad de Iowa, Ciudad de Iowa (Iowa)

David M. Biko, MD
Profesor adjunto, Hospital de Niños de Filadelfia; radiólogo pediátrico, Hospital de Pensilvania, Sistema de Salud de la Universidad de Pensilvania, Filadelfia (Pensilvania)

Laura D. Brown, MD
Profesora titular de Pediatría, Facultad de Medicina de la Universidad de Colorado, Aurora (Colorado)

Jessica Brunkhorst, MD
Profesora adjunta de Pediatría, Hospital de Niños Mercy, Universidad de Missouri – Ciudad de Kansas, Ciudad de Kansas (Missouri)

Waldemar A. Carlo, MD
Profesor de Pediatría «Edwin M. Dixon», Universidad de Alabama en Birmingham; director de la División de Neonatología, Universidad de Alabama en Birmingham, Birmingham (Alabama)

Robert L. Chatburn, MHHS, RRT-NPS, FAARC
Gerente de Investigación Clínica, Instituto de Neumonología, Cleveland Clinic; director de las Becas de Formación Práctica, Instituto Educativo, Cleveland Clinic; investigador posdoctoral de Medicina, Facultad de Medicina Lerner de la Universidad Case Western Reserve, Cleveland (Ohio)

Nelson Claure, MSc, PhD
Investigador y profesor titular, director, Laboratorio de Investigación Pulmonar Neonatal, Departamento de Pediatría, División de Neonatología, Facultad de Medicina de la Universidad de Miami, Miami (Florida)

Clarice Clemmens, MD
Profesora adjunta de Otolaringología Pediátrica, Facultad de Medicina de Carolina del Sur, Charleston (Carolina del Sur)

Christopher E. Colby, MD
Profesor titular de Pediatría, Mayo Clinic, Rochester (Minnesota)

Sherry E. Courtney, MD, MS
Profesora de Pediatría, Departamento de Pediatría, Universidad de Ciencias Médicas de Arkansas, Little Rock (Arkansas)

Peter G. Davis, MBBS, MD, FRACP
Profesor/director de Neonatología, Universidad de Melbourne y The Royal Women's Hospital, Melbourne, Victoria (Australia)

Eugene M. Dempsey, MBBCH BAO, FRCPI, MD, MSc
Profesor clínico, Pediatría y Salud Infantil, Universidad de Cork, Departamento de Neonatología, Maternidad de la Universidad de Cork, Wilton, Cork (Irlanda)

Robert Diblasi, RRT-NPS, FAARC
Instituto de Investigaciones Pediátricas de Seattle, Atención Respiratoria, Centro de Terapéutica del Desarrollo, Seattle (Washington)

Jennifer Duchon, MDCM, MPH
Residente clínica, Infectología Pediátrica, Centro Médico Columbia-Presbyterian, Nueva York (Nueva York)

Jonathan M. Fanaroff, MD, JD
Profesor titular de Pediatría, Facultad de Medicina de la Universidad Case Western Reserve; codirector, Unidad de Cuidados Intensivos Neonatales; director, Centro Rainbow de Ética en Pediatría, Hospital Rainbow de Bebés y Niños, Cleveland (Ohio)

William W. Fox, MD
Especialista en Neonatología, División de Neonatología, director médico, Centro de Trastornos Respiratorios Neonatales, Hospital de Niños de Filadelfia, profesor de Pediatría, Facultad de Medicina Perelman de la Universidad de Pensilvania, Filadelfia (Pensilvania)

Debbie Fraser, MN, RNC-NIC
Profesora titular, Cuerpo Docente de Disciplinas Sanitarias, Universidad de Athabasca, Athabasca, Alberta (Canadá)
Enfermera especialista, UCIN, Hospital St Boniface, Winnipeg, Manitoba (Canadá)

John T. Gallagher, MPH, RRT-NPS, FAARC
Coordinador de Atención Crítica, Atención Respiratoria Pediátrica, Hospitales Universitarios, Hospital Rainbow de Bebés y Niños, Cleveland (Ohio)

Jay P. Goldsmith, MD, FAAP
Profesor clínico, Pediatría, Universidad Tulane, Nueva Orleans (Luisiana)

Malinda N. Harris, MD
Profesora adjunta de Pediatría, Mayo Clinic, Rochester (Minnesota)

William W. Hay Jr., MD
Profesor, Pediatría, Facultad de Medicina de la Universidad de Colorado, Aurora (Colorado)

Robert M. Insoft, MD
Director médico y neonatólogo, Hospital de Mujeres y Niños, Facultad de Medicina Alpert de la Universidad Brown, Providence (Rhode Island)

Erik A. Jensen, MD
Docente de Pediatría, Universidad de Pensilvania, neonatólogo, Hospital de Niños de Filadelfia, Filadelfia (Pensilvania)

Jegen Kandasamy, MBBS, MD
Profesor adjunto, Pediatría, Universidad de Alabama en Birmingham, Birmingham (Alabama)

Edward H. Karotkin, MD, FAAP
Profesor de Pediatría, Medicina Neonatal/Perinatal, Facultad de Medicina de Virginia Oriental, Norfolk (Virginia)

Martin Keszler, MD, FAAP
Profesor de Pediatría, Facultad de Medicina Alpert de la Universidad Brown, director de Servicios Respiratorios, Hospital Pediátrico, de Mujeres y Niños, Providence (Rhode Island)

John P. Kinsella, MD
Profesor de Pediatría, Departamento de Pediatría, Sección de Neonatología, Facultad de Medicina de la Universidad de Colorado y Hospital de Niños de Colorado, Aurora (Colorado)

Haresh Kirpalani, BM, MRCP, FRCP, MSc
Profesor, Universidad de Pensilvania, neonatólogo y director, Programa de Enfermedades Pulmonares Crónicas Neonatales, Hospital de Niños de Filadelfia, Filadelfia (Pensilvania)
Profesor emérito, Epidemiología Clínica, Universidad McMaster, Hamilton, Ontario (Canadá)

Derek Kowal, RRT
Supervisor de la UCIN, Servicios Respiratorios, Centro Médico Foothills, Servicios Médicos de Alberta, Calgary, Alberta (Canadá)

Satyan Lakshminrusimha, MBBS, MD
Profesor de Pediatría, director, Centro de Biología del Desarrollo Pulmonar, Universidad de Buffalo, jefe de Neonatología, Hospital de Mujeres y Niños de Buffalo, Buffalo (Nueva York)

John D. Lantos, MD
Director de Bioética, profesor del Hospital de Niños Mercy, Universidad de Pediatría de Missouri – Ciudad de Kansas, Ciudad de Kansas (Missouri)

Krithika Lingappan, MD, MS, FAAP
Profesora adjunta, Sección de Neonatología, Departamento de Pediatría, Hospital de Niños de Texas, Facultad de Medicina Baylor, Houston (Texas)

Akhil Maheshwari, MD
Profesor de Pediatría y Medicina Molecular, cátedra de Neonatología patrocinada por Pamela y Leslie Muma, jefe, División de Neonatología, decano adjunto, Educación Médica de Posgrado en Neonatología, Universidad de Florida del Sur, Tampa (Florida)

Mark C. Mammel, MD
Profesor de Pediatría, Departamento de Pediatría, Universidad de Minnesota, Minneapolis (Minnesota)

George T. Mandy, MD
Profesor titular de Pediatría, Facultad de Medicina Baylor, Houston (Texas)

Richard J. Martin, MBBS
Profesor, Pediatría, Biología Reproductiva y Fisiología y Biofísica, Facultad de Medicina de la Universidad Case Western Reserve, profesor «Drusinsky/Fanaroff», Pediatría, Hospital Rainbow de Bebés y Niños, Cleveland (Ohio)

Kathryn L. Maschhoff, MD, PhD
Profesora adjunta de Pediatría Clínica, Universidad de Pensilvania, neonatóloga, Hospital de Niños de Filadelfia, Filadelfia (Pensilvania)

Bobby Mathew, MD
Director titular de programa, profesor adjunto de Pediatría, Universidad de Buffalo, Hospital de Mujeres y Niños de Buffalo, Buffalo (Nueva York)

Patrick Joseph McNamara, MD, MRCPCH, MSc
Profesor titular, Pediatría y Fisiología, Universidad de Toronto, neonatólogo de planta, Pediatría, Hospital de Niños, Toronto, Ontario (Canadá)

D. Andrew Mong, MD
Profesor adjunto, Universidad de Pensilvania, radiólogo pediátrico, Hospital de Niños de Filadelfia, Filadelfia (Pensilvania)

Colin J. Morley, DCH, MD, FRCPCH
Profesor, Investigación Neonatal, Royal Women's Hospital, Melbourne, Cambridge (Gran Bretaña)

Leif D. Nelin, MD
Jefe del decanato W. Jeffers en Neonatología, Hospital Infantil Nacional, profesor y jefe de la División de Neonatología, Universidad Estatal de Ohio Hospital Infantil Nacional, Columbus (Ohio)

Donald Morley Null Jr., MD
Profesor de Pediatría, Departamento de Pediatría, Universidad de California Davis, Sacramento (California)

Louise S. Owen, MBChB, MRCPCH, FRACP, MD
Neonatóloga, Investigación Neonatal, Royal Women's Hospital, residente honorífica de investigación, Instituto de Investigación Pediátrica de Murdoch, Melbourne, Victoria (Australia)

Allison H. Payne, MD, MSCR
Profesora adjunta, Pediatría, División de Neonatología, Hospital Rainbow de Bebés y Niños, Universidad Case Western Reserve, Cleveland (Ohio)

Jeffrey M. Perlman, MBChB
Profesor de Pediatría, Weill Cornell Medicine, jefe de división, Medicina Neonatal, Hospital Presbyterian de Nueva York, Centro Komansky de Salud Infantil, Nueva York (Nueva York)

Joseph Piccione, DO, MS
Director de Neumonología, Centro de Trastornos Respiratorios Pediátricos, Hospital de Niños de Filadelfia, profesor adjunto de Pediatría Clínica, División de Neumonología Pediátrica, Facultad de Medicina de la Universidad de Filadelfia, Filadelfia (Pensilvania)

Richard Alan Polin, BA, MD
Director de la División de Neonatología, Departamento de Pediatría, Hospital de Niños Morgan Stanley, profesor de Pediatría «William T Speck», Facultad de Medicina y Cirugía de la Universidad de Columbia, Nueva York (Nueva York)

Yacov Rabi, MD, FRCPC
Profesor adjunto, Departamento de Pediatría, Universidad de Calgary, Calgary, Alberta (Canadá)

Aarti Raghavan, MD, FAAP
Profesor adjunto de Pediatría Clínica, neonatólogo, director de Mejoramiento de la Calidad, Departamento de Pediatría, director de programa, Programa de Becas Posdoctorales en Neonatología, Departamento de Pediatría, Universidad del Hospital y Sistema de Ciencias Médicas de Illinois, Chicago (Illinois)

Matthew A. Rainaldi, MD
Profesor adjunto de Pediatría, Weill Cornell Medicine, Hospital Presbyterian de Nueva York, Centro Komansky de Salud Infantil, Nueva York (Nueva York)

Tara M. Randis, MD, MS
Profesora adjunta de Pediatría, División de Neonatología, Facultad de Medicina de la Universidad de Nueva York, Nueva York (Nueva York)

Lawrence Rhein, MD
Profesor adjunto de Pediatría, Medicina Neonatal y Neumonología Pediátrica, Hospital de Niños de Boston, Boston (Massachusetts)

Guilherme Sant'Anna, MD, PhD, FRCPC
Profesora titular de Pediatría, Departamento de Pediatría, División de Neonatología, miembro adjunto de la División de Medicina Experimental, Universidad McGill, Montreal, Quebec, (Canadá)

Edward G. Shepherd, MD
Jefe, Sección de Neonatología, Hospital Infantil Nacional, profesor titular de Pediatría, Universidad Estatal de Ohio, Columbus (Ohio)

Billie Lou Short, MD
Jefe, Neonatología, Sistema Nacional de Salud Infantil, profesor de Pediatría, Facultad de Medicina de la Universidad George Washington, Washington, DC

Nalini Singhal, MBBS, MD, FRCPC
Profesor de Pediatría, Departamento de Pediatría, Facultad de Medicina Cumming, Universidad de Calgary, Calgary, Alberta (Canadá)

Roger F. Soll, MD
Neonatólogo, profesor de Neonatología «Wallace», Facultad de Medicina de la Universidad de Vermont, Burlington (Vermont)

Amuchou S. Soraisham, MBBS, MD, DM, MS, FRCPC, FAAP
Profesor titular de Pediatría, Departamento de Pediatría, Facultad de Medicina Cumming, Universidad de Calgary, Calgary, Calgary, Alberta (Canadá)

Nishant Srinivasan, MD
División de Cirugía Pediátrica, Departamento de Cirugía, División de Neonatología, Departamento de Pediatría, Universidad del Hospital y Centro de Ciencias Médicas de Illinois, Chicago (Illinois)

Daniel Stephens, MD
Jefe de residentes de Cirugía General, Departamento de Cirugía, Universidad de Minnesota, Minneapolis (Minnesota)

Gautham K. Suresh, MD, DM, MS, FAAP
Jefe de sección y jefe del Servicio de Neonatología, Facultad de Medicina Baylor, Hospital de Niños de Texas, Houston (Texas)

Andrea N. Trembath, MD, MPH
Profesora adjunta, Pediatría, División de Neonatología, Hospital UH Rainbow de Bebés y Niños, Universidad Case Western Reserve, Cleveland (Ohio)

Anton H. van Kaam, MD, PhD
Profesor de Neonatología, Centro Médico Académico del Hospital de Niños Emma, Ámsterdam (Holanda)

Maximo Vento, MD, PhD
Profesor, División de Neonatología, Hospital Universitario y Politécnico La Fe, profesor, Grupo de Investigación Neonatal, Instituto de Investigaciones Médica La Fe, Valencia (España)

Michele C. Walsh, MD, MSEpi
Profesora, Pediatría, División de Neonatología, Hospital UH Rainbow de Bebés y Niños, Universidad Case Western Reserve, Cleveland (Ohio)

Julie Weiner, MD
Profesora adjunta de Pediatría, Hospital de Niños Mercy, Universidad de Missouri – Ciudad de Kansas, Ciudad de Kansas (Missouri)

Gary M. Weiner, MD, FAAP
Profesor titular/director, Programa de Capacitación de Residentes de Investigación Posdoctoral en Neonatología y Perinatología, Universidad de Michigan, Hospital de Niños C.S. Mott, Ann Arbor (Michigan)

Dany E. Weisz, BSc, MD, MSc
Profesor adjunto de Pediatría, Universidad de Toronto, neonatólogo de planta, Neonatología y Pediatría del Desarrollo, Centro de Ciencias Médicas Sunnybrook, Toronto, Ontario (Canadá)

Bradley A. Yoder, MD
Profesor de Pediatría, director médico, UCIN, Facultad de Medicina de la Universidad de Utah, Salt Lake City (Utah)

Huayan Zhang, MD
Neonatólogo, director médico, Programa de Enfermedades Pulmonares Crónicas Neonatales y Pediátricas, División de Neonatología, Departamento de Pediatría, Hospital de Niños de Filadelfia, profesor titular de Pediatría Clínica, Departamento de Pediatría, Facultad de Medicina Perelman de la Universidad de Filadelfia, Filadelfia (Pensilvania)

Contenido

SECCIÓN I. HISTORIA, FISIOLOGÍA PULMONAR Y CONSIDERACIONES GENERALES

SECCIÓN II. EVALUACIÓN Y MONITOREO DEL PACIENTE

SECCIÓN III. OXIGENOTERAPIA Y VENTILACIÓN ASISTIDA

SECCIÓN IV. ESTABILIZACIÓN INICIAL, CUIDADO A PIE DE CAMA Y FARMACOTERAPIA

SECCIÓN V. RESULTADOS RESPIRATORIOS Y NEUROLÓGICOS, INTERVENCIONES QUIRÚRGICAS Y OTRAS CONSIDERACIONES

Prólogo

Hay que aprender a exhalar, la inhalación se producirá sola.
Carla Melucci Ardito

Felicito a los Dres. Goldsmith, Karotkin, Keszler y Suresh por la publicación de la sexta edición de su libro de texto clásico, *Ventilación neonatal asistida*. La primera edición se publicó en 1981, cuando la ventilación neonatal aún estaba en pañales, y mucho antes del surgimiento de los surfactantes, del uso generalizado de los corticosteroides antenatales y de distintas modalidades modernas de ventilación asistida. De hecho, en la década de 1970, muchas unidades no gozaban del beneficio de tener respiradores neonatales y se veían obligadas a utilizar equipos para adultos que suministraban un volumen corriente excesivo por más que la perilla que controlaba el flujo de aire se girara lo menos posible. No es ninguna sorpresa que casi la mitad de los bebés que recibían ventilación mecánica presentaran fugas de aire y que la mortalidad fuera tan alta. La insuficiencia respiratoria en neonatos prematuros era la principal causa de muerte neonatal.

En 1960, Alexander Schaffer acuñó el término «neonatología» para referirse al 'arte y la ciencia del diagnóstico y el tratamiento de los trastornos del neonato'. La atención neonatal se basaba, en gran medida, en anécdotas, y esa etapa se conoce como «la era de la negligencia de buena fe y de las intervenciones desastrosas». Existen historias muy conocidas que están debidamente documentadas: la del oxígeno, que provocaba fibroplasia retrolental; los antibióticos, que, al utilizarse como profilácticos, provocaban la muerte y encefalopatía bilirrubínica; el dietilestilbestrol, que producía cáncer de vagina; y la inanición prolongada, que llevaba a la muerte a neonatos extremadamente prematuros.

Desde 1975 a esta parte, hemos presenciado aumentos significativos en materia del conocimiento y de la acumulación de evidencia en ensayos aleatorizados, lo cual llevó a la adopción de la medicina basada en evidencia. Esto se ha documentado de forma íntegra en cada una de las sucesivas ediciones de este libro. Ahora, contamos con una gran cantidad de datos científicos que respaldan las distintas modalidades de ventilación asistida.

La sexta edición documenta la nueva evidencia científica y la implementación de investigaciones aplicables que pueden trasladarse de la teoría a la práctica. Ha habido muchos cambios en cuanto a los colaboradores y a la organización del libro. La amplia gama de autores, reconocidos expertos en sus campos, representa muchas nacionalidades y puntos de vista. Cada modalidad de ventilación se analiza en detalle, pero de manera fácil de comprender. Hay un excelente equilibrio entre la fisiología, la fisiopatología, los enfoques de diagnóstico, las técnicas de diagnóstico por imágenes pulmonar y las técnicas de ventilación mecánica, además de los resultados clínicos a corto y largo plazo. Esta edición incluye un capítulo muy completo sobre la atención respiratoria en países con recursos limitados y sobre los últimos avances en el tratamiento y la reanimación en la sala de partos. También hay aportes sobre el mejoramiento de la calidad y sobre los aspectos éticos y médico-legales de la atención respiratoria, además de un capítulo con mucha información sobre las técnicas de diagnóstico por imágenes pulmonar. Las secciones sobre la farmacoterapia complementaria describen al lector los enfoques nuevos para el tratamiento de la insuficiencia respiratoria y la hipertensión pulmonar, y la sección sobre los resultados neurológicos y las intervenciones quirúrgicas concluyen una obra integral y completa, pero de fácil lectura.

La sexta edición de *Ventilación neonatal asistida*, de los Dres. Jay P. Goldsmith, Edward H. Karotkin, Martin Keszler y Gautham K. Suresh, es una compañera inseparable del lector, que lo hará recorrer las últimas innovaciones sobre asistencia respiratoria. Es una obra de lectura obligatoria para los neonatólogos, los residentes de neonatología, los terapeutas respiratorios neonatales y los enfermeros que trabajan en unidades de cuidados intensivos neonatales.

La respiración es vida, y respirar significa vivir largo tiempo.
Proverbio sánscrito

Avroy A. Fanaroff, MD
Profesor emérito de Pediatría, Universidad Case Western Reserve; profesor emérito «Eliza Henry Barnes» de Neonatología, Hospital Rainbow de Bebés y Niños, Cleveland,
marzo de 2016

Introducción

Hace treinta y nueve años, antes de que existieran los surfactantes exógenos, el óxido nítrico inhalado, los respiradores de alta frecuencia y otros tratamientos modernos, dos jóvenes neonatólogos (JPG y EHK) fueron lo suficientemente atrevidos como para intentar publicar una obra pionera sobre ventilación neonatal asistida, destinada a médicos, a enfermeros y a terapeutas respiratorios encargados del tratamiento de la insuficiencia respiratoria en neonatos frágiles. Como la atención respiratoria era una parte fundamental de las unidades de cuidados intensivos neonatales (UCIN), incluso en los primeros días de la neonatología, pensamos que dicha obra podría suplir las necesidades insatisfechas y convertirse en referencia para los tantos profesionales que se desempeñaban en este ámbito tan nuevo e interesante. Para cumplir con ese objetivo, convocamos a nuestros docentes y mentores, que escribieron la mayoría de los capítulos y superaron nuestras expectativas al producir una guía práctica para la ventilación exitosa del neonato con dificultad respiratoria. La primera edición, publicada en 1981, tomó como base la clásica obra de Marshall Klaus y Avroy Fanaroff, *Atención del neonato de alto riesgo*, que, en ese momento, era la referencia obligada de los profesionales del área neonatal. El Dr. Klaus escribió el prólogo, y, así, nació *Ventilación neonatal asistida*.

Las palabras preliminares de la primera edición comenzaban con una cita del Dr. Sydney S. Gellis, nombrado luego Decano de Pediatría en los Estados Unidos:

> En mi opinión, todo el ámbito de la ventilación de neonatos con síndrome de dificultad respiratoria es un verdadero caos. Los argumentos y los contraargumentos sobre el mejor método —y el menos dañino— para ventilar a los neonatos prematuros me marean. No puedo esperar la solución —o soluciones— del parto prematuro, además del día en que estos aparatos dejen de existir y los neonatólogos se jubilen.
>
> *Anuario de Pediatría (1977)*

Casi cuatro décadas —y cinco ediciones del libro— más tarde, todavía estamos buscando las soluciones del parto prematuro, a pesar de las décadas de investigaciones sobre cómo prevenirlo, y el soporte respiratorio neonatal sigue siendo una parte cotidiana importante en una UCIN moderna. Sin dudas, el ámbito ha cambiado mucho.

Los avances farmacológicos, tecnológicos y filosóficos en la atención de neonatos, en especial, de los neonatos extremadamente prematuros, han continuado perfeccionando la forma en que tratamos la insuficiencia respiratoria neonatal. Los equipos con microprocesadores y las tecnologías de la información, el nuevo énfasis en la seguridad, el mejoramiento de la calidad y la medicina basada en la evidencia han influido sobre nuestro ejercicio de la neonatología y en todas las ramas de la medicina.

La mera supervivencia ya no es lo primordial; ahora, el énfasis en la atención neonatal crítica recae sobre la mejora de los resultados funcionales de, incluso, los neonatos prematuros más pequeños. Si bien, en la última década, el límite de la viabilidad no ha cambiado significativamente, no hay dudas de que ha habido descensos en las morbilidades, incluso en los neonatos de menor peso y de menor edad gestacional. La importante variación institucional en las morbilidades, como la displasia broncopulmonar (DBP), ya no puede atribuirse, únicamente, a las diferencias en las poblaciones que tratamos. La aplicación uniforme de los tratamientos basados en la evidencia y los programas de mejoramiento de la calidad han demostrado importantes mejoras en los resultados, aunque no en todos los centros. Hemos reconocido que gran parte de los daños pulmonares en los neonatos deriva de manos humanas y se produce, principalmente, en los neonatos más prematuros. Según nuestra percepción, el respirador ha dejado de ser un equipo para salvar vidas; ahora, es una herramienta que puede causar daño al mismo tiempo que genera un beneficio —un arma de doble filo—. Sin embargo, las causas de esta morbilidad son multifactoriales, y su prevención sigue siendo controversial y poco clara. Específicamente, los intentos por disminuir la incidencia de la displasia broncopulmonar se han concentrado en los enfoques ventilatorios, como la ventilación no invasiva, las modalidades de volumen garantizado y los tratamientos complementarios, como la cafeína y la vitamina A. Sin embargo, algunos de estos tratamientos aún no han podido demostrarse en ensayos clínicos de gran envergadura, y la incidencia de la displasia broncopulmonar en recién nacidos de muy bajo peso al nacer, en las bases de datos nacionales, supera el 30 %. Por lo tanto, hasta que existan soluciones sociales, farmacológicas y técnicas contra la prematuridad, los profesionales de neonatología continuarán enfrentándose al desafío de brindar soporte respiratorio a los neonatos prematuros más pequeños sin causarles un daño de por vida en los pulmones o en el sistema nervioso central.

En esta sexta edición, dos nuevos editores han aportado desinteresadamente sus conocimientos con el objetivo de ofrecer las pautas más recientes y fundamentadas para brindar atención ventilatoria y complementaria a los neonatos en estado crítico. El Dr. Martin Keszler, profesor de Pediatría y director médico de Atención Respiratoria de la Universidad Brown, es reconocido a nivel mundial por su trabajo en el área de la ventilación neonatal. El Dr. Gautham K. Suresh, ahora jefe de Neonatología en el Centro Neonatal del Hospital de Niños de Texas y profesor de la Universidad Baylor, es considerado una de las principales autoridades en el mejoramiento de la calidad en atención neonatal. Gracias a una infusión de nuevas ideas, el texto se ha reescrito por completo y dividido en cinco secciones. La primera sección describe principios y conceptos generales, e incluye nuevos capítulos sobre exámenes de diagnóstico respiratorio, aspectos médico-legales de la atención respiratoria, la calidad y la seguridad. La segunda sección repasa los métodos de evaluación, diagnóstico y monitoreo del neonato que padece dificultad respiratoria. Los nuevos capítulos incluyen las técnicas de diagnóstico por imágenes, el monitoreo no invasivo del intercambio gaseoso y la evaluación de las vías respiratorias. Las intervenciones respiratorias terapéuticas se analizan en la tercera sección —significativamente ampliada—, en la que se abordan, en detalle, todos los tipos de modalidades y estrategias de ventilación. Las intervenciones complementarias, como la atención pulmonar y de enfermería, el soporte nutricional y la farmacoterapia, son los temas sobre los que versa la cuarta sección. Finalmente, en la quinta sección de la obra, se repasan las situaciones y resultados clínicos especiales; además, se incluyen capítulos sobre el traslado, el tratamiento de la displasia broncopulmonar, el alta y la transición al hogar, y los resultados pulmonares y neurológicos.

Durante las cuatro décadas —y seis ediciones— de vida de esta obra, la neonatología ha avanzado y evolucionado en las casi 1000 UCIN que existen en los Estados Unidos. En la actualidad, los dos jóvenes neonatólogos están próximos a jubilarse y entregarán el mando de las próximas ediciones de esta publicación a los nuevos editores. Hemos visto ir y venir tratamientos nuevos y no basados en la evidencia, y, a pesar de nuestra frustración por no poder evitar la muerte o la morbilidad en todos nuestros pacientes, continuamos defendiendo la atención basada en la evidencia y los buenos ensayos clínicos antes de la aplicación de nuevos dispositivos y tratamientos. Esperamos que esta obra estimule a sus lectores a continuar investigando en pos de mejores tratamientos al aplicar lo aprendido en las siguientes páginas a la práctica clínica. Hemos cerrado el ciclo, ya que el coeditor del Dr. Klaus en *Atención del neonato de alto riesgo*, el Dr. Avroy Fanaroff, ha tenido la gentileza de escribir el prólogo de esta edición. Y, mientras esperamos las soluciones de la prematuridad, no debemos olvidar las sabias palabras del antiguo editorial de *Lancet*: «El tedioso argumento sobre las virtudes de los respiradores aún no inventados, en comparación con los ya existentes, puede llegar a su fin ahora que no queda lugar a dudas de que el éxito de dicho aparato depende de la destreza con la que se lo utiliza» (*Lancet* 2: 1227, 1965).

Jay P. Goldsmith, MD, FAAP
Edward H. Karotkin, MD, FAAP
Martin Keszler, MD, FAAP
Gautham K. Suresh, MD, DM, MS, FAAP

SECCIÓN I

Historia, fisiología pulmonar y consideraciones generales

Capítulo 1

Introducción y aspectos históricos

Edward H. Karotkin, MD, FAAP
Jay P. Goldsmith, MD, FAAP

Durante las últimas décadas, la morbimortalidad neonatal ha disminuido notablemente en el mundo industrializado. Las significativas mejoras que se han logrado responden, en gran medida, a distintos cambios sociales y a avances en materia de obstetricia y en el ámbito de la atención neonatal médica y quirúrgica. En esta obra, se describen muchos de estos avances, en particular, los relacionados con el soporte respiratorio y los dispositivos de monitoreo, la nutrición, los fármacos y el tratamiento quirúrgico de las anomalías congénitas y las afecciones de las vías respiratorias. Dichos avances han contribuido a mejorar el desenlace clínico de los pacientes en el ámbito de la neonatología.

Estos avances han logrado que las muertes por insuficiencia respiratoria sean relativamente poco frecuentes en el período neonatal, a menos que exista una enfermedad de base, como el nacimiento en el límite de la viabilidad, una infección o un cuadro de enterocolitis necrotizante, de hemorragia intraventricular o de hipoplasia pulmonar. Sin embargo, las consecuencias de la ventilación mecánica continúan siendo uno de los principales problemas que se enfrentan en las unidades de cuidados intensivos neonatales. Distintos procesos patológicos, como la enfermedad pulmonar crónica (EPC) —también llamada displasia broncopulmonar (DBP) — la toxicidad por oxígeno y el daño pulmonar inducido por la ventilación mecánica (VILI, por sus siglas en inglés), continúan afectando a una gran cantidad de neonatos, en particular, a aquellos que pesan menos de 1500 g al nacer.

En la actualidad, el foco está puesto no solo en brindar ventilación mecánica, la cual mejorará la supervivencia, sino también en minimizar las complicaciones producidas por este tipo de intervenciones. Los programas de mejoramiento de la calidad destinados a reducir la tasa inaceptablemente alta de enfermedad pulmonar crónica constituyen una pieza importante de la aplicación de las mejoras tecnológicas al cuidado del paciente. Sin embargo, aún falta responder varios interrogantes clave relacionados con la ventilación mecánica neonatal: la estrategia óptima de ventilación para los neonatos que necesitan este tipo de soporte, la función que desempeña la ventilación no invasiva, el empleo adecuado de la farmacoterapia complementaria (como es el caso de los tensioactivos pulmonares, el óxido nítrico inhalado, las xantinas, entre otros); el manejo del conducto arterioso y muchas otras cuestiones controvertidas. En los próximos capítulos de esta obra, se abordarán los posibles beneficios y riesgos de muchos de estos dilemas terapéuticos, y se espera que esto ayude a los médicos en el tratamiento de los neonatos que requieren ventilación mecánica.

El propósito de este capítulo es realizar un breve recorrido histórico por la ventilación neonatal asistida, haciendo hincapié en la evolución de los métodos diseñados para ventilar al neonato con insuficiencia respiratoria. Esperamos que este capítulo introductorio ofrezca al lector un panorama sobre la evolución que ha tenido este campo durante los últimos miles de años.

HISTORIA DE LA VENTILACIÓN NEONATAL: LOS PRIMEROS RELATOS

Desde la antigüedad, se ha reconocido a la insuficiencia respiratoria como una causa de mortalidad neonatal. El filósofo y emperador chino Hwang Ti (2698-2599 a. C.) observó que se producía con mayor frecuencia en los neonatos prematuros (1). Asimismo, las publicaciones médicas de los últimos miles de años incluyen cuantiosas referencias a los primeros intentos por reanimar a los neonatos al momento del parto.

En el Antiguo Testamento es en donde se menciona por primera vez la ventilación asistida de un niño (Reyes 4:32-35): «Cuando Eliseo entró en la casa, el niño ya estaba muerto, tendido sobre su cama... Entonces, subió y se acostó sobre el niño, y puso la boca sobre su boca, los ojos sobre sus ojos y las manos sobre sus manos, y se tendió sobre él; y la carne del niño entró en calor... y el niño abrió los ojos». Este pasaje, que describe la primera referencia a la respiración boca a boca, insinúa que la reanimación nos ha maravillado durante milenios.

El *Papiro Ebers*, redactado en el Antiguo Egipto (siglo XVI a. C.), relataba un aumento en la mortalidad de los neonatos prematuros y la observación de que el neonato que llora al nacer es el que, probablemente, sobrevivirá; en cambio, el que profiere un gruñido espiratorio morirá (2).

El *Talmud* hebreo (200 a. C. al 400 d. C.) describe la respiración artificial en neonatos y la introducción de una caña en la tráquea de un cordero recién nacido (3). Hipócrates (hacia el 400 a. C.) fue el primer investigador que registró su experiencia con la intubación endotraqueal en un ser humano para brindar ventilación pulmonar de manera artificial (4). Sorano de Éfeso (98-138 d. C.) describió los signos que permití evaluar el vigor del neonato —los cuales, posiblemente, hayan sido los precursores del índice de Apgar— y criticó la inmersión del neonato en agua fría como técnica de reanimación.

Galeno, que vivió entre el 129 y el 199 d. C., utilizó un fuelle para inflar los pulmones de animales muertos a través de la tráquea e informó que el movimiento del aire provocaba que el tórax se «elevara». La importancia de este descubrimiento no se valoraría sino hasta muchos siglos después (5).

Alrededor del 1000 d. C., el filósofo y médico musulmán Avicenna (980-1037 d. C.) describió la intubación endotraqueal con «una cánula de oro o plata». Maimónides (1135-1204 d. C.), el famoso rabino y médico judío, escribió sobre cómo detectar el paro respiratorio en los neonatos y propuso un método de reanimación manual. En 1472 d. C., Paolo Bagellardo publicó la primera obra sobre enfermedades pediátricas y describió la reanimación mediante respiración boca a boca en los neonatos (1).

Durante la Edad Media, la atención de los neonatos recaía, en gran parte, sobre las parteras analfabetas y los cirujanos-barberos, con lo cual, los siguientes avances significativos en la atención respiratoria no se producirían hasta 1513, cuando Eucharius Rosslin describió, en su obra, los estándares terapéuticos neonatales (2). El informe de Paracelsus (1493-1541), contemporáneo a la mencionada publicación, describía el uso de fuelles introducidos en las fosas nasales de ahogados para intentar la insuflación pulmonar y el empleo de un tubo bucal para reanimar a los neonatos (2).

Siglos XVI y XVII

Durante los siglos XVI y XVII, los avances en las técnicas de reanimación y ventilación artificial se produjeron de forma esporádica con distintas publicaciones sobre logros anecdóticos a corto plazo, particularmente, en animales. Andreas Vesalius (1514-1564 d. C.), el famoso anatomista belga, realizó una traqueostomía, intubación y ventilación en una cerda preñada. Es posible que el primer ensayo documentado de ventilación «sostenida» haya sido el realizado por el científico inglés Robert Hooke, quien mantuvo a un perro con vida durante más de una hora utilizando un fuelle para chimenea conectado a la tráquea.

El renacimiento científico de los siglos XVI y XVII reanudó el interés por la fisiología respiratoria y las técnicas de traqueostomía e intubación. Hacia 1667, ya se habían desarrollado formas sencillas de ventilación continua y regular (4). Mediante el uso de estos nuevos dispositivos, se logró comprender mejor la fisiología básica de la ventilación pulmonar.

En las publicaciones médicas, podemos encontrar distintas descripciones sobre la reanimación neonatal durante este período. Lamentablemente, estos relatos fueron anecdóticos y no siempre adecuados según los estándares actuales. Muchos de los relatos provenían de parteras que describían distintas intervenciones para reanimar al neonato con depresión respiratoria, como darle una pequeña cucharada de vino por la boca para intentar estimular la respiración, además de algunas descripciones más detalladas de reanimación mediante respiración boca a boca (6).

Siglo XIX

A principios del 1800, creció el interés por la reanimación y la ventilación mecánica de los neonatos. En 1800, en Génova, Fine publicó el primer informe que describía la intubación nasotraqueal como auxiliar de la ventilación mecánica (7). Casi en la misma época, se determinaron los principios de la ventilación mecánica en adultos, se logró el soporte respiratorio rítmico gracias a dispositivos mecánicos y, cada tanto, se brindaba ventilación mecánica con tubos endotraqueales.

En 1806, Vide Chaussier, profesor de Obstetricia en la Academia Francesa de Ciencias, describió sus experimentos con la intubación y la reanimación mediante respiración boca a boca de mortinatos asfícticos (8). El trabajo de sus sucesores llevó al desarrollo, en 1879, del «aeróforo pulmonar» (**Figura 1-1**), el primer dispositivo específicamente diseñado para la reanimación y la ventilación de neonatos a corto plazo (4). Este dispositivo constaba de una sencilla pera de goma conectada a un tubo. El tubo se introducía en las vías respiratorias superiores del neonato, y la pera de goma se comprimía y descomprimía para producir una inspiración y una espiración pasiva. Más adelante, otros investigadores perfeccionaron estos primeros intentos al diseñar dispositivos empleados para ventilar animales de laboratorio.

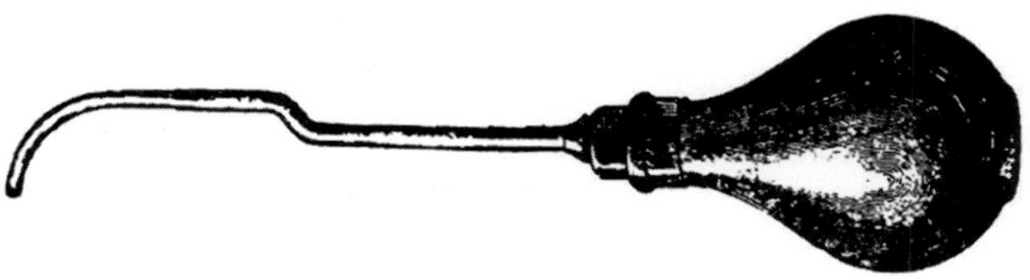

Figura 1-1. Aeróforo pulmonar de Gairal. (Extraído de DePaul. *Diccionnaire Encyclopédique.* XIII, 13.ª serie).

Charles-Michel Billard (1800-1832) fue el autor de uno de los primeros —y mejores— textos sobre medicina acerca de las correlaciones clínico-patológicas de las enfermedades pulmonares en neonatos. En 1828, se publicó su libro, *Traite des maladies des enfans nouveau-nes et a la mamelle* (Tratado de las enfermedades de los neonatos) (9).

En su escritura, es evidente el interés de Billard por el feto y las lesiones intrauterinas: «Durante la vida intrauterina, el hombre, generalmente, sufre muchas afecciones, cuyas consecuencias fatales trae consigo al nacer... los neonatos pueden nacer sanos, enfermos, convalecientes o completamente recuperados de las enfermedades que han tenido» (9).

La visión de Billard respecto de las dificultades que los neonatos pueden tener para lograr una respiración normal al nacer se manifiesta en el siguiente pasaje:

> ...a veces, el aire pasa libremente hacia los pulmones al nacer, pero la congestión sanguínea que se produce inmediatamente lo expulsa o le impide ingresar en una cantidad suficiente como para asegurar el completo establecimiento de la vida. Como bien se sabe, existe una relación íntima y recíproca entre la circulación sanguínea y la respiración, la cual resulta evidente durante la vida y, en particular, al momento de nacer... Los síntomas de congestión pulmonar en los neonatos son, en general, muy confusos y, por lo tanto, difíciles de identificar; sin embargo, podemos destacar los siguientes: dificultad respiratoria; paredes torácicas parcialmente desarrolladas; rostro que adquiere un color violáceo; color general que indica plétora en todos los órganos; llantos difusos, dolorosos y breves; percusión que produce un sonido apagado (9).

Parece increíble que estas sabias observaciones se hayan realizado hace casi 200 años.

Sin dudas, los avances logrados en los conocimientos de la fisiología pulmonar del neonato y los dispositivos diseñados para brindar ventilación mecánica a esta población se vieron estimulados por el interés demostrado en la atención neonatal en general que surgió hacia finales del siglo XIX y continuó durante la primera parte del siglo XX (10). El lector puede consultar las múltiples referencias que se indican sobre los avances realizados en la atención neonatal en Francia por el Dr. Étienne Tarnier y su colega Pierre Budin. A Budin puede considerárselo el «padre de la neonatología». Esto se debe a sus aportes a la atención neonatal, incluida la publicación de datos de sobrevida y la creación de programas de seguimiento de neonatos de alto riesgo (10).

En Edimburgo (Escocia), el Dr. John William Ballantyne, un obstetra que ejerció durante la última parte del siglo XIX y principios del siglo XX, destacó la importancia de la atención prenatal y reconoció que la sífilis, la malaria, la fiebre tifoidea, la tuberculosis y la ingesta de toxinas —como el alcohol u opiáceos— por parte de la madre influían negativamente sobre el desarrollo del feto (10).

En 1887, O'Dwyer (11) describió la primera vez que se usó a largo plazo la ventilación con presión positiva en una serie de 50 niños con laringitis. Poco después, Egon Braun y Alexander Graham Bell desarrollaron, de manera independiente, cámaras corporales para la reanimación neonatal con presión negativa y positiva intermitentes (**Figura 1-2**) (12, 13). Estos informes fundamentales podrían considerarse el punto de partida para la multiplicación de trabajos subsiguientes y del creciente interés por la ventilación mecánica de neonatos con insuficiencia respiratoria.

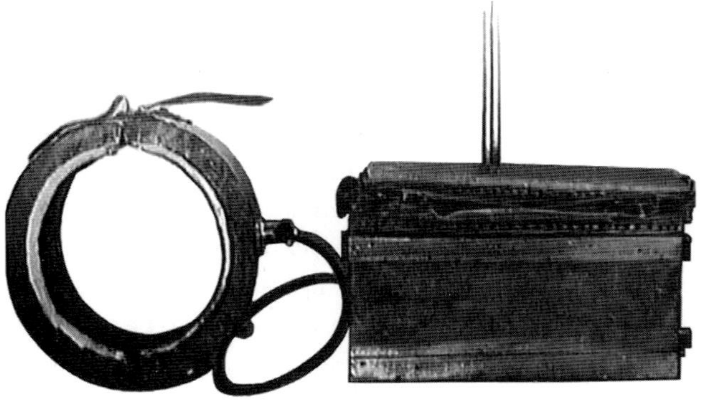

Figura 1-2. Respirador con presión negativa de Alexander Graham Bell, hacia 1889. (Extraído de Stern L., et al. Can Med Am J. 1970).

Siglo XX

A principios del siglo XX, en los Estados Unidos, se produjeron varios sucesos. Entre otros, la mejora en las medidas de salud pública, el surgimiento de la obstetricia como especialidad quirúrgica reconocida y la consolidación de la figura del pediatra como responsable de la atención de todos los niños (10) son los hechos que más se destacan. En 1914, Von Reuss describió el uso de presión positiva continua para la reanimación neonatal (1). En 1928, Henderson propuso la ventilación con presión positiva a través de una mascarilla con tubo en T (14). En el mismo año, Flagg recomendó utilizar un tubo endotraqueal con ventilación con presión positiva para reanimar a los neonatos (15). El equipo que describió era notablemente similar al que se utiliza en la actualidad.

La neonatología moderna nació a partir del reconocimiento de que los neonatos prematuros necesitaban especial atención con respecto al control de la temperatura, la alimentación (líquidos y nutrientes) y la defensa contra las infecciones. En las décadas de 1930 y 1940, la prematuridad neonatal comenzó a recibir mayor atención, y se le dio la relevancia que tiene como primera causa de mortalidad en menores de un año (10).

Los años posteriores a la Segunda Guerra Mundial fueron testigos de numerosos sucesos: exorbitantes tasas de natalidad, multiplicación de los servicios de maternidad en los hospitales, surgimiento de los antibióticos y de los reanimadores de presión positiva, reducción al mínimo del tamaño de los equipos y sistemas de análisis de laboratorio, nacimiento de la radiología, y creación de la microtecnología que permitió el tratamiento de los neonatos por vía intravenosa. Estos avances, junto con una serie de otros descubrimientos, dieron paso a la era moderna de la neonatología y a varios trabajos preliminares que permitirían diseñar mejores métodos de ventilación de neonatos con insuficiencia respiratoria.

A principios del siglo XX, las mejoras en los dispositivos de ventilación con presión negativa y positiva intermitente permitieron el desarrollo de una variedad de técnicas y equipos para brindar ventilación mecánica a los neonatos. En 1929, Drinker y Shaw (16) describieron el desarrollo de una técnica para producir una tracción torácica constante con el fin de aumentar el volumen pulmonar teleespiratorio. A principios de la década de 1950, Bloxsom (17) documentó el uso de una burbuja artificial neonatal con presión positiva para reanimar a los neonatos con disnea en la sala de partos. Este dispositivo era similar a un pulmón de acero: generaba, de forma alternada, una presión positiva y negativa de 1 a 3 psi durante intervalos de un minuto en una cámara cilíndrica y hermética de acero en la que se infundía oxígeno humidificado y calentado al 60 % (18). A principios de la década de 1950, en los Estados Unidos, se introdujeron rápidamente en el mercado versiones de plástico transparente de las burbujas artificiales neonatales (**Figura 1-3**). Sin embargo, en 1953, un estudio realizado por Apgar y Kreiselman (19) con perros apneicos y otro realizado por Townsend con 150 neonatos prematuros (20) demostraron que el dispositivo no brindaba un soporte adecuado a los neonatos apneicos. Un ensayo aleatorizado y controlado de la Universidad John Hopkins comparó las burbujas artificiales neonatales con el uso de la incubadora Isolette® (21) y no reveló ninguna ventaja en ninguno de los grupos de estudio. Esto, sumado a que existía un vínculo entre la administración de una gran cantidad de oxígeno y la retinopatía del prematuro, proclamó la vertiginosa caída en desuso del dispositivo de Bloxsom (21).

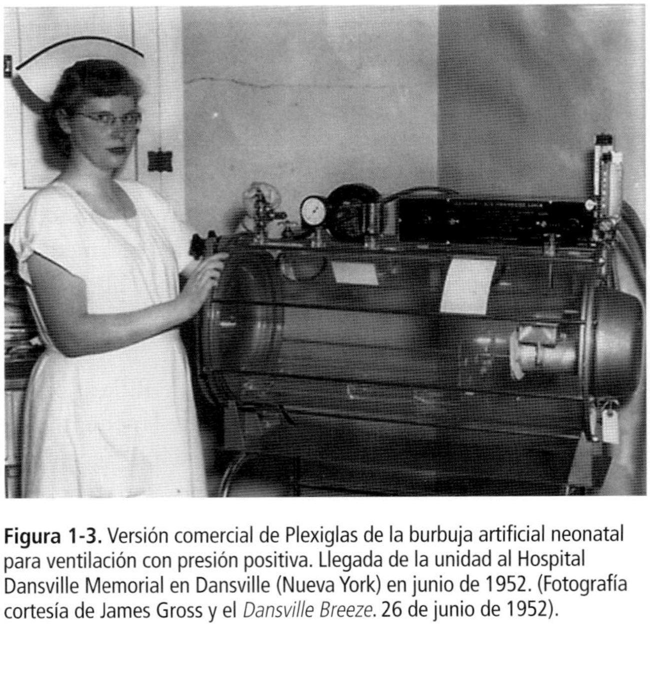

Figura 1-3. Versión comercial de Plexiglas de la burbuja artificial neonatal para ventilación con presión positiva. Llegada de la unidad al Hospital Dansville Memorial en Dansville (Nueva York) en junio de 1952. (Fotografía cortesía de James Gross y el *Dansville Breeze*. 26 de junio de 1952).

Hacia finales de la década de 1950, se diseñaron dispositivos de inclinación corporal que variaban la posición del contenido abdominal para generar un movimiento más eficaz del diafragma. En las publicaciones especializadas, también se postuló la estimulación del nervio frénico (22) y el uso de oxígeno intragástrico (23); sin embargo, estas técnicas tuvieron poco éxito en la práctica clínica. En la década de 1950 y principios de la década de 1960, muchos centros también utilizaban un ambú (también conocido como «bolsa-válvula-máscara») facial bien ajustado para ventilar a los neonatos durante períodos relativamente largos.

El aspecto inicial de la ventilación mecánica en los neonatos con insuficiencia respiratoria fue la reanimación eficaz. Las distintas técnicas utilizadas en los Estados Unidos se publicaron entre la década de 1950 y la década de 1980, pero el primer consenso lo lograron Bloom y Cropley en 1987 y fue adoptado por la Academia Estadounidense de Pediatría como programa de enseñanza estandarizado. La **Tabla 1-1** muestra un desarrollo cronológico resumido de los avances más importantes en el ámbito de la reanimación neonatal.

Tabla 1-1. Desarrollo cronológico de la reanimación neonatal.

1300 a. C.: Las parteras hebreas utilizaban la respiración boca a boca para reanimar a los neonatos.
460-380 a. C.: Hipócrates describe la intubación endotraqueal en seres humanos para brindar ventilación mecánica.
200 a. C.-500 d. C.: Un texto hebreo (*Talmud*) afirma: «Sostengamos a los neonatos para que no caigan al suelo, soplemos en sus fosas nasales y coloquemos en su boca la teta que debe mamar».
98-138 d. C.: El médico griego Sorano describe la evaluación de neonatos con un sistema similar al índice de Apgar actual para evaluar el tono muscular, los reflejos o la irritabilidad y el esfuerzo respiratorio. Creía que los neonatos asfícticos o prematuros y los que presentaban anomalías congénitas no eran «dignos de salvar».
1135-1204: Maimónides describe cómo detectar un paro respiratorio en los neonatos y propone un método de reanimación manual.
1667: Ante la Sociedad Real de Londres, Robert Hooke presenta su experiencia con el uso de fuelles para chimenea conectados a la tráquea de perros para brindar ventilación continua.
1774: Joseph Priestley produce oxígeno, pero no logra reconocer que está relacionado con la respiración. La Sociedad Humanitaria Real recomienda la reanimación por respiración boca a boca para los mortinatos.
1783-1788: Lavoisier nombra «aire vital» al oxígeno y demuestra que la respiración es un proceso oxidativo que produce agua y dióxido de carbono.
1806: Vide Chaussier describe la intubación y la respiración boca a boca en neonatos asfícticos.
1834: James Blundell describe la intubación neonatal.
1874: Se informa un caso de masaje cardíaco a cielo abierto en un adulto.
1879: Informe sobre el «aeróforo pulmonar»: una pera de goma conectada a un tubo que se introducía en las vías respiratorias de los neonatos y —luego— se comprimía y liberaba para permitir la inspiración y la espiración pasiva.
1889: Alexander Graham Bell diseña y fabrica una cámara de ventilación de cuerpo entero para los neonatos.
Finales de la década de 1880: Bonair administra oxígeno a un neonato prematuro cianótico.
1949: El Dr. Julius Hess y la enfermera Evelyn C. Lundeen publican *The Premature Infant and Nursing Care* (Atención de enfermería del neonato prematuro), obra que marca el inicio de la era moderna de la neonatología.
1953: Virginia Apgar presenta el sistema de evaluación neonatal que lleva su nombre.
1961: El Dr. Jim Sutherland evalúa un dispositivo de ventilación neonatal con presión negativa.
1971: El Dr. George Gregory y colaboradores publican los resultados obtenidos al aplicar presión positiva en las vías respiratorias para tratar a neonatos con síndrome de dificultad respiratoria neonatal.
1987: La Academia Estadounidense de Pediatría publica el *Neonatal Resuscitation Program* (Programa de Reanimación Neonatal), que se basa en un programa de formación desarrollado por Bloom y Cropley para enseñar un método uniforme de reanimación neonatal en todos los Estados Unidos.
1999: El Comité Internacional de Consenso en RCP (*International Liaison Committee on Resuscitation*, ILCOR) publica la primera recomendación sobre reanimación neonatal, extraída de un consenso basado en la evidencia de los experimentos científicos disponibles. A partir de ese momento, cada cinco años, el ILCOR publica una versión actualizada del Consenso sobre Cuestiones Científicas y Recomendaciones Terapéuticas para la reanimación neonatal.

La etapa moderna de la ventilación mecánica automática en neonatos data de un informe publicado en 1953 por Donald y Lord (24), quienes describieron su experiencia con un respirador ciclado por el paciente y servocontrolado usado en el tratamiento de varios neonatos con dificultad respiratoria. Los autores afirmaban que tres o, posiblemente, cuatro neonatos fueron correctamente tratados con este aparato.

En las décadas posteriores a los primeros trabajos de Donald y Lord, el campo de la ventilación mecánica experimentó importantes avances. Sin embargo, los logros fueron de la mano de varios contratiempos pasajeros. Debido a la epidemia de poliomielitis en la década de 1950, se ganó experiencia en el uso de respiradores con presión negativa en forma de tanque diseñados por Drinker (25). El éxito de estos equipos en niños alentó a los médicos a probar modificaciones para los neonatos, y se obtuvieron algunos logros anecdóticos. Sin embargo, los esfuerzos iniciales por aplicar la ventilación con presión positiva intermitente (VPPI) a neonatos prematuros con síndrome de dificultad respiratoria (SDR) fueron, en general, decepcionantes. No pudo demostrarse una disminución de la mortalidad, y, aparentemente, aumentó la incidencia de las complicaciones, en particular las de las fugas de aire pulmonar (26). Durante este período, los médicos se vieron obstaculizados por los tipos de respiradores disponibles y por la ausencia de técnicas estandarizadas comprobadas para su uso.

Según los hallazgos de Cournand *et al.* (27) en estudios con adultos realizados a fines de la década de 1940, la técnica de ventilación estándar exigía, generalmente, que los tiempos inspiratorios con presión positiva fueran muy cortos. Cournand *et al.* habían demostrado que la prolongación de la fase inspiratoria del ciclo de ventilación en pacientes con distensibilidad pulmonar normal podría provocar una deficiencia del retorno venoso torácico, una disminución del gasto cardíaco y una caída inadmisible de la tensión arterial. Para minimizar los episodios cardiovasculares, postulaban que la fase inspiratoria del ciclo de ventilación mecánica estuviera limitada a un tercio del ciclo completo. Algunos respiradores fabricados durante este período se diseñaron, incluso, con la relación inspiración-espiración en 1:2.

Lamentablemente, los hallazgos de Cournand *et al.* no pudieron aplicarse a pacientes con enfermedades graves del parénquima pulmonar, como los neonatos prematuros con síndrome de dificultad respiratoria. Los neonatos con enfermedades pulmonares caracterizadas por una escasa distensibilidad pulmonar y con complicaciones fisiológicas debido a una mayor distensibilidad de la pared torácica y al colapso de los bronquiolos terminales y los alvéolos, en general, no respondían a las técnicas de VPPI que habían funcionado correctamente en adultos y en niños mayores. Al principio, los médicos se decepcionaron con los resultados obtenidos en los neonatos tratados con ventilación asistida mediante el uso de estas técnicas. En 1959, Avery y Mead plantearon una importante observación: los neonatos que habían muerto a causa de la enfermedad de las membranas hialinas (EMH) carecían de una sustancia con actividad superficial (surfactante pulmonar), lo cual aumentaba la tensión superficial en las muestras de líquido pulmonar y producía atelectasia diseminada. Este planteo marcó el camino del tratamiento moderno de la insuficiencia respiratoria en neonatos prematuros al mantener constantemente la capacidad residual funcional y la futura creación de tratamientos de reemplazo de surfactante (28).

El 7 de agosto de 1963, a partir del nacimiento de un hijo prematuro del entonces presidente de los Estados Unidos, John F. Kennedy, y de su esposa, Jacqueline Kennedy, la atención de todo el mundo se centró en la prematuridad y en el tratamiento de la enfermedad de las membranas hialinas, que, luego, recibiría el nombre actual de síndrome de dificultad respiratoria (SDR). Tras 34 semanas de gestación, Patrick Bouvier Kennedy nació por cesárea en el Hospital Otis de la Base de la Fuerza Aérea. Pesó 2,1 kg y lo trasladaron al Hospital General de Massachusetts (Boston), donde murió a las 39 horas de vida (**Figura 1-4**). El bebé Kennedy recibió el tratamiento más avanzado que existía en ese momento, con oxígeno hiperbárico (29), pero murió a causa de hipoxemia progresiva. En ese momento, en los Estados Unidos, no había ningún respirador específico para neonatos para tratar al bebé Kennedy. En respuesta a su muerte, *The New York Times* publicó: «Todo lo que puede hacerse por un neonato que padece la enfermedad de las membranas hialinas es monitorear los elementos químicos en sangre e intentar mantenerlos en niveles casi normales». La tragedia de los Kennedy, seguida, solo tres meses después, del asesinato del presidente, estimuló un mayor interés e investigaciones sobre las enfermedades respiratorias neonatales y llevó a la obtención de mayores fondos federales en estas áreas.

En parte como respuesta a la muerte del bebé Kennedy, varias salas de cuidados intensivos neonatales de todo el país (principalmente en Yale, el Hospital de Niños de Filadelfia, Vanderbilt y la Universidad de California en San Francisco) implementaron programas orientados a la atención respiratoria del neonato prematuro y al tratamiento de la enfermedad de las membranas hialinas. En Toronto, Delivoria-Papadopoulos y colaboradores (30) describieron los logros iniciales de la ventilación en casos de enfermedad de las membranas hialinas y, como resultado, pronto comenzaron a utilizarse dispositivos de ventilación de adultos modificados en muchos centros médicos de los

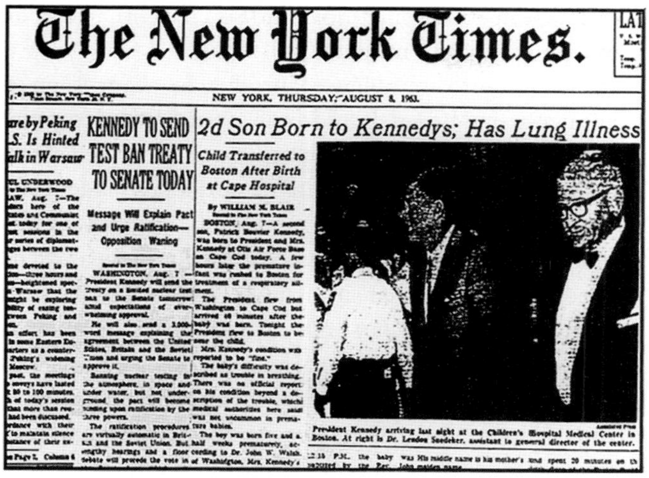
The New York Times.

NEW YORK, THURSDAY, AUGUST 8, 1963.

KENNEDY TO SEND TEST BAN TREATY TO SENATE TODAY

Message Will Explain Pact and Urge Ratification— Opposition Waning

2d Son Born to Kennedys; Has Lung Illness

Child Transferred to Boston After Birth at Cape Hospital

By WILLIAM M. BLAIR

Figura 1-4. Tapa de *The New York Times*. 8 de agosto de 1963. (Copyright 1963, The New York Times Co. Reimpreso con permiso).

Estados Unidos. Sin embargo, los logros iniciales anecdóticos también estuvieron acompañados por el surgimiento de una nueva enfermedad, la displasia broncopulmonar, descrita por primera vez en un ensayo preliminar publicado por Northway *et al.* (31) en 1967. En un primer momento, Northway atribuyó esta enfermedad al uso de altas concentraciones de oxígeno inspirado, pero publicaciones subsiguientes demostraron que la causa de la displasia broncopulmonar era mucho más compleja. Asimismo, había otros factores implicados, como las elevadas concentraciones de oxígeno inspirado, la intubación, el barotrauma, el volutrauma y las infecciones. En el **Capítulo 35**, se analizan, en detalle, las teorías actuales respecto de las múltiples causas de la displasia broncopulmonar o daño pulmonar inducido por ventilación mecánica o «VILI».

AVANCES EN LA VENTILACIÓN

Uno de los avances más significativos de la ventilación neonatal se produjo en 1971, cuando Gregory *et al.* (32) describieron la experiencia en ensayos clínicos con presión positiva continua en las vías respiratorias (CPAP, por sus siglas en inglés) para el tratamiento del síndrome de dificultad respiratoria. Al reconocer que el principal problema fisiológico en el síndrome de dificultad respiratoria era el colapso alveolar durante la espiración, aplicaron CPAP mediante un tubo endotraqueal o una cámara sellada para la cabeza («la caja de Gregory») tanto durante la espiración como durante la inspiración. Así, lograron mejoras significativas en la oxigenación y en la ventilación. Si bien los neonatos que recibieron CPAP respiraban espontáneamente durante los primeros estudios, las combinaciones subsiguientes de ventilación con presión positiva intermitente y CPAP en neonatos que pesaban menos de 1500 g no fueron tan exitosas (32). No obstante, el concepto de CPAP fue un importante avance. Luego, fue modificado por Bancalari *et al.* (33) —para su uso en dispositivos con presión negativa de distensión constante llamados *cuirass* (una especie de coraza que se utiliza en la parte superior del cuerpo)— y por Kattwinkel *et al.* (34), quienes desarrollaron cánulas nasales para la aplicación de la CPAP sin necesidad de un tubo endotraqueal.

En 1972, Liggins y Howie (35) observaron que la administración de corticoesteroides a las madres durante el período prenatal, antes de un parto prematuro, aceleraba la maduración de los pulmones del feto. Su ensayo aleatorizado y controlado demostró que el riesgo de enfermedad de las membrana hialinas y de muerte disminuyó significativamente en los neonatos prematuros cuyas madres recibieron tratamiento con esteroides en la etapa prenatal.

Mientras tanto, Reynolds y Taghizadeh (36, 37), quienes trabajaban de manera independiente en Gran Bretaña, también reconocieron la particular fisiopatología de las enfermedades pulmonares neonatales. Al haber tenido dificultades con la ventilación con presión positiva intermitente similares a las observadas por los médicos en los Estados Unidos, Reynolds y Taghizadeh sugirieron la prolongación de la fase inspiratoria del ciclo ventilatorio al demorar la apertura de la válvula de exhalación. La «inversión» de la relación estándar inspiración-espiración, o «pausa inspiratoria», permitió el tiempo suficiente para el reclutamiento de alvéolos atelectásicos en el síndrome de dificultad respiratoria con presiones de insuflación y flujos de gases menores, lo cual, a su vez, disminuyó la turbulencia y limitó los efectos sobre el retorno de sangre venosa al corazón. Los excelentes resultados obtenidos por Reynolds y Taghizadeh no pudieron replicarse de manera uniforme en los Estados Unidos, quizá, debido a que sus colegas estadounidenses utilizaron respiradores distintos.

Hasta principios de la década de 1970, los respiradores utilizados en las unidades de cuidados intensivos neonatales (UCIN) eran modificaciones de dispositivos para adultos que suministraban flujos de gases intermitentes para generar, así, una ventilación con presión positiva intermitente. El respirador ponía en marcha cada respiración mecánica, y los médicos trataban de eliminar los intentos del neonato por inspirar entre cada respiración suministrada por la VPPI («lucha contra el respirador»), lo cual hacía que vuelva a inhalar el gas proveniente del espacio muerto. En 1971, Kirby y colaboradores desarrollaron un nuevo prototipo de respirador neonatal (38). Este respirador utilizaba un flujo de gas continuo y un cronómetro para cerrar la válvula de exhalación, sobre la base del tubo en T de Ayre empleado en los procedimientos de anestesia (**Figura 1-5**) (24, 36, 38). Utilizando el concepto del tubo en T, el respirador suministraba un flujo de gas continuo y permitía que el paciente respirara de manera espontánea entre cada respiración mecánica. La oclusión del extremo distal del tubo en T derivaba el flujo de gas presurizado hacia el neonato. Además, la oclusión parcial del extremo distal generaba una presión teleespiratoria positiva. Esta combinación de respiraciones mecánicas y espontáneas con el flujo de gas continuo se denominó «ventilación obligatoria intermitente» (IMV, por sus siglas en inglés).

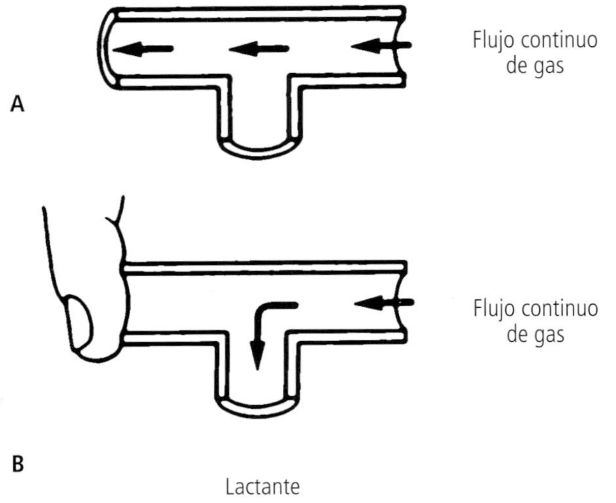

Figura 1-5. El tubo en T de Ayre constituye la base mecánica de la mayoría de los respiradores neonatales que se usan actualmente. **A.** Flujo de gas continuo que permite que el neonato pueda respirar de manera espontánea. **B.** La oclusión de un extremo del tubo en T deriva el flujo de gas bajo presión hacia los pulmones del neonato. El respirador mecánico incorpora un mecanismo de sincronización —neumático o electrónico— para ocluir la rama espiratoria del circuito del paciente. Entre cada respiración mecánica secuencial, el neonato puede respirar de forma espontánea. La combinación de respiraciones mecánicas y espontáneas se denomina «ventilación obligatoria (o "mandatoria") intermitente». (Extraído de Kirby RR. *Mechanical ventilation of the newborn.* Perinatal Neonatal. 1981;5:47).

La ventilación obligatoria intermitente (IMV) se convirtió en el método habitual de ventilación neonatal y, a partir de ese momento, se incorporó a todos los respiradores neonatales. Una de sus ventajas era que facilitaba la retirada mediante la reducción progresiva de la frecuencia de IMV, lo cual permitía al paciente aumentar, paulatinamente, la respiración espontánea contra la presión de distensión. Los médicos ya no tenían que paralizar o hiperventilar a los pacientes para que dejaran de «luchar contra el respirador». Asimismo, como los pacientes continuaban respirando de manera espontánea y se utilizaban frecuencias de sincronización menores, la presión intrapleural media disminuía, y el retorno venoso no estaba tan comprometido como con la ventilación con presión positiva intermitente (39).

Mientras tanto, también se producían avances en el tratamiento médico del síndrome de dificultad respiratoria y en la subsanación de la causa que da origen a esta enfermedad (la ausencia o falta de surfactante adecuado en los pulmones del neonato). En 1980, después de una pequeña serie de publicaciones escritas por Fujiwara *et al.* sobre el beneficio de usar surfactante exógeno en neonatos prematuros que padecían enfermedad de las membranas hialinas (40), se realizaron varios estudios aleatorizados de gran envergadura sobre su efecto. Hacia finales de la década, el uso del surfactante ya era una práctica habitual. Sin embargo, durante décadas, persistieron varias controversias respecto de los distintos tratamientos (los profilácticos frente a los de rescate), los tipos de surfactantes y las pautas posológicas (41).

Desde 1971 hasta mediados de la década de 1990, se fabricó y se comercializó un amplio espectro de nuevos respiradores diseñados específicamente para neonatos. La primera generación de respiradores incluía el BABYbird 1®, el Bourns BP200® y un respirador controlado por volumen, el Bourns LS 104/150®. Todos operaban bajo el principio de ventilación obligatoria intermitente y eran capaces de incorporar la CPAP al ciclo respiratorio (lo que se conoce como «presión teleespiratoria positiva», o más comúnmente, «presión positiva al final de la espiración» [PEEP, por sus siglas en inglés])» cuando se utilizaba con la ventilación obligatoria intermitente) (42).

El BABYbird 1® y el Bourns BP200® utilizaban un interruptor activado por solenoides para ocluir la rama de exhalación del circuito de gas e iniciar la respiración. Los ajustes neumáticos en la relación inspiración-espiración y la frecuencia estaban controlados por tiempos inspiratorios y espiratorios, los cuales debían sincronizarse con un cronómetro. Un manómetro de presión con resorte monitoreaba la presión inspiratoria máxima y la PEEP. Esta mecánica inicial generaba demoras dentro del respirador, lo que producía inconvenientes en la obtención de tiempos inspiratorios cortos (menores de 0,5 segundos).

En la siguiente generación de respiradores, los controles electrónicos, los microprocesadores y los microcircuitos permitieron la incorporación de monitores de diodos de emisión de luz y brindaron a los médicos tiempos de respuesta más breves, una mejor sensibilidad y un amplio rango de parámetros de ventilación entre los que elegir. Estos avances se incorporaron a los respiradores como el Sechrist 100® y el Bear Cub® para disminuir los tiempos inspiratorios a 0,1 segundos y aumentar las frecuencias de ventilación a 150 insuflaciones por minuto. Los monitores que incorporaron microprocesadores medían los tiempos inspiratorios y espiratorios, y calculaban las proporciones de inspiración y espiración, y la presión media en las vías respiratorias. Sobraban estrategias de respiradores, y las controversias en torno al mejor método —es decir, «el menos dañino»— de ventilación neonatal asistida. La ventilación con presión positiva de alta frecuencia con los respiradores convencionales también se propuso como un tratamiento adecuado del síndrome de dificultad respiratoria (43).

Mientras tanto, la oxigenación por membrana extracorpórea y la verdadera ventilación de alta frecuencia (VAF) se estaban desarrollando en varios de los principales centros médicos (44, 45). Inicialmente, estas técnicas se ofrecían como tratamiento de rescate de neonatos que no respondían a la ventilación mecánica convencional. Las características fisiológicas favorables de la ventilación de alta frecuencia llevaron a algunos investigadores a promover su uso como tratamiento inicial de la insuficiencia respiratoria, en especial, si esta era resultado del síndrome de dificultad respiratoria en neonatos de muy bajo peso al nacer (MBPN) (46).

A principios de la década de 1990, comenzó a utilizarse una tercera generación de respiradores neonatales. Los avances en los microcircuitos y en los microprocesadores, desarrollados como resultado del programa espacial, otorgaron nuevas dimensiones al desarrollo de la ventilación neonatal asistida. El uso de la ventilación obligatoria intermitente sincronizada, la ventilación con modo asistido-controlado y la ventilación con presión de soporte —anteriormente utilizada solo en la ventilación de niños mayores y adultos— se convirtieron en una posibilidad para los neonatos debido a los tiempos de respuesta muy breves del respirador. Si bien los inconvenientes para detectar el esfuerzo inspiratorio del paciente a veces restringían la utilidad de estas nuevas modalidades, los avances permitieron mantener la esperanza de que las complicaciones con el respirador pudieran limitarse y de que la necesidad de sedación o parálisis durante la ventilación pudiera disminuirse. La medición directa de algunas de las funciones pulmonares a pie de cama se convirtió en una realidad y permitió que los médicos realizaran ajustes en la ventilación en función de los datos fisiológicos, y no sobre la base de una «intuición».

Entre 1971 y 2007, las muertes causadas por la enfermedad de las membranas hialinas, ahora llamada «síndrome de dificultad respiratoria», disminuyeron notablemente debido a diversos motivos, algunos de los cuales se han mencionado anteriormente. En los Estados Unidos, la mortalidad a causa del síndrome de dificultad respiratoria disminuyó de 268 cada 100 000 nacidos vivos en el año 1971 a 98 cada 100 000 nacidos vivos hacia el año 1985. Entre 1985 y 2007, la tasa cayó a 17 cada 100 000 nacidos vivos. Por lo tanto, en un período de 36 años, la mortalidad a causa del síndrome de dificultad respiratoria disminuyó casi en un 94 % como resultado, en parte, de las mejoras en la tecnología de los respiradores, del desarrollo de auxiliares médicos, como el surfactante exógeno, y de la habilidad de los médicos, los enfermeros y los terapeutas respiratorios, que utilizaron estos dispositivos para tratar a estos frágiles neonatos (47, 48).

Desde 2005, se ha desarrollado una generación incluso más nueva de respiradores, basados en microprocesadores y con una amplia gama de funciones tecnológicas: varios tipos de activación del respirador por parte del paciente, determinación del volumen que se pretende lograr y los modos de presión de soporte, además de la capacidad de monitorear distintas funciones pulmonares a pie de cama gracias a los gráficos producidos por el respirador. A medida que los médicos se convencían, cada vez más, de que el daño pulmonar inducido por ventilación mecánica era secundario al volutrauma y no al barotrauma, el énfasis en el control del volumen corriente, en especial, en los «microprematuros», ha generado varios cambios importantes en la técnica de ventilación. En los **Capítulos 15** y **18** a **22**, se describen estos avances en mayor detalle.

De forma simultánea a estos avances, se produjo un aumento de la complejidad relacionada con el control del respirador y, así, una mayor probabilidad de error del operador. Algunos respiradores son muy versátiles y pueden funcionar tanto en pacientes con un peso extremadamente bajo al nacer (menos de 1000 g) como en adultos de 70 kg. Estos respiradores resultan atractivos para los administradores encargados de la compra de estos costosos equipos, ya que permiten tratar a los diversos tipos de pacientes que aloja el hospital; sin embargo, implican una mayor complejidad y generan inquietudes respecto de la seguridad del paciente en la atención neonatal. En el **Capítulo 6**, se analizan algunas de estas inquietudes.

La ventilación mecánica en las UCIN actuales sigue cambiando a medida que los avances científicos y las nuevas tecnologías marcan el camino hacia la obtención de mejores resultados con una menor morbilidad, incluso en los neonatos prematuros de menor tamaño. Sin embargo, a medida que avanzaba la tecnología de los respiradores neonatales, en los Estados Unidos, ganaba adeptos el abandono simultáneo de la intubación. En 1987, una comparación de ocho de los principales centros del grupo del Instituto Nacional de Salud Infantil y Desarrollo Humano, realizada por Avery *et al.*, repasó la oxigenodependencia y la muerte, a los 28 días de vida de neonatos de MBPN (49). Aunque todos los centros registraban una mortalidad similar, uno de ellos (el Centro Médico Presbiteriano de Columbia) registró, con una amplia diferencia, la tasa más baja de enfermedades pulmonares crónicas de todos los centros estudiados. Columbia había adoptado un enfoque único de ventilación en neonatos de MBPN al destacar la CPAP nasal como primera elección de ventilación, mientras que los otros centros utilizaban la intubación y la ventilación mecánica. Otros centros tardaron en adoptar el enfoque de Columbia, que utilizaba la CPAP nasal de burbuja, pero gradualmente las instituciones comenzaron a usar técnicas no invasivas, al menos en el grupo mayoritario de neonatos de MBPN. Una revisión de Cochrane de múltiples ensayos, realizada en 2012, concluyó que los resultados combinados de mortalidad y DBP fueron inferiores en los neonatos que fueron estabilizados inicialmente con CPAP nasal y que, luego, recibieron un tratamiento de rescate con surfactante si era necesario, frente a la comparación con una intubación optativa y a la administración de surfactante como método profiláctico (RR 1,12; IC del 95 % 1,02 a 1,24) (50). En los últimos años, la ventilación mecánica «no invasiva» —con el uso de CPAP nasal, presión positiva inspiratoria sincronizada en las vías respiratorias, ventilación asistida con cánula RAM y asistencia respiratoria regulada neuronalmente— se ha convertido en la técnica más utilizada para brindar soporte a neonatos prematuros con dificultad respiratoria y evitar el traumatismo vinculado con la intubación y el daño pulmonar inducido por ventilación mecánica. El empleo de un enfoque no invasivo como una práctica posiblemente superior y los programas de mejoramiento de la calidad para disminuir la tasa de displasia broncopulmonar han obtenido logros dispares. Al momento de esta publicación, la ventilación no invasiva ha sido respaldada por varios estudios retrospectivos y de cohortes. Asimismo, hay algunos informes recientes que remarcan la importancia del uso de tratamientos no invasivos de manera precoz para tratar a neonatos con enfermedades respiratorias y prevenir la necesidad de intubación para el tratamiento de la insuficiencia respiratoria.

En los **Capítulos 17**, **19** y **21**, se ofrece un análisis más profundo de las modalidades más recientes de ventilación neonatal asistida.

Últimos avances y resultados

A partir de los avances logrados para brindar ventilación asistida a nuestros pacientes más vulnerables, las tasas de supervivencia han mejorado significativamente. En los neonatos nacidos con menos de 28 semanas de gestación y menos de 1000 g de peso, la supervivencia es del 85 % al 90 %. Sin embargo, en los últimos años, el énfasis ya no recae tanto en la supervivencia únicamente, sino en la supervivencia sin daño neurológico importante, enfermedades pulmonares crónicas ni retinopatía del prematuro. No obstante, diversos grupos de referencia, como la Red Vermont-Oxford, han demostrado una variación importante en estos resultados desafortunados que no puede explicarse únicamente por las variaciones en la población de pacientes. Las enfermedades pulmonares crónicas en neonatos nacidos con <1500 g de peso (neonatos de MBPN) varían entre un 6 % y más de un 50 % en distintas UCIN. Por lo tanto, parece ser que las mejoras generales en las tasas de morbimortalidad del grupo de neonatos de MBPN en general se lograrán gracias a una aplicación más uniforme de la tecnología existente y no a la creación de nuevos dispositivos o medicamentos. Asimismo, a pesar de los continuos avances tecnológicos en la ventilación mecánica logrados desde 2007, ha habido solo mejoras leves en las tasas de morbimortalidad en países de altos recursos. Quizá, los enfoques completamente nuevos son necesarios para producir grandes avances en el tratamiento de la insuficiencia respiratoria neonatal. Sin embargo, en áreas de pocos recursos en todo el mundo, el uso de tecnologías básicas de ventilación mecánica (es decir, CPAP, técnicas de reanimación, entre otras) tiene el potencial de producir un mayor beneficio sobre los desenlaces clínicos de los neonatos (véase el **Capítulo 38**).

Actualmente, a pesar de la amplia variedad de tecnologías disponibles para los médicos que tratan la insuficiencia respiratoria neonatal, sigue habiendo importantes limitaciones e incertidumbre respecto de nuestra atención. Continuamos investigando y analizando inquietudes, como la ventilación convencional frente a la ventilación de alta frecuencia, la ventilación no invasiva frente a la administración precoz de surfactante, el mejor modo de ventilación, la mejor frecuencia, los parámetros óptimos y el método más adecuado de retirada y extubación. Existen muy pocos ensayos aleatorizados y controlados que demuestren diferencias significativas en la morbilidad o la mortalidad relacionadas con las nuevas tecnologías o con las estrategias de ventilación. Esto se debe a la dificultad de incluir a los neonatos en los ensayos clínicos, a la gran cantidad de pacientes que se necesitan para detectar diferencias estadísticas en los resultados, a la negativa por parte de los fabricantes de dispositivos de financiar estudios costosos y a la rápida evolución del *software*, lo que dificulta que las investigaciones puedan seguir el ritmo de los avances tecnológicos (51). Los autores esperan que esta obra genere una mayor reflexión en estas áreas y aporte la información necesaria para que los médicos, los enfermeros o los terapeutas respiratorios ofrezcan la mejor atención posible en función de la información disponible a partir de 2016.

REFERENCIAS

1. T.E. Wiswell, A.T. Gibson: Historical Evolution of Neonatal Resuscitation. 2005American Academy of Pediatrics, Neonatal Resuscitation Program, Instructor Resources
2. M. Obladen: History of neonatal resuscitation. Part 1: artificial ventilation. Neonatology. 94:144 2008 18612211
3. C.P.F. O'Donnell, A.T. Gibson, P.G. Davis: Pinching, electrocution, ravens' beaks and positive pressure ventilation: a brief history of neonatal resuscitation. Arch Dis Child Fetal Neonatal Ed. 91:F369-F373 2006 16923936
4. L. Stern, A.D. Ramos, E.W. Outerbridge: Negative pressure artificial respiration use in treatment of respiratory failure of the newborn. Can Med Assoc J. 102:595 1970 5265797
5. T.N.K. Raju: History of neonatal resuscitation: tales of heroism and desperation. Clin Perinatol. 26:629-640 1999 10494469
6. L. Bourgeois: Observations diverses sur la stérilité, perte de fruits, fécondité, accouchements, et maladies des femmes, et enfants nouveaux-nés, suivi de instructions à ma fille. Paris, Dehoury, 1609, Reprint Paris Cote-Femmes Editions. 199295 (As reported in reference 1 A by Obladen)
7. V.S. Thatcher: History of Anesthesia, with Emphasis on the Nurse Specialists. 1953Lippincott Philadelphia
8. A. Faulconer Jr., T.E. Keys: Foundation of Anesthesiology. 1965 Charles C ThomasSpringfield, Ill
9. P.M. Dunn: Charles-Michel Billard (1800-1832): pioneer of neonatal medicine. Arch Dis Child. 65:711 1990 2201269
10. M.M. Desmond: A review of newborn medicine in America: European past and guiding ideology. Am J Perinatol. 8:308 1991 1760064
11. J. O'Dwyer: Fifty cases of croup in private practice treated by intubation of the larynx with a description of the method and of the danger incident thereto. Med Res. 32:5571887
12. O.W. Doe: Apparatus for resuscitating asphyxiated children. Boston Med Surg J. 9:1221889
13. L. Stern, A.D. Ramos, E.W. Outerbridge: Negative pressure artificial respiration use in treatment of respiratory failure of the newborn. Can Med Assoc J. 102:595 1970 5265797
14. Y. Henderson: The prevention and treatment of asphyxia in the newborn. JAMA.90:583-586 1928
15. P.J. Flagg: Treatment of asphyxia in the newborn. JAMA. 91:788-791 1928
16. P. Drinker, L.A. Shaw: An apparatus of the prolonged administration of artificial respiration: 1. A design for adults and children. J Clin Invest. 7:229 1929 16693859
17. A. Bloxsom: Resuscitation of the newborn infant: use of positive pressure oxygen-air lock. J Pediatr. 37:311 1950 15437273
18. J.W. Kendig, P.G. Maples, M.J. Maisels: The Bloxsom air lock: a historical perspective. Pediatrics. 108:e116 2001 11731643
19. V. Apgar, J. Kreiselman: Studies on resuscitation. An experimental evaluation of the Bloxsom air lock. Am J Obstet Gynecol. 65:45 1953 13016667
20. E.H. Townsend Jr.: The oxygen air pressure lock I. Clinical observations on its use during the neonatal period. Obstet Gynecol. 4:184 1954 13185531
21. T.E. Reichelderfer, H.M. Nitowsky: A controlled study on the use of the Bloxsom air lock. Pediatrics. 18:918-927 1956 13378920
22. K. Cross, P. Roberts: Asphyxia neonatorum treated by electrical stimulation of the phrenic nerve. BMJ. 1:1043 1951
23. L.S. James, B. Apgar, E.D. Burnard, et al.: Intragastric oxygen and resuscitation of the newborn. Acta Pediatr Scand. 52:245 1963
24. I. Donald, J. Lord: Augmented respiration: studies in atelectasis neonatorum. Lancet.1:9 1953 13011930
25. M.T. Stahlman: Assisted ventilation in newborn infants. G.F. Smith D. VidyasagarHistorical Reviews and Recent Advances in Neonatal and Perinatal Medicine. vol. II1984 Mead Johnson Nutritional Division Evansville, IN
26. R.R. Kirby: Mechanical ventilation of the newborn. Perinatol Neonatal. 5:47 1981
27. A. Cournand, H.L. Motley, L. Werko, et al.: Physiological studies of the effects of intermittent positive pressure breathing on cardiac output in man. Am J Physiol.152:162 1948 18903440
28. M.E. Avery, J. Mead: Surface properties in relation to atelectasis and hyaline membrane disease. AMA J Dis Child. 97:517-527 1959 13649082
29. W.D. Cochran, H. Levison, D.M. Muirhead, et al.: A clinical trial on high oxygen pressure for the respiratory distress syndrome. N Engl J Med. 212:347 1965
30. M. Delivoria Papadopoulos, H. Levison, P.R. Swyer: Interm ittent positive pressure respiration as a treatment in severe respiratory distress syndrome. Arch Dis Child.40:474-479 1965 5318721
31. W.H. Northway Jr., R.C. Rosan, D.Y. Porter: Pulmona ry disease following respiratory therapy of hyaline-membrane disease. Bronchopulmonary dysplasia. N Engl J Med.276:357 1967 5334613
32. G.A. Gregory, J.A. Kitterman, R.H. Phibbs, et al.: Treatment of the idiopathic respiratory-distress syndrome with continuous positive airway pressure. N Engl J Med. 284:1333 1971 4930602
33. E. Bancalari, O.L. Garcia, M.J. Jesse: Effects of continuous negative pressure on lung mechanics in idiopathic respiratory distress syndrome. Pediatrics. 51:485 1973 4707866
34. J. Kattwinkel, D. Fleming, C.C. Cha, et al.: A device for administration of continuous positive airway pressure by nasal route. Pediatrics. 52:131 1973 4579583
35. G.C. Liggins, R.N. Howie: A controlled trial of antepartum glucocorticoid treatment for prevention of the respiratory distress syndrome in premature infants. Pediatrics.50:515-525 1972 4 561295
36. E.O.R. Reynolds: Pressure waveform and ventilator setting for mechanical ventilation in severe hyaline membrane disease. Int Anesthesiol Clin. 12:269 1974
37. E.O.R. Reynolds, A. Taghizadeh: Improved prognosis of infants mechanically ventilated for hyaline membrane disease. Arch Dis Child. 49:505 1974 4368797
38. R. Kirby, E. Robison, J. Schulz: Continuous flow ventilation as an alternative to assisted or controlled ventilation in infants. Anesth Analg. 51:871 1972 4564634
39. R.R. Kirby: Intermittent mandatory ventilation in the neonate. Crit Care Med. 5:181977 319950

40. T. Fujiwara, H. Maeta, S. Chida, et al.: Artificial surfactant therapy in hyaline membrane disease. Lancet. 1:55-59 1980 6101413
41. R.F. Soll, F. Blanco: Natural surfactant extract versus synthetic surfactant for neonatal respiratory distress syndrome. Cochrane Database Syst Rev. 2:CD000144 2001 11405951
42. V.L. Cassani III: We've come a long way baby! Mechanical ventilation of the newborn. Neonatal Netw. 13:63 1994
43. R.D. Bland, E.G. Sedin: High frequency mechanical ventilation in the treatment of neonatal respiratory distress. Int Anesthesiol Clin. 21:125 1983 6413419
44. A.S. Slutsky, F.M. Drazen, R.H. Ingram Jr., et al.: Effective pulmonary ventilation with small-volume oscillations at high frequency. Science. 209:609 1980 6771872
45. A. Pesenti, L. Gottinoni, L. Bombino: Long-term extracorporeal respiratory support: 20 years of progress. Intern Ext Care Digest. 12:15 1993
46. I.D. Frantz III, J. Werthammen, A.R. Stark: High-frequency ventilation in premature infants with lung disease: adequate gas exchange at low tracheal pressure. Pediatrics.71:483 1983 6835731
47. G.K. Singh, S.M. Yu: Infant mortality in the United States: trends, differential, and projections 1950 through 2010. Am J Public Health. 85 (7):957-964 1995 7604920
48. M. Heron, P.D. Sutton, J. Xu, et al.: Annual review of vital statistics: 2007. Pediatrics.125 (1):4-15 2010 20026491
49. M.E. Avery, W.H. Tooley, J.B. Keller, et al.: Is chronic lung disease in low birth weight infants preventable? Pediatrics. 79 (1):26-30 1987 3797169
50. M.X. Rojas-Reyes, C.J. Mortley, R. Soll: Prophylactic versus selective use of surfactant in preventing morbidity and mortality in preterm infants. Cochrane Database Syst Rev. 3:CD000510 2012 22419276
51. M.K. Brown, R.M. DiBlasi: Mechanical ventilation of the premature neonate. Respir Care. 56 (9):1298-1313 2011 21944682

Capítulo 2

Principios fisiológicos*

Martin Keszler, MD, FAAP
Kabir Abubakar, MD

Para brindar una atención personalizada que optimice los resultados pulmonares y del neurodesarrollo, es fundamental conocer a fondo las particularidades exclusivas de la fisiología y fisiopatología del aparato respiratorio del neonato.

Los profesionales a cargo de la atención de neonatos en estado crítico tienen la responsabilidad de contar con sólidos conocimientos de fisiología respiratoria, en especial de las limitaciones funcionales y las vulnerabilidades específicas de los pulmones inmaduros. El primer principio del juramento hipocrático reza *Primum non nocere* («Lo primero es no hacer daño»), una advertencia que no puede respetarse sin conocer correctamente la fisiología. Todos los días, nos enfrentamos con la difícil tarea de lograr un correcto intercambio gaseoso en el aparato respiratorio mediante potentes herramientas que, por su propia naturaleza, pueden inhibir procesos del desarrollo aún no completados, lo cual, por lo general, produce alteraciones en la forma y en la función de los órganos sobre los cuales actúan.

Al recibir ventilación mecánica, los pulmones y las vías respiratorias del neonato están sujetos a fuerzas que podrían provocar una lesión tisular aguda o crónica. Esto produce alteraciones en la forma en que se desarrollan los pulmones y en la manera en que responderán a futuros estímulos nocivos. Estas alteraciones del desarrollo pulmonar afectan su funcionamiento, pues el organismo del neonato intenta curarse y continuar desarrollándose. Sumado a esto, se destaca el hecho de que el continuo desarrollo del aparato respiratorio se ve perjudicado por el proceso de curación en sí mismo.

Esta complejidad hace que la atención de neonatos con insuficiencia respiratoria sea, a la vez, interesante y desafiante. Para brindar un soporte eficaz a estos pacientes, el médico debe conocer no solo la fisiología respiratoria, sino también el desarrollo, el crecimiento y la curación del aparato respiratorio.

Si bien los pulmones cumplen distintas funciones, algunas de las cuales incluyen al sistema inmunitario y al sistema endocrino, el énfasis de este capítulo está puesto en su función principal: el intercambio gaseoso.

BIOQUÍMICA BÁSICA DE LA RESPIRACIÓN: OXÍGENO Y ENERGÍA

La producción de energía que un neonato necesita para realizar sus funciones metabólicas depende de la disponibi-

* Queremos agradecer el gran aporte del Dr. Brian Wood, quien fue el autor de este capítulo en las ediciones anteriores de esta obra.

lidad de oxígeno y de su posterior metabolismo. Durante la descomposición de los carbohidratos, se consume oxígeno y se produce dióxido de carbono y agua. La energía resultante de este proceso se genera en forma de electrones, los que se transfieren de los dadores de electrones a sus contrapartes: los aceptores. El oxígeno tiene alta afinidad con los electrones, por lo cual es un buen candidato a desempeñarse como aceptor. La energía producida durante este proceso se almacena en forma de enlaces de fosfato de alta energía, principalmente como trifosfato de adenosina (ATP). Los sistemas enzimáticos del interior de las mitocondrias combinan la transferencia de electrones con la oxidación y dan lugar a un proceso llamado «fosforilación oxidativa» (1).

Para que se produzca la fosforilación oxidativa, debe haber una cantidad suficiente de oxígeno dentro de las mitocondrias. La transferencia de oxígeno desde el aire exterior que inhala el neonato hacia la mitocondria —ubicada dentro de las células— implica una serie de pasos: (1) convección del aire puro hacia los pulmones, (2) difusión del oxígeno hacia la sangre, (3) flujo convectivo de sangre oxigenada hacia los tejidos, (4) difusión del oxígeno hacia el interior de las células y, por último, (5) difusión hacia el interior de las mitocondrias. La fuerza que impulsa los procesos de difusión es un gradiente de presión parcial de oxígeno que, junto con los procesos convectivos de ventilación y perfusión, produce una cascada de tensiones de oxígeno desde el aire exterior al organismo hacia las mitocondrias intracelulares (**Figura 2-1**). Los pulmones de los neonatos transfieren oxígeno a la sangre mediante una difusión impulsada por el gradiente de presión parcial de oxígeno. Para que el intercambio gaseoso se produzca de manera eficaz, los pulmones del neonato deben permanecer expandidos, ventilados y perfundidos, y la presión parcial de oxígeno en el aire ambiente debe ser superior a la presión parcial de oxígeno en la sangre. La eficiencia del aparato respiratorio del neonato está determinada por limitaciones de tipo estructural y funcional. Por lo tanto, el médico debe tener en cuenta ambos aspectos al tratar a estos pacientes.

PO_2 del aire inspirado: 168 mm Hg

PO_2 del aire alveolar: 100 mm Hg

PO_2 de sangre arterial: 90 mm Hg

PO_2 de sangre capilar: 40 mm Hg

PO_2 del líquido extracelular: 30 mm Hg

PO_2 del líquido intracelular: 10 mm Hg

Figura 2-1. Transferencia de oxígeno desde el aire exterior hacia las mitocondrias intracelulares a través de un gradiente de presión de oxígeno: la tensión de oxígeno en distintos niveles de la cadena de transporte de O_2.

Para funcionar, las células del neonato necesitan energía. Esta energía la obtienen de los enlaces de fosfato de alta energía (por ejemplo, ATP) que se forman durante la fosforilación oxidativa. A nivel intracelular, se almacena únicamente una pequeña cantidad de ATP. Las células musculares contienen un depósito adicional de ATP, pero, para cumplir con las necesidades metabólicas distintas de las que pueden suplirse con el ATP almacenado, debe fabricarse más ATP mediante la fosforilación del difosfato de adenosina (ADP). Esto puede realizarse de manera anaeróbica mediante la glucólisis, pero se trata de un proceso ineficiente que genera ácido láctico. Las demandas de energía a largo plazo deben suplirse de manera aeróbica mediante la fosforilación oxidativa constante dentro de las mitocondrias, un proceso mucho más eficiente que conlleva a la formación de dióxido de carbono y agua.

Existe una jerarquía que determina la forma en que el neonato utiliza la energía. Durante períodos de alta demanda de energía, los tejidos inicialmente la toman de los depósitos limitados de ATP y, luego, emplean la glucólisis para fabricar más ATP a partir del ADP. Entonces, utilizan la fosforilación oxidativa para suplir los requisitos energéticos constantes del neonato. La fosforilación oxidativa y el consumo de oxígeno están tan estrechamente vinculados con los requisitos energéticos del neonato que el consumo de oxígeno total es una medida razonablemente adecuada de la energía total que necesita el neonato. Cuando la carga metabólica del neonato supera la que puede mantenerse mediante la fosforilación oxidativa (metabolismo aeróbico), los tejidos volverán a recurrir a la glucólisis anaeróbica para fabricar ATP. Este metabolismo anaeróbico lleva a la fabricación de ácido láctico, que se acumula en la sangre y produce una disminución del pH (acidosis/acidemia). Por lo tanto, el ácido láctico es un marcador importante de un suministro insuficiente de oxígeno a los tejidos.

LA ONTOGENIA RECAPITULA LA FILOGENIA: BREVE INTRODUCCIÓN A LA EMBRIOLOGÍA

Desarrollo pulmonar

Las vías respiratorias traqueobronquiales se forman a partir de una evaginación del intestino anterior primitivo, lo cual lleva a la formación del esbozo pulmonar embrionario. Luego, el esbozo pulmonar se subdivide y se ramifica, penetra en el mesénquima y avanza hacia la periferia. El desarrollo pulmonar se divide en cinco fases consecutivas (2) que suelen superponerse, por lo que su delimitación es un tanto arbitraria. Hay distintos factores físicos, hormonales y de otra índole que influyen sobre el ritmo del desarrollo y la maduración de los pulmones: una adecuada presión de distensión del líquido pulmonar del feto y movimientos respiratorios fetales normales son algunos de los factores más destacados que influyen sobre el crecimiento y el desarrollo pulmonar.

Fases del desarrollo pulmonar

- Fase embrionaria (semanas 3 a 6 de gestación).
- Fase seudoglandular (semanas 6 a 16 de gestación).
- Fase canalicular (semanas 16 a 26 de gestación).
- Fase sacular (semanas 26 a 36 de gestación).
- Fase alveolar (semana 36 de gestación a los 3 años de vida).

Fase embrionaria (semanas 3 a 6 de gestación): desarrollo de las vías respiratorias proximales

El esbozo pulmonar se separa del intestino anterior entre los 21 y los 26 días después de la fecundación.

Un desarrollo anómalo durante la fase embrionaria puede dar lugar a las siguientes alteraciones:

- Agenesia traqueal.
- Estenosis traqueal.
- Fístula traqueoesofágica.
- Secuestro pulmonar (si se desarrolla un esbozo pulmonar accesorio durante este período).

Fase seudoglandular (semanas 6 a 16 de gestación): desarrollo de las vías respiratorias de conducción inferiores

Durante esta fase, se desarrollan las primeras 20 generaciones de vías respiratorias de conducción. Las primeras ocho generaciones (los bronquios) en última instancia adquieren paredes cartilaginosas. Las generaciones nueve a 20 componen los bronquiolos terminales. Los vasos linfáticos y los capilares bronquiales acompañan a las vías respiratorias en su crecimiento y desarrollo.

El desarrollo anómalo durante la fase seudoglandular puede dar lugar a las siguientes alteraciones:

- Quistes broncógenos.
- Enfisema lobular congénito.
- Hernia diafragmática congénita.

Fase canalicular (semanas 16 a 26 de gestación): formación de las unidades de intercambio gaseoso o ácinos pulmonares

Durante la fase canalicular, se forman los bronquiolos respiratorios (generaciones 21 a 23) y disminuye la proporción relativa de tejido conectivo parenquimatoso. Asimismo, se desarrollan los capilares pulmonares. El intercambio gaseoso depende del acoplamiento satisfactorio de los ácinos pulmonares y los capilares.

Fase sacular (semanas 26 a 36 de gestación): refinamiento de los ácinos pulmonares

Durante la fase sacular, a través de la formación de tabiques secundarios, los rudimentarios sáculos primarios se subdividen en sáculos más pequeños y alvéolos; esto aumenta, en gran medida, el área de superficie disponible para el intercambio gaseoso. El intersticio continúa afinándose, lo que disminuye la distancia para la difusión. La invasión capilar genera un aumento en el área de superficie de la barrera hematoalveolar. Durante esta fase, también se produce el desarrollo y la maduración del sistema de surfactante.

El nacimiento y el comienzo de la respiración espontánea o de la ventilación mecánica durante la fase sacular pueden dar lugar a las siguientes alteraciones:

- Insuficiencia pulmonar del prematuro (debido a la disminución del área de superficie, a una mayor distancia de difusión y a una mecánica pulmonar desfavorable).
- Síndrome de dificultad respiratoria (debido a una deficiencia o inactivación del surfactante).
- Enfisema intersticial pulmonar (debido al estiramiento de los tejidos por una oxigenación despareja, una excesiva presión de insuflación y un aumento en el tamaño del intersticio, que atrapa el aire en la vaina perivascular).
- Defectos en la formación del tabique secundario y en el desarrollo capilar, lo que produce simplificación alveolar, una menor área de superficie para el intercambio gaseoso y un aumento variable en la celularidad intersticial o fibroproliferación (displasia broncopulmonar [DBP]).

Fase alveolar (semana 36 de gestación a los 3 años de vida): proliferación y desarrollo alveolar

Durante la fase alveolar, los sáculos se transforman en alvéolos como resultado de la pérdida de grosor de las paredes de los ácinos pulmonares, la disipación del intersticio y la invaginación de los alvéolos por la presencia de capilares pulmonares con la formación de un tabique secundario. Los alvéolos adoptan una forma poliédrica.

MECÁNICA DE LA RESPIRACIÓN

El aparato respiratorio está compuesto por millones de alvéolos que toman contacto con el aire exterior mediante las vías respiratorias. En un tórax sano, los pulmones funcionan como globos que se mantienen inflados, pero que se desinflan si la integridad del aparato respiratorio se ve comprometida. El interior de los pulmones está dividido para brindar una superficie amplia que facilite la difusión eficiente de gases. Los pulmones se expanden ante la acción de fuerzas generadas por el diafragma y los músculos intercostales y se retraen debido a fuerzas elásticas y de tensión superficial. Esto facilita el ingreso y egreso de gases respiratorios, necesarios para permitir la renovación periódica del volumen de aire pulmonar. Durante la inspiración, el diafragma se contrae. El diafragma es un músculo que, en reposo, tiene forma de cúpula y que, al contraerse, se aplana, con lo que se agranda el volumen de la cavidad torácica. Esto disminuye la presión intrapleural y produce el ingreso de aire al pulmón (3). Durante la respiración normal, la función principal de los músculos intercostales y accesorios es estabilizar la caja torácica a medida que el diafragma se contrae para contrarrestar las fuerzas que produce la disminución de la presión intrapleural durante la inspiración. Esto limita el grado en que la pared torácica del neonato se deforma hacia adentro durante la inspiración.

Si bien el tórax de los neonatos prematuros es muy distensible, la caja torácica brinda cierto nivel de sostén estructural, se desempeña como punto de unión de los músculos respiratorios y limita el colapso hacia el final de la espiración. Los componentes elásticos del aparato respiratorio —el tejido conectivo— se estiran durante la inspiración y se retraen durante la espiración. La interfase aire-líquido en los espacios aéreos terminales y los bronquiolos respiratorios genera una tensión superficial que dificulta la expansión de los pulmones y facilita su colapso. Las vías respiratorias de conducción, que conectan las unidades en las que se produce el intercambio gaseoso con el aire proveniente del exterior, ofrecen una mayor resistencia durante la exhalación que durante la inspiración. Esto se debe a que, durante la inspiración, las estructuras de anclaje del tejido pulmonar circundante aumentan el diámetro de las vías respiratorias, en comparación con la espiración. El aparato respiratorio está diseñado para adaptarse a distintas cargas de trabajo; sin embargo, en los neonatos, hay varias limitaciones estructurales y funcionales que los hacen vulnerables a padecer insuficiencia respiratoria.

Desde el punto de vista mecánico, las diferencias entre la forma del tórax de un neonato y el tórax de un adulto colocan al primero en desventaja. A diferencia del tórax de un adulto —de forma elipsoidal—, el tórax del neonato es más cilíndrico, y las costillas están dispuestas de forma más horizontal que oblicua. Debido a estas diferencias anatómicas, los músculos intercostales de los neonatos tienen un camino más corto que recorrer y suponen una menor ventaja mecánica que los de un adulto para elevar las costillas y aumentar el volumen intratorácico durante la inspiración. Además, debido a que la inserción del diafragma del neonato es más horizontal que en el adulto, las costillas inferiores tienden a desplazarse hacia el interior —y no hacia arriba— durante la inspiración. La distensibilidad de la pared torácica del neonato exacerba esta deflexión hacia el interior durante la inspiración, lo cual resulta particularmente evidente durante el sueño con movimientos oculares rápidos (REM, por sus siglas en inglés), cuando están inhibidos los cambios fásicos en el tono de los músculos intercostales. Por lo tanto, en lugar de estabilizar la caja torácica durante la inspiración, los músculos intercostales se relajan. Esto genera un trabajo respiratorio ineficiente que, quizá, puede manifestarse clínicamente a través de retracciones intercostales y subesternales vinculadas con la respiración diafragmática, en especial cuando disminuye la distensibilidad pulmonar. La capacidad de resistencia del diafragma está determinada principalmente por la masa muscular y la capacidad oxidativa de las fibras musculares. En comparación con los adultos, los neonatos tienen poca masa muscular y un bajo porcentaje de fibras musculares de tipo 1 (de contracción lenta) (4). Para soportar el trabajo que supone la respiración, el diafragma debe recibir un suministro continuo de oxígeno. Por lo tanto, los neonatos con dificultades respiratorias son propensos a padecer fatiga muscular que dé lugar a una insuficiencia respiratoria.

La retracción elástica es la principal fuerza que actúa durante la espiración y depende de la tensión superficial producida por la interfase aire-líquido, los componentes elásticos del tejido pulmonar y el desarrollo óseo de la caja torácica. La espiración es, en gran medida, un proceso pasivo. Si fuera necesario, los músculos abdominales pueden facilitar la exhalación al contraerse activamente, pero no aportan demasiado durante la respiración normal. Como la pared torácica de los neonatos prematuros es distensible, ofrece poca resistencia frente a la expansión durante la inspiración y poca oposición al colapso durante la espiración.

Este colapso al final de la espiración puede producir atelectasia. En los neonatos prematuros, el principal factor que contribuye a la retracción elástica es la tensión superficial. El surfactante pulmonar disminuye la tensión superficial y estabiliza las vías respiratorias terminales. Cuando hay una deficiencia de surfactante, los espacios aéreos terminales tienden a colapsar y a producir atelectasia difusa. Puede aplicarse en las vías respiratorias del neonato una presión de distensión, en forma de presión teleespiratoria positiva (PEEP) o de presión positiva en las vías respiratorias (CPAP), para contrarrestar la tendencia a colapsar y la consecuente atelectasia. La aplicación de una presión de distensión en las vías respiratorias también estabiliza la pared torácica.

La distensibilidad pulmonar y la resistencia de las vías respiratorias se relacionan con el tamaño de los pulmones. Cuanto más pequeño es el pulmón, menor es la distensibilidad y mayor es la resistencia. Sin embargo, si la distensibilidad pulmonar se corrige en función del volumen pulmonar (distensibilidad específica), los valores son casi idénticos tanto para un neonato a término como para un adulto (5). En los neonatos a término, inmediatamente después del parto, la distensibilidad específica es baja, pero se normaliza a medida que se absorbe el líquido pulmonar fetal y se logra una capacidad residual funcional (CRF) normal. En los neonatos prematuros, la distensibilidad específica sigue siendo baja. Esto se debe —en parte— a la microatelectasia difusa y a la imposibilidad de lograr una CRF normal, ya que las fuerzas de retracción pulmonar solo son contrarrestadas, en forma parcial, por la pared torácica excesivamente distensible.

La resistencia dentro del tejido pulmonar durante la insuflación y desinsuflación se denomina «resistencia viscosa», la cual es elevada en los neonatos. En los pulmones pequeños e inmaduros, hay relativamente menos espacios aéreos terminales y relativamente más estoma (células y líquido intersticial). Esto se manifiesta mediante una baja proporción entre el volumen y el peso pulmonar. Aunque, en términos absolutos, la resistencia de las vías respiratorias es alta en los neonatos, si se corrige en función del volumen pulmonar (conductancia específica, el recíproco de la resistencia por unidad de volumen pulmonar), la resistencia relativa es menor que en los adultos. Es importante tener esto presente, pues, debido al pequeño diámetro de las vías respiratorias de los neonatos, incluso un leve estrechamiento producirá un marcado aumento de la resistencia. El hecho de que el árbol bronquial del neonato sea pequeño y sus velocidades de flujo inspiratorio sean bajas representa ventajas teleológicas para el neonato, pues estos dos factores disminuyen la resistencia de las vías respiratorias.

Superar las fuerzas elásticas y de resistencia durante la ventilación requiere un gasto de energía, de allí el trabajo que supone la respiración. El trabajo respiratorio normal es básicamente el mismo en los neonatos y en los adultos si está corregido en función de las tasas metabólicas (5). Cuando el trabajo respiratorio aumenta en respuesta a distintas enfermedades, el neonato definitivamente está en desventaja, ya que no tiene la fuerza ni la resistencia necesarias para lidiar con un aumento importante en la carga ventilatoria. Un gran aumento en la carga ventilatoria puede provocar insuficiencia respiratoria.

Las fuerzas elásticas y resistivas del tórax, los pulmones, el abdomen, las vías respiratorias y el circuito del respirador se oponen a las fuerzas ejercidas por los músculos respiratorios o el respirador. Para describir estas fuerzas, se utilizan los términos «retracción elástica», «resistencia al flujo», «resistencia viscosa» y «trabajo respiratorio». Estas fuerzas también pueden describirse como fuerzas «disipativas» y «conservativas». Estas últimas hacen referencia al hecho de que —al igual que la energía de un resorte— el trabajo necesario para superar la retracción elástica está almacenado y regresará al sistema al momento de la exhalación. Por el contrario, las fuerzas resistivas y friccionales se pierden y se transforman en calor (se disipan). Los términos «elasticidad», «distensibilidad» y «conductancia» describen las propiedades del tórax, los pulmones y las vías respiratorias. La curva de presión estática-volumen ilustra las relaciones entre estas fuerzas en distintos niveles de expansión pulmonar. Los bucles dinámicos de presión-volumen ilustran la relación entre la presión y el volumen durante la inspiración y la espiración (**Figuras 2-2** a **2-4**).

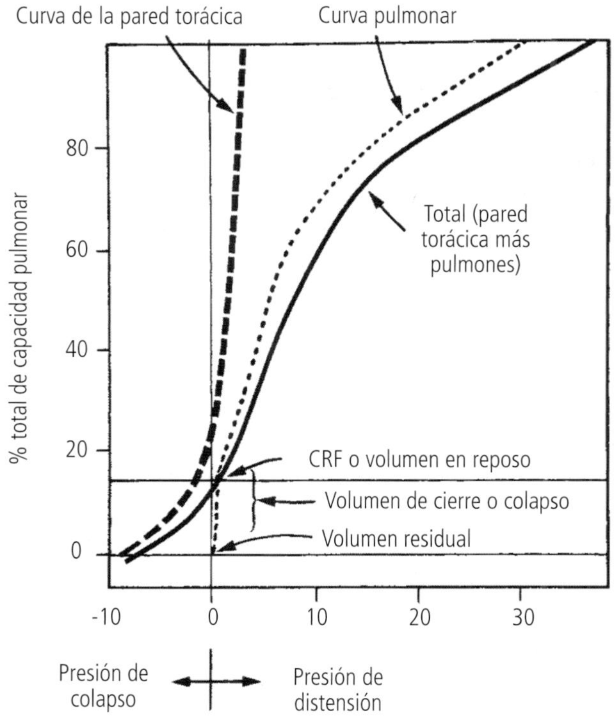

Figura 2-2. Curvas de presión estática-volumen de la pared torácica, los pulmones y la suma de las dos en un neonato normal. La capacidad residual funcional (CRF) o el volumen en reposo (menos del 20 % de la capacidad pulmonar total) es el punto en el que las presiones de colapso y distención se equilibran en una presión cero. Los pulmones se vaciarían a un volumen residual si se generara suficiente presión de colapso (espiración forzada) como para superar la retracción elástica de la pared torácica en dirección opuesta. Los neonatos prematuros tienen una curva de distensibilidad de la pared torácica incluso más empinada que la que se muestra aquí, mientras que su curva de distensibilidad pulmonar suele ser más plana y tendiente a la derecha en función del grado de deficiencia de surfactante.

El término «retracción elástica» hace referencia a la tendencia de los objetos estirados a volver a su forma original. Cuando los músculos inspiratorios se relajan durante la exhalación, los componentes elásticos de la pared torácica, el diafragma y los pulmones, que estaban estirados

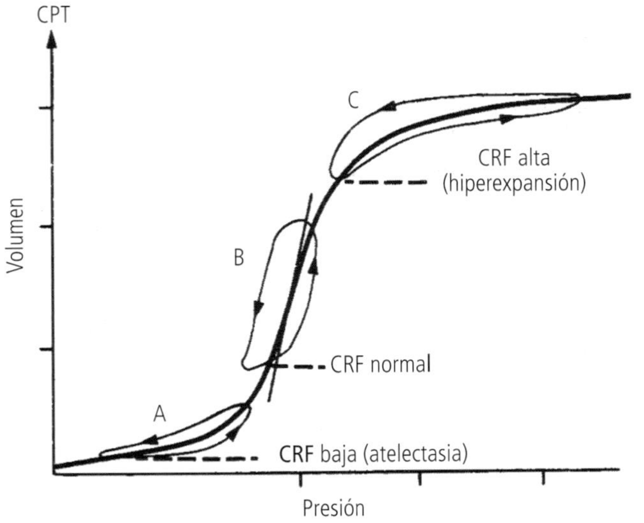

Figura 2-3. Curva de distensibilidad extendida o expansión pulmonar con áreas «aplanadas» (A y C) en ambos extremos. El área A representa la situación cuando una enfermedad produce atelectasia o colapso pulmonar. El área C representa el caso de un pulmón expandido en exceso, como sucede en determinadas enfermedades en las que queda atrapada una importante cantidad de aire (por ejemplo, aspiración del meconio) o una aplicación excesiva de presión de distensión durante la ventilación asistida. CRF: capacidad residual funcional.

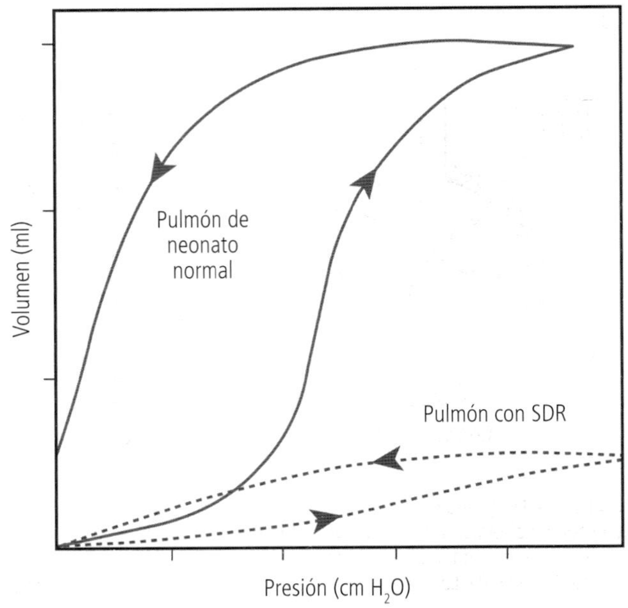

Figura 2-4. Comparación de la curva de presión-volumen de un neonato normal (línea sólida) con la de un neonato con síndrome de dificultad respiratoria (línea punteada). Obsérvese que hay muy poca histéresis (es decir, diferencia entre las ramas inspiratorias y espiratorias) en la curva del neonato con síndrome de dificultad respiratoria debido a la falta de surfactante para estabilizar los alvéolos después de la insuflación. La amplia histéresis de la curva pulmonar del neonato normal refleja cambios (reducción) en la tensión superficial una vez que los alvéolos se abren y se estabilizan. SDR: síndrome de dificultad respiratoria.

durante la inspiración, se retraen a sus formas originales. Estos componentes elásticos se comportan como resortes (**Figura 2-5**). Las fuerzas de tensión superficial en las interfases aire-líquido de los bronquiolos distales y las vías respiratorias terminales disminuyen el área de superficie de dichas interfases (**Figura 2-6**).

En cierto punto, las fuerzas que suelen provocar el colapso son contrarrestadas por las fuerzas que impiden un mayor colapso. El momento en el que estas fuerzas opuestas se equilibran se denomina «estado de reposo del aparato respiratorio» y corresponde a la CRF (**Figura 2-7**; véase también la **Figura 2-2**). Como la pared torácica del neonato es distensible, ofrece poca resistencia al colapso al final de la espiración. Por lo tanto, los neonatos —en especial, los prematuros— tienen una CRF y un volumen de aire torácico relativamente bajos, incluso si no padecen deficiencia primaria de surfactante. Desde el punto de vista clínico, esto se manifiesta como un leve grado de microatelectasia difusa y se denomina «insuficiencia pulmonar del prematuro». Esta baja CRF y el relativo desarrollo insuficiente del sostén estructural de las vías respiratorias explican la tendencia al cierre y al colapso prematuros de las vías respiratorias de conducción y el resultante atrapamiento de aire en los neonatos prematuros.

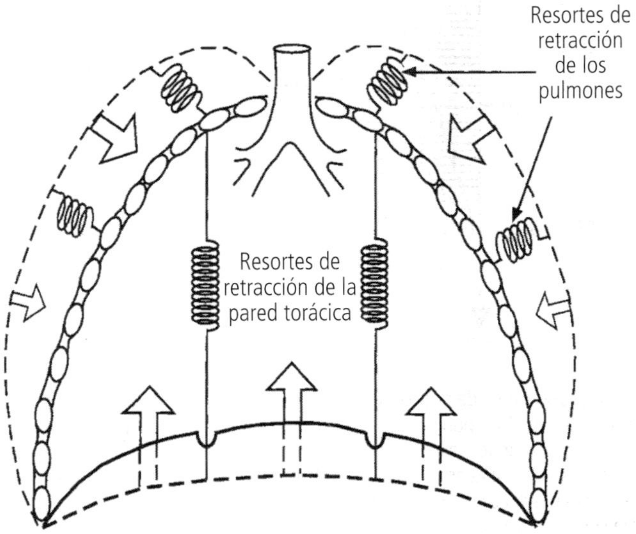

Figura 2-5. La retracción elástica es la tendencia de los componentes de la pared torácica y los pulmones, que se estiran durante la inspiración, a contraerse o retraerse (flechas) a su posición original al final de la espiración. En este punto (capacidad residual funcional o volumen en reposo), los «resortes» se relajan, y la estructura de la caja torácica no permite un mayor colapso. Las fuerzas opuestas de la pared torácica y la retracción elástica se equilibran, y las presiones intratorácica y de las vías respiratorias se equiparan (esto es lo que define la capacidad residual funcional o volumen en reposo; véase también la **Figura 2-2**).

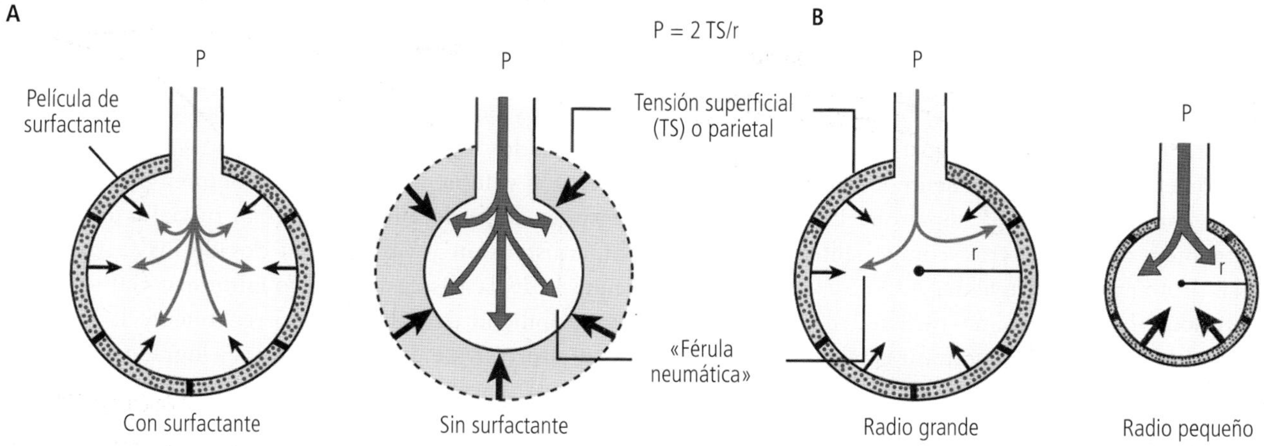

Figura 2-6. Diagrama de la ley de Laplace y los efectos de (**A**) la película de surfactante y (**B**) el radio alveolar sobre la tensión superficial o parietal. El grado (reflejado en el tamaño de las flechas marrones) de presión (P) de las vías respiratorias o intraalveolar necesaria para contrarrestar la tendencia de los alvéolos al colapso (representada por las flechas negras) es directamente proporcional al doble de la tensión superficial (TS) o parietal e inversamente proporcional al tamaño del radio (r). La presión de distensión de las vías respiratorias aplicada durante la ventilación asistida puede compararse con una «férula neumática».

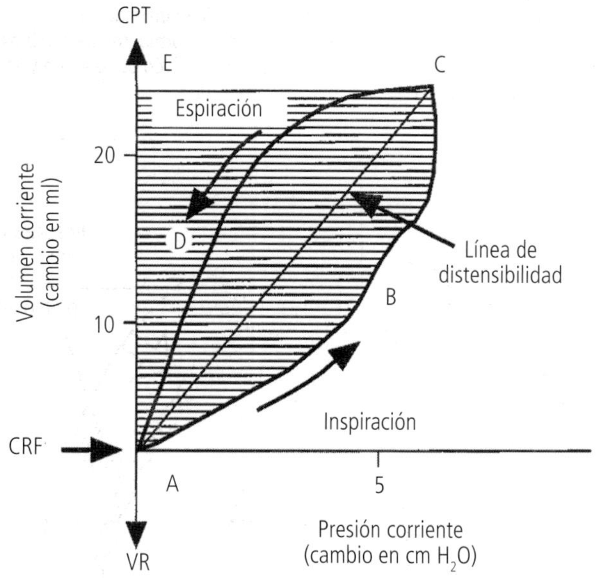

Figura 2-7. Curva de presión-volumen que muestra la línea de distensibilidad (*AC*, puntos de unión sin flujo); el trabajo realizado para superar la resistencia elástica (*ACEA*), que incorpora la resistencia friccional generada durante la espiración (*ACDA*); el trabajo realizado para superar la resistencia friccional durante la inspiración (*ABCA*) y el trabajo total realizado durante el ciclo respiratorio (*ABCEA* o toda el área sombreada).

El volumen del aparato respiratorio en reposo es muy similar al volumen de cierre pulmonar (el volumen en el cual regiones pulmonares dependientes entre sí dejan de ventilar debido al colapso de las vías respiratorias que llegan a ellas). En los neonatos, el volumen de cierre puede ser incluso superior a la CRF (véase la **Figura 2-2**) (6). El atrapamiento del aire relacionado con el cierre de las vías respiratorias se ha demostrado en forma experimental mediante situaciones en las que el volumen de aire torácico es superior a la CRF. Para que esto suceda, el volumen de aire total medido en el tórax hacia el final de la espiración debe ser superior a la cantidad de gas que está en contacto con las vías respiratorias superiores (es decir, a la CRF).

El principal factor que contribuye a la retracción elástica pulmonar en los neonatos es la tensión superficial. La presión necesaria para contrarrestar la tendencia de los bronquiolos y los espacios aéreos terminales a colapsar se describe en la ley de Laplace:

$$P = \frac{2TS}{r}$$

Dicho de manera sencilla, esta relación indica que la presión (P) necesaria para estabilizar el sistema es directamente proporcional al doble de la tensión superficial (2 TS) e inversamente proporcional al radio de la curvatura (r). En los neonatos, la relación debe modificarse, pues, a diferencia de lo que sucede en una burbuja de jabón, existe una interfase aire-líquido solamente en uno de los lados de la unidad respiratoria terminal, por lo cual es probable que P = TS/r brinde una descripción más fiel de lo que sucede en los pulmones.

En realidad, los alvéolos no son esféricos, sino poliédricos, y comparten sus paredes con estructuras alveolares adyacentes, lo cual hace que la aplicación estricta de la ley de Laplace no sea del todo adecuada. No obstante, el concepto básico de la ley sí se aplica a los sacos alveolares terminales y a las vías respiratorias pequeñas y brinda un marco de referencia fundamental para comprender la fisiología respiratoria. La tensión superficial dentro del pulmón está regida principalmente por la presencia o ausencia de surfactante. El surfactante es una sustancia con actividad de superficie, liberado por los neumocitos de tipo II. Su principal componente es la dipalmitoilfosfatidilcolina, pero también contiene otros componentes esenciales, como las proteínas constituyentes A, B, C y D.

El surfactante presenta una variedad de propiedades exclusivas que le permiten disminuir la tensión superficial hacia el final de la espiración para evitar un mayor colapso de los pulmones por debajo del volumen en reposo. Además, sus propiedades le permiten aumentar la tensión superficial durante la expansión pulmonar para facilitar la retracción elástica hacia el final de la inspiración. El surfactante también disminuye la tensión superficial cuando disminuye el volumen pulmonar (7). La disminución de la cantidad de surfactante produce un aumento de la tensión superficial y requiere una mayor presión de distensión para contrarrestar la tendencia a colapsar de los bronquiolos y los espacios aéreos terminales (véase la **Figura 2-6, A**).

Como puede apreciarse en la ley de Laplace, cuanto mayor es el radio de curvatura de los bronquiolos o los espacios aéreos terminales, menor es la presión que se necesita para mantenerlos abiertos o expandirlos más (véase la **Figura 2-6, B**). Cuanto menor es el radio de curvatura (por ejemplo, en los neonatos prematuros), mayor es la presión necesaria para mantener abiertas las vías respiratorias. En este caso, el surfactante interviene durante todo el ciclo respiratorio. A medida que el radio de las interfases aire-líquido se achica durante la exhalación, aumenta la eficacia del surfactante para disminuir la tensión superficial; a medida que el radio se agranda, su eficacia disminuye.

El síndrome de dificultad respiratoria (SDR) implica un importante gasto de energía para el neonato, quien debe generar presiones intrapleurales negativas altas para expandir o estabilizar las vías respiratorias distales y los alvéolos (véase la **Figura 2-4**). En los casos de SDR no tratados, cada respiración requiere un enorme gasto de energía debido a que los volúmenes pulmonares alcanzados con las elevadas presiones de apertura durante la inspiración se pierden rápidamente a medida que el pulmón —con deficiencia de surfactante— colapsa y vuelve a su volumen de reposo original durante la espiración. La carga que supone este extenuante trabajo respiratorio puede quitarle rápidamente al neonato la capacidad de mantener este nivel de rendimiento y, así, llevarlo a la insuficiencia respiratoria.

Los neonatos con SDR pueden requerir una presión de insuflación relativamente alta para abrir los alvéolos atelectásicos, además del suministro de una adecuada presión teleespiratoria que ayude a mantener abiertos los pulmones. Sin embargo, una vez que los pulmones se expanden, el radio de los bronquiolos y los espacios aéreos terminales es mayor y, por lo tanto, se necesita una menor presión para mantenerlos abiertos o expandirlos más. Debe tenerse en cuenta el volumen corriente y el volumen pulmonar total después del reclutamiento alveolar inicial a fin de evitar hiperdistensión y volutrauma, dos de los factores principales de la displasia broncopulmonar (DBP) (8). La imposibilidad de disminuir correctamente las presiones inspiratorias y de distensión una vez logrado un volumen pulmonar normal puede generar complicaciones con fugas de aire, como enfisema pulmonar intersticial (EPI) y neumotórax (véase el **Capítulo 20**).

Distensibilidad

La distensibilidad es una medida del cambio de volumen que resulta de un determinado cambio de presión:

$$C_L = \Delta V/\Delta P$$

donde C_L es la distensibilidad pulmonar (del inglés *compliance of the lung*), ΔV es el cambio de volumen y ΔP es el cambio de presión.

Distensibilidad estática

Al medirla en condiciones estáticas, la distensibilidad refleja únicamente las propiedades elásticas del pulmón. La distensibilidad estática es el recíproco de la elastancia, es decir, la tendencia a retraerse a sus dimensiones originales al ceder la presión de distensión necesaria para estirar el sistema. La distensibilidad estática se mide al determinar el cambio de presión transpulmonar después de insuflar los pulmones con un volumen de gas determinado. La presión transpulmonar es la diferencia de presión entre la presión alveolar y la presión pleural. Se calcula de forma aproximada al medir la presión en la apertura de las vías respiratorias y en el esófago. Para generar una curva de presión-volumen, se mide la presión en condiciones estáticas después de introducir volúmenes crecientes de una mezcla gaseosa en los pulmones (véase la curva pulmonar en la **Figura 2-2**). Si medimos la diferencia entre las presiones pleurales (esofágicas) y las presiones atmosféricas (transtorácicas) en diferentes niveles de expansión pulmonar, la curva graficada será una curva de distensibilidad de la pared torácica (véase la curva de la pared torácica en la **Figura 2-2**). Este tipo de gráfico demuestra las propiedades elásticas de la pared torácica. En los neonatos, esta pared es muy distensible, por lo cual se logran grandes cambios de volumen con leves cambios de presión. Si juntamos la curva de distensibilidad pulmonar con la de distensibilidad de la pared torácica, tendremos la distensibilidad total del aparato respiratorio (véase la curva combinada en la **Figura 2-2**).

Distensibilidad dinámica

Si medimos la distensibilidad durante la respiración continua, el resultado es la «distensibilidad dinámica», que refleja las propiedades elásticas de los pulmones y —hasta cierto punto— el componente resistivo. Esta distensibilidad mide el cambio de presión desde el final de la exhalación hasta el final de la inspiración para un volumen determinado y se basa en la suposición de que, en un flujo cero, la diferencia de presión refleja la distensibilidad. Cuanto más empinada sea la curva que conecta los puntos del flujo cero, mayor será la distensibilidad. La distensibilidad dinámica es la que se mide habitualmente en el ámbito clínico, pero su interpretación puede ser problemática (9).

Dadas las frecuencias respiratorias relativamente aceleradas que tienen los neonatos, el instante del flujo cero podría no coincidir con el punto de menor presión. Esto se debe a que la distensibilidad dinámica depende de la frecuencia. Por tal motivo, la distensibilidad dinámica puede subestimar a la distensibilidad estática, sobre todo en neonatos que respiran velozmente y en aquellos que presentan enfermedades obstructivas de las vías respiratorias. Hay dos factores adicionales que complican aún más la interpretación de las mediciones de distensibilidad. En los neonatos prematuros, el sueño REM está vinculado con un movimiento paradójico de la pared torácica, por lo cual los cambios de presión registrados desde el esófago pueden no coincidir en gran medida con los cambios de presión intratorácica o pleural. Por lo general, la distorsión de la pared torácica resulta en una subestimación de los cambios en la presión esofágica (10). Asimismo, debido a que la distensibilidad pulmonar está relacionada con el volumen pulmonar, la distensibilidad medida está influida en gran parte por el volumen pulmonar inicial, por encima del cual se mide la distensibilidad. Lo ideal es que las comparaciones se normalicen al grado de expansión pulmonar, por ejemplo, a la CRF. La distensibilidad pulmonar dividida por la CRF se conoce como «distensibilidad pulmonar específica».

Las relaciones dinámicas entre la presión y el volumen pueden evaluarse al registrar simultáneamente los cambios en estos. El bucle de presión-volumen permite cuantificar el trabajo realizado para superar la resistencia de las vías respiratorias y determinar la distensibilidad pulmonar (véanse las **Figuras 2-4** y **2-7**). La **Figura 2-3** muestra una curva de distensibilidad pulmonar estática con tres bucles de presión-volumen superpuestos. Cada uno de los bucles representa un ciclo respiratorio completo, pero cada uno de ellos está medido a un volumen pulmonar distinto. La curva de distensibilidad general es sigmoide. En el extremo inferior de la curva (volumen pulmonar bajo), la distensibilidad es baja, es decir, hay un leve cambio de volumen con un gran cambio de presión (véase la **Figura 2-3, A**). Esto se correlaciona con una insuflación insuficiente. La presión debe abrir las vías respiratorias terminales y los espacios aéreos terminales atelectásicos antes de que el gas pueda ingresar al pulmón. El volumen pulmonar parte de debajo de la presión crítica de apertura. En el centro de la curva, la distensibilidad es alta; hay un gran cambio de volumen con un leve cambio de presión. Aquí debería haber una respiración corriente normal (véase la **Figura 2-3, B**). Este es el punto de máxima eficiencia desde una perspectiva mecánica: la mejor correlación ventilación/perfusión y la menor resistencia vascular pulmonar. En el extremo superior de la curva (volumen pulmonar alto), la distensibilidad es baja. Nuevamente, hay un leve cambio de volumen con un gran cambio de presión (véase la **Figura 2-3, C**). Esto se correlaciona con un pulmón que ya se ha hiperinsuflado. En términos de volumen adicional, aplicar una mayor presión no es de gran ayuda, pero podría provocar un daño significativo a las vías respiratorias y perjudicar el retorno venoso debido a un aumento en la transmisión de presión hacia el espacio pleural. Esto sucede cuando la distensibilidad de la pared torácica disminuye rápidamente debido a una hiperinsuflación pulmonar. Por lo tanto, es importante comprender que la distensibilidad disminuye ante volúmenes pulmonares altos y bajos. Los volúmenes pulmonares bajos se observan en casos de deficiencia de surfactante (por ejemplo, en el SDR), mientras que los volúmenes pulmonares altos se observan en casos de enfermedades pulmonares obstructivas como la DBP. En neonatos con SDR, se ha observado una disminución tanto de la distensibilidad específica como del volumen de aire en el tórax (11, 12).

Las aceleradas frecuencias respiratorias de los neonatos prematuros con deficiencia de surfactante pueden compensar, hasta cierto punto, la inestabilidad de la pared torácica debido a que el corto tiempo de espiración produce un atrapamiento del gas que tiende a normalizar la CRF. Esta población de pacientes también usa el quejido espiratorio como método para frenar la espiración y mantener la CRF. En neonatos con SDR tratados antes del surgimiento del surfactante, las mediciones seriales de la CRF y de la distensibilidad han demostrado ser indicadores sensibles de la gravedad de la enfermedad (13).

Se ha demostrado que la distensibilidad pulmonar dinámica disminuye a medida que empeora la evolución clínica y mejora a medida que comienza la fase de recuperación. Al utilizar la ventilación mecánica en neonatos con pulmones no distensibles como resultado de la deficiencia de surfactante, inicialmente pueden requerirse presiones de distensión elevadas para establecer una CRF razonable. La **Figura 2-4** muestra el bucle de presión-volumen de un neonato normal y de un neonato con SDR. Para establecer un volumen pulmonar adecuado en el neonato con SDR, es necesaria una presión mayor que en el neonato normal. Sin embargo, este volumen pulmonar se perderá si se permite que la presión de las vías respiratorias vuelva a cero sin la aplicación de presión positiva teleespiratoria (PEEP). La ventilación mecánica sin PEEP genera una inactivación del surfactante, lo cual empeora la distensibilidad pulmonar, y los ciclos repetitivos de las vías respiratorias terminales con una presión inferior a la presión crítica de apertura producen daño celular e inflamación (atelectrauma). Esto provoca atelectasia alveolar, atelectasia pulmonar, edema intersticial y fabricación de mediadores de la inflamación.

Una vez que se origina el proceso atelectásico, la distensibilidad pulmonar empeora, aumenta el recambio de surfactante y se genera un desequilibrio entre la ventilación y la perfusión con un aumento de la derivación intrapulmonar de derecha a izquierda. Para mantener el volumen pulmonar y un correcto intercambio gaseoso, se necesitará una mayor presión de distensión y mayores concentraciones de oxígeno inspirado (FiO_2), lo que producirá un daño mayor. Si se logra establecer una correcta CRF desde el inicio, se administra surfactante, se usa CPAP o PEEP para evitar el colapso repetido y la reapertura de las vías respiratorias pequeñas (atelectrauma), se evita la hiperinsuflación producida por volúmenes corrientes suprafisiológicos (volutrauma) y no se utiliza más oxígeno del necesario (lesión oxidativa), es posible lograr el mejor resultado clínico posible para el paciente y conservar su salud a largo plazo (14).

El nivel de PEEP en el que se maximiza la distensibilidad pulmonar estática se conoce como PEEP óptima —o la mejor PEEP— y es el nivel de PEEP en el cual se logra el mayor transporte de O_2 (gasto cardíaco y contenido de O_2). Si el nivel de PEEP supera el nivel óptimo, la distensibilidad dinámica disminuye en lugar de aumentar (15). Asimismo, el retorno venoso y el gasto cardíaco se ven comprometidos por una PEEP excesiva. Una hipótesis para explicar esta disminución de la distensibilidad pulmonar dinámica es que algunos alvéolos se expanden en exceso debido al aumento de presión, lo cual los coloca en la parte «plana» de la curva de distensibilidad (véase la **Figura 2-3, C**). Por lo tanto, a pesar de ejercer una mayor presión, se obtiene poco volumen adicional. El aporte de esta «población» de alvéolos excesivamente expandidos puede ser suficiente para reducir la distensibilidad pulmonar total. Se ha demostrado que la distensibilidad pulmonar dinámica se redujo en pacientes con hernia diafragmática congénita (HDC), si bien algunos de los neonatos tenían volúmenes normales de gases torácicos (11). La disminución de la distensibilidad pulmonar dinámica en pacientes con HDC responde a la hiperdistensión del pulmón hipoplásico dentro del hemitórax «vacío» después de la reparación quirúrgica del defecto. Debido a que los neonatos con HDC poseen una menor cantidad de alvéolos, presentan focos de enfisemas pulmonares que persisten, como mínimo, hasta la primera infancia (16).

En función de la evidencia disponible, parece prudente evitar la rápida reexpansión de los pulmones durante el tratamiento de la HDC. Los médicos deben estar atentos a cualquier mejora abrupta en la distensibilidad pulmonar de los neonatos que reciben ventilación asistida (es decir, inmediatamente después de la administración de surfactante o del reclutamiento del volumen pulmonar). Si la presión inspiratoria no disminuye a medida que la distensibilidad mejora, podría presentarse un daño cardiovascular debido a que, al mejorar la distensibilidad pulmonar, se transmite proporcionalmente más presión a las estructuras del mediastino. La presión de distensión que resultaba adecuada antes del cambio en la distensibilidad podría tornarse excesiva y provocar una hiperexpansión de los alvéolos y, en última instancia, una fuga de aire (17). El uso de ventilación controlada por volumen sería ideal en estos casos, pues, en esta modalidad, el respirador disminuirá la presión inspiratoria a medida que mejora la distensibilidad pulmonar para mantener un volumen corriente establecido (18).

Como la pared torácica es distensible en los neonatos prematuros, casi nunca es necesario el uso de paralizantes para reducir la impedancia de la pared torácica. Se necesita poca presión para expandir la pared torácica de un neonato prematuro (véase la curva de la pared torácica en la **Figura 2-2**). En estudios de investigación sobre el uso de paralizantes en neonatos prematuros con riesgo de sufrir neumotórax, no se demostraron cambios en la distensibilidad o en la resistencia pulmonar después de 24 o 48 horas de parálisis, y muchos de los neonatos estudiados necesitaron más —y no menos— soporte ventilatorio después de la parálisis (19, 20).

En el pasado, la parálisis se utilizaba generalmente en neonatos de mayor peso que «luchaban contra el respirador» o que espiraban de manera activa contra él a pesar de estar sedados o bajo anestesia (19). Debe destacarse que el intercambio gaseoso deficiente (soporte inadecuado) por lo general es la causa —y no el resultado— de que el neonato «luche» contra el respirador, y un alto nivel de sedación o parálisis enmascara este importante signo clínico. El uso de modalidades sincronizadas de ventilación mecánica, como el modo asistido-controlado, eliminará la necesidad de paralizar o sedar demasiado a los neonatos ya que, así, respirarán en sincronía con el respirador (21-23).

Durante la ventilación de presión positiva, la distensibilidad relativa de la pared torácica y de los pulmones determina la presión que se transmite al espacio pleural. Una mayor presión intrapleural produce impedancia del retorno venoso y un menor gasto cardíaco, lo cual es una complicación ampliamente demostrada —pero también ignorada— de la ventilación con presión positiva. La relación se describe con la siguiente ecuación:

$$P_{PL} = \overline{P}_{VR} \times (C_L / C_L + C_W)$$

donde P_{PL} es presión pleural (del inglés *pleural pressure*), $\overline{P}_{VR}$ es la presión media de las vías respiratorias (del inglés *pressure of the airways*), C_L es la distensibilidad pulmonar (del inglés *compliance of the lung*) y C_W es la distensibilidad de la pared torácica (*compliance of the chest wall*).

Por lo tanto, puede decirse que, en situaciones de correcta distensibilidad pulmonar pero poca distensibilidad de la pared torácica, aumenta la transmisión de presión hacia el espacio pleural y la repercusión hemodinámica. Esta situación se da habitualmente en casos de mayor presión intraabdominal con una presión creciente sobre el diafragma, como es el caso de neonatos con enterocolitis necrotizante, o después de la extirpación quirúrgica de vísceras que se hayan desarrollado fuera de la cavidad abdominal, como en el caso de onfalocele importante, gastrosquisis o HDC.

Resistencia

La resistencia es el resultado de la fricción. La resistencia viscosa es la que se produce por la fricción resultante del desplazamiento de los tejidos. La resistencia de las vías respiratorias es la resistencia que se produce entre las moléculas dinámicas del flujo de gases y entre estas moléculas dinámicas y la pared del aparato respiratorio (por ejemplo, la tráquea, los bronquios, los bronquiolos). El médico debe conocer ambos tipos de resistencia, además de la resistencia al flujo a medida que los gases pasan por el circuito del respirador y el tubo endotraqueal. En los neonatos, la resistencia viscosa puede representar hasta un 40 % de la resistencia pulmonar total (24). La resistencia viscosa relativamente elevada en los neonatos se debe a la densidad tisular relativamente elevada (es decir, una baja proporción de volumen pulmonar en relación con el peso pulmonar) y a la mayor cantidad de líquido intersticial pulmonar. Este aumento en el líquido intersticial pulmonar prevalece especialmente después de un parto por cesárea (25) y en condiciones como taquipnea transitoria del neonato o absorción demorada del líquido pulmonar fetal.

Se ha demostrado una disminución en la resistencia viscosa y de las vías respiratorias después de la administración de furosemida (26). La resistencia de las vías respiratorias (*R*) se define como el gradiente de presión (*P*1 – *P*2) necesario para que el gas pase por las vías respiratorias a una velocidad de flujo constante ($\dot{V}$ o volumen por unidad de tiempo). La fórmula estándar es la siguiente:

$$R = (P1 - P2) / \dot{V}$$

La resistencia de las vías respiratorias la determina la velocidad del flujo, la longitud de las vías respiratorias, la viscosidad y la densidad de los gases, y, en particular, el diámetro interno de las vías respiratorias. Esto se aplica tanto en condiciones de flujo laminar como turbulento.

Si bien, en términos absolutos, la resistencia de las vías respiratorias es elevada en los neonatos, al corregirla en función del volumen pulmonar (conductancia específica, es decir, el recíproco de la resistencia por unidad de volumen pulmonar), la resistencia relativa es menor que en los adultos. Es importante tener en cuenta que, debido al diámetro pequeño de las vías respiratorias pulmonares neonatales, incluso un leve estrechamiento producirá un marcado aumento en la resistencia.

La resistencia al flujo depende de las características del flujo: si es laminar o turbulento. El flujo turbulento produce un uso ineficiente de la energía, pues la turbulencia deriva al flujo en distintas direcciones; por el contrario, en el flujo laminar, las moléculas se mueven de manera ordenada y paralela a la pared del tubo. Por lo tanto, el gradiente de presión necesario para impulsar un determinado flujo siempre es mayor en el flujo turbulento, pero esto no es sencillo de calcular. El número de Reynolds se utiliza como índice para determinar si el flujo es laminar o turbulento (27). Es un número que carece de unidad y que se define de la siguiente forma:

$$\mathrm{Re} = 2\mathrm{r} \bullet \mathrm{v} \bullet \mathrm{d} / \eta$$

donde *r* es el radio, *v* es la velocidad, *d* es la densidad y η es la viscosidad. Si el número de Reynolds es mayor a 2000, es muy probable que el flujo sea turbulento. Según esta ecuación, es probable que el flujo sea turbulento si el tubo tiene un radio importante, si existe una gran velocidad, una densidad elevada o una viscosidad baja.

Si el flujo es laminar, la resistencia al flujo de gas a través de un tubo se describe con la ley de Poiseuille:

$$R \infty L \times \eta / r^4$$

donde *R* es la resistencia, *L* es la longitud del tubo, η es la viscosidad del gas y *r* es el radio. En los siguientes párrafos, analizaremos, en mayor detalle, cada uno de los factores.

Velocidad del flujo

Los valores promedio de la resistencia de las vías respiratorias en neonatos normales que respiran espontáneamente oscilan entre 20 y 30 cm H_2O/l/s (28), y estos valores pueden aumentar de manera significativa en presencia de una enfermedad. La resistencia de las vías respiratorias nasales representa aproximadamente dos tercios de la resistencia total de las vías respiratorias superiores; la glotis y la laringe representan menos del 10 %, mientras que la tráquea y las primeras cuatro o cinco generaciones de bronquios representan el resto (29). Las velocidades de flujo promedio del pico inspiratorio y espiratorio en neonatos que respiran de manera espontánea oscilan entre aproximadamente 2,9 y 2,2 l/min., respectivamente (28). Las velocidades máximas promedio de flujo del pico inspiratorio y espiratorio oscilan alrededor de 9,7 y 6,4 l/min, respectivamente (30). El rango de las velocidades de flujo generadas por neonatos que respiran espontáneamente (incluidos neonatos a término y prematuros) es de alrededor de 0,6 a 9,9 l/min. El flujo turbulento se produce en tubos endotraqueales neonatales estándar siempre que las velocidades de flujo superen aproximadamente los 3 l/min., a través de un tubo de diámetro interno (DI) de 2,5 mm, o 7,5 l/min., a través de un tubo de 3,0 mm de DI (31). Las velocidades de flujo que superan estos niveles críticos producen aumentos desproporcionadamente mayores en la resistencia de las vías respiratorias. Por ejemplo, el aumento de la velocidad de flujo a través de un tubo endotraqueal de 2,5 mm de DI de 5 a 10 l/min. aumenta la resistencia de las vías respiratorias de 32 a 84 cm H_2O/l/s, más del doble del valor original (31).

Es probable que las condiciones del flujo sean, como mínimo, parcialmente turbulentas («flujo transicional») si las velocidades de flujo del respirador superan los 5 l/min. en neonatos intubados con tubos endotraqueales de 2,5 mm de DI, o bien cuando las velocidades superan los 10 l/min. en neonatos con tubos endotraqueales de 3,0 mm de DI. Si el flujo es turbulento, la resistencia aumenta de manera exponencial. La resistencia producida por el tubo endotraqueal del neonato es igual o mayor que la resistencia de las vías respiratorias superiores de un neonato normal que respira por sí mismo. La mayor resistencia producida por el tubo endotraqueal del neonato no representa un gran problema si el neonato recibe un soporte de presión adecuado de parte del respirador, ya que la máquina puede generar la presión adicional necesaria para superar la resistencia del tubo endotraqueal. Sin embargo, si se quita el respirador al neonato o si se lo desconecta del respirador con el tubo endotraqueal colocado, el neonato podría no ser capaz de generar un esfuerzo suficiente para superar el aumento generado por el tubo endotraqueal en la resistencia de las vías respiratorias superiores (32). LeSouef *et al.* (33) midieron una disminución significativa en la resistencia espiratoria del aparato respiratorio después de la extubación en neonatos prematuros que se estaban recuperando de distintas enfermedades respiratorias, incluido el SDR, neumonía y taquipnea transitoria del neonato.

Longitud de las vías respiratorias o del tubo

La resistencia es linealmente proporcional a la longitud del tubo. Cuanto más corto es el tubo, menor es la resistencia; por lo tanto, resulta adecuado cortar el tubo endotraqueal a la menor longitud práctica posible. Es viable acortar un tubo endotraqueal de 2,5 mm de DI de 14,8 cm (longitud total) a la mitad de la longitud, ya que la profundidad de inserción en un prematuro pequeño es, generalmente, de aproximadamente 6 cm. Esto reduciría la resistencia del tubo a la mitad. Cortar el tubo a 4,8 cm disminuye la resistencia del flujo *in vitro* a básicamente la resistencia del flujo que tendría un tubo del tamaño que sigue sin acortar (tubo endotraqueal de 3,0 mm de DI). Estas relaciones coinciden con el rango de flujos generados por los neonatos que respiran de manera espontánea (34).

Diámetro de las vías respiratorias o del tubo

En los sistemas de un solo tubo, el radio del tubo es el principal factor determinante de la resistencia. Como ya se describió, la ley de Poiseuille establece que la resistencia es inversamente proporcional a la cuarta potencia del radio. Por lo tanto, una disminución del radio a la mitad produce un aumento de 16 veces en la resistencia y, así, la baja de presión necesaria para mantener un determinado flujo. Es importante destacar que la resistencia al flujo aumenta exponencialmente a medida que disminuye el diámetro del tubo endotraqueal. Este es uno de los motivos por los cuales es difícil retirar la ventilación mecánica en los neonatos de muy bajo peso. En un sistema de tan numerosos tubos, como el pulmón humano, la resistencia depende del área transversal total de todos los tubos. Si bien los bronquios individuales disminuyen su diámetro a medida que se extienden hacia la periferia, el área transversal total de las vías respiratorias aumenta de modo exponencial (35).

Debido a que la resistencia aumenta a la cuarta potencia a medida que las vías respiratorias de estrechan, una constricción de las vías respiratorias —por más leve que sea— puede provocar importantes aumentos en la resistencia al flujo. Este efecto está exagerado en los neonatos en comparación con los adultos debido al grado de estrechamiento de las vías respiratorias del neonato. La resistencia durante la inspiración es menor que la resistencia durante la espiración debido a que las vías respiratorias se dilatan al inspirar (**Figura 2-8**). Esto sucede a pesar de que el flujo de gases durante la inspiración, generalmente, es mayor que durante la espiración, ya que, como vimos, la relación entre la resistencia y el flujo es lineal, mientras que la relación con el radio es geométrica. Existe una relación inversa y no lineal entre la resistencia de las vías respiratorias y el volumen pulmonar, ya que el tamaño de las vías respiratorias aumenta junto con la CRF. Por lo tanto, el reclutamiento del volumen pulmonar disminuye la resistencia al flujo de aire. Cualquier proceso que genere una disminución del volumen pulmonar, como la atelectasia o la restricción de la expansión, produce una mayor resistencia de las vías respiratorias. En volúmenes extremadamente bajos, la resistencia se acerca al infinito debido a que las vías respiratorias comienzan a cerrarse cuando se aproximan al volumen residual (véase la **Figura 2-2**).

De conformidad con estos principios fisiológicos, la preponderancia de la evidencia indica que la aplicación de PEEP y CPAP disminuye la resistencia de las vías respiratorias (36-38). La resistencia del tubo endotraqueal tiene gran relevancia clínica. Se ha demostrado que la extubación exitosa en neonatos se logra con mayor frecuencia después de utilizar directamente ventilación obligatoria intermitente que después de seis horas de pruebas previas a la extubación con CPAP endotraqueal (32). El diseño del circuito de la CPAP nasal, específicamente su resistencia, y los medios por los cuales se conecta la CPAP nasal al paciente son los factores determinantes más importantes del éxito o el fracaso de la CPAP (39).

Viscosidad y densidad

La viscosidad del gas es insignificante en comparación con la viscosidad de los líquidos. Sin embargo, la densidad del gas puede tener relevancia clínica. La relación entre la resistencia de las vías respiratorias y la densidad del gas en un flujo turbulento es directamente proporcional y lineal. Al disminuir dos tercios la densidad del gas, como sucede al administrar heliox, una mezcla de 80 % de helio y 20 % de O_2, disminuye la resistencia de las vías respiratorias a un tercio en comparación a cuando se respira aire ambiente. El heliox puede ser útil para disminuir la resistencia de las vías respiratorias superiores (y el trabajo respiratorio) en pacientes con trastornos obstructivos como edema laríngeo, estenosis traqueal y DBP (40). La densidad del gas se ve influida por la presión barométrica, por lo cual la resistencia de las vías respiratorias disminuye levemente en grandes altitudes, aunque esto tenga poca relevancia clínica.

Trabajo respiratorio

La respiración implica un gasto de energía. Para que los gases ingresen en los pulmones, debe ejercerse una fuerza que supere las fuerzas elásticas y resistivas del aparato respiratorio. Esto se expresa matemáticamente con la siguiente ecuación:

$$\text{Trabajo respiratorio} = \text{Presión (fuerza)} \times \text{Volumen (desplazamiento)}$$

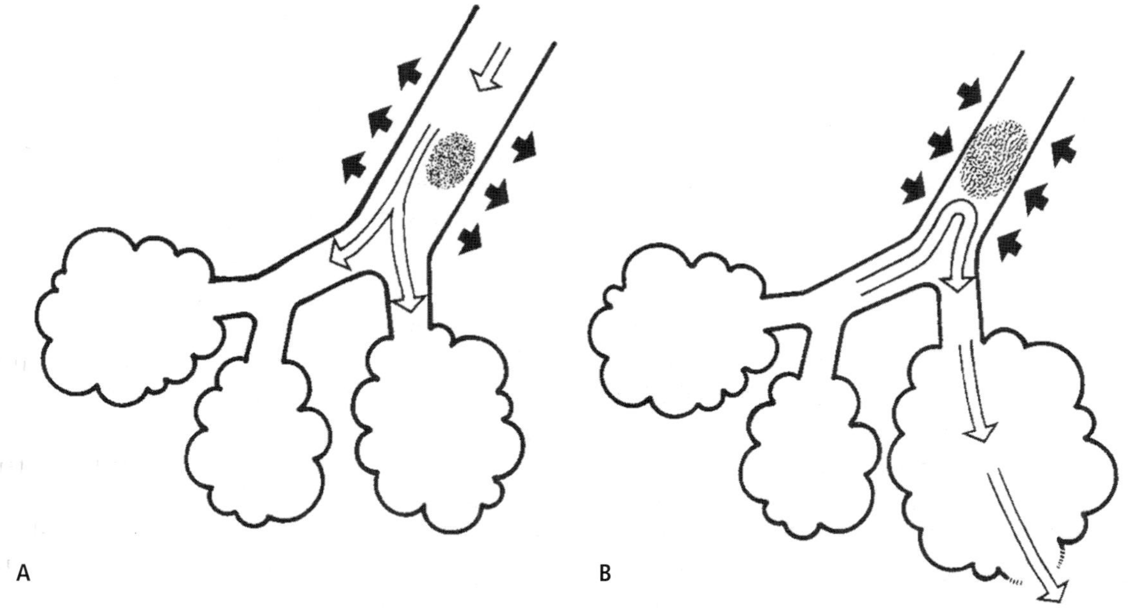

Figura 2-8. Atrapamiento aéreo detrás de material particulado (por ejemplo, meconio) en una vía respiratoria, lo cual produce una expansión alveolar excesiva y su posterior ruptura. Esto ilustra el llamado mecanismo de válvula de bola, en el cual (A) el gas corriente atraviesa el material particulado durante la inspiración, cuando las vías respiratorias se dilatan naturalmente, pero (B) no sale durante la espiración, cuando las vías respiratorias se estrechan de forma natural. (De Harris TR, Herrick BR. *Pneumothorax in the Newborn.* Tucson, Arizona, Biomedical Communications, Arizona Health Sciences Center, 1978).

donde la presión es la fuerza ejercida, y el volumen es el desplazamiento. El trabajo respiratorio es el producto integrado de los dos, o, en términos sencillos, el área debajo de la curva de presión-volumen (véase la **Figura 2-7**).

El trabajo respiratorio es la fuerza generada para superar la resistencia friccional y las fuerzas elásticas estáticas que se oponen a la expansión de los pulmones y al flujo de gas que entra y sale de ellos. La carga de trabajo depende de las propiedades elásticas de los pulmones y de la pared torácica, de la resistencia de las vías respiratorias, del volumen corriente (V_C) y de la frecuencia respiratoria. Aproximadamente dos tercios del trabajo de la respiración espontánea están representados por el esfuerzo de superar las fuerzas elásticas estáticas de los pulmones y el tórax (elasticidad y distensibilidad de los tejidos). Se aplica aproximadamente un tercio del trabajo total para superar la resistencia friccional que produce el movimiento de gases y los componentes tisulares (resistencia al flujo de aire y resistencia viscosa) (41).

En los neonatos sanos, la exhalación es pasiva. Una parte de la energía generada por los músculos inspiratorios se almacena (como energía potencial) en los componentes elásticos de los pulmones; esta energía se restituye durante la exhalación, por lo cual también se conoce como «trabajo conservativo», en contraste con las fuerzas friccionales, que se pierden o se disipan en forma de calor. Si la energía necesaria para superar la resistencia al flujo durante la espiración supera la cantidad de energía elástica almacenada durante la inspiración previa, el trabajo debe realizarse no solo durante la inspiración, sino también durante la espiración. Por lo tanto, la exhalación ya no es completamente pasiva.

En los neonatos, el gasto energético presenta una correlación con el consumo de oxígeno. En neonatos con SDR y DBP, el consumo de oxígeno en reposo es alto (42). La ventilación mecánica disminuye el consumo de oxígeno al disminuir el trabajo respiratorio del neonato (13, 43). El trabajo respiratorio se ilustra con un bucle de presión dinámica-volumen (véase la **Figura 2-7**). Los cambios de presión durante la respiración pueden medirse con un catéter o balón intraesofágico, y los cambios de volumen pueden medirse simultáneamente con un neumotacógrafo. Durante la inspiración (rama ascendente del bucle) y la espiración (rama descendente del bucle), el trabajo debe superar tanto la resistencia elástica como la resistencia friccional. Si solo debe superarse la resistencia elástica, el patrón respiratorio seguiría la línea de distensibilidad. Sin embargo, como también debe superarse la resistencia de las vías respiratorias y la resistencia viscosa de los tejidos, se forma un bucle (histéresis). Las áreas *ABCA* y *ACDA* de la **Figura 2-7** representan el trabajo inspiratorio y el trabajo espiratorio, respectivamente, realizado para superar la resistencia friccional. El área *ABCEA* representa el trabajo respiratorio total durante una sola respiración.

El diafragma es responsable de la mayor parte de la carga de trabajo respiratorio. El factor más determinante de la capacidad del diafragma para generar fuerza es su posición inicial y la longitud de sus fibras musculares al comienzo de una contracción. Cuanto más largas y curvas son las fibras musculares del diafragma, mayor es la fuerza que este puede generar. En situaciones en las que los pulmones están hiperinsuflados (hiperdistendidos), el diafragma está aplanado y, por lo tanto, en desventaja mecánica.

La aplicación de PEEP o CPAP (presión de distensión continua [PDC]) puede disminuir la carga respiratoria para los neonatos cuya respiración está ubicada en la parte plana inicial de la curva de distensibilidad como consecuencia de la atelectasia (véase la **Figura 2-3, *A***). En esta situación, la PDC debería reducir la carga respiratoria al aumentar la CRF y subir el nivel de la respiración en la curva de presión-volumen, donde la distensibilidad es mayor (véase la **Figura 2-3, *B***). Se han demostrado disminuciones en el trabajo respiratorio con la aplicación de PDC en neonatos que están recuperándose del SDR (44) y en neonatos después de una cirugía por una cardiopatía congénita (37).

Si los pulmones ya están hiperinsuflados, aumentar la PDC no producirá una disminución en el trabajo respiratorio (véase la **Figura 2-3, *C***). La única excepción en este caso es cuando la hiperinsuflación de los pulmones es causada por el colapso de las vías respiratorias, al igual que puede observarse en neonatos con DBP. En esta situación particular, una mayor PDC mantendrá la permeabilidad de las vías respiratorias y disminuirá el atrapamiento aéreo, con lo cual se reducirá el volumen pulmonar a un nivel más normal. La hiperdistensión alveolar por cualquier motivo generalmente está acompañada por un aumento en la $PaCO_2$ (lo cual indica una menor ventilación alveolar) y un descenso en la PaO_2, a pesar del aumento en la CRF (36, 45).

Constante de tiempo

La constante de tiempo del aparato respiratorio de un paciente es una medición de la velocidad con la que los pulmones pueden insuflarse o desinflarse, es decir, cuánto tardan en equilibrarse la presión alveolar y la presión de las vías respiratorias proximales. La exhalación pasiva depende de la retracción elástica de los pulmones y la pared torácica. Debido a que la principal fuerza que se opone a la exhalación es la resistencia de las vías respiratorias, la constante de tiempo espiratorio (K_t) del aparato respiratorio está directamente relacionada con la distensibilidad pulmonar (C_L) —que es el inverso de la retracción elástica— y la resistencia de las vías respiratorias (R_{VR}):

$$K_t = C_L \times R_{VR}$$

Las constantes de tiempo del aparato respiratorio son análogas a las de los circuitos eléctricos. Una constante de tiempo del aparato respiratorio se define como el tiempo que tardan los alvéolos (capacitor) en descargar el 63 % de su V_C (carga eléctrica) a través de las vías respiratorias (resistor) hacia la boca o el circuito (eléctrico) del respirador. Hacia el final de las tres constantes de tiempo, se ha descargado el 95 % del V_C. Al aplicar este modelo a un neonato normal con una distensibilidad de 0,005 l/cm H_2O y una resistencia de 30 cm H_2O/l/s, una constante de tiempo equivale a 0,15 segundos, y tres constantes de tiempo equivalen a 0,45 segundos (46). En otras palabras, el 95 % del último V_C debe vaciarse del pulmón dentro de los 0,45 segundos de iniciada la exhalación en un neonato que respira de manera espontánea. En los neonatos que reciben ventilación asistida, para evitar el atrapamiento aéreo, la válvula de exhalación del respirador debe estar abierta, como mínimo, durante esa cantidad de tiempo. Las constantes de tiempo inspiratorio son casi la mitad de las constantes de tiempo espiratorio, principalmente debido a que el diámetro de las vías respiratorias aumenta durante la inspiración. Esta relación entre constantes de tiempo inspiratorio y espiratorio representa la proporción normal 1:2 de inspiración/espiración (I:E) de la respiración espontánea.

El concepto de constantes de tiempo es clave para comprender las interacciones entre las fuerzas elásticas y de resistencia y cómo las propiedades mecánicas del aparato respiratorio trabajan en conjunto para modular el volumen y la distribución de la ventilación. Un conocimiento funcional de las constantes de tiempo es fundamental para elegir la configuración más segura y eficaz del respirador para un paciente en particular en un momento en particular del curso de una enfermedad específica que requiere el uso de ventilación asistida. Debe reconocerse que el cambio en la distensibilidad y la resistencia a lo largo del tiempo y, por lo tanto, las configuraciones óptimas deben volver a evaluarse con frecuencia.

Los pacientes presentan un riesgo de vaciado incompleto de la inspiración precedente cuando su afección pulmonar implica un aumento de la resistencia de las vías respiratorias con solo una disminución modesta de la distensibilidad pulmonar o sin ella. También presentan un riesgo cuando el patrón de ventilación asistida no permite un tiempo suficiente para la exhalación —es decir, cuando los pulmones tienen una constante de tiempo inusualmente larga— o existe un desequilibrio entre la constante de tiempo del aparato respiratorio (constante de tiempo del paciente + constante de tiempo del tubo endotraqueal + constante de tiempo del circuito del respirador) y la configuración del tiempo espiratorio del respirador. En esos casos, el resultado final es el atrapamiento de gas acompañado por un aumento del volumen pulmonar y una acumulación de presión en los alvéolos y las vías respiratorias distales, lo que se conoce como «PEEP inadvertida» o «auto-PEEP» (47).

Los signos clínicos y radiográficos importantes del atrapamiento de gas y la PEEP inadvertida incluyen 1) evidencia radiográfica de hiperexpansión (por ejemplo, aumento del diámetro anteroposterior del tórax, diafragma aplanado debajo de las novenas costillas posteriores, abultamiento pleural intercostal), 2) disminución del movimiento de la pared torácica durante la ventilación asistida, 3) hipercarbia que no responde a un aumento de la frecuencia del respirador (o, incluso, empeora) y 4) signos de deterioro del funcionamiento del aparato cardiovascular, como piel moteada, disminución de la presión arterial, aumento de la presión venosa central o presencia de acidosis metabólica. Dichos signos tardíos del atrapamiento de gas no deberían ocurrir nunca en la actualidad, pues todos los respiradores modernos nos permiten monitorear las formas de las ondas del flujo y visualizar gráficamente si la espiración se ha completado antes de que comience la siguiente respiración.

Puesto que la distensibilidad total es proporcional al tamaño, las constantes de tiempo también representan una función del tamaño del paciente. Las constantes de tiempo bastante más cortas de un neonato se reflejan en la frecuencia respiratoria normal más acelerada en comparación con los adultos. Para no complicar el concepto, debemos recordar que las ballenas y los elefantes tienen pulmones muy grandes y constantes de tiempo muy largas; por lo tanto, respiran muy lentamente. Los ratones y los ruiseñores tienen pulmones diminutos con constantes de tiempo extremadamente cortas y, en consecuencia, una frecuencia respiratoria muy rápida. Si todo lo demás es igual, los neonatos de gran tamaño tienen constantes de tiempo más largas que los «microprematuros». Cualquier disminución en la distensibilidad hace que la constante de tiempo sea más corta y, por lo tanto, la taquipnea es el signo clínico habitual de cualquier afección que produzca una disminución de la distensibilidad.

Los neonatos de peso extremadamente bajo al nacer que padecen SDR tienen una menor distensibilidad, pero, al principio, una resistencia normal de las vías respiratorias. Esto significa que las constantes de tiempo son extremadamente breves. El equilibrio de la presión de las vías respiratorias y de la presión alveolar se logra muy rápidamente (es decir, al comienzo del ciclo inspiratorio). Reynolds (48) calculó que la constante de tiempo en el SDR puede ser de tan solo 0,05 segundos. Esto significa que el 95 % de la presión aplicada a las vías respiratorias llega a los alvéolos dentro de los 0,15 segundos, un valor coherente con la observación clínica. Las constantes de tiempo cortas hacen posible la ventilación convencional de rápida frecuencia en estos neonatos y los convierten en candidatos ideales para la ventilación de alta frecuencia.

Los neonatos a término con aspiración del meconio o los neonatos prematuros de más edad con DBP presentan una mayor resistencia de las vías respiratorias y, por lo tanto, constantes de tiempo más largas, lo cual los coloca en mayor riesgo de PEEP inadvertida. Estos neonatos deben recibir ventilación con frecuencias respiratorias menores y tiempos inspiratorios —y, sobre todo, espiratorios— más largos. Debe buscarse activamente evidencia de atrapamiento aéreo al examinar la forma de las ondas del respirador antes de que aparezcan signos clínicos de retención de CO_2 e insuficiencia hemodinámica. Cabe destacar que el nivel de PEEP en las vías respiratorias proximales no indica el nivel de PEEP alveolar ni confirma la ocurrencia de atrapamiento de gas a nivel alveolar. Incluso en condiciones de PEEP cero en las vías respiratorias proximales, los niveles de PEEP alveolar y el grado de atrapamiento de gas pueden ser peligrosamente altos si el neonato tiene pulmones distensibles, una mayor resistencia de las vías respiratorias o ambos (es decir, una constante de tiempo prolongada) (49).

Si bien resulta clínicamente útil pensar que el aparato respiratorio de los neonatos tiene una sola distensibilidad y una sola resistencia, sabemos que esto no es así. Los valores de resistencia y distensibilidad que obtenemos al medir la función pulmonar son básicamente promedios ponderados del aparato respiratorio. Existen poblaciones de subunidades respiratorias con un rango de valores discretos de distensibilidad y resistencia, mientras que lo que medimos a nivel de las vías respiratorias son valores promedio de esas poblaciones de subunidades.

TRANSPORTE DE GASES

Mecanismos de transporte de gases

La ventilación o el transporte de gases implica el movimiento de gases por convección o flujo masivo a través de las vías respiratorias y, luego, por difusión molecular hacia el interior de los alvéolos y los capilares pulmonares. Esto hace posible el intercambio gaseoso (captación de O_2 y eliminación de CO_2) que suple las necesidades metabólicas del paciente minuto a minuto. La fuerza que impulsa el flujo de gases es la diferencia de presión en el origen y el destino de los gases; en el caso de la difusión, es la diferencia en las concentraciones entre gases en espacios contiguos. Los gases fluyen a favor del gradiente de presión y difunden a favor del gradiente de concentración. El mecanismo principal del transporte de gases por convección es el flujo masivo, mientras que el mecanismo principal del transporte de gases por difusión es el movimiento browniano.

La ventilación de los alvéolos es un proceso intermitente que se produce solamente durante la inspiración, mientras que el intercambio gaseoso entre los alvéolos y los capilares pulmonares se produce durante todo el ciclo respiratorio. Esto es posible gracias a que una parte del gas permanece en los pulmones hacia el final de la exhalación (CRF); el gas remanente constituye una fuente para el intercambio gaseoso constante y mantiene tensiones de O_2 y CO_2 casi equivalentes tanto en los alvéolos como en la sangre que regresa de los pulmones.

Durante la respiración espontánea, la inspiración se logra mediante la contracción activa de los músculos respiratorios. Se produce una presión negativa en el espacio intrapleural, una parte de la cual se transmite por las pleuras parietales y viscerales, y a través del espacio intersticial pulmonar, hasta las vías respiratorias inferiores y los alvéolos. Un gradiente de presión entre la presión atmosférica externa y la presión de las vías respiratorias y de los alvéolos hace que el gas fluya a favor del gradiente de presión hacia los pulmones (**Figura 2-9**). La presión intrapleural es más negativa que la presión alveolar, la cual es más negativa que las presiones bucal y atmosférica.

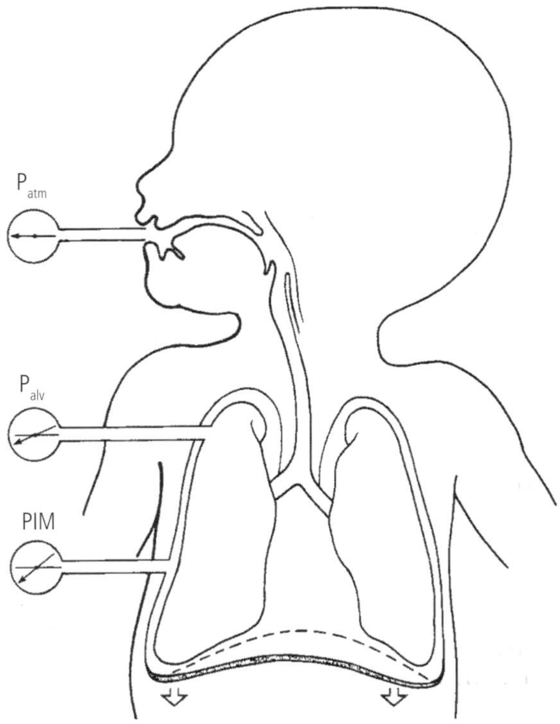

Figura 2-9. Gradiente de presión negativa producido durante la inspiración debido al descenso del diafragma en un neonato que respira de manera espontánea. Las presiones se miden en el espacio intrapleural (PIM, en los alvéolos (P_{alv}) y en la abertura de la boca (presión atmosférica [P_{atm}]). PIM < P_{alv} < P_{atm}.

Cuando un neonato recibe ventilación con presión negativa, la presión disminuye alrededor del tórax y el abdomen para complementar el gradiente de presión negativa utilizado para transportar los gases hacia los pulmones, con lo cual se imita la función fisiológica normal. Durante la ventilación con presión positiva, las vías respiratorias superiores del neonato (**Figura 2-10**) están conectadas a un dispositivo que genera un gradiente de presión positiva a favor del cual el gas puede fluir durante la inspiración. La presión del circuito del respirador y en las vías respiratorias superiores es mayor que la presión alveolar, que es mayor que la presión intrapleural, que es mayor que la presión atmosférica. La presión intratorácica negativa durante la respiración espontánea o de presión negativa facilita el retorno venoso al corazón. La ventilación de presión positiva altera esta fisiología e, inevitablemente, produce un cierto grado de impedancia del retorno venoso que influye de forma adversa sobre el gasto cardíaco.

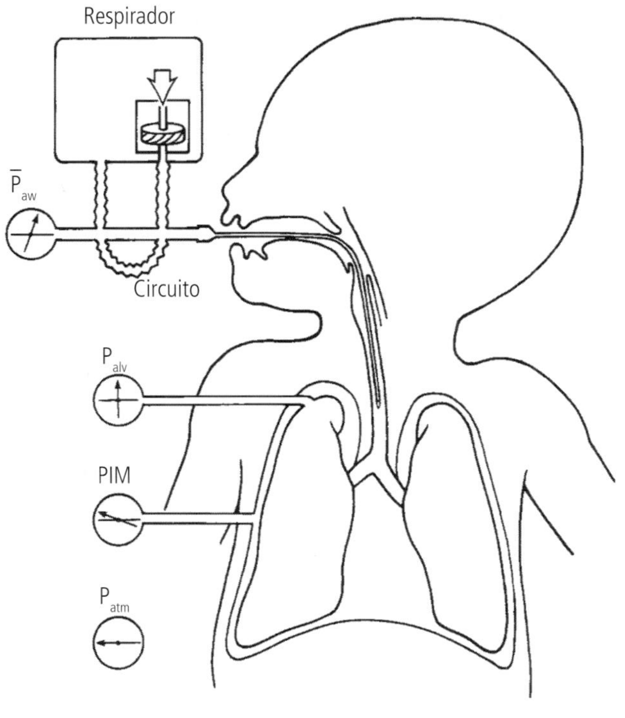

Figura 2-10. Gradiente de presión positiva producido por un respirador. Las presiones se miden en las vías respiratorias ($\bar{P}_{VR}$) y como se muestra en la Fig. 2-9. $\bar{P}_{VR} > P_{alv} > PIM > P_{atm}$. Las abreviaturas son las mismas que en la **Figura 2-9**.

La cantidad de gas inspirado en una sola respiración espontánea o administrada a través de un tubo endotraqueal durante un solo ciclo del respirador se conoce como «volumen corriente» (V_C). El V_C en mililitros (ml) multiplicado por la cantidad de insuflaciones por minuto, o la frecuencia del respirador (f), se conoce como «ventilación minuto» (V_E):

$$V_E = V_C \times f.$$

La parte del V_C entrante que no llega al nivel de los bronquiolos respiratorios y alvéolos, pero permanece en las vías respiratorias de conducción, ocupa el espacio conocido como «espacio muerto anatómico». Otra parte del V_C puede llegar a los alvéolos no perfundidos o perfundidos de forma insuficiente. Como el intercambio gaseoso no se produce en estas unidades, el volumen que ocupan se llama «espacio muerto alveolar». Juntos, el espacio muerto anatómico y el espacio muerto alveolar constituyen el «espacio muerto total o fisiológico» (V_{DS}). La proporción de espacio muerto y de V_C (V_{DS}/V_C) define la «ventilación desperdiciada», que refleja la proporción de gas corriente administrada que no participa del intercambio gaseoso propiamente dicho. En general, la respiración superficial y acelerada es ineficiente debido a una elevada proporción de V_{DS} en relación con el V_C.

Se han descrito varios mecanismos de transporte de gases además de la convección masiva y la difusión molecular, en particular aquellos relacionados con la ventilación de alta frecuencia: convección axial, mezcla difusiva radial, flujo coaxial, cizallamiento viscoso, perfiles de velocidad asimétricos y efecto *pendelluft* (50).

El concepto de espacio muerto anatómico resulta útil y se aplica en condiciones de velocidades de flujo relativamente bajas. Supone que el gas nuevo y el gas exhalado se mueven como bloques sólidos sin mezclarse. Sin embargo, en los neonatos, debido a las frecuencias respiratorias aceleradas y a las vías respiratorias pequeñas, el concepto comienza a desmoronarse. En 1915, Henderson *et al.* (51) descubrieron que, durante la respiración superficial acelerada —o el jadeo— en perros, se mantenía un correcto intercambio gaseoso a pesar de que el volumen de gas contenido en cada «respiración» era menor al del espacio muerto anatómico. Idearon la hipótesis de que los pulsos de gas inspiratorios de bajo volumen descendían por el centro de la vía respiratoria en forma de picos axiales que se disipaban al final de cada «respiración» (**Figura 2-11**). Cuanto más rápido era el pulso inspiratorio, más profundamente penetraba en las vías respiratorias de conducción y mayor era el límite de mezcla entre las moléculas de gas entrante (con alto contenido de O_2 y bajo contenido de CO_2) y de gas saliente (con alto contenido de CO_2 y bajo contenido de O_2).

Durante este tipo de respiración, se mejora o facilita tanto la convección como la difusión molecular. La existencia de una mayor interfase, o área límite, entre los gases inspiratorios y espiratorios con sus diferentes presiones parciales de O_2 y CO_2 se conoce como «mezcla difusiva radial». Durante la ventilación de alta frecuencia (VAF), con cada inspiración, las moléculas de gas cercanas al cen-

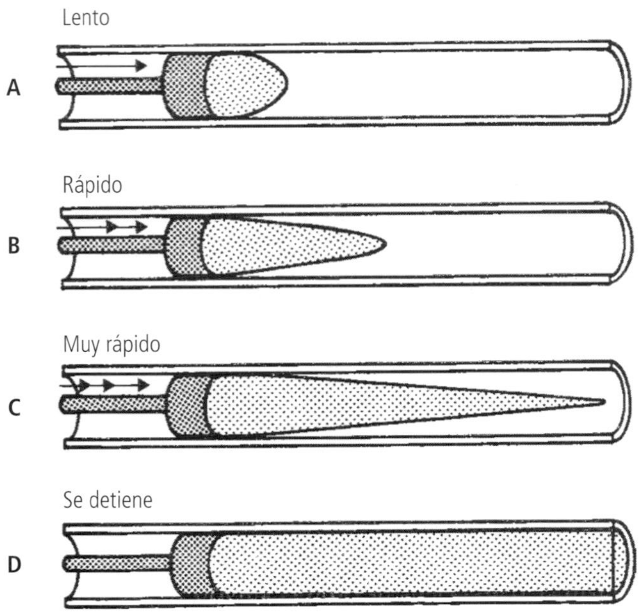

Figura 2-11. Teoría de los picos de jadeo o de ventilación de alta frecuencia. A-C: cuanto más rápida —o con mayor «densidad de energía»— es la descarga (o pulso inspiratorio), más puntiagudo es el pico y más profundo penetra en la vía respiratoria. D: si el pulso se frena de repente al final de la inspiración, se produce una mezcla instantánea. (Modificada de Henderson Y, Chillingworth FP, Whitney JL. *The Respiratory Dead Space.* Am J Physiol. 1915; 38:1).

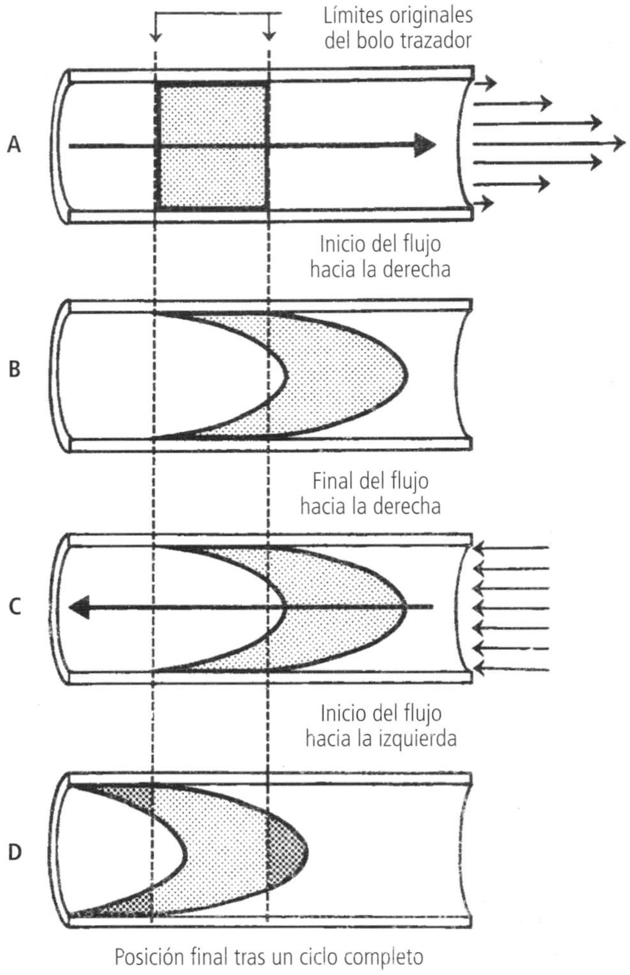

Figura 2-12. Cizallamiento viscoso y perfiles de velocidad de inspiración a espiración asociados con el ciclo respiratorio. **A.** Durante la inspiración, o movimiento hacia la derecha, las moléculas de gas de un bolo trazador que se sitúan cerca del centro del tubo llegan más lejos y se mueven más rápidamente que las moléculas de gas cercanas a la pared, según indican las flechas del perfil de velocidad de la derecha. **B.** Al final de la mitad inspiratoria del ciclo respiratorio, se ha formado un frente paraboloide. **C.** Durante la exhalación, o movimiento hacia la izquierda, los perfiles de velocidad son, básicamente, uniformes en toda la luz. **D.** El resultado final, después de completar el ciclo respiratorio (con un flujo direccional neto igual a cero), es el desplazamiento del gas axial hacia la derecha y del gas parietal hacia la izquierda. (Modificada con permiso de Haselton FR, Scherer PW. *Bronchial bifurcations and respiratory mass transport.* Science. 1980; 208:69. © 1990 de la Asociación Estadounidense para el Avance de la Ciencia).

tro de las vías respiratorias fluyen más lejos que las adyacentes a las paredes de las vías respiratorias debido a que el gas que desciende por el centro de dichas vías está expuesto a una menor resistencia. La **Figura 2-12, *A*** ilustra los perfiles de velocidad utilizando vectores que demuestran los patrones de flujo de las moléculas de gas dentro de las vías respiratorias en una representación de estas vías durante la inspiración. Al final de la fase inspiratoria, el contorno del borde delantero del gas inspirado es cónico (**Figura 2-12, *B***) y tiene una mayor interfase de difusión con el gas preexistente que si el borde delantero tuviera forma de disco. Durante la exhalación, los perfiles de velocidad son más uniformes que cónicos en toda la luz (**Figura 2-12, *C***) (52). El pulso de gas que originalmente ocupa la luz de las vías respiratorias se desplaza hacia la derecha (es decir, hacia los alvéolos del paciente), mientras que un volumen de gas equivalente se desplaza hacia la izquierda (**Figura 2-12, *D***). Esto sucede incluso si el desplazamiento neto del pistón durante un ciclo de ventilación de alta frecuencia oscilatoria (VAFO) es igual a cero.

Si bien estos mecanismos se han demostrado principalmente en la VAF, la evidencia sugiere que están presentes incluso en velocidades respiratorias convencionales en neonatos prematuros pequeños con tubos endotraqueales estrechos (53, 54). Las corrientes de gas en vaivén que pasan por las unidades pulmonares con constantes de tiempo desiguales se conocen como *pendelluft* (50, 55). Este flujo de gas se produce debido a las diferencias locales en la resistencia de las vías respiratorias y la distensibilidad pulmonar, las cuales se acentúan en condiciones de flujo de alta velocidad. Esto produce diferencias regionales en las velocidades de insuflación y desinsuflado. Las «unidades rápidas» con constantes de tiempo cortas se insuflan y desinflan más rápidamente y se vacían hacia las vías respiratorias de conducción para que el gas sea «inhalado» por las «unidades lentas» que aún se están llenando (**Figura 2-13**). Por lo tanto, las *pendelluft* mejoran la mezcla y el intercambio gaseoso.

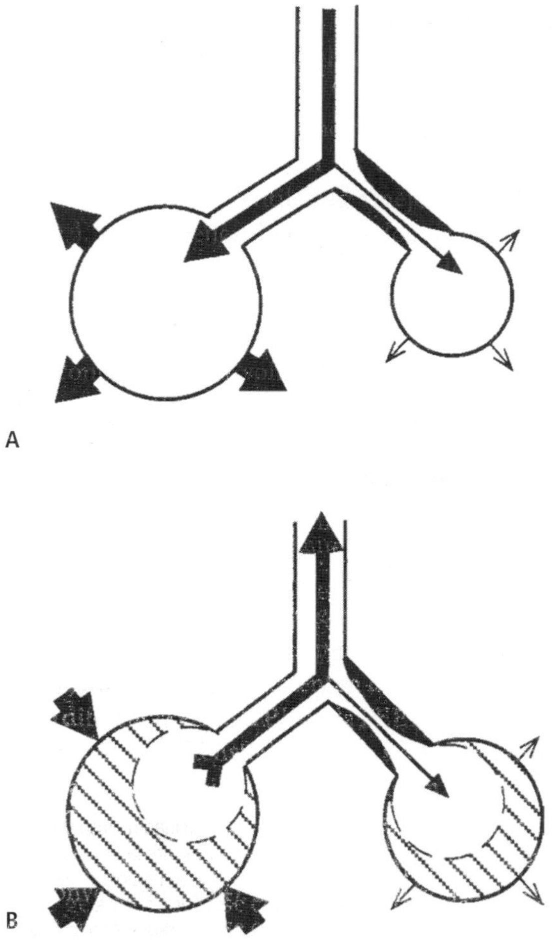

Figura 2-13. Efectos de las diferentes constantes de tiempo sobre la distribución despareja de la ventilación y la producción de *pendelluft*. **A.** Durante la inspiración, la unidad rápida recibe la mayor parte de la ventilación, mientras que la unidad lenta se llena a baja velocidad (debido al aumento local de la resistencia de las vías respiratorias). **B.** Al comienzo de la espiración, la unidad lenta aún puede estar llenándose e «inspira» el aire de la unidad rápida que está exhalando. Estos efectos se acentúan a mayores frecuencias, y el gas va y vuelve entre las unidades vecinas con inhomogeneidad de constantes de tiempo. (Modificada de Otis AB, McKerrow CB, Bartlett RA, *et al. Mechanical factors in distribution of pulmonary ventilation.* J Appl Physiol. 1956; 8:427).

El dióxido de carbono difunde con mayor facilidad por la pared alveolar/capilar, una característica fundamental dado el gradiente de concentración relativamente bajo entre los alvéolos y la sangre capilar. La eficacia de la eliminación de CO_2 está determinada principalmente por la eficacia de la ventilación, es decir, el proceso por el cual se elimina el CO_2 que ha difundido hacia los alvéolos para mantener el máximo gradiente de difusión. El paso de cualquier gas por una membrana semipermeable se rige por la ecuación de difusión de Fick:

$$dQ / dt = k \times A \times dC / dl$$

donde *dQ/dt* es la velocidad de difusión en ml/min., *k* es el coeficiente de difusión del gas, *A* es el área disponible para la difusión, *dC* es la diferencia de concentración de moléculas a través de la membrana y *dl* es la longitud de la vía de difusión. A partir de lo antedicho, queda claro que tanto la atelectasia, que disminuirá el área disponible para el intercambio gaseoso, como el edema pulmonar, que entorpecerá la vía de difusión, disminuirán la eficacia de la eliminación de CO_2. La ventilación minuto alveolar es, desde ya, el elemento más fundamental porque mantiene el gradiente de concentración que impulsa la difusión.

OXIGENACIÓN

El transporte de oxígeno a los tejidos depende de la capacidad de transportar oxígeno de la sangre y de la velocidad del torrente sanguíneo. La cantidad de oxígeno en sangre arterial se denomina «contenido de oxígeno» (CaO_2).

$$CaO_2 = (1{,}34 \times Hb \times SaO_2) + (0{,}003 \times PaO_2)$$

donde Hb es la concentración de hemoglobina y SaO_2 es la saturación de oxígeno arterial.

El oxígeno se almacena en la sangre de dos maneras: 1) una pequeña cantidad disuelta en el plasma y 2) una cantidad mucho mayor unida a la hemoglobina. El contenido total de O_2 en sangre es la suma de estos dos valores. El aporte de la hemoglobina al contenido de oxígeno se describe en el primer término de la ecuación, que indica que cada gramo de hemoglobina se unirá a 1,34 ml de O_2 si está completamente saturada. El segundo término de la ecuación describe el aporte del oxígeno disuelto en el plasma.

La parte de O_2 disuelta en el plasma guarda una relación lineal con la P_{O2}, de manera tal que un aumento de la P_{O2} va de la mano con un aumento del contenido de O_2. El contenido de oxígeno aumenta 0,003 ml por cada 100 ml de sangre con cada aumento de 1 mm Hg de la P_{O2}. En un neonato que respira 21 % de O_2, la parte disuelta del O_2 en la sangre representa solamente un 2 % del total. Sin embargo, en un paciente sano que respira 100 % de O_2, con una PaO_2 muy alta de 500 mm Hg (normalmente no se recomienda debido a las consecuencias de la hiperoxia), la parte disuelta del contenido de O_2 en sangre puede ser de hasta un 10 % del total. El oxígeno se une a la hemoglobina de forma reversible. Cada molécula de hemoglobina puede unirse con hasta cuatro moléculas de O_2. La parte del contenido de O_2 que está unida a la hemoglobina es no lineal con respecto a la P_{O2}. Esta relación se ilustra mediante la curva de disociación de la oxihemoglobina, que tiene forma sigmoidea (**Figura 2-14**).

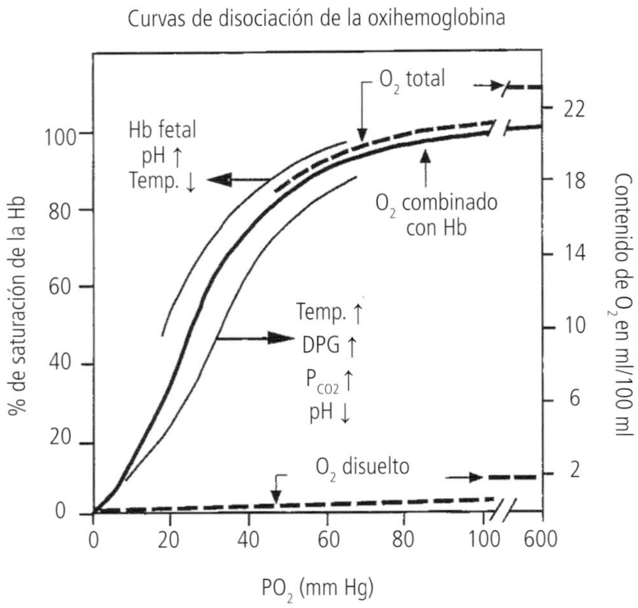

Figura 2-14. Curva de oxihemoglobina, no lineal o en forma de S, y relaciones lineales o de línea recta del O_2 disuelto entre la saturación de O_2 (SaO_2) y la tensión de O_2 (P_{O2}). El contenido total de O_2 en la sangre se muestra con una división: una parte combinada con la hemoglobina y una parte físicamente disuelta en distintos niveles de P_{O2}. También se muestran los principales factores que modifican la afinidad del O_2 con la hemoglobina y, así, el cambio en la curva de disociación de la hemoglobina hacia la izquierda o hacia la derecha (véase también el Apéndice 12). DPG: 2,3-difosfoglicerato; Hb: hemoglobina. (Modificada de West JB. *Respiratory Physiology: The Essentials.* 2.ª edición. Baltimore: Williams & Wilkins, 1979, pp. 71, 73).

La cantidad de O_2 que se une a la hemoglobina aumenta rápidamente con valores bajos de P_{O2}, pero comienza a equilibrarse con valores de P_{O2} superiores a 40 mm Hg. Después de que la P_{O2} supera los 90 a 100 mm Hg, la curva se aplana. Una vez que la hemoglobina está saturada, el contenido de oxígeno unido a la Hb no aumenta por más que la P_{O2} siga aumentando. La cantidad total de O_2 transportado por la hemoglobina depende de la concentración de hemoglobina en la sangre y de la saturación de oxígeno en la sangre. Hay distintos factores que influyen sobre la afinidad de la hemoglobina con el oxígeno: 1) porcentajes de hemoglobina fetal y adulta presentes en la sangre del paciente, 2) cantidad de 2,3-difosfoglicerato, 3) pH y 4) temperatura. Un mayor porcentaje de hemoglobina fetal (como se observa en los neonatos prematuros), una disminución del contenido de 2,3-difosfoglicerato (como sucede en los neonatos prematuros con SDR), la alcalinización del pH (por ejemplo, después de una infusión de bicarbonato), una disminución de la P_{CO2} (como consecuencia de la hiperventilación) y una disminución de la temperatura corporal (como sucede durante una cirugía a corazón abierto o una hipotermia terapéutica con fines de neuroprotección) aumentan la afinidad del O_2 con la hemoglobina (trasladan la curva de disociación de la oxihemoglobina hacia la izquierda sin alterar su forma). Esto significa que el mismo nivel de saturación de hemoglobina puede lograrse con valores de P_{O2} más bajos. En cambio, otros factores, como una mayor producción de 2,3-difosfoglicerato (como sucede en neonatos sanos poco después del parto o al adaptarse a grandes altitudes), una disminución del porcentaje de hemoglobina fetal (por ejemplo, después de una transfusión de sangre de un donante adulto a un neonato), un pH más ácido, una retención de CO_2 y enfermedades febriles, disminuyen la afinidad del O_2 (trasladan la curva de disociación de la oxihemoglobina hacia la derecha) (véase la **Figura 2-14**).

Algunas traslaciones en la curva de disociación de la oxihemoglobina fomentan la captación de O_2 en los pulmones, la liberación de O_2 a nivel tisular o ambas. Por ejemplo, cuando la sangre arterial pulmonar (rica en CO_2 y baja en O_2) pasa por los capilares pulmonares, libera CO_2; esto aumenta el pH local, lo cual aumenta la afinidad del O_2. Esto permite que una mayor cantidad del O_2 entrante se una a la hemoglobina, mientras que la P_{O2} del plasma se mantiene baja, y, así, se maximiza el gradiente de concentración a favor del cual difunde el O_2 desde los alvéolos hacia el plasma capilar pulmonar. Asimismo, cuando la sangre arterial sistémica (rica en O_2 y baja en CO_2) ingresa a los capilares tisulares, capta CO_2 (el cual está en muy alta concentración en los tejidos). Como resultado, disminuye el pH y la afinidad del O_2, lo cual permite que la hemoglobina libere O_2 sin disminuir significativamente la P_{O2} y, así, ayuda a mantener el gradiente de concentración a favor del cual el O_2 difunde hacia los tejidos (56).

La SaO_2, al monitorearla clínicamente con oximetría de pulso (SpO_2), muestra el porcentaje de hemoglobina en sangre arterial que está saturada con O_2 y que, por lo tanto, refleja el contenido de oxígeno en la sangre mejor que la PaO_2, en especial en los neonatos con hemoglobina predominantemente fetal. La mayor afinidad de la hemoglobina fetal con el oxígeno, junto con la policitemia relativa que se observa de manera habitual en los neonatos, permite que el feto mantenga un adecuado suministro de oxígeno a los tejidos en este entorno *in utero* relativamente hipoxémico. La PaO_2 y la SaO_2 en los fetos sanos llegan a alrededor de 25 mm Hg y 60 %, respectivamente. Queda claro que este es el motivo por el cual los neonatos normales salen del útero bastante cianóticos. Se ha demostrado que la SpO_2 en los neonatos sanos aumenta gradualmente después del parto y que, por lo general, no llega al 90 % sino hasta los 5 a 10 minutos de vida (57).

Los aumentos rápidos en la PaO_2, como sucede cuando se realiza reanimación en la sala de partos con 100 % de oxígeno, parece producir una diversidad de consecuencias, incluido el inicio demorado de la respiración espontánea y una mayor mortalidad (58). El rango normal de SaO_2 en neonatos difiere del de los adultos; en lugar de los niveles de SaO_2 del 95 % o más que tienen los adultos, niveles de SaO_2 de entre 85 % y 92 % parecen ser adecuados para los neonatos, mientras que valores superiores a estos pueden predisponer a los neonatos prematuros con deficiencia de antioxidantes a los peligros de la hiperoxia. Se ha demostrado que la demanda de O_2 de los neonatos con prematuridad extrema puede suplirse al mantener los niveles de la PaO_2 justo por encima de 50 mm Hg o de la SaO_2 justo por encima del 88 % (59). Actualmente, no hay suficiente evidencia para recomendar un rango definitivo de valores óptimos de SpO_2, pero hay cada vez más evidencia que indica que las complicaciones de la prematuridad que producen un daño debido a especies reactivas de oxígeno pueden reducirse mediante el uso de menores valores de SpO_2 (entre 85 % y 92 %) (60, 61a). Sin embargo, hay estudios que demuestran una tendencia a una mayor mortalidad, pero a una menor tasa de retinopatía, con valores menores de saturación de oxígeno de entre 85 % y 89 % frente a 91 % a 95 % (61b, 61c).

El suministro de oxígeno a los tejidos depende no solo del contenido de oxígeno en la sangre, sino también del gasto cardíaco y de la perfusión tisular. La ventilación con presión positiva impide el retorno venoso a distintos grados y, por lo tanto, puede influir de forma negativa sobre el gasto cardíaco y la irrigación de sangre a los pulmones. Estas importantes interacciones cardiorrespiratorias generalmente no se valoran de forma íntegra, pero merecen gran atención durante la ventilación mecánica.

La presión parcial de O_2 en sangre arterial (PaO_2) es la tensión o presión parcial de O_2 físicamente disuelto en el plasma de la sangre arterial y se expresa en milímetros de mercurio (mm Hg) o torr. Este oxígeno está en equilibrio con el oxígeno unido a la hemoglobina, que anteriormente vimos que constituye el grueso del total. La PaO_2 se mide directamente como parte del análisis de gases arteriales y es un indicador útil del grado de captación de O_2 a través de los pulmones. La fracción de O_2 inspirado (FiO_2) es la proporción de O_2 en el gas inspirado. La FiO_2 se mide directamente con un analizador de O_2 y se expresa en porcentaje (por ejemplo, 0,60 O_2). La FiO_2 en el aire ambiente es de aproximadamente 0,21. La presión parcial de O_2 en el gas alveolar (PA_{O2}) es la tensión de O_2 presente en los alvéolos.

El gas alveolar generalmente contiene oxígeno, nitrógeno, CO_2 y vapor de agua. La PA_{O2} representa la cantidad de O_2 disponible para difusión hacia la sangre de los capilares pulmonares. La presión parcial de CO_2 en los alvéolos, o PA_{CO2}, es casi idéntica a la cantidad de CO_2 físicamente disuelto en la sangre arterial, o $PaCO_2$. La presión parcial de vapor de agua a un 100 % de humedad relativa, a temperatura ambiente y a una presión atmosférica normal es de 47 mm Hg. Debe usarse un factor de corrección adicional que se conoce como «cociente respiratorio» (CR) y es la proporción de eliminación de CO_2 y captación de O_2. El cociente respiratorio oscila entre aproximadamente 0,8 y un poco más de 1,0 en función de la alimentación. Para calcular la presión parcial de O_2 en el gas alveolar, o PA_{O2}, usamos la ecuación del gas alveolar:

$$PA_{O2} = \left[\begin{array}{c}(\text{Presión barométrica} - \text{Presión parcial de} \\ \text{vapor de agua}) \times FiO_2 - (PaCO_2 / CR)\end{array}\right]$$

A nivel del mar, con una $PaCO_2$ normal de 40 mm Hg y un cociente respiratorio de 0,8, la ecuación del gas alveolar para respirar el aire ambiente es la que sigue:

$$PA_{O2} = [(760 - 47) \times 0{,}21] - 40/0{,}8$$

La PA_{O2} es de aproximadamente 150 – 50 = 100.

Una alimentación rica en carbohidratos aumenta el cociente respiratorio y, así, la producción de CO_2. Es importante recordar que la PA_{CO2} disminuye con la hiperventilación, y que la disminución de la PA_{CO2} va de la mano con un aumento equivalente en la PA_{O2}. La presión barométrica varía según las condiciones climáticas y la altitud. Para demostrar el efecto de la altitud sobre la cantidad absoluta de oxígeno disponible a nivel alveolar, tomemos el caso de un neonato con una PA_{CO2} de 40 mm Hg y un cociente respiratorio de 0,8 que respira el aire ambiente en Denver (Colorado), a 1609,3 m (5280 pies) sobre el nivel del mar y tiene una presión barométrica promedio de aproximadamente 600 mm Hg. Si restamos 42 mm Hg (la presión parcial de vapor de agua también disminuye de forma proporcional a la altitud) a 600 mm Hg, tenemos 558 mm Hg que, al multiplicarlos por 0,21, nos da un valor de aproximadamente 117 mm Hg. Después de restar el dividendo de 40 mm Hg/0,8 —o 50 mm Hg— a 117 mm Hg, obtenemos un valor de PA_{O2} en Denver de tan solo 67 mm Hg (en lugar de aproximadamente 100 mm Hg que sería lo esperable a nivel del mar). Por lo tanto, el neonato tiene aproximadamente un tercio menos de oxígeno disponible en los alvéolos al respirar el aire ambiente en Denver que si respirara el aire ambiente a nivel del mar. La ecuación del gas alveolar resulta útil para calcular una variedad de índices de oxigenación y, por ejemplo, la necesidad de FiO_2 de un neonato con intercambio gaseoso deficiente que debe viajar a una mayor altitud o que está a 2133,6 m (7000 pies) o 2438,4 m (8000 pies) sobre el nivel del mar en la cabina de una aeronave comercial presurizada.

Algunos valores importantes que derivan de la medición de los gases en sangre resultan útiles como indicadores clínicos de la gravedad de una enfermedad y se utilizan habitualmente como criterios para comenzar tratamientos invasivos o de alto costo. Estos incluyen los siguientes:

1. Proporción entre la tensión de O_2 arterial y alveolar (PaO_2:PA_{O2} o proporción a:A). La proporción a:A debe ser cercana a 1 en un neonato sano. Una proporción menor a 0,3 indica una grave insuficiencia en la transferencia de oxígeno.
2. Gradiente o diferencia de O_2 alveolar y arterial ($DAa_{O2} = PA_{O2} - PaO_2$). En los neonatos sanos, la DAa_{O2} es menor a 20 en el aire ambiente. Calcular la DAa_{O2} permite al médico estimar la gravedad de la enfermedad y el cambio adecuado en la FiO_2 si la PaO_2 es alta.
3. Índice de oxigenación $(\overline{P}_{VR} \times FiO_2 \times 100)/PaO_2$.

El índice de oxigenación toma en cuenta la presión que se requiere para alcanzar un determinado nivel de oxigenación, en forma de $\overline{P}_{VR}$. Un índice de oxigenación superior a 15 indica un grave compromiso respiratorio. Un índice de oxigenación de 40 o más en varias ocasiones ha indicado, históricamente, un riesgo de mortalidad cercano al 80 % y continúa utilizándose como indicación para realizar oxigenación por membrana extracorpórea (ECMO, por sus siglas en inglés) en la mayoría de los centros de ECMO (62).

Efectos sobre la oxigenación derivados del cambio de configuración del respirador

La captación de oxígeno a través de los pulmones puede aumentar al 1) aumentar la PA_{O2} mediante el aumento de la FiO_2 (aumento del gradiente de concentración), 2) la optimización del volumen pulmonar (optimización de la relación entre ventilación y perfusión (V/Q) y aumento del área de superficie para el intercambio gaseoso), y 3) maximización de la irrigación sanguínea a los pulmones (evitar que la sangre fluya de derecha a izquierda a través de las comunicaciones extrapulmonares). Funcionalmente hablando, hay dos cambios que el médico puede realizar en el respirador:

1. Alteración de la FiO_2.
2. Alteración de la $\overline{P}_{VR}$.

La **Figura 2-15** es una representación gráfica de los factores que influyen sobre la presión de las vías respiratorias proximales en la ventilación mecánica convencional. Se ha demostrado que, independientemente de cómo se logre el aumento en la $\overline{P}_{VR}$, tiene un efecto casi equivalente sobre la oxigenación (63). Si bien el aumento de cada una de estas variables aumentará la $\overline{P}_{VR}$, la seguridad y la eficacia relativas de estas maniobras no se han evaluado sistemáticamente. La prolongación del tiempo inspiratorio hasta el punto de una relación inversa I:E es, posiblemente, la medición más peligrosa y ya casi no se utiliza. Tanto una mayor frecuencia como una mayor presión inspiratoria máxima (PIM) pueden producir hiperventilación inadvertida, la cual también debe evitarse. La velocidad del aumento tiene un impacto relativamente menor. En la práctica, aumentar la PEEP parece ser la forma más segura y eficaz de lograr una $\overline{P}_{VR}$ óptima, en parte debido a que, por lo general, la mayor parte del ciclo respiratorio está representada por la fase espiratoria.

Las variables de control de los respiradores de ventilación de alta frecuencia tipo «jet» (a chorro) (VAFJ) son similares a las de la ventilación convencional. Sin embargo, debe tenerse en cuenta que la relación I:E de la VAFJ es muy corta (generalmente, 1:6 o incluso menos); por lo tanto, para mantener una $\overline{P}_{VR}$ adecuada, por lo general, debe aumentarse la PEEP en 2 a 4 cm H_2O a partir del valor inicial en la ventilación convencional. Al disminuir la amplitud de presión para mejorar la ventilación, debemos recordar que la $\overline{P}_{VR}$ disminuye al disminuir la PIM. Por lo tanto, es necesario aumentar levemente la PEEP para mantener la $\overline{P}_{VR}$ (64).

Las variables de control de la VAFO permiten un ajuste directo e independiente de la $\overline{P}_{VR}$ y de la amplitud de presión. Esto separa las dos funciones principales del intercambio gaseoso y hace que sea relativamente sencillo comprender que la ventilación está controlada por la amplitud de presión (configurada como «potencia») y que la oxigenación está controlada por la $\overline{P}_{VR}$ y la FiO_2 (65).

Si bien pueden desarrollarse principios y pautas generales para controlar el respirador, es importante reconocer que los neonatos individuales, a veces, pueden responder de manera distinta en condiciones aparentemente similares. Por lo tanto, la atención individualizada y basada en estos principios es el mejor enfoque. Para optimizar la atención, el médico debe formular una hipótesis en función de una justificación fisiológica, realizar el cambio en el respirador y observar la respuesta. Esto le brinda datos que confirman o refutan la hipótesis. La respuesta de los sistemas biológicos nunca es del todo predecible y se produce con un trasfondo de cambios continuos en el estado del neo-

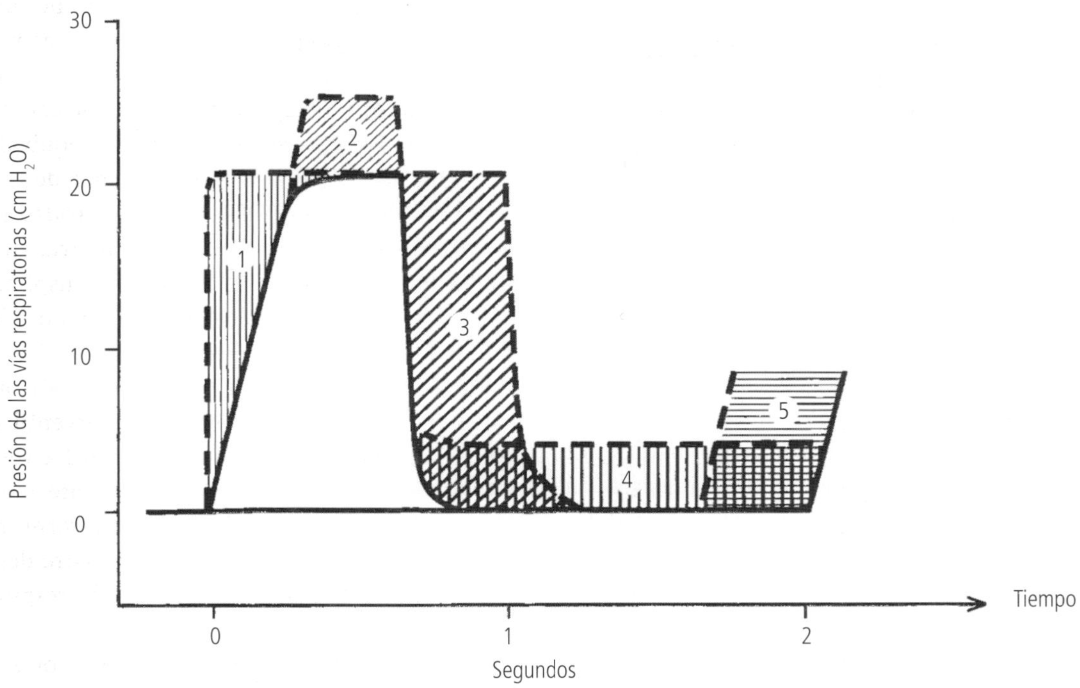

Figura 2-15. Cinco formas distintas de aumentar la presión media de las vías respiratorias: 1) aumentar la velocidad del flujo inspiratorio para producir un patrón inspiratorio de onda cuadrada; 2) aumentar la presión inspiratoria máxima; 3) revertir la proporción entre la inspiración y la espiración o prolongar el tiempo inspiratorio (tiempo I) sin modificar la velocidad; 4) aumentar la presión positiva teleespiratoria y 5) aumentar la frecuencia ventilatoria al disminuir el tiempo de espiración sin modificar el tiempo I. (Modificada de Reynolds EOR. *Pressure waveform and ventilator settings for mechanical ventilation in severe hyaline membrane disease.* Int Anesthesiol Clin. 1974; 12:259).

nato. Asimismo, existen interacciones complejas entre los distintos órganos y sistemas. Los cambios en el respirador, que alguna vez podrían ser adecuados, otras veces podrían tener efectos hemodinámicos adversos. La apertura del conducto arterioso podría alterar la hemodinámica y la distensibilidad pulmonar, el propio esfuerzo respiratorio del neonato podría cambiar debido a alteraciones neurológicas y así sucesivamente. Además, es importante recordar que, debido a que los respiradores son herramientas potentes, pueden provocar un daño importante incluso en el mejor de los casos, pero, en especial, si no se usan con criterio. Debemos aprender de la experiencia (la propia y la de los demás) y aplicar ese conocimiento al realizar cambios en la configuración del respirador durante la ventilación neonatal asistida.

VENTILACIÓN

Para que el intercambio gaseoso se produzca de manera eficaz, la ventilación y la perfusión deben ir de la mano. El gas se distribuye por el pulmón a través de las vías respiratorias. El volumen de gas que entra y sale del pulmón con cada respiración normal es el volumen corriente (V_C). El mayor volumen que puede inhalarse después de una exhalación completa es la capacidad vital. El volumen de gas que permanece en el pulmón después de una espiración normal es la CRF. El volumen que permanece en el pulmón después de una máxima espiración es el volumen residual. Juntos, el volumen residual y la capacidad vital componen la capacidad pulmonar total. El producto del V_C y de la frecuencia respiratoria es el volumen minuto. Como dijimos anteriormente, solo una parte del volumen minuto llega a los alvéolos. El volumen de las vías respiratorias de conducción se llama «espacio muerto anatómico».

A medida que aumenta la frecuencia respiratoria o el V_C, también aumenta la ventilación minuto. Cuando aumenta el V_C, la ventilación alveolar aumenta incluso más que la ventilación minuto debido a que el espacio muerto anatómico permanece constante. En contraste, si aumenta la frecuencia respiratoria, la ventilación minuto alveolar y la ventilación minuto total aumentan de forma proporcional. A pesar de que el aumento del V_C tiene un mayor impacto sobre la ventilación minuto alveolar, aumentar el V_C podría no ser siempre la mejor opción, ya que un V_C excesivo ha demostrado ser el principal determinante del daño pulmonar, y aumentar el V_C parece ser más perjudicial para el pulmón que una frecuencia más acelerada (66, 67). Las dimensiones de las vías respiratorias influyen sobre la ventilación. Con ramas dicotómicas progresivas que se extienden hacia la periferia pulmonar, el área transversal total de las vías respiratorias aumenta, con lo cual disminuye la velocidad del flujo de aire y la resistencia.

Con cada respiración, el gas inspirado se distribuye mediante un flujo masivo a las vías respiratorias distales, en función de la longitud de las vías respiratorias de conducción y de la velocidad del flujo que pasa por ellas. Las velocidades del flujo de gas están determinadas por diferencias locales en la presión de impulso, la resistencia al flujo, la elasticidad de los tejidos y la distensibilidad. En la respiración espontánea, la presión de impulso son los cambios en la presión intrapleural generados durante la inspiración; durante la ventilación asistida, los cambios en la presión transpulmonar son resultado de las fuerzas ejercidas por el respirador (véanse las **Figuras 2-9** y **2-10**). En la práctica, con la ventilación sincronizada (asistida), el esfuerzo inspiratorio negativo del neonato y la presión positiva generada por el respirador se suman y, juntos, forman la «presión transpulmonar» que determina el V_C. Debe destacarse que, en la medición de rutina de la mecánica pulmonar con respirador, solamente se mide el aporte del respirador a la presión transpulmonar y se ignora el aporte del neonato. Por lo tanto, en los neonatos que respiran activamente, las mediciones de la mecánica pulmonar con respirador no son precisas.

En los pulmones sanos, las diferencias dependientes de la gravedad en la presión intrapleural o transpulmonar son responsables de la mayoría de las diferencias regionales en la ventilación. En los pulmones enfermos, las diferencias locales en la distensibilidad y la resistencia de las vías respiratorias (constantes de tiempo) son los principales factores que contribuyen a la distribución despareja de la ventilación. Bryan *et al.* (68) demostraron que las regiones pulmonares dependientes en los sujetos normales tienen una mayor proporción de expansión del volumen regional (cambio de volumen por unidad de volumen preinspiratorio) que las regiones no dependientes del pulmón. Cuando un paciente está erguido, las regiones basales del pulmón reciben ventilación en mayor grado que las regiones apicales. Cuando el paciente está en posición supina, las regiones basales y apicales reciben ventilación en grados similares, pero las regiones posteriores (bajas) reciben una mayor ventilación que las regiones anteriores (altas).

Sin embargo, es importante recordar que, hacia el final de una exhalación normal (en la CRF), el volumen en las regiones más altas del pulmón es mayor que en las regiones dependientes. Puede sonar contradictorio, pero estas diferencias pueden explicarse en función de las diferencias regionales de presión intrapleural (**Figura 2-16**). La presión intrapleural hacia el final de la espiración es más negativa en las regiones más altas que en las partes dependientes del pulmón. Al convertir las presiones intrapleurales a presiones transpulmonares, podemos graficar una curva de presión-volumen (parte inferior derecha de la **Figura 2-16**). Cuando los pulmones se insuflan inicialmente debido a la CRF, las unidades pulmonares dependientes recibirán proporcionalmente más cantidad del gas inspirado, mientras que las unidades no dependientes recibirán proporcionalmente una menor cantidad a medida que aumenta la altura por encima de las unidades dependientes. Las unidades basales se estiran proporcionalmente más que las unidades más altas porque operan en una pendiente más pronunciada de la curva de volumen-presión. La distensibilidad aumenta progresivamente desde la parte más alta del pulmón hasta la parte más influenciada por la gravedad —o dependiente—, o bien desde volúmenes pulmonares iniciales elevados hasta volúmenes más bajos. Al comienzo de una insuflación gradual a partir de la CRF, las regiones pulmonares más dependientes operan en una zona más empinada de la curva de distensibilidad que las regiones menos dependientes, por lo cual la ventilación es mayor en las regiones dependientes. Sin embargo, debido al pequeño tamaño de los neonatos, las diferencias regionales que dependen de la gravedad no son tan marcadas como en los adultos.

Las unidades pulmonares que contienen vías respiratorias atelectásicas requieren mayores cambios de presión antes de que las vías respiratorias se abran para permitir la transferencia gaseosa. Estas unidades no reciben tanta ventilación como las unidades cuyas vías respiratorias están permeables desde el inicio. Las unidades con alta resistencia reciben poca ventilación, independientemente de dónde estén ubicadas, porque estas unidades tienen baja distensibilidad con cualquier presión transpulmonar. En los neonatos, el cierre de las vías respiratorias puede darse en el rango de V_C en reposo, a diferencia de las personas más grandes, en quienes la presión superficial pleural durante la CRF es sustancialmente inferior a la presión atmosférica en todo el pulmón, con lo cual se evita el cierre de las vías respiratorias mientras el pulmón tenga un volumen operativo (69). Comenzar la inspiración con un volumen pulmonar inferior a la CRF o volumen en reposo, invierte el patrón de distribución de la ventilación (70). Si la inspiración comienza con un volumen pulmonar bajo, las presiones intrapleurales son menos negativas en general (debido a que la retracción elástica es mínima con estos

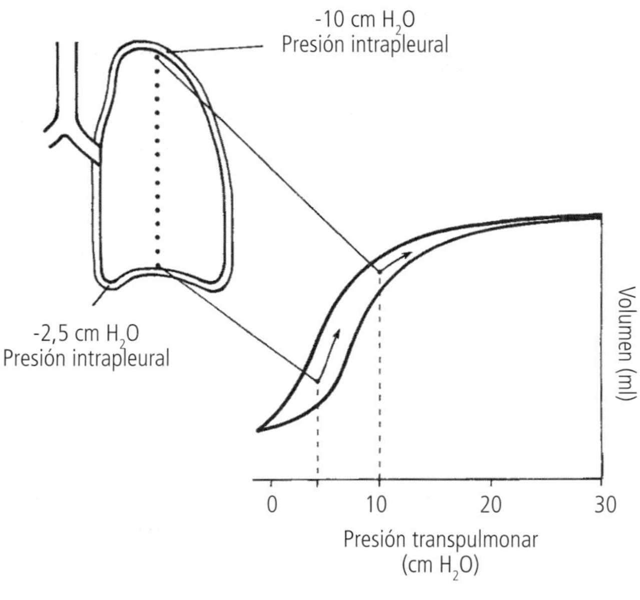

Figura 2-16. Efecto del gradiente de presión intrapleural al momento de distribución de la ventilación. La mayor presión negativa se produce en la parte superior debido al tirón gravitacional (peso) del pulmón a través de su pleura visceral sobre la pleura parietal. Debido a que las áreas superior e inferior se ubican en distintas partes de la curva de presión-volumen, las dos áreas logran distintos grados de volumen (ventilación) a pesar de que el cambio de presión es el mismo. La línea de distensibilidad más empinada en el área inferior indica un mayor aumento del volumen por unidad de cambio de presión. (Modificada de West JB. *Respiratory Physiology: The Essentials.* 2.ª ed. Baltimore: Williams & Wilkins; 1979, p. 96).

volúmenes pulmonares bajos) e, incluso, pueden ser positivas en las regiones pulmonares más dependientes.

Cuando la presión intrapleural regional supera (es más positiva que) la presión de las vías respiratorias, estas se cierran y no ingresa gas en ese segmento durante la primera parte de la inspiración, o hasta que la presión intrapleural disminuya y sea inferior a la presión de las vías respiratorias más adelante en la inspiración. Así, disminuye la ventilación en las regiones dependientes y se redirige hacia las regiones pulmonares superiores, lo cual las transforma en áreas mejor ventiladas; esto es lo contrario del patrón habitual.

Durante la ventilación asistida, la insuflación hacia el final de la inspiración es uniforme, tal como surge de la observación de los alvéolos de igual tamaño en todo el pulmón (71). Sin embargo, hacia el final de la espiración —o en la CRF—, los alvéolos de las regiones más altas del pulmón tienen un volumen cuatro veces superior al de los alvéolos de la base. Los niveles moderados de PEEP aumentan más la CRF en las regiones dependientes que en las regiones altas del pulmón, ya que estas no están muy expandidas al comienzo y ocupan un lugar más inferior y más favorable en su curva de distensibilidad. Si hay una atelectasia basal importante preexistente, la incorporación de PEEP o CPAP debería beneficiar en mayor medida a las áreas más dependientes y abrirlas para una mejor ventilación regional. Todos los tipos de presión de distensión continua (PDC) favorecen la uniformidad de la ventilación porque expanden las vías respiratorias y, así, disminuyen la resistencia y evitan el cierre de las vías respiratorias y el atrapamiento de gas durante la exhalación forzada.

Los efectos de la gravedad sobre la distribución de la ventilación se han estudiado en pacientes adultos con asistencia respiratoria o sin ella y con enfermedades pulmonares unilaterales (72) o que se hayan sometido a una toracotomía (73). En estos pacientes, se logra un mejor intercambio gaseoso si se ubican con su lado «sano» hacia abajo. Esta técnica aumenta la ventilación a las regiones pulmonares dependientes, que también reciben una irrigación sanguínea relativamente mayor, por lo que mejora la relación V/Q en el mejor pulmón. En los neonatos, la posición corporal influye sobre la ventilación y el intercambio gaseoso de forma opuesta.

Cuando los neonatos con enfermedades pulmonares unilaterales se colocan en posición decúbito lateral, el pulmón superior «sano» recibe una mayor parte de ventilación que el pulmón dependiente. Este puede ser el caso de neonatos con enfermedades pulmonares restrictivas, como enfisema pulmonar intersticial (EPI) unilateral. En casos de EPI unilateral, observamos condiciones ideales para el cierre de las vías respiratorias en el pulmón «enfermo» al colocarlo en la posición del pulmón dependiente. En pacientes con EPI tensional unilateral, la presión intrapleural del lado afectado ya se encuentra elevada como consecuencia de una elevada presión intersticial (positiva) debido al atrapamiento de gas fuera de los espacios aéreos terminales. Colocar a los pacientes con EPI con el lado afectado hacia abajo aporta el peso adicional de las estructuras mediastínicas, lo cual lleva a la presión intrapleural a superar la presión local de las vías respiratorias y produce el colapso de estas. Este cierre de las vías respiratorias en el pulmón dependiente (enfermo) generalmente facilita la resolución del EPI unilateral, mientras que el pulmón independiente suple las necesidades de intercambio gaseoso del neonato (74, 75).

El patrón de movimiento del diafragma desempeña un papel en la distribución de la ventilación en los neonatos. Cuando el diafragma está paralizado y el paciente está en posición supina, la ventilación mecánica tiende a producir un mayor movimiento en la parte superior del diafragma que en la parte inferior, ya que la parte superior está menos comprimida por el contenido abdominal y las estructuras mediastínicas. Por lo tanto, la ventilación será mejor en los segmentos superiores (anteriores) del pulmón (76). Como es probable que la perfusión siga siendo mejor en las regiones dependientes debido a los efectos de la gravedad, la parálisis puede provocar una desigualdad en la relación V/Q e hipoxemia. Cuando adultos con insuficiencia respiratoria aguda (77) o neonatos prematuros con insuficiencia respiratoria (78) cambian de posición supina a decúbito prono, se produce una mejora en la oxigenación debido a la mejora en la relación V/Q (o a un aumento en la ventilación a un nivel más similar al grado de perfusión existente). En los neonatos prematuros, el decúbito prono permite una mejor distribución de la ventilación en todo el pulmón, especialmente hacia las regiones dependientes mejor perfundidas (78).

Las causas más frecuentes de distribución despareja de la ventilación son afecciones caracterizadas por diferencias locales en la distensibilidad pulmonar, la resistencia de las vías respiratorias o ambas. Si el paciente recibe ventilación asistida y tiene diferencias locales en la elasticidad del tejido pulmonar o en la resistencia de las vías respiratorias, la distribución del gas suministrado durante la fase inspiratoria se ve influenciada por el modo de ventilación elegido. Las variaciones locales o regionales (lobular) en la distensibilidad están determinadas por 1) el contenido de agua de los tejidos locales, 2) la presencia o ausencia de surfactante, 3) la presencia de pérdida de volumen o 4) la presencia de atrapamiento de gas o hiperexpansión. Por ejemplo, la neumonía en un área pulmonar hace que el pulmón sea menos distensible que un pulmón normal; por lo tanto, el pulmón afectado recibe menos volumen por unidad de presión que las áreas no afectadas.

Las diferencias en la resistencia de las vías respiratorias distales pueden ser resultado de un estrechamiento local como consecuencia de una obstrucción o compresión. Por ejemplo, una obstrucción parcial de un bronquio con meconio aumenta la resistencia de las vías respiratorias y disminuye la ventilación alveolar en el área distal a la obstrucción parcial (véase la **Figura 2-13**). Muchos procesos patológicos frecuentes en los neonatos prematuros implican una distensibilidad y resistencia regionales no uniformes. Durante la ventilación mecánica convencional, la distribución del gas inspirado está controlada, principalmente, por variaciones regionales en la distensibilidad y la resistencia (es decir, constantes de tiempo). Durante la VAF, la distribución del gas inspirado depende más de las propiedades mecánicas de las vías respiratorias centrales y la pared torácica (resistencia, inertancia) que de la distensibilidad del tejido pulmonar. Si la presión inspiratoria aumenta lentamente (baja velocidad de flujo inspiratorio), el volumen de gas suministrado depende principalmente de la distensibilidad pulmonar. Si la presión inspiratoria aumenta rápidamente (alta velocidad de flujo inspiratorio), la distribución del gas depende principalmente de la resistencia local de las vías respiratorias.

En consecuencia, los mayores volúmenes de gas se suministran a las áreas con menor resistencia. Esta información resulta útil para el médico que intenta decidir cómo ventilar mejor a un paciente con síndrome de aspiración del meconio o DBP. Sería fantástico poder ventilar las regiones pulmonares no obstruidas del paciente y, al mismo tiempo, minimizar el atrapamiento aéreo y la hiperdistensión en las áreas distales a las vías respiratorias parcialmente obstruidas (véase la **Figura 2-8**). Un enfoque consiste en utilizar altas frecuencias (flujos inspiratorios elevados) y tiempos de inspiración cortos (T_I). De esta forma, solamente las regiones del pulmón con constantes de tiempo breves (o normales) tienen tiempo suficiente para estabilizar la presión (suministro del volumen); así, estas áreas reciben ventilación y se evita la hiperdistensión de las regiones pulmonares con constantes de tiempo prolongadas (sin embargo, debemos tener en cuenta el riesgo de atrapamiento aéreo si el tiempo espiratorio no es suficiente para una exhalación completa). En casos de fuga de aire pulmonar (neumotórax o fístula broncopleural), una estrategia que incorpore un T_I breve y una alta frecuencia generalmente resulta eficaz para disminuir la magnitud de la fuga. Varios informes han descrito la aplicación exitosa de la VAF en adultos con rotura de las vías respiratorias o fístulas broncopleurales (79, 80) y en neonatos con fugas de aire persistentes a través de neumotórax (81) o fístulas traqueoesofágicas (82).

En casos de EPI, el uso de bajas frecuencias y T_I prolongados podría empeorar el cuadro clínico. Debido a que las regiones pulmonares con EPI tienen constantes de tiempo prolongadas (por una mayor resistencia), podrían hiperdistenderse aún más con este modo de ventilación. Si se las ventila con un respirador convencional, altas frecuencias y T_I breves, o con VAF, las áreas pulmonares con constantes de tiempo prolongadas serían menos propensas a hiperdistenderse. Sin embargo, las altas frecuencias en la ventilación convencional aumentan la probabilidad de suministrar una PEEP inadvertida. Se ha demostrado que la ventilación de alta frecuencia tipo jet (VAFJ) es más segura y eficaz que la ventilación convencional de alta frecuencia para el tratamiento de neonatos con EPI (83). A medida que el EPI se resuelve y disminuyen los efectos de la compresión sobre el tejido pulmonar aledaño, la distribución de la ventilación se tornaría más homogénea. La elección de la estrategia y del modo de ventilación por parte del médico pueden ser factores determinantes significativos de la distribución de la ventilación, en especial en casos de enfermedades pulmonares no homogéneas.

Durante la ventilación asistida, para minimizar el riesgo al neonato, debe emplearse la cantidad mínima de presión necesaria para lograr un flujo de gas y una ventilación alveolar adecuados. Debe aplicarse una presión de distensión suficiente para optimizar el volumen pulmonar y la homogeneidad de la expansión pulmonar y evitar el colapso de las vías respiratorias. También debe usarse una presión de impulso suficiente para lograr un V_C adecuado.

Efectos sobre la ventilación derivados del cambio de configuración del respirador

Durante la ventilación convencional, aumentar el V_C o la frecuencia del respirador son los dos métodos principales para aumentar la ventilación (mejorar la eliminación de CO_2). La frecuencia del respirador está controlada de forma directa o mediante la alteración del tiempo inspiratorio o espiratorio. El V_C está controlado de distintas maneras en función del tipo de respirador. En los respiradores controlados por volumen, el V_C puede manipularse directamente. Sin embargo, el volumen controlado es el volumen inyectado en el circuito del respirador, no el que pasa directamente a los pulmones del paciente. Una parte importante, pero variable, de ese volumen se pierde debido a la compresión del gas en el circuito o a fugas en los tubos endotraqueales sin balón (84). En consecuencia, la capacidad de controlar directamente el V_C real es muy limitada. En los dispositivos ciclados por tiempo y limitados por presión, los ajustes que aumentan la ΔP (amplitud de presión, o diferencia entre la PIM y la PEEP) aumentarán el V_C siempre que la distensibilidad siga siendo la misma. Para controlar la ventilación, o la eliminación de CO_2, durante la VAFJ, el operador manipula básicamente los mismos parámetros en la misma dirección que durante la ventilación convencional (64). La ventilación brindada durante la VAFO generalmente se controla al alterar la configuración de la potencia, que controla la longitud de carrera del pistón y, así, la amplitud de presión. Cuanto mayor es la amplitud, mayor es el V_C y, por lo tanto, mayor es la eliminación de CO_2. Tanto con la VAFJ como con la VAFO, la ventilación minuto se relaciona más estrechamente con la frecuencia $\times V_C^2$ y, así, incluso cambios leves en la amplitud producen cambios sustanciales en la P_{CO2} (65). El V_C administrado durante la VAFO depende de la frecuencia y disminuye a medida que aumenta la frecuencia operativa (85). Esto significa que, en un entorno clínico inusual en el que se utilice la configuración máxima de la amplitud, podría tener que reducirse la frecuencia si se busca mejorar la ventilación. Es importante que el médico recuerde el cambio pasivo en la amplitud que se produce con los cambios de frecuencia. En el otro extremo, en ocasiones poco frecuentes en las que el V_C o la configuración de la potencia están en niveles mínimos y el neonato aún no está listo para la extubación, podría tener que aumentarse la frecuencia operativa para aumentar la eliminación de CO_2 (86).

PERFUSIÓN

Antes del suministro de oxígeno, solamente entre el 8 % y el 10 % del gasto cardíaco irriga los pulmones. En el feto, la resistencia vascular pulmonar es alta y la resistencia vascular sistémica es baja (87). La mayor parte de la sangre que proviene de la vena cava inferior fetal fluye de derecha a izquierda a través del agujero oval, y gran parte del gasto del ventrículo derecho se deriva a través del conducto arterioso, con lo cual no ingresa a los pulmones. En circunstancias normales, después del parto, se produce una transición relativamente rápida al patrón circulatorio adulto, después del cual casi todo el gasto cardíaco derecho pasa por los pulmones y, luego, por el lado izquierdo del corazón para salir por la aorta.

Dos factores clave de esta transición son la disminución de la resistencia vascular pulmonar y el aumento de la irrigación sanguínea pulmonar que preceden al cierre de las derivaciones fetales. Experimentos realizados en fetos de corderos e investigaciones sobre las acciones de determinados mediadores, incluido el óxido nítrico (NO) (**Tabla 2-1**), han demostrado una cantidad de factores que contribuyen a la disminución de la resistencia vascular pulmonar que se produce al momento de nacer: 1) expansión del pulmón con gas (88), 2) aumento de la PA_{O2} (89), 3) aumento de la PaO_2 (90), 4) aumento del pH (91) y 5) elaboración de sustancias vasoactivas como la bradiquinina (92), las prostaglandinas (PGE_1, PGA_1, PGI_2 [prostaciclina] [93, 94] y PGD_2 [95]) y un factor relajante derivado del endotelio (96) que, luego, se demostró que era el gas NO (97). La irrigación sanguínea a través del circuito pulmonar es directamente proporcional al gradiente de presión a lo largo de todos los vasos pulmonares que componen el lecho vascular pulmonar y la totalidad de la sección transversal del conjunto de vasos que lo componen. La irrigación sanguínea es inversamente proporcional a la viscosidad de la sangre. Un aumento en la viscosidad de la sangre interfiere con el intercambio gaseoso al disminuir la perfusión pulmonar.

A medida que los pulmones se expanden después de nacer, disminuye la resistencia vascular pulmonar y aumenta la irrigación sanguínea a los pulmones (88). Con la insuflación de los pulmones, se produce un cierto «estiramiento» de los vasos pulmonares. Los vasos más grandes se abren debido a la tracción del parénquima pulmonar que los rodea. La luz de los capilares perialveolares se agranda

Tabla 2-1. Factores que influyen sobre la irrigación sanguínea a los pulmones.

Aumento de la irrigación	Disminución de la irrigación
Optimización del volumen pulmonar	Atelectasia pulmonar
Aumento de la PA_{02}	Disminución de la PA_{02}
Aumento de la PaO_2	Hipoxemia (disminución de la PaO_2)
Alcalosis (respiratoria o metabólica)	Acidosis (respiratoria o metabólica)
Liberación de sustancias mediadoras (por ejemplo, bradiquinina, prostaglandinas)	Degranulación de los mastocitos con liberación de histamina
Derivación de izquierda a derecha (intracardíaca o ductal)	Derivación de derecha a izquierda (intracardíaca o ductal)
Producción endógena de NO	Hipotensión sistémica (cuando ya existe una derivación de derecha a izquierda)
Inhalación de NO exógeno	Hiperexpansión pulmonar

NO: óxido nítrico; PaO_2: presión parcial de oxígeno en sangre arterial; PA_{02}: presión parcial de oxígeno en alvéolos.

debido a la acción de la tensión superficial producida por las interfases aire-líquido recientemente creadas. Existen dos tipos de vasos sanguíneos pulmonares: vasos alveolares, compuestos por los capilares y los vasos un poco más grandes de las paredes alveolares (que están expuestos a la presión alveolar), y los vasos extra-alveolares, que incluyen las arterias y venas que recorren todo el parénquima pulmonar, pero que están rodeadas de tejido intersticial y no de alvéolos (**Figura 2-17**) (98).

El diámetro de los vasos alveolares está determinado por el equilibrio entre la presión alveolar y la presión hidrostática dentro del vaso. Las paredes del vaso contienen poco tejido elástico y casi ninguna fibra muscular. Los vasos alveolares colapsan si la presión alveolar supera la presión venosa pulmonar. Los vasos extra-alveolares tienen un sostén estructural en sus paredes y no están significativamente influenciados por la presión alveolar. El diámetro de los vasos extra-alveolares se ve afectado por el volumen pulmonar, ya que la expansión del pulmón tiende a traccionar de estos vasos para abrirlos. Si se insufla un pulmón sin aire a su capacidad pulmonar total, la resistencia vascular pulmonar muestra una respuesta en forma de U, con una elevada resistencia en los extremos inferior y superior de insuflación y baja resistencia en el medio (véase la **Figura 2-17**). La resistencia es alta con volúmenes pulmonares bajos porque los vasos extra-alveolares se estrechan (no se tracciona de ellos para abrirlos). La resistencia es alta con volúmenes de insuflación elevados porque los vasos alveolares se estrechan debido a la compresión (incluso pueden colapsar). La menor resistencia vascular pulmonar, además de la mejor distensibilidad pulmonar, se observa cuando el pulmón no está ni insuflado de forma deficiente ni hiperinsuflado.

El rápido aumento de la tensión de oxígeno en los alvéolos (PA_{O2}) y en la sangre arterial (PaO_2) que perfunde los vasos pulmonares desempeña un papel principal en la adaptación circulatoria que se produce durante la transición a la vida extrauterina. La influencia de la PaO_2 sobre las arterias adyacentes es la que ejerce el mayor efecto sobre la disminución de la resistencia vascular pulmonar cuando se comienza a respirar el aire (90). En este momento, el pulmón está expuesto a una PO_2 de aproximadamente 100 mm Hg. Durante las primeras horas de vida, la PaO_2 en la circulación central del neonato aumenta del rango fetal —de entre 25 y 30 mm Hg— a más de 60 mm Hg.

Muchas sustancias mediadoras han estado implicadas en la vasodilatación pulmonar que se observa en los neonatos. La bradiquinina es un péptido vasoactivo que produce vasodilatación pulmonar en fetos de corderos (92). La concentración de bradiquinina aumenta de forma temporaria en la sangre que ha pasado por los pulmones de fetos de corderos ventilados con oxígeno, pero no aumenta si los pulmones están ventilados con nitrógeno. La bradiquinina estimula la producción local de prostaciclina, que también es un potente vasodilatador pulmonar (93). La PGA_1, la PGE_1 y la prostaciclina disminuyen la resistencia vascular pulmonar al dilatar las venas y las arterias pulmonares (93, 94, 99). La producción de prostaciclina es estimulada por la expansión pulmonar con aire y por la ventilación mecánica.

La disminución en la resistencia vascular pulmonar vinculada con la ventilación mecánica puede atenuarse mediante la administración previa de un inhibidor de la síntesis de prostaglandinas (indometacina) (94). La PGD_2, otra prostaglandina, es un vasodilatador pulmonar semiselectivo que fomenta la vasodilatación pulmonar sin provocar el efecto vasodilatador sistémico que generan otras prostaglandinas (95). El efecto de vasodilatación pulmonar de la PGD_2 está presente únicamente durante los primeros días de vida; después, se convierte en un vasoconstrictor pulmonar. Esta observación sugiere que la PGD_2 desempeña un papel en la transición de la circulación fetal a la circulación neonatal después del parto. La PGD_2, al igual que la histamina, se libera mediante la degranulación de los mastocitos. La cantidad de mastocitos presentes en los pulmones aumenta justo antes de nacer y disminuye después del parto (100). Los mastocitos desempeñan un papel importante en la respuesta vasoconstrictora pulmonar a la hipoxia (101). Los mastocitos abundan en los pulmones y están estratégicamente ubicados para modular el

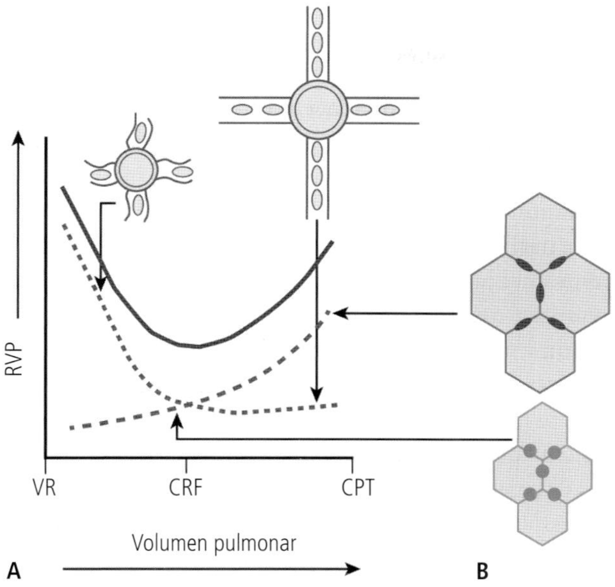

Figura 2-17. Efectos del volumen pulmonar sobre la resistencia vascular pulmonar (RVP, línea sólida). **A.** Los vasos «extra-alveolares» ejercen gran resistencia (línea curva punteada) con volúmenes pulmonares bajos —porque se estrechan— y altos —porque se estiran. **B.** Los vasos «alveolares» ejercen la menor resistencia (línea curva con guiones) cuando están abiertos al máximo, al nivel de volumen pulmonar de la capacidad residual funcional (CRF), pero se comprimen en condiciones de hiperinsuflación pulmonar. VR: volumen residual; CPT: capacidad pulmonar total. (Modificada de West JB. *Respiratory Physiology: The Essentials.* 2.ª ed. Baltimore: Williams & Wilkins; 1979, p. 39).

tono vascular. Se ha demostrado que la degranulación de los mastocitos se produce después de la hipoxia alveolar aguda (102). El tratamiento previo con cromolina sódica (un bloqueante de la degranulación de los mastocitos) evita la vasoconstricción pulmonar habitualmente inducida por la hipoxia alveolar (103).

El óxido nítrico, anteriormente conocido como factor relajante derivado del endotelio, desempeña un papel importante en la regulación de la resistencia vascular pulmonar. Su acción disminuye la vasoconstricción pulmonar y aumenta la irrigación sanguínea a los pulmones (104-106). El NO endógeno se genera en las células endoteliales vasculares mediante la descomposición enzimática del nitrógeno terminal a partir de la L-arginina; la producción se acelera al momento de nacer debido al aumento de la PO_2. El NO difunde hacia las células musculares lisas de los vasos sanguíneos y estimula la producción de guanosín monofosfato cíclico, el cual relaja los músculos lisos.

El principal factor que mantiene elevada la resistencia vascular pulmonar en el feto es la hipoxemia relativa. Debido a la perfusión preferencial del circuito pulmonar con la sangre más desaturada (sangre venosa que regresa de la cabeza del neonato), la PaO_2 de la sangre que perfunde a los pulmones del feto de cordero es de aproximadamente 18 a 21 mm Hg. La hipoxemia fetal profunda genera una mayor vasoconstricción pulmonar. Una disminución de la PO_2 arterial pulmonar a aproximadamente 14 mm Hg disminuye la irrigación sanguínea a los pulmones del feto en alrededor de un 50 %, su nivel inicial (107). El estrés hipoxémico genera aumentos cada vez mayores en la resistencia vascular pulmonar a medida que avanza la edad gestacional del feto (108). La hipoxemia crónica en el feto produce un aumento del músculo liso de la túnica media de las arteriolas pulmonares, lo cual podría generar hipertensión pulmonar y una mayor vasorreactividad pulmonar (109). Esto podría contribuir a la aparición de hipertensión pulmonar persistente neonatal (HPPN) en algunos neonatos y explicar por qué los neonatos que nacen con líquido amniótico meconial presentan un alto riesgo de HPPN. Se cree que la presencia de meconio es un signo de intolerancia fetal al trabajo de parto, que es más probable en neonatos cuya placenta funciona de manera deficiente y en aquellos que han tenido una hipoxemia fetal prolongada.

Por los mismos motivos, los neonatos que viven a grandes altitudes tienen mayor resistencia vascular pulmonar que persiste hasta la infancia. También tienen una hipertensión pulmonar relativa y un mayor riesgo de cardiopatía pulmonar (110). Los neonatos con cardiopatías congénitas cianóticas e hipoxemia crónica también presentan un riesgo de hipertensión pulmonar y cardiopatía pulmonar, al igual que los neonatos oxígenodependientes con DBP. La vasoconstricción como respuesta a la hipoxemia alveolar y arterial se ve potenciada por la acidosis (91).

La HPPN es un síndrome clínico peculiar del período neonatal inicial y caracterizado por una grave hipoxemia arterial provocada por un aumento de la resistencia vascular pulmonar con consecuentes derivaciones de derecha a izquierda a través de los canales fetales (a nivel auricular y ductal). Este síndrome está vinculado con varias afecciones, incluido el SDR, la neumonía, el síndrome de aspiración del meconio y las cardiopatías congénitas, además de observarse en neonatos con sufrimiento fetal crónico o estrés periparto (111, 112).

Los neonatos con HPPN padecen hipoxemia como consecuencia de las derivaciones extrapulmonares de derecha a izquierda, las presiones de la arteria pulmonar casi sistémicas o suprasistémicas y la labilidad de la presión de la arteria pulmonar como resultado de la vasorreactividad pulmonar (**Figura 2-18**). Se ha demostrado que la hiperventilación de neonatos con HPPN disminuye la presión de la arteria pulmonar (113). Sin embargo, la hiperventilación con consecuente hipocarbia también se ha vinculado con resultados pulmonares y neurológicos adversos (114-

116). Por lo tanto, la hiperventilación ya no se recomienda como modalidad terapéutica en neonatos con HPPN.

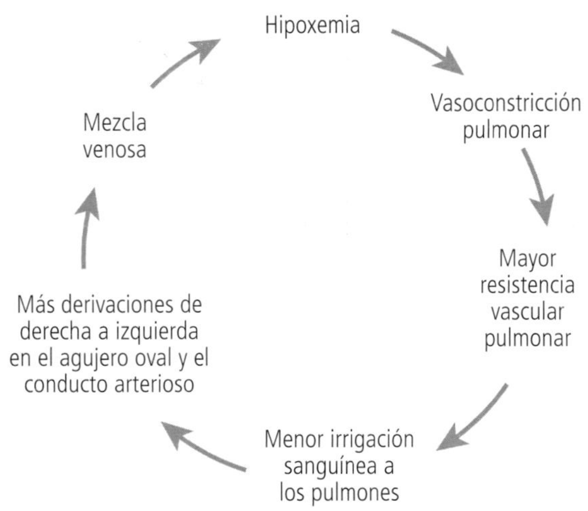

Figura 2-18. Círculo vicioso desencadenado por la hipoxemia, que revierte la circulación transicional a la circulación fetal, como se observa en la hipertensión pulmonar persistente.

El ON inhalado produce una disminución de la resistencia vascular pulmonar y un aumento de la irrigación sanguínea a los pulmones sin afectar la presión arterial sistémica (117-119). Es un vasodilatador pulmonar selectivo, porque se inactiva al unirse a la hemoglobina en su ingreso a la circulación sistémica (120). Al usarse en concentraciones bajas, el ON inhalado también mejora la relación entre ventilación y perfusión al vasodilatar de forma selectiva las áreas correctamente ventiladas del pulmón (véase el **Capítulo 32**) (121).

Las arterias pulmonares, al igual que las vías respiratorias, forman una estructura de árbol. La circulación pulmonar es perfundida por todo el gasto cardíaco. El flujo que llega a los pulmones está determinado por la diferencia de presión entre las arterias y venas pulmonares y por la resistencia pulmonar. La circulación pulmonar es un sistema de baja resistencia y baja presión. La distribución del flujo a las unidades de intercambio gaseoso depende de la distribución de las resistencias, que se ven afectadas por la contracción de las paredes de músculo liso de las arterias. En los casos de hipoxia, la resistencia aumenta debido a la vasoconstricción pulmonar hipóxica (122).

Existen diferencias regionales en la ventilación y la perfusión. Las partes dependientes del pulmón reciben más ventilación y más perfusión que las partes superiores. La vasoconstricción hipóxica aleja la sangre de los lobulillos mal ventilados, lo cual ayuda a preservar la relación V/Q. Lo ideal es que la ventilación y la perfusión sean equivalentes en una proporción V/Q de 1. Cuando un pulmón o unidad pulmonar están relativamente mal ventilados, pero tienen una perfusión normal, o bien están normalmente ventilados, pero hiperperfundidos, se dice que existe una baja relación V/Q (menor a 1). Cuando una unidad pulmonar está hiperventilada y normalmente perfundida, o normalmente ventilada pero poco perfundida, la relación V/Q resultante es alta (mayor a 1).

Cuanto más dependiente es la región pulmonar, mayor es su perfusión (123). Los vasos de las regiones dependientes del pulmón están más distendidos y, por lo tanto, presentan una menor resistencia al flujo debido a que su presión transmural es mayor. La presión transmural es la diferencia entre la presión interior y la presión exterior de la pared del vaso. La presión «hidrostática» interior aumenta cuanto más dependiente es la posición que tiene el vaso en el pulmón. La presión intersticial externa refleja la presión intrapleural (véase la **Figura 2-15**). La presión intrapleural disminuye cuanto más dependiente sea la región pulmonar. Debido a que el aumento de la presión hidrostática (dentro del vaso) es mayor que la disminución de la presión intrapleural (fuera del vaso), el aumento de la presión transmural es mayor cuanto más dependiente sea la región pulmonar.

En un adulto erguido, el pulmón se divide en cuatro zonas de perfusión (**Figura 2-19**) según la distancia hacia arriba y hacia abajo y las diferencias de presión específicas (123). La zona I es la menos dependiente (más alta) y casi no tiene irrigación sanguínea debido a que la presión alveolar supera la presión de los capilares pulmonares. Esto genera el cierre o colapso de los capilares que rodean a los alvéolos. La zona II es la región media superior y tiene cierta irrigación, ya que la presión de la arteria pulmonar supera la presión alveolar. La zona III es la región media inferior, en la que la irrigación está determinada por la diferencia de presión entre las arterias pulmonares y las venas pulmonares. La zona IV es la región más dependiente; allí, la presión intersticial es lo suficientemente alta para provocar un estrechamiento de los vasos extra-alveolares y, así, disminuir la irrigación sanguínea como resultado de una mayor resistencia vascular pulmonar.

En los neonatos, en circunstancias normales, se considera que todo el pulmón tiene las características de la zona III desde el punto de vista fisiológico. En algunos casos, como en presencia de atrapamiento aéreo o hiperdistensión alveolar, una parte del pulmón puede comportarse como una zona I o II, con caída del flujo pulmonar. En otros casos, como en el edema intersticial (sobrecarga de líquido; insuficiencia cardíaca izquierda, como en las cardiopatías congénitas o un conducto arterioso importante y permeable; fuga capilar posterior a una crisis hipóxica o de asfixia; DBP), gran parte de la porción dependiente del pulmón se comporta como una zona IV, con una

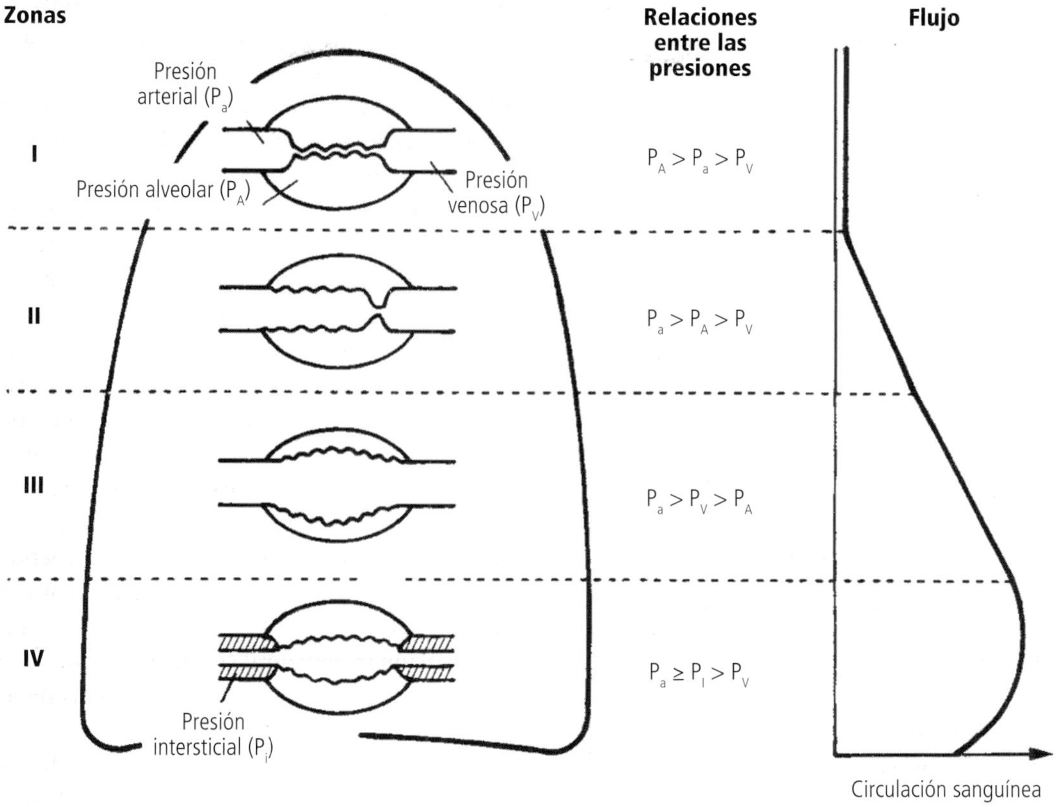

Figura 2-19. Distintos efectos de la presión intraluminal y extraluminal sobre los vasos alveolares del pulmón en relación con la circulación sanguínea en las cuatro zonas de perfusión. Los vasos alveolares representan «resistores de Starling», que consisten en tubos plegables en cámaras de presión. Nótese la zona II, en donde hay una constricción en el «extremo descendente» del vaso plegable. Aquí, la presión de la cámara (del alvéolo) supera la presión descendente intraluminal (de las venas) y el vaso colapsa; la presión dentro del tubo en el lugar de la constricción es igual a la presión de la cámara (del alvéolo). Por lo tanto, el flujo está determinado por la diferencia de presión arterial y alveolar y no por la diferencia habitual entre la presión arterial y venosa. (Modificada de West JB, Dollery CT, Naimark A. *Distribution of blood flow in isolated lung: relation to vascular and alveolar pressures.* J Appl Physiol. 1964; 19:713).

mayor resistencia vascular y un menor flujo sanguíneo pulmonar. En este cuadro clínico, la restricción de líquidos, la administración de un diurético, o ambos, pueden producir importantes mejoras en el intercambio gaseoso debido a una mejora en la irrigación sanguínea pulmonar (además de una mejora en la distensibilidad pulmonar y un aumento de la resistencia de las vías respiratorias). Cuando se produce una importante derivación de izquierda a derecha y una hiperperfusión pulmonar, se tiende a eliminar la inequidad de la irrigación sanguínea en los pulmones (68).

La hipoventilación regional produce una vasoconstricción pulmonar local que aleja la sangre de las áreas poco ventiladas. Este es un mecanismo de protección que disminuye la perfusión de las áreas no ventiladas o poco ventiladas del pulmón. Los corderos neonatos a término y los corderos prematuros son capaces de redirigir la irrigación sanguínea lejos de las regiones hipóxicas producidas por atelectasia u obstrucción bronquial (122, 124). La irrigación que se aleja de los segmentos pulmonares atelectásicos e hipóxicos es directamente proporcional al grado de pérdida del volumen pulmonar (125). Los estudios por imágenes pulmonares en los neonatos han identificado déficits de perfusión en áreas de atelectasia (126). La hiperdistensión alveolar como consecuencia del atrapamiento aéreo puede disminuir la irrigación sanguínea de esas áreas al colapsar los capilares cercanos.

Cuando se utiliza CPAP o ventilación con presión positiva para reclutar unidades pulmonares atelectásicas, puede haber una mejora local en la ventilación y perfusión de esas regiones. Sin embargo, esas áreas del pulmón, que ya están correctamente expandidas, pueden continuar insuflándose y aumentar —en lugar de disminuir— la resistencia vascular pulmonar en ellas. El efecto general sobre el flujo pulmonar, producido por la ventilación con presión positiva, depende del volumen pulmonar inicial de las distintas regiones pulmonares funcionales y del resultado neto del tratamiento sobre la irrigación sanguínea pulmonar general.

CONTROL DE LA VENTILACIÓN

El centro de control de la respiración en los neonatos es inmaduro en comparación con el de los adultos y, por lo tanto, es más influenciable por cambios en el estado ácido-base, la temperatura, el sueño, la hipoxia, los medicamentos y otras variables. Debido a esta inmadurez relativa, los quimiorreceptores centrales y periféricos que responden a los cambios en las tensiones de O_2 y CO_2 arterial actúan de forma cuantitativa y cualitativa, y diferente a los de los adultos. Asimismo, un conjunto de propioceptores de estiramiento de la pared torácica es capaz de provocar un reflejo para inhibir o impulsar la respiración (127-130). El sueño REM también ejerce un efecto significativo sobre el control de la respiración en los neonatos. Durante el sueño REM, se inhiben los cambios en el tono fásico normal de los músculos intercostales, que son importantes para la estabilización de la caja torácica durante la inspiración. Debido a que los músculos intercostales no se tensan durante la inspiración, la caja toráxica del neonato se deforma al inspirar. La contracción del diafragma empeora el movimiento paradójico, aumenta su consumo de O_2 medido durante el sueño REM y puede provocar apnea inducida por fatiga (129).

La aplicación de CPAP o PEEP hace que la frecuencia respiratoria del neonato sea más lenta y que sus esfuerzos respiratorios sean más regulares, con una disminución de la respiración periódica y los episodios apneicos (131, 132). La presión de distensión estabiliza la pared torácica distensible del neonato y forma una «férula neumática» que contrarresta la tendencia de la pared torácica a colapsar durante la inspiración. La aplicación de PDC acorta e intensifica el esfuerzo inspiratorio y prolonga la espiración. Las metilxantinas, como la cafeína y la aminofilina (o teofilina), aumentan la ventilación alveolar a través de la estimulación central (133). Las metilxantinas producen un aumento de la contractibilidad diafragmática y la resistencia a la fatiga con un cambio en la curva de respuesta del CO_2 hacia la izquierda, de forma tal que se produce un aumento en el V_C en respuesta al aumento de CO_2 (134, 135). En el **Capítulo 3**, se ofrece un análisis más detallado del control de la ventilación.

CONCLUSIÓN

Si comprendemos los principios fisiológicos de la ventilación asistida, sabemos que las estrategias de ventilación deben individualizarse para cada paciente. También tenemos claro que el uso de la estrategia adecuada para brindar soporte ventilatorio mecánico y la destreza con la cual se pone en práctica son más importantes que el tipo de dispositivo específico empleado para brindar dicho soporte. Cada vez que nos enfrentamos a un neonato con dificultad respiratoria, debemos determinar la fisiopatología específica de la afección del neonato y, luego, decidir qué nivel de soporte necesita y abordar la afección en particular. Debe elegirse el nivel menos invasivo de soporte que sea adecuado para lograr el objetivo, y se debe monitorear de cerca la respuesta del neonato al tratamiento (136). Debemos conocer cómo nuestras estrategias y técnicas para brindar ventilación asistida a los neonatos influyen sobre sus resultados a largo plazo. La repetición de los ciclos en las vías respiratorias terminales, a partir de una presión de apertura inferior a la presión crítica, produce daño celular e inflamación (atelectrauma). Esto genera colapso alveolar, atelectasias, edema intersticial y liberación de mediadores de la inflamación. La atelectasia resultante disminuye aún más la distensibilidad pulmonar, la cual requiere mayores presiones inspiratorias, lo cual compromete aún más la producción de surfactante. Las atelectasias cíclicas, llamadas «atelectrauma», producen un mayor daño pulmonar, lo cual requiere mayores niveles de presión de distensión dentro de las vías respiratorias o un aumento de los niveles de oxígeno inspirado. El aumento de la FiO_2 puede producir un daño oxidativo y una mayor disfunción celular. A pesar de muchos años de investigaciones cautelosas, aún sigue habiendo preguntas sin respuesta. Sin embargo, bien sabemos que la ventilación mecánica produce un daño pulmonar que conlleva una respuesta inflamatoria (137); que la exposición al oxígeno es perjudicial (138, 139); que la hiperdistensión pulmonar (volutrauma) provoca daño pulmonar (140); que el daño pulmonar y la inflamación exacerban los efectos perjudiciales de la toxicidad por oxígeno y el volutrauma (141) y, finalmente, que el atelectrauma produce daño pulmonar (142).

Establecer una CRF correcta (optimización del volumen pulmonar), administrar surfactante, evitar la ventilación mecánica (de ser posible), aplicar una PEEP adecuada para evitar el colapso repetido y la reapertura de las vías respiratorias pequeñas, prevenir la hiperinsuflación pulmonar —producida por una presión de distensión excesiva de las vías respiratorias o por V_C suprafisiológicos— y evitar el uso de más oxígeno del necesario son factores importantes para lograr los mejores resultados posibles y conservar la salud de nuestros pacientes a largo plazo (84, 143). Al tratar a los pacientes, debemos recordar siempre las palabras del Juramento Hipocrático: «Lo primero es no hacer daño».

REFERENCIAS

1. D.L. Nelson, M.M. Cox: Lehninger Principles of Biochemistry. 6th ed. 2012 W.H. Freeman New York
2. C. Langston, K. Kida, M. Reed: Human lung growth in late gestation and in the neonate. Am Rev Respir Dis. 129:607-613 1984 6538770
3. N.L. Muller, A.C. Bryan: Chest wall mechanics and respiratory muscles in infants. Pediatr Clin North Am. 26:503 1979 386235
4. T.G. Keens, A.C. Bryan, H. Levison, et al.: Developmental pattern of muscle fiber types in human ventilatory muscles. J Appl Physiol. 44:909 1978
5. G. Polgar: Opposing forces to breathing in newborn infants. Biol Neonate. 11:1 1967
6. A.L. Mansell, C. Bryan, H. Levison: Airway closure in children. J Appl Physiol. 33:7111972 4643846
7. M.E. Avery, J. Mead: Surface properties in relation to atelectasis and hyaline membrane disease. Am J Dis Child. 97:517 1959
8. J.J. Coalson, T.J. Kuehl, M.B. Escobedo, et al.: A baboon model of bronchopulmonary dysplasia: II. Pathologic features. Exp Mol Pathol. 37:35-63 1982
9. E. Bancalari: Pulmonary function testing and other diagnostic laboratory procedures. G.A. Gregory D.W. Thibeault Neonatal Pulmonary Care. 2nd ed. 1986 Appleton-Century-Crofts Norwalk, Conn 195
10. P.N. LeSouef, S.J. England, A.C. Bryan: Influence of chest wall distortion on esophageal pressure. J Appl Physiol. 55:3563 1983
11. P. Helms, J. Stocks: Lung function in infants with congenital pulmonary hypoplasia. J Pediatr. 101:918-922 1982 7143168
12. D.P. Heaf, J. Belik, A.R. Spitzer, et al.: Changes in pulmonary function during the diuretic phase of respiratory distress syndrome. J Pediatr. 101:918 1982 7143168
13. C. Bose, B. Wood, G. Bose, et al.: Pulmonary function following positive pressure ventilation initiated immediately after birth in infants with respiratory distress syndrome. Pediatr Pulmonol. 9:244-250 1990 2259557
14. R.H. Clark, A.S. Slutsky, D.R. Gertsmann: Lung protective strategies of ventilation in the neonate: what are they? Pediatrics. 105:112-114 2000 10617711
15. E. Bancalari, O.L. Garcia, M.J. Jesse: Effects of continuous negative pressure on lung mechanics in idiopathic respiratory distress syndrome. Pediatrics. 51:485-493 19734707866
16. W.M. Thurlbeck, K. Kida, C. Langston, et al.: Postnatal lung growth after repair of diaphragmatic hernia. Thorax. 34:338 1979 483207
17. K.M. Abubakar: Textbook of clinical pediatrics. A.Y. Elzouki H.A. Harfi H.M. Nazer B.F. Stapleton W. Oh Complications of Mechanical Ventilation. 2nd ed. 2012 Berlin: Springer 251-256 [chapter 21]
18. M. Keszler, K.M. Abubakar: Volume guarantee ventilation. Clin Perinatol. 34:107-1162007 17394933
19. A. Greenough, C.J. Morley, S. Wood, et al.: Pancuronium prevents pneumothoraces in ventilated premature babies who actively expire against positive pressure inflation. Lancet. 1:1 1984 6140340
20. R.S. Burger, S. Fanconi, B. Simma: Paralysis of ventilated newborn babies does not influence resistance of the total respiratory system. Eur Respir J. 14:357-362 1999 10515414
21. R. Ramanathan: Synchronized intermittent mandatory ventilation and pressure support: to sync or not to sync? pressure support or no pressure support? J Perinatol.25:S23-S25 2005 15861166
22. A. Greenough, A.D. Milner, G. Dimitriou: Synchr onized mechanical ventilation for respiratory support in newborn infants. Cochrane Database Syst Rev. 1:CD0004562001 11279692
23. H. Hummler, T. Tilo Gerhardt, A. Gonzalez, et al.: Influence of different methods of synchronized mechanical ventilation on ventilation, gas exchange, patient effort, and blood pressure fluctuations in premature neonates. Pediat Pulmonol. 22:305-313 1996
24. G. Polgar, S.T. String: The viscous resistance of the lung tissues in newborn infants. J Pediatr. 69:787 1966 5928009
25. A.D. Milner, R.A. Saunders, I.E. Hopkin: Effects of delivery by caesarean section on lung mechanics and lung volume in the human neonate. Arch Dis Child. 53:545-5481978 686790
26. L.C. Kao, D. Warburton, C.W. Sargent, et al.: Furosemide acutely decreases airways resistance in chronic bronchopulmonary dysplasia. J Pediatr. 103:624-629 1983 6620024
27. O. Reynolds: An experimental investigation of the circumstances which determine whether the motion of water shall be direct or sinuous, and of the law of resistance in parallel channels. Philos Trans R Soc. 174:935-982 1983
28. P.R. Swyer, R.C. Reiman, J.J. Wright: Ventilati on and ventilatory mechanics in the newborn. J Pediatr. 56:612 1960 13836159
29. B.G. Ferris, J. Mead, L.H. Opie: Partitioning of respiratory flow resistance in man. J Appl Physiol. 19:653 1964 14195575
30. E.C. Long, W.E. Hull: Respiratory volume-flow in the crying newborn infant. Pediatrics. 27:373 1961 13763319
31. P. Cave, G. Fletcher: Resistance of nasotracheal tubes used in infants. Anesthesiology.29:588 1968 5647508
32. E.H. Kim, W.C. Boutwell: Successful direct extubation of very low birth weight infants from low intermittent mandatory ventilation rate. Pediatrics. 80:409 1987 3114710
33. P.N. LeSouef, S.J. England, A.C. Bryan: Total resistance of the respiratory system in preterm infants with and without an endotracheal tube. J Pediatr. 104:108 1984 6361227
34. M.A. Wall: Infant endotracheal tube resistance: effects of changing length, diameter, and gas density. Crit Care Med. 8:38 1980 7349947
35. E.R. Weibel: Morphometrics of the human lung. W.O. Fe nn H. Rahn Handbook of Physiology. Section 3: respiration. 1964 American Physiological Society Washington, DC
36. P.M. Suter, H.B. Fairley, M.D. Isenberg: Optimal end-expiratory airway pressures in patients with acute pulmonary failure. N Engl J Med. 292:284 1975 234174
37. J.J. Cogswell, D.J. Hatch, A.A. Kerr, et al.: Effects of continuous positive airway pressure on lung mechanics of babies after operation for congenital heart disease. Arch Dis Child. 50:799-804 1975 801862
38. R.A. Saunders, A.D. Milner, I.E. Hopkin: The effects of continuous positive airway pressure on lung mechanics and lung volumes in the neonate. Biol Neonate. 29:178-186 1976 782570

39. T.R. Harris, R.C. Stevens, M. Nugent: On the use of nasal continuous positive airway pressure [letter]. Pediatrics. 53:768 1974
40. M.R. Wolfson, U.K. Bhutani, T.H. Shaffer, et al.: Mechanics and energetics of breathing helium in infants with bronchopulmonary dysplasia. J Pediatr. 104:752-7571984 6546945
41. J.P. Mortola, J.T. Fisher, B. Smith, et al.: Dynamics of breathing in infants. J Appl Physiol. 52:1209 1982
42. M.R. Weinstein, W. Oh: Oxygen consumption in infants with bronchopulmonary dysplasia. J Pediatr. 99:958 1981 6895525
43. A. Grenvick: Respiratory, circulatory and metabolic effects of respirator treatment. Acta Anaesthesiol Scand. 19 (suppl):1 1966
44. G.A. Gregory, J. Brooks, H. Wiebe, et al.: The time course changes in lung function after a change in CPAP. Clin Res. 25:193A 1977
45. C.P. Richardson, A.L. Jung: Effects of continuous positive airway pressure on pulmonary function and blood gases in infants with respiratory distress syndrome. Pediatr Res. 12:771 1978 358112
46. E. Bancalari: Inadvertent positive end-expiratory pressure during mechanical ventilation. J Pediatr. 108:567 1986 3083077
47. J. Weigl: The infant lung: a case against high respiratory rates in controlled neonatal ventilation. Respir Ther. 3:57 1973
48. E. Reynolds: Pressure waveform and ventilator settings for mechanical ventilation in severe hyaline membrane disease. Int Anesthesiol Clin. 12:259 1974 4613663
49. L.A. Donahue, D.W. Thibeault: Alveolar gas trapping and ventilator therapy in infants. Perinatol Neonatol. 3:35 1979
50. H.K. Chang: Mechanisms of gas transport during ventilation by high-frequency oscillation. J Appl Physiol. 55:553 1984
51. Y. Henderson, F.P. Chillingworth, J.L. Whitney: The respiratory dead space. Am J Physiol. 38:1 1915
52. R.C. Schroter, M.F. Sudlow: Flow patterns in models of the human bronchial airways. Respir Physiol. 7:341 1969 5823844
53. S. Nassabeh-Montazami, K. Abubakar, M. Keszler: The impact of instrumental dead-space in volume targeted ventilation of the extremely low birth weight infant. Pediatr Pulmonol. 44:128-133 2009 19061234
54. M. Keszler, M.B. Montaner, K. Abubakar: Effective ventilation at conventional rates with tidal volume below instrumental dead space: a bench study. Arch Dis Child Fetal Neonatal Ed. 97 (3):F188-F192 May 2012 10.1136/archdischild-2011-300647 Epub November 18, 2011. PMID: 22102635 22102635
55. J.J. Fredberg, D.H. Keefe, G.M. Glass, et al.: Alveolar pressure non-homogeneity during small-amplitude high-frequency oscillation. J Appl Physiol. 57:788 1984
56. E.R. Weibel: The Pathway for Oxygen: Structure and Function in the Mammalian Respiratory System. 1984 Harvard University Press Cambridge, Mass 144
57. C.O. Kamlin, C.P. ODonnell, P.G. Davis: Oxygen saturation in healthy infants immediately after birth. J Pediat. 148:585-589 2006
58. A. Tan, A. Schulze, C.P. O'Donnell: Air versus oxygen for resuscitation of infants at birth. Cochrane Database Syst Rev. April 18, 2005 CD002273 Review. PMID: 15846632
59. G. Dudell, J.D. Cornish, R.H. Bartlett: What constitutes adequate oxygenation? Pediatrics. 85:39 1990 2296493
60. The STOP-ROP Multicenter Study Group: Supplemental therapeutic oxygen for prethreshold retinopathy of prematurity (STOP-ROP), a randomized, controlled trial. I: primary outcomes. Pediatrics. 105:295-310 2000 10654946
61. a. L.C. Chow, K.W. Wright, A. Sola: Can changes in clinical practice decrease the incidence of severe retinopathy of prematurity in very low birth weight infants? Pediatrics. 111:339-345 2003 12563061. b. SUPPORT Study Group of the Eunice Kennedy Shriver NICHD Neonatal Research Netwo rk, W.A. Carlo, N.N. Finer, M.C. Walsh, et al.: Target ranges of oxygen saturation in extremely preterm infants. N Engl J Med. 362 (21):1959-1969 May 27, 2010 20472937. c. V. Ma nja, S. Lakshminrusimha, D.J. Cook: Oxygen saturation target range for extremely preterm infants: a systematic review and meta-analysis. JAMA Pediatr. February 9, 2015 10.1001/jamapediatrics.2014.33
62. M. Ortega, A.D. Famos, A.C. Platzker, et al.: Early prediction of ultimate outcome in newborn infants with severe respiratory failure. J Pediatr. 113:744 1988 3171799
63. S.J. Boros: Variations in inspiratory:expiratory ratio and airway pressure wave form during mechanical ventilation: the significance of mean airway pressure. J Pediatr.94:114 1979 758387
64. M. Keszler: High-frequency jet ventilation. A.R. Spitzer Intensive Care of the Fetus and Neonate. 2005 Hanley and Belfus Philadelphia
65. Keszler M, Durand D: High-frequency ventilation. In: Donn SM Wiswell T (guest eds): Clinics in Perinatology: Advances in Mechanical Ventilation and Surfactant Therapy. Philadelphia, Saunders, 2001.
66. D. Dreyfuss, G. Saumon: Ventilator-induced lung injury: lessons from experimental studies. Am J Respir Crit Care Med. 157:294-323 1998 9445314
67. G. Simbruner, R.A. Mittal, J. Smith, et al.: Effects of duration and amount of lung stretch at biophysical, biochemical, histological and transcriptional levels in an in vivo rabbit model of mild lung injury. Am J Perinatol. 24:149-159 2007 17372857
68. A.C. Bryan, L.G. Bentivoglio, F. Beerel, et al.: Factors affecting regional distribution of ventilation and perfusion in the lung. J Appl Physiol. 19:395 1964 14173534
69. J. Milic-Emili: Static distribution of lung volumes. A.P. Fishman J. Mead Handbook of Physiology. Section 3: The Respiratory System. vol. 3:561 1986 American Physiological Society Washington, DC
70. K. Kaneko, J. Milic-Emili, M.B. Dolovich, et al.: Regional distribution of ventilation and perfusion as a function of body position. J Appl Physiol. 21:767 1966 5912746
71. J.B. Glacier, J.M.B. Hughes, J.E. Maloney, et al.: Vertical gradient of alveolar size in lungs of dogs frozen intact. J Appl Physiol. 26:65 1969 5762878
72. C. Remolina, A.U. Khan, T.V. Santiago, et al.: Positional hypoxemia in unilateral lung disease. N Engl J Med. 304:523 1981 6779161
73. D. Seaton, N.L. Lapp, W.K.C. Morgan: Effect of body position on gas exchange after thoracotomy. Thorax. 34:518 1979 505348
74. R.S. Cohen, D.W. Smith, D.K. Stevenson, et al.: Lateral decubitus position as therapy for persistent focal pulmonary interstitial emphysema in neonates: a preliminary report. J Pediatr. 104:441 1984 6707799

75. H.M. Swingle, L.D. Eggert, R.L. Bucciarelli: New approach to management of unilateral tension pulmonary interstitial emphysema in premature infants. Pediatrics.74:354 1984 647 2967
76. A.B. Froese, A.C. Bryan: Effects of anesthesia and paralysis on diaphragmatic mechanics in man. Anesthesiology. 41:242 197 4 4604401
77. W.W. Douglas, K. Rehder, F.M. Beynen, et al.: Improved oxygenation in patients with acute respiratory failure: the prone position. Am Rev Respir Dis. 115:559 1977 322557
78. A. Balaguer, J. Escribano, M. Roqué: Infant position in neonates receiving mechanical ventilation. Cochrane Database Syst Rev. 18 (4):CD003668 2006
79. A.D. Turnbull, G.C. Carlon, W.S. Howland, et al.: High frequency jet ventilation in major airway or pulmonary disruption. Ann Thorac Surg. 32:468 1981 6946729
80. S.S. Derderian, K.R. Rajagapal, P.H. Albrecht, et al.: High frequency positive pressure jet ventilation in bilateral bronchopleural fistulae. Crit Care Med. 10:119 1982 7037300
81. F. Gonzalez, T.R. Harris, P. Black, et al.: Decreased gas flow through pneumothoraces of neonates receiving high frequency jet vs. conventional ventilation. J Pediatr.110:464 1987 3819950
82. L. Goldberg, L. Marmon, M. Keszler: High-frequency jet ventilation decreases flow through tracheo-esophageal fistula. Crit Care Med. 20:547-550 1992 1559373
83. M. Keszler, S.M. Donn, R.L. Bucciarelli, et al.: Multicenter controlled trial comparing high-frequency jet ventilation and conventional mechanical ventilation in newborn infants with pulmonary interstitial emphysema. J Pediatr. 119:85-93 1991 1906102
84. M. Keszler: State of the art in mechanical ventilation. J Perinatol. 29:262-275 200919242486
85. J.J. Fredberg, G.M. Glass, B.R. Boynton, et al.: Factors influencing mechanical performance of neonatal high-frequency ventilators. J Appl Physiol. 62:2485 19873475269
86. R.H. Clark, D.M. Null: High-frequency oscillatory ventilation. J.J. Pomerance C.J. Richardson Neonatology for the Clinician. 1993 Appleton & Lange Norwalk, Conn 289
87. G.S. Dawes, J.C. Mott: The vascular tone of the fetal lung. J Physiol (Lond). 164:4651962 14025576
88. G. Einhorning, F.H. Adams, A. Norman: Effect of lung expansion on the fetal lamb circulation. Acta Paediatr Scand. 55:441 1966 5970745
89. B. Sobel, G. Boltex, C. Emirgil, et al.: Gaseous diffusion from alveoli to pulmonary vessels of considerable size. Circ Res. 13:71 1963 14042830
90. R.M. Lauer, J.A. Evans, H. Aoki, et al.: Factors controlling pulmonary vascular resistance in fetal lambs. J Pediatr. 67:568 1965 5832552
91. A.M. Rudolph, S. Yuan: Response of the pulmonary vasculature to hypoxia and H+ ion concentration changes. J Clin Invest. 45:399 1966 5904557
92. M.A. Heymann, A.M. Rudolph, A.S. Niew, et al.: Bradykinin production associated with oxygenation of the fetal lamb. Circ Res. 25:521 1969 5351323
93. P.J. Kadowitz, P.D. Joiner, A.L. Hyman: Physiological and pharmacological roles of prostaglandins. Ann Rev Pharmacol. 15:285 1975
94. S. Cassin, M. Tod, J. Philips, et al.: Effects of prostacyclin on the fetal pulmonary circulation. Pediatr Pharmacol. 1:197 1981
95. S. Cassin, M. Tod, J. Philips, et al.: Effects of prostaglandin D2 in perinatal circulation. Am J Physiol. 240:755 1981
96. S. Abman, B. Chatfield, S. Hall: Role of endothelium-derived relaxing factor during transition of pulmonary circulation at birth. Am J Physiol. 250:1990 1921
97. R. Palmer, A. Ferrige, S. Moncada: Nitric oxide release accounts for the biological activity of endothelium-derived relaxing factor. Nature. 327:524 1987 3495737
98. J.B. West: Respiratory Physiology. 4th ed. 1990 Williams & Wilkins Baltimore 32
99. D.S. Lee, M.G. Bevan, D.M. Olson: Stimulation of prostaglandin synthesis by hyperoxia in perinatal rat lung cells. Am J Physiol. 259 (2 Pt 1):L95-L101 1990 2116734
100. L.S. Schwartz, B.I. Osburn, O.L. Frick: An ontogenic study of histamine and mast cells in the fetal rhesus monkey. J Allergy Clin Immunol. 56:381 1974
101. F. Haas, E.H. Bergofsky: Role of the mast cell in the pulmonary pressor response to hypoxia. J Clin Invest. 51:3154 1972 4118355
102. T. Ahmed, W. Oliver, M. Robinson, et al.: Hypoxic pulmonary vasoconstriction in conscious sheep: role of mast cell degranulation. Am Rev Respir Dis. 126:291 1982 6808879
103. B.J. Taylor, J.E. Fewell, G.L. Dearns, et al.: Cromolyn sodium decreases the pulmonary vascular response to alveolar hypoxia in lambs. Pediatr Res. 20:834 19863092174
104. M.H. Tiktinsky, F.C. Moran III: Increasing oxygen tension dilates the fetal pulmonary circulation via endothelium-derived relaxing factor. Am J Physiol. 265:3761993
105. E.L. Dobyns, J. Griebel, J.P. Kinsella, et al.: Infant lung function after inhaled nitric oxide therapy for persistent pulmonary hypertension of the newborn. Pediatr Pulmonol. 28:24-30 1999 10406047
106. E.G. Cuesta, F.J. Diaz, A.A. Renedo, et al.: Transient response to inhaled nitric oxide in meconium aspiration in newborn lambs. Pediatr Res. 43:198-202 1998 9475284
107. H.E. Cohen, E.J. Sacks, M.A. Heymann, et al.: Cardiovascular response to hypoxemia and acidemia in fetal lambs. Am J Obstet Gynecol. 120:817 1974 4429091
108. A.B. Lewis, M.A. Heymann, A.M. Rudolph: Gestational changes in pulmonary vascular responses in fetal lambs in utero. Circ Res. 39:536 1976 963838
109. S.J. Goldberg, R.A. Levy, B. Siassi, et al.: The effects of maternal hypoxia and hyperoxia upon the neonatal pulmonary circulation. Pediatrics. 48:528 1971 5170983
110. F. Sime, N. Bachero, D. Penaloze, et al.: Pulmonary hypertension in children born and living at high altitudes. Am J Cardiol. 11:150 1963
111. W.M. Gersony, G.V. Duc, J.C. Sinclair: PFC syndrome (persistent fetal circulation). Circulation. 40 (suppl):87 1969 57930 01
112. W.W. Fox, S. Duara: Persistent pulmonary hypertension in the neonate: diagnosis and management. J Pediatr. 103:505 1983 6352882
113. W.H. Drummond, G.A. Gregory, M.A. Heymann, et al.: The independent effects of hyper-ventilation, tolazoline, and dopamine on infants with persistent pulmonary hypertension. J Pediatr. 98:603 1981 6782220

114. E.M. Bifano, A. Pfannenstiel: Duration of hyperventilation and outcome in infants with persistent pulmonary hypertension. Pediatrics. 8:657-661 1988
115. E. John, V. Roberts, E.D. Burnard: Persistent pulmonary hypertension of the newborn treated with hyperventilation: clinical features and outcome. Aust Paediatr J. 24:357-361 1988 3149464
116. R. Beck: Chronic lung disease following hypocapneic alkalosis for persistent pulmonary hypertension. J Pediatr. 106:527-528 1985
117. J.D. Roberts, D.M. Polaner, L. Lang, et al.: Inhaled nitric oxide in persistent pulmonary hypertension of the newborn. Lancet. 340:818 1992 1357245
118. J.P. Kinsella, S.R. Neish, E. Shaffer, et al.: Low-dose inhalational nitric oxide in persistent pulmonary hypertension of the newborn. Lancet. 340:819 1992 1357246
119. J.P. Kinsella, S.H. Abman: Inhalational nitric oxide therapy for persistent pulmonary hypertension of the newborn. Pediatrics. 91:997 1992
120. R.F. Soll: Inhaled nitric oxide in the neonate. J Perinatol. 29:S63-S67 2009 19399012
121. C. Frostell, M. Fratacci, J. Wain, et al.: Inhaled nitric oxide. A selective pulmonary vasodilator reversing hypoxic pulmonary vasoconstriction. Circulation. 83:2038-20471991 2040056
122. A.L. Hyman, P.J. Kadowitz: Effects of alveolar and perfusion hypoxia and hypercapnia on pulmonary vascular resistance in the lamb. Am J Physiol. 228:379 1975
123. J.B. West, C.T. Dollery, A. Naimark: Distribution of blood flow in isolated lung: relation to vascular and alveolar pressures. Am J Physiol. 19:713 1964
124. B.E. Marshall, C. Marshall, J. Benumof, et al.: Hypoxic pulmonary vasoconstriction in dogs: effects of lung segment size and oxygen tension. J Appl Physiol. 51:1543 1981
125. D. Berry, A. Jobe, H. Jacobs, et al.: Distribution of pulmonary blood flow in relation to atelectasis in premature ventilated lambs. Am Rev Respir Dis. 132:500 1985 4037523
126. J.C. Leonidas, F.M.B. Moylan, P.C. Kahn, et al.: Ventilation-perfusion scans in neonatal regional pulmonary emphysema complicating ventilatory assistance. Am J Roentgenol. 131:243 1978
127. A. Krauss: The regulation of breathing. E.M. Scarpelli Newborn and Child. Pulmonary Physiology of the Fetus. 1975 Lea & Febiger Philadelphia 83
128. M.A. Avery, B.D. Fletcher, R.G. Williams: The Lung and Its Disorders in the Newborn Infant. 4th ed. 1981 Saunders Phila delphia 48
129. A.C. Bryan, M.H. Bryan: Control of respiration in the newborn. G.A. Gregory D.W. Thibeault Neonatal Pulmonary Care. 2nd ed. 1986 Appleton-Century-Crofts Norwalk, Conn 33
130. J.T. Fisher, J.P. Mortola, J.B. Smith, et al.: Respiration in newborns: development of the control of breathing. Am Rev Respir Dis. 125:650-657 1982 7091870
131. J. Kattwinkel, H.S. Nearman, A.A. Fanoroff, et al.: Apnea of prematurity: comparative therapeutic effects of cutaneous stimulation and nasal CPAP. J Pediatr.86:588 1975 1092821
132. R.J. Martin, H.S. Nearman, P.G. Katona, et al.: The effect of a low continuous positive airway pressure on the reflex control of respiration in the preterm infant. J Pediatr.90:976 1977 323448
133. M. Davi, K. Sankaran, K. Simons, et al.: Physiological changes induced by theophylline in the treatment of apnea in preterm infants. J Pediatr. 92:91 1978 22592
134. M. Aubier, A. DeTroyer, M. Sampson, et al.: Aminophylline improves diaphragmatic contractility. N Engl J Med. 305:249 1981 7242614
135. V.P. Carnielli, G. Verlato, F. Benini, et al.: Metabolic and respiratory effects of theophylline in the preterm infant. Arch Dis Child Fetal Neonatal Ed. 83:F39-F43 200010873170
136. M. Keszler: INSURE, infant flow, positive pressure and volume guarantee—tell us what is best: selection of respiratory support modalities in the NICU. Early Hum Dev.85:S53-S56 2009 19786332
137. V.M. Ranieri, P.M. Suter, C. Tortorella, et al.: Effect of mechanical ventilation on inflammatory mediators in patients with acute respiratory distress syndrome: a randomized controlled trial. JAMA. 282:54-61 1999 10404912
138. J.J. Coalson, T.J. Kuehl, T.J. Prihoda: Diffuse alveolar damage in the evolution of bronchopulmonary dysplasia in the baboon. Pediatr Res. 24:357-366 1988 3211622
139. O.D. Saugstad: Is oxygen more toxic than currently believed? Pediatrics. 108:1203-1205 2001 11694702
140. D. Dreyfuss, G. Saumon: Ventilator induced lung injury: lesions from experimental studies. Am J Respir Crit Care Med. 157:294-323 1998 9445314
141. A.H. Jobe, M. Ikegami: Mechanism initiating lung injury in the preterm. Early Hum Dev. 53:81-94 1999
142. J.G. Muscedere, J.B. Mullen, K. Gan: Tidal ventilation at low airway pressures can augment lung injury. Am J Respir Crit Care Med. 149:1327-1334 1994 8173774
143. Clark RH: Support of gas exchange in the delivery room and beyond: how do we avoid hurting the baby we seek to save? Clin Perinatol 26: vii-viii, 669-681, 1999

Capítulo 3

Control de la ventilación

Richard J. Martin, MBBS

INTRODUCCIÓN

La transición de la vida fetal a la vida neonatal exige una conversión rápida de la actividad respiratoria del feto, que es intermitente y no requiere intercambio gaseoso, a la respiración continua de la que depende el intercambio gaseoso una vez que el bebé nace. Esto conlleva el desarrollo de un circuito neural que regula el control respiratorio y se desempeña como un vínculo exclusivo entre los pulmones, que están madurando, y el cerebro. Los frecuentes sucesos apneicos que presentan los neonatos prematuros pueden ser resultado de una característica de la respiración fetal: las pausas episódicas en los movimientos respiratorios. Sin embargo, después del parto, la apnea frecuente —generalmente, vinculada con bradicardia y desaturación de oxígeno— puede ser uno de los principales problemas del cuidado intensivo neonatal. El inconveniente del control inadecuado de la respiración neonatal suele agravarse debido a las desventajas mecánicas de la pared torácica distensible y de la mecánica pulmonar desfavorable del neonato. Esto, sumado a la observación de que el control respiratorio neonatal es vulnerable a distintas condiciones fisiopatológicas (**Figura 3-1**). Es fundamental comprender la maduración del control respiratorio del neonato para brindarle ventilación mecánica de manera racional.

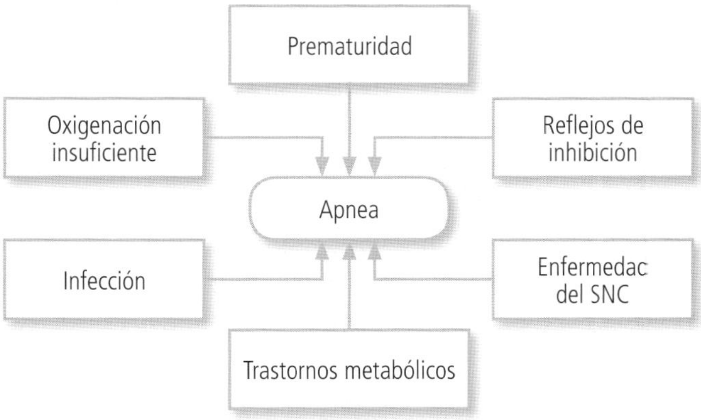

Figura 3-1. Factores específicos que desencadenan la apnea. SNC: sistema nervioso central.

PATOGENIA DE LA APNEA DEL PREMATURO

Nuestro limitado conocimiento sobre la integración de los receptores quimiosensibles y mecanosensibles al circuito de control autónomo del tronco encefálico humano en desarrollo restringe la comprensión adecuada de la patogenia de la apnea del prematuro. Modelos realizados en animales neonatos, como roedores, demuestran una inmadurez al momento de nacer en comparación con los humanos; sin embargo, por lo general, no se observa apnea. No obstante, dependemos claramente de los modelos en animales para definir la maduración de la arquitectura neuroanatómica y los cambios en los neurotransmisores del tronco encefálico. Sin dudas, se producen importantes cambios en el contenido de adenosina, ácido γ-aminobutírico (GABA) y serotonina, y en los correspondientes subtipos de receptores, en las regiones del tronco encefálico relacionadas con la respiración (1).

Quimiosensibilidad central (CO_2)

El CO_2 se detecta, principalmente, en la superficie bulbar ventral o cerca de ella, pero, también, en los cuerpos carotídeos y es el principal impulsor de la respiración en todas las edades. Durante varias décadas, se ha reconocido que los neonatos prematuros exhiben una respuesta ventilatoria disminuida frente al CO_2, en comparación con los neonatos más maduros (2). La respuesta de los neonatos prematuros frente al CO_2 produce un aumento del volumen corriente, con un leve aumento —si lo hubiere— en la frecuencia (3). Asimismo, en comparación con los controles prematuros no apneicos, los neonatos prematuros apneicos tienen una respuesta disminuida frente al CO_2 (4). Tanto en los neonatos prematuros como en los neonatos a término, se ha demostrado que la $PaCO_2$ inicial es de tan solo 1,5 mm Hg por encima del umbral apneico; frente a oscilaciones mínimas en la $PaCO_2$, este estrecho margen podría predisponer a estos niños a la apnea (5). Los patrones respiratorios tienden a ser más irregulares durante el sueño, con movimientos oculares rápidos (REM), que durante el sueño tranquilo, y es posible que la cercanía de los umbrales eupneicos y apneicos de CO_2 pueda desencadenar una mayor irregularidad entre respiraciones durante el sueño REM. Lamentablemente, en los neonatos prematuros, es difícil distinguir el sueño REM, el sueño tranquilo, el sueño transicional e, incluso, la vigilia. Esto genera dificultad a la hora de extraer conclusiones sobre las etapas del sueño y el control respiratorio en la población de neonatos prematuros.

Quimiosensibilidad periférica (hipóxica)

Los quimiorreceptores periféricos están ubicados, principalmente, en el cuerpo carotídeo y son responsables de estimular la respiración como respuesta a la hipoxia. Se han propuesto funciones exacerbadas y atenuadas de los quimiorreceptores periféricos como factores que contribuyen a la apnea del prematuro (6). Dentro del útero, la sensibilidad al oxígeno del quimiorreceptor ubicado en la carótida se adapta a la PaO_2 habitualmente baja del entorno fetal de los mamíferos (~23 a 27 mm Hg). Después del parto, el aumento de la PaO_2 al iniciarse la respiración silencia los quimiorreceptores periféricos, tras lo cual se produce un aumento gradual de la quimiosensibilidad hipóxica. Una vez establecida la quimiosensibilidad periférica, la reanimación hiperóxica desencadena rápidamente la apnea, como se observa de manera evidente en las crías de rata (7). Lo lógico sería que la ventilación mecánica hiperóxica inadecuada en un neonato apneico perjudique la restauración del impulso respiratorio, pero resulta interesante el hecho de que, comparado con los controles, los neonatos con displasia broncopulmonar parecen exhibir respuestas inhibidas de los quimiorreceptores periféricos (8), lo cual podría hacerlos más vulnerables a padecer apnea.

Dados los significativos cambios en los niveles de oxigenación, la sensibilidad excesiva de los quimiorreceptores periféricos en respuesta a la hipoxia también podría desestabilizar los patrones respiratorios. Esto coincide con un hallazgo anterior en los neonatos prematuros: un mayor aumento en la ventilación —inducido por la hipoxia— conlleva una mayor cantidad de episodios apneicos (9). Los datos obtenidos a partir de las crías de rata indican que el acondicionamiento mediante exposiciones hipóxicas intermitentes facilita la descarga de los sensores del cuerpo carotídeo en respuesta a una futura exposición hipóxica. Este efecto parece acompañarnos hasta la vida adulta, lo que genera interrogantes respecto de los efectos más perdurables de la apnea neonatal sobre el control respiratorio humano (10).

Es sabido que, en el período neonatal, tras la respuesta ventilatoria a la hipoxia —un aumento inicial de la ventilación minuto—, se produce un descenso de la frecuencia respiratoria posterior a la hipoxia. Esto se conoce como «depresión ventilatoria hipóxica»; se observa de forma menos significativa en etapas posteriores de la vida y puede ser una respuesta adecuada a la hipoxia sostenida si va de la mano con una disminución del índice metabólico. La inhibición descendente del mesencéfalo y otras estructuras parece ser la causa de esta depresión hipóxica; no lo es la disminución de la activación de los quimiorreceptores periféricos, aunque no podemos descartar un aporte de esta última. No queda claro cuál es la función que desempeña la depresión hipóxica en la apnea del prematuro, pero la baja oxigenación inicial se vincula con una desaturación más episódica en los neonatos prematuros (11).

La función de los aferentes de los mecanorreceptores (laríngeos)

La activación de la mucosa laríngea desencadena un potente reflejo de protección de las vías respiratorias que, en los neonatos prematuros y a término y en animales inmaduros de distintas especies produce varias complicaciones autonómicas, como apnea, bradicardia, hipotensión, cierre de las vías respiratorias superiores y movimientos deglutorios. Si bien este potente reflejo de inhibición, llamado «quimiorreflejo laríngeo», se considera un importante factor que contribuye a la apnea y a la bradicardia vinculadas con una succión o aspiración excesivas, no queda clara su relación con la apnea del prematuro. El marcado efecto inhibitorio sobre la ventilación en la etapa neonatal puede ser resultado de la mejora en las vías de inhibición centrales, y se ha propuesto al GABA como un mediador de este efecto (12). A pesar de la justificación fisiológica de la relación entre la estimulación de los aferentes laríngeos y la apnea del prematuro, la relación temporaria entre la apnea del prematuro y el reflujo gastroesofágico es poco frecuente en neonatos prematuros, tal como veremos más adelante. Cabe destacar los datos obtenidos a partir de crías de cerdos —y confirmados en neonatos humanos— que demuestran que la inhibición respiratoria puede preceder a una pérdida del tono del esfínter esofágico inferior y, teóricamente, predisponer al reflujo (13, 14).

ORIGEN DE LA APNEA CENTRAL, MIXTA Y OBSTRUCTIVA

Tradicionalmente, la apnea se clasifica en tres categorías, en función de la presencia o ausencia de obstrucción de las vías respiratorias superiores: 1) central, 2) obstructiva y 3) mixta. La central se caracteriza por un cese total del esfuerzo inspiratorio, sin signos de obstrucción. En la apnea obstructiva, el neonato intenta respirar, pero las vías respiratorias superiores están obstruidas, con lo cual la pared torácica se mueve sin flujo de aire durante todo el episodio apneico. La apnea mixta consiste en esfuerzos respiratorios obstruidos, generalmente, tras pausas centrales. El principal lugar de obstrucción de las vías respiratorias es fundamentalmente la faringe, aunque también puede ocurrir en la laringe y, posiblemente, en ambas estructuras. Resulta interesante destacar que el cierre de las vías respiratorias superiores también puede ocurrir durante la apnea central.

A diferencia de la apnea del sueño que padecen los adultos, que casi siempre es obstructiva, la apnea del prematuro tiene un origen predominantemente central, con una pérdida del impulso respiratorio desencadenada en el tronco encefálico. Durante la apnea mixta, se supone que existe una pérdida inicial del impulso respiratorio central y que la reanudación de la inspiración va de la mano con una demora en la activación de los músculos de las vías respiratorias superiores, que están cerradas (15). Esto podría deberse a que se requiere menos CO_2 para activar la pared torácica que para activar los músculos de las vías respiratorias superiores. Generalmente, la apnea mixta representa más del 50 % de los episodios apneicos prolongados, seguida por la apnea central y la apnea obstructiva (16). La apnea espontánea puramente obstructiva, en ausencia de un problema postural, es poco frecuente. Al realizar un monitoreo estándar de la impedancia del esfuerzo respiratorio mediante el movimiento parietal torácico, no es posible reconocer esfuerzos respiratorios asociados a obstrucción alguna. Debido a esto, la apnea mixta (o la apnea obstructiva) casi siempre se identifica por la bradicardia o la desaturación que la acompañan; no obstante, estos no son sucesos desencadenantes.

RELACIÓN ENTRE LA APNEA, LA BRADICARDIA Y LA DESATURACIÓN

El cese de la respiración —o hipoventilación— casi siempre es el suceso que desencadena distintos patrones de apnea, bradicardia y desaturación en los neonatos prematuros. No existe un consenso establecido respecto de cuándo una pausa respiratoria, que es universal en los neonatos prematuros, puede definirse como un episodio apneico. Se ha propuesto que la apnea puede definirse por su duración (por ejemplo, >15 segundos) o por la bradicardia o las desaturaciones que la acompañan. Sin embargo, incluso las pausas de 5 a 10 segundos que se producen en la respiración periódica pueden acompañarse de bradicardia o desaturación. Como vimos, la respiración periódica —ciclos ventilatorios de entre 10 y 15 segundos de duración con pausas de 5 a 10 segundos— se considera el patrón respiratorio «normal» en neonatos que no deberían requerir intervención terapéutica. Se especula que la respiración periódica es el resultado de una actividad de los quimiorreceptores periféricos dominantes en respuesta a fluctuaciones en la tensión de oxígeno arterial. La rapidez del descenso de la saturación de oxígeno después de una pausa respiratoria es directamente proporcional a la oxigenación basal, y esto, a su vez, se relaciona con el volumen pulmonar y con la gravedad de las enfermedades pulmonares.

La bradicardia es un signo prominente en los neonatos prematuros con apnea, si bien no está del todo claro cuál es el mecanismo de base de la bradicardia que acompaña a la apnea en estos casos. Se ha observado una correlación importante entre la disminución de la saturación de oxígeno y la frecuencia cardíaca, y la bradicardia durante la apnea podría estar relacionada con la estimulación hipóxica de los quimiorreceptores del cuerpo carotídeo, en especial, en ausencia de insuflación pulmonar. También es posible que la bradicardia se produzca de forma simultánea con la apnea durante la estimulación de los receptores faríngeos, lo que sugiere que existe un mecanismo central, mediado por el nervio vago, que desencadena ambas afecciones. Los datos obtenidos con neonatos prematuros indican que es poco probable que los episodios bradicárdicos aislados (<70/min.), en ausencia de hipoxemia simultánea, afecten significativamente la oxigenación tisular medida por espectroscopia del infrarrojo cercano (17).

EPISODIOS CARDIORRESPIRATORIOS EN NEONATOS INTUBADOS

Si la apnea desencadena la bradicardia y la desaturación episódicas en sucesos de respiración espontánea, ¿cuál es el origen de dichos episodios en neonatos intubados y ventilados? La respuesta probable es que la ventilación mecánica no siempre produce una ventilación eficaz en neonatos intubados. Se ha demostrado que, en estos neonatos, la pérdida de volumen pulmonar y la actividad excesiva de los músculos espiratorios acompañan los episodios que se asocian con la desaturación (18). En estos casos, también podría haber una pérdida de sucesos ventilatorios espontáneos. La presencia de desaturación y de bradicardia episódicas en neonatos ventilados refuerza la necesidad de sincronizar la respiración espontánea y la ventilación mecánica. La extubación, de ser viable, puede disminuir de manera eficaz la frecuencia de estos episodios.

ENFOQUES TERAPÉUTICOS

Sin dudas, el control respiratorio insuficiente es uno de los principales factores que contribuyen con la necesidad de aplicar ventilación neonatal asistida. Por lo tanto, nuestra capacidad para mejorar el control respiratorio neonatal disminuirá, probablemente, la posible morbilidad inducida por la ventilación. Los tratamientos agresivos contra la apnea pueden ofrecer los beneficios de evitar la intubación, mejorar la extubación y mitigar alguno de los efectos adversos de la apnea o del intercambio gaseoso. Para lograr estos objetivos, contamos con estrategias no farmacológicas, farmacológicas y ventilatorias. Gran parte de las estrategias de índole ventilatorio se abordan en otras secciones de esta obra.

Optimización de los estímulos mecanosensoriales

El circuito responsable de generar el ritmo respiratorio dentro del sistema nervioso central depende, para generar el movimiento respiratorio, de la actividad rítmica intrínseca y de los estímulos sensoriales aferentes. Al utilizar un colchón tapizado con actuadores incrustados, Bloch-Salisbury *et al.* han demostrado que su novedosa técnica de estimulación mecanosensorial estocástica puede estabilizar los patrones respiratorios de neonatos prematuros, lo que se manifiesta mediante una disminución de la apnea y una disminución de casi tres veces en el porcentaje del tiempo con saturaciones de oxígeno <85 % (19). Resulta interesante destacar que el nivel de estimulación empleado era inferior al umbral mínimo necesario para despertar al neonato, con lo cual no se producía ningún cambio aparente en el paciente, y el efecto, probablemente, no podía atribuirse al mínimo aumento del nivel de sonido vinculado con la estimulación. Este enfoque sigue siendo claramente experimental, pero vale la pena estudiarlo en mayor profundidad, pues toma en cuenta el importante hecho de que es necesario mejorar la estimulación ambiental del neonato. De forma similar, el cuidado piel a piel es una práctica altamente recomendada en la unidad de cuidados intensivos neonatales (UCIN) para fomentar el apego con los padres y, quizá, influir sobre el control respiratorio (20). Hay datos que revelan que esta práctica, además de ser segura, se vincula con una disminución de la actividad eléctrica del diafragma, lo cual, posiblemente, merma la energía que se gasta en los esfuerzos respiratorios (21).

Optimización de los gases en sangre

Casi siempre, los episodios hipóxicos intermitentes son resultado de pausas respiratorias, de apnea o de una ventilación ineficaz agravadas por una función respiratoria deficiente (**Figura 3-2**). La búsqueda de una meta final de saturación de oxígeno basal menos exigente se ha vinculado con la persistencia de los episodios hipóxicos intermitentes (11). No queda claro si el hecho de tolerar esta menor saturación de oxígeno basal aumenta la incidencia de la apnea y provoca hipoxemia (debido a la depresión hipóxica de la respiración) o si la incidencia de la apnea es similar con las diferentes metas de saturación, pero la situación creada por la menor saturación de oxígeno basal predispone al paciente a sufrir hipoxemia intermitente de manera más frecuente o grave. Independientemente del mecanismo, debe evitarse una saturación de oxígeno basal baja (por ejemplo, <90 %) si existe un control respiratorio inmaduro sumado a una función respiratoria deficiente. Tampoco queda claro si el beneficio que aporta la transfusión de un concentrado de eritrocitos es consecuencia de la mejora en el control respiratorio o de una menor vulnerabilidad a la hipoxia en casos de apnea (22, 23). Estos estudios demuestran que la disminución de los episodios hipóxicos intermitentes, después de la transfusión de eritrocitos, se manifiesta únicamente después de las primeras semanas de vida y que los informes de enfermería subestiman de forma significativa la frecuencia de dichos episodios cardiorrespiratorios (22, 23). Evidentemente, cualquier beneficio derivado de la transfusión de un concentrado de eritrocitos sobre la apnea, la bradicardia y la desaturación debe evaluarse frente a los posibles riesgos de la transfusión.

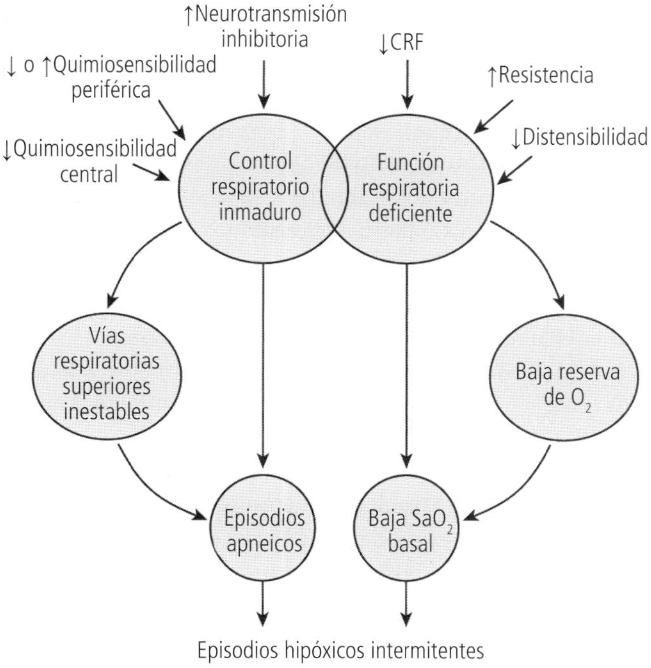

Figura 3-2. Mecanismos mediante los cuales el control respiratorio inmaduro, sumado a la función respiratoria deficiente, contribuyen a la desaturación episódica. CRF: capacidad residual funcional.

Se está estudiando este control automático del oxígeno inspirado y se ha comparado con los ajustes de rutina del oxígeno inspirado que realiza el personal clínico en neonatos que nacen tras 24 a 27 semanas de gestación (24). Durante el período automático, el tiempo transcurrido con saturación de oxígeno dentro del rango pretendido del 87 % al 93 % aumentó significativamente, y los tiempos del rango hiperóxico disminuyeron de forma significativa. Esto no se relacionó con una disminución evidente de los episodios hipóxicos; no obstante, el perfeccionamiento futuro de esta tecnología puede resultar útil para minimizar la hipoxia intermitente. Por último, un enfoque novedoso es la complementación del aire inspirado con una muy baja concentración adicional de CO_2 para aumentar el impulso respiratorio (25). A pesar de que sea interesante desde una perspectiva fisiológica y de que, probablemente, disminuya la apnea, se duda sobre la aceptación clínica generalizada de este enfoque, pues la mayoría de los neonatos prematuros padecen enfermedades pulmonares residuales y son propensos a sufrir hipercarbia basal, lo que podría llevar a que muchos médicos se nieguen a administrar CO_2 inspirado de forma complementaria.

El lugar que ocupa el reflujo gastroesofágico

Si bien la estimulación faringolaríngea puede desencadenar apnea, debemos ser precavidos antes de atribuir la apnea al reflujo gastroesofágico. A pesar de la coexistencia frecuente entre la apnea y el reflujo gastroesofágico en neonatos prematuros, las investigaciones realizadas sobre el momento en que se produce el reflujo y su relación con los episodios apneicos indican que, en general, no guardan una relación temporal (26). Los estudios de monitoreo demuestran que, cuando efectivamente se observa una relación entre la apnea y el reflujo, la apnea puede ser anterior —y no posterior— al reflujo (14). Este hallazgo sugiere que la pérdida del estímulo respiratorio neural durante la apnea puede estar acompañado por una disminución del tono del esfínter esofágico inferior y por la aparición de reflujo gastroesofágico. Este fenómeno se ha confirmado mediante un modelo con crías de cerdo recién nacidas, en las que la apnea se produjo junto con una disminución de la presión del esfínter esofágico inferior. Aunque los experimentos fisiológicos realizados en animales revelan que el reflujo del contenido gástrico hacia la laringe induce apnea refleja, no existen certezas que demuestren que el tratamiento del reflujo influirá sobre la frecuencia de la apnea en la mayoría de los neonatos prematuros (27). Por lo tanto, el tratamiento del reflujo con medicamentos que disminuyan la acidez o aumenten la motilidad gastrointestinal, generalmente, debe reservarse para neonatos con riesgos específicos, como los que presentan alguna discapacidad del neurodesarrollo o que se han sometido a la reparación quirúrgica de anomalías gastrointestinales. Independientemente de la presencia de apnea, se aconseja precaución con los neonatos prematuros, incluso los que exhiben signos de vómitos o regurgitación de lo que comen, pues el tratamiento de supresión de los ácidos estomacales se vincula con un mayor riesgo de sepsis neonatal. Una vez comenzado, dicho tratamiento debe interrumpirse si no se observa ningún beneficio clínico evidente.

Tratamiento con xantinas

Durante los últimos 40 años, el tratamiento con xantinas ha tenido una notable influencia sobre la atención neonatal. Persisten los interrogantes sobre su modo de acción para mejorar el control respiratorio neonatal, pero su eficacia y su seguridad son, generalmente, reconocidas. Las xantinas presentan una increíble capacidad para mitigar la apnea del prematuro, lo cual, probablemente, no ocurra en otras etapas de la vida, pues el efecto estimulante generalizado de la cafeína no se toleraría de forma adecuada. Parece ser que los neonatos exhiben una estimulación selectiva de las respuestas neurales respiratorias, inducida por la cafeína (o la teofilina), sin un efecto estimulante generalizado.

Tanto la cafeína como la teofilina pueden usarse para tratar la apnea del prematuro. Esto se debe a que tienen múltiples mecanismos de acción en el ámbito fisiológico y farmacológico. La capacidad terapéutica de las xantinas para mejorar las respuestas neurales respiratorias en la etapa neonatal se manifiesta mediante un aumento de la ventilación minuto, una mayor sensibilidad al CO_2 y una menor depresión hipóxica de la respiración. Aún se sigue investigando la base farmacológica exacta de este aumento de la respuesta neural respiratoria; sin embargo, el antagonismo competitivo de los receptores de adenosina es un efecto comprobado de las xantinas (28). Si bien la adenosina actúa como un neurorregulador de inhibición en el sistema nervioso central mediante la activación de los receptores de adenosina A_1, la activación de los receptores de adenosina A_{2A} parece excitar las interneuronas gabaérgicas, mientras que el GABA liberado puede contribuir a la inhibición respiratoria inducida por la adenosina (29). Las xantinas también inhiben la fosfodiesterasa, que, normalmente, descompone el adenosín monofosfato cíclico (cAMP, por sus siglas en inglés); no obstante, no queda claro cuál es la relación entre la acumulación del cAMP y la mitigación de la apnea en los neonatos.

Estas complejas interacciones entre neurotransmisores, inducidas por la cafeína, han despertado inquietudes respecto de su seguridad y, como consecuencia, se ha realizado un ensayo clínico multicéntrico de gran envergadura. Los resultados de este estudio han demostrado que el tratamiento con cafeína (empleado para tratar la apnea o mejorar la extubación) es eficaz para disminuir la frecuencia de la displasia broncopulmonar (DBP) y mejorar el neurodesarrollo entre los 18 y los 21 meses de vida, en especial, en los neonatos que reciben ventilación mecánica (30, 31). También hay evidencia de una disminución del trastorno de coordinación del desarrollo en la cohorte de pacientes tratados con cafeína y seguimiento hasta los 5 años de edad (32). Es posible que este beneficio sea consecuencia de una disminución de la apnea y redunde en una menor cantidad de episodios hipóxicos intermitentes; sin embargo, esto es una mera especulación (**Figura 3-3**).

Los datos obtenidos con roedores neonatos demuestran un efecto antiinflamatorio de la cafeína en estados proinflamatorios inducidos por la hiperoxia posnatal o la exposición antenatal a endotoxinas (33, 34). En estos estudios, se observó una mitigación de las enfermedades pulmonares y una mejora en la mecánica del aparato respiratorio luego del tratamiento con cafeína. En contraste, otros datos generan inquietudes respecto de los posibles efectos adversos de la exposición neonatal a la cafeína en distintos modelos animales. Los datos sobre los efectos de la cafeína en el encéfalo en desarrollo también son conflictivos y no incluyen ningún efecto en el modelo ovino describen un efecto de protección en casos de daño perinatal de la sustancia blanca inducido por hipoxia y un efecto adverso demostrado en los estudios de diagnóstico por imágenes cerebrales.

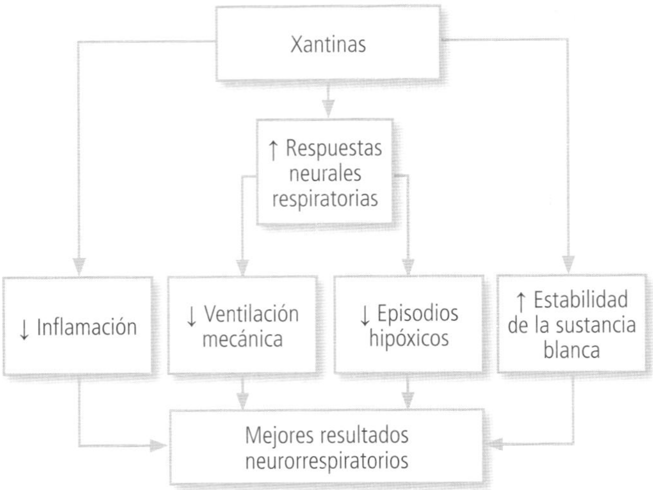

Figura 3-3. Mecanismos teóricos mediante los cuales el tratamiento con xantinas en la etapa neonatal mejora los resultados posteriores.

Tradicionalmente, la cafeína se administra en dosis de 10 a 12,5 mg/kg —como dosis inicial de carga—, seguidas de 2,5 a 5 mg/kg —como dosis de mantenimiento cada 24 horas. Los cambios en la pauta posológica que se desvíen de los protocolos con beneficios comprobados deben realizarse con precaución y evaluarse mediante ensayos clínicos prospectivos. Ya ha cambiado el momento de administración de las xantinas; actualmente, el uso de cafeína es generalizado a modo de profilaxis (22). Los estudios iniciales sugieren que el comienzo del tratamiento con cafeína de manera muy precoz produce un mejor resultado; sin embargo, estos hallazgos se basan en una revisión retrospectiva con posibles factores de confusión (35). Por último, en una cohorte de neonatos prematuros, el uso extendido de la cafeína hasta una edad posmenstrual de 40 semanas se ha asociado con una disminución de la hipoxia intermitente (36). Claramente, se necesitan más investigaciones para continuar optimizando el tratamiento con cafeína.

Presión positiva continua en las vías respiratorias

La presión positiva continua en las vías respiratorias (CPAP) también ha demostrado ser un tratamiento relativamente seguro y eficaz desde hace más de 40 años y, junto con la cafeína, ha revolucionado el tratamiento de la apnea en los neonatos. Al limitar el cierre de las vías respiratorias superiores, tiene la doble función de estabilizar el volumen pulmonar y de mejorar la permeabilidad de las vías respiratorias. Debido a que los episodios de apnea más prolongados implican, en general, un componente obstructivo, la CPAP parece ser eficaz cuando actúa como una «férula» en las vías respiratorias superiores que aplica una presión positiva y disminuye el riesgo de obstrucción faríngea o laríngea (37). Debido al bajo nivel que se encuentra la capacidad residual funcional que presentan muchos neonatos prematuros con enfermedades pulmonares residuales, los depósitos de oxígeno pulmonares están, probablemente, reducidos, y hay un tiempo muy breve entre el cese de la respiración y el comienzo de la desaturación y la bradicardia. Por lo tanto, es posible que la CPAP disminuya esta vulnerabilidad y la convierta en una desaturación episódica. La mayoría de los neonatos prematuros toleran correctamente la CPAP nasal. Sin embargo, tal como se indica en otras secciones de esta obra, los tratamientos con cánulas nasales de flujo alto o bajo se utilizan cada vez más como un tratamiento equivalente que puede permitir la aplicación de CPAP y, al mismo tiempo, mejorar la movilidad del neonato.

CONSECUENCIAS A LARGO PLAZO DE LA APNEA NEONATAL

Afortunadamente, la apnea del prematuro suele resolverse alrededor de las 36 a 40 semanas de edad desde la concepción; sin embargo, en neonatos más inmaduros, puede persistir después de esta edad. Esto es especialmente relevante en los neonatos que padecen DBP. Hay datos disponibles que indican que los episodios cardiorrespiratorios en la mayoría de los neonatos regresan al nivel inicial normal aproximadamente a las 43 o 44 semanas de edad desde la concepción (38). En otras palabras, después de las 43 o 44 semanas de edad desde la concepción, la incidencia de los episodios cardiorrespiratorios en neonatos prematuros no supera significativamente la observada en los neonatos a término. En un subconjunto de neonatos, la persistencia de los episodios cardiorrespiratorios podría demorar el alta hospitalaria. En los Estados Unidos, como alternativa a una hospitalización prolongada, a unos pocos de estos neonatos se les ofrece control cardiorrespiratorio domiciliario hasta las 43 o 44 semanas de edad desde la concepción. La ausencia de una relación evidente entre la apnea del prematuro persistente y el síndrome de muerte súbita del lactante (SMSL) ha disminuido significativamente la práctica del control domiciliario sin producirse un aumento en la tasa del SMSL.

Los neonatos prematuros experimentan varios problemas durante su estadía en la UCIN, y muchas de estas afecciones, como la apnea y la subsiguiente hipoxia intermitente, pueden provocar un incorrecto neurodesarrollo. El problema de correlacionar la apnea con el resultado deriva del hecho de que los informes de enfermería sobre la gravedad de la apnea pueden ser poco confiables, y las técnicas de monitoreo de la impedancia generalmente no logran identificar los episodios de apnea mixta y de apnea obstructiva. A pesar de esto, los datos disponibles sugieren que existe un vínculo entre la duración de la apnea y la ventilación asistida durante la hospitalización y la deficiencia en el neurodesarrollo (39). También se ha demostrado una relación entre la demora en la resolución de la apnea y la bradicardia después de las 36 semanas de edad corregida y una mayor incidencia de resultados desfavorables del neurodesarrollo (40).

Los estudios deberían centrarse en la frecuencia y la gravedad de los episodios de desaturación, pues, actualmente, existen técnicas avanzadas para la recolección a largo plazo de datos de la oximetría de pulso que pueden ofrecer una mejor resolución de las desaturaciones en los pacientes controlados. Asimismo, es probable que la hipoxia recurrente sea el factor de mal pronóstico de las posibles anomalías a largo plazo que exhiben los neonatos prematuros. La incidencia de episodios hipóxicos intermitentes en neonatos prematuros es relativamente baja durante la primera semana de vida y, luego, aumenta rápidamente y se mantiene durante varias semanas (41). Como ya hemos visto, este período podría corresponder a un aumento posnatal de la quimiosensibilidad periférica y la consecuente inestabilidad respiratoria. La **Figura 3-4** resume las morbilidades teóricas que podrían atribuirse a episodios hipóxicos inter-

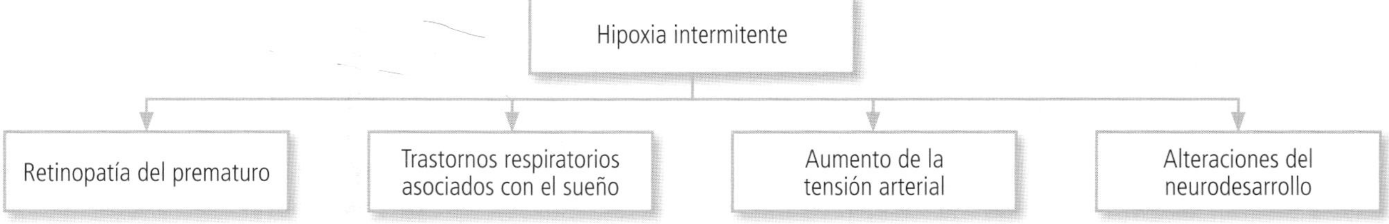

Figura 3-4. Morbilidades teóricas atribuibles a la hipoxia intermitente en el período neonatal, la niñez o la adolescencia.

mitentes en la etapa neonatal (42). Estas consecuencias clínicas teóricas de la hipoxia intermitente neonatal deben contrastarse con estudios fisiológicos que registren los efectos moduladores sobre la plasticidad neuronal relacionados con los mecanismos periféricos o centrales de control respiratorio. Actualmente, estamos aprendiendo muchísimo gracias a estudios en curso con cohortes de exneonatos prematuros. Por ejemplo, la incidencia de los trastornos respiratorios relacionados con el sueño es excesivamente alta en neonatos prematuros, independientemente de la asignación aleatoria para recibir cafeína o un placebo (43). En los adolescentes que fueron neonatos prematuros, se observa hipertensión arterial (44). ¿Esto es resultado de los cambios inflamatorios vasculares inducidos por la hipoxia (45)? Aún queda mucho por hacer para dilucidar las bases biológicas de las secuelas que observamos en neonatos prematuros y el papel que desempeña el control respiratorio y de la ventilación en su patogenia.

REFERENCIAS

1. R.J. Martin, C.G. Wilson: Apnea of prematurity. G.S. Mitchell Handbook of Physiology, American Physiology Society. 2012 Wiley-Blackwell PublishersHoboken 2923-2931
2. H. Rigatto, J.P. Brady, R.D.L. Torre: Chemoreceptor reflexes in preterm infants: II. The effect of gestational and postnatal age on the ventilatory response to inhaled carbon dioxide. Pediatrics.55:614-620 1975 1128987
3. R.J. Martin, W.A. Carlo, S.S. Robertson, et al.: Biphasic response of respiratory frequency to hypercapnea in preterm infants. Pediatr Res.19:791-796 1985 3929222
4. T. Gerhardt, E. Bancalari: Apnea of prematurity: II. Respiratory reflexes. Pediatrics. 74:63-66 19846739219
5. A. Khan, M. Qurashi, K. Kwiatkowski, et al.: Measurement of the CO2 apneic threshold in newborn infants: possible relevance for periodic breathing and apnea. J Appl Physiol. 98:1171-11762005 15772056
6. P.M. MacFarlane, A.P. Ribeiro, R.J. Martin: Carotid chemoreceptor development and neonatal apnea. Respir Physiol Neurobiol. 185:170-176 2013 22842008
7. G.B. Bookatz, C.A. Mayer, C.G. Wilson, et al.: Effect of supplemental oxygen on reinitiation of breathing after neonatal resuscitation in rat pups. Pediatr Res. 61:698-702 2007 17426659
8. M. Katz-Salamon, B. Jonsson, H. Lagercrantz: Blunted peripheral chemoreceptor response to hyperoxia in a group of infants with bronchopulmonary dysplasia. Pediatr Pulmonol.20:101-1 06 1995 8570299
9. M.L. Nock, J.M. Di Fiore, M.K. Arko, et al.: Relationship of the ventilatory response to hypoxia with neonatal apnea in preterm infants. J Pediatr.144:291-295 2004 15001929
10. A. Pawar, Y. Peng, F.J. Jacono, et al.: Comparative analysis of neonatal and adult rat carotid body responses to chronic intermittent hypoxia. J Appl Physiol. 104:1287-1294 2008 18187605
11. J.M. Di Fiore, M. Walsh, L. Wrage, et al. on behalf of the SUPPORT Study Group of the Eunice Kennedy Shriver National Institute of Child Health and Human Development Neonatal Research Network: Low oxygen saturation target range is associated with increased incidence of intermittent hypoxemia. J Pediatr. 161:1047-1052 2012 22738947
12. J.M. Abu-Shaweesh, I.A. Dreshaj, M.A. Haxhiu, et al.: Central GABAergic mechanisms are involved in apnea induced by superior laryngeal nerve stimulation in piglets. J Appl Physiol. 90:1570-15762001 11247962
13. P. Kiatchoosakun, I.A. Dreshaj, J.M. Abu-Shaweesh, et al.: Effects of hypoxia on respiratory neural output and lower esophageal sphincter pressure in piglets. Pediatr Res. 52:50-55 200212084847
14. T.I. Omari: Apnea-associated reduction in lower esophageal sphincter tone in premature infants. J Pediatr. 154:374-378 2009 18950796
15. E.B. Gauda, M.J. Miller, W.A. Carlo, et al.: Genioglossus response to airway occlusion in apneic versus nonapneic infants. Pediatr Res.22:683-687 1987 3431951
16. K.J. Barrington, N.N. Finer: Periodic breathing and apnea in preterm infants. Pediatr Res. 27:118-1211990 2314939
17. M.B. Schmid, R.J. Hopfner, S. Lenhof, et al.: Cerebral oxygenation during intermittent hypoxemia and bradycardia in preterm infants. Neonatology. 107:137-146 2015 25531368
18. J.M. Bolivar, T. Gerhardt, A. Gonzalez, H. Hummler, et al.: Mechanisms for episodes of hypoxemia in preterm infants undergoing mechanical ventilation. J Pediatr. 127:767-773 19957472834
19. E. Bloch-Salisbury, P. Indic, F. Bednarek, et al.: Stabilizing immature breathing patterns of preterm infants using stochastic mechanosensory stimulation. J Appl Physiol. 107:1017-1027 200919608934
20. E. Bloch-Salisbury, I. Zuzarte, P. Indic, et al.: Kangaroo care: cardio-respiratory relationships between the infant and caregiver. Early Hum Dev.90:843-850 2014 25463830
21. H. Soukka, L. Grönroos, J. Leppäsalo, et al.: The effects of skin-to-skin care on the diaphragmatic electrical activity in preterm infants. Early Hum Dev. 90:531-534 2014 24819407
22. E.G. Abu Jawdeh, R.J. Martin, T.E. Dick, et al.: The effect of red blood cell transfusion on intermittent hypoxemia in ELBW infants. J Perinatol. 34:921-925 2014 24921411
23. K. Zagol, D.E. Lake, B. Vergales, M.E. Moorman, et al.: Anemia, apnea of prematurity, and blood transfusions. J Pediatr. 161:417-421 2012 22494873
24. N. Claure, E. Bancalari, C. D'Ugard, L. Nelin, et al.: Multicenter crossover study of automated control of inspired oxygen in ventilated preterm infants. Pediatrics. 127:e76-83 2011 21187305
25. R.E. Alvaro, M. Khalil, M. Qurashi, et al.: CO2 inhalation as a treatment for apnea of prematurity: a randomized double-blind controlled trial. J Pediatr. 160:252-257 2012 21907349
26. J. Di Fiore, M. Arko, B. Herynk, et al.: Characterization of cardiorespiratory events following gastroesophageal reflux in preterm infants. J Perinatol. 30:683-687 2010 20220760

27. E. Wheatley, K.A. Kennedy: Cross-over trial of treatment for bradycardia attributed to gastroesophageal reflux in preterm infants. J Pediatr. 155:516-521 2009 19540518
28. E. Herlenius, U. Adén, L.Q. Tang, et al.: Perinatal respiratory control and its modulation by adenosine and caffeine in the rat. Pediatr Res. 51:4-12 200211756633
29. C.A. Mayer, M.A. Haxhiu, R.J. Martin, et al.: Adenosine A2A receptors mediate GABAergic inhibition of respiration in immature rats. J Appl Physiol. 100:91-97 2006 16141383
30. P.G. Davis, B. Schmidt, R.S. Roberts, L.W. Doyle, et al. Caffeine for Apnea of Prematurity Trial Group: Caffeine for apnea of prematurity trial: benefits may vary in subgroups. J Pediatr. 156:382-387 2010 19926098
31. B. Schmidt, R.S. Roberts, P. Davis, et al. Caffeine for Apnea of Prematurity Trial Group: Long-term effects of caffeine therapy for apnea of prematurity.N Engl J Med. 357:1893-1902 2007 17989382
32. L.W. Doyle, B. Schmidt, P.J. Anderson, et al. Caffeine for Apnea of Prematurity Trial investigators: Reduction in developmental coordination disorder with neonatal caffeine therapy. J Pediatr. 165:356-359 2014 24840756
33. O.A. Köroğlu, P.M. MacFarlane, K.V. Balan, et al.: Anti-inflammatory effect of caffeine is associated with improved lung function after lipopolysaccharide-induced amnionitis. Neonatology. 106:235-240 2014 25011471
34. U. Weichelt, R. Cay, T. Schmitz, et al.: Prevention of hyperoxia-mediated pulmonary inflammation in neonatal rats by caffeine. Eur Respir J. 41:966-9732013 22878872
35. A. Lodha, M. Seshia, D.D. McMillan, et al.for the Canadian Neonatal Network: Association of early caffeine administration and neonatal outcomes in very preterm neonates. JAMA Pediatr. 169:33-382015 25402629
36. L.M. Rhein, N.R. Dobson, R.A. Darnall, et al.the Caffeine Pilot Study Group: Effects of caffeine on intermittent hypoxia in infants born prematurely. A randomized clinical trial. JAMA Pediatr. 168:250-257 2014 24445955
37. M.J. Miller, W.A. Carlo, R.J. Martin: Continuous positive airway pressure selectively reduces obstructive apnea in preterm infants. J Pediatr.106:91-94 1985 3917503
38. R. Ramanathan, M.J. Corwin, C.E. Hunt, et al.for the Collaborative Home Infant Monitoring Evaluation [CHIME] Study Group: Cardiorespiratory events recorded on home monitors: comparison of healthy infants with those at increased risk for SIDS. JAMA. 285:2199-22072001 11325321
39. A. Janvier, M. Khairy, A. Kokkotis, et al.: Apnea is associated with neurodevelopmental impairment in very low birth weight infants. J Perinatol. 24:763-768 2004 15329741
40. F. Pillekamp, C. Hermann, T. Keller, et al.: Factors influencing apnea and bradycardia of prematurity – implications for neurodevelopment. Neonatology.91:155-161 2007 17377399
41. J.M. Di Fiore, J.N. Bloom, F. Orge, et al.: A higher incidence of intermittent hypoxemic episodes is associated with severe retinopathy of prematurity. J Pediatr. 157:69-73 2010 20304417
42. R.J. Martin, C.G. Wilson: What to do about apnea of prematurity? J Appl Physiol. 107:1015-10162009 19696360
43. C.L. Marcus, L.J. Meltzer, R.S. Roberts, et al.for the Caffeine for Apnea of Prematurity-Sleep Study: Long-term effects of caffeine therapy for apnea of prematurity on sleep at school age. Am J Respir Crit Care Med. 190:791-799 2014 25171195
44. H.N. Lee, S. Dichtl, Z. Mormanova, et al.: In adolescence, extreme prematurity is associated with significant changes in the microvasculature, elevated blood pressure and increased carotid intima-media thickness. Arch Dis Child. 99:907-9112014 24879769
45. A. Gileles-Hillel, I. Almendros, A. Khalyfa, et al.: Early intermittent hypoxia induces proatherogenic changes in aortic wall macrophages in a murine model of obstructive sleep apnea. Am J Resp Crit Care Med. 190:958-960 2014

Capítulo 4

La ética de la ventilación neonatal asistida

Julie Weiner, MD
Jessica Brunkhorst, MD
John D. Lantos, MD

INTRODUCCIÓN

Durante más de medio siglo, los médicos han enfrentado dilemas éticos respecto de la ventilación asistida. Las principales controversias han surgido en torno a los grupos de neonatos con una morbimortalidad estimada muy alta. Existen grupos de neonatos relativamente particulares que cumplen con estos criterios: 1) neonatos nacidos en el límite de la viabilidad; 2) neonatos nacidos con anomalías graves y restrictivas; y 3) neonatos que sufren un daño neurológico grave durante los primeros días o semanas de vida, o que padecen una insuficiencia pulmonar irreversible como resultado de haber recibido ventilación asistida durante un tiempo prolongado. Estos grupos se superponen en cierta manera y han sido objeto de muchos litigios a través del tiempo. Entre los casos más famosos, se destacan los siguientes: la bebé Doe, nacida en Indiana, en 1982, con síndrome de Down y atresia esofágica (1); la bebé K, nacida con anencefalia y, luego, dificultad respiratoria (2); y la bebé Miller, que nació al límite de la viabilidad, y cuyos padres se opusieron a que recibiera soporte vital (3). Estos casos dieron el puntapié a la aprobación de leyes federales, al surgimiento de más contiendas judiciales y a un debate ético constante.

Con el tiempo, estos debates y dilemas han impulsado cambios en las normas aceptables para iniciar y retirar la ventilación mecánica (y otros tipos de soporte vital). Sin embargo, la pregunta fundamental sigue siendo la misma:¿qué neonatos deben recibir soporte vital (es decir, ventilación asistida)?

Esta pregunta puede subdividirse en otras dos. La primera está más relacionada con el procedimiento que con el fondo de la cuestión: ¿quiénes están facultados para decidir en representación del neonato? Los neonatos no son capaces de decidir por sí mismos. Por lo tanto, las decisiones resultan más complicadas que si se tomaran en el caso de los adultos capaces que sí pueden decidir por ellos mismos. Cuando se trata de neonatos, la decisión siempre deberá tomarla un tercero.

El segundo interrogante se relaciona con el fondo de la cuestión y no con el procedimiento: ¿en qué casos dichas decisiones deberían considerarse aceptables, desde el punto de vista legal, y justificables, desde el punto de vista ético? Actualmente, existe un amplio consenso en las publicaciones médicas, legales y éticas respecto de que dichas decisiones deben tomarse al contemplar qué es lo mejor para el neonato. Es decir, ni los padres ni los médicos deben tomar decisiones que violen los derechos del neonato (4). Este es un cambio de paradigma histórico del momento en que los neonatos se consideraban propiedad de sus padres sin ningún derecho independiente propio. Hoy en día, los neonatos son pacientes (y seres humanos) con derechos inherentes (5). La cuestión es que, si bien los padres deben continuar tomando las decisiones por sus hijos, no gozan de un derecho absoluto de solicitar o rechazar un tratamiento médico para ellos. La atención médica debe regirse exclusivamente por lo que sea mejor para el neonato.

El presente capítulo se centrará en la ventilación asistida, pero el proceso de razonamiento y las cuestiones éticas que analizaremos podrían aplicarse sin problemas a situaciones que impliquen cualquier otro tipo de dispositivo de soporte vital o de tratamiento para salvar la vida.

Respecto de la reanimación neonatal, la Asociación Estadounidense del Corazón y la Academia Estadounidense de Pediatría, en conjunto, publicaron pautas sobre cuándo no está médicamente indicado aplicar ventilación mecánica y reanimación. Estas pautas establecen que no debe realizarse el tratamiento si el resultado probable es la muerte prematura casi segura o la supervivencia con una morbilidad superior al límite aceptable (6). Además, especifican las situaciones en las que se cumplen estas condiciones: «prematuridad extrema (edad gestacional <23 semanas o peso al nacer <400 g), anencefalia y determinadas anomalías cromosómicas importantes, como la trisomía del par 13». Asimismo, las pautas indican las «afecciones vinculadas con un pronóstico incierto en las que la supervivencia es poco probable, la tasa de morbilidad es relativamente alta y las consecuencias esperadas para el niño son importantes». En estos casos, se recomienda que los padres tengan la facultad para decidir si su hijo recibirá reanimación y ventilación mecánica.

Si la trasladamos a la práctica, esa norma señala, por un lado,que, si las consecuencias para el niño son extremas o el panorama no es para nada favorable —como sucede, por ejemplo, si existe una anomalía letal o si el neonato nace con un peso extremadamente bajo—, no hay obligación de someter al niño a más procedimientos (7). En esos casos, debe respetarse la decisión de los padres de no realizar otros tratamientos. Por otro lado, sin lugar a dudas, el médico debe realizar el tratamiento si, por ignorancia, miedo, desánimo desacertado o por la simple negativa de aceptar criar a un neonato enfermo, los padres rechazaran intervenciones relativamente poco invasivas y con importantes beneficios, incluso si es posible que el neonato sobreviva con algunas lesiones neurocognitivas permanentes, pero no devastadoras.

Es importante comprender los puntos de vista históricos y las prácticas cambiantes de la última mitad de siglo para formular consideraciones éticas respecto de la ventilación neonatal asistida. Lo mejor para ello es analizar los casos médico-legales que marcaron un hito y que no solo han dado forma al modelo actual de atención, sino que, por momentos, han puesto a prueba nuestra perspectiva de lo que consideramos la mejor atención para los neonatos gravemente enfermos.

ANTECEDENTES HISTÓRICOS

Inicio de la ventilación mecánica

Tomar la decisión de iniciar la ventilación mecánica y otros tratamientos de soporte vital en los neonatos implica desafíos particulares que no se presentan en ningún otro ámbito de la medicina. Generalmente, el análisis y la formulación del pronóstico comienzan antes de que el profesional sanitario pueda siquiera conocer al paciente. Si la madre está en trabajo de parto avanzado, podría no haber tiempo suficiente para tomar una decisión. Asimismo, las emociones, el dolor y el cansancio del parto pueden nublar la lógica y el razonamiento de todos los involucrados. A veces, la decisión es clara como el agua: un neonato a término con aspiración del meconio, claramente, se beneficiará de la ventilación asistida en caso de presentar insuficiencia respiratoria. Otras situaciones ponen rápidamente a prueba los principios de beneficencia y de no maleficencia. ¿Estamos haciendo más mal que bien al intubar a un neonato extremadamente prematuro nacido a las 23 semanas? ¿Provocaremos un sufrimiento injustificado al comenzar a utilizar la ventilación asistida en un neonato con trisomía del par 13 y múltiples anomalías congénitas? ¿Sería mejor brindar cuidados paliativos en estos casos? Como dicen John Paris y colaboradores: «La sociedad debe asegurarse de que el paciente no reciba un tratamiento insuficiente debido a la omisión de terapias que le brindarían un beneficio, pero que tampoco reciba un tratamiento excesivo con intervenciones no deseadas o injustificadas» (8).

Siempre que sea posible, se debe conversar con la familia antes del parto. Esto es más sencillo en el caso de anomalías congénitas y trastornos genéticos diagnosticados de forma prenatal que en un parto prematuro inesperado. Sería recomendable que todas las partes implicadas en la atención del neonato se reúnan con la familia y, de ser posible, varias veces. Por ejemplo, si hay una lesión cardíaca congénita compleja, reunirse con cardiólogos, cirujanos cardiovasculares, neonatólogos, genetistas, especialistas en soporte nutricional, entre otros especialistas, podría brindar a los padres un panorama más completo y ayudarlos a tomar una decisión informada y a consciencia sobre lo que desean para su hijo. En todo el asesoramiento prenatal que se reciba, debe incluirse la salvedad de que no se contará con toda la información hasta el momento en que nazca el neonato y que, incluso, los planes mejor diseñados pueden cambiar.

En el caso de los neonatos extremadamente prematuros, las decisiones y los debates —tanto acertados como erróneos— acerca del inicio de la ventilación mecánica, generalmente, se producen en función de la edad gestacional.

Sin embargo, cabe mencionar que, incluso en el mejor de los casos, el cálculo de la edad gestacional mediante ecografía tiene una precisión de solo ±7 a 10 días (9, 10). No obstante, la mayoría de los médicos reanimarán y brindarán tratamientos de soporte vital a pacientes después de las 25 semanas de gestación. Antes de las 22 semanas, pocos médicos realizarían intervenciones invasivas; por el contrario, brindarían cuidados paliativos. En la «zona gris» —entre las 22 y las 24 semanas— es donde, generalmente, se suscitan los dilemas éticos. También se ha demostrado que, además de la edad gestacional, otros factores, como la exposición antenatal a corticoesteroides, el sexo, el peso y el parto múltiple, influyen de manera significativa sobre los resultados de neonatos extremadamente prematuros (11). El Instituto Nacional de Salud Infantil y Desarrollo Humano ha creado un sitio web con una calculadora en línea que estima el riesgo de morbimortalidad en neonatos extremadamente prematuros y ayuda a los profesionales sanitarios a asesorar a los padres (12). Si bien esta herramienta constituye un punto de partida muy útil, solo es un informe de estadística poblacional derivado de los principales centros académicos y no calcula el resultado de un neonato en particular. Los datos sobre los resultados también varían ampliamente en función del país y el hospital, y pueden verse afectados por la antigüedad de la publicación (13).

Si se toma la decisión de comenzar con la ventilación mecánica, es importante reconocer que el asunto no termina allí. La comunicación entre el equipo médico y la familia debe ser constante. Debe volver a evaluarse continuamente el estado del neonato y qué es lo mejor para él. Si se considera que la ventilación asistida ya no representa la mejor opción para el neonato, el retiro de la ventilación mecánica es una opción éticamente justificable.

Retiro (desescalamiento) de la ventilación mecánica

Dejar de brindar el tratamiento —específicamente, el retiro de la ventilación asistida— se ha convertido en la causa de muerte neonatal más frecuente en la unidad de cuidados intensivos (UCIN) (14). Sin embargo, no siempre ha sido así. En 1973, en un proclamado artículo de la *New England Journal of Medicine*, Duff y Campbell describieron por primera vez la práctica poco frecuente de la interrupción del tratamiento (15). Desde entonces, la práctica se ha convertido en un suceso habitual que enfrentan los profesionales sanitarios en las UCIN. Hasta ese momento, los tribunales nunca habían evaluado si era legalmente admisible no brindar soporte vital o interrumpirlo. No obstante, Duff y Campbell indicaban que las decisiones de esa índole estaban permitidas y que deberían tomarlas, en privado, los padres y los médicos, en conjunto. La mayoría de los bioeticistas y de las sociedades profesionales, con ciertos límites, han adoptado esa recomendación. Dos publicaciones, el completo informe del Consejo de Bioética de Nuffield (Gran Bretaña), llamado *Critical Care Decisions in Fetal and Neonatal Medicine* (Decisiones críticas de atención en medicina fetal y neonatología) (16), y la política de 2007 de la Academia Estadounidense de Pediatría (AAP, por sus siglas en inglés), *Noninitiation or withdrawal of intensive care for high-risk newborns* (Omisión o interrupción de los cuidados intensivos en neonatos de alto riesgo) (17), consideran que, muchas veces,es adecuado interrumpir el tratamiento. En general, hay dos cuestiones que rigen las decisiones al respecto. Una es la calidad de vida esperada de los posibles sobrevivientes. La otra es la percepción de que el tratamiento es médicamente inútil. Los mismos principios se aplican tanto al criterio de no escalar la ventilación mecánica como al retiro del respirador. La decisión de no escalar la ventilación mecánica, por lo general, se aplica en situaciones en las que los padres no desean retirar el soporte vital, pero reconocen que continuar intensificando el tratamiento podría, simplemente, prolongar el proceso de fallecimiento (18). En esos casos, los médicos pueden continuar con la ventilación, pero no monitorearán los gases en sangre, no ajustarán la configuración del respirador y no pasarán a tratamientos más intensivos, como la ventilación de alta frecuencia o de tipo *jet* (a chorro).

Calidad de vida

Hay dos cuestiones inherentes a todo debate sobre la calidad de vida en neonatos. La primera es la determinación del pronóstico. En general, no tomamos decisiones en función de la calidad de vida actual de los neonatos, sino en función de la predicción más certera que podemos realizar de cómo será su calidad de vida más adelante. Estas predicciones tienen amplios márgenes de error. Por ejemplo, en un estudio realizado, muchos neonatos con un índice de Apgar de 0 a 10 min. no solo sobrevivieron, sino que también, al llegar a la edad escolar, no presentaban ninguna discapacidad (19).

La segunda cuestión se centra en cómo definimos y evaluamos la calidad de vida de una persona, pues, una vez más, es diferente si hablamos de niños pequeños que de adultos. En el caso de adultos, podemos simplemente preguntarles. En el caso de los niños pequeños, lo deben determinar terceros en función de factores que puedan medirse u observarse de manera objetiva. Payot y Barrington repasaron los tipos de escalas que existen para medir la calidad de vida (20) e indican que «las escalas disponibles para medir la calidad de vida comparan diferentes estados de salud, evalúan la eficacia de las intervenciones médicas y describen los trayectos de vida de personas o de grupos». Además, describen que cualquier evaluación de la calidad de vida requiere,necesariamente, muchos tipos de datos distintos; incluso, hechos objetivos, relaciones sociales, estructura familiar, salud física, capacidades mentales y muchos otros factores. En algunos casos, una discordancia entre las mediciones objetivas de la discapacidad o la deficiencia y una medición subjetiva del bienestar según la evaluación personal, en adultos, ha llevado a lo que se describe como «la paradoja de la discapacidad» (21). Según esta paradoja, la propia persona puede considerar que goza de una gran calidad de vida a pesar de las importantes limitaciones funcionales, mientras que los observadores externos pueden considerar esa vida de calidad muy limitada. Sobre este fenómeno, Payot y Barrington opinan lo siguiente:

> Algunos de los que opinan sin padecerlo en carne propia consideran que quienes conviven con una discapacidad y tienen una visión positiva sobre su vida ven el «vaso medio lleno». Por el contrario, nosotros creemos que es digno de destacar que las personas con discapacidades (las cuales podrían hacer que se vea el vaso medio vacío) puedan darle valor y significado a su vida (es decir, ver el vaso medio lleno). Esa capacidad de adaptación no debe ignorarse, pero tampoco debe eximirnos de investigar métodos para aliviar dichas discapacidades... Podemos ilustrar la brecha que, a veces, puede existir entre las evaluaciones subjetivas y las objetivas de la calidad de vida con estudios sobre la calidad de vida de neonatos con meningomielocele, quienes presentan múltiples problemas funcionales a largo plazo, pero que gozan de una calidad de vida buena o muy buena, incluidos aquellos que están en silla de ruedas y padecen incontinencia.

Inutilidad médica

Es difícil —y controvertido— definir el concepto de atención inútil. Actualmente, a los esfuerzos por prolongar la vida —considerados, en otra época, un resultado de la curación— algunos podrían verlos como actos perjudiciales que prolongan el sufrimiento. Las primeras obras sobre la inutilidad médica adoptaban la postura de defender la «vida a cualquier precio». En su artículo de 1974, publicado en la *JAMA* y ahora convertido en clásico, *To Save or Let Die: The Dilemma of Modern Medicine* (22) (Salvar la vida o dejar morir: el dilema de la medicina moderna), Richard McCormick, un reconocido teólogo moral jesuita, postulaba que no existía obligación moral de imponer un tratamiento sobre un paciente moribundo o completamente dependiente de medidas invasivas para conservar su vida, así como tampoco existía la obligación de hacerlo para un paciente sin posibilidades de forjar vínculos productivos. Esa postura ha continuado vigente y ha influido sobre casi todos los grupos que han intentado fijar normas y pautas orientadas a la atención de los neonatos moribundos.

Debido al cambio hacia un modelo impulsado por los consumidores, ha surgido otro dilema cada vez más complejo en el ámbito médico: ¿qué hace un médico ante una solicitud de tratamiento que se considera inútil, ineficaz o inadecuado? Esta cuestión apareció por primera vez en la bibliografía médica cuando Paris y colaboradores describieron un caso en el que los médicos del Hospital de Niños de Boston, que habían atendido a un neonato extremadamente enfermo durante 23 meses, se negaron al pedido de su madre de volver a colocarle el respirador (23). Este caso fue uno de los primeros en poner de manifiesto un creciente problema respecto del momento en el que los médicos reciben pedidos de tratamientos que consideran inútiles. Antes de esto, la demanda de determinados tratamientos se consideraba simplemente un pedido, como el pedido de antibióticos ante infecciones virales o tomografías computarizadas por cefaleas crónicas. La mayoría de los médicos coinciden en que dichos tratamientos no deben brindarse, pero, ante las limitaciones cada vez mayores en la práctica y las crecientes demandas de los padres, a muchos les parece más sencillo acceder a los pedidos que consideran inocuos. Sin embargo, ese enfoque es desacertado. El papel del médico cambió: pasó de ser la figura que tiene el conocimiento y la experiencia a una figura que complace los deseos del paciente. Con el tiempo, los pedidos se convirtieron en demandas de tratamientos cada vez más exóticos e inapropiados. Con este cambio hacia el modelo de atención médica orientado al consumidor, surgió la creencia de que el consentimiento informado y la autonomía del paciente implicaban que los pacientes no solo gozaran del derecho a aceptar o rechazar determinados tratamientos, sino también del derecho a elegir el tratamiento que quisieran. En la mente de algunos bioeticistas, como Veatch y Spicer (24), la autonomía del paciente —o el derecho a la autodeterminación— implica que las familias tienen derecho a exigir los tratamientos que deseen para prolongar la vida del paciente, y que los médicos están obligados a brindarlos, incluso si el pedido se «desvía significativamente» de las normas establecidas o si, según el criterio del médico, es «extremadamente inapropiado». La postura de Veatch y Spicer exigiría al médico realizar procedimientos y tratamientos intensivos de forma implacable a pesar de la enorme evidencia de que las intervenciones no alivian ni modifican el deplorable estado del neonato. Robert Truog, director de ética clínica de la Facultad de Medicina de Harvard, también respalda esta postura. En un ensayo, expresa que los médicos deben respetar las decisiones de la familia respecto de la atención en el final de la vida, «incluso, si consideran que dichas decisiones son erróneas» (25). Sin embargo, estos enfoques generan una gran inquietud moral cuando las familias buscan tratamientos que no son los recomendados para el niño o que son considerados prolongadores del sufrimiento.

Desde 2005, los médicos se han rebelado contra estas posturas y contra la noción de que los pacientes tienen derecho a exigir tratamientos inapropiados. Incluso ante los pedidos sencillos, la comunidad médica se ha opuesto y ha justificado su postura contra el uso de antibióticos en casos de infecciones virales y ha tenido éxito. Esto ha llevado a algunos médicos a preguntarse si, de hecho, están obligados a hacer algo que consideran inútil o ineficaz. El Consejo de Bioética de Nuffield (26) y la AAP (16) dejan muy en claro que los neonatos deben recibir el mismo trato que cualquier otro paciente en función de lo que sea mejor para ellos. Esta postura implica que, aunque los padres pueden y deben continuar participando en la toma de decisiones para sus hijos, no tienen el derecho exclusivo de rechazar —ni exigir— un tratamiento médico para ellos. A fin de evitar discusiones entre los padres y los médicos sobre las opciones terapéuticas, se aconseja, en lo posible, que haya una conversación entre los padres y el equipo de atención médica en la que se analicen las tasas de supervivencia, los resultados y la gravedad de las posibles discapacidades. Es importante que la familia reciba información constante de parte de todos los profesionales sanitarios.

El debate sobre la «inutilidad» se ha centrado, principalmente, en los tratamientos hacia el final de la vida; específicamente, en la reanimación cardiopulmonar (RCP) y en la necesidad de contar con órdenes de «no reanimar» (27). En la actualidad, se sabe que, para determinadas poblaciones de pacientes, la mortalidad es cercana al 100 % (28). Blackhall (29) opina que, incluso si la familia solicita RCP, el médico debe negarse a brindarla en estos casos. Generalmente, el concepto de inutilidad se aplica en un entorno agudo en el que la afección médica ha progresado a un punto en el que otro tratamiento médico más intensivo, como la RCP, no modificaría la muerte inminente. En casos en los que la muerte es inminente, ha habido un creciente énfasis en el hecho de brindar una «muerte digna». Un estudio realizado por Wall y Partridge (30) revela que, frente a la muerte inminente, la mayoría de los neonatólogos recomiendan interrumpir el tratamiento o no realizarlo. Otro estudio detectó que, a pesar de que la interrupción del tratamiento hacia el final de la vida había sido constante durante 10 años, habían aumentado los casos en los que no se brinda tratamiento, mientras que el uso de RCP en neonatos moribundos e inestables había disminuido (31). Parece ser que la mayor parte del cambio observado en el manejo de la muerte se debió a un cambio en la práctica médica. En 2000 y 2003, declaraciones de la AAP y del Instituto de Medicina pedían una mejora de la atención de los neonatos moribundos y generaron una mayor consciencia entre los profesionales sanitarios respecto del final de la vida (32, 33). Más recientemente, el Comité de la AAP sobre el Feto y el Neonato (17) destacó, nuevamente, que no existe una diferencia ética entre interrumpir una intervención y no realizarla. Cuando la muerte es inminente o la atención médica se considera inútil, el objetivo es brindar un entorno tranquilo y controlado para el neonato y para la familia.

¿Es posible resolver estos dilemas?

Las publicaciones médicas que versan sobre la «inutilidad médica» y la «calidad de vida» parecen no tener fin. Sin embargo, continúa el desacuerdo respecto de qué significan estos términos o qué implicancias tienen. Sobre la inutilidad médica, Younger (34) preguntó: «¿Implica una imposibilidad absoluta? ¿Es puramente fisiológica? ¿Incluye la capacidad de lograr simplemente un latido, pero no el alta hospitalaria?». Sobre la calidad de vida, Younger y otros colaboradores (17) se preguntaron si es posible evaluar la calidad de vida de un tercero. Todas las evaluaciones parecen incorporar cuestiones problemáticas sobre el valor social y los valores culturales. Lantos *et al.* destacaron que, incluso entre los médicos, no hay consenso al respecto (34), ya que no hay un acuerdo sobre las posibilidades de éxito, los objetivos del tratamiento y la predicción de resultados a largo plazo. Algunos consideran que un tratamiento es inútil solamente si las posibilidades de éxito son del 0 %, mientras que otros llevan estas posibilidades a <10 %; incluso, otros se basan en posibilidades de éxito de hasta un 18 %. Otros consideran que el tratamiento es inútil si lo único a lo que se puede aspirar es a que el paciente pase un par de días en la unidad de cuidados intensivos. Sin embargo, «esos logros pueden tener un valor incalculable para un paciente moribundo o para su familia» (35).

Existen desacuerdos similares sobre la calidad de vida. Por ejemplo, muchos médicos consideran que la calidad de vida relacionada con la trisomía del par 18 es tan terrible que se prefiere la muerte (36). Muchos padres no están de acuerdo con esto (37). La falta de consenso sobre el significado de la inutilidad médica y la calidad de vida, junto con el variado uso de ambos términos, hace que sea cada vez más difícil diseñar pautas para ayudar a los médicos a decidir si le quitarán la ventilación asistida a un neonato en particular. Hackler y Hiller, en el artículo sobre un niño desahuciado obligado a someterse a repetidos intentos de reanimación a pedido de sus padres, abogaban por un mejor enfoque y por compasión a la hora de tratar a los neonatos moribundos (38). Lo que debe guiar nuestras decisiones médicas no es la intervención intensiva a cualquier precio, sino la respuesta del paciente al tratamiento y lo que sea mejor para él en cada momento.

Ventilación crónica

A medida que se logran mejoras en la tecnología y en la supervivencia de algunos de los pacientes neonatos más frágiles, también mejora la capacidad de brindar ventilación crónica y aumenta la necesidad de recurrir a ella. La prevalencia de la ventilación mecánica domiciliaria en niños es de 5 a 6,3 cada 100 000 (39). El censo pediátrico de 2005 realizado en Massachusetts reveló que la cantidad de niños que necesitan ventilación crónica se triplicó, en comparación con el censo realizado 15 años antes (40). Es de esperar que la cantidad de niños que necesitan ventilación a largo plazo aumente en el futuro debido a las mejoras tecnológicas y a su aplicación en una población más amplia de pacientes. En los neonatos, ya no se trata solamente de aquellos con complicaciones relacionadas con la prematuridad, como la displasia broncopulmonar (DBP) grave, que necesitan una traqueostomía y ventilación mecánica a largo plazo, sino de aquellos que padecen una amplia variedad de afecciones neonatales que pueden llevarlos por el mismo camino de ser dependientes de los aparatos. En la actualidad, los niños con anomalías congénitas, enfermedades neuromusculares, trastornos neurológicos congénitos o perinatales y anomalías craneofaciales representan la mayoría de los casos con necesidad de traqueostomía y ventilación a largo plazo (41-44). Según estudios poblacionales recientes, las enfermedades pulmonares crónicas a causa de la prematuridad representan solamente entre el 7 % y el 29 % de los niños que requieren ventilación a largo plazo (38, 39, 45). Sin embargo, un estudio demostró que, en aproximadamente el 58 % de los neonatos que necesitan traqueostomía para recibir ventilación mecánica prolongada en la UCIN, la enfermedad de base es la DBP (46). La ventilación a largo plazo requiere una amplia gama de recursos, tanto para los hospitales como para las comunidades (47). Estos neonatos frágiles necesitan hospitalización prolongada, equipamiento en el hogar, enfermería a domicilio y readmisiones hospitalarias frecuentes; además, hasta un tercio de los pacientes vive en centros de atención aguda o a largo plazo (39, 40, 43).

Los neonatos que necesitan ventilación a largo plazo presentan un alto riesgo de morbimortalidad. Hay incertidumbre respecto del pronóstico, de la duración del tratamiento y de los resultados de estos neonatos. La tasa de supervivencia a 5 años para los neonatos con traqueostomías y ventilación crónica es de aproximadamente el 80 % (48, 49).Los informes demuestran que la mitad de las muertes son sucesos agudos e inesperados, como la desconexión u obstrucción del tubo de traqueostomía, y no están relacionados con una enfermedad de base (48, 50). La tasa de decanulación a 5 años es de aproximadamente el 25 % (48, 50). Los niños con enfermedades pulmonares crónicas presentan la tasa más alta de decanulación exitosa (50). De los niños candidatos a la decanulación, el tiempo promedio durante el cual necesitaron ser ventilados fue de 24 a 39 meses (38, 47). Sin embargo, los informes sugieren que, si no es posible retirar la ventilación con presión positiva a un niño después de los 5 años y no es posible decanularlo después de los 6 años, hay pocas probabilidades de que tolere la extubación después de esa edad (<10 %) (47). Estos niños también enfrentan retrasos del desarrollo, y un 14 % de ellos vivirá con un retraso neurocognitivo extremo (49).

El pronóstico incierto, la duración desconocida del tratamiento y el alto riesgo de muerte en los neonatos que necesitan ventilación a largo plazo pueden presentar distintos dilemas éticos, tanto para los médicos como para las familias. Realizar una traqueostomía y brindar asistencia respiratoria a largo plazo desde la lactancia, con la posibilidad de que el neonato genere dependencia del respirador de por vida, pueden provocar una inquietud moral importante. Se generan otros dilemas éticos en torno a qué población de pacientes debe recibir ventilación crónica y si la dinámica familiar debe tenerse en cuenta en la decisión. Podría parecer más aceptable ofrecer ventilación a largo plazo a los pacientes que tengan una posibilidad de ser decanulados en lugar de hacerlo con los pacientes que padecen afecciones incapacitantes, como la trisomía del par 13. Sin embargo, es difícil afirmar que el diagnóstico por sí solo debe guiar la decisión de qué pacientes recibirán ventilación crónica. Los deseos de la familia también deben contemplarse en la decisión, pero ¿cómo hacerlo si la familia tiene una estructura compleja y escasos recursos? ¿Eso significa que el niño debe quedar a cargo de cuidadores médicos sustitutos si la familia no es capaz de brindar atención a su hijo enfermo? ¿O se envía al niño a un centro de atención a largo plazo? Estas son decisiones difíciles que enfrentan las familias y los profesionales sanitarios.

Atención adecuada después de la interrupción del soporte vital

Entre los otros problemas morales que implica la interrupción de los tratamientos —con el que los médicos deben enfrentarse— se encuentra asegurar al paciente y a la familia que la interrupción no producirá sufrimiento al enfermo y garantizarles que el equipo médico no los dejará solos (51). Como expresa Civet (52), el dolor durante el final de la vida es de suma importancia. Con respecto a la interrupción de la ventilación mecánica, la atención debe centrarse en evitar la asfixia o la disnea. Los jadeos o los esfuerzos del paciente por respirar podrían dar cuenta de estos episodios. Para evitarlos, los médicos deben estar dispuestos a brindar analgésicos o ansiolíticos. El objetivo de estos medicamentos no es evitar la muerte, sino aliviar los síntomas, y el médico debe brindar la dosis adecuada para hacerlo sin provocar apnea.

Las familias han descrito la sensación de abandono (53) de parte del equipo de atención médica una vez tomada la decisión de interrumpir el tratamiento. La muerte de un hijo es lo más difícil que puede atravesar una familia; el equipo de atención médica puede influir, tanto de forma positiva como negativa, sobre los recuerdos que perduren respecto de los últimos momentos de su hijo. El objetivo siempre debe ser brindarle apoyo a la familia durante este difícil momento. Los capellanes, los equipos de cuidados paliativos y los programas destinados a lidiar con el duelo pueden consolar a las familias. Al tomar una decisión, no se necesitan normas inflexibles, sino una evaluación realista de las posibilidades físicas del neonato en función de los datos actuales de las publicaciones médicas, además de los datos sobre los resultados del paciente. También es importante respetar las distintas normas culturales y los valores familiares. Como en todo proceso de toma de una decisión médica, lo principal que debe considerarse sobre las determinaciones terapéuticas para neonatos es —y sigue siendo—el compromiso de actuar según lo que sea mejor para el paciente.

Por último, los médicos siempre deben contemplar la posibilidad de que un niño no muera después de interrumpir el «soporte vital». Esto sucedió con la famosa Karen Ann Quinlan en una causa que dio origen a una sentencia judicial que sentó precedentes (54). En esta causa, los médicos testificaron ante el tribunal que la interrupción de la ventilación mecánica implicaría la muerte de la Srta. Quinlan. Después de retirarle el respirador, Karen sobrevivió durante 7 años (55). Esto también ha sucedido en casos de pediatría y puede provocar inquietudes morales, desconfianza y problemas de comunicación (56).

CONCLUSIÓN

Gran parte de las publicaciones y de las sentencias judiciales destacan los dilemas éticos que surgen cuando las familias y los profesionales sanitarios no concuerdan en el tratamiento necesario o en su interrupción. A pesar de esto, la mayoría de las decisiones se toman en conjunto. Los padres y los médicos —juntos— enfrentan los complejos dilemas éticos que se presentan a diario con los neonatos frágiles y enfermos. En cada caso, debe haber una comunicación abierta y honesta entre todos los encargados de cuidar al neonato, incluida la familia. Entablar la conversación de forma anticipada durante el trayecto ayuda a generar confianza y respeto entre el equipo de atención médica y la familia. Otros grupos imparciales, como los comités de ética o los equipos de cuidados paliativos, aportan herramientas útiles para guiar y apoyar al equipo médico y a las familias al tomar decisiones médicas difíciles. Los estudios pediátricos que analizan la perspectiva de los padres sobre la atención hacia el final de la vida han identificado seis prioridades frecuentes durante el proceso del deceso: recibir información veraz, facultad para tomar decisiones, poder ofrecer cuidados parentales, presencia de fe, control del dolor, compasión y apoyo emocional de parte del personal (16-18, 57, 58). Los padres necesitan saber que el equipo de atención médica no los dejará solos en los últimos momentos de la vida de su hijo. Los padres no piden que los médicos hagan milagros, sino, simplemente, que demuestren que la vida de su hijo tiene un valor, más allá del diagnóstico. Se trate de no iniciar el tratamiento, de no intensificarlo o de retirarlo, lo mejor que podemos hacer, como médicos, es mantener cómodo al neonato, apoyar a la familia y acompañarlos en los últimos momentos de vida de su hijo.

REFERENCIAS

1. J. Lantos: Baby Doe five years later. Implications for child health. N Engl J Med. 317 (7):444-447 August 13, 1987 2956518
2. C.G. Heckel, D.K. Kjervik: The case of Baby K. N Engl J Med. 331 (20):1384-1385 November 17, 1994
3. J.J. Paris, M.D. Schreiber, A. Elias-Jones: Resuscitation of the preterm infant against parental wishes. Arch Dis Child Fetal Neonatal Ed. 90(3):F208-F210 May 2005 15846009
4. Imperiled newborns. A. Caplan C.V. Cohen Hastings Cent Rep. vol. 17:5-32 1987
5. W.G. Bartholomew: The child-patient: do parents have the right to decide? S. Spicker T. Engelhard J. Healthy et al. The Law Medicine Relation: A Philosophical Explanation. 1981 Rei del Dordrecht, Netherlands 126-132
6. J.M. Perlman, J. Wyllie, J. Kattwinkel, et al.: Part 7: Neonatal Resuscitation: 2015 International Consensus on Cardiopulmonary Resuscitation and Emergency Cardiovascular Care Science with Treatment Recommendation s. Circulation. 132(suppl 1):S204-S241 2015 26472855

7. J.J. Paris, A. Weiss, S. Soifer: Ethical issues in the use of life-prolonging interventions for an infant with trisomy 18. J Perinatol. 12:366-368 1992 1282542
8. J. Paris, M. Schreiber, M. Moreland: Ethical and legal issues in assisted ventilation. J. Goldsmith E. Karotkin Assisted Ventilation of the Neonate. 5th ed. 2011 Elsevier St. Louis, MO
9. P. Sladkevicius, S. Saltvedt, H. Almstrom, et al.: Ultrasound dating at 12-14 weeks of gestation. A prospective cross validation of established dating formulae in in-vitro fertilized pregnancies. Ultrasound Obstet Gynecol. 26:504-511 2005 16149101
10. U.B. Wennerholm, C. Bergh, H. Hagberg, B. Sultan, M. Wenne rgren: Gestational age in pregnancies after in vitro fertilization: comparison between ultrasound measurements and actual age. Ultrasound Obstet Gynecol. 12:170-174 1998 9793188
11. J.E. Tyson, N.A. Parikh, J. Langer, C. Green, R.D. Higgins: Intensive care for extreme prematurity e moving beyond gestational age. N Engl J Med.358:1672-1681 2008 18420500
12. National Institute of Child Health and Human Development Neonatal Research Network. Extremely Preterm Birth Outcome Data. Available at: http://www.nichd.nih.gov/about/org/der/branches/ppb/programs/epbo/pages/epbo-case.aspx?start¼18:42:29; Accessed 25.02.15.
13. J. Brunkhorst, J. Weiner, J. Lantos: Infants of borderline viability: the ethics of delivery room care. Semin Fetal Neonatal Med. 19 (5):290-2952014 25153263
14. J. Weiner, J. Sharma, J. Lantos, H. Kilbride: How infants die in the neonatal intensive care unit: trends from 1999 through 2008. Arch Pediatr Adolesc Med. 165 (7):630-634 2011 21727274
15. R.S. Duff, A.G. Campbell: Moral and ethical dilemmas in the special-care nursery. N Engl J Med. 289 (17):890-894 1973 4729120
16. Nuffield Council on Bioethics. Critical Care Decisions in Fetal and Neonatal Medicine: Ethical Issues. http://nuffieldbioethics.org/wp-content/uploads/2014/07/CCD-web-version-22-June-07-updated.pdf; Accessed 07.12.15.
17. E.F. Bell American Academy of Pediatrics Committee on Fetus and Newborn: Noninitiation or withdrawal of intensive care for high-risk newborns. Pediatrics. 119:401-403 2007Reaffirmed June 2015 17272630
18. J.J. Paris, J.A. Billings, B. Cummings, M.P. Moreland: Howe v. MGH and Hudson v. Texas Children's Hospital: two approaches to resolving family-physician disputes in end-of-life care. J Perinatol. 26:726-729 2006 17122785
19. G. Natarajan, S. Shankaran, A.R. Laptook, et al.: Apgar scores at 10 min and outcomes at 6-7 years following hypoxic-ischaemic encephalopathy. Arch Dis Child Fetal Neonatal Ed. 98 (6):F473-F479 201323896791
20. A. Payot, K. Barrington: The quality of life of young children and infants with chronic medical problems: review of the literature. Curr Probl Pediatr Adolesc Health Care. 41:91-101 2011 21440223
21. G.L. Albrecht, P.J. Devlieger: The disability paradox: high quality of life against all odds. Soc Sci Med. 48 (8):977-988 1999 10390038
22. R.A. McCormick: To save or let die: the dilemma of modern medicine. JAMA. 229:172-176 1974 4406917
23. J.J. Paris, R.A. McCormick: Saving defective infants: options for life or death. America (NY).148:313-317 1983 11658385
24. R.M. Veatch, C.M. Spicer: Medically futile care: the role of the physician in setting limits. Am J Law Med. 18:15-36 1992 1621702
25. R. Truog: Tackling medical futility in Texas. New Engl J Med. 357:1-3 2007
26. Nuffield Council on Bioethics: Critical Care Decisions in Fetal and Neonatal Medicine: Ethical Issues. November 2006 Available at:www.nuffieldbioethics.org/go/ourwork/neonatal/publication_406.html Accessed 02.08.08
27. M.H. Weil, C.J. Weil: How to respond to family demands for futile life support and cardiopulmonary resuscitations. Crit Care Med.28:3339-3340 2000 11008999
28. S.E. Bedell, D. Pelle, P.I. Maher, P.D. Cleary: Do-not-resuscitate orders for critically ill patients in the hospital: how are they used and what is their impact? JAMA. 256:233-237 1986 3723709
29. L. Blackhall: Must we always use CPR? N Engl J Med. 317:1281-1285 1987 3670350
30. S.M. Wall, J.C. Partridge: Death in the intensive care nursery: physician practice of withdrawing and withholding life support. Pediatrics. 99:64-70 19978989340
31. J. Weiner, J. Sharma, J. Lantos, H. Kilbride: Does diagnosis influence end-of-life decisions in the neonatal intensive care unit? J Perinatol. 35(2):151-154 February 2015 25233192
32. T. Moro, K. Kavanaugh, S. Okuno-Jones, J.A. Vankleef: Neonatal end-of-life care: a review of the research literature. J Perinat Neonatal Nurs. 20(3):262-273 2006 16915060
33. Institute of Medicine Committee on Palliative and End-of-life Care for Children and Their FamiliesM.J. Field R.E. Behrman When Children Die: Improving Palliative and End-of-Life Care for Children and Their Families. 2003 National Academies Press Washington, DC
34. D.J. Younger: Who defines futility? JAMA.260:2094-2095 1988 3418875
35. J.D. Lantos, P.A. Singer, R.M. Walker, et al.: The illusion of futility in clinical practice. Am J Med.87:81-84 1989 2741985
36. A. Janvier, A. Watkins: Medical interventions for children with a short life-expectancy. Acta Paediatr. 102 (12):1112-1117 December 2013 24112219
37. E.H. Hurley, S. Krishnan, L.A. Parton, A.J. Dozor: Differences in perspective on prognosis and treatment of children with trisomy 18. Am J Med Genet A. 164A (10):2551-2556 October 2014 25098974
38. J.C. Hackler, M.D. Hiller: Family consent to orders not to resuscitate. JAMA. 264:1281-1283 1990 2388380
39. M. Gowans, H.T. Keenan, S.L. Bratton: The population prevalence of children receiving invasive home ventilation in Utah. Pediatr Pulmonol. 42 (3):231-236 2007 17262859
40. R.J. Graham, E.W. Fleegler, W.M. Robinson: Chronic ventilator need in the community: a 2005 pediatric census of Massachuse tts. Pediatrics. 119(6)2007
41. E. Jardine, M. O'Toole, J.Y. Paton, C. Wallis: Current status of long term ventilation of children in the United Kingdom: questionnaire survey. BMJ.318:295-299 1999 9924054
42. J. Fraser, Q. Mok, R. Tasker: Survey of occupancy of paediatric intensive care units by children who are dependent on ventilators. BMJ. 315:347-3481997 9270456
43. H.F. Newton-John: Long-term mechanical ventilation of patients in Australia. Med J Aust.150:3-6 1989 2909838

44. J.S. Dhillon, T.C. Frewen, N.C. Singh, K.N. Speechley: Chronic mechanical ventilation-dependent children in Canada. Paediatr Child Health. 1:111-116 1996
45. L. Appiert, M. Cori, R. Bianchi, et al.: Home care for chronic respiratory failure in children. 15 years' experience. Paediatr Anaesth. 12 (4):345-350 200211982843
46. A.E. Overman, M. Liu, S.C. Kurachek, et al.: Tracheostomy for infants requiring prolonged mechanical ventilation: 10 years' experience. Pediatrics. 131 (5):e1491-e1496 2013 23569088
47. B.D. Benneyworth, A. Gebremariam, S.J. Clark, T.P. Sh anley, M.M. Davis: Inpatient health care utilization for children dependent on long-term mechanical ventilation. Pediatrics. 127 (6):e1533-e1541 2011 21576303
48. A.L. Cristea, A.E. Carroll, S.D. Davis, N.L. Swigonski, V.L. Ack erman: Outcomes of children with severe bronchopulmonary dysplasia who were ventilator dependent at home. Pediatrics. 1 32(3):e727-e734 2013 23918888
49. J.D. Edwards, S.S. Kun, T.G. Keens: Outcomes and causes of death in children on home mechanical ventilation via tracheostomy: an institutional and literature review. J Pediatr. 157 (6):955-959 201020713294
50. G. Con, D.Z. Kuo, M.L. Bauer, et al.: Outcomes of children treated with tracheostomy and positive-pressure ventilation at home. Clin Pediatr (Phila).52 (1):54-67 January 2013 23155195
51. H. Brody, M.L. Campbell, K. Faber-Langedoen, K.S. Ogle: Withdrawing intensive life-sustaining treatment—recommendations for compassionate clinical management. N Engl J Med. 336:652-6571997 9032053
52. J.M. Civetta: Futile care of caregivers' frustration? A practical approach. Crit Care Med. 24:346-3511996 8605812
53. C. Williams, D. Munson, J. Zupancic, H. Kirpalani: Supp orting bereaved parents: practical steps in providing compassionate perinatal and neonatal end-of-life care. A North American perspective. Semin Fetal Neonatal Med. 13:335-340 2008 18472317
54. In the Matter of Karen Quinlan. November 10, 1975Superior Court, Chancery Division New Jersey 801-824 Atl Report 1975;348
55. K.W. Teel: From Quinlan to today. Camb Q Healthc Ethics. 1992 Fall;1(4):291
56. S. Kutzsche, J.C. Partridge, S.R. Leuthner, J.D. Lantos: When life-sustaining treatment is withdrawn and the patient doesn't die. Pediatrics.132 (5):893-897 November 2013 24101767
57. A. Henley, J. Schott: The death of a baby before, during or shortly after birth: good practice from the parent's perspective. Semin Fetal Neonatal Med.13:325-328 2008 18450529
58. C.L. Brosig, R.L. Pierucci, M.J. Kupst, S.R. Seuthner: Infant end-of-life care: the parent's perspective. J Perinatol. 27:510-516 2007 17443196

Capítulo 5

Atención respiratoria basada en la evidencia

Krithika Lingappan, MD, MS, FAAP
Gautham K. Suresh, MD, DM, MS, FAAP

ANTECEDENTES

Los médicos que tratan a neonatos con enfermedades respiratorias deben diagnosticar, elegir tratamientos y asesorar a los padres respecto de la mejor evidencia disponible (preferentemente, proveniente de estudios de investigación de calidad) sin perder de vista el criterio clínico, los valores del paciente y el conocimiento del contexto local. Este enfoque, conocido como medicina basada en la evidencia (MBE), rechaza el uso exclusivo de «fuentes verídicas» menos confiables, como el razonamiento basado en la anatomía o en la fisiopatología, la extrapolación a partir de datos en animales, la opinión de expertos que no esté basada en la evidencia o la adopción de una práctica solo por el hecho de que la utilizan pares y colegas. Si bien los principios y los pasos de la práctica basada en la evidencia están correctamente descritos, es frecuente que se realice un uso excesivo, insuficiente o incorrecto de los análisis de diagnóstico y de los tratamientos. Por lo tanto, los médicos que brindan atención respiratoria deben dominar el uso de las herramientas y de las destrezas de la práctica basada en la evidencia. Las destrezas técnicas de la MBE, enumeradas en el orden en que se utilizan, son las siguientes: formulación de una pregunta; búsqueda de evidencia; evaluación de su calidad; comparación de riesgos, beneficios y costos; e implementación. Además de estas destrezas técnicas, también se necesitan varias herramientas cognitivas para poner en práctica la MBE, como el razonamiento crítico, el razonamiento clínico y la toma de decisiones; esta última, en especial, si nos encontramos frente a una incertidumbre. La MBE puede emplearse para tomar decisiones sobre la atención de un paciente en particular o para idear pautas o protocolos de atención de una categoría específica de pacientes (como son los neonatos prematuros con síndrome de dificultad respiratoria).

LA TÉCNICA DE LA MEDICINA BASADA EN LA EVIDENCIA

Formulación de la pregunta

El primer paso de la MBE es formular la pregunta clínica de manera clara. Los componentes de una pregunta correctamente formulada son los pacientes, la población o el problema (P); la intervención (I); el control o la comparación (C); los resultados clínicos de interés (O, del inglés *Outcome*); y el tipo de estudio o marco temporal (T, del inglés *Time frame*). Podemos recordar estos componentes mediante el acrónimo PICOT (1). Un ejemplo de una pregunta PICOT es el siguiente: «en los neonatos prematuros de menos de 28 semanas de gestación con síndrome de dificultad respiratoria (P), ¿el uso profiláctico de vitamina A (I), en comparación con el placebo (C), disminuye el riesgo de displasia broncopulmonar (O) *a las 36 semanas de edad posmenstrual (T)*?». El mejor tipo de estudio (T) para responder a esta pregunta es un ensayo aleatorizado controlado.

Búsqueda de evidencia

Después de formular una pregunta clara, el médico debe buscar toda la evidencia relevante. Trabajar en conjunto con un bibliotecario médico puede garantizar una búsqueda eficiente e integral al identificar todos los artículos, resúmenes y revisiones clave que se hayan publicado. La búsqueda puede realizarse en distintas bases de datos electrónicas. La más conocida es MEDLINE (una base de datos bibliográfica sobre ciencias de la vida con énfasis en la biomedicina), a la cual puede accederse mediante la interfaz gratuita PubMed (www.pubmed.gov) o a través de una interfaz paga como Ovid. Una función particularmente útil de PubMed es la pestaña «Consultas clínicas», que permite realizar una búsqueda delimitada, rápida y sencilla sobre un determinado tema que puede ayudar al médico a tomar decisiones informadas. Esta pestaña tiene tres filtros de búsqueda: categorías de estudios clínicos (etiología, diagnóstico, tratamiento, pronóstico y guías de predicción clínica), revisiones sistemáticas y genética médica. Si bien MEDLINE contiene millones de artículos, aún podría no incluir todos los relevantes. Si es fundamental realizar una búsqueda exhaustiva, también deben consultarse otras bases de datos, como CINAHL (un índice de artículos de revistas sobre enfermería, medicina auxiliar, biomedicina y atención médica) y EMBASE (una base de datos de publicaciones sobre biomedicina y farmacología). Para identificar los resúmenes no publicados (una fuente de evidencia importante pero, a menudo, ignorada), también deben consultarse las actas y los resúmenes publicados (por lo general, disponibles en internet) de congresos de pediatría o de neonatología, como el Congreso de las Sociedades Académicas de Pediatría o el Congreso y Exhibición Nacional de la Academia Estadounidense de Pediatría. Google Académico es otra herramienta de búsqueda en internet que realiza una búsqueda en toda la web. Además de los artículos publicados, también identifica actas de congresos, libros y repositorios institucionales. Puede usarse como complemento, pero no sustituye la búsqueda sistemática de una base de datos más completa, como es MEDLINE (2). Otro recurso de información en línea es TRIP (tripdatabase.com), un motor de búsqueda de información clínica diseñado para que los usuarios encuentren rápidamente evidencia relevante de alta calidad. Por último, también deben indagarse las listas de referencia de los artículos completos, obtenidas a partir de la búsqueda electrónica, para identificar otros artículos relevantes.

La evidencia identificada mediante la investigación puede integrar una de dos categorías: fuentes primarias (es decir, artículos y resúmenes originales) y revisiones o resúmenes («fuentes predigeridas») de evidencia existente sobre un determinado tema o pregunta. Entre estas revisiones, las revisiones narrativas convencionales (similares a los capítulos de un libro de texto) pueden brindar información útil sobre antecedentes del tema, pero están sujetas al sesgo y al punto de vista de los autores. Por lo tanto, es preferible recurrir a revisiones sistemáticas, ya que su metodología explícita y su transparencia permiten a los lectores replicar los métodos y llegar a sus propias conclusiones e inferencias. La Base de Datos Cochrane de Revisiones Sistemáticas es una fuente especialmente útil de revisiones sistemáticas de alta calidad sobre neonatología, y el texto completo de esas revisiones está disponible de forma gratuita en el sitio web del Instituto Nacional de Salud Infantil y Desarrollo Humano (www.nichd.nih.gov/Cochrane). Las revisiones de Cochrane incluyen únicamente estudios o ensayos en seres humanos —no comprenden estudios en animales ni modelos mecánicos—. Para consultar otros artículos y revisiones primarias, puede obtenerse el texto completo de cada artículo en el sitio web de la revista, en forma gratuita en algunos casos y, en otros, mediante una suscripción individual o una suscripción como biblioteca institucional.

Generalmente, la búsqueda se realiza ingresando palabras clave (por ejemplo, utilizando la base de datos de Encabezados de temas médicos —MeSH, por sus siglas en inglés— de PubMed) y operadores booleanos («O», «Y» y «NO») para restringir los resultados a los artículos más relevantes. Pueden usarse filtros de búsqueda personalizados para filtrar la búsqueda por criterios, como tipo de estudio, período de publicación o tipo de revista.

Además de realizar búsquedas de evidencia sobre preguntas clínicas específicas, los médicos también deben desarrollar el hábito de mantenerse al tanto de la evidencia que vaya surgiendo. Con los varios miles de artículos médicos que se publican cada año, es imposible que un médico lea cada artículo o resumen, o siquiera realice una lectura rápida de ellos. Los médicos pueden mantenerse actualizados al suscribirse a actualizaciones periódicas de las bases de datos como PubMed, las fuentes RSS, las listas de distribución administradas por universidades u organizaciones científicas y las alertas de los índices de las revistas. También pueden consultar periódicamente sitios web como www.neoknowledge.com y www.ebneo.org.

Una vez finalizada la búsqueda y extraídos los artículos relevantes, el próximo paso es evaluar la evidencia para determinar si puede usarse en la toma de decisiones y cómo.

Evaluación de la evidencia sobre los tratamientos

Cómo evaluar la calidad de la evidencia

Para determinar la calidad de la evidencia debe evaluarse de forma crítica cada artículo o resumen, para lo cual el médico necesita conocer los puntos fuertes y los puntos débiles de los distintos diseños de estudio. La **Tabla 5-1** resume los tipos de diseños de estudios más frecuentes y las ventajas y desventajas de cada uno. Los estudios de observación resultan útiles para generar hipótesis, mientras que los ensayos aleatorizados son mejores para poner a prueba una hipótesis. La mayor parte de nuestro conocimiento actual sobre los factores de riesgo y las exposiciones que provocan enfermedades o resultados clínicos no

Tabla 5-1. Diseños de estudios.

Tipo de estudio	Descripción	Ventajas	Desventajas
Estudios de intervención (ensayos)			
Ensayo aleatorizado controlado	Se asigna a los sujetos a un grupo de intervención (experimental) o a un grupo de comparación (control) mediante un proceso al azar. Los dos grupos reciben seguimiento prospectivo durante un período determinado y, luego, se comparan en términos de los resultados especificados al inicio. Puede ser un ensayo de grupos paralelos o de grupos cruzados. Es útil para estudiar la eficacia de una intervención con el fin de prevenir o modificar el curso de una enfermedad y para identificar las causas o los factores de riesgo, o bien a los sujetos de alto riesgo.	Controla los sesgos principales. Es probable que arroje resultados válidos. Es útil para detectar diferencias mínimas entre los grupos.	A veces, los resultados podrían no ser generalizables. Es complejo y costoso de realizar.
Ensayo aleatorizado agrupado	En lugar de sujetos individuales, se asigna al azar a un grupo, unidad neonatal o comunidad completa a los grupos de intervención y de control.	Evita la exposición accidental de los sujetos de control a la intervención («contaminación»).	Generalmente, se realiza sin enmascaramiento. Hay una posibilidad de sesgo durante la selección de sujetos. Puede generar complejos dilemas éticos. Requiere un análisis estadístico que ajuste la falta de independencia de las observaciones dentro de un grupo.
Ensayo no aleatorizado	La asignación de sujetos al grupo de intervención experimental y al grupo de control se realiza mediante métodos no aleatorios. Es útil para estudiar la eficacia de una intervención con el fin de prevenir o modificar el curso de una enfermedad y para identificar las causas o los factores de riesgo, o bien a los sujetos de alto riesgo. Sin embargo, puede haber sesgo.		Puede haber sesgo durante la selección de sujetos.
Estudios observacionales			
Estudio por cohortes	Se realiza un seguimiento de un grupo de personas durante un período para monitorear los antecedentes naturales de una enfermedad, determinar un pronóstico o identificar las causas de la enfermedad. Puede ser prospectivo o retrospectivo. El investigador no influye sobre la exposición de los sujetos al tratamiento u otras intervenciones; la exposición es no intencional. Es un buen diseño para determinar los antecedentes naturales de la enfermedad e identificar las causas o los factores de riesgo, o bien a los sujetos de alto riesgo.	Puede determinar una relación causal y la incidencia. Puede resolver factores de confusión conocidos.	Requiere tiempo y recursos considerables (aunque es más económico que los ensayos aleatorizados); puede ser difícil hallar los controles y estudiar los trastornos poco frecuentes. Puede estar sujeto a sesgo.
Estudio de casos y controles	Se compara a sujetos que padecen la enfermedad o que presentan el resultado de interés (casos) con un grupo de sujetos sanos (controles). Se determina la frecuencia de los factores causales o de riesgo (exposiciones) en los casos, en comparación con los controles, y se expresa mediante la razón de probabilidades (u ***odds ratio***). Siempre es retrospectivo. Debe hacerse una atenta selección de los controles para evitar el sesgo. Resulta útil para identificar las causas o los factores de riesgo, o bien a los sujetos de alto riesgo.	Es menos costoso; puede realizarse rápidamente; requiere menos pacientes; es útil en casos de enfermedades poco frecuentes y cuando el intervalo entre la exposición y el resultado es largo. Puede estudiar múltiples exposiciones.	La selección incorrecta de los controles puede introducir un sesgo; es ineficiente para las exposiciones poco frecuentes; la relación temporal puede ser difícil de determinar; no puede derivarse la incidencia; está sujeto al sesgo de recuperación.

Tabla 5-1. Diseños de estudios (*continuación*)

Tipo de estudio	Descripción	Ventajas	Desventajas
Estudios observacionales			
Estudio transversal	Se identifican personas con una determinada enfermedad, factor de riesgo u otro punto de interés en un momento determinado (una «muestra»). Se determinan simultáneamente la exposición y el resultado. Es un buen diseño para calcular la prevalencia de la afección, que se calcula como la cantidad de personas que padecen la afección, dividida por el total de la muestra. Resulta útil para identificar las causas o los factores de riesgo, o bien a los sujetos de alto riesgo.	Es económico y fácil de realizar.	No puede establecerse una relación causal. La exposición y el resultado pueden depender de la recuperación. Los tamaños de las muestras o de los grupos podrían ser desiguales.
Estudio ecológico	Es un estudio observacional realizado a nivel poblacional en lugar de a nivel individual. Las diferencias en los resultados entre poblaciones o a través del tiempo se relacionan con las características de la población que podrían ser factores de riesgo (o de prevención).	Es económico. Puede, posiblemente, usar datos de bases de datos existentes.	No puede evaluar cuántos sujetos expuestos realmente presentan el resultado evaluado. Tiende a sobreestimar el grado de correlación.
Serie de casos	Descripción de las características de un conjunto coherente/consecutivo de casos.	Ofrece una descripción útil de afecciones poco frecuentes. Puede estar seguido de ensayos clínicos.	En ausencia de controles, no puede evaluar los factores de riesgo y las exposiciones ni inferir la eficacia de los tratamientos.
Casos clínicos	Informan sobre un hallazgo poco frecuente o interesante en un solo paciente.	Son útiles para generar conciencia sobre una posible complicación del tratamiento o una presentación o curso inusual de una enfermedad.	No brindan un conocimiento generalizable.

deseados proviene de estudios de observación. La mayor parte de nuestro conocimiento actual sobre los tratamientos proviene de ensayos.

Los sistemas más antiguos para calificar la calidad de la evidencia dependían casi exclusivamente del diseño general del estudio y clasificaban la evidencia en forma piramidal en función del diseño del estudio: las revisiones sistemáticas ocupaban el vértice de la pirámide (y constituían la mejor evidencia), y el razonamiento a partir de la fisiología o de la opinión de expertos ocupaban la base de la pirámide (el tipo de evidencia menos confiable).

Actualmente, es posible evaluar mejor la calidad de la evidencia utilizando los criterios del sistema GRADE (calificación de recomendaciones, valoración, desarrollo y evaluación) (**Tabla 5-2**). En este sistema, el diseño del estudio sigue siendo fundamental, pero no es el único factor para juzgar la calidad de la evidencia. Se incorporan criterios adicionales a la valoración de la calidad de la evidencia. Además, la calidad de la evidencia se le asigna a cada resultado, no a cada estudio.

La aplicación del método GRADE a la evidencia sobre intervenciones terapéuticas implica cinco pasos distintos (3):

- Paso n.º 1: Asignar una calificación *a priori* de «alta calidad» a los ensayos controlados aleatorizados (ECA) y de «baja calidad» a los estudios observacionales.
- Paso nº 2: Bajar o subir la calificación inicial.
  - Motivos para bajar la calificación de calidad de la evidencia de los ECA:
    - Riesgo de sesgo: debido a la falta de una secuencia de asignación claramente aleatorizada, ausencia de enmascaramiento, ausencia de ocultamiento de la asignación, incumplimiento del análisis por intención de tratar, grandes cantidades de pacientes cuyo seguimiento fue imposible de realizar, conclusión precoz del ensayo o informe de resultados selectivos.
    - Imprecisión: amplios intervalos de confianza.
    - Comparación indirecta: extrapolación de resultados de una población, resultado o intervención distintos o comparación indirecta de dos intervenciones (es decir, ausencia de comparación directa).
    - Inconsistencia de los resultados: cuando los resultados varían significativamente en distintos ensayos sin explicación.

  - Sesgo en la publicación: cuando no se publican estudios con resultados negativos (esto puede sesgar los resultados de la revisión).
  - Puede subirse la calificación de la calidad de la evidencia de un estudio observacional si hubo una gran magnitud del efecto y una relación dosis-respuesta, y si todos los posibles sesgos solo redujeran el efecto del tratamiento del estudio (lo que sugiere que el efecto real, probablemente, sea superior que el sugerido por los resultados del estudio).
- Paso n.º 3: Asignar una calificación final a la calidad de la evidencia (alta, moderada, baja, muy baja).
- Paso n.º 4: Contemplar otros factores, como efectos secundarios del tratamiento, preferencia del paciente y el costo-beneficio, que influyan sobre la validez de la recomendación.
- Paso n.º 5: Ofrecer la recomendación de la implementación real del tratamiento a modo determinante, como recomendación de peso o no para tomar la decisión de usar o no usar el tratamiento.

Tabla 5-2. Sistema GRADE (clasificación de las recomendaciones, valoración, desarrollo y evaluaciones).

Calidad de la evidencia	Definición
Alta	Es muy poco probable que futuras investigaciones modifiquen nuestra confianza en el cálculo del efecto. - Varios estudios de alta calidad con resultados consistentes. - En casos especiales: un ensayo multicéntrico de gran envergadura y alta calidad.
Moderada	Es probable que futuras investigaciones influyan de manera significativa sobre nuestra confianza en el cálculo del efecto y que puedan modificar el cálculo. - Un estudio de alta calidad. - Varios estudios con algunas limitaciones.
Baja	Es muy probable que futuras investigaciones influyan de manera significativa sobre nuestra confianza en el cálculo del efecto y es probable que modifiquen el cálculo. - Uno o más estudios con limitaciones importantes.
Muy baja	Los cálculos del efecto son muy inciertos. - Opinión de expertos. - Falta de evidencia de investigaciones directas. - Uno o más estudios con limitaciones muy importantes.

Determinación de los efectos cuantitativos de un tratamiento

El valor p

Los estudios clínicos que utilizan pruebas de hipótesis dependen de pruebas de importancia estadística y, por lo general, derivan un valor p para responder la siguiente pregunta: ¿los resultados observados son puramente casuales? El valor p indica la probabilidad de obtener un resultado igual o mayor que el resultado observado en el estudio, en caso de que se cumplan las hipótesis nulas. Si el valor p es menor que el límite fijado por los investigadores (establecido por convención en 0,05 o 5 %), se rechaza la hipótesis nula a favor de la hipótesis alternativa, y se establece que el resultado es «estadísticamente significativo». Un valor p superior indica que no es posible rechazar la hipótesis nula.

Importancia estadística frente a importancia clínica

Incluso si los resultados de un estudio son «estadísticamente significativos», podrían no ser «clínicamente significativos». Por ejemplo, en los ensayos con una muestra amplia, las pruebas estadísticas podrían revelar una importancia, pero los resultados podrían no ser clínicamente significativos —el impacto general podría ser minúsculo, los beneficios podrían no superar los riesgos y los costos de la intervención podrían no ser justificables—. Por el contrario, la falta de importancia estadística (un valor p elevado) podría ser resultado de un tamaño de muestra inadecuado que produjo un efecto verdadero no detectado en el estudio.

Intervalos de confianza

El intervalo de confianza (IC) representa el grado de incertidumbre al calcular el parámetro poblacional producto de un error de muestreo. Como los resultados de casi todos los estudios se derivan de datos de muestras (y no de toda la población), el parámetro de la muestra puede diferir del parámetro poblacional real y puede variar en su grado de precisión. El IC cuantifica esta imprecisión e indica el rango de valores probable que incluye el «verdadero» resultado de un estudio. Generalmente, se expresa como IC del 95 %, cuyos valores implican que, si un estudio se repitiera 100 veces, el parámetro estadístico medido entraría dentro del intervalo 95 de las 100 veces. Los IC acotados indican una mayor precisión en los resultados. Un IC amplio implica que el «valor verdadero» está dentro de un amplio rango de valores. Por lo tanto, si un estudio no detectó diferencias en los resultados entre los grupos comparados, el estudio de los IC puede ayudar a los médicos a evaluar si realmente no hubo una verdadera diferencia entre los dos grupos o si la falta de diferencia observada fue resultado de que la muestra era pequeña. El valor que muestra «ningún efecto» para los cocientes (razón de probabilidades) es 1, mientras que para las diferencias (diferencia de riesgo, etc.) es 0. Si el valor del resultado medido que indica «ningún efecto» (1 para los cocientes y 0 para la diferencia absoluta) está fuera del IC, representa una importancia estadística.

Variables de resultados finales combinados

Las variables de resultados finales combinados (en los cuales se combinan múltiples tipos de resultados indeseables en una sola medición) son de uso frecuente en neonatología, ya sea para medir de forma conjunta múltiples resultados negativos o porque un resultado negativo, como la muerte, no permite la existencia del otro resultado adverso (también llamado resultado competitivo, como cuando un neonato muere antes de las 36 semanas de edad posmenstrual y no se puede evaluar la presencia o ausencia de displasia broncopulmonar). Los resultados de los ensayos que informan resultados combinados a veces pueden ser confusos de interpretar y aplicar en la toma de decisiones clínicas, particularmente cuando uno de los resultados negativos incluidos está aumentado, y el otro, disminuido. En ese caso, el médico debe sopesar la gravedad de cada uno de los resultados y calcular el beneficio o daño neto antes de tomar decisiones clínicas.

Ejemplo: En un ECA, Bassler *et al.* (4) evaluaron los efectos de la administración temprana de budesonida inhalada frente a un placebo en neonatos de entre 23 0/7 y 27 6/7 semanas de gestación y obtuvieron un resultado primario de muerte o displasia broncopulmonar (DBP).

Para el resultado primario (muerte o DBP), la tasa de eventos en el grupo de control (grupo de placebo) fue del 46,3 %, y la tasa de eventos en el grupo tratado (grupo de budesonida) fue del 40 %. El riesgo relativo de la budesonida inhalada fue de 40/46,3 = 0,86 con un IC del 95 % de 0,75-1 y un valor *p* de 0,05. Este es un ejemplo de un resultado compuesto primario con dos componentes. Sin embargo, cuando los investigadores analizaron las incidencias de la muerte y de la DBP en forma individual, los efectos fueron opuestos. Para la DBP, la tasa de eventos en el grupo de control (grupo de placebo) fue del 38 %, mientras que la tasa de eventos en el grupo tratado (grupo de budesonida) fue del 27,8 %. Por lo tanto, el riesgo relativo de la DBP fue de 27,8/38 = 0,73 con un IC del 95 % de 0,6-0,91 y un valor *p* de 0,004. Esta fue una disminución estadísticamente significativa en la DBP. Para la muerte, la tasa de eventos en el grupo de control (grupo de placebo) fue del 13,6 % y la tasa de eventos en el grupo tratado (grupo de budesonida) fue del 16,9 %. El riesgo relativo de la budesonida inhalada fue, por lo tanto, de 16,9/13,6 = 1,24 con un IC del 95 % de 0,91-1,69 y un valor *p* de 0,17. En otras palabras, hubo una mayor incidencia de muerte en el grupo de budesonida, pero esta no fue estadísticamente significativa. Estos resultados sugieren que los riesgos del tratamiento con budesonida (un posible aumento en la mortalidad de hasta 1,69 veces más en función del límite superior del IC) podrían superar el beneficio (una disminución de la DBP).

Una vez que el médico está conforme con la validez interna de un estudio, el próximo paso es analizar los resultados cuantitativos del estudio y evaluar la magnitud del efecto.

Mediciones del efecto terapéutico (magnitud del efecto)

Las siguientes mediciones de asociación se informan generalmente en ensayos terapéuticos que utilizan mediciones dicotómicas del resultado (ejemplos son resultados de sí/no, como la mortalidad, la retinopatía del prematuro o la hemorragia intraventricular).

Tasa de eventos en el grupo de control (TEC)

La incidencia del resultado en el grupo de control (por ejemplo, el grupo que recibe el placebo en un ECA).

Tasa de eventos en el grupo tratado (TET)

La incidencia del resultado en el grupo que recibe el tratamiento experimental.

Riesgo relativo (RR)

TET/TEC.

Reducción del RR

1 – RR.

Reducción absoluta del riesgo (RAR)

TEC – TET, la diferencia absoluta en la incidencia del resultado en el grupo de control y en el grupo tratado.

Número de pacientes que es necesario tratar (NNT)

1/RAR, la cantidad de pacientes que deben recibir tratamiento para lograr en un caso el éxito terapéutico. Cuanto menor es el NNT, mayor es el efecto terapéutico, y hay menor cantidad de pacientes que no presentan respuesta y que deben ser expuestos a la intervención terapéutica y a sus riesgos y costos. Cuando el resultado es indeseable, el término empleado es número de pacientes que es necesario dañar (NND).

El RR y la reducción del RR miden la solidez de la asociación. Para determinar la cantidad real de pacientes afectados, la diferencia absoluta del riesgo y el NNT resultan más útiles.

Ejemplo: El grupo de estudio SUPPORT (surfactante, presión positiva en las vías respiratorias y oximetría de pulso) comparó los resultados de neonatos extremadamente prematuros (5) (nacidos entre las 24 0/7 y las 27 6/7 semanas de gestación) que se mantuvieron en un menor rango objetivo de saturación de oxígeno (85 % al 89 %) frente a un rango superior (91 % al 95 %). En este estudio, para el resultado primario (retinopatía grave o muerte antes del alta), la tasa de eventos fue del 28,3 % en el grupo de menor saturación y del 32,1 % en el grupo de mayor saturación. El RR con menor saturación fue de 28,3/32,1 = 0,9 con un IC del 95 % de 0,76-1,06 (cruzó el 1, el valor que indica ningún efecto) y un valor p de 0,21; por lo tanto, no fue posible rechazar la hipótesis nula. Para la muerte sola, la tasa de eventos fue del 19,9 % en el grupo de menor saturación y del 16,2 % en el grupo de mayor saturación. El RR con menor saturación fue de 19,9/16,2 = 1,23 con un IC del 95 % de 1,01-1,60 (no cruzó el 1) y un valor p de 0,04. Este fue un resultado estadísticamente significativo que generó la inquietud de que la mortalidad era superior en los neonatos del grupo de menor saturación. La reducción del riesgo relativo (en verdad, un aumento en este caso) fue de 1 – 1,23 = 0,23. Esto indicaba que había un 23 % más de riesgo de muerte en el grupo de menor saturación. La RAR, también conocida como diferencia absoluta del riesgo (DAR, un término más adecuado debido a que el riesgo en verdad aumentó) fue de 19,9 – 16,2 = 3,7 o 0,037. El NND, en este caso, fue (1/DAR) = (1/0,037) = 27. Esto indicaría que de 27 neonatos que se mantuvieron en el menor rango de saturación en oposición al rango superior, habría una muerte más. En el caso de la retinopatía grave, la tasa de eventos fue del 8,6 % en el grupo de menor saturación y del 17,9 % en el grupo de mayor saturación. El RR fue de 8,6/17,9 = 0,48 con un IC del 95 % de 0,37-0,73 (no cruzó el 1) y un valor p inferior a 0,001. Este fue un resultado estadísticamente significativo que demostró que el riesgo de retinopatía grave fue más bajo entre los neonatos del grupo de menor saturación. La reducción del RR fue 1 – RR = 1 – 0,48 = 0,52. Esto indicó que hubo un 52 % menos de riesgo de padecer retinopatía grave en el grupo de menor saturación. La RAR (DAR) fue de 8,6 – 17,9 = 9,3 o 0,093 (valor absoluto). El NND, en este caso, fue (1/DAR) = (1/0,093) = 11. Esto indicaría que de 11 neonatos que se mantuvieron en el menor rango de saturación en oposición al rango superior, se hubiera prevenido un caso adicional de retinopatía grave.

Razón de probabilidades (odds ratio)

Es una medida de asociación entre una exposición y un resultado. En un estudio por cohortes, la razón de probabilidades es el cociente de las posibilidades de que se produzca un evento en los sujetos expuestos y las posibilidades de que se produzca el mismo evento en los sujetos no expuestos. En un estudio de casos y controles, la razón de probabilidades es el cociente de las posibilidades de que un caso (un sujeto que presenta un evento) haya estado expuesto a un factor y las posibilidades de que un control (un sujeto que no presenta un evento) haya estado expuesto al mismo factor.

Valor nulo

El valor «sin efectos» (valor nulo) de los cocientes (oportunidad relativa, RR) es 1, y para la diferencia de riesgo es 0. En la práctica, generalmente, se utiliza el IC del 95 % como sustituto de la presencia de importancia estadística si no se superpone con el valor nulo. Específicamente, al comparar el grupo de control y el grupo tratado, si el IC del cálculo de la diferencia entre los dos grupos excluye al 1 para el RR y al 0 para la DAR, el resultado se considera estadísticamente significativo.

Todas las mediciones mencionadas son útiles para describir las mediciones dicotómicas de resultados. En los estudios que comparan datos continuos (como la duración de la ventilación, la duración de la hospitalización, la FiO_2, etc.), los grupos se comparan utilizando diferencias medias.

Revisiones sistemáticas de las intervenciones terapéuticas y metanálisis

Una revisión sistemática es una revisión de una pregunta claramente formulada que emplea métodos sistemáticos, explícitos y transparentes para identificar, seleccionar y valorar, de manera crítica, investigaciones relevantes y recopilar, agrupar y analizar datos de los estudios incluidos en la revisión. Una revisión sistemática correctamente realizada y actualizada constituye una fuente de evidencia rápida y confiable para los médicos. Sin embargo, no todas las revisiones sistemáticas son de calidad, por lo cual requieren una valoración crítica.

Lo ideal es que la revisión sistemática aborde una pregunta claramente formulada (en el formato PICOT), utilice múltiples bases de datos bibliográficos, especifique los términos de búsqueda empleados (texto y MeSH), incluya estudios publicados y no publicados en todos los idiomas (no solamente en inglés), especifique —*a priori*— los criterios para incluir y excluir los estudios, y emplee criterios objetivos para evaluar la calidad de los estudios. La inclusión de todos los estudios disponibles evita el sesgo de publicación (los estudios negativos suelen no publicarse y suponen un mayor esfuerzo para identificarlos). Los resultados cuantitativos de diferentes estudios pueden combinarse mediante un metanálisis para obtener un tamaño combinado del efecto después de ponderar cada estudio en función del tamaño de su muestra. Los resultados se muestran en un diagrama de bosque. Antes de aplicar los hallazgos a una revisión sistemática en la práctica, el médico debe valorarlos de manera crítica. Se debe confiar en los resultados de una revisión sistemática solamente si la revisión formuló una pregunta de investigación específica, realizó una búsqueda integral para incluir a todos los estudios relevantes, valoró la calidad de los estudios incluidos, incluyó solo estudios válidos, combinó estudios solo si eran razonablemente similares e incluyó todos los resultados importantes. Un metanálisis dentro de una revisión sistemática, por ejemplo, no debe agrupar los resultados de estudios con diferentes dispositivos, modos de ventilación, poblaciones o estudios que abarcan distintas épocas durante las cuales hubo importantes cambios en la práctica clínica (por ejemplo, esteroides antenatales, administración de surfactante). El Grupo de Revisión Neonatal de la Colaboración Cochrane crea y mantiene una recopilación de revisiones sistemáticas de alta calidad en www.nichd.nih.gov/Cochrane.

Ejemplo: Un buen ejemplo de una revisión sistemática relacionada con la ventilación es el análisis de la ventilación controlada por volumen frente a la ventilación limitada por presión en neonatos prematuros. Peng *et al.* intentaron responder a este interrogante con una revisión sistemática y un metanálisis (6). Los autores incluyeron 18 ensayos y llegaron a la conclusión de que el uso de ventilación controlada por volumen disminuye la incidencia de la DBP, con un RR de 0,61 y un IC del 95 % de 0,46-0,82. También determinaron que la ventilación controlada por volumen disminuía la duración de la ventilación mecánica (en 2 días), la hemorragia intraventricular (HIV), la HIV de grado 3/4, el neumotórax y la leucomalacia periventricular frente a los neonatos prematuros que recibieron ventilación limitada por presión.

Ponderación de los riesgos, los beneficios y los costos

Después de evaluar la calidad de la evidencia y de determinar los resultados cuantitativos, el médico debe evaluar los riesgos, los beneficios y los costos de las distintas estrategias terapéuticas. Para ponderar los beneficios de un tratamiento frente a sus riesgos, un método sencillo es el cociente NNT/NND, o bien el uso de una planilla de balance (7). La planilla de balance permite realizar un resumen tabulado de los hallazgos —el mismo formato que utilizan actualmente la mayoría de las revisiones de Cochrane—, y estas tablas permiten realizar una sencilla comparación cuantitativa de los beneficios y riesgos importantes. También puede realizarse un cálculo más elaborado y detallado de los beneficios y los riesgos mediante un análisis de decisión. Otras publicaciones ofrecen descripciones formales del análisis de decisión, de la rentabilidad y de los análisis costo-beneficio, pero no son pertinentes en este capítulo. Por último, al ponderar los beneficios frente a los riesgos, deben incorporarse los valores que los padres de los neonatos asignan a los diversos resultados clínicos, ya que distintas familias pueden darle un valor diferente al mismo resultado clínico, y esto puede influir sobre la ponderación relativa de los beneficios y los riesgos.

Evaluación de la evidencia sobre las pruebas de diagnóstico

Cómo evaluar la calidad de la evidencia sobre las pruebas de diagnóstico

Para evaluar la evidencia sobre una prueba de diagnóstico, lo primero que hay que determinar es si los resultados del estudio son válidos (¿se puede confiar en los resultados del estudio?). La respuesta a esta pregunta depende del riesgo de sesgo en el estudio empleado para evaluar la prueba de diagnóstico, el cual es una función del diseño del estudio, y de la precisión con la que se haya realizado el estudio. El estudio debe evaluarse respecto de las posibilidades de sesgo desde la forma en que se seleccionaron los pacientes, en que se realizaron e interpretaron las pruebas de referencia, en que se aplicaron e interpretaron los valores de referencia y en qué forma se asignaron los pacientes a los grupos de estudio. Lo ideal es que un estudio empleado para evaluar una prueba de diagnóstico incluya un amplio espectro de pacientes seleccionados de forma imparcial (esto evita el «sesgo del espectro»), no excluya a pacientes de forma injustificada, incluya a pacientes consecutivos o seleccionados al azar, incluya a todos los pacientes en el análisis final y evite el diseño de casos y controles. Los resultados de la prueba de diagnóstico (prueba de referencia) deben tener claros criterios de anomalías preespecificados y deben interpretarse sin conocer los resultados de los valores de referencia (valores de oro). Los valores de referencia empleados deben clasificar correctamente la afección que se estudia, aplicarse a todos los pacientes incluidos —independientemente de los resultados de la prueba de referencia—, aplicarse en un intervalo adecuado después de la prueba de referencia, y lo ideal es que se interpreten sin conocer los resultados de la prueba de referencia. Los factores enumerados pueden evaluarse formalmente mediante una herramienta conocida como QUADAS 2 (Evaluación de la Calidad de Estudios de Precisión Diagnóstica) (8). Esta herramienta se aplica en cuatro fases: resumen de la pregunta de revisión, adaptación de la herramienta y diseño de pautas específicas para la revisión, diseño de un diagrama de flujo para el estudio primario y valoración del sesgo y la aplicabilidad. También pueden asignarse criterios GRADE específicos para las pruebas de diagnóstico a fin de determinar la calidad de la evidencia.

Cómo determinar la precisión de la prueba de diagnóstico

Tradicionalmente, los resultados de las pruebas de diagnóstico se muestran en una tabla de 2 × 2 que se utiliza para calcular la sensibilidad, la especificidad, el valor predictivo positivo y el valor predictivo negativo.

La «sensibilidad» es la proporción de personas que padecen una enfermedad y cuyos resultados de la prueba de diagnóstico son positivos. Es una medida de los positivos verdaderos. Una prueba con una alta sensibilidad resulta útil para descartar una enfermedad si el resultado de la prueba es negativo.

La «especificidad» es la proporción de personas que no padecen una enfermedad y cuyos resultados de la prueba de diagnóstico son negativos. Mide los negativos verdaderos. La tasa de falsos positivos de la prueba es 1 – especificidad. Una prueba con una especificidad alta resulta útil para confirmar una enfermedad si el resultado de la prueba es positivo.

En sí mismas, la sensibilidad y la especificidad no pueden emplearse para calcular la probabilidad de una enfermedad en un paciente específico.

El «valor predictivo positivo» es la proporción de personas que obtienen un resultado positivo en la prueba y que padecen la enfermedad.

El «valor predictivo negativo» es la proporción de personas que obtienen un resultado negativo en la prueba y que no padecen la enfermedad.

Tanto el valor predictivo positivo como el negativo dependen de la prevalencia de la enfermedad. Por lo tanto, si los valores predictivos publicados para una prueba de diagnóstico se obtuvieron con una sola muestra de pacientes, el médico no debe aplicar estos valores a los pacientes en quienes la prevalencia de la enfermedad podría ser distinta de la prevalencia de la muestra de pacientes utilizada en el estudio publicado.

Los cálculos mencionados describen la precisión de una prueba de diagnóstico. Sin embargo, al tratar a un paciente, el médico no debe determinar la eficacia de la prueba, sino la probabilidad de que el paciente padezca la enfermedad o no en función de una prueba de diagnóstico con resultado positivo o negativo. Esto puede determinarse utilizando el cociente de verosimilitudes, que no depende de la prevalencia de la enfermedad y que puede utilizarse para calcular la probabilidad de la enfermedad en pacientes individuales.

Cociente de verosimilitudes (CV)

Es el cociente de verosimilitudes de obtener un determinado resultado en pacientes que padecen la enfermedad y la probabilidad de obtenerlo en pacientes que no padecen la enfermedad. Indica cuántas veces más (o menos) verosímil es que los pacientes enfermos obtengan ese resultado en particular frente a los pacientes sanos. Un CV positivo (CV+) indica cuántas veces más verosímil es que las personas que padecen la enfermedad obtengan un resultado positivo en la prueba de diagnóstico frente a las personas que no padecen la enfermedad. Un CV negativo (CV-) indica cuántas veces más verosímil es que las personas que padecen la enfermedad obtengan un resultado negativo en la prueba de diagnóstico frente a las personas que no la padecen.

La inferencia bayesiana en las pruebas de diagnóstico

Utilizando la probabilidad de la presencia de una enfermedad o afección antes de solicitar una prueba de diagnóstico (probabilidad anterior a la prueba) y el CV de una prueba de diagnóstico una vez obtenido un resultado positivo o negativo, podemos calcular la probabilidad posterior a la prueba de la afección en cuestión. Para hacerlo, se convierte la probabilidad anterior a la prueba en posibilidad anterior a la prueba, la que, luego, se multiplica por el CV para obtener las posibilidades posteriores a la prueba. Entonces, se convierte este resultado a la probabilidad posterior a la prueba. Una alternativa es utilizar un nomograma (el nomograma de Fagan) (9) para obtener la probabilidad posterior a la prueba (**Figura 5-1**).

Si el CV es igual a 1, entonces, la probabilidad posterior a la prueba es exactamente la misma que la probabilidad anterior a la prueba. Un CV mucho menor a 1 hace que la probabilidad posterior a la prueba sea mucho menor (es poco probable que el paciente padezca la enfermedad). Un CV muy bajo —de 0,1 o menos— descarta casi por completo la enfermedad. Un CV mucho mayor a 1 hace que la probabilidad posterior a la prueba sea mucho mayor (es mucho más probable que el paciente padezca la enfermedad). Un CV muy alto —de 10 o más— confirma casi por completo («acepta») la enfermedad. La probabilidad de la enfermedad posterior a la prueba es el cálculo más útil y ayuda al médico a decidir si debe solicitar otras pruebas de diagnóstico para tranquilizar a los padres de un neonato respecto de que es poco probable que su hijo padezca la enfermedad, o bien comenzar con el tratamiento. La probabilidad de una enfermedad posterior a la prueba después de una prueba se convierte en la probabilidad anterior a la prueba de la siguiente prueba de diagnóstico (en caso de realizarla)

Ejemplo: Brat *et al.* (10) determinaron la precisión diagnóstica de un puntaje de una ecografía pulmonar adaptada al neonato para predecir la necesidad de administrar surfactante. En el estudio, los autores incluyeron a todos los neonatos con dificultad respiratoria hospitalizados en la unidad de cuidados intensivos y evitaron aplicar un diseño de casos y controles. El estándar de referencia en este estudio para la

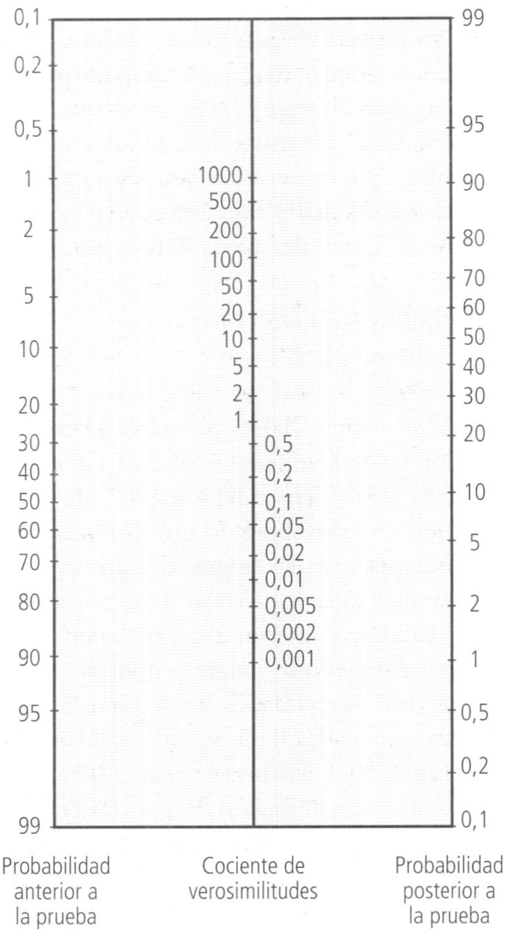

Figura 5-1. Nomograma de Fagan. Se traza una línea recta a través de la probabilidad anterior a la prueba (primera columna) y del cociente de verosimilitudes (segunda columna) para obtener la probabilidad posterior a la prueba (tercera columna) de la enfermedad o afección.

administración de surfactante se tomó de las pautas europeas de 2013. Para la ecografía pulmonar, previamente se especificaron criterios de anomalía. Los resultados de las ecografías pulmonares fueron analizados por neonatólogos que no conocían cuál era la afección médica estudiada. Los autores informaron que un puntaje de corte de 4 en la ecografía pulmonar predecía la administración de surfactante con una sensibilidad del 100 % y una especificidad del 61 % en neonatos de menos de 34 semanas de gestación. El CV positivo de este grupo de pacientes fue de 2,6; mientras que la probabilidad posterior a la prueba fue del 72 %.

Consideraciones especiales al aplicar la evidencia a las intervenciones respiratorias

1. Las intervenciones respiratorias, por lo general, se realizan mediante dispositivos (respirador, CPAP, cánula nasal de alto flujo) y, por lo tanto, son difíciles de enmascarar. La incapacidad de enmascarar las intervenciones podría permitir el surgimiento de otros sesgos (por ejemplo, el sesgo de desempeño) e influir de manera adversa sobre la validez interna del estudio.
2. La tecnología de los dispositivos utilizados para brindar atención respiratoria está en constante evolución gracias al desarrollo de mejores modelos/modos de ventilación, entre otros factores. La comparación entre estos distintos dispositivos/modos podría ser difícil de realizar.
3. Los ensayos con intervenciones respiratorias, generalmente, obtienen resultados fisiológicos a corto plazo (por ejemplo, saturación a oxígeno) o resultados a corto plazo previos al alta, como DBP como resultado primario. Los resultados a largo plazo, como la función respiratoria en edad escolar y adolescencia, podrían representar mejores resultados, pero son difíciles de obtener debido a problemas de logística y a la falta de recursos para realizar un seguimiento prolongado. Además, la medición de resultados de DBP que se utiliza habitualmente tiene múltiples definiciones y dificulta la comparación de ensayos.
4. La eficacia de una intervención respiratoria depende de muchos otros factores — no solo del dispositivo en sí mismo—, como el conocimiento y las destrezas clínicas de los médicos, del personal de enfermería y de los terapeutas respiratorios que utilizan el dispositivo; consistencia de la atención; presencia de un representante; y grado de detalle del monitoreo. Estos subcomponentes, por lo general, son difíciles de transmitir en los ensayos y pueden influir sobre la validez externa del estudio.

DESTREZAS COGNITIVAS NECESARIAS PARA LA PRÁCTICA BASADA EN LA EVIDENCIA

Razonamiento crítico

Fundamentalmente, la MBE es una aplicación del razonamiento crítico en medicina, el cual se define como la capacidad de aplicar destrezas cognitivas de orden superior (conceptualización, análisis, evaluación) y la disposición a razonar deliberadamente (tener la mente abierta u honestidad intelectual) que producen una acción lógica y adecuada (11). El razonamiento crítico permite al médico contextualizar correctamente un problema; concentrar el razonamiento en torno a cuestiones relevantes; proceder de manera sistemática en el análisis, la evaluación y la toma de decisiones; y ser consciente de sus procesos cognitivos. Papp *et al.* postulan que las etapas del razonamiento crítico van desde un pensador no reflexivo (etapa 1) hasta un pensador crítico propiamente dicho (etapa 5). Como pensador crítico en formación, el médico debe reconocer abiertamente sus suposiciones y aceptar la incertidumbre como el motivo que impulse más preguntas e investigaciones (11). En lugar de aceptar prácticas establecidas, el médico debe ser capaz de formular preguntas adecuadas y de modificar sus acciones en función de nuevas evidencias. Los buenos pensadores críticos son abiertos, justos, buscan la evidencia, intentan estar bien informados, están atentos a los puntos de vista de los demás y a sus motivos, mantienen creencias en función de la evidencia y están dispuestos a contemplar alternativas y a revisar sus creencias (12).

El razonamiento clínico y la toma de decisiones

El proceso formal y explícito del razonamiento clínico debe incorporar el conocimiento de la evidencia disponible, su calidad y los cálculos cuantitativos de los beneficios, riesgos y costos, tal como se describió anteriormente, para llegar a una decisión clínica o a formular guías o un protocolo clínico. En el método GRADE, puede obtenerse una recomendación de peso o no para el uso o no de una prueba de diagnóstico o un tratamiento. La realidad es que muchas de las decisiones de los médicos deben tomarse en condiciones de incertidumbre. La incertidumbre en la toma de decisiones surge en los siguientes casos:

- La evidencia disponible es escasa.
- La evidencia disponible no tiene validez interna (diseño o realización del estudio incorrectos).
- Los resultados del estudio no son importantes (efecto de tamaño pequeño o imposibilidad de descartar un efecto positivo).
- El estudio no tiene validez externa ni aplicabilidad (diferente población o metodología que las del caso que enfrenta el médico).

Generalmente, en la práctica clínica existe la presión de actuar sin contar con la evidencia suficiente. «Hacer algo» en esos casos podría no ser siempre adecuado, y esperar y estar atentos podría ser mejor que intervenir. En estos casos, es importante reconocer la incertidumbre de la evidencia, y consultar a colegas (para generar ideas) y a los padres ya que podría ser útil para tomar una decisión. El médico también debe tener en claro la distinción entre una situación en la que existe suficiente evidencia para demostrar la ineficacia de una intervención (es decir, existen múltiples estudios de alta calidad que demuestran la falta de eficacia) y aquella en la que existe una evidencia insuficiente o de baja calidad respecto de una intervención (es decir, la intervención no se ha estudiado debidamente, y persiste la posibilidad de que sí sea eficaz): «la ausencia de evidencia sobre el efecto no es evidencia sobre la ausencia del efecto».

DE LA EVIDENCIA TEÓRICA A LA PRÁCTICA

Una vez finalizado el proceso de búsqueda, valoración y análisis de la evidencia, el médico se enfrenta a la difícil tarea de convertir este conocimiento teórico en práctico. La traducción del conocimiento es un proceso dinámico e iterativo que incluye la síntesis, difusión, intercambio y aplicación ética del conocimiento con el fin de mejorar la salud, ofrecer servicios y productos médicos más eficaces, y reforzar el sistema sanitario (13). El proceso de traslado

Tabla 5-3. Definiciones.

TEC: Tasa de eventos en el grupo de control; tasa o incidencia de eventos o enfermedades que tienen lugar en el grupo de control.		
TET: Tasa de eventos en el grupo tratado; tasa o incidencia de eventos o enfermedades que tienen lugar en el grupo tratado.		
Riesgo relativo (RR): TET/TEC. Si el RR <1, el tratamiento disminuyó el riesgo del resultado; si el RR = 1, el tratamiento no surtió efecto; si el RR >1, el tratamiento aumentó el riesgo del resultado.		
Reducción absoluta del riesgo (RAR) o diferencia en el riesgo: TEC – TET. Una RAR igual a 0 implica ausencia de efecto terapéutico.		
Reducción relativa del riesgo: 1 – RR.		
Número que es necesario tratar (NNT): 1/RAR.		
Razón de probabilidades (*odds ratio*) (OR): si *a* es el número de casos expuestos, *b* es el número de controles expuestos, *c* es el número de casos no expuestos y *d* es el número de controles no expuestos, entonces:		
OR = $(a/c)/(b/d) = ad/bc$.		
Prueba de la enfermedad	**Presente**	**Ausente**
Positiva	*a*	*c*
Negativa	*b*	*d*
Sensibilidad (positivos verdaderos): $a/a + b$		
Especificidad (negativos verdaderos): $d/c + d$		
Valor predictivo positivo: $a/a + c$		
Valor predictivo negativo: $d/b + d$		
Cociente de verosimilitudes positivo (CV+) = sensibilidad/(1 – especificidad)		
Cociente de verosimilitudes negativo = (1 – sensibilidad)/especificidad		
Posibilidades posteriores a la prueba = posibilidades anteriores a la prueba × CV		

del conocimiento teórico a la acción no es lineal; tener en cuenta el contexto local (políticas y cultura de trabajo) es una parte fundamental del proceso. Es importante lograr la participación de las partes interesadas (liderazgo, enfermeros que tratan directamente con el paciente, terapeutas respiratorios) y puede implicar la educación y capacitación de todos los miembros del equipo que tratan al paciente antes de poder trasladar a la práctica el conocimiento obtenido durante la investigación. El uso de métodos de mejora de la calidad permite una implementación sistemática —pero flexible— de las prácticas basadas en evidencias.

RESUMEN

La MBE implica destrezas tanto técnicas como cognitivas que ayudan al médico a convertir el conocimiento teórico en conocimiento práctico y a ofrecer la mejor atención al neonato que requiere asistencia respiratoria.

REFERENCIAS

1. R.B. Haynes: Clinical Epidemiology. 2006Lippincott Williams & Wilkins
2. M. Shultz: Comparing test searches in PubMed and Google Scholar. J Med Libr Assoc. 95 (4):442-4452007 10.3163/1536-5050.95.4.442 17971893
3. G. Goldet, J. Howick: Understanding GRADE: an introduction. J Evid Based Med. 6 (1):50-54 201310.1111/jebm.12018 23557528
4. D. Bassler, R. Plavka, E.S. Shinwell, et al.: Early inhaled budesonide for the prevention of bronchopulmonary dysplasia. N Engl J Med. 373(16):1497-1506 2015 10.1056/NEJMoa1501917 26465983
5. SUPPORT Study Group of the Eunice Kennedy Shriver NICHD Neonatal Research Network W.A. Carlo, N.N. Finer, et al.: Target ranges of oxygen saturation in extremely preterm infants. N Engl J Med. 362 (21):1959-1969 201010.1056/NEJMoa0911781 20472937
6. W. Peng, H. Zhu, H. Shi, et al.: Volume-targeted ventilation is more suitable than pressure-limited ventilation for preterm infants: a systematic review and meta-analysis. Arch Dis Child Fetal Neonatal Ed. 99 (2):F158-F165 2014 10.1136/archdischild-2013-304613 24277660
7. D.M. Eddy: Comparing benefits and harms: the balance sheet. JAMA. 263 (18)1990 2493–2498–2501passim
8. P.F. Whiting, A.W.S. Rutjes, M.E. Westwood, et al.: QUADAS-2: a revised tool for the quality assessment of diagnostic accuracy studies. Ann Intern Med. 155(8):529-536 2011 10.7326/0003-4819-155-8-201110180-00009 22007046
9. T.J. Fagan: Letter: nomogram for Bayes theorem. N Engl J Med. 293 (5):257 197510.1056/NEJM197507312930513 1143310
10. R. Brat, N. Yousef, R. Klifa, et al.: Lung ultrasonography score to evaluate oxygenation and surfactant need in neonates treated with continuous positive airway pressure. JAMA Pediatr. 169 (8):e151797 201510.1001/jamapediatrics.2015.1797 26237465
11. K.K. Papp, G.C. Huang, L.M. Lauzon Clabo, et al.: Milestones of critical thinking: a developmental model for medicine and nursing. Acad Med. 89(5):715-720 201410.1097/ACM.0000000000000220 24667504
12. M. Jenicek, D.L. Hitchcock: Logic and Critical Thinking in Medicine. 2005 American Medical Association Chicago
13. Canadian Institutes for Health Research (CIHR): About Knowledge Translation. Available at: http://www.cihr-irsc.gc.ca/e/29418.html Accessed 26.12.15

Capítulo 6

La calidad y la seguridad en la atención respiratoria

Gautham K. Suresh, MD, DM, MS, FAAP
Aarti Raghavan, MD, FAAP

LA CALIDAD Y LA SEGURIDAD: TERMINOLOGÍA Y MARCOS DE REFERENCIA

La calidad de la atención médica es «el grado en el que los servicios sanitarios que se brindan a personas y a poblaciones aumentan la probabilidad de lograr los resultados de salud buscados y coinciden con el conocimiento profesional actual» (1, 2). Muchas publicaciones e informes de expertos (1, 3-5) han destacado que, además de las deficiencias generalizadas en la calidad de la atención médica, son frecuentes los daños evitables a pacientes hospitalizados debido a errores médicos. Un error médico es la imposibilidad de ejecutar una acción planificada según lo esperado o el uso de un plan erróneo para lograr un objetivo (5). Un evento adverso es una lesión producida por una intervención médica (5).

Las instituciones que tratan a neonatos con enfermedades respiratorias y pulmonares, idealmente, deben monitorear y mejorar, de manera continua, la calidad y la seguridad de la atención que brindan a fin de que sus pacientes reciban la mejor atención posible y alcancen los mejores resultados clínicos posibles. Para lograrlo, cada unidad de cuidados intensivos neonatales debe contar con un marco de referencia y un enfoque para evaluar, monitorear y mejorar la calidad de la atención en general, y de los neonatos con enfermedades respiratorias en particular. Hay dos marcos de referencia que resultan particularmente útiles: la tríada de Donabedian y los seis dominios de la calidad descritos por el Instituto de Medicina de los Estados Unidos.

La tríada de Donabedian

En la década de 1960, Donabedian propuso un importante marco de referencia en la calidad de la atención: estipuló que la estructura, el proceso y los resultados son los dominios de la calidad (6-8). La «estructura» se refiere a las instalaciones, los equipos, los servicios y la mano de obra disponible para brindar la atención; al entorno en el cual se brinda la atención; a la formación académica, las destrezas y la experiencia de los profesionales sanitarios de esa institución; y a otras características del hospital o del sistema que brinda la atención. Por lo tanto, en una unidad neonatal, implica los aspectos de la calidad, como el espacio por paciente, la disposición de la unidad, la proporción de enfermeros/pacientes, la disponibilidad de los servicios de radiología durante las 24 horas, los tipos de equipos respiratorios empleados y la capacitación y las destrezas del personal relacionadas con la neonatología. El «proceso» es el 'conjunto de actividades realizadas entre los médicos y los pacientes'. Se refiere al contenido de la atención; es decir, a cómo el paciente ingresó en el sistema sanitario, transitó por él y egresó de este, y a los servicios brindados durante la atención. El proceso es lo que los médicos y otros profesionales sanitarios hacen a los pacientes y por los pacientes. En una unidad neonatal, el proceso puede incluir aspectos de la calidad, como el porcentaje de personal que se lava las manos antes de tener contacto con el paciente, el tiempo transcurrido entre el parto y la primera dosis de surfactante, el porcentaje de neonatos en los que el examen de retinopatía del prematuro se realiza de forma oportuna, la eficiencia con la cual se traslada al neonato desde el hospital que lo deriva, la frecuencia de los errores médicos, etcétera. Por último, los «resultados» son las consecuencias para la salud y el bienestar de las personas y de la sociedad —los resultados finales de la atención— o, en todo caso, el estado de salud comprobado de la persona o comunidad. Los resultados de la atención también se han definido de la siguiente manera:

> Los resultados de la atención [...] implican cambios biológicos en la enfermedad, en la comodidad, en la capacidad de valerse por sí mismo, en la función física y la movilidad, en el rendimiento emocional e intelectual, en la satisfacción del paciente y en la percepción personal de la salud, en el conocimiento de la salud y el cumplimiento de la atención médica, y en la viabilidad del desempeño del rol familiar, laboral y social (9).

En el caso de los pacientes de una unidad de cuidados intensivos neonatales (UCIN) y de sus padres, los siguientes son ejemplos de mediciones de resultados: la tasa de mortalidad, la frecuencia de enfermedades pulmonares crónicas, la cantidad de infecciones adquiridas por vía hematógena intrahospitalarias por cada 1000 días-paciente, el porcentaje de sobrevivientes de la UCIN con desarrollo normal y la satisfacción de los padres respecto de la atención recibida por su hijo. La **Tabla 6-1** enumera medidas de calidad habituales en el campo de la atención respiratoria neonatal.

Tabla 6-1. Errores y eventos adversos relacionados con la ventilación mecánica.

Intubación endotraqueal
Uso de tubo endotraqueal de tamaño incorrecto.
Intubación del bronquio fuente derecho.
Extubación no planificada.
Obstrucción del tubo endotraqueal debido a succión insuficiente.
Daño de las vías respiratorias que provoca estenosis subglótica.
Perforación de la tráquea con el catéter de succión del tubo endotraqueal.
Pliegue del tubo endotraqueal.
Inicio de la ventilación mecánica
Configuración incorrecta del respirador y de los accesorios. - Falta de incorporación de agua en el humidificador. - Conexión incorrecta de los tubos del respirador. - Omisión de los límites de seguridad en la configuración del respirador. - Omisión de la configuración de las alarmas.
Uso de la ventilación mecánica
Demora en el cambio de la configuración del respirador en respuesta a los resultados de gases en sangre.
Suministro inadvertido de presiones altas o bajas del respirador (por ejemplo, presión positiva inadvertida hacia el final de la espiración [o autoPEEP]).
Omisión de descender la FIO_2 si la saturación de oxígeno ha aumentado.
Neumonía asociada al respirador.
Drenaje insuficiente del agua condensada del tubo del respirador que provoca ingreso de material al pulmón.
Falla del respirador debido a un mantenimiento deficiente de parte de bioingeniería.
Alarmas del respirador sobrepasadas.
Alarmas del respirador ignoradas.

Los dominios de la calidad según el Instituto de Medicina de los Estados Unidos

En su informe de 2001, *Crossing the Quality Chasm* (1) (Cómo cerrar la brecha de la calidad), el Instituto de Medicina de los Estados Unidos describió los seis dominios de la calidad: seguridad, puntualidad, efectividad, eficiencia, equidad y orientación al paciente (se los recuerda por el acrónimo inglés STEEEP). Las unidades neonatales deben ir en busca de la atención respiratoria óptima en todos los dominios. La «seguridad», en particular, es un dominio de alta prioridad que merece una atención especial y se la define como la ausencia de lesiones accidentales (prevención de daños a los pacientes provocados por la atención que debería ayudarlos). La «puntualidad» es la disminución de las demoras y esperas innecesarias de parte de los pacientes, sus familias y los profesionales sanitarios. La «efectividad» es la realización de intervenciones médicas, justificadas mediante evidencia de alta calidad, en todos los pacientes que reúnan los requisitos, y la abstención de realizar dichas intervenciones si es poco probable que redunden en un beneficio. La «eficiencia» implica evitar los desechos, incluidos los desechos de equipos, suministros, ideas y energía. La «equidad» exige brindar atención sin discriminar según las características del paciente, como sexo, origen étnico, ubicación geográfica y nivel socioeconómico. La «atención orientada al paciente» exige que se brinde atención respetuosa y sensible frente a las preferencias, necesidades y valores individuales de la familia del neonato y asegurarse de que los valores de la familia orienten todas las decisiones clínicas.

EVALUACIÓN Y MONITOREO DE LA CALIDAD DE LA ATENCIÓN

La calidad de la atención respiratoria puede evaluarse y monitorearse mediante una serie de indicadores de calidad que miden sus distintos dominios. Cada una de las unidades, en forma individual, debe elegir los indicadores exactos que les permitan monitorear en función de las prioridades locales, de las deficiencias de atención previamente identificadas, de los patrones de práctica locales y de la facilidad de acceso a los datos y recursos necesarios para recopilar, analizar y visualizar los datos. Los indicadores de calidad deben recopilarse tanto con fines de comparación como de mejora.

INDICADORES DE CALIDAD CON FINES DE COMPARAR EL DESEMPEÑO

Estos indicadores se utilizan, generalmente, para comparar el desempeño clínico de una unidad (y no los procesos) frente a comparadores. Los comparadores pueden ser indicadores de calidad de otras unidades similares, referencias nacionales u objetivos. Para que las comparaciones sean válidas, lo ideal es que estos datos estén ajustados en función del riesgo. Los ajustes en función del riesgo se aplican a métodos estadísticos para diferenciar la heterogeneidad intrínseca entre los pacientes (por ejemplo, las enfermedades concomitantes) y entre instituciones (por ejemplo, el personal y los recursos hospitalarios disponibles). Con este ajuste en función del riesgo, puede determinarse con mayor certeza que el resultado se debe a la calidad de la atención clínica brindada por los profesionales sanitarios y las instituciones. Se han desarrollado varios modelos de ajustes por riesgo para las UCIN, los cuales se emplean para evaluar la variación entre las instituciones.

Al monitorear los indicadores de calidad, si bien, generalmente, existe una diferencia de tiempo importante entre los eventos que se miden y el análisis, la visualización y la comparación de los datos, la discrepancia entre el desempeño de una unidad individual y los comparadores puede utilizarse para motivar cambios y para poner en marcha proyectos de mejora en áreas específicas. Los indicadores de calidad de esta naturaleza también pueden ser usados por los reguladores y seguros médicos a fin de clasificar las unidades neonatales (algunas veces, de forma pública) según la calidad de la atención que brindan (su desempeño), retener pagos y ofrecerlos a modo de incentivo. También pueden usarlos las familias de los pacientes, cuando es viable la elección (por ejemplo, por una anomalía fetal diagnosticada de forma antenatal), para elegir la unidad neonatal en la que su hijo recibirá tratamiento. Muchas redes de neonatología, como la Red Vermont Oxford (VON, por sus siglas en inglés), la base de datos de neonatología Pediatrix y la Red de Neonatología Canadiense, recopilan datos predefinidos de sus unidades neonatales miembro y generan informes para estas unidades que incluyen indicadores de calidad. Por ejemplo, la VON ofrece a sus unidades miembro, de forma trimestral y anual, un informe que incluye sus tasas de ventilación, uso de esteroides posnatales, uso de surfactante, uso de óxido nítrico inhalado, fugas de aire pulmonar, displasia broncopulmonar y mortalidad.

Los datos publicados por distintas redes de neonatología revelan la existencia de amplias discrepancias en las mediciones del proceso y en los resultados neonatales (incluidos los resultados respiratorios) que persisten después del ajuste en función del riesgo (10-14). Esto sugiere que las diferencias observadas en los resultados son producto de la calidad de la atención brindada a los pacientes y que las unidades que logran los peores resultados clínicos deben mejorar la calidad de su atención.

Los eventos de seguridad de los pacientes conforman un subconjunto especialmente importante de indicadores de calidad. Cada unidad neonatal debe monitorear los errores médicos y los eventos adversos (eventos de seguridad de los pacientes) relacionados con la atención respiratoria. Estos eventos se identifican con mayor frecuencia a través de las denuncias de profesionales sanitarios que participan o presencian el evento, un método práctico y que consume pocos recursos (14). Otros métodos para identificar los eventos de seguridad de los pacientes (15) son el uso de herramientas de activación, la revisión de historias clínicas, las auditorías de seguridad aleatorias, las reuniones para conversar sobre la morbimortalidad, las autopsias y la revisión de las quejas de las familias de los pacientes o de los litigios judiciales de naturaleza médica. Estos métodos no indican una verdadera tasa de eventos y, por lo tanto, no pueden usarse para evaluar el desempeño de una unidad frente a los comparadores. El método ideal para identificar estos eventos es la supervisión prospectiva (16). Este sistema ofrece tasas precisas y puede utilizarse con fines comparativos, aunque no se utiliza ampliamente por ser engorroso y por consumir muchos recursos. En las publicaciones médicas se han descrito distintos errores médicos y eventos adversos relacionados con la atención respiratoria neonatal (véase la **Tabla 6-1**) (17, 18). En un estudio de 10 unidades de cuidados intensivos neonatales, en Holanda, el 9 % de los incidentes de seguridad de los pacientes se relacionaron con la ventilación mecánica. De todos los incidentes registrados, los relacionados con la ventilación mecánica y con hemoderivados obtuvieron los puntajes de riesgo más altos (un indicador de la probabilidad de recurrencia y de consecuencias graves) (19).

INDICADORES DE CALIDAD CON FINES DE REALIZAR MEJORAS

Estos indicadores se utilizan para monitorear los avances de un proyecto específico de mejoramiento de la calidad. Por lo general, se trata de una combinación de mediciones de resultados y mediciones de procesos, cuyos datos se recopilan en tiempo real, y los equipos de mejoramiento de la calidad (véase debajo) los utilizan para monitorear los avances del proyecto, identificar las consecuencias imprevistas y extraer conclusiones acerca de los resultados de sus intentos por lograr un cambio. Lo ideal es que estos datos estén lo más desglosados posibles —no agrupados— y que se visualicen durante un período (con el tiempo en el eje x y el indicador en el eje y), en forma de gráficos de comportamiento o de gráficos de control estadístico de un proceso, tal como muestra la **Figura 6-1**.

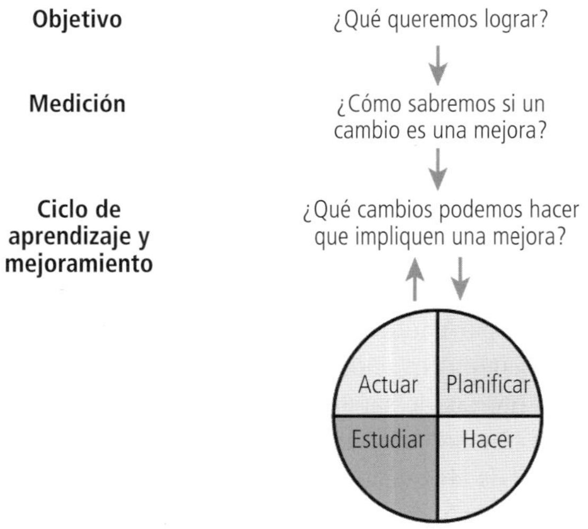

Figura 6-1. El modelo de mejoramiento.

MEJORAMIENTO DE LA CALIDAD DE LA ATENCIÓN

Desde 1995, el mejoramiento de la calidad (*Quality Improvement,* QI) ha surgido como un potente movimiento dentro de los sistemas sanitarios de los países desarrollados y refleja los intentos por incorporar a la atención médica los principios, las herramientas y las técnicas de otras industrias con el fin de mejorar la calidad de los productos y de satisfacer las necesidades y expectativas de los clientes. La premisa básica del QI en la atención médica es que es posible mejorar la atención al paciente si se realiza un esfuerzo consciente y específico mediante un conjunto definido de métodos científicos y la reflexión constante sobre los resultados de nuestros intentos por mejorar la atención. Se basa, principalmente, en el pensamiento sistemático y, por lo tanto, destaca la organización y los sistemas de atención. Se ha descrito una gran variedad de enfoques respecto del QI (*IMPROVE,* el Modelo de Mejoramiento, *Lean* o *Lean-Six-Sigma* (Definir, Medir, Analizar, Mejorar, Controlar [DMAIC, por sus siglas en inglés] o el Sistema de Producción de Toyota, el Mejoramiento de Ciclo Rápido, los Cuatro Hábitos Clave (VON), el Programa de Capacitación Avanzada de *Intermountain Healthcare,* el enfoque de Microsistemas) —todos guardan un alto grado de similitud en cuanto a su enfoque. De estos modelos, un enfoque sencillo y eficaz que puede usarse para mejorar la calidad de la atención es el Modelo de Mejoramiento (véase la **Figura 6-1**), creado por Langley *et al.* (20). A continuación, se analiza el uso del modelo del Instituto de Mejoramiento de la Atención Médica y de los ciclos que se basan en Planificar-Hacer-Estudiar-Actuar para lograr mejoras.

EL EQUIPO DE MEJORAMIENTO

Para implementar proyectos de QI de forma exitosa, es importante contar con un equipo principal en cada unidad. Generalmente, se trata de un equipo multidisciplinario conformado por médicos, enfermeros y otros profesionales que participan —directa o indirectamente— en los aspectos del tema elegido para realizar las mejoras. Cuantas más disciplinas estén representadas, mejor será el QI. Los miembros de este equipo deben dominar distintas técnicas: cómo llevar adelante reuniones productivas; cómo trabajar en equipo; cómo realizar cambios en una unidad; cómo enfrentar los obstáculos que no permiten mejorar; y cómo recopilar, analizar y mostrar los datos. La participación de todo el equipo de la UCIN en el QI debe fomentar el compromiso y generar una mayor consciencia respecto del problema, para, así, lograr —posiblemente— un efecto Hawthorne, el cual aportará beneficios.

COLABORACIÓN

Sin cooperación, es imposible mejorar la atención de los pacientes; es decir, sin trabajar en conjunto para lograr un beneficio mutuo o un fin en común. En cada unidad, debe haber tanto colaboración como cooperación. La colaboración es un potente motivador que lleva a las personas a mejorar y a mantener el impulso inicial de los cambios en cada unidad. El equipo de mejoramiento debe lograr el compromiso de los demás miembros de su unidad y su participación en el esfuerzo por mejorar. También resulta útil que haya colaboración y cooperación entre las unidades. Las distintas unidades pueden trabajar juntas, compartir ideas y ayudarse entre sí para mejorar la atención. Clemmer *et al.* (21) postularon cinco métodos para fomentar la cooperación: (1) desarrollar un objetivo compartido; (2) crear un entorno seguro y abierto; (3) incluir a todos los que compartan el objetivo en común y fomentar puntos de vista diversos; (4) aprender a negociar el consenso; e (5) insistir en la imparcialidad y la equidad al aplicar las normas.

OBJETIVO: ¿QUÉ QUEREMOS LOGRAR?

El primer paso de todos los proyectos de mejoramiento es establecer un objetivo claro, lo cual puede lograrse en tres etapas. En primer lugar, se confecciona una lista de problemas que enfrenta la unidad o de oportunidades de cambio. Los indicadores de calidad, que se mencionaron anteriormente, ayudarán a confeccionar esa lista. En segundo lugar, se enumeran los problemas u oportunidades de cambio y, luego, se les asignan prioridades en función de diferentes criterios, como los recursos disponibles, la probabilidad de lograr el cambio, el peso emocional, la importancia para las partes interesadas (incluidos los pacientes y sus familias) y la viabilidad. En tercer lugar, se elige uno de los puntos de esta lista como el objetivo del mejoramiento. Para quienes no conocen el QI, lo mejor es elegir, para el proyecto inicial, un tema acotado y específico sobre el cual sea sencillo obtener datos y que sea más probable que genere interés entre los médicos y el personal de enfermería. En muchas iniciativas de QI, el objetivo evidente han sido los neonatos de muy bajo peso al nacer (MBPN), los que contribuyen significativamente a la morbimortalidad en las unidades neonatales, consumen la mayor cantidad de recursos, son fácilmente identificables y enfrentan ciertos problemas que son posibles de evitar, como las infecciones intrahospitalarias, la hemorragia intraventricular, la displasia broncopulmonar (DBP) y la retinopatía del prematuro (RDP). Al elegir un objetivo, debe especificarse como un objetivo, "inteligente" : SMART (por sus siglas en inglés): debe ser específico (***S**pecific*), medible (***M**easurable*), viable (***A**chievable*), realista (***R**ealistic*) y con un plazo determinado (***T**ime-bound*).

MEDICIÓN: ¿CÓMO SABREMOS SI UN CAMBIO ES UNA MEJORA?

La medición es clave en el QI. Medir la calidad de la atención tiene tres propósitos:

1. Indica el estado actual de la unidad o consultorio. Esto se conoce como la evaluación de la «realidad actual». Sin una medición objetiva, los médicos deberán adivinar o depender de impresiones subjetivas. Las mediciones objetivas de estructuras, procesos y resultados motivan ampliamente a una unidad a adoptar un proyecto de mejoramiento.
2. La medición de la calidad les dirá a los equipos de QI si, en verdad, están logrando una mejora, sin tener que depender de impresiones u opiniones subjetivas y sin correr el riesgo de estar mal orientados.
3. Medir la calidad ayuda a los equipos a aprender de los intentos por realizar mejoras y, también, a aprender de sus éxitos y fracasos. La **Figura 6-2** representa un gráfico de control estadístico, una forma habitual de mostrar la métrica medida a través del tiempo.

¿QUÉ CAMBIOS PODEMOS HACER QUE IMPLIQUEN UNA MEJORA?

Las respuestas a esta pregunta provienen de distintas fuentes, entre ellas se destacan las siguientes:

1. Un análisis y mapeo detallado del proceso mediante el cual se brinda atención (mapeo del proceso). En el caso de errores médicos y de eventos adversos, se recomienda un análisis sistemático (22) (el tipo de análisis sistemático más completo es el análisis de causa raíz (ACR) (23), el cual busca identificar factores laborales, humanos y organizacionales (24) que hayan contribuido a la ocurrencia y a la propagación del evento. La **Tabla 6-2** detalla los pasos a seguir en el proceso del ACR. Es fundamental que el líder del proceso del ACR domine la metodología de este análisis y se centre en identificar desafíos relacionados con el sistema en lugar de asignar culpas a personas en particular.
2. Una revisión de las publicaciones y el uso de los principios de la medicina basada en la evidencia.
3. Evaluación comparativa: aprender de quienes tienen mejor desempeño en el área elegida para mejorar.
4. Asesoramiento de expertos o de otras personas que hayan intentado mejorar en temas similares.
5. Generación de ideas, razonamiento crítico e intuición propia aplicados al sistema de atención actual.
6. Uso de «conceptos de cambio», un conjunto de principios para rediseñar el proceso o el flujo de trabajo (como

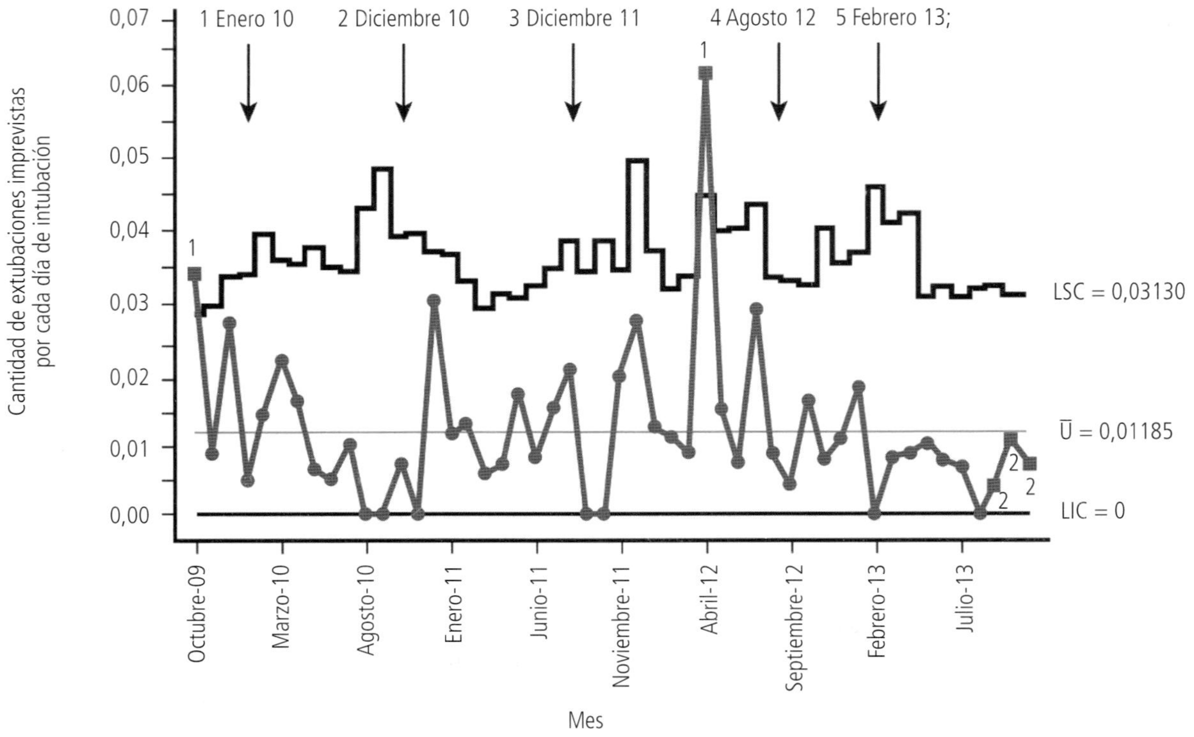

Figura 6-2. Ejemplo de un gráfico de control estadístico de procesos.

el «cambio de la secuencia de pasos» o «eliminación de pasos innecesarios») (20).

7. En particular para los proyectos de seguridad del paciente, uso del conocimiento de la psicología humana, la ciencia de la ingeniería de factores humanos.

Tabla 6-2. Pasos del análisis de causa raíz.

Paso n.° 1: Identificar el evento centinela.
Paso n.° 2: Armar un equipo multidisciplinario que incluya a líderes de rango ejecutivo y operativo, asesores de mejoramiento de la calidad y prestadores que estén en contacto con el sistema.
Paso n.° 3: Verificar los hechos del evento y recopilar información relacionada.
Paso n.° 4: Graficar los factores causales mediante mapas de proceso, mapas conceptuales, diagramas de Pareto, diagramas de espina de pescado (Ishikawa), etcétera.
Paso n.° 5: Identificar las causas raíz al preguntarse cinco veces «por qué» para cada problema, a fin de llegar al fondo de la causa.
Paso n.° 6: Desarrollar estrategias y realizar recomendaciones de cambios en el proceso.
Paso n.° 7: Presentar los resultados a todas las partes interesadas.
Paso n.° 8: Realizar «pruebas del cambio».

Mediante el empleo de uno o varios de estos enfoques combinados, se identifican una o más intervenciones que, de implementarse, podrían producir mejoras en la atención y en los resultados de los pacientes. Estas intervenciones tienen distintos nombres: «conceptos de cambio», «prácticas posiblemente mejores» (25) o «actividades clínicas clave» (26), o, si se trata de eventos de seguridad de pacientes, «prácticas de seguridad». A veces, se agrupan en un conjunto de intervenciones sinérgicas o complementarias llamado «paquete de medidas» (o *bundles*, por su nombre en inglés).

El popular modelo del queso suizo (27) muestra cómo un error llega al paciente a pesar de una serie de mecanismos de seguridad existentes, ya que los «orificios del queso suizo se alinean» (múltiples mecanismos de seguridad fallan al mismo tiempo o en serie y permiten la propagación del error). Uno de los principios clave para mejorar la seguridad del paciente y reducir los errores médicos es no centrarse en los prestadores de atención médica individuales como la causa de los errores (el «enfoque personal»), sino, de forma más amplia, en el sistema de atención (al cual pertenece el prestador) como el centro de prevención buscado (el «enfoque sistemático»). Para garantizar la seguridad del paciente, se deben establecer sistemas y procesos operativos que minimicen la probabilidad del error y maximicen la probabilidad de interceptarlo cuando ocurra (5). El diseño óptimo de los equipos, las tareas y el entorno laboral puede mejorar el desempeño humano y evitar los errores; además, el uso de principios de la ingeniería de factores humanos puede orientar —con éxito— ese diseño óptimo.

Después de elegir los cambios, las prácticas posiblemente mejores o las prácticas de seguridad, no es suficiente implementarlos y suponer que mejorarán los resultados de los pacientes. El siguiente paso en el proceso de mejoramiento es realizar una serie de ciclos que implican Planificar-Hacer-Estudiar-Actuar.

LOS CICLOS BASADOS EN PLANIFICAR-HACER-ESTUDIAR-ACTUAR

Independientemente de cuáles sean las fuentes de nuestras ideas para mejorar, estos cambios no garantizan mejorar la calidad de la atención. Los resultados de la implementación de estos cambios deben estudiarse utilizando las mediciones determinadas anteriormente al responder la pregunta «¿cómo sabremos si los cambios implican una mejora?». En otras palabras, debemos poner a prueba el cambio. Este proceso también permite identificar y erradicar los obstáculos relacionados con el proceso. La puesta a prueba de los cambios se conoce como el ciclo de Planificar-Hacer-Estudiar-Actuar (PHEA) y se trata de un paso crítico del proceso de QI, ya que permite resolver los problemas antes de la implementación generalizada. Los ciclos PHEA incluyen la planificación de una intervención (por ejemplo, los pasos para aumentar el cumplimiento del lavado de manos), la realización de la intervención, el estudio de sus efectos (por ejemplo, la tasa de cumplimiento del lavado de manos, la tasa de infecciones intrahospitalarias) y, por último, la implementación de la intervención en la práctica cotidiana. Las preguntas frecuentes que debe formularse el equipo de QI son las siguientes: ¿por qué obtuvimos buenos resultados? ¿Por qué fracasamos? ¿Qué otros cambios necesitamos para obtener buenos resultados? Al realizar una serie de ciclos PHEA y, así, aprender de cada esfuerzo por mejorar, el equipo puede lograr mejoras perdurables en la forma en que brinda atención al paciente y en los resultados que obtienen los pacientes. No debemos dejarnos engañar por estos ciclos PHEA aparentemente sencillos: son una forma sofisticada y exigente de aprender y de lograr cambios en sistemas complejos (28).

La **Tabla 6-3** indica los pasos del proceso de QI utilizando el ejemplo de un proyecto diseñado para modificar las pautas de saturación de oxígeno en neonatos de muy bajo peso al nacer en una sola UCIN de atención terciaria.

CÓMO GARANTIZAR EL ÉXITO DE LOS PROYECTOS DE MEJORAMIENTO DE LA CALIDAD

Generalmente, los proyectos de QI no se ejecutan según lo planificado, no logran los resultados esperados o no logran resultados que puedan mantenerse. Los siguientes diez consejos pueden ayudar a obtener buenos resultados y a mantenerlos:

1. Primero, se debe lograr un sólido conocimiento del problema mediante el pensamiento sistemático (29) («formulación del caos»), antes de intentar implementar soluciones, y resistirse a adoptar soluciones rápidas y «universales».
2. Evitar el uso de una única mentalidad de investigación, especialmente con respecto a una medición. El QI exitoso requiere una combinación de pensamiento científico de rigor y pragmatismo. En especial, en el caso de mediciones, buscar la utilidad, no la perfección (30).
3. Concentrarse en la sustentabilidad desde el inicio, y no solo en las victorias a corto plazo.
4. Desarrollar un enfoque consensuado para la toma de decisiones si la evidencia de las intervenciones es escasa, incompleta o defectuosa.
5. Gestionar los cambios con atención, utilizando recomendaciones publicadas por expertos (31, 32).
6. Aprender de los «fracasos» a través de múltiples ciclos PHEA. Comprender los motivos del fracaso puede orientar futuras mejoras de los cambios implementados y, en última instancia, lograr el resultado deseado.
7. Emplear principios y métodos de gestión de proyectos (33), incluso las destrezas para llevar a cabo reuniones.
8. Ir más allá de la jerga sencilla como «silo», «fruta madura» y «lista de verificación».
9. De ser posible, recurrir a un asesor de QI. El asesoramiento puede mejorar los resultados de los equipos de QI (34).
10. No sentirse tentado a cumplir estrictamente con ningún enfoque de QI.

LIDERAZGO Y CULTURA DE LA UNIDAD

Por último, la participación, el apoyo y el aliento de los líderes de la organización o de la unidad clínica, además de una cultura organizacional favorable, son elementos fundamentales del éxito de los esfuerzos de mejoramiento

Tabla 6-3. Pasos del proceso de mejoramiento: proyecto para mejorar el cumplimiento de las nuevas pautas de saturación de oxígeno a fin de disminuir los casos de retinopatía del prematuro*.

Pasos del proceso de mejoramiento	Ejemplo
Evaluar indicadores de mejoramiento	Revisión de los indicadores de calidad de la VON en neonatos de MBPN.
Identificar el «problema»	1. Bajo cumplimiento de las pautas de saturación de oxígeno (en función de la muestra de voluntarios). 2. Nueva evidencia respecto de los objetivos de saturación de oxígeno según el ensayo SUPPORT.
Armar un equipo de mejoramiento multidisciplinario	Equipo compuesto por un médico, un enfermero responsable de terapia respiratoria y distintos prestadores —médico, terapeutas respiratorios, asesores de QI, pasantes (residentes médicos, residentes de neonatología, alumnos de enfermería)—.
Desarrollo de un objetivo SMART	Aumentar el cumplimiento de las pautas de saturación de O_2 dentro de la UCIN a >95 % en un período de seis meses.
Crear mapas de proceso, generar ideas y graficar diagramas de factores clave de impulsión	El grupo de trabajo OWL* se reúne cada semana durante un mes para revisar la evidencia respecto de los objetivos de saturación de oxígeno, crear mapas de proceso, identificar posibles obstáculos (por ejemplo, falta de personal), idear posibles soluciones (por ejemplo, el uso de un «sistema de compañeros» para el personal de enfermería OWL) para ayudar a los enfermeros en el caso de pacientes lábiles.
Identificar las mediciones del proceso, del resultado y del balance	Proceso: implementar nuevas pautas de saturación de oxígeno. Resultado: cumplimiento de las pautas de saturación de oxígeno. Balance: tasas de DBP y RDP, satisfacción del personal, fatiga de las alarmas.
Comenzar inmediatamente con la recopilación continua de datos	Cumplimiento auditado por los terapeutas respiratorios durante todos los turnos, en todos los pacientes que reciban soporte respiratorio.
Planificar y realizar ciclos PHEA	Múltiples ciclos realizados en uno a tres pacientes; por ejemplo, leves variaciones en los límites de las alarmas, sistema de compañeros para el personal de enfermería OWL.
Recibir e incorporar los comentarios respecto del ciclo PHEA	Comentarios orales/escritos (se entregan formularios durante la atención al paciente para brindar comentarios abiertos, con la opción de que sean anónimos) obtenidos de parte del personal. Se incorporan las recomendaciones obtenidas a partir de los comentarios: cambio en la saturación durante el ciclado por tiempo cambio en la cantidad de oxígeno administrado mediante respiraciones manuales a través del respirador.
Implementar los cambios	Una vez que los prestadores estuvieron satisfechos con el nuevo proceso, se brindó capacitación al personal mediante sesiones grupales, comentarios individuales y boletines de noticias.
Monitorear la sustentabilidad del proceso y de los resultados	El cumplimiento inicial se monitoreó a través de los datos recopilados por los terapeutas respiratorios en cada turno y fue revisado en forma semanal por el grupo de trabajo. Auditorías aleatorias continuas cuatro o cinco veces por semana en distintos turnos.
Compartir los datos de forma continua con los prestadores	Se compartieron los datos con los prestadores a través de pósteres y reuniones de personal.
Identificar los conflictos en el nuevo proceso/sistema	Período de dos semanas durante el cual se observó que el cumplimiento descendió por debajo del 90 %.
Realizar el ACR y modificar el sistema según los resultados	Se realizó el ACR: se detectaron resultados atípicos en casos que requerían un cumplimiento específico de la saturación de oxígeno (cardiopatías complejas) —el personal observó dudas respecto de las pautas, ya que el cartel colocado junto a la cama del paciente indicaba solo los límites de las alarmas regulares—. Se hizo espacio para colocar carteles que hicieran referencia a casos especiales que deben recibir la aprobación de los médicos según el caso.

* Oxígeno con Amor (OWL, por sus siglas en inglés).
ACR: análisis de causa raíz; DBP: displasia broncopulmonar; MBPN: muy bajo peso al nacer; PHEA: planificar-hacer-estudiar-actuar; QI: mejoramiento de la calidad; RDP: retinopatía del prematuro; SMART: específico, medible, viable, realista y con un plazo determinado; SUPPORT: siglas en inglés de surfactante, presión positiva en las vías respiratorias y oximetría de pulso; UCIN: unidad de cuidados intensivos neonatales; VON: Red Vermont Oxford.

de la calidad y la seguridad. Sin ese apoyo, muchos esfuerzos de mejoramiento estarían destinados al fracaso. Los líderes de las unidades neonatales deben concentrarse en la calidad de la atención como parte importante de la misión de sus unidades y deben trabajar activamente para crear una cultura organizacional dentro de la unidad que fomente los esfuerzos por mejorar la calidad de la atención. Para la seguridad del paciente en particular, esto implica fomentar una cultura en la que los miembros del personal se sientan seguros (es decir, no se sientan intimidados) de destacar riesgos de seguridad, desafiar a las autoridades y detener un proceso o procedimiento laboral si consideran que es inseguro («frenar la línea de producción» (35)). Un método útil para fomentar la cultura de la seguridad son las «rondas ejecutivas» (36): los líderes organizacionales sénior recorren periódicamente la unidad neonatal y conversan con el personal de atención al paciente acerca de sus percepciones respecto de los problemas, los riesgos y los requisitos de seguridad del paciente.

¿POR QUÉ ES IMPORTANTE MEJORAR LA CALIDAD EN LA ATENCIÓN RESPIRATORIA NEONATAL?

Las publicaciones sobre una amplia variedad de mediciones del proceso respiratorio y de la morbilidad respiratoria que persiste después del ajuste en función del riesgo (10-14) sugieren que las diferencias observadas en los resultados son producto de la calidad de la atención que reciben los pacientes. Es decir, una cantidad importante de los neonatos tratados en las UCIN padecen morbilidades respiratorias evitables, y las unidades con peores resultados clínicos deben mejorar la calidad de su atención. Una inquietud en particular es la elevada incidencia, en neonatos con muy bajo peso al nacer, de enfermedades pulmonares crónicas (EPC), afecciones que tienen graves consecuencias sobre el funcionamiento de los pulmones a largo plazo y que se vinculan con elevados costos sociales y de atención médica, además de morbilidades del neurodesarrollo. A pesar de los importantes avances logrados en la atención pulmonar neonatal desde 1985, las tasas de EPC en neonatos que pesan <1500 g han permanecido relativamente invariables desde 2005 y también difieren, en gran medida, entre distintos centros de los Estados Unidos (a pesar del ajuste en función de los factores de confusión). Los resultados de salud neonatal se ven influenciados por distintos factores endógenos y exógenos, como el peso al nacer, la gestación, la atención obstétrica recibida durante el parto, las prácticas de reanimación, el soporte respiratorio inicial, la atención nutricional y las medidas para evitar infecciones intrahospitalarias. La aplicación de esfuerzos sistemáticos de QI permite disminuir las EPC y otros tipos de morbilidades respiratorias mediante la aplicación confiable y consistente de la evidencia existente de alto nivel, sin necesidad de depender de nuevos medicamentos, tecnologías o innovaciones, lo cual se analiza a continuación.

EJEMPLOS DE MEJORAMIENTOS DE LA CALIDAD Y LA SEGURIDAD EN LA ATENCIÓN RESPIRATORIA NEONATAL

Proyectos de mejoramiento de la calidad en unidades individuales

Birenbaum *et al.* observaron una disminución significativa en la tasa de EPC como resultado de un proyecto de QI que realizaron en su unidad (37). La tasa de EPC en los neonatos de muy bajo peso al nacer se redujo en más de la mitad al evitar la intubación, al adoptar nuevos límites de oximetría de pulso y al aplicar anticipadamente presión positiva continua en las vías respiratorias (CPAP) mediante mascarilla nasal.

Nowadzky *et al.* (38) emplearon métodos de QI para disminuir la tasa de EPC al implementar la CPAP nasal de burbuja para reducir la ventilación mecánica. Si bien el grupo logró implementar el uso de la CPAP de burbuja, la tasa de EPC no sufrió modificaciones, y se observó un aumento simultáneo en la tasa de RDP.

Merkel *et al.* (39) disminuyeron las extubaciones no planificadas de 2,38 a 0,41 pacientes por cada 100 días de intubación - al contar con un mínimo de dos miembros del personal para asistir en diferentes procedimientos, tales como reconectar y asegurar el tubo endotraqueal; pesar y trasladar al paciente desde la cama; colocar tarjetas de alerta junto a la cama en las que se indique el nivel de riesgo de una extubación imprevista, la seguridad del tubo endotraqueal, la profundidad de colocación medida desde las encías y el cuidado adecuado del tubo endotraqueal. Además de estas medidas, se utilizó un producto comercial para asegurar el tubo endotraqueal, miembros expertos («representantes») brindaron capacitación al personal, se utilizó un tipo de análisis en tiempo real para identificar causas de extubaciones no planificadas, se exhibieron —en un lugar central— los días transcurridos desde la última extubación imprevista, y el personal de enfermería colocó mitones o medias en las manos de los pacientes intubados mayores de 34 semanas de edad posmenstrual. Los investigadores sugieren que el valor de referencia de extubaciones no planificadas debería ser inferior a 1 paciente por cada 100 días de intubación.

Proyectos de mejoramiento de la calidad en colaboración

Un enfoque exitoso que la VON ha empleado en neonatología es el QI en colaboración, en el que un grupo de unidades neonatales colaboran con el fin de mejorar la calidad de la atención neonatal (11, 40). Con este enfoque, un equipo de miembros del personal de cada hospital se reúne periódicamente (personal de distintas disciplinas que participan en la atención neonatal, como neonatólogos, enfermeros, terapeutas respiratorios, entre otros). Luego de cada reunión, existe una colaboración constante mediante correos electrónicos y llamadas telefónicas entre los miembros de estos equipos. La red se desempeña como coordinadora, instructora y motivadora de este esfuerzo en colaboración y pone a disposición a catedráticos expertos que trabajan con grupos de equipos individuales para facilitar sus esfuerzos de mejoramiento.

La VON ha implementado varios de estos proyectos en colaboración, conocidos como proyectos de Calidad de la Atención Neonatal Intensiva (NICQ, por sus siglas en inglés). Los principales componentes de los proyectos NICQ incluyeron colaboraciones multidisciplinarias dentro de los hospitales y entre ellos, suministro de información de parte de la base de datos de la red respecto de prácticas clínicas y resultados de pacientes, capacitación y métodos de QI, visitas a las UCIN del proyecto, visitas comparativas a unidades con mejor desempeño dentro de la red, identificación e implementación de prácticas posiblemente mejores y evaluación de los resultados. En el primer proyecto NICQ, equipos de 10 hospitales trabajaron juntos en grupos interinstitucionales de mejoramiento (11). Seis UCIN se concentraron en disminuir las infecciones intrahospitalarias, mientras que cuatro de ellas se centraron en disminuir la tasa de EPC. Las prácticas posiblemente mejores que se propusieron se basaron en una revisión de la evidencia y en un análisis detallado de otras prácticas adoptadas por los centros de mejor desempeño. Durante el período del proyecto de 1994 a 1996, la tasa de infecciones por estafilococos coagulasa negativos disminuyó del 22,0 % al 16,6 % en las seis UCIN del proyecto dedicadas a las infecciones; la tasa de administración de oxígeno suplementario a las 36 semanas de edad gestacional corregida disminuyó del 43,5 % al 31,5 % en las cuatro UCIN dedicadas a las EPC. Otro proyecto NICQ evaluó si la adopción de las «mejores prácticas» en 16 centros de la VON durante el período 2001-2003 podría disminuir la incidencia de la DBP entre los neonatos de MBPN (41). Las tasas de DBP disminuyeron significativamente en 2003, en comparación con la media anual. Además, hubo una disminución importante en la RDP grave, la hemorragia intraventricular grave y la administración de oxígeno suplementario al momento del alta. La VON informó otro proyecto de QI con el objetivo de fomentar el tratamiento con surfactante basado en evidencia en neonatos prematuros (42). Los centros participantes fueron asignados aleatoriamente a un grupo de control o a un grupo terapéutico. Los hospitales del grupo terapéutico recibieron asesoramiento de QI en forma de auditorías y sugerencias, revisiones de la evidencia, un taller de capacitación interactivo y apoyo constante de parte de catedráticos mediante videoconferencias y correos electrónicos. Si bien no hubo una diferencia significativa en la incidencia del neumotórax o de la mortalidad, los neonatos nacidos en los hospitales del grupo terapéutico fueron más propensos a recibir surfactante en la sala de parto o dentro de las dos horas de nacido.

Durante nueve años, Payne *et al.* (43) informaron los resultados de ocho UCIN que participaron en una colaboración de la VON para disminuir los daños pulmonares (el grupo ReLI). Este grupo logró disminuir la intubación en la sala de parto, la ventilación convencional y el uso de esteroides posnatales en casos de DBP. También logró aumentar el uso de CPAP nasal y la sobrevida hasta recibir el alta hospitalaria. Se logró también disminuir las infecciones intrahospitalarias. Sin embargo, la sobrevida sin DBP permaneció invariable, mientras que la tasa de DBP aumentó.

En un ensayo aleatorizado por grupos, realizado por la Red de Neonatología Canadiense (44), se identificaron seis unidades de cuidados intensivos neonatales para adoptar prácticas con el fin de disminuir las infecciones intrahospitalarias (grupo de infecciones) y seis unidades con el fin de disminuir la DBP (grupo pulmonar). Durante dos años, se implementaron intervenciones para modificar las prácticas mediante ciclos de cambios rápidos. La incidencia de la DBP disminuyó en el grupo pulmonar, mientras que la incidencia de las infecciones intrahospitalarias disminuyó significativamente en ambos grupos.

En un ensayo aleatorizado por grupos sobre QI, se asignó aleatoriamente a grupos terapéuticos o de control a 14 centros de la Red de Investigación del Instituto Nacional de Salud Infantil y Desarrollo Humano (45). Los centros del grupo terapéutico implementaron prácticas de los tres centros de mejor desempeño de la red con el fin de disminuir la tasa de DBP. Si bien los centros del grupo terapéutico implementaron correctamente las prácticas de los centros de mejor desempeño, no se logró reducir la tasa de DBP en los centros de ninguno de los dos grupos. Como justificación de la imposibilidad de reducir la tasa de DBP, se mencionó la elección de intervenciones que no estaban basadas en evidencia y el hecho de apuntar contra enfermedades multifactoriales como objetivo con una sola estrategia unidimensional para disminuir la exposición al oxígeno.

Más recientemente, se han desarrollado proyectos de colaboración estatales en distintos estados de los EE. UU., en los que algunas o todas las UCIN de cada estado trabajan en conjunto sobre los mismos temas clínicos utilizando métodos de QI, datos compartidos y el aprendizaje recíproco para mejorar los resultados y los procesos clínicos. Dichos proyectos de colaboración estaduales (46-49) han informado disminuciones significativas en las infecciones relacionadas a catéter por vía hematógena, por lo cual también se están ocupando de otros resultados clínicos.

CONCLUSIÓN

Todas las unidades neonatales que brindan atención respiratoria deben monitorear su calidad y buscar mejorar continuamente las mediciones de los procesos y los resultados de los neonatos que residen en ellas. Es importante reconocer que los métodos de QI no reemplazan los ensayos formales controlados y aleatorizados (ECA) como método de investigación, sino que los complementan para garantizar la aplicación de prácticas basadas en evidencia que mejoren los resultados. La compleja naturaleza multifactorial de los resultados respiratorios —como las EPC—, generalmente, genera desafíos en la implementación de prácticas posiblemente mejores que hayan sido exitosas en otros centros. Por lo tanto, es fundamental que los cambios estén basados en una revisión de la evidencia, siempre que sea posible, a fin de mitigar la posibilidad de aplicar ideas de mejoramiento no fundamentadas. Al utilizar prácticas basadas en la evidencia, adaptadas al contexto local, dentro de proyectos estructurados de QI, las unidades neonatales pueden disminuir las extubaciones no planificadas, prevenir la DBP y mejorar otros resultados respiratorios, y la participación en proyectos multicéntricos en colaboración puede reforzar dichas mejoras.

REFERENCIAS

1. Institute of Medicine (U.S.): Committee on Quality of Health Care in America. Crossing the Quality Chasm: A New Health System for the 21st Century.2001 National Academy Press Washington, DC
2. K. Lohr: Committee to Design a Strategy for Quality Review and Assurance in Medicare. Medicare: A Strategy for Quality Assurance. vol. 1 1990 The National Academies Press Washington
3. E.A. McGlynn, S.M. Asch, J. Adams, et al.: The quality of health care delivered to adults in the United States. N Engl J Med. 348 (26):2635-2645June 26, 2003 PMID: 12826639 12826639
4. R. Mangione-Smith, A.H. DeCristofaro, C.M. Setodji, et al.: The quality of ambulatory care delivered to children in the United States. N Engl J Med. 357 (15):1515-1523 October 11, 2007 PMID: 17928599 17928599
5. L.T. Kohn J.M. Corrigan M.S. Donaldson To Err Is Human. Building a Safer Health System. 2000National Academy Press Washington, DC 28-29 87, 101:210-211
6. A. Donabedian: Evaluating the quality of medical care. Milbank Mem Fund Q. 44:S166-S206 1966
7. A. Donabedian: The quality of care. How can it be assessed? JAMA. 260:1743-1748 1988 3045356
8. A. Donabedian: Explorations in Quality Assessment and Monitoring. The Definition of Quality and Approaches to Its Assessment. vol. 1 1980 Health Administration Press Ann Arbor
9. Council on Medical Service: Quality of care. JAMA.256:1032-1034 1986 3735630
10. S.K. Lee, D.S. Lee, W.L. Andrews, R. Baboolal: Higher mortality rates among inborn infants admitted to neonatal intensive care units at night. J Pediatr. 143:592-597 2003 14615728
11. J.D. Horbar, J. Rogowski, P.E. Plsek, et al.: Collaborative quality improvement for neonatal intensive care. NIC/Q project investigators of the Vermont Oxford Network. Pediatrics. 107:14-222001 11134428
12. S.K. Lee, D.D. McMillan, A. Ohlsson, et al.: Variations in practice and outcomes in the Canadian NICU network: 1996-1997. Pediatrics. 106:1070-1079 2000 11061777
13. B.P. Murphy, K. Armstrong, C.A. Ryan: Benchmarking care for very low birthweight infants in Ireland and Northern Ireland. Arch Dis Child Fetal Neonatal Ed. 95:F30-F35 2010 19723619
14. L.L. Leape: Reporting of adverse events. N Engl J Med. 347 (20):1633-1638 November 14, 2002 12432059
15. E.J. Thomas, L.A. Petersen: Measuring errors and adverse events in health care. J Gen Intern Med. 18(1):61-67 January 2003 12534766
16. E.J. Thomas: The future of measuring patient safety: prospective clinical surveillance. BMJ Qual Saf. 24 (4):244-245 April 2015 25788292
17. G. Suresh, J.D. Horbar, P. Plsek, et al.: Voluntary anonymous reporting of medical errors for neonatal intensive care. Pediatrics. 113 (6):1609-1618 June 2004 PMID: 15173481 15173481
18. C. Snijders, R.A. van Lingen, T.W. van der Schaaf: NEOSAFE study group. Incidents associated with mechanical ventilation and intravascular catheters in neonatal intensive care: exploration of the causes, severity and methods for prevention. Arch Dis Child Fetal Neonatal Ed. 96 (2):F121-F126 March 2011 20870905
19. C. Snijders, R.A. van Lingen, H. Klip: NEOSAFE study group. Specialty-based, voluntary incident reporting in neonatal intensive care: description of 4846 incident reports. Arch Dis Child Fetal Neonatal Ed. 94 (3):F210-F215 May 2009 18838465
20. G.J. Langley, K.M. Nolan, T.W. Nolan: The Improvement Guide. A Practical Approach to Enhancing Organizational Performance. 1996Jossey-Bass Publishers San Francisco

21. T.P. Clemmer, V.J. Spuhler, D.M. Berwick: Cooperation: the foundation of improvement. Ann Intern Med. 128:1004-1009 1998 9625663
22. C. Vincent: Understanding and responding to adverse events. N Engl J Med. 348 (11):1051-1056March 13, 2003 PubMed PMID: 12637617 12637617
23. K. Shaqdan, S. Aran, L. Daftari Besheli: Root-cause analysis and health failure mode and effect analysis: two leading techniques in health care quality assessment. J Am Coll Radiol. 11 (6):572-579June 2014 24507549
24. G.K. Suresh: Safety and reliability. E.C. Nelson P.B. Batalden M.M. Godfrey J.S. Lazar Value by Design.2011 Jossey-Bass San Francisco, CA
25. N.R. Payne, M. LaCorte, S. Sun: Breathsavers Group. Evaluation and development of potentially better practices to reduce bronchopulmonary dysplasia in very low birth weight infants. Pediatrics. 118 (suppl 2):S65-S72 November 2006PMID: 17079625 17079625
26. D.G. Bundy, L.F. Morawski, S. Lazorick: Education in quality improvement for pediatric practice: an online program to teach clinicians QI. Acad Pediatr.14 (5):517-525 September-October 2014 25169163
27. J. Reason: Human error: models and management. BMJ. 320 (7237):768-770 March 18, 2000 10720363
28. D.M. Berwick: Developing and testing changes in delivery of care. Ann Intern Med. 128:651-656 19989537939
29. P.E. Plsek, T. Greenhalgh: Complexity science: the challenge of complexity in health care. BMJ. 323(7313):625-628 September 15, 2001 11557716
30. E.C. Nelson, M.E. Splaine, P.B. Batalden: Building measurement and data collection into medical practice. Ann Intern Med. 128 (6):460-466 March 15, 1998 9499330
31. J.P. Kotter, L.A. Schlesinger: Choosing strategies for change. Harv Bus Rev. 2008 130-139
32. J.R. Katzenbach, I. Steffen, C. Kronley: Cultural change that sticks. 2012 Harvard Business Review110-117
33. J. Sa Couto: Project management can help to reduce costs and improve quality in health care services. J Eval Clin Pract. 14 (1):48-52 February 2008 18211643
34. M.M. Godfrey, B. Andersson-Gare, E.C. Nelson: Coaching interprofessional health care improvement teams: the coachee, the coach and the leader perspectives. J Nurs Manag. 22 (4):452-464 May 2014 23782339
35. C. Furman, R. Caplan: Applying the Toyota Production System: using a patient safety alert system to reduce error. Jt Comm J Qual Patient Saf.33 (7):376-386 July 2007 17711139
36. S.J. Weaver, L.H. Lubomksi, R.F. Wilson: Promoting a culture of safety as a patient safety strategy: a systematic review. Ann Intern Med. 158(5 Pt 2):369-374 March 5, 2013 23460092
37. H.J. Birenbaum, A. Dentry, J. Cirelli, et al.: Reduction in the incidence of chronic lung disease in very low birth weight infants: results of a quality improvement process in a tertiary level neonatal intensive care unit. Pediatrics. 123:44-50 200919117859
38. T. Nowadzky, A. Pantoja, J.R. Britton: Bubble continuous positive airway pressure, a potentially better practice, reduces the use of mechanical ventilation among very low birth weight infants with respiratory distress syndrome. Pediatrics. 123(6):1534-1540 2009 19482765
39. L. Merkel, K. Beers, M.M. Lewis: Reducing unplanned extubations in the NICU. Pediatrics. 133(5):e1367-1372 May 2014 24777229
40. J.D. Horbar: The Vermont Oxford Network: evidence-based quality improvement for neonatology. Pediatrics. 103:350-359 1999 9917477
41. N.R. Payne, M. LaCorte, P. Karna, et al.: Reduction of bronchopulmonary dysplasia after participation in the Breathsavers group of the Vermont Oxford Network neonatal intensive care quality improvement collaborative. Pediatrics. 118 (suppl 2):S73-S77 2006 17079626
42. J.D. Horbar, J.H. Carpenter, J. Buzas, et al.: Collaborative quality improvement to promote evidence based surfactant for preterm infants: a cluster randomised trial. BMJ. 329:1004 20041 5514344
43. N.R. Payne, M.J. Finkelstein, M. Liu: NICU practices and outcomes associated with 9 years of quality improvement collaboratives. Pediatrics. 125(3):437-446 March 2010 20123773
44. S.K. Lee, K. Aziz, N. Singhal, et al.: Improving the quality of care for infants: a cluster randomized controlled trial. CMAJ. 181:469-476 2009 19667033
45. M. Walsh, A. Laptook, S.N. Kazzi, et al.: National Institute of Child Health and Human Development Neonatal Research Network. A cluster-randomized trial of benchmarking and multimodal quality improvement to improve rates of survival free of bronchopulmonary dysplasia for infants with birth weights of less than 1250 grams. Pediatrics. 119(5):876-890 May 2007 17473087
46. D. Fisher, K.M. Cochran, L.P. Provost, et al.: Reducing central line-associated blood stream infections in North Carolina NICUs. Pediatrics. 132(6):e1664-1671 2013 24249819
47. H.C. Kaplan, C. Lannon, M.C. Walsh: Ohio statewide quality-improvement collaborative to reduce late-onset sepsis in preterm infants. Pediatrics. 127:427-435 2011 21339274
48. D.D. Wirtschafter, R.J. Powers, J.S. Pettit, et al.: Nosocomial infection reduction in VLBW infants with a statewide quality-improvement model. Pediatrics. 127:419-426 2011 21339273
49. J. Schulman, R. Stricof, T.P. Stevens, et al.: Statewide NICU central-line-associated bloodstream infection rates decline after bundles and checklists. Pediatrics. 127:436-444 2011 21339265

Capítulo 7

Aspectos médico-legales de la atención respiratoria

Jonathan M. Fanaroff, MD, JD

Tratar a neonatos críticos requiere años de formación durante los cuales el médico aprende no solo el arte, sino también la ciencia de la neonatología, pero dedica relativamente poco tiempo a conocer el sistema jurídico relacionado con esta disciplina. Es difícil comprender a fondo la enorme cantidad de normas, lenguaje desconocido y sentencias millonarias de las causas por mala praxis. Por lo tanto, los médicos le tienen gran desconfianza y temor al sistema jurídico. Sin embargo, es fundamental que tanto ellos como el personal de enfermería y otros profesionales sanitarios comprendan sus derechos, deberes y obligaciones en lo que respecta a la atención médica. Asimismo, la medicina neonatal moderna es un trabajo en conjunto basado en una diversidad de relaciones. Los médicos deben comprender las relaciones legales que tienen con sus pacientes y, también, las que tienen con sus empleadores, con el hospital y el personal de enfermería, con los médicos de atención primaria, los terapeutas respiratorios, los enfermeros neonatales y los auxiliares médicos.

Este capítulo ofrece un panorama general del sistema jurídico de los Estados Unidos, su estructura y vocabulario, además de conceptos básicos. El objetivo es que el médico comprenda mejor los principios jurídicos que atañen a la atención respiratoria neonatal cotidiana. Si bien este capítulo se centrará en el sistema jurídico estadounidense, las cuestiones legales y la mala praxis médica afectan a médicos de todo el mundo. De hecho, en algunos países europeos han triplicado la cantidad de causas por supuesta «mala praxis o negligencia médica» (1). En consecuencia, los médicos que ejercen en cualquier país del mundo deben comprender las leyes y normas particulares de ese lugar.

DESCARGO DE RESPONSABILIDAD

El objetivo de este capítulo es brindar un panorama general de las cuestiones legales con el propósito de informar a los médicos, pero no genera un vínculo de letrado-cliente y no debe interpretarse como un asesoramiento legal fundamental. La medicina está sujeta a regulación a nivel estadual y federal, y las leyes varían significativamente según el estado. El desenlace de una causa judicial se basa en un conjunto particular de hechos, testigos, abogados, jueces y jurados. Los médicos nunca deben suponer que su situación es exactamente igual a la de alguna causa mencionada en este capítulo. Ante alguna pregunta específica, el lector debe consultar a un letrado habilitado.

PRINCIPIOS JURÍDICOS GENERALES

Si las leyes representan el sistema de reglas que rigen nuestra vida, la Constitución de los EE. UU. es la ley suprema de ese país. Desde 1789, la Constitución delimita el marco de referencia de los Gobiernos federales y estaduales. El Gobierno federal se divide en tres sistemas distintos, pero cada uno con poderes idénticos. El Congreso, compuesto por el Senado y la Cámara de Representantes, conforma el Poder Legislativo y está a cargo de crear las leyes. El Poder Ejecutivo, encabezado por el Presidente, es, hasta el momento, el poder principal, con — aproximadamente— cinco millones de empleados, y se ocupa de ejecutar las leyes. El Poder Judicial, que incluye a la Corte Suprema de los EE. UU., supervisa la forma en que se aplican las leyes y actúa como intermediario entre los otros dos poderes. Los Gobiernos estaduales tienen la misma organización que el Gobierno federal, pero el Poder Ejecutivo está encabezado por un gobernador en lugar del Presidente.

En la **Figura 7-1**, se muestran las diferentes jerarquías del sistema judicial del Gobierno estadual y del Gobierno federal. Si bien tanto las leyes federales como las estaduales influyen sobre el ejercicio de la medicina, a esta ciencia la regulan, principalmente, los estados. Así, por ejemplo, un médico o un terapeuta respiratorio matriculado en un estado no pueden ejercer en otro sin obtener una matrícula adicional para hacerlo. De forma similar, la mayoría de las causas legales que involucran a la medicina se resuelven dentro del sistema judicial estadual. Por tal motivo, es importante que el médico comprenda las leyes relevantes que rigen el ejercicio de la medicina en los estados en los que está matriculado.

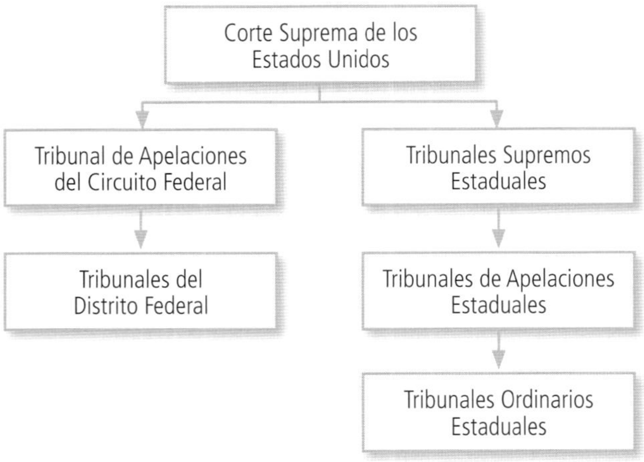

Figura 7-1. Jerarquías del sistema judicial de los Gobiernos estadual y federal.

SUPERVISIÓN DE TERCEROS

La neonatología moderna es un trabajo en equipo. El médico especialista, generalmente, es su líder y, como tal, desde siempre, ha sido el responsable de los actos de los demás miembros del equipo. Esto puede incluir situaciones en las que el médico no haya tenido contacto —directo o indirecto— con el paciente que presenta una demanda. Ha habido una cantidad de teorías legales para justificar esta postura. Una analogía ha comparado a los médicos, especialmente a los cirujanos, con los «capitanes del barco» y, por ello, los ha considerado responsables de toda la tripulación bajo su mando (2). A medida que fueron evolucionando los modelos de atención, y que se han expandido los sistemas sanitarios, los tribunales han ido rechazando la doctrina del capitán del barco y han reconocido que la «teoría» de que el médico especialista «controla directamente "todas" las actividades, independientemente de su naturaleza [...], no es realista en la atención médica actual» (3).

Si bien el neonatólogo ya no es el responsable de todas las actividades que se producen en la unidad de cuidados intensivos neonatales (UCIN), sigue teniendo poder sobre las acciones de los demás miembros de la unidad. En consecuencia, podría ser responsable según la teoría legal de *respondeat superior* que, en latín, significa 'dejar que el amo responda' (4). Si existe negligencia de un enfermero o de un residente que responde ante un neonatólogo, como durante una intubación, el neonatólogo podría ser el responsable.

Los médicos especialistas también deben realizar una supervisión adecuada de los residentes y de otros profesionales sanitarios, y pueden ser responsables de una «supervisión negligente». En una causa judicial muy conocida, un anestesiólogo a cargo ignoró el pedido de ayuda de un médico residente en una cesárea de emergencia. La parte demandante alegó que, al haberse demorado la supervisión oportuna del especialista, el feto sufrió un daño cerebral permanente, y se dictó sentencia por USD 35 millones (5).

MALA PRAXIS

Se calcula que el costo de la mala praxis médica en los Estados Unidos es de USD 55.600 millones por año (6). De hecho, varios presidentes han abordado la cuestión, como el presidente Obama durante su Discurso del Estado de la Unión en 2011, en el cual expresó su inquietud hacia la «reforma de la mala praxis médica que rige sobre los litigios frívolos» (7). Este tipo de litigios produce consecuencias para una gran cantidad de médicos. Un estudio publicado por la Asociación Estadounidense de Medicina (AMA, por sus siglas en inglés) reveló cifras escandalosas; por ejemplo, que se presentan 95 demandas por negligencia por cada 100 médicos y que el 61 % de los médicos mayores de 55 han sido demandados (8). El informe de la AMA observa que la mayoría de las causas (65 %) fueron desestimadas o retiradas, y que otro 26 % llegó a un acuerdo extrajudicial; pero, si la causa avanzó a juicio, el médico prevaleció el 90 % de las veces. Sin embargo, en los Estados Unidos, cada una de las partes debe abonar sus costas, y las costas promedio de una defensa ascendían a más de USD 40.000 por demanda y a más de USD 100.000 si la causa avanzaba a juicio.

La mayoría de las causas por mala praxis médica se suscitan cuando el demandante denuncia negligencia por parte del médico. Los litigios por negligencia forman parte de la categoría más amplia del derecho que se conoce como «ilícitos civiles». Viene de un término francés, *torts*, que significa 'agravios'. Contratos, bienes inmuebles y causas penales son otras categorías legales amplias. Generalmente, el Derecho de Responsabilidad Civil distingue entre ilícitos civiles intencionales y no intencionales. La mayoría de las causas por mala praxis se consideran ilícitos civiles no intencionales, lo cual es preferible, ya que los ilícitos civiles intencionales —como la difamación—, por lo general, conllevan penas mayores.

Para obtener una sentencia favorable en una causa por mala praxis, la parte demandante debe demostrar que el médico no actuó con prudencia razonable en circunstancias idénticas o similares (9). En la práctica, esto requiere que la parte demandante demuestre cuatro elementos: que el médico tenía una «obligación» hacia al paciente, las cuales fueron «incumplidas» y que, a su vez, estas «fueron la causa» de «daños» comprobables (10).

Obligación

El primer elemento que debe demostrarse en una causa por mala praxis es que el médico tenía una obligación o una relación médico-paciente con el enfermo. Si no existe una obligación hacia la parte demandante, el médico no tiene ningún deber frente al paciente y, por lo tanto, no hay negligencia. Por ejemplo, si un médico ejerce solamente en el hospital A, no puede ser responsable por negarse a asistir en un parto en el hospital B. Sin embargo, la existencia de una obligación, generalmente, no está en discusión en la mayoría de las causas por mala praxis neonatal. Asimismo, es posible que un médico que haya atendido a una embarazada tenga una obligación hacia el neonato, incluso si otro médico le brinda tratamiento al paciente. Esto quedó demostrado en la causa Nold c/ Binyon, en la cual un neonato se convirtió en portador crónico de hepatitis B debido a que el obstetra no había informado a la madre acerca de su condición frente a la enfermedad (11). El obstetra alegó que no tenía ninguna obligación hacia el neonato, pero la Corte Suprema del Estado de Kansas no estuvo de acuerdo y declaró que «un médico que tenga una relación médico-paciente con una embarazada que pretenda llevar el embarazo a término y dar a luz a un neonato sano, también tiene una relación médico-paciente con el feto». Como se dijo anteriormente, otro caso en el que podría haber una obligación de parte del médico, incluso si este nunca vio al paciente, es cuando el médico supervisa a otros médicos, como residentes y enfermeros.

Incumplimiento

Una vez que se ha determinado la existencia de una obligación, la parte demandante debe demostrar que el médico la incumplió al infringir las «normas asistenciales». Existen varias confusiones que conviene aclarar acerca de estas normas. En primer lugar, no se espera que los médicos nunca se equivoquen, sino que actúen con «prudencia razonable» y brinden una «atención y pericia razonables». En segundo lugar, las «normas asistenciales» constituyen un concepto legal que debe aplicarse a un patrón de hechos específico en una causa judicial. Los letrados de la parte demandante alegan que el demandado no ha cumplido con las normas asistenciales aceptables. La defensa responde que el médico sí las ha cumplido. En tercer lugar, tradicionalmente, a los médicos se los comparaba con otros médicos de su comunidad local. Con los cambios en las comunicaciones (es decir, congresos nacionales, revistas nacionales) y un cambio hacia la certificación nacional de parte de un consejo profesional, a los médicos especialistas, como los neonatólogos, se los ha comparado cada vez más con otros especialistas a nivel nacional. Así, un neonatólogo de California podría testificar como perito acerca de las normas asistenciales en Ohio.

Peritos

En la mayoría de los casos de negligencia, el jurado puede determinar qué implica una conducta «razonablemente prudente» al aplicar el sentido común. Una persona que conduce un automóvil a 140 km/h bajo una tormenta de nieve, evidentemente, no está aplicando el «debido cuidado». Sin embargo, en la mayoría de las causas por mala praxis médica, los jurados legos no saben qué debería haber hecho un médico razonablemente prudente. Entonces, se recurre a peritos para explicárselo. Los peritos tienen la función de explicar esto al jurado. Cada estado decide qué «requisitos» debe cumplir una persona para actuar como perito. Los peritos declaran bajo juramento, y la Academia Estadounidense de Pediatría espera que los médicos que actúan como peritos brinden un testimonio «completo, justo, objetivo e imparcial» a cambio de una remuneración razonable (12). No obstante, sigue existiendo la duda de si los «peritos "contratados" impulsan litigios indebidos mediante testimonios no basados en los estándares clínicos principales ni en la ciencia» (13). Muchos estados están tomando medidas proactivas para mejorar la calidad de los testimonios de los peritos; por ejemplo, actualmente, Florida exige que los peritos médicos ajenos al estado obtengan un certificado de perito emitido por el Gobierno estadual (14). Al hacerlo, están sujetos a acción disciplinaria de parte del Consejo Profesional de Médicos de Florida.

Causalidad

Además de demostrar que el médico incumplió con su obligación hacia el paciente, la parte demandante debe demostrar que el incumplimiento en cuestión fue realmente la causa del daño por el cual el paciente ha presentado la demanda por daños y perjuicios. Puede ser difícil de determinar si fue el incumplimiento de la atención —y no la enfermedad de base— lo que produjo el daño, en especial, en las causas neonatales. Por ejemplo, los neonatos que nacen sanos no requieren reanimación. Entonces, si un neonato nace deprimido y requiere reanimación, podría ser difícil demostrar que fue la demora en la intubación, por ejemplo, y no la enfermedad de base que requirió la intubación, la que le produjo un daño. Al igual que con el elemento del incumplimiento, hay peritos que declaran ante el jurado de legos acerca de la causalidad.

Daños y perjuicios

El objetivo principal del Derecho de Responsabilidad Civil es «resarcir» a la parte que ha sufrido un daño por negligencia. De esta manera, el elemento final que debe demostrar la parte demandante es que el daño produjo otros daños comprobables. Hay dos categorías amplias que dividen a los daños y perjuicios: daños pecuniarios y daños no pecuniarios. Los pecuniarios incluyen gastos médicos, lucro cesante, modificaciones del hogar y gastos educativos. Los no pecuniarios, demandas subjetivas y, por lo general, situaciones más difíciles de cuantificar, como el dolor y el sufrimiento, la angustia emocional o la pérdida del vínculo entre padres e hijos. Generalmente, las sentencias de los «jurados rebeldes» están vinculadas con daños no pecuniarios y, así, muchas asambleas legislativas han impuesto límites sobre ellos como parte de un esfuerzo por reformar la Ley de ResponsabilidadCivil. Por ejemplo, California tiene un límite de USD 250.000 para daños no pecuniarios. La Corte Suprema del Estado de California determinó que dicho límite era constitucional (15). Sin embargo, otros estados, como Georgia e Illinois, han decidido que los límites estaduales sobre los daños no pecuniarios infringen sus constituciones (16, 17).

Si la conducta es particularmente grave, a veces, los tribunales pueden ordenar el pago de daños y perjuicios a la parte perjudicada. Esto es particularmente poco frecuente en las causas por mala praxis médica, pero puede suceder, por ejemplo, si el médico ha tenido una conducta particularmente negligente. Un ejemplo: si el médico actuó bajo la influencia de drogas o alcohol, o alteró o destruyó intencionalmente las historias clínicas pertinentes para evitar la responsabilidad.

La carga de la prueba

La carga de la prueba se refiere al «grado de credibilidad» con que el juez o el jurado deben decidir que un hecho en particular es veraz y fallar a favor de una parte sobre la otra. En las causas penales, debido a la injusticia que supone enviar a prisión a un inocente, existe una carga de la prueba muy importante, conocida como «más allá de toda duda razonable». Por el contrario, las causas por mala praxis médica tienen una carga de la prueba mucho menor. En general, la parte demandante debe demostrar que «es más probable que exista a que no exista» cada uno de los elementos de la causa, lo que también se conoce como preponderancia de la evidencia o la «prueba del 51 %».

CUESTIONES DE MALA PRAXIS INHERENTES A LA NEONATOLOGÍA Y A LA ATENCIÓN RESPIRATORIA NEONATAL

Tratar a neonatos enfermos puede ser extremadamente satisfactorio, pero, por desgracia, puede haber distintos factores que aumentan el riesgo de enfrentar una causa por mala praxis. Los neonatos de la UCIN están entre los pacientes que más tiempo permanecen hospitalizados. Durante ese período, reciben múltiples medicamentos con dosis específicas y, de hecho, el mismo neonato recibirá distintas pautas posológicas del mismo medicamento debido a los cambios en su peso. El requisito de brindarle atención durante las 24 horas del día aumenta la cantidad de cuidadores que participan de dicha atención, así como los errores de comunicación/traspaso de guardia. Asimismo, por distintos motivos, muchos letrados que se dedican a los daños personales se especializan en causas de daños al nacer. Los daños pecuniarios por un neonato con daño cerebral pueden llegar fácilmente a los varios millones de dólares, y los jurados tienden a favorecer —en gran medida— al neonato y a su familia.

La **Tabla 7-1** enumera algunos litigios frecuentes por mala praxis en el ámbito de la neonatología. Hay varias áreas que se relacionan específicamente con la atención respiratoria neonatal.

Tabla 7-1. Litigios frecuentes por mala praxis en neonatología.

Tratamiento/Reanimación en la sala de partos
- Demora en la reanimación.
- Falta de reconocimiento de una intubación esofágica.
- Falta de monitoreo adecuado después de la reanimación.
Encefalopatía hipóxica isquémica (EHI)
- Falta de reconocimiento de la EHI y de la aplicación de hipotermia terapéutica.
- Demora en el traslado de un candidato a recibir hipotermia terapéutica.
Neonatos prematuros tardíos
- Tratamiento como si fueran neonatos a término, sin reconocer las complicaciones, y traslado a la sala de neonatología común.
- Alta precoz, con subsiguientes complicaciones en el hogar.
- Falta de seguimiento adecuado después del alta.
Ictericia neonatal
- Falta de reconocimiento de los factores de riesgo de ictericia.
- Falta de seguimiento adecuado después del alta.
- Demora en la realización de una exanguinotransfusión cuando es necesaria.
Seguridad del paciente
- Errores en los medicamentos.
- Falta de comunicación.
- Falta de un monitoreo adecuado o demoras en el tratamiento (hipoglucemia, electrolitos).

Reanimación

La reanimación del neonato deprimido es un evento relativamente poco frecuente que requiere una combinación de conocimiento, trabajo en equipo y destrezas técnicas, por lo cual se ha actualizado el curso para prestadores del Programa de Reanimación Neonatal (NRP, por sus siglas en inglés) para incorporar el trabajo en equipo y las destrezas de comunicación, además de un mayor énfasis en la simulación (18). Las áreas específicas de riesgos médico-legales incluyen la asistencia oportuna durante el parto, la administración de medicamentos sin demoras cuando estén indicados y el reconocimiento oportuno de si el tubo endotraqueal está malcolocado. Asimismo, como lo reconoce el NRP, la evaluación y derivación inmediatas para colocar al paciente en hipotermia terapéutica pueden ayudar a evitar demoras en el enfriamiento dentro del plazo terapéutico de seis horas.

Prematuridad y leucomalacia periventricular

Tradicionalmente, la prematuridad no ha sido un tema principal en los litigios por mala praxis médica; cuando sí lo fue, por lo general, apuntaba a los obstetras. Sin embargo, a medida que fueron mejorando los resultados, han aumentado las expectativas, y la prematuridad se ha convertido en un nicho cada vez más importante dentro de las causas por mala praxis. Como demuestra una causa reciente, los obstetras siguen estando en riesgo. Una embarazada se presentó en el hospital con ruptura prematura de membranas y tan solo 24 semanas de gestación. Cuando nació el neonato, un par de horas después y con sufrimiento fetal, se demandó al obstetra y al hospital por no haber realizado una cesárea a tiempo. El jurado determinó que los demandantes debían recibir USD 14,5 millones (19).

La gran mayoría de los neonatos extremadamente prematuros transitan por un período durante el cual la glucemia, la tensión arterial, el recuento celular o los gases en sangre están fuera del rango «normal». Si se produce un resultado adverso, el valor anormal puede destacarse como la causa más probable del daño. Por ejemplo, se ha demostrado que la hipocarbia es un factor de predicción independiente de la leucomalacia periventricular (20). Como, a su vez, se ha vinculado a la leucomalacia periventricular con resultados adversos y a largo plazo en el neurodesarrollo (en especial, parálisis cerebral), se aconseja brindar tratamiento frente a niveles bajos de CO_2 en neonatos que reciben ventilación mecánica y dejar asentado el tratamiento.

INSUFICIENCIA RESPIRATORIA Y VENTILACIÓN MECÁNICA

Aunque, en el ámbito de la neonatología, se hace cada vez más énfasis en la ventilación no invasiva, aún existen casos en los que corresponde administrar surfactante. En consecuencia, podemos encontrar un área de riesgo de mala praxis en la demora en dicha administración que empeora la insuficiencia respiratoria con posterior acidosis y, posiblemente, también empeora los resultados del neurodesarrollo a largo plazo. Denuncias similares pueden surgir si no se reconoce el neumotórax —en especial, el neumotórax a presión— a tiempo y se demora su tratamiento, agravado por el hecho de que el neonato está en ventilación mecánica. Los médicos deben estar alertas y responder frente a varias complicaciones vinculadas con la ventilación mecánica, como si se obstruye o desplaza el tubo endotraqueal, se pliega el tubo del respirador o surgen problemas mecánicos inherentes al respirador.

Seguridad del paciente y cultura de la seguridad

Los neonatos en estado crítico requieren atención durante las 24 horas en un entorno complejo y tecnológico de constante cambio. Al igual que en la sala de parto, se necesita comunicación y trabajo en equipo para brindar atención segura y de alta calidad. Ha habido un aumento centrado en la seguridad del paciente desde que el Instituto de Medicina de los Estados Unidos, en un informe de 1999, calculó que los errores evitables provocan hasta 98.000 muertes de pacientes por año (21). Los esfuerzos por mejorar la seguridad del paciente se han centrado en la adaptación de técnicas provenientes de industrias altamente confiables, como la aviación y la energía nuclear. Las organizaciones de alta confiabilidad comparten varias características; entre ellas, se destacan las siguientes:

- Preocuparse por las fallas.
- Negarse a simplificar las interpretaciones.
- Ser precisos en las operaciones.
- Comprometerse con la capacidad de resistencia.
- Confiar en la experiencia (22).

Los esfuerzos por crear un entorno sanitario más seguro requieren más que solo políticas y normas actualizadas: debe haber una cultura de la seguridad y no una cultura en la que se asignen culpas individuales. Tradicionalmente, por ejemplo, si se producía un error farmacológico, la «solución» era despedir al médico que administró el medicamento en lugar de buscar las posibles causas sistémicas del error. En una cultura institucional en la que los profesionales sanitarios se sienten respaldados en sus esfuerzos por destacar las vulnerabilidades en la administración segura de la atención y por responder correctamente ante un error, es más probable que se respete la visión que tiene la Organización Mundial de la Salud sobre la seguridad del paciente: que cada paciente reciba una atención médica segura, en todo lugar y sin excepciones (23).

CÓMO DISMINUIR EL RIESGO DE LITIGIO POR MALA PRAXIS

Enfrentar una demanda es una experiencia extremadamente difícil. Por desgracia, el litigio puede durar años y consumir miles de dólares solo en costos de defensa. Asimismo, es frecuente que los médicos demandados padezcan efectos físicos y emocionales, conocidos como «síndrome de estrés por mala praxis médica» (24). Como los resultados adversos no siempre son evitables, los médicos actúan en constante riesgo de ser demandados por mala praxis. Es importante realizar una gestión proactiva de los riesgos ante un resultado adverso inesperado. Sin embargo, hay varias estrategias (**Tabla 7-2**) que pueden ser útiles para evitar un juicio civil.

Tabla 7-2. Estrategias para evitar un juicio civil.

Permanecer actualizado con respecto a la disciplina
- Asistir a congresos.
- Leer publicaciones.
- Leer libros de textos.
Comunicarse
- Con otros miembros del equipo.
- Con los padres.
Llevar registros
- De manera objetiva.
- De manera profesional.
Conocer las leyes que rigen el ejercicio de la medicina en el estado en el que trabaja.

Competencia

La neonatología es una especialidad que cambia rápidamente, y es importante que los médicos estén actualizados. Hay varias formas de lograrlo: asistir a congresos locales, regionales y nacionales, y leer revistas y libros de texto. Un ejemplo de las recomendaciones cambiantes en el ejercicio de la neonatología surge del uso posnatal de esteroides en neonatos que dependen del respirador. En la década de 1990, la dexametasona se utilizaba habitualmente en neonatos prematuros ventilados para permitir la retirada y extubación rápidas del soporte ventilatorio. En 2002, el Comité sobre el Feto y el Neonato de la Academia Estadounidense de Pediatría desaconsejó el uso rutinario de este fármaco debido a inquietudes sobre los efectos neurológicos a largo plazo. En 2010 y 2014, se reafirmó esta postura con la recomendación de usar la dexametasona u otro esteroide en dosis elevadas «solamente como una decisión particular tomada en conjunto con los padres del neonato» (25).

Comunicación

La comunicación es una destreza importante al brindar atención médica segura y eficaz. Como indica The Joint Commission: «Cuando la comunicación es eficaz, puede ayudar a mejorar la atención que brinda una organización. Cuando es ineficaz, puede provocar molestias, frustraciones, errores y, a veces, tragedias» (26). Asimismo, la comunicación ineficaz con los padres y las familias aparece en más del 40 % de las causas por mala praxis (27).

Registros

Como dice el antiguo refrán: «Si no está registrado, no se llevó a cabo». Por supuesto, esto no es tan así. Sin embargo, pueden pasar varios años entre que se brinda la atención y el momento en que se inicia una demanda. El plazo disponible para presentar una demanda, conocido como «plazo perentorio», lo determina la legislación estadual, y, en muchos estados, puede ser de hasta 20 años o más en casos de menores. En consecuencia, es importante registrar la atención brindada de forma fáctica y profesional. No se debe especular ni atribuir causas ante la incertidumbre. La comunicación con otros miembros del equipo —y con la familia— también debe registrarse, pero no debe usarse la historia clínica como campo de batalla entre los cuidadores.

EL FUTURO DE LOS LITIGIOS POR MALA PRAXIS

Muchos estarían de acuerdo con que el sistema actual de mala praxis es costoso e ineficiente. Las primas de seguro por mala praxis para los obstetras en Miami superan los USD 190.000 anuales (28). Sin embargo, un estudio detectó que, por cada dólar que se gastó en indemnizaciones por mala praxis, 54 centavos se asignaron a gastos administrativos, como letrados, peritos y tribunales (29). Por este motivo, además de los mayores esfuerzos por parte de la atención médica en general por ser más segura y más transparente, existen varias reformas «no tradicionales» que ofrecen cierta esperanza (30). Por ejemplo, el Sistema de Salud de la Universidad de Michigan implementó un programa de comunicación y resolución en el que realizan una supervisión activa de los errores médicos, informan plenamente a los pacientes sobre los errores detectados y ofrecen indemnizaciones cuando la culpa es suya (31). Desde la implementación del programa, ha habido menos litigios, los cuales se resolvieron más rápidamente y con costas legales muy inferiores. Los estados de Florida y de Virginia han propuesto las Leyes de Indemnización por Daños Neurológicos (o leyes NICA, por sus siglas en inglés), las cuales permiten que los neonatos que sufren daños al nacer reciban una indemnización a través de un sistema en el que no es relevante quién tuvo la culpa (32).

CONCLUSIÓN

El campo de la neonatología ha logrado enormes avances durante las últimas décadas. Con estos avances, se han generado importantes expectativas. Asimismo, se hace cada vez más énfasis en la transparencia y en la creación de una cultura de la seguridad, con el objetivo de aprender de los errores y de los cuasiaccidentes. El sistema actual de litigios por mala praxis se ha descrito como «engorroso, costoso e inconsistente» (30). Los enfoques no tradicionales para reformar el sistema de responsabilidad por mala praxis ofrecen esperanza, pero, en general, aún están en la etapa de prueba. Los médicos se beneficiarán gracias a una mejor comprensión del sistema de mala praxis médica, de las áreas frecuentes de riesgo de mala praxis y de las estrategias para minimizar el riesgo de recibir denuncias por mala praxis.

REFERENCIAS

1. S.D. Ferrara: Medical malpractice and legal medicine. Int J Leg Med. 127:541 2013
2. G.D. Pozgar: Patient Care Case Law: Ethics, Regulation, and Compliance. 2013 Jones & Bartlett Learning Sudbury, MA
3. Truhitte v. French Hospital, 128 Cal. App. 3d 332, p 348, 1982
4. Black's Law Dictionary. 9th ed. 2009
5. Arkebauer v. Lojeski, No. 99 L 005157D, III 2004
6. M.M. Mello, A. Chandra, A.A. Gawande: National costs of the medical liability system. Health Aff.29:91569-91577 2010
7. The Briefing room (website). http://www.whitehouse.gov/the-press-office/2011/01/25/remarks-president-state-union-address; Accessed 27.05.15.
8. Kane CK. Policy Research Perspectives: Medical Liability Claim Frequency: A 2007–2008 Snapshot of Physicians. http://www.ama-assn.org/ama/pub/advocacy/health-policy/policy-research.page; Accessed 26.05.15.
9. 853 So. 2d 726 (La. App. 2003).
10. Turbow R, Fanaroff J: Legal Issues in Newborn Intensive Care. In Sanbar SS, ed. Legal Medicine. 7th ed. Philadelphia, Mosby Elsevier.
11. Nold v. Binyon, 31 P3d 274. 2001.
12. American Academy of Pediatrics Committee on Medical Liability and Risk Management: Policy statement—expert witness participation in civil and criminal proceedings. Pediatrics. 124:428 2009
13. A.S. Kesselheim, D.M. Studdert: Role of professional organizations in regulating physician expert witness testimony. JAMA. 298:2907 200718159060

14. Florida Statutes 458.3175 - Expert witness certificate.
15. Hamid Rashidi v. Franklin Moser. 2014 [WL 701400 No. S214430; 15.12.14.].
16. Lebron v. Gottlieb Memorial Hospital, 237 III.2d 217, 930 N.E.2d 895. 2010.
17. Atlanta Oculoplastic Surgery, P.C. v. Nestlehutt, 2010 WL 1004996 (Ga. 22.03.10.).
18. Kattwinkel J (ed): Neonatal Resuscitation Textbook. 6th ed. AAP/AHA
19. Jones v. MetroHealth, Cuyahoga County Court of Common Pleas Case No. 757131.
20. C. Giannkopoulou, E. Karakaki, A. Manoura, et al.: Significance of hypocarbia in the development of periventricular leukomalacia in preterm infants. Pediatr Int. 46:268 2004 15151541
21. L.T. Kohn, J.M. Corrigan, M.S. Donaldson: To Err is Human: Building a Safer Health System. 2000Institute of Medicine, National Academies PressWashington, DC
22. K.E. Weick, K.M. Sutcliffe: Managing the Unexpected - Assuring High Performance in an Age of Complexity. 2001 Jossey-Bass San Francisco, CA,10-17
23. World Health Organization Patient Safety. Available at: http://www.who.int/patientsafety/about/en/; Accessed 02.06.15.
24. Sanbar SS, Firestone MH: Medical Malpractice Stress Syndrome. In Sanbar SS, ed. The Medical Malpractice Survival Handbook. Philadelphia, Mosby Elsevier
25. Policy Statement: Postnatal corticosteroids to prevent or treat bronchopulmonary dysplasia. Pediatrics. 126 (4):800-808 2010 Reaffirmed January 2014
26. Joint Commission Resources. The Joint Commission Guide to Improving Staff Communication, 2nd ed. [Page ix].
27. L. Landro: The talking cure for health care. Wall Str J. April 8, 2013
28. Annual rate survey. Med Liabil Monit. 38 (10):1-472013
29. D.M. Studdert, M.M. Mello, A.A. Gawande, et al.: Claims, errors, and compensation payments in medical malpractice litigation. N Engl J Med. 354(19):2024-2033 2006 16687715
30. M.M. Mello, D.M. Studdert, A. Kachalia: The medical liability climate and prospects for reform. JAMA. 312 (20):2146-2155 2014 25358122
31. A. Kachalia, S.R. Kaufman, R. Boothman, et al.: Liability claims and costs before and after implementation of a medical error disclosure program. Ann Intern Med. 153 (4):213-221 201020713789
32. J.P. Goldsmith: Programs offer alternative to malpractice suits when newborns suffer neurologic injury. AAP News Pediatr Law. 33 (2):10 February 2012

SECCIÓN II

Evaluación y monitoreo del paciente

Capítulo 8

La exploración física

Edward G. Shepherd, MD
Leif D. Nelin, MD

ASPECTOS HISTÓRICOS

La exploración física del paciente, junto con sus antecedentes, es la herramienta más antigua con la que cuenta el médico para diagnosticar y evaluar la respuesta al tratamiento. Hace casi 2500 años, Hipócrates y sus contemporáneos escribieron acerca de la importancia de la exploración física —incluso, la inspección, la palpación y la auscultación directa— (1). En 1761, Leopold Auenbrugger fue el primero en describir la técnica de percusión, y se lo reconoce como el padre de la exploración física moderna. René Laennec inventó el estetoscopio y, en 1819, publicó *On Mediate Auscultation* (Tratado de auscultación mediata), obra que, básicamente, es un manual de uso del estetoscopio con varios términos que continúan empleándose. El desarrollo de todos los componentes de la exploración física continuó durante el siglo XIX y, a comienzos del siglo XX, se adoptó plenamente la exploración física que se realiza en la actualidad (2).

Durante la última mitad del siglo XX, se produjo un veloz desarrollo de la tecnología de pruebas de diagnóstico que continúa hoy en día. Sin embargo, ninguna de las tecnologías disponibles actualmente ha sustituido por completo a la exploración física. De hecho, en un estudio publicado en 2011 por Paley *et al.* (3), se indica que más del 80 % de los pacientes hospitalizados en medicina interna podrían recibir un diagnóstico adecuado al momento de la admisión en función de sus antecedentes y de la exploración física, y que esas destrezas clínicas básicas siguen siendo una importante herramienta y suficiente para lograr un diagnóstico preciso en la mayoría de los casos. En un estudio sobre el servicio de hospitalización de medicina general, se reveló que el médico tratante detectó hallazgos físicos en el 26 % de los pacientes; estos hallazgos produjeron importantes cambios en el tratamiento clínico (4). Por lo tanto, la exploración física sigue siendo la base sobre la cual se apoyan el diagnóstico y el tratamiento.

LA IMPORTANCIA DE LA EXPLORACIÓN FÍSICA

La exploración física es clave para brindar atención a los neonatos, en especial a aquellos que requieren ventilación asistida, pues ofrece información inmediata sobre el estado de cada paciente y sobre cómo responde al tratamiento, sin las demoras que suponen las pruebas de diagnóstico. Asimismo, los pacientes de las unidades de cuidados intensivos neonatales (UCIN) son únicos en cuanto a que están conscientes y que no reciben sedación rutinaria mientras se les administra ventilación con presión positiva intermitente (VPPI) (5). Por lo tanto, la exploración física sigue ofreciendo precisión al evaluar el estado actual y las respuestas inmediatas a los cambios en el soporte. La exploración física debe guiar la atención que recibe el paciente; en especial, las pruebas de diagnóstico y los tratamientos posteriores. En los pacientes con una fisiopatología en evolución, las exploraciones físicas deben repetirse, ya que las respuestas a los tratamientos pueden ser rápidas. De hecho, la forma más confiable, rentable y menos invasiva de determinar el éxito o el fracaso de un tratamiento en cualquier paciente es al observar su respuesta.

LA TÉCNICA DE LA EXPLORACIÓN FÍSICA

Descripción general

El explorador debe obtener autorización del enfermero a cargo del paciente antes de realizar la evaluación; y la exploración completa del neonato (incluso la exposición a la luz ambiente) debe realizarse con el mayor cuidado y de la manera menos invasiva posibles. Lo ideal es que la exploración se realice junto con otros cuidados para molestar al neonato lo menos posible. La exploración física de los neonatos es particularmente compleja, pues los hallazgos «normales» dependen de distintas variables sobre las que influyen la edad gestacional, la edad al momento de la exploración, el tamaño, el modo de soporte respiratorio y otros factores (6-8). Además, otros hallazgos de la exploración varían de manera predecible con el transcurso del tiempo y de la edad. La piel es azul o pálida al momento del nacimiento, pero rápidamente adquiere un color rosado si la transición es correcta. Las frecuencias respiratorias normales dependen de la edad gestacional, del tamaño y del modo de soporte respiratorio, mientras que los valores de referencia de las presiones sanguíneas dependen de la edad gestacional al nacer y de la edad gestacional corregida al momento de la evaluación (9-11). La tensión arterial es baja al nacer y, gradualmente, aumenta cada día y cada mes hasta lograr el valor pediátrico normal; la frecuencia respiratoria, por lo general, está acelerada al principio y disminuye hasta lograr el valor normal del paciente pediátrico. En particular, los hallazgos de la exploración física neonatal deben interpretarse a la luz de los cambios anatómicos y fisiológicos únicos que se producen durante la transición de la vida intrauterina al entorno extrauterino. Por lo tanto, las siguientes secciones se centrarán en los factores fisiológicos únicos que influyen sobre la exploración física respiratoria del neonato y las técnicas de exploración específicas —y los hallazgos— más útiles en los neonatos de distintas edades y con afecciones particulares.

Cómo realizar la exploración física respiratoria en neonatos

La exploración respiratoria neonatal comienza con la observación, seguida por la auscultación y la palpación. La exploración física óptima del aparato respiratorio neonatal requiere tanto la observación como la evaluación manual. La observación se centra en lograr una impresión general del estado, el color, la perfusión, los patrones de movimiento, el esfuerzo respiratorio, la frecuencia respiratoria y el nivel de interacción del neonato con el entorno. La evaluación manual incluye la auscultación y la palpación. Lo ideal es que la observación se realice antes de la evaluación manual para obtener información sobre el estado de reposo, pues es probable que la evaluación manual moleste al neonato.

La exploración física respiratoria puede dividirse en las siguientes preguntas que el explorador debe responder en serie:

- ¿Cómo luce el neonato?
- ¿Qué escucho?
- ¿Qué toco?

La exploración comienza con una evaluación general del estado del neonato y una comprobación rápida de los signos vitales. Se debe recordar que los signos vitales normales dependen de la edad gestacional al nacer y del tiempo en minutos o días de vida (11). La frecuencia respiratoria debe ser normal para la edad y la gestación, y el esfuerzo respiratorio no debe ser laborioso Durante un período posterior al parto —hasta las 12 a 24 horas de vida—, pueden producirse leves retracciones y taquipnea hasta que mejore la distensibilidad respiratoria (en especial, en los neonatos prematuros). El neonato debe tener un color rosado y debe descansar cómodamente, aunque la acrocianosis puede persistir mucho después del parto. Además, el neonato debe tener una correcta perfusión, con un breve tiempo de llenado capilar, y un tono normal, con una respuesta enérgica a los estímulos externos. Las respiraciones deben ser tranquilas, sin estridores ni estertores, y el neonato debe ser capaz de respirar cómodamente con la boca cerrada. El tórax y el abdomen deben tener forma conservada. La presencia de «tórax en tonel» es sugestiva de hiperinsuflación pulmonar, mientras que el tórax en forma de campana puede indicar insuflación pulmonar insuficiente, y el abdomen escafoide, el desplazamiento del contenido abdominal hacia el tórax. La caja torácica y el abdomen deben moverse en sincronía durante el ciclo respiratorio, pero puede haber una evidente asincronía toracoabdominal en presencia de enfermedades pulmonares. Específicamente, el movimiento de la caja torácica se produce después del movimiento abdominal durante la inhalación, conocido como «respiración paradójica», lo cual indica una mayor resistencia respiratoria o una menor distensibilidad (12).

Una breve inspección del neonato debería determinar si las superficies tienen apariencia normal, si las orejas están debidamente ubicadas y rotadas, si el abdomen y el tórax no presentan particularidades en cuanto a su apariencia y si las extremidades son flexibles y tienen un rango de movimiento completo. Si alguna de estas observaciones presenta anomalías, deben guiar la subsiguiente exploración y tratamiento. Por ejemplo, la cianosis desproporcionada con respecto al nivel de dificultad respiratoria amerita una evaluación cardíaca integral, y las contracturas u otros signos del síndrome de Potter ameritan una evaluación respiratoria, neurológica y renal detallada. A esto le sigue una exploración detallada de las vías respiratorias: la evaluación del paladar y los labios en busca de posibles hendiduras, la barbilla y la lengua en busca de posibles obstrucciones de las vías respiratorias, el cuello en busca de posibles desviaciones de la tráquea o bocio, los orificios nasales en busca de atresia o estenosis, los conductos auditivos externos y los ojos.

Luego de la observación inicial, llega el momento de la auscultación. Esta y las demás partes de la exploración deben realizarse en función de los hallazgos realizados durante la observación inicial. Sin embargo, el explorador debe asegurarse de realizar una exploración completa e integral de cada neonato, independientemente de los hallazgos iniciales. La auscultación debe comenzar con una evaluación atenta de los ruidos cardíacos y pulmonares, aunque la presencia o la ausencia de un soplo no incluyan ni excluyan —definitivamente— cardiopatías congénitas, en especial, en el posparto inmediato. Los ruidos respiratorios, tanto a nivel anterior como posterior, deben ser claros y simétricos, sin sibilancias ni estertores secos; a veces, se escuchan crepitaciones en el posparto inmediato, pero deberían desaparecer rápidamente a medida que se reabsorbe el agua pulmonar. Los ruidos intestinales audibles en el tórax son sugestivos de hernia diafragmática congénita. Debe auscultarse el abdomen en busca de ruidos intestinales, y debe hacerse lo propio en el hígado y la cabeza en busca de soplos. Además de la auscultación con un estetoscopio, el médico debe buscar estridores (que dan la pauta de una obstrucción de las vías respiratorias superiores) o sibilancias audibles (que indican constricción bronquial).

Una vez finalizada la auscultación, el explorador debe proceder a la palpación para determinar la presencia o la ausencia de las siguientes alteraciones: crepitación; fracturas de clavícula, fémur o húmero; hepatoesplenomegalia; tumores intraabdominales; hernias; dolor a la palpación en el abdomen. Debe palparse el tórax para determinar la posición del corazón, además de la presencia de frémitos o movimientos precordiales. El abdomen debe estar blando y no distendido, y el borde del hígado debe estar alineado al reborde costal.

INTERPRETACIÓN DE LOS HALLAZGOS DE LA EXPLORACIÓN FÍSICA

Hallazgos generales de la exploración física

En los neonatos con dificultad respiratoria, hipoxemia o insuficiencia respiratoria, la exploración física puede cambiar en función de la progresión de la enfermedad. Generalmente, al momento de la exploración física, los neonatos presentan signos de taquipnea, aleteo nasal, retracciones o quejidos. En la exploración física, estos signos se relacionan con problemas pulmonares, pero no son patognomónicos de ninguna enfermedad respiratoria neonatal en particular. Por lo tanto, debe tenerse en cuenta todo el espectro de enfermedades respiratorias neonatales, y es necesario volver a evaluar al paciente con frecuencia, ya que la evolución de estos síntomas puede ayudar a diferenciar las causas particulares (**Figura 8-1**). Por ejemplo, si los síntomas mejoran a las pocas horas, es probable que el paciente haya presentado taquipnea transitoria del neonato (TTN). Ahora bien, si los síntomas continúan empeorando, y el paciente es un neonato prematuro, el diagnóstico más probable es deficiencia de surfactante (síndrome de dificultad respiratoria o SDR). Debemos recordar que ninguno de los análisis de laboratorio ni pruebas de diagnóstico por imágenes actualmente disponibles diferencia con certeza las causas subyacentes de las enfermedades respiratorias neonatales. Por ejemplo, una radiografía de tórax difusamente borrosa y que muestra un bajo volumen pulmonar en un neonato prematuro probablemente indique SDR. Sin embargo, no pueden descartarse otras causas frecuentes de dificultad respiratoria, como neumonía neonatal, TTN e insuficiencia cardíaca congestiva. Por lo tanto, la exploración física al momento de la admisión y la reevaluación frecuente son, probablemente, las mejores formas de diagnosticar las enfermedades respiratorias neonatales. Asimismo, cuando un paciente mejora, y se disminuye el soporte respiratorio, es probable que lo primero que indique que el paciente no tolera esa disminución del soporte surja de la exploración física, en especial, los nuevos hallazgos de balanceo vertical de la cabeza o «cabeceo», la taquipnea y el aleteo nasal.

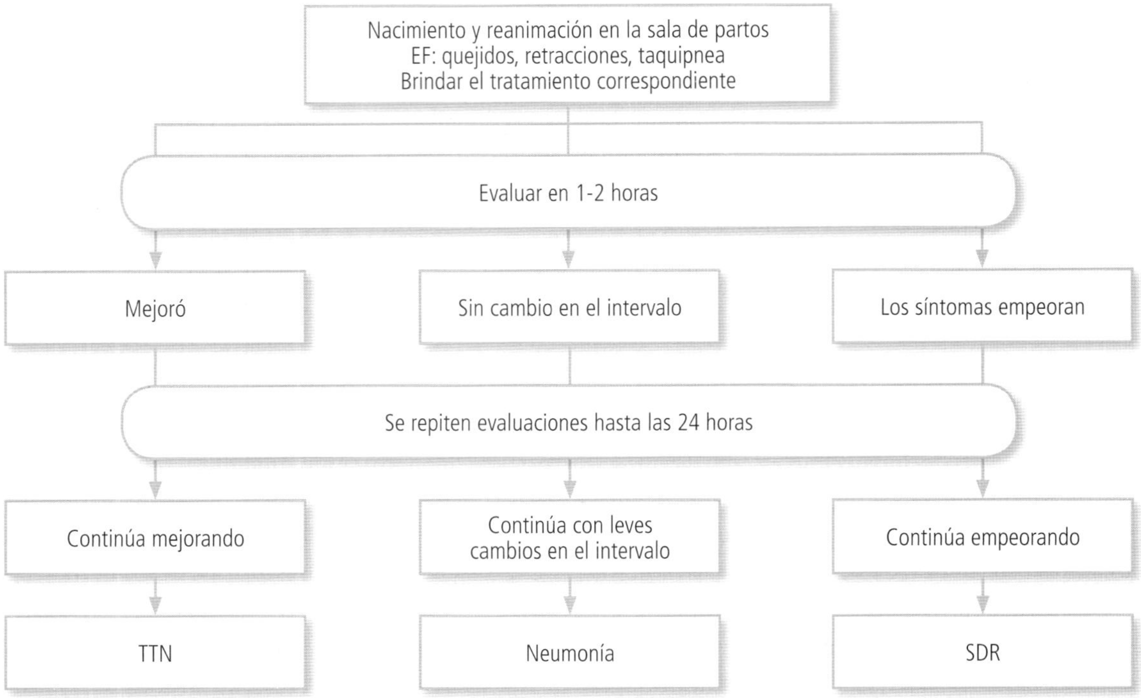

Figura 8-1. Exploración física (EF) para diagnosticar dificultad respiratoria en neonatos. Los neonatos que nacen con taquipnea transitoria del neonato (TTN) estarán enfermos al nacer, pero sus signos y síntomas comenzarán a resolverse casi de forma inmediata. Los neonatos que nacen con neumonía estarán enfermos al nacer y demostrarán leve mejoría hasta que la neumonía comience a resolverse; si se trata de neumonía bacteriana, puede demorar entre dos y tres días. Los neonatos que nacen con síndrome de dificultad respiratoria (SDR), también conocida como deficiencia de surfactante, continuarán con síntomas que empeorarán hasta que reciban tratamiento con surfactante exógeno o después de las 48 horas de vida. Generalmente, la clave para la exploración física de estos neonatos es repetir las evaluaciones.

Existe una enorme diferencia entre los posibles hallazgos anormales en la exploración neonatal, cada uno de los cuales puede reflejar varias afecciones posibles o variantes normales. Por ejemplo, los ruidos respiratorios asimétricos pueden reflejar neumotórax, neumonía, hernia diafragmática congénita, atelectasia o un tubo endotraqueal mal colocado; o bien pueden ser causados por un artefacto de quien realiza la auscultación. La hepatoesplenomegalia puede indicar congestión venosa, hepatopatía intrínseca, infección, agregación plaquetaria o hiperinsuflación pulmonar. La distensión abdominal puede indicar obstrucción, atresia, rotación anómala o aerofagia. Los hallazgos anormales —o la ausencia de hallazgos normales— en la exploración física deben correlacionarse con análisis de laboratorio o estudios de diagnóstico por imágenes.

Si bien muchos de estos hallazgos de la exploración serán estáticos (por ejemplo, una vez determinado que el neonato no presenta paladar hendido, esta parte de la exploración podría no tener que repetirse a diario), otros aspectos de la exploración del neonato cambiarán conforme pase el tiempo, progrese la enfermedad y avance la edad. Por ejemplo, las retracciones pueden ser significativas en las etapas iniciales de la TTN y el SDR, pero se mitigarán de forma sostenida en la TTN y, probablemente, empeorarán en el SDR si no se ha administrado surfactante exógeno. De forma similar, la taquipnea inicial, por definición, se resuelve en la TTN, pero podría no hacerlo en el SDR o en la neumonía. Por el contrario, una vez que mejora la distensibilidad después de la administración de surfactante exógeno por SDR, tanto las retracciones como la taquipnea tienden a mitigarse rápidamente.

Técnica de exploración especial: transiluminación

El neumotórax es una complicación potencialmente mortal en los neonatos y puede ser difícil de diagnosticar de urgencia; si el tiempo lo permite, la radiografía de tórax sigue siendo la prueba de diagnóstico por excelencia. Lamentablemente, los neonatos que padecen esta complicación podrían necesitar tratamiento mucho antes de poder realizar una radiografía de tórax. En esos casos, la transiluminación puede resultar útil: el explorador coloca una fuente de luz fría y brillante contra la pared torácica del lado que posiblemente esté comprometido y, si existe un neumotórax, por lo general, la luz atravesará el tórax e iluminará todo el hemitórax. Si bien esta prueba puede ser útil en situaciones de urgencia, es propensa a arrojar falsos positivos o negativos y, por lo tanto, se debe interpretar cuidadosamente junto con el resto de la información diagnóstica disponible.

Hallazgos de la exploración física en situaciones clínicas específicas

La exploración al momento de nacer

La fisiología excepcional del neonato se adapta a la transición de la vida intrauterina al entorno extrauterino. Esta transición explica muchos de los hallazgos de la exploración física realizada al momento de nacer y, también, constituye la base de distintos hallazgos físicos normales en los neonatos que serían atípicos en niños más grandes y en adultos. Específicamente, los neonatos salen de un entorno lleno de líquido, en el que la sangre —con una tensión de oxígeno (P_{O2}) relativamente baja— es suministrada por la placenta, a un entorno en el que la sangre —con una P_{O2} relativamente alta— es suministrada por los pulmones que comienzan a llenarse de aire. Por eso es que la piel de los neonatos, por lo general, es cianótica, incluso en ausencia de una alteración respiratoria. Además, hay varios picos hormonales vinculados con el parto, como el de la hormona antidiurética, que producen efectos sobre el eje hipotálamo-hipofisario, lo cual puede inducir signos de hipoperfusión, como retraso en el llenado capilar, incluso en ausencia de choque. Asimismo, los neonatos presentan una pared torácica relativamente distensible, en especial si son prematuros. Esta mayor elasticidad de la pared torácica puede producir una disminución de la capacidad residual funcional y una consecuente taquipnea y mayor esfuerzo respiratorio, incluso si no hay una enfermedad pulmonar presente. Por último, los neonatos —en particular, los prematuros— presentan un alto riesgo de alteración del control respiratorio, lo cual produce apnea y bradicardia. La observación inmediata al momento de nacer está debidamente descrita en el Programa de Reanimación Neonatal (NRP, por sus siglas en inglés) y consiste una evaluación rápida del tono y del esfuerzo respiratorio, seguidos por el color. Las evaluaciones subsiguientes se basan en los resultados de esta exploración inicial. Las recomendaciones actuales del NRP indican la colocación de un oxímetro de pulso en la sala de partos para supervisar la oxigenación (SpO_2). Cabe destacar que, durante el período de posparto inmediato, la SpO_2, generalmente, tardará más de 5 minutos en llegar al 80 % y 10 minutos en llegar al 90 % (6). Una vez que el neonato está estable, debe realizarse una exploración respiratoria completa.

Exploración del neonato que recibe ventilación con mascarilla facial o mascarilla laríngea

Puede brindarse ventilación no invasiva a los neonatos mediante la colocación de una mascarilla facial o una mascarilla laríngea (ML). En la mayoría de los casos, ese tipo de ventilación resulta adecuado para realizar reanimación neonatal, y relativamente pocos neonatos necesitarán intubación. Sin embargo, la ventilación mediante mascarilla facial o mascarilla laríngea puede presentar dificultades técnicas, en especial durante situaciones de estrés, y el explorador debe tener un buen ojo clínico para detectar los signos de la ventilación no invasiva adecuada. Específicamente, si la ventilación se aplica de manera eficaz, el neonato debería mejorar la frecuencia cardíaca rápidamente, así como el tono (a menos que el neonato esté hipotónico debido a factores extrínsecos, como la administración de medicamentos) y el color, y, lo que es más importante, debería elevar correctamente el tórax con cada ventilación asistida. Si se observa una elevación torácica deficiente, se debe cambiar de posición al paciente para asegurar una adecuada postura de «olfateo», asegurar el cierre entre la mascarilla y el rostro, y evaluar la presión aplicada mediante la bolsa para garantizar que sea la adecuada. En los casos —relativamente escasos— de neonatos con enfermedades pulmonares muy graves, es necesario aplicar presiones elevadas para lograr un correcto desplazamiento torácico.

Exploración de neonatos ventilados

La exploración respiratoria neonatal se torna más complicada debido a la gran influencia de los tratamientos médicos y al soporte que muchos de ellos requieren como parte de su atención. Por ejemplo, los neonatos de peso extremadamente bajo al nacer y paredes torácicas muy distensibles requerirán presión positiva (presión positiva continua en las vías respiratorias mediante mascarilla nasal [CPAP nasal], VPPI o ventilación de alta frecuencia) durante las primeras semanas de vida. Cada modo de soporte de presión positiva interactuará con el aparato respiratorio del neonato de forma distinta y producirá hallazgos respiratorios diferentes. Una vez que el neonato esté estable y con la presión positiva debidamente aplicada, la exploración física debería mejorar notablemente; por el contrario, la falta de mejoría debería interpretarse como una advertencia de que el neonato podría no estar recibiendo un soporte adecuado. Los signos típicos de mejoría incluyen menor frecuencia respiratoria, disminución importante en las retracciones, disminución del aleteo nasal, de los quejidos o del balanceo vertical de la cabeza, mejora del color y del tono, y menos agitación.

Ventilación convencional

Esta sección se centra en las cuestiones fundamentales de la exploración física de neonatos ventilados y en la forma de interpretar los cambios en ella. Hay algunos conceptos clave a tener en cuenta: 1) los neonatos que requieren VPPI tendrán tanto respiraciones espontáneas como asistidas por el respirador, cada una de las cuales se manifestará de manera distinta; 2) los neonatos con fugas importantes alrededor del tubo endotraqueal, generalmente, presentarán una fuga de gas audible alrededor del tubo con cada insuflación asistida por el respirador; 3) un paciente que recibe VPPI cuya respiración minuto asistida sea demasiado baja (es decir, el paciente recibe un soporte insuficiente) presentará hallazgos cada vez peores en la exploración física a medida que «luche» contra el respirador para intentar mejorar la ventilación minuto.

La UCIN es un entorno exclusivo para brindar atención a pacientes con dificultad respiratoria. Muchos de nuestros pacientes permanecen conectados a la VPPI durante largos períodos. Un informe de la Red de Investigación Neonatal (NRN, por sus siglas en inglés) del Instituto Nacional Eunice Kennedy Shriver de Salud Infantil y Desarrollo Humano reveló que, en una cohorte de neonatos de edad gestacional adecuada nacidos a <27 semanas y admitidos en centros de la NRN, la duración promedio de la VPPI fue de 26 ± 26 días (13). En una cohorte poblacional de neonatos nacidos <27 semanas en Suecia, el promedio de días con VPPI fue de 11, con un rango de 1 a 134 días (14). Por lo tanto, ya no se recomienda la sedación de rutina de los pacientes de la UCIN conectados a VPPI, ya que se ha demostrado que esto produce resultados negativos relacionados con la duración de la VPPI y con el neurodesarollo (5). La mayoría de los pacientes de la UCIN conectados a un respirador por una enfermedad pulmonar posteriormente estarán despiertos y alertas, lo cual permite realizar la exploración física para evaluar la eficacia del soporte. Si el soporte del respirador es adecuado, es probable que el paciente respire sin problemas y tenga estados de vigilia y sueño normales (**Figura 8-2**). Por el contrario, si el soporte respiratorio es inadecuado (es decir, no se cumplen las necesidades del paciente mediante el soporte), el paciente exhibirá signos de disnea, que incluyen taquipnea, retracciones, aleteo nasal o balanceo vertical de la cabeza; además, estará irritable y taquicárdico, y no será fácil de calmar. Los neonatos que reciben un soporte insuficiente, generalmente, están sedados para intentar controlar su irritabilidad y sus movimientos, y, sin embargo, lo que estos pacientes realmente necesitan es un aumento del soporte respiratorio. También debe tenerse en cuenta que nuestros pacientes harán lo posible —mediante sus esfuerzos respiratorios espontáneos— para compensar la deficiencia del soporte, de forma tal que, al menos al principio, los gases en sangre podrían no reflejar el hecho de que el paciente está recibiendo un soporte deficiente. Es decir, si un paciente tiene una ventilación minuto demasiado baja (volumen corriente por frecuencia), compensará mediante taquipnea y un mayor esfuerzo respiratorio, de forma tal que estará irritable, taquipneico y con retracción, y podría tener una tensión de dióxido de carbono (P_{CO2}) normal hasta que ya no pueda continuar respirando de forma espontánea (**Figura 8-3**). Por lo tanto, es probable que, en al menos algunos pacientes, la exploración física pueda ser un mejor indicador del estado del paciente que la medición de los gases en sangre.

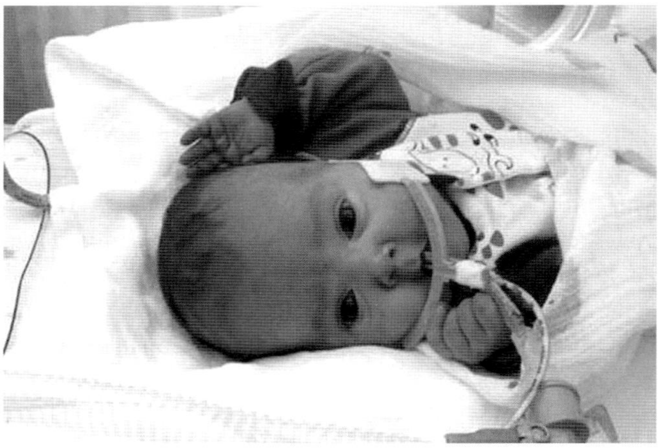

Figura 8-2. Un típico neonato despierto y alerta conectado a ventilación de presión positiva intermitente. El paciente interactúa con el entorno, lo cual permite brindar correctamente una atención adecuada para su desarrollo.

Ventilación de alta frecuencia: oscilación

Un paciente conectado a ventilación de alta frecuencia oscilatoria (VAFO) podría no respirar con regularidad, y la auscultación torácica podría no revelar ruidos si el paciente recibe soporte adecuado. La VAFO correctamente aplicada generará una «oscilación» en el tórax del neonato acompañada por ruidos vibratorios durante la auscultación. La presencia de una correcta oscilación es un buen signo que indica que el respirador es capaz de mejorar el intercambio gaseoso. Una oscilación torácica deficiente es un signo de baja distensibilidad pulmonar (y, por lo general, está acompañada de una oscilación en el abdomen que es más prominente que la del tórax). Por lo general, será imposible oír ruidos respiratorios típicos en un paciente conectado a VAFO, por lo cual será necesario realizar más exploraciones para asegurar la correcta colocación del tubo endotraqueal, la simetría de los ruidos respiratorios, etcétera. Los ruidos asimétricos del oscilador

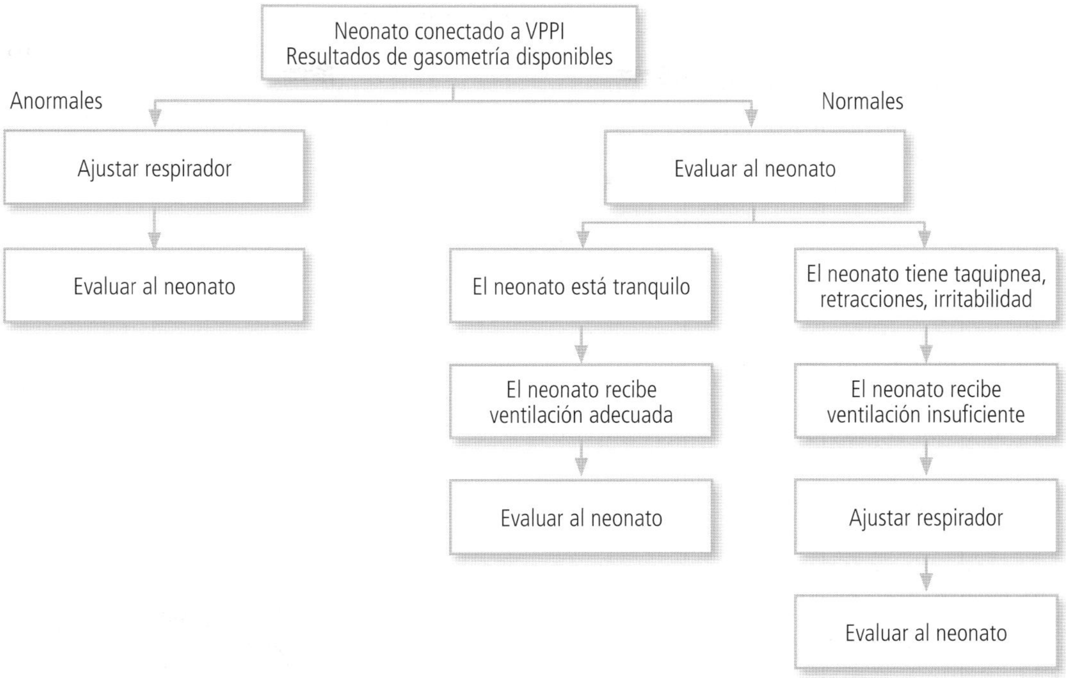

Figura 8-3. La exploración física resulta útil para determinar la eficacia del soporte ventilatorio en neonatos conectados a ventilación con presión positiva intermitente (VPPI). En estos neonatos, generalmente, se miden los gases en sangre en estado de reposo (es decir, la medición obtenida mediante un catéter endovascular), en particular, en aquellos con enfermedades pulmonares agudas durante los primeros días de vida. Al medir los gases en sangre de neonatos conectados a VPPI y obtener resultados anormales, debe ajustarse el respirador en consecuencia. Si los gases en sangre son normales, es fundamental observar al neonato. Si el neonato recibe un soporte adecuado, lucirá cómodo con el respirador —es decir, respirará fácilmente con mínimas retracciones, sin taquipnea y casi ninguna evidencia de «luchar» contra el respirador—. Por el contrario, si el neonato recibe un soporte insuficiente, estará taquipneico y tendrá dificultades para respirar, por lo cual es probable que compense la falta de soporte adecuado, de forma tal que los gases en sangre serán normales, pero, claramente, deberá ajustarse el respirador para mejorar el nivel de soporte. Una vez realizados los ajustes, es importante continuar evaluando con frecuencia al neonato conectado a VPPI, ya que esta será la primera evidencia de cambios en su condición respiratoria.

pueden indicar expansión pulmonar asimétrica, lo cual puede deberse a la intubación del bronquio fuente (es más probable que sea el derecho debido a la anatomía) o a un neumotórax unilateral.

Ventilación de alta frecuencia: ventilación tipo jet (a chorro)

En términos de oscilación torácica, los pacientes conectados a ventilación tipo jet (a chorro) tendrán hallazgos e interpretaciones similares a los pacientes conectados a VAFO. Una diferencia con la ventilación de alta frecuencia tipo jet (VAFJ) es que se utiliza con un respirador convencional para aplicar una presión positiva teleespiratoria y, generalmente, para proporcionar suspiros. Por lo tanto, durante la VAFJ con suspiros convencionales, la auscultación puede determinar el ingreso de aire y la elevación del tórax durante los suspiros.

Exploración de neonatos conectados a CPAP

Por lo general, los neonatos que requieren CPAP nasal presentarán ruidos respiratorios «burbujeantes» —si están correctamente conectados a CPAP nasal de burbuja— o un «rugido» de CPAP —si están correctamente conectados a CPAP nasal de flujo neonatal— Los neonatos prematuros con retracciones importantes, aleteo nasal y quejidos, y que son conectados a CPAP nasal, pueden exhibir rápidamente una mitigación o, incluso, una resolución de los síntomas.

RESUMEN

La exploración física se ha utilizado, en su versión actual, durante más de un siglo. A pesar de la rápida proliferación de distintos análisis de laboratorio y de estudios de diagnóstico por imágenes, la exploración física sigue siendo la base de la atención médica. Los pacientes ventilados de la UCIN no reciben sedación rutinaria, y los respiradores modernos permiten detectar las respiraciones espontáneas. Por lo tanto, la exploración física puede utilizarse para determinar rápidamente la eficacia del soporte brindado por el respirador. Los pacientes conectados a VPPI que reciben soporte adecuado deberían tener ciclos normales de sueño/vigilia, respirar sin problemas mientras reciban soporte y no deberían estar irritables. En lugar de suponer que el paciente requiere sedación o parálisis, debemos contemplar la posibilidad de ajustar el respirador de los pacientes de la UCIN conectados a VPPI que estén irritables o taquipneicos o que manifiesten un mayor esfuerzo respiratorio. Si bien los gases en sangre en estado de reposo siguen siendo la principal forma de evaluar la eficacia del soporte respiratorio, la exploración física no ha dejado de ser la regla de oro para evaluar al neonato que requiere ventilación mecánica.

REFERENCIAS

1. H.K. Walker: The origins of the history and physical examination. H.K. Walker W.D. Hall J.W. Hurst Clinical Methods: The History, Physical, and Laboratory Examinations. 3rd ed. 1990 Butterworth Boston
2. A. Verghese, B. Charlton, B. Cotter, et al.: A history of physical examination texts and the concept of bedside diagnosis. Trans Am Clin Climatol Assoc. 122:290-311 2011 21686233
3. L. Paley, T. Zornitzki, J. Cohen, et al.: Utility of clinical examination in the diagnosis or emergency department patients admitted to the department of medicine of an academic hospital. Arch Intern Med. 171:1393-1400 2011 21606091
4. B.M. Reilly: Physical examination in the care of medical inpatients: an observational study. Lancet. 362:1100-1105 2003 14550696
5. American Academy of Pediatrics Committee on Fetus and Newborn, American Academy of Pediatrics Section on Surgery, Canadian Paediatric Society Fetus and Newborn Committee, D.G. Batton, K.J. Barrington, C. Wallman: Prev ention and management of pain in the neonate: an update. Pediatrics. 118 (5):2231-2241 November 2006 17079598
6. J.A. Dawson, C.O.F. Kamlin, M. Vento, et al.: Defining the reference range for oxygen saturation for infants after birth. Pediat rics. 125:e1340-e13472010 20439604
7. L.M. O'Brien, V.A. Stebbens, C.F. Poets, E.G. Heycock, D.P. Southall: Oxygen saturation during the first 24 hours of life. Arch Dis Child Fetal Neonatal Ed. 83:F35-F38 2000 10873169
8. J.A. Dawson, C.O.F. Kamlin, C. Wong, et al.: Changes in heart rate in the first minutes after birth. Arch Dis Child Fetal Neonatal Ed. 95:F177-F1812010 20444810
9. A.L. Kent, S. Meskell, M.C. Falk, B. Shadbolt: Normative blood pressure data in non-ventilated premature neonates from 28-36 weeks gestation. Pediatr Nephrol. 24:141-146 2009 18612658
10. A.L. Kent, Z. Kecskes, B. Shadbolt, M.C. Falk: Normati ve blood pressure data in the early neonatal period. Pediatr Nephrol. 22:1335-1341 2007 17437131
11. R.J. Martin, A.A. Fanarof, M.C. Walsh: Neonatal-Perinatal Medicine. 10th ed. 2015 WB Saunders Philadelphia
12. C.J.L. Newth, J. Hammer: Measurements of Thoraco-Abdominal Asynchrony and Work of Breathing in Children. Paediatric Pulmonary Function Testing. 2005 Karger Basel
13. L.C. De Jesus, A. Pappas, S. Shankaran, et al.: Outcomes of small for gestational age infants born at <27 weeks' gestation. J Pediatr. 163 (1):55-60 July 2013 23415614
14. EXPRESS Group: Incidence of and risk factors for neonatal morbidity after active perinatal care: extremely preterm infants study in Sweden (EXPRESS). Acta Paediatr. 99 (7):978-992 July 2010 20456261

Capítulo 9

Diagnóstico por imágenes Radiografía, ecografía pulmonar y otras técnicas de diagnóstico por imágenes

Erik A. Jensen, MD
D. Andrew Mong, MD
David M. Biko, MD
Kathryn L. Maschhoff, MD, PhD
Haresh Kirpalani, BM, MRCP, FRCP, MSc

INTRODUCCIÓN

Las enfermedades respiratorias se ubican entre las afecciones neonatales más frecuentes y potencialmente mortales. Esto convierte a la exploración radiológica del tórax del neonato en una herramienta habitual y fundamental para orientar el diagnóstico y el tratamiento de las enfermedades pulmonares neonatales. Para realizar e interpretar estudios de diagnóstico por imágenes, se requiere trabajo en equipo y una comunicación fluida entre los médicos obstetras, cirujanos y pediatras, según corresponda, y los médicos radiólogos. Esto es particularmente válido en el momento actual, ya que la radiología digital y las ecografías al pie de la cama hacen que la interacción entre estos médicos y radiólogos sea menos frecuente. Si bien las radiografías convencionales siguen siendo la técnica principal para obtener imágenes del tórax con fines de diagnóstico, otras técnicas, como las ecografías y las tomografías computarizadas, se utilizan cada vez más en la evaluación de neonatos gravemente enfermos. Asimismo, los avances tecnológicos en el diagnóstico por imágenes fetal permiten obtener un diagnóstico prenatal más preciso y, en algunos casos, tratar al feto por lesiones torácicas congénitas.

Para brindar atención de alta calidad a los neonatos enfermos, los médicos deben comprender las posibilidades y las limitaciones de las herramientas habituales de diagnóstico por imágenes, y aprender a identificar los hallazgos radiográficos de las enfermedades respiratorias neonatales frecuentes. Si bien los materiales escritos asisten al médico en este proceso, el reconocimiento de patrones puede lograrse únicamente mediante la revisión regular de placas radiográficas. Este capítulo destaca aspectos importantes del diagnóstico por imágenes neonatal, específicamente del tórax, y brinda ejemplos clínicos particulares destinados a residentes y a médicos en ejercicio. En otras revisiones, es posible encontrar un análisis más profundo del diagnóstico por imágenes torácico neonatal (1, 2).

EXPOSICIÓN A LA RADIACIÓN

Hay varias técnicas habituales de diagnóstico por imágenes —entre ellas, las radiografías convencionales, las tomografías computarizadas (TC), la radioscopia y la medicina nuclear— que utilizan radiación ionizante para tomar las imágenes. Como la exposición a las distintas dosis de radiación es acumulativa, e incluso una baja exposición total en los neonatos se vincula con un riesgo levemente elevado de posteriores neoplasias, los médicos deben ponderar la ventaja diagnóstica de las técnicas de diagnóstico por imágenes frente a la dosis de radiación esperada (3, 4). La dosis típica de una sola radiografía de tórax es de aproximadamente 0,008 a 0,03 milisieverts (mSv) según la técnica y el equipo (5, 6). Combinada con una radiografía abdominal, la dosis es de entre 1,5 y 2 veces mayor (5, 6). En comparación, la exposición total a la radiación natural proveniente de fuentes como el sol y los materiales radioactivos presentes en el aire y en el suelo es de aproximadamente 3 mSv por año a nivel del mar y de 5 mSv a 6 mSv a una altura de 1524 m (7). La dosis de radiación recibida en una cistouretrografíamiccional digital seriada es de aproximadamente 0,45 mSv a 0,59 mSv (8). El uso de radioscopia pulsada optimizada para uso pediátrico disminuye la radiación a una dosis de entre 0,05 mSv y 0,07 mSv (8). La dosis real recibida en un tránsito esofagogastroduodenal es de 1,2 mSv a 6,5 mSv (9). En una TC de tórax realizada sin tomar en cuenta el peso del paciente o las técnicas para disminuir la radiación, la dosis es de aproximadamente 4 mSv a 7 mSv (7, 10). En una TC de alta resolución y baja dosis, la radiación disminuye a, aproximadamente, 1 mSv sin reducir de manera significativa la calidad de la imagen (10).

Para minimizar la exposición a la radiación, los médicos y los radiólogos deben aplicar la menor radiación razonablemente posible (ALARA, por sus siglas en inglés), lo cual exige el uso de protocolos en función del peso, la restricción de la cantidad de estudios realizados y el empleo de técnicas sin radiación —como ecografías y resonancias magnéticas (RM)— cuando sea posible (11). Es fundamental colimar el rayo (aplicación restrictiva del haz de rayos X al área anatómica deseada) y de la protección de estructuras próximas, especialmente las gónadas, para disminuir la exposición a radiación innecesaria. Los profesionales sanitarios también deben conocer los posibles riesgos personales y tomar las precauciones correspondientes para minimizar la exposición.

TÉCNICAS DE DIAGNÓSTICO POR IMÁGENES

Radiografía de tórax

La radiografía simple de tórax —o Rx de tórax— es el estudio de diagnóstico por imágenes más utilizado en las unidades de cuidados intensivos neonatales (UCIN). En estas radiografías se utiliza el contraste natural que existe entre el aire (color negro u oscuro en una placa radiográfica) y el líquido o los tejidos (blanco o gris). La correcta posición del neonato es fundamental para obtener una radiografía de buena calidad. Una radiografía de tórax «rotada» podría motivar un diagnóstico erróneo de cardiomegalia, de desviación mediastínica, de atelectasia, o bien demostrar que la vía central está mal colocada (**Figura 9-1**). Siempre que sea posible, los brazos del neonato deben mantenerse separados del tórax para prevenir que la escápula se superponga a los campos pulmonares superiores.

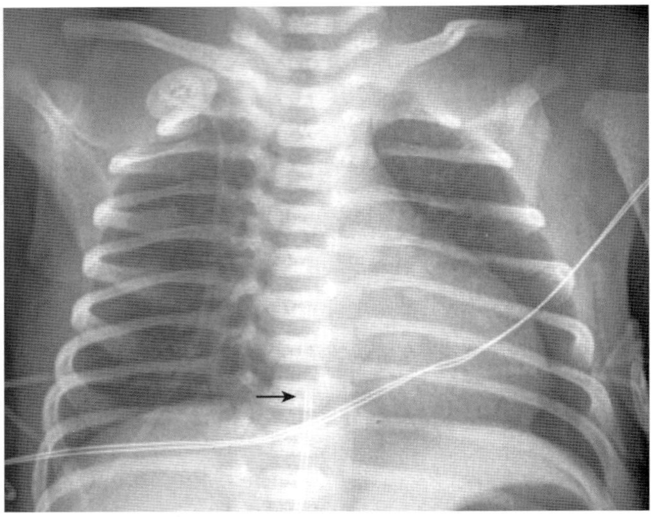

Figura 9-1. Radiografía anteroposterior de tórax rotada de un neonato a término de cuatro días de vida. La parrilla costal derecha se muestra oblicua, y la izquierda, elongada. El mediastino está desplazado hacia la izquierda. Un catéter venoso umbilical colocado correctamente se proyecta a nivel paravertebral izquierdo, por encima del diafragma (flecha).

En la mayoría de los casos, una sola proyección anteroposterior (AP) con el neonato en posición supina es suficiente para evaluar la parrilla costal, el área cardíaca, las vías respiratorias y los pulmones, además de los catéteres o sondas invasivos. Las proyecciones de perfil del tórax no forman parte necesaria de la rutina, pero pueden utilizarse para circunstancias específicas, como son evaluar los campos pulmonares a nivel retrocardíaco, diagnosticar síndromes de fuga aérea pulmonar y apreciar la ubicación del tubo de drenaje pleural. Al analizar una radiografía de tórax, se recomienda aplicar un enfoque sistemático para evitar, de este modo, pasar por alto hallazgos que serán importantes en el futuro. El método «abecedario» es un ayuda memoria para los médicos qué deben evaluar una radiografía de tórax: ***Airway*** (vías aéreas: tráquea y su bifurcación en dos ramas bronquiales); ***Bones*** (estructuras óseas: clavículas, costillas, escápula, cuerpos vertebrales y húmeros); ***Cardiacstructures*** (cavidades cardíacas: ubicación cardíaca, tamaño, forma y bordes de la silueta, grandes vasos); ***Diaphragm*** (diafragma), ***Effusions*** (derrames: pequeños derrames que borran los senos costofrénicos); ***Fields and fissures*** (campos y cisuras pulmonares: expansión pulmonar suficiente y simétrica, y engrosamientos cisurales o contenido líquido que ocupa el espacio cisural); ***Gastricfundus***(fondo gástrico: cámara gástrica y otras estructuras intraabdominales visibles); ***Hilum and mediastinum*** (hilios pulmonares y mediastino).

En una radiografía de tórax normal y correctamente centrada, el tórax del neonato tiene forma trapezoidal, con las costillas horizontalizadas (**Figura 9-2**). El diafragma tiene forma de cúpula bilateral y se inserta entre el sexto y octavo arco costal. Los pulmones deben visualizarse simétricamente insuflados con radiolucidez uniforme inmediatamente después del nacimiento. Son normales los broncogramas aéreos visualizados en las bases pulmonares, en particular, a nivel del lóbulo inferior izquierdo, por detrás del borde cardíaco. La trama vascular pulmonar se visualiza a nivel central y va perdiendo densidad hacia la periferia. El índice cardiotorácico transverso no debe superar el 60 % o 65 % (12). Tradicionalmente, el «signo de la silueta» se refiere a la no visualización del borde normal que existe entre las estructuras torácicas radioopacas (por ejemplo, corazón, grandes vasos) y el pulmón radiolúcido, y es sugestivo de atelectasia lobular o neumonía, de colección focal o de masa tumoral intratorácica. Por lo general, después del nacimiento, el timo es prominente y puede llegar a ocupar la mayor parte superior del tórax. Puede involucionar durante los primeros días de vida; en especial, esto sucede en los neonatos estresados. Si en la radiografía no se visualiza la sombra del timo, la ecografía puede ser útil para evaluar la aplasia tímica (13).

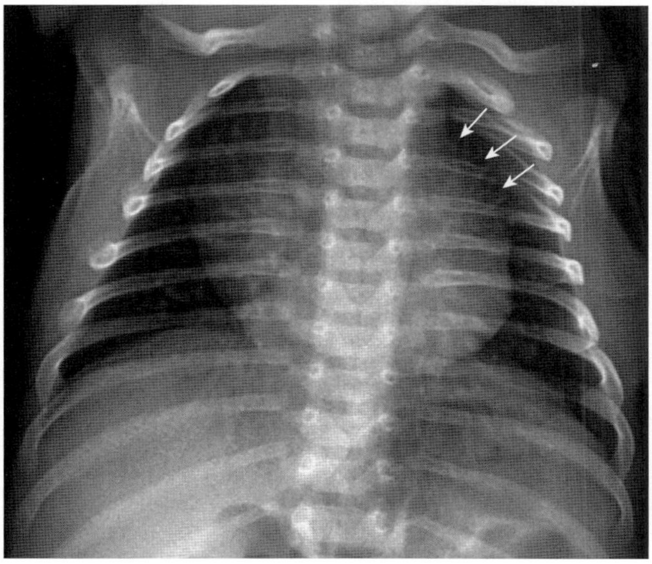

Figura 9-2. Radiografía anteroposterior de tórax normal de una neonata a término de 26 días de vida. Los campos pulmonares están libres. Se visualiza el cayado aórtico izquierdo, y el área cardíaca presenta un tamaño conservado. La prominencia del contorno mediastínico superior, con bordes difusos (flechas), es compatible con un timo normal.

Ecografía

La ecografía consiste en ondas sonoras oscilantes a un rango de frecuencia mayor al del oído humano. El método ecográfico más utilizado en diagnóstico por imágenes es la técnica de pulsado con imágenes en modo brillo (modo B). En el modo B, el haz ultrasónico atraviesa los tejidos del cuerpo cuya impedancia acústica influye en la profundidad de penetración del pulsado. El retorno del pulsado («eco») que emite el tejido hacia el transductor ecográfico produce la imagen. La técnica *doppler* y el modo M (por movimiento) son otros métodos ecográficos que facilitan la visualización del flujo sanguíneo y de las estructuras en movimiento en tiempo real (**Figura 9-3**).

Cada vez más se está utilizando el método ecográfico para explorar las vías respiratorias y los pulmones; sin embargo, se necesita más investigación para confirmar su precisión diagnóstica y su fiabilidad interexaminador. Las ventajas de la ecografía, entre otras, son la relativa facilidad de uso, la capacidad de obtener imágenes en «tiempo real» y la ausencia de radiación ionizante. En las UCIN, las ecografías pulmonares se realizan, por lo general, para diagnosticar derrames pleurales y para evaluar la motilidad del diafragma. También se pueden utilizar para confirmar o descartar la sospecha de lesiones pulmonares congénitas, para el diagnóstico inmediato de síndromes de fugas aéreas y para determinar la ubicación de los tubos endotraqueales y los catéteres vasculares (14-18). Se ha descrito la utilización de la ecografía para diferenciar los trastornos respiratorios típicos, como el síndrome de dificultad respiratoria, la taquipnea transitoria del neonato y el síndrome de aspiración meconial. No obstante esto, aún se necesitan más investigaciones (19-22).

En la ecografía pulmonar de un neonato sano, la interfase pleuroparenquimatosa normal se visualiza en forma de «líneas A», líneas horizontales ecogénicas que modifican continuamente su ubicación ante los movimientos respiratorios (**Figura 9-4**). El parénquima pulmonar remanente luce de color negro, pues se halla insuflado de aire. La presencia de líquido o de consolidaciones intersticiales o alveolares produce «líneas B», imágenes blancas que nacen en la pleura visceral y se extienden perpendiculares a esta hacia el extremo del monitor enmascarando las líneas A (véase la**Figura 9-4**). Por lo general, las líneas B pueden hallarse durante los primeros días de vida, incluso en neonatos que no padecen dificultad respiratoria, y revelan la presencia de líquido pulmonar fetal no absorbido.

Tomografía computarizada

La TC combina una serie de rayos X helicoidales que giran alrededor de un eje rotatorio para producir cortes transversales de gran calidad de diferentes partes del cuerpo. La TC de tórax se utiliza para identificar y diagnosticar distintos tipos de masas tumorales, como malforma-

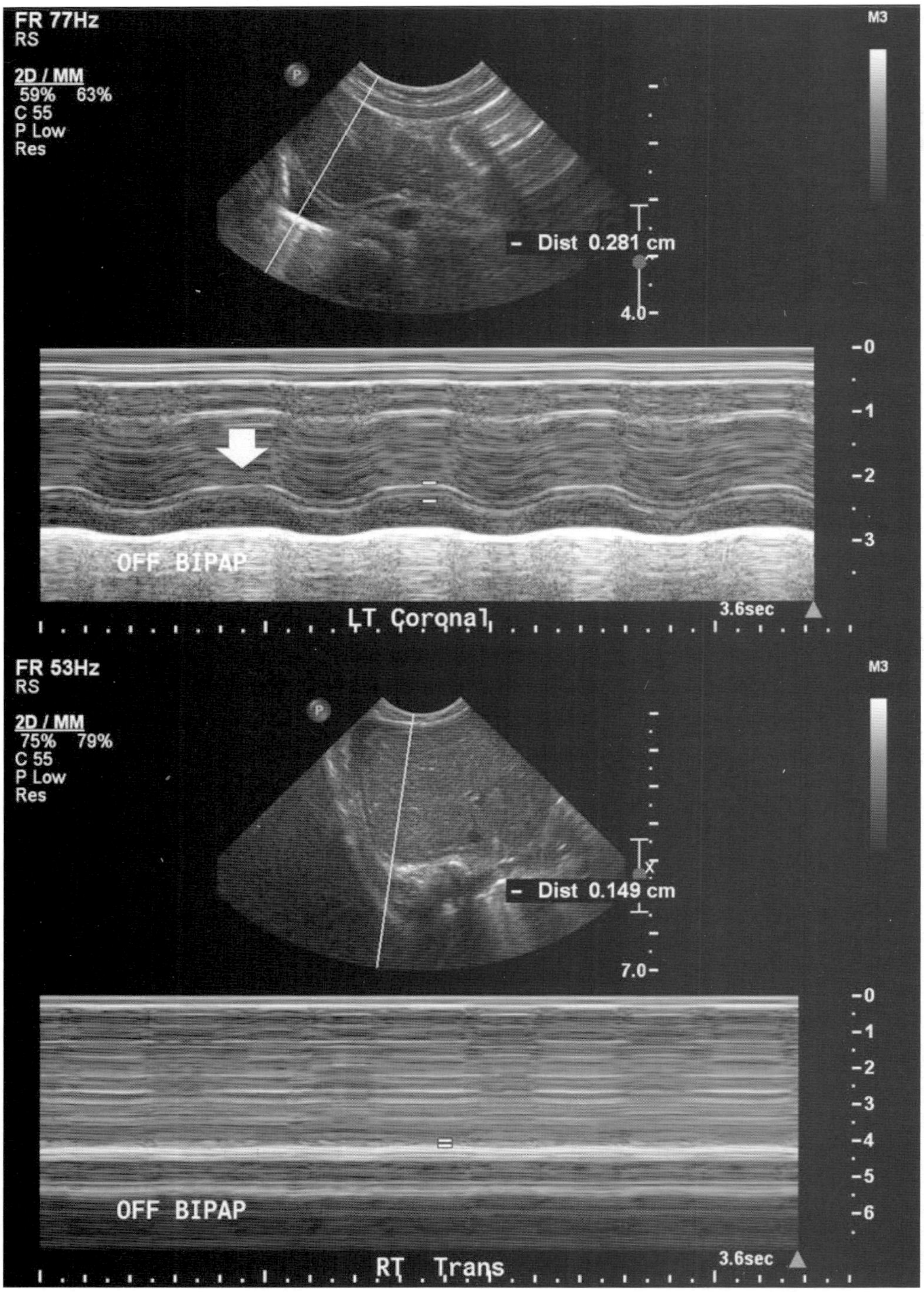

Figura 9-3. Modo M ecográfico del tórax de una neonata de un mes de vida en tratamiento posreparación de coartación aórtica. La imagen de arriba muestra un movimiento sinusoide normal (flecha) de la hemicúpula diafragmática izquierda. En la imagen de abajo, no se visualiza motilidad de la hemicúpula diafragmática derecha, lo cual es compatible con parálisis.

ciones congénitas de las vías aéreas (MCVA) secuestro broncopulmonar (SBP) y enfisema lobular congénito. La TC y la angiotomografía computarizada (AngioTC) son dos métodos de imágenes cada vez más utilizados en el diagnóstico y tratamiento de la displasia broncopulmonar (DBP) grave y de la hipertensión pulmonar (23-26). Aunque, a diferencia de otros métodos de diagnóstico ya mencionados, la TC de baja dosis reduce de manera considerable la dosis de radiación efectiva, antes de someter a un paciente a estos tipos de exámenes, los médicos deben analizar con cuidado los riesgos y beneficios que implica esta modalidad de diagnóstico por imágenes.

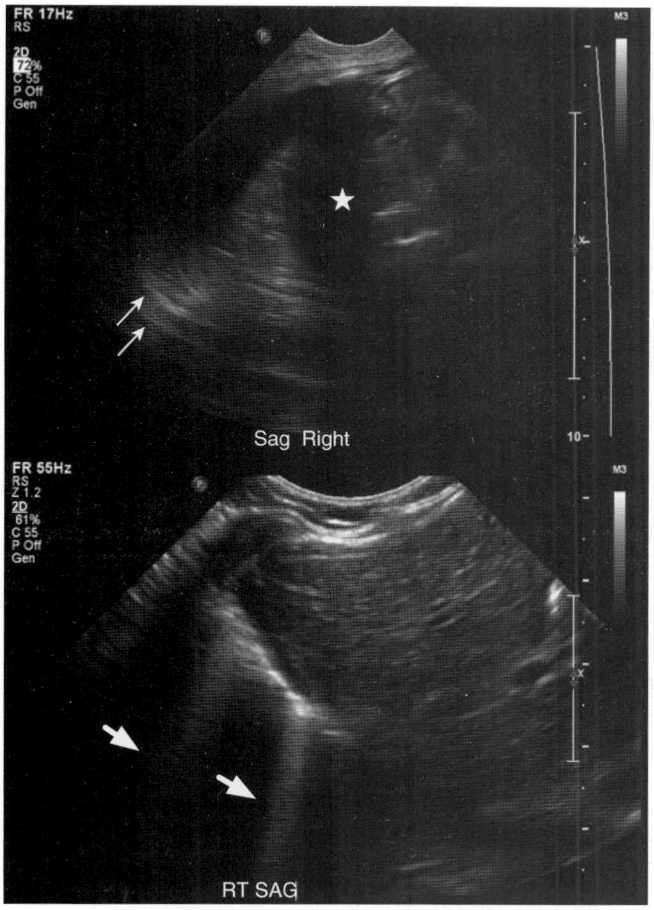

Figura 9-4. Imágenes ecográficas del pulmón derecho planos sagitales. Arriba, las líneas A (flechas blancas) son las horizontales visualizadas por debajo del pulmón atelectásico, el cual se halla comprimido por un derrame pleural que lo rodea (estrella). Abajo, del diafragma se proyectan líneas B verticales (flechas blancas gruesas).

Radioscopia

Mediante la radioscopia se producen imágenes en movimiento y en tiempo real al utilizar secuencias rápidas de rayos X. Se utiliza con mayor frecuencia en neonatospara visualizar el tubo digestivo y el aparato urogenital. En neonatos con dificultad respiratoria de etiología desconocida, la radioscopia facilita la identificación de una fístula traqueoesofágica o de una aspiración no detectada. Asimismo, también se utiliza para evaluar el desplazamiento diafragmático y diagnosticar enfermedades de las vías respiratorias altas, como la traqueobroncomalacia. Como hemos descrito anteriormente, la radioscopia puede irradiar al paciente de manera significativa si no se adoptan las medidas necesarias: procedimientos que limiten la dosis de radiación, como la radioscopia pulsada; reducir el ancho y la frecuencia de pulsos; realizar un correcto filtrado de los haces de rayos X; aumentar la distancia de la fuente de rayos X con respecto al paciente; y colimar adecuadamente (27).

Resonancia magnética

La RM utiliza energía emitida por protones alineados magnéticamente para capturar imágenes de las estructuras anatómicas presentes dentro del cuerpo (28). La RM no expone al paciente a radiación ionizante; sin embargo, es un método de diagnóstico caro, por lo cual las posibilidades de acceso se reducen, y, además, para obtener imágenes pulmonares de buena calidad, muchas veces, es necesario anestesiar al neonato. Estos son los motivos que limitan el empleo de la resonancia magnética. En neonatología, la evaluación del encéfalo y del corazón es la principal función de la RM; también se pueden valorar las estructuras mediastínicas, lesiones óseas y anomalías vasculares. En la actualidad, es limitada la utilidad que se le otorga a la RM para evaluar el parénquima pulmonar. En el futuro, el papel de la RM puede cobrar más importancia gracias a la aparición de las técnicas de RM funcional tal como etiquetado de giro arterial y la RM con gas hiperpolarizado, métodos que proporcionan información sobre la perfusión pulmonar y la ventilación regional (29).

DISPOSITIVOS DE SOPORTE RESPIRATORIO INVASIVOS

No existen evidencias que respalden la utilización diaria de las radiografías de tórax para evaluar la posición de los dispositivos de soporte respiratorio invasivos; sin embargo, si se sospecha que están mal colocados, se justifica emplear un método de diagnóstico por imágenes para prevenir las complicaciones yatrógenas o para permitir que el paciente se recupere de ellas. En los neonatos que reciben ventilación asistida, el tubo endotraqueal debe colocarse a nivel medial de la tráquea, entre el cuerpo de la segunda y la cuarta vértebra dorsal a, al menos, 1 cm por encima de la carinaColocado a nivel profundo —por lo general, en el bronquio fuente derecho—, puede provocar barotrauma y volutrauma unilateral, neumotórax y atelectasia del pulmón contralateral (**Figura 9-5**). Al tomar una radiografía para determinar la ubicación del tubo endotraqueal, se debe poner atención en la postura del neonato: centrado y con el cuello en posición neutra, ya que, en extensión, revelará erróneamente una ubicación alta del tubo endotraqueal; en flexión, ocurrirá lo opuesto.

A través de la arteria y la vena umbilicales se accede habitualmente a las estructuras vasculares de los neonatos pre-

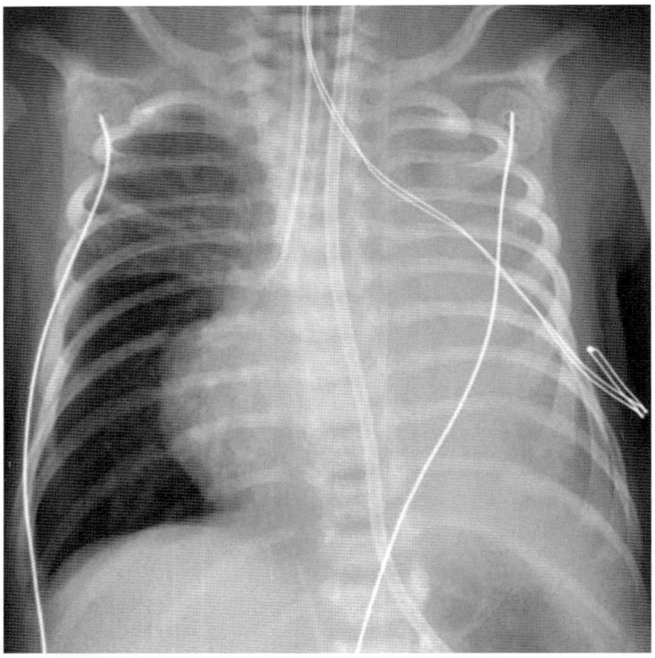

Figura 9-5. Ubicación demasiado profunda del tubo endotraqueal en un neonato de 19 días de vida con conducto arterioso permeable. El extremo del tubo endotraqueal se inserta en el bronquio fuente derecho, y el hemitórax izquierdo se visualiza opaco (atelectasia). La atelectasia no homogénea visualizada en el lóbulo superior pulmonar derecho también es sugestiva de hipoventilación como consecuencia del profundo desplazamiento del tubo endotraqueal.

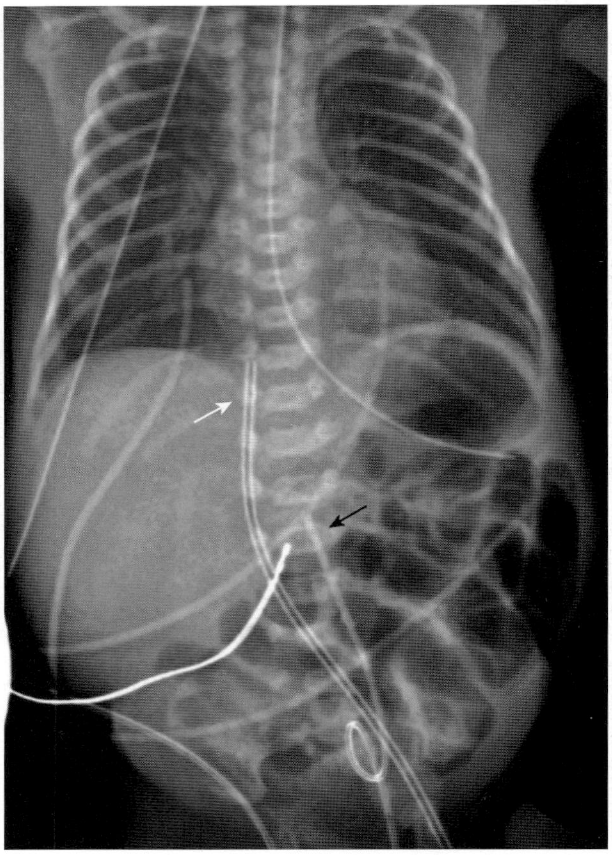

Figura 9-6. Radiografía toracoabdominal de un neonato prematuro con catéteres ubicados correctamente: el extremo del catéter venoso umbilical (flecha blanca) se visualiza en la vena cava inferior, apenas por encima del diafragma; el extremo del catéter arterial umbilical de ubicación «baja» (flecha negra), apenas por encima de la tercera vértebra lumbar.

maturos y enfermos durante los primeros días de vida. En una radiografía, un catéter venoso umbilical (CVU) debería visualizarse a nivel suprahepático y supradiafragmático, cerca de la unión de la vena cava inferior y la aurícula derecha. En la proyección de perfil torácico y en la focalizada a nivel vertebral dorsal, en una radiografía de tórax AP, la punta del catéter no se identifica con precisión (30). Para determinar la ubicación del CVU, el ecocardiograma es un método de diagnóstico más fiable, pero es más costoso (30, 31). Un catéter arterial umbilical (CAU) se puede colocar en una posición «alta» —con el extremo ubicado por encima de las arterias viscerales, entre los cuerpos vertebrales D7 y D9— o en una posición «baja» —con el extremo del catéter ubicado entre los cuerpos vertebrales L3 y L5— (**Figura 9-6**). La experiencia de un pequeño número de neonatos aleatorizados indica que la ubicación «alta» de los catéteres arteriales umbilicales se asocia a una menor incidencia de complicaciones vasculares (por ejemplo, lesión isquémica, trombosis aórtica) (32).

Lo ideal es que los catéteres venosos centrales de inserción periférica (CVCIP) estén colocados en un miembro superior o inferior, con el extremo terminal en una vena principal cercana al corazón (**Figura 9-7**) (33, 34). A modo de referencia, en una radiografía AP de tórax, la unión cavoauricular se ubica, aproximadamente, a dos vértebras por debajo de la carina (35). Con una ecografía, pueden identificarse las venas periféricas durante la colocación del CVCIP y puede evaluarse la ubicación del catéter (15, 36). Como los CVCIP tienden a desplazarse, se recomienda controlarlos con periodicidad para prevenir complicaciones yatrógenas, como derrame pleural o taponamiento cardíaco (**Figura 9-8**) (37, 38). En particular, el agravamiento repentino de la condición respiratoria ante la presencia de un CVCIP en un miembro superior —y la aparición de edema en esa extremidad— exige una evaluación inmediata de la ubicación y de la función del catéter. La posición del brazo durante la colocación y el control de un CVCIP en un miembro superior también requiere atención específica, pues el movimiento (flexión/extensión del codo y abducción/aducción del hombro) puede modificar la ubicación del extremo del catéter (39).

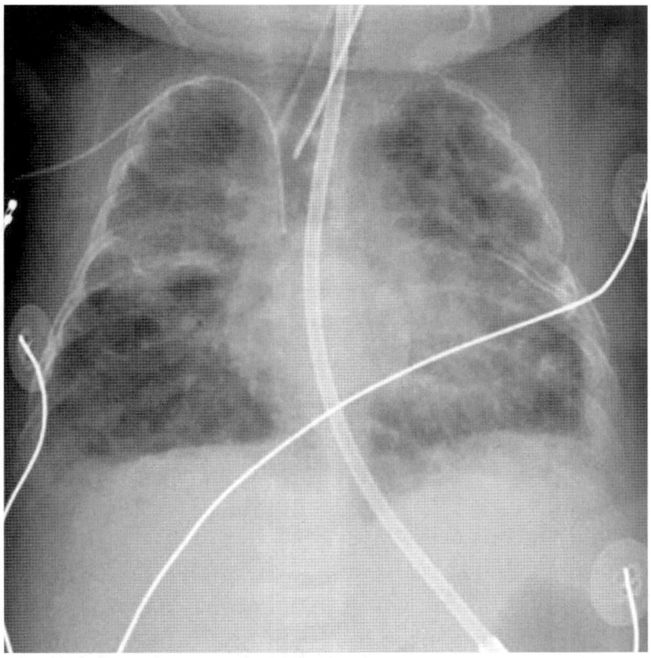

Figura 9-7. Radiografía anteroposterior de una paciente de tres meses de edad que padece enfermedad pulmonar crónica difusa grave. Se visualizan opacidades gruesas difusas —compatibles con atelectasia— en ambos pulmones a predominio (confluente) del lóbulo medio pulmonar derecho. El catéter venoso central derecho de inserción periférica está colocado correctamente, con su extremo insertado a nivel proximal de la unión cavoauricular superior.

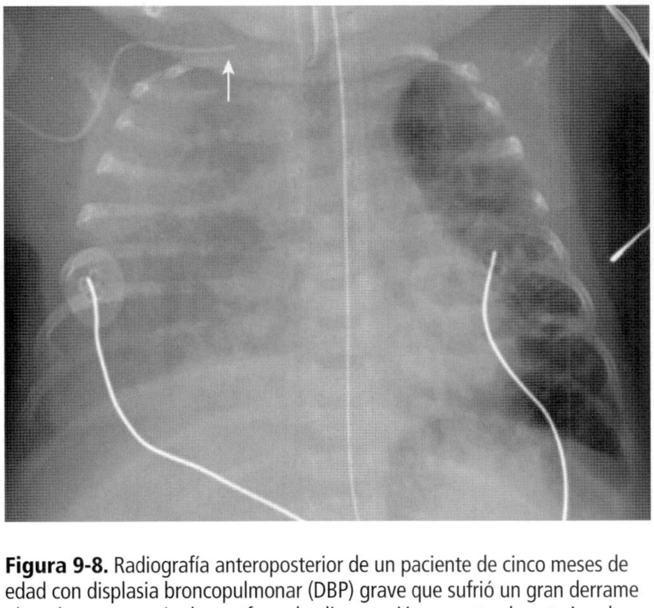

Figura 9-8. Radiografía anteroposterior de un paciente de cinco meses de edad con displasia broncopulmonar (DBP) grave que sufrió un gran derrame pleural consecuencia de una fuga de alimentación parenteral posterior al desplazamiento inadvertido del catéter venoso central de inserción periférica (flecha). Las opacidades gruesas difusas características de la DBP grave se visualizan en todo el derecho. El extremo del tubo endotraqueal se ubica apenas por debajo de la abertura torácica superior.

Los neonatos de más de 34 semanas de edad gestacional con insuficiencia cardiorrespiratoria temprana grave y reversible y que no responden al tratamiento convencional podrían necesitar oxigenación por membrana extracorpórea (ECMO). En neonatos se utiliza tanto la ECMO arteriovenosa como la venovenosa. En cuanto a la arteriovenosa, los catéteres se insertan en la vena yugular interna y en la arteria carótida común. El extremo de la vía venosa se coloca, por lo general, a nivel medial de la aurícula derecha, y el extremo de la vía arterial se inserta a nivel de la unión de la arteria carótida común y el cayado aórtico (**Figura 9-9**) (40, 41). En cuanto a la ECMO venovenosa, la sangre se drena y reinfunde a través de un catéter de doble luz insertado a través de la vena yugular interna en la aurícula derecha (40, 41). Con una radiografía de tórax se puede confirmar la correcta colocación de los catéteres de la ECMO; sin embargo, la ecocardiografía es un método más fiable (16).

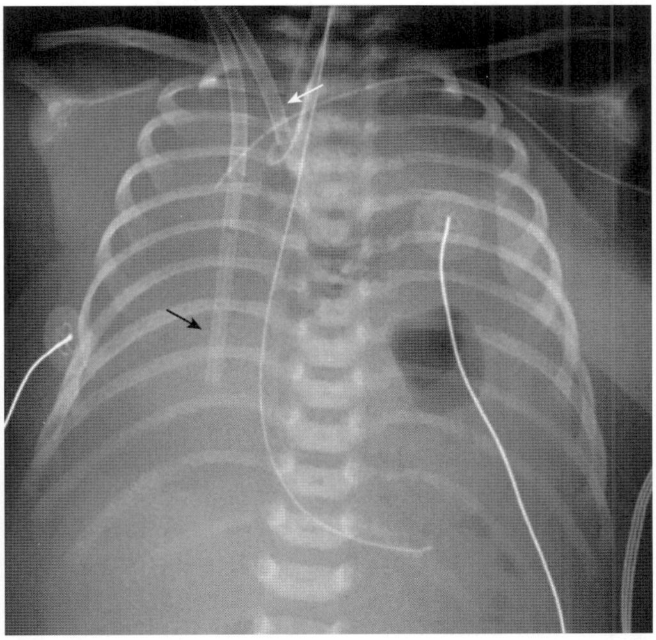

Figura 9-9. Radiografía anteroposterior de una neonata de seis días de vida con hernia diafragmática congénita izquierda y a quien se le administró oxigenación por membrana extracorpórea (ECMO). El catéter venoso transcurre en la aurícula derecha (flecha negra), la cual se desplazó hacia el hemitórax derecho por la presencia intestinal en el izquierdo. El catéter arterial (flecha blanca) transcurre en la arteria carótida derecha. Los pulmones se visualizan completamente opacos a excepción de una zona radiolúcida en el hemitórax izquierdo que corresponde a un asa intestinal. Esta apariencia radioopaca bilateral es común durante las primeras semanas de administración de la ECMO y debe resolverse antes de retirar el catéter.

DIFICULTAD RESPIRATORIA EN NEONATOS: PRINCIPALES CAUSAS

Síndrome de dificultad respiratoria

El síndrome de dificultad respiratoria (SDR) primario se origina a partir de la deficiencia de surfactante en el neonato prematuro y es el trastorno respiratorio más común en los neonatos nacidos antes de las 32 semanas de gestación (42). Algunos de los factores de riesgo del SDR más importantes son los siguientes: más baja edad gestacional, menor peso, falta de exposición a corticoesteroides antenatales, asfixia perinatal y diabetes materna (43, 44). Los signos clínicos del SDR se presentan, con frecuencia, o bien al nacer o inmediatamente después: taquipnea, quejidos, retracciones de la pared torácica, aleteo nasal e hipoxia (44). Asimismo, lo que es importante, estos signos pueden ser idénticos a otras causas de insuficiencia respiratoria temprana, como la neumonía congénita (en especial, secundaria al *Streptococcus*grupo B), la sepsis y la hipertensión pulmonar persistente neonatal (HPPN) en neonatos más grandes. El déficit secundario de surfactante también puede producirse más tarde, durante el período neonatal y cursar con episodios de hipoxemia, de edema pulmonar o de infecciones (por ejemplo, virus sincitial respiratorio, neumonía bacteriana).

La utilidad de la radiografía de tórax para evaluar el SDR depende de la gravedad de la enfermedad. Los hallazgos más comunes son volúmenes pulmonares bajos con un parénquima de aspecto granuloso fino o de «vidrio esmerilado » y broncogramas aéreos (**Figura 9-10**). En el SDR leve, es más común visualizar un patrón granuloso difuso y lineal. A medida que la enfermedad avanza, los broncogramas aéreos aumentan de tamaño, y, en los casos más graves, los pulmones se aprecian opacos y el borde cardíaco es, con frecuencia, difícil de identificar (**Figura electrónica 9-1**). Estos hallazgos de la radiografía de tórax serán diferentes si se aplica presión positiva en las vías respiratorias o se administra surfactante exógeno. El surfactante exógeno se distribuye, comúnmente, a través de los pulmones de manera no homogénea y, en una radiografía, se puede visualizar un patrón heterogéneo con opacidades asimétricas multifocales. Este patrón pulmonar puede parecerse al que se visualiza en una neumonía y dificultar su diferenciación si previamente no se realizaron otros estudios de imágenes. En presencia de un SDR grave en neonatos más grandes, y si estos no responden al tratamiento convencional, los médicos deben tener en cuenta las causas congénitas, como el déficit de surfactante y la displasia capilar alveolar.

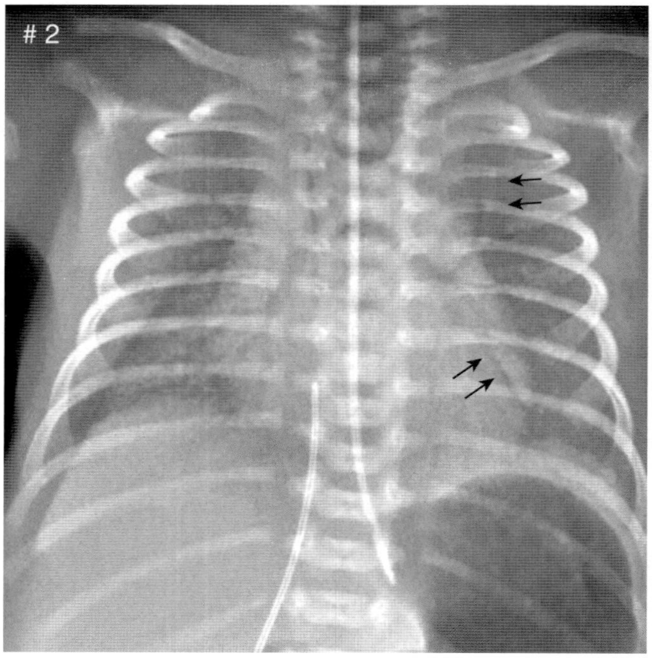

Figura 9-10. Radiografía anteroposterior de una recién nacida de 26 semanas de gestación con síndrome de dificultad respiratoria. Se observan opacidades difusas de aspecto de vidrio esmerilado en ambos hemitórax con broncogramas aéreos prominentes (flechas). Se visualiza, además, una sonda nasogástrica y una cámara gástrica distendida. El catéter venoso umbilical se halla en una correcta ubicación.

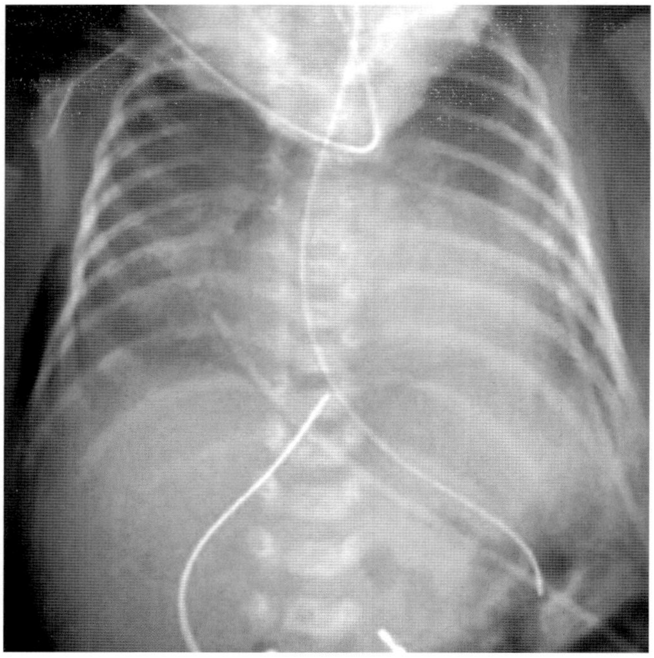

Figura electrónica 9-1. Radiografía anteroposterior de un neonato de tres días de vida y 25 semanas de gestación que recibe exclusivamente soporte respiratorio no invasivo y que presenta un empeoramiento de las atelectasias y la dificultad respiratoria. Ya no se observan las opacidades de aspecto de vidrio esmerilado ni los broncogramas aéreos, que habían sido los primeros hallazgos radiográficos. Ahora, la radiografía de tórax evidencia una opacificación de ambos campos pulmonares, y el borde cardíaco no se visualiza con claridad.

Taquipnea transitoria del neonato

La taquipnea transitoria del neonato (TTN) se caracteriza por una dificultad respiratoria leve a moderada que mejora gradualmente durante las primeras 48 a 72 horas de vida. La TTN se produce como consecuencia del retraso en la depuración del líquido pulmonar fetal y es más frecuente en neonatos con antecedentes maternos de diabetes y en los nacidos por cesárea (45-47). La radiografía de tórax evidencia pulmones de tamaño normal a levemente hiperinsuflados, con un aspecto opaco difuso y un patrón intersticial con líneas acentuadas e irregulares que se extienden a nivel periférico. Es común visualizar pequeños derrames pleurales que, por lo general, se presentan como un engrosamiento cisuralinterlobular (**Figura 9-11**). Las primeras radiografías de tórax de los neonatos con TTN pueden asemejarse a las de los pacientes con trastornos más graves, como infecciones, déficit de surfactante o insuficiencia cardíaca.

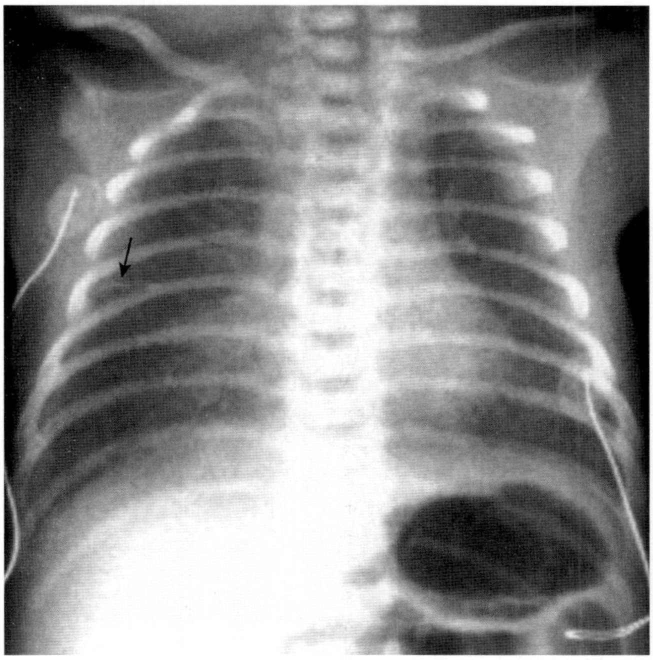

Figura 9-11. Radiografía anteroposterior de un neonato a término de un día de vida nacido por cesárea, con dificultad respiratoria moderada secundaria a taquipnea transitoria del neonato (TTN). Se visualizan opacidades bipulmonares de aspecto granuloso fino, como se observa en el síndrome de dificultad respiratoria. Como hallazgos habituales de la TTN, a nivel de la cisura interlobular pulmonar derecha, se aprecia una imagen lineal prominente y un pequeño derrame pleural (flecha).

Síndrome de aspiración meconial (SAM)

El meconio es una sustancia viscosa e hiperosmótica que se compone de agua, moco, secreciones gastrointestinales, ácidos biliares, enzimas pancreáticas, lanugo, vernix caseoso y sangre (48, 49). El líquido teñido de meconio está presente en aproximadamente el 10 % al 15 % de los fetos nacidos vivos, pero solo el 1 % al 2 % sufren un compromiso respiratorio significativo como consecuencia de la aspiración de meconio (50, 51). El sufrimiento fetal (por ejemplo, hipoxemia, acidosis, infección) es un antecedente habitual del pasaje de meconio intrauterino, y la mayoría de los neonatos con síndrome de aspiración meconial (SAM, o SALAM *por síndrome de aspiración de líquido amniótico meconial*) nacen a término o casi a término (52). La dificultad respiratoria grave y la hipoxia son características del SAM, y la HPPN puede empeorar debido aun desequilibrio en la relaciónventilación/perfusión y a la presencia de acidosis.

Los hallazgos radiográficos de tórax en un paciente con SAM pueden ser desde la hiperinsuflación pulmonar bilateral, con infiltrados heterogéneos en forma de parches difusos, hasta la opacidad completa del tórax (**Figura 9-12**). También se puede formar un derrame pleural, y el atrapamiento aéreo debido a un fenómeno llamado «*válvula de esfera*» o «*mecanismo valvular*» puede producir un neumotórax. Frecuentemente, el tratamiento con surfactante exógeno es beneficioso, pero, como ocurre en el SDR, puede acentuar el aspecto radiológico del parénquima pulmonar heterogéneo de manera transitoria (53).

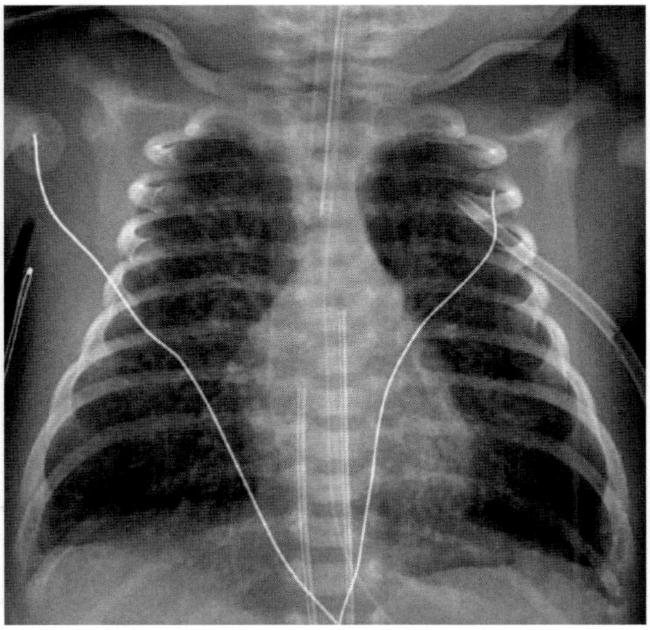

Figura 9-12. Radiografía anteroposterior de un neonato a término de un día de vida con síndrome de aspiración meconial (SAM). Se observa hiperinsuflación pulmonar (aplanamiento diafragmático y visualización sobreexpandida de los arcos costales 10 y 11) con opacidades lineales irregulares que se proyectan desde la región hiliar bilateral hacia la zona periférica de ambos hemitórax. A nivel de la sexta vértebra dorsal, se visualiza un catéter arterial umbilical de ubicación «alta», y, en las cercanías de la aurícula derecha, se observa uno venoso mal posicionado. La sonda percutánea que se aprecia en el pulmón izquierdo se colocó para drenar un neumotórax voluminoso, complicación común del SAM grave.

Neumonía

La neumonía es una causa importante de morbimortalidad neonatal. La incidencia estimada oscila entre los 1,5 y 5 casos por cada 1000 nacidos vivos (54). Por lo general, la neumonía neonatal se clasifica como de inicio precoz o tardío. La neumonía de inicio precoz se presenta en la primera semana de vida con dificultad respiratoria y signos sistémicos de infección, incluidos la perfusión deficiente, el letargo y la ictericia. La mayoría de las neumonías de inicio precoz son congénitas: se adquieren, por inoculación, a través de la placenta o, de modo perinatal, a través del tracto vaginal materno. La neumonía de inicio precoz cursa de manera similar al SDR, pero los antecedentes de rotura prolongada de membranas de corioamnionitis o de marcadores inflamatorios elevados hacen que podamos diferenciarlas. Además, la presencia de derrames pleurales es más habitual en la neumonía que en el SDR (**Figura 9-13**). Los patógenos más comunes asociados con las neumonías precoces son el *Streptococcus* grupo B y los bacilos gramnegativos. Las infecciones virales congénitas y, a veces, las infecciones bacterianas atípicas (por ejemplo, por *Chlamydia trachomatis*) y fúngicas también pueden presentarse como neumonía precoz.

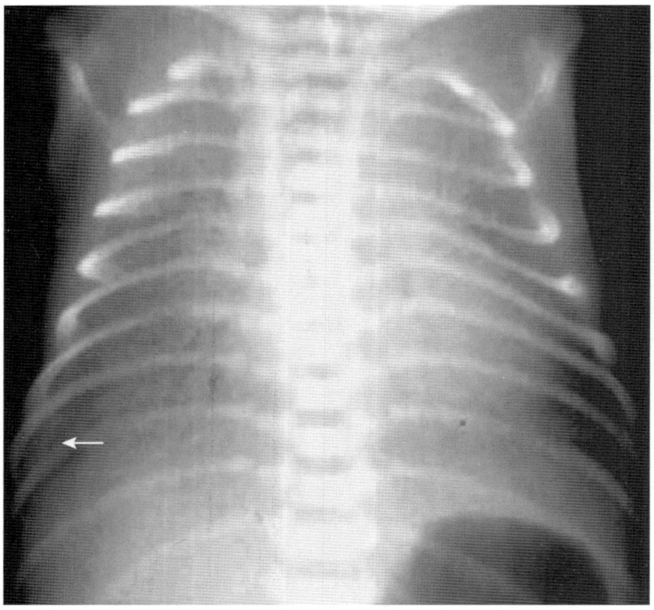

Figura 9.13. Radiografía anteroposterior de un neonato prematuro tardío con neumonía precoz secundaria a una infección por *Streptococcus* grupo B. Los volúmenes pulmonares bajos, las opacidades de aspecto granular difuso y los broncogramas aéreos son idénticos a los observados en el síndrome de dificultad respiratoria (SDR). Un pequeño derrame pleural (flecha) puede ayudar a distinguir entre el SDR y la neumonía, pero no es patognomónico.

La neumonía tardía se presenta después de la primera semana de vida y es, con frecuencia, una complicación intrahospitalaria debido al uso de la ventilación mecánica. Los patógenos comunes incluyen el *Staphylococcus* coagulasa negativo, el *Staphylococcus aureus*, los bacilos gramnegativos (por ejemplo, *Pseudomonas*) y las micosis como la *Candida* (55). Las infecciones virales, como el rinovirus, el virus respiratorio sincitial y la gripe, también pueden provocar neumonía tardía. En este tipo de neumonía, la radiografía de tórax muestra un parénquima pulmonar difusamente heterogéneo, similar al del SDR, pero, a diferencia de lo que sucede en la neumonía precoz, los pulmones, por lo general, se visualizan normales o hiperinsuflados con densidades de distribución heterogénea (**Figura electrónica 9-2**). En los neonatos, las neumonías lobares localizadas no son frecuentes, pero pueden verse en lactantes más grandes y, cuando son graves, producen necrosis pulmonar y empiema. En estos casos, una TC de tórax ayuda a confirmar el diagnóstico (**Figura electrónica 9-3**).

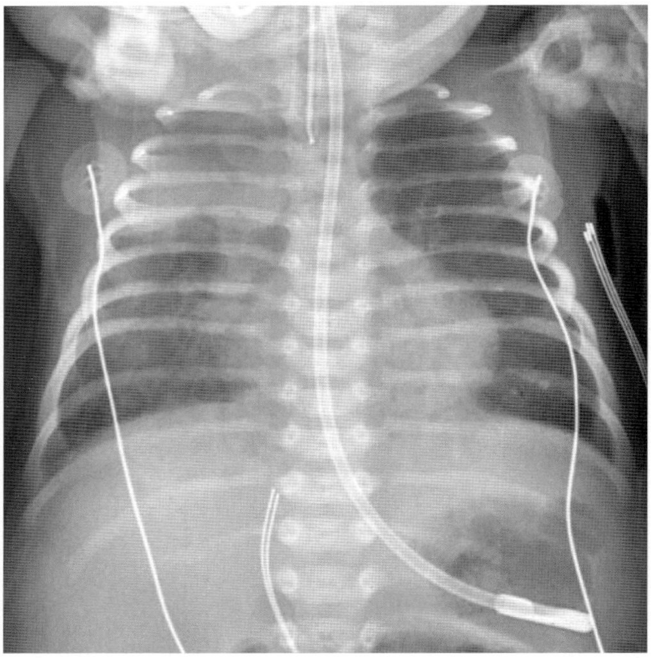

Figura electrónica 9-2. Radiografía anteroposterior de una neonata de dos semanas de vida, nacida a término, con aparente neumonía. La radiografía se tomó después de una reparación de mielomeningocele. Se visualizan opacidades difusas bilaterales. La imagen de mayor densidad focalizada que se observa en el lóbulo superior derecho corresponde, probablemente, a una atelectasia. El catéter venoso umbilical está mal colocado, probablemente, con su extremo a nivel del hígado.

Síndromes de fuga aérea

Aplicar presión positiva en las vías respiratorias de pulmones poco distensibles o «rígidos» puede provocar una fuga de gas desde los alvéolos hacia el espacio externo alveolar. Las alteraciones más comunes que surgen de la fuga de gas alveolar son el neumotórax, el neumomediastino, el neu-

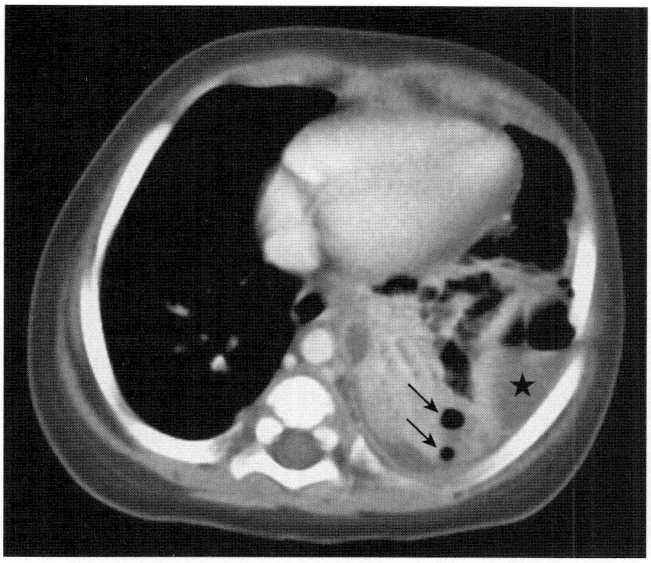

Figura electrónica 9-3. Tomografía axial computarizada con contraste: neumonía en el lóbulo inferior izquierdo en un lactante de cinco meses de edad. En la imagen neumónica, se observan cavidades aéreas compatibles con necrosis (flechas) y una imagen aérea en el interior de una colección loculada, compatible con empiema (estrella).

mopericardio y el enfisema intersticial pulmonar (EIP). Con menos frecuencia, puede producirse neumoperitoneo y enfisema subcutáneo.

Neumotórax

El neumotórax es el síndrome de fuga aérea más común en neonatos y lo padecen aproximadamente el 2 % al 10 % de los neonatos cuyo peso al nacer oscila entre los 500 g y los 1500 g (56-58). El cuadro clínico del neumotórax varía: desde un hallazgo casual en una radiografía de tórax hasta dificultad respiratoria grave e insuficiencia circulatoria. En una radiografía AP de tórax, un neumotórax voluminoso se detecta rápidamente. Los hallazgos propios del neumotórax son los siguientes: aire en el espacio pleural con compresión del pulmón afectado, aplanamiento del diafragma y desplazamiento del mediastino hacia el hemitórax contralateral (**Figura 9-14, Figura electrónica 9-4**). Por el contrario, los neumotórax pequeños no son fáciles de detectar. Con el neonato en posición supina, el aire libre se acumula delante delpulmón, y es posible que no se visualice un borde colapsado. El aumento de la radiolucidez del hemitórax afectado o un pequeño reborde radiolúcido a nivel diafragmático pueden ser los únicos hallazgos radiográficos. Muchas veces, en esta situación, resulta útil realizar una radiografía en decúbito lateral con el hemitórax afectado hacia arriba. Por lo general, los neumotórax voluminosos requieren una descompresión percutánea, mientras que los neumotórax pequeños que no comprometen al aparato cardiorrespiratorio se pueden reabsorber de manera espontánea (59).

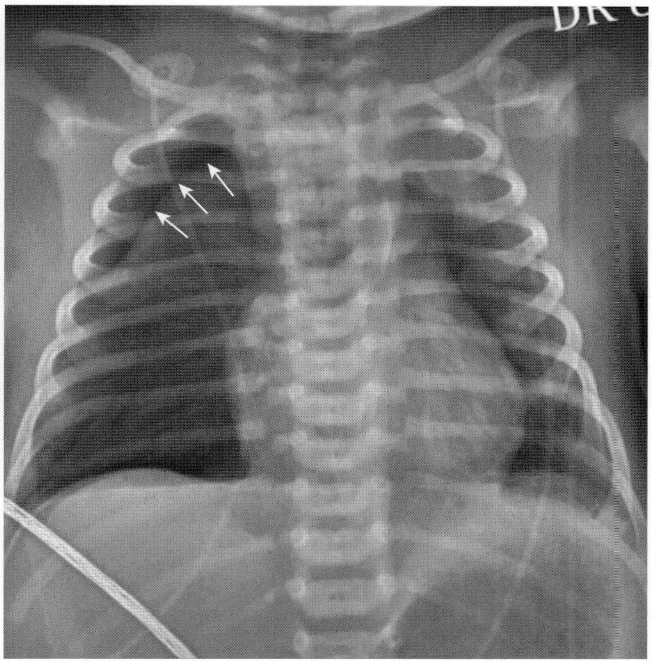

Figura 9-14. Radiografía anteroposterior de una neonata de un día de vida y 41 semanas de gestación, que sufrió un neumotórax derecho después de recibir ventilación con mascarilla con presión positiva en la sala de parto. El borde pulmonar lateral derecho se despega de la pared torácica (flechas), y el aire dentro de la cavidad pleural contornea el diafragma derecho.

Dos de los hallazgos de las ecografías de pulmón que confirman el neumotórax son la ausencia de «deslizamiento pleural» —que se observa como un movimiento de la pleura visceral sobre la pleura parietal durante la respiración— y el signo del «punto pulmonar» (17). El punto pulmonar se produce en el borde del neumotórax en el que existe un contacto intermitente entre el pulmón y la pared torácica (18).

Neumomediastino

El neumomediastino se produce a partir de una fuga aérea hacia el espacio mediastínico. En la mayoría de los casos, los neonatos afectados no presentan síntomas, pero las acumulaciones de aire voluminosas pueden comprometer el aparato cardiorrespiratorio. Como sucede con el neumotórax, el neumomediastino suele aparecer durante la aplicación de ventilación de presión positiva. En una radiografía, suele visualizarse aire que rodea el timo a nivel supracardíaco (**Figura 9-15**). Si es voluminoso, se observa un halo en torno al corazón en la proyección AP; en el perfil, se visualiza una imagen radiolúcida a nivel retroesternal o mediastínico superior (60, 61). El típico signo de la «vela de barco» se aprecia más claramente en una proyección

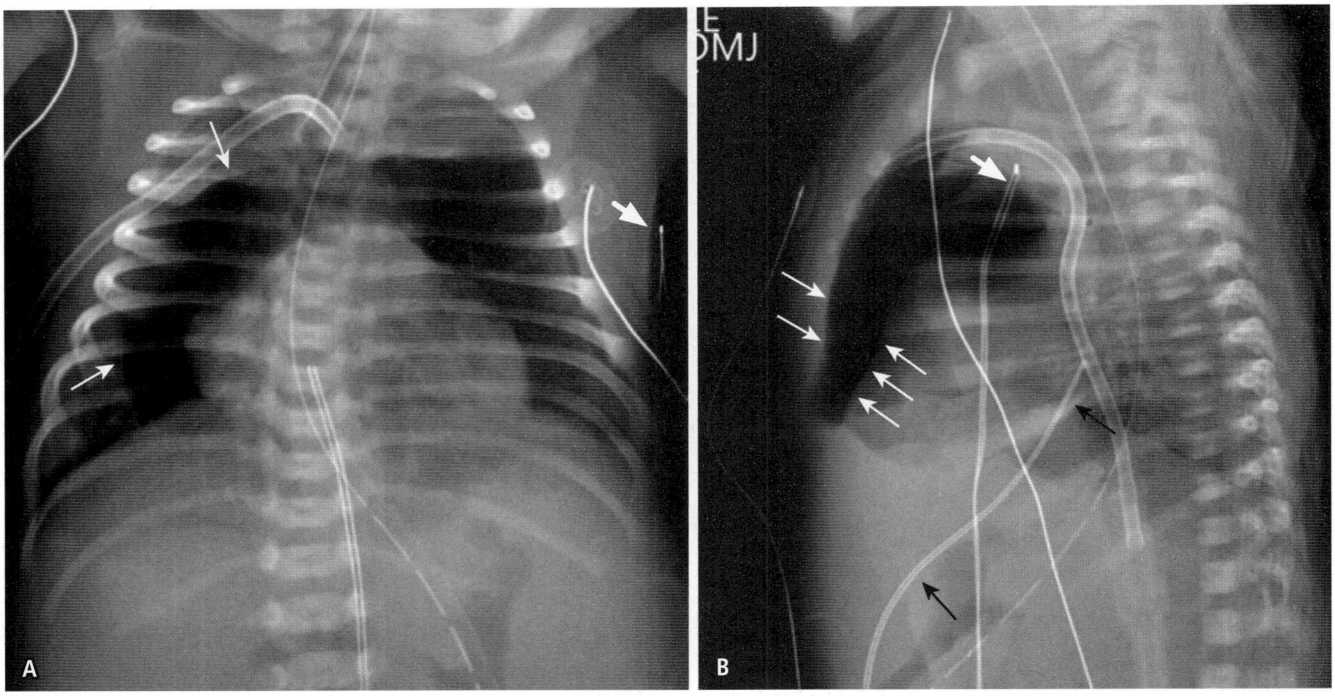

Figura electrónica 9-4. Radiografías de tórax frente (A) y perfil (B) de una neonata. Las zonas radiolúcidas a nivel perihiliar derecho y mediastínico anterior (flechas blancas) son compatibles con un neumotórax moderado. En el hemitórax derecho, se visualiza una sonda percutánea en posición correcta, con su extremo insertado en el espacio pleural anterior. El catéter venoso umbilical (flechas negras) recorre el hígado en dirección anteroposterior, con el extremo a nivel supradiafragmático, dentro de la vena cava inferior. En la proyección anteroposterior (A), la sonda térmica (flecha blanca gruesa) se visualiza con claridad por fuera del cuerpo, pero su ubicación es más difícil de determinar si solo se evalúa el perfil radiográfico (B).

oblicua anterior izquierda: el aire rodea el timo por encima de la silueta cardíaca (**Figura 9-16**) (61).

Neumopericardio

El neumopericardio se produce a partir del atrapamiento aéreo en el espacio pericárdico y, por lo general, lo padecen únicamente los neonatos con SDR grave que también tienen un neumotórax u otra fuga aérea. Aunque puede ser gradual en su inicio, el cuadro clínico más común es el compromiso hemodinámico repentino debido al taponamiento cardíaco. El neumopericardio y el neumomediastino comparten hallazgos similares en la radiografía AP de tórax. Un rasgo característico del neumopericardio es el aire que rodea la silueta cardíaca y que no se extiende más allá de la arteria aorta o de la arteria pulmonar (62). También puede visualizarse la presencia de aire a nivel infracardíaco (63). La detección del neumopericardio por ecografía es particularmente rápida y puede salvar la vida del neonato (64).

Enfisema intersticial pulmonar

El EIP se produce como consecuencia de la ruptura alveolar en el espacio peribronquial y la dispersión aérea posterior a través de los vasos linfáticos del intersticio pulmonar. Por lo general, el EIP se origina durante la primera semana de vida en los neonatos prematuros que padecen SDR moderado a grave y reciben tratamiento con ventilación mecánica de alta presión. El cuadro clínico habitual incluye hipoxemia e hipercarbiade gravedad creciente, las cuales pueden darles el puntapié a los médicos para aumentar los ajustes en la ventilación y, posiblemente, agravar la enfermedad. No existe un tratamiento definitivo contra el EIP; no obstante, se pueden prevenir fugas aéreas adicionales al impedir el avance del barotrauma o el volutrauma. La aparición ulterior de DBP es habitual en los neonatos prematuros que padecen EIP (65).

En una radiografía de tórax, el EIP se proyecta como pequeñas áreas translúcidas quísticas o lineales que se extienden desde el hilio pulmonar hacia la periferia (**Figura 9-17**, **Figura electrónica 9-5**). Por lo general, ambos pulmones se visualizan difusamente afectados, aunque la enfermedad también puede presentarse en un solo pulmón o en un solo lóbulo pulmonar. En el EIP, el volumen pulmonar suele verse aumentado, y, como resultado, esta enfermedad se puede confundir con una mejoría del SDR, pues, en ambos casos, los pulmones suelen apre-

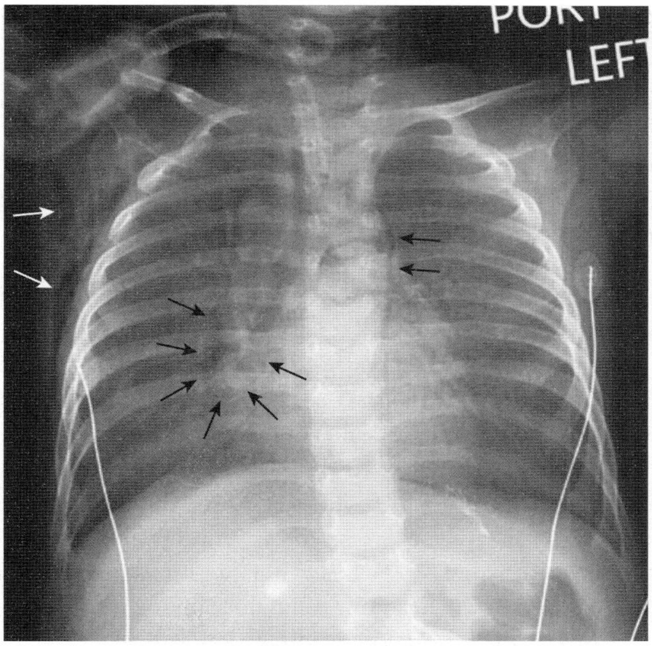

Figura 9-15. Radiografía anteroposterior de una lactante de seis meses de vida con neumomediastino. Se observan zonas radiolúcidas lineales lo largo del mediastino superior que contornean el timo y la aorta torácica descendente (flechas negras). Se visualiza propagación del aire a nivel cervical y enfisema subcutáneo a la derecha de la pared torácica (flechas blancas). La opacidad difusa de aspecto símil vidrio esmerilado se debe al déficit de la proteína surfactante C.

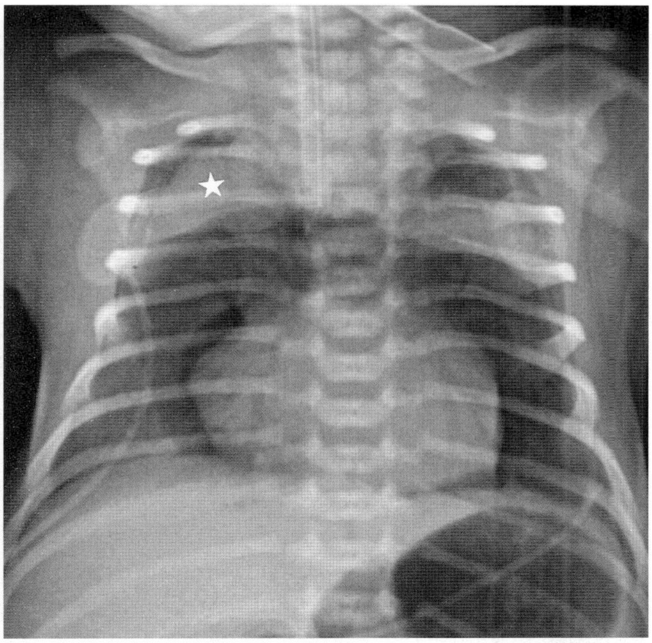

Figura 9-16. Radiografía anteroposterior de un neonato de un día de vida y 34 semanas de gestación con neumomediastino. Se visualiza un parénquima pulmonar difusamente heterogéneo a nivel bilateral, con opacidades de aspecto símil vidrio esmerilado, compatibles con síndrome de dificultad respiratoria. El aire contornea el timo (estrella), que se eleva por encima de la silueta cardíaca, proyectando el signo de la «vela de barco». Asimismo se observa un aparente neumotórax a nivel anterior derecho.

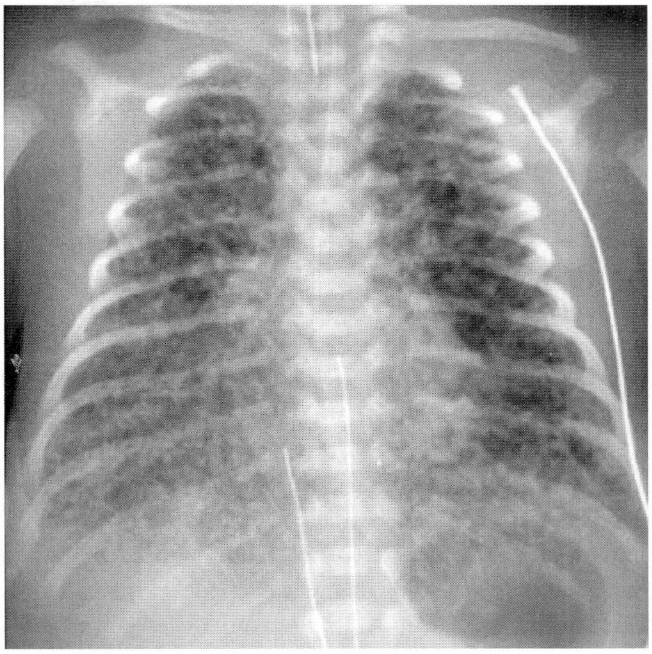

Figura 9-17. Radiografía anteroposterior de un neonato de siete días de vida y 26 semanas de gestación con enfisema intersticial pulmonar bilateral. Se visualiza hiperinsuflación pulmonar bilateral (diafragmas aplanados y campos pulmonares posteriores prominentes) con imágenes radiolúcidas lineales distribuidas en ambos hemitórax. En la abertura torácica superior, se observa el extremo del tubo endotraqueal, el cual debería estar insertado a mayor profundidad. Los catéteres umbilicales (arterial de ubicación «alta» y venoso) están colocados correctamente.

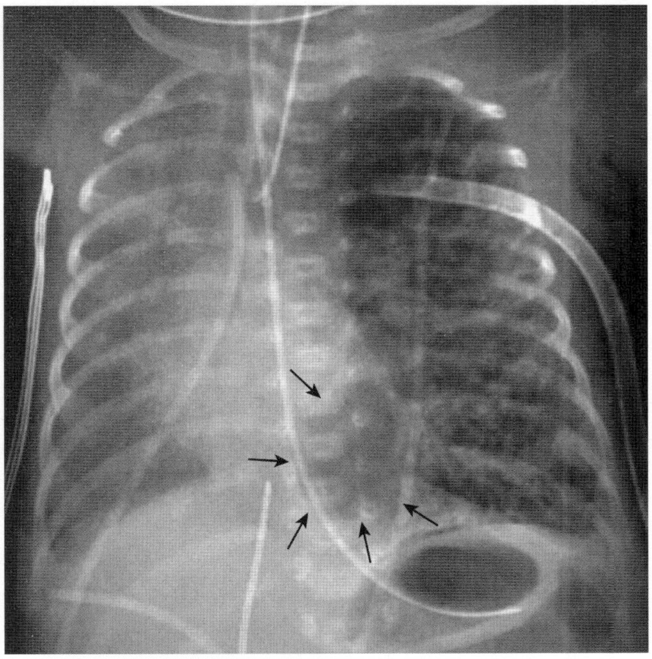

Figura electrónica 9-5. Radiografía anteroposterior de una neonata de nueve días de vida y 25 semanas de gestación con un enfisema intersticial pulmonar unilateral izquierdo. Se colocó una sonda para drenar un neumotórax ahora ya resuelto. Aún permanece un pequeño neumomediastino (flechas negras).

ciarse más oscuros y mejor insuflados (66). Asimismo, pueden formarse quistes subpleurales y romperse, lo que provoca un neumotórax.

Hemorragia pulmonar

La hemorragia pulmonar es un tipo de edema pulmonar agudo y, generalmente, grave que varía en su manifestación clínica: desde la salida de una pequeña cantidad de sangre fresca y espumosa de las vías respiratorias hasta una hemorragia extrema con colapso cardiopulmonar. La prematuridad es el factor de riesgo más frecuente. Otros factores que predisponen a la hemorragia pulmonar son la asfixia, un conducto arterioso permeable, coagulopatías, infecciones y dificultad respiratoria grave. Los hallazgos de la radiografía de tórax varían: desde infiltrados heterogéneos en parches hasta la opacidad completa de uno o de ambos campos pulmonares (**Figura electrónica 9-6**). El uso de un mecanismo de estabilización interna o «férula» con presión media elevada en las vías respiratorias puede disminuir la hemorragia pulmonar mientras se intenta corregir la causa de base. La mortalidad es del 30 % al 40 %.

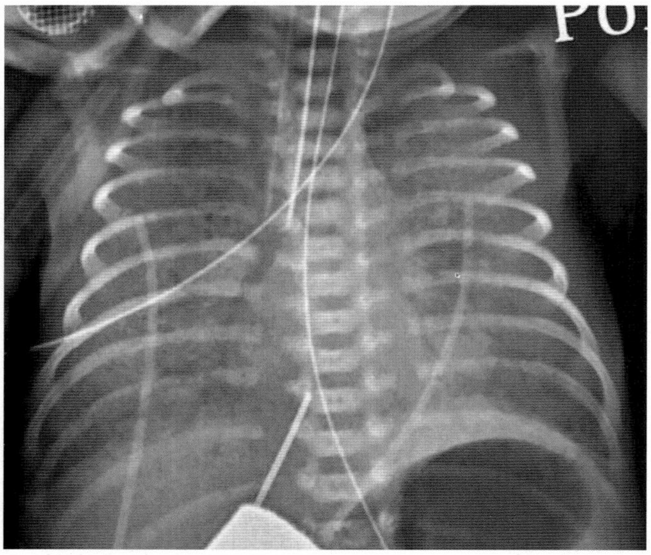

Figura electrónica 9-6. Radiografía anteroposterior de un neonato de 26 semanas —con un conducto arterioso permeable— que presentó una hemorragia pulmonar a los tres días de vida. Se observa una opacidad importante del espacio aéreo pulmonar, con broncogramas aéreos bilaterales. El extremo del tubo endotraqueal se ubica en la zona proximal del bronquio fuente derecho, el cual debería retirarse un poco.

Derrame pleural

El derrame pleural se produce debido a un exceso de líquido entre la pleura visceral y la pleura parietal. Los derrames pleurales se definen en función del momento de aparición (congénitos o adquiridos) y del contenido del líquido (hidrotórax, quilotórax o hemotórax). Si son lo suficientemente importantes, los derrames pleurales pueden provocar dificultad respiratoria e hipoxemia debido a la distensión pulmonar deficiente. Los derrames pleurales congénitos también pueden provocar hipoplasia pulmonar.

Generalmente, el hidrotórax congénito se relaciona con hidropesía fetal. El quilotórax congénito se produce como consecuencia de una malformación de los vasos linfáticos del tórax y puede ser sindrómico (por ejemplo, síndrome de Turner, de Down o de Noonan). Los neonatos con derrames congénitos voluminosos presentan dificultad respiratoria grave al momento de nacer, y, por lo general, es necesario realizar un drenaje de emergencia. El hidrotórax adquirido se clasifica como infeccioso o no infeccioso según su etiología. Los organismos infecciosos frecuentes incluyen el *Streptococcus* grupo B, el *S. aureus* y el *Bacteroidesfragilis*(67). Las causas no infecciosas incluyen el SDR, la TTN, el síndrome de aspiración meconial (SAM), las cardiopatías congénitas y la insuficiencia renal. El hidrotórax también puede producirse debido a la extravasación de la alimentación parenteral desde el catéter venoso central (véase la **Figura 9-8**). El quilotórax y el hemotórax adquiridos son posibles complicaciones de una intervención quirúrgica torácica o de la colocación incorrecta de los drenajes pleurales.

En las radiografías de tórax, los derrames pleurales pequeños borran el seno costofrénico (**Figura 9-18**). A medida que aumenta el volumen de líquido en la pleura, se produce una opacificación progresiva del hemitórax (véase la **Figura 9-8**). Las ecografías pueden confirmar la presencia y el tamaño del derrame pleural y ayudar a identificar un lugar óptimo para colocar la sonda de drenaje (véase la **Figura 9-4**). La linfografía por RM puede ayudar a diagnosticar anomalías linfáticas congénitas o adquiridas y permitir el tratamiento simultáneo con embolización con aceite etiodizado (**Figura 9-19**, **Figura electrónica 9-7**) (68).

Displasia broncopulmonar

La DBP es el trastorno respiratorio crónico más frecuente asociado con la prematuridad (42). El índice de mortalidad infantil y neonatal de los afectados con DBP es mayor, y los que sobreviven son propensos a padecer insuficiencia respiratoria y trastornos cardiovasculares a largo plazo, retraso del crecimiento y del desarrollo neurológico (42, 69). Los médicos radiólogos fueron los primeros en describir la DBP: en las radiografías de tórax de neonatos prematuros moderados y tardíos expuestos a ventilación mecánica prolongada, observaron el típico patrón pulmonar fibrótico y esclerótico con áreas de hiperinsuflación y atelectasia distribuidas irregularmente (70). Estos hallaz-

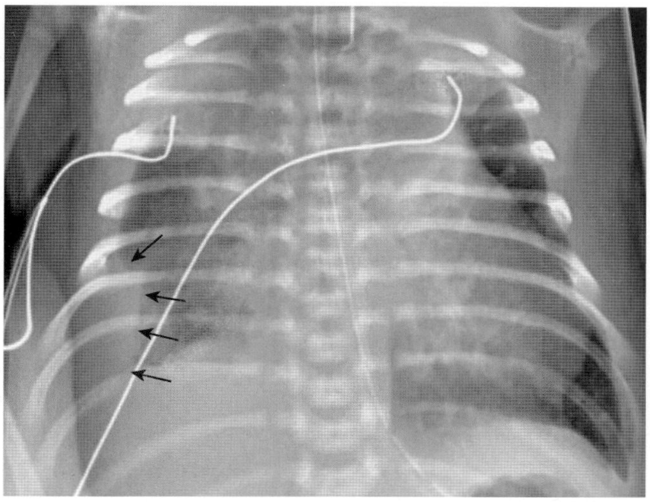

Figura 9-18. Radiografía anteroposterior de un paciente a término, de cinco semanas de vida, con trisomía del par 21 y un derrame pleural moderado en hemitórax derecho (flechas negras). La cardiomegalia y la congestión vascular difusa son compatibles con el defecto del canal auriculoventricular completo.

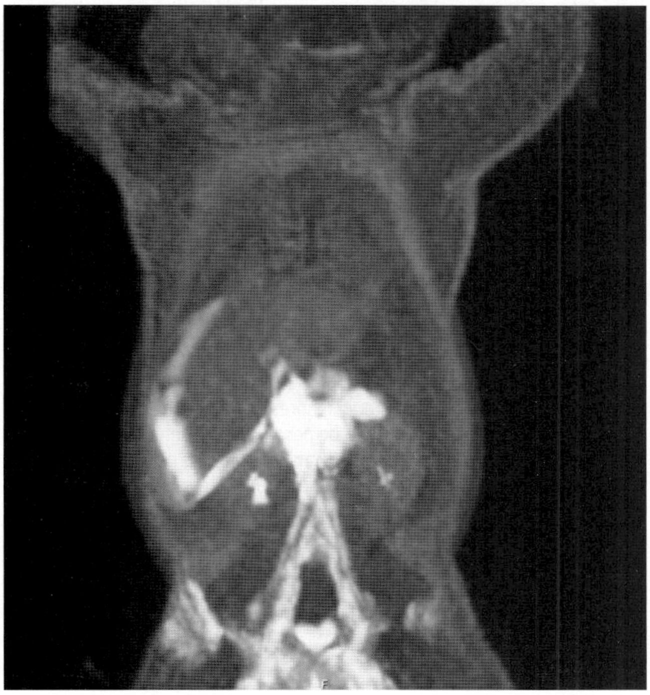

Figura 9-19. Lactante de dos meses de vida (31 semanas de gestación) con linfangiomatosis. La imagen coronal ponderada en T1 se tomó después de una inyección inguinal bilateral con Magnevist en los ganglios linfáticos. El medio de contraste opacifica el sistema linfático sobre la aorta abdominal y las ramas ilíacas y drena hacia la malformación linfática presente en el abdomen superior. Asimismo, se observa el drenaje del contraste hacia el cuadrante superior derecho abdominal. Fotografía cortesía del Dr. YoavDori, Hospital de Niños de Filadelfia.

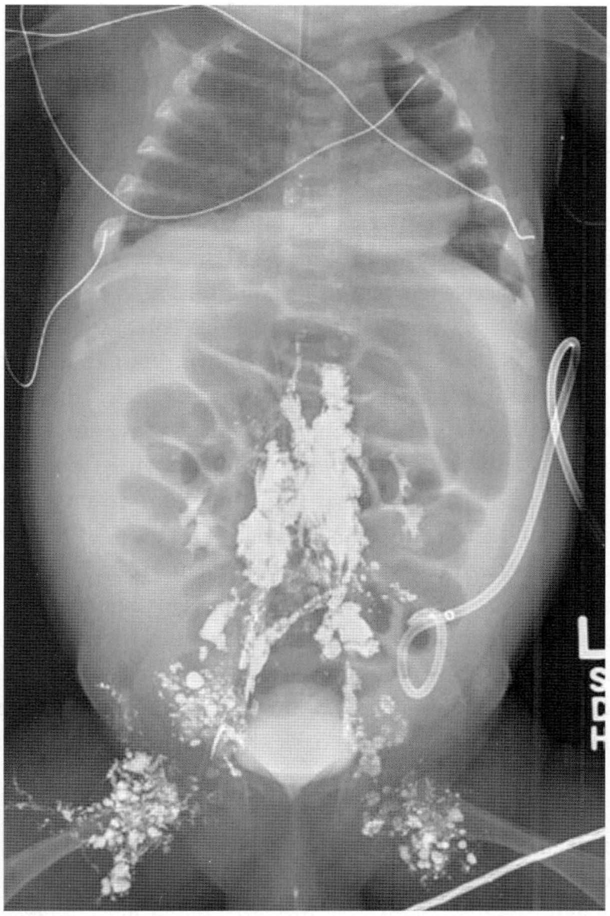

Figura electrónica 9-7. Radiografía anteroposterior toracoabdominal de una neonata de 31 semanas de gestación con linfangiomatosis, tomada después de una linfografía por RM y embolización linfática con aceite etiodizado. Sobre el área inguinal bilateral, el retroperitoneo medio y el mediastino, se observa el material embólico dentro del sistema linfático. Se visualiza un derrame pleural muy pequeño en hemitórax derecho. Las asas intestinales están centradas como consecuencia de la ascitis abdominal. Se observa un drenaje en cola de cerdo a nivel peritoneal izquierdo. Se visualiza medio de contraste dentro de la vejiga y el sistema excretor.

gos radiográficos sumados a los 28 días de oxigenoterapia dieron forma a la definición original de la DBP postulada por la conferencia de consenso del Instituto Nacional del Corazón, los Pulmones y la Sangre (71). Durante las décadas posteriores, a medida que la atención neonatal mejoraba y las tasas de supervivencia de los neonatos extremadamente prematuros aumentaban, la morbimortalidad por DBP se desplazó a los neonatos más pequeños y menos maduros (72). Para reflejar este cambio, se corrigió la definición de la DBP: el requerimiento que define el momento más apropiado para la oxigenoterapia es a las 36 semanas de edad posmenstrual (73, 74). Aunque, en esta definición actualizada, no se incluyeron hallazgos radiográficos específicos, el diagnóstico por imágenes sigue siendo una herramienta esencial para evaluar y tratar la DBP.

Los hallazgos de la radiografía de tórax en neonatos con riesgo o que ya desarrollaron DBP varían a lo largo del período neonatal y dependen de la edad del neonato y de la gravedad de la enfermedad pulmonar. Muchos neonatos nacidos con menos de 1000 g padecen una enfermedad pulmonar mínima inmediatamente después del nacimiento y, al principio, la radiografía de tórax puede ser normal. Ante la presencia de atelectasia y la necesidad de someter al paciente a oxigenoterapia, la radiografía de tórax se visualiza difusamente borrosa. Una vez que se aplica presión positiva en las vías respiratorias, la radiografía mostrará un patrón más heterogéneo de colapso pulmonar (**Figura 9-20, *A***). Si la enfermedad pulmonar persiste, pueden aparecer imágenes densas intersticiales gruesas y pequeñas áreas con apariencia quística. Estas alteraciones pueden continuar *in crescendo* durante las semanas y meses posteriores hasta visualizar una hiperinsuflación pulmonar generalizada con áreas quísticas más grandes y densidades lineales más voluminosas (**Figura 9-20, *B***) (75). El enfisema lobular adquirido puede formarse a partir de una secuela de la DBP grave y puede requerir la resección quirúrgica si el lóbulo enfisematoso no permite la ventilación adecuada del parénquima pulmonar no afectado (**Figura electrónica 9-8**) (76). También puede hacerse evidente una hipertrofia ventricular derecha a causa de la cardiopatía pulmonar. Con el paso del tiempo, las anomalías visualizadas en la radiografía de los neonatos sobrevivientes con DBP suelen ir desapareciendo a medida que se forman nuevos alvéolos, pero este proceso puede llevar años en los neonatos más afectados, y la cicatrización residual se puede visualizar incluso en la edad adulta (77-79).

La TC de tórax es más sensible que la radiografía para detectar lesiones pulmonares y se utiliza cada vez más para evaluar la DBP (29). Ochiai*et al.* describieron un sistema de puntuación de TC para DBP basado en la presencia y en la gravedad de los siguientes tres hallazgos: hiperinsuflación, enfisema y anomalías fibrosas/intersticiales (25). La TC también es útil para identificar complicaciones ocultas de la DBP, como el enfisema lobular adquirido y consolidaciones focalizadas de naturaleza atelectásica o infecciosa. La comparación de imágenes de TC tomadas durante la inspiración y la espiración permite determinar el diagnóstico de enfermedades dinámicas de las vías respiratorias, como la traqueobroncomalacia (80, 81). La AngioTC complementa la ecocardiografía y el cateterismo cardíaco para detectar hipertensión pulmonar (**Figura 9-21**) (23, 24). Al momento en que se escribió esta obra, son limitadas las funciones de la ecografía pulmonar y de la RM pulmonar en el tratamiento de la DBP; sin embargo, en el futuro, esto puede cambiar —el caso de la RM en particular— a medida que se desarrollan nuevas técnicas.

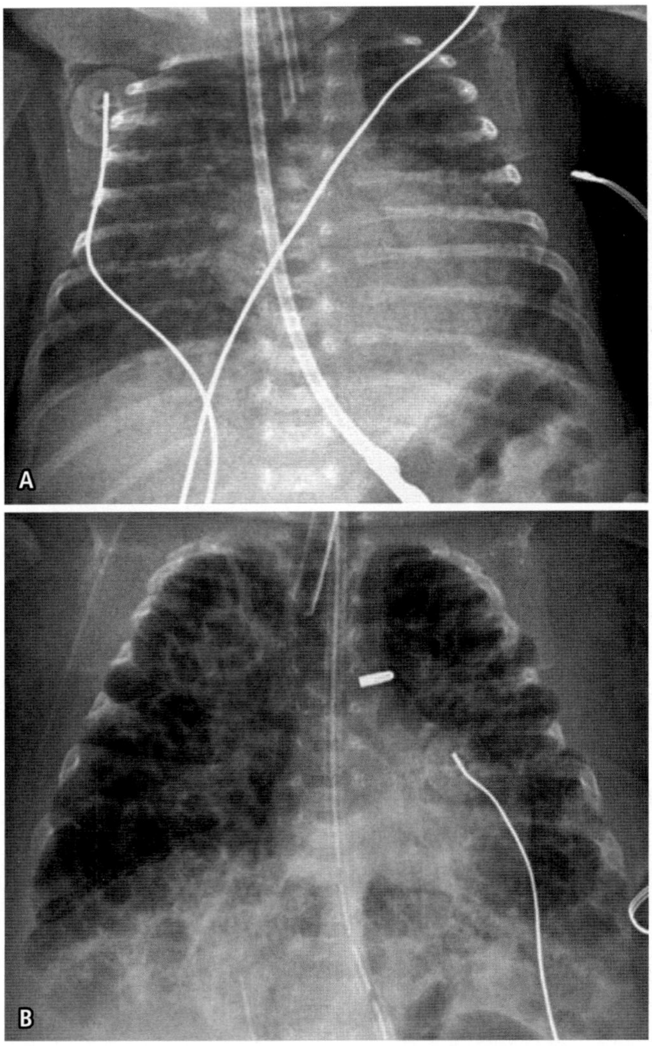

Figura 9-20. Radiografías anteroposteriores de un neonato nacido a las 23 semanas de gestación, con 590 g de peso, y que presentó displasia broncopulmonar grave. A, a las seis semanas de vida, se observan imágenes intersticiales difusas y gruesas compatibles con atelectasias subsegmentarias y enfermedad pulmonar crónica precoz. B, a los tres meses de edad, los pulmones están hiperinsuflados, con enfermedad quística difusa y un patrón en «panal de abejas». El área cardíaca se visualiza pequeña en comparación con la radiografía anterior (A), probablemente, debido a la elevada presión intratorácica. Asimismo, se visualiza un clip quirúrgico que pertenece a un cierre del conducto arterioso permeable.

DIFICULTAD RESPIRATORIA: CAUSAS CONGÉNITAS Y QUIRÚRGICAS

Lesiones pulmonares congénitas

Los términos «lesión pulmonar congénita» (LPC) y «malformación pulmonar congénita» hacen referencia a una diversidad de anomalías del desarrollo de origen

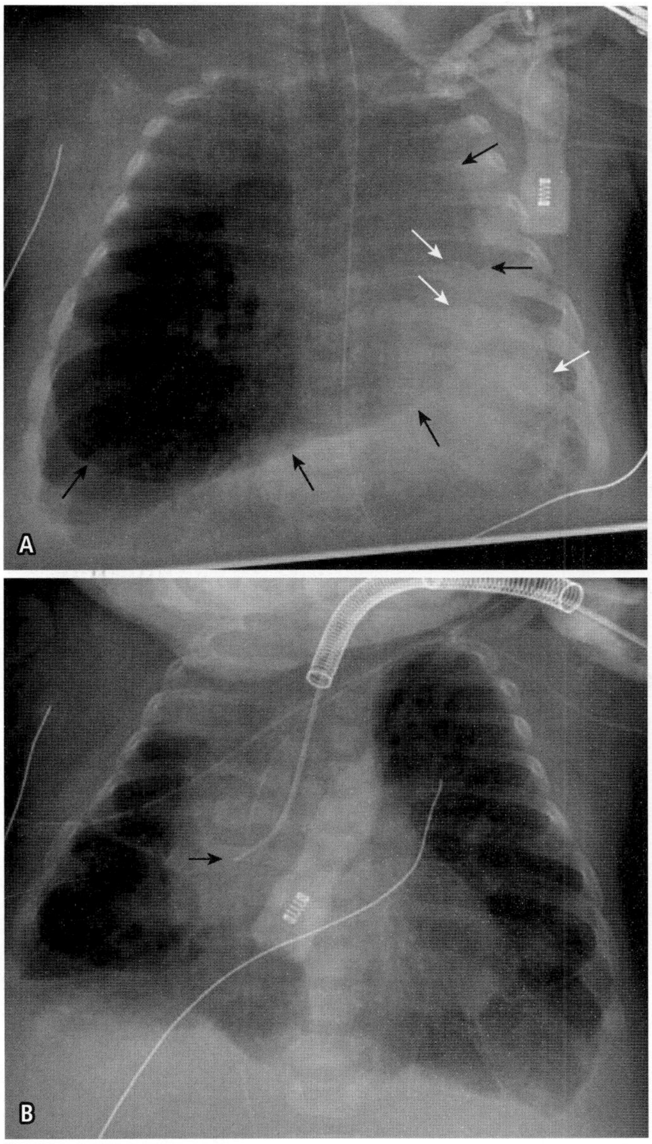

Figura electrónica 9-8. Radiografías anteroposteriores de un neonato de 28 semanas con DBP grave, traqueostomía y enfisema adquirido del lóbulo medio derecho. A, radiografía de tórax tomada a los seis meses que muestra hiperdistensión masiva del lóbulo medio derecho (flechas negras) con desviación del mediastino hacia la izquierda y disminución casi completa del volumen pulmonar izquierdo. También se visualizan múltiples fracturas en la parrilla costal posterior izquierda en proceso de consolidación (flechas blancas). B, después de la oclusión del bronquio intermedio con una sonda con globo (flecha negra), el lóbulo medio derecho se visualiza parcialmente atelectásico, y el lóbulo inferior derecho y el pulmón izquierdo se hallan hiperinsuflados.

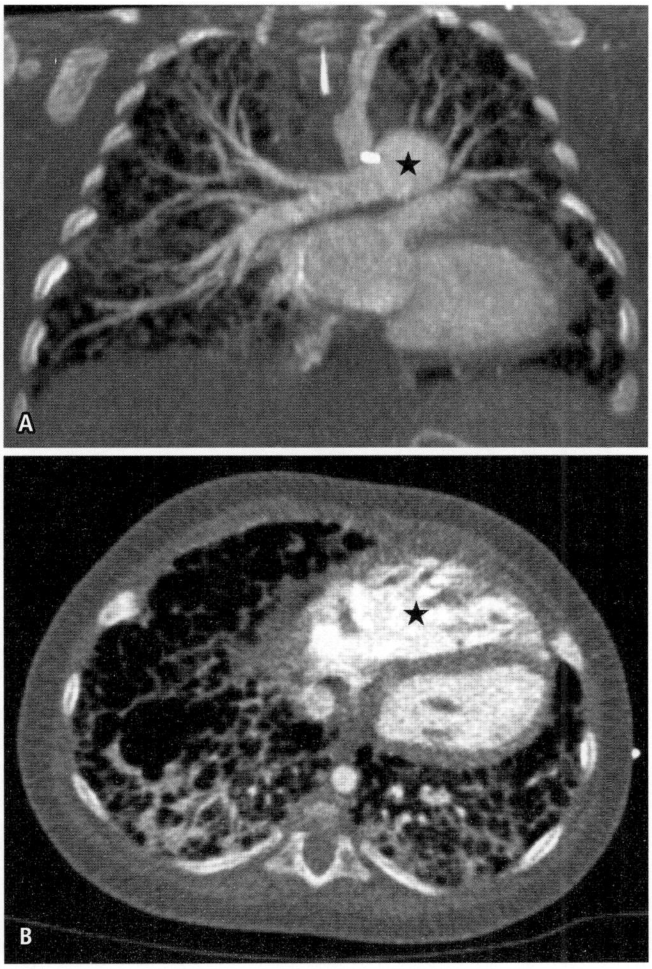

Figura 9-21. A. Plano coronal de una tomografía computarizada (TC) de un neonato con displasia broncopulmonar grave e hipertensión pulmonar. A nivel central, se visualiza congestión de las ramas arteriales pulmonares (estrella) con adelgazamiento y estrechamiento («afilamiento») de los vasos periféricos. **B.** Corte axial de una AngioTC de un neonato con hipertensión pulmonar. Se visualiza hipertrofia ventricular derecha (estrella); el tabique interventricular se arquea de manera anormal (se aleja del ventrículo derecho e ingresa en el ventrículo izquierdo). Aunque no se trata de una ventana pulmonar, las formaciones quísticas y las áreas de alteración estructural visualizadas en todo el parénquima pulmonar revelan el diagnóstico de enfermedad pulmonar crónica.

congénito. En los últimos años, la nomenclatura de estas lesiones ha evolucionado gracias al reconocimiento de que muchas de ellas comparten orígenes congénitos y características radiográficas e histológicas similares (82). Las LPC más frecuentes detectadas en los neonatos son la atresia bronquial (AB), las malformaciones congénitas de las vías aéreas (MCVA) y el secuestro broncopulmonar (SBP) (83). Otras LPC menos frecuentes son el enfisema lobar congénito (o hiperinsuflación lobular infantil), los quistes broncogénicos, las malformaciones arteriovenosas pulmonares, la agenesia/aplasia/hipoplasia pulmonar y tráqueobronquiales (83).

Agenesia, aplasia e hipoplasia pulmonar

La agenesia pulmonar es una anomalía congénita poco frecuente que se produce como consecuencia de la imposibilidad de desarrollo del esbozo pulmonar. Esta anomalía genera la ausencia unilateral o bilateral de tejido pulmonar. El parénquima pulmonar también está ausente en casos de aplasia pulmonar, pero, a diferencia de la agenesia, existe un bronquio ciego de tramo corto. La hipoplasia pulmonar es una afección debida a un desarrollo pulmonar insuficiente y, generalmente, cursa con otra anomalía de base. Estas causas secundarias se clasifican en malformaciones de la pared torácica, lesiones ocupantes de espacio dentro de la cavidad torácica (por ejemplo, hernia diafragmática congénita (HDC), MCVA derrame pleural), oligohidramnios debido a anomalías renales o urológicas o rotura prolongada de membranas (en especial, roturas producidas antes de las 20 semanas de gestación), y trastornos neuromusculares que impiden al feto respirar con normalidad. La hipoplasia pulmonar primaria es poco frecuente; se produce en casos de displasia acinar congénita y puede ser un indicador de síndrome de Down (84). La hipertensión pulmonar persistente neonatal (HPPN) es una complicación habitual de la hipoplasia pulmonar primaria y secundaria, y, por lo general, el pronóstico no es favorable.

Los hallazgos radiográficos de la hipoplasia pulmonar dependen de la etiología de base y de la gravedad de la enfermedad. Las características típicas son pulmones pequeños o ausentes, costillas apiñadas y elevación diafragmática (**Figura 9-9**). Si no está dañado, el pulmón contralateral puede estar hiperinsuflado, y el mediastino, desplazado hacia el hemitórax afectado. Generalmente, en la radiografía de tórax se observa una masa ocupante de espacio, pero podría ser necesario realizar una ecografía pulmonar o una TC de tórax para identificar la etiología específica. Mediante una AngioTC también podría revelarse una disminución en el tamaño, la cantidad y los patrones de ramificación vascular pulmonar (85).

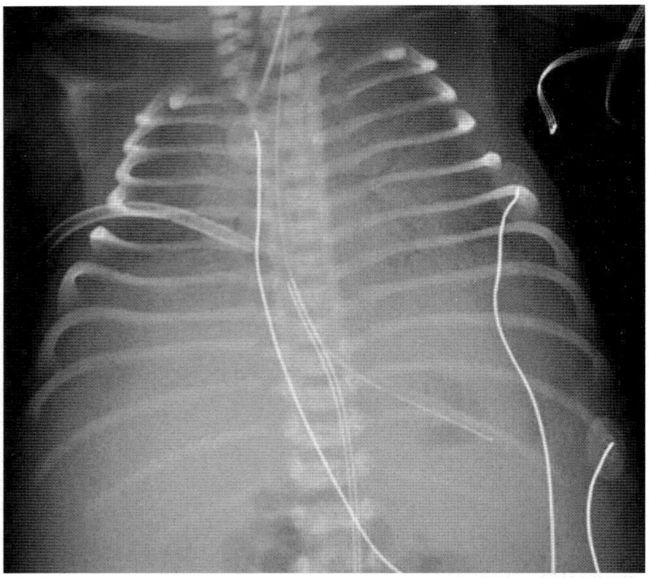

Figura electrónica 9-9. Radiografía anteroposterior de una neonata de 34 semanas de gestación con diagnóstico prenatal de poliquistosis renal autosómica recesiva. Se observa disminución del volumen pulmonar bilateral, con opacidad difusa del espacio aéreo. Se colocó una sonda en el hemitórax derecho para aspirar el neumotórax que se produjo poco después del nacimiento. La cavidad torácica es pequeña en relación con el abdomen distendido, y las costillas son desparejas y de poco grosor. Las asas intestinales están centradas, lo cual indica agrandamiento renal bilateral.

Atresia o estenosis bronquial

La AB congénita se produce como consecuencia de una interrupción focal en un bronquio lobar, segmentario o subsegmentario y puede desempeñarse como la anomalía congénita de base en muchas LPC, como la MCVA, el SBP y el enfisema lobar congénito (86, 87). La AB, generalmente, afecta un solo segmento, aunque es posible que sea multisegmentaria. El lugar afectado más frecuente es el lóbulo superior izquierdo, seguido por el lóbulo superior derecho (88). Después del nacimiento, se acumula moco en la parte distal del bronquio afectado y forma un mucocele (quiste mucoide). Sin embargo, no se produce un efecto de «válvula de esfera o fenómeno valvular» debido a la falta de comunicación con las vías respiratorias centrales (89). El segmento afectado recibe ventilación a través de canales colaterales y, por lo general, está levemente hiperdistendido (89). También puede producirse estenosis bronquial adquirida como consecuencia de un barotrauma o volutrauma en las vías respiratorias cartilaginosas, y este se asocia con DBP (90). En las radiografías de tórax, la AB aparece como una masa tubular o nodular; algunas veces, con un nivel hidroaéreo y un pulmón adyacente hiperinsuflado o de aspecto quístico. Las lesiones pequeñas pueden ser difíciles de detectar en una radiografía convencional. Por lo general, es necesario recurrir a una TC de tórax para distinguir entre la AB y otras lesiones quísticas (91).

Malformación congénita de las vías aéreas

Las MCVA, anteriormente conocidas como malformaciones congénitas adenomatosas quísticas, son el tipo de LPC más frecuente. La incidencia aproximada oscila entre 1 en 10.000 y 1 en 30.000 nacidos vivos (92). Hay varios esquemas de clasificación en función del origen embrionario, el aspecto en los estudios de diagnóstico por imágenes prenatal y el tamaño del epitelio de revestimiento de los quistes extirpados (93-95). También es posible observar lesiones «híbridas» con características histológicas compatibles con MCVA y SBP (96). Las MCVA más frecuentes presentan múltiples quistes pulmonares con un diámetro superior a los 2 cm. Las radiografías de tórax tomadas poco después del nacimiento pueden revelar una masa densa similar a otras LPC. Las radiografías subsiguientes revelan quistes pulmonares y atelectasia parenquimatosa circundante (**Figura 9-22**). También pueden visualizarse formaciones microquísticas y sólidas, lo que, por lo general, promete un pronóstico menos favorable (**Figura electrónica 9-10**). Generalmente, las radiografías de tórax son menos sensibles para detectar las MCVA, y se recomiendan otras técnicas de diagnóstico por imágenes —como la AngioTC o la AngioRM— para definir la anatomía y la irrigación sanguínea de la lesión (**Figura electrónica 9-11**) (97).

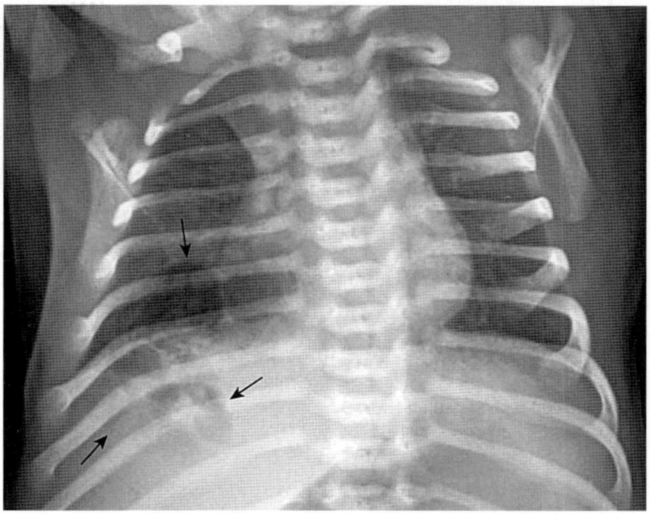

Figura 9-22. Radiografía anteroposterior inicial de una neonata a término con diagnóstico prenatal de malformación macroquística congénita de las vías aéreas en el lóbulo inferior derecho (flechas). La imagen es sugestiva de retención del líquido pulmonar fetal. El resto del parénquima pulmonar luce difusamente heterogéneo, con broncogramas aéreos, y se observa un pequeño derrame pleural en la cisura interlobular derecha.

Secuestro broncopulmonar

El SBP representa una parte aislada del tejido pulmonar que no se comunica con el árbol bronquial. La mayoría de los secuestros reciben irrigación sanguínea de parte de una arteria sistémica —generalmente, la aorta—, aunque esto no es así en todos los casos. El drenaje venoso puede producirse a través de las venas pulmonares o de las sistémicas, o de ambas. Hasta el 50 % de los casos de SBP incluyen áreas histológicas de malformaciones adenomatosas quísticas (98).

El SBP se divide en dos categorías: intralobar y extralobar. Los secuestros intralobares se producen dentro del tejido pulmonar normal, sobre todo en los segmentos basales de los lóbulos pulmonares inferiores. Los secuestros extralobares están contenidos dentro de un revestimiento pleural distinto del tejido pulmonar circundante. La mayoría se ubica en la cavidad torácica, pero también pueden estar presentes debajo del diafragma. En las radiografías de tórax, el SBP aparece como una masa densa, generalmente, en el segmento basal medio del lóbulo inferior pulmonar izquierdo. De forma similar a las MCVA,

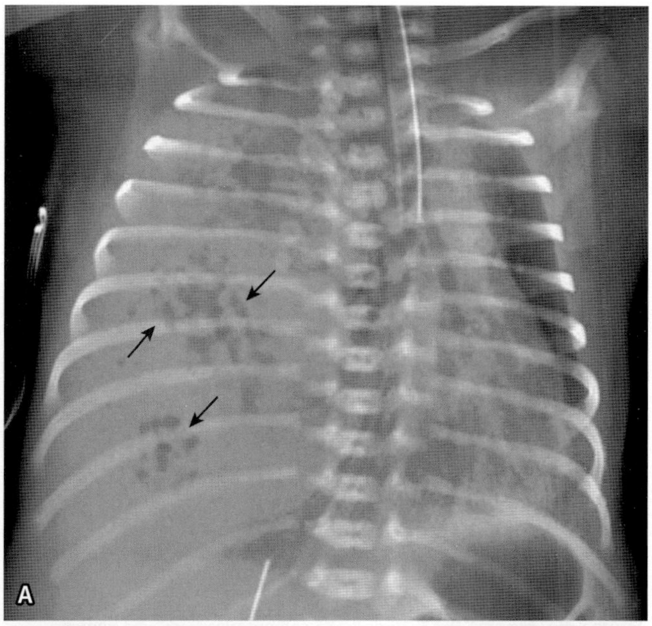

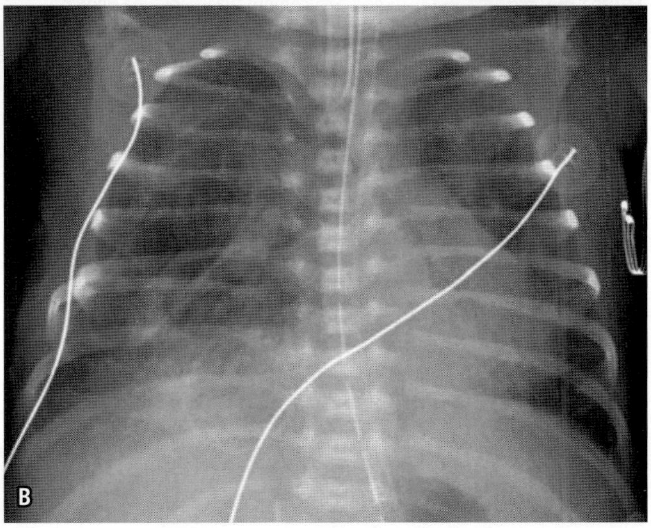

Figura electrónica 9-10. A. Radiografía anteroposterior de un neonato de 29 semanas de gestación con diagnóstico prenatal de una importante malformación congénita microquística de las vías aéreas en el lóbulo medio derecho. La lesión pulmonar ocupa todo el hemitórax derecho, y solo se visualizan algunas imágenes radiolúcidas hidroaéreas dispersas (flechas). Hay cierta separación costal en la derecha, y un moderado desplazamiento mediastínico hacia la izquierda. El tubo endotraqueal está colocado en el nacimiento del bronquio fuente derecho, y se observa atelectasia irregular en todo el hemitórax izquierdo. **B.** Radiografía anteroposterior tomada dos semanas después de la extirpación quirúrgica del lóbulo medio pulmonar derecho. Se observan opacidades irregulares multifocales en ambos hemitórax que, probablemente, representan regiones atelectásicas. El extremo del tubo endotraqueal está correctamente colocado en el centro de la tráquea.

puede identificarse la irrigación sanguínea mediante una ecografía, una AngioTC o una AngioRM (**Figura 9-23**, **Figura electrónica 9-12**). En neonatos con SBP, pueden producirse otras anomalías congénitas, como una hernia

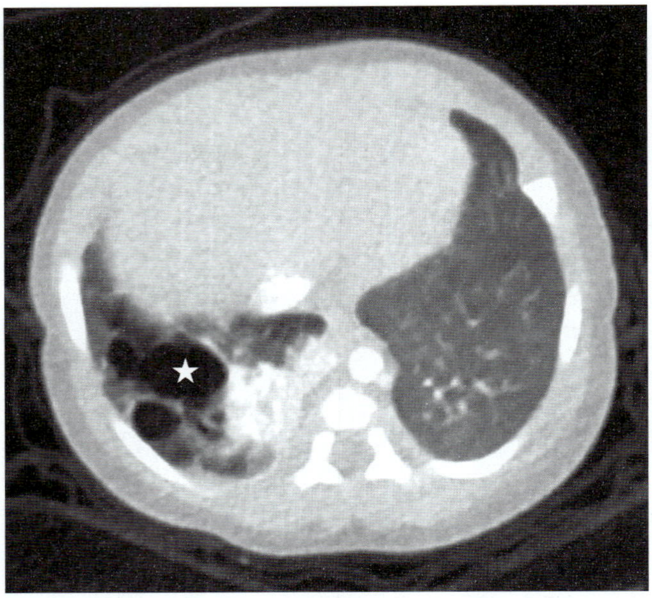

Figura electrónica 9-11. Tomografía computarizada de una neonata con malformación macroquística congénita de las vías aéreas en el lóbulo inferior derecho. Se observan varios quistes de tamaño significativo (estrella). El parénquima pulmonar izquierdo es de apariencia conservada.

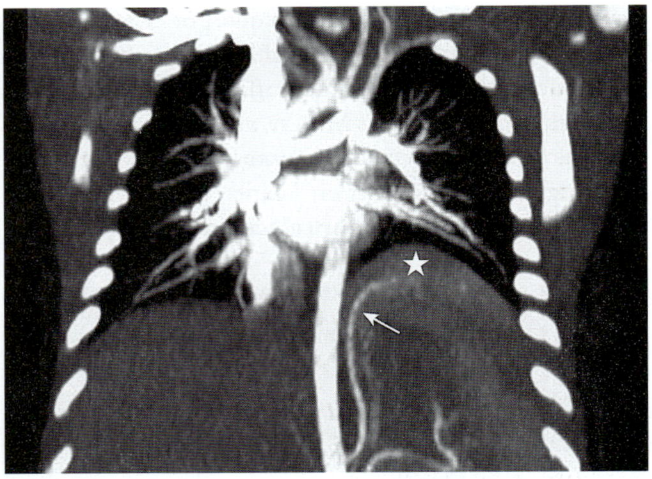

Figura 9-23. AngioTC posnatal de un neonato a término con secuestro broncopulmonar. El plano coronal revela el vaso nutricio (flecha) que surge de la aorta abdominal e irriga la lesión en la base pulmonar izquierda (estrella).

diafragmática y anomalías cardíacas. Deben evaluarse los estudios de diagnóstico por imágenes de tórax que se realicen en estos neonatos para identificar otras lesiones.

Enfisema lobar congénito

El ELC se produce como consecuencia de una distensión aérea en uno o más lóbulos pulmonares y, generalmente, afecta el lóbulo superior izquierdo (50 %), seguido por el lóbulo medio derecho (30 %) y el lóbulo superior derecho (20 %) (99). Es poco frecuente que afecte a los lóbulos inferiores. El ELC es idiopático en aproximadamente la mitad de los casos (100). El resto se dividen en causas intrínsecas

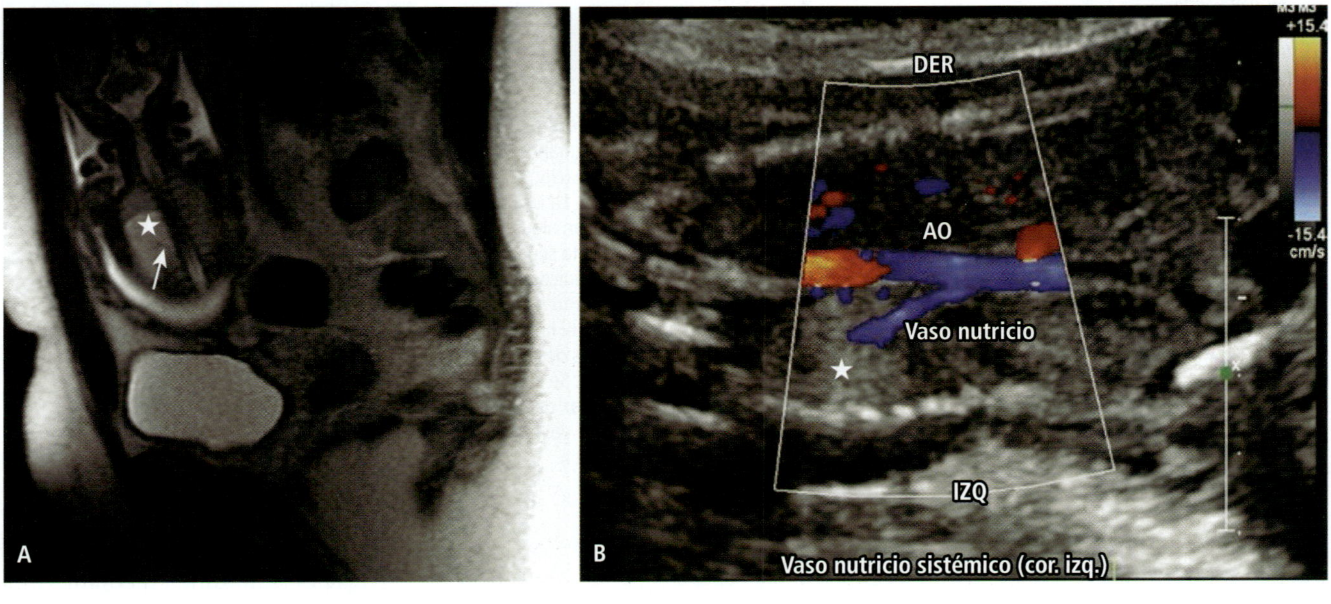

Figura electrónica 9-12. A. Plano coronal de una RM fetal con técnica de Fourier parcial y secuencias turbo espín eco de disparo único de una lesión pulmonar con elevada intensidad de la señal (estrella) con un vaso nutricio sistémico poco visible que se extiende desde la aorta (flecha: observar la línea negra que ingresa en la masa brillante). La imagen es sugestiva de secuestro broncopulmonar. **B.** Ecografía prenatal del mismo neonato que demuestra con mayor claridad la lesión focal (estrella) y la irrigación sanguínea arterial que se extiende desde la aorta.

y extrínsecas (100). Los mecanismos intrínsecos incluyen la displasia del cartílago bronquial, la torsión bronquial o atresia o la proliferación extensa de la mucosa. Las causas extrínsecas, por lo general, se deben a la compresión bronquial o a la hipoplasia del tejido pulmonar adyacente. Las radiografías de tórax realizadas poco después del nacimiento pueden revelar opacidad del lóbulo afectado, puesto que el aire llena el tejido pulmonar conservado circundante más rápidamente. Sin embargo, una vez lleno, el parénquima pulmonar afectado se muestra hiperinsuflado con aumento de la radiolucidez, y el parénquima pulmonar adyacente luce denso y comprimido (**Figura 9-24, Figura electrónica 9-13**). También puede producirse un desplazamiento mediastínico, y las lesiones de gran tamaño pueden confundirse con un neumotórax. Es posible que se necesite realizar una TC para identificar cuál es el lóbulo afectado, puesto que las estructuras conservadas, generalmente, aparecen demasiado distorsionadas para discernirlas con claridad en una radiografía convencional.

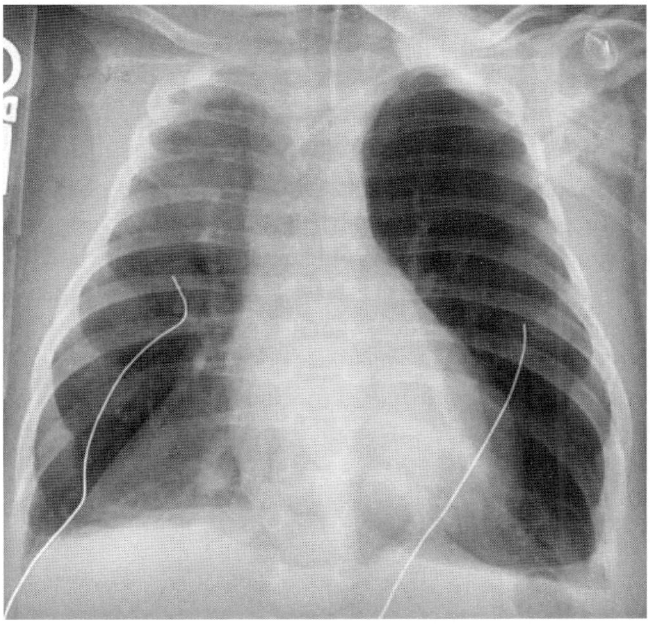

Figura electrónica 9-13. Radiografía anteroposterior de una paciente de seis meses con enfisema lobar congénito del lóbulo superior izquierdo y del lóbulo medio derecho. Se observan tractos vasculares dispersos en el lóbulo superior izquierdo enfisematoso, en comparación con los campos pulmonares adyacentes. Se visualiza una compresión —y consecuente atelectasia— de los lóbulos superior e inferior derecho. El tubo endotraqueal está superpuesto a la segunda vértebra dorsal, y el catéter venoso central colocado por vía periférica se ubica a nivel D3-D4.

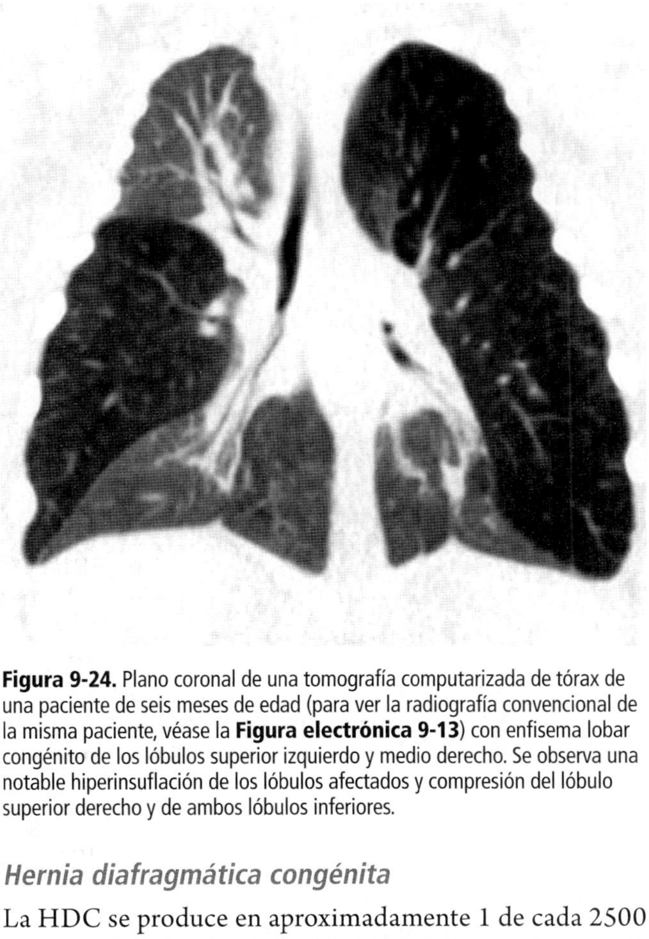

Figura 9-24. Plano coronal de una tomografía computarizada de tórax de una paciente de seis meses de edad (para ver la radiografía convencional de la misma paciente, véase la **Figura electrónica 9-13**) con enfisema lobar congénito de los lóbulos superior izquierdo y medio derecho. Se observa una notable hiperinsuflación de los lóbulos afectados y compresión del lóbulo superior derecho y de ambos lóbulos inferiores.

Hernia diafragmática congénita

La HDC se produce en aproximadamente 1 de cada 2500 neonatos debido a la imposibilidad del pliegue pleuroperitoneal de cerrarse a principios de la gestación. El defecto diafragmático provoca que el contenido abdominal protruya hacia el tórax y genere una masa que impide el desarrollo pulmonar. Más del 95 % de las HDC son consecuencia de un defecto diafragmático posterolateral (hernias de Bochdalek), y la mayoría de las hernias de este tipo (entre el 80 % y el 85 %) se producen en el lado izquierdo (101). Las hernias de Morgagni (defecto paraesternal anterior), el *septum transversum* y las hernias hiatales se encuentran entre los tipos menos frecuentes de HDC. Los órganos abdominales que protruyen hacia el tórax con mayor frecuencia —producto de una hernia— son el intestino delgado y el grueso, el estómago, el bazo, el páncreas y el hígado. La hipoplasia pulmonar más pronunciada y la presencia del hígado en el tórax están relacionadas con menores tasas de supervivencia (102). Además del desarrollo pulmonar deficiente, el sistema vascular pulmonar periférico también es anormal e hipermuscular (101). Como resultado, la hipertensión arterial pulmonar complica la mayoría de los casos de HDC y puede requerir tratamiento con ECMO. El 20 % de los neonatos con HDC presentan otras anomalías congénitas: anomalías del sistema nervioso central (por ejemplo, defectos del tubo neural), de los pulmones (por ejemplo, SBP), del tubo digestivo (por ejemplo, rotación anómala, onfalocele) y del aparato cardiovascular y genitourinario. Las radiografías posnatales típicas muestran asas intestinales distendidas a nivel torácico, compresión pulmonar del hemitórax afectado y desplazamiento contralateral del mediastino (**Figura 9-25**). Los hallazgos radiográficos en casos de eventración diafragmática —un trastorno en el que todo el diafragma o parte de este está sustituido por tejido fibroelástico— pueden ser similares a los hallazgos de la HDC si el diafragma debilitado está desplazado hacia la cavidad torácica. Las ecografías pueden ayudar a distinguir entre estas dos afecciones y, también, a determinar qué órganos están herniados hacia el tórax (si esto no se ha determinado antes del nacimiento). Además, las TC pueden confirmar el diagnóstico de HDC si otras técnicas de diagnóstico por imágenes no son concluyentes.

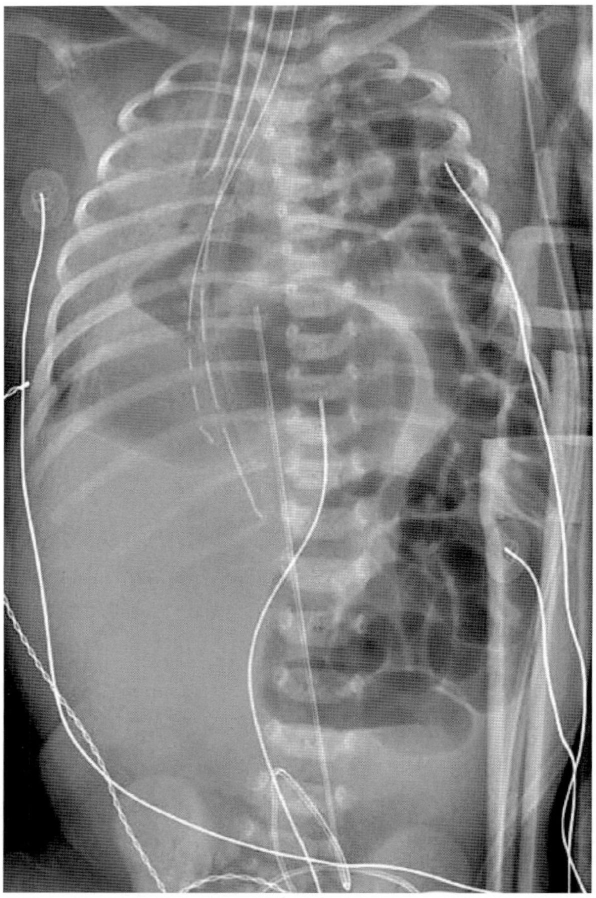

Figura 9-25. Radiografía anteroposterior de un neonato a término con una hernia diafragmática congénita en hemitórax izquierdo. Se observan asas intestinales distendidas que se extienden desde el abdomen hasta el hemitórax izquierdo. El mediastino está desplazado hacia la derecha, lo cual resulta evidente debido a la silueta cardiotímica, el tubo endotraqueal y la sonda gástrica que se extienden a lo largo del esófago, desplazados por completo hacia el hemitórax derecho. Esto produce atelectasia compresiva visible del pulmón derecho. El catéter arterial umbilical —de ubicación «alta»— termina en la D7, y el catéter venoso umbilical termina en la D9.

REFERENCIAS

1. Imaging of the Newborn. 2nd ed. 2011 Cambridge University Press New York, Cambridge
2. Radiological Imaging of the Neonatal Chest. 2nd Revised ed. 2008 Berlin, Heidelberg, Springer-Verlag
3. A. Brody, D. Frush, W. Huda, R. Brent: American Academy of Pediatrics Section on Radiology. Radiation risk to children from computed tomography. Pediatrics. 120 (3):677-682 2007 17766543
4. M.S. Linet, K.P. Kim, P. Rajaraman: Children's exposure to diagnostic medical radiation and cancer risk: epidemiologic and dosimetric considerations. PediatrRadiol. 39 (suppl 1):S4-S262009 19083224
5. A. Brindhaban, K. Al-Khalifah: Radiation dose to premature infants in neonatal intensive care units in Kuwait. RadiatProtDosim. 111 (3):275-281 2004
6. T. Makri, E. Yakoumakis, D. Papadopoulou, et al.: Radiation risk assessment in neonatal radiographic examinations of the chest and abdomen: a clinical and Monte Carlo dosimetry study. Phys Med Biol.51 (19):5023-5033 2006 16985285
7. S. DeMauro, J. Mernagh, M. Epelman, H. Kirpalani: Introd uction to principles of the radiological investigation of the neonate. H. Kirpalani M.Epelman J. Mernagh Imaging of the Newborn. 2011Cambridge University Press New York, Cambridge 1-6
8. V. Ward, K. Strauss, C. Barnewolt, et al.: Pediatric radiation exposure and effective dose reduction during voiding cystourethrography. Radiology. 249(3):1002-1009 2008 18941159
9. R. Staton, J. Williams, M. Arreola, D. Hintenlang, W. Bolch: Organ and effective doses in infants undergoing upper gastrointestinal (UGI) fluoroscopic examination. Med Phys. 34 (2):703-710 2007 17388188
10. J. Lucaya, J. Piqueras, P. García-Peña, G. Enríquez, M. García-Macías, J. Sotil: Low-dose high-resolution CT of the chest in children and young adults: dose, cooperation, artifact incidence, and image quality. Am J Roentgenol. 175 (4):985-9922000
11. L. Munro: Basics of Radiation Protection for Everyday Use. How to Achieve ALARA: Working Tips and Guidelines. 2004 World Health Organization Geneva
12. D. Edwards, C. Higgins, E. Gilpin: The cardiothoracic ratio in newborn infants. AJR Am J Roentgenol. 136 (5):907-913 1981 6784525
13. L. Lobo: The neonatal chest. Eur J Radiol. 60(2):152-158 2006 16926078

14. R. Chowdhry, B. Dangman, J. Pinheiro: The concordance of ultrasound technique versus X-ray to confirm endotracheal tube position in neonates. J Perinatol. 35 (7):481-484 2015 25611791
15. S. Subramanian, D. Moe, J. Vo: Ultrasound-guided tunneled lower extremity peripherally inserted central catheter placement in infants. J VascIntervRadiol. 24 (12):1910-1913 2013 24267528
16. T.H. Thomas, R. Price, C. Ramaciotti, M. Thompson, S. Megis on, M.S. Lemler: Echocardiography, not chest radiography, for evaluation of cannula placement during pediatric extracorporeal membrane oxygenation. PediatrCrit Care Med. 10 (1):56-59 2009 19057430
17. L. Husain, L. Hagopian, D. Wayman, W. Baker, K. Carmody: Sonographic diagnosis of pneumothorax. J Emerg Trauma Shock. 5 (1):76-81 2012 22416161
18. D. Lichtenstein, G. Mezière, P. Biderman, A. Gepner: The "lung point": an ultrasound sign specific to pneumothorax. Intensive Care Med. 26(10):1434-1440 2000 11126253
19. J. Liu, X. Chen, X. Li, S. Chen, Y. Wang, Z. Feng: Lung ultrasonography to diagnose transient tachypnea of the newborn. Chest. 149 (5):1269-12752016 May 26836942
20. L. Cattarossi: Lung ultrasound: its role in neonatology and pediatrics. Early Hum Dev. 89(suppl 1):S17-S19 2013 23809341
21. R. Copetti, L. Cattarossi: The "double lung point": an ultrasound sign diagnostic of transient tachypnea of the newborn. Neonatology. 91(3):203-209 2007 17377407
22. M. Piastra, N. Yousef, R. Brat, P. Manzoni, M.Mokhtari, D. De Luca: Lung ultrasound findings in meconium aspiration syndrome. Early Hum Dev.90 (suppl 2):S41-S43 2014 25220126
23. C. Engelke, C. Schaefer-Prokop, E. Schirg, J. Freihorst, S. Grubnic, M. Prokop: High-resolution CT and CT angiography of peripheral pulmonary vascular disorders. Radiographics. 22 (4):739-7642002 12110707
24. M. del Cerro, A. Sabate Rotes, A. Carton, et al.: Pulmonary hypertension in bronchopulmonary dysplasia: clinical findings, cardiovascular anomalies and outcomes. PediatrPulmonol. 49(1):49-59 2014 23788443
25. M. Ochiai, S. Hikino, H. Yabuuchi, et al.: A new scoring system for computed tomography of the chest for assessing the clinical status of bronchopulmonary dysplasia. J Pediatr. 152 (1):90-95 2008 95.e91-93 18154907
26. A. Tonson la Tour, L. Spadola, Y. Sayegh, et al.: Chest CT in bronchopulmonary dysplasia: clinical and radiological correlations. PediatrPulmonol. 48(7):693-698 2013 23169612
27. Hernanz-Schulman M, Strauss K, Bercha I: Fluoroscopy and Radiation Safety Content for Radiologists. http://www.imagegently.org/Portals/6/Radiologists/Background4radiologists.pdf. Accessed 07.03.16.
28. K. Patra, J. Lancaster, J. Hogg, J. Carpenter: Pediatr ic MRI of the brain: a primer. Pediatr Rev. 35(3):106-111 2014 24585813
29. A.C. Wilson: What does imaging the chest tell us about bronchopulmonary dysplasia?. PaediatrRespir Rev. 11 (3):158-161 2010 20692630
30. A. Ades, C. Sable, S. Cummings, R. Cross, B. Markle, G. Marti n: Echocardiographic evaluation of umbilical venous catheter placement. J Perinatol.23 (1):24-28 2003 12556923
31. A. Pulickal, P. Charlagorla, S. Tume, M. Chhabra, P. Narula, A. Nadroo: Superiority of targeted neonatal echocardiography for umbilical venous catheter tip localization: accuracy of a clinician performance model. J Perinatol. 33 (1):950-9532013 23970209
32. K. Barrington: Umbilical artery catheters in the newborn: effects of position of the catheter tip. Cochrane Database Syst Rev. 2:CD000505 200010796375
33. D. Cartwright, G. Inglis: Catheters and tubes. H.Kirpalani M. E pelman J. Mernagh Imaging of the Newborn. 2011 Cambridge University Press Cambridge, New York 199-219
34. T.M. Vesely: Central venous catheter tip position: a continuing controversy. J VascIntervRadiol. 14(5):527-534 2003 12761305
35. K.M. Baskin, R.M. Jimenez, A.M. Cahill, A.F. Jawad, R.B. Towbin: Cavoatrial junction and central venous anatomy: implications for central venous access tip position. J VascIntervRadiol. 19 (3):359-365 2008 18295694
36. A. Katheria, S. Fleming, J. Kim: A randomized controlled trial of ultrasound-guided peripherally inserted central catheters compared with standard radiograph in neonates. J Perinatol. 33 (10):791-794 2013 23765173
37. Y. Ohki, K. Maruyama, A. Harigaya, M. Kohno, H. Arakawa: Complications of peripherally inserted central venous catheter in Japanese neonatal intensive care units. Pediatr Int. 55 (2):185-1892013 23253251
38. H. Srinivasan, A. Tjin-A-Tam, R. Galang, A. Hecht, G. Srinivasan: Migration patterns of peripherally inserted central venous catheters at 24 hours postinsertion in neonates. Am J Perinatol. 30(10):871-874 2013 23381907
39. A. Nadroo, R. Glass, J. Lin, R. Green, I. Holzman: Changes in upper extremity position cause migration of peripherally inserted central catheters in neonates. Pediatrics. 110 (1 Pt 1):131-136 200212093958
40. K. Rais-Bahrami, K.P. Van Meurs: Venoarterial versus venovenous ECMO for neonatal respiratory failure. SeminPerinatol. 38 (2):71-77 2014 24580762
41. M. Fraga, J. Connelly, H. Hedrick, N. Rintoul: Special considerations for neonatal ECMO. H. Kirpalani M. Epelman J. Mernag h Imaging of the Newborn. 2nd ed. 2011 Cambridge University Press Cambridge, New York 98-105
42. B.J. Stoll, N.I. Hansen, E.F. Bell, et al.: Neonatal outcomes of extremely preterm infants from the NICHD Neonatal Research Network. Pediatrics. 126(3):443-456 2010 20732945
43. C. Dani, M.F. Reali, G. Bertini, et al.: Risk factors for the development of respiratory distress syndrome and transient tachypnoea in newborn infants. Italian Group of Neonatal Pneumology. EurRespir J. 14 (1):155-159 1999 10489844
44. R.J. Rodriguez: Management of respiratory distress syndrome: an update. Respir Care. 48(3):279-286 2003 discussion 286-277 12667277
45. E. Levine, V. Ghai, J. Barton, C. Strom: Mode of delivery and risk of respiratory diseases in newborns. Obstet Gynecol. 97 (3):439-442 200111239653
46. E. Tutdibi, K. Gries, M. Bücheler, B. Misselwitz, R.L. Schlosser, L. Gortner: Impact of labor on outcomes in transient tachypnea of the newborn: population-based study. Pediatrics. 125 (3):e577-583 2010 20156904
47. S.M. Wilson, R.E. Olver, D.V. Walters: Developm ental regulation of lumenal lung fluid and electro-

lyte transport. RespirPhysiolNeurobiol. 159(3):247-255 2007 18006389
48. R. Holtzman, W. Banzhaf, R. Silver, J. Hageman: Perina tal management of meconium staining of the amniotic fluid. ClinPerinatol. 16 (4):825-838 19892686889
49. T. Wiswell, R. Bent: Meconium staining and the meconium aspiration syndrome. Unresolved issues. PediatrClin North Am. 40 (5):955-981 1993 8414717
50. P.A. Dargaville, B. Copnell Australian and New Zealand Neonatal Network: The epidemiology of meconium aspiration syndrome: incidence, risk factors, therapies, and outcome. Pediatrics. 117(5):1712-1721 2006 16651329
51. J.M. Whitfield, D.S. Charsha, A. Chiruvolu: Prevention of meconium aspiration syndrome: an update and the Baylor experience. ProcBaylUniv Med Cent. 22 (2):128-131 2009 19381312
52. G. Alexander, T. Hulsey, P. Robillard, F. De Caunes, E. Papiern ik: Determinants of meconium-stained amniotic fluid in term pregnancies. J Perinatol. 14 (4):259-263 1994 7965219
53. A.I. El Shahed, P.A. Dargaville, A. Ohlsson, R. Soll: S urfactant for meconium aspiration syndrome in term and late preterm infants. Cochrane Database Syst Rev. 12:CD002054 2014 25504256
54. M.D. Nissen: Congenital and neonatal pneumonia. PaediatrRespir Rev. 8 (3):195-203 2007 17868917
55. T.A. Hooven, R.A. Polin: Healthcare-associated infections in the hospitalized neonate: a review. Early Hum Dev. 90 (suppl 1):S4-S6 2014 24709456
56. H. Vellanki, M. Antunes, R.G. Locke, et al.: Decreased incidence of pneumothorax in VLBW infants after increased monitoring of tidal volumes. Pediatrics. 130 (5):e1352-1358 2012 23045561
57. N. Boo, I. Cheah Malaysian National Neonatal Registry: Risk factors associated with pneumothorax in Malaysian neonatal intensive care units. J Paediatr Child Health. 47 (4):183-190 201121244549
58. J. Miller, W. Carlo: Pulmonary complications of mechanical ventilation in neonates. Clin Perinatol.35 (1):273-281 2008 18280886
59. A. Buckmaster: Nasal continuous positive airway pressure for respiratory distress in non-tertiary care centres: what is needed and where to from here?. J Paediatr Child Health. 48 (9):747-752 2012 22970668
60. Gr. Morrow, J. Hope, T.J. Boggs: Pneumomediastinum, a silent lesion in the newborn. J Pediatr. 70 (4):554-560 1967 6019749
61. J. Correia-Pinto, T. Henriques-Coelho: Images in clinical medicine. Neonatal pneumomediastinum and the spinnaker-sail sign. N Engl J Med. 363(22):2145 2010 21105796
62. L. Varano, M. Maisels: Pneumopericardi um in the newborn: diagnosis and pathogenesis. Pediatrics.53 (6):941 1974 4832436
63. D. Türkbay, U. Dilmen, N. Altug: Pneumopericardium in a term infant on nasal continuous positive airway pressure. Arch Dis Child Fetal Neonatal Ed. 92 (3):F168 2007 17449854
64. X. Bobbia, P. Claret, L. Muller, J. de La Coussaye: Pneumopericardium diagnosis by point-of-care ultrasonography. J Clin Ultrasound. 41 (4):235-2372013 22585663
65. L. Eriksson, B. Haglund, V. Odlind, M. Altman, U. Ewald, H. Kieler: Perinatal conditions related to growth restriction and inflammation are associated with an increased risk of bronchopulmonary dysplasia. ActaPaediatr. 104 (3):259-263 2014
66. D. Munson, M. Epelman, D. Millar, H. Kirpalani: The chest. H. Kirpalani M. Epelman J. MernaghImaging of the Newborn. 2nd ed. 2011 Cambridge University Press Cambridge, UK 11-69
67. G. Rocha: Pleural effusions in the neonate. CurrOpinPulm Med. 13 (4):305-311 2007 17534177
68. M. Gray, K.Z. Kovatis, T. Stuart, et al.: Treatment of congenital pulmonary lymphangiectasia using ethiodized oil lymphangiography. J Perinatol. 34(9):720-722 2014 25179384
69. E.A. Jensen, B. Schmidt: Epidemiology of bronchopulmonary dysplasia. Birth Defects Res A ClinMolTeratol. 100 (3):145-157 2014 24639412
70. W.J. Northway, R. Rosan, D. Porter: Pulmonary disease following respirator therapy of hyaline-membrane disease. Bronchopulmonary dysplasia. N Engl J Med. 276 (7):357-368 1967 5334613
71. NIH Publication No. 80-1660 Report of Workshop on Bronchopulmonary Dysplasia. 1979 National Institutes of Health Washington, DC
72. E. Bancalari, N. Claure, I.R.S. Sosenko: Bronchopulmonary dysplasia: changes in pathogenesis, epidemiology and definition. SeminNeonatol. 8 (1):63-71 2003 12667831
73. A.H. Jobe, E. Bancalari: Bronchopulmonary dysplasia. Am J RespirCrit Care Med. 163:1723-17292001 11401896
74. A.T. Shennan, M.S. Dunn, A. Ohlsson, K. Lennox, E.M. Hoskins: Abnormal pulmonary outcomes in premature infants: prediction from oxygen requirement in the neonatal period. Pediatrics. 82(4):527-532 1988 3174313
75. S.J. Morris: Radiology of the chest in neonates. CurrPaediatr. 13 (6):460-468 2003
76. R.G. Azizkhan, D.L. Grimmer, F.B. Askin, S.R. Lacey, D.F. Merten, R.E. Wood: Acquired lobar emphysema (overinflation): clinical and pathological evaluation of infants requiring lobectomy. J Pediatr Surg. 27 (8):1145-1151 1992discussion 1151–1142 1403552
77. A. Gough, D. Spence, M. Linden, H.L. Halliday, L.P.A. McGarvey: General and respiratory health outcomes in adult survivors of bronchopulmonary dysplasia: a systematic review. Chest. 141 (6):1554-1567 2012 22116801
78. M. Narayanan, J. Owers-Bradley, C.S. Beardsmore, et al.: Alveolarization continues during childhood and adolescence: new evidence from helium-3 magnetic resonance. Am J RespirCrit Care Med. 185 (2):186-191 2012 22071328
79. M. Narayanan, C.S. Beardsmore, J. Owers-Bradley, et al.: Catch-up alveolarization in ex-preterm children: evidence from (3)He magnetic resonance. Am J RespirCrit Care Med. 187(10):1104-1109 2013 23491406
80. K. Lee, M. Sun, A. Ernst, D. Feller-Kopman, A. Majid, P. Boiselle: Comparison of dynamic expiratory CT with bronchoscopy for diagnosing airway malacia: a pilot evaluation. Chest. 131(3):758-764 2007 17356090
81. E. Lee, K. Strauss, D. Tracy, M. Bastos, D. Zurakowski, P. Boise lle: Comparison of standard-dose and reduced-dose expiratory MDCT techniques for assessment of tracheomalacia in children. AcadRadiol. 17 (4):504-510 2010 20207318
82. P.S. Puligandla, J.-M. Laberge: Congenital lung lesions. ClinPerinatol. 39 (2):331-347 2012 22682383

83. M. Epelman, P.A. Kreiger, S. Servaes, T. Victoria, J.C. Hellinger: Current imaging of prenatally diagnosed congenital lung lesions. Semin Ultrasound CT MR. 31 (2):141-157 2010 20304322
84. H. Porter: Pulmonary hypoplasia. Arch Dis Child Fetal Neonatal Ed. 81 (2):F81-F83 1999 10448173
85. G. Currarino, B. Williams: Causes of congenital unilateral pulmonary hypoplasia: a study of 33 cases. PediatrRadiol. 15 (1):15-24 1985 3969292
86. W. Riedlinger, S. Vargas, R. Jennings, et al.: Bronchial atresia is common to extralobar sequestration, intralobar sequestration, congenital cystic adenomatoid malformation, and lobar emphysema. Pediatr Dev Pathol. 9 (5):361-3732006 16953677
87. W. Peranteau, A. Merchant, H. Hedrick, et al.: Prenatal course and postnatal management of peripheral bronchial atresia: association with congenital cystic adenomatoid malformation of the lung. Fetal DiagnTher. 24 (3):190-196 2008 18753756
88. R. Meng, R. Jensik, L. Faber, G. Matthew, C. Kittle: Bronchial atresia. Ann Thorac Surg. 25(3):184-192 1978 637596
89. P. Garcia-Peña, A. Coma, G. Enríquez: Congenital lung malformations: radiological findings and clues for differential diagnosis. ActaRadiol. 54 (9):1086-1095 2013 23436824
90. V. Bhutani: Tracheobronchial abnormalities complicating bronchopulmonary dysplasia. J Pediatr. 112 (5):843-844 1988 3361400
91. N. Morikawa, T. Kuroda, T. Honna, et al.: Congenital bronchial atresia in infants and children. J Pediatr Surg. 40 (12):1822-1826 2005 16338298
92. K. Lakhoo: Management of congenital cystic adenomatous malformations of the lung. Arch Dis Child Fetal Neonatal Ed. 94 (1):F73-F76 2009 18708416
93. J. Stocker: Congenital pulmonary airway malformation: a new name and an expanded classification of congenital cystic adenomatoid malformations of the lung. Histopathology. 41:424-431 2002
94. N. Adzick, M. Harrison, P. Glick, et al.: Fetal cystic adenomatoid malformation: prenatal diagnosis and natural history. J Pediatr Surg. 20 (5):483-488 19853903097
95. C. Langston: New concepts in the pathology of congenital lung malformations. SeminPediatr Surg. 12 (1):17-37 2003 12520470
96. D. Cass, T. Crombleholme, L. Howell, P. Stafford, E. Ruchelli, N. Adzick: Cystic lung lesions with systemic arterial blood supply: a hybrid of congenital cystic adenomatoid malformation and bronchopulmonary sequestration. J Pediatr Surg.32 (7):986-990 1997 9247218
97. J. Calvert, K. Lakhoo: Antenatally suspected congenital cystic adenomatoid malformation of the lung: postnatal investigation and timing of surgery. J Pediatr Surg. 42 (2):411-414 2007 17270559
98. M. Samuel, D. Burge: Management of antenatally diagnosed pulmonary sequestration associated with congenital cystic adenomatoid malformation. Thorax. 54:701-706 1999 10413723
99. S. Ryan: Postnatal imaging of chest malformations. V. Donoghue Radiological Imaging of the Neonatal Chest. 2nd ed. 2008 Springer Berlin-Heidelberg, New York 139-162
100. J. Durell, K. Lakhoo: Congenital cystic lesions of the lung. Early Hum Dev. 90 (12):935-939 201425448785
101. A. Badillo, C. Gingalewski: Congenital diaphragmatic hernia: treatment and outcomes. SeminPerinatol. 38 (2):92-96 2014 24580764
102. H. Hedrick, E. Danzer, A. Merchant, et al.: Liver position and lung-to-head ratio for prediction of extracorporeal membrane oxygenation and survival in isolated left congenital diaphragmatic hernia. Am J ObstetGynecol. 197 (4):442 2007 e441-444

Capítulo 10

Gasometría arterial: aspectos técnicos e interpretación

Yacov Rabi, MD, FRCPC
Derek Kowal, RRT
Namasivayam Ambalavanan, MBBS, MD

La gasometría arterial es la regla de oro mediante la cual se valora la aptitud de la oxigenación y la ventilación en los neonatos enfermos. En las unidades de cuidados intensivos modernas, la gasometría se emplea de manera simultánea con dispositivos de monitoreo continuo no invasivo —en especial, oxímetros de pulso y monitores transcutáneos de dióxido de carbono— que calculan los valores de gasometría en tiempo real.

Esta medición resulta invaluable para tratar a pacientes con dificultad respiratoria, ya que sus valores permiten no solo diagnosticar insuficiencia respiratoria —al calcular la gravedad de la enfermedad respiratoria—, sino también ofrecer información fundamental para que el médico pueda ajustar el respirador mecánico u otro tipo de soporte respiratorio. En este capítulo, en primer lugar, abordaremos la fisiología del transporte de gases en sangre y, en segundo lugar, describiremos las técnicas de medición de la gasometría que se utilizan, habitualmente, en la unidad de cuidados intensivos neonatales (UCIN). A continuación, enunciaremos los aspectos técnicos respecto del cálculo que realizan los dispositivos del mercado al realizar la gasometría. Por último, analizaremos la interpretación de la gasometría y algunos riesgos y desventajas que presenta esta técnica en la práctica clínica.

FISIOLOGÍA DEL TRANSPORTE DE GASES EN SANGRE

El intercambio gaseoso se produce, principalmente, en los sacos alveolares —en los neonatos extremadamente prematuros— y en los alvéolos —en los prematuros más maduros y en los neonatos a término—, aunque parte de este intercambio se realiza a través de la piel inmadura poco después de nacer (1-3). En el período posnatal que sigue a la transición, la sangre venosa sistémica recorre la aurícula derecha y sale hacia el ventrículo derecho, el cual expulsa la sangre desoxigenada a través de la arteria pulmonar. Esta sangre viaja por los vasos sanguíneos pulmonares hasta llegar a los capilares, junto a los alvéolos, y, así, permite el intercambio gaseoso. Dicho intercambio se produce en los alvéolos ventilados mediante la absorción del oxígeno desde los alvéolos hacia los capilares alveolares y la eliminación del dióxido de carbono desde la circulación hacia los alvéolos. En general, la concentración de oxígeno de la sangre arterial que se expulsa del ventrículo izquierdo refleja la proporción ventilación-perfusión. El contenido de oxígeno disminuiría si la perfusión (la sangre) no fuera proporcional a la ventilación (alvéolos ventilados), ya sea porque la sangre pasa del corazón derecho hacia el izquierdo sin recorrer la circulación pulmonar (por ejemplo, por un cortocircuito extrapulmonar) o porque recorre zonas atelectásicas o poco ventiladas de los pulmones (cortocircuito intrapulmonar).

La eliminación de dióxido de carbono (CO_2) depende, principalmente, del nivel de ventilación alveolar: a medida que aumenta esta última, disminuye la presión parcial de dióxido de carbono en el gas alveolar (P_ACO_2), hay más cantidad de CO_2 que se elimina de la sangre y fluye por los pulmones, y disminuye la presión parcial de dióxido de carbono (P_aCO_2) que abandona el corazón izquierdo. Por el contrario, la disminución de la ventilación alveolar aumentará la P_aCO_2 en la sangre arterial sistémica. Es importante destacar que, aunque los valores de la P_aO_2 y la P_aCO_2 en sangre arterial ofrecen información valiosa sobre la proporción ventilación-perfusión y la aptitud de la ventilación alveolar, no brindan información directa sobre la aptitud del suministro de oxígeno al lecho vascular sistémico y a los tejidos periféricos.

El metabolismo aeróbico de la glucosa para fabricar trifosfato de adenosina (ATP) se encarga del consumo de oxígeno y de la producción de CO_2, y produce, aproximadamente, 38 moléculas de ATP por cada molécula de glucosa que se consume. Como parte del ATP se consume en el proceso, resta un total neto de 30 moléculas de ATP (4).

Si no llega suficiente oxígeno a las células, se produce hipoxia tisular, caracterizada por el metabolismo anaeróbico que transforma la glucosa en piruvato para producir ATP. Este proceso es menos eficiente que el metabolismo aeróbico y produce dos moléculas de ATP por cada molécula de glucosa que se consume. El piruvato se metaboliza en ácido láctico, lo cual aumenta el déficit de bases (o disminuye el exceso de bases) de la sangre arterial. El exceso de bases es la diferencia entre la capacidad amortiguadora real y la capacidad amortiguadora ideal. Para calcular con mayor precisión si los tejidos han recibido un suministro de oxígeno adecuado, puede analizarse la sangre que retorna de la circulación sistémica al corazón (sangre venosa mixta). Puede tomarse una muestra de sangre de la aurícula derecha —mediante un catéter venoso umbilical con su extremo colocado en la aurícula derecha— para obtener una muestra similar a la sangre venosa mixta. El monitoreo de la oxigenación venosa mixta es de suma utilidad para evaluar la aptitud de la oxigenación tisular y se emplea, habitualmente, en las UCI de adultos y para la oxigenación neonatal por membrana extracorpórea (ECMO).

Transporte de oxígeno

El suministro de oxígeno a los tejidos depende del contenido de oxígeno en la sangre, además del gasto cardíaco y de su distribución a los tejidos. Aunque no es sencillo realizar una evaluación objetiva y precisa del gasto cardíaco, en la mayoría de los neonatos, oscila entre 120 y 150 ml/kg/min. Generalmente, para evaluar dicho gasto, se debe recurrir a una ecocardiografía funcional o ecografía *doppler*, o bien a métodos alternativos, como el análisis del contorno de la onda de pulso, la bioimpedancia o las técnicas de dilución de indicadores (en general, en neonatos de mayor edad y tamaño) (5a). El contenido de oxígeno en sangre arterial (C_aO_2) se compone de oxígeno unido a la hemoglobina y de oxígeno disuelto libre. Por lo tanto,

$$C_aO_2 = (HbO_2) + (O_2 \text{ disuelto}),$$

donde C_aO_2 es el contenido de oxígeno, HbO_2 es el oxígeno unido a la hemoglobina y O_2 disuelto es el oxígeno en solución.

La relación entre la P_aO_2 y la saturación de hemoglobina adopta una forma sigmoidal a lo largo del rango fisiológico. La hemoglobina está saturada casi en su totalidad a una PaO_2 de 80 a 100 mm Hg (**Figura 10-1**, curva *A*). Esta curva sigmoidal de disociación de la oxihemoglobina (CDO) describe el porcentaje de hemoglobina saturada con oxígeno a una determinada PaO_2 La concentración de difosfoglicerato (DPG) eritrocitario y la proporción de hemoglobina adulta (A) y hemoglobina fetal (F) pueden cambiar la posición de la curva de disociación. Al aumentar la edad posnatal, aumenta la concentración de DPG y la proporción de hemoglobina A, lo cual traslada la curva hacia la derecha (**Figura 10-2**). El DPG ejerce un mayor efecto sobre la unión del oxígeno y la hemoglobina adulta en comparación con la hemoglobina fetal (5b, 5c). Los aumentos de temperatura, de $PaCO_2$ y de concentración de iones hidrógeno (acidosis) también trasladan la curva hacia la derecha. A medida que la curva se traslada hacia la derecha, la hemoglobina puede unirse a una menor cantidad de oxígeno a una determinada PaO_2 y, por lo tanto, libera oxígeno hacia los tejidos con mayor facilidad (**Figura 10-3**). El feto tiene una menor concentración de DPG eritrocitario y más cantidad de hemoglobina F, por lo cual la curva de disociación se traslada hacia la izquierda. Esto ayuda a mantener una mayor saturación de oxígeno a una menor PaO_2. Determinados estados, como la alcalosis respiratoria o la hipotermia terapéutica, también trasladarán la curva de disociación hacia la izquierda, lo cual producirá una mayor saturación de oxígeno en la hemoglobina a una determinada PaO_2

Todos los gases disueltos en la sangre ejercen una presión proporcional a la cantidad de gas. La presión ejercida por el oxígeno disuelto en la sangre está representada por la PaO_2 Lo normal es que solo una pequeña cantidad de oxígeno esté disuelta en el plasma, a menos que la PaO_2 sea

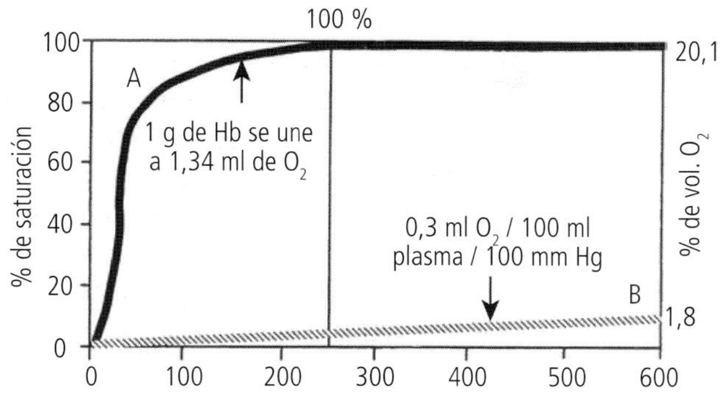

Figura 10-1. Comparación entre la curva de disociación de la hemoglobina (curva A) y la cantidad de oxígeno disuelto en plasma (curva B). Obsérvese que la hemoglobina está saturada casi al 100 % a una PO_2 de 80 mm Hg. Al estar completamente saturada, 15 g de Hb se unirán a 20,1 ml de O_2. (Tomada de Duc G. «Assessment of hypoxia in the newborn». *Pediatrics.* 1971;48:469).

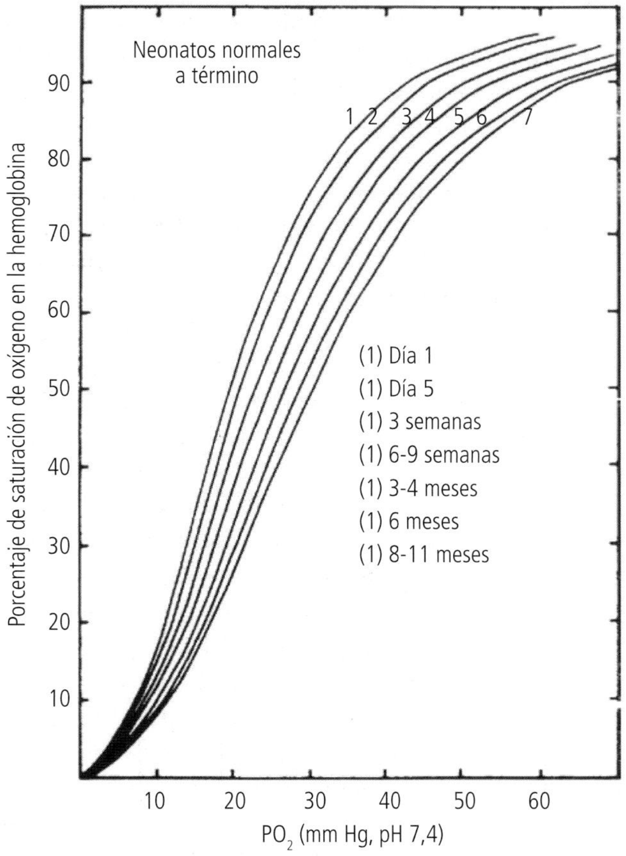

Figura 10-2. Curvas de disociación del oxígeno en neonatos a término de distintas edades posnatales. (Tomada de Delivoria-Popadopoulos M, Roncevic NP, Oski FA. «Postnatal changes in oxygen transport of term, premature and sick infants». *Ped Res.* 1971; 5:235).

extremadamente alta (por ejemplo, debido a una exposición a una FiO_2 elevada o a oxigenoterapia hiperbárica). A 38 ºC, hay 0,3 ml de oxígeno disueltos en 100 ml de plasma

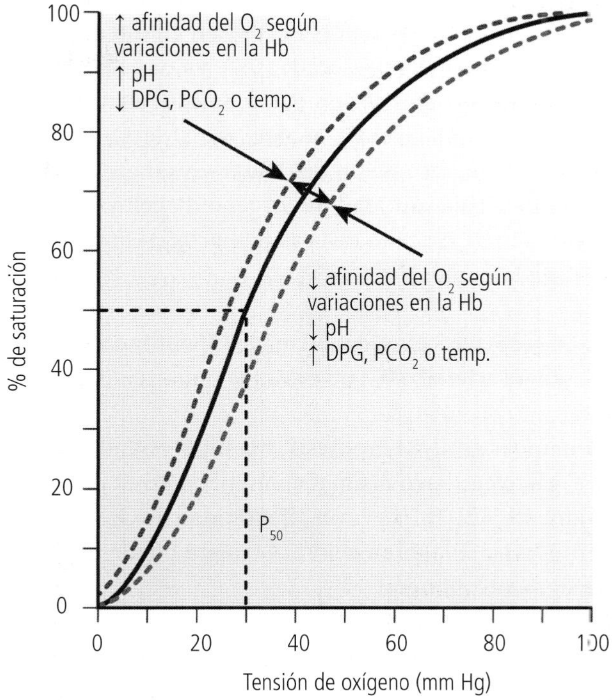

Figura 10-3. Curva de disociación oxígeno-hemoglobina. El porcentaje de saturación de la hemoglobina con oxígeno a distintas tensiones de oxígeno está representado por las curvas sigmoidales. La P_{50}, representada por las líneas punteadas, es de aproximadamente 27 mm Hg en eritrocitos normales. Las modificaciones de la función de la hemoglobina que aumentan la afinidad con el oxígeno trasladan la curva hacia la izquierda, mientras que las que disminuyen la afinidad con el oxígeno trasladan la curva hacia la derecha. (Tomada de *Kelley's Textbook of Internal Medicine*, 4.ª ed. Filadelfia, Lippincott Williams & Wilkins, 2000).

(0,003 ml/dl/mm Hg de PaO_2 a una PaO_2 teórica de 100 mm Hg). Esta relación es lineal a lo largo de todo el rango de PaO_2 (véase la **Figura 10-1**, curva *B*). Debido a que la cantidad de oxígeno que se disuelve en la sangre es muy inferior a la cantidad que se une a la hemoglobina, el contenido de oxígeno en sangre equivale, aproximadamente, a la cantidad de oxígeno unido a la hemoglobina, como representa la siguiente ecuación:

$$C_aO_2 \approx (HbO_2).$$

La cantidad de oxígeno unido a la hemoglobina depende de la concentración de hemoglobina, del porcentaje de saturación de la hemoglobina y de la capacidad de la hemoglobina de transportar oxígeno, lo cual puede expresarse matemáticamente de la siguiente forma:

$$C_aO_2 \approx (HbO_2) = (\text{gramos de Hb}) \times (\text{capacidad de } O_2) \times (\text{\% de saturación}).$$

La capacidad de O_2 representa la cantidad máxima de oxígeno que puede ser transportado por un gramo de hemoglobina completamente saturada. Este valor es de 1,34 ml de O_2 por cada gramo de hemoglobina 100 % saturada (6).

Suponiendo un nivel de hemoglobina de 15 g/100 ml de sangre y una saturación del 100 % en sangre arterial, e ignorando la baja cantidad de oxígeno disuelto en sangre, el contenido de oxígeno de la sangre arterial normal es de aproximadamente:

$C_aO_2 = 15 \times 1{,}34 \times 1{,}0 = 20$ ml de O_2 por cada 100 ml de sangre arterial o 0,2 ml por cada mililitro de sangre.

Si tomamos la misma hipótesis, y la hipótesis adicional de que el gasto cardíaco normal en un neonato es de, aproximadamente, 120 ml/kg/min., la cantidad de O_2 que puede suministrarse a la circulación sistémica puede calcularse de la siguiente manera:

$$\begin{aligned} O_2 \text{ suministrado} &= (\text{Gasto cardíaco}) \times (C_aO_2) \\ &= (120 \text{ ml de sangre/kg/min.}) \times \\ &\quad (0{,}2 \text{ ml de } O_2/\text{ml de sangre}) \\ &= 24 \text{ ml de } O_2/\text{kg/min.} \end{aligned}$$

El consumo de oxígeno de un neonato es de, aproximadamente, 6 ml/kg/min. en condiciones normales (7, 8). Por lo tanto, el organismo extrae 6 ml/kg/min. de oxígeno de los 24 ml/kg/min. aproximados que suministra la circulación sistémica. La cantidad de oxígeno suministrada es, generalmente, muy superior a la cantidad requerida por los tejidos, lo cual crea una reserva natural. Los tejidos se tornan hipóxicos y adoptan el metabolismo anaeróbico solamente cuando el suministro de oxígeno es menor al límite en el cual la cantidad de oxígeno suministrado es inferior a la cantidad requerida por los tejidos. Como solo un 25 % del oxígeno ha salido de la sangre al momento en que esta retorna al corazón, la sangre venosa mixta está saturada en alrededor del 75 %. En general, la saturación de la sangre venosa mixta del 70 % al 75 % representa un suministro de oxígeno adecuado a los tejidos. Por lo tanto, las saturaciones de la sangre venosa mixta, generalmente, se mantienen en el rango fisiológico del 70 % al 75 % en los pacientes en quienes pueden monitorearse de forma directa las saturaciones de sangre venosa mixta (por ejemplo, pacientes que reciben ECMO).

Comprensión de la utilidad de la curva de disociación de la oxihemoglobina

Una de las principales funciones de la hemoglobina es unirse al oxígeno en los pulmones para que este pueda llegar a los tejidos del organismo. Una vez allí, el oxígeno se libera de la hemoglobina e ingresa en una fase de disolución en el plasma, que está representada por la presión parcial de oxígeno (PaO_2). Sin la hemoglobina, el gasto cardíaco debería aumentar enormemente para cumplir con las demandas metabólicas del organismo, ya que la cantidad de oxígeno disuelto en la sangre es mínima. La relación entre la saturación de oxígeno y la PaO_2 está representada por la CDO, que tiene forma sigmoidal. La parte empinada de la curva demuestra que las saturaciones de oxígeno cambian rápidamente durante la carga y descarga de la hemoglobina con oxígeno. Esto refleja los cambios de configuración espacial de la estructura de la hemoglobina que se produce con la unión al oxígeno. A medida que el oxígeno se une a la hemoglobina, la molécula de hemoglobina se relaja y, así, expone más cantidad de moléculas hemo, lo que facilita la posterior unión del oxígeno. Este proceso de relajación se conoce como «regulación alostérica» y está regido por el efecto de Haldane. Con la descarga de oxígeno de la molécula de hemoglobina, se produce el proceso inverso. A medida que los sitios de unión del oxígeno en la molécula de hemoglobina alcanzan la saturación total con oxígeno, la CDO comienza a aplanarse. Por lo tanto, a mayores saturaciones de oxígeno, será cada vez más difícil predecir la PaO_2 a partir de la saturación de oxígeno. Una saturación de oxígeno del 100 % puede corresponder a una PaO_2 que oscila entre 80 y más de 300 mm Hg.

Si bien la PaO_2 aporta muy poco al contenido total de oxígeno en sangre, no puede desestimarse su importancia fisiológica, ya que se trata del oxígeno disuelto en el plasma que puede ingresar en las células. El oxígeno unido a la hemoglobina no puede llegar a los tejidos hasta que haya sido liberado de las moléculas hemo y pueda disolverse en el plasma. En condiciones normales (por ejemplo, eutermia, normoxemia), 100 ml de sangre contienen, aproximadamente, 20 ml de oxígeno. Este oxígeno, en su mayor parte, está unido a la hemoglobina, y hay tan solo alrededor de 0,31 ml de oxígeno disueltos en plasma.

La posición de la CDO está descrita por la P_{50}, que representa la PaO_2 a una saturación de oxígeno del 50 %. La posición de la CDO y, por lo tanto, la P_{50}, depende de varios factores: un aumento de la temperatura corporal, de la concentración de iones hidrógeno (menor pH), de la $PaCO_2$, del 2,3-DPG o de la concentración de hemoglobina adulta trasladarán de forma individual la CDO hacia la derecha, mientras que una disminución de cualquiera de estos factores trasladará la curva hacia la izquierda. Por lo tanto, la PaO_2 para una determinada saturación de oxígeno variará en una misma persona a medida que estos factores cambien con el transcurso del tiempo. Por ejemplo, en cuadros febriles, el traslado de la curva hacia la derecha produce una PaO_2 mayor que la que corresponde al valor de la P_{50}. Tanto las concentraciones de la hemoglobina adulta como las del 2,3-DPG aumentan durante el primer año, lo cual traslada la CDO hacia la derecha (9).

La hemoglobina fetal

Como todos los neonatos, generalmente, tienen mayor parte de hemoglobina fetal, cabe analizar su importancia en mayor profundidad. Los neonatos que nacen con <30 semanas de gestación tienen casi el 100 % de hemoglobina fetal. La proporción de hemoglobina fetal y adulta disminuye en forma gradual; a las 40 semanas de gestación, la hemoglobina fetal representa, aproximadamente, el 70 % de todos los tipos de hemoglobina, y la hemoglobina adulta representa el 30 % restante (10). Este cambio de la producción de hemoglobina fetal a la producción de hemoglobina adulta está relacionado con la edad posmenstrual y no con la edad cronológica (11). Por lo tanto, el parto prematuro no influye sobre la velocidad con la que se deja de producir hemoglobina fetal. Un neonato que nace a las 24 semanas con casi 100 % de hemoglobina fetal debería tener, aproximadamente, un 70 % de hemoglobina fetal a las 16 semanas de edad (40 semanas de edad gestacional corregida), un valor similar al de un neonato nacido a las 40 semanas de gestación, aunque la proporción cambiará más rápidamente tras la transfusión de sangre adulta.

En 1930, se realizó la primera observación respecto de que la hemoglobina fetal tiene propiedades de unión al oxígeno distintas de la hemoglobina adulta (12). La hemoglobina fetal está compuesta por dos cadenas α y dos cadenas γ, mientras que la hemoglobina adulta tiene dos cadenas α y dos cadenas β. Esta diferencia hace que la hemoglobina fetal tenga una mayor afinidad con el oxígeno que la hemoglobina adulta, lo cual fomenta el paso del oxígeno desde el lado materno de la circulación placentaria hacia el lado fetal, ya que la hemoglobina fetal se aferrará al oxígeno con «más fuerza» que la hemoglobina adulta, y esto se refleja en la posición de la CDO. La P_{50} observada en un neonato a término es de, aproximadamente, 21 mm Hg en comparación con una P_{50} de 27 mm Hg en los adultos (véase la **Figura 10-2**) (13, 14). En los neonatos prematuros, la P_{50} puede tener un valor mínimo de 18 mm Hg debido a la presencia de más cantidad de hemoglobina fetal y a menores concentraciones del 2,3-DPG (15).

Es importante saber de qué manera los tratamientos pueden modificar la posición de la curva de disociación del oxígeno. Quizá, lo más importante en este sentido sea la influencia de las transfusiones de concentrados de eritrocitos. Como el concentrado de eritrocitos que se transfunde a los pacientes proviene de donantes adultos, la sangre transfundida, básicamente, contiene 100 % de hemoglobina adulta. Después de una transfusión, el resultado es un traslado de la CDO hacia la derecha. Como los neonatos prematuros tienen mayores concentraciones de hemoglobina fetal, las transfusiones de sangre en estas poblaciones tendrán un mayor efecto sobre el traslado de la CDO que en los neonatos a término. Es más probable que los neonatos prematuros reciban transfusiones de sangre, lo cual destaca aún más la importancia de dicha práctica en esta población vulnerable (16). Hay otros factores importantes para tener en cuenta respecto de los efectos de las transfusiones de sangre sobre la CDO, como la concentración de 2,3-DPG, la temperatura y el tipo de conservante empleado en el concentrado de eritrocitos. Sin embargo, el análisis pormenorizado de estos factores excede el alcance de este texto.

¿Esto tiene importancia clínica? Wimberley y colegas indican que, en función de la posición de la CDO, los límites de saturación de oxígeno en la hipoxemia e hiperoxemia pueden oscilar entre el 85 % y el 94 % y entre el 96 % y el 98 %, respectivamente (17). Esto demuestra la importancia de contemplar de qué forma los valores objetivo de la saturación de oxígeno se relacionan con la PaO_2 como describe la CDO. En la práctica, los médicos determinan rangos específicos de saturación de oxígeno para guiar el ajuste del oxígeno y evitar los peligros que implican la hiperoxemia y la hipoxemia. Sin embargo, los valores objetivo de saturación de oxígeno no se modifican de forma obligatoria si cambia la posición de la CDO, tal como ocurre en la transfusión sanguínea, lo cual podría provocar una mayor PaO_2 en cualquier nivel de saturación de oxígeno frente al valor previo a la transfusión. Podría decirse que esto es adecuado, ya que es la saturación de oxihemoglobina —y no la PaO_2— la que influye directamente sobre el contenido de oxígeno de la sangre y el suministro de oxígeno a los tejidos.

Los analizadores de gasometría modernos tienen dos valores predeterminados para la hemoglobina fetal: 0 % y 80 %. Si bien no es un valor exacto, para analizar la gasometría de un neonato, es preferible usar el valor de 80 % de hemoglobina fetal. Por ejemplo, tomemos una muestra de gasometría corregida al 80 % de hemoglobina fetal con una P_{50} de 15 mm Hg y una saturación de oxígeno del 92 % al 97 %. La misma muestra de gasometría evaluada en un analizador de gasometría y no corregida para la hemoglobina fetal daría como resultado una P_{50} de 20 mm Hg, lo que correspondería a una saturación de oxígeno del 86 % al 95 % (15).

A veces, los errores al informar los valores de gasometría no corregidos no son evidentes para el médico. Un resultado de gasometría corregida para hemoglobina fetal que indica una saturación de oxígeno del 100 % corresponde a una saturación de oxígeno no corregida del 105 % (18).

Sin embargo, como los equipos de gasometría no informan saturaciones de oxígeno >100 %, esto no sería evidente para el médico.

HIPOXEMIA E HIPOXIA

Por lo general, aunque la hipoxemia y la hipoxia se producen juntas, no son sinónimos. La hipoxemia suele definirse como un bajo contenido de oxígeno en la sangre arterial, mientras que la hipoxia se refiere a un suministro inadecuado de oxígeno a los tejidos. La hipoxemia se produce en casos en los que la sangre ingresa a la circulación sistémica sin perfundir correctamente a los alvéolos ventilados (disminución de la proporción ventilación-perfusión). La sangre puede no ingresar a los alvéolos ventilados debido a un cortocircuito extrapulmonar o intrapulmonar, o a alguna combinación de ambos. En casos de cardiopatías congénitas cianóticas, la estructura cardíaca anormal genera el ingreso de sangre en la aorta sin haber pasado por la circulación pulmonar (cortocircuito extrapulmonar). De forma similar, los neonatos con hipertensión pulmonar persistente del neonato también pueden tener cortocircuitos extrapulmonares a través del agujero oval o del conducto arterioso. Un cortocircuito de derecha a izquierda a lo largo del conducto arterioso, generalmente, se detecta al comparar la PaO_2 o la saturación de oxígeno de la sangre preductal y posductal (**Figura 10-4**). Si la saturación de la sangre preductal es significativamente mayor (diferencia ≥5 % al 10 %) que la saturación de la sangre posductal, existe un cortocircuito de derecha a izquierda de importancia clínica. Sin embargo, las saturaciones preductales y posductales equivalentes no excluyen la posibilidad de hipertensión pulmonar con un cortocircuito a través del agujero oval. La hipoxemia vinculada con las enfermedades pulmonares caracterizadas por atelectasia (por ejemplo, síndrome de dificultad respiratoria, neumonía) se producen, principalmente, por cortocircuitos intrapulmonares. Siempre que los alvéolos reciban ventilación insuficiente, la sangre que los irriga podría no saturarse por completo. Así, cuanto mayor sea el grado de atelectasia, mayor será el cortocircuito intrapulmonar y el grado de hipoxemia.

La hipoxia tisular se produce cuando la cantidad de oxígeno suministrada a los tejidos es inferior al límite crítico de consumo de oxígeno. La hipoxia puede producirse a pesar de que la PaO_2 sea adecuada. Resulta útil pensar en la hipoxia en términos de desequilibrios en la disponibilidad, la entrega y la demanda de oxígeno. Se observa una menor «disponibilidad» de oxígeno a grandes altitudes debido a una menor presión parcial de oxígeno en la atmósfera. La «entrega» de oxígeno se ve afectado en casos de perfusión tisular inadecuada (por ejemplo, gasto cardíaco reducido), anemia y tipos anormales de hemoglobina (por ejemplo, metahemoglobina), cuando la descarga de oxígeno a los tejidos se ve perjudicada. La «demanda» de oxígeno aumentará a medida que aumente la necesidad de oxígeno en los tejidos como respuesta a una enfermedad, como fiebre o infección.

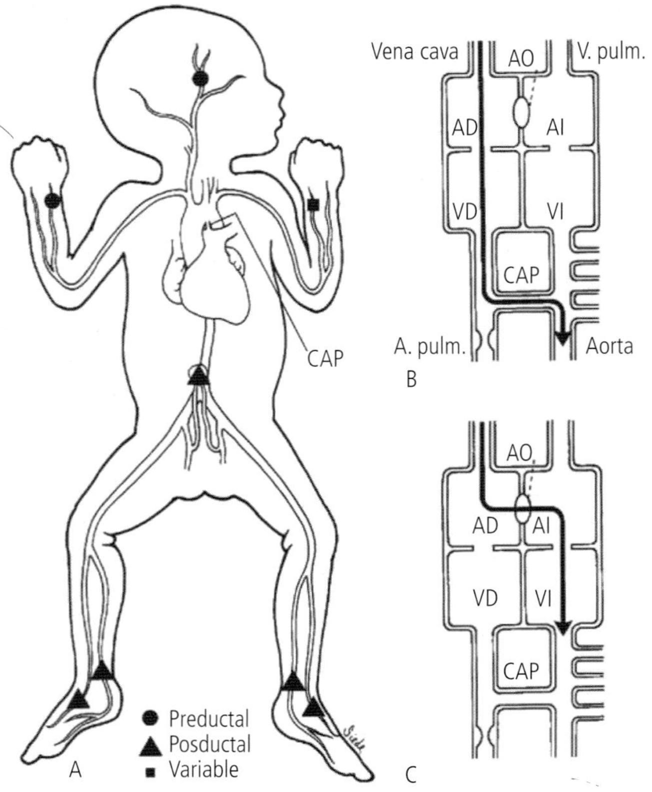

Figura 10-4. Cortocircuito sanguíneo en caso de hipertensión pulmonar. **A.** Lugares de recolección de la muestra. **B.** Cortocircuito de derecha a izquierda a través del conducto arterioso. **C.** Cortocircuito de derecha a izquierda a través del agujero oval. AO: agujero oval; AI: aurícula izquierda; VI: ventrículo izquierdo; CAP: conducto arterioso permeable; AD: aurícula derecha; VD: ventrículo derecho.

TRANSPORTE DE DIÓXIDO DE CARBONO

El transporte de dióxido de carbono es mucho menos complejo que el transporte de oxígeno, ya que el primero se fabrica en los tejidos durante el metabolismo aeróbico de la glucosa y se transporta por la sangre hacia los pulmones, desde donde se exhala. El 85 % del dióxido de carbono en la sangre se transporta en forma de ácido carbónico, el 10 % viaja con la hemoglobina en forma de carbamato, y el 5 % se transporta como gas disuelto o como ácido carbónico (19, 20). Debido al equilibrio entre el dióxido de carbono disuelto y el ion de bicarbonato, la relación entre la presión parcial de dióxido de carbono en la sangre ($PaCO_2$) y el contenido total de CO_2 en la sangre es básicamente lineal en todo el rango fisiológico (**Figura 10-5**).

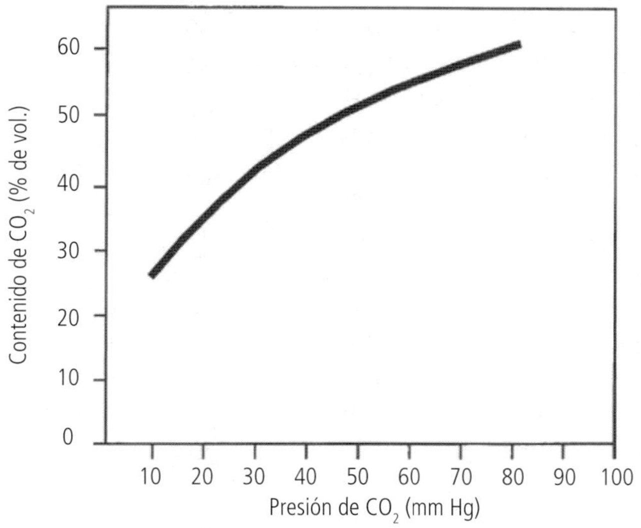

Figura 10-5. Contenido total de CO_2 frente a la presión parcial de CO_2 en la sangre. (Tomada de Comroe JH. *The Lung*. Chicago, Year Book Medical Publishers; 1962, 44-49).

Como el dióxido de carbono difunde rápidamente desde la sangre hacia el gas alveolar, la presión parcial de CO_2 en la sangre ($PaCO_2$) que sale de los pulmones es básicamente la misma que la presión parcial de CO_2 en el gas alveolar (P_{ACO2}). Por lo tanto, al aumentar la ventilación alveolar minuto, disminuye la P_{ACO2} y, así, la $PaCO_2$. Este es el motivo por el cual la $PaCO_2$ depende del nivel de ventilación alveolar.

Acidosis metabólica

El metabolismo anaeróbico de la glucosa produce la acumulación de ácido láctico y una consecuente acidosis metabólica. El ácido láctico reacciona con el bicarbonato (una base) y disminuye el bicarbonato sérico, lo cual genera un déficit de bases. Por lo general, esto es consecuencia del suministro insuficiente de oxígeno a los tejidos como resultado de alguna combinación de hipoxemia, anemia y un gasto cardíaco inadecuado. Otras causas de la acidosis metabólica en el neonato incluyen la sepsis, errores metabólicos congénitos y eliminación del bicarbonato renal. Las causas iatrogénicas, como una carga proteica importante en la nutrición parenteral —en especial, si se incorpora cisteína adicional— también constituyen causas frecuentes de acidosis metabólica en neonatos muy prematuros.

En la mayoría de los neonatos sanos, el déficit de bases oscila, generalmente, entre +3 y -1. Si bien es lógico aportarle bases al neonato con acidosis metabólica debido a una pérdida de bicarbonato, casi no existe evidencia que indique que el tratamiento agudo con bicarbonato beneficia a los pacientes con acidosis metabólica por hipoxia tisular. Por el contrario, hay sobrada evidencia que indica que la administración de bicarbonato puede ser perjudicial para el paciente con hipoxia y acidosis metabólica y que no debe utilizarse como indicación de rutina (21-23). En pacientes con acidosis metabólica, restituir el suministro de oxígeno a los tejidos al corregir el problema principal es mucho más importante que administrar bases exógenas. El bicarbonato de sodio ya no se recomienda durante la reanimación cardiopulmonar (21).

Si la acidosis metabólica debe tratarse con bases exógenas, el fármaco que se utiliza con mayor frecuencia es el bicarbonato de sodio. La cantidad de miliequivalentes de bicarbonato necesarios para corregir a la mitad un déficit de bases puede calcularse de forma aproximada con la siguiente ecuación:

Bicarbonato (mEq) que se administrará: (déficit de bases) × (peso corporal en kg) × 0,3.

Debido a su hipertonicidad, el bicarbonato de sodio (1 mEq/ml) debe diluirse 1:1 con agua estéril y administrarse lentamente, si es posible, cada 30 a 60 minutos (24). Si es necesario administrar bicarbonato, debe hacerse con cuidado en neonatos con acidosis respiratoria y metabólica combinadas, ya que, al metabolizarse el bicarbonato, aumentará aún más la $PaCO_2$ a menos que también se produzca un aumento en la ventilación minuto. Por lo tanto, el uso de bicarbonato de sodio debe limitarse a los pocos casos de pérdida tubular renal grave o ante determinadas causas poco frecuentes de acidosis láctica congénita.

Alcalosis metabólica

La causa más frecuente de alcalosis metabólica relativa en los neonatos es —por mucho— una compensación crónica de la acidosis respiratoria. Si una acidosis respiratoria compensada se corrige al disminuir rápidamente la $PaCO_2$, se producirá una alcalosis metabólica absoluta. Otras causas de alcalosis metabólica en neonatos incluyen hipocloremia debido al tratamiento crónico con diuréticos —o al drenaje crónico de las secreciones gástricas (o vómitos frecuentes)— y a la administración de un exceso de acetato en la nutrición parenteral. La alcalosis metabólica leve también puede producirse después de una exanguinotransfusión, al metabolizarse el citrato presente en el anticoagulante. Casi nunca es necesario corregir drásticamente la alcalosis metabólica mediante la administración de compuestos ácidos, como el cloruro de amonio o el hidrocloruro de arginina, ni tampoco con diuréticos eliminadores de bicarbonato, como la acetazolamida. En la mayoría de los casos, el tratamiento de la alcalosis metabólica relativa con estos fármacos produce una mera acidosis respiratoria no compensada (25).

TÉCNICAS PARA TOMAR MUESTRAS DE SANGRE

Si bien es posible tratar a un neonato enfermo sin necesidad de un acceso arterial, la presencia de un catéter arterial simplifica mucho la cuestión, ya que no solo permite realizar una gasometría precisa sin molestar al paciente, sino que, también, permite medir directamente la presión arterial y constituye una vía para tomar muestras de sangre con otros fines. A pesar de que son importantes, es posible que haya un abuso de los catéteres umbilicales, los cuales no carecen de riesgos. Es por eso por lo que es preferible consensuar su uso en determinados casos concretos (26).

Catéteres arteriales umbilicales

Los catéteres arteriales umbilicales constituyen la vía de acceso arterial de preferencia en la mayoría de las unidades de cuidados intensivos neonatales; en especial, durante los primeros días de vida del neonato. Por lo general, pueden colocarse de manera rápida y sencilla con un bajo riesgo de complicaciones. Las arterias umbilicales son de fácil acceso durante los primeros días de vida. Si bien es mucho menos probable lograr una colocación exitosa después de algunos días, es posible en pacientes de hasta dos semanas de vida. La gasometría realizada sobre la sangre extraída de un catéter umbilical representa la sangre posductal.

El catéter umbilical debe ser flexible, no susceptible a los pliegues, radiopaco, transparente y no trombogénico, además de tener un orificio en el extremo, no en el costado (27). Hay dos tamaños habituales de catéter: calibre 3,5F y 5,0F. Algunos médicos consideran que, en lo posible, debe usarse el catéter más grande para minimizar la formación de trombos, ya que este es menos propenso a la coagulación interna. Otros consideran que es preferible el catéter más chico porque minimiza los cambios del flujo aórtico que genera la presencia del catéter (28). Como casi no existe evidencia publicada respecto de los méritos relativos de los dos tamaños de catéter, la decisión sobre cuál utilizar, por lo general, se basa en la preferencia personal y en el tamaño del paciente. Nuestro enfoque habitual es usar un catéter de calibre 3,5F de una sola luz en neonatos que pesan menos de 1500 g o 2000 g y un catéter de calibre 5,0F de una sola luz en neonatos que pesan más de 1500 g o 2000 g. Siempre recurrimos a un catéter de una sola luz al canular la arteria umbilical.

El proceso de canulación de los vasos umbilicales está demostrado en un video de Anderson, *et al.* en la *New England Journal of Medicine* (29). A través de Pedialink, el Centro de Aprendizaje en Línea de la Academia Estadounidense de Pediatría (https://vimeo.com/57453941), pueden verse otros videos que describen este método.

Antes de la colocación, se conecta el catéter a una llave de tres vías y a una jeringa que contiene una solución salina heparinizada. Se realiza un lavado completo del catéter y, una vez introducido y funcionando correctamente, la llave de tres vías se conecta a una infusión continua de solución heparinizada y a un transductor de presión. Deben estabilizarse las conexiones de la llave para minimizar la posibilidad de una desconexión accidental.

El catéter se introduce mientras el neonato se encuentra bajo un calentador radiante o dentro de una incubadora calefaccionada para mantener controlada su temperatura y sus signos vitales. Deben sujetarse suavemente las piernas del neonato, y, también, es útil sujetarle los brazos. La introducción del catéter debe realizarse en condiciones estériles, después de limpiar el cordón umbilical con yodopovidona o clorhexidina (estas sustancias deben quitarse después de la limpieza, ya que pueden dañar la piel si permanecen en ella). A continuación, se coloca un lazo estéril alrededor del cordón umbilical y se ata un nudo flojo en la parte proximal del cordón. Este lazo se coloca para poder ajustarlo en caso de hemorragia al cortar el cordón o aflojarlo si evita el paso del catéter. Luego, se corta el cordón a aproximadamente 0,5 cm de distancia de la piel. Dejar el muñón umbilical demasiado largo dificulta la inserción del catéter, ya que es más difícil inmovilizar los vasos que se están canulando. Cortar el cordón con un bisturí de una sola vez —y no con un movimiento tipo serrucho— expone una superficie umbilical plana de la cual, generalmente, protruyen las arterias umbilicales. Resulta sencillo identificar las dos arterias gruesas y la única vena fina, grande y separada.

Uno de los pasos más importantes de la inserción de un catéter arterial umbilical (además de mantener la esterilidad en todo el proceso) es dilatar la luz de la arteria; de lo contrario, es muy probable que no se logre introducir el catéter. El objetivo de la dilatación es abrir la luz lo suficiente como para permitir el suave paso del catéter sin desgarrar el interior del vaso. Si el extremo del catéter desgarra la íntima y crea una «falsa luz» dentro del vaso, no volverá a ingresar a la luz, con lo cual resultará casi imposible hacerlo avanzar. La dilatación del vaso debe realizarse al colocar el extremo de un pequeño fórceps endoluminal. No deben utilizarse fórceps dentados, pues, en ese caso, debe tenerse mucho cuidado de no lesionar el interior del vaso. Si se realiza con delicadeza, el vaso se dilatará y permitirá el ingreso endoluminal de ambos extremos del fórceps (**Figura 10-6**). Una vez colocados ambos extremos, puede abrirse el fórceps lentamente para dilatar el vaso de forma gradual hasta el calibre del catéter. A medida que se dilata la luz del vaso, debe hacerse avanzar el fórceps para dilatar la arteria a un mínimo de 5 mm a 8 mm. Una vez que el vaso está correctamente dilatado, puede introducirse el catéter. Es más sencillo hacer avanzar el catéter si el vaso está estabilizado con uno o dos fórceps curvos pequeños. Por lo general, el catéter avanza sin problemas. En caso de notar una resistencia importante, generalmente, el catéter ha perforado el interior del vaso y creado una falsa luz dentro de la pared arterial. Si esto sucede, debe quitarse el catéter. Si se fuerza el catéter en este punto, probablemente, se dañará el vaso o perforará el peritoneo.

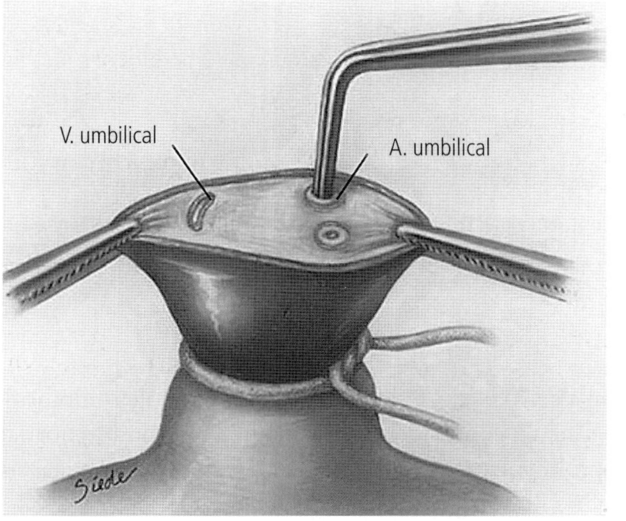

Figura 10-6. Muñón umbilical con dos arterias umbilicales y una vena. Se utiliza un pequeño fórceps para dilatar levemente una de las arterias.

A veces, en lugar de ingresar en la aorta, el catéter llegará hasta la arteria ilíaca externa, la cual se convierte en la arteria femoral, que perfunde al miembro inferior. En ese caso, algunas veces, puede introducirse un segundo catéter en la misma arteria umbilical sin quitar el primero. Con el primer catéter alojado en la arteria ilíaca externa, el segundo, generalmente, se dirige hacia la aorta (30).

Una vez que el catéter ingresa en la aorta, debe llevarse hasta una «posición alta» o una «posición baja». El objetivo de estas dos posiciones es colocar el extremo del catéter de manera tal que no quede ubicado junto al origen de los vasos renales, mesentéricos o del tronco celíaco que salen de la aorta descendente. Si se elige una posición baja, el extremo del catéter debe quedar ubicado entre la tercera y la cuarta vértebra lumbar (confirmado mediante radiografía), de manera segura por debajo de las arterias renal y mesentérica. Si se elige una posición alta, el extremo del catéter debe quedar ubicado entre la sexta y la décima vértebra dorsal, por encima del origen de los vasos del tronco celíaco. Si bien se utilizan, habitualmente, ambas posiciones, se han realizado varios estudios aleatorizados prospectivos y un metanálisis subsiguiente, que compararon la colocación baja frente a la colocación alta del catéter y demostraron una mayor tasa de complicaciones vasculares periféricas en neonatos con catéteres colocados en posición baja. Sin embargo, la mayoría de estas complicaciones fueron leves (31).

Existen varios gráficos publicados para calcular la distancia a la que debe introducirse el catéter para quedar correctamente colocado en la posición más baja (32, 33). El método más sencillo se basa en el peso del neonato (34): si desea colocarse el catéter en una posición baja, para un neonato de 1 kg, deben introducirse 7 cm aproximadamente; para un neonato de 2 kg, deben introducirse 8 cm aproximadamente; y para un neonato de 3 kg, deben introducirse 9 cm aproximadamente. Para colocar el catéter en una posición alta, la fórmula «3 veces el peso más 9» brinda un cálculo aproximado de la profundidad necesaria de inserción del catéter (en centímetros). En 2008, un estudio señaló que aplicar la fórmula «4 veces el peso más 7» a todos los neonatos prematuros brinda un cálculo más certero de la profundidad necesaria de inserción del catéter (35). Gupta *et al.* indicaron que medir la superficie (longitud del ombligo al pezón menos 1 cm más el doble de la distancia desde el ombligo hasta la sínfisis pubiana) es útil para calcular la profundidad correcta de inserción (36). Independientemente del método empleado para calcular la profundidad de inserción, debe sumarse la longitud del muñón umbilical para determinar la profundidad final de inserción. Después de introducido el catéter, debe confirmarse su posición mediante una radiografía (**Figura 10-7**), ya que estos métodos no siempre son exactos (37). También puede realizarse una ecografía para verificar la posición del extremo del catéter (38). Una vez confirmado que la posición es correcta, debe fijarse el catéter mediante puntos de sutura y cinta. Generalmente, se utiliza un punto de seda 3-0 anudado alrededor del cordón umbilical y, luego, al catéter. Debe tenerse sumo cuidado de no perforar el catéter con la aguja de sutura. A continuación, se asegura el catéter con un puente de cinta. En el mercado actual, es habitual encontrar dispositivos de fijación en «puente».

Incisión subumbilical

Si no logran canularse ambas arterias umbilicales y las arterias periféricas, y si no puede tratarse correctamente al paciente sin colocarle un catéter arterial, a veces es posi-

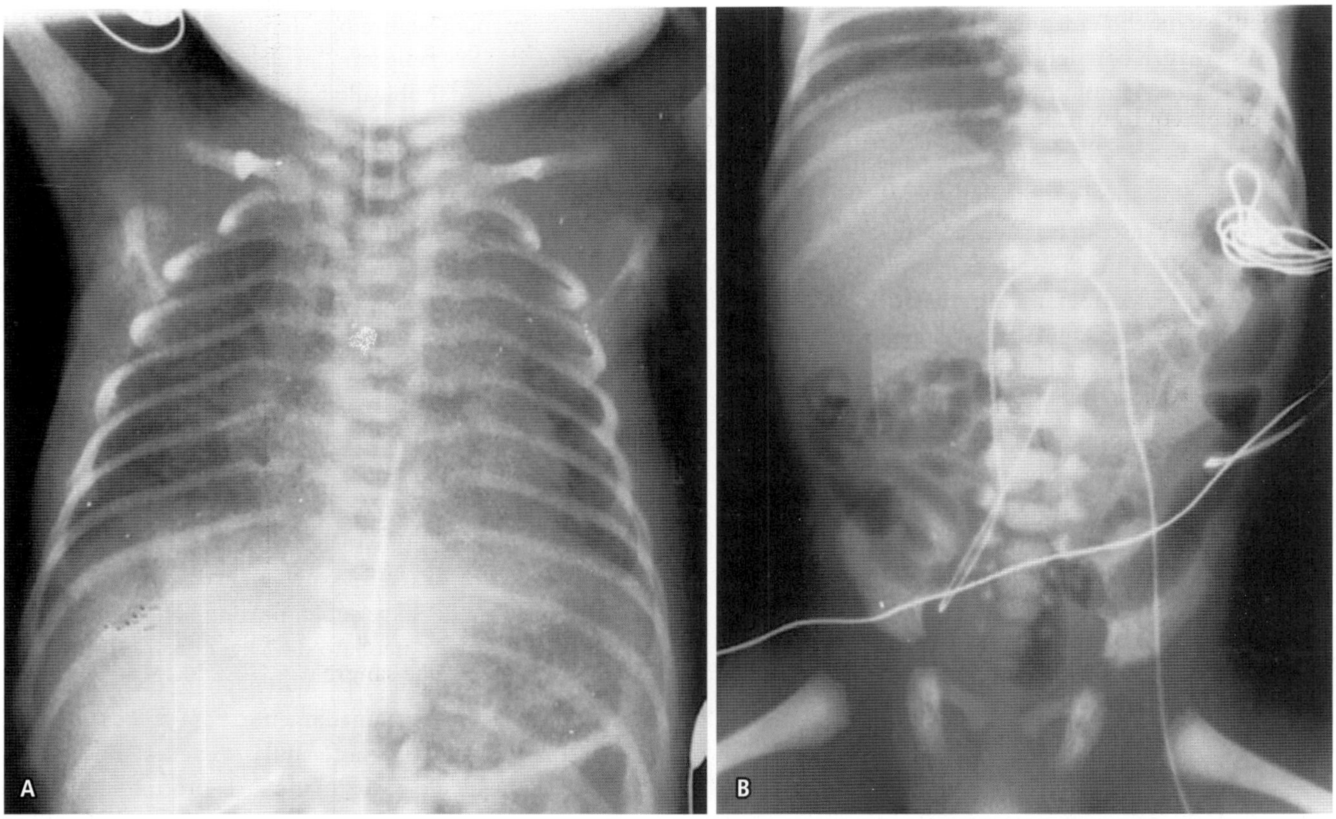

Figura 10-7. A. Radiografía que muestra un catéter arterial umbilical colocado en posición «alta». **B.** Radiografía que muestra un catéter arterial umbilical colocado en posición «baja».

ble canular las arterias umbilicales mediante una incisión subumbilical (39). Como se trata de una intervención quirúrgica, debe realizarla solamente un médico con experiencia en la técnica, ya que es posible que surjan distintas complicaciones, como el ingreso a la cavidad peritoneal y una hernia subumbilical.

Complicaciones de la cateterización arterial umbilical

Si bien la cateterización arterial umbilical es segura y tolerada por la mayoría de los pacientes, es importante recordar que tiene sus riesgos. Existen varias complicaciones relacionadas con los catéteres arteriales umbilicales: compromiso vascular, complicaciones relacionadas con una posición incorrecta, infección, hemorragia y accidentes relacionados con el catéter (desconexión accidental, ruptura, etc.), entre otras. A veces, la colocación del catéter implica complicaciones trombóticas graves, como gangrena franca y necrosis de las nalgas o la pierna. Hay estudios que indican que los catéteres arteriales umbilicales no suponen un alto riesgo de trombosis durante los primeros cinco días, aunque la evidencia en animales sugiere que, aun a corto plazo, el uso de catéteres arteriales umbilicales se vincula con evidencia histológica de trombos aórticos y proliferación neointimal de la pared vascular, la cual podría no ser clínicamente evidente (40, 41).

Puede ocurrir que los neonatos con catéteres arteriales umbilicales presenten una decoloración violácea o púrpura en los dedos de los pies, aparentemente, debido a microémbolos o vasoespasmos. En algunos casos, calentar la pierna contralateral podría activar la vasodilatación refleja y aumentar la perfusión al miembro afectado. Si bien esta es una práctica frecuente, un estudio con neonatos normales sin vasoespasmos demostró que el calentamiento local no produce ningún efecto sobre la circulación periférica del talón contralateral (42). Independientemente del beneficio de calentar el pie contralateral, no debe aplicarse calor a la pierna comprometida debido a la posibilidad de que esto aumente la tasa metabólica de los tejidos que reciben calor y provoque una lesión hipóxica mayor en esos tejidos. Aunque la mayoría de los pacientes con dedos del pie violáceos tienen una perfusión adecuada y no sufren efectos perjudiciales, siempre debe tenerse en cuenta que esto puede representar un compromiso vascular potencialmente significativo. La falta de reconocimiento de un trastorno en la perfusión cada vez más deficiente puede generar necrosis y amputación de una parte del pie. Si los dedos del pie continúan violáceos, debe retirarse el catéter. De forma similar, si la decoloración violácea se extiende por el pie o por la pierna, también debe quitarse el catéter.

En casos poco frecuentes, los neonatos con un catéter umbilical presentan palidez en el pie o en parte de la pierna. Dado que la palidez representa una irrigación arterial gravemente comprometida, debe quitarse el catéter de inmediato.

Si la perfusión al miembro no mejora inmediatamente después de quitar el catéter, debe evaluarse al neonato por posibles complicaciones trombóticas graves. Por lo general, la evaluación en estos casos incluye una combinación de ecografía convencional o ecografía *doppler*, o, incluso, una angiografía. Se ha descrito una eficacia parcial de los vasodilatadores sistémicos y tópicos en estos casos, pero no se cuenta con evidencia concluyente respecto de dicha eficacia (43, 44). Si se identifica la presencia de un coágulo importante, se han informado intentos de trombolisis con activador tisular del plasminógeno, infundido ya sea de manera directa en el vaso afectado o de forma sistémica (45, 46). Deben ponderarse las posibles ventajas de la trombolisis frente a sus riesgos, en especial, en los neonatos con hemorragia intracraneana preexistente con riesgo de expansión. Lamentablemente, hay pocas publicaciones disponibles respecto de cuál es el mejor enfoque en los neonatos con obstrucción vascular grave.

La incidencia de infecciones vinculadas con los catéteres arteriales umbilicales parece ser menor que la de infecciones relacionadas con catéteres venosos centrales. Sin embargo, como sucede con todos los catéteres centrales, se debe tener mucho cuidado para mantener la esterilidad durante la inserción del catéter y la posterior toma de la muestra de sangre. Recomendamos minimizar las «interrupciones» de la vía para disminuir el riesgo de infección de la vía central. Una revisión de Cochrane sugiere que no existe evidencia suficiente para recomendar o desaconsejar el uso rutinario de antibióticos en los neonatos con catéteres umbilicales colocados, y se recomienda no recurrir al tratamiento antibiótico empírico prolongado si los cultivos de los neonatos arrojan resultados negativos (47).

Una de las cuestiones delicadas respecto de los catéteres arteriales umbilicales es el efecto de la toma de la muestra de sangre sobre la irrigación sanguínea al cerebro. Estudios ecográficos y de espectroscopia del infrarrojo cercano han demostrado que la toma de muestras de sangre frecuentes a partir de un catéter umbilical altera la hemodinámica y la oxigenación cerebrales (48, 49). Si bien disminuir el volumen de sangre que se extrae puede atenuar estos cambios, no se conoce a ciencia cierta si el muestreo más lento también redundaría en un beneficio (50, 51). Aunque se desconoce si estos cambios en la hemodinámica cerebral aumentan el riesgo de complicaciones —como hemorragia intraventricular—, es lógico evitar extraer las muestras o realizar infusiones en el catéter de forma veloz, además de disminuir los volúmenes de las extracciones.

Por lo general, en neonatos con catéteres arteriales umbilicales se considera que la nutrición parenteral es segura, y la mayoría de los médicos continúan alimentando por esta vía (52). La irrigación de la arteria mesentérica superior no se ve perjudicada por la presencia de un catéter umbilical durante la nutrición con fines tróficos (53).

Hay pocas publicaciones que versan sobre cómo tomar las decisiones respecto del tiempo durante el cual puede dejarse colocado el catéter arterial umbilical de forma segura. En la mayoría de las instituciones, por lo general, se quita el catéter a los pocos días, una vez que el neonato ya no requiere soporte respiratorio importante y ya no deben extraerse muestras de sangre con frecuencia. Al igual que sucede con todos los tratamientos, deben ponderarse los posibles riesgos de la cateterización arterial umbilical frente a las posibles ventajas en cada caso en particular.

Otros catéteres intravasculares

En algunos neonatos, no es posible realizar una cateterización arterial umbilical de manera exitosa. En estos casos, la mejor alternativa puede ser la canulación percutánea de una arteria periférica. La canulación arterial percutánea también es la mejor opción en neonatos que ya no tienen colocada una cánula arterial umbilical pero que, de igual manera, requieren acceso arterial. Otras técnicas, como la disección arterial umbilical o periférica, son más difíciles de realizar e implican un mayor riesgo para el paciente. Si bien, desde el punto de vista técnico, la canulación percutánea de una arteria periférica es compleja —en especial, en neonatos que pesan menos de 1 kg—, generalmente, es posible realizar la canulación de la arteria radial, la arteria pedia o la arteria tibial posterior. Debe evitarse la canulación de la arteria temporal, ya que se han informado casos de émbolos cerebrales y accidentes cerebrovasculares en pacientes con catéteres arteriales temporales (54, 55).

Si bien la confiabilidad de la prueba de Allen se ha puesto en duda (56), es una opción válida para garantizar la permeabilidad de la arteria cubital si debe canularse la arteria radial. Por el contrario, si debe canularse la arteria cubital, debe evaluarse la permeabilidad de la arteria radial. La prueba de Allen comienza al apretar suavemente la mano para vaciarla de sangre. Aplique presión sobre las arterias radial y cubital, y, luego, retire la presión de la mano y de la arteria que no se canulará. Si retorna el color y la sangre irriga la mano entera, es seguro realizar la canulación (19). También puede usarse la técnica *doppler* para evaluar la circulación colateral.

Es posible localizar la arteria mediante palpación o mediante transiluminación. Si debe canularse la arteria radial o la arteria cubital, debe atarse la mano levemente hiperextendida. Por lo general, antes de comenzar con la canulación, se administra al neonato una dosis analgésica de morfina o fentanilo. A veces, se recurre a anestesia local con lidocaína, en cuyo caso hay que masajear suavemente el botón de anestesia y esperar unos minutos.

Antes de la canulación, el lugar de inserción debe limpiarse con yodopovidona o clorhexidina. Generalmente, resulta más sencillo canular la arteria radial en el punto de pulsación máxima sobre la porción distal del radio, proximal a la rama palmar superficial de la arteria. En esta posición, la arteria se ubica entre dos tendones: superficial y lateral al nervio mediano (**Figura 10-8**).

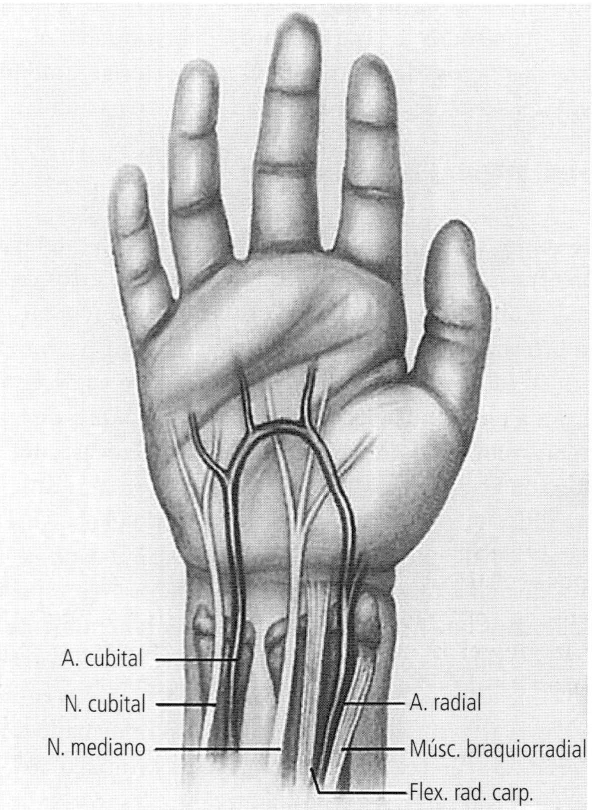

Figura 10-8. Anatomía de la mano en la que se observan las arterias radial y cubital, y las estructuras que las rodean. A.: arteria; Flex. rad. carp.: flexor radial del carpo; N.: nervio.

El catéter puede usarse seco o irrigado con una solución salina heparinizada para facilitar el reflujo de sangre. Se hace avanzar el catéter y la aguja a un ángulo de, aproximadamente, 30 grados hasta ingresar en el vaso y detectar un retorno sanguíneo pulsátil. La aguja se mantiene quieta y el catéter se introduce en la arteria. A continuación, se retira la aguja.

Una técnica alternativa consiste en punzar la arteria a través de las paredes anterior y posterior, y, luego, retirar la aguja. Después de eso, se retira el catéter hasta que el extremo vuelva a ingresar en la luz del vaso y se detecte un retorno sanguíneo enérgico, momento en el cual se lo hará deslizar dentro de la luz del vaso. Sin embargo, según nuestra experiencia, este método, por lo general, es menos exitoso que la técnica mencionada anteriormente.

Una vez colocado, el catéter debe asegurarse con cinta y conectarse a una infusión de solución salina heparinizada con un conector en forma de T y una llave de paso de tres vías. La cinta que asegura el catéter debe permitir una visión completa de los cinco dedos, ya que la hipoperfusión —con riesgo potencial de provocar necrosis isquémica— es la principal complicación de los catéteres arteriales periféricos. Es importante tener en cuenta que el miembro elegido para la inserción del catéter arterial periférico determinará si la gasometría refleja valores preductales o posductales.

Infusión de líquidos mediante catéteres arteriales

A través de solución heparinizada, debe mantenerse la permeabilidad de los catéteres arteriales centrales y periféricos. En la mayoría de los centros, las concentraciones de heparina oscilan entre 0,25 unidades/ml y 1,0 unidades/ml. Al heparinizar la infusión, disminuye la incidencia de oclusión del catéter, pero esto no influye sobre la frecuencia de trombosis aórtica, hemorragia intracraneana, muerte o fenómenos isquémicos clínicos (57). Si bien no se ha publicado evidencia respecto de la velocidad a la cual resulta seguro infundir líquidos a través de catéteres arteriales, la mayoría de los médicos emplean una velocidad mínima de 1 ml/h.

Mediante los catéteres arteriales umbilicales, es posible infundir solución salina, soluciones glucosadas y soportes nutricionales, y se ha demostrado que infundir soluciones que contienen aminoácidos de osmolaridad normal resulta menos hemolítico que infundir solución salina con una concentración de un cuarto de lo normal, y permite mejorar la nutrición (58). A diferencia de las arterias umbilicales —a través de las cuales podemos infundir diversas soluciones—, existe un supuesto efecto irritante en las arterias periféricas si se infunden líquidos distintos de la solución salina fisiológica. En neonatos muy prematuros para quienes la solución salina fisiológica a una velocidad de 1 ml/h supone una carga de sodio excesiva, los médicos, por lo general, infunden solución salina al 0,45 %. En casos en los que se requiere una mayor cantidad de bases, infundimos acetato de sodio en lugar de cloruro de sodio. Nunca deben administrarse medicamentos o hemoderivados a través de un catéter arterial periférico.

Punción arterial

Las muestras para gasometría pueden obtenerse mediante la punción intermitente de las arterias radial, cubital, temporal, tibial posterior o pedia. En general, no deben usarse las arterias femoral y braquial debido al riesgo potencial de formación de trombos de gran tamaño que podrían implicar la amputación del miembro, además de que se han informado daños al nervio mediano debido a la punción de la arteria braquial (59). Como ya se indicó, antes de punzar la arteria radial o cubital, es conveniente realizar la prueba de Allen.

Después de determinar la ubicación de la arteria deseada mediante transiluminación o palpación, debe limpiarse la piel con una solución de yodopovidona o clorhexidina. Se introduce una aguja de calibre pequeño (por ejemplo, calibre 22 a 25), con el bisel hacia arriba y formando un ángulo entre la aguja y la piel, en contra de la circulación arterial. La sangre debe ingresar en el tubo de forma espontánea o mediante una succión leve. Después de quitar la aguja, debe aplicarse presión continua sobre la arteria durante cinco minutos. Si no se forma un hematoma, puede usarse la misma arteria varias veces.

La principal desventaja de la punción arterial es que casi nunca puede realizarse sin molestar al paciente. Un estudio demostró que la venopunción, que, generalmente, se considera menos traumática que la punción arterial, produce una disminución de 6 mm Hg en la $PaCO_2$ y de 17 mm Hg en la PaO_2 (60). Aunque la administración subcutánea de lidocaína (sin adrenalina) sobre la arteria antes de la punción arterial producirá un efecto analgésico parcial, la mayoría de los neonatos se molestan durante la punción. Por tal motivo, es poco frecuente recurrir a la punción arterial para tomar muestras para gasometría.

Sangre capilar arterializada

La sangre capilar arterializada puede emplearse para realizar un cálculo inicial de los valores de gasometría. En teoría, la sangre que circula por un lecho capilar periférico dilatado debe realizar el intercambio de O_2 y CO_2 de manera rápida, por lo cual los valores de gasometría capilar se aproximan a los de gasometría arterial.

Las muestras de sangre capilar pueden obtenerse del talón después de calentarlo. Para arterializar la sangre capilar, es necesario calentar el pie durante varios minutos mediante compresas químicas exotérmicas específicamente diseñadas para arterializar la sangre capilar, no a través de compresas calientes que no controlan correctamente la temperatura. Debe limpiarse bien la zona y emplearse un bisturí pequeño para perforar la piel. Al obtener una muestra de sangre del talón, la punción debe realizarse sobre el aspecto medio o lateral de la superficie plantar, no sobre la curvatura posterior (**Figura 10-9**).

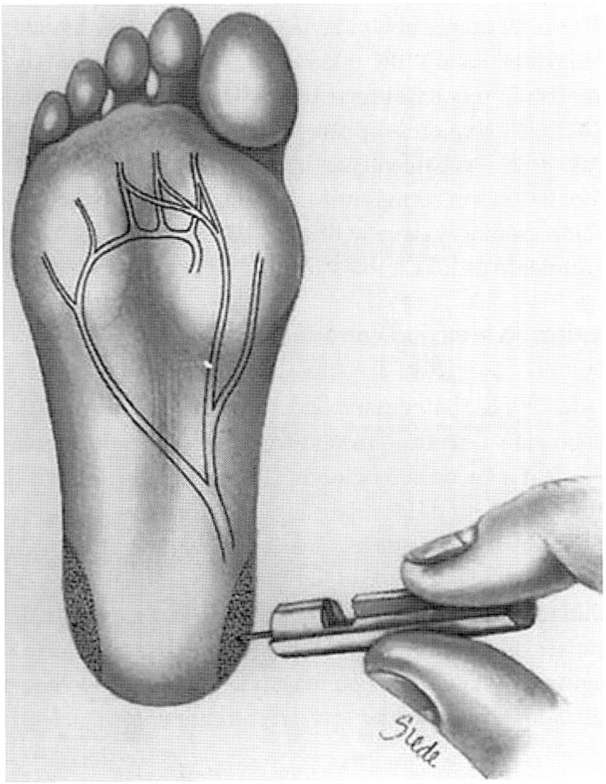

Figura 10-9. Técnica para obtener una muestra de sangre capilar arterializada del talón. Las zonas punteadas indican las zonas de las que debe tomarse la muestra.

La obtención de muestras de sangre capilar óptimas supone distintos desafíos técnicos: calentar incorrectamente la zona producirá una arterialización insuficiente de la sangre; la presión excesiva contaminará la sangre «arterializada» con sangre venosa o líquido intersticial. La exposición de la sangre al aire durante la toma de la muestra arrojará valores asimétricos de PO_2 (falsamente aumentada) y de PCO_2 (falsamente disminuida). La baja perfusión periférica produce estasis y, generalmente, valores de PCO_2 falsamente elevados; por tal motivo, la obtención de una muestra de sangre capilar en un neonato de dos horas de vida con evidente acrocianosis rara vez será útil y genera el riesgo de intubación necesaria por supuesta acidosis respiratoria como consecuencia de la estasis. La osteocondritis del calcáneo y los nódulos calcificados en el talón son algunas de las consecuencias a largo plazo de la obtención de muestras de sangre capilar (61). Los nódulos calcificados pueden persistir durante varios meses y años, pero no parecen provocar consecuencias permanentes en el neonato.

La punción capilar casi nunca puede realizarse sin molestar al neonato, lo cual, sumado al hecho de que la sangre capilar arterializada no es igual que la sangre arterial real, implica que la gasometría capilar representa solamente una aproximación de los valores basales de gasometría arterial del neonato. La sangre obtenida de forma simultánea del catéter arterial umbilical y del talón calentado de un neonato ha demostrado una baja previsibilidad de los valores arteriales a partir de los valores capilares arterializados de pH, $PaCO_2$ y PaO_2 (62). Probablemente, las muestras de sangre capilar arterializada son las más útiles en neonatos que reciben ventilación crónica, ya que se utilizan bastante para realizar un seguimiento de los cambios generales en el pH y la $PaCO_2$.

Monitoreo invasivo continuo

Desde 1995, se han desarrollado distintos dispositivos para la medición directa —intravascular o mediante catéter— de la saturación de hemoglobina, PaO_2 y $PaCO_2$ (63, 64). Sin embargo, a pesar de las supuestas ventajas, estos dispositivos aún no forman parte de la rutina en la mayoría de las UCIN norteamericanas debido a su costo y complejidad, y a la facilidad de uso de las tecnologías no invasivas. Un estudio demostró una disminución en la necesidad de transfusiones sanguíneas en neonatos prematuros mediante el uso de un analizador de gasometría arterial con catéter (65).

Gasometría arterial no invasiva

El desarrollo de técnicas para realizar, de manera sencilla y segura, cálculos de gasometría continuos y no invasivos es uno de los avances más importantes de la neonatología desde 1985. Los oxímetros de pulso son tan comunes en las unidades de cuidados intensivos neonatales que muchos consideran a la saturación de oxígeno igual de importante que un signo vital, como la frecuencia cardíaca o la tensión arterial. Si bien su uso es menos frecuente que los oxímetros de pulso, gracias a los avances tecnológicos recientes, tanto el monitoreo transcutáneo como el monitoreo de CO_2 hacia el final de la espiración desempeñan un papel importante en el tratamiento de neonatos. La espectroscopia del infrarrojo cercano (NIRS, por sus siglas en inglés) es otra tecnología que, poco a poco, se está trasladando de la investigación al uso clínico de rutina en determinados neonatos.

Oximetría de pulso

El monitoreo de la saturación de oxígeno mediante oximetría de pulso constituye una práctica habitual en las UCIN. Si bien ha disminuido la frecuencia con la cual deben realizarse análisis de sangre, presenta importantes limitaciones. Los oxímetros de pulso se basan en el principio de que la hemoglobina saturada (oxihemoglobina) tiene un color distinto de la hemoglobina no saturada (desoxihemoglobina) y, por lo tanto, absorbe la luz de una frecuencia distinta (66-68). La oxihemoglobina demuestra una mayor absorbancia de la luz infrarroja a una longitud de onda de 940 nm, mientras que la desoxihemoglobina demuestra una mayor absorbancia de la luz roja a una longitud de onda de 660 nm. La proporción de absorbancia de la luz en estas dos longitudes de onda se emplea para derivar la saturación de oxígeno transcutánea.

Se coloca una sonda con una fuente luminosa y un fotosensor de forma tal que ambos queden en lados opuestos con tejido entremedio. A medida que la luz atraviesa los tejidos, la hemoglobina saturada y desoxigenada absorbe distintas frecuencias de luz. Al medir la diferencia entre la proporción de las diferentes frecuencias de luz absorbidas durante la sístole y la diástole, puede calcularse la cantidad de luz absorbida debido al flujo arterial. Luego, al comparar la absorción en las dos frecuencias correspondientes, puede calcularse el porcentaje de hemoglobina saturada. Este sistema se ha perfeccionado con complejos algoritmos para calcular la saturación con mayor exactitud y separar las pulsaciones arteriales de los artefactos por movimiento. El cálculo de la saturación depende de la captación de la luz, por lo cual la luz ambiente proyectada sobre el sensor puede arrojar una falsa lectura.

La llamada saturación de oxígeno funcional, medida por los oxímetros de pulso, está representada por la ecuación $100 \times oxiHb/(oxiHb + desoxiHb)$, en donde oxiHb es la oxihemoglobina, y desoxiHb es la desoxihemoglobina. Con los avances tecnológicos, ha aumentado la cantidad de longitudes de onda de luz empleadas por algunos fabricantes de oxímetros de pulso, lo cual permite al dispositivo medir la hemoglobina total y otros tipos de hemoglobina, como la metahemoglobina y la carboxihemoglobina (69). Sin embargo, esta tecnología es bastante nueva y aún debe validarse en la población neonatal.

Al concentrarse únicamente en la oxihemoglobina y en la desoxihemoglobina, la oximetría de pulso tradicional puede arrojar valores erróneos ante niveles elevados de los demás tipos de hemoglobina. En casos de niveles elevados de carboxihemoglobina, la oximetría de pulso calculará una saturación de oxígeno excesiva —un 1 % por cada aumento del 1 % en la carboxihemoglobina (70)—. Esto se debe a que la carboxihemoglobina absorbe la luz de forma similar a la oxihemoglobina (**Figura 10-10**). Por el contrario, la metahemoglobina absorbe cantidades iguales de luz roja e infrarroja (véase la **Figura 10-10**). A medida que aumenta la cantidad de metahemoglobina, la proporción de absorbancia de la luz a ambas longitudes de onda se acerca a 1, lo cual corresponde a una saturación de oxígeno del 85 % (71, 72).

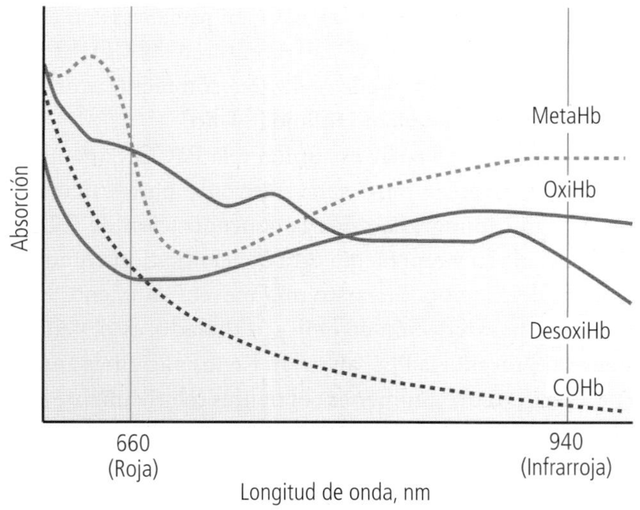

Figura 10-10. Absorción de la luz. COHb: carboxihemoglobina; DesoxiHb: desoxihemoglobina; MetaHb: metahemoglobina; OxiHb: oxihemoglobina.

La cooximetría se utiliza en los analizadores de gasometría modernos y difiere de la oximetría de pulso en que emplea espectrofotometría para determinar las concentraciones relativas de derivados de la hemoglobina al medir su absorbancia de distintas longitudes de onda de luz. Los cooxímetros modernos utilizan más de 100 longitudes de onda de luz diferentes (73). De esta manera, miden directamente distintos tipos de hemoglobina: oxihemoglobina, desoxihemoglobina, carboxihemoglobina, metahemoglobina y sulfahemoglobina. Por lo tanto, en presencia de distintos tipos de hemoglobina, son menos propensos que la oximetría de pulso a cometer errores al informar la saturación de oxígeno. La saturación de oxígeno «fraccional» medida por los analizadores de gasometría está representada por la ecuación 100 × OxiHb/(OxiHb + DesoxiHb + COHb + MetaHb), en donde OxiHb es la hemoglobina, DesoxiHb es la desoxihemoglobina, COHb es la carboxihemoglobina y MetaHb es la metahemoglobina. En casos de concentraciones elevadas de tipos anormales de hemoglobina, la gasometría debe guiar el tratamiento, y los resultados de la oximetría de pulso deben evaluarse de manera crítica para determinar su precisión.

Hay varios factores que se observan habitualmente en la población neonatal y que no influyen de manera adversa sobre la precisión de la oximetría de pulso: la presencia de hemoglobina fetal, de anemia o de hiperbilirrubinemia tiene efectos insignificantes sobre la precisión de la oximetría de pulso (74-76).

En general, los oxímetros de pulso arrojan excelentes datos sobre la oxigenación dentro del rango fisiológico. Sin embargo, estos valores deben interpretarse con precaución, ya que la perfusión insuficiente, la luz ambiente y el movimiento interfieren con la señal adecuada. Asimismo, los diferentes fabricantes utilizan distintos algoritmos para calcular la saturación y, así, sus dispositivos pueden arrojar resultados disímiles. Es importante saber que los fabricantes actualizan constantemente el *software* de sus dispositivos y publican variados artículos sobre las limitaciones de dispositivos específicos que han quedado obsoletos.

Los oxímetros de pulso dependen de la adecuada irrigación sanguínea pulsátil. En casos de choque, o cuando un edema obstruye la irrigación pulsátil, el oxímetro no funciona correctamente. De forma similar, en pacientes que reciben soporte total con ECMO venoarterial —quienes tienen mínimas pulsaciones arteriales—, muchos oxímetros de pulso no funcionan correctamente si la presión de pulso es menor a 10 mm Hg.

La parte plana superior de la curva sigmoide de disociación de la oxihemoglobina (véase la **Figura 10-1**) dificulta a los oxímetros de pulso la diferenciación entre los grados de hiperoxia. Por ejemplo, una PaO_2 de 80 mm Hg y una PaO_2 de 180 mm Hg representan, básicamente, una saturación del 100 % en los neonatos prematuros. Algunos médicos sugieren que esta es una gran limitación de la oximetría de pulso frente al monitoreo transcutáneo de oxígeno, en especial, debido a que evitar la hiperoxemia para disminuir el riesgo de retinopatía del prematuro es una prioridad en los neonatos (77). Los oxímetros de pulso también son menos precisos en el extremo inferior del rango de saturación (por ejemplo, con una saturación menor al 70 %) que en el rango fisiológico normal. Por fortuna, esto, generalmente, no representa una dificultad clínica importante, ya que el grado exacto de desaturación grave suele ser menos importante para la toma de decisiones clínicas que la ocurrencia de la desaturación en sí misma.

Una de las principales ventajas de la oximetría de pulso es que la saturación de oxígeno representa un mejor indicador del contenido de oxígeno que la PaO_2, puesto que la saturación es una de las variables que se utilizan para calcular el oxígeno transportado por la hemoglobina (la principal fuente de contenido de oxígeno en la sangre), mientras que la PaO_2 refleja el oxígeno disuelto, un componente importante pero menor del transporte de oxígeno.

Monitoreo transcutáneo

Los electrodos transcutáneos para medir el oxígeno y el dióxido de carbono permiten realizar un cálculo indirecto de la PaO_2 y de la $PaCO_2$. Si bien la oximetría de pulso ha sustituido, en gran medida, al monitoreo transcutáneo de oxígeno como herramienta para evaluar la oxigenación, muchos centros consideran que el monitoreo transcutáneo de CO_2 desempeña una función importante. Los dispositivos actuales de monitoreo transcutáneo de CO_2 funcionan correctamente a temperaturas inferiores que las generaciones anteriores de monitores, y, por lo tanto, es menos probable que produzcan una lesión térmica en la piel inmadura (78, 79). Se han publicado varias reseñas interesantes sobre la teoría y la práctica del monitoreo transcutáneo (68, 79-81).

Básicamente, la P_{O2} transcutánea (P_{O2}tc) refleja la P_{O2} de la piel. Si bien la P_{O2} de la piel, por lo general, es inferior a la PaO_2, el calor que se genera en la piel al estar directamente bajo el electrodo de P_{O2}tc produce una vasodilatación cutánea local que aproxima la P_{O2} de la piel a la PaO_2. Aunque calentar la piel produce otros efectos además de la vasodilatación, en la mayoría de los pacientes, estos efectos sobre la curva de disociación del oxígeno, el consumo de oxígeno de los tejidos y el consumo de oxígeno del electrodo se equiparan. Los estudios han demostrado que la P_{O2}tc se aproxima a la PaO_2 incluso en pacientes con perfusión deficiente. No obstante, en los neonatos mayores con enfermedades pulmonares crónicas, la P_{O2}tc refleja un valor de la PaO_2 inferior al valor real (82).

La relación entre la $PaCO_2$ y la P_{CO2} transcutánea (P_{CO2}tc) es más compleja que entre la PaO_2 y la P_{O2}tc. La P_{CO2}tc siempre es mayor que la $PaCO_2$ debido a la combinación de varios efectos: el calor aumenta la producción de CO_2 en la sangre y las células de la piel; existe un elevado gradiente de CO_2 arterial-celular; y la piel enfría el electrodo. Estos efectos son bastante uniformes a una determinada temperatura y se combinan para crear una relación lineal entre la P_{CO2}tc y la $PaCO_2$ (83).

A pesar de sus limitaciones, resulta útil medir el CO_2 transcutáneo para conocer las tendencias de los valores de la $PaCO_2$, en especial, en ausencia de indicadores clínicos confiables respecto de la aptitud de la ventilación. Esta técnica puede ser de gran utilidad en el tratamiento de neonatos que reciben ventilación de alta frecuencia en los cuales es difícil evaluar el volumen corriente y el esfuerzo respiratorio del paciente. Muchos médicos consideran al monitoreo P_{CO2}tc una herramienta fundamental al inicio de la ventilación de alta frecuencia, puesto que suele alterarse rápidamente la $PaCO_2$ al pasar de ventilación convencional a ventilación tipo jet o a ventilación oscilatoria.

Capnografía

La capnografía, también llamada «monitoreo del CO_2 hacia el final de la espiración», es la medición del CO_2 exhalado. Se trata de una técnica ampliamente utilizada en las unidades de cuidados intensivos neonatales y de adultos, y en quirófanos; además, puede ser útil en pacientes neonatales de mayor tamaño. Su tecnología resulta atractiva, puesto que el dispositivo es relativamente económico, portátil, no invasivo y fácil de usar. Sin embargo, no ha sido del todo aceptada en las UCIN, principalmente, porque brinda solo un cálculo aproximado de la $PaCO_2$ en pacientes con enfermedades pulmonares graves. El monitoreo del CO_2 hacia el final de la espiración puede realizarse con técnicas de flujo principal, flujo lateral o microflujo (84-86).

Como la P_{CO2} alveolar es similar a la $PaCO_2$, una muestra de gas alveolar puro será suficiente para calcular la $PaCO_2$. La capnografía mide la concentración de CO_2 en el gas exhalado y representa esta concentración como una función del tiempo. Si existe una meseta suficiente hacia el final de la exhalación en el P_{CO2} exhalado, esto, generalmente, representa la P_{CO2} alveolar. En los pacientes adultos y pediátricos con volúmenes corrientes relativamente altos y frecuencias respiratorias relativamente bajas, esta meseta alveolar se mide de inmediato. En los neonatos enfermos, la limitación de la capnografía es la dificultad para obtener una muestra de gas alveolar que no esté mezclado con gas de las vías respiratorias. Generalmente, los neonatos enfermos están demasiado taquipneicos y presentan volúmenes corrientes demasiado bajos para obtener una muestra adecuada de gas alveolar hacia el final de la espiración. Además, los estudios en animales sugieren que las enfermedades alveolares interfieren con la relación del CO_2 hacia el final de la espiración, en comparación con la $PaCO_2$, independientemente de la frecuencia respiratoria y del volumen corriente (87). Estudios en neonatos demuestran que la capnografía es un método preciso para calcular la $PaCO_2$ en neonatos sanos —o en neonatos con ventilación posquirúrgica con pulmones normales—, pero ofrece solamente un cálculo aproximado de la $PaCO_2$ y, por lo general, arroja un valor inferior al valor real en neonatos con enfermedades pulmonares graves (85, 88-91). Un estudio de capnografía durante el traslado de neonatos reveló que la PCO_2 hacia el final de la espiración arroja un cálculo significativamente inferior al valor real de la $PaCO_2$, pero que la magnitud de la diferencia no depende de la $PaCO_2$ ni de la gravedad de la enfermedad pulmonar (92). Además de usar la capnografía para calcular la $PaCO_2$, el análisis cuantitativo de las curvas de capnografía revela la magnitud de las respiraciones espontáneas frente a las respiraciones mecánicas (93).

Una de las aplicaciones más útiles del monitoreo del CO_2 exhalado es confirmar rápidamente la colocación correcta del tubo endotraqueal (94, 95). Para garantizar la detección del CO_2 exhalado, pueden conectarse dispositivos colorimétricos pequeños y descartables al conector del tubo endotraqueal inmediatamente después de la intubación. Este método resulta muy útil para determinar si la intubación se realizó correctamente. Asimismo, el Programa de Reanimación Neonatal sugiere que, durante la reanimación, si la frecuencia cardíaca del neonato no responde a la intubación y a la ventilación, debe usarse un detector colorimétrico de CO_2 para verificar la colocación del tubo endotraqueal. Los neonatos con gasto cardíaco muy bajo podrían no exhalar CO_2 suficiente para que sea detectado de forma precisa por los detectores de CO_2. Si bien la detección cualitativa (colorimétrica) permite confirmar la colocación del tubo endotraqueal, no existe evidencia concluyente que justifique la necesidad de realizar un monitoreo cuantitativo del CO_2 hacia el final de la espiración en la sala de partos o durante la reanimación (96-98). Muchas de las nuevas generaciones de monitores de cabecera cuentan con monitoreo integrado de CO_2 hacia el final de la espiración como una opción, lo cual permite monitorear continuamente el CO_2 exhalado en neonatos ventilados, con la salvedad de que algunos de estos monitores pueden aumentar el espacio muerto a una proporción sustancial de volumen corriente administrado en los neonatos muy prematuros.

Espectroscopia del infrarrojo cercano

Las características de absorción de la luz de la hemoglobina oxigenada y desoxigenada pueden emplearse para técnicas distintas de la oximetría. La espectroscopia del infrarrojo cercano (NIRS) es una técnica que depende de esta absorción diferencial de la luz y, también, de la naturaleza relativamente transparente de los tejidos frente a la luz infrarroja para calcular la oxigenación tisular. Si bien esta técnica se ha estudiado de forma intermitente en neonatos desde la década de 1980 y ha logrado una creciente aceptación (sobre todo en unidades de cuidados intensivos cardíacos), aún no se conoce del todo su importancia real en el tratamiento de pacientes, puesto que todavía no se han demostrado mejoras en los resultados gracias al monitoreo con NIRS (99-101). Este tipo de monitoreo difiere de la oximetría de pulso en muchos aspectos: la saturación en los tejidos medida por NIRS representa un promedio ponderado de la saturación arterial y venosa en el que el factor de ponderación no puede determinarse con precisión y varía en función del tejido y del paso del tiempo (102).

ELECCIÓN DEL MÉTODO DE MONITOREO

Desde 2005, distintos factores han llevado a una desconfianza gradual en las muestras de gasometría arterial. El creciente conocimiento de los riesgos de las transfusiones sanguíneas ha producido una disminución general en la cantidad de análisis de sangre —incluida la gasometría— en pos de reducir el volumen de pérdida de sangre iatrogénica. La «hipercarbia permisiva» ha generado un mayor rango de valores aceptados de la $PaCO_2$ y, por lo tanto, ha disminuido la frecuencia de las mediciones de gasometría. Muchos neonatólogos han disminuido aún más la frecuencia con la que realizan gasometría debido al mayor uso de modos de ventilación activada por el paciente, como la ventilación mecánica asistida/controlada y la presión de soporte, ya que, a través de estos métodos, los pacientes controlan su frecuencia respiratoria y la ventilación minuto. Esto, sin mencionar la ventilación con control de volumen, capaz de mantener estable la ventilación a pesar de producirse cambios en la distensibilidad pulmonar.

A pesar de estas tendencias, sigue existiendo la necesidad de realizar gasometrías arteriales confiables en los neonatos inestables. Nuestro método consiste en colocar un catéter umbilical a todos los neonatos con dificultad respiratoria lo suficientemente grave como para requerir la toma de muestras frecuentes para gasometría arterial. Siempre colocamos un catéter arterial umbilical a los neonatos que requieren intubación o ventilación con presión positiva continua en las vías respiratorias con mascarilla nasal y que tienen un importante requerimiento de oxígeno, y a la mayoría de los neonatos que pesan menos de 1 kg. Por lo general, retiramos el catéter arterial umbilical a los pocos días, cuando ya no es necesario tomar muestras periódicas para gasometría ni medir las presiones sanguíneas de forma continua, aunque, a veces, lo dejamos colocado durante dos a tres semanas (y aceptamos los posibles riesgos, incluida la trombosis aórtica) en neonatos extremadamente inestables que pesan menos de 1 kg. En otros neonatos en estado crítico que requieren monitoreo arterial, se colocan catéteres arteriales periféricos.

Monitoreamos a todos los neonatos con oximetría de pulso continua, salvo a los más estables. A los neonatos que requieren soporte respiratorio intensivo, generalmente, se los controla con monitoreo transcutáneo de CO_2 en combinación con oximetría de pulso. Se ha generalizado la capnografía como método para calcular la $PaCO_2$ en las UCIN, en especial, en neonatos de mayor tamaño con enfermedades pulmonares mínimas, como es el caso de los neonatos operados. El monitoreo con NIRS, si bien es interesante y posiblemente útil, aún no se ha convertido en algo habitual en muchas UCIN.

El monitoreo continuo de los neonatos que reciben ventilación se complementa con gasometría intermitente. En nuestra UCIN, en los neonatos ventilados estables sin catéteres arteriales colocados, por lo general, se realiza gasometría capilar cada 24 a 48 horas, mientras que, en los neonatos menos estables, se realiza entre dos y cuatro veces por día. En los neonatos en estado crítico sin catéteres arteriales colocados, a veces utilizamos las muestras tomadas de un catéter venoso umbilical para realizar un cálculo aproximado del pH y de la PCO_2. Si bien la PCO_2 venosa es, como mínimo, varios milímetros de mercurio mayor que la arterial (y puede ser significativamente mayor), consideramos que algunas veces es preferible utilizar esta medición aproximada que tomar repetidas muestras para gasometría de sangre capilar arterializada o realizar punciones arteriales de forma intermitente (103, 104).

ANALIZADORES DE GASOMETRÍA

Los analizadores de gasometría continúan evolucionando. Actualmente, ofrecen más que una medición de gasometría básica del pH, la $PaCO_2$ y la PaO_2. Los analizadores de gasometría modernos pueden medir distintos tipos de hemoglobina, electrolitos en sangre y metabolitos. Los analizadores de gasometría inmediata facilitan el análisis de la muestra de sangre al lado de la cama del paciente (y, en especial, en la sala de partos), lo cual puede agilizar la toma de decisiones clínicas frente al uso de un laboratorio central hospitalario (105, 106). Las muestras de sangre arterial, venosa y capilar para gasometría pueden analizarse en la UCIN, con lo cual disminuyen los errores previos y posteriores a la toma de la muestra y agilizan la obtención de los resultados (105, 106). Los analizadores tienen distintos tamaños, desde sistemas manuales hasta sistemas de escritorio portátiles, los cuales son más fáciles de usar, más automatizados y requieren un menor grado de conocimiento técnico y mantenimiento de parte del usuario final frente a los modelos anteriores.

Principio de medición de los analizadores de gasometría

Los electrodos tradicionales de gasometría para evaluar pH, $PaCO_2$ y PaO_2 miden los cambios en la corriente o tensión eléctrica y están vinculados con una medición química. Los electrodos están fabricados con una membrana permeable y empapados de una solución que permite que el H^+, el CO_2 o el O_2 atraviesen la membrana, reaccionen con la solución y generen un cambio en la corriente o tensión que resulta en la medición del pH, la $PaCO_2$ o la PaO_2. En la actualidad, debido a la variedad de analizadores, se utilizan distintas tecnologías —como la potenciometría, la amperometría, la fluorescencia y los electrodos selectivos de iones— para medir los gases en sangre, los electrolitos y los metabolitos (106). El analizador derivará o calculará otras variables a partir del pH, la $PaCO_2$ y la PaO_2 a través de algoritmos y nomogramas. El bicarbonato en plasma, o bicarbonato real, se calcula a partir de los valores obtenidos del pH y la $PaCO_2$. Los valores calculados pueden personalizarse e incluir exceso/déficit de bases, bicarbonato, saturación de oxígeno de la hemoglobina y otros indicadores de la oxigenación, como el índice de oxigenación. Debemos recordar que algunos valores son derivados y, por lo tanto, podrían no ser igual de precisos que los valores medidos. El cálculo de la saturación de oxígeno de la hemoglobina no tiene en cuenta las dishemoglobinas. En estos casos, se prefiere un cooxímetro, puesto que puede medir directamente distintos tipos de hemoglobina. Por tal motivo, la mayoría de los analizadores de gasometría modernos también incorporan un cooxímetro. Los volúmenes de las muestras requeridos para realizar gasometría de sangre arterial y de sangre capilar dependen del analizador y pueden oscilar entre 65 µl y 150 µl. Las muestras de menor volumen pueden arrojar menos analitos o ningún valor de cooximetría. La validez de los resultados de la gasometría depende del funcionamiento del analizador y de las técnicas de recolección y manipulación de la muestra (factores preanalíticos y posanalíticos). Las muestras de sangre colocadas en el analizador deben recolectarse con una jeringa o tubo capilar adecuado con el anticoagulante correspondiente.

Aseguramiento de la calidad de los analizadores de gasometría

Para garantizar resultados confiables de manera consistente, el analizador de gasometría debe formar parte de un programa de aseguramiento de la calidad que controle, registre y regule la precisión del dispositivo. Los controles de calidad internos pueden incluir esquemas de calibración, control de calidad y mantenimiento, comparación de muestras con equipos de laboratorio y análisis de eficacia externos (107). La última generación de analizadores inmediatos incluye envases descartables cerrados con sensores, electrodos, soluciones para control de calidad, soluciones de limpieza y contención de residuos. Estos envases individuales pueden disminuir la probabilidad de error al manipular electrodos sensibles, soluciones para control de calidad y materiales de riesgo biológico. Los analizadores se calibran automáticamente, analizan las muestras de control de calidad y detectan errores. Las ventajas de estos sistemas son instancias de mantenimiento menos frecuentes, mejor detección de errores y un control de calidad consistente (108, 109). En la actualidad, los analizadores tradicionales se siguen utilizando y requieren más mantenimiento y el cuidado manual de los electrodos, las soluciones para control de calidad y la contención de desechos (106, 109).

En la **Tabla 10-1**, se comparan distintos métodos analíticos para medir la saturación de oxígeno.

INTERPRETACIÓN CLÍNICA DE LA GASOMETRÍA

Comprender la fisiología del intercambio gaseoso facilita, en gran medida, la interpretación de la gasometría. La hipoxemia es el resultado de una proporción desigual de ventilación-perfusión o de un cortocircuito, generalmente, debido a atelectasia o a un cortocircuito extrapulmonar. En estos casos, la hipoxemia puede tratarse al revertir la atelectasia o disminuir la resistencia vascular pulmonar o, en neonatos con cardiopatías cianóticas congénitas, al mejorar la irrigación sanguínea pulmonar fomentando la permeabilidad ductal, realizando intervenciones cardiovasculares invasivas o recurriendo a métodos quirúrgicos. Nuestro objetivo, en todos los casos, debe ser garantizar el suministro óptimo de oxígeno a los tejidos al mantener una oxigenación adecuada, además del nivel de hemoglobina y el gasto cardíaco, en valores que eviten la hipoxia tisular y minimicen los riesgos de hiperoxia.

La hipercarbia es el resultado de una ventilación minuto alveolar insuficiente y se trata aumentando la ventilación minuto, generalmente, al incrementar el volumen corriente o la frecuencia respiratoria. Sin embargo, se desconoce cuáles son los rangos «normales» y «aceptables», en particular, en los neonatos prematuros.

En esta sección, repasamos la fisiología pertinente a la interpretación de los elementos principales de la gasometría: el pH, la $PaCO_2$, la PaO_2, el bicarbonato (HCO_3^-) y el exceso de bases. El analizador de gasometría mide directamente el pH, la $PaCO_2$ y la PaO_2. Habitualmente, estos resultados se obtienen a partir de una muestra de sangre arterial o de sangre capilar arterializada. El pH y la $PaCO_2$ también pueden medirse a partir de muestras de sangre venosa; no obstante, como indicamos anteriormente, los valores diferirán de los valores obtenidos con muestras de sangre arterial.

COMPONENTES DE LA GASOMETRÍA QUE SE MIDEN DIRECTAMENTE

pH

Al interpretar los resultados de una gasometría, el pH es un buen punto de partida para realizar una valoración general de los ácidos y las bases. La tecnología actual no es capaz de medir la acidez o alcalinidad a nivel intracelular con fines clínicos. El pH informado en los resultados de gasometría refleja la concentración de iones hidrógeno a nivel extracelular: $pH = -\log[H^+]$. Más precisamente, el pH equivale al logaritmo negativo del ion hidronio (H_3O^+), aunque, por convención, hacemos referencia a los iones hidrógeno. Una mayor concentración de los iones hidrógeno dará como resultado un pH bajo, y viceversa. Como el pH equivale al logaritmo negativo de la concentración de iones hidrógeno, los cambios importantes en la concentración de hidrógeno producen solamente cambios leves en el pH.

La concentración de iones hidrógeno en la sangre es sorprendentemente baja en comparación con los demás iones comunes. Por ejemplo, la concentración de sodio sérico supera en más de 3 000 000 de veces la concentración de iones hidrógeno (110). Es importante mantener el pH dentro de un rango normal en pos de preservar las funciones celulares en todo el organismo, ya que el pH influye sobre el

Tabla 10-1. Métodos analíticos para medir la saturación de oxígeno

Dispositivo	Muestra	Medición	Datos obtenidos	Ventajas	Desventajas
Analizador de gasometría arterial	Sangre	Presión parcial de oxígeno disuelto en sangre entera a partir de un electrodo.	PaO_2, SO_2 (saturación de oxígeno). Algunos modelos realizan mediciones de cooximetría.	También mide el pH y la $PaCO_2$.	Es invasivo; la medición de la SaO_2 puede ser imprecisa en presencia de tipos anormales de hemoglobina.
Cooxímetro	Sangre	Absorción de derivados de la Hb utilizando distintas longitudes de onda de la luz.	SaO_2, O_2HbF*, HHbF*, MetaHbF*, COHbF*, SHbF*, concentración total de hemoglobina.	Mide la concentración de los tipos de hemoglobina.	Es invasivo; se utiliza en un laboratorio.
Oximetría de pulso	Transcutánea	Absorción a dos longitudes de onda (660 nm y 940 nm) en sangre.	SpO_2.	No es invasiva; ofrece un monitoreo de cabecera continuo.	Es imprecisa en presencia de sustancias que interfieren: MetaHb, determinados contrastes.

* La «F» que sucede a cada acrónimo hace referencia a «fraccional» (la concentración fraccional de cada tipo de hemoglobina).
Reproducida con modificaciones a partir de Haymond S., *Oxygen Saturation, A Guide to Laboratory Assessment*, Clinical Laboratory News, 10-12, febrero de 2006.

comportamiento de las proteínas y las membranas celulares. Por tal motivo, el organismo realiza un control muy estricto de las concentraciones de iones hidrógeno. Los quimiorreceptores de las arterias y del bulbo raquídeo ajustan la ventilación en función del pH (y de la PaO_2 y la $PaCO_2$) (111-113).

Berend y colegas refieren que en todo el rango de pH compatible con la vida (6,9 a 7,6), la diferencia observada en la concentración de iones hidrógeno es menor a 0,13 mmol/l (110). Este control estricto se logra mediante una serie de sistemas de amortiguación y mecanismos de compensación dentro del organismo. El sistema de amortiguación más importante es el amortiguador ácido carbónico-bicarbonato, en el cual se combinan H^+ con HCO_3^- para formar H_2CO_3, que está en equilibrio con el agua y el dióxido de carbono. La proporción normal de bicarbonato y CO_2 disuelto es de 20:1. La hemoglobina, las proteínas —como la albúmina y la globulina— y el fosfato también desempeñan importantes funciones de amortiguación de los ácidos. Cuando el organismo no es capaz de controlar los desequilibrios entre los ácidos y las bases, el resultado es un cuadro de acidosis (pH bajo) o de alcalosis (pH alto). El rango normal de pH es de 7,35 a 7,45. Incluso en cuadros graves de «acidosis» (por ejemplo, con un pH de 7,10), la sangre sigue siendo relativamente alcalina, ya que la neutralidad ácido-base se logra con un pH de 7,0.

Además de la amortiguación —o neutralización de los ácidos—, el organismo puede eliminar los ácidos volátiles por medio de los pulmones, mientras que los riñones pueden excretar ácidos fijos y regular la concentración de bicarbonato. En 1915, Hasselbach introdujo el uso del término «compensación» para describir los medios empleados para corregir los desequilibrios entre los ácidos y las bases (114). Los mecanismos de compensación restituyen el pH a niveles normales, pero, por lo general, no logran que el pH retorne al centro del rango normal, ni tampoco lo llevan hacia el otro extremo a niveles anormales, ya que el estímulo que impulsa la compensación se pierde a medida que el pH se aproxima a niveles normales.

Por ejemplo, un neonato con acidosis metabólica y un pH de 7,30 puede aumentar su ventilación minuto para eliminar dióxido de carbono del organismo y, en consecuencia, aumentar el pH a 7,35 como máximo. Sin embargo, hay evidencia más reciente que refiere la corrección del pH a >7,40 en pacientes adultos con acidosis respiratoria crónica, lo cual nos lleva a cuestionarnos nuestro conocimiento sobre este tema (115-117).

Algunos médicos consideran que el término «compensación» es confuso y recomiendan modificarlo a «respuesta secundaria» (118). La respuesta respiratoria secundaria a los desequilibrios entre los ácidos y las bases comienza casi inmediatamente e influye sobre el pH en cuestión de minutos, mientras que la respuesta renal comienza dentro de las seis a doce horas y demora entre tres y cinco días (111, 112, 119).

El primer paso para valorar la proporción de ácidos y bases en el organismo es evaluar el pH para determinar si es normal. En caso de detectarse un pH anormal, el siguiente paso es determinar si el desequilibrio es de origen respiratorio o metabólico.

Dióxido de carbono

Mientras que el pH es la primera variable que debemos evaluar, la $PaCO_2$, generalmente, es la segunda, en especial, en pacientes ventilados, ya que es el mejor indicador de la suficiencia respiratoria. El dióxido de carbono es un subproducto normal del metabolismo aeróbico celular que se produce cuando el piruvato se oxida mediante el ciclo de Krebs para producir ATP como producto final en la mitocondria. La $PaCO_2$ representa la presión parcial de dióxido de carbono que está disuelto en la sangre. Este elemento es por encima de 20 veces más soluble que el oxígeno en la sangre. La $PaCO_2$ es el mejor indicador del aporte de la respiración al control de ácidos y bases. El rango normal de la $PaCO_2$ es de 35 mm Hg a 45 mm Hg (111, 112, 120).

El organismo elimina el dióxido de carbono por medio de los pulmones. La mayor parte del CO_2 presente en la sangre llega a los pulmones en forma de bicarbonato, vuelve a convertirse en CO_2 y, finalmente, se exhala (121). Por lo tanto, cualquier maniobra destinada a aumentar la ventilación alveolar en pulmones correctamente insuflados disminuirá la $PaCO_2$. La ventilación alveolar está representada por la siguiente ecuación: frecuencia respiratoria × (volumen corriente – volumen del espacio muerto). Aumentar la frecuencia respiratoria, aumentar el volumen corriente o disminuir el volumen del espacio muerto generará una disminución en la $PaCO_2$ si los pulmones están correctamente insuflados. La noción tradicional de que la $PaCO_2$ está relacionada con la ventilación minuto (equivalente a frecuencia respiratoria × volumen corriente) no demuestra el significativo aporte del espacio muerto, que puede ser de hasta el 20 % del volumen corriente en neonatos intubados de peso extremadamente bajo al nacer. Mantener la $PaCO_2$ dentro de un rango fisiológico depende tanto de la ventilación alveolar como de la velocidad de producción del CO_2.

PaO_2

La PaO_2 representa el oxígeno disuelto en el plasma y permite valorar el estado de oxigenación del paciente. Al examinar la ecuación del contenido de oxígeno en la sangre (contenido de oxígeno = 1,34 × concentración de hemoglobina × saturación de oxígeno/100 + 0,003 × PaO_2), queda claro que la PaO_2 aporta muy poco a la cantidad total de oxígeno en el organismo. Sin embargo, su importancia es crítica, ya que es oxígeno disuelto que está inmediatamente disponible para ingresar en las células.

La PaO_2 solo puede medirse con precisión a partir de una muestra de sangre arterial. En los neonatos con un conducto arterioso permeable, es importante tener en cuenta el lugar de extracción de la muestra, en especial, en casos de hipertensión pulmonar en los que la sangre preductal tendrá una mayor PaO_2 que la posductal. La sangre extraída de las arterias radial o cubital derechas es preductal, mientras que la extraída de la arteria tibial posterior o de un catéter arterial umbilical es posductal. Si bien es más probable que la ubicación del origen de la arteria subclavia izquierda sea preductal y no posductal, el médico no puede precisar dicha ubicación a menos que realice un ecocardiograma (122). Por lo tanto, si es posible, no se recomienda emplear sangre extraída de las arterias radial o cubital izquierdas.

«Hipoxia» es un término cualitativo que hace referencia a una oxigenación tisular insuficiente. No debe confundirse con la hipoxemia, una PaO_2 menor a la «normal» en la sangre. Las definiciones de normoxemia, hipoxemia e hiperoxemia dependerán de lo que se considere «normal» para la PaO_2. En lugar de elegir un valor que represente la hipoxemia, el médico debe evaluar la presencia de ácido láctico, déficit de bases y otros signos clínicos para determinar si el paciente está metabolizando anaeróbicamente.

Modificar el tratamiento en respuesta a la hipoxemia requiere una evaluación detallada del paciente, pues existen distintas causas de hipoxemia, y distintos órganos y sistemas pueden verse implicados. Por ejemplo, aumentar simplemente la concentración de oxígeno en un paciente hipoxémico con pulmones insuflados insuficiente o excesivamente y una desigualdad en la proporción ventilación-perfusión no es lo más adecuado. Es fundamental orientar el tratamiento hacia la corrección de la causa de base antes de ajustar la concentración de oxígeno.

COMPONENTES DE LA GASOMETRÍA QUE NO SE MIDEN DIRECTAMENTE

Los siguientes valores que, habitualmente, componen el informe de gasometría se derivan a partir de otros valores medidos o calculados mediante nomogramas o algoritmos.

HCO_3^-

El bicarbonato es una base, lo cual significa que se desempeña como aceptor de hidrógeno ($HCO_3^- + H^+ \leftrightarrow H_2O + CO_2$). Por lo tanto, se «consume» al neutralizar los ácidos, como consecuencia de lo cual disminuye la concentración de bicarbonato sérico en casos de acidosis metabólica. Un aumento crónico de la $PaCO_2$ resultará, en última instancia, en un aumento del HCO_3^- a medida que el organismo intenta mantener una proporción 20:1 de bicarbonato y CO_2 disuelto. Los riñones desempeñan una función importante en la homeostasis ácido-base a través de la reabsorción de HCO_3^-, la excreción del amonio y la formación de ácidos titulables. De forma similar, administrar bicarbonato de sodio a un paciente puede elevar temporariamente la $PaCO_2$ hasta que los pulmones puedan corregirla. El bicarbonato de sodio solía administrarse de forma habitual para el tratamiento de la acidosis láctica (123). Sin embargo, esta práctica ha sido muy cuestionada recientemente, y es probable que deba dejarse a un lado (21) para centrarse en la búsqueda de la causa de base y su corrección. La concentración normal de bicarbonato en sangre es de 22 a 24 mEq/l.

La concentración de HCO_3^- que se informa en los resultados de gasometría no refleja un valor medido directamente, sino calculado a partir del pH y de la $PaCO_2$. Esta concentración refleja el estado metabólico inferido del equilibrio ácido-base. Con el correr de los años, se han publicado distintos métodos para calcular la concentración de HCO_3^- en una muestra para gasometría con un determinado nivel de pH y $PaCO_2$. El bicarbonato estándar se calcula con sangre equilibrada a una $PaCO_2$ de 40 mm Hg a 37 °C. Los valores calculados de HCO_3^- podrían no reflejar un índice metabólico puro en casos de hipocapnia e hipercapnia, y los médicos deben saber qué método emplea su institución para calcular dichos valores. Alentamos al lector a investigar las publicaciones que describen en mayor detalle la relación entre la $PaCO_2$ y el HCO_3^- (110).

Exceso de bases

El exceso de bases (EB) hace referencia a la diferencia entre la concentración de bases amortiguadoras observada y la normal o, dicho de otro modo, la cantidad de ácido o base necesaria para restaurar el pH a 7,4 ante una $PaCO_2$ normal (124). El EB, generalmente, se deriva de nomogramas. Como los distintos analizadores de gasometría emplean distintos métodos para calcular el EB, los resultados pueden variar según el fabricante (125).

Si bien el nombre indica un exceso de bases, puede haber un déficit si la concentración de bases observada es inferior a la normal. Algunos médicos prefieren el término «déficit de bases» para referirse a los niveles de bases inferiores a los normales, y el término «exceso de bases» para el caso opuesto. El exceso/déficit de bases es otro indicador del equilibrio ácido-base metabólico. Algunos centros miden el EB estándar o el EB en líquido extracelular. El EB estándar se calcula de otra forma que el EB y se desarrolló como un índice dependiente de la $PaCO_2$ (110).

Los valores normales del EB en los neonatos oscilan entre -3 y +1 (126). El EB negativo —o déficit de bases— se observa en casos de acidosis metabólica, mientras que el EB positivo se produce en casos de alcalosis metabólica. El EB se interpreta junto con la concentración de bicarbonato.

Saturación de oxígeno

Previamente en este capítulo, se ofreció una descripción más detallada de la saturación de oxígeno. La saturación de oxígeno arterial (SaO_2) informada por un equipo de gasometría estándar es un valor calculado. Como el cálculo no toma en cuenta tipos de hemoglobina no estándares (por ejemplo, carboxihemoglobina, metahemoglobina), puede arrojar un resultado impreciso.

Los equipos de gasometría que utilizan cooximetría miden múltiples tipos de hemoglobina de forma directa y, por lo tanto, arrojan un valor de SaO_2 más preciso. La cooximetría mide directamente los siguientes tipos de hemoglobina:

1. Oxihemoglobina: la hemoglobina que está unida al oxígeno.
2. Desoxihemoglobina: la hemoglobina que no está unida al oxígeno.
3. Carboxihemoglobina: la hemoglobina que está unida al monóxido de carbono.
4. Metahemoglobina: un tipo oxidado de hemoglobina.
5. Sulfahemoglobina: un tipo anormal de hemoglobina que no puede unirse al oxígeno.

Lactato

El lactato no es un valor de gasometría tradicional. Sin embargo, muchos analizadores lo miden habitualmente, por lo cual resulta adecuado describir su importancia en pocas palabras. Los analizadores equipados para medir el lactato miden directamente la sangre con un biosensor que utiliza principios amperométricos (106). El lactato es el resultado del metabolismo de la glucosa durante la hipoxia tisular, en la cual se producen lactato, ATP y agua (127). La hipoxia tisular y la baja perfusión tisular pueden producir hiperlactatemia, la cual también puede ser resultado de otros mecanismos (128). La concentración de lactato en sangre refleja la diferencia entre la producción y la eliminación; el hígado es el principal responsable de la depuración del lactato (128). La concentración normal de lactato en sangre en los neonatos a término depende de los valores de cada lugar, pero lo habitual es de <2,0 mmol/l (129). Para calcular la concentración de lactato, se han empleado tanto muestras de sangre arterial como venosa y capilar. La mayoría de los análisis indica una correlación adecuada entre los tipos de muestras (127, 130). Las muestras deben analizarse dentro de los 15 minutos para evitar el aumento de la concentración de lactato antes del análisis (127). Los valores de lactato resultan útiles para la evaluación del neonato. El lactato medido en sangre del cordón umbilical ha demostrado coherencia con el pH y el EB, y tiene un valor predictivo similar de morbilidades a corto plazo frente a estos otros dos valores (131). Un estudio retrospectivo de neonatos a término con asfixia durante el parto que comparó el valor predictivo del pH, del déficit de bases y del lactato respecto de la incidencia de encefalopatía hipóxica (EH) moderada a grave reveló que los valores más altos de lactato durante las primeras horas de vida son importantes para predecir esta afección (127). La medición del lactato sérico es de gran utilidad para diferenciar entre el aumento de la producción de ácido (por ejemplo, debido a un suministro insuficiente de oxígeno a los tejidos) y la pérdida de bicarbonato, como sucede en casos de acidosis tubular renal.

ERRORES EN LA GASOMETRÍA

La presencia de burbujas de aire —por más pequeñas que sean— en la muestra para gasometría puede provocar errores significativos, ya que contienen cuatro componentes principales del aire ambiente: nitrógeno (78 %), oxígeno (21 %), argón (1 %) y dióxido de carbono (0,04 %). El aire ambiente tiene una P_{ACO2} cercana a cero, y una PA_{O2} de, aproximadamente, 150 mm Hg. Si las burbujas de aire contaminan una muestra para gasometría, disminuyen la $PaCO_2$ y pueden aumentar o disminuir la PaO_2, según esta sea inferior o superior a 150 mm Hg (132). La cantidad de aire que entra en contacto con la sangre arterial extraída a través de un sistema de infusión con mariposa (vena del cuero cabelludo) es suficiente para alterar la medición de la PaO_2 (133). Por lo tanto, es muy importante expulsar las burbujas de aire de la muestra de sangre antes de colocarla en el analizador de gasometría.

Generalmente, la dilución de la muestra de sangre con líquidos intravenosos disminuirá la $PaCO_2$ y aumentará el déficit de bases sin afectar el pH. Probablemente, esto se debe a la difusión del CO_2 de la sangre hacia el líquido intravenoso, el cual no contiene CO_2 (132, 134, 135). Debido a la capacidad amortiguadora de la sangre, el pH cambia levemente a pesar de la disminución de la $PaCO_2$ y genera una aparente combinación de acidosis metabólica y alcalosis respiratoria. La dilución de la muestra de sangre con una emulsión lipídica no parece tener ningún efecto sobre la gasometría (136). La heparina seca tampoco influye sobre los resultados de la gasometría (134).

Los resultados de la gasometría pueden ser imprecisos si la muestra no se procesa de inmediato, pues las células continúan consumiendo oxígeno y produciendo dióxido de carbono después de la extracción. Por lo tanto, suelen colocarse las muestras en hielo para retrasar el metabolismo de sus células. Sin embargo, un estudio de referencia demostró que las muestras conservan una PaO_2 y una SaO_2 estables durante un máximo de 30 minutos, ya sea a temperatura ambiente o conservadas en agua helada, y que los cambios después de transcurridos 60 minutos fueron leves y con poca relevancia clínica (137). La $PaCO_2$ demostró un aumento estadísticamente significativo después de 20 minutos a temperatura ambiente, pero los cambios no tuvieron importancia clínica (137).

La mayoría de los analizadores de gasometría miden la PaO_2 y, luego, calculan la saturación suponiendo que la muestra de sangre es de un adulto. Sin embargo, si la muestra contiene una cantidad importante de hemoglobina fetal, la saturación calculada será demasiado baja (debido a la traslación hacia la izquierda de la curva de disociación de la hemoglobina con hemoglobina fetal). Si es importante medir exactamente la saturación del paciente, esto debe realizarse con un cooxímetro y no con un analizador de gasometría estándar.

CÓMO EVALUAR LA PRECISIÓN DE LOS RESULTADOS DE GASOMETRÍA

Determinar si una muestra para gasometría es válida requiere una reflexión crítica de parte del médico. Existen distintos errores posibles que pueden influir negativamente sobre la precisión de los resultados de la gasometría. En general, la ocurrencia de estos errores puede dividirse en una fase preanalítica y en una fase analítica.

Los errores preanalíticos son los que se producen durante el período que transcurre antes de analizar la muestra en el analizador de gasometría e incluyen errores en la recolección y la manipulación de la muestra. La siguiente descripción se centra en los errores preanalíticos, ya que son los más probables.

Observación sobre la temperatura: los analizadores de gasometría modernos corrigen las muestras a 37 °C. Si bien esto es norma en las UCIN modernas, hay casos en los que el médico podría tener que analizar una muestra no corregida en función de la temperatura. Por ejemplo, a los neonatos con encefalopatía hipóxica isquémica se los trata con hipotermia terapéutica durante 72 horas. La temperatura corporal central que se busca lograr es de 33,5 °C a 34,5 °C. ¿Debemos corregir esta muestra a 37 °C? Hacerlo podría no reflejar el verdadero equilibrio ácido-base del paciente, ya que modificará los resultados de la PaO_2 (≈15 mm Hg más) y de la $PaCO_2$ (≈6 mm Hg menos) (138, 139). No queda claro cuál es el mejor enfoque respecto de la corrección de la temperatura en estos casos. Por este motivo, muchos médicos de las unidades de cuidados intensivos de adultos no corrigen la gasometría a 37 °C. La evidencia en la población pediátrica no es tan clara, por lo cual algunos centros informan los resultados de gasometría corregidos y no corregidos en función de la temperatura en pacientes con temperaturas corporales significativamente fuera del rango normal (139, 140).

Los médicos deben evaluar de manera crítica los resultados de gasometría para determinar si confían en su precisión. Existen varios enfoques aceptados, algunos de los cuales reproducimos a continuación:

1. Revisar la relación entre el pH y los cambios agudos en la $PaCO_2$. Suponiendo una tasa metabólica normal y constante, un aumento agudo de 1 mm Hg en la $PaCO_2$ genera una correspondiente disminución de 0,006 en el pH, mientras que una disminución aguda de 1 mm Hg en la $PaCO_2$ genera un aumento de 0,01 en el pH. Comprender esta relación permite a los médicos comparar el pH esperado y el pH medido. Por ejemplo, tras un aumento agudo de 15 mm Hg en la $PaCO_2$, el pH debe disminuir en 0,09 (15 × 0,006 = 0,09) y generar un pH esperado de 7,31 (7,40 – 0,09 = 7,31). Si el pH medido difiere del pH esperado en ±0,03 unidades, debe haber un trastorno no respiratorio o metabólico.
   a. En casos de hipocarbia, pH esperado = 7,40 + (40 mm Hg – $PaCO_2 Pa_{CO2}$) 0,01
   b. En casos de hipercarbia, pH esperado = 7,40 – ($PaCO_2$ Pa_{CO2} – 40 mm Hg) 0,006

Esta verificación independiente de la precisión ayuda al médico a evaluar el estado metabólico del paciente sin necesidad de consultar los valores de HCO_3^- o EB (19).

2. Utilizar fórmulas, nomogramas o un mapa de gasometría para calcular o graficar las variables ácido-base (19).

3. Comparar el bicarbonato plasmático calculado frente al CO_2 total.
   a. El CO_2 es una medida del CO_2 en todos los estados y se mide con sangre venosa durante el análisis de electrolitos en el laboratorio. Es un indicador del bicarbonato plasmático.
   b. El valor de CO_2 total será levemente superior que el bicarbonato plasmático debido a la sangre venosa; sin

embargo, puede servir para verificar la precisión de la gasometría.

Independientemente del método empleado, es fundamental tener en cuenta el cuadro clínico del paciente al interpretar los resultados de la gasometría.

CONSIDERACIONES FINALES

Si bien los valores de gasometría arterial, generalmente, son fundamentales para tratar a pacientes con insuficiencia respiratoria, no deben interpretarse en ausencia de otros datos clínicos. Los resultados de gasometría que difieran significativamente de resultados anteriores pueden indicar un cambio importante en el cuadro del paciente o representar un error en el análisis. Ni los monitores de gasometría de laboratorio ni los que son sofisticados y no invasivos pueden sustituir la observación clínica detallada.

Existen varias herramientas útiles y móviles en línea para interpretar gasometrías.

Consultar el Apéndice 19 para conocer algunas aplicaciones relacionadas con la gasometría en los neonatos, desarrolladas por un neonatólogo de la India, el Dr. Satish Deopujari.

Agradecimiento

Los autores agradecen los aportes de los Dres. David Durand y Nick Mickas, quienes fueron los autores de la edición anterior de este capítulo.

REFERENCIAS

1. C. Langston, K. Kida, M. Reed: Human lung growth in late gestation and in the neonate. Am Rev Respir Dis. 129:607-613 1984 6538770
2. P.H. Cartlidge, N. Rutter: Percutaneous oxygen delivery to the preterm infant. Lancet. 1:315-317 1988 2893136
3. P.H. Cartlidge, N. Rutter: Percutaneous respiration in the newborn infant. Effect of ambient oxygen concentration on pulmonary oxygen uptake. Biol Neonate. 54:68-72 1988 3167135
4. J.M. Berg, J.L. Tymoczko, L. Stryer: Biochemistry. 5th ed. 2002 W. H. Freeman and Co New York
5. a. D. Bohn: Objective assessment of cardiac output in infants after cardiac surgery. Semin Thorac Cardiovasc Surg Pediatr Cardiac Surg Annu. 14:19-232011.
   b. M. DelivoriaPapadopoulos, N.P., Roncevic, F.A. Oski: Post natal changes in oxygen transport of term,premature, and sick infants: The role of red cell 2,3-diphosphoglycerate and adult hemoglobin. Pediatr.Res. 5:235-245 1971.
   c. M.M. Orzalesi, W.W. Hay: The regulation of oxygen affinity of fetal blood. I. In vitro experiments and results in normal infants. Pediatr. 48:857-8641971
6. W. Beachey: Respiratory Care Anatomy and Physiology: Foundations for Clinical Practice. 3rd ed. 2013 Elsevier St. Louis, MO
7. S.K. Adamson Jr., G.M. Gandy, L.S. James: The influence of thermal factors upon oxygen consumption of the newborn human infant. J Pediatr.66:495-508 1965 14264308
8. L. Stern, M.H. Lees, J. Leduc: Environmental temperature, oxygen consumption, and catecholamine excretion in newborn inf ants. Pediatrics.36:367-373 1965 5829330
9. M. DelivoriaPapadopoulos, N.P. Roncevic, F.A. Oski: Postn atal changes in oxygen transport of term, premature, and sick infants: the role of red cell 2,3-diphosphoglycerate and adult hemoglobin. Pediatr Res. 5:235-245 1971
10. H. Bard: The postnatal decline of hemoglobin F synthesis in normal full-term infants. J Clin Invest. 55:395-398 1975 1127106
11. H. Bard, C. Lachance, J.A. Widness, et al.: The reactivation of fetal hemoglobin synthesis during anemia of prematurity. Pediatr Res. 36:253-256 1994 7526326
12. K.T. Anselmino, F. Hoffman: Die Ursachen des Icterus Neonatorum. Arch Gynak. 143:477 1930
13. N.J. Eastman, E.M.K. Geiling, A.M. Delawder: Foetal blood studies. VI. The oxygen and carbon dioxide dissociation curves of foetal blood. Bull Johns Hopkins Hosp. 53:246 1933
14. G. Haselhorst, K. Stromberger: Uber den gasgehalt des nabelschnurblutes vor and nach der geburt des kindes und uber den gasaustausch in der plazenta. Z Geburtsh Gynakol. 100:48 1931
15. R.K. Whyte, K.A. Jangaard, K.C. Dooley: From oxygen content to pulse oximetry: completing the picture in the newborn. Acta Anaesthesiol Scand Suppl. 107:95-100 1995 8599308
16. M. DelivoriaPapadopoulos, G. Morrow 3rd, F.A. Oski: Exch ange transfusion in the newborn infant with fresh and "old" blood: the role of storage on 2,3-diphosphoglycerate, hemoglobin-oxygen affinity, and oxygen release. J Pediatr. 79:898-903 1971 5125406
17. P.D. Wimberley, N.R. Helledie, B. Friss-Hansen: Some problems involved in using hemoglobin oxygen saturation in arterial blood to detect hypoxemia and hyperoxemia in newborn infants. Scand J Clin Lab Invest.48:45-48 1988 3217748
18. P.D. Wimberley, O. Siggaard-Andersen, N. Fogh-Andersen: Accurate measurements of hemoglobin oxygen saturation, and fractions of carboxyhemoglobin and methemoglobin in fetal blood using Radiometer OSM3: corrections for fetal hemoglobin fraction and pH. Scand J Clin Lab Invest Suppl. 203:235-239 1990 1708524

19. W.J. Malley: Clinical Blood Gases: Assessment and Intervention. 2nd ed.2005 Elsevier Saunders St. Louis, MO
20. J.M. Kinney: Transport of carbon dioxide in blood. Anesthesiology. 21:615-619 1960 13756144
21. J.L. Aschner, R.L. Poland: Sodium bicarbonate: basically useless therapy.Pediatrics. 122:831-835 2008 18829808
22. D.J. Cooper, K.R. Walley, B.R. Wiggs: Bicarbonate does not improve hemodynamics in critically ill patients who have lactic acidosis. A prospective, controlled clinical study. Ann Intern Med. 112:492-498 19902156475
23. J.H. Howell: Sodium bicarbonate in the perinatal setting–revisited. Clin Perinatol. 14:807-816 1987 2827931
24. A.A. van Alfen-van der Velden, J.C. Hopman, J.H. Klaessen s: Effects of rapid versus slow infusion of sodium bicarbonate on cerebral hemodynamics and oxygenation in preterm infants. Biol Neonate. 90:122-127 2006 16569929
25. B.F. Palmer, R.J. Alpern: Metabolic alkalosis. J Am Soc Nephrol JASN.8:1462-1469 1997
26. S. Shahid, S. Dutta, A. Symington: Standardizing umbilical catheter usage in preterm infants. Pediatrics. 133:e1742-52 2014 24843063
27. K.J. Barrington: Umbilical artery catheters in the newborn: effects of catheter design (end vs side hole). Cochrane Database Syst Rev. 2000CD000508
28. R.F. Huxtable, K.G. Proctor, A.V. Beran: Effect of umbilical artery catheters on blood flow and oxygen supply to extremities. Pediatr Res.10:656-660 1976 934731
29. J. Anderson, D. Leonard, D.A. Braner: Videos in clinical medicine. Umbilical vascular catheterization. N Engl J Med. 359:e18 2008 18843120
30. M.D. Schreiber, C.A. Perez, J.A. Kitterman: A double-catheter technique for caudally misdirected umbilical arterial catheters. J Pediatr. 104:768-769 1984 6716224
31. K.J. Barrington: Umbilical artery catheters in the newborn: effects of position of the catheter tip. Cochrane Database Syst Rev. 2000 CD000505
32. P.M. Dunn: Localization of the umbilical catheter by post-mortem measurement. Arch Dis Child. 41:69-75 1966 5906629
33. W. Rosenfeld, R. Estrada, R. Jhaveri: Evaluation of graphs for insertion of umbilical artery catheters below the diaphragm. J Pediatr. 98:627-628 19817205493
34. H. Shukla, A. Ferrara: Rapid estimation of insertional length of umbilical catheters in newborns. Am J Dis Child. 140:786-788 1986 3728405
35. I.M. Wright, M. Owers, M. Wagner: The umbilical arterial catheter: a formula for improved positioning in the very low birth weight infant.Pediatr Crit Care Med. 9:498-501 2008 18679150
36. M. Cetinkaya, F. Cekmez, T. Erener-Ercan, et al.: Maternal/neonatal vitamin D deficiency: a risk factor for bronchopulmonary dysplasia in preterms?. J Perinatol. 35:813-817 2015 26226242
37. G.H. Verheij, A.B. Te Pas, R.S. Witlox: Poor accuracy of methods currently used to determine umbilical catheter insertion length. Int J Pediatr.2010:873167 2010 20467473
38. M. Lamperti, A.R. Bodenham, M. Pittiruti, et al.: International evidence-based recommendations on ultrasound-guided vascular access. Intensive Care Med. 38:1105-1117 2012 22614241
39. J.M. Clark, A.L. Jung: Umbilical artery catheterization by a cutdown procedure. Pediatrics. 59 (suppl):1036-1040 1977 865957
40. M.M. Coleman, M.L. Spear, M. Finkelstein, et al.: Short-term use of umbilical artery catheters may not be associated with increased risk for thrombosis. Pediatrics. 113:770-774 2004 15060226
41. R.M. McAdams, V.T. Winter, D.C. McCurnin: Complications of umbilical artery catheterization in a model of extreme prematurity. J Perinatol.29:685-692 2009 19554012
42. S. Dollberg, H. Atherton, S. Hoath: Changes in skin blood flow over the foot with warming of the contralateral heel. Acta Paediatr. 87:416-418 19989628298
43. R.E. Heath Jr.: Vasospasm in the neonate: response to tolazoline infusion.Pediatrics. 77:405-408 1986 3951921
44. M. Varughese, T.H. Koh: Successful use of topical nitroglycerine in ischaemia associated with umbilical arterial line in a neonate. J Perinatol.21:556-558 2001 11774020
45. J.S. Ahluwalia, A.W. Kelsall, S. Diederich: Successful treatment of aortic thrombosis after umbilical catheterization with tissue plasminogen activator. Acta Paediatr. 83:1215-1217 1994 7841741
46. L.A. Kennedy, W.H. Drummond, M.E. Knight: Successful treatment of neonatal aortic thrombosis with tissue plasminogen activator. J Pediatr.116:798-801 1990 2109793
47. G.D. Inglis, L.A. Jardine, M.W. Davies: Prophylactic antibiotics to reduce morbidity and mortality in neonates with umbilical artery catheters.Cochrane Database Syst Rev. 2007 CD004697
48. C. Roll, B. Huning, M. Kaunicke, et al.: Umbilical artery catheter blood sampling decreases cerebral blood volume and oxygenation in very low birthweight infants. Acta Paediatr. 89:862-866 2000 10943971
49. J.W. Lott, G.K. Conner, J.B. Phillips: Umbilical artery catheter blood sampling alters cerebral blood flow velocity in preterm infants. J Perinatol.16:341-345 1996 8915931
50. C. Roll, B. Huning, M. Kaunicke, et al.: Umbilical artery catheter blood sampling volume and velocity: impact on cerebral blood volume and oxygenation in very-low-birthweight infants. Acta Paediatr. 95:68-73 200616373299
51. G. Schulz, E. Keller, D. Haensse, et al.: Slow blood sampling from an umbilical artery catheter prevents a decrease in cerebral oxygenation in the preterm newborn. Pediatrics. 111:e73-6 2003 12509598
52. K.F. Tiffany, B.L. Burke, C. Collins-Odoms, et al.: Current practice regarding the enteral feeding of high-risk newborns with umbilical catheters in situ. Pediatrics. 112:20-23 2003 12837862
53. T. Havranek, P. Johanboeke, C. Madramootoo, et al.: Umbilical artery catheters do not affect intestinal blood flow responses to minimal enteral feedings. J Perinatol. 27:375-379 2007 17392839
54. G.W. Prian, G.B. Wright, C.M. Rumack, et al.: Apparent cerebral embolization after temporal artery catheterization. J Pediatr. 93:115-1181978 650320
55. M.A. Simmons, R.L. Levine, L.O. Lubchenco, et al.: Warning: serious sequelae of temporal artery catheterization. J Pediatr. 92:284 1978 621610

56. J.E. Barone, R.V. Madlinger: Should an Allen test be performed before radial artery cannulation?. J Trauma. 61:468-470 2006 16917470
57. K.J. Barrington: Umbilical artery catheters in the newborn: effects of heparin. Cochrane Database Syst Rev. 2000 CD000507
58. J.K. Jackson, D.J. Biondo, J.M. Jones, et al.: Can an alternative umbilical arterial catheter solution and flush regimen decrease iatrogenic hemolysis while enhancing nutrition? A double-blind, randomized, clinical trial comparing an isotonic amino acid with a hypotonic salt infusion.Pediatrics. 114:377-383 2004 15286220
59. K.E. Pape, D.L. Armstrong, P.M. Fitzhardinge: Peripheral median nerve damage secondary to brachial arterial blood gas sampling. J Pediatr.93:852-856 1978 213549
60. E.H. Kim, R.S. Cohen, P. Ramachandran: Effect of vascular puncture on blood gases in the newborn. Pediatr Pulmonol. 10:287-290 1991 1896238
61. E.J. Sell, R.C. Hansen, S. Struck-Pierce: Calcified nodules on the heel: a complication of neonatal intensive care. J Pediatr. 96:473-475 1980 7359245
62. S.E. Courtney, K.R. Weber, L.A. Breakie, et al.: Capillary blood gases in the neonate. A reassessment and review of the literature. Am J Dis Child.144:168-172 1990 2105629
63. K. Rais-Bahrami, O. Rivera, G.T. Mikesell, et al.: Continuous blood gas monitoring using an in-dwelling optode method: clinical evaluation of the Neotrend sensor using a luer stub adaptor to access the umbilical artery catheter. J Perinatol. 22:367-369 2002 12082470
64. P.A. Meyers, C. Worwa, R. Trusty, et al.: Clinical validation of a continuous intravascular neonatal blood gas sensor introduced through an umbilical artery catheter. Respir Care. 47:682-687 2002 12036438
65. J.A. Widness, A. Madan, L.A. Grindeanu, et al.: Reduction in red blood cell transfusions among preterm infants: results of a randomized trial with an in-line blood gas and chemistry monitor. Pediatrics. 115:1299-1306 200515867038
66. W. Tin, M. Lal: Principles of pulse oximetry and its clinical application in neonatal medicine. Semin Fetal Neonatal Med. 20 (3):192-197 2015 25704605
67. L.G. Lindberg, C. Lennmarken, M. Vegfors: Pulse oximetry–clinical implications and recent technical developments. Acta Anaesthesiol Scand.39:279-287 1995 7793201
68. C.F. Poets, D.P. Southall: Noninvasive monitoring of oxygenation in infants and children: practical considerations and areas of concern.Pediatrics. 93:737-746 1994 8165071
69. G. Lindner, A.K. Exadaktylos: How noninvasive haemoglobin measurement with pulse co-oximetry can change your practice: an expert review. Emerg Med Int. 2013 2013 701529
70. R.G. Buckley, S.E. Aks, J.L. Eshom, et al.: The pulse oximetry gap in carbon monoxide intoxication. Ann Emerg Med. 24:252-255 1994 8037391
71. S.J. Barker, K.K. Tremper, J. Hyatt: Effects of methemoglobinemia on pulse oximetry and mixed venous oximetry. Anesthesiology. 70:112-1171989 2912291
72. S.J. Barker, K.K. Tremper: Pulse oximetry: applications and limitations.Int Anesthesiol Clin. 25:155-175 1987 3323062
73. A.A. Ali, G.S. Ali, J.M. Steinke, et al.: Co-oximetry interference by hemoglobin-based blood substitutes. Anesth Analg. 92:863-869 2001 11273915
74. Y. Mendelson, J.C. Kent: Variations in optical absorption spectra of adult and fetal hemoglobins and its effect on pulse oximetry. IEEE Trans Biomed Eng. 36:844-848 1989 2474489
75. G.D. Jay, L. Hughes, F.P. Renzi: Pulse oximetry is accurate in acute anemia from hemorrhage. Ann Emerg Med. 24:32-35 1994 8010546
76. L. Chelluri, J.V. Snyder, J.R. Bird: Accuracy of pulse oximetry in patients with hyperbilirubinemia. Respir Care. 36:1383-1386 1991
77. D. Quine, B.J. Stenson: Does the monitoring method influence stability of oxygenation in preterm infants? A randomised crossover study of saturation versus transcutaneous monitoring. Arch Dis Child Fetal Neonatal Ed. 93:F347-F350 2008 18285374
78. K. Hirata, M. Nishihara, Y. Oshima, et al.: Application of transcutaneous carbon dioxide tension monitoring with low electrode temperatures in premature infants in the early postnatal period. Am J Perinatol. 31:435-4402014 23918520
79. P. Eberhard: The design, use, and results of transcutaneous carbon dioxide analysis: current and future directions. Anesth Analg. 105:S48-S522007 18048898
80. J.D. Tobias: Transcutaneous carbon dioxide monitoring in infants and children. Paediatr Anaesth. 19:434-444 2009 19236597
81. D. Hess: Detection and monitoring of hypoxemia and oxygen therapy.Respir Care. 45:65-80 2000 discussion 80-3 10771783
82. E.S. Rome, E.K. Stork, W.A. Carlo, et al.: Limitations of transcutaneous PO2 and PCO2 monitoring in infants with bronchopulmonary dysplasia.Pediatrics. 74:217-220 1984 6431388
83. F. Monaco, J.C. McQuitty, B.G. Nickerson: Calibration of a heated transcutaneous carbon dioxide electrode to reflect arterial carbon dioxide.Am Rev Respir Dis. 127:322-324 1983 6402964
84. R. Ortega, C. Connor, S. Kim, et al.: Monitoring ventilation with capnography. N Engl J Med. 367:e27 2012 23134404
85. B.S. Singh, U. Gilbert, S. Singh, et al.: Sidestream microstream end tidal carbon dioxide measurements and blood gas correlations in neonatal intensive care unit. Pediatr Pulmonol. 48:250-256 2013 22589000
86. Y. Colman, B. Krauss: Microstream capnograpy technology: a new approach to an old problem. J Clin Monit Comput. 15:403-409 1999 12578035
87. A.O. Hopper, G.A. Nystrom, D.D. Deming, et al.: Infrared end-tidal CO2 measurement does not accurately predict arterial CO2 values or end-tidal to arterial PCO2 gradients in rabbits with lung injury. Pediatr Pulmonol.17:189-196 1994 8197000
88. D.G. Tingay, K.S. Mun, E.J. Perkins: End tidal carbon dioxide is as reliable as transcutaneous monitoring in ventilated postsurgical neonates. Arch Dis Child Fetal Neonatal Ed. 98:F161-F164 2013 22887048
89. J.J. Hagerty, M.E. Kleinman, D. Zurakowski, et al.: Accuracy of a new low-flow sidestream capnography technology in newborns: a pilot study. J Perinatol. 22:219-225 2002 11948385
90. H.J. Rozycki, G.D. Sysyn, M.K. Marshall, et al.: Mainstream end-tidal carbon dioxide monitoring in the neonatal intensive care unit. Pediatrics.101:648-653 1998 9521950
91. K.S. Meredith, F.J. Monaco: Evaluation of a mainstream capnometer and end-tidal carbon dioxide monitoring in mechanically ventilated infants.Pediatr Pulmonol. 9:254-259 1990 2124347

92. D.G. Tingay, M.J. Stewart, C.J. Morley: Monitoring of end tidal carbon dioxide and transcutaneous carbon dioxide during neonatal transport.Arch Dis Child Fetal Neonatal Ed. 90:F523-F526 2005 15863489
93. K.S. Hsieh, C.L. Lee, C.C. Lin, et al.: Quantitative analysis of end-tidal carbon dioxide during mechanical and spontaneous ventilation in infants and young children. Pediatr Pulmonol. 32:453-458 2001 11747249
94. H. Gowda: Question 2. Should carbon dioxide detectors be used to check correct placement of endotracheal tubes in preterm and term neonates?.Arch Dis Child. 96:1201-1203 2011 22080462
95. H.F. Aziz, J.B. Martin, J.J. Moore: The pediatric disposable end-tidal carbon dioxide detector role in endotracheal intubation in newborns. J Perinatol. 19:110-113 1999 10642970
96. G.A. Hawkes, J. Kelleher, C.A. Ryan, et al.: A review of carbon dioxide monitoring in preterm newborns in the delivery room. Resuscitation.85:1315-1319 2014 25086296
97. J.L. Hamrick, J.T. Hamrick, J.K. Lee, et al.: Efficacy of chest compressions directed by end-tidal CO2 feedback in a pediatric resuscitation model of basic life support. J Am Heart Assoc. 3:e000450 2014 24732917
98. J.Y. Kong, W. Rich, N.N. Finer, et al.: Quantitative end-tidal carbon dioxide monitoring in the delivery room: a randomized controlled trial. J Pediatr.163:104-108 2013 23333003
99. J.C. Hirsch, J.R. Charpie, R.G. Ohye, et al.: Near-infrared spectroscopy: what we know and what we need to know–a systematic review of the congenital heart disease literature. J Thorac Cardiovasc Surg. 137:154-1592009 19154918
100. G. Greisen: Is near-infrared spectroscopy living up to its promises?.Semin Fetal Neonatal Med. 11:498-502 2006 16959556
101. S.E. Nicklin, I.A. Hassan, Y.A. Wickramasinghe, et al.: The light still shines, but not that brightly? The current status of perinatal near infrared spectroscopy. Arch Dis Child Fetal Neonatal Ed. 88:F263-F268 2003 12819155
102. M. Wolf, G. Greisen: Advances in near-infrared spectroscopy to study the brain of the preterm and term neonate. Clin Perinatol. 36:807-834 200919944837
103. N. Bilan, A.G. Behbahan, A.J. Khosroshahi: Validity of venous blood gas analysis for diagnosis of acid-base imbalance in children admitted to pediatric intensive care unit. World J Pediatr. 4:114-117 2008 18661766
104. B.M. Bloom, J. Grundlingh, J.P. Bestwick, et al.: The role of venous blood gas in the emergency department: a systematic review and meta-analysis.Eur J Emerg Med. 21:81-88 2014 23903783
105. J. Kendall, B. Reeves, M. Clancy: Point of care testing: randomised controlled trial of clinical outcome. BMJ. 316:1052-1057 1998 9552905
106. P. Nayyar, A.D. Batki, H. Thomason: Center for evidence-based purchasing. Buyers' guide: blood gas analyzers. In Purchasing and Supply Agency NHS.http://nhscep.useconnect.co.uk/CEPProducts/Catalogue.aspx
107. M.D. Davis, B.K. Walsh, S.E. Sittig, et al.: AARC clinical practice guideline: blood gas analysis and hemoximetry. Respir Care. 2013(58):1694-1703 2013
108. J.G. Toffaletti, E.H. McDonnell, L.V. Ramanathan, et al.: Validation of a quality assessment system for blood gas and electrolyte testing. Clin Chimica Acta. 382:65-70 2007
109. M. Rambaldi, M. Baranzoni, P. Coppolecchia, et al.: Blood gas and patient safety: considerations based on experience developed in accordance with the Risk Management perspective. Clin Chem Lab Med.45:774-780 2007 17579531
110. K. Berend: Acid-base pathophysiology after 130 years: confusing, irrational and controversial. J Nephrol. 26:254-265 2013 22976522
111. P. Ayers, L. Warrington: Diagnosis and treatment of simple acid-base disorders. Nutr Clin Pract. 23:122-127 2008 18390779
112. M. Lee American Society of Health-System Pharmacists: Basic Skills in Interpreting Laboratory Data. 5th ed. 2013 American Society of Health-System Pharmacists Bethesda, MD
113. J.A. Kraut, N.E. Madias: Approach to patients with acid-base disorders.Respir Care. 46:392-403 2001 11262558
114. K.A. Hasselbalch: The calculation of blood pH via the partition of carbon dioxide in plasma and oxygen binding of the blood as a function of plasma pH. Biochem Z. 78:112-144 1916
115. T. Martinu, D. Menzies, S. Dial: Re-evaluation of acid-base prediction rules in patients with chronic respiratory acidosis. Can Respir J. 10:311-3152003 14530822
116. V. Alfaro, R. Torras, J. Ibanez, et al.: A physical-chemical analysis of the acid-base response to chronic obstructive pulmonary disease. Can J Physiol Pharmacol. 74:1229-1235 1996 9028582
117. C. Guerin, P. Nesme, V. Leray, et al.: Quantitative analysis of acid-base disorders in patients with chronic respiratory failure in stable or unstable respiratory condition. Respir Care. 55:1453-1463 2010 20979672
118. H.J. Adrogue, N.E. Madias: Secondary responses to altered acid-base status: the rules of engagement. J Am Soc Nephrol. 21:920-923 2010 20431042
119. S.K. Epstein, N. Singh: Respiratory acidosis. Respir Care. 46:366-3832001 11262556
120. G. Langley, T. Canada, L. Day: Acid-base disorders and nutrition support treatment. Nutr Clin Pract. 18:259-261 2003 16215047
121. A.C. Guyton, J.E. Hall: Textbook of Medical Physiology. 11th ed. 2006Elsevier Saunders Philadelphia
122. C. Ruegger, H.U. Bucher, R.A. Mieth: Pulse oximetry in the newborn: is the left hand pre- or post-ductal?. BMC Pediatr. 10:35 2010 20492689
123. S.M. Forsythe, G.A. Schmidt: Sodium bicarbonate for the treatment of lactic acidosis. Chest. 117:260-267 2000 10631227
124. J.A. Kellum: Determinants of blood pH in health and disease. Crit Care.4:6-14 2000 11094491
125. N. Wiberg, K. Kallen, P. Olofsson: Base deficit estimation in umbilical cord blood is influenced by gestational age, choice of fetal fluid compartment, and algorithm for calculation. Am J Obstet Gynecol.195:1651-1656 2006 16996464
126. R.T. Brouillette, D.H. Waxman: Evaluation of the newborn's blood gas status. National Academy of Clinical Biochemistry. Clin Chem. 43:215-2211997 8990256
127. S. Shah, M. Tracy, J. Smyth: Postnatal lactate as an early predictor of short-term outcome after intrapartum asphyxia. J Perinatol. 24:16-202004 14726932
128. J.A. Kraut, N.E. Madias: Lactic acidosis. N Engl J Med. 371:2309-23192014 25494270
129. P.T. Acharya, W.W. Payne: Blood chemistry of normal full-term infants in the first 48 hours of life. Arch Dis Child. 40:430-435 1965 14329261

130.J. Bakker, M.W. Nijsten, T.C. Jansen: Clinical use of lactate monitoring in critically ill patients. Ann Intensive Care. 3:12 2013 23663301
131.L. Armstrong, B.J. Stenson: Use of umbilical cord blood gas analysis in the assessment of the newborn. Arch Dis Child Fetal Neonatal Ed. 92:F430-F434 2007 17951550
132.L.L. Fan, K.T. Dellinger, A.L. Mills, et al.: Potential errors in neonatal blood gas measurements. J Pediatr. 97:650-652 1980 6775067
133.O.P. Thelin, S. Karanth, M. Pourcyrous, et al.: Overestimation of neonatal PO2 by collection of arterial blood gas values with the butterfly infusion set. J Perinatol. 13:65-67 1993 8240478
134.A.M. Gayed, M.E. Marino, E.A. Dolanski: Comparison of the effects of dry and liquid heparin on neonatal arterial blood gases. Am J Perinatol. 9:159-161 1992 1575834
135.R.C. Dennis, R. Ng, N.S. Yeston, et al.: Effect of sample dilutions on arterial blood gas determinations. Crit Care Med. 13:1067-1068 1985 3933913
136.A.A. Quartin, J.J. Papale, D. Marchant, et al.: Effects of exogenous lipids on blood gas measurements. Crit Care Med. 21:1041-1045 1993 8319462
137.A. Woolley, K. Hickling: Errors in measuring blood gases in the intensive care unit: effect of delay in estimation. J Crit Care. 18:31-37 2003 12640611
138.E.R. Ashwood, G. Kost, M. Kenny: Temperature correction of blood-gas and pH measurements. Clin Chem. 29:1877-1885 1983 6354511
139.K.A. Abdul Aziz, A. Meduoye: Is pH-stat or alpha-stat the best technique to follow in patients undergoing deep hypothermic circulatory arrest?.Interact Cardiovasc Thorac Surg. 10:271-282 2010 19914925
140.J. Bisson, J. Younker: Correcting arterial blood gases for temperature: (when) is it clinically significant?. Nurs Crit Care. 11:232-238 2006 16983854

Capítulo 11

Monitoreo no invasivo del intercambio gaseoso

Bobby Mathew, MD
Satyan Lakshminrusimha, MBBS, MD

El intercambio gaseoso es un proceso dinámico que depende de interacciones complejas entre el aparato respiratorio, el aparato cardiovascular y el sistema nervioso central. En una persona sana que respira aire ambiente, la concentración de oxígeno y de dióxido de carbono en sangre arterial se mantiene dentro de un rango normal acotado. En los neonatos que reciben ventilación asistida u oxigenoterapia, o bien que tienen un control respiratorio deficiente, el intercambio gaseoso puede verse comprometido, por lo cual es fundamental monitorear de cerca los gases en sangre para mantener la homeostasis. La gasometría arterial es la regla de oro para valorar el intercambio gaseoso. Sin embargo, los riesgos inherentes vinculados con el acceso arterial, como el vasoespasmo, la trombosis, la isquemia y la pérdida hemática con subsiguiente anemia, exigen alternarla con métodos no invasivos para valorar el intercambio gaseoso. La gasometría arterial ofrece solo una muestra representativa de un proceso dinámico, y los resultados casi nunca son inmediatos (a menos que se realice con dispositivos de análisis inmediato al pie de la cama). Existe vasta evidencia sobre los efectos perjudiciales de la hipoxia, la hiperoxia, la hipocarbia y la hipercarbia sobre la morbilidad, la mortalidad y el neurodesarrollo, y es fundamental el monitoreo frecuente y atento de estos parámetros. Este capítulo describe brevemente las técnicas, las indicaciones, las ventajas y las limitaciones de las modalidades habituales de monitoreo no invasivo del intercambio gaseoso (**Figura 11-1**) en las unidades de cuidados intensivos neonatales (UCIN). Estos monitores brindan una gran cantidad de datos que, con la debida interpretación, pueden orientar el tratamiento para lograr el mejor resultado posible (1).

MONITOREO NO INVASIVO DE LA OXIGENACIÓN

Pulsioximetría

Desde mitad del siglo XX, se utiliza el oxígeno en la mayoría de las UCIN. En las publicaciones de neonatología, existen amplios registros de la retinopatía del prematuro como consecuencia de la oxigenoterapia. No existe un consenso respecto del nivel de saturación adecuado durante el cuidado intensivo de neonatos prematuros, a pesar de haberse realizado varios ensayos clínicos aleatorizados y controlados de gran envergadura (2-6). En los neonatos prematuros, la cantidad y el tipo de hemoglobina, y el porcentaje de saturación de oxígeno arterial de la hemoglobina (SaO_2), son los principales factores determinantes del suministro de oxígeno a los tejidos (**Figura 11-2**). A nivel clínico, la cianosis puede detectarse mediante la observación visual únicamente cuando la desoxihemoglobina (desoxiHb) es superior a los 5 g/dl, y constituye una valoración no fidedigna de la oxigenación (7). Por lo tanto, el monitoreo con-

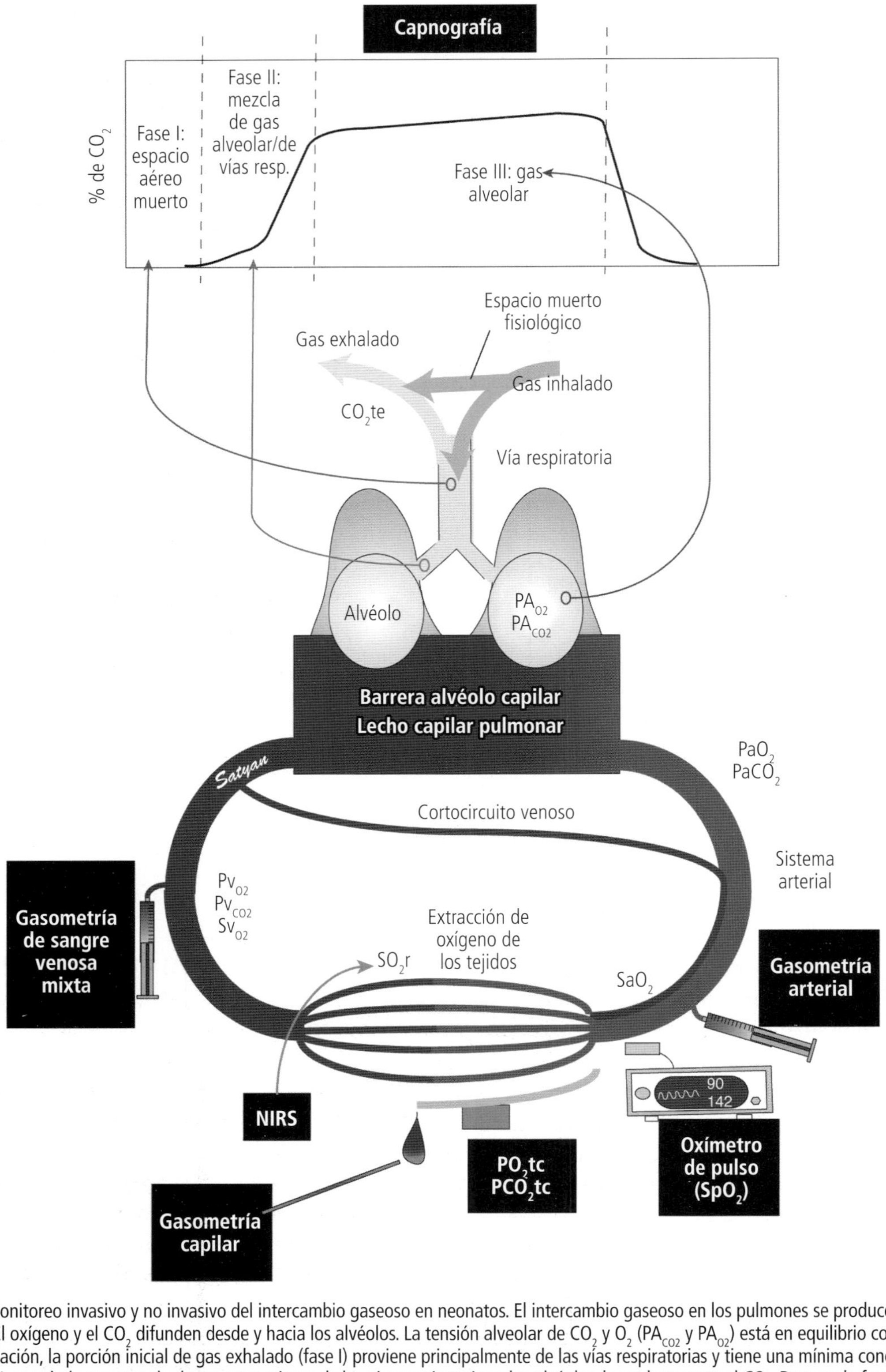

Figura 11-1. Monitoreo invasivo y no invasivo del intercambio gaseoso en neonatos. El intercambio gaseoso en los pulmones se produce en la barrera alvéolo capilar. El oxígeno y el CO_2 difunden desde y hacia los alvéolos. La tensión alveolar de CO_2 y O_2 (PA_{CO2} y PA_{O2}) está en equilibrio con la sangre pulmonar. Durante la exhalación, la porción inicial de gas exhalado (fase I) proviene principalmente de las vías respiratorias y tiene una mínima concentración de CO_2. Durante la fase II, se exhala una mezcla de gas proveniente de las vías respiratorias y los alvéolos, lo cual aumenta el CO_2. Durante la fase III, se exhala gas alveolar y CO_2 teleespiratorio (CO_2te), que se evalúa mediante capnografía. El espacio muerto fisiológico «diluye» el gas exhalado, y el mayor espacio muerto incrementa la diferencia entre la PA_{CO2} y el CO_2te. La gasometría arterial es el método preferido de monitoreo invasivo del intercambio gaseoso y mide la presión parcial de oxígeno arterial, el CO_2 y la saturación de oxígeno arterial (PaO_2, $PaCO_2$ y SaO_2). El creciente cortocircuito venoso (debido a hipertensión pulmonar, cardiopatía congénita o desequilibrio en la relación ventilación-perfusión) puede disminuir la PaO_2. La pulsioximetría mide la saturación de oxígeno (SpO_2) y ofrece un cálculo confiable de la SaO_2. Los sensores transcutáneos calientan el lecho capilar cutáneo y miden la tensión de CO_2 y de O_2 (P_{CO2}tc y P_{O2}tc). Generalmente, en los neonatos, se utiliza una muestra de sangre capilar obtenida después de calentar el talón (muestra «arterializada»). La espectroscopia del infrarrojo cercano (NIRS) puede medir la saturación de oxígeno en los tejidos (regional) (SO_2r). La gasometría de sangre venosa mixta indica la presión parcial de CO_2 y de O_2 y la saturación de O_2 ($PvCO_2$, PvO_2 y SvO_2).

tinuo de la saturación mediante pulsioximetría (SpO_2) es fundamental para brindar un tratamiento óptimo.

La pulsioximetría mide el porcentaje de hemoglobina saturada con oxígeno, realiza un cálculo transcutáneo no invasivo de la SaO_2 y, al detectar la frecuencia cardíaca, muestra una forma de onda pletismográfica. Esta técnica permite medir la saturación de la hemoglobina debido a la transparencia de los tejidos a la luz en el espectro del infrarrojo cercano y los característicos espectros de absorción de los cromóforos como la oxihemoglobina (HbO_2) y la desoxihemoglobina (**Figura 11-3**). La pulsioximetría se basa en la ley de Beer-Lambert, la cual establece que la absorción de la luz de una determinada longitud de onda es proporcional a la concentración de la sustancia que absorbe la luz (cromóforo) y a la longitud del trayecto que recorre la luz (8, 9). La pulsioximetría se basa en dos prin-

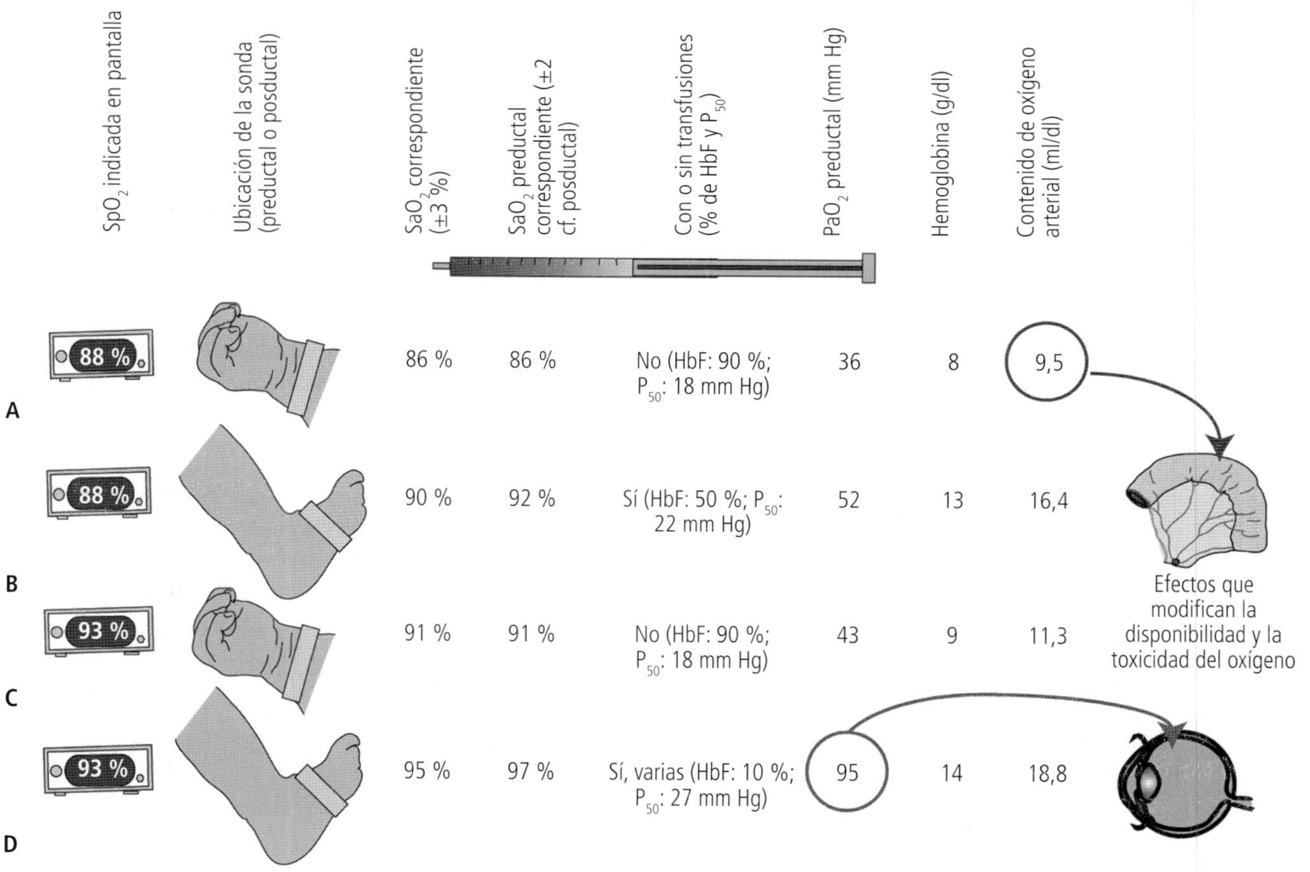

Figura 11-2. Variables que influyen sobre la disponibilidad de oxígeno (en función del contenido de oxígeno arterial) y la toxicidad del oxígeno (en función de la PaO_2). Se indica la variación en el contenido de oxígeno arterial, frente a la pulsioximetría, en función de factores como el lugar de colocación de la sonda, el tipo de hemoglobina y el contenido. Cada fila representa un neonato con una combinación específica de variables. El contenido de oxígeno puede duplicarse, con una diferencia del 5 % en la saturación de oxígeno (SpO_2) que muestra el oxímetro de pulso, y un neonato con una SpO_2 más baja (88 %) puede, en verdad, tener un contenido de oxígeno más alto que un neonato con una SpO_2 mayor (93 %). La neonata A tiene una SpO_2 preductal del 88 %, que puede corresponder a una saturación de oxígeno arterial (SaO_2) del 85 % al 91 % en aproximadamente dos tercios de los sujetos (variación de ±3 % con oxímetros de pulso). Si se supone que la correspondiente SaO_2 preductal es del 86 % y la neonata nunca ha recibido una transfusión, su concentración de hemoglobina F (HbF) será de ~90 %. La PaO_2 preductal correspondiente es de 36 mm Hg. Si esta neonata tiene una concentración de hemoglobina (Hb) de 8 g/dl, su contenido de oxígeno arterial será de aproximadamente 9,5 ml/dl. La neonata B tiene una SpO_2 posductal del 88 %, la cual puede corresponder a una SaO_2 del 85 % al 91 % en aproximadamente dos tercios de los sujetos. Si se supone que la SaO_2 es del 90 %, la SaO_2 preductal correspondiente será del 92 %. Si esta beba ha recibido dos transfusiones, su concentración de HbF es de, aproximadamente, el 50 %, y la PaO_2 preductal correspondiente es de 52 mm Hg. Si la concentración de Hb de esta neonata es de 13 g/dl, su contenido de oxígeno arterial será de, aproximadamente, 16,4 ml/dl. El neonato C, que nunca ha recibido una transfusión sanguínea y tiene una SpO_2 preductal del 93 % y una PaO_2 de 43 mm Hg, presenta un riesgo significativamente menor de toxicidad por oxígeno frente al neonato B, a pesar de tener una mayor SpO_2 indicada en el oxímetro. El neonato D tiene la misma SpO_2 indicada que el neonato C (93 %). Sin embargo, tiene el oxímetro de pulso colocado en el pie izquierdo (posductal) y ha recibido transfusiones sanguíneas. Su PaO_2 es considerablemente mayor (95 mm Hg) que la del neonato C (43 mm Hg), lo cual lo pone en riesgo de toxicidad por oxígeno. Una mayor concentración de Hb genera un mayor contenido de oxígeno arterial.

cipios: 1) la espectrofotometría, que indica que la HbO_2 y la desoxihemoglobina reducida tienen distintos espectros de absorción a distintas longitudes de onda de luz (roja y casi infrarroja); 2) la fotopletismografía, que establece que la cantidad de luz absorbida por la sangre en los tejidos cambia con el pulso arterial (véase la **Figura 11-3**). La sonda del oxímetro de pulso consiste en dos diodos de emisión de luz y un fotodetector que se colocan enfrentados, y la luz pasa de manera intermitente a una frecuencia muy alta a través del tejido de entremedio. La saturación se calcula a partir de la absorción relativa de las dos longitudes de onda durante la circulación pulsátil (debido a la sangre arterial, nombrada AC por convención) frente a la circulación no pulsátil (sangre venosa y absorción en los tejidos, nombrada DC):

$$SpO_2 = f(AC_{roja}/DC_{roja})/(AC_{infrarroja}/DC_{infrarroja}),$$

donde *f* es la constante de calibración.

El algoritmo de calibración de la pulsioximetría se generó al someter a voluntarios sanos a distintas concentraciones de oxígeno inspirado y correlacionar la SaO_2 en gas arterial con la proporción de absorción (que se muestra en la fórmula anterior) en un rango de valores de saturación (10). Como no es ético exponer a voluntarios sanos a saturaciones peligrosamente bajas, las lecturas por debajo del 75 % se basan en datos extrapolados a partir de valores de calibración obtenidos entre el 100 % y el 75 %. Los valores obtenidos por pulsioximetría oscilan entre ±2 % y 3 % del valor real de la SaO_2 de entre 70 % y 100 %. Desde hace poco, se utilizan los sensores «Blue» (Masimo, Irvine [California]), calibrados para el rango del 60 % al 80 %, en neonatos con cardiopatía congénita cianótica (CCC) (http://www.masimo.com/sensors/specialty.htm). Harris *et al.* informaron que estos sensores son más precisos en el rango de SpO_2 del 75 % al 85 %: un 86 % de las muestras reveló una diferencia <5 % frente a la cooximetría (en comparación con solo el 69 % de las muestras con una diferencia <5 % frente a los valores de cooximetría obtenidos con sensores de pulsioximetría estándar). Sin embargo, hubo un mayor aumento en las diferencias en los valores de la SaO_2 <75 %, y no se evaluaron neonatos de <3 kg (11).

Si bien la pulsioximetría es, actualmente, la técnica más utilizada en las UCIN, no existen valores normales claramente establecidos en los neonatos. Los estudios realizados sobre la pulsioximetría en neonatos a término normales y sanos, y en neonatos prematuros que respiran aire ambiente, han demostrado saturaciones promedio del 97 % y el 95 %, respectivamente (12, 13). Sin embargo, definir un rango objetivo de la SpO_2 en neonatos prematuros que reciben oxigenoterapia o soporte respiratorio mecánico, además de en neonatos a término con hipertensión pulmonar persistente neonatal (HPPN), sigue siendo un tema controvertido (14, 15).

Indicaciones de la pulsioximetría

En las UCIN, la pulsioximetría se ha convertido en la técnica más utilizada y se considera el quinto signo vital. Se utiliza el cálculo de la SpO_2 arrojado por la pulsioximetría continua para 1) titular la concentración de oxígeno inspirado en neonatos que reciben oxigenoterapia; 2) definir la displasia broncopulmonar (DBP) con la prueba de reducción de oxígeno (16); 3) monitorear a los neonatos prematuros estables en desarrollo para detectar bradicardia y cambios bruscos en la desaturación; 4) titular la oxigenoterapia complementaria durante la reanimación y estabilización en la sala de partos; 5) detectar cardiopatías congénitas críticas en el período neonatal (17, 18); 6) monitorear el estado del neonato durante los traslados; 7) diagnosticar la HPPN con cortocircuito ductal mediante oximetría de doble pulso (SpO_2 posductal en el miembro inferior >5 % a 10 % menos que el valor obtenido en el miembro superior derecho); y 8) realizar la prueba del asiento del automóvil antes de dar de alta a los neonatos en riesgo.

Reanimación en la sala de partos

Al descubrirse los riesgos del estrés oxidativo vinculado con la hiperoxia en el período neonatal inmediato, se ha recomendado el uso de mezcladores de oxígeno y de la pulsioximetría para reanimar y estabilizar a los neonatos en la sala de partos (19). La pulsioximetría facilita el monitoreo de la respuesta a la reanimación (mejora de la frecuencia cardíaca) y la titulación de la oxigenoterapia complementaria. Las pautas del año 2016 del Programa de Reanimación Neonatal (NRP, por sus siglas en inglés) definen las saturaciones objetivo en función del tiempo transcurrido después del parto para guiar el uso óptimo del oxígeno en la sala de partos (20-23). El uso de la pulsioximetría en la sala de partos ofrece desafíos únicos. Es frecuente la demora en la obtención de un rastreo y lectura estables de la SpO_2 y la frecuencia cardíaca; se ha calculado que el tiempo promedio necesario para detectar una señal confiable en la pulsioximetría es de 1 a 2 minutos (21, 24, 25). Usar el orden de conexión adecuado minimiza el tiempo necesario para lograr una señal estable. 1) En primer lugar, se conecta el cable del oxímetro al monitor del oxímetro de pulso; 2) se enciende el monitor del oxímetro de pulso; 3) se le coloca la sonda al neonato; y 4) se conecta la sonda al cable del oxímetro. Con esta secuencia optimizada, la diferencia promedio en el tiempo ha sido de 7 segundos frente a la secuencia que implica conectar el sensor al cable en primer lugar y, luego, colocarle la sonda al neonato (26a). Sin

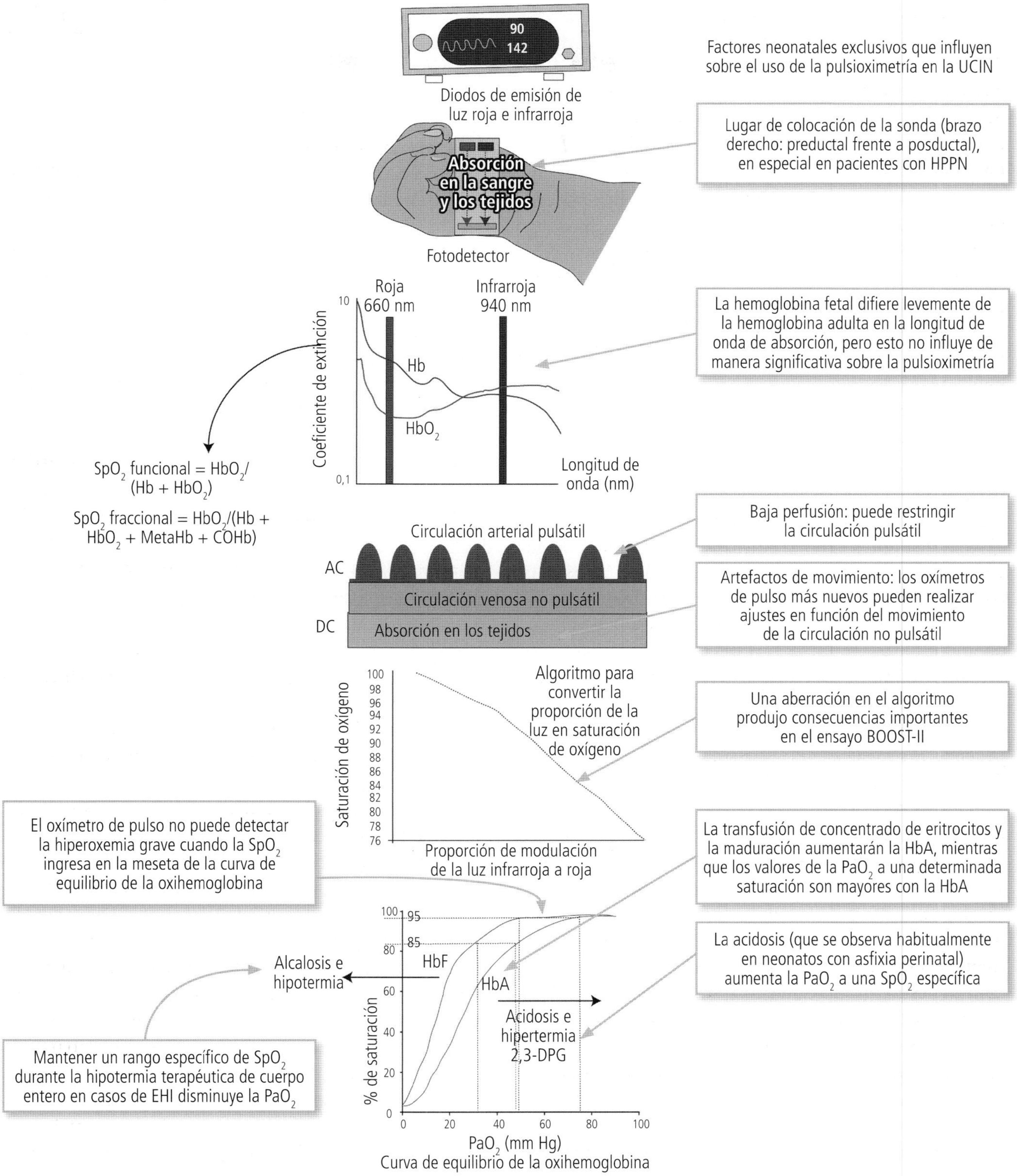

Figura 11-3. Infografía que muestra los principios básicos de la pulsioximetría y sus limitaciones en los neonatos. La sonda del oxímetro de pulso tiene diodos que emiten luz en los espectros rojo e infrarrojo. Después de que la sangre arterial pulsátil, la sangre venosa y los tejidos absorben esta luz, es detectada por los fotodetectores de la sonda del oxímetro de pulso. Los coeficientes de extinción de la desoxihemoglobina (Hb) y de la oxihemoglobina (HbO_2) son distintos en los espectros rojo e infrarrojo. El cociente de modulación de luz infrarroja y roja se convierte a un valor de SpO_2 utilizando un algoritmo. La SpO_2, generalmente, representa ±3 % de la SaO_2. La relación entre la PaO_2 y la SaO_2 es la curva de equilibrio de la oxihemoglobina. Las limitaciones de la pulsioximetría se indican en los recuadros rojos. COHb: carboxihemoglobina; 2,3-DPG: difosfoglicerato; HbA: hemoglobina adulta; HbF: hemoglobina fetal; EHI: encefalopatía hipóxica isquémica; MetaHb: metahemoglobina; UCIN: unidad de cuidados intensivos neonatales; HPPN: hipertensión pulmonar persistente neonatal; CE: concentrado de eritrocitos.

embargo, un estudio más reciente realizado en la sala de partos con neonatos ≥28 semanas de gestación cuestionó este enfoque y sugirió que conectar primero el sensor del oxímetro de pulso al oxímetro y, luego, colocárselo al neonato permitió la detección más rápida de una señal confiable (26b). La pulsioximetría preductal debe medirse en el miembro superior derecho, ya que existe una importante diferencia en la SpO_2 preductal y posductal en el período neonatal inmediato. Las pautas del NRP para medir la SpO_2 en la sala de partos se redactaron sobre la base de la SpO_2 preductal. Además, se ha demostrado una detección más rápida de la señal con la sonda de pulsioximetría colocada en la mano en lugar del pie (27). El movimiento, la baja perfusión, las dificultades para colocar la sonda y la luz ambiente potente pueden interferir en la obtención de una señal confiable en la pulsioximetría.

Limitaciones de la pulsioximetría

1. Hiperoxia, hipoxia e hipercarbia: debido a la forma sigmoide de la curva de equilibrio de la oxihemoglobina (véase la **Figura 11-3**), la pulsioximetría no puede detectar la hiperoxia grave y tarda en detectar la hipoxemia aguda. En neonatos que reciben oxígeno complementario, incluso los cambios marcados en la PaO_2 producen cambios leves en la SpO_2 si la saturación es de casi el 100 %. También puede pasarse por alto la hipoventilación alveolar en neonatos que reciben oxigenoterapia y monitoreo únicamente mediante pulsioximetría; esto puede provocar hipercarbia grave sin producirse un cambio notable en la SpO_2. Por lo tanto, debe medirse la PO_2 y la PCO_2 intermitentes —mediante gasometría— en los pacientes que reciben oxigenoterapia y presentan riesgo de sufrir hiperoxia/hipoxia/hipercarbia. La anemia (a menos que sea grave) y la policitemia no influyen sobre las lecturas de la pulsioximetría (28).
2. Hipoperfusión e hipotermia: la pulsioximetría depende de la circulación pulsátil normal para obtener una señal y, por lo tanto, puede arrojar valores bajos falsos en casos de baja perfusión o vasoconstricción vinculada con hipotermia, tratamiento vasopresor debido a hipotensión, efecto torniquete producido por el esfigmomanómetro, entre otras cosas (29). Al colocar el sensor alrededor del dedo, de la mano o del pie, no debe apretarse demasiado (30).
3. Artefacto de movimiento: la pulsioximetría convencional se basa en la circulación sanguínea pulsátil y calcula la SpO_2 a partir de la suposición de que la sangre arterial es el único componente que pasa por el lugar de medición. Durante períodos de movimiento corporal, la sangre presente en los compartimentos venoso y tisular también circula e interfiere con la lectura de la SpO_2 o produce una caída de la señal. Esto puede interrumpir el monitoreo durante el traslado o durante períodos de actividad espontánea. Los oxímetros de pulso más nuevos con tecnología de extracción de la señal emplean un filtrado adaptativo para separar los componentes de los datos y filtrar el ruido de la señal a fin de limitar el artefacto de movimiento (31, 32).

Saturación funcional y saturación fraccional

La saturación funcional es el porcentaje de hemoglobina saturada con oxígeno en relación con la cantidad de hemoglobina capaz de transportar oxígeno —es decir, $HbO_2/(HbO_2 + DesoxiHb)$. Por el contrario, la saturación fraccional es el porcentaje de hemoglobina oxigenada en relación con la hemoglobina total, lo cual incluye las distintas moléculas de hemoglobina, como la metahemoglobina (MetaHb) y la carboxihemoglobina (COHb), que son incapaces de unirse al oxígeno. Los oxímetros convencionales muestran la saturación funcional y no distinguen las distintas hemoglobinas de la HbO_2, con lo cual arrojan lecturas de saturación mayores que la saturación fraccional en pacientes con dishemoglobinemias. Los niveles elevados de COHb producen un aumento en la SpO_2 aproximadamente equivalente a la cantidad de COHb presente (33). La presencia de MetaHb llevará la lectura de la SpO_2 al 85 %, lo cual producirá un cálculo deficiente o excesivo de la saturación con valores del porcentaje de HbO_2 menores o mayores al 85 %, respectivamente. En sujetos normóxicos, los altos niveles de MetaHb disminuyen la lectura de la SpO_2 en aproximadamente la mitad de la concentración porcentual de MetaHb (34). Los oxímetros de nueva generación pueden detectar la COHb y la MetaHb mediante longitudes de onda de luz adicionales y arrojar lecturas de saturación más precisas en el ámbito clínico. Cuando la determinación de la saturación de oxígeno mediante cooximetría realizada sobre una muestra para gasometría discrepa en un 5 % o más de la saturación medida a través de pulsioximetría, debe contemplarse la presencia de otra especie de hemoglobina.

Consideraciones adicionales

La hemoglobina fetal tiene características de absorción de la luz similares a las de la hemoglobina adulta y no influye sobre las lecturas de la pulsioximetría (35). Sin embargo, debemos tener en cuenta su efecto sobre la curva de disociación del oxígeno y la oxigenación tisular en los valores que se muestran para la SpO_2 (véase la **Figura 11-3**). La bilirrubina indirecta tiene un espectro de absorción de la luz distinto a 450 nm y, por lo general, no influye sobre las lecturas de la SpO_2 (36, 37). Sin embargo, la interferencia de la luz ambiente durante la fototerapia y la COHb en casos de hemólisis pueden alterar la SpO_2 en los neonatos. También se ha informado que la decoloración debido al síndrome del neonato de bronce (producido por la fototerapia en presencia de hiperbilirrubinemia directa) interfiere con las lecturas de la pulsioximetría (38).

A partir de los datos arrojados por la oximetría se han derivado distintos índices, los cuales pueden usarse para interpretar el cuadro clínico y orientar el tratamiento. Estos índices son los siguientes:

Índice de saturación de oxígeno (ISO)

El índice de oxigenación (IO = FiO_2 × 100 × presión media en las vías respiratorias [PAM en cm H_2O] / PaO_2 [en mm Hg]) se ha usado para monitorear la gravedad de la insuficiencia respiratoria hipoxémica (IRH) y la respuesta al tratamiento. Como el cálculo del IO requiere obtener la PaO_2 mediante gasometría arterial, se ha sugerido el ISO como una alternativa. Rawat *et al.* han demostrado que, en neonatos con IRH, el ISO (FiO_2 × 100 × PAM / SpO_2 preductal) coincide en gran medida con el IO (39). La relación del ISO con el IO en el rango de saturación del 70 % al 99 % es OI = 2 × ISO. El uso del ISO permitirá la evaluación continua de la gravedad de la IRH.

Índice de perfusión (IP)

Es una medida derivada de la pulsioximetría (40) y compara la señal pulsátil y la señal no pulsátil [(señal pulsátil (AC)/señal no pulsátil (DC)) × 100] para indicar la perfusión en el lugar monitoreado (41) (**Figura 11-4**). El valor del IP como indicador del estado circulatorio de un paciente se está investigando para evaluar su importancia en la identificación de las cardiopatías congénitas (la cardiopatía obstructiva izquierda, generalmente, no es identificada por la pulsioximetría de rutina que se realiza para detectar cardiopatías congénitas críticas [CCC]), la corioamnionitis subclínica, la gravedad de la enfermedad y el volumen intravascular (41). El valor puede oscilar entre 0,02 % (pulso muy débil) y 20 % (pulso muy fuerte) y se ve afectado por el volumen sistólico, los fármacos vasoactivos, la temperatura y la vasoconstricción en el lugar de colocación de la sonda (40).

Índice de variabilidad pletismográfica (IVP)

También se deriva de la pulsioximetría. El volumen de pulso arterial cambia durante las fases del ciclo respiratorio y es mayor cuando la precarga es inadecuada (véase la **Figura 11-4**). El IVP mide el cambio en el IP durante un ciclo respiratorio y se expresa como porcentaje, como muestra la siguiente ecuación: $IVP = [(IP_{máx.} - IP_{mín.})/IP_{máx.}] \times 100$ % (42). Los primeros estudios sugieren que el IVP podría ser útil para evaluar la importancia hemodinámica del conducto arterioso permeable en neonatos prematuros (43) y el volumen intravascular en pacientes neonatales (44). Un IVP elevado en presencia de hipotensión podría justificar la colocación de una inyección intravenosa rápida de líquido para aumentar el volumen intravascular (1). Cannesson *et al.* demostraron que un IVP >14 % antes de la expansión del volumen indica una respuesta positiva a la carga de líquido en adultos con una sensibilidad del 81 % y una especificidad del 100 % (45). El IVP también puede predecir la respuesta a los líquidos en neonatos que se someten a una cirugía por cardiopatías congénitas, con un umbral del 13 % que ayuda a discernir entre quienes responden y quienes no responden, con una sensibilidad del 84 % y una especificidad del 64 % (46).

Monitoreo transcutáneo de oxígeno

El oxígeno transcutáneo ($P_{O2}tc$) se utiliza ocasionalmente en las UCIN como alternativa de las mediciones de la PaO_2 arterial en neonatos sin acceso arterial pero que necesitan un monitoreo continuo de la PaO_2. El sensor consiste en un cátodo de platino y un ánodo de referencia de plata. El electrodo está separado de la superficie de la piel por una fina membrana a través de la cual difunde el oxígeno. La reducción del oxígeno a nivel del cátodo sensor de platino genera una corriente que se traduce en la lectura de la PO_2. Los estudios que comparan la PaO_2 con el $P_{O2}tc$ en neonatos demuestran su similitud (47). Sin embargo, los sensores deben ser reposicionados con frecuencia y recalibrados mediante gasometría, y la necesidad de una mayor temperatura de funcionamiento se vincula con riesgo de quemaduras térmicas en neonatos prematuros. Como la oxigenación se monitorea habitualmente mediante pulsioximetría, el monitoreo transcutáneo de oxígeno es cada vez menos frecuente.

MONITOREO NO INVASIVO DE LA $PACO_2$

La PCO_2 arterial es un reflejo de la interacción entre la producción (metabolismo), el transporte (perfusión sistémica y pulmonar) y la eliminación (ventilación) de CO_2 en el organismo. La capnografía realiza un análisis instantáneo del CO_2 exhalado respiración a respiración y se ha convertido en una parte fundamental del monitoreo en el quirófano. La $PaCO_2$ en neonatos sanos normales oscila entre los 35 mm Hg y los 45 mm Hg. La circulación sanguínea que llega al cerebro depende de la $PaCO_2$ arterial (48) y aumenta con la hipercarbia y disminuye con la hipocarbia.

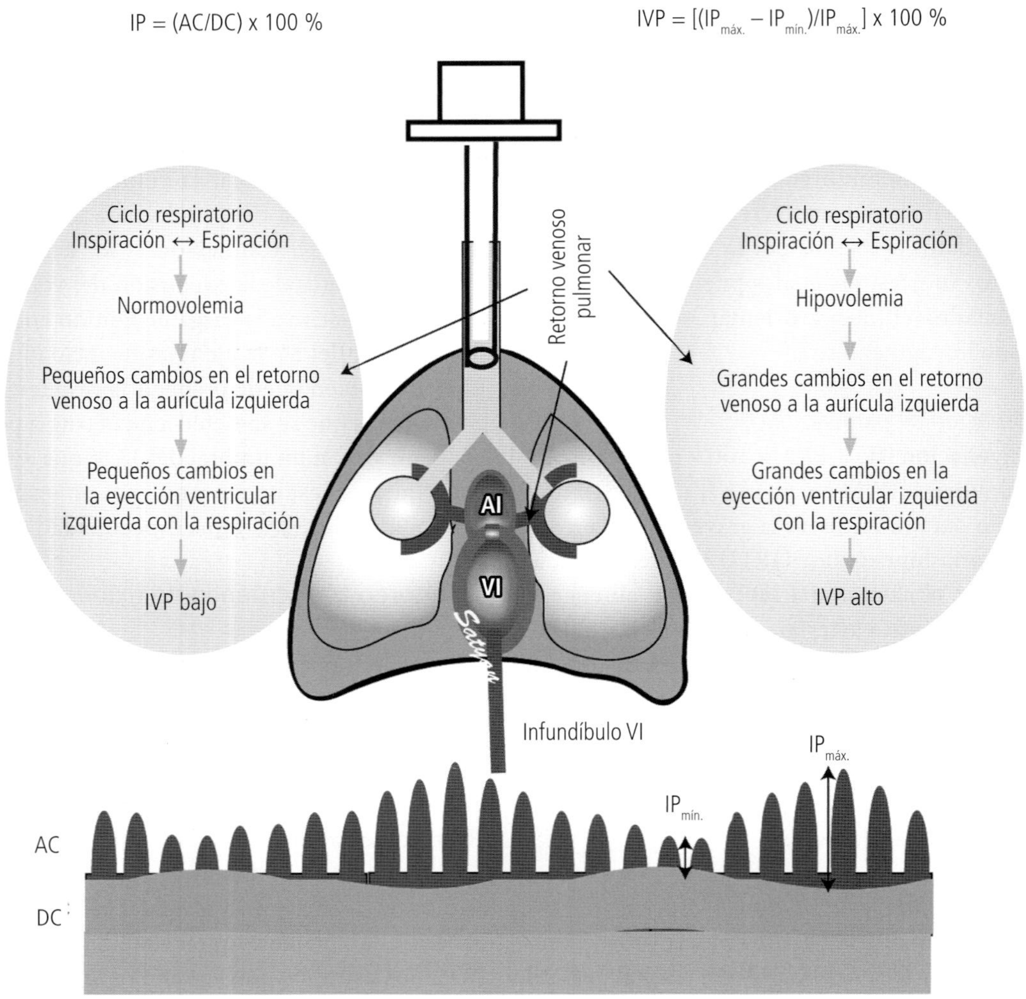

Figura 11-4. Índice de perfusión (IP) e índice de variabilidad pletismográfica (IVP) y cambios debido a hipovolemia. Los cambios en la presión intratorácica debido a la respiración alteran el retorno venoso a la aurícula izquierda (AI) e influyen sobre la precarga del ventrículo izquierdo (VI) y la eyección del VI y el IP. Estos cambios en la eyección del VI y el IP con la respiración (IVP) son más pronunciados en presencia de hipovolemia y pueden predecir la respuesta a la inyección intravenosa rápida de líquido.

En neonatos extremadamente prematuros que reciben ventilación mecánica, las fluctuaciones de la $PaCO_2$ son frecuentes y los predisponen a hemorragia intraventricular, leucomalacia periventricular y DBP (49-51). Las distintas estrategias de ventilación (de alta frecuencia frente a convencional) y el ajuste del respirador casi siempre se basan en la $PaCO_2$. La medición de la $PaCO_2$ con gasometrías arteriales intermitentes puede generar períodos no detectados de hipercarbia e hipocarbia, con lo cual se pierde la oportunidad de ir quitando de a poco el respirador. El monitoreo continuo no invasivo de la $PaCO_2$ puede lograrse mediante la medición del CO_2 teleespiratorio (CO_2te) o el monitoreo transcutáneo de CO_2 (PCO_2tc).

Capnografía y monitoreo del CO_2 teleespiratorio (CO_2te)

La capnografía —la medición de la concentración de CO_2te en el aire exhalado— se basa en el principio de que el CO_2 difunde fácilmente desde los capilares pulmonares hasta los alvéolos y se equilibra rápidamente con el CO_2 alveolar (PA_{CO2}). El capnograma es una representación gráfica de la concentración de CO_2 durante un ciclo respiratorio. Durante la inspiración, la PCO_2 en el capnograma es cero, ya que el aire atmosférico tiene muy poco CO_2. Al comienzo de la exhalación, el gas del espacio muerto anatómico se espira en primer lugar y tiene una mínima concentración de CO_2 (fase I, véase la **Figura 11-1**). En la fase II, el gas de los alvéolos se mezcla con el gas del espacio muerto, lo cual produce un marcado aumento en la concentración de CO_2, que llega a un máximo y, luego, entra en una meseta a medida que el gas espirado sale de los alvéolos (fase III). La concentración de CO_2 en la muestra de gas se mide mediante espectroscopia infrarroja. El CO_2 absorbe la luz infrarroja de una longitud de onda específica (4,26 μm), y esto se utiliza para calcular la cantidad de CO_2 en la muestra (**Figura 11-5**).

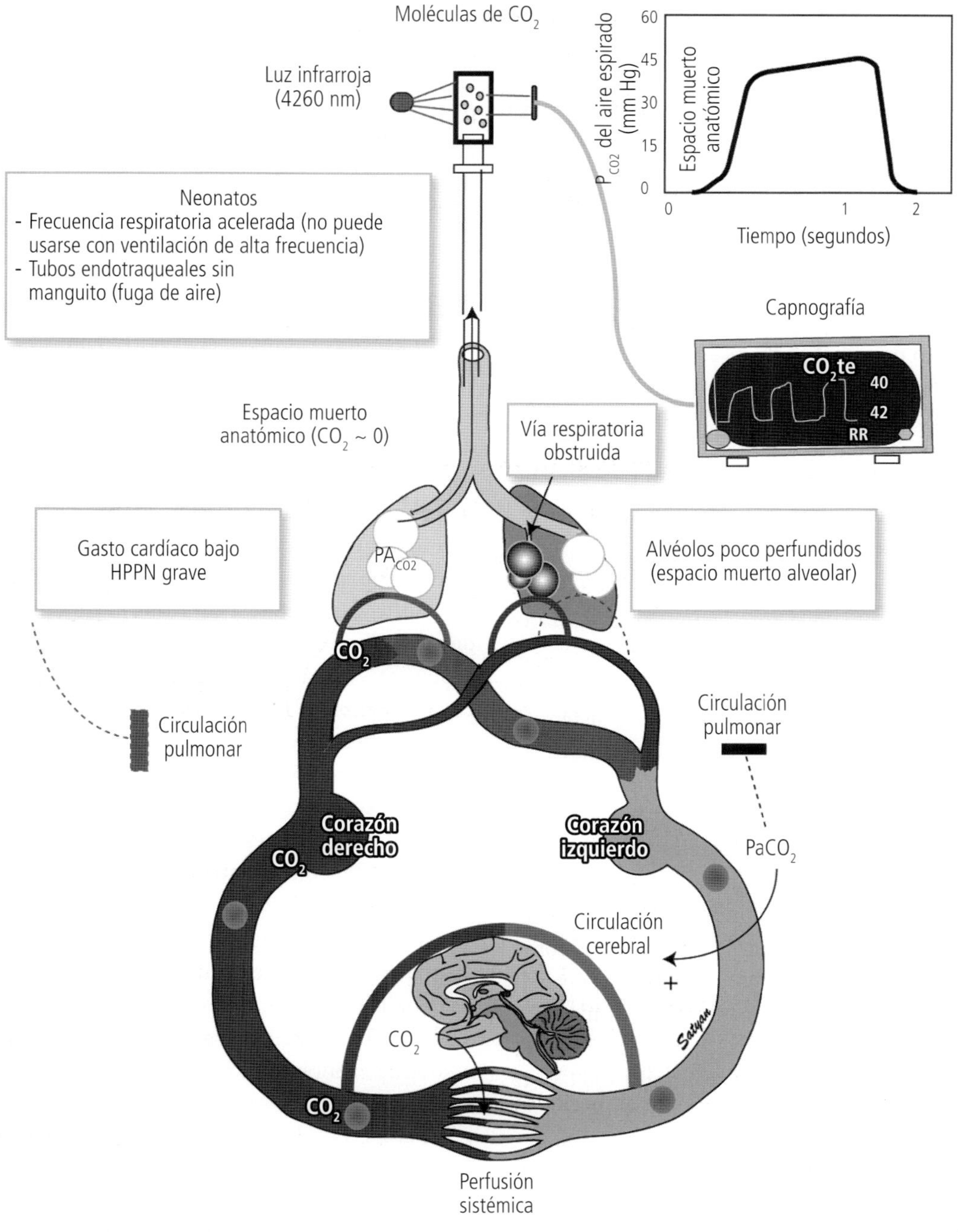

Figura 11-5. Usos y limitaciones del monitoreo del CO_2 teleespiratorio (CO_2te) en los neonatos. Las altas concentraciones de CO_2 aumentan la circulación sanguínea cerebral y disminuyen la circulación sanguínea pulmonar. El aumento del espacio muerto (anatómico y alveolar, generalmente debido al desequilibrio en la proporción ventilación-perfusión, como se muestra en el pulmón izquierdo) contribuye a la imprecisión en el monitoreo del CO_2te. Las limitaciones del monitoreo del CO_2te se muestran en los recuadros rojos. HPPN: hipertensión pulmonar persistente neonatal.

Capnografía de flujo principal y de flujo lateral

Los monitores de CO_2te se dividen en dos categorías según la posición del dispositivo de medición con respecto a las vías respiratorias del neonato. En la capnografía de flujo principal, el sensor está alineado con el circuito del respirador, y todo el gas inhalado y exhalado pasa directamente sobre la cámara de medición de luz infrarroja. En los dispositivos de flujo lateral, el sensor se ubica lejos de la vía respiratoria, y la muestra de gas es aspirada en forma continua desde el circuito de respiración (mediante un microflujo de ~50 ml/min.) a fin de alcanzar el sensor para su análisis. Los sensores de flujo principal ofrecen la ventaja de tener un menor tiempo de respuesta y de realizar mediciones de capnografía confiables con una sola respiración, además de que no se ven tan influidos por las frecuencias elevadas del respirador. La desventaja de la capnografía de flujo principal es que agrega espacio muerto y puede provocar la re-inhalación del CO_2 exhalado. Los dispositivos de flujo lateral agregan un espacio muerto mínimo y pueden usarse para el monitoreo a largo plazo; sin embargo, su precisión es menor que la de los dispositivos de flujo principal. A flujos espiratorios bajos, la dilución del gas de la muestra con aire circundante puede influir sobre la precisión de las mediciones. Las mediciones de flujo lateral también tienden a ser menos precisas en neonatos con frecuencias respiratorias elevadas.

Monitoreo del CO_2 en la UCIN

Los estudios realizados sobre la capnografía en la UCIN se han centrado mayormente en la correlación entre el CO_2te y la $PaCO_2$. La capnografía puede usarse para monitorear la frecuencia, el ritmo y la eficacia de la respiración (espontánea o asistida); evaluar la perfusión pulmonar y sistémica y el metabolismo; y orientar los ajustes del respirador. Este método es útil para monitorear a neonatos con encefalopatía hipóxica isquémica (EHI), ya que la hiperventilación secundaria a acidosis metabólica en estos pacientes puede generar hipocarbia y disminuir la circulación sanguínea cerebral. Los neonatos con EHI tratados con hipotermia terapéutica tienen un menor metabolismo, lo cual puede reflejarse como una disminución en el CO_2te. Una creciente brecha entre la $PaCO_2$ y el CO_2te en un paciente con enfermedad pulmonar indica un desequilibrio entre la ventilación y la perfusión y un mayor espacio muerto alveolar. El monitoreo del CO_2te ha demostrado ser útil en la reanimación cardiopulmonar para revelar la eficacia de las compresiones torácicas y detectar el retorno de la circulación espontánea (52-54).

Capnografía en neonatos anestesiados

El monitoreo del CO_2te constituye la técnica habitual de monitoreo de neonatos en el quirófano, ya que ofrece una valoración rápida y confiable (en cada respiración) de la aptitud de las vías respiratorias en pacientes intubados. La pérdida de la señal del capnograma o una disminución repentina del CO_2te indicaría una extubación accidental o la obstrucción del tubo endotraqueal. Por el contrario, un aumento repentino de la concentración de CO_2te podría indicar una ventilación inadecuada, como sucede habitualmente con el menor volumen corriente durante las intervenciones quirúrgicas. Ejemplos de esto incluyen las intervenciones quirúrgicas abdominales, en las que la presión sobre el diafragma disminuye su excursión y merma el volumen corriente; la atelectasia pulmonar accidental o quirúrgica; y la migración del tubo endotraqueal vinculada con el cambio de posición del paciente durante la intervención. Los cambios en el CO_2te son rápidos y preceden a los cambios en la SpO_2; por lo tanto, la capnografía puede detectar con anticipación la afectación de las vías respiratorias o del respirador y evitar la hipoxia y sus consecuencias.

Detectores colorimétricos de CO_2

Los detectores colorimétricos de CO_2 se utilizan habitualmente para garantizar la colocación correcta del tubo endotraqueal. Estos detectores utilizan un tipo de papel de tornasol modificado en el que el púrpura de metacresol cambia de color según el pH. El dióxido de carbono reacciona con el agua para formar vapor de ácido carbónico en la exhalación. Se produce un cambio gradual de color de púrpura a amarillo al aumentar la concentración de CO_2te. La ausencia de cambio de color (a amarillo) después de seis ciclos respiratorios indica intubación esofágica. Pueden obtenerse falsos negativos (ausencia de cambio de color, pero colocación endotraqueal correcta del tubo) en casos de 1) gasto cardíaco bajo, incluso en presencia de hipercarbia grave, o 2) intercambio gaseoso deficiente en presencia de líquido pulmonar fetal. Pueden obtenerse falsos positivos con esta técnica en casos de contaminación accidental del sensor con ácido gástrico y fármacos de reanimación, como la epinefrina (55). Una regla mnemotécnica para confirmar la intubación mediante capnografía colorimétrica es *Yellow* (Amarillo): *Yes* (Sí), Púrpura: Problema.

El CO_2te en neonatos no intubados puede medirse mediante capnografía de flujo lateral con una cánula nasal o una mascarilla. Los estudios realizados por Lopez *et al.* y Tai *et al.* han demostrado similitud y un mínimo sesgo entre la $PaCO_2$ y el CO_2te medidos con capnografía de flujo lateral. Sin embargo, en ambos estudios, se amplió la brecha entre la $PaCO_2$ y el CO_2te en presencia de enfermedades pulmonares y en neonatos con DBP (56, 57), lo cual sugiere que el monitoreo del CO_2te es menos confiable en casos de enfermedades pulmonares.

Optimización de la ventilación asistida mediante capnografía

La capnografía volumétrica puede ayudar a optimizar la ventilación asistida y el retiro de la ventilación mecánica. Hubble *et al.* han demostrado que, en neonatos y niños ventilados, los parámetros derivados del capnograma respecto de la proporción de espacio muerto fisiológico y volumen corriente pueden predecir con exactitud el éxito de la extubación (58). La presión positiva teleespiratoria excesiva aumenta el espacio muerto y disminuye la perfusión pulmonar debido a un aumento en la presión intratorácica. Esto puede observarse como una prolongación de la fase I y una disminución de la pendiente de la fase II, con disminución del volumen de CO_2 eliminado a través de las respiraciones por minuto en el capnograma (59).

Limitaciones de la capnografía

Los errores en el cálculo de la $PaCO_2$ utilizando el CO_2te pueden producirse debido a un desequilibrio en la proporción ventilación-perfusión, a una obstrucción de las vías respiratorias —como en el síndrome de aspiración meconial— o a una enfermedad grave del parénquima pulmonar (véase la **Figura 11-5**). En neonatos con HPPN, la disminución de la circulación pulmonar disminuye el CO_2te a pesar de que la $PaCO_2$ es elevada. Aunque la ventilación deficiente puede elevar el CO_2te, es probable que esto sea consecuencia de una deficiencia simultánea en la perfusión. En neonatos con cardiopatías congénitas cianóticas, la disminución de la circulación pulmonar y el aumento del cortocircuito de derecha a izquierda (por ejemplo, durante una crisis en un paciente con tetralogía de Fallot) aumentan la $PaCO_2$. Sin embargo, el cortocircuito de derecha a izquierda disminuye la PA_{CO2} y se amplía la brecha entre el CO_2te y la $PaCO_2$. Las frecuencias respiratorias aceleradas y los bajos volúmenes corrientes perjudican la capacidad de la muestra de gas de reflejar correctamente el gas alveolar. Como la taquipnea y la hipoventilación son frecuentes en los neonatos prematuros, esta es una de las principales limitaciones del monitoreo del CO_2te en neonatología. La mezcla de gases cerca del tubo endotraqueal sin manguito debido a fugas de aire y a un mal funcionamiento del sensor —que generalmente ocurre debido a la condensación del agua del árbol respiratorio— también puede contribuir a una baja correlación entre la $PaCO_2$ y el CO_2te.

Monitoreo transcutáneo del CO_2

En 1960, Severinghaus fue el primero en describir el método de medición transcutánea del CO_2 en capilares cutáneos que se arterializan al aplicarles calor (60). La unidad del sensor consiste en un electrodo de vidrio para pH y un electrodo de referencia de cloruro de plata, un elemento térmico, un sensor de temperatura y un reservorio de electrolitos (**Figura 11-6**). Los electrodos están separados de la superficie de la piel por una membrana. Cuando el sensor se coloca sobre la piel, el calor generado produce una vasodilatación local y aumenta la permeabilidad de la piel al CO_2, el cual difunde a través de la membrana y reacciona con el agua para formar ácido carbónico, que se disocia en iones hidrógeno y bicarbonato. El cambio en el pH produce una diferencia de potencial entre los electrodos. Este cambio se convierte a una lectura de la PCO_2 en función de la relación lineal entre el pH y el logaritmo PCO_2. Johns *et al.* han demostrado una correlación lineal entre la P_{CO2}tc y la $PaCO_2$ en el rango de 20 mm Hg a 74 mm Hg (61). Es importante reconocer que el valor medido es la tensión de gas en el tejido cutáneo. En condiciones hemodinámicas estables, estos valores se correlacionan estrechamente con los valores de gasometría arterial. Como los electrodos funcionan con una temperatura elevada, el mayor metabolismo tisular en el lugar puede aumentar la producción local de CO_2. Por lo tanto, el valor se corrige a la temperatura corporal. Puede calibrarse el monitor de P_{CO2}tc mediante calibración de gas utilizando mezclas conocidas como concentración de CO_2 o la muestra para gasometría arterial del paciente. Se ha demostrado que la calibración *in vivo* se acerca más a la tensión de $PaCO_2$, ya que se eliminan muchos de los factores relacionados con el paciente que influyen sobre las mediciones de la P_{CO2}tc. Los monitores disponibles en el mercado tienen un rango de medición de la P_{CO2}tc de entre 0 mm Hg y 200 mm Hg, y una precisión dentro de ±4,5 mm Hg. Tras la colocación del sensor, la estabilización y la obtención de una medición confiable de la P_{CO2}tc tardan aproximadamente 20 minutos. Por lo tanto, el monitoreo transcutáneo se utiliza en mayor medida para realizar un seguimiento de la P_{CO2}tc durante un período de tiempo. En condiciones como anestesia o intubación, en los que se necesita un tiempo de respuesta menor, la capnografía y el monitoreo de CO_2te pueden ser más adecuados.

Se ha establecido una similitud entre la P_{CO2}tc y la $PaCO_2$ en neonatos prematuros y enfermos (62-64). Sin embargo, un estudio prospectivo con neonatos de menos de 28 semanas de gestación, realizado por Aliwalas *et al.*, demostró solo una similitud moderada (65). Esta discrepancia puede deberse a diferencias en los monitores, las metodologías y las características de los pacientes entre los estudios. Tanto los factores relacionados con los pacientes como aquellos relacionados con el instrumento pueden llevar a un cálculo erróneo de la P_{CO2}tc. La colocación incorrecta, las burbujas de aire atrapadas, la membrana y los errores de calibración pueden arrojar lecturas imprecisas.

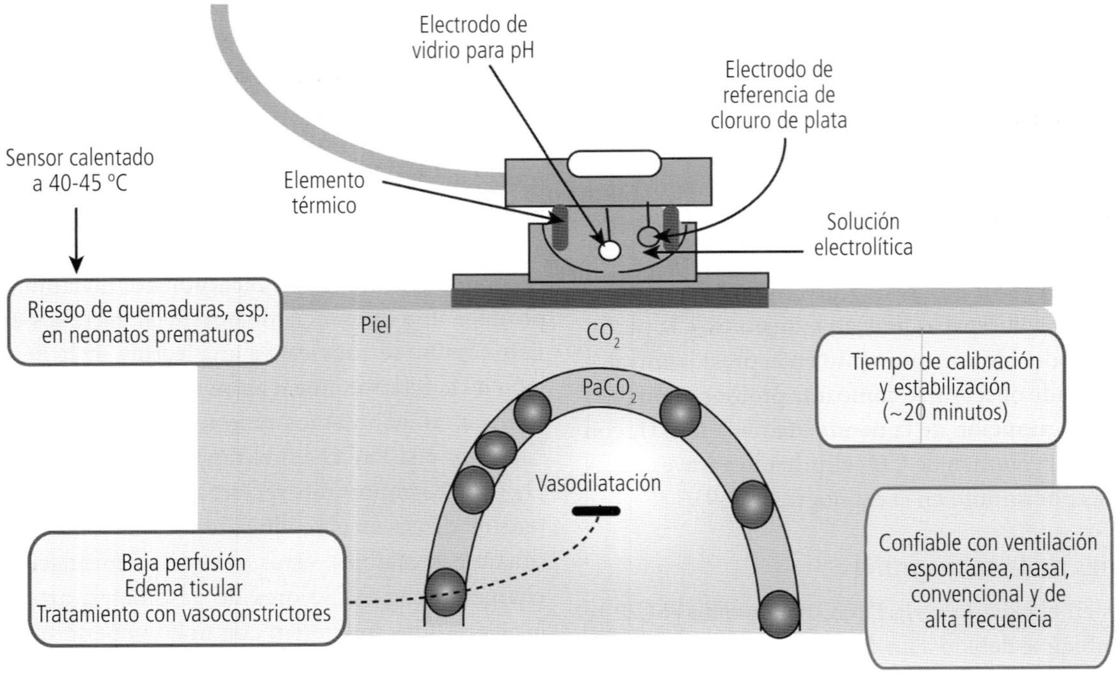

Figura 11-6. Monitoreo transcutáneo de CO_2. Los beneficios se muestran en el recuadro verde, mientras que las limitaciones se muestran en los recuadros rojos. Consultar el texto para obtener más información.

En el mercado, existen varios monitores que combinan electrodos para medir la P_{CO2}tc y la P_{O2}tc en un solo sensor. Los sensores con electrodos que miden la PO_2 requieren una mayor temperatura en el lugar que los sensores de la PCO_2, y esto puede ser una desventaja de los sensores combinados, especialmente en los neonatos prematuros. Los fabricantes recomiendan cambiar la posición de los sensores cada 4 a 12 horas según la temperatura de funcionamiento del electrodo y el estado de la piel del neonato. En la **Tabla 11-1**, se muestra una comparación del monitoreo transcutáneo del CO_2 y del CO_2 teleespiratorio.

MONITOREO DE LA SATURACIÓN DE OXÍGENO TISULAR MEDIANTE ESPECTROSCOPIA DEL INFRARROJO CERCANO

La espectroscopia del infrarrojo cercano (NIRS, por sus siglas en inglés) es una valoración indirecta de la utilización de oxígeno a nivel tisular. Sin embargo, en la actualidad, esta tecnología no se utiliza habitualmente en la atención clínica de neonatos. La limitada información publicada sobre los valores normales según el lugar de colocación, los umbrales de intervención y las consecuencias sobre los resultados a largo plazo de los neonatos monitoreados podría explicar la reticencia de los médicos a usar esta tecnología. Actualmente, la NIRS podría considerarse una tecnología emergente que debe estudiarse en mayor profundidad antes de su adopción en la práctica clínica habitual. El costo de las sondas y el espacio necesario para colocarlas en la cabeza y el abdomen han limitado su uso en los neonatos prematuros. La disponibilidad de oxígeno a los tejidos depende del contenido de hemoglobina, de la saturación de oxígeno y del gasto cardíaco. Si la demanda de oxígeno supera el suministro, se genera un déficit de oxígeno y se deriva energía de la ineficiente vía metabólica anaeróbica. Los parámetros empleados actualmente para el monitoreo cardiovascular —como la tensión arterial, el tiempo de llenado capilar, la diuresis y la concentración de lactato— carecen de sensibilidad y especificidad y son indicadores tardíos de la hipoperfusión. Al momento de la redacción de este capítulo, no existe ninguna forma confiable de monitorear la oxigenación tisular en los neonatos, a menos que se evalúe simultáneamente la gasometría arterial y venosa mixta (como la gasometría venosa umbilical) (véase la **Figura 11-1**).

En 1977, Franz Jobosis fue el primero en describir el uso de espectroscopia del infrarrojo cercano (NIRS) en el cerebro humano. De forma muy similar a la pulsioximetría, la NIRS se basa en la ley modificada de Beer-Lambert.

Tabla 11-1. Comparación del monitoreo transcutáneo del CO_2 y del CO_2 teleespiratorio.

Capnografía/CO_2te	Monitoreo transcutáneo de CO_2
Mide el CO_2 en el gas espirado.	Mide el CO_2 en los capilares cutáneos.
No necesita calibración frecuente.	Necesita calibración frecuente.
Responde instantáneamente a los cambios en la PA_{CO2}.	Responde más lentamente a los cambios en la $PaCO_2$.
Ofrece lecturas instantáneas.	Tiempo de estabilización de aproximadamente 20 minutos antes de obtener una lectura.
Generalmente, menor que la $PaCO_2$ (en función del espacio muerto fisiológico).	Mejor correlación con la $PaCO_2$.
Poco confiable en neonatos con enfermedades pulmonares, cortocircuitos o desequilibrio en la proporción ventilación-perfusión, o con fugas importantes alrededor del tubo endotraqueal.	Poco confiable en neonatos con baja perfusión, acidosis o edema, o bien bajo tratamiento con vasoconstrictores.
Puede aumentar el espacio muerto en neonatos extremadamente prematuros.	Riesgo de quemaduras en la piel, necesidad de cambio de posición del sensor para evitar lesiones térmicas.
No puede usarse con ventilación de alta frecuencia.	Puede usarse con cualquier modo de ventilación: espontánea, convencional o de alta frecuencia.
Uso limitado con la respiración espontánea.	

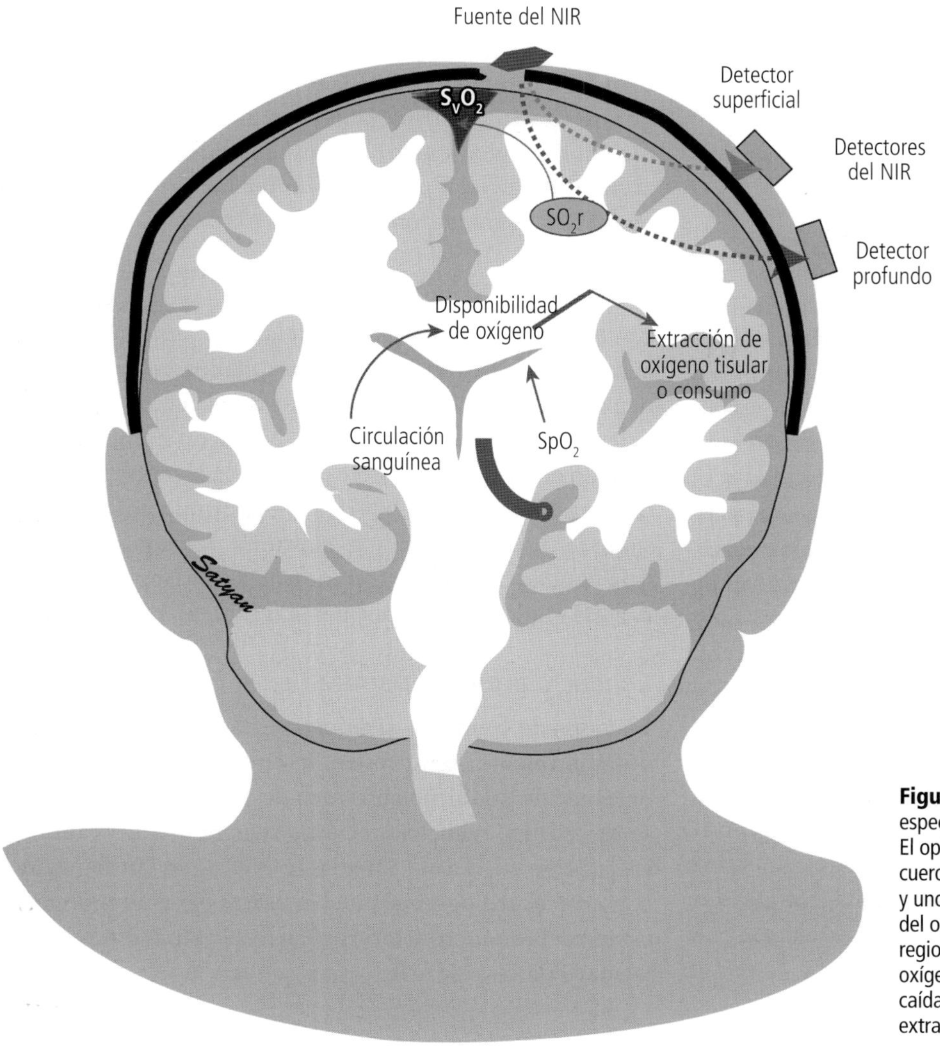

Figura 11-7. Monitoreo cerebral con espectroscopia del infrarrojo cercano (NIRS). El optodo de emisión de luz se coloca sobre el cuero cabelludo. Dos detectores, uno superficial y uno profundo, se colocan a una corta distancia del optodo de emisión. La saturación de oxígeno regional (SO_2r) depende de la disponibilidad de oxígeno y de la extracción de oxígeno tisular. La caída en la disponibilidad de oxígeno o la elevada extracción de oxígeno pueden disminuir la SO_2r

Los diodos de emisión de luz generan luz de longitudes de onda específicas que atraviesa el tejido interpuesto en forma de arco (**Figura 11-7**). La profundidad de penetración de la luz transmitida es proporcional a la distancia entre el optodo de transmisión y el optodo de recepción. La luz reflejada es detectada por el optodo de recepción y medida y procesada para calcular la cantidad de HbO_2 y DesoxiHb en el tejido interpuesto. La oximetría por NIRS mide el promedio ponderado de los compartimentos capilar arterial y venoso, y se supone una proporción fija de volumen de sangre venoso y arterial, generalmente de 70:30. Los fabricantes emplean distintas metodologías en los dispositivos de NIRS, pero la que se utiliza con mayor frecuencia en los dispositivos del mercado es la espectroscopia resuelta en el espacio. Mediante la NIRS, se obtienen las siguientes mediciones:

$$\text{Saturación de oxígeno tisular (regional)}\ (SO_2r) = SaO_2 - VO_2/DO_2,$$

donde VO_2 es el consumo de oxígeno y DO_2 es la disponibilidad de oxígeno.

$$\text{Diferencia arteriovenosa de la saturación de oxígeno} = SpO_2 - SO_2r$$

$$\text{Extracción fraccional de oxígeno}\ (ExFO_2) = (SpO_2 - SO_2r)/SpO_2$$

La NIRS puede considerarse el equivalente de la pulsioximetría para el sistema circulatorio: realiza un monitoreo continuo no invasivo del lado venoso de los lechos vasculares de distintos órganos y brinda información en tiempo real respecto del equilibrio entre la disponibilidad y el consumo de oxígeno. La NIRS resulta muy adecuada para su uso en neonatos debido a que el cuero cabelludo y el cráneo tienen un menor grosor y hay una menor cantidad de grasa en la pared abdominal. Esta técnica se ha utilizado principalmente para evaluar la saturación regional cerebral y esplácnica en la población neonatal. Se han realizado varios estudios que han demostrado una similitud entre la oxigenación cerebral medida por NIRS y la saturación de oxígeno de la vena yugular (66). También se ha validado la oximetría cerebral mediante una correlación con los niveles tisulares de trifosfato de adenosina y de fosfocreatina en el cerebro (67). Los estudios de tonometría gástrica (pH de las mucosas) han demostrado una correlación con la SO_2r esplácnica/mesentérica (68).

Valores normales

En neonatos que respiran aire ambiente, la SO_2r cerebral es de aproximadamente el 60 % al 70 %, y la SO_2r esplácnica es de alrededor del 80 %. La SO_2r también depende del estado metabólico de los tejidos: se muestra elevada en el tejido cerebral tras daño isquémico y durante el tratamiento con hipotermia terapéutica, y se ve disminuida durante una mayor actividad metabólica, por ejemplo, durante las convulsiones, a pesar de que la disponibilidad de oxígeno es normal. Actualmente, la utilidad de la oximetría tisular radica en el monitoreo de tendencias con determinación de un valor inicial para cada paciente y un porcentaje por debajo de este valor inicial que justifique la intervención.

Aplicación de la espectroscopia del infrarrojo cercano en neonatos

La utilidad clínica del monitoreo con NIRS en neonatos se ha estudiado principalmente en intervenciones quirúrgicas cardíacas. En neonatos que se someten a una intervención quirúrgica por cardiopatías congénitas, la baja oximetría cerebral durante la intervención y en el período posoperatorio se ha vinculado con anomalías en los estudios por imágenes neurológicos, convulsiones, hospitalización prolongada, necesidad de recibir oxigenación con membrana extracorpórea y muerte (69-71).

Tratamiento de la hipotensión

En neonatos hipotensos, la deficiente autorregulación cerebral aumenta el riesgo de resultados adversos en el neurodesarrollo. Puede suponerse que la autorregulación se encuentra intacta cuando la NIRS no demuestra un vínculo entre la baja tensión arterial y la disminución de la oxigenación cerebral. La NIRS puede brindar información sobre la disponibilidad y el consumo de oxígeno y guiar la necesidad de administrar inotrópicos/vasopresores —y cuáles—, además de la respuesta al tratamiento (72, 73).

Conducto arterioso permeable

En casos de conducto arterioso permeable (CAP) hemodinámicamente significativo, la circulación cerebral y la oxigenación son deficientes debido al flujo diastólico que se escapa. La evidencia reciente sugiere que los cambios en la SO_2r y la $ExFO_2$ mediante NIRS, en combinación con un ecocardiograma, pueden usarse para monitorear el estado del conducto arterioso y su respuesta al tratamiento farmacológico (74a, 74b).

Cambios en la perfusión cerebral según las modificaciones en la presión media en las vías respiratorias y en la ventilación

Los neonatos prematuros que reciben ventilación mecánica por síndrome de dificultad respiratoria presentan un alto riesgo de hemorragia intraventricular. La mayor presión intratorácica vinculada con la elevada presión media en las vías respiratorias puede disminuir la precarga y el gasto cardíaco y afectar la circulación cerebral (75). Los cambios en la SO_2r y la $ExFO_2$ medidos por NIRS permiten el reconocimiento anticipado y la intervención oportuna para prevenir complicaciones relacionadas. La circulación cerebral es muy sensible a los cambios en la $PaCO_2$, y pueden producirse cambios rápidos en esta última, en especial en neonatos que reciben ventilación de alta frecuencia. La NIRS, al brindar información en tiempo real sobre los cambios en la oxigenación cerebral, puede alertar al médico sobre la necesidad de realizar un monitoreo más estricto de la $PaCO_2$ mediante gasometría arterial en estos neonatos.

Isquemia mesentérica y riesgo de enterocolitis necrotizante

La proporción de oxigenación cerebroesplácnica (POCE) es la proporción entre la SO_2r esplácnica y la SO_2r cerebral. Los valores inferiores a 0,75 son sugestivos de isquemia esplácnica. Los valores bajos de POCE pueden identificar neonatos en riesgo de sufrir enterocolitis necrotizante (76, 77). En el campo de la neonatología, están surgiendo vastas publicaciones sobre la enterocolitis necrotizante vinculada con transfusiones de concentrado de eritrocitos y cambios en la alimentación (78-80).

Limitaciones de la espectroscopia del infrarrojo cercano

La NIRS sigue siendo una tecnología emergente que requiere un estudio más profundo antes de su adopción en la práctica. No existen valores normativos establecidos para la SO_2r ni umbrales tras los cuales se justifique la intervención. Asimismo, existe una amplia variabilidad entre los pacientes —y en cada paciente individual— en los valores de SO_2r, con un coeficiente de variación de los valores iniciales absolutos de aproximadamente el 10 %. La lectura obtenida es específica al lugar de medición y no excluye anomalías en otros lugares del cerebro o en otros órganos monitoreados. Para poder obtener lecturas confiables, el personal de enfermería y los médicos deben capacitarse y entrenarse en la colocación y la fijación correctas de los optodos y en la protección frente a la luz ambiente. La respuesta a una lectura anormal debe incluir, además de la evaluación clínica, la valoración del intercambio gaseoso, el transporte de oxígeno, la hemodinámica y la perfusión regional.

CONCLUSIÓN

El monitoreo oportuno, confiable, sencillo, integral y preciso es absolutamente esencial para tratar a los neonatos en estado crítico. Se han realizado importantes progresos en neonatología gracias al avance en la atención respiratoria. También ha mejorado la supervivencia de neonatos extremadamente prematuros, pero la morbilidad sigue siendo alta entre los supervivientes. Las innovaciones en la tecnología de microprocesadores y la miniaturización de los dispositivos han posibilitado la aplicación de la tecnología desarrollada en el monitoreo y el tratamiento de adultos y pacientes de la UCIN por igual. En la UCIN, el monitoreo no invasivo puede disminuir —pero no reemplazar por completo— el monitoreo invasivo mediante gasometría. El monitoreo no invasivo de las interacciones respiratorias y cardiovasculares es posible gracias a los oxímetros de pulso, los capnógrafos, los monitores transcutáneos y la NIRS. Los monitores respiratorios modernos permiten monitorear y cuantificar los cambios en la mecánica respiratoria y la eliminación del dióxido de carbono de forma continua y no invasiva mediante capnografía volumétrica. Como neonatólogos, nos enfrentamos al desafío de aplicar estas innovaciones al definir qué es lo normal para nuestra población de pacientes y formular intervenciones para rectificar lo anormal. La fisiología tan dinámica de los neonatos implica enfrentarse a cambios vertiginosos (81). Los monitores no invasivos deben ser capaces de detectar estos cambios al instante para que los neonatólogos puedan responder de forma inmediata. Los avances en nuestra capacidad de monitorear de forma no invasiva deben permitir una mejor atención del paciente, una menor pérdida hemática iatrogénica, una mayor seguridad del paciente y una menor necesidad y duración de la ventilación mecánica. La rentabilidad y el impacto de estos avances sobre los resultados clínicos requieren validación mediante rigurosos estudios controlados. La interpretación de los datos del monitoreo continuo no invasivo puede complementar las observaciones clínicas y permitir un diagnóstico y una intervención rápidos para estabilizar y mejorar los resultados de los neonatos en estado crítico.

Agradecimiento

Agradecemos a las Dras. Corinne L. Leach y Sara Berkelhamer por la fundamental revisión de este capítulo.

REFERENCIAS

1. Patino M, Kurth CD, McAuliffe J: Monitoring the neonate: basic science. In Lerman J (ed): Neonatal Anesthesia. Springer 2015, pp. 173-189.
2. Silverman WA: Retrolental Fibroplasia: A Modern Parable. Grune & Stratton, New York, 1980.
3. SUPPORT CWA, Finer NN, Walsh MC, et al: Target ranges of oxygen saturation in extremely preterm infants. N Engl J Med 362(21):1959-1969, 2010.
4. Avery ME: Recent increase in mortality from hyaline membrane disease. J Pediatr 57:553-559, 1960.
5. BOOST II, Australia and United Kingdom Collaborative Groups: Outcomes of two trials of oxygen-saturation targets in preterm infants. N Engl J Med 374(8):749-760, 2016.
6. Schmidt B, Whyte RK, Asztalos EV, et al: Effects of targeting higher vs lower arterial oxygen saturations on death or disability in extremely preterm infants: a randomized clinical trial. JAMA 309(20):2111-2120, 2013.
7. O'Donnell CP, Kamlin CO, Davis PG, et al: Clinical assessment of infant colour at delivery. Arch Dis Child Fetal Neonatal Ed 92(6):F465-F467, 2007.
8. Aoyagi T: Pulse oximetry: its invention, theory, and future. J Anesth 17(4):259-266, 2003.
9. Mannheimer PD: The light-tissue interaction of pulse oximetry. Anesth Analg 105(6 suppl):S10-S17, 2007.
10. Batchelder PB, Raley DM: Maximizing the laboratory setting for testing devices and understanding statistical output in pulse oximetry. Anesth Analg 105(6 suppl):S85-S94, 2007.
11. Harris BU, Char DS, Feinstein JA, et al: Accuracy of pulse oximeters intended for hypoxemic pediatric patients. Pediatric Critical Care Medicine 17(4):315-320, 2016.
12. Levesque BM, Pollack P, Griffin BE, et al: Pulse oximetry: what's normal in the newborn nursery? Pediatr Pulmonol 30(5):406-412, 2000.
13. Harigopal S, Satish HP, Taktak AF, et al: Oxygen saturation profile in healthy preterm infants. Arch Dis Child Fetal Neonatal Ed 96(5):F339-F342, 2011.
14. Lakshminrusimha S, Manja V, Mathew B, et al: Oxygen targeting in preterm infants: a physiological interpretation. J Perinatol 35(1):8-15, 2015.
15. Sola A, Golombek SG, Montes Bueno MT, et al: Safe oxygen saturation targeting and monitoring in preterm infants: can we avoid hypoxia and hyperoxia? Acta Paediatr 103(10):1009-1018, 2014.
16. Bamat N, Ghavam S, Liu Y, et al: Reliability of a non-invasive measure of ventilation/perfusion mismatch for bronchopulmonary dysplasia. Ann Am Thorac Soc 12(5):727-733, 2015.
17. Manja V, Mathew B, Carrion V, et al: Critical congenital heart disease screening by pulse oximetry in a neonatal intensive care unit. J Perinatol 35(1):67-71, 2015.
18. Suresh GK: Pulse oximetry screening for critical congenital heart disease in neonatal intensive care units. J Perinatol 33(8):586-588, 2013.
19. Kattwinkel J, Perlman JM, Aziz K, et al: Neonatal resuscitation: 2010 American Heart Association guidelines for cardiopulmonary resuscitation and emergency cardiovascular care. Pediatrics 126(5):e1400-e1413, 2010.
20. AAP/AHA: Neonatal Resuscitation Textbook. American Academy of Pediatrics; 2016.
21. Kamlin CO, O'Donnell CP, Davis PG, et al: Oxygen saturation in healthy infants immediately after birth. J Pediatr 148(5):585-589, 2006.
22. Mariani G, Dik PB, Ezquer A, et al: Pre-ductal and post-ductal O2 saturation in healthy term neonates after birth. J Pediatr 150(4):418-421, 2007.
23. Gandhi B, Rich W, Finer N: Achieving targeted pulse oximetry values in preterm infants in the delivery room. J Pediatr 163(2):412-415, 2013.
24. Gandhi B, Rich W, Finer N: Time to achieve stable pulse oximetry values in VLBW infants in the delivery room. Resuscitation 84(7):970-973, 2013.
25. Kamlin CO, Dawson JA, O'Donnell CP, et al: Accuracy of pulse oximetry measurement of heart rate of newborn infants in the delivery room. J Pediatr 152(6):756-760, 2008.
26. a. O'Donnell CP, Kamlin CO, Davis PG, et al: Obtaining pulse oximetry data in neonates: a randomised crossover study of sensor application techniques. Arch Dis Child Fetal Neonatal Ed 90(1):F84-F85, 2005. b. Louis B, Sundaram V, Kumar P: Pulse oximeter sensor application during neonatal resuscitation: a randomized controlled trial. Pediatrics 133(3):476-482, 2014.
27. Meier-Stauss P, Bucher HU, Hurlimann R, et al: Pulse oximetry used for documenting oxygen saturation and right-to-left shunting immediately after birth. Eur J Pediatr 149(12):851-855, 1990.
28. Perkins GD, McAuley DF, Giles S, et al: Do changes in pulse oximeter oxygen saturation predict equivalent changes in arterial oxygen saturation? Crit Care 7(4):R67, 2003.
29. Talke P, Stapelfeldt C: Effect of peripheral vasoconstriction on pulse oximetry. J Clin Monit Comput 20(5):305-309, 2006.
30. Wille J, Braams R, van Haren WH, et al: Pulse oximeter-induced digital injury: frequency rate and possible causative factors. Crit Care Med 28(10):3555-3557, 2000.
31. Goldman JM, Petterson MT, Kopotic RJ, et al: Masimo signal extraction pulse oximetry. J Clin Monit Comput 16(7):475-483, 2000.
32. Workie FA, Rais-Bahrami K, Short BL: Clinical use of new-generation pulse oximeters in the neonatal intensive care unit. Am J Perinatol 22(7):357-360, 2005.
33. Barker SJ, Tremper KK: The effect of carbon monoxide inhalation on pulse oximetry and transcutaneous PO2. Anesthesiology 66(5):677-679, 1987.
34. Barker SJ, Tremper KK, Hyatt J: Effects of methemoglobinemia on pulse oximetry and mixed venous oximetry. Anesthesiology 70(1):112-117, 1989.
35. Rajadurai VS, Walker AM, Yu VY, et al: Effect of fetal haemoglobin on the accuracy of pulse oximetry in preterm infants. J Paediatr Child Health 28(1):43-46, 1992.
36. Veyckemans F, Baele P, Guillaume JE, et al: Hyperbilirubinemia does not interfere with hemoglobin saturation measured by pulse oximetry. Anesthesiology 70(1):118-122, 1989.
37. Ralston AC, Webb RK, Runciman WB: Potential errors in pulse oximetry. III: effects of interferences, dyes, dyshaemoglobins and other pigments. Anaesthesia 46(4):291-295, 1991.
38. Hussain SA: Pulse oximetry interference in bronze baby syndrome. J Perinatol 29(12):828-829, 2009.

39. Rawat M, Chandrasekharan PK, Williams A, et al: Oxygen saturation Index and severity of hypoxic respiratory failure. Neonatology 107(3):161-166, 2015.
40. Sahni R: Noninvasive monitoring by photoplethysmography. Clin Perinatol 39(3):573-583, 2012.
41. Piasek CZ, Van Bel F, Sola A: Perfusion index in newborn infants: a noninvasive tool for neonatal monitoring. Acta Paediatr 103(5):468-473, 2014.
42. Latini G, Dipaola L, De Felice C: First day of life reference values for pleth variability index in spontaneously breathing term newborns. Neonatology 101(3):179-182, 2012.
43. Vidal M, Ferragu F, Durand S, et al: Perfusion index and its dynamic changes in preterm neonates with patent ductus arteriosus. Acta Paediatr 102(4):373-378, 2013.
44. Bagci S, Muller N, Muller A, et al: A pilot study of the pleth variability index as an indicator of volume-responsive hypotension in newborn infants during surgery. J Anesth 27(2):192-198, 2013.
45. Cannesson M, Desebbe O, Rosamel P, et al: Pleth variability index to monitor the respiratory variations in the pulse oximeter plethysmographic waveform amplitude and predict fluid responsiveness in the operating theatre. Br J Anaesth 101(2):200-206, 2008.
46. Renner J, Broch O, Gruenewald M, et al: Non-invasive prediction of fluid responsiveness in infants using pleth variability index. Anaesthesia 66(7):582-589, 2011.
47. Lewallen PK, Mammel MC, Coleman JM, et al: Neonatal transcutaneous arterial oxygen saturation monitoring. J Perinatol 7(1):8-10, 1987.
48. Leahy FA, Cates D, MacCallum M, et al: Effect of CO2 and 100% O2 on cerebral blood flow in preterm infants. J Appl Physiol Respir Environ Exerc Physiol 48(3):468-472, 1980.
49. Kaiser JR, Gauss CH, Pont MM, et al: Hypercapnia during the first 3 days of life is associated with severe intraventricular hemorrhage in very low birth weight infants. J Perinatol 26(5):279-285, 2006.
50. Wiswell TE, Graziani LJ, Kornhauser MS, et al: Effects of hypocarbia on the development of cystic periventricular leukomalacia in premature infants treated with high-frequency jet ventilation. Pediatrics 98(5):918-924, 1996.
51. Erickson SJ, Grauaug A, Gurrin L, et al: Hypocarbia in the ventilated preterm infant and its effect on intraventricular haemorrhage and bronchopulmonary dysplasia. J Paediatr Child Health 38(6):560-562, 2002.
52. Falk JL, Rackow EC, Weil MH: End-tidal carbon dioxide concentration during cardiopulmonary resuscitation. N Engl J Med 318(10):607-611, 1988.
53. Garnett AR, Ornato JP, Gonzalez ER, et al: End-tidal carbon dioxide monitoring during cardiopulmonary resuscitation. JAMA 257(4):512-515, 1987.
54. Sanders AB, Kern KB, Otto CW, et al: End-tidal carbon dioxide monitoring during cardiopulmonary resuscitation. A prognostic indicator for survival. JAMA 262(10):1347-1351, 1989.
55. Bhende MS, Thompson AE: Gastric juice, drugs, and end-tidal carbon dioxide detectors. Pediatrics 90(6):1005, 1992.
56. Tai CC, Lu FL, Chen PC, et al: Noninvasive capnometry for end-tidal carbon dioxide monitoring via nasal cannula in nonintubated neonates. Pediatr Neonatol 51(6):330-335, 2010.
57. Lopez E, Mathlouthi J, Lescure S, et al: Capnography in spontaneously breathing preterm infants with bronchopulmonary dysplasia. Pediatr Pulmonol 46(9):896-902, 2011.
58. Hubble CL, Gentile MA, Tripp DS, et al: Deadspace to tidal volume ratio predicts successful extubation in infants and children. Crit Care Med 28(6):2034-2040, 2000.
59. Johnson JL, Breen PH: How does positive end-expiratory pressure decrease pulmonary CO2 elimination in anesthetized patients? Respir Physiol 118(2–3):227-236, 1999.
60. Severinghaus JW: Methods of measurement of blood and gas carbon dioxide during anesthesia. Anesthesiology 21:717-726, 1960.
61. Johns RJ, Lindsay WJ, Shepard RH: A system for monitoring pulmonary ventilation. Biomed Sci Instrum 5:119-121, 1969.
62. Hand IL, Shepard EK, Krauss AN, et al: Discrepancies between transcutaneous and end-tidal carbon dioxide monitoring in the critically ill neonate with respiratory distress syndrome. Crit Care Med 17(6):556-559, 1989.
63. Geven WB, Nagler E, de Boo T, et al: Combined transcutaneous oxygen, carbon dioxide tensions and end-expired CO2 levels in severely ill newborns. Adv Exp Med Biol 220:115-120, 1987.
64. Binder N, Atherton H, Thorkelsson T, et al: Measurement of transcutaneous carbon dioxide in low birthweight infants during the first two weeks of life. Am J Perinatol 11(3):237-241, 1994.
65. Aliwalas LL, Noble L, Nesbitt K, et al: Agreement of carbon dioxide levels measured by arterial, transcutaneous and end tidal methods in preterm infants < or = 28 weeks gestation. J Perinatol 25(1):26-29, 2005.
66. Bhutta AT, Ford JW, Parker JG, et al: Noninvasive cerebral oximeter as a surrogate for mixed venous saturation in children. Pediatr Cardiol 28(1):34-41, 2007.
67. Nollert G, Jonas RA, Reichart B: Optimizing cerebral oxygenation during cardiac surgery: a review of experimental and clinical investigations with near infrared spectrophotometry. Thorac Cardiovasc Surg 48(4):247-253, 2000.
68. Kaufman J, Almodovar MC, Zuk J, et al: Correlation of abdominal site near-infrared spectroscopy with gastric tonometry in infants following surgery for congenital heart disease. Pediatr Crit Care Med 9(1):62-68, 2008.
69. Dent CL, Spaeth JP, Jones BV, et al: Brain magnetic resonance imaging abnormalities after the Norwood procedure using regional cerebral perfusion. J Thorac Cardiovasc Surg 131(1):190-197, 2006.
70. Kurth CD, Steven JM, Nicolson SC: Cerebral oxygenation during pediatric cardiac surgery using deep hypothermic circulatory arrest. Anesthesiology 82(1):74-82, 1995.
71. Andropoulos DB, Stayer SA, Diaz LK, et al: Neurological monitoring for congenital heart surgery. Anesth Analg 99(5):1365-1375, 2004. table of contents.
72. Wong FY, Leung TS, Austin T, et al: Impaired autoregulation in preterm infants identified by using spatially resolved spectroscopy. Pediatrics 121(3):e604-11, 2008.
73. Brady KM, Mytar JO, Lee JK, et al: Monitoring cerebral blood flow pressure autoregulation in pediatric patients during cardiac surgery. Stroke 41(9):1957-1962, 2010.
74. a. Lemmers PM, Toet MC, van Bel F: Impact of patent ductus arteriosus and subsequent therapy with indomethacin on cere-

bral oxygenation in preterm infants. Pediatrics 121(1):142-147, 2008. b. Chock VY, Ramamoorthy C, Van Meurs KP: Cerebral autoregulation in neonates with a hemodynamically significant patent ductus arteriosus. J Pediatr 160(6):936-942, 2012.

75. Lemmers PM, Toet M, van Schelven LJ, et al: Cerebral oxygenation and cerebral oxygen extraction in the preterm infant: the impact of respiratory distress syndrome. Exp Brain Res 173(3):458-467, 2006.
76. Fortune PM, Wagstaff M, Petros AJ: Cerebro-splanchnic oxygenation ratio (CSOR) using near infrared spectroscopy may be able to predict splanchnic ischaemia in neonates. Intensive Care Med 27(8):1401-1407, 2001.
77. Cortez J, Gupta M, Amaram A, et al: Noninvasive evaluation of splanchnic tissue oxygenation using near-infrared spectroscopy in preterm neonates. J Matern Fetal Neonatal Med 24(4): 574-582, 2011.
78. Bailey SM, Hendricks-Munoz KD, Mally P: Splanchnic-cerebral oxygenation ratio as a marker of preterm infant blood transfusion needs. Transfusion 52(2):252-260, 2012.
79. Christensen RD, Lambert DK, Henry E, et al: Is "transfusion-associated necrotizing enterocolitis" an authentic pathogenic entity? Transfusion 50(5):1106-1112, 2010.
80. Krimmel GA, Baker R, Yanowitz TD: Blood transfusion alters the superior mesenteric artery blood flow velocity response to feeding in premature infants. Am J Perinatol 26(2):99-105, 2009.
81. Steward DJ: Monitoring the neonate: practical considerations. In Lerman J (ed): Neonatal Anesthesia. New York, Springer, 2015, pp. 191-196.

Capítulo 12

Función pulmonar y monitoreo gráfico

Donald Morely Null Jr., MD
Gautham K. Suresh, MD, DM, MS, FAAP

Para lograr los objetivos del soporte respiratorio neonatal —optimizar el intercambio gaseoso pulmonar y minimizar el daño a los pulmonares—, es clave comprender la fisiología pulmonar normal, la fisiopatología y las enfermedades pulmonares, además de las distintas formas en las que el soporte respiratorio influye sobre la fisiología y la función pulmonar. Los respiradores convencionales modernos se utilizan siempre en conjunto con monitores de cabecera que reflejan, en tiempo real, mediciones de la función pulmonar durante cada ciclo respiratorio y almacenan la información, lo cual permite evaluar mejor la mecánica pulmonar general del paciente (1). La precisión de estas mediciones ha mejorado significativamente, de forma tal que es posible evaluar la función pulmonar incluso en pacientes de peso extremadamente bajo al nacer (**Tablas 12-1** y **12-2**). Lamentablemente, esta fuente de información tan valiosa suele ser ignorada por los médicos al realizar ajustes en el respirador. Este capítulo aborda el uso y las limitaciones de la evaluación de la función pulmonar y, específicamente, los tipos de monitoreo gráfico que se utilizan en el tratamiento de neonatos ventilados, con el fin de que los médicos, al ajustar el respirador, puedan aprender a incorporar estos monitores de cabecera a los resultados obtenidos con otros dispositivos de monitoreo de cabecera, análisis de laboratorio y, sobre todo, a los hallazgos de la exploración física. A pesar de la vasta cantidad de información electrónica disponible a pie de cama, la evaluación «práctica» sigue siendo el aspecto más importante de la atención, ya que les permite a los médicos interpretar y usar estos datos con criterio a la hora de tomar decisiones, en particular si se cuenta con datos que no coinciden: «Cuando todo lo demás falle, prueba examinando al paciente».

Mediante este enfoque multimodal, los médicos pueden determinar la fisiopatología del neonato de forma individualizada, elegir el modo y la configuración del respirador que sean más adecuados, y evaluar las respuestas del neonato a los ajustes del respirador.

ASPECTOS TÉCNICOS

Al momento de redacción de este capítulo, la evaluación de la función pulmonar y el monitoreo gráfico pueden realizarse únicamente con respiradores convencionales mediante sensores de flujo, y no con respiradores de alta frecuencia o formas de soporte menos invasivas, como la presión positiva continua en las vías respiratorias (CPAP, por sus siglas en inglés), la ventilación con presión positiva no invasiva (VPPNI), la ventilación nasal de alta frecuencia (VNAF) y la presión positiva continua de dos niveles en las vías respiratorias (BiPAP, por sus siglas en inglés).

Tabla 12-1. Parámetros respiratorios básicos observados en neonatos de distinto peso que respiran de manera espontánea.

Percentiles del rango de peso (g)	Flujo inspiratorio máximo (l/min.)			Flujo espiratorio máximo (l/min.)			Volumen corriente (ml/kg)			Ventilación minuto (ml/min.)		
	10.°	50.°	90.°	10.°	50.°	90.°	10.°	50.°	90.°	10.°	50.°	90.°
500-1000	0,8	1,3	2,1	0,5	0,9	1,6	3,2	5,4	8,3	230	400	600
1001-2500	1,3	2,3	3,5	1,0	1,8	3,0	3,4	5,7	8,1	250	400	600
2501-5000	1,8	3,2	5,2	1,6	2,9	4,8	2,4	4,7	7,2	170	300	500
5001-15 000	4,1	5,9	9,9	3,4	4,9	8,6	5,2	6,9	8,9	180	240	400

Tabla 12-2. Predicción de la probabilidad de displasia broncopulmonar en función de la mecánica pulmonar y de la edad gestacional, basado en un modelo predictivo para el estudio de neonatos con síndrome de dificultad respiratoria, categorizados por peso al nacer*. (Datos tomados de Bhutani VK, Bowen FW, Sivieri E. *Biol Neonate.* 2005; 87:323-331).

Peso al nacer (g)	Edad gestacional (semanas)	Distensibilidad pulmonar (ml/cm H_2O/kg)	Resistencia pulmonar (cm H_2O/l/s)	Cociente de probabilidad de DBP	Predicción de probabilidad porcentual
500-700	26 ± 0,4	0,3 ± 0,03	102 ± 16	537 ± 171	93 % ± 3 %
751-1000	28 ± 0,3	0,5 ± 0,05	176 ± 24	76 ± 35	73 % ± 5 %
1001-1250	29 ± 0,3	1,0 ± 0,2	96 ± 1,1	5,5 ± 1,8	42 % ± 7 %
1251-1500	31 ± 0,3	1,5 ± 0,2	69 ± 8	0,8 ± 0,3	15 % ± 5 %
1501-2000	32 ± 0,3	1,8 ± 0,3	69 ± 11	0,3 ± 0,1	8 % ± 3 %

DBP: displasia broncopulmonar.
* Probabilidad predicha e índice de probabilidad (IP) de la DBP evaluados en el modelo predictivo mencionado anteriormente en función de la edad gestacional (EG) y de la mecánica pulmonar: IP = exp(33,6 - 1,13 EG - 0,93 dist./kg - 0,001 Rt), en donde «dist.» es distensibilidad y Rt es la resistencia.

Existen diversas tecnologías de medición del flujo que resultan eficaces como métodos de cabecera para evaluar la función pulmonar y realizar el monitoreo gráfico en neonatos a término y neonatos prematuros (2-4).

Neumotacógrafos

Son dispositivos de tipo resistivo que utilizan una malla fina o un conjunto de capilares pequeños (tipo Fleisch). El gas que fluye a través de una resistencia fija genera una presión diferencial, la cual se mide con un transductor de presión diferencial. Esto adopta una forma lineal en un rango de flujo específico. Los neumotacógrafos convencionales para medir el flujo, si están correctamente calibrados, reflejan los datos de entrada y de salida de forma lineal. Generalmente, cuentan con un espacio muerto que resulta excesivo para los neonatos, en particular en los prematuros. Estos dispositivos pueden usarse para realizar pruebas funcionales pulmonares de una sola medición, pero no para un monitoreo continuo.

Sensores alternativos

Las alternativas a los neumotacógrafos incluyen las siguientes: 1) sensores resistivos de flujo no lineal, los cuales miden la diferencia de presión producida por el gas que fluye a través de un tubo, pero no de forma lineal; 2) sensores de flujo que utilizan una película piezoeléctrica para detectar el flujo, y la vibración de la película genera una corriente eléctrica proporcional a este; y 3) anemómetros de hilo caliente, que miden la corriente eléctrica necesaria para mantener una temperatura específica en un alambre caliente colocado a través del flujo de aire. La relación es no lineal y no es intrínsecamente sensible a la dirección (pero puede modificarse para detectarla).

Estos dispositivos alternativos tienen las limitaciones de ser no lineales, no direccionales o, posiblemente, ambos. Debido a estas características, son más difíciles de calibrar, pero tienen las ventajas de ser mucho más pequeños, de tener un espacio muerto mucho menor y de ser lo suficientemente livianos como para colocarlos en el circuito del respirador, cerca del tubo endotraqueal (TET). Estas características hacen que resulten aptos para el monitoreo continuo, y su precisión es suficiente para el uso clínico. Por lo general, los sensores tienen un alambre caliente para evitar la condensación del agua, lo cual arrojará mediciones imprecisas. Los volúmenes deben medirse únicamente cerca del TET o directamente en él, ya que esto evita volúmenes corrientes imprecisos en el paciente como consecuencia de la distensión del tubo del circuito.

Si bien estos sensores, por lo general, se utilizan en pacientes intubados, también pueden usarse con mascarilla facial, la cual debe estar bien ajustada y no tener filtraciones. Si bien la mayoría de los neonatos respira principalmente por la nariz, parte de la respiración se produce por la boca (5). Como resultado, el uso de cánulas nasales o mascarillas nasales muy ajustadas podría generar mediciones imprecisas.

El requisito de mantener la precisión de las mediciones conlleva la evaluación regular del sensor de flujo. Estos sensores deben limpiarse y calibrarse en forma periódica, y se debe tener en cuenta que la temperatura, la humedad y el consumo de gas pueden influir significativamente sobre su precisión (6-8).

Calibración de la señal

Los sensores deben calibrarse correctamente y volver a calibrarse en forma periódica, y la calibración debe realizarse en condiciones tanto estáticas como dinámicas. Por lo general, esto se logra con los siguientes dispositivos, según corresponda: jeringas calibradas, fluxímetros convencionales (de tubo y bola) precisos, manómetros de columna de agua y transductores de referencia. Para mantener la precisión de las mediciones, los dispositivos deben operarse dentro de su rango de calibración lineal.

FISIOLOGÍA Y FISIOPATOLOGÍA RESPIRATORIAS

En el **Capítulo 2**, se ofrece una descripción detallada de la fisiología respiratoria. Aquí, se repasan brevemente los aspectos relevantes del monitoreo pulmonar de cabecera.

La **Figura 12-1** muestra los hallazgos típicos de la espirometría, con las distintas mediciones del volumen corriente, la reserva inspiratoria y espiratoria, la capacidad residual funcional (CRF), el volumen residual (VR), la capacidad vital y la capacidad pulmonar total.

La respiración espontánea normal se produce al fijar el diafragma y expandir el tórax mediante los músculos respiratorios. Esto provoca que el flujo ingrese a los pulmones al disminuir la presión pulmonar, en comparación con la presión en la cavidad bucal. La espiración de produce de forma pasiva, impulsada por la retracción elástica de los pulmones, lo cual aumenta las presiones intratorácicas a un nivel que supera la presión bucal (**Figura 12-2**). La presión de distensión inspiratoria, ya sea producida por el respirador o por los músculos respiratorios, debe ser suficiente como para superar las propiedades elásticas, de resistencia y de inercia del aparato respiratorio.

Roher (9) describió esta relación mediante la ecuación $P = P_e + P_r + P_i$, en donde P_e es la presión elástica, P_r es la presión de resistencia, y P_i es la presión de inercia. En esta relación, se supone que la presión elástica es proporcional al cambio de volumen por una constante (E) que representa la elastancia (o resistencia elástica) del sistema. Se supone, además, que la presión de resistencia es proporcional al flujo de aire ($\dot{V}$) por una constante (R), que representa la resistencia no elástica de las vías respiratorias y los tejidos. La presión de inercia se supone proporcional a la aceleración del gas y de los tejidos (V) por una constante de inercia (I) y, generalmente, es insignificante durante la ventilación convencional. Por tanto, $P = EV + R\dot{V}) + I(\dot{V})$.

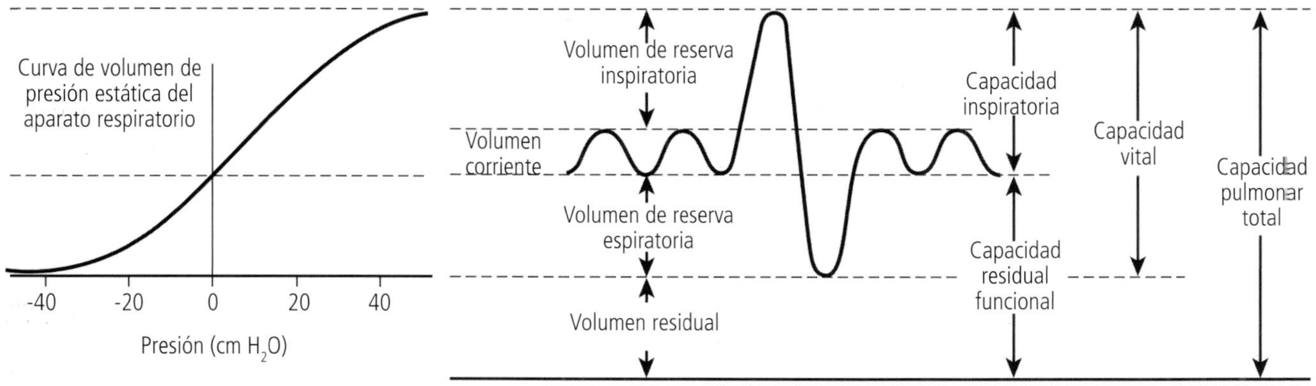

Figura 12-1. Espirometría tradicional (panel derecho) y la relación estática relacionada de presión-volumen de desinsuflación, medida para una maniobra de capacidad vital (panel izquierdo).

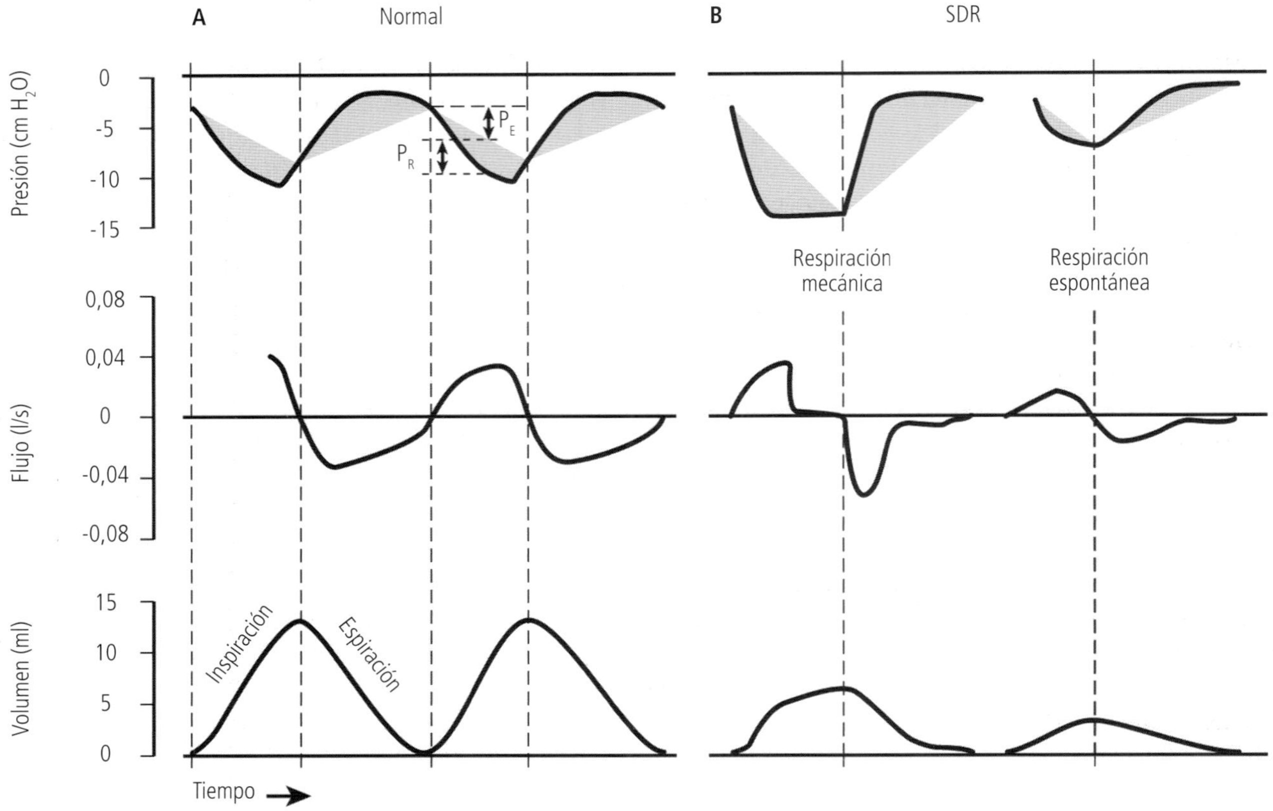

Figura 12-2. A. Monitoreo escalar de las señales de presión, flujo y volumen durante la respiración espontánea. La señal de la presión se ha dividido (como indica la línea recta que conecta los puntos de flujo cero) para diferenciar la presión elástica de la presión de resistencia (parte sombreada). **B.** Monitoreo escalar de las señales de presión, flujo y volumen durante la respiración mecánica. La presión de distensión puede calcularse como la presión máxima de insuflación menos la presión positiva espiratoria final. SDR: síndrome de dificultad respiratoria; P_E: presión elástica; P_R: presión resistiva

Este modelo se basa en un solo componente y supone una linealidad entre la presión y el volumen y entre la presión y el flujo, y que los coeficientes *E*, *R* e *I* permanecen constantes durante el ciclo ventilatorio. Sin embargo, los pulmones enfermos, en especial los que reciben ventilación mecánica, no son compatibles con este modelo (10-12).

MEDICIONES REFLEJADAS EN LOS GRÁFICOS PULMONARES

Medición de la presión

La presión adecuada necesaria es aquella que se necesita para superar las propiedades elásticas, de resistencia y de inercia del aparato respiratorio y para suministrar un volumen adecuado a las áreas del pulmón encargadas del intercambio gaseoso. La **Figura 12-2** muestra la presión generada durante la respiración espontánea. Para la respiración mecánica, la presión de distensión es la diferencia entre la presión inspiratoria máxima (PIM) y la presión positiva teleespiratoria (PEEP, por sus siglas en inglés), es decir, $\Delta P = PIM - PEEP$.

La presión media de las vías respiratorias es una función del tiempo inspiratorio, el flujo, la PIM, la PEEP y la frecuencia respiratoria. En general, la presión media de las vías respiratorias refleja la oxigenación, mientras que la presión de distensión refleja la ventilación. Sin embargo, como dijimos, ambas están interrelacionadas, en especial en casos de enfermedades pulmonares no homogéneas.

Instrumentos para medir la presión

La presión se mide mediante dispositivos de cabecera que producen gráficos pulmonares, ya sea en la unión del circuito con el TET o en el dispositivo de CPAP. Estos miden la PIM y la PEEP/CPAP y permiten realizar un monitoreo adecuado de los bucles de presión-volumen (PV) que se reflejan los gráficos del respirador. Sin embargo, las verdaderas pruebas funcionales pulmonares requieren mediciones de presión más sofisticadas, es decir, la presión diferencial entre el TET y el espacio pleural. La presión del espacio pleural, generalmente, se calcula mediante un catéter esofágico. También existe otro modo para medirla, y es cuando el paciente tiene colocado un drenaje torácico permeable y sin fugas de aire continuas. La medición de la presión esofágica puede usarse para conocer la presión pleural en neonatos prematuros grandes y en neonatos a término. En los neonatos prematuros de peso extremadamente bajo y muy bajo al nacer, se ha demostrado que la presión esofágica no se correlaciona de manera significativa con la presión pleural. El uso de esta técnica para las pruebas funcionales pulmonares en estos neonatos arrojaría resultados sospechosos.

Medición del volumen

El volumen es el área bajo la curva de la señal de flujo. Los volúmenes inspiratorio y espiratorio diferirán levemente como resultado del cambio de temperatura, vapor de agua, viscosidad y consumo de gas (O_2 + CO_2). Sin embargo, es probable que se produzca una diferencia mayor al 10 % debido a un defecto del sensor de flujo o a una fuga, ya sea alrededor del TET o fuera del drenaje torácico, y esto es algo que debe investigarse.

Representación del volumen corriente en los gráficos pulmonares

El volumen corriente se mide de forma independiente tanto en la inspiración como en la espiración. Muchos respiradores modernos cuentan con una función que permite ingresar el peso del paciente en la interfaz, y muchos incluyen un peso predeterminado. Este peso se utiliza para calcular parámetros como el volumen corriente por kilogramo de peso corporal. Si el peso ingresado no es preciso, o si solo se utiliza el peso predeterminado, los valores «por kilogramo» que se mostrarán serán imprecisos y erróneos. Por lo tanto, los médicos deben observar los valores totales de dichos parámetros (por ejemplo, el volumen corriente total) y, también, examinar al neonato en busca de discrepancias entre los valores reflejados en los gráficos pulmonares y la exploración física. Por ejemplo, si neonato tiene baja expansión torácica en respuesta a la insuflación producida por respirador, pero un volumen corriente elevado por kilogramo reflejado en el respirador, esto podría ser consecuencia de haber ingresado un peso erróneamente bajo en el respirador.

La presencia de fugas alrededor del TET hace que el volumen corriente exhalado sea un reflejo más preciso del volumen corriente real, ya que la fuga siempre es mayor durante la insuflación mecánica. Se ha demostrado que los volúmenes normales en neonatos sanos que respiran de forma espontánea oscilan entre los 5 ml/kg y los 8 ml/kg (13-17). La **Tabla 12-1** muestra los parámetros de los volúmenes corrientes en el 10.º, el 50.º y el 90.º percentil.

Los volúmenes corrientes dependen de la configuración del respirador y de la fisiopatología pulmonar. El uso de respiraciones con volúmenes corrientes de entre 4 ml/kg y 6 ml/kg se toma como norma para evitar el volutrauma. Los volúmenes superiores a los 8,5 ml/kg se consideran causantes de distensión excesiva. Sin embargo, si el pulmón se encuentra en el extremo superior de la curva de PV debido a una PEEP excesiva, un volumen corriente de entre 4 ml/kg y 6 ml/kg lo distenderá excesivamente y provocará un volutrauma. Por lo tanto, lo que se considera un medio de protección para el pulmón, terminará siendo perjudicial. Por el contrario, si el pulmón se ubica en el extremo inferior de la curva de PV debido a una PEEP insuficiente, un volumen corriente de entre 4 ml/kg y 6 ml/kg permitirá que algunas partes del pulmón permanezcan atelectásicas y provocará un atelectrauma. El pulmón no homogéneo es más complejo: para que se produzca el reclutamiento en las áreas atelectásicas, la parte insuflada del pulmón debe hiperinsuflarse hasta un punto en que su distensibilidad sea menor que las áreas atelectásicas para que, posteriormente, estas áreas se insuflen. Así, se produce una mezcla de atelectrauma y volutrauma. Mantener un volumen pulmonar óptimo al monitorear los gráficos pulmonares puede ayudar a evitar estas cuestiones.

Medición del flujo (flujo inspiratorio y espiratorio)

La **Figura 12-2** demuestra visualmente cómo se produce el flujo de la mezcla gaseosa durante la inspiración y la espiración. El flujo de gas se mide en su punto máximo debido a su dependencia respecto de la resistencia de las vías respiratorias. Los rangos de flujo máximo según el peso del neonato se muestran en la **Tabla 12-1**. El flujo de gas del circuito del respirador difiere del flujo que recorre el TET: el que se produce durante la respiración normal está determinado por los volúmenes corrientes y por los flujos inspiratorio y espiratorio máximos. El patrón de flujo espiratorio demostrará las limitaciones naturales de este flujo en los neonatos normales, pero podría estar exagerado en presencia de enfermedades respiratorias (**Figuras 12-3** y **12-4**). Generalmente, el flujo inspiratorio alcanza su máximo a la mitad de la inspiración, y el flujo espiratorio máximo precede a la mitad de la espiración (**Figura 12-5**).

La **Figura 12-6** demuestra las distintas causas de las limitaciones de los flujos inspiratorio y espiratorio. La limitación grave del flujo espiratorio (bucle de flujo-volumen «E» de la **Figura 12-6**) se observa con frecuencia en neonatos prema-

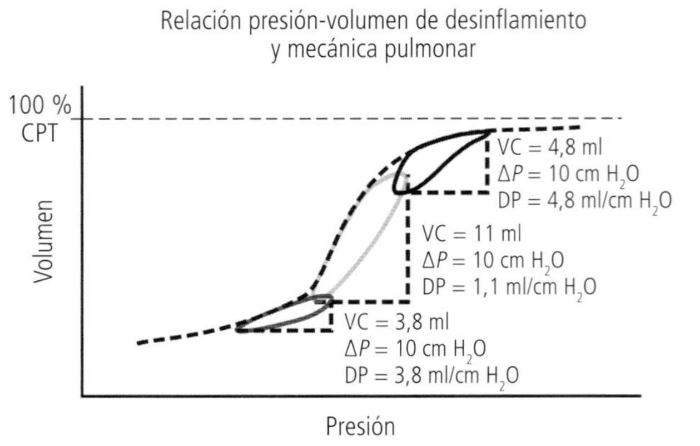

Figura 12-3. Rama de desinsuflación de la curva de presión-volumen (PV) respiratorio (línea sigmoidea punteada que va desde la capacidad pulmonar total hasta el volumen residual) en un gráfico con ejes *x* e *y*. En este ejemplo simulado, la ventilación de volumen corriente se produce a la capacidad residual funcional (o volumen pulmonar corriente teleespiratorio), que está regida por la presión positiva teleespiratoria (PEEP). Así, para un neonato (de 1190 g de peso al nacer y 28 semanas de gestación) que recibe una presión inspiratoria máxima (PIM) de 15 cm H_2O y una PEEP de 5 cm H_2O y tiene un volumen corriente registrado de 11 ml, la distensibilidad aproximada es 11 dividido 10 (diferencia de 15 y 5), lo cual da como resultado 1,1 ml/cm H_2O. Así, pueden calcularse dos valores inferidos: 1) volumen corriente = 9,2 ml/kg y 2). De producirse un cambio en la presión de distensión (ya sea PIM o PEEP), el volumen corriente debería variar en 1,1 ml por cada 1 cm H_2O. Por ejemplo, una disminución de la PIM de 15 cm H_2O a 14 cm H_2O o, en la PEEP, de 5 cm H_2O a 4 cm H_2O, debería disminuir el volumen corriente en forma lineal de 11 ml a 9,9 ml. Si el neonato recibía ventilación con la PIM cercana al segmento «aplanado» de la relación PV o porción de hiperdistensión, la disminución del volumen corriente sería no lineal y la disminución progresiva de la PEEP mejoraría el volumen corriente. Por otro lado, si el neonato recibiera ventilación en la parte aplanada del pulmón atelectásico, el cambio en el volumen corriente sería no lineal, y el volumen corriente no mejoraría ante la disminución progresiva de la PEEP. CPT: capacidad pulmonar total; VC: volumen corriente; DP: distensión pulmonar.

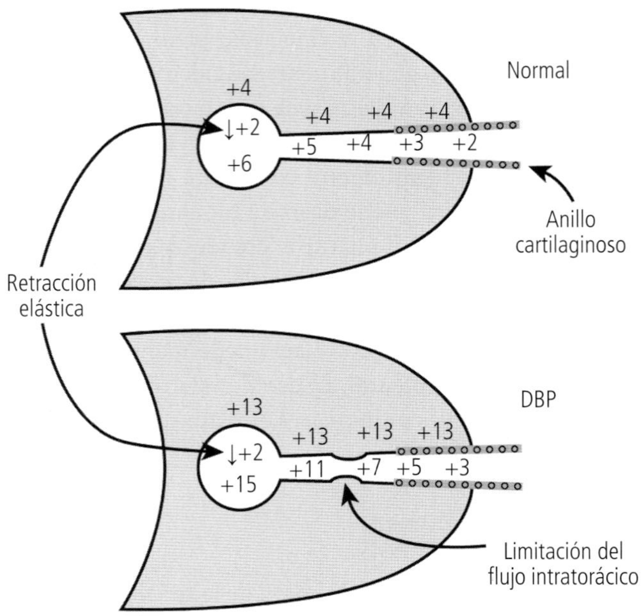

Figura 12-4. Dinámica del flujo espiratorio pasivo durante la respiración espontánea en un neonato normal a término (panel superior) frente a un neonato con displasia broncopulmonar (DBP). Las áreas sombreadas reflejan las presiones intratorácicas. El gradiente de presiones intratraqueobronquiales se calcula en función de la presión de retracción elástica probable del pulmón y su equilibrio final con la presión atmosférica teleespiratoria. La presión intratorácica elevada hacia el final de la inspiración y el inicio de la espiración reflejan un aumento en el trabajo respiratorio y la mayor presión de insuflación máxima generada en un neonato con DBP moderada. El panel inferior ilustra el mecanismo de obstrucción del flujo espiratorio intratorácico debido a la compresión externa de las vías respiratorias distensibles.

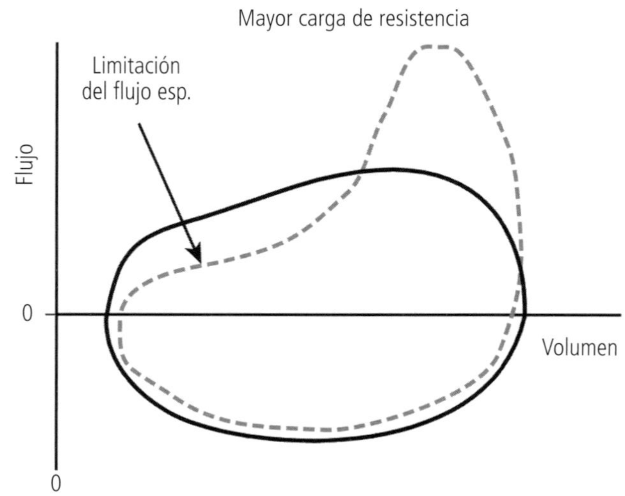

Figura 12-5. Bucles de flujo-volumen corriente en un neonato normal a término («forma de limón») y un neonato prematuro con elevada resistencia espiratoria (o vías respiratorias distensibles), que describe una «pendiente de ski» durante la espiración.

turos y en algunos neonatos a término debido a vías respiratorias malácicas. Por lo general, esto se resuelve mediante elevación de PEEP/CPAP. Sin embargo, los broncodilatadores también suelen empeorar las cosas, por lo cual la observación del bucle de flujo-volumen permite aumentar o disminuir la PEEP/CPAP y prolongar o acortar el tiempo de espiración. En algunos respiradores, la velocidad a la cual la espiración alcanza el eje de abscisas también puede ajustarse. Estos cambios pueden tener efectos positivos o negativos sobre la mecánica pulmonar y, en última instancia, sobre los gases en sangre. Obviamente, los neonatos no pueden exhalar rápidamente a pedido como lo haría un paciente adulto. Sin embargo, en ellos, esto puede simularse mediante una técnica de compresión torácica rápida (13,18-21).

Ventilación minuto

La ventilación minuto es la suma total del volumen administrado durante un minuto, tanto durante las insuflacio-

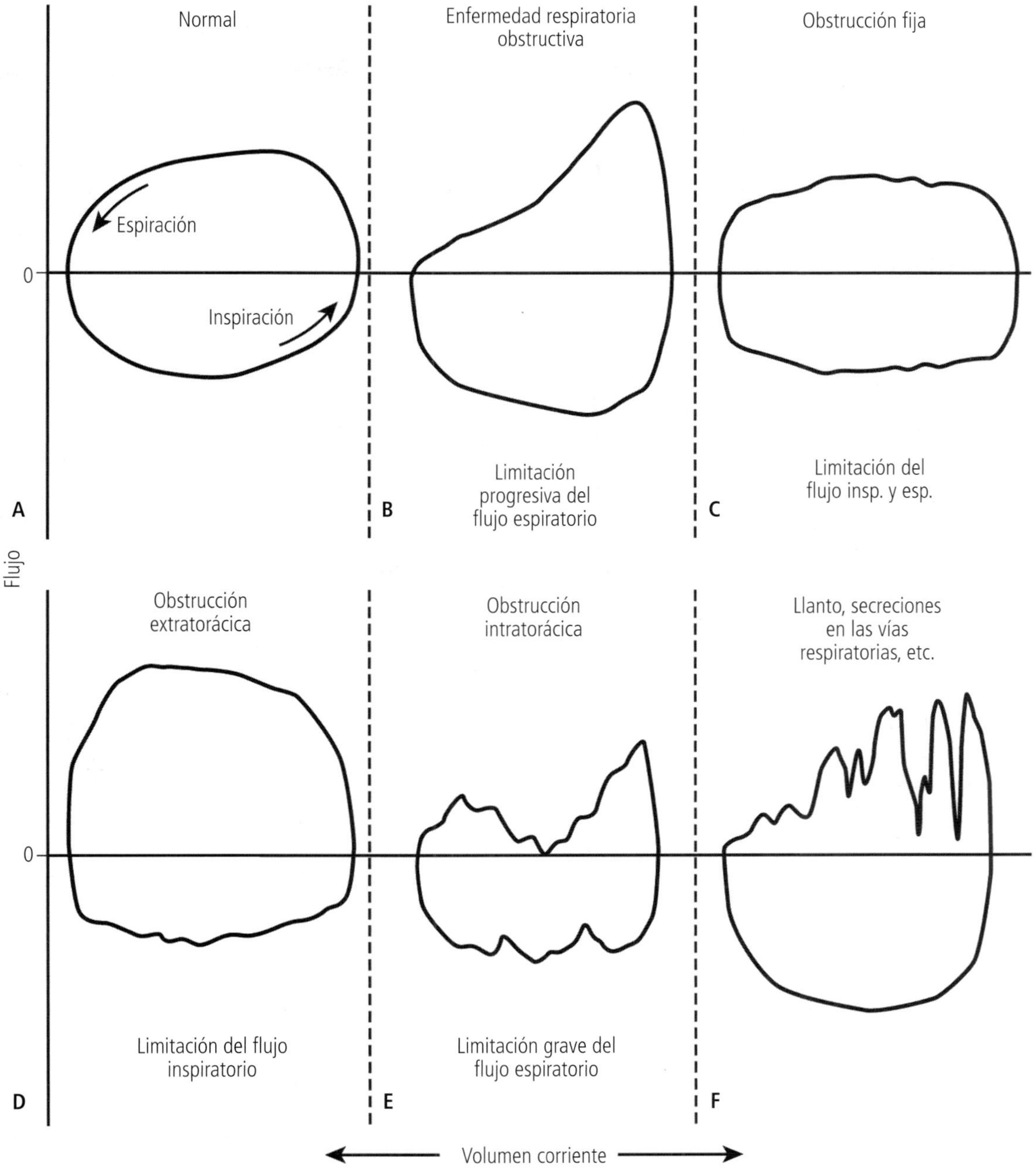

Figura 12-6. Bucles de flujo-volumen corriente que ilustran las distintas manifestaciones de la limitación del flujo que derivan de la heterogenia de la resistencia de las vías respiratorias. **A.** Bucle normal. **B.** Bucle en forma de «pendiente de ski» observado ante una limitación del flujo espiratorio, como en neonatos con displasia broncopulmonar. **C.** Obstrucción extratorácica de las vías respiratorias con limitación del flujo inspiratorio y espiratorio, como se observa en neonatos con estenosis subglótica o TET estrechos. D, limitación intratorácica del flujo inspiratorio, como se observa en neonatos con obstrucción intraluminal (cercana a la carina) o con un vaso anómalo que comprime la tráquea. E: vías respiratorias inestables o traqueomalacia. F: este tipo de bucle habitualmente sugiere una limitación errática del flujo respiratorio, como se observa en casos de secreciones en las vías respiratorias.

nes espontáneas como durante las mecánicas. La ventilación minuto típica en neonatos a término es de 240 ml/kg/min. a 360 ml/kg/min. La ventilación alveolar se calcula al restar la ventilación del espacio muerto a la ventilación minuto total. La ventilación alveolar en ausencia de cortocircuitos intrapulmonares determina la $PaCO_2$. Los neonatos con síndrome de dificultad respiratoria (SDR), por lo general, respiran más de 100 veces por minuto, con volúmenes corrientes menores y un volumen de espacio muerto invariable, lo cual disminuye la ventilación minuto alveolar. Su frecuencia respiratoria más acelerada en un pulmón no distensible se debe al menor esfuerzo respiratorio que es necesario con respiraciones rápidas cortas en lugar de respiraciones más largas.

Curva de presión-volumen

La forma de la curva de PV describe el patrón de volumen corriente como una función de la presión de distensión. La **Figura 12-3** demuestra el efecto de la curva de PV según se trate de la parte atelectásica, media o hiperdistendida de dicha curva. Esto nos ayudará a comprender la falta de linealidad de los cambios de presión en tanto relacionados con cambios de volumen que dependen del área de la curva de PV sobre la que operan. La **Figura 12-7** demuestra las distintas condiciones: mayor resistencia al flujo respiratorio, hiperdistensión (presión o volumen), baja distensibilidad y CRF baja, normal y alta.

Mecánica pulmonar

Distensibilidad pulmonar

La insuflación del pulmón forma una curva al aplicar presión. La curva de desinsuflación es distinta y depende de la distensibilidad de los pulmones y de la resistencia de las vías respiratorias (véase la **Figura 12-7, *A***). La distensibilidad pulmonar, representada por la pendiente de la curva $\Delta V/\Delta P$, es lineal sobre la parte media de la curva de PV, desde el nivel de la CRF hasta el volumen corriente normal. Cualquier cambio en la presión de distensión aumentará el volumen corriente según la ecuación $\Delta V = C \times \Delta P$. Una disminución de la distensibilidad pulmonar endurecerá el pulmón, mientras que un aumento en ella hará que el pulmón sea más expandible. La distensibilidad está dada por la tensión superficial alveolar y la elasticidad pulmonar. El valor típico en un neonato sano es de 1,5 ml/cm H_2O/kg a 2 ml/cm H_2O/kg. La distensibilidad respiratoria total (tórax + pulmones) es el volumen corriente/cambio en la presión de distensión. En los pacientes ventilados, la presión de distensión equivale a la diferencia entre la PIM y la PEEP.

Distensibilidad dinámica

La distensibilidad dinámica, representada por el volumen corriente/el cambio en la presión de distensión, probablemente arroje un valor excesivo si existe una baja insuflación alveolar, como sucede en pacientes con SDR. Los neonatos con displasia broncopulmonar (DBP) debido a una carga de resistencia aumentada pueden arrojar valores bajos erróneos en el volumen corriente y, por lo tanto, llevar a un valor bajo erróneo de la distensibilidad pulmonar. Sin embargo, para el médico, esto de igual manera indica una medición del cambio de volumen que puede esperarse por cada cambio de 1 cm H_2O en la presión de distensión, siempre que el paciente siga teniendo una CRF óptima.

Utilizando las variables primarias medidas por los dispositivos de cabecera para el monitoreo gráfico pulmonar, la distensibilidad puede calcularse a partir de la presión de distensión necesaria y del volumen suministrado. El cambio en el volumen para un determinado cambio en la presión será relativamente lineal, pero solo cuando el pulmón reciba ventilación en la parte media de la curva de PV (véase la **Figura 12-3**). Estos datos permiten comprender el cambio de volumen anticipado según el cambio en la presión de distensión. Además, permitirán al médico anticipar una insuflación adecuada, una hiperinsuflación o una hipoinsuflación a medida que se produzcan cambios en la presión de distensión.

Propiedades de resistencia

Las propiedades no elásticas del aparato respiratorio definen su resistencia al movimiento. Como el movimiento entre dos superficies que están en contacto, generalmente, implica fricción o pérdida de energía, la resistencia a la respiración se produce en cualquier parte del aparato respiratorio que esté en movimiento. Estas resistencias incluyen la resistencia friccional al flujo de aire, la resistencia de los tejidos y las fuerzas de la inercia. La resistencia pulmonar se atribuye principalmente (80 %) a la resistencia friccional al flujo inspiratorio y espiratorio en las vías respiratorias grandes. La resistencia de los tejidos (19 %) y las fuerzas de la inercia (1 %) también influyen sobre la resistencia prolongada. El flujo de aire que pasa por las vías respiratorias requiere una presión de distensión que se produce como resultado de cambios en la presión alveolar. Cuando la presión alveolar es menor que la presión atmosférica (durante la inspiración espontánea), el aire ingresa al pulmón. Cuando la presión alveolar es mayor que la presión atmosférica, el aire sale del pulmón. Por definición, la resistencia al flujo de aire es igual al componente de resistencia de la presión de distensión (P_R) dividido por el flujo de aire ($\dot{V}$). Así:

$$\text{Resistencia} = (P_R)/\dot{V}$$

Al determinar la resistencia pulmonar, el componente de resistencia de la presión transpulmonar medida se utiliza como presión de distensión (véase la **Figura 12-2**). Para medir la resistencia de las vías respiratorias, se utiliza la

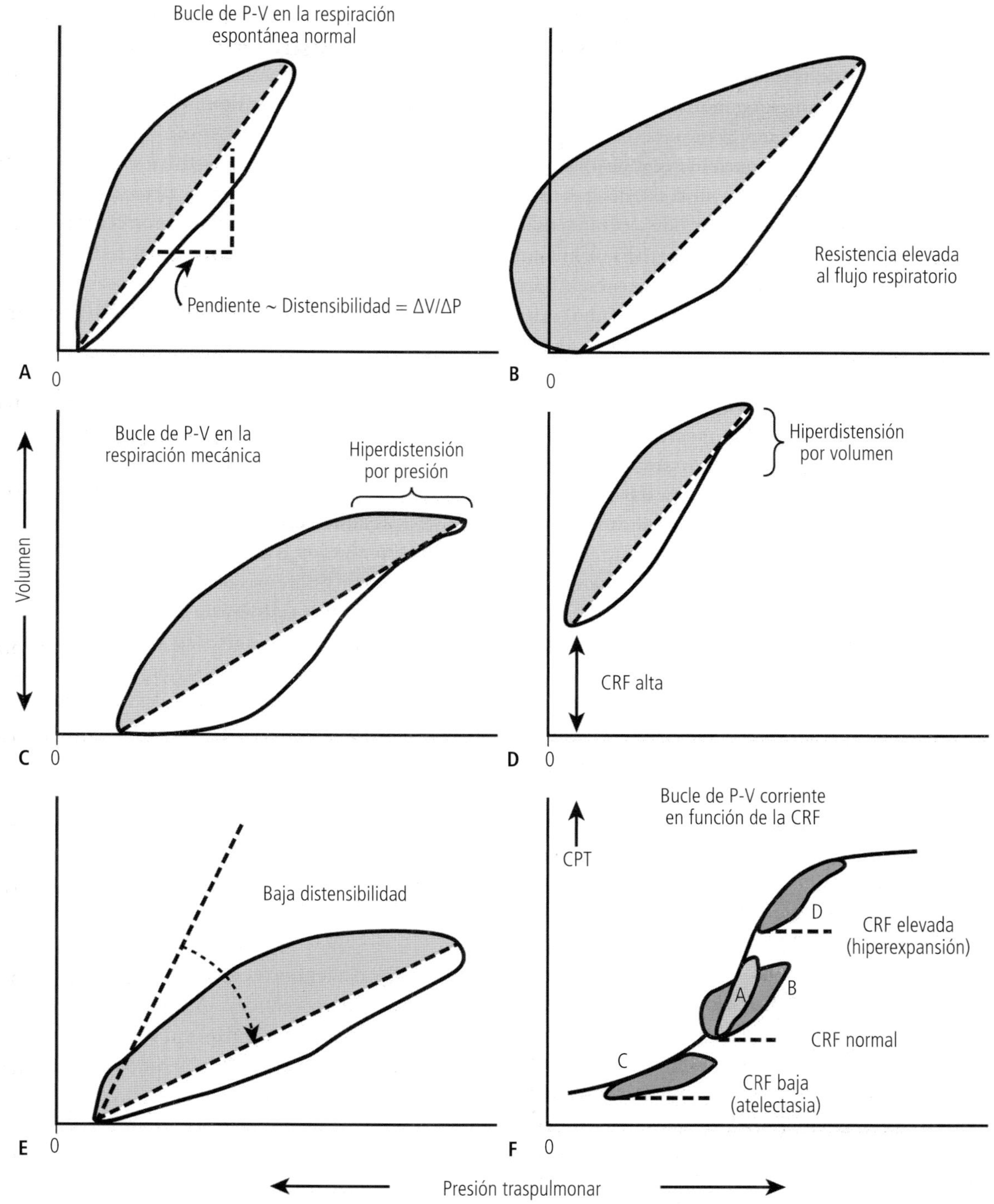

Figura 12-7. Ilustraciones de la relación presión-volumen (P-V) que muestran los componentes del trabajo inspiratorio elástico, así como del trabajo inspiratorio elástico y de resistencia. **A.** Relación P-V normal. **B.** Mayor trabajo espiratorio de resistencia (como en casos de enfermedades respiratorias obstructivas, síndrome de aspiración meconial o displasia broncopulmonar). **C.** Mayor trabajo espiratorio de resistencia con presión inspiratoria excesiva (como en casos de hiperdistensión debida a una elevada presión inspiratoria positiva o a un elevado volumen corriente). **D.** Mayor trabajo espiratorio de resistencia por excesiva capacidad residual funcional (como en casos de hiperdistensión debida a atrapamiento aéreo, menor tiempo espiratorio, etc.). **E.** Menor trabajo inspiratorio elástico (como en casos de síndrome de dificultad respiratoria, neumonía, atelectasia, etc.). **F.** Comparación de las relaciones P-V afectadas por la capacidad residual funcional. CRF: capacidad residual funcional; CPT: capacidad pulmonar total.

diferencia entre la presión alveolar y la presión atmosférica como presión de distensión. En condiciones de respiración corriente normal, existe una relación lineal entre el flujo de aire y la presión de distensión. La pendiente de la curva de flujo-presión cambia a medida que las vías respiratorias se estrechan, lo cual indica que un paciente con obstrucción de las vías respiratorias tiene una mayor resistencia al flujo de aire. Según la ley de Poiseuille, la presión de resistencia (ΔP) necesaria para lograr un flujo determinado ($\dot{V}$) de un gas con determinada viscosidad que fluye a través de un tubo cilíndrico rígido y liso de una longitud (L) y radio (r) específicos es la siguiente:

$$\Delta P = 8\eta L\dot{V}/\pi \, r^4$$

Según esta relación, la resistencia al flujo de aire aumenta a la cuarta potencia ante una disminución del radio de las vías respiratorias. Como la luz de las vías respiratorias de los neonatos es aproximadamente la mitad que la de un adulto, la resistencia de las vías respiratorias neonatales supera en alrededor de 16 veces la de un adulto. La resistencia normal de las vías respiratorias en neonatos prematuros es de aproximadamente 20 cm H_2O/l/s a 40 cm H_2O/l/s, lo cual es 16 veces mayor que el valor observado en los adultos (1 cm H_2O/l/s a 2 cm H_2O/l/s). Asimismo, la histéresis de la relación de PV representa el esfuerzo respiratorio de resistencia y puede separarse en componentes inspiratorios y espiratorios.

En neonatos con enfermedades respiratorias obstructivas, aumenta el componente espiratorio del esfuerzo respiratorio de resistencia (véase la **Figura 12-7, *B* y *C***). Casi el 80 % de la resistencia total al flujo de aire se produce en las vías respiratorias grandes hasta aproximadamente la cuarta o quinta generación de ramas bronquiales. Por lo general, el paciente presenta una enfermedad de las vías respiratorias grandes si la resistencia al flujo de aire se ve aumentada. Como las vías respiratorias más pequeñas contribuyen a una baja proporción de la resistencia total de las vías respiratorias, a veces se las conoce como la «zona silenciosa» del pulmón y pueden estar obstruidas sin que esto se detecte inmediatamente. A diferencia de los neonatos con SDR, los que padecen DBP (debido a barotrauma asociado en las vías respiratorias) arrojan valores superiores de resistencia de las vías respiratorias, con un mayor esfuerzo respiratorio de resistencia.

Respiración sincrónica y asincrónica

La evaluación de los ciclos respiratorios sincrónicos en tiempo real permite visualizar bucles sucesivos de PV y flujo-volumen ($\dot{V}$-V) que se superponen perfectamente con cada bucle precedente. Los ciclos respiratorios asincrónicos pueden ser evidentes durante la obstrucción de las vías respiratorias (secreciones, broncoespasmo), el movimiento diafragmático o *bucking* (durante la ventilación mecánica o las maniobras de Valsalva involuntarias) y la agitación (dolor, manipulación excesiva, intercambio gaseoso deficiente). Resulta difícil cuantificar la evaluación objetiva de la asincronía, pero, por el contrario, la ventilación sincrónica se observa con facilidad.

EL PAPEL DE LOS GRÁFICOS PULMONARES EN EL CONTROL DEL RESPIRADOR

Los gráficos pulmonares, junto con los cálculos numéricos de la función pulmonar, constituyen importantes herramientas para tratar problemas pulmonares y respiratorios graves. Con el fin de utilizar esta herramienta con eficacia, debemos comprender cómo funciona el respirador en cuestión, interpretar los gráficos que nos muestra y determinar la fisiopatología pulmonar de base. Los gráficos pulmonares obtenidos con dispositivos de cabecera pueden ayudar al médico a determinar la variedad de factores implicados en la función pulmonar anormal de un determinado paciente: 1) distensibilidad, 2) resistencia, 3) volumen corriente, 4) insuflación deficiente o excesiva, 5) efecto de la presión espiratoria final y 6) soporte propio del paciente (positivo o negativo). Al modificar los parámetros del respirador, los gráficos ayudarán a determinar si las modificaciones mejoran o empeoran el estado del paciente.

Optimización de la presión inspiratoria máxima

A veces, los pacientes reciben tratamiento con ventilación controlada por presión, y una PIM que suministre un volumen corriente de 4 ml/kg a 6 ml/kg debería bastar. Observar la curva de PV también nos ayudará a seleccionar la PIM que mejor se ajuste.

Optimización de la presión espiratoria final

La presión espiratoria final constituye un valor crítico que permitió que la ventilación asistida fuera posible en neonatos con dificultad respiratoria por deficiencia de surfactante (22, 23). Sin embargo, elegir la PEEP/CPAP óptima se ha tornado más difícil ante el surgimiento del surfactante. Los pacientes que responden al surfactante necesitan una menor presión espiratoria final que aquellos que no responden. Antes de conocerse el surfactante, generalmente era necesario administrar PEEP/CPAP de entre 10 cm H_2O y 12 cm H_2O y, en la actualidad, estos niveles podrían seguir siendo necesarios en algunos pacientes que no responden al surfactante. Sin embargo, mantener una PEEP/CPAP demasiado elevada después de administrar surfactante probablemente aumentará las complicaciones, como fuga de aire y hemorragia intraventricular. Asimismo, si la presión espiratoria final no es adecuada, el pulmón no recibirá ventilación en la parte media de la curva de PV. Los gráficos ayudan a determinar si el pulmón colapsa hacia el final de la espiración. Para garantizar niveles de PEEP óptimos que permitan al pulmón funcionar correctamente en la parte media de la curva de PV, el médico avezado, parado junto a la cama del paciente, debe observar los cambios en los gráficos pulmonares tras realizar ajustes en la PEEP/CPAP. La destreza necesaria adquiere importancia a medida que se agrava la fisiopatología pulmonar, por lo cual se requiere más que solo «saber girar una perilla».

Optimización del flujo espiratorio

El objetivo del soporte respiratorio, ya sea invasivo (TET) o menos invasivo (CPAP con cánula nasal, cánula nasal de alto flujo, VPPNI, BiPAP o VNAF), es mantener la ventilación pulmonar en la parte media de la curva de PV. El flujo espiratorio depende de las propiedades elásticas y de resistencia del pulmón. Durante la ventilación asistida, la pendiente de la onda espiratoria también es importante: una declinación (pendiente pronunciada) de la onda espiratoria podría generar atrapamiento aéreo y alejarla de la parte media de la curva de PV. Esto puede suceder especialmente en pacientes con DBP confirmada o en evolución. Latzin *et al.* utilizaron el flujo espiratorio corriente máximo (FEcM) dividido por el tiempo espiratorio (tE) para medir la distensibilidad (**Figura 12-8**). Los pacientes con DBP presentaban una menor relación FEcM/tE, lo cual sugiere una menor distensibilidad pulmonar.

Optimización del tiempo inspiratorio

Aumentar o disminuir el tiempo inspiratorio modificará el volumen suministrado y la presión media en las vías respiratorias. Obviamente, también influirá sobre el tiempo

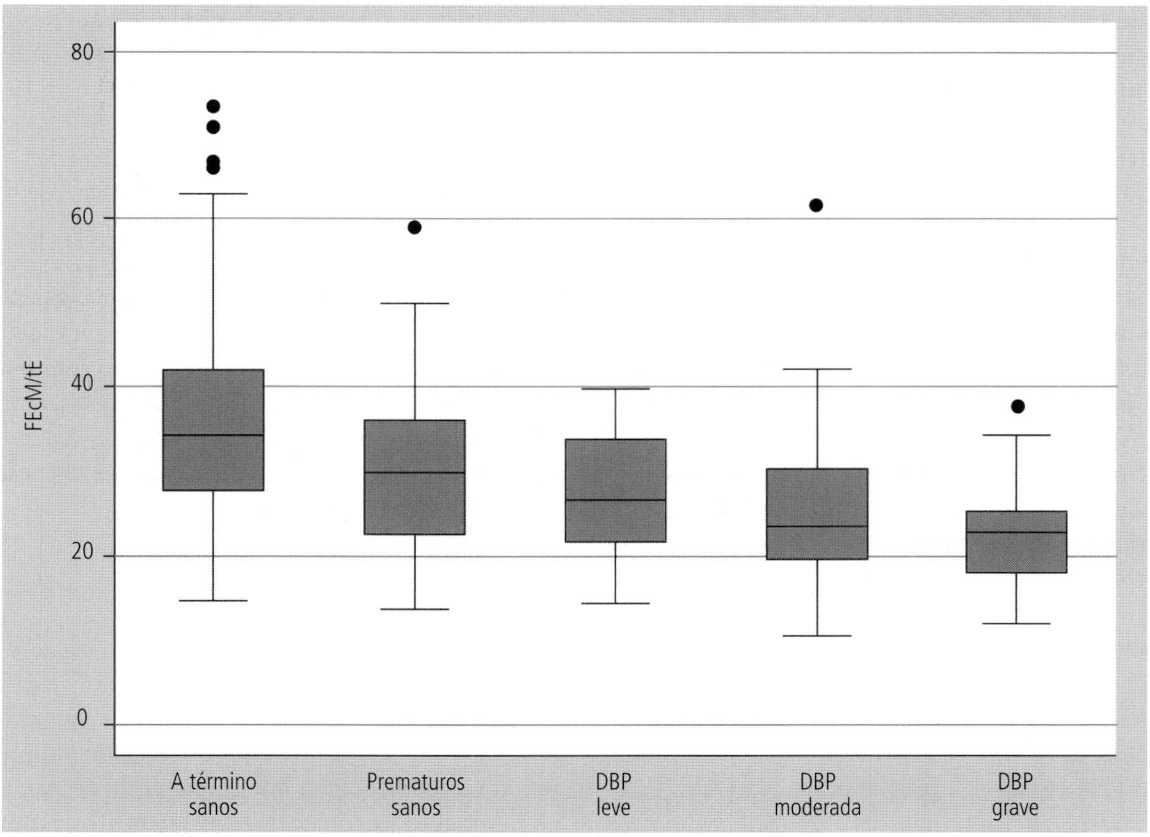

Figura 12-8. El bucle flujo-volumen de la respiración corriente descrito como la proporción de tiempo y flujo espiratorio corriente máximo (FEcM) y el tiempo espiratorio (FEcM/tE). Se muestran gráficos de cajas (mediana y percentiles 25.° y 75.°) para grupos de sujetos de neonatos a término y prematuros según la definición de displasia broncopulmonar (DBP) de la Sociedad Torácica Estadounidense. Los valores extremos se muestran con puntos individuales. El valor *p* fue inferior a 0,001 para la tendencia (mediante análisis de regresión). (Modificada de Latzin P, Roth S, Thamrin C, *et al.*: *Lung volume, breathing pattern and ventilation inhomogeneity in preterm and term infants.* PLoS One. 4(2):e4635 [revista en línea]).

espiratorio. Es necesario comprender la fisiología de las enfermedades pulmonares contra las cuales se está brindando tratamiento, así como las propiedades de los pulmones de los neonatos. Los tiempos inspiratorios muy cortos en los neonatos prematuros con distensibilidad deficiente, por lo general, dilatarán las vías respiratorias y producirán un bajo suministro de gas a los alvéolos. En los gráficos, esto está representado por una baja expansión pulmonar. Como dijimos anteriormente, los pulmones prematuros tienen una elevada proporción de espacio muerto en relación con el volumen corriente. Por lo tanto, algunos pacientes, especialmente aquellos que no responden al tratamiento con surfactante, podrían requerir tiempos inspiratorios más prolongados para reclutar volumen pulmonar. A principios de la década de 1970, se empleaban tiempos inspiratorios de 0,6 a 1 segundo para fomentar el reclutamiento pulmonar, pero, una vez que se lograba un reclutamiento adecuado, se disminuía el tiempo inspiratorio a un valor de entre 0,35 y 0,45 segundos. Como esta maniobra disminuye la presión media en las vías respiratorias, podría ser necesario aumentar la frecuencia, la PIM o la PEEP para mantener dicha presión. Los efectos de la modificación de estos parámetros no son predecibles, por lo cual los médicos deben estar preparados para individualizar la configuración a cada paciente.

Optimización de la sincronía y la frecuencia del soporte ventilatorio

La ventilación activada por el paciente se utiliza desde hace más de 30 años. Al principio, no era muy eficaz para los neonatos de muy bajo peso al nacer, ya que los dispositivos de activación no eran lo suficientemente sensibles para estos pacientes. En la actualidad, los dispositivos auxiliares de la ventilación con soporte de presión han ayudado a mejorar la ventilación asistida. Los pacientes que siguen sin lograr sincronía con el respirador probablemente requieran sedación o parálisis. Esto dependerá del efecto adverso general de la asincronía sobre el funcionamiento pulmonar.

Optimización del volumen corriente

El hallazgo de que los volúmenes corrientes elevados eran más propensos a producir lesiones pulmonares (volutrauma) frente a las PIM específicas que provocaban lesiones (barotrauma) ha generado que cada vez más médicos utilicen la ventilación orientada por el volumen corriente. Gracias a este hallazgo, se ha logrado, entre otras cosas, mantener el volumen corriente en el rango de 4 ml/kg a 6 ml/kg, lo cual podría ser una estrategia protectiva a pesar de que no se logre en todos los casos. Si el pulmón no ha logrado un reclutamiento suficiente y solo el 50 % está abierto, esa parte del pulmón podría tener un volumen corriente de entre 8 ml/kg y 12 ml/kg. En caso de insuflación deficiente y baja distensibilidad alveolar/sacular, el volumen distiende las vías respiratorias y no insufla los alvéolos/sáculos, lo cual genera un atelectrauma. Los gráficos pulmonares pueden ayudar a orientar al médico en la selección del volumen corriente necesario, pero también se debe explorar físicamente al paciente, ya que es posible que el volumen corriente que se considera adecuado, en verdad, solo esté dilatando las vías respiratorias y no esté ventilando la porción del pulmón encargada del intercambio gaseoso.

Optimización del oxígeno inspiratorio

Para disminuir el estrés oxidativo, es fundamental que el oxígeno inspirado no sea superior al 40 %. Este nivel crítico es, casi con seguridad, inferior en los neonatos de peso extremadamente bajo al nacer. La forma más eficiente de minimizar la FiO_2 necesaria es mantener el pulmón en la parte media de la curva de PV y asegurar una insuflación uniforme. Los pacientes con hipertensión pulmonar grave deben recibir tratamiento con medicamentos tales como óxido nítrico inhalado, y no con altos niveles de oxígeno inspirado.

Hipercapnia permisiva

El objetivo de lograr que los neonatos tengan una $PaCO_2$ de más de 50 o más de 60 era evitar el daño pulmonar inducido por el respirador (volutrauma/barotrauma). Sin embargo, para hacerlo de manera segura, debe reconocerse la presencia de volutrauma como resultado de la hiperinsuflación pulmonar o de atelectrauma debido a hipoinsuflación pulmonar. Los gráficos pueden resultar de utilidad para valorar la correcta colocación del pulmón en la curva de PV.

LIMITACIONES DE LOS GRÁFICOS PULMONARES DE CABECERA

Conocer los pulmones de los neonatos ayudará a determinar las limitaciones del uso de la función pulmonar y el monitoreo gráfico. Para que ambas cosas tengan sentido, los pulmones del neonato deben estar insuflados de manera uniforme, lo cual, a menudo, es tarea difícil. Asimismo, es importante tener en cuenta que, con la ventilación sincronizada, el paciente y el respirador trabajan en conjunto; la presión transpulmonar que genera un volumen corriente es la suma de la presión de insuflación positiva generada por el respirador y la presión inspiratoria negativa generada por el neonato. Esta última no se mide mediante la mecánica pulmonar estándar del respirador, con lo cual los valores no serán precisos en neonatos que respiran activamente. Cuando existe una fuga importante alrededor del tubo endotraqueal, los gráficos estarán distorsionados, y los valores medidos serán imprecisos.

La evaluación se dificulta por cuestiones estructurales de los pulmones del neonato. Uno de los principales problemas es la distensibilidad de las vías respiratorias. La proporción de espacio muerto en relación con el volumen corriente es alta, lo cual puede reflejar un volumen corriente medido que debería ser ajustado entre 4 ml/kg y 6 ml/kg, pero, debido a la distensibilidad de las vías respiratorias con colapso alveolar/sacular asociado, el volumen meramente insufla las vías respiratorias y nunca llega al alvéolo y sáculos para realizar el intercambio gaseoso. Este fenómeno se presenta en pacientes cuyo tórax tiene un desplazamiento adecuado, pero no ventila ni se oxigena correctamente.

El pulmón no homogéneo conlleva a que haya áreas de este que se insuflan correctamente y otras que no. Con las respiraciones con presión positiva, las áreas que se insuflan normalmente se distenderán en exceso antes de que las áreas con insuflación deficiente (baja distensibilidad) lleguen a expandirse. Las enfermedades pulmonares no homogéneas, las vías respiratorias distensibles, las vías respiratorias malácicas (frecuentes en los neonatos prematuros) y la obstrucción parcial de las vías respiratorias (neumonía, DBP en evolución, entre otras) dificultarán el uso del monitoreo gráfico para la toma de decisiones. Comprender la fisiopatología de las enfermedades pulmonares que estamos tratando facilita la comprensión de las limitaciones de estas mediciones.

El médico debe anticipar el efecto que las modificaciones del respirador tendrán sobre los parámetros respiratorios (PaO_2, $PaCO_2$ y HCO_3). Si esas expectativas se cumplen, es posible continuar ajustando el respirador en ese modo. Sin embargo, si no es así, debemos repensar la fisiología de los pulmones que estamos tratando. El paciente complicado necesita a alguien al pie de cama realizando ajustes, observando si se cumplen los resultados esperados y volviendo a evaluar la situación en caso de que no se cumplan. La precisión y la reproducibilidad de las mediciones gráficas son fundamentales para su uso. En particular, no se ha investigado a fondo la precisión en neonatos de peso extremadamente bajo al nacer (24). La Sociedad Torácica Estadounidense y el Comité Mixto de la Sociedad Respiratoria Europea han publicado pautas para la estandarización (25).

TÉCNICAS NUEVAS

En publicaciones recientes (25, 26), se han abordado consideraciones que, probablemente, durante los próximos años ayuden a refinar los respiradores para pacientes con distintas fisiopatologías pulmonares. Estas consideraciones incluyen la deficiencia de surfactante (baja distensibilidad pulmonar), la aspiración meconial (no homogénea con obstrucción parcial de las vías respiratorias), la hipoplasia pulmonar —ya sea uniforme bilateral o no uniforme (hernia diafragmática)—, la neumonía (combinación de áreas de pulmón normal con infiltrados alveolares y saculares), la bronquiolitis, la resistencia predominantemente elevada de las vías respiratorias con atrapamiento aéreo y la DBP (una combinación de enfermedades respiratorias, atelectasia, hiperinsuflación e hipertensión pulmonar).

Al momento de redacción de este capítulo, estas consideraciones no están integradas a los respiradores y requieren dispositivos independientes que pueden usarse a corto plazo —para realizar mediciones— o a largo plazo —para evaluar los distintos tratamientos que recibe el paciente (por ejemplo, surfactante, broncodilatadores, esteroides, diuréticos, óxido nítrico u otros vasodilatadores pulmonares, como sildenafilo, prostaciclina (PGI2) y milrinona)—.

Las técnicas que pueden resultar útiles son la pletismografía respiratoria y la tomografía de impedancia eléctrica. La pletismografía de inductancia respiratoria puede usarse para evaluar la respiración asincrónica y para valorar el volumen pulmonar y sus cambios frente a los ajustes del soporte no invasivo.

La tomografía de impedancia eléctrica utiliza un cinturón con múltiples transmisores y receptores de señales eléctricas que evalúa la impedancia del pulmón. Esto permite valorar el volumen pulmonar, ya que las áreas llenas de aire constituyen los principales factores determinantes de la impedancia pulmonar. Sin embargo, se evaluarán los cambios de volumen, pero no se reflejarán volúmenes reales. El beneficio radica en determinar los ajustes del respirador que mantendrán un correcto volumen pulmonar medio, con el fin de evitar el volutrauma y el atelectrauma, que representan la mayoría —sino todos— de los daños pulmonares inducidos por el respirador. A diferencia de la mayoría de las técnicas de medición de la función pulmonar, esta no está sujeta a las dificultades que conlleva una fuga alrededor del TET.

Dos técnicas tradicionales que parecen prometedoras son la capnografía y el lavado con gases inertes. Sin embargo, en los neonatos, ninguna de ellas es precisa si la fuga alrededor del TET es >10 %.

Una vez establecidos los valores de referencia adecuados para estas modalidades nuevas, así como su eficacia para orientar el soporte respiratorio invasivo y no invasivo, tienen el potencial de mejorar nuestra capacidad de ajustar el soporte respiratorio asistido para optimizar el intercambio gaseoso pulmonar y minimizar los daños a los pulmones.

RESUMEN

Los gráficos ofrecen al médico la capacidad de:

1. Observar el cambio en el estado del paciente en el tiempo.
2. Orientarse por parámetros básicos de la función pulmonar. Mediante estos hallazgos, pueden realizarse ajustes en el respirador que evitarán el volutrauma o el atelectrauma, lo cual puede ayudar a evitar los daños pulmonares inducidos por el respirador. Actualmente, se sabe que, a pesar de recibir soporte respiratorio adecuado, igual puede correrse el riesgo de una lesión pulmonar (27).
3. Realizar ajustes en el respirador y evaluar su utilidad para mejorar la función pulmonar del paciente.
4. Evaluar los efectos de la retirada del respirador sobre la función pulmonar, lo cual puede ayudar a lograr una extubación anticipada para brindar un soporte menos invasivo.
5. Evaluar los efectos de los medicamentos, como el surfactante, los broncodilatadores, los diuréticos, los esteroides, entre otros, sobre la función pulmonar, lo cual permitirá utilizarlos mejor.

ADVERTENCIAS

1. Los gráficos pulmonares pueden sugerir que el pulmón se encuentra bastante estable, pero el médico debe tener en cuenta el tipo de soporte respiratorio que está utilizando. Un paciente que recibe una PIM de 28 cm H_2O y una PEEP de 8 cm H_2O puede estar en la parte media de la curva de PV, pero, si la PEEP se reduce a 5 cm H_2O, el pulmón se desreclutará en forma sostenida.
2. Para que los gráficos resulten útiles, se necesita contar con terapeutas respiratorios, personal de enfermería, residentes, enfermeros especializados y, sobre todo, médicos tratantes calificados que comprendan los gráficos y utilicen esta información para tratar a sus pacientes.
3. Para un tratamiento exitoso, es fundamental comprender el dispositivo que se utiliza, sus limitaciones y cómo resolver problemas.
4. Nada sustituye la exploración física continua del paciente de parte de todos los que participan en su atención.

REFERENCIAS

1. V.K. Bhutani T.H. Shaffer D. Vidyasagar Neonatal Pulmonary Function Testing. 1988 Perinatology Press Ithaca, NY
2. G. Polgar, G. Lacourt: A method for measuring respiratory mechanics in small newborn (premature) infants. J Appl Physiol. 32:555 1972 5026510
3. K.E. Edberg, K. Sandberg, A. Silberberg, et al.: A plethysmographic method for assessment of lung function in mechanically ventilated very low birth weight infants. Pediatr Res. 30:501 1991 1754309
4. J.S. Cheviot: Continuous non-invasive respiratory monitoring with a neonatal workstation. Neonatal Intensive Care. 5:26-29 1992 10148224
5. M.J. Miller, R.J. Martin, W.A. Carlo, et al.: Oral breathing in newborn infants. J Pediatr. 107:465-469 1985 4032139
6. K. Roske, B. Foitzik, R.R. Wauer, et al.: Accuracy of volume measurements in mechanically ventilated newborns: a comparative study of commercial devices. J Clin Monit Comput. 14:413-420 1998 10023838
7. J. Rates, M. Turner, C. Lanteri, et al.: Measurement of flow and volume. J. Stocks P. Sly R. Tepper et al. Infant Respiratory Function Testing. 1996Wiley-Liss New York 97-98
8. M.P. Yeh, T.D. Adams, R.M. Gardner, et al.: Effects of O2, N2, and CO2 composition on nonlinearity of Fleisch pneumotachograph characteristics. J Appl Physiol. 56:1423-1425 1984
9. F. Röhrer: Der stromungswiderstand in den mencschlichen atemwegen und der einflus der unregelmassigen verzweigung des bronchial-systems auf den atmingswelauf in verschiedenen lung enberzirken. Arch Ges Physiol.165:225-299 1915
10. R. Peslin, J. Felicio da Silva, F. Chabot, et al.: Respiratory mechanics studied by multiple linear regression in unsedated ventilated patients. Eur Respir J.5:871-878 1992 1499713
11. J.B. Fisher, M.C. Mamamel, J.M. Coleman, et al.: Identifying lung overdistention during mechanical ventilation by using volume-pressure loops. Pediatr Pulmonol. 5:10-14 1988 3140199
12. J.M. Rousselot, R. Peslin, C. Duvivier: Evaluation of multiple linear regression method to monitor respiratory mechanics in ventilated neonates and young children. Pediatr Pulmonol. 13:161-168 1992 1437330
13. L.M. Taussig, T.R. Harris, M.D. Lebowitz: Lung function in infants and young children. Am Rev Respir Dis. 116:233 1977 889175
14. R.S. Tepper, W.K. Morgan, K. Cota, et al.: Physiologic growth of the lung during the first year of life. Am Rev Respir Dis. 134:513-519 1986 3752707

15. C. Gaultier: Lung volumes in neonates and infants. Eur Respir J Suppl.4:130S-134S 1989 2659029
16. S. Abbasi, V.K. Bhutani: Pulmonary mechanics and energetics of normal, non-ventilated low birthweight infants. Pediatr Pulmonol. 8:89 1990 2352789
17. J.P. Hanrahan, I.B. Tager, R.G. Castile, et al.: Pulmonary function measures in healthy infants. Variability and size correction. Am Rev Respir Dis. 141 (5 Pt 1):1127-1135 1990 2339835
18. L.M. Taussig, L.I. Landau, S. Godfrey, et al.: Determinants of forced expiratory flows in newborn infants. J Appl Physiol. 53:1220-1227 1982
19. R.S. Tepper, K.A. Cota, E.L. Wilcox, et al.: Tidal expiratory flow-volume curves: a simple noninvasive test of pulmonary function in sick and healthy infants. Am Rev Respir Dis. 127:217 1983
20. R.S. Tepper, W.J. Morgan, K. Cota, et al.: Expiratory flow-limitation in infants with bronchopulmonary dysplasia. J Pediatr. 109:1040-1046 19863783328
21. R.S. Tepper, T. Reister: Forced expiratory flows and lung volumes in normal infants. Pediatr Pulmonol. 15:357-361 1993 8337014
22. G.A. Gregory, G.A. Kitterman, J.A. Phibbs, et al.: Treatment of the idiopathic respiratory distress syndrome with continuous positive airway pressure. N Engl J Med. 284:1333-1340 1971 4930602
23. R.A. DeLemos, G.M. McLaughlin, E.J. Robinson, et al.: Continuous positive airway pressure as an adjunct to mechanical ventilation in the newborn with respiratory distress syndrome. Anesth Analg. 52 (3):328-332 1973 May–Jun4574960
24. R.L. Jensen, J.G. Teeter, R.D. England, et al.: Instrument accuracy and reproducibility in measurements of pulmonary function. Chest. 132:388-3952007 17573502
25. S. Peterson-Carmichael, P.C. Seddon, I.M. Cheifetz, et al.: An Official American Thoracic Society/European Respiratory Society Workshop Report: evaluation of respiratory mechanics and function in the Pediatric and Neonatal Intensive Care Units. Ann Am Thorac Soc. 13 (2):S1-S11 2016 26848609
26. F. Reiterer, E. Sivieri, S. Abbasi: Evaluation of bedside pulmonary function in the neonate: from the past to the future. Pediatr Pulmonol. 50 (10):1039-1050 2015 26139200
27. D.M. Null, J. Alvord, W. Leavitt, et al.: High-Frequency nasal ventilation for 21 d maintains gas exchange with lower respiratory pressures and promotes alveolarization in preterm lambs. Pediatr Res. 75 (4):507-516 April 2014 24378898

Capítulo 13

Evaluación de las vías respiratorias: broncoscopia, laringoscopia y aspiración traqueal

Clarice Clemmens, MD
Joseph Piccione, DO, MS

INTRODUCCIÓN

Durante las últimas décadas, los instrumentos disponibles para examinar las vías respiratorias han evolucionado y, actualmente, son cada vez más pequeños, pero con mejor resolución óptica. En la actualidad, es posible evaluar directamente las vías respiratorias del neonato, incluso de los prematuros más pequeños. El mejor método de evaluación de las vías respiratorias depende de la indicación del estudio, del riesgo de efectos adversos y de la magnitud del posible beneficio. Este capítulo ayudará al personal encargado del tratamiento de neonatos en estado crítico a determinar qué métodos de diagnóstico les ofrecerán la información más relevante y minimizarán los riesgos para el paciente.

LA FIBRONASOFARINGOLARINGOSCOPIA EN LOS NEONATOS

Indicaciones

La fibrolaringoscopia se utiliza como herramienta diagnóstica para evaluar trastornos en la glotis o por encima de ella y el procedimiento puede realizarse como estudio de cabecera con el neonato dormido o despierto. Se trata de una técnica no invasiva con un riesgo relativamente bajo para los pacientes, ya que no es necesario sedarlos.

La fibrolaringoscopia permite descartar opciones durante el diagnóstico diferencial de neonatos con respiración ruidosa. La evaluación comienza en las fosas nasales, para, luego, pasar a los cornetes nasales y a las coanas. Como los neonatos respiran exclusivamente por la nariz, una obstrucción nasal importante podría generar una dificultad respiratoria grave con cianosis cíclica y dificultad para la alimentación. La estrechez de la apertura piriforme, conocida como estenosis congénita de la apertura piriforme nasal, es una causa poco frecuente de obstrucción nasal grave en los neonatos. La atresia coanal es una anomalía congénita que implica la obstrucción total de las vías respiratorias nasales y tiene una incidencia de 1 en 10 000 nacidos vivos (1). Por lo general, los neonatos presentan dificultad respiratoria grave, especialmente, si la atresia es bilateral (50 % de los casos). Esta afección puede ser de origen óseo, membranoso o una combinación de ambos (2).

Una vez que el laringoscopio ha pasado por la nasofaringe, se examinan la orofaringe y la laringe. Una obstrucción al nivel de las estructuras supraglóticas o glóticas produce estridor laríngeo, cuya causa más frecuente en los neonatos es la laringomalacia. En los casos graves, esta última cursa con disnea, dificultades para alimentarse, retraso del desarrollo, disfagia y apnea obstructiva del sueño, y se produce como resultado de una anomalía congénita del cartílago laríngeo o del tono de los músculos de sostén, lo cual genera un colapso dinámico de las estructuras supraglóticas durante la inspiración. La gravedad empeora inicialmente con el crecimiento, pero, en la mayoría de los casos, se resuelve entre los 6 y los 18 meses de vida (3). El tratamiento de la laringomalacia depende de la intensidad de los síntomas: los de la laringomalacia leve a moderada se controlan mediante la observación, los síntomas de los pacientes con enfermedad por reflujo gastroesofágico (ERGE) recurrente se tratan clínicamente, y la supraglotoplastia resuelve los problemas respiratorios y alimentarios relacionados (4).

La parálisis de las cuerdas vocales (PCV) es la segunda anomalía laríngea más frecuente en los neonatos. La PCV unilateral, por lo general, se produce como resultado de una lesión iatrogénica durante una intervención quirúrgica cardiotorácica o la ligadura del conducto arterioso permeable. También puede ser idiopática o consecuencia de un trastorno neurológico. Generalmente, la PCV unilateral se resuelve con el paso del tiempo, y se recomienda realizar controles regulares de seguimiento mediante endoscopia antes de contemplar una intervención quirúrgica (5, 6). La PCV bilateral es menos frecuente; por lo general, es congénita y, en el 50 % de los casos, cursa con otras anomalías (7). Se manifiesta a partir del nacimiento, junto con compromiso respiratorio asociado con estridor laríngeo inspiratorio o bifásico. Los neonatos con PCV unilateral suelen tener un llanto ronco, mientras que los que padecen PCV bilateral vocalizan correctamente.

La fibrolaringoscopia es útil además para diferenciar la etiología del llanto ronco de los neonatos. Se puede producir luego de una intubación endotraqueal como consecuencia de edema de glotis o por la aparición de granulomas. En la mayoría de los casos, estos problemas se resuelven en forma espontánea o se manejan médicamente junto con el tratamiento conjunto del reflujo gastroesofágico.

Riesgos, contraindicaciones y limitaciones

La fibrolaringoscopia —correctamente realizada— es un estudio de bajo riesgo. Los riesgos leves incluyen reacciones vasovagales con subsiguiente bradicardia y laringoespasmo. En general, estas complicaciones se resuelven al retirar el laringoscopio. Para evitar el laringoespasmo, se debe mantener el laringoscopio en posición alta y evitar el contacto con las estructuras glóticas. Las coagulopatías se consideran una contraindicación relativa, ya que el riesgo de hemorragia en las mucosas nasales debe ponderarse frente al beneficio que se espera lograr con el estudio. La presencia de un tubo endotraqueal limita sustancialmente el valor clínico de este estudio, porque, si bien es posible visualizar las vías respiratorias nasales de manera adecuada, casi nunca se obtiene información útil sobre la laringe.

Equipo

El equipo necesario para realizar una fibronasofaringolaringoscopia (NFL) es simplemente una fuente luminosa y el laringoscopio. En nuestra institución, el fibronasofaringolaringoscopio que se utiliza casi siempre en los neonatos es de 2,2 mm. El uso de soluciones «antiempañantes» o de hisopos con alcohol minimiza la condensación del objetivo del NFL y mejora la visualización.

MICROLARINGOSCOPIA DIRECTA Y BRONCOSCOPIA RÍGIDA EN LOS NEONATOS

Indicaciones

La microlaringoscopia directa con endoscopio rígido y la broncoscopia rígida (MLyB) se utilizan como herramienta diagnóstica y terapéutica ante afecciones subglóticas y de las vías respiratorias superiores (**Figura 13-1**). En oposición a la fibrolaringoscopia de cabecera, este estudio requiere anestesia general. La MLyB debe contemplarse cuando se necesita realizar una intervención quirúrgica en función de los hallazgos obtenidos durante la NFL, o en caso de querer visualizar mejor las vías respiratorias.

Si se ha determinado parálisis de las cuerdas vocales, debe evaluarse la movilidad del cartílago aritenoides mediante palpación durante la microlaringoscopia para saber si la movilidad de las cuerdas vocales se halla afectada debido a un trastorno del nervio recurrente laríngeo o por fijación del aritenoides como consecuencia de fibrosis o atresia de la glotis posterior. En casos de laringomalacia grave (**Figura 13-2**), la MLyB puede utilizarse para realizar una supraglotoplastia con microinstrumental frío o con láser.

La membrana laríngea congénita, los quistes y las hendiduras laríngeas, y los laringoceles son anomalías congénitas poco frecuentes de la laringe, difíciles de visualizar durante la exploración de cabecera. La membrana laríngea congénita es resultado de la recanalización incompleta del tubo laringotraqueal durante el tercer mes de gestación (8). Los laringoceles son dilataciones aéreas del sáculo laríngeo que se comunican con el ventrículo laríngeo, mientras que los quistes saculares son dilataciones líquidas del sáculo que no se comunican con las vías respiratorias. La microlaringoscopia rígida también se utiliza para diagnosticar y tratar las lesiones submucosas, como las malformaciones venolinfáticas. Los hemangiomas infantiles laríngeos y subglóticos pueden provocar estridor bifásico progresivo durante los primeros meses de vida. A veces, estos cursan con hemangiomas cutáneos y, por lo general, responden correctamente al tratamiento crónico con propanolol, el

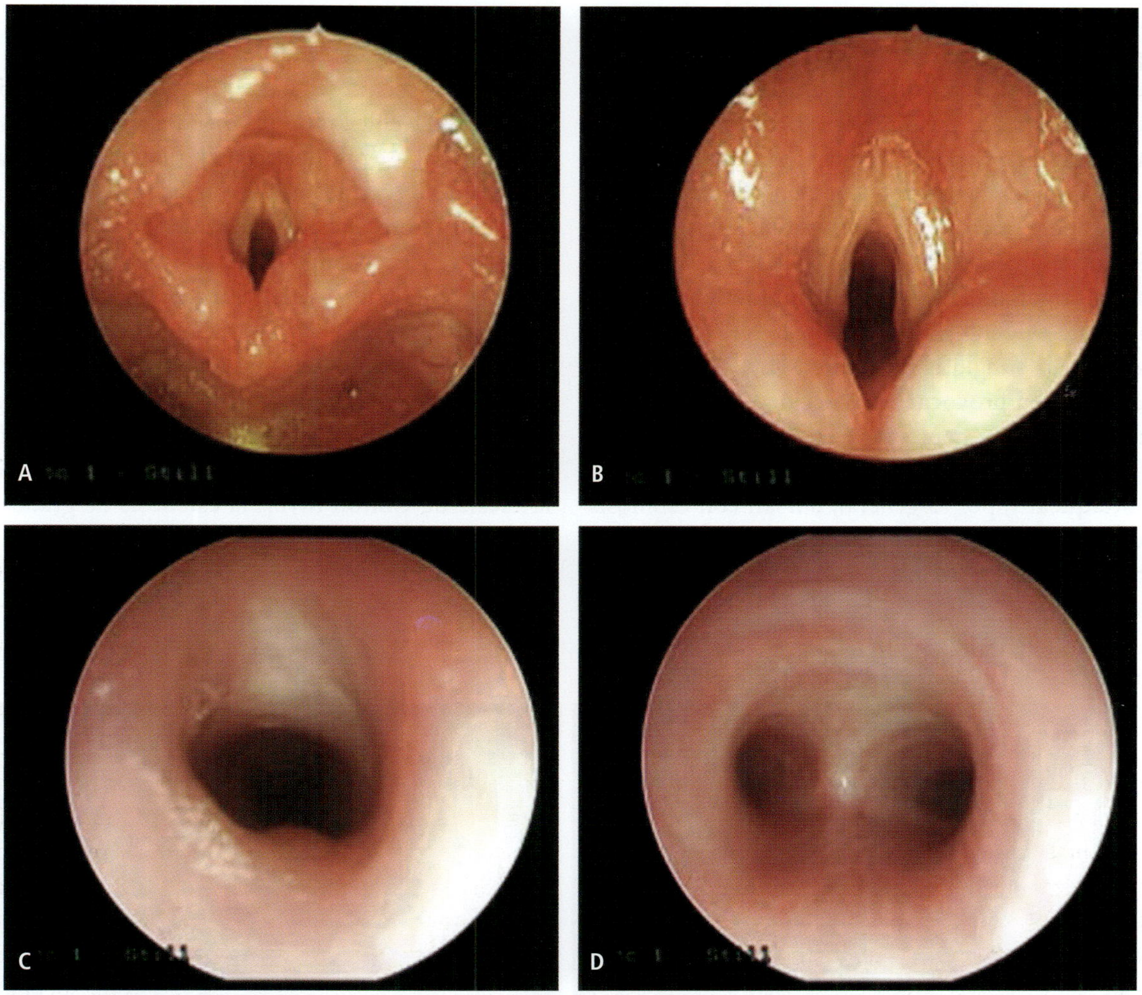

Figura 13-1. Imágenes estándar de una broncoscopia rígida supraglótica (A), glótica (B), subglótica (C) y de los bronquios fuentes (D).

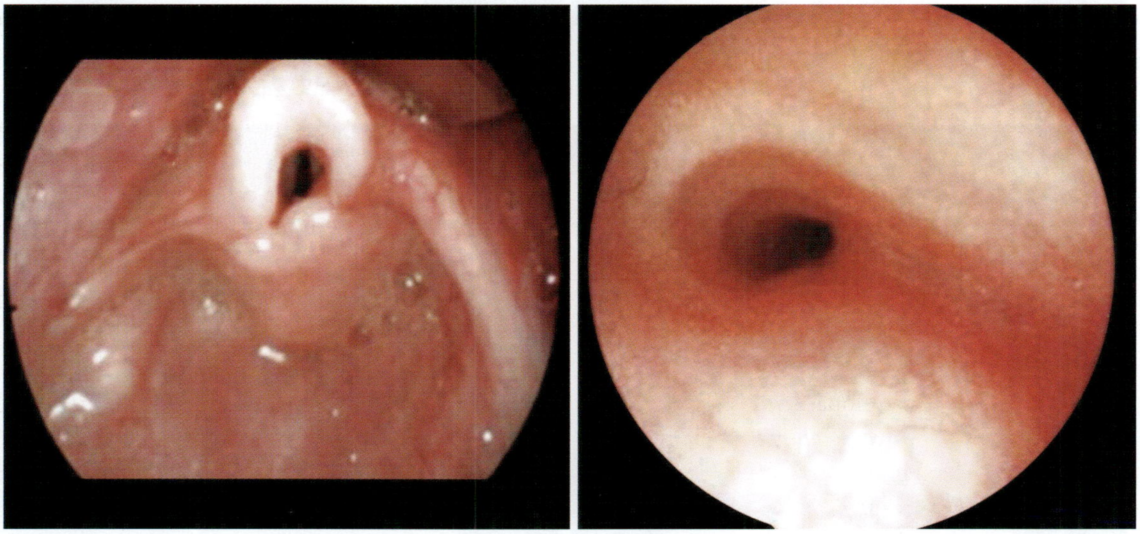

Figura 13-2. A la izquierda, se observa laringomalacia (epiglotis en forma de omega con prolapso del cartílago aritenoides). A la derecha, se observa traqueomalacia (colapso de la tráquea).

cual se utiliza hasta el fin de la etapa de crecimiento y una vez que se haya producido su involución completa (9).

Las hendiduras laríngeas son anomalías poco frecuentes que cursan con estridor y aspiración: las de tipo I se limitan al espacio interaritenoide, las de tipo II se extienden en parte del cricoides, las de tipo III se extienden por completo a través del cricoides y las de tipo IV sobrepasan el cricoides e ingresan en la tráquea (10).

Cuando el origen de la respiración ruidosa en los neonatos no resulta evidente en función de la NFL, es importante visualizar la subglotis mediante MLyB. Los quistes subglóticos pueden provocar obstrucción de las vías respiratorias subglóticas y, como consecuencia, estridor. Casi siempre están relacionados con antecedentes de intubación endotraqueal y, por lo general, cursan con estenosis subglótica (**Figura 13-3**). Esta última es una de las principales causas de estridor neonatal. La mayoría de las veces, es adquirida, pero el 5 % de los casos corresponde a formas congénitas (11). Esta afección debe contemplarse durante el diagnóstico diferencial si, después de varios intentos, no es posible colocar un tubo endotraqueal de un tamaño adecuado a la edad del paciente. La estenosis subglótica adquirida se produce cuando el edema subglótico vinculado con la presencia de un tubo endotraqueal compromete la perfusión capilar de la mucosa subglótica. En este caso, se genera necrosis y condritis, y se forma una cicatriz fibrocartilaginosa (12). Los riesgos aumentan conforme aumenta el tamaño del tubo endotraqueal, la duración de la intubación y la cantidad de intubaciones o su grado de traumatismo, además de empeorar en casos de infección.

La gravedad de la estenosis subglótica se clasifica según la escala de Cotton-Myer: la estenosis de grado 1 genera una obstrucción de la luz de entre el 0 % y el 50 %; la de grado 2, entre el 50 % y el 75 %; la de grado 3, entre el 75 %

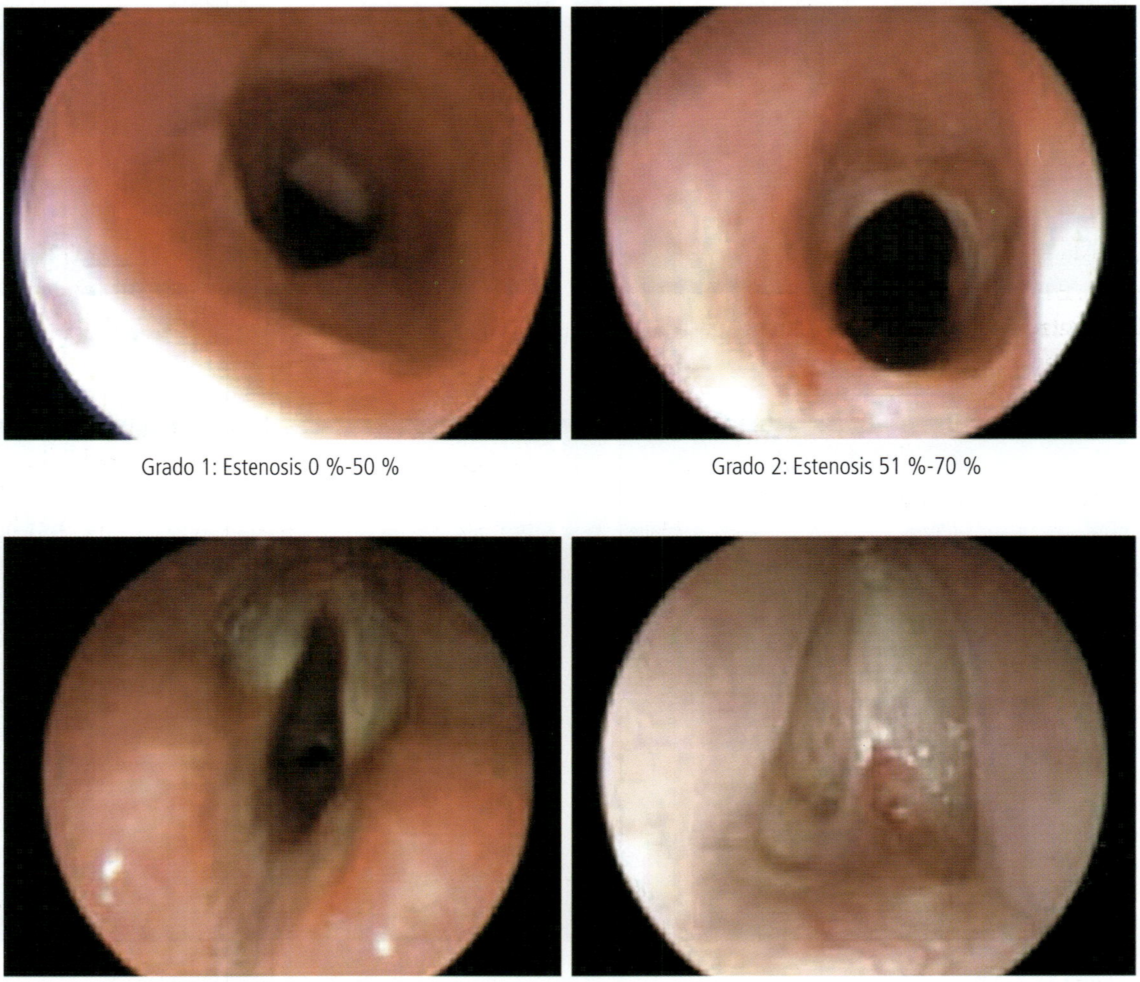

Grado 1: Estenosis 0 %-50 %

Grado 2: Estenosis 51 %-70 %

Grado 3: Estenosis 71 %-99 %

Grado 4: Estenosis 100 %

Figura 13-3. Ejemplos de estenosis subglótica.

y el 99 %; y la de grado 4 representa una luz de las vías respiratorias completamente obstruida (13). En función de la etiología, el grado y el grosor de la obstrucción, se han desarrollado distintas técnicas quirúrgicas para tratar la estenosis glótica, incluida la reconstrucción laringotraqueal con injerto de cartílago costal, la cricoidotomía y la resección cricotraqueal. En los neonatos con estenosis grave, puede ser necesario realizar una traqueostomía hasta que se realice la intervención quirúrgica definitiva.

Otra causa importante de estridor neonatal es la estenosis traqueal congénita debido a la presencia de anillos traqueales cartilaginosos completos. En estos neonatos, la pared membranosa posterior traqueal está sustituida por cartílago. La cantidad de anillos varía, y el diámetro tiende a estrecharse en cada anillo subsiguiente, lo cual, en las imágenes radiográficas, guarda similitud con un embudo (14). Las vías respiratorias de los neonatos con anillos traqueales completos son frágiles y deben tratarse con precaución dados el riesgo de tapones mucosos obstructivos y las opciones limitadas de intubación endotraqueal. Debido a la broncoscopia rígica o a la intubación endotraqueal, se produce irritación de la mucosa en el segmento estenótico que produce como resultado edema de las vías respiratorias, lo cual puede exacerbar la obstrucción del flujo aéreo traqueal.

Con la broncoscopia rígida, se observan fístulas traqueoesofágicas (FTE) nítidas, consecuencia de un cierre parcial del tabique traqueoesofágico durante el desarrollo embrionario. Existen cinco tipos de FTE; el más frecuente se asocia con atresia esofágica proximal y con el hecho de que el esófago distal protruye desde la parte inferior de la tráquea o la carina. Cierto grado de asociación con traqueomalacia a es intrínseco a este trastorno (15).

Riesgos, contraindicaciones y limitaciones

El requisito de la anestesia general para realizar la MLyB la convierte en un estudio de mayor complejidad que la NFL. Sin embargo, el riesgo de complicaciones graves sigue siendo bajo. Los acontecimientos adversos más frecuentes incluyen tos, desaturación de la oxihemoglobina, hipoventilación y laringoespasmo. La hemorragia y la lesión de los labios, las encías y los alvéolos maxilares son poco frecuentes si se toman las debidas precauciones.

Equipo

Para el estudio, se necesita una fuente luminosa, un laringoscopio rígido, un endoscopio o microscopio y un brazo de suspensión si deben realizarse intervenciones. Hay laringoscopios de distintas longitudes, diámetros y ángulos. La elección se basa en la preferencia del cirujano, en las indicaciones del estudio y en qué intervenciones es preciso realizar (**Figuras 13-4** y **13-5**).

Los materiales necesarios también incluyen soluciones antiempañantes para el endoscopio y un anestésico tópico (lidocaína al 1 % o 2 %) para prevenir el laringoespasmo. En los neonatos, debe tenerse cuidado para evitar las reacciones adversas a la lidocaína. La dosis máxima segura de lidocaína (sin epinefrina) es de 4 mg/kg.

FIBROBRONCOSCOPIA ÓPTICA

Indicaciones

La fibrobroncoscopia se realiza tanto con fines diagnósticos como terapéuticos. En la **Tabla 13-1**, se muestra una comparación con la MLyB. Una de las indicaciones más frecuentes de este estudio es tomar muestras del contenido de las vías respiratorias y los alvéolos al obtener líquido de lavado broncoalveolar (BAL, por sus siglas en inglés). Otra función importante de la fibrobroncoscopia es facilitar la intubación endotraqueal en neonatos en los que se dificulta el acceso a las vías respiratorias. El broncoscopio puede introducirse a través del tubo endotraqueal y, después de llegar a una posición aceptable en las vías respiratorias, se hace avanzar el tubo a lo largo del eje del broncoscopio para colocarlo en su lugar (16).

En los neonatos con vías respiratorias artificiales (intubación endotraqueal/traqueostomía), debe inspeccionarse la luz del tubo si se sospecha obstrucción (17). Cuando el diámetro del tubo es suficiente para pasar un broncoscopio con un canal de succión interno, pueden extraerse tapones mucosos (18) y coágulos sanguíneos de las vías respiratorias (véase debajo). De forma similar, en los pacientes con opacidad persistente o recurrente en las radiografías de tórax, la fibrobroncoscopia permite diferenciar entre causas anatómicas, infecciosas, hemorrágicas y mecánicas. Una indicación anatómica importante en los neonatos con opacidad recurrente o persistente del lóbulo superior derecho es la posibilidad de un bronquio traqueal, en el cual el bronquio del lóbulo superior derecho se origina en la tráquea distal. Un tubo endotraqueal aparentemente bien colocado puede ocluir el orificio del lóbulo superior derecho y provocar atelectasia localizada ante la presencia de esta anomalía anatómica frecuente (19).

Si se observan opacidades recurrentes en distintos puntos y se sospecha broncoaspiración por reflujo gastroesofágico, la fibrobroncoscopia puede realizarse para identificar una FTE. Las FTE distales más frecuentes se observan fácilmente en la pared posterior de la carina, mientras que las

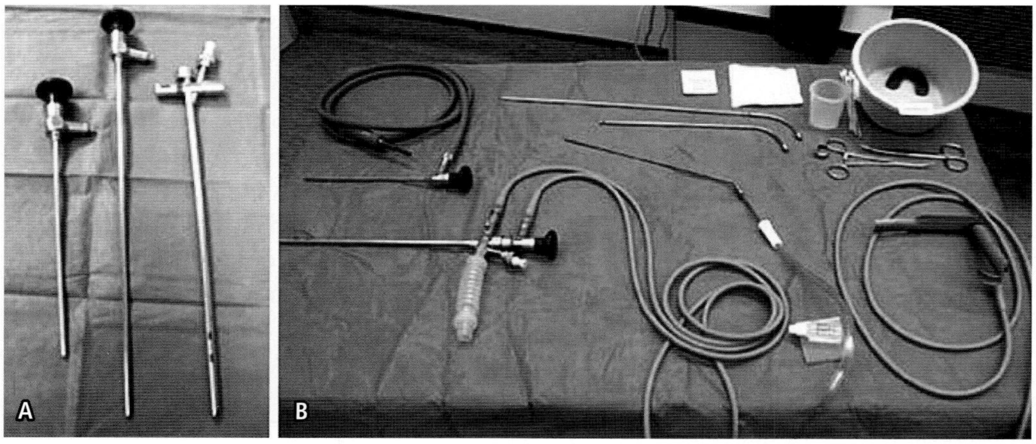

Figura 13-4. Equipo de broncoscopia. (Cortesía de Joanne Snow, CRNP).

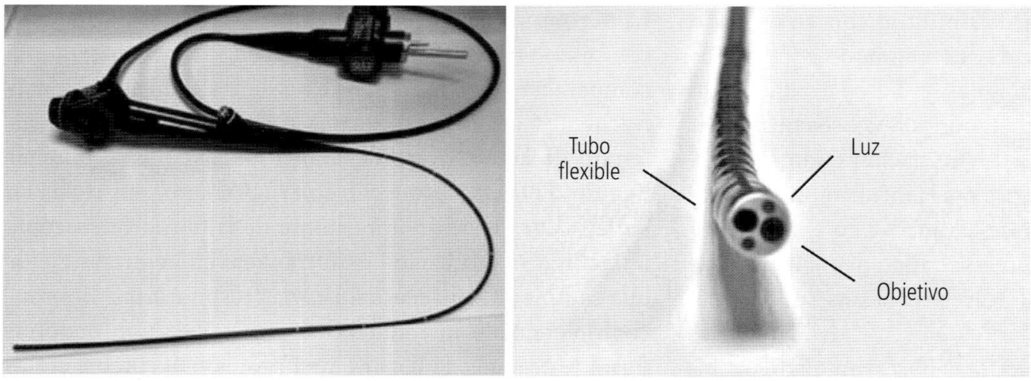

Figura 13-5. Fibrobroncoscopio.

FTE en forma de H se ubican a un nivel más proximal en la tráquea, debajo de un montículo de mucosa en la pared posterior de la tráquea (20). En caso de hemorragia pulmonar confirmada o sospechada, puede recurrirse a la fibrobroncoscopia para evacuar coágulos de las vías respiratorias inferiores e identificar fuentes de hemorragias mucosas o endoluminales. Esto es particularmente útil en neonatos que requieren oxigenación por membrana extracorpórea.

En niños con neumotórax persistentes o sospecha de fístula broncopleural, la fibrobroncoscopia permite identificar la ubicación anatómica de la fuga aérea (21). Al hacer avanzar un catéter con balón inflable de forma secuencial hacia cada segmento bronquial del pulmón afectado, el origen de la fuga de aire será evidente cuando deje de drenar el tubo torácico intrapleural.

Si fallan los intentos de extubación y la respiración es ruidosa (estridor, estertor o sibilancia), es fundamental realizar una fibrobroncoscopia para detectar la causa. En la sección sobre fibrolaringoscopia, se describen las técnicas para evaluar la obstrucción de las vías respiratorias superiores; sin embargo, como casi siempre se produce una obstrucción de las vías respiratorias bajas de forma simultánea a estas anomalías, puede ser necesario realizar una inspección detallada desde la nariz hasta los bronquios. El estudio de la obstrucción dinámica de las vías respiratorias requiere un esfuerzo respiratorio espontáneo y la modulación atenta del nivel de sedación (22). La presencia y la gravedad de la afección de las vías respiratorias probablemente se vean enmascaradas por la ventilación con presión positiva, un esfuerzo respiratorio inadecuado o el efecto endoprotésico que provoca el tubo endotraqueal.

La traqueomalacia y la broncomalacia se producen debido a la debilidad intrínseca del cartílago de las vías respiratorias, al bajo tono de los músculos lisos de las vías respiratorias grandes, o a ambos (23). Durante la exhalación, el diámetro de la luz de las vías respiratorias puede verse reducido por diferencias de presión transluminal. En algunos casos, la debilidad del cartílago se exacerba por la compresión que ejercen el corazón y los grandes vasos. La compresión vascular puede ser consecuencia de un cayado aórtico derecho o doble, un anillo de la arteria pulmonar, una arteria innominada atípica o una arteria subcla-

Tabla 13-1. Comparación de la fibrobroncoscopia con la microlaringoscopia rígida directa y la broncoscopia rígida.

Indicación	Instrumental rígido	Instrumental flexible
Estridor	Puede alterar la dinámica de las vías respiratorias	Recomendado
Sibilancia persistente (sin respuesta o de baja respuesta al tratamiento con broncodilatadores)		Recomendado, especialmente para evaluar la estructura y la dinámica de las vías respiratorias distales
Atelectasia (persistente, recurrente o masiva)	Podría necesitarse para desobstruir las vías respiratorias (por ejemplo, en presencia de un cuerpo extraño)	
Hiperinsuflación localizada		Recomendado
Neumonía - Recurrente - Persistente - Pacientes incapaces de producir esputo - Circunstancias atípicas o inusuales (por ejemplo, pacientes inmunocomprometidos)		Recomendado (mucho mejor para obtener muestras de BAL)
Hemoptisis	Podría ser mejor en casos de hemorragia breve	Recomendado para evaluar las vías respiratorias distales
Aspiración de un cuerpo extraño - Confirmado - Sospechado	Obligatorio para extraer cuerpos extraños	Puede ser útil para examinar al paciente ante la posibilidad de un cuerpo extraño; casi nunca se utiliza para la extracción
Tos (persistente)		Recomendado
Sospecha de broncoaspiración	Recomendado para evaluar la laringe posterior y la tráquea cervical	- Recomendado para obtener BAL - El uso combinado de ambos instrumentos es muy útil
Evaluación de pacientes con traqueostomías	Recomendado para evaluar la laringe posterior y el espacio subglótico	Recomendado para evaluar la posición del tubo y la dinámica de las vías respiratorias
Sospecha de masa o tumor	Recomendado en caso de lesiones laríngeas o traqueales	Recomendado en caso de lesiones de las vías respiratorias distales
Sospecha de anomalía de las vías respiratorias		
Complicaciones de las vías respiratorias artificiales		

BAL: lavado broncoalveolar.

via anómala. Si se observa compresión traqueal pulsátil durante la broncoscopia, deben realizarse otros estudios vasculares por imágenes. Por lo general, los síntomas de la traqueomalacia incluyen sibilancia homófona, tos similar a un ladrido y crisis hipoxémicas como consecuencia del colapso de las vías respiratorias hacia el final de la espiración. Las opciones terapéuticas pueden ser tratamientos complementarios (oxígeno complementario, presión positiva continua en las vías respiratorias) y tratamientos médicos (bromuro de ipratropio inhalado, betanecol) (24) —en casos moderados— o intervención quirúrgica (traqueostomía, aortopexia) —en casos graves—En algunos niños, los agonistas β inhalados exacerban los síntomas. Sin embargo, la constricción bronquial de las vías respiratorias pequeñas de forma simultánea es frecuente en estos neonatos, y el posible beneficio de los broncodilatadores inhalados supera ampliamente el riesgo.

Riesgos, contraindicaciones y limitaciones

La fibrobroncoscopia es segura, y los neonatos en estado crítico la toleran correctamente (25, 26), siempre que la realice un equipo capacitado y experimentado, se administre sedación con monitoreo hemodinámico atento y se brinde el soporte respiratorio adecuado. La comunicación clara y eficaz entre los miembros del equipo es de suma importancia, ya que un neonato estable puede deteriorarse rápidamente con mínima reserva cardiorrespiratoria. Es fundamental estar atento a la situación, pues pasar por alto los problemas inminentes puede demorar la reanimación y empeorar el desenlace. El equipo y los medicamentos necesarios para la reanimación deben estar a la mano.

Los efectos secundarios frecuentes son fiebre, tos, desaturación de la hemoglobina, hipoventilación y, en neonatos que respiran de forma espontánea, laringoespasmo (27). La fiebre se observa en aproximadamente el 25 % de los casos en los que se realiza un BAL. Por lo general, es baja (<102 °F [<38 °C]), aparece dentro de las 12 horas y se resuelve a las 24 horas. Si la fiebre persiste, deben contemplarse causas infecciosas. La tos y el laringoespasmo pueden mitigarse mediante un anestésico tópico, como la lidocaína, mediante sedación o mediante bloqueo neuromuscular (si no se indica exploración dinámica). Como consecuencia de la anestesia, el broncoespasmo y la obstrucción de la luz de las vías respiratorias con el broncoscopio, puede producirse hipoxemia e hipoventilación. En los neonatos que reciben ventilación mecánica, podría ser necesario aumentar la presión positiva en las vías respiratorias para adaptarse a la creciente resistencia generada por la presencia del broncoscopio en el tubo endotraqueal o de traqueostomía. De forma similar, fracciones más elevadas del oxígeno inspirado que se administra durante la intervención también reducirán el riesgo de hipoxemia. Las complicaciones graves, como la hemorragia y el neumotórax, son poco frecuentes.

Por lo general, las complicaciones más graves de la fibrobroncoscopia se producen como resultado de errores cognitivos. Los hallazgos diagnósticos clínicamente relevantes son bastante sutiles, y la interpretación errónea de ellos puede demorar el tratamiento adecuado o llevar a realizar intervenciones más invasivas que no ofrezcan ningún beneficio al paciente. Otro tipo de error es no realizar la fibrobroncoscopia cuando los resultados del estudio aportarán importantes beneficios terapéuticos. La probabilidad y la magnitud de los posibles riesgos y beneficios deben evaluarse con criterio según la experiencia y la capacidad del equipo. Un experto en broncoscopia es un componente fundamental de un programa avanzado de atención neonatal crítica.

Equipo

Distintos fabricantes comercializan los fibrobroncoscopios, disponibles en distintos tamaños. Estos pueden introducirse por el tubo endotraqueal o mediante una mascarilla laríngea en neonatos que reciben ventilación mecánica, o bien a través de los orificios nasales si se busca evaluar mejor la dinámica de las vías respiratorias y no se necesita administrar ventilación mecánica. Los fibrobroncoscopios requieren una fuente de luz que ilumine a través de las finas fibras de vidrio y se proyecte por el extremo del instrumento. El objetivo ubicado en el extremo transmite la imagen al ocular o a un procesador de video para visualizarla en el monitor. Pueden utilizarse dispositivos de grabación, los cuales permiten revisar los hallazgos del estudio posteriormente.

Los broncoscopios de 2,2 mm de diámetro externo permiten evaluar las vías respiratorias en los neonatos de casi cualquier tamaño o edad gestacional, pero no cuentan con un canal de succión o de administración de solución fisiológica (necesario en caso de BAL). Este tipo de broncoscopios pueden pasar a través de tubos endotraqueales de 3,0 mm o más. Los broncoscopios de 2,7 mm y 2,8 mm incluyen un canal de succión de 1,2 mm y se utilizan para facilitar la intubación endotraqueal si se utilizan tubos de 3,0 mm como mínimo. Sin embargo, se requiere un tubo de 3,5 mm para lograr una ventilación adecuada y poder realizar maniobras durante la broncoscopia con fines diagnósticos y terapéuticos. Los broncoscopios también se comercializan en forma de broncovideoscopios híbridos, los cuales pueden transmitir la imagen de video ampliada a un monitor. Los broncoscopios estándar requieren visualización directa mediante el ocular, pero puede conectarse un adaptador de cámara al ocular para visualizar la imagen en un monitor. Sin embargo, esto disminuye la nitidez y el brillo de la imagen.

Si se coloca una palanca en el mango del broncoscopio, el usuario puede flexionar o extender el extremo de este al explorar las vías respiratorias. Los broncoscopios con capacidad de succión cuentan con una válvula de succión y un puerto para biopsia/inyección que permite introducir instrumental o realizar un lavado. Las pinzas y los cepillos de biopsia pueden utilizarse para obtener muestras diagnósticas y facilitar la evacuación de tapones mucosos y coágulos de las vías respiratorias.

Al finalizar el estudio, debe manipularse y limpiarse cuidadosamente el broncoscopio para disminuir el riesgo de infección por contaminación en futuros pacientes y extender la vida útil del equipo.

LAVADO BRONCOALVEOLAR Y ASPIRACIÓN TRAQUEAL

El lavado broncoalveolar (BAL) implica tomar muestras de las vías respiratorias y de los espacios alveolares al lavar un segmento o subsegmento pulmonar con solución fisiológica y extraer el contenido del líquido epitelial (28). Se recomienda realizar el lavado bajo guía broncoscópica, con un broncoscopio cuyo extremo esté enclavado en la ubicación deseada, para, así, aislar correctamente la región del lavado y disminuir el derrame a otras partes del pulmón. La aspiración traqueal simple y el lavado no broncoscópico pueden realizarse al introducir a ciegas un catéter a través del tubo endotraqueal. Estas opciones son útiles para obtener cultivos, pero es más probable que se obtengan muestras del contenido de las vías respiratorias grandes que del líquido epitelial.

Los factores a tener en cuenta al elegir la ubicación en la que se realizará el BAL son los hallazgos de la exploración física, la radiografía de tórax, los hallazgos endoscópicos y la relativa facilidad o dificultad para extraer el líquido. El lóbulo medio y la língula del pulmón derecho son, posiblemente, los mejores lugares para obtener líquido debido a su ubicación anterior en el paciente colocado en posición supina. Generalmente, es suficiente administrar entre 5 ml y 20 ml de solución fisiológica a temperatura corporal para realizar el lavado. Se conecta un envase de recolección estéril a la válvula de succión del broncoscopio, y se distribuye la muestra en envases adicionales para realizar distintos análisis de laboratorio.

El líquido del BAL contendrá elementos celulares y no celulares. El análisis citológico se utiliza para determinar la presencia de infección. Mientras que los macrófagos representan, generalmente, un >90 % de los leucocitos alveolares, la abundancia de neutrófilos sugiere una infección bacteriana. La predominancia de linfocitos puede requerir otros estudios para detectar infecciones fúngicas o víricas. Casi nunca se detectan eosinófilos en el líquido del BAL.

Los estudios microbianos que pueden realizarse son cultivos bacterianos, fúngicos, víricos y de bacterias acidorresistentes, además de inmunoanálisis, reacción en cadena de la polimerasa vírica y tinciones para organismos específicos. La tinción con metenamina plata de Gomori detecta neumocistitis e infección fúngica, mientras que la tinción de Ziehl-Neelsen identifica infecciones micobacterianas tuberculosas y no tuberculosas. Otras tinciones especiales pueden emplearse si se sospecha hemorragia pulmonar o broncoaspiración pulmonar crónica. Las tinciones para detección de hierro identifican macrófagos cargados con hemosiderina, los cuales abundan aproximadamente 72 horas después de una hemorragia pulmonar. El índice de macrófagos cargados de lípidos puede calcularse a modo de marcador de la broncoaspiración crónica. Lamentablemente, este procedimiento es relativamente largo y está limitado por un grado de subjetividad en su interpretación. Los informes publicados demuestran un amplio rango de sensibilidad y especificidad (29). El contenido de pepsina es otro marcador potencial de aspiración crónica. Sin embargo, al momento de redacción de este capítulo, sigue siendo limitada la evidencia que lo respalda (30).

RESUMEN

La fibroendoscopia y la endoscopia rígida de las vías respiratorias neonatales ofrecen información diagnóstica importante y pueden realizarse de forma segura incluso en los neonatos más pequeños. Identificar las técnicas diagnósticas más adecuadas implica comprender los puntos a favor y las limitaciones de cada una de ellas. Esto permitirá al equipo de atención neonatal comunicarse de manera eficaz con los otorrinolaringólogos y neumólogos que colaboran con el tratamiento a fin de que el paciente reciba la mejor calidad de atención.

REFERENCIAS

1. Harris J, Robert E, Kallen B: Epidemiology of choanal atresia with special reference to the CHARGE association. Pediatrics 99:363-367, 1997.
2. Brown OE, Pownell P, Manning SC: Choanal atresia: a new anatomic classification and clinical management applications. Laryngoscope 106:97-101, 1996.
3. Holinger LD: Etiology of stridor in the neonate, infant and child. Ann Otol Rhinol Laryngol 89:397-400, 1980.
4. Holinger LD, Konior RJ: Surgical management of severe laryngomalacia. Laryngoscope 99:136-142, 1989.
5. Gentile RD, Miller RH, Woodson GE: Vocal cord paralysis in children 1 year of age and younger. Ann Otol Rhinol Laryngol 95:622-625, 1986.
6. Zbar RI, Smith RJ: Vocal fold paralysis in infants twelve months of age and younger. Otolaryngol Head Neck Surg 114:18-21, 1996.
7. Holinger LD, Holinger PC, Holinger PH: Etiology of bilateral abductor vocal cord paralysis: a review of 389 cases. Ann Otol Rhinol Laryngol85:428-436, 1976.
8. van den Broek P, Brinkman WF: Congenital laryngeal defects. Int J Pediatr Otorhinolaryngol 1:71-78, 1979.
9. Denoyelle F, Leboulanger N, Enjolras O, et al: Role of propranolol in the therapeutic strategy of infantile laryngotracheal hemangioma. Int J Pediatr Otorhinolaryngol 73:1168-1172, 2009.

10. Benjamin B, Inglis A: Minor congenital laryngeal clefts: diagnosis and classification. Ann Otol Rhinol Laryngol 98:417-420, 1989.
11. Cotton RT, Gray SD, Miller RP: Update of the Cincinnati experience in pediatric laryngotracheal reconstruction. Laryngoscope 99:1111-1116,1989.
12. Hawkins DB: Pathogenesis of subglottic stenosis from endotracheal intubation. Ann Otol Rhinol Laryngol 96:116-117, 1987.
13. Myer 3rd CM, O'Connor DM, Cotton RT: Proposed grading system for subglottic stenosis based on endotracheal tube sizes. Ann Otol Rhinol Laryngol 103:319-323, 1994.
14. Herrera P, Caldarone C, Forte V, et al: The current state of congenital tracheal stenosis. Pediatr Surg Int 23:1033-1044, 2007.
15. Benjamin B, Cohen D, Glasson M: Tracheomalacia in association with congenital tracheoesophageal fistula. Surgery 79:504-508, 1976.
16. Midulla F, de Blic J, Barbato A, et al: Flexible endoscopy of paediatric airways. Eur Respir J 22:698-708, 2003.
17. Myer CM, 3rd, Thompson RF: Flexible fiberoptic bronchoscopy in the neonatal intensive care unit. Int J Pediatr Otorhinolaryngol 15:143-147,1988.
18. Shinwell ES: Ultrathin fiberoptic bronchoscopy for airway toilet in neonatal pulmonary atelectasis. Pediatr Pulmonol 13:48-49, 1992.
19. O'Sullivan BP, Frassica JJ, Rayder SM: Tracheal bronchus: a cause of prolonged atelectasis in intubated children. Chest 113:537-540, 1998.
20. Coran AG: Redo esophageal surgery: the diagnosis and management of recurrent tracheoesophageal fistula. Pediatr Surg Int 29:995-999, 2013.
21. Gilbert CR, Wang K, Lee HJ: Interventional pulmonology in the pediatric population. Semin Respir Crit Care Med 35:751-762, 2014.
22. Wood RE: Pediatric bronchoscopy in the 21st century: challenges and opportunities. Pediatr Pulmonol Suppl 18:130, 1999.
23. Carden KA, Boiselle PM, Waltz DA, et al: Tracheomalacia and tracheobronchomalacia in children and adults: an in-depth review. Chest 127:984-1005, 2005.
24. Panitch HB, Keklikian EN, Motley RA, et al: Effect of altering smooth muscle tone on maximal expiratory flows in patients with tracheomalacia. Pediatr Pulmonol 9:170-176, 1990.
25. de Blic J, Delacourt C, Scheinmann P: Ultrathin flexible bronchoscopy in neonatal intensive care units. Arch Dis Child 66:1383-1385, 1991.
26. Wood RE: Flexible bronchoscopy in infants. Int Anesthesiol Clin 30:125-132, 1992.
27. Wood RE: Pitfalls in the use of the flexible bronchoscope in pediatric patients. Chest 97:199-203, 1990.
28. de Blic J, Midulla F, Barbato A, et al: Bronchoalveolar lavage in children. ERS Task Force on bronchoalveolar lavage in children. European Respiratory Society. Eur Respir J 15:217-231, 2000.
29. Reid-Nicholson M, Kulkarni R, Adeagbo B, et al: Interobserver and intraobserver variability in the calculation of the lipid-laden macrophageindex: implications for its use in the evaluation of aspiration in children. Diagn Cytopathol 38:861-865, 2010.
30. Gopalareddy V, He Z, Soundar S, et al: Assessment of the prevalence of microaspiration by gastric pepsin in the airway of ventilated children. Acta Paediatr 97:55-60, 2008.

Capítulo 14

Evaluación cardiovascular

Dany E. Weisz, BSc, MD, MSc
Patrick Joseph McNamara, MD, MRCPCH, MSc

INTRODUCCIÓN

Los cuidados intensivos neonatales tienen como objetivo preservar la función cardiorrespiratoria y el suministro óptimo de oxígeno a los tejidos, prevenir el daño cerebral y asegurar la sobrevida con un neurodesarrollo normal. Si bien la dificultad respiratoria y la necesidad de recibir ventilación asistida son frecuentes en los neonatos y, por lo general, parecen tener origen pulmonar, los médicos deben recordar que el corazón y los pulmones funcionan de manera interdependiente. Las fallas en uno de estos aparatos pueden pasar rápidamente al otro y alterar el equilibrio existente entre la disponibilidad y la demanda de oxígeno en los tejidos, además de producir hipoxia y muerte celular. Paradójicamente, las intervenciones destinadas a mejorar uno de estos aparatos pueden tener efectos perjudiciales sobre el otro y, también, sobre el cerebro en desarrollo.

La inadaptación cardiorrespiratoria durante el período neonatal y durante las enfermedades posnatales críticas depende tanto de la edad gestacional al nacer como de la cascada de posteriores trastornos del desarrollo de órganos específicos que se produce tras un parto prematuro o a término con complicaciones. Los avances fisiológicos y tecnológicos han facilitado la sobrevida casi total de neonatos a los que, anteriormente, se los consideraba en el límite de la viabilidad, aunque, con frecuencia, se producen comorbilidades significativas. Sin embargo, aún no se comprende por completo cuál es el enfoque óptimo para realizar el monitoreo hemodinámico y decidir respecto del tratamiento cardiovascular en neonatos en estado crítico. El principal desafío es la falta de conocimiento sobre la influencia y la fisiopatología de la salud cardiovascular neonatal sobre el funcionamiento agudo y crónico de los órganos específicos. Otra complicación es la relación dinámica que existe entre la hemodinámica sistémica y pulmonar y el metabolismo celular. Este capítulo aborda la fisiopatología de la evaluación hemodinámica y el tratamiento de trastornos circulatorios en neonatos que reciben ventilación, para lo cual incorpora evidencia sólida y destaca las áreas en las que se requieren más investigaciones. Además del material de este capítulo, el tratamiento de los trastornos cardiovasculares y de la hipertensión pulmonar también se describe en los **Capítulos 32** y **33**.

ATENCIÓN CARDIOVASCULAR EN LA SALA DE PARTOS

Fisiología cardiovascular en el período de transición

Al nacer, se producen cambios drásticos y súbitos en la función cardiovascular y en la circulación sanguínea como consecuencia del comienzo de la oxigenación pulmonar y la separación de la placenta. Para lograr la estabilidad hemodinámica y metabólica neonatal inmediata, se necesitan tres adaptaciones críticas.

La oxigenación pulmonar desencadena un aumento en la circulación pulmonar: la oxigenación pulmonar produce una disminución súbita de la resistencia vascular pulmonar (RVP) y un aumento de la circulación pulmonar entre 10 y 20 veces mayor que los niveles fetales en reposo. La vasodilatación pulmonar se produce por distintos motivos: aumento de la oxigenación, aumento de la actividad de las sustancias vasodilatadoras y cambios en la tensión superficial en la interfase alveolar aire-líquido, los cuales disminuyen las presiones tisulares perivasculares y mejoran la retracción pulmonar (1, 2).

Los patrones de la circulación central sufren importantes alteraciones: al nacer, el aumento de la circulación pulmonar y de la tensión de oxígeno arterial, de forma simultánea al pinzamiento del cordón umbilical, altera significativamente la circulación en los canales fetales. La circulación del conducto venoso, que se origina en la placenta a través de la vena umbilical, disminuye de manera significativa después del pinzamiento del cordón umbilical (PCU). La separación del circuito placentario —que es de baja resistencia— aumenta la resistencia vascular sistémica y disminuye el retorno venoso sistémico al corazón derecho. Al mismo tiempo, la mayor circulación pulmonar aumenta el retorno venoso pulmonar a la aurícula izquierda. Como consecuencia del aumento de la presión en la aurícula izquierda y de la disminución de la presión en la aurícula derecha, el colgajo del agujero oval se desplaza sobre la fosa, lo cual impide la circulación de la aurícula derecha a la izquierda, si bien puede persistir de forma temporaria un cortocircuito auricular residual de izquierda a derecha.

La disminución posnatal de la RVP y el aumento de la resistencia vascular sistémica (RVS) invierten el cortocircuito de derecha a izquierda del conducto arterioso fetal, el cual se equilibra a los cinco minutos de vida, principalmente de izquierda a derecha tras 10 a 20 minutos y, por completo, tras 24 horas de vida en neonatos sanos a término (3, 4).

Aumento del volumen ventricular combinado: el volumen ventricular derecho (VVD) aumenta cuando la disminución de la RVP y la inhibición del cortocircuito del agujero oval de derecha a izquierda fuerzan al retorno venoso sistémico total a pasar por el ventrículo derecho. El esfuerzo respiratorio y la termorregulación obligatorios después del parto triplican la demanda de oxígeno en los neonatos en comparación con los niveles fetales. Asimismo, el ventrículo izquierdo, que suministraba oxígeno al cerebro, al corazón y a la parte superior del cuerpo durante la vida fetal, ahora debe suministrar oxígeno a todo el cuerpo. Como resultado, el volumen ventricular izquierdo aumenta casi al triple como consecuencia del aumento de la frecuencia cardíaca y el volumen sistólico. De manera opuesta al ventrículo izquierdo del feto, que tiene una capacidad limitada de aumentar el volumen, el ventrículo izquierdo del neonato puede aumentar drásticamente el volumen debido al aumento de la actividad de los receptores adrenérgicos β y a que ya no está restringido por la presión ejercida en el ventrículo derecho (5).

Demora en el pinzamiento del cordón

La circulación compartida entre el feto y la placenta se divide abruptamente al momento del PCU. En comparación con la demora en el PCU, el pinzamiento inmediato antes del inicio de la ventilación produce una disminución de entre el 30 % y el 50 % del gasto cardíaco debido a los efectos combinados del menor retorno venoso sistémico y la mayor poscarga ventricular izquierda (6). Comenzar con la ventilación antes del PCU mantiene el gasto cardíaco al preservar el retorno venoso sistémico y la precarga ventricular, además de permitir el aumento de la circulación pulmonar.

Los neonatos muy prematuros, en quienes el bajo volumen ventricular izquierdo durante las primeras horas de vida se vincula con una mayor posibilidad de hemorragia intraventricular, podrían beneficiarse de una transfusión placentaria (7). La demora en el PCU y en el ordeño del cordón umbilical disminuye la mortalidad, la posibilidad de hemorragia intraventricular, la hipotensión y la necesidad de realizar una transfusión sanguínea en esta población, si bien existe una cantidad limitada de estudios que justifican su uso en neonatos de peso extremadamente bajo al nacer (8, 9). Se desconoce la demora óptima en el PCU en los neonatos muy prematuros, aunque, en los ensayos clínicos, se ha esperado entre 30 y 120 segundos.

ENFOQUE TERAPÉUTICO DEL NEONATO CON OXIGENACIÓN DEFICIENTE

Fisiología

La oxigenación deficiente se produce como resultado de la hipoventilación, de un desequilibrio en la proporción ventilación-perfusión, de una deficiencia en la difusión de oxígeno a través de la membrana alveolo-capilar, o de cortocircuitos vasculares intrapulmonares o extrapulmonares que disminuyen la circulación arterial pulmonar o permiten la mezcla de sangre desoxigenada en la circulación sistémica. Las causas de la oxigenación sistémica deficiente pueden clasificarse de manera general como cardíacas o pulmonares. Las lesiones cardíacas congénitas incluyen circulación pulmonar dependiente del conducto arterioso (por ejemplo, atresia de la válvula tricúspide) o lesiones de comunicación obligada (por ejemplo, el drenaje venoso pulmonar anómalo total). Las lesiones pulmonares incluyen tanto lesiones de las vías respiratorias y del parénquima (por ejemplo, neumonía, neumotórax, derrame pleural) como de la vasculatura (hipertensión pulmonar).

Hipertensión pulmonar

La hipertensión pulmonar (HP) se caracteriza por un aumento sostenido de la presión arterial pulmonar (PAP), definido como una PAP media >25 mm Hg si se mide mediante cateterización del corazón derecho, o como una presión sistólica máxima de la arteria pulmonar >35 mm Hg si se mide mediante ecocardiografía. La PAP media está influenciada por la circulación pulmonar, la RVP y la presión de enclavamiento capilar pulmonar (PECP):

$$\text{PAPm} = [\text{RVP} \times \text{circulación pulmonar}] + \text{PECP}$$

La RVP representa la resistencia neta a la circulación pulmonar y está influenciada principalmente por la cantidad y el diámetro de las arteriolas pulmonares y por la viscosidad de la sangre. La PECP es la «contrapresión» que mitiga el retorno venoso pulmonar. Generalmente, esta presión es análoga a la presión auricular izquierda, salvo en casos de estenosis de la vena pulmonar, en los cuales la PECP está elevada mientras que la presión auricular izquierda es normal (10). Por lo tanto, la HP puede deberse a un aumento en la circulación pulmonar, en la RVP o en la PECP (**Figura 14-1**). La circulación pulmonar aumenta en casos de cortocircuitos de circulación sistémica a pulmonar, que pueden ser de origen cardíaco (comunicación interventricular o interauricular, conducto arterioso permeable) o extracardíaco (malformación arteriovenosa, síndrome de transfusión fetofetal). La PECP elevada se produce en presencia de lesiones obstructivas del corazón izquierdo (por ejemplo, estenosis de la vena pulmonar o de la válvula mitral) o de deficiencias en el llenado del ventrículo izquierdo (por ejemplo, relacionadas a isquemia o cardiomiopatía hipertrófica). La RVP puede permanecer elevada en neonatos con una transición problemática y en caso de lesiones congénitas o adquiridas, las cuales pueden ser de origen pulmonar o extrapulmonar.

Hipertensión pulmonar persistente neonatal

La hipertensión pulmonar persistente neonatal (HPPN) se caracteriza por insuficiencia respiratoria hipóxica grave que se presenta poco después del parto debido a una insuficiente disminución posnatal de la RVP. La RVP elevada de forma persistente puede deberse a una inadaptación neonatal (por ejemplo, asfixia, síndrome de aspiración meconial, sepsis), a un trastorno del desarrollo pulmonar (por ejemplo, hipoxia fetal crónica, cierre prematuro del conducto arterioso) o a un desarrollo pulmonar deficiente (por ejemplo, hipoplasia pulmonar, hernia diafragmática congénita). Independientemente de la causa de la HPPN, la fisiopatología de los trastornos circulatorios en casos de HPPN representa el resultado final frecuente de los efectos de una poscarga ventricular derecha excesiva (cuyo principal factor contribuyente es la RVP).

La disminución del flujo en la circulación pulmonar y de la función del ventrículo derecho son las principales anomalías interrelacionadas que culminan en inestabilidad hemodinámica (**Figura 14-2**). A diferencia del ventrículo izquierdo, de forma elíptica, con paredes más gruesas y correctamente equipado para superar el aumento en la poscarga, el ventrículo derecho tiene forma de medialuna y paredes finas, además de estar diseñado para desempeñarse como un generador de flujo que adapta todo el retorno venoso sistémico al corazón (11). La RVP elevada disminuye el tiempo de expulsión sistólica del ventrículo derecho, el volumen sistólico y la circulación pulmonar. El ventrículo derecho puede adaptarse aumentando la contractibilidad del miocardio (conocida como adaptación homeométrica) (12), pero, si esta adaptación falla, el ventrículo derecho se dilata y arquea el tabique interventricular hacia el ventrículo izquierdo, lo cual perjudica el llenado del ventrículo izquierdo y disminuye su función al alterar la forma elíptica, que resulta óptima para que el miocardio ventricular izquierdo cumpla su función. La consecuente disminución de la precarga del ventrículo izquierdo, el volumen sistólico y la presión arterial sistémica potencia aún más la interacción sistólica negativa y el desacoplamiento del ventrículo derecho y la arteria pulmonar. La disfunción contráctil del ventrículo derecho empeora la función del ventrículo izquierdo, ya que comparten fibras miocárdicas, un fenómeno conocido como «interdependencia ventricular». A medida que disminuye la presión arterial sistémica y aumenta la presión auricular derecha (PAD) (como consecuencia de la elevada presión del ventrículo derecho), disminuye la presión de perfusión de la arteria coronaria derecha, lo cual produce isquemia ventricular derecha (13).

La HPPN grave se denomina «circulación fetal persistente» y refleja una RVP muy elevada que se vincula con aumento de la presión en el ventrículo y la aurícula derechos, una circulación pulmonar muy baja y una disminución del volumen y la presión aórticos y del corazón

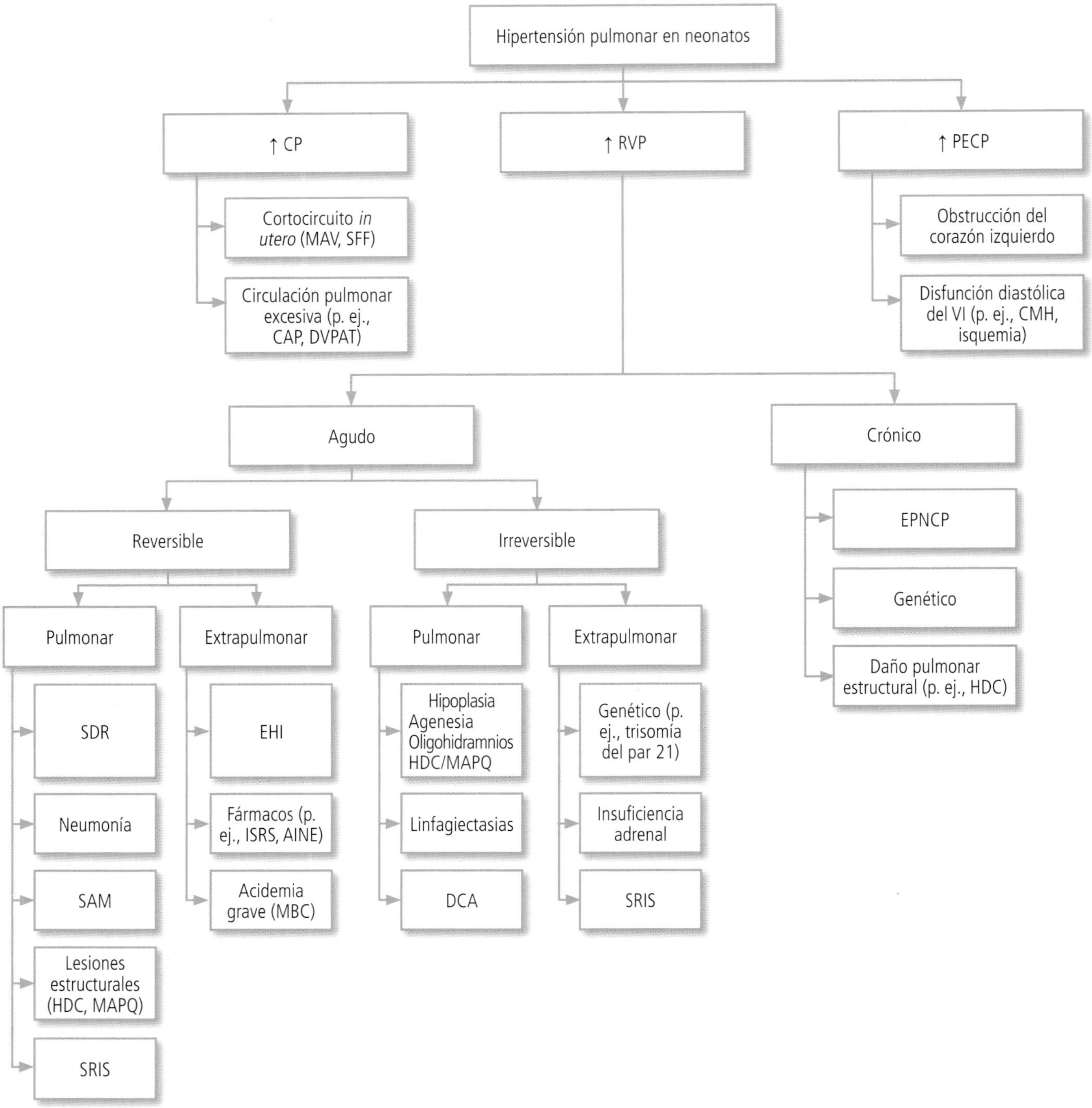

Figura 14-1. La hipertensión pulmonar en neonatos puede deberse a un aumento en la circulación pulmonar, en la resistencia vascular pulmonar (RVP) o en la presión de enclavamiento capilar pulmonar (PECP). La RVP elevada puede clasificarse como aguda o crónica y puede producirse debido a distintos trastornos de base. DCA: displasia capilar alveolar; MAV: malformación arteriovenosa; HDC: hernia diafragmática congénita; EPNCP: enfermedad pulmonar neonatal crónica del prematuro; MAPQ: malformación adenomatoide pulmonar quística; CMH: cardiomiopatía hipertrófica; EHI: encefalopatía hipóxica isquémica; MBC: metabolopatía congénita; VI: ventrículo izquierdo; SAM: síndrome de aspiración meconial; AINE: antiinflamatorios no esteroideos; CAP: conducto arterioso permeable; SDR: síndrome de dificultad respiratoria; SRIS: síndrome de respuesta inflamatoria sistémica; ISRS: inhibidor selectivo de la recaptación de serotonina; DVPAT: drenaje venoso pulmonar anómalo total; SFF: síndrome fetofetal.

izquierdo. En estos casos, se produce un cortocircuito pulmonar sistémico puro (es decir, «de derecha a izquierda»), a través del agujero oval y del conducto arterioso permeable (CAP), que genera un suministro sistémico de sangre desoxigenada. Si bien un cortocircuito de derecha a izquierda a través del agujero oval permeable (AOP) y del

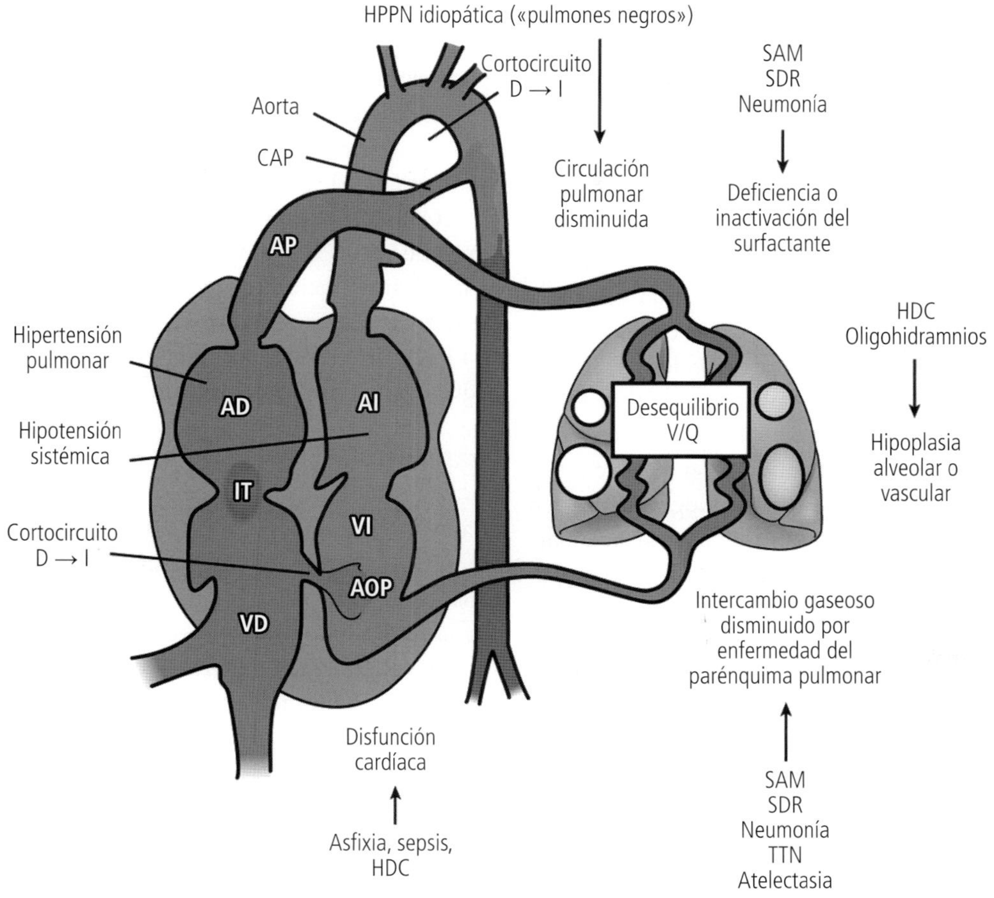

Figura 14-2. Fisiopatología circulatoria en casos de hipertensión pulmonar persistente neonatal (HPPN). La elevada resistencia vascular pulmonar produce disfunción ventricular derecha, disminución de la circulación pulmonar y cortocircuito de derecha a izquierda a través del CAP o del AOP. La hipertensión pulmonar, generalmente, se vincula con desviación del tabique interventricular hacia la izquierda y con deficiencias en el llenado diastólico y en la función del ventrículo izquierdo. La disfunción cardíaca producida como consecuencia de la asfixia, la sepsis o la hernia diafragmática congénita (HDC) puede complicar la insuficiencia respiratoria hipóxica. Las enfermedades del parénquima pulmonar que se producen como consecuencia del síndrome de dificultad respiratoria (SDR), la neumonía o el síndrome de aspiración meconial (SAM) pueden provocar un desequilibrio en la proporción V/Q (ventilación-perfusión) e hipoxemia que exacerba la disfunción del ventrículo izquierdo. La disminución combinada de la precarga ventricular izquierda (debido a una baja circulación pulmonar) y de la función del ventrículo izquierdo se manifiestan como hipoperfusión sistémica y choque. La hipoplasia pulmonar producida como consecuencia de una HDC o de oligohidramnios (filtración prolongada de líquido o menor producción debido a compromiso renal) genera hipoplasia alveolar y vascular e HPPN. AI: aurícula izquierda; VI: ventrículo izquierdo; AP: arteria pulmonar; CAP: conducto arterioso permeable; AOP: agujero oval permeable; AD: aurícula derecha; VD: ventrículo derecho; IT: insuficiencia tricuspídea; TTN: taquipnea transitoria del neonato. (Tomada de Nair J, Lakshminrusimha S. «Update on PPHN: mechanisms and treatment». Semin Perinatol. 2014; 38(2):78-91).

CAP pueden ayudar a descargar la circulación pulmonar, evitar la insuficiencia del ventrículo derecho y mejorar la circulación sistémica (aunque sea con sangre desoxigenada), también puede potenciar la hipoxemia continua al perpetuar una circulación pulmonar baja.

Las comorbilidades pulmonares neonatales, como la neumonía o el síndrome de aspiración meconial, se interrelacionan de forma negativa. La baja circulación pulmonar exacerba el desequilibrio en la proporción V/Q, la hipoxemia y la acidosis preexistentes, lo cual induce una mayor vasoconstricción pulmonar y puede empeorar la respuesta a los tratamientos con vasodilatadores pulmonares.

Hipertensión pulmonar crónica

La HP crónica es clínica y fisiopatológicamente distinta a la HP aguda, que se desarrolla más adelante en la vida del neonato y representa un aumento secundario en la RVP desencadenado por una enfermedad adquirida o por los efectos residuales de una enfermedad pulmonar congénita sintomática (por ejemplo, hernia diafragmática congénita). Las enfermedades pulmonares crónicas del prematuro son complicaciones frecuentes en los neonatos extremadamente prematuros y constituyen la principal causa de HP crónica en neonatos prematuros.

Evaluación clínica

En capítulos anteriores, se han abordado el diagnóstico y la evaluación de la HPPN, y esta sección se centrará en la evaluación circulatoria y el soporte de neonatos con HPPN.

Cardiopatía congénita cianótica frente a HPPN

En los neonatos con sospecha de HPPN, los diagnósticos alternativos, como la cardiopatía congénita cianótica (CCC), deben contemplarse y descartarse cuanto antes. Existen varios signos clínicos que deben despertar sospecha de CCC en casos de hipoxemia grave (**Tabla 14-1**). Una silueta cardíaca de forma anómala visualizada en la radiografía de tórax y un eje de conducción eléctrica pronunciadamente anormal en un electrocardiograma pueden ser sugestivos de CCC (por ejemplo, extrema desviación del eje a la derecha en casos de anomalía de Ebstein). La ecocardiografía es el único método habitualmente disponible para realizar una evaluación definitiva, y la evaluación debe realizarse de forma obligatoria si el neonato con presunción de HPPN no demuestra una mejora de la hipoxemia, como se esperaría al aplicar medidas de reanimación y vasodilatación pulmonar, o bien si se contempla la posibilidad de recurrir a oxigenación por membrana extracorpórea. La demora en el diagnóstico de la CCC que se presenta con colapso cardiovascular y disfunción de órganos específicos se vincula con una mayor mortalidad (14).

Tabla 14-1. Signos clínicos sugestivos de cardiopatía congénita en casos de hipoxemia.

Signo clínico	Importancia y fisiología
Cianosis diferencial inversa (la saturación de oxígeno preductal es >10 % menor que la posductal)	Indica un cortocircuito de derecha a izquierda de sangre oxigenada a través del CAP (por ejemplo, TGA, RVPAT)
Soplo	Obstrucción o coartación valvular crítica
La saturación de oxígeno varía mínimamente con aumentos/disminuciones en la FiO_2	Indica una circulación pulmonar disminuida o relativamente fija y ausencia de un lecho vascular lábil en los pulmones
Inicio de hipoxemia grave tras la primeras 12 h de vida	Daños en la circulación pulmonar dependientes del conducto que se presentan al momento de cierre del conducto arterial
Disminución de la amplitud de los pulsos en las extremidades inferiores O presión arterial en las extremidades inferiores (posductal) >10-20 mm Hg menos que en el brazo derecho (preductal)	Coartación aórtica crítica

CAP: conducto arterial permeable; RVPAT: retorno venoso pulmonar anómalo total; TGA: transposición de las grandes arterias.

La prueba de hiperoxia puede ayudar a distinguir entre la HPPN y la CCC en neonatos con insuficiencia respiratoria hipoxémica. Un aumento de la PaO_2 de entre >80 mm Hg y 120 mm Hg por encima del valor inicial tras la administración de oxígeno al 100 %, o una PaO_2 absoluta de >150 mm Hg con oxígeno al 100 % hace que la CCC sea poco probable. La PaO_2 de <50 mm Hg con oxígeno al 100 % es muy sugestiva de CCC y debe dar lugar a la administración intravenosa de prostaglandina E_2 y a la derivación a un centro de cardiología pediátrica (15). La PaO_2 de entre 50 mm Hg y 150 mm Hg con oxígeno al 100 % es equívoca y debe evaluarse en mayor profundidad.

Tratamiento

La HPPN es una afección clínica frecuente y compleja que requiere tratamiento en una unidad de cuidados intensivos neonatales (UCIN) de tercer nivel. El tratamiento de la HPPN comprende medidas de reanimación y estrategias terapéuticas generales destinadas a optimizar el estado cardiopulmonar y el uso cauteloso de vasodilatadores pulmonares y medicamentos vasoactivos específicos para optimizar la circulación pulmonar y el suministro de oxígeno sistémico.

Reanimación y tratamiento general

En los neonatos con insuficiencia respiratoria hipoxémica leve, la estabilización y la mejora pueden lograrse generalmente mediante el inicio oportuno de cuidados intensivos óptimos sin necesidad de recurrir a inótropos o a vasodilatadores pulmonares. A algunos neonatos con HPPN leve producida como consecuencia de encefalopatía hipóxica isquémica, síndrome de dificultad respiratoria o sepsis, se los puede estabilizar mediante ventilación no invasiva. Sin embargo, en los neonatos con HPPN más graves, generalmente se los debe intubar y colocar en ventilación mecánica invasiva, la cual permite administrar presiones máximas y medias más elevadas, en las vías respiratorias para facilitar el reclutamiento alveolar y la ventilación.

Hay distintos valores fisiológicos y terapéuticos objetivo en neonatos ventilados con HPPN que pueden disminuir la RVP y que deben emplearse cuando se sospecha o se ha confirmado que la HPPN se debe a una RVP elevada y no se relaciona con un aumento en la PECP ni en el aumento del flujo pulmonar. La presión media en las vías respiratorias debe aumentarse en forma escalonada para lograr el reclutamiento alveolar y mantener los volúmenes pulmonares a una capacidad residual funcional, que es el punto de máxima distensibilidad pulmonar y de mínima RVP (**Figura 14-3**). Debe corregirse la acidemia, inicialmente al buscar una $PaCO_2$ normal (pero no baja) y al optimizar la disponibilidad sistémica de oxígeno para minimizar la isquemia y la acidosis láctica relacionada, con el objetivo de lograr un pH sérico normal. En neonatos con ventilación asistida adecuada (definida como una $PaCO_2$ casi normal), la administración de una infusión intravenosa lenta de bicarbonato de sodio puede aumentar el pH sérico y reducir la RVP, si bien no se han demostrado los beneficios clínicos de la administración de sustancias alcalinas exógenas. El oxígeno complementario debe aumentarse en forma escalonada hasta llegar a una PaO_2 de entre 60 mm Hg y 80 mm Hg, lo cual minimiza la RVP y evita los efectos perjudiciales de la hiperoxia. La agitación y el esfuerzo respiratorio desencadenan un aumento agudo en la RVP, por lo cual, en los neonatos en condiciones graves, es necesario administrar una sedación/analgesia adecuadas con inhibición neuromuscular.

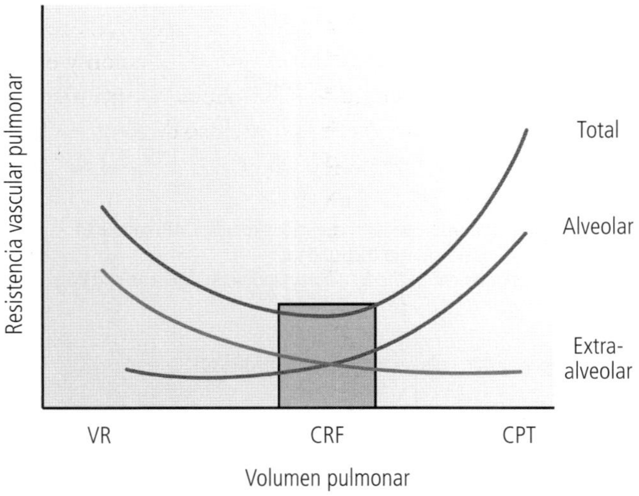

Figura 14-3. Representación esquemática de la relación entre la resistencia vascular pulmonar (RVP) y el volumen pulmonar. A medida que aumenta el volumen pulmonar —de volumen residual (VR) a capacidad pulmonar total (CPT)—, los vasos sanguíneos alveolares se comprimen cada vez más debido a la distensión de los alvéolos, lo cual genera una mayor resistencia en los vasos intraalveolares. La resistencia en los vasos extraalveolares disminuye, ya que se estiran al aumentar los volúmenes pulmonares. El efecto general del aumento de los volúmenes pulmonares sobre la vasculatura pulmonar produce la curva típica «en forma de U», cuyo punto más bajo (que representa la menor RVP) se ubica en la capacidad residual funcional (CRF). (Datos tomados de Shekerdemian L, Bohn D. *Archives of Disease in Childhood.* 1999;80: 475-80).

Tratamientos con vasodilatadores pulmonares específicos y papel de la ecocardiografía funcional neonatal

Los neonatos con grave insuficiencia respiratoria hipoxémica (IRH) no presentan una mejora significativa tras el comienzo de la ventilación mecánica invasiva, y debe calcularse el índice de oxígenación (IO) con el fin de cuantificar el trastorno de la oxigenación.

$$\text{Índice de oxigenación} = \frac{\text{Presión media de las vías respiratorias} \cdot FiO_2 \cdot 100}{PaO_2}$$

Los neonatos con IRH y un IO >25 mejoran con la administración de óxido nítrico inhalado (NOi), el cual se ha demostrado que disminuye el resultado combinado de muerte u oxigenación por membrana extracorpórea (ECMO) (16). Cuanto antes se comience con el NOi ante un IO de entre 15 y 25, mejor será la oxigenación, pero esto no disminuirá la mortalidad ni la necesidad de recurrir a la ECMO (17). En las unidades que tienen acceso limitado al NOi y a la ventilación de alta frecuencia, el sildenafilo oral mejora la oxigenación y disminuye la mortalidad en neonatos a término con IRH (18).

En neonatos prematuros con IRH, los posibles beneficios del uso rutinario de NOi no son tan evidentes, y es necesario adoptar un enfoque específico para la administración. Un metaanálisis reciente de datos de pacientes individuales tomados de ensayos clínicos internacionales reveló que el NOi no produjo ninguna mejora en la mortalidad, la displasia broncopulmonar (DBP) o los episodios neurológicos graves, en comparación con el placebo (19-21). La falta de beneficios del NOi en neonatos prematuros refleja posiblemente, la heterogeneidad de la enfermedad en la población de estudio, en la cual las enfermedades del parénquima pulmonar y las causas menos reversibles del aumento de la RVP son más frecuentes. El óxido nítrico beneficia a neonatos prematuros muy puntuales con IRH refractaria e HP confirmada mediante ecocardiografía. Los estudios observacionales han relacionado al NOi con una mejora en la oxigenación y en los resultados de neonatos prematuros con hipoplasia pulmonar producida como consecuencia de la exposición prolongada a oligohidramnios después de la ruptura prematura de membranas despúes del segundo trimestre (22-24).

Debe realizarse una ecocardiografía en todos los neonatos que padezcan IRH y presenten una respuesta deficiente al NOi, tanto para descartar una cardiopatía congénita como para caracterizar el trastorno hemodinámico que padecen (**Tablas 14-2** y **14-3**). En primer lugar, debe determinarse la gravedad de la HP con mediciones cuantitativas y cualitativas y evaluación de los cortocircuitos ductal y auricular. En segundo lugar, deben valorarse los efectos de la RVP elevada sobre la función miocárdica, los volúmenes y la dilatación ventricular tanto derecha como izquierda. La ecocardiografía funcional neonatal puede orientar la administración de vasodilatadores pulmonares como tratamiento

Tabla 14-2. Evaluación de la hipertensión pulmonar persistente neonatal mediante ecocardiografía funcional neonatal.

Resistencia y presión de la arteria pulmonar	Función del corazón izquierdo y circulación sistémica	Función del corazón derecho y circulación pulmonar
Cuantitativa: Cálculo de la pSVD a partir de la velocidad máxima de IT de tipo jet o Doppler del CAP.	**Precarga del VI:** Evaluación subjetiva del tamaño de la cavidad del VI y Doppler de la afluencia de sangre venosa pulmonar y de la afluencia de sangre que atraviesa la válvula mitral durante la diástole.	**Contractilidad del VD:** Evaluación cuantitativa - Excursión sistólica del plano anular de la válvula tricúspide. - Velocidad sistólica máxima de los tejidos de la base del VD medida por Doppler. - Cambio fraccional en el área Evaluación cualitativa de la contractilidad y la dilatación del VD.
Semicuantitativa: Monitorear el avance utilizando mediciones seriales de intervalos derivados del Doppler, característicos de la circulación sistólica en la APP —tiempo transcurrido entre la expulsión de la arteria pulmonar y la aceleración de la arteria pulmonar.	**Contractilidad del VI:** Evaluación cuantitativa - Acortamiento fraccional. - Fracción de eyección (método biplano de Simpson). - VmAFC. - Velocidad sistólica máxima de los tejidos de la pared libre del VI medida por Doppler. Evaluación cualitativa de la contractilidad del VI.	**Circulación pulmonar:** Medición cuantitativa del volumen ventricular derecho y distancia sistólica en la APP.
Cualitativa: Cálculo de la pSVD relativa a la presión sistólica sistémica —curvatura del tabique interventricular y patrón del flujo a través del CAP y del AOP.	**Circulación sistémica:** Medición cuantitativa del volumen ventricular izquierdo y distancia sistólica en la aorta ascendente.	

APP: arteria pulmonar principal; VmACF: velocidad media del acortamiento de las fibras corregido en función de la frecuencia cardíaca; CAP: conducto arterioso permeable; AOP: agujero oval permeable; pSVD: presión sistólica del ventrículo derecho; IT: insuficiencia tricuspídea.
(Datos tomados de MacDonald MG, Seshia MMK. *Avery's Neonatology: Pathophysiology and Management of the Newborn.* Lippincott Williams and Wilkins/ Wolters Kluwer Health; 2015).

Tabla 14-3. Progresión de los índices clínicos y ecocardiográficos según la gravedad de la hipertensión pulmonar persistente neonatal.

Gravedad de la HPPN		LEVE →		GRAVE
		IRH aislada	IRH, bajo volumen sistémico	IRH, bajo volumen sistémico, insuficiencia del VD
Clínica		- Mayor TR - FiO_2 elevada - Función normal en órganos específicos	- Gradiente leve SpO_2 antes/después - ↓ PAS /PAD normal - ± ↓ Función en órganos específicos	- Gradiente >10 % SpO_2 antes/después - ↓↓ PAS/↓ PAD - Choque (ej., ↑ lactato, acidosis)
Ecocardiografía	pSVD	Sistémica (aprox.)	Sistémica/Suprasistémica	Suprasistémica
	TIV	Plano	Plano	Paradójico (se arquea hacia el VI)
	CAP	Bidireccional	Principalmente de D a I	Pura, de D a I
	AOP	Bidireccional (I a D)	Bidireccional	Pura, de D a I
	VI	Normal	- ↓ Precarga - DSVI ↓/bajo-normal - ± Función disminuida	- ↓↓ Precarga - ↓↓ DSVI - ± Función disminuida
	VD	Normal	- ↓ FSP (baja DSVD) - ↓ Función - Dilatación nula/leve	- ↓↓ FSP - ↓↓ Función - Dilatación moderada/grave

PAD: presión arterial diastólica; FiO_2: fracción de oxígeno inspirado; IRH: insuficiencia respiratoria hipoxémica ; TIV: tabique interventricular; VI: ventrículo izquierdo; DSVI: descarga sistólica del ventrículo izquierdo; FSP: circulación pulmonar; CAP: conducto arterial permeable; AOP: agujero oval permeable; HPPN: hipertensión pulmonar persistente neonatal; VD: ventrículo derecho; DSVD: descarga sistólica del ventrículo derecho; pSVD: presión sistólica del ventrículo derecho; PAS: presión arterial sistólica; TR: trabajo respiratorio.

de segunda línea, cuyo uso se justifica sobre todo mediante principios fisiológicos.

La vasopresina mejora la oxigenación en neonatos con IRH refractaria grave e hipotensión, independientemente del tratamiento con NOi, en especial en aquellos con menor flujo pulmonar, puesto en evidencia en los neonatos que presentan cortocircuitos exclusivamente de derecha a izquierda a través del agujero oval o del conducto arterioso (25). El mecanismo de acción de la vasopresina no se ha determinado por completo, pero podría implicar una disminución de la proporción RVP/RVS y un aumento del llenado del ventrículo izquierdo y, como consecuencia, una mejor circulación pulmonar, una mejor función miocárdica y una mejor descarga sistólica del VI (26). No debe administrarse vasopresina en neonatos con choque cardiogénico debido a la disfunción primaria del ventrículo izquierdo, ya que sus potentes efectos vasoconstrictores sistémicos (y de aumento de la poscarga ventricular izquierda) disminuyen la descarga sistólica del VI (27). Si bien la administración de vasopresina aumenta el flujo sanguíneo renal, su uso puede vincularse con hiponatremia debido a la retención de agua libre, un efecto que desaparece al interrumpir el fármaco.

La epinefrina intravenosa a baja dosis es una alternativa a la vasopresina y brinda soporte inotrópico en neonatos con disfunción miocárdica. Sin embargo, no es posible predecir su efecto sobre la proporción RVP/RVS y se ha vinculado con acidosis láctica.

Los neonatos con disfunción grave y dilatación del ventrículo derecho, cuyo conducto arterioso esté cerrado o semipermeable, presentan mejoras tras la infusión intravenosa de prostaglandina E_2 (PGE_2) para restaurar la permeabilidad del conducto y disminuir la poscarga del ventrículo derecho. Sin embargo, la PGE_2 debe usarse con precaución en casos de hipotensión diastólica debido a sus efectos vasodilatadores sistémicos, los cuales disminuyen el retorno venoso sistémico, exacerba la hipoperfusión coronaria y precipita el colapso circulatorio agudo.

En estudios de series de casos y de diseño no aleatorizado, la milrinona intravenosa, un inhibidor de la fosfodiesterasa-3 con efectos lusitrópicos, inotrópicos y vasodilatadores sistémicos, se ha relacionado con una mejora en la oxigenación de neonatos a término y prematuros con HP y disfunción ventricular derecha (28-30). No debe usarse la milrinona en neonatos con hipotensión diastólica y con encefalopatía hipóxica-isquémica que estén bajo hipotermia terapéutica, ya que, en ellos, el metabolismo de la milrinona puede dar lugar a una hipotensión grave.

TRATAMIENTO DE NEONATOS CON HEMODINÁMICA SISTÉMICA DEFICIENTE

Fisiología

La baja circulación sistémica se define como un gasto cardíaco insuficiente para suplir el consumo de oxígeno tisular. La disponibilidad de oxígeno (DO_2) también incluye valores de saturación de la oxihemoglobina y de la presión arterial de oxígeno. Sin embargo, el gasto cardíaco es el factor contribuyente más importante de la DO_2 en los neonatos sin anemia ni hipoxemia graves.

$$DO_2 = \text{gasto cardíaco} \times \text{concentración de } O_2 \text{ arterial}$$
$$[VS \times FC]\,[1{,}34 \times Hb \times SaO_2] + [PaO_2 \times 0{,}003]$$

La importancia clínica del bajo volumen minuto aumenta debido a su gran incidencia y relación con el daño cerebral. En neonatos prematuros, la baja circulación sistémica (generalmente, medida como descarga ventricular izquierda o flujo de la vena cava superior [VCS]) se produce en un tercio de los neonatos de muy bajo peso al nacer (MBPN) durante los primeros días de vida y se relaciona con una mayor mortalidad, hemorragia intraventricular, actividad eléctrica cerebral anormal y trastornos del neurodesarrollo durante la primera infancia (7, 31, 32).

La presión arterial, generalmente, se utiliza como alternativa del volumen minuto, y puede realizarse un monitoreo serial de la presión arterial mediante oscilometría o medición directa por catéter (por la arterial umbilical o una arteria periférica). Los dispositivos de oscilometría (por ejemplo, el manguito) tienen distinta confiabilidad respecto de la medición de la presión arterial frente a los catéteres invasivos: las presiones medidas por el manguito suelen arrojar un valor excesivo en neonatos hipotensos en estado crítico, si bien los estudios son propensos al sesgo de selección al incluir a neonatos que tienen colocados catéteres arteriales endovasculares (33-35).

La evolución natural de la presión arterial sistémica se ha descrito en grandes cohortes de neonatos. La presión arterial sistólica (PAS) cambia rápidamente durante el período de transición inmediato y, en los neonatos prematuros, alcanza su valor mínimo entre las 4 y las 6 horas de vida (36). Según datos obtenidos tanto con neonatos a término como con neonatos prematuros, la menor edad gestacional se relaciona con una presión arterial más baja, y los valores aumentan conforme aumenta la edad gestacional (37, 38) (**Tablas 14-4** y **14-5**). La demora en el pinzamiento del cordón umbilical y su ordeño disminuye el riesgo de hipotensión temprana en neonatos prematuros y justifica el papel causal del menor volumen circulatorio en la patogenia de la hipotensión durante el período de transición (39).

Tabla 14-4. Límites de presión arterial (tercer percentil) según la edad gestacional posconcepción en neonatos prematuros.

Edad posconcepción (semanas)	Sistólica (3.er percentil)	Media (3.er percentil)	Diastólica (3.er percentil)
24	32	26	15
25	34	26	16
26	36	27	17
27	38	27	17
28	40	28	18
29	42	28	19
30	43	29	20
31	45	30	20
32	46	30	21
33	47	30	22
34	48	31	23
35	49	32	24
36	50	32	25

Presión arterial expresada en mm Hg. (Adaptada de «Systolic blood pressure in babies of less than 32 weeks' gestation in the first year of life»; datos de la Northern Neonatal Nursing Initiative. *Arch Dis Child Fetal Neonatal Ed.* 1999;80:F38-42).

Tabla 14-5. Límites de presión arterial según la edad posnatal en neonatos a término sanos.

Límite		Día 1	Día 2	Día 3	Día 4
95.° percentil	Sistólica	78	83	86	88
	Media	57	62	64	65
50.° percentil	Sistólica	65	69	70	71
	Media	48	51	53	55
5.° percentil	Sistólica	54	57	59	63
	Media	39	41	41	43

Presión arterial expresada en mm Hg. (Datos extraídos de Kent AL, Kecskes Z, Shadbolt B, et al. «Normative blood pressure data in the early neonatal period». *Pediatr Nephrol.* 2007;22:1335-41).

Si la presión arterial media (PAM) para definir la hipotensión (generalmente, como una PAM menor a la edad gestacional) se aproxima a los datos normativos publicados, los componentes individuales de la PAS y de la presión arterial diastólica (PAD) pueden ser de mayor ayuda para dilucidar la causa de la hipotensión. La baja PAS sugiere un menor volumen sistólico en el ventrículo izquierdo, el cual puede deberse a una menor precarga, a una menor contractilidad o a una mayor poscarga (**Tabla 14-6**). La baja PAD refleja un menor volumen intravascular o una menor RVP (**Tabla 14-7**). Combinadas, la hipotensión sistólica y diastólica representan el criterio de valoración final habitual en el cual el aparato circulatorio no es capaz de compensar el estrés hemodinámico constante. La evolución de los eventos y las mediciones de la presión arterial precedentes al inicio de la hipotensión combinada pueden indicar la causa de base.

En los neonatos y, en particular, en la circulación de transición de los neonatos prematuros, la correlación entre la presión arterial y el flujo sanguíneo sistémico es bajo. La presión arterial demuestra una baja correlación con el VVI o el VVD, el flujo de la VCS y el flujo de la aorta descendente en neonatos moderada y extremadamente prematuros (40, 41). Si bien estudios más antiguos han informado una relación significativa entre la hipotensión y los resultados adversos en el neurodesarrollo, estudios más recientes con grandes cohortes han informado resultados mixtos. En un estudio prospectivo por cohortes con 945 neonatos extremadamente prematuros, la hipotensión durante las primeras 24 horas de vida no se relacionó con un daño de la sustancia blanca confirmado por ecografía ni con resultados adversos en el neurodesarrollo a los 24 meses de edad gestacional corregida (42, 43). El tratamiento de la hipotensión en neonatos prematuros sin la integración de los valores del flujo sanguíneo sistémico y de la perfusión cerebral podrían llevar a la identificación errónea de neonatos en riesgo y a un consecuente tratamiento innecesario o a la falta de este.

El monitoreo de la presión venosa central (PVC) arrojará información adicional para orientar el tratamiento de los neonatos con bajo flujo arterial sistémico La PVC representa la presión auricular derecha durante todo el ciclo cardíaco y constituye una medición invasiva de la precarga ventricular derecha en neonatos sin HP o choque obstructivo. En la UCIN, no es habitual realizar este tipo de monitoreo, ya que requiere la colocación de un catéter venoso con el extremo introducido en la aurícula derecha. Los neonatos a término sanos (no ventilados) tienen una PVC de entre -2 mm Hg y 4 mm Hg. No existen suficientes datos en neonatos ventilados, si bien una pequeña serie de casos de neonatos prematuros ventilados, con enfermedad de la membrana hialina, reveló una PVC media de entre 2,6 mm Hg y 7,0 mm Hg (44).

La baja PVC (<1 mm Hg) en los neonatos ventilados puede indicar hipovolemia (44). La PVC elevada puede ser

Tabla 14-6. Hipotensión sistólica en neonatos: fisiopatología y causas frecuentes.

Fisiopatología primaria	Fisiopatología secundaria	Ejemplos clínicos
Precarga del VI disminuida	Retorno venoso sistémico y pulmonar deficiente debido a una mayor presión intratorácica / intracardíaca (choque obstructivo).	- Hiperdistensión pulmonar debido a un exceso de presión media en las vías respiratorias. - Neumotórax a tensión. - Derrame pericárdico con taponamiento.
	Circulación pulmonar y retorno venoso pulmonar disminuidos.	- Hipertensión arterial pulmonar.
	Llenado deficiente del VI debido a disfunción diastólica.	- Cardiomiopatía obstructiva hipertrófica (p. ej., neonato de madre diabética).
Choque cardiogénico	Isquemia miocárdica.	- Encefalopatía isquémica hipóxica. - Síndrome coronario agudo. - Taquiarritmia.
	Defectos intrínsecos/congénitos.	- Cardiomiopatía.
Poscarga excesiva del VI	Falta de adaptación después del cambio en las condiciones de carga.	- Ausencia del período transicional al separarse del circuito placentario de baja resistencia después del nacimiento - Ligadura de conducto arterioso permeable.
	Choque frío.	- Sepsis con vasoconstricción periférica debido a la redistribución de la sangre a los órganos vitales.
	RVS elevada por causas iatrogénicas.	- Administración de vasopresores exógenos.

VI: ventrículo izquierdo; RVS: resistencia vascular sistémica.

Tabla 14-7. Hipotensión diastólica en neonatos: fisiopatología y causas frecuentes.

Fisiopatología primaria	Fisiopatología secundaria	Ejemplos clínicos
Disminución excesiva del volumen intravascular	Hemorragia.	- Perinatal (p. ej., desprendimiento de placenta, SFF agudo). - Posnatal (p. ej., suprarrenal, intraventricular).
	Fuga capilar.	- Síndrome de respuesta inflamatoria sistémica (p. ej., sepsis, ECN). - Hipoalbuminemia (p. ej., insuficiencia hepática).
	Deshidratación o pérdida insensible de agua.	- Prematuridad (pérdida transepidérmica de agua, poliuria debido a la incapacidad de concentración de los riñones). - Gastrointestinal (succionamiento gástrico, diarrea).
Disminución del tono vascular sistémico	Disregulación autónoma.	- Neonato extremadamente prematuro.
	Choque caliente.	- Sepsis con vasodilatación periférica.
	Respuesta inadecuada frente al estrés.	- Insuficiencia adrenocortical primaria o secundaria.
	RVS disminuida por causas iatrogénicas.	- Administración de vasodilatadores exógenos. - Administración de sedantes/narcóticos.
Lecho vascular agrandado	Circuito de baja resistencia en paralelo con circulación sistémica.	- Conducto arterioso permeable. - Conexión arteriovenosa (p. ej., malformación aneurismática de la vena de Galeno).

ECN: enterocolitis necrotizante; RVS: resistencia vascular sistémica; SFF: síndrome fetofetal.

sugestiva de una mayor precarga cardíaca, pero también indicar una mayor presión en el corazón derecho debido a HP, disfunción miocárdica o presión intratorácica elevada (por ejemplo, neumotórax a tensión). Como resultado, es necesario realizar mediciones seriales de la PVC, las cuales deben interpretarse teniendo en cuenta el contexto clínico.

Evaluación clínica

Debe sospecharse bajo flujo sanguíneo sistémico cuando los parámetros clínicos o bioquímicos sugieran una menor perfusión de órganos específicos (**Tabla 14-8**). El tratamiento debe abordar la causa de base, la cual puede ser difícil de identificar. Los antecedentes clínicos ayudarán a identificar factores de riesgo de distintas causas del bajo volumen, como hipoxia-isquemia perinatal, deshidratación, factores de riesgo de sepsis y factores respiratorios, como la presión media en las vías respiratorias y la oxigenación.

En el caso de un colapso hemodinámico agudo en neonatos anteriormente estables, deben contemplarse distintos diagnósticos y tratarse rápidamente.. Deben descartarse las causas reversibles del choque obstructivo agudo, como el neumotórax a tensión y el taponamiento pericárdico. También deben contemplarse alteraciones de la circulación sistémica que dependen del conducto arterioso, como la estenosis aórtica, y debe consultarse lo antes posible a un cardiólogo pediátrico. Ante una sospecha de sepsis, deben administrarse antibióticos o antivirales de amplio espectro. En los neonatos enfermos con evidencia clínica de perfusión sistémica deficiente, si la presión arterial sistémica está dentro de los valores normales, igual debe comenzarse el tratamiento, ya que esto podría reflejar un choque compensado. En los neonatos hipotensos, la presencia de episodios aislados de hipotensión sistólica o diastólica arrojará indicios sobre la fisiopatología y la etiología de base. Los neonatos que empeoran rápidamente,

Tabla 14-8. Parámetros clínicos y bioquímicos de la insuficiencia orgánica específica.

Órgano o sistema	Exploración física	Análisis de laboratorio y estudios por imágenes	Otros estudios
Sistema nervioso central	Estado mental anormal/letargo Convulsiones	- TC/RM de cerebro: hipoxia-isquemia, MAV, hemorragia, aumento de la PIC	- aEEG: convulsiones, actividad de fondo anormal
Cardiovascular	Taquicardia/bradicardia Hipotensión Ruidos cardíacos anormales/soplo Tiempo de llenado capilar (vasoconstricción/dilatación) Amplitud de pulso (volumen sistólico)	- Radiografía de tórax: tamaño de la silueta cardíaca (llenado deficiente, volumen de llenado conservado, derrame pericárdico, forma sugestiva de cardiopatía congénita) - Troponina/creatinina quinasa: isquemia miocárdica - Gasometría (déficit de bases >5) y lactato arterial (>2) - Saturación de O_2 venoso sistémico	- ECG - Ecocardiograma 2D
Respiratorio y pulmonar	Disminución de la entrada de aire Taquipnea Hipoxemia	- Radiografía de tórax: fuga aérea, derrame pleural, infección o inflamación del parénquima, edema, hiperdistensión, masa mediastínica, hernia diafragmática - Gasometría arterial: acidosis respiratoria	- Gráfico de presión-volumen (ventilación mecánica invasiva)
Renal	Disminución de la diuresis Microscopia urinaria: sedimento urinario activo o inflamación	- Urea, creatinina y cistatina C en suero	
Gastrointestinal	Vómitos o residuo gástrico Distensión y cambios en la coloración de la piel, dolor a la palpación	- Radiografía/ecografía abdominal - ECN: neumatosis intestinal, edema de la pared intestinal, neumobilia, asa centinela - Perforación: aire libre en cavidad abdominal - Dilatación intestinal: obstrucción/ interrupción del tránsito	
Hepático	Ictericia Petequias/púrpura (coagulopatía)	- Perfil de coagulación (TP/TTP, dímero D, fibrinógeno): CID - Otras pruebas de funcionamiento hepático (glucosa, albumina, bilirrubina) - Daño hepatocelular (AST, ALT, FA, GGT)	

aEEG: electroencefalograma de amplitud integrada; FA: fosfatasa alcalina; ALT: alaninaaminotransferasa; AST: aspartatoaminotransferasa; MAV: malformación arteriovenosa; TC: tomografía computada; CID: coagulación intravascular diseminada; ECG: electrocardiograma; GGT: γ-glutamil-transferasa; PIC: presión intracraneana; RM: resonancia magnética; ECN: enterocolitis necrotizante; TP: tiempo de protrombina; TTP: tiempo de tromboplastina parcial.

como en el caso de choque séptico fulminante, resulta adecuado realizar un tratamiento intensivo y una ecocardiografía lo antes posible.

Los neonatos prematuros de muy bajo peso al nacer (<1500 g) con hipotensión posnatal temprana representan una dificultad diagnóstica y terapéutica única. Uno de los objetivos terapeúticos más importantes es la prevención de la hemorragia intraventricular temprana y del infarto hemorrágico periventricular (IHPV), ambos relacionados con trastornos del neurodesarrollo. Generalmente, estos neonatos requieren soporte ventilatorio con presión positiva debido al síndrome de dificultad respiratoria y a la mecánica pulmonar desfavorable (vías respiratorias pequeñas y una pared torácica muy distensible). Si bien la hipotensión suele ser simultánea a la insuficiencia respiratoria, actualmente no se conocen las causas y las secuelas a largo plazo de este suceso fisiológico. La discrepancia entre la hipotensión y el bajo flujo en la circulación sistémica, la poca relación entre la hipotensión y el neurodesarrollo, y la falta de mejora en los resultados tras el tratamiento de la hipotensión temprana generan incertidumbre respecto de qué neonatos podrían beneficiarse con el tratamiento (40, 42, 43, 45).

En los neonatos prematuros de muy bajo peso al nacer que reciben ventilación y padecen hipotensión lábil durante el primer día de vida, y no presentan indicadores clínicos o ecocardiográficos de baja circulación sistémica, el riesgo de daño cerebral visualizable mediante ecografía es bajo, pero se justifica realizar un período de observación clínica estricta[7]. Sin embargo, en neonatos con hipotensión e indicadores clínicos, ecocardiográficos o de laboratorio de baja circulación sistémica, debe contemplarse la posibilidad de brindar tratamiento dirigido a la causa de base que se sospecha.

El papel de la ecocardiografía funcional neonatal

La ecocardiografía permite la visualización y evaluación directas de la precarga ventricular, la función miocárdica y el efecto de los cortocircuitos, los cuales pueden identificarse a nivel clínico solamente con un índice muy alto de sospecha. La identificación temprana de alteraciones en la circulación sistémica dependientes del conducto arterioso o de un taponamiento pericárdico puede marcar la diferencia entre la vida y la muerte. Asimismo, la ecocardiografía puede confirmar el perfil hemodinámico que se sospecha en función de los antecedentes clínicos, como llenado ventricular izquierdo deficiente debido a miocardiopatía hipertrófica en neonatos cuyas madres padecen diabetes sacarina. Los neonatos hipotensos con encefalopatía hipóxica-isquémica e HPPN en forma simultánea constituyen una población compleja en la cual la ecocardiografía es fundamental para identificar los aportes relativos de la disfunción miocárdica y la baja circulación pulmonar y a la baja circulación sistémica.

Los neonatos con choque séptico refractario representan una población de riesgo en la cual la ecocardiografía funcional neonatal arroja información hemodinámica fundamental para orientar el tratamiento. La evaluación directa del llenado ventricular ayuda a determinar la necesidad de lograr una mayor expansión del volumen intravascular frente a una fuga capilar en evolución. Es frecuente el uso empírico de vasopresores, y verificar la presencia o la ausencia de una disfunción ventricular izquierda ayuda al médico a tomar la decisión de disminuir o aumentar, respectivamente, la dosis. Por último, la ecocardiografía funcional neonatal permite determinar si el gasto cardíaco del neonato es alto o bajo, así como la necesidad de administrar vasopresores o inótropos/inodilatadores, respectivamente.

Este estudio puede ser particularmente útil en el tratamiento de neonatos prematuros de muy bajo peso al nacer que presentan hipotensión. En caso de hipotensión sistólica, la ecocardiografía distingue entre la precarga ventricular izquierda baja (por ejemplo, como consecuencia de un retorno venoso sistémico bajo debido a hiperinsuflación pulmonar) y una disminución de la función miocárdica como resultado de una poscarga posnatal elevada. Las causas frecuentes de la hipotensión diastólica temprana en esta población incluyen sepsis, pérdida del volumen intravascular, insuficiencia corticosuprarrenal, trastornos de la regulación autónoma y CAP, el cual, por lo general, no se manifiesta clínicamente durante los primeros días de vida y solo puede detectarse mediante ecocardiografía.

La ecocardiografía también puede ayudar a identificar baja circulación sistémica en neonatos prematuros de muy bajo peso al nacer que presentan riesgo de hemorragia intraventricular o IHPV mediante el cálculo del gasto cardíaco o del flujo de la VCS. En estudios de observación realizados en neonatos extremadamente prematuros, la hemorragia intraventricular y el IHPV se relacionaron con bajo volumen minuto ventricular izquierdo (<175 ml/kg/min.) y bajo flujo de la VCS (<30 ml/kg/min. a las 6 horas o <34 ml/kg/min. a las 12 horas) durante las primeras 6 a 18 horas de vida, seguidos por un aumento brusco a niveles normales tras 24 a 48 horas de vida (7, 31).

Tratamiento

Existe una gran incertidumbre con respecto al momento óptimo, la selección de pacientes y los fármacos a utilizar en el tratamiento de la hipotensión en neonatos a término y prematuros que reciben ventilación. En los casos clínicos

Hipotensión sistémica

↓

¿Hay signos de choque?

No → Observar si la edad posnatal es <4 horas Y si existe hipotensión leve → Sin mejoras tras 4 horas de vida O Empeoramiento de la hipotensión O Signos galopantes de choque → Definir el tipo de hipotensión

Sí → **Signos de choque:**
TLLC prolongado (<3-4 segundos)
Pulsos periféricos débiles
Lactato arterial >2
Acidosis metabólica grave (déficit de bases >8)
Oliguria/anuria
→ Definir el tipo de hipotensión

Definir el tipo de hipotensión →

PA sistólica <3.er centil

Fisiopatología: ↓ descarga sistólica del VI

Posibles causas	Enfoque terapéutico (mecanismo)
HPPRN	- Disminuir la RVP, p. ej., con ONi, milriona (puede tener inotropía positiva) - Aumentar la presión de llenado auricular (precarga), p. ej., con bolo líquido, vasopresina (puede ↓ la RVP) - Aumentar el volumen sistólico del miocardio, p. ej., con dobutamina, epinefrina - Contemplar PGE_1 por infusión si hay difunción del VD y el CAP está cerrado
Choque séptico (frío)	- Aumentar el volumen sistólico del miocardio, p. ej., con dobutamina, epinefrina (puede ↑ la precarga) - Optimizar el tratamiento de la sepsis
Choque cardiogénico	- Controlar el ritmo cardíaco (arritmia r/o) - Aumentar el volumen sistólico del miocardio, p.ej., con dobutamina, epinefrina

PA diastólica <3.er centil

Fisiopatología: ↓ RVS

Posibles causas	Enfoque terapéutico (mecanismo)
HPPRN	- Optimizar las presiones de llenado (precarga) con bolos líquidos (máx. 2 de 10 ml/kg cada uno) ± coloide - Aumentar la RVS una vez administrado el volumen adecuado, p. ej., con vasopresina, dopamina
Choque séptico (frío)	- Optimizar las presiones de llenado (precarga) con bolos líquidos (máx. 2 de 10 ml/kg cada uno) ± coloide - Aumentar la RVS, p. ej., con dopamina, norepinefrina, vasopresina (puede aumentar la presión de llenado auricular)
Choque cardiogénico	- Estrategias de cierre del CAP, p. ej., AINE, paracetamol, intervención quirúrgica - Estrategias de limitación de la circulación, p. ej., hipercarbia permisiva, ↑ PEEP - Aumentar el función sistólica VI, p.ej., con dobutamina)

PA sistólica <3.er perc. Y diastólica <3.er perc.

Fisiopatología: ± definición sistólica cardiaca

Causa	Fisiología	Algoritmo terapéutico
Agravamiento tras un periodo inicial de TA sistólica baja		
HPPRN	Disfunción VI o pérdida del tono vascular	- Aumentar la presión de llenado auricular (precarga), p. ej., con bolo líquido, vasopresina "(a menos que tenga disfunción del VI por EcoFnN) - Aumentar el volumen sistólico del miocardio, p. ej., con dobutamina, epinefrina
Choque cardiogénico	Empeoramiento de la función del VI (¿paro cardiorrespiratorio inminente?)	- Aumentar el volumen sistólico del miocardio, p. ej., con dobutamina, epinefrina
Agravamiento tras un periodo inicial de TA diastólica baja		
Hipovolemia o choque caliente	El miocardio no es capaz de compensar, o bien existe una progresión hacia la disfunción cardiaca	- Optimizar las presiones de llenado (precarga) con bolos líquidos (máx. 2 de 10 ml/kg cada uno) - Aumentar la RVS, p. ej., con dopamina, norepinefrina, vasopresina (si no hay disfunción del VI)
CAP	Cortocircuito de gran tamaño + incapacidad del miocardio de compensar	- Estrategias de limitaciones de la circulación, p. ej., hipercarbia permisiva, ↑ PEEP - Aumentar la función sistólica del VI, p. ej. Con dobutamina, dopamina (si el CAP es crítico)
Tensión sistólica y diastólica bajas al comienzo (hipotensión grave)		
Tratar como un choque caliente grave con disfunción del VI si no es posible realizar una ecocardiografía (**descartar insuficiencia suprarrenal**).		Ver arriba + **hidrocortisona al inicio**

Consideraciones especiales

- Disminuir progresivamente la presión media en las vías respiratorias hasta la presión más baja necesaria, siempre que no empeore la oxigenación.
- Contemplar la administración de hidrocortisona si la hipotensión no responde a dos fármacos.
- Se recomienda realizar una ecocardiografía funcional neonatal en caso de hipotensión refractaria.
- Evaluar atentamente al neonato e investigar/tratar la causa de base de la hipotensión (p. ej., pérdida hemática aguda, sepsis, SRIS, insuficiencia suprarrenal, arritmia, alteraciones electrolíticas).
- Evitar el uso de fármacos de acción cardiovascular que tengan efectos cronotrópicos o inotrópicos en neonatos de madres diabéticas.
- Tomar precauciones con el uso de milrinona en neonatos con EHI o en casos límites de TA media o diastólica.

Figura 14-4. Algoritmo para evaluar y tratar la hipotensión según se trate de hipotensión sistólica, diastólica o combinada. PA: presión arterial; TLLC: tiempo de llenado capilar; PAD: presión arterial diastólica; NOi: óxido nítrico inhalado; VI: ventrículo izquierdo; AINE: antiinflamatorio no esteroide; CAP: conducto arterioso permeable; PEEP: presión positiva hacia el final de la espiración; PGE_1: prostaglandina E_1; HPPN: hipertensión pulmonar persistente neonatal; RVP: resistencia vascular pulmonar; VD: ventrículo derecho; RVS: resistencia vascular sistémica; EcoFnN: ecocardiografía funcional neonatal. (Datos tomados de MacDonald MG, Seshia MMK, *Avery's Neonatology: Pathophysiology and Management of the Newborn.* Lippincott Williams and Wilkins/Wolters Kluwer Health; 2015).

en los que escasean estudios que orienten la terapéutica, la evaluación y el tratamiento del paciente deben adoptar un enfoque fisiopatológico guiado por la causa confirmada o sospechada. Distinguir entre la hipotensión sistólica y la diastólica puede ayudar a identificar la enfermedad de base (**Figura 14-4**). Si bien el enfoque terapéutico descrito en la siguiente sección representa un marco fisiológico para tratar a neonatos con hipotensión, la mayoría de las intervenciones que se indican no están respaldadas por evidencia de calidad, y se necesitan más investigaciones para evaluar su eficacia e inocuidad.

Hipotensión sistólica

La hipotensión sistólica refleja un volumen sistólico disminuido en el ventrículo izquierdo, y el tratamiento debe orientarse a aumentar el funcionamiento de dicha cavidad. La obstrucción del llenado ventricular izquierdo como consecuencia de un neumotórax o de un taponamiento pericárdico debe resolverse de forma inmediata. En neonatos hipotensos cuyas madres padecen diabetes sacarina incorrectamente controlada, la hipertrofia biventricular puede perjudicar el llenado ventricular izquierdo y debe tratarse mediante reposición de líquidos y disminución progresiva de los medicamentos inotrópicos que exacerban la relajación diastólica deficiente. Con el fin de mejorar el retorno venoso sistémico, la precarga ventricular izquierda puede optimizarse al racionalizar la presión positiva hacia el final de la espiración (PEEP) o la presión media en las vías respiratorias (PMVR) en neonatos que reciben ventilación invasiva. Puede administrarse un bolo de 10 ml/kg a 20 ml/kg de cloruro de sodio al 0,9 % (solución salina normal) para aumentar la precarga en neonatos con sospecha de disminución del retorno venoso sistémico relacionada con la PMVR, pero en quienes no es posible disminuir progresivamente las presiones ventilatorias (46). En casos de insuficiencia respiratoria hipoxémica, la hipotensión sistólica puede ser resultado de una menor circulación pulmonar debido a HP, y deben contemplarse los tratamientos orientados a disminuir la RVP (consultar la sección sobre hipertensión pulmonar persistente neonatal).

La dobutamina, una catecolamina sintética con actividad principalmente β adrenérgica, puede usarse en neonatos con hipotensión sistólica debido a un funcionamiento ventricular izquierdo deficiente. La epinefrina, un agonista principalmente β adrenérgico a dosis menores (0,01 µg/kg/min. a 0,05 µg/kg/min.) y un agonista α adrenérgico a mayores dosis (0,1 µg/kg/min. a 0,5 µg/kg/min.), debe contemplarse como fármaco de segunda línea en casos de disfunción miocárdica. La epinefrina aumenta la demanda miocárdica de oxígeno, y el uso a largo plazo se relaciona con distensión del músculo cardíaco. Los neonatos con disfunción miocárdica relacionada con una poscarga ventricular izquierda elevada (por ejemplo, choque séptico hipodinámico, ligadura del CAP), caracterizada clínicamente por una PAD normal/elevada y una presión de pulso estrecha, pueden beneficiarse de la combinación de efectos lusitrópicos, inotrópicos y de disminución de poscarga de la infusión intravenosa de milrinona.

En los neonatos muy prematuros, tras la separación del circuito placentario de baja resistencia, durante el primer día de vida, la hipotensión sistólica puede relacionarse exclusivamente con disfunción miocárdica debido a una mayor poscarga. Si bien la milrinona es una opción terapéutica con justificación fisiológica, un ensayo aleatorizado controlado con placebo, realizado con milrinona intravenosa como profilaxis en el primer día de vida, no demostró ninguna mejora en el flujo de la VCS ni en la disminución de la hemorragia intraventricular (47). La dobutamina constituye una opción terapéutica alternativa para los neonatos prematuros con bajo flujo de la VCS o disfunción ventricular izquierda leve a moderada (sospechada o confirmada) y puede disminuir el riesgo de hemorragia intraventricular o IHPV de aparición tardía (32).

Hipotensión diastólica

La PAD baja generalmente afecta la RVS o la disminución de la volemia intravascular, y el tratamiento debe dirigirse a la causa de base (véase la **Tabla 14-7**). La expansión del volumen intravascular mediante un bolo de 10 ml/kg a 20 ml/kg de cloruro de sodio al 0,9 % constituye el tratamiento de primera línea en caso de deshidratación, extravasación capilar o choque séptico hiperdinámico. Puede administrarse un volumen adicional en función de la evaluación clínica y de la respuesta bioquímica y ecocardiográfica al bolo inicial. La hipotensión diastólica debido a una RVS disminuida, pero refractaria a la reposición de líquidos, puede tratarse con infusiones de vasopresores intravenosos como la dopamina (5 µg/kg/min. a 15 µg/kg/min.), la cual ha demostrado ser consistentemente superior a la dobutamina respecto del aumento de la presión arterial. La epinefrina puede contemplarse en caso de hipotensión diastólica y disfunción ventricular izquierda simultáneas. La norepinefrina es un potente agonista β1 y α adrenérgico que aumenta la presión arterial sistólica y diastólica y RVS, pero existe escasa evidencia en neonatos a término respecto de si resulta eficaz en casos de choque séptico refractario a la reposición de líquidos, a la dopamina y a la dobutamina (48).

Se ha demostrado que los glucocorticoides aumentan la presión arterial en neonatos con hipotensión refractaria al aumentar la producción de catecolaminas y la expresión de los receptores adrenérgicos, y deben contemplarse en casos de hipotensión refractaria. La hidrocortisona se ha estudiado en profundidad en neonatos y, por lo general, se administra a una dosis de 0,5 mg a 1 mg cada 6 horas.

Es difícil identificar la causa de la hipotensión diastólica en neonatos muy prematuros durante su primer día de vida. La evaluación clínica y ecocardiográfica combinada es importante para definir y tratar los efectos relativos de la pérdida de volemia intravascular, la menor RVS y el CAP, todo lo cual amerita distintos enfoques terapéuticos. La hipotensión diastólica producida por un CAP de gran tamaño puede tratarse de forma complementaria con estrategias que aumenten la RVP de forma precavida (consultar la próxima sección) o con dobutamina intravenosa. La insuficiencia corticosuprarrenal es frecuente en neonatos extremadamente prematuros, y la hidrocortisona resulta eficaz para tratar la hipotensión refractaria sin aumentar los efectos adversos a corto plazo (49).

TRATAMIENTO DE LOS NEONATOS CON CONDUCTO ARTERIOSO PERMEABLE

Proceso fisiopatológico continuo del cortocircuito ductal en los neonatos

En los neonatos que reciben ventilación, resulta difícil dilucidar si el conducto arterioso es un conducto vital, un espectador inocuo o un factor patológico principal. En los neonatos con cardiopatías congénitas, la permeabilidad del conducto arterioso puede ser necesaria para lograr una circulación pulmonar o sistémica adecuada. En los casos graves de HPPN, el cortocircuito ductal de derecha a izquierda puede mantener la circulación sistémica posductal y disminuir la poscarga del ventrículo derecho. En los casos más leves de HPPN, el cortocircuito bidireccional puede desempeñar un papel neutral y limitarse a permitir el cálculo no invasivo del gradiente de presión sistémica-pulmonar.

El CAP persistente puede tornarse patológico en neonatos con baja RVP y un cortocircuito sistémico a pulmonar (izquierda a derecha) de gran tamaño. La sangre circula a través del CAP de manera continua, tanto en la sístole como en la diástole, y produce una sobrecarga de volumen en la arteria pulmonar, las venas pulmonares y el corazón izquierdo. El volumen del cortocircuito es proporcional al diámetro y la longitud del conducto, el gradiente de presión aortopulmonar y la viscosidad de la sangre. El aumento en la circulación pulmonar puede provocar un edema alveolar, una menor distensibilidad pulmonar y una mayor necesidad de soporte respiratorio. La carga de volumen del corazón izquierdo se manifiesta como una dilatación del ventrículo y la aurícula izquierdos y un aumento de la presión diastólica final. El «robo» de sangre diastólica de la aorta descendente de parte del conducto, los tiempos diastólicos más breves (y la menor perfusión coronaria) debido a la taquicardia y el aumento en la demanda de oxígeno del miocardio pueden dar como resultado una isquemia subendocárdica.

Importancia clínica del conducto arterioso permeable

La importancia clínica del CAP en los neonatos prematuros se basa en su gran incidencia (hasta un 65 %) en los neonatos extremadamente prematuros y en su relación consistente con resultados neonatales adversos —incluida la muerte, la hemorragia intraventricular, la displasia broncopulmonar, la enterocolitis necrotizante y la retinopatía del prematuro (50). Si bien no se ha determinado definitivamente una relación causal entre el CAP y los resultados adversos, la prevención que se evidencia para la hemorragia intraventricular administrando indometacina a modo de profilaxis, lo cual constriñe el conducto, justifica en cierta medida el papel causal del CAP (51).

Por naturaleza, el CAP debe cerrarse. En un estudio de 70 neonatos extremadamente prematuros (edad gestacional media de 26 semanas) con CAP en su tercer día de vida, quienes recibieron seguimiento estricto, pero no tratamiento médico ni quirúrgico, el cierre del conducto se produjo antes de recibir el alta en el 73 % de los neonatos. Cabe destacar que los resultados clínicos de esta cohorte se caracterizaron por tasas de hemorragia intraventricular, displasia broncopulmonar y muerte superiores al promedio (52). Sin embargo, décadas de ensayos clínicos que han buscado lograr el cierre tardío del conducto (después del séptimo día de vida) no han podido demostrar mejoras en los resultados. Esto podría deberse a una verdadera ausencia de beneficios (es decir, los neonatos prematuros con CAP están «programados» para tener una mayor morbilidad), a una selección subóptima de pacientes para el ingreso en el estudio o al uso generalizado del diseño sin enmascaramiento. Los estudios han demostrado que los neonatos con mayor exposición a cortocircuitos de alto volumen en el CAP, estadificados mediante ecocardiografía, presentan un mayor riesgo de displasia broncopulmonar (53). Es necesario lograr una mayor correlación con los resultados clínicos para contar con una mejor definición de qué cortocircuitos del CAP son «patológicos» y podrían mejorar gracias al tratamiento.

Determinación de la importancia hemodinámica del conducto arterial

Para evaluar la importancia hemodinámica del CAP en los neonatos prematuros, es preciso calcular el volumen de la derivación producida a través del conducto (mediante examen clínico, ecocardiografía y pruebas auxiliares) y realizar la interpretación clínica del impacto relativo del cortocircuito teniendo en cuenta la gravedad de la prematuridad y la morbilidad multisistémica coexistente, como el síndrome de dificultad respiratoria, la intolerancia a la nutrición enteral o el bajo volumen minuto sistémico reinante.

Los signos clínicos y radiológicos clásicos del CAP con importancia hemodinámica en los neonatos prematuros se relacionan con los efectos fisiológicos de la circulación pulmonar excesiva, la carga de volumen del corazón izquierdo y el robo sistémico. El edema alveolar y la menor distensibilidad pulmonar generan trastornos de oxigenación y ventilación y una mayor necesidad de brindar soporte respiratorio. El precordio se encuentra activo, y puede escucharse un soplo sistólico o continuo en el borde esternal superior izquierdo que, generalmente, irradia a todo el precordio. Las manifestaciones del robo sistémico varían: desde hallazgos frecuentes de presión de pulso amplio y pulsos periféricos al límite, hasta llegar a hipotensión diastólica, acidosis metabólica e insuficiencia renal. Los signos clínicos del CAP de importancia hemodinámica no se observan durante la primera semana de vida y retrasan el diagnóstico ecocardiográfico en aproximadamente 2 días (54, 55).

Los estudios por imágenes y el análisis de biomarcadores plasmáticos facilitan el diagnóstico del CAP de importancia hemodinámica. La electrocardiografía puede revelar hipertrofia ventricular izquierda y dilatación de la aurícula izquierda, pero es de baja sensibilidad. La radiografía de tórax puede revelar dilatación del corazón izquierdo y edema pulmonar. El péptido natriurético cerebral (PNC) y la prohormona N-terminal del péptido natriurético cerebral en plasma, dos biomarcadores de la presión cardíaca y de la carga de volumen, permiten predecir un CAP de importancia hemodinámica después del segundo día de vida. Chen *et al.* informaron que un nivel de PNC <40 pg/ml excluye un cortocircuito moderado o importante en el CAP con gran sensibilidad (92 %), mientras que el nivel de PNC >200 pg/ml es altamente específico (91 %), pero que los resultados que oscilan entre 40 pg/ml y 200 pg/ml no permiten discriminar correctamente y requieren evaluación mediante ecocardiografía (56).

Si bien se ha demostrado en repetidas ocasiones que estos biomarcadores tienen alta sensibilidad y especificidad en CAP importantes, la heterogeneidad de los distintos kits de análisis, metodologías de estudio y poblaciones que se emplean para evaluar la validez diagnóstica limita su uso generalizado en la práctica clínica (57).

Ecocardiografía

La ecocardiografía constituye el método más confiable e inmediato para diagnosticar CAP en neonatos prematuros. La evaluación y la estadificación de la gravedad requiere valorar el tamaño del conducto y el patrón de circulación que lo atraviesa, los índices de circulación pulmonar excesiva y la carga de volumen del corazón izquierdo, así como la inversión del flujo diastólico arterial sistémico (**Tabla 14-9**).

Valoración del tamaño del conducto arterial permeable y del patrón de flujo que lo atraviesa

Un diámetro ductal ≥1,5 mm al primer día de vida predice un posterior CAP sintomático (58). El patrón de circulación que atraviesa el conducto permite realizar una evaluación simultánea del gradiente de presión sistémica-pulmonar y el grado de restricción de la circulación ductal (59) (**Figura 14-5**). Los CAP de importancia hemodinámica se caracterizan por un patrón de circulación arterial de izquierda a derecha «no restrictivo» o «pulsátil». Si bien la velocidad sistólica máxima <1,5 m/s se ha descrito como no restrictiva, una velocidad sistólica máxima elevada no constituye, por sí misma, un signo de un CAP restrictivo. Pueden observarse mayores velocidades sistólicas máximas (entre 2,0 m/s y 3,5 m/s) en neonatos con un cortocircuito de volumen muy elevado con baja RVP. Por lo tanto, la velocidad sistólica máxima del CAP debe interpretarse teniendo en cuenta la «pulsatilidad» del patrón del cortocircuito ductal medida por Doppler, la cual puede cuantificarse mediante la proporción entre la velocidad sistólica máxima del CAP y la velocidad diastólica final (que se correlaciona con una permeabilidad prolongada del conducto) (60). El patrón restringido o «de cierre» del CAP indica un cortocircuito ductal de alta velocidad durante toda la sístole y la diástole debido al estrechamiento del conducto y a la consecuente aceleración del flujo.

Evaluación de la circulación pulmonar excesiva y la carga de volumen del corazón izquierdo

Las dimensiones y el gasto del corazón izquierdo, las velocidades diastólicas de la arteria pulmonar y los patrones de flujo de la válvula mitral medidos por Doppler constituyen cálculos alternativos de la relación entre la circulación pulmonar y la sistémica (Q_p/Q_s), si bien pueden subestimarse los valores Q_p/Q_s en presencia de un cortocircuito importante de izquierda a derecha a través de la aurícula.

Tabla 14-9. Parámetros ecocardiográficos para evaluar la importancia hemodinámica del conducto arterioso.

	Parámetro	Importancia hemodinámica		
		Leve	Moderada	Grave
Tamaño y patrón de flujo del conducto arterioso	Diámetro del CAP			
	- Diámetro 2D	<1,5 mm	1,5-3 mm	>3 mm
	- Relación CAP/API	<0,5	0,5-1	>1
	Doppler del CAP			
	- Velocidad sistólica máxima*	>2,5	1,5-2,5	<1,5
	- Velocidad sistólica máxima: velocidad diastólica mínima	<2	2-4	>4
Circulación pulmonar excesiva/ sobrecarga del corazón izquierdo	Gasto cardíaco VI (ml/kg/min.)	<300	300-450	>450
	Dilatación del VI	Ninguna (Z <+1,5)	Leve-moderada (+1,5 < Z < + 2,5)	Importante (Z > +2,5)
	Hipertensión de la AI			
	- AI/Ao	<1,5	1,5-2,0	>2,0
	- Relación E/A de la válvula mitral	<1	<1	>1
	- TRIV	>45 ms	30-45 ms	<30 ms
	- $V_{máx.}$ de diástole de la API	<3,0 m/s	0,3-0,5 m/s	>0,5 m/s
Robo sistémico	Aorta abdominal	Sin inversión del flujo diastólico	Inversión del flujo diastólico	Inversión del flujo diastólico
	Relación de la IVT de la arteria celíaca/aorta	-	-	<0,10

Ao: aorta; TRIV: tiempo de relajación isovolumétrica; AI: aurícula izquierda; API: arteria pulmonar izquierda; VI: ventrículo izquierdo; CAP: conducto arterial permeable; Vmáx.: velocidad máxima; IVT: integral velocidad-tiempo. (Datos tomados de MacDonald MG, Seshia MMK. *Avery's Neonatology: Pathophysiology and Management of the Newborn.* Lippincott Williams and Wilkins/Wolters Kluwer Health; 2015).

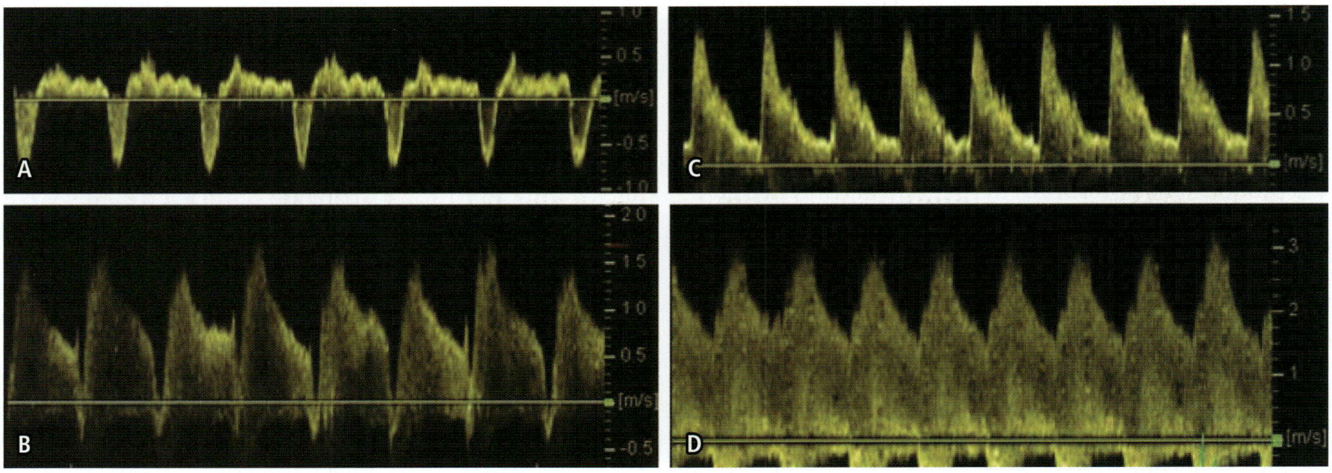

Figura 14-5. Patrones de circulación del CAP medidos por Doppler. La circulación que va desde la arteria pulmonar principal hasta la aorta se grafica mediante una señal Doppler debajo del valor inicial, mientras que la circulación que va desde la aorta hasta la arteria pulmonar se grafica mediante una señal Doppler por encima del valor inicial. **A.** Patrón de hipertensión pulmonar, caracterizado por un cortocircuito de derecha a izquierda o bidireccional (como se muestra aquí) con un importante componente de derecha a izquierda durante la sístole. **B.** Patrón creciente, caracterizado por un cortocircuito casi total de izquierda a derecha con un pequeño componente de derecha a izquierda durante el inicio de la sístole. **C.** Patrón pulsátil o no restrictivo, caracterizado por un cortocircuito de izquierda a derecha con una onda arterial y por la relación entre la elevada velocidad sistólica máxima y la velocidad diastólica final. **D.** Patrón restrictivo, caracterizado por la relación entre la elevada velocidad sistólica y diastólica y la baja velocidad sistólica máxima y la velocidad diastólica final. (Tomada de Weisz DE, Jain A, McNamara PJ. *Patent Ductus Arteriosus.* Ediciones Journal SA; 2016).

Los neonatos con CAP de importancia hemodinámica presentan un elevado volumen ventricular izquierdo y dilatación del corazón izquierdo. El VVI normal oscila entre los 200 ml/kg/min. y los 300 ml/kg/min. Un VVI >300 ml/kg/min. en el primer día de vida predice un posterior CAP sintomático, mientras que un VVI >450 ml/kg/min. sugiere un cortocircuito muy importante (58).

La dimensión del ventrículo izquierdo hacia el final de la diástole (DVIFD) constituye una medida alternativa al volumen ventricular izquierdo hacia el final de la diástole. La DVIFD puede compararse con datos de referencia publicados en neonatos prematuros sanos; un valor >15 mm generalmente indica una dilatación importante del ventrículo izquierdo en neonatos de <1250 g de peso (61, 62).

La dilatación de la aurícula izquierda se produce como consecuencia de la carga de volumen de un retorno venoso pulmonar excesivo y puede cuantificarse mediante la relación entre el flujo de la aurícula izquierda y aquel que atraviesa la raíz aórtica (AI/Ao). Un valor de AI/Ao ≥1,5 ofrece alta sensibilidad para los CAP de importancia hemodinámica después del primer día de vida (63).

La carga de presión en la aurícula izquierda se produce debido a la disfunción diastólica del ventrículo izquierdo y al llenado deficiente de dicha cavidad en casos de retorno venoso pulmonar excesivo y puede calcularse utilizando los índices Doppler del flujo que ingresa a la válvula mitral y el tiempo de relajación isovolumétrica (64) (**Figura 14-6**).

Valoración del robo sistémico

La inversión del flujo diastólico en la aorta abdominal constituye un indicador confiable de un CAP de importancia hemodinámica, el cual se correlaciona mejor con cálculos del volumen del cortocircuito realizados mediante RM y se resuelve tras el cierre del conducto (65, 66). El menor flujo de la arteria celíaca (FAC), cuantificado mediante una relación <0,1 entre el FAC y el VVI, también representa un marcador sensible de un conducto arterioso de tamaño importante (67). Si bien el CAP se relaciona con alteraciones del flujo en las arterias mesentérica superior y cerebral media, se desconocen sus consecuencias clínicas.

Tratamiento del CAP de importancia hemodinámica

Tratamiento conservador: estrategias para restringir el volumen del cortocircuito

Las medidas de soporte representan estrategias destinadas a disminuir el volumen del cortocircuito o a mejorar la tolerancia fisiológica del cortocircuito ductal, pero no a cerrar el conducto. Mediante la administración de PEEP, es posible reducir el retorno venoso sistémico y pulmonar para que el VI descargue en un lugar más favorable de la curva de Frank-Starling y mejore la dilatación del corazón izquierdo. También se puede disminuir el cortocircuito ductal de izquierda a derecha a través de aumentos en la RVP rela-

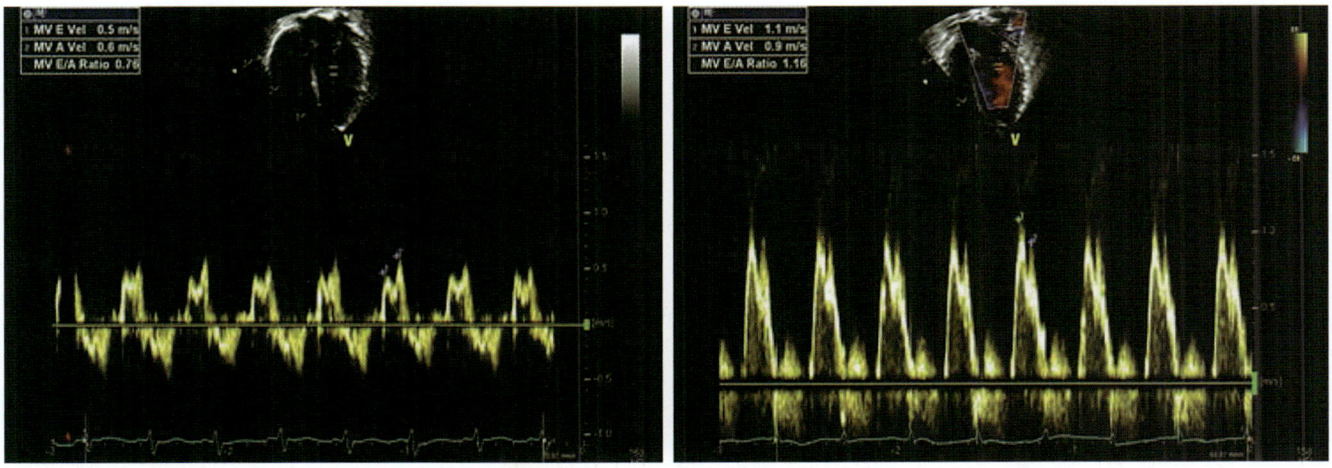

Figura 14-6. Doppler pulsado del flujo que ingresa en el ventrículo izquierdo (VI) a través de la válvula mitral, lo cual demuestra las velocidades de llenado ventricular temprano (E por *early*, en inglés) y tardío (A, durante la contracción Auricular). El llenado del VI a través de la válvula mitral en neonatos a término normales se caracteriza por una predominancia del llenado diastólico temprano E, con un llenado tardío A más limitado, del VI durante la contracción auricular, lo cual da como resultado una relación E/A >1. Izquierda: los neonatos prematuros sanos sin conducto arterioso permeable (CAP) tienen una función diastólica del VI intrínsecamente disminuida y dependen en mayor medida del llenado auricular tardío A, con una relación E/A<1. Derecha: los neonatos prematuros con un CAP importante tienen una mayor presión en la aurícula izquierda, lo cual produce una apertura temprana de la válvula mitral y fomenta el llenado temprano pasivo, lo que da como resultado un menor tiempo de relajación isovolumétrica (<45 ms) y una relación «pseudonormalizada» E/A >1. (Tomada de Weisz DE, Jain A, McNamara PJ. *Patent Ductus Arteriosus.* Ediciones Journal SA; 2016).

cionados con la PMAP En neonatos con un CAP de gran tamaño que reciben ventilación mecánica, un aumento de 5 a 8 cm H_2O en la PEEP disminuye los índices ecocardiográficos del cortocircuito ductal sin influir de manera negativa en la perfusión ni en la oxigenación cerebrales (68).

Las demás estrategias que se utilizan en forma habitual se basan sobre todo en principios fisiológicos o en la extrapolación de estudios clínicos en neonatos a término. Mantener los niveles del hematocrito elevados puede mitigar el efecto del cortocircuito ductal al aumentar la RVP sin influir negativamente sobre la disponibilidad sistémica de oxígeno ni sobre la función sistólica del VI (69). Si bien buscar un rango de saturación de oxígeno menor —y no mayor— (entre un 85 % y 90 % frente a un 90 % a 95 %) puede disminuir la derivación a través del cortocircuito ductal al disminuir la RVP, esta estrategia de lograr una hipoxemia relativa conlleva una mayor mortalidad en poblaciones más amplias de neonatos de peso extremadamente bajo al nacer y debe emplearse con precaución (70). Pueden usarse diuréticos, como la furosemida, para disminuir el edema pulmonar y la dilatación del corazón izquierdo, si bien su uso en neonatos prematuros con CAP se basa en la extrapolación del uso en neonatos a término con otros cortocircuitos acianóticos. Sin embargo, la furosemida aumenta la síntesis renal de prostaglandinas, lo cual puede afectar la constricción del conducto, y el uso a largo plazo se relaciona con nefrocalcinosis.

Se ha informado el uso de restricción de líquidos con el fin de disminuir la carga de volumen del corazón izquierdo y el edema pulmonar en neonatos con un cortocircuito ductal de gran tamaño. Sin embargo, el ingreso total de líquidos (ITL) debería restringirse en gran medida (más allá de la capacidad de concentración renal) para disminuir la precarga ventricular, lo cual podría afectar la asimilación de nutrientes y el crecimiento. No se ha demostrado que una restricción moderada de los líquidos mitigue la derivación producida por el cortocircuito ductal. En un estudio realizado en 18 neonatos extremadamente prematuros con CAP de gran tamaño, la restricción moderada de líquidos (restricción de la ITL de 145 ml/kg/día a 108 ml/kg/día) se vinculó con un menor flujo sistémico sin ninguna mejora en la carga de volumen del corazón izquierdo (71).

Estrategias de cierre del conducto

Farmacoterapia: inhibición de las prostaglandinas circulantes

La permeabilidad inicial del conducto en la etapa posnatal aumenta gracias a las PGE_2 circulantes, cuya producción en los fosfolípidos de la membrana plasmática es catalizada por varias enzimas, entre ellas, la prostaglandina H_2 sintasa (PGHS). El complejo de PGHS incluye tanto a los grupos de las ciclooxigenasas como de las peroxidasas (POX), que son potenciales dianas farmacoterapéuticas que ayudan a disminuir la PGE_2 y facilitan el cierre del conducto (**Figura 14-7**). Los antiinflamatorios no esteroideos (AINE), como la indometacina y el ibuprofeno, son potentes inhibidores de las ciclooxigenasas, y se ha demostrado sobradamente que facilitan el cierre del conducto en neonatos prematuros. La eficacia de los AINE para cerrar el conducto disminuye conforme avanza la edad posnatal, mientras que los vasodilatadores distintos de las prostaglandinas se convierten en reguladores más eficaces de la permeabilidad ductal. Más recientemente, se ha demostrado que el paracetamol, un inhibidor de la fracción POX de la PGHS, produce constricción del conducto.

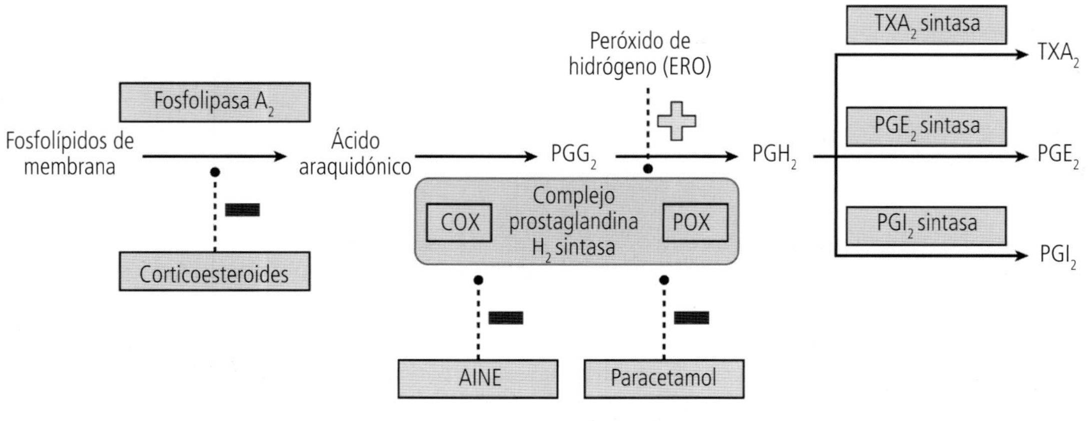

Figura 14-7. Vía metabólica del ácido araquidónico que demuestra las interacciones entre los fármacos (de inhibición, como los corticoesteroides, los AINE o el paracetamol) y de compuestos endógenos (de estimulación, como el peróxido de hidrógeno y las especies reactivas de oxígeno) con las enzimas que participan de esta vía y regulan la producción de prostaglandinas. COX: ciclooxigenasa; PG: prostaglandina; POX: peroxidasa; ERO: especies reactivas de oxígeno; TXA2: tromboxano A2. (Tomada de Weisz DE, Jain A, McNamara PJ. *Patent Ductus Arteriosus*. Ediciones Journal SA; 2016).

Profilaxis

La administración de indometacina intravenosa a modo de profilaxis después del parto en neonatos extremadamente prematuros disminuye el riesgo de hemorragia intraventricular y pulmonar, CAP sintomático, ligadura quirúrgica del CAP y leucomalacia periventricular, en comparación con el tratamiento sintomático tardío, pero no mejora la mortalidad ni los resultados del neurodesarrollo a los 2 años (51). Si bien el uso generalizado de indometacina de forma profiláctica ha disminuido, la evidencia de una mejora en el desarrollo del lenguaje durante la niñez en los varones, junto con los innegables beneficios a corto plazo, ha llevado a continuar con su uso en algunos centros (72). De forma similar, el ibuprofeno a modo de profilaxis evita la aparición de un CAP sintomático y la necesidad de ligadura quirúrgica, pero aumenta el riesgo de hemorragia gastrointestinal y no disminuye el riesgo de hemorragia intraventricular ni mejora otros resultados neonatales.

Tratamiento precoz (día 1 a 3) del conducto arterioso permeable asintomático

El tratamiento precoz en neonatos con CAP clínicamente asintomáticos, pero confirmados mediante ecocardiografía, evita la administración de profilaxis universal en el 30 % al 40 % de los neonatos extremadamente prematuros que no desarrollarían un CAP. Un estudio aleatorizado controlado con placebo demostró que el tratamiento con indometacina en neonatos con CAP ≥1,5 mm durante las primeras 6 horas de vida disminuyó el riesgo de hemorragia pulmonar (73). Otros ensayos han demostrado que el tratamiento precoz de los CAP asintomáticos disminuye el riesgo de aparición tardía de CAP sintomáticos, pero no mejora los resultados neonatales (74, 75).

Tratamiento del conducto arterioso permeable sintomático

Ensayos aleatorizados controlados realizados en la actualidad han comparado la eficacia del tratamiento precoz (día 3) frente al tratamiento tardío (después del día 7 a 10) de los CAP sintomáticos en poblaciones mixtas de neonatos moderada y extremadamente prematuros. El tratamiento precoz disminuye la incidencia de aparición tardía de CAP sintomáticos, pero no mejora los resultados neonatales, lo cual sugiere que podría tolerarse un cierre moderadamente tardío del CAP (entre el día 10 a 14); esto disminuiría la necesidad de realizar un tratamiento con AINE y no aumentaría la morbilidad (76, 77). Sin embargo, la posible desventaja de la exposición prolongada a un cortocircuito ductal de tamaño importante en los neonatos más frágiles aún se desconoce. El ibuprofeno es igual de eficaz que la indometacina para cerrar los CAP, pero genera un menor riesgo de enterocolitis necrotizante y de insuficiencia renal transitoria (78). En comparación con el ibuprofeno administrado por vía intravenosa, el ibuprofeno administrado por vía oral disminuye la tasa de fracaso del cierre del CAP, con un perfil similar de efectos adversos. Se ha demostrado que el paracetamol de administración oral tiene una eficacia similar a la del ibuprofeno de administración oral en el cierre del conducto, en un ensayo de 90 neonatos prematuros con ≤1250 g de peso al nacer y CAP tras 48 a 96 horas de vida (79).

Ligadura quirúrgica

La ligadura quirúrgica de los CAP se reserva como tratamiento de rescate tras no obtener resultados o ante la contraindicación de la farmacoterapia, generalmente en neonatos con dependencia persistente de la ventilación mecánica. La mortalidad quirúrgica inmediata es muy baja (<1 %), pero las complicaciones no son poco frecuentes e incluyen hemorragia, neumotórax, quilotórax, paresia de la cuerda vocal del lado izquierdo y ligadura accidental de un bronquio adyacente o de una rama de la arteria pulmonar.

En comparación con los neonatos que reciben tratamiento médico, la ligadura quirúrgica se ha vinculado con una mayor tasa de DBP, RDP y resultados adversos del neurodesarrollo durante la primera infancia (80). A pesar de la presencia de un sesgo residual debido a confusión por indicación, estos estudios han observado una tendencia secular hacia el rechazo de la ligadura quirúrgica, con resultados mixtos. En un estudio unicéntrico que comparó los resultados durante un período de ligadura tardía optativa con aquellos de la ligadura precoz de rutina tras la falta de cierre del CAP con el tratamiento médico, la estrategia de demorar la ligadura y de que esta sea optativa se vinculó con una menor necesidad de ligadura quirúrgica y con mejores resultados en el neurodesarrollo (81).Otros estudios observacionales han relacionado los enfoques conservadores respecto de los CAP, incluido el rechazo de la ligadura quirúrgica, con una mayor mortalidad y una mayor tasa de DBP (82, 83). Aparentemente, la posibilidad de cierre espontáneo del CAP tras el fracaso del tratamiento médico permite un período limitado de tratamiento conservador seguro, antes de pasar a la ligadura quirúrgica. Sin embargo, la relación entre el CAP sintomático persistente y los resultados adversos sugiere que el cortocircuito ductal es potencialmente riesgoso y que la ligadura quirúrgica sigue siendo una opción terapéutica de peso.

La oclusión percutánea (a través de un catéter) del CAP constituye una alternativa emergente a la ligadura quirúrgica transtorácica. Distintas series de casos han informado un cierre adecuado con el dispositivo de CAP en neonatos prematuros mediante el uso de un acceso venoso femoral o arterial (84, 86). Si bien la oclusión adecuada con el dispositivo se produce en la mayoría de los neonatos (>85 %), la pequeñez de los neonatos al momento de la cirugía sigue siendo la principal limitación al uso de la oclusión percutánea debido al tamaño físico del dispositivo, a la rigidez del sistema de administración del dispositivo, al riesgo de protrusión del dispositivo hacia la arteria pulmonar izquierda o hacia la aorta y a las dificultades técnicas para extraer el dispositivo en caso de desplazamiento o embolización. Una serie de casos retrospectivos de 52 neonatos muy prematuros con un peso mediano de 2,9 kg al momento de la intervención informó eventos adversos en el 33 % de los neonatos; el más frecuente de ellos fue el daño arterial agudo (85). No se ha realizado ningún ensayo clínico que compare la eficacia y la seguridad de la ligadura quirúrgica frente a la oclusión percutánea del CAP en neonatos prematuros.

Fisiología y tratamiento perioperatorios

La insuficiencia adrenocortical es frecuente en los neonatos prematuros que se someten a una ligadura del CAP, y se les debe realizar un análisis prequirúrgico de estimulación de la hormona adrenocorticotrópica (ACTH). Un nivel de cortisol en suero posterior a dicha prueba de <750 nmol/l se vincula con una mayor inestabilidad cardiorrespiratoria posquirúrgica (87). Durante la intervención, la administración de altas dosis de fentanilo (≥10 µg/kg) al momento de la inducción anestésica, se relaciona con una menor inestabilidad respiratoria posquirúrgica (88).

La ligadura del CAP produce una disminución instantánea de la precarga del ventrículo izquierdo y aumenta la poscarga, lo cual coloca a la mitad de los neonatos en riesgo de padecer insuficiencia respiratoria e hipotensión posquirúrgicas, lo que se conoce como «síndrome cardíaco posligadura (SCPL)». El SCPL se caracteriza por una disminución de la función y el volumen sistólico del ventrículo izquierdo, lo que, clínicamente, se manifiesta como hipotensión sistólica y falta de respuesta a la ventilación/oxigenación a partir de las 4 a 12 horas después de la intervención. Dos de los factores de riesgo prequirúrgico del SCPL son el peso <1 kg y la edad posnatal < 28 días (89). La administración de milrinona intravenosa específica a modo de profilaxis en neonatos con un volumen ventricular izquierdo de <200 ml/kg una hora después de la intervención se ha vinculado con un menor riesgo de SCPL (90). Los neonatos con SCPL mejoran con el tratamiento con dobutamina o milrinona para aumentar la función sistólica del ventrículo izquierdo y disminuir la poscarga, si bien la milrinona en monoterapia debe evitarse en los neonatos con hipotensión diastólica simultánea. Es poco probable que la hipotensión diastólica posquirúrgica inmediata se relacione con el SCPL, y debe contemplarse una causa alternativa (por ejemplo, neumotórax, hemorragia, insuficiencia adrenocortical). Los neonatos en los que no aumente el cortisol sérico tras la intervención quirúrgica presentan un mayor riesgo de hipotensión resistente a las catecolaminas. Podría resultar útil calcular la concentración de cortisol poco después de la intervención en pacientes hipotensos y administrar hidrocortisona (91).

INTERACCIONES CARDIOPULMONARES EN LA UNIDAD DE CUIDADOS INTENSIVOS: LOS EFECTOS DE LA VENTILACIÓN MECÁNICA SOBRE LA HEMODINÁMICA

El corazón y los pulmones trabajan en estrecha sintonía para suministrar el oxígeno suficiente a los tejidos, y las intervenciones destinadas a mejorar la función de uno de estos aparatos podrían beneficiar o perjudicar al otro. La ventilación mecánica induce cambios en los volúmenes pulmonares y en las presiones intratorácicas que podrían influir drásticamente sobre la precarga, la contractilidad y la poscarga en neonatos en estado crítico.

Precarga auricular

La circulación sanguínea que llega a la aurícula derecha depende de la existencia de un gradiente entre las grandes venas extratorácicas y la aurícula derecha. En los neonatos sanos, la expansión del tórax durante la inspiración genera una presión intratorácica e intrapleural negativa y, en última instancia, una menor presión en la aurícula derecha (PAD), lo cual aumenta el gradiente y mejora el retorno venoso sistémico. El descenso del diafragma durante la inspiración también aumenta el gradiente al aumentar la presión intraabdominal, lo cual facilita el retorno venoso desde las extremidades inferiores y el abdomen.

El aumento de la PAD puede disminuir la precarga ventricular como resultado de factores intrínsecos (por ejemplo, la hipertensión pulmonar) o extrínsecos, como el taponamiento pericárdico, el neumotórax a tensión o la presión positiva en las vías respiratorias. Esta última, durante la ventilación mecánica invasiva, se transmite a la aurícula derecha, lo cual disminuye el gradiente entre las grandes venas extratorácicas y la aurícula derecha y perjudica la precarga de la aurícula derecha. La TAM excesiva perjudica el gasto cardíaco durante todo el ciclo respiratorio, si bien esto se compensa parcialmente mediante un aumento de la presión arterial sistémica que se produce en respuesta a un aumento de la presión intratorácica. La expansión del volumen intravascular puede mejorar el gasto cardíaco si se requiere una TAM elevada (46).

Iniciación e incrementos de la ventilación mecánica, premedicación anestésica y volumen intravascular

Los médicos deben tener en cuenta el posible efecto adverso de la TAM (disminución de la precarga auricular y del gasto cardíaco) al iniciar o aumentar la ventilación mecánica invasiva. La premedicación anestésica, generalmente un analgésico opioide o un bloqueante neuromuscular, se administra en forma habitual para optimizar las condiciones para una colocación exitosa y oportuna del tubo endotraqueal. Sin embargo, este tipo de anestésicos puede disminuir el tono vascular sistémico, facilitar la acumulación de sangre periférica y disminuir la precarga auricular. En los neonatos con disminución excesiva del volumen intravascular (por ejemplo, debido a hemorragia, deshidratación, fuga capilar debido al síndrome de respuesta inflamatoria sistémica) o con circulación pulmonar de presión pasiva no pulsátil (por ejemplo, circulación de Fontan), la combinación de efectos negativos de la ventilación con presión positiva y de la preanestesia sobre la precarga de la aurícula derecha y sobre el gasto cardíaco podrían desencadenar un colapso circulatorio agudo al momento de colocación del tubo endotraqueal.

El comienzo de los modos de ventilación de alta frecuencia (AF) podría tener importantes consecuencias sobre el retorno venoso sistémico y el gasto cardíaco, en comparación con la ventilación con presión positiva intermitente (VPPI). El efecto de la ventilación mecánica sobre el gasto cardíaco, en última instancia, depende de la TAM, tal como queda demostrado mediante los volúmenes similares logrados con modos de VPPI o AF que utilizan la misma TAM (92). Sin embargo, cuando se inicia un modo de AF como «rescate» tras una ventilación y oxigenación deficientes con VPPI, lo habitual es usar una TAM mayor, la cual podría vincularse con un menor gasto cardíaco (93). En comparación con la ventilación oscilatoria de AF, la ventilación de AF tipo jet podría facilitar el intercambio gaseoso similar utilizando una TAM menor debido a que utiliza una exhalación pasiva (94). La TAM debe ajustarse para optimizar la insuflación alveolar y el retorno venoso sistémico.

Función y poscarga del ventrículo izquierdo: efectos de la presión intratorácica

La apertura de la válvula aórtica y la expulsión de sangre del ventrículo izquierdo hacia la aorta se producen cuando la presión diastólica final del ventrículo izquierdo (P_{DFVI}) supera la presión de la aorta. Hacia el final de la diástole, la P_{DFVI} es igual a la suma de la presión a través de la pared del ventrículo izquierdo (conocida como presión transmural del ventrículo izquierdo o P_{TMVI}) y de toda fuerza aplicada sobre la pared ventricular por los tejidos circundantes, más precisamente las presiones transpericárdica y pleural ($P_{TRANSPERICÁRDICA}$ y $P_{PLEURAL}$, respectivamente). La presión pleural representa la combinación de las fuerzas que surgen de la interacción entre la pared torácica y los pulmones.

$$P_{DFVI} = P_{TMVI} + P_{TRANSPERICÁRDICA} + P_{PLEURAL}$$

Durante la inspiración espontánea con presión negativa, disminuye tanto la presión aórtica intravascular como pleural, pero la disminución de la presión pleural es relativamente superior a la disminución de la presión aórtica. En consecuencia, aumenta la presión transmural del ventrículo izquierdo (para generar una presión diastólica final adecuada en el ventrículo izquierdo), lo cual produce un aumento en la poscarga del ventrículo izquierdo y disminuye el volumen sistólico.

En los neonatos con disfunción ventricular izquierda, la administración de PEEP durante la ventilación mecánica invasiva puede producir varios beneficios. En primer lugar, la disminución de la precarga auricular derecha vinculada con la PEEP disminuye el flujo pulmonar y la precarga del ventrículo izquierdo, lo cual optimiza la posición del ventrículo izquierdo sobre la curva de Starling. En segundo lugar, la presión pleural es positiva en los neonatos que reciben PEEP, lo cual disminuye el gradiente de presión transmural del ventrículo izquierdo y, también, la poscarga del ventrículo izquierdo (95). Por último, la PEEP puede mejorar la permeabilidad alveolar y el desequilibrio entre la ventilación y la perfusión, causado por un edema pulmonar secundario.

Hipertensión pulmonar y circulación excesiva: volúmenes pulmonares y resistencia vascular pulmonar

La RVP, el principal determinante de la poscarga ventricular derecha, está influenciado por los volúmenes pulmonares. Dicha resistencia se minimiza cuando los volúmenes pulmonares están a una capacidad residual funcional (CRF) que refleja el equilibrio óptimo entre la resistencia vascular en los vasos pulmonares alveolares y extraalveolares (véase la **Figura 14-3**). Los neonatos con hipertensión arterial pulmonar debido a una RVP elevada mejoran al aumentar los volúmenes pulmonares para lograr la CRF, tanto para facilitar la ventilación (y optimizar la administración de vasodilatadores pulmonares inhalados, como el óxido nítrico) como para minimizar la RVP.

Podría ser útil buscar modificar el volumen pulmonar para modular la RVP en el tratamiento intensivo de los neonatos con cardiopatías estructurales. La circulación pulmonar excesiva en cortocircuitos cianóticos (por ejemplo, los CAP) pueden modularse al aumentar de manera moderada la PEEP, supuestamente debido a un aumento en la presión arterial pulmonar y a una disminución en el gradiente de presión pulmonar en relación con la sistémica (68). La búsqueda de mayores volúmenes pulmonares para aumentar la RVP también podría ser útil como tratamiento auxiliar en neonatos con un solo ventrículo y con circulación pulmonar excesiva (por ejemplo, síndrome de hipoplasia cardíaca izquierda) con el fin de mejorar la circulación sistémica.

REFERENCIAS

1. D.F. Teitel, H.S. Iwamoto, A.M. Rudolph: Changes in the pulmonary circulation during birth-related events. Pediatr Res. 27:372-378 1990 2342829
2. S.B. Hooper: Role of luminal volume changes in the increase in pulmonary blood flow at birth in sheep. Exp Physiol. 83:833-842 1998 9782192
3. S. Noori, A. Wlodaver, V. Gottipati, et al.: Transitional changes in cardiac and cerebral hemodynamics in term neonates at birth. J Pediatr. 160:943-948 2012 22244465
4. J.J. van Vonderen, A.B. te Pas, C. Kolster-Bijdevaate, et al.: Non-invasive measurements of ductus arteriosus flow directly after birth. Arch Dis Child Fetal Neonatal Ed. 99:F408-F412 2014 24966129
5. D.F. Teitel, D. Sidi, T. Chin, et al.: Developmental changes in myocardial contractile reserve in the lamb. Pediatr Res. 19:948-955 1985 4047765
6. S. Bhatt, B.J. Alison, E.M. Wallace, et al.: Delaying cord clamping until ventilation onset improves cardiovascular function at birth in preterm lambs. J Physiol. 591:2113-2126 2013 23401615
7. S. Noori, M. McCoy, M.P. Anderson, et al.: Changes in cardiac function and cerebral blood flow in relation to peri/intraventricular hemorrhage in extremely preterm infants. J Pediatr. 164:264-270 2014 24183212
8. C.H. Backes, B.K. Rivera, U. Haque, et al.: Placental transfusion strategies in very preterm neonates: a systematic review and meta-analysis. Obstet Gynecol. 124:47-562014 24901269
9. S. Ghavam, D. Batra, J. Mercer, et al.: Effects of placental transfusion in extremely low birthweight infants: meta-analysis of long- and short-term outcomes. Transfusion.54:1192-1198 2014 24843886
10. D.M. Drossner, D.W. Kim, K.O. Maher, et al.: Pulmonary vein stenosis: prematurity and associated conditions. Pediatrics. 122:e656-661 2008 18762500
11. F. Haddad, S.A. Hunt, D.N. Rosenthal, et al.: Right ventricular function in cardiovascular disease, part I: anatomy, physiology, aging, and functional assessment of the right ventricle. Circulation. 117:1436-1448 2008 18347220
12. S.J. Sarnoff, J.H. Mitchell, J.P. Gilmore, et al.: Homeometric autoregulation in the heart. Circ Res. 8:1077-1091 1960 13746560
13. R. Naeije, A. Manes: The right ventricle in pulmonary arterial hypertension. Eur Respir Rev. 23:476-487 2014 25445946
14. K.L. Brown, F. Miles, I.D. Sullivan, et al.: Outcome in neonates with congenital heart disease referred for respiratory extracorporeal membrane oxygenation. Acta Paediatr.94:1280-1284 2005 16278994
15. R.W. Jones, J.H. Baumer, M.C. Joseph, et al.: Arterial oxygen tension and response to oxygen breathing in differential diagnosis of congenital heart disease in infancy. Arch Dis Child. 51:667-673 1976 999325
16. N.N. Finer, K.J. Barrington: Nitric oxide for respiratory failure in infants born at or near term. Cochrane Database Syst Rev. 2006 CD000399
17. G.G. Konduri, A. Solimano, G.M. Sokol, et al.: A randomized trial of early versus standard inhaled nitric oxide therapy in term and near-term newborn infants with hypoxic respiratory failure. Pediatrics. 113:559-564 2004 14993550
18. P.S. Shah, A. Ohlsson: Sildenafil for pulmonary hypertension in neonates. Cochrane Database Syst Rev. 2011 CD005494
19. L.M. Askie, R.A. Ballard, G.R. Cutter, et al.: Inhaled nitric oxide in preterm infants: an individual-patient data meta-analysis of randomized trials. Pediatrics. 128:729-7392011 21930540
20. P. Kumar: Use of inhaled nitric oxide in preterm infants. Pediatrics. 133:164-170 201424379225
21. F.S. Cole, C. Alleyne, J.D. Barks, et al.: NIH Consensus Development Conference statement: inhaled nitric-oxide therapy for premature infants. Pediatrics. 127:363-3692011 21220405
22. V.Y. Chock, K.P. Van Meurs, S.R. Hintz, et al.: Inhaled nitric oxide for preterm premature rupture of membranes, oligohydramnios, and pulmonary hypoplasia. Am J Perinatol. 26:317-322 2009 19067285
23. D.M. Shah, M. Kluckow: Early functional echocardiogram and inhaled nitric oxide: usefulness in managing neonates born following extreme preterm premature rupture of membranes (PPROM). J Paediatr Child Health. 47:340-345 2011 21309877
24. N. Uga, T. Ishii, Y. Kawase, et al.: Nitric oxide inhalation therapy in very low-birthweight infants with hypoplastic lung due to oligohydramnios. Pediatr Int. 46:10-14 2004 15043657
25. A. Mohamed, N. Nasef, V. Shah, et al.: Vasopressin as a rescue therapy for refractory pulmonary hypertension in neonates: case series. Pediatr Crit Care Med. 15:148-1542014 24141655
26. A. Malikiwi, A. Sasi, K. Tan, et al.: Vasopressin as an adjunct therapy for pulmonary hypertension: a case report. Eur J Pediatr. 173:1651-1654 2014 24297672
27. S. Meyer, G. Loffler, T. Polcher, et al.: Vasopressin in catecholamine-resistant septic and cardiogenic shock in very-low-birth-weight infants. Acta Paediatr. 95:1309-13122006 16982509

28. A.T. James, C. Bee, J.D. Corcoran, et al.: Treatment of premature infants with pulmonary hypertension and right ventricular dysfunction with milrinone: a case series. J Perinatol. 35:268-273 2015 25429380
29. A.T. James, J.D. Corcoran, P.J. McNamara, et al.: The effect of milrinone on right and left ventricular function when used as a rescue therapy for term infants with pulmonary hypertension. Cardiol Young. 2015 1-10
30. P.J. McNamara, S.P. Shivananda, M. Sahni, et al.: Pharmacology of milrinone in neonates with persistent pulmonary hypertension of the newborn and suboptimal response to inhaled nitric oxide. Pediatr Crit Care Med. 14:74-84 2013 23132395
31. M. Kluckow, N. Evans: Low superior vena cava flow and intraventricular haemorrhage in preterm infants. Arch Dis Child Fetal Neonatal Ed. 82:F188-F194 2000 10794784
32. D.A. Osborn, N. Evans, M. Kluckow, et al.: Low superior vena cava flow and effect of inotropes on neurodevelopment to 3 years in preterm infants. Pediatrics. 120:372-3802007 17671064
33. S. Lalan, D. Blowey: Comparison between oscillometric and intra-arterial blood pressure measurements in ill preterm and full-term neonates. J Am Soc Hypertens.8:36-44 2014 24503236
34. T. Shimokaze, K. Akaba, E. Saito: Oscillometric and intra-arterial blood pressure in preterm and term infants: extent of discrepancy and factors associated with inaccuracy. Am J Perinatol. 32:277-282 2015 24971570
35. S. Takci, S. Yigit, A. Korkmaz, et al.: Comparison between oscillometric and invasive blood pressure measurements in critically ill premature infants. Acta Paediatr.101:132-135 201 2 21880068
36. B. Batton, L. Li, N.S. Newman, et al.: Evolving blood pressure dynamics for extremely preterm infants. J Perinatol. 34:301-305 2014 24503912
37. Systolic blood pressure in babies of less than 32 weeks gestation in the first year of life. Northern Neonatal Nursing Initiative. Arch Dis Child Fetal Neonatal Ed. 80:F38-F421999
38. A.L. Kent, Z. Kecskes, B. Shadbolt, et al.: Normative blood pressure data in the early neonatal period. Pediatr Nephrol. 22:1335-1341 2007 17437131
39. H. Rabe, J.L. Diaz-Rossello, L. Duley, et al.: Effect of timing of umbilical cord clamping and other strategies to influence placental transfusion at preterm birth on maternal and infant outcomes. Cochrane Database Syst Rev. 8:CD003248 2012 22895933
40. A.M. Groves, C.A. Kuschel, D.B. Knight, et al.: Relationship between blood pressure and blood flow in newborn preterm infants. Arch Dis Child Fetal Neonatal Ed. 93:F29-F32 2008 17475696
41. M. Kluckow, N. Evans: Relationship between blood pressure and cardiac output in preterm infants requiring mechanical ventilation. J Pediatr. 129:506-512 1996 8859256
42. J.W. Logan, T.M. O'Shea, E.N. Allred, et al.: Early postnatal hypotension and developmental delay at 24 months of age among extremely low gestational age newborns. Arch Dis Child Fetal Neonatal Ed. 96:F321-F328 2011 21138828
43. J.W. Logan, T.M. O'Shea, E.N. Allred, et al.: Early postnatal hypotension is not associated with indicators of white matter damage or cerebral palsy in extremely low gestational age newborns. J Perinatol. 31:524-534 2011 21273984
44. J.R. Skinner, D.W. Milligan, S. Hunter, et al.: Central venous pressure in the ventilated neonate. Arch Dis Child. 67:374-377 1992 1586173
45. N.V. Subhedar, N.J. Shaw: Dopamine versus dobutamine for hypotensive preterm infants. Cochrane Database Syst Rev. 2003 CD001242
46. J.F. Dhainaut, J.Y. Devaux, J.F. Monsallier, et al.: Mechanisms of decreased left ventricular preload during continuous positive pressure ventilation in ARDS. Chest.90:74-80 1986 3522122
47. M. Paradisis, N. Evans, M. Kluckow, et al.: Randomized trial of milrinone versus placebo for prevention of low systemic blood flow in very preterm infants. J Pediatr.154:189-195 2009 18822428
48. P. Tourneux, T. Rakza, A. Abazine, et al.: Noradrenaline for management of septic shock refractory to fluid loading and dopamine or dobutamine in full-term newborn infants. Acta Paediatr. 97:177-180 2008 18177443
49. H. Ibrahim, I.P. Sinha, N.V. Subhedar: Corticosteroids for treating hypotension in preterm infants. Cochrane Database Syst Rev. 2011 CD003662
50. A. Sellmer, J.V. Bjerre, M.R. Schmidt, et al.: Morbidity and mortality in preterm neonates with patent ductus arteriosus on day 3. Arch Dis Child Fetal Neonatal Ed.98:F505-F510 2013 23893268
51. P.W. Fowlie, P.G. Davis, W. McGuire: Prophylactic intravenous indomethacin for preventing mortality and morbidity in preterm infants. Cochrane Database Syst Rev.2010 CD000174
52. A. Rolland, S. Shankar-Aguilera, D. Diomande, et al.: Natural evolution of patent ductus arteriosus in the extremely preterm infant. Arch Dis Child Fetal Neonatal Ed.100:F55-F58 2015 25169243
53. F. Schena, G. Francescato, A. Cappelleri, et al.: Association between hemodynamically significant patent ductus arteriosus and bronchopulmonary dysplasia. J Pediatr. 166:1488-1492 2015 25882876
54. R. Skelton, N. Evans, J. Smythe: A blinded comparison of clinical and echocardiographic evaluation of the preterm infant for patent ductus arteriosus. J Paediatr Child Health. 30:406-411 1994 7833075
55. P. Davis, S. Turner-Gomes, K. Cunningham, et al.: Precision and accuracy of clinical and radiological signs in premature infants at risk of patent ductus arteriosus. Arch Pediatr Adolesc Med. 149:1136-1141 1995 7550818
56. S. Chen, T. Tacy, R. Clyman: How useful are B-type natriuretic peptide measurements for monitoring changes in patent ductus arteriosus shunt magnitude. J Perinatol.30:780-785 2010 203 76057
57. M. Kulkarni, G. Gokulakrishnan, J. Price, et al.: Diagnosing significant PDA using natriuretic peptides in preterm neonates: a systematic review. Pediatrics. 135:e510-e525 2015 25601976
58. M. Kluckow, N. Evans: Early echocardiographic prediction of symptomatic patent ductus arteriosus in preterm infants undergoing mechanical ventilation. J Pediatr.127:774-779 1995 747 2835
59. B.H. Su, T. Watanabe, M. Shimizu, et al.: Echocardiographic assessment of patent ductus arteriosus shunt flow pattern in premature infants. Arch Dis Child Fetal Neonatal Ed. 77:F36-F40 1997 9279181
60. A. Smith, M. Maguire, V. Livingstone, et al.: Peak systolic to end diastolic flow velocity ratio is associated with ductal

patency in infants below 32 weeks of gestation.Arch Dis Child Fetal Neonatal Ed. 100:F132-F136 2015 25406463
61. E. Zecca, C. Romagnoli, G. Vento, et al.: Left ventricle dimensions in preterm infants during the first month of life. Eur J Pediatr. 160:227-230 2001 11317644
62. F.J. Walther, B. Siassi, J. King, et al.: Echocardiographic measurements in normal preterm and term neonates. Acta Paediatr Scand. 75:563-568 1986 3751552
63. P. Iyer, N. Evans: Re-evaluation of the left atrial to aortic root ratio as a marker of patent ductus arteriosus. Arch Dis Child Fetal Neonatal Ed. 70:F112-F117 1994 8154903
64. L. Schmitz, B. Stiller, H. Koch, et al.: Diastolic left ventricular function in preterm infants with a patent ductus arteriosus: a serial Doppler echocardiography study. Early Hum Dev. 76:91-100 2004 14757261
65. A.M. Groves, C.A. Kuschel, D.B. Knight, et al.: Does retrograde diastolic flow in the descending aorta signify impaired systemic perfusion in preterm infants. Pediatr Res.63:89-94 2008 18043512
66. K.M. Broadhouse, A.N. Price, G. Durighel, et al.: Assessment of PDA shunt and systemic blood flow in newborns using cardiac MRI. NMR Biomed. 26:1135-1141 201323412748
67. A. El-Khuffash, M. Higgins, K. Walsh, et al.: Quantitative assessment of the degree of ductal steal using celiac artery blood flow to left ventricular output ratio in preterm infants. Neonatology. 93:206-212 2008 17992021
68. M.F. Fajardo, N. Claure, S. Swaminathan, et al.: Effect of positive end-expiratory pressure on ductal shunting and systemic blood flow in preterm infants with patent ductus arteriosus. Neonatology. 105:9-13 2014 24193163
69. G. Lister, W.E. Hellenbrand, C.S. Kleinman, et al.: Physiologic effects of increasing hemoglobin concentration in left-to-right shunting in infants with ventricular septal defects. N Engl J Med. 306:502-506 1982 7057857
70. O.D. Saugstad, D. Aune: Optimal oxygenation of extremely low birth weight infants: a meta-analysis and systematic review of the oxygen saturation target studies.Neonatology. 105:55-63 2014 24247112
71. J. De Buyst, T. Rakza, T. Pennaforte, et al.: Hemodynamic effects of fluid restriction in preterm infants with significant patent ductus arteriosus. J Pediatr. 161:404-408 201222534152
72. L.R. Ment, B.R. Vohr, R.W. Makuch, et al.: Prevention of intraventricular hemorrhage by indomethacin in male preterm infants. J Pediatr. 145:832-834 2004 15580211
73. M. Kluckow, M. Jeffery, A. Gill, et al.: A randomised placebo-controlled trial of early treatment of the patent ductus arteriosus. Arch Dis Child Fetal Neonatal Ed. 99:F99-F104 2014 24317704
74. L. Cooke, P. Steer, P. Woodgate: Indomethacin for asymptomatic patent ductus arteriosus in preterm infants. Cochrane Database Syst Rev. 2003 CD003745
75. J.V. Aranda, R. Clyman, B. Cox, et al.: A randomized, double-blind, placebo-controlled trial on intravenous ibuprofen L-lysine for the early closure of nonsymptomatic patent ductus arteriosus within 72 hours of birth in extremely low-birth-weight infants. Am J Perinatol. 26:235-245 2009 19067286
76. B. Van Overmeire, H. Van De Broek, P. Van Laer, et al.: Early versus late indomethacin treatment for patent ductus arteriosus in premature infants with respiratory distress syndrome. J Pediatr. 138:205-211 2001 11174617
77. I.R.S. Sosenko, M.F. Fajardo, N. Claure, et al.: Timing of patent ductus arteriosus treatment and respiratory outcome in premature infants: a double-blind randomized controlled trial. J Pediatr. 160:929-935.e921 2012 22284563
78. A. Ohlsson, R. Walia, S.S. Shah: Ibuprofen for the treatment of patent ductus arteriosus in preterm and/or low birth weight infants. Cochrane Database Syst Rev.4:CD003481 2013 23633310
79. M.Y. Oncel, S. Yurttutan, O. Erdeve, et al.: Oral paracetamol versus oral ibuprofen in the management of patent ductus arteriosus in preterm infants: a randomized controlled trial. J Pediatr. 164:510-514 e511 2014 24359938
80. D.E. Weisz, K. More, P.J. McNamara, et al.: PDA ligation and health outcomes: a meta-analysis. Pediatrics. 133:e1024-e1046 2014 24639268
81. A.C. Wickremasinghe, E.E. Rogers, R.E. Piecuch, et al.: Neurodevelopmental outcomes following two different treatment approaches (early ligation and selective ligation) for patent ductus arteriosus. J Pediatr. 161:1065-1072 2012 22795222
82. S. Noori, M. McCoy, P. Friedlich, et al.: Failure of ductus arteriosus closure is associated with increased mortality in preterm infants. Pediatrics. 123:e138-144 200919117835
83. J.W. Kaempf, Y.X. Wu, A.J. Kaempf, et al.: What happens when the patent ductus arteriosus is treated less aggressively in very low birth weight infants. J Perinatol.32:344-348 2012 21818064
84. A.A. Abu Hazeem, M.J. Gillespie, H. Thun, et al.: Percutaneous closure of patent ductus arteriosus in small infants with significant lung disease may offer faster recovery of respiratory function when compared to surgical ligation. Catheter Cardiovasc Interv. 82:526-533 2013 23723091
85. C.H. Backes, S.L. Cheatham, G.M. Deyo, et al.: Percutaneous patent ductus arteriosus (PDA) closure in very preterm infants: feasibility and complications. J Am Heart Assoc.2016 5
86. E. Francis, A.K. Singhi, S. Lakshmivenkateshaiah, et al.: Transcatheter occlusion of patent ductus arteriosus in pre-term infants. JACC Cardiovasc Interv. 3:550-555 201020488412
87. A.F. El-Khuffash, P.J. McNamara, A. Lapointe, et al.: Adrenal function in preterm infants undergoing patent ductus arteriosus ligation. Neonatology. 104:28-33 201323635520
88. A. Janvier, J.L. Martinez, K. Barrington, et al.: Anesthetic technique and postoperative outcome in preterm infants undergoing PDA closure. J Perinatol.30:677-682 2010 20237487
89. P.J. McNamara, L. Stewart, S.P. Shivananda, et al.: Patent ductus arteriosus ligation is associated with impaired left ventricular systolic performance in premature infants weighing less than 1000 g. J Thorac Cardiovasc Surg. 140:150-157 2010 20363478
90. A. Jain, M. Sahni, A. El-Khuffash, et al.: Use of targeted neonatal echocardiography to prevent postoperative cardiorespiratory instability after patent ductus arteriosus ligation. J Pediatr. 160:584-589 2012 22050874
91. R.I. Clyman, A. Wickremasinghe, T.A. Merritt, et al.: Hypotension following patent ductus arteriosus ligation: the role of adrenal hormones. J Pediatr. 164:1449-1455 201424636853
92. J.P. Kinsella, D.R. Gerstmann, R.H. Clark, et al.: High-frequency oscillatory ventilation versus intermittent mandatory ventilation: early hemodynamic effects in the premature

baboon with hyaline membrane disease. Pediatr Res. 29:160-166 19912014152
93. B. Simma, M. Fritz, C. Fink, et al.: Conventional ventilation versus high-frequency oscillation: hemodynamic effects in newborn babies. Crit Care Med. 28:227-231 200010667528
94. S.J. Boros, M.C. Mammel, J.M. Coleman, et al.: Comparison of high-frequency oscillatory ventilation and high-frequency jet ventilation in cats with normal lungs.Pediatr Pulmonol. 7:35-41 1989 2771469
95. A.J. Buda, M.R. Pinsky, N.B. Ingels Jr., et al.: Effect of intrathoracic pressure on left ventricular performance. N Engl J Med. 301:453-459 1979 460363

SECCIÓN III

Oxigenoterapia y ventilación asistida

Capítulo 15

Descripción general de la ventilación asistida

Martin Keszler, MD, FAAP
Robert L. Chatburn, MHHS, RRT-NPS, FAARC

La ventilación mecánica neonatal eficaz es un fenómeno relativamente reciente de la neonatología que ha evolucionado a lo largo de la vida de muchos médicos que aún ejercen en la actualidad. La muerte del hijo prematuro de un presidente de los EE. UU. debido a insuficiencia respiratoria en el año 1963 es un constante recordatorio de la ineficiencia de la atención respiratoria hace tan solo 50 años. En la actualidad, muy pocos neonatos mueren como resultado de insuficiencia primaria respiratoria; la mortalidad generalmente se relaciona con complicaciones de la prematurez extrema y de las infecciones. Sin embargo, si bien la ventilación mecánica ha disminuido significativamente la mortalidad debido a causas pulmonares, la morbilidad —incluida la displasia broncopulmonar— sigue siendo elevada.

Como se comenta en el **Capítulo 17**, evitar el uso de la ventilación mecánica es la mejor forma de evitar el daño pulmonar inducido por ella. Gracias al aumento en el uso prenatal de esteroides y a mejores técnicas de estabilización en la sala de partos, la mayoría de los neonatos moderadamente prematuros y muchos de los muy prematuros pueden recibir ventilación por medios no invasivos. Por el contrario, una gran proporción de neonatos de edad gestacional extremadamente baja (NEGEB) continúan necesitando ventilación mecánica. Casi el 90 % de los neonatos de peso extremadamente bajo al nacer (PEBN) que se atendieron en los centros de la Red de Investigación Neonatal (*Neonatal Research Network*) en 2005 recibieron ventilación mecánica durante el primer día de vida, y el 95 % de los sobrevivientes recibieron ventilación invasiva en algún momento de su estancia hospitalaria (1). En el ensayo clínico titulado *Surfactant, Positive Pressure and Oxygenation Trial* (SUPPORT), el 83 % de los neonatos de PEBN inicialmente asignados al grupo de ventilación no invasiva recibieron intubación endotraqueal y ventilación mecánica en algún momento de su estancia en la unidad de cuidados intensivos neonatales (UCIN) (2). Por lo tanto, la ventilación invasiva se reserva sobre todo para la cantidad relativamente baja de neonatos muy inmaduros o muy enfermos. Debido a que, en la actualidad, cada vez menos neonatos reciben ventilación mecánica, los pasantes y los médicos tienen cada vez menos experiencia respecto de su uso. Los neonatos que sí reciben ventilación mecánica en la actualidad suelen ser más pequeños y más inmaduros que los que solían recibirla anteriormente y es posible que su dependencia del respirador dure más, algunas veces por motivos que no guardan relación con la enfermedad pulmonar que padecen. El espectro de enfermedades pulmonares que tratan los neonatólogos se ha ampliado a enfermedades más crónicas que estamos menos acostumbrados a tratar. Asimismo, los pacientes actuales son particularmente susceptibles al daño pulmonar debido a la prematurez del desarrollo pulmonar con el que nacen.

Todos estos factores hacen que sea importante optimizar la forma en que se gestiona la ventilación mecánica para evitar la morbimortalidad que puede prevenirse. Probablemente, sea inevitable que los NEGEB sufran cierto grado de daño pulmonar debido a la ventilación mecánica, incluso si esta es óptima. Sin embargo, el amplio rango de incidencia de la displasia broncopulmonar en las UCIN individuales de la Red de Investigación Neonatal y la Red Vermont-Oxford de los EE. UU. sugiere que la ventilación mecánica podría ser un factor de riesgo potencialmente modificable (3). Si bien la evidencia que orienta las estrategias de ventilación mecánica sigue siendo insuficiente, en este y en los próximos capítulos se describirán las posibles mejores prácticas y su justificación.

LOS DESAFÍOS PARTICULARES DE LA VENTILACIÓN MECÁNICA NEONATAL

Quienes participan de la atención de neonatos en estado crítico deben estar muy al tanto de que estos no son simplemente niños pequeños, al igual que los niños no son simplemente adultos pequeños. Actualmente, existen sofisticados respiradores con microprocesadores y funciones avanzadas que permiten brindar una ventilación sincronizada eficaz. Sin embargo, es fundamental reconocer que contar con mejores tecnologías no es algo que, por sí solo, mejore los resultados. A menos que dicha tecnología se utilice en combinación con estrategias de ventilación óptimas que sean adecuadas para la afección específica que se está tratando, estos equipos no influyen sustancialmente en los resultados. Para utilizar de manera óptima los dispositivos que tenemos a disposición, es preciso conocer los aspectos particulares de la fisiología respiratoria de los neonatos. Si bien dichos aspectos se analizan en detalle en el **Capítulo 2**, a continuación, se describen cuestiones clave que influyen directamente sobre el uso de ventilación mecánica invasiva.

Mecánica pulmonar

Los neonatos pequeños cuyos pulmones tienen baja distensibilidad tienen constantes de tiempo muy breves y, habitualmente, frecuencias respiratorias aceleradas, con tiempos inspiratorios muy breves adaptados a su mecánica pulmonar. Asimismo, tienen una fuerza muscular limitada y una pared torácica muy distensible, por lo cual se les dificultad alcanzar un flujo o una presión inspiratorios adecuados. Esta situación implica importantes desafíos tecnológicos respecto del diseño de los dispositivos, en especial en términos de activación de las insuflaciones del respirador en sincronía con el inicio del esfuerzo inspiratorio, el corte de la insuflación y la medición del volumen corriente. Si el diseño del respirador neonatal es deficiente, podría generar una demora excesiva en la activación, lo cual desencadenaría asincronía, falta de activación o de corte de la insuflación y errores en la medición o el suministro del volumen corriente. Estos desafíos tecnológicos se han superado con creces en los respiradores modernos, pero siguen siendo un problema en algunos dispositivos más antiguos que aún continúan en uso.

Tubos endotraqueales sin manguito

Los tubos endotraqueales (TET) sin manguito se utilizan tradicionalmente en los neonatos debido a la inquietud respecto de la necrosis por presión de la mucosa traqueal. Los tubos son tan pequeños que también dificultan la incorporación de manguitos inflables sin comprometer el tamaño de la luz. Por tal motivo, en la mayoría de los neonatos se produce algún grado de fuga de gas alrededor del TET. A pesar de la falta de evidencia concluyente, algunos médicos consideran importante que haya una fuga audible alrededor del tubo para confirmar que no está muy ajustado. Lamentablemente, las fugas sustanciales hacen que el cálculo del volumen corriente sea cada vez más impreciso, un problema que ha cobrado importancia con el creciente uso de la ventilación con volumen definido. Con el tiempo, aumenta la fuga alrededor del TET en neonatos que requieren ventilación prolongada, ya que la laringe y la tráquea se dilatan en forma progresiva debido al estiramiento cíclico de muchos miles de insuflaciones al día. La fuga es mayor durante la insuflación debido a que las vías respiratorias se distienden ante la presión de insuflación más elevada. Por lo tanto, es importante medir tanto el volumen corriente (V_C) inspiratorio como espiratorio, y este último es más confiable en la estimación del volumen de gas que ingresó en los pulmones. La fuga puede cambiar de un momento a otro, ya que el TET se introduce a una distancia que supera por muy poco la laringe y, por lo tanto, la fuga cambiará con cualquier cambio que se produzca en la posición de la cabeza del neonato y con cualquier movimiento ascendente o descendente del TET a lo largo de la tráquea. Debido a estas dificultades, se ha propuesto reconsiderar la prohibición de los tubos con manguito (4).

Medición del volumen corriente

Es evidente la importancia de medir con gran precisión el V_C en cualquier tipo de ventilación controlada por volumen o con volumen definido en neonatos extremadamente pequeños, teniendo en cuenta que los neonatos que pesan entre 400 g y 1000 g requieren un V_C de entre 2 ml y 5 ml. Por desgracia, la mayoría de los llamados «respiradores universales» diseñados principalmente para pacientes adultos, pero capaces de ventilar distintos rangos etarios, miden el flujo y calculan el V_C a la salida de la válvula de control del flujo dentro del respirador, y no a la entrada al paciente (es decir, la abertura de la vía respiratoria). Este método es práctico y evita la necesidad de cables adicionales y del espacio muerto instrumental que se suma con el sensor de flujo. Sin embargo, en los neonatos, esta colocación remota de la medición del flujo se traduce en un alto grado de imprecisión en las lecturas del V_C. Cuando el V_C se mide en el extremo del circuito correspondiente al respirador, el valor no representa la compresión de gas en el circuito, la distensibilidad del circuito ni la fuga alrededor del TET y está sujeto a imprecisiones relacionadas con correcciones aproximadas en función del calor y la humidificación del gas seco frío proveniente de la válvula de control. La pérdida del V_C suministrado en el circuito es proporcional a la distensibilidad del circuito del respirador y el humidificador (y a la capacidad de compresión del volumen de gas que contienen), en relación con la distensibilidad de los pulmones del paciente. En pacientes de mayor tamaño que tienen colocados TET con manguito, el volumen medido en el respirador coincide relativamente bien (si se utilizan las correcciones pertinentes) con el V_C real que ingresa en los pulmones. En los neonatos diminutos, cuyos pulmones son muy pequeños y no distensibles, la pérdida de volumen hacia el circuito es proporcionalmente muy superior y no se corrige con facilidad, en especial en presencia de una fuga importante alrededor del TET.

PRINCIPIOS DE DISEÑO, FUNCIONAMIENTO Y NOMENCLATURA DE LOS RESPIRADORES

Un respirador mecánico es sencillamente un dispositivo diseñado para aumentar o sustituir el esfuerzo respiratorio propio del paciente y asegurar un ingreso de mezcla gaseosa fresca adecuada a los pulmones para suplir las necesidades respiratorias del organismo. Existe una amplia variedad de diseños de respiradores, pero todos ellos ofrecen la mayoría de los modos básicos de ventilación. Para comprender el funcionamiento de los respiradores, el médico debe concentrarse en cómo funcionan los modos específicos y en comprender las interacciones —a veces, complejas— entre un neonato despierto que respira y el modo particular del dispositivo específico que se utiliza. Esto es importante porque, debido a la terminología confusa que se utiliza actualmente, los modos de ventilación que tienen nombres idénticos pueden tener distintas funciones según el dispositivo del que se trate. Por lo tanto, la pregunta del millón es: «¿cómo funciona este modo específico en este dispositivo y cómo puedo aprovechar al máximo esta herramienta para tratar a mi paciente?».

Definimos al «modo de ventilación» como un patrón predeterminado de interacción entre un paciente y un respirador. Lamentablemente, no existe normalización dentro de la industria respecto de cómo nombrar a los distintos modos o de cómo explicar su funcionamiento. Como distintos fabricantes emplean distintos nombres para describir modos de ventilación que suelen estar estrechamente vinculados, la comunicación entre los usuarios de los distintos dispositivos es cada vez más difícil.

Por ejemplo, un respirador que se utiliza habitualmente en neonatología (el CareFusion Avea) ofrece al médico la posibilidad de elegir entre 44 modos distintos. Para comprender mejor el funcionamiento del respirador y mejorar la comunicación entre los médicos, necesitamos contar con una taxonomía de los modos de ventilación, es decir, un sistema de clasificación (5, 6). Esta taxonomía no es tan intimidante como parece, sino que se basa en un pequeño grupo de términos específicamente definidos (conocidos como *vocabulario estandarizado*) y tiene una estructura jerárquica similar al orden, familia, género y especie que se emplea en biología.

Para comprender mejor la necesidad de contar con un enfoque sistemático, debemos tener en cuenta que, en el último recuento, identificamos 290 nombres de modos de 33 respiradores tan solo en los Estados Unidos. ¿Se imagina tener que usar esa cantidad de fármacos con el nombre comercial exclusivamente sin tener denominaciones genéricas o químicas y ningún sistema de clasificación? Ese es el panorama actual de los modos de ventilación. Asimismo, muchos respiradores que se utilizan en todo el mundo en la actualidad están diseñados para abarcar a todo el rango etario que va desde los neonatos prematuros hasta los adultos y tienen distintos modos que nunca se han evaluado en neonatos. La importancia de contar con un sistema de clasificación es poder identificar, en distintos respiradores, qué modos son equivalentes y qué modos son distintos. Luego, podemos identificar las capacidades tecnológicas de los distintos respiradores, tanto para tomar decisiones a la hora de adquirirlos (7) como de aplicarlos en la práctica clínica. De hecho, al tener identificados los modos, podemos comparar y contrastar sus funciones específicas para determinar qué modos son los que mejor cumplen con los objetivos clínicos de la ventilación mecánica para un determinado paciente en un determinado momento. Si bien existen muchas indicaciones para comenzar con la ventilación mecánica, debemos realizarla sin perder de vista tres objetivos (8): a) seguridad, que apunta a optimizar el intercambio gaseoso con un mínimo de efectos adversos hemodinámicos y a minimizar el daño pulmonar y cerebral provocado por el respirador (9); b) comodidad, que apunta a minimizar la asincronía entre el respirador y la respiración espontánea; y c) liberación, que apunta a minimizar la duración de la ventilación y la incidencia de los acontecimientos adversos. Por lo tanto, hay tres destrezas básicas (clasificación de los modos, elección del objetivo y elección del modo) que constituyen un marco racional para dominar el arte y la ciencia de la ventilación mecánica (10).

Los siguientes párrafos se centrarán en la ventilación mecánica convencional. La clasificación de los modos de ventilación de alta frecuencia y las indicaciones de dicha ventilación se abordarán en mayor detalle en los **Capítulos 22** y **23**.

DIEZ MÁXIMAS PARA COMPRENDER LOS MODOS DE VENTILACIÓN CONVENCIONALES

En esta sección, se definirán de manera general algunos términos básicos relacionados con la ventilación mecánica y se destacarán las aplicaciones neonatales específicas. Para comprender estos términos en contexto, se describirán 10 conceptos tecnológicos básicos (máximas) que son comunes a todos los modos de ventilación. Estos conceptos son bastante sencillos y evidentes. Sin embargo, en conjunto, constituyen un sistema de clasificación que puede aplicarse a cualquier modo de cualquier respirador.

Definición de un ciclo de ventilación

Un ciclo de ventilación se define como un ciclo de flujo positivo (insuflación) y flujo negativo (espiración) definido en términos de la curva de flujo-tiempo (**Figura 15-1**). Como se describió en un editorial, los respiradores no respiran, y tampoco suministran respiraciones, sino insuflaciones (11). Solamente las personas y los animales vivos respiran. Por lo tanto, utilizaremos terminología que evite confusiones entre la respiración del paciente y la insuflación del respirador.

Definición de la respiración asistida

La respiración es asistida cuando la insuflación del respirador realiza todo o parte del trabajo respiratorio. Gráficamente, esto corresponde a la presión de las vías respiratorias que aumenta por encima del valor basal durante la inspiración.

Asistencia con control de volumen o de presión

Los respiradores ayudan a respirar utilizando «control de presión» o «control de volumen» en función de la ecuación del movimiento del aparato respiratorio:

$$P(t) = EV(t) + R\dot{V}(t)$$

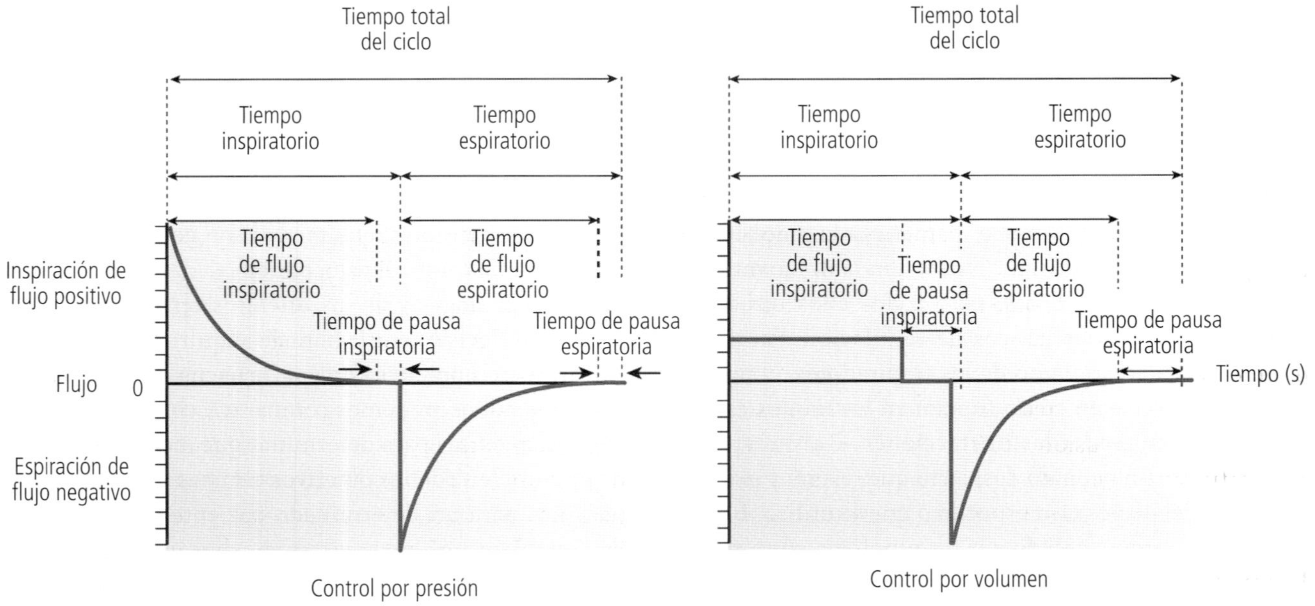

Figura 15-1. Un ciclo de ventilación se define en términos de la curva de flujo-tiempo. En la figura, se indican parámetros de tiempo importantes relacionados con la configuración del respirador. (Modificada con permiso de Mandu Press Ltd).

Esta ecuación relaciona la presión (*P*), el V_C (*V*) y el flujo en el TET () como funciones de tiempo (*t*) con los parámetros de elastancia (*E*) y resistencia (*R*). Si alguna de las funciones (*P*, *V* o $\dot{V}$) están predeterminadas, las otras dos pueden calcularse.

El término *variable de control* hace referencia a la función que se controla (predeterminada o preconfigurada) durante un ciclo de ventilación. Este tipo de ecuación supone que el paciente no realiza ningún esfuerzo respiratorio y que la espiración es completa (sin presión teleespiratoria positiva (PEEP) automática) al final de cada ciclo.

El término *control de volumen* (CV) implica que tanto el V_C como el flujo del TET (las variables del lado derecho de la ecuación) están predeterminados. En artículos de revistas especializadas sobre ventilación mecánica neonatal y pediátrica, generalmente se utilizan los siguientes términos de manera intercambiable para hacer referencia al CV: *con volumen definido, con volumen limitado* y *con volumen predeterminado.* El término *control de presión* (CP) hace referencia a que la presión de insuflación (la variable del lado izquierdo de la ecuación) está predeterminada. En la práctica, esto significa una de dos opciones: 1) la presión de insuflación máxima está predeterminada (es decir, la presión de las vías respiratorias aumenta hasta un valor definido y permanece inmutable hasta completarse el tiempo de insuflación; este es el enfoque tradicional en los neonatos) o 2) la presión de insuflación es controlada por el respirador, de forma tal que sea proporcional al esfuerzo inspiratorio del paciente; este es un método más nuevo representado por los modos llamados *ventilación con asistencia proporcional* y *asistencia ventilatoria ajustada neuronalmente.* En artículos de revistas especializadas sobre la ventilación mecánica y pediátrica, no es raro ver los siguientes términos empleados como si fueran sinónimos intercambiables de CP: *controlada por presión, con presión limitada* y *con presión predeterminada.*

El término *control del tiempo* (CT) es una categoría general de los modos de ventilación en la que el flujo, el volumen y la presión dependen de la mecánica del aparato respiratorio. Como ninguno de los parámetros de las formas de onda de flujo, volumen y presión está predeterminado, el único control del ciclo es el tiempo. Ejemplos de esta categoría son la ventilación de alta frecuencia oscilatoria (respirador CareFusion 3100) y la ventilación volumétrica difusiva (respirador Percussionaire). La **Figura 15-2** muestra las formas de onda características del CV y del CP.

Eventos de activación y de ciclado

Las insuflaciones se clasifican de acuerdo con los criterios que activan (ponen en marcha) y ciclan (detienen) una insuflación. La variable de activación más básica durante la ventilación neonatal es el tiempo, como en el caso de una frecuencia de insuflación predeterminada (el período entre cada insuflación es $1/f$). Otras variables de insuflación incluyen un intervalo de apnea predeterminado o distintos indicadores del esfuerzo inspiratorio (por ejemplo, cambios en la presión inicial o señales de flujo o eléctricas derivadas del movimiento diafragmático). La variable de ciclado más frecuente es el tiempo de insuflación predeterminado (ventilación ciclada por tiempo). Otras variables de ciclado incluyen la presión (por ejemplo, la presión máxima en las vías respiratorias), el volumen (ciclada por volumen), el flujo (por ejemplo, un porcentaje del flujo de insuflación máximo, es decir, ciclada por flujo) y señales eléctricas derivadas del movimiento diafragmático. En el **Capítulo 18** se incluye un análisis más profundo de los modos de ventilación neonatal sincronizada que se utilizan con mayor frecuencia.

Eventos de activación y de ciclado del equipo frente a lo que acontece en el paciente

Los eventos de activación y de ciclado pueden iniciarse a instancia del paciente o del respirador. La insuflación puede ser activada por el paciente o ciclada por el paciente mediante una señal que representa el esfuerzo inspiratorio (por ejemplo, cambios en la presión inicial en las vías respiratorias o cambios en el sesgo del flujo inicial o en la señal derivada de la actividad diafragmática, como sucede con la asistencia ventilatoria ajustada neuronalmente (NAVA, por sus siglas en inglés) (12).

La *activación iniciada por el paciente* hace referencia al inicio de la insuflación en función de una señal del paciente independiente de una señal de activación generada por el respirador.

La *activación iniciada por el respirador* hace referencia al inicio de la insuflación en función de una señal (generalmente, el tiempo) del respirador independiente de una señal de activación del paciente.

El *ciclado iniciado por el paciente* hace referencia al término de la insuflación en función de señales que representan los componentes de la ecuación de movimiento determinados por el paciente (es decir, la elastancia o la resistencia e incluidos los efectos inherentes al esfuerzo respiratorio). Se debe tener en cuenta que el ciclado de flujo (como se utiliza en el modo llamado *ventilación con presión de soporte*) es un tipo de ciclado iniciado por el paciente, ya que la velocidad de disminución del flujo hasta llegar al umbral de ciclado y, por lo tanto, el tiempo de insuflación, están determinados por la mecánica del paciente (es decir, la constante de tiempo y el esfuerzo).

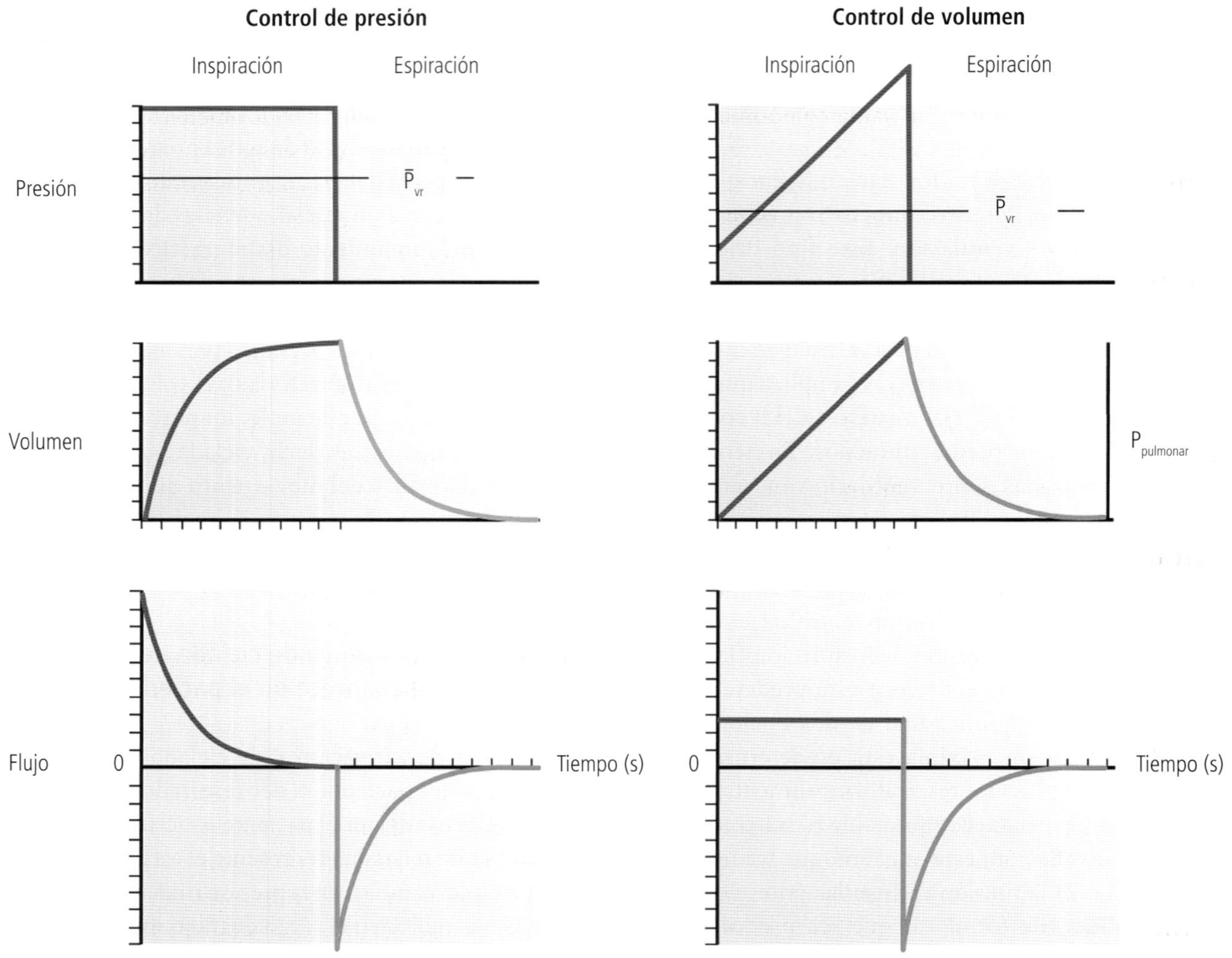

Figura 15-2. Ondas de forma características del control de presión y el control de volumen. Obsérvese que la presión media en las vías respiratorias ($\bar{P}_{vr}$) es menor para el control de volumen que para el control de presión con el mismo volumen corriente y el mismo tiempo inspiratorio. (Modificada con permiso de Mandu Press Ltd.).

El término *ciclado iniciado por el respirador* hace referencia al término de la insuflación independientemente de las señales que representan los componentes de la ecuación de movimiento determinados por el paciente.

«Respiraciones» espontáneas frente a obligatorias

La terminología tradicional utiliza el término *respiración* para describir tanto a las insuflaciones del respirador como a las respiraciones espontáneas (inspiraciones). Describir las insuflaciones espontáneas u obligatorias como respiraciones puede ser confuso.

Una *respiración espontánea* es aquella que realiza el paciente. Puede ser asistida por el respirador o no, y el paciente es el encargado de activarla y de ciclarla.

Una *respiración obligatoria* (mejor llamada *insuflación*) es aquella que es activada por el neonato o por el respirador. Las insuflaciones pueden ser obligatorias o activadas por el paciente, y pueden ser cicladas por el respirador o por el paciente.

Secuencias de respiración/insuflación

Una respiración/insuflación es un patrón particular de respiraciones espontáneas o insuflaciones obligatorias. Las tres secuencias posibles son la ventilación obligatoria continua (VOC), la ventilación obligatoria intermitente (VOI o IMV, por sus siglas en inglés) y la ventilación espontánea continua (VEC). En la VOC, comúnmente conocida como «asistida/controlada» (AC), cada esfuerzo inspiratorio activa una insuflación del respirador y no se permiten las respiraciones espontáneas no asistidas. La VOI es una secuencia respiratoria en la cual se permiten las respiraciones espontáneas no asistidas entre cada insuflación obligatoria. Las insuflaciones obligatorias pueden ser activadas por el neonato o no; por lo tanto, hay VOI o VOI sincronizada (VOIS o SIMV, por sus siglas en inglés). La VEC con presión de soporte se llama comúnmente *ventilación con presión de soporte* (VPS). Sin embargo, la VEC con presión de soporte, tal como se implementa en los respiradores universales, difiere de la VPS implementada en los respiradores específicamente neonatales. En los respiradores universales, se trata de un verdadero modo de VEC que requiere un centro de control respiratorio maduro con activación de la ventilación por apnea tras una demora predeterminada por el usuario. En los respiradores neonatales, la VPS es muy similar a la AC respecto de que todos los esfuerzos espontáneos reciben soporte, pero cada insuflación es ciclada por flujo, no por tiempo. A diferencia de los respiradores universales, hay una frecuencia de respaldo que mantiene continuamente una frecuencia respiratoria mínima predeterminada por el usuario (véase el **Capítulo 18**).

Patrones ventilatorios

Un patrón ventilatorio es una secuencia de insuflaciones o respiraciones espontáneas (VOC, VOI o VEC) con una variable de control particular (volumen o presión) para las insuflaciones del respirador. Por lo tanto, con dos variables de control y tres secuencias respiratorias, hay cinco patrones ventilatorios básicos: CV-VOC (comúnmente conocido como CV-AC), CV-VOI, CP-VOC (comúnmente conocido como CP-AC), CP-VOI y CP-VEC. En teoría, la combinación CV-VEC no es posible, ya que el CV implica un ciclado del respirador, y el ciclado del respirador hace que cada insuflación sea obligatoria, no espontánea (véase la máxima 6). Un patrón de VOI controlada por tiempo (CT-VOI) es posible, pero es poco frecuente y, al momento de redacción de esta obra, solamente está disponible en algunos respiradores de alta frecuencia.

Esquemas de selección de objetivos

En cada patrón ventilatorio, hay distintos tipos que pueden distinguirse por sus esquemas de selección de objetivos. Un esquema de selección de objetivos es un modelo de la relación entre el aporte del operador y la respuesta que brinda el respirador para lograr un patrón ventilatorio específico, generalmente en forma de sistema de control de retroalimentación (8). Los objetivos pueden definirse para los parámetros durante la insuflación (objetivos intrainsuflaciones). Estos parámetros se relacionan con las formas de onda de presión, volumen y flujo. Los ejemplos de este tipo de objetivos incluyen el flujo de insuflación máximo y el V_C, la presión de insuflación y el tiempo de ascenso (*rise time*, en inglés), que no es otra cosa que la pendiente de ascenso de la curva de presión (selección de objetivos fijos); la presión, el volumen y el flujo (selección de objetivos dobles); y la constante de proporcionalidad entre la presión de insuflación y el esfuerzo del paciente (selección de objetivos con aportes oscilatorios), como es el caso de la ventilación con asistencia proporcional (VAP) y la NAVA (14).

Los objetivos pueden seleccionarse con respecto a las insuflaciones, para modificarse apuntando a esquemas intrainsuflaciones o con respecto al patrón ventilatorio general (objetivos interinsuflaciones). Estos se utilizan con esquemas de selección de objetivos más avanzados, en los que estos cumplen una función durante múltiples insuflaciones. En la ventilación neonatal, el objetivo interinsuflación por excelencia es el V_C (para el CP que utiliza una selección adaptativa de objetivos).

El esquema de selección de objetivos (o la combinación de varios de estos esquemas agrupados) es lo que distingue a un patrón ventilatorio de otro. Actualmente, hay siete esquemas básicos de selección de objetivos que representan la amplia variedad de patrones de ventilación que se observan en los distintos modos de ventilación (**Tabla 15-1**). Sin embargo, solo tres de ellos se utilizan habitualmente en la ventilación neonatal:

- *Selección de objetivos fijos:* es un esquema de selección de objetivos en el que el operador determina todos los parámetros de la forma de onda de presión (modos de CP) o de las formas de onda de volumen y flujo (modos de CV). El respirador no ajusta los objetivos automáticamente. Así es como funciona el modo llamado *ciclado por tiempo, limitado por presión.*
- *Selección de objetivos con aportes oscilatorios:* es un esquema de selección de objetivos en el que la respuesta del respirador (es decir, la presión de insuflación) sigue automáticamente un aporte oscilatorio (por ejemplo, el esfuerzo inspiratorio). Los ejemplos actuales en la ventilación neonatal son la NAVA y la VAP.
- *Selección adaptativa de objetivos:* es un esquema de selección de objetivos que permite que el respirador determine automáticamente un objetivo (por ejemplo, la presión dentro de una insuflación) para lograr otro objetivo (por ejemplo, el V_C). En las publicaciones especializadas, los modos que utilizan el CP con selección adaptativa de objetivos generalmente aparecen como modos *con volumen definido* o *volumen garantizado.*

Los esquemas de selección de objetivos son modelos de la relación entre lo que dictamina el operador y la respuesta que emite el respirador para lograr un patrón ventilatorio específico.

Tabla 15-1. Resumen de los esquemas de selección de objetivos de la ventilación mecánica.

Nombre	Abreviatura	Descripción	Ventaja	Desventaja	Nombre del modo usado como ejemplo	Respirador	Fabricante
Selección de objetivos fijos	s	El operador determina todos los parámetros de la forma de onda de presión (modos de control de presión) o de las formas de onda de volumen y flujo (modos de control de volumen).	Sencillez.	Las condiciones cambiantes del paciente pueden hacer que las configuraciones sean inadecuadas.	Ventilación obligatoria continua con control de volumen.	Evita infinity V500.	Dräger.
Selección de objetivos dobles	d	El respirador puede cambiar automáticamente entre el control de volumen y el control de presión durante una sola inspiración. La inspiración puede comenzar con control de volumen o presión y, luego, cambiar al otro tipo de control.	Puede ajustarse a las condiciones cambiantes del paciente y garantizar un volumen corriente o una presión inspiratoria máxima predeterminados.	Es complicado configurarla correctamente en algunos respiradores. Pérdida de control sobre el valor del volumen corriente ante esfuerzos importantes del paciente.	Control de volumen.	SERVO-i.	Maquet.
Selección de objetivos con aportes variables	r	La respuesta del respirador (presión/volumen/flujo) automáticamente sigue un aporte variable. Se implementa como una presión inspiratoria proporcional al esfuerzo inspiratorio.	La proporción del trabajo respiratorio total con soporte del respirador es constante, independientemente del esfuerzo inspiratorio.	Requiere calcular las propiedades mecánicas de las vías respiratorias artificiales (tubo endotraqueal) y del aparato respiratorio.	Ventilación con asistencia proporcional *plus*.	Puritan Bennett 840.	Covidien.
Selección adaptativa de objetivos (modo dual)	a	El respirador determina automáticamente los objetivos entre las respiraciones en respuesta a las condiciones cambiantes del paciente.	Puede mantener un suministro de volumen corriente estable con control de presión ante el cambio en la mecánica pulmonar o el esfuerzo inspiratorio del paciente.	El ajuste automático puede ser inadecuado si las suposiciones del algoritmo se infringen o no concuerdan con la fisiología.	Control de volumen regulado por presión.	SERVO-i.	Maquet.
Selección biovariable de objetivos	b	El respirador ajusta automáticamente la presión inspiratoria o el volumen corriente de forma aleatoria.	Simula la variabilidad observada durante la respiración normal y puede mejorar la oxigenación o la mecánica.	El rango de variabilidad determinado en forma manual puede ser inadecuado para alcanzar los objetivos.	Presión de soporte variable.	Evita infinity V500.	Dräger.
Selección óptima de objetivos	o	El respirador ajusta automáticamente los objetivos del patrón ventilatorio para minimizar o maximizar alguna característica de rendimiento general (por ejemplo, tasa de trabajo respiratorio).	Puede ajustarse a los cambios en la mecánica pulmonar o el esfuerzo inspiratorio.	El ajuste automático puede ser inadecuado si las suposiciones del algoritmo se infringen o no coinciden con la fisiología.	Ventilación con soporte adaptativo.	G5.	Hamilton Medical.
Selección inteligente de objetivos	i	Esquema de selección de objetivos que utiliza programas de inteligencia artificial, como la lógica difusa, sistemas expertos basados en normas y redes neurales artificiales.	Puede ajustarse a los cambios en la mecánica pulmonar o el esfuerzo inspiratorio.	El ajuste automático puede ser inadecuado si las suposiciones del algoritmo se infringen o no coinciden con la fisiología.	SmartCare/PS.	Evita infinity V500.	Dräger.

Clasificación de los modos

Los modos de ventilación se clasifican de acuerdo con su variable de control, la secuencia de respiración/insuflación y los esquemas de selección de objetivos. Por lo tanto, la taxonomía de los modos de ventilación tiene cuatro niveles jerárquicos:

Variable de control (presión o volumen, para la insuflación primaria)
- Secuencia de respiración/insuflación (VOC, VOI o VSC)
  - Esquema de selección de objetivos primario (para VOC o VSC)
    - Esquema de selección de objetivos secundario (para VOI)

O bien la insuflación primaria es la única insuflación que existe (insuflaciones obligatorias para VOC y respiraciones espontáneas para VSC) o la insuflación obligatoria es la VOIS. La consideramos primaria porque, si el paciente se torna apneico, es lo único que lo mantiene vivo. Los esquemas de selección de objetivos pueden representarse con una sola letra minúscula: s (puntos fijos, del inglés *set-point*); d (doble); r (aportes variables, del inglés *servo*); b (biovariable); a (adaptativa); o (óptima); i (inteligente).

Traspasar el nombre de un modo a una clasificación de modo utilizando la taxonomía es un procedimiento sencillo de tres pasos:

- **Paso n.º 1:** Identificar la variable de control primaria. Si la presión de insuflación está predeterminada, o si la presión es proporcional al esfuerzo inspiratorio, la variable de control es la presión. Por el contrario, si el operador determina tanto el V_C como el flujo, la variable de control es el volumen.
- **Paso n.º 2:** Identificar la secuencia de respiración/insuflación.
- **Paso n.º 3:** Identificar los esquemas de selección de objetivos para las insuflaciones primaria y (si corresponde) secundaria.

Por ejemplo, el modo que habitualmente se conoce como *ciclado por tiempo, limitado por presión* en las publicaciones de neonatología se clasifica de la siguiente manera: 1) la presión de insuflación está predeterminada, por lo cual la variable de control es la presión; 2) el tiempo de insuflación está predeterminado, lo cual indica que el ciclado es iniciado por el respirador y, por lo tanto, hay presencia de insuflaciones obligatorias más la posibilidad de respiraciones espontáneas entre cada insuflación obligatoria, lo cual indica que la secuencia es VOI; 3) todos los objetivos están predeterminados por el operador, de forma tal que el esquema de selección de objetivos es de puntos fijos. La «etiqueta» (abreviatura de la clasificación) de este modo es CP-VOI. Por el contrario, para un modo llamado *volumen de soporte*, el operador determina un V_C objetivo, pero el flujo no está predeterminado; por lo tanto, la variable de control es la presión. Cada insuflación es activada por el paciente (presión o flujo) y ciclada por el paciente (a un determinado porcentaje del flujo máximo) y, así, la secuencia respiratoria es VSC. Por último, el respirador ajusta automáticamente la presión de insuflación entre cada insuflación para lograr (en promedio) el V_C espirado determinado como objetivo por el operador. Por lo tanto, la clasificación sería CP-VSCa.

INICIO DE LA VENTILACIÓN MECÁNICA

Indicaciones de la ventilación mecánica

El objetivo de la ventilación mecánica es mantener un intercambio gaseoso aceptable con un mínimo de efectos adversos y retirar gradualmente la ventilación invasiva lo antes posible. Los efectos adversos de la ventilación con presión positiva incluyen daño pulmonar agudo, síndrome de fuga aérea, trastornos hemodinámicos, infecciones intrahospitalarias y daño cerebral. Estos efectos se analizan en detalle en los **Capítulos 30** y **42**. Los objetivos secundarios incluyen la comodidad (disminución de la asincronía), disminución del trabajo respiratorio y minimización del consumo de oxígeno. Debido al amplio rango de afecciones clínicas, pesos y edades gestacionales de los neonatos, no existe una fórmula sencilla para definir las indicaciones de la intubación y la ventilación mecánica. En general, las indicaciones razonables incluyen la deficiencia o ausencia del esfuerzo respiratorio, signos clínicos de insuficiencia respiratoria inminente, un valor elevado y en aumento de la PCO_2, una demanda continua de oxígeno elevado (FiO_2 >0,40-0,60) y un trabajo respiratorio excesivo a pesar de recibir ventilación no invasiva optimizada (**Tabla 15-2**).

La ventilación mecánica óptima del neonato requiere un análisis pormenorizado del contexto en el cual se aplica, ya que el abanico de situaciones en el cual se utiliza en neonatos es amplio, con distintas alteraciones fisiopatológicas. La **Tabla 15-3** ofrece un listado de las situaciones frecuentes en las que se utiliza la ventilación mecánica e incluye algunas consideraciones clave respecto de los modos de ventilación y las configuraciones iniciales para cada situación.

Tabla 15-2. Indicaciones sugeridas de la ventilación mecánica.

Categoría	Hallazgos o valores específicos
Esfuerzo respiratorio inadecuado o ausente	Esfuerzo espontáneo ausente, débil o intermitente. Apnea frecuente (>6 episodios/h) o grave que requiere VPP.
Trabajo respiratorio excesivo (relativo)	Retracciones prominentes, taquipnea grave >100/min.
Elevada demanda de oxígeno	FiO_2 >0,40-0,60; SpO_2 lábil si se sospecha HPPN.
Acidosis respiratoria grave	pH <7,2 sin mejoras, PCO_2 >65 los días 0 a 3, >70 después del día 3.
Dificultad respiratoria moderada o grave *y* contraindicaciones para la ventilación no invasiva	Obstrucción del tubo digestivo; perforación intestinal; cirugía digestiva reciente; íleo; HDC.
Período posoperatorio	Efecto residual de la anestesia; incisión abdominal recién hecha; necesidad de relajación muscular continuada (por ejemplo, traqueostomía recién hecha).

VPP: ventilación de presión positiva; SpO_2: saturación de oxígeno arterial en oximetría de pulso; HPPN: hipertensión pulmonar persistente neonatal; HDC: hernia diafragmática congénita.

Elección del modo de ventilación

La elección del modo de ventilación por parte del médico podría verse limitada por el equipo disponible en su UCIN. Si bien la mayoría de los respiradores modernos cuentan con los modos básicos de ventilación sincronizada, existe una diversidad de modos híbridos y combinaciones que pueden ser exclusivos de cada respirador, como se indicó anteriormente y se analiza en detalle en el **Capítulo 25**. Los respiradores diseñados principalmente para pacientes adultos y pediátricos, pero también capaces de ventilar a neonatos (los llamados *respiradores universales*) cuentan con una amplia variedad de modos, incluida la ventilación controlada por volumen. Algunos de estos modos nunca se han evaluado en neonatos. Por lo tanto, al ventilar neonatos con estos dispositivos, el médico debe tener en cuenta los riesgos de aplicar los distintos modos nuevos o «para adultos» a esta población tan particular. A diferencia de los respiradores específicamente neonatales, la VPS de estos dispositivos no cuenta con una frecuencia de respaldo continua y, por lo tanto, requiere un esfuerzo respiratorio confiable, el cual casi nunca se da en los neonatos prematuros. La ventilación controlada por volumen controla el volumen que se suministra al extremo proximal (respirador) del circuito (llamado V_{del}), no el V_C que ingresa a los pulmones del paciente. Debido a la compresión del gas y al estiramiento del circuito, además de a una fuga variable alrededor del TET, solo existe una relación muy indirecta entre el V_{del} y el volumen de gas que ingresa a los pulmones del paciente. Por tal motivo, la ventilación controlada por presión (comúnmente llamada ventilación ciclada por tiempo, limitada por presión en las publicaciones especializadas en neonatología) se ha convertido en el modo de ventilación de preferencia en las UCIN, más recientemente con modificaciones que permiten seleccionar un volumen objetivo. Esto se analiza en mayor detalle en el **Capítulo 20**. A pesar de décadas de uso rutinario, sigue habiendo incertidumbre respecto de los méritos relativos de los modos de ventilación sincronizada que se utilizan habitualmente, algo que se describe en detalle en el **Capítulo 18**.

Configuraciones iniciales de la ventilación controlada por presión

Inmediatamente después de la intubación, suele ser necesario un período de ventilación manual utilizando un dispositivo de ventilación portátil hasta que el TET quede asegurado, la sonda nasogástrica esté colocada y el neonato esté correctamente colocado para recibir ventilación. Si la intubación se realiza en la sala de partos, puede administrarse un bolo de surfactante en ese momento, y podría tener que dejarse pasar un cierto tiempo desde el traslado intrahospitalario hasta el comienzo de la ventilación mecánica. Se recomienda ampliamente el uso de PEEP durante este período. Si el dispositivo de ventilación mecánica no permite la utilización de PEEP (por ejemplo, los ambúes autoinflables que no cuentan con válvulas para PEEP), el neonato debe ser conectado al respirador lo más pronto posible.

La configuración inicial del respirador debe contemplar la edad gestacional, la enfermedad pulmonar de base y la respuesta clínica a las configuraciones empleadas durante la ventilación con el dispositivo portátil. Debe emplearse un enfoque lógico para elegir la configuración del respirador y realizarse una evaluación clínica cuidadosa y observación inmediatas de las formas de onda y de los demás parámetros que se muestran en la pantalla del respirador. El nivel de la PEEP es un factor determinante clave del volumen pulmonar teleespiratorio (EELV, por sus siglas en inglés) o VPFE y, por lo tanto, de la aptitud de la oxigenación. Un nivel inicial de entre 5 y 6 cm H_2O es un punto de partida razonable para la mayoría de los neonatos, que luego puede aumentarse de manera gradual si la FiO_2 permanece por encima de 0,30. La PEEP adecuada es un factor clave en las estrategias de ventilación que pretenden brindar protección a los pulmones. Los esquemas y

Tabla 15-3. Situaciones frecuentes al emplear la ventilación mecánica y consideraciones clave al elegir el tipo de ventilación.

Situación	Ejemplo	Alteración fisiopatológica predominante	PEEP sugerida	Rango de V_C*	Consideraciones respecto del modo de ventilación y la configuración
Apnea	Neonato prematuro con apnea del prematuro.	Impulso respiratorio deficiente, actividad pulmonar relativamente normal.	4-5 cm H_2O	4-5 ml/kg	Debería requerir solamente ventilación mecánica mínima. Por lo general, los pulmones son relativamente distensibles, por lo que se debe tener cuidado de no generar daño pulmonar y un excesivo V_C.
	Neonato prematuro con SDR debido a una insuficiencia respiratoria inminente.	La ventilación debe tratar el SDR de base (véase a continuación).			Ídem que para el SDR (véase a continuación).
Enfermedad pulmonar					
Enfermedad alveolar difusa	Neonato prematuro con SDR.	Baja distensibilidad pulmonar, distensibilidad de la pared torácica, microatelectasia, desequilibrio ventilación:perfusión, muy propenso a daño pulmonar inducido por ventilación mecánica.	6-8 cm H_2O, valor que puede ser superior de forma transitoria.	4-5 ml/kg	Reclutamiento utilizando PEEP con aumentos en la VOC o PMVR con VAFO. El T_I breve y la frecuencia acelerada se toleran correctamente. Optimizar la insuflación pulmonar y evitar el volutrauma son consideraciones clave.
	Neonato a término o prematuro con edema pulmonar hemorrágico.	Baja distensibilidad pulmonar, inactivación del surfactante, edema pulmonar, líquido en las vías respiratorias.	8-10 cm H_2O durante el episodio agudo.	4-6 ml/kg	Aumentar de manera aguda la PEEP y la PIM para realizar el taponamiento del líquido del edema. Puede ser útil recurrir al reclutamiento utilizando aumentos en la PEEP y un V_C fijo. Es necesario un T_I más prolongado para fomentar el reclutamiento.
Enfermedad obstructiva o heterogénea	Neonato a término con síndrome de aspiración meconial	Elevada resistencia en las vías respiratorias, baja distensibilidad, insuflación heterogénea, constantes de tiempo prolongadas. Con meconio poco espeso, predomina la inactivación del surfactante e imita la enfermedad alveolar difusa.	4-6 cm H_2O	5-6 ml/kg	Posibilidad de hiperdistensión de regiones pulmonares relativamente normales. Necesidad de disminuir la frecuencia del respirador para evitar atrapamiento aéreo. Se requiere un mayor V_C/kg debido al espacio muerto alveolar aumentado. Cuando predomina la disfunción del surfactante, se debe tratar como un SDR.
Hipoplasia pulmonar	Neonato prematuro nacido tras un oligohidramnios prolongado. Neonato prematuro con hernia diafragmática congénita.	Baja distensibilidad pulmonar relacionada con el volumen pulmonar total bajo. Propenso a hiperdistensión, fuga aérea e hipertensión pulmonar.	4-6 cm H_2O.	4-5 ml/kg.	Evitar un elevado V_C/PIM, evitar la hiperexpansión. Contemplar la ventilación de alta frecuencia si la PIM >25 cm H_2O o si existe insuficiencia respiratoria hipoxémica refractaria.
Fuga aérea	Neonato prematuro con enfisema pulmonar intersticial.	Compresión de los espacios aéreos normales debido al aire intersticial, baja distensibilidad y elevada resistencia en las vías respiratorias.	4-6 cm H_2O.	4-5 ml/kg.	Aceptar una mayor P_{CO2}, evitar un V_C elevado, mantener el volumen pulmonar con PEEP moderada. La PEEP baja genera atelectasia, lo cual resulta en la necesidad de una mayor PIM. Si es unilateral, puede usarse intubación selectiva de un solo bronquio. Se prefiere la ventilación de alta frecuencia (especialmente, la VAFJ).
	Neumotórax.	Fuga persistente de aire hacia el espacio pleural.			
Hipertensión pulmonar persistente (HPPN)	HPPN con enfermedad del parénquima pulmonar.	Circulación pulmonar disminuida como consecuencia de una mayor resistencia vascular pulmonar, además de la enfermedad pulmonar de base.	6-8 cm H_2O.	4-6 ml/kg.	Los requisitos del V_C y de la PEEP dependen de la enfermedad del parénquima asociada. Optimizar la insuflación pulmonar, corregir la acidosis, evitar la hiperexpansión, evitar el daño pulmonar.
Hipertensión arterial pulmonar	HPPN con parénquima pulmonar normal.	Circulación pulmonar disminuida como consecuencia de la mayor resistencia vascular pulmonar. Remodelación vascular pulmonar.	4-5 cm H_2O.	4-5 ml/kg.	Evitar la hiperexpansión y el V_C excesivo. Evitar el aumento de la presión en las vías respiratorias para mejorar la oxigenación. El uso precoz de ONi podría aportar beneficios.

Tabla 15-3. Situaciones frecuentes al emplear la ventilación mecánica y consideraciones clave al elegir el tipo de ventilación. (*Continuación*)

Situación	Ejemplo	Alteración fisiopatológica predominante	PEEP sugerida	Rango de V_C*	Consideraciones respecto del modo de ventilación y la configuración
Enfermedad pulmonar					
Hipertensión arterial pulmonar	Enfermedad pulmonar crónica (DBP) grave.	Lecho vascular pulmonar disminuido, remodelación vascular pulmonar, vasorreactividad pulmonar aumentada.	6-8 cm H_2O.	6-8 ml/kg.	Optimizar el tratamiento de la DBP, mantener la SpO_2 elevada. Contemplar el tratamiento con vasodilatadores pulmonares a largo plazo.
Enfermedad pulmonar crónica grave (DBP)	Exneonato prematuro con enfermedad pulmonar crónica declarada.	Pulmón con múltiples compartimientos y regiones de baja distensibilidad y mayor resistencia; vías respiratorias sin buen sostén parietal propensas al colapso. Disminución de la alveolarización, con una menor superficie de intercambio gaseoso y menos capilares. Mayor resistencia vascular pulmonar.	6-10 cm H_2O, algunas veces más.	6-8 ml/kg, algunas veces más.	Baja frecuencia, T_I y T_E más largos para permitir la ventilación de las regiones pulmonares afectadas con constantes de tiempo prolongadas. Es necesaria una PEEP suficiente para evitar la limitación al flujo espiratorio a volúmenes pulmonares bajos. Se requiere un mayor V_C debido al mayor espacio muerto alveolar y anatómico.
Cardiopatía					
Cortocircuitos de izquierda a derecha	Neonato prematuro con conducto arterioso permeable. Neonato prematuro con comunicación interventricular de gran tamaño.	Vascularidad pulmonar aumentada con disminución de la distensibilidad pulmonar debido a la congestión y al edema pulmonares.	5-8 cm H_2O.	5-6 ml/kg.	La PEEP elevada mitiga el cortocircuito de izquierda a derecha. Aumentar el CO_2 puede ayudar a restringir la circulación en cierta medida.
Circulación pulmonar vulnerable	Atresia pulmonar con circulación pulmonar dependiente del conducto. Síndrome de corazón izquierdo hipoplásico, posterior a la cirugía de Norwood.	Circulación pulmonar altamente variable y bajo la influencia de presión intraalveolar.	3-5 cm H_2O.	5-7 ml/kg.	La hiperdistensión pulmonar con configuraciones de alta presión impedirá la circulación pulmonar. La manipulación de la PCO_2 puede ayudar a controlar la circulación pulmonar: disminuir el CO_2 para fomentar la circulación, aumentar el CO_2 para restringirla.
Enfermedad neuromuscular	Neonato a término con miopatía.	Baja fuerza muscular, baja CRF y V_C como resultado del compromiso de los músculos respiratorios.	3-5 cm H_2O.	4-5 ml/kg.	Lo óptimo es brindar presión de soporte para cada respiración espontánea.
Obstrucción de las vías respiratorias					
Obstrucción de las vías respiratorias grandes	Traqueobroncomalacia.	La obstrucción de las vías respiratorias aumenta con el llanto o con el esfuerzo respiratorio excesivo debido al colapso de las vías respiratorias.	6-10 cm H_2O.	4-6 ml/kg.	Aumentar la PEEP en forma gradual hasta aliviar la obstrucción al abrir las vías respiratorias.

Tabla 15-3. Situaciones frecuentes al emplear la ventilación mecánica y consideraciones clave al elegir el tipo de ventilación. (*Continuación*)

Situación	Ejemplo	Alteración fisiopatológica predominante	PEEP sugerida	Rango de V_C*	Consideraciones respecto del modo de ventilación y la configuración
Obstrucción de las vías respiratorias					
Obstrucción de las vías respiratorias pequeñas	Exneonato prematuro con DBP.	Inflamación, secreciones, hipertrofia del músculo liso que genera principalmente una obstrucción fija de las vías respiratorias. Puede haber un componente broncoespástico variable. Prolongación del T_E y el atrapamiento aéreo. Limitación del flujo espiratorio a volúmenes pulmonares bajos.	6-8 cm H_2O, a veces más.	4-6 ml/kg.	Frecuencia menor, T_I y T_E más prolongados para adaptarse a las constantes de tiempo prolongadas. Aumentar la PEEP en forma gradual hasta aliviar la obstrucción al abrir las vías respiratorias. Los antiinflamatorios y broncodilatadores pueden ser de utilidad.
Ventilación posquirúrgica					
Aspectos generales	Cualquier neonato con dolor de la incisión quirúrgica.	Supresión del impulso respiratorio debido a la sedación. Restricción del desplazamiento torácico debido al dolor.	4-6 cm H_2O.	4-5 ml/kg.	La sedación intensa puede predisponer a atelectasia al suprimir los suspiros. Se requiere una frecuencia determinada adecuada, ya que el neonato podría no respirar por encima de dicha frecuencia determinada o activarse adecuadamente.
Cirugía abdominal	Neonato a término con reparación de gastrosquisis. Neonato prematuro poslaparotomía por enterocolitis necrotizante.	Presión intraabdominal elevada e inhibición del movimiento diafragmático.	6-8 cm H_2O.	4-5 ml/kg.	Se requiere una PEEP elevada para mantener el VPFE y el reclutamiento, pero podría comprometer el retorno venoso si la distensibilidad pulmonar es normal. Podría ser difícil lograr un V_T adecuado sin un PIM muy elevada. Se prefiere VAFO o VAFJ.

DBP: displasia broncopulmonar; VMC: ventilación mecánica convencional; VPFE: volumen pulmonar teleespiratorio; CRF: capacidad funcional residual; VAFO: ventilación de alta frecuencia oscilatoria; VAFJ: ventilación de alta frecuencia tipo jet; ONi: óxido nítrico inhalado; PMVR: presión media en las vías respiratorias; PEEP: presión positiva teleespiratoria; PIM: presión de insuflación máxima; HPPN: hipertensión pulmonar persistente neonatal; SDR: síndrome de dificultad respiratoria; T_I: tiempo de insuflación; T_E: tiempo espiratorio; V_C: volumen corriente.

enfoques de optimización de la PEEP para las estrategias de ventilación destinada a ofrecer protección pulmonar se analizan en detalle en el **Capítulo 19**.

Las consideraciones clave para orientar la configuración de la PEEP son las siguientes: 1) no existe una configuración universal de la PEEP que sea adecuada para todos los pacientes y todas las enfermedades pulmonares. Incluso para el mismo paciente, los requisitos de la PEEP cambian conforme avanza el tiempo. Establecer una PEEP estándar por motivos de comodidad desaprovecha oportunidades de controlar la ventilación mecánica de manera óptima y según razonamientos fisiológicos válidos. Los rangos sugeridos de la PEEP se indican en la **Tabla 15-3**, pero estos deben contemplarse en el contexto de cada caso en particular, y deben ajustarse en consecuencia según la respuesta fisiológica y el curso de la enfermedad. Véase, también, el **Capítulo 23**, en el que se analiza la configuración adecuada según distintas enfermedades pulmonares. La configuración de la PEEP debe volver a evaluarse cuando se produzca alguna alteración en la mecánica pulmonar, por ejemplo, tras la administración de surfactante. 2) La PEEP muy baja (<4 cm H_2O) es inadecuada en caso de enfermedades pulmonares y predispone al neonato a un bajo EELV, a oxigenación deficiente, a alteraciones de la mecánica pulmonar, a un mayor recambio de surfactante y a un riesgo de mayor daño pulmonar. 3) Por el contrario, una PEEP que se programe demasiado elevada o que se transforme con el transcurso del tiempo en demasiado elevada si no se reduce a medida que mejora la distensibilidad pulmonar, produce hiperdistensión pulmonar, exhalación incompleta con hipercarbia, mayor resistencia vascular pulmonar y alteración del retorno venoso, con disminución del gasto cardíaco. 4) La PEEP no es, en sí misma, una herramienta de reclutamiento; los aumentos de la PEEP no reclutarán el pulmón de manera óptima sin una adecuada presión de insuflación que debe alcanzar una presión de apertura crítica para volver a insuflar las unidades pulmonares que no se han ventilado. Una vez que el pulmón está reclutado, se torna más distensible, y la PEEP y la presión de insuflación máxima (PIM) deben disminuirse para evitar la sobredistensión y el daño pulmonar.

La elección del tiempo de insuflación (T_I) debe basarse en la constante de tiempo del aparato respiratorio del neonato (la velocidad con la que el gas entra y sale; véase el **Capítulo 2** para obtener una descripción detallada del concepto de constante de tiempo). Debe configurarse en un valor de alrededor de 0,4 a 0,5 segundos para los neonatos a término y de 0,25 a 0,35 segundos para un neonato prematuro y ajustarse rápidamente si es necesario en función del análisis de la curva de flujo-tiempo que se muestra en la mayoría de los respiradores neonatales modernos. El T_I debe ser lo suficientemente largo como para permitir que se complete el flujo inspiratorio antes del ciclado del respirador, pero debe evitarse una meseta inspiratoria prolongada que aumente la asincronía entre el respirador y el paciente y el riesgo de fugas de aire. Para los modos ciclados por flujo (por ejemplo, la ventilación con presión de soporte o con volumen de soporte), el valor determinado para el T_I es básicamente el límite superior que se activa solo si no se produce el ciclado por flujo; debe configurarse en un valor lo más prolongado posible para permitir el ciclado por flujo. En algunos dispositivos, el criterio de fin de la respiración puede ajustarlo el usuario (generalmente a un 10 % a 20 % del flujo máximo); en los respiradores neonatales con compensación eficaz en caso de fugas, este valor se fija en un 15 %. La configuración de la PIM debe basarse en una valoración visual de una elevación torácica lo suficientemente adecuada, ruidos respiratorios audibles y, en lo posible, en la medición del V_C exhalado, cuyo valor debe oscilar entre los 4 y los 6 ml/kg en función del tamaño, la edad y el diagnóstico del paciente. No existe una PIM óptima para todos los neonatos, y la PIM necesaria para lograr un V_C adecuado no es una función del tamaño del neonato. Los neonatos muy pequeños pueden tener una distensibilidad pulmonar muy baja y requerir, en forma temporaria, una PIM bastante alta. El motivo por el cual los neonatos de mayor tamaño generalmente requieren PIM más elevadas que los más pequeños es que soportan mejor la mayor carga impuesta por la enfermedad pulmonar y, por lo tanto, presentan signos de insuficiencia respiratoria con una enfermedad de mayor gravedad que los neonatos diminutos. La presión máxima en sí misma no daña los pulmones si no genera un V_C correspondientemente elevado (véase el **Capítulo 20**). Por último, el tiempo espiratorio (TE) (determinado al configurarlo de forma directa, o bien indirectamente en función de la frecuencia programada en el respirador) se ajusta para lograr un nivel suficiente de ventilación para disminuir el trabajo respiratorio y producir una ventilación minuto adecuada, un valor que también suele visualizarse en la pantalla del monitor del equipo. En función del modo del respirador, la frecuencia del equipo puede ser un valor mínimo, con la frecuencia real determinada por el neonato, como en el caso de la VOC (AC o VPS) o puede determinar directamente la frecuencia real de ciclado del respirador (neonatos apneicos, VOI o VOIS). Véase el **Capítulo 18** para obtener una descripción más detallada de los distintos modos de ventilación sincronizada.

Evaluación posterior al inicio de la ventilación

Es fundamental realizar una evaluación clínica integral después de iniciar la ventilación para reconocer la posible necesidad de ajustes en la configuración del respirador tras evaluar la respuesta del paciente a la configuración inicial (**Tabla 15-4**). Depender únicamente de la gasometría arterial posiblemente exponga al paciente a un período de ventilación deficiente, algo que, por lo general, puede observarse clínicamente y corregirse antes de realizar la gasometría. Debe anotarse atentamente la frecuencia de la respiración espontánea y la eficacia de la activación a medida que el neonato se recupera de la intubación, así como de los efectos de los sedantes y los miorrelajantes utilizados durante la intervención. También debe evaluarse la aptitud de los ruidos respiratorios y el V_C exhalado. La FiO_2 debería descender si se brinda ventilación adecuada y, si permanece elevada, debe contemplarse seriamente un aumento de la PEEP (y, quizá, de la PIM).

Tabla 15-4. Evaluación clínica posterior al inicio de la ventilación mecánica.

Observación	- Color y actividad. - Interacción entre el paciente y el respirador: Activación. Ciclado automático. - Elevación torácica y desplazamiento diafragmático. - Trabajo respiratorio. - Frecuencia respiratoria. - Circulación. - Distensión gástrica.
Auscultación	- Ruidos respiratorios en todas las áreas pulmonares. Aptitud del ingreso de aire. Simetría del ingreso de aire. - Ruidos adventicios. - Ruidos de las vías respiratorias grandes. Fuga alrededor del TET. Obstrucción TET apoyado sobre la carina. - Ruidos cardíacos.
Pantalla del monitor del respirador	- Volumen corriente exhalado de: Insuflaciones mecánicas. Respiraciones espontáneas (si corresponde). - PIM funcional (medida) (si corresponde). - Fuga porcentual. - Curva de flujo-tiempo: evidencia de tiempos inspiratorio y espiratorio suficientes. - Meseta inspiratoria excesiva. - Evidencia de activación/ciclado automático.

PIM: presión inspiratoria máxima; TET: tubo endotraqueal.

La observación de la elevación torácica y del movimiento abdominal ofrece un cálculo aproximado de la aptitud del V_C, si bien esta destreza clínica requiere cierto tiempo para dominarla y, por lo general, se subestima el V_C real (15). Por este motivo, la elevación torácica debe ser levemente perceptible; una elevación torácica prominente y fácilmente observable indica un V_C excesivo. La auscultación de ambos lados del tórax es fundamental para detectar intubación del bronquio fuente, atelectasia o neumotórax. Los ruidos graves pueden indicar una fuga importante alrededor del TET o una obstrucción parcial del tubo contra la carina. Auscultar sobre la laringe o escuchar sobre la boca abierta ayudará a confirmar el origen del ruido de las vías respiratorias altas. Una leve tensión sobre el TET podría confirmar su posición como origen del ruido. El trabajo respiratorio aumentado y persistente podría reflejar un V_C inadecuado, una ventilación minuto inadecuada o una obstrucción o posición incorrecta del tubo, lo cual debería corregirse de inmediato. En el período inmediatamente posterior a la intubación, la distensibilidad del aparato respiratorio puede disminuir de manera temporaria debido a la distensión gástrica, en especial tras una ventilación prolongada con mascarilla facial. Para evitar este problema, debe realizarse en forma rutinaria la extracción de aire del estómago con una sonda nasogástrica del tamaño adecuado.

Un componente clave de la evaluación clínica después de iniciar la ventilación es la valoración atenta de los datos que se muestran en la pantalla del respirador. En neonatos que respiran activamente, los valores que se muestran serán oscilatorios, por lo cual las observaciones deben realizarse durante varios ciclos. Debe evaluarse el V_C exhalado para una PIM determinada o, por el contrario, la PIM requerida para suministrar un V_C determinado, y realizarse ajustes en caso de ser necesario. En un modo de ventilación con volumen definido, el límite de la PIM podría tener que aumentarse si no es posible suministrar el V_C deseado.

Puede calcularse la ventilación minuto utilizando el producto del V_C medido y de la frecuencia respiratoria, con un valor de entre 200 y 300 ml/kg/min., lo que generalmente indica una ventilación adecuada, antes de obtener la primera lectura de la PCO_2. La evaluación inmediata de la forma de onda de flujo es fundamental para detectar un T_E insuficiente, el cual se reconoce mediante la incapacidad del flujo espiratorio de volver a cero antes de la próxima insuflación. En el **Capítulo 12**, se ofrece una descripción detallada de las formas de onda del respirador. Puede ser difícil evitar la PEEP inadvertida (o «autoPEEP») cuando el neonato tiene una frecuencia respiratoria espontánea acelerada y cada respiración recibe soporte del respirador. La taquipnea a veces se debe al dolor o la excitación, lo cual debe reconocerse y tratarse si sucede, pero con mayor frecuencia refleja una ventilación mecánica inadecuada. Aumentar la PEEP (extrínseca) o la PIM generalmente logrará una ventilación más adecuada y permitirá que la frecuencia respiratoria del neonato retorne a valores más fisiológicos para lograr, así, un T_E adecuado.

La sensibilidad de activación podría tener que ajustarse para optimizar la interacción entre el paciente y el respirador. En general, el umbral de activación debe ser lo más bajo posible sin que cause una activación automática, ya que el umbral de activación más elevado se asocia con un mayor trabajo respiratorio y una mayor demora en la activación. Si un paciente permanece taquipneico a pesar de recibir una ventilación aparentemente adecuada, debe hacerse lo posible por confirmar si el respirador se está activando automáticamente. Esta situación es más probable cuando hay una fuga importante en el TET (16) o agua condensada acumulada en el tubo del respirador, y esto puede generar hiperventilación y atrapamiento aéreo, en especial en los modos que brindan soporte a cada respiración espontánea (AC y VPS). Los respiradores específicamente neonatales, como el Dräger VN 500, cuentan con una compensación eficaz en caso de fugas y son mucho menos susceptibles a la activación automática debido a fugas en el TET, pero igual pueden verse afectados por la presencia de agua en el circuito. El uso de circuitos calefaccionados para pacientes y de circuitos de respiradores modernos con una rama espiratoria semipermeable, que elimina con eficacia la condensación de agua (Evaqua, Fisher & Paykel, Auckland [Nueva Zelanda]), ha desaparecido casi por completo la activación automática. Por lo tanto, al usar respiradores neonatales especializados con compensación eficaz en caso de fugas junto con estos circuitos, la sensibilidad de activación debería permanecer en el valor más sensible y no debería haber inquietudes respecto de la activación automática.

Siempre debe realizarse una radiografía de tórax para confirmar la posición del TET, evaluar el parénquima pulmonar y la insuflación pulmonar. Como las radiografías, en teoría, se toman al momento de la insuflación máxima, el volumen pulmonar aparente refleja el VPFE (volumen pulmonar al final de la espiración) más el VC y, por lo tanto, la radiografía de tórax no resulta demasiado útil para aumentar gradualmente la PEEP. La optimización de la PEEP se determina mejor sobre la base de la demanda de oxígeno, ya que la PEEP es el factor determinante clave del equilibrio ventilación-perfusión.

Es importante evaluar la necesidad de aplicar más sedación o anestesia. La relajación muscular casi nunca se indica en la era de la ventilación sincronizada eficaz. La analgesia con narcóticos debe emplearse con criterio, si es que se utiliza. La evidencia de un ensayo clínico aleatorizado de gran envergadura indica que, si bien la administración de morfina alivia el dolor en los neonatos ventilados, podría aumentar el riesgo de resultados neurológicos adversos y prolonga la duración de la ventilación (17). Cuando un neonato «lucha contra el respirador», es tentador recetarle sedación. Sin embargo, debe comprenderse claramente que este signo generalmente indica que la ventilación es insuficiente, incluso si el intercambio gaseoso medido mediante gasometría arterial es satisfactorio. Cuando el intercambio gaseoso es inadecuado, la sedación solo enmascarará los signos clínicos de la ventilación insuficiente. De hecho, el neonato está luchando por respirar, y la gasometría arterial arroja valores aceptables porque el neonato está luchando contra el respirador; el neonato está luchando contra el respirador motivado por una previa gasometría arterial que era inaceptable. Detectar el nivel óptimo de ventilación junto con los medios físicos de comodidad calmará a la mayoría de los neonatos sin necesidad de recurrir a la farmacoterapia.

Ajustes posteriores del respirador

Los objetivos terapéuticos de la ventilación mecánica incluyen la oxigenación adecuada, la ventilación minuto alveolar suficiente para lograr un rango aceptable de pH y PCO_2 y la disminución del trabajo respiratorio.

Oxigenación

En ausencia de cortocircuitos de derecha a izquierda a través de canales fetales, la oxigenación es un reflejo del equilibrio ventilación-perfusión, y la manera más eficaz de abordarla es mediante la manipulación del VPFE que se conoce generalmente como *capacidad residual funcional.* La forma más eficaz de optimizar el VPFE durante la ventilación convencional y la ventilación de alta frecuencia tipo jet es el ajuste de la PEEP. Con la ventilación de alta frecuencia oscilatoria, los cambios en la presión media en las vías respiratorias se utilizan para optimizar el volumen pulmonar y el equilibrio ventilación-perfusión. El aumento de la PIM y del T_I también aumenta la presión media en las vías respiratorias y, por lo tanto, puede influir sobre la oxigenación, pero estos pasos son menos eficaces y no deben emplearse como medida primaria para controlar la oxigenación (18). La presión teleespiratoria es fundamental para mantener la estabilidad alveolar teleespiratoria. Aumentar la PIM sin tener una PEEP adecuada casi siempre distenderá las unidades pulmonares ya expandidas y aumentará el daño pulmonar.

No existe una forma sencilla y directa de visualizar el volumen pulmonar. Las radiografías de tórax tienen una utilidad limitada para evaluar la insuflación pulmonar/VPFE (19), y las técnicas más precisas, como la tomografía por impedancia eléctrica, siguen siendo herramientas experimentales en este momento (20). En la mayoría de los casos, la mejor forma de evaluar el VPFE es la demanda de oxígeno. Se han descrito estrategias de reclutamiento del volumen pulmonar guiadas por la oxigenación tanto para ventilación de alta frecuencia oscilatoria (21) como para ventilación convencional (22). El enfoque con la ventilación convencional es aumentar la PEEP en incrementos de 0,5 a 1 cm H_2O hasta que la FiO_2 sea <0,30 o hasta que no haya una mejora mayor en la oxigenación durante dos pasos consecutivos. Probablemente, esto se logra de mejor manera al mantener estable el V_C con la ventilación con volumen definido, con lo que también se aumenta la PIM, lo cual permitirá lograr la presión de apertura crítica. Si bien se indica un intento de reclutamiento del volumen pulmonar en la mayoría de los neonatos con demandas de oxígeno importantes, debe reconocerse que no todas las causas de hipoxemia se deben a atelectasia. Si la hipoxemia se debe a neumonía grave difusa o a un cortocircuito de derecha a izquierda, el reclutamiento del volumen pulmonar podría no ser viable ni útil. Sin embargo, el volumen pulmonar bajo o las enfermedades pulmonares graves por sí mismos aumentarán la resistencia vascular pulmonar. Si un ecocardiograma indica una presión arterial pulmonar elevada y los pulmones se observan difusamente opacos, igual debe intentarse el reclutamiento pulmonar que, por lo general, mitigará la hipertensión pulmonar una vez que mejore el volumen pulmonar. Optimizar el volumen pulmonar no solo es importante para mejorar la oxigenación y, así, reducir la toxicidad asociada con el oxígeno debido a la exposición pulmonar a una FiO_2 elevada, sino que también es un componente fundamental de las estrategias de ventilación destinadas a proteger los pulmones (23). Consulte el **Capítulo 16** para leer un análisis de los rangos objetivo de la PaO_2 y la SpO_2, y el **Capítulo 19** para leer un análisis de las estrategias de ventilación destinadas a proteger los pulmones.

Ventilación/Eliminación del CO_2

La ventilación, es decir, la eliminación de CO_2, se determina principalmente por la ventilación minuto alveolar, la cual mantiene el gradiente de presión parcial entre la sangre y el aire alveolar. La ventilación minuto alveolar es el producto de la frecuencia de insuflación y la diferencia entre el V_C y el volumen del espacio muerto. Aumentar cualquiera de estos dos valores aumentará la ventilación minuto alveolar, pero aumentar el V_C tiene un mayor efecto que aumentar la frecuencia debido al efecto del espacio muerto. Si suponemos que el espacio muerto es de 2 ml y estamos ventilando con un V_C de 4 ml, el V_C alveolar es de 2 ml. Aumentar el V_C en 1 a 5 ml, es decir, un aumento del 25 %, aumentará el V_C alveolar de 2 a 3 ml y, así, aumentará la ventilación minuto alveolar en un 50 %. Obsérvese que la ventilación minuto que se muestra en la pantalla del respirador no representa el espacio muerto alveolar ni instrumental, el cual puede ser sustancial en algunos casos. El beneficio de administrar una mejor ventilación con un V_C mayor debe sopesarse frente a la posibilidad de volutrauma. Sin embargo, la respiración superficial acelerada, como puede ocurrir en caso de un nivel insuficiente de presión de insuflación o una baja frecuencia de VOI, genera una relación elevada espacio muerto-V_C y disminuye la ventilación alveolar. Por lo tanto, el V_C debe ser lo suficientemente elevado como para superar el espacio muerto. Deben evitarse los monitores de presión teleespiratoria de CO_2 en los neonatos prematuros pequeños debido al espacio muerto adicional. El sensor de flujo que es fundamental para medir el V_C y administrar una ventilación sincronizada también aporta un espacio muerto parcial, pero es esencial para brindar atención de avanzada. Se ha demostrado que parte del espacio muerto se contrarresta de manera eficaz en los neonatos pequeños ventilados con TET estrechos (24, 25).

MONITOREO Y REGISTRO DURANTE LA VENTILACIÓN MECÁNICA

Los neonatos que reciben ventilación mecánica están en estado crítico y reciben soporte vital. Por lo tanto, requieren un monitoreo intensivo y el registro exhaustivo de los parámetros fisiológicos y ventilatorios. Todos los neonatos que reciben ventilación mecánica deben recibir, como mínimo, monitoreo cardiorrespiratorio, medición continua de la saturación de oxígeno (SpO_2) mediante una sonda transcutánea de oximetría de pulso y monitoreo de la temperatura. La colocación de un catéter intraarterial para el monitoreo continuo de la tensión arterial y la toma de muestras periódicas para gasometría arterial es fundamental en los neonatos inestables y en estado crítico, además de ser útil durante la fase aguda de la ventilación invasiva de todos los neonatos. El monitoreo transcutáneo continuo de la PCO_2 se prefiere cuando se utiliza ventilación con CP o ventilación de alta frecuencia, pero es menos necesario cuando se utiliza ventilación con volumen definido. El monitoreo de la presión teleespiratoria de CO_2 aporta significativamente al espacio muerto instrumental y, por lo general, es impreciso en neonatos pequeños cuya frecuencia respiratoria acelerada no permite alcanzar una meseta hacia el final del volumen corriente. Por lo tanto, el monitoreo transcutáneo se prefiere en la mayoría de los neonatos ventilados cuando lo ideal sería monitorear el dióxido de carbono de manera continua.

Las configuraciones del respirador y las variables medidas deben registrarse en intervalos periódicos. La mayoría de los respiradores modernos ofrecen la capacidad de generar tendencias de las variables clave en un determinado período, lo cual le permite al usuario visualizar la evolución del proceso patológico y las interacciones entre el paciente y el respirador en forma instantánea. Las variables específicas que deben registrarse dependen del modo que se utilice, pero deben incluir las presiones determinadas por el respirador y las presiones medidas, la frecuencia de insuflación determinada y observada, el V_C exhalado (y el V_C objetivo, si se utiliza ventilación con volumen definido) y la proporción de fugas. Para mayor precisión, el V_C debe medirse en la abertura de las vías respiratorias, no en el extremo del circuito perteneciente al respirador. La temperatura del humidificador debe controlarse y registrarse en forma periódica. La mayoría de los respiradores modernos también ofrecen una visualización continua de las formas de onda o de los bucles de ventilación corriente, y esto puede ser muy útil para optimizar la configuración del respirador, como se describe en este y en otros capítulos de esta obra. La mayoría de los respiradores modernos permiten tomar una captura de pantalla de las formas de onda, lo cual puede ser una herramienta útil para la posterior evaluación/consulta si parece haber algo inusual o inexplicable.

PROTOCOLOS DE VENTILACIÓN

La ventilación mecánica es uno de los tratamientos más frecuentes en las UCIN y se vincula con una morbimortalidad importante. Además, es un área de la neonatología compleja y altamente especializada, con la complicación añadida de que en la actualidad se cuenta con numerosos modos, técnicas y dispositivos. Sin embargo, el tratamiento de neonatos que reciben ventilación mecánica sigue dependiendo principalmente de las preferencias individuales y de la capacitación individual del médico, no de la evidencia científica. Por lo tanto, no es raro que la ventilación mecánica se haya identificado como uno de los principales factores de riesgo de errores yatrogénicos en las UCIN (26). Si bien las consideraciones que anteceden están a favor de implementar protocolos de ventilación para el tratamiento de neonatos que reciben ventilación mecánica (27), existe el riesgo de simplificar en exceso un procedimiento muy complejo y de no poder brindar ventilación óptima a cada paciente en particular. Por tal motivo, si bien la implementación de un enfoque básico común y estandarizado para la realización de la ventilación mecánica es importante, los protocolos de dicha naturaleza deben tener en cuenta la necesidad de adaptar las estrategias de ventilación a la fisiopatología de base y a su evolución en el tiempo, además de permitir una nueva evaluación de la estrategia o de las configuraciones en función de la respuesta del paciente al método de ventilación elegido al comienzo. La **Tabla 15-3** brinda una breve descripción del enfoque adoptado en distintos casos clínicos en los que puede emplearse la ventilación mecánica. En el **Capítulo 23**, se ofrece una descripción detallada de las enfermedades respiratorias neonatales frecuentes y de los métodos de ventilación mecánica que mejor se adaptan a estos pacientes. Esperamos que la información contenida en esta obra constituya una base sólida para implementar protocolos de esta naturaleza en las UCIN.

REFERENCIAS

1. M.C. Walsh, B.H. Morris, L.A. Wrage, et al.: Extremely low birthweight neonates with protracted ventilation: mortality and 18-month neurodevelopmental outcomes. J Pediatr. 146 (6):798-804 2005 15973322
2. N.N. Finer, W.A. Carlo, M.C. Walsh, et al.: Early CPAP versus surfactant in extremely preterm infants. N Engl J Med. 362 (21):1970-1979 2010 20472939
3. N. Ambalavanan, M. Walsh, G. Bobashev, et al.: Intercenter differences in bronchopulmonary dysplasia or death among very low birth weight infants. Pediatrics. 127 (1):e106-116 2011 21149431
4. M. Keszler: Leaks cause problems not only in Washington politics! Has the time come for cuffed endotracheal tubes for newborn ventilation?. Pediatr Crit Care Med. 12(2):231-232 2011 21646952
5. M.J. Tobin: Principles and Practice of Mechanical Ventilation. 2013 McGraw Hill Medical New York
6. R.L. Chatburn, M. El-Khatib, E. Mireles-Cabodevila: A taxonomy for mechanical ventilation: 10 fundamental maxims. Respir Care. 59 (11):1747-1763 2014 25118309
7. R.L. Chatburn, F.P. Primiano Jr.: Decision analysis for large capital purchases: how to buy a ventilator. Respir Care. 46 (10):1038-1053 2001 11572756
8. R.L. Chatburn, E. Mireles-Cabodevila: Closed-loop control of mechanical ventilation: description and classification of targeting schemes. Respir Care. 56 (1):85-102 201121235841
9. D. Chiumello, E. Carlesso, P. Cadringher, et al.: Lung stress and strain during mechanical ventilation for acute respiratory distress syndrome. Am J Respir Crit Care Med. 178 (4):346-355 2008 18451319
10. E. Mireles-Cabodevila, U. Hatipoglu, R.L. Chatburn: A rational framework for selecting modes of ventilation. Respir Care. 58 (2):348-366 2013 22710796
11. C.J. Morley, M. Keszler: Ventilators do not breathe. Arch Dis Child Fetal Neonatal Ed. 97 (6):F392-F394 2012 23080476
12. C. Sinderby: Neurally adjusted ventilatory assist. M. Tobin Principles and Practice of Mechanical Ventilation. 2013 McGraw Hill New York 351-375
13. A. Schulze, E. RiegerFackeldey, T. Gerhardt, N. Claure, R. Ev erett, E. Bancalari: Randomized crossover comparison of proportional assist ventilation and patient-triggered ventilation in extremely low birth weight infants with evolving chronic lung disease. Neonatology. 92 (1):1-7 2007 17596730
14. J. Beck, M. Reilly, G. Grasselli, et al.: Patient-ventilator interaction during neurally adjusted ventilatory assist in low birth weight infants. Pediatr Res. 65 (6):663-6682009 19218884

15. G.M. Schmolzer, O.C. Kamlin, C.P. O'Donnell, J.A. Dawson , C.J. Morley, P.G. Davis: Assessment of tidal volume and gas leak during mask ventilation of preterm infants in the delivery room. Arch Dis Child Fetal Neonatal Ed. 95 (6):F393-F397 20 10 20547584
16. G. Bernstein, E. Knodel, G.P. Heldt: Airway leak size in neonates and autocycling of three flow-triggered ventilators. Crit Care Med. 23 (10):1739-1744 1995 7587241
17. K.J. Anand, R.W. Hall, N. Desai, et al.: Effects of morphine analgesia in ventilated preterm neonates: primary outcomes from the NEOPAIN randomised trial. Lancet. 363(9422):1673-1682 2004 15158628
18. U. Thome, A. Topfer, P. Schaller, F. Pohlandt: The effect of positive end expiratory pressure, peak inspiratory pressure, and inspiratory time on functional residual capacity in mechanically ventilated preterm infants. Eur J Pediatr. 157 (10):831-8371998 9809824
19. U. Thome, A. Topfer, P. Schaller, F. Pohlandt: Comparison of lung volume measurements by antero-posterior chest X-ray and the SF6 washout technique in mechanically ventilated infants. Pediatr Pulmonol. 26 (4):265-272 1998 9811077
20. M. Keszler: What if you could see lung inflation in real time?. J Pediatr. 162 (4):670-672 2013 23332461
21. A. De Jaegere, M.B. van Veenendaal, A. Michiels, A.H. van Kaam: Lung recruitment using oxygenation during open lung high-frequency ventilation in preterm infants. Am J Respir Crit Care Med. 174 (6):639-645 2006 16763218
22. F. Castoldi, I. Daniele, P. Fontana, F. Cavigioli, E. Lupo, G. Lis ta: Lung recruitment maneuver during volume guarantee ventilation of preterm infants with acute respiratory distress syndrome. Am J Perinatol. 28 (7):521-528 2011 21380992
23. A.H. van Kaam, P.C. Rimensberger: Lung-protective ventilation strategies in neonatology: what do we know–what do we need to know?. Crit Care Med. 35 (3):925-931 2007 17255875
24. S. Nassabeh-Montazami, K.M. Abubakar, M. Keszler: The impact of instrumental dead-space in volume-targeted ventilation of the extremely low birth weight (ELBW) infant. Pediatr Pulmonol. 44 (2):128-133 2009 19061234
25. M. Keszler, M.B. Montaner, K. Abubakar: Effective ventilation at conventional rates with tidal volume below instrumental dead space: a bench study. Arch Dis Child Fetal Neonatal Ed. 9 7 (3):F188-F192 2012 22102635
26. C. Snijders, R.A. van Lingen, T.W. van der Schaaf, W.P. Fette r, H.A. MolendijkNEOSAFE study group: Incidents associated with mechanical ventilation and intravascular catheters in neonatal intensive care: exploration of the causes, severity and methods for prevention. Arch Dis Child Fetal Neonatal Ed. 96 (2):F121-F126 201120870905
27. G.M. Sant'Anna, M. Keszler: Developing a neonatal unit ventilation protocol for the preterm baby. Early Hum Dev. 88 (12):925-929 2012 23058298

Capítulo 16

Oxigenoterapia

Maximo Vento, MD, PhD

HISTORIA DEL USO DE OXÍGENO EN MEDICINA CLÍNICA

Si bien la información anecdótica indica que los chinos ya conocían el oxígeno en el siglo XIII, nuestro conocimiento actual de sus características químicas y biológicas, así como de su aplicación clínica, proviene de los descubrimientos realizados casi en simultáneo por C. W. Scheele (Suecia), Joseph Priestley (Gran Bretaña) y Antoine-Laurent de Lavoisier (Francia). Al calentar óxido de mercurio, carbonato de plata, nitrato de magnesio y nitrato de potasio, todos ellos obtuvieron el mismo gas, anteriormente conocido como *flogisto*, que, luego, se identificó como fuente de la vida debido a que permitió la supervivencia de un ratón en un frasco cerrado, mientras que, si no se incorporaba este gas, el ratón moría. Asimismo, Priestley demostró que las plantas eran capaces de producirlo y, de esta manera, allanó el camino para futuros estudios sobre la fotosíntesis. El nombre *oxígeno* proviene de los términos griegos *oxys* (ácido) y *gene* (algo que produce algo), lo que cual significa 'sustancia que produce ácidos'. En la actualidad, en alemán, el oxígeno todavía se conoce como *Sauerstoff*, o «sustancia ácida» (1).

El oxígeno se utilizó por primera vez en neonatología en el siglo XVIII como método de reanimación. Al comienzo del siglo XX, el oxígeno se infundía en los vasos sanguíneos umbilicales de los neonatos asfícticos o se administraba directamente por la laringe o mediante un catéter gástrico (2). En la década de 1930, el oxígeno comenzó a utilizarse ampliamente en el tratamiento de neonatos prematuros con dificultad respiratoria. Ante el uso rutinario del oxígeno, los científicos médicos comenzaron a describir sus efectos positivos y negativos, sin dudas vinculados con su uso restringido o indiscriminado para el tratamiento de pacientes neonatos. Si se utilizaba indiscriminadamente, el oxígeno se identificaba como la sustancia que producía lo que, en un principio, se conocía como *fibroplasia retrolenticular* (FRL), caracterizada por la formación de una gruesa membrana en el espacio retrolenticular, que provocaba daño y desprendimiento de la retina y, casi siempre, ceguera. Esta grave afección ocular ya había sido la causa de ceguera en aproximadamente 10 000 neonatos a principios de la década de 1950. Los ensayos clínicos aleatorizados realizados entre 1954 y 1956 demostraron claramente que el uso indiscriminado de oxígeno era una de las principales causas de la FRL. Cabe destacar que, en ese momento, el nivel de oxigenación de los pacientes podía monitorearse únicamente al tener en cuenta variables como la frecuencia respiratoria, la frecuencia cardíaca y el color. A partir de la década de 1960, el monitoreo objetivo del oxígeno, como la gasometría arterial, el monitoreo de oxígeno transcutáneo y, más tarde, la oximetría de pulso, se incorporó a la atención de rutina de los neonatos prematuros, lo cual permitió supervisar de forma más precisa el nivel y la administración de oxígeno.

Asimismo, la determinación de una relación causal entre la administración excesiva de oxígeno y la FRL inclinó la balanza hacia el otro extremo, y se limitó drásticamente el oxígeno incluso en los casos más graves de dificultad respiratoria. La hipoxemia prolongada y extrema generaba un aumento exponencial en la parálisis cerebral y la mortalidad debido a insuficiencia respiratoria; por lo tanto, por cada neonato salvado de la FRL, 16 morían por insuficiencia respiratoria.

Desde 1995, la investigación experimental y clínica ha aumentado de manera exponencial nuestro conocimiento acerca del metabolismo del oxígeno y sus consecuencias tóxicas durante el período neonatal. La primera línea de investigación neonatal se orienta especialmente a tres etapas diferentes del período perinatal durante las cuales la necesidad de oxígeno es mayor: 1) la transición de la vida fetal a la vida neonatal y la adaptación posnatal, es decir, la necesidad de oxígeno en la sala de partos; 2) los rangos deseados de saturación de oxígeno cuando se administra oxígeno en la unidad de cuidados intensivos neonatales (UCIN); y 3) la necesidad de oxígeno en casa tras recibir el alta hospitalaria en caso de pacientes con enfermedades crónicas (3, 4).

Este capítulo pretende ofrecer una visión integral sobre los aspectos básicos, metabólicos y clínicos relevantes relacionados con la oxigenoterapia en el período neonatal.

PRINCIPIOS BÁSICOS DE LA FISIOLOGÍA DEL OXÍGENO

Metabolismo aeróbico

El oxígeno (O_2) es uno de los elementos más abundantes de la naturaleza y el segundo componente más abundante del aire que respiramos —representa el 21 % de su composición—. Probablemente, también sea el fármaco más utilizado en neonatología (5). La presencia de oxígeno permitirá la combustión total de la glucosa, los aminoácidos y los ácidos grasos libres en un proceso altamente eficiente que produce alrededor de 20 veces más energía que la combustión anaeróbica. Este proceso tiene lugar dentro de las mitocondrias, que se desempeñan como las fábricas de energía de la célula (**Figura 16-1**). Los sustratos se metabolizan a acetilcoenzima A, que ingresa al ciclo del ácido tricarboxílico (ciclo de Krebs), en el que la energía en forma de electrones altamente cargados es liberada y transportada por proteínas específicas (NADH, NADPH, FADH) hasta la cadena de transporte de electrones (CTE), que se ubica en la membrana interna de las mitocondrias. Los electrones, que se consideran equivalentes reductores, aportan la energía necesaria para mantener el gradiente electroquímico que impulsa la síntesis del trifosfato de adenosina (ATP, por sus siglas en inglés). Los componentes de la CTE bombean los protones a través de toda la membrana mitocondrial interna en contra del gradiente electroquímico, y los protones son incorporados nuevamente por el complejo ATP sintasa. En este proceso, se recupera la energía y se emplea para transformar el difosfato de adenosina en ATP. Los electrones son capturados por el oxígeno y, así, se logra la formación de agua y se evita la pérdida de electrones y la formación de radicales libres. Por lo tanto, cada molécula de dioxígeno se reducirá completamente con ganancia de cuatro electrones (6). Los sustratos metabólicos utilizados para aportar energía tienen alta especificidad orgánica; así, el sistema nervioso central y los eritrocitos dependen de manera casi exclusiva de la glucosa, mientras que la contracción cardíaca utiliza la energía aportada por la combustión, principalmente, de ácidos grasos libres (7). La

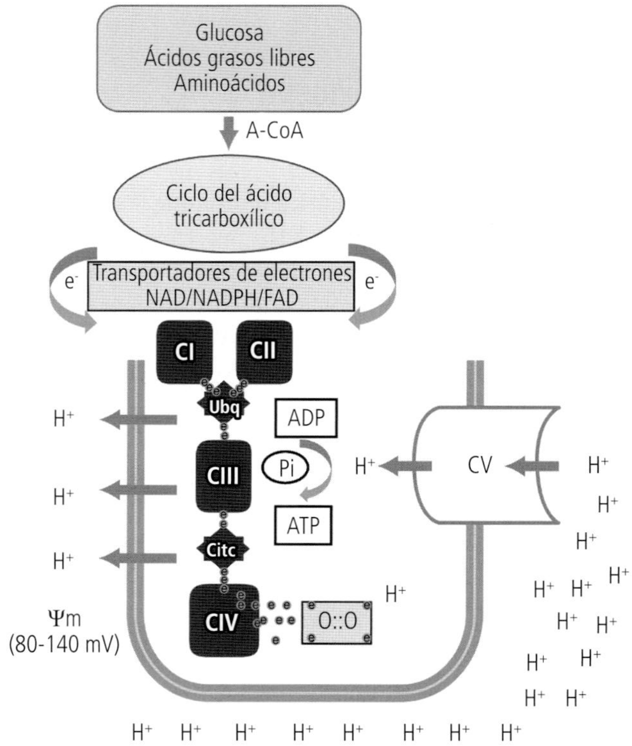

Figura 16-1. Los nutrientes se transforman en la acetilcoenzima A (A-CoA), que se metaboliza en el espacio mitocondrial interno durante todo el ciclo del ácido tricarboxílico. Durante este proceso, los electrones cargados se liberan y se transportan a la cadena de transporte de electrones, lo que crea un potencial transmembranario mitocondrial (Ψm). Primero, la energía se utiliza para expulsar los protones (H^+) que, luego, vuelven a ser absorbidos por el complejo trifosfato de adenosina (ATP) sintasa, y la energía liberada se emplea para volver a sintetizar ATP a partir de difosfato de adenosina (ADP). El oxígeno será reducido con cuatro electrones. Este proceso se conoce como *fosforilación oxidativa*.

fosforilación oxidativa ofrece la mayor parte del ATP que necesita el organismo y es de especial importancia en los tejidos aeróbicos —conocidos como oxirreguladores—, como el cerebro. Estos órganos no pueden adaptarse, ni siquiera durante períodos cortos, a la ausencia de oxígeno sin presentar necrosis o apoptosis (8).

Especies reactivas del oxígeno, regulación de la oxidorreducción y enzimas antioxidantes

El término *especies reactivas del oxígeno* (ERO) hace referencia a una serie de moléculas derivadas de la reducción incompleta del dioxígeno molecular (**Figura 16-2**). Incluso en condiciones fisiológicas, un bajo porcentaje de electrones se «filtrará» y provocará una «reducción» parcial del oxígeno (oxígeno con menos de cuatro electrones). La reducción incompleta del oxígeno con un electrón desencadena la producción del anión superóxido ($\bullet O_2$), [$\bullet O_2^-$] con la incorporación de dos electrones, lo cual generará peróxido de hidrógeno (H_2O_2), y con un tercer electrón, se fabricará el radical altamente reactivo hidroxilo (HO) (9). Las ERO también son importantes en la regulación del metabolismo del óxido nítrico (NO) y en su disponibilidad, por lo cual, de manera indirecta, influyen de manera significativa en la reactividad vascular y de las vías respiratorias. De este modo, cuando el anión superóxido se une al NO, se fabricará peroxinitrito ($ONOO^-$), el cual es una especie de nitrógeno altamente reactiva, pero también influye en la reactividad vascular en zonas como los pulmones, en donde su producción puede provocar un aumento de la vasoconstricción y, en consecuencia, hipertensión pulmonar (10). La producción de ERO en condiciones fisiológicas, pero, también, patológicas, depende en gran medida de la concentración de oxígeno en los tejidos. Las ERO se producen en situaciones de hipoxia e hiperoxia y, en particular, cuando la concentración de oxígeno oscila entre la hiperoxia y la hipoxia, y viceversa. Las ERO pueden ser extremadamente nocivas si se desempeñan como radicales libres y causar un daño estructural o funcional directo o interferir con elementos fundamentales de la oxidorregulación. En otros casos, las ERO pueden ser relativamente estables y desempeñarse como moléculas de señalización de procesos fisiológicos (11).

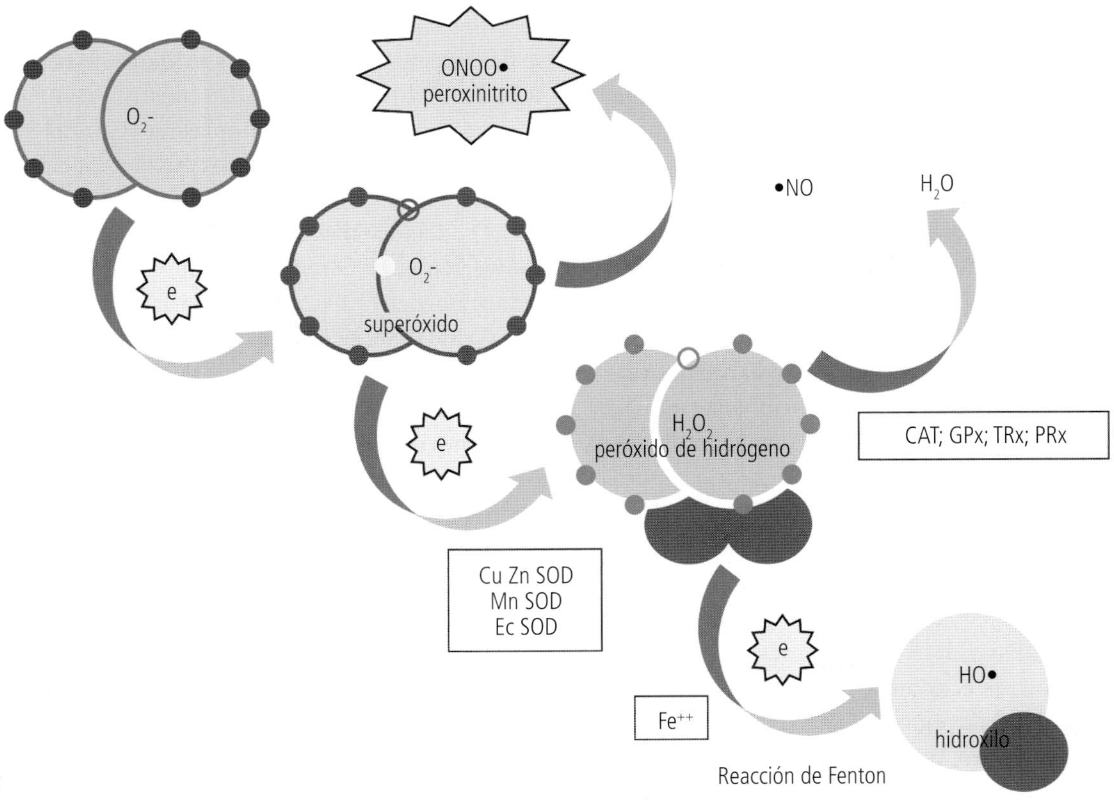

Figura 16-2. En condiciones normales, el oxígeno se somete a una reducción tetravalente con cuatro electrones. Sin embargo, en determinados casos, se reduce de manera escalonada, de a un electrón a la vez. Esto genera la formación de especies reactivas del oxígeno, algunas de las cuales son radicales libres (por ejemplo, el anión superóxido proveniente de la reducción monovalente y el radical hidroxilo proveniente de la reducción trivalente), mientras que otras no lo son (como el peróxido de hidrógeno de la reducción divalente). El peróxido de hidrógeno se desempeña como una molécula de señalización. La formación del radical hidroxilo se potencia en presencia de metales de transición como el hierro, el cobre y el manganeso mediante la llamada reacción de Fenton. El sistema antioxidante neutraliza la reactividad química de los radicales libres. CAT: catalasa; GPx: glutatión peroxidasa; TRx: tiorredoxina; PRx: peroxirredoxina; SOD: superóxido dismutasa.

El término *radical libre* hace referencia a cualquier molécula capaz de existir de manera independiente con uno o más electrones desapareados en la corteza atómica (por ejemplo, el anión superóxido y el radical hidroxilo). Los radicales libres forman uniones covalentes para compartir un electrón con otras moléculas. Sin embargo, la molécula resultante se descompone fácilmente, lo cual genera productos tóxicos. Los radicales libres también pueden reaccionar con moléculas no radicales en típicas reacciones en cadena y dañar el ADN, las proteínas y los lípidos, o bien provocar la formación de aductos de ADN. En condiciones límite (isquemia-reperfusión, inflamación o hiperoxia), el daño provocado por los radicales libres puede generar muerte celular por necrosis o apoptosis o una notable disfunción celular (12). Además de la respiración mitocondrial, las ERO también son producidas por el sistema de la monooxigenasa dependiente del citocromo P450, la xantina- oxidorreductasa, las sintasas del óxido nítrico, las hemo-oxigenasas y otras enzimas implicadas en los procesos inflamatorios. Asimismo, en presencia de metales de transición como el hierro, el cobre, el zinc y el manganeso, la generación de ERO puede aumentar exponencialmente (8).

Las ERO también desempeñan un papel importante en la fisiología celular. En concentraciones bajas o moderadas, en particular de las ERO que no son radicales libres (por ejemplo, el peróxido de hidrógeno), desencadenan una amplia variedad de respuestas celulares que actúan como moléculas de señalización. Por lo tanto, las acciones mediadas por las ERO pueden ofrecer protección frente al estrés oxidativo inducido por las ERO y restituir o mantener la homeostasis de la oxidorreducción. Una de las funciones más importantes de las ERO es la regulación de la producción de NO, la explosión oxidativa producida como respuesta a agentes infecciosos mediante la oxidasa fagocítica NAD(P)H o el papel que desempeña como sensor de las necesidades de regulación del oxígeno tisular, la adhesión celular, las respuestas inmunitarias o la apoptosis inducida (13).

Regulación de la oxidorreducción

El concepto de estrés oxidativo como desequilibrio general que influye en toda la economía ya no explica adecuadamente la biología de la oxidorreducción. Los pares centrales de azufre y disulfuro, que incluyen glutatión reducido y oxidado (GSH/GSSG), cisteína/cistina y tiorredoxina reducida y oxidada, funcionan como contrapartes reductoras del H_2O_2 y otros oxidantes para controlar al estado de la oxidorreducción de tioles oxidizables en las proteínas. Estos cambios en el azufre, en los cuales el peróxido de hidrógeno desempeña un papel fundamental, se utilizan para la señalización celular, la estructura proteica, el tráfico de proteínas y la regulación de enzimas, transportadores, receptores y la actividad del factor de transcripción. Los mecanismos de la oxidorreducción controlan la señalización proinflamatoria y profibrótica, la proliferación celular, la apoptosis y una variedad de otros procesos biológicos al modificar la estructura de las proteínas sin realizar cambios oxidativos de tipo estructural o funcional. Este concepto difiere del razonamiento tradicional, en el cual se les asignaba una importancia superlativa a los mecanismos de los radicales libres y al daño macromolecular como mecanismo de base (14).

Defensas antioxidantes

El equilibrio de la oxidorreducción en distintos lugares del organismo exige la intervención de defensas antioxidantes para contrarrestar la generación de ERO. Estos mecanismos incluyen tanto los procesos enzimáticos como los no enzimáticos. Las enzimas antioxidantes, si bien son reacciones catalíticas, eliminan las ERO y protegen a las proteínas a través del uso de chaperonas, proteínas que contienen metales de transición (transferrina, ferritina, ceruloplasmina) y compuestos de bajo peso molecular que se desempeñan como agentes oxidantes o reductores. Las superóxido dismutasas (SOD) constituyen una familia de enzimas ubicadas en el citoplasma (Cu/Zn SOD), en la mitocondria (Mn/Cu SOD) o a nivel extracelular (Zn/Cu SOD), que convierten o dismutan los aniones superóxidos a H_2O_2. Las catalasas y las glutatión peroxidasas (GPx) convierten el H_2O_2 en H_2O y en O_2. Las GPx asocian la reducción del H_2O_2 a agua con la oxidación de GSH a GSSG. El GSSG se reduce nuevamente a GSH mediante la actividad de la ruta de la pentosa. Otros sistemas que realizan la bioinactivación del peróxido de hidrógeno en las mitocondrias y en otras organelas incluyen la glutarredoxina, la tiorredoxina, la tiorredoxina reductasa y las peroxirredoxinas. Otras enzimas con funciones antioxidantes y de señalización son las hemo-oxigenasas (HO-1 y HO-2). La HO-1 elimina el hemo, un prooxidante, y genera biliverdina, antioxidante liberador de hierro, y monóxido de carbono. Por último, los antioxidantes no enzimáticos, tales como el GSH, la vitamina C, la vitamina E y el β-caroteno también protegen las células frente a los efectos nocivos de las ERO (9). La ontogenia de la expresión antioxidante de las enzimas avanza gradualmente durante la gestación. En comparación con los neonatos a término, los neonatos prematuros tienen defensas antioxidantes inmaduras que son más susceptibles a las afecciones vinculadas con las ERO y derivadas de la hipoxia-reoxigenación, la inflamación o la infección. Asimismo, el paso transplacentario de antioxidantes se produce en las últimas etapas de la gestación. En ensayos realizados en fetos humanos inviables, se ha demostrado que las actividades de las enzimas antioxidantes en respuesta a los daños oxidantes aumentan conforme avanza la gestación. Como consecuencia, las afecciones que se producen durante el embarazo, tales como la preeclampsia, alteran de manera significativa la expresión placentaria de enzimas antioxidantes y provocan una carga prooxidante para el feto (15).

Biomarcadores del estrés oxidativo

El estrés oxidativo puede evaluarse de distintas maneras. El daño directo a las moléculas como las proteínas, los lípidos y el ADN puede medirse al determinar los resultados de la interacción con los radicales libres sobre su estructura química. Sin embargo, el estrés oxidativo también puede medirse de forma indirecta mediante el aumento de la actividad de las enzimas antioxidantes o de la concentración de antioxidantes oxidados, tales como la relación GSH/GSSG. En la investigación clínica, es cada vez más popular la determinación de la concentración derivada de la acumulación de radicales libres en los líquidos corporales como la sangre, el plasma, el suero, la orina o el líquido cefalorraquídeo. La **Tabla 16-1** resume los biomarcadores que se emplean habitualmente para determinar el estrés oxidativo. La relación GSH/GSSG es un indicador integral del estado de la oxidorreducción y puede determinarse en sangre entera. La peroxidación de los lípidos se determina al medir el malondialdehído en sangre u orina. Sin embargo, los isoprostanos, que reflejan la oxidación del ácido araquidónico no mediada por las ciclooxigenasas, se utilizan con gran frecuencia en la actualidad porque son muy estables y no están influidos por la alimentación, la nutrición parenteral ni la edad gestacional. El método preferido es la cromatografía de líquidos en combinación con la espectrometría de masas. Los isofuranos, que reflejan la oxidación del ácido araquidónico en condiciones de hiperoxia, han dado resultados muy satisfactorios en estudios neonatales con el uso de oxígeno. Otros biomarcadores similares son los neuroprostanos y los neurofuranos. Estos últimos reflejan la oxidación del ácido docosahexaenoico, presente específicamente en el cerebro, y, por lo tanto, pueden indicar un daño provocado por estrés oxidativo a

Tabla 16-1. Principales biomarcadores de la oxidación que se utilizan en el ámbito clínico y en investigaciones con seres humanos, así como las técnicas más confiables para medirlos.

Biomarcador	Molécula objetivo	Efecto biológico	Determinación en los líquidos corporales	Método analítico
Glutatión (relación GSH/GSSG)	Antioxidantes	Estado general de oxidorreducción	Sangre total	CL-EM/EM
MDA	Lípidos	Peroxidación de los AGPI	Plasma	HPLC (detección UV)
HNE	Lípidos	Peroxidación de los AGPI	Plasma	HPLC
o-tirosina (relación *o-tir*/fenilalanina)	Proteínas	Hidroxilación de la tirosina	Orina	CL-EM/EM
m-tirosina (relación *m*-tirosina/fenilalanina)	Proteínas	Hidroxilación de la tirosina	Orina	CL-EM/EM
3N2-tirosina	Proteínas	Nitración de la tirosina	Orina	CL-EM/EM
8OHdG (relación 8OHdG/2dG)	Lípidos	Peroxidación del AA	Orina/plasma	CL-EM/EM
F2-IsoP	Lípidos	Peroxidación del AA	Orina/plasma	CG-EM/EM; CL-EM/EM
D2/F2-IsoP	Lípidos	Peroxidación del AA	Orina/plasma	CG-EM/EM; CL-EM/EM
IsoF	Lípidos	Peroxidación del AA	Orina/plasma	CG-EM/EM; CL-EM/EM
NeuP	Lípidos	Peroxidación del DHA	Orina/plasma	CG-EM/EM; CL-EM/EM
NeuF	Lípidos	Peroxidación del DHA	Orina/plasma	CG-EM/EM; CL-EM/EM

GSH: glutatión reducido; GSSG: glutatión oxidado; MDA: malondialdehído; HNE: 4-hidroxi-2-nonenal; o-tir: orto-tirosina; m-tir: meta-tirosina; 3N2-tirosina: 3-nitrotirosina; 8OHdG: 8-hidroxi-2'-desoxiguanosina; 2dG: 2'-desoxiguanosina; IsoP: isoprostanos; IsoF: isofuranos; NeuP: neuroprostanos; NeuF: neurofuranos; AGPI: ácidos grasos poliinsaturados; AA: ácido araquidónico; DHA: ácido docosahexaenoico; HPLC: cromatografía de líquidos de alta resolución; CL: cromatografía de líquidos; CG: cromatografía de gases; EM/EM: espectrometría de masas en tándem.

los tejidos cerebrales. El daño a las proteínas puede evaluarse mediante espectrometría de masas para determinar la *orto*- o la *meta*-tirosina, las cuales reflejan la oxidación de la fenilalanina circulante en una vía metabólica no fisiológica. Por último, determinar la oxidación de las bases de guanidina en la orina o el plasma valora el daño al ADN, lo cual refleja la oxidación del núcleo celular. Existen muchos otros biomarcadores (ARN, glucoproteínas, compuestos exhalados, entre otros) que pueden evaluarse, pero todavía se aplican únicamente en investigaciones más básicas (16).

Mecanismos de detección de oxígeno y respuesta fisiológica

A continuación, se ofrece una breve descripción de la interacción entre el oxígeno y el factor inducible por hipoxia (FIH-1), y la expresión de la eritropoyetina (EPO). La homeostasis del oxígeno es fundamental para la supervivencia y el funcionamiento de las células y los organismos. Por un lado, el exceso de oxígeno (hiperoxia) inevitablemente provoca una producción excesiva de ERO, lo cual provoca daño celular. Por el otro, la ausencia total de oxígeno (anoxia) es mortal. Por lo tanto, los sistemas fisiológicos se adaptan para lograr el equilibrio justo entre la demanda y la disponibilidad de oxígeno para garantizar el correcto funcionamiento celular. Distintos factores de transcripción sensibles a la oxidorreducción —como el FIH-1, la proteína de unión a elementos de respuesta a AMPc, el factor nuclear κB, la proteína activadora 1 y la proteína p53— regulan la expresión génica en respuesta a cambios en la concentración de las ERO (17).

Las fluctuaciones en la concentración de oxígeno en el organismo desencadenan dos tipos de respuesta. Durante la hipoxia aguda, la vasoconstricción pulmonar y la neurosecreción de los cuerpos carotídeos que dependen de la concentración elevada de calcio intracelular mediada por las ERO son fundamentales para la supervivencia. Si la hipoxia es prolongada, se activarán los factores de transcripción del FIH (18). La concentración de oxígeno dentro del útero al momento de la implantación es de aproximadamente 15 a 20 mm Hg y permanece así de baja hasta el final del primer trimestre, lo cual ofrece un entorno adecuado (de reducción) para el desarrollo del feto y de la placenta (19-21). La angiogénesis se ve estimulada por las bajas concentraciones de oxígeno en los tejidos a través de la regulación transcripcional y postranscripcional de factores de crecimiento tales como el factor de crecimiento vascular endotelial (VEGF, por sus siglas en inglés), la EPO, el factor de crecimiento placentario y las angiopoyetinas 1 y 2 (17). El regulador por excelencia de la respuesta adaptativa de las células a la hipoxia es el FIH-1, un factor de transcripción heterodimérico compuesto por las subunidades FIH-1α y FIH-1β. La proteína FIH-1α se sintetiza de manera constante. Sin embargo, si la concentración de O_2 en los tejidos es normal o elevada, entrará en degradación proteasómica. En condiciones inferiores al umbral específico de oxígeno crítico, la proteína FIH-1α se estabilizará y se unirá al elemento del ADN respondedor a la hipoxia y desencadenará la expresión de numerosos genes (**Figura 16-3**). La FIH-1β forma parte del núcleo celular. Los genes activados y, especialmente, el VEGF y la EPO, tienen la función de fomentar el suministro de O_2 a los tejidos (21).

EL OXÍGENO EN LA TRANSICIÓN DE LA VIDA FETAL AL PERÍODO NEONATAL Y LA ADAPTACIÓN POSNATAL

Transición de la vida fetal a la vida neonatal

La presión parcial de oxígeno arterial (PaO_2) fetal oscila entre los 25 y los 35 mm Hg (3,5 a 4,5 kPa) y alcanza valores incluso inferiores de 17 a 19 mm Hg (2,2 a 2,5 kPa) en la circulación pulmonar (22). Si bien está aparentemente aislado por las membranas fetales, el feto es altamente susceptible a los cambios en el estado de oxigenación de la madre. Por lo tanto, la hipoxia o la hiperoxia materna inducirá rápidamente cambios en el metabolismo del oxígeno fetal. De este modo, la hiperoxia materna inducida por el suministro de oxígeno durante la anestesia provocará un estrés oxidativo en el feto con concentraciones aumentadas de malondialdehído y F2-isoprostanos en la sangre de cordón (23). Con el comienzo de la inspiración y los cambios en la circulación cardiopulmonar que caracterizan la adaptación posnatal después del pinzamiento del cordón, la PaO_2 aumentará a aproximadamente 65 a 75 mm Hg en los primeros 5 a 10 minutos después de nacer en el caso de los neonatos sanos y a término. El aumento en la disponibilidad de oxígeno provocará un estrés oxidativo fisiológico y desencadenará una expresión génica específica para garantizar la adaptación posnatal. Los neonatos a término alcanzan valores de saturación de oxígeno arterial (SpO_2) estables de alrededor del 85 % al 90 % a los 5 minutos después de nacer. Sin embargo, algunos neonatos normales sanos necesitan incluso más tiempo, especialmente si nacen por cesárea. Cabe destacar que los neonatos prematuros, en particular los extremadamente prematuros, es decir, aquellos que nacen con una edad gestacional ≤28 semanas, necesitan casi 10 minutos para alcanzar la SpO_2 preductal de aproximadamente el 85 %. La oxigenación posnatal depende en gran medida de la edad gestacional, el tipo de parto y de si el bebé respira de manera espontánea o necesita algún tipo de ventilación asistida (4).

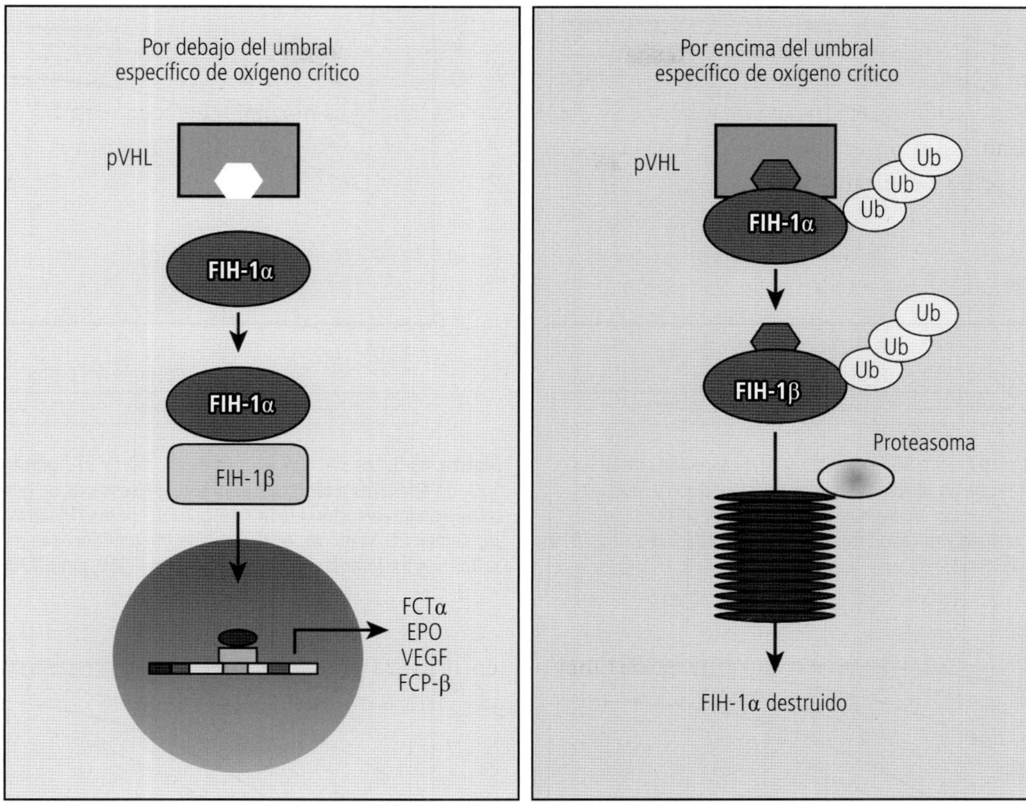

Figura 16-3. La proteína FIH-1α se regula principalmente de forma postranscripcional mediante la hidroxilación dependiente del O_2 de dos residuos de prolina debido a la acción de las enzimas prolil-hidroxilasas, lo cual produce ubiquitinación y degradación proteasómica. La FIH-1α se estabiliza cuando las concentraciones de oxígeno son inferiores al umbral específico de oxígeno crítico, con lo cual se acumula en la célula hipóxica. Cuando el oxígeno supera las necesidades metabólicas, la FIH-1α se une a la proteína de von Hippel-Lindau (pVHL), la cual recluta a la ubiquitina (Ub) ligasa que marca a la FIH-1α para la degradación proteasómica. La FIH-1β forma parte del núcleo celular. FTCα: factor de crecimiento y transformación α; EPO: eritropoyetina; VEGF: factor de crecimiento vascular endotelial; FCP-β: factor de crecimiento plaquetario β. (Modificada de Vento M, Teramo K. *Evaluating the fetus at risk for cardiopulmonary compromise*. Semin Fetal Neonatal Med. 2013; diciembre 18(6):324-29).

Nomograma de saturación de oxígeno arterial

Al recabar datos de manera prospectiva utilizando oximetría de pulso preductal con una metodología idéntica en 468 neonatos con edades gestacionales que iban desde las 25 hasta las 42 semanas y que no recibieron oxígeno al nacer, fue posible graficar un nomograma de saturación de oxígeno que reflejara los primeros 10 minutos después del parto. Los datos se representaron en un gráfico suavizado que incluyó la media y ±3 desviaciones estándar de la SpO_2 preductal minuto a minuto durante los primeros 10 minutos de vida. Los datos recabados por Dawson y colaboradores en neonatos a término y prematuros se muestran en las **Figuras 16-4** y **16-5**. Al momento de redacción de esta obra, el nomograma de saturación de oxígeno de Dawson representa el mejor cálculo de la oxigenación fisiológica que se produce en los neonatos a término normales o en los prematuros correctamente adaptados en los primeros minutos de vida (24).

Saturación de oxígeno en neonatos prematuros que reciben ventilación con presión positiva y aire

La presión positiva en las vías respiratorias (CPAP) aplicada inmediatamente después del parto con una presión de 5 a 6 cm H_2O facilita el logro de una capacidad residual funcional (CRF) en los neonatos prematuros de manera inmediata, con lo cual mejora la oxigenación y disminuye el trabajo respiratorio (25) (**Figura 16-6**). Los neonatos muy prematuros nacidos a una edad gestacional ≤28 semanas, que recibieron CPAP y con una fracción inspiratoria de oxígeno (FiO_2) de 0,21 lograron valores preductales estables de la SpO_2 mucho antes que los neonatos de edades gestacionales similares que respiraban espontáneamente sin necesidad de CPAP (**Figura 16-7**). Resultó curioso que las bebés prematuras lograron objetivos de saturación mucho más rápidamente que los varones (26). Estos datos indican que el uso de la CPAP facilita el reclutamiento del volumen pulmonar y el logro de una CRF adecuada, lo que, a su vez, disminuye la

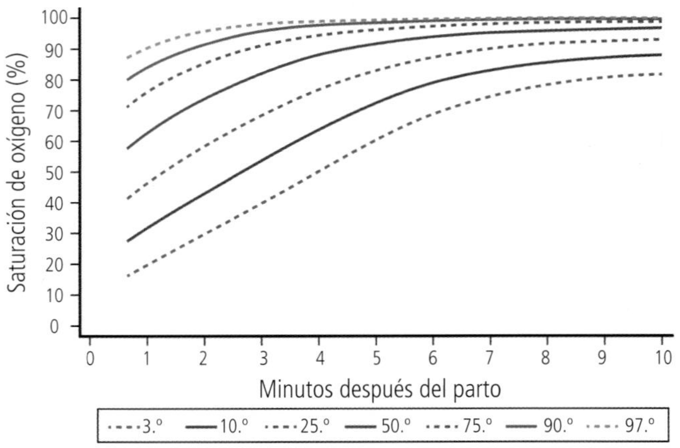

Figura 16-4. Los 3.°, 10.°, 25.°, 50.°, 75.° 90.° y 97.° percentiles de la SpO_2 de todos los neonatos que no recibieron intervención médica después del parto. (Modificada de Dawson JA, Kamlin CO, Vento M, *et al. Defining the reference range for oxygen saturation for infants after birth.* Pediatrics. 2010; junio 125(6):e1340-7).

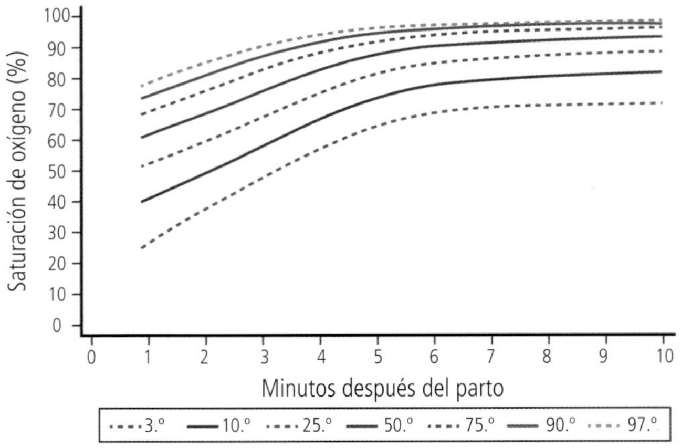

Figura 16-5. Los 3.°, 10.°, 25.°, 50.°, 75.° 90.° y 97.° percentiles de la SpO_2 de neonatos a término nacidos a >37 semanas de gestación que no recibieron intervención médica después del parto. (Modificada de Dawson JA, Kamlin CO, Vento M, *et al. Defining the reference range for oxygen saturation for infants after birth.* Pediatrics. 2010; junio 125(6):e1340-7).

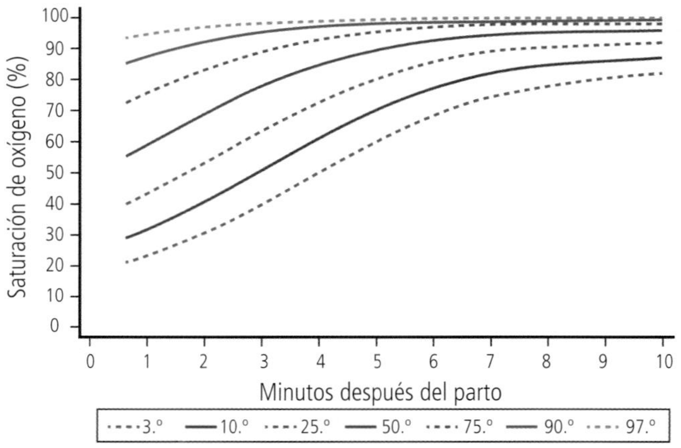

Figura 16-6. Los 3.°, 10.°, 25.°, 50.°, 75.° 90.° y 97.° percentiles de la SpO_2 de neonatos prematuros nacidos entre las 32 y las 36 semanas de gestación y que no recibieron intervención médica después del parto. (Modificada de Dawson JA, Kamlin CO, Vento M, *et al. Defining the reference range for oxygen saturation for infants after birth.* Pediatrics. 2010; junio 125(6):e1340-7).

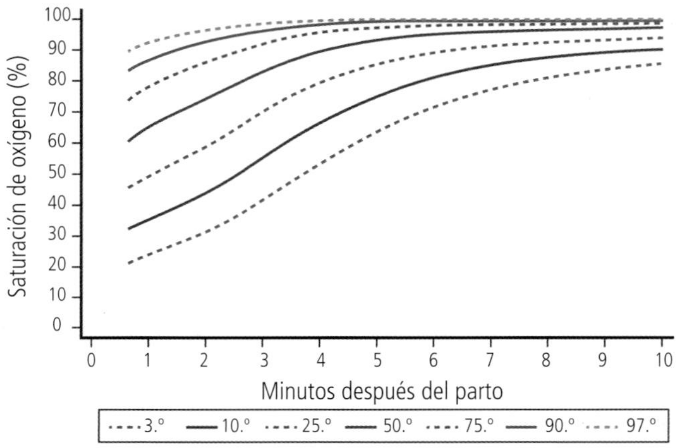

Figura 16-7. Los 3.°, 10.°, 25.°, 50.°, 75.° 90.° y 97.° percentiles de la SpO_2 de neonatos prematuros nacidos a <32 semanas de gestación y que no recibieron intervención médica después del parto. (Modificada de Dawson JA, Kamlin CO, Vento M, *et al. Defining the reference range for oxygen saturation for infants after birth.* Pediatrics. 2010; junio 125(6):e1340-7).

necesidad de suministrar oxígeno durante la estabilización posnatal. Esto coincide con numerosos estudios experimentales que han demostrado el beneficio de la presión positiva teleespiratoria en el período de transición de la vida fetal a la vida neonatal (27, 28).

Administración de oxígeno en la sala de partos

El uso de aire ambiente (oxígeno al 21 %) para la reanimación de neonatos a término asfícticos disminuye el tiempo necesario para lograr la respiración espontánea, mejora el índice de Apgar a 1 minuto, disminuye la carga de oxígeno y el estrés oxidativo, disminuye el daño al corazón y los riñones y, lo que es más importante, reduce significativamente la mortalidad, en comparación con el uso inicial de oxígeno al 100 % (4, 29). Según estos estudios, las pautas de 2010 del *International Liaison Committee on Resuscitation* (Comité Internacional de Unificación en Reanimación) recomiendan usar aire como mezcla de gas inicial en casos de neonatos con depresión respiratoria. Asimismo, también se recomienda el uso de monitoreo de la SpO_2 mediante oximetría de pulso y el aumento progresivo de la FiO_2 para evitar daños por hiperoxia o por hipoxia (30).

La FiO_2 inicial en neonatos prematuros en la sala de partos sigue siendo un tema de debate. Los metaanálisis no han demostrado ninguna diferencia significativa en los resultados relevantes, como la mortalidad, la displasia broncopulmonar (DBP), los resultados combinados de muerte o DBP, la retinopatía del prematuro (RP), la hemorragia intra- o periventricular (HIPV) o la enterocolitis necrotizante (ECN)— al usar una FiO_2 inicial de <50% frente a >50 % (31). El uso de una FiO_2 inicial inferior podría tener la ventaja de disminuir la carga de oxígeno recibida durante la estabilización inicial y, así, reducir el estrés oxidativo. En dos estudios, el comienzo de la reanimación con una FiO_2 inicial muy elevada (entre el 90 % y el 100 %), con el subsiguiente aumento progresivo, produjo un aumento en la incidencia de estrés oxidativo y de DBP, en comparación con un valor inicial del 21 % o el 30 % (32, 33). Por el contrario, no se observaron diferencias clínicas ni en los biomarcadores del estrés oxidativo con una FiO_2 inicial del 30 %, en comparación con un valor inicial del 60 % al 65 % (34). Por lo tanto, actualmente, podemos decir que es posible iniciar la reanimación, incluso en neonatos muy prematuros, con una FiO_2 inicial del 21 % al 30 % siempre que la fracción inspiratoria de oxígeno se aumente de forma progresiva frente a la SpO_2 y que la frecuencia cardíaca se mantenga dentro de los límites normales (33). Sin embargo, debido a que muchos neonatos muy prematuros reanimados con oxígeno al 21 % presentan una caída inicial de la SpO_2 (36), la mayoría de los médicos prefieren iniciar la reanimación con una FiO_2 del 30 % al 40 % con un subsiguiente aumento progresivo para lograr una SpO_2 objetivo.

El uso de la oximetría de pulso se ha convertido en una herramienta fundamental en la sala de partos. La oximetría de pulso preductal refleja la oxigenación de la sangre que irriga el cerebro y, por lo tanto, se prefiere durante la estabilización posnatal. Las lecturas preductales confiables dentro de 1 a 2 minutos de nacer pueden obtenerse rápidamente si se está bien entrenado. Los datos se obtienen de manera rápida si se siguen estos pasos: 1) encender el oxímetro, 2) colocar el sensor en la mano o la muñeca derechas del neonato, 3) conectar el sensor al cable del oxímetro y 4) proteger el sensor de la luz. Al conectar el sensor al neonato antes de conectar el cable del oxímetro al monitor, el tiempo de respuesta para obtener lecturas confiables es menor. Una vez que se logran lecturas confiables del oxímetro de pulso, y el bebé está recibiendo ventilación, la FiO_2 debe aumentarse de forma progresiva según las lecturas que el oxímetro de pulso arroje de la frecuencia cardíaca y de la saturación. El mezclador de aire/oxígeno debe ajustarse en consecuencia para evitar la hiperoxia o la hipoxia. Por lo tanto, si la SpO_2 es inferior al 10.º percentilo, la FiO_2 debe aumentarse en incrementos del 10 % cada 30 segundos hasta que la SpO2 llegue a su 10.º o 50.º percentilo, y siempre debe evitar superar el 90.º percentilo de la SpO_2 (25). Estas recomendaciones se basan en opiniones de expertos, pero no existe información basada en la evidencia al momento de redacción de esta obra respecto de cuál es la mejor forma de ajustar la concentración de oxígeno según las lecturas del oxímetro de pulso. La Asociación Estadounidense del Corazón ha definido los rangos objetivo para 1, 2, 3, 4, 5 y 10 minutos después de nacer en 60 % a 65 %, 65 % a 70 %, 70 % a 75 %, 75 % a 80%, 80 % a 85 % y 85 % a 90 %, respectivamente (30). Por lo tanto, hasta que se realicen estudios adecuados, nuestro objetivo debe ser disminuir la carga de oxígeno durante la reanimación en los primeros minutos de vida e intentar ajustar la SpO_2 a las tablas de referencia, las cuales, en este momento, representan el mejor cálculo de los objetivos de oxigenación óptimos en los neonatos prematuros. Se desconoce si el objetivo óptimo debe ser cercano al límite superior, al centro o al límite inferior de los rangos de referencia publicados. Asimismo, el médico debe tener en cuenta no solo el valor que se muestra actualmente, sino también la dirección del cambio. Si bien el oxímetro de pulso siempre debe ajustarse para un intervalo de promediación corto, existe un tiempo de demora sustancial entre el tiempo en que se realiza un ajuste en la FiO_2 y el momento en el que se observa la respuesta en el oxímetro. Tener en cuenta la dirección y la velocidad del cambio en la SpO_2, así como dejar pasar un tiempo suficiente para que se reflejen los cambios, debería minimizar las posibilidades de superar en exceso o de no alcanzar el rango objetivo.

Administración de oxígeno durante la atención neonatal en la unidad de cuidados intensivos neonatales

El logro de objetivos óptimos de saturación de oxígeno en los neonatos prematuros que requieren administración de oxígeno en la UCIN sigue siendo complejo. Los neonatos prematuros son muy sensibles a la hiperoxia, la cual podría provocar daños pulmonares y en la retina, además de a la hipoxia, la cual podría aumentar la mortalidad, la ECN o el daño a la sustancia blanca (5). Los pulmones de los neonatos extremadamente prematuros tienen una tendencia a padecer estrés oxidativo e inflamación debido a que no cuentan con un sistema de defensa antioxidante lo suficientemente desarrollado, a que son inmaduros a nivel estructural y funcional y a que, con frecuencia, requieren ventilación mecánica y administración de oxígeno. Asimismo, los pulmones son propensos a contraer infecciones y están expuestos a una mayor cantidad de hierro libre circulante

(37, 38). Distintos estudios han demostrado una relación entre el oxígeno, el estrés oxidativo, la ventilación mecánica y factores genéticos y la posterior aparición de DBP (39). Por lo tanto, los neonatos prematuros que luego desarrollaron DBP exhibieron concentraciones elevadas en sangre y aspirados traqueales de aductos de carbonilo, los cuales representan productos derivados del ataque de los radicales libres del oxígeno sobre las proteínas estructurales y funcionales de los pulmones (40-42). De forma similar, la concentración elevada de isofuranos en plasma inmediatamente después del parto con una mayor carga de oxígeno y de F2α-isoprostanos durante la primera semana de vida también se han vinculado con el posterior desarrollo de la DBP y la leucomalacia periventricular, lo cual indica un papel importante en el daño oxidativo (34, 35, 43). Además de los efectos agudos y directos de los radicales libres sobre el tejido pulmonar, la evidencia revela que especies específicas de oxígeno, como los hidroperóxidos, pueden desempeñarse como moléculas de señalización e inducir la expresión de factores de transcripción que alteren el crecimiento y la diferenciación celulares, la quimiotaxia, la respuesta inflamatoria o la apoptosis (44).

La exposición a concentraciones elevadas de oxígeno genera la liberación de mediadores específicos, tales como el VEGF y la angiopoyetina 2, capaces de penetrar la membrana alveolocapilar y, así, provocar edema pulmonar y un subsiguiente daño pulmonar. Otras citocinas también se liberan desde las células pulmonares y atraen células inflamatorias a los pulmones. Estas células inflamatorias, además de la hiperoxia propiamente dicha, liberan ERO, las cuales pueden desencadenar una vía de muerte celular dependiente de las mitocondrias (45).

Se realizó una serie de ensayos clínicos controlados aleatorizados para evaluar el rango óptimo de la SpO_2 en neonatos prematuros que requerían administración de oxígeno tras la estabilización posnatal. En el ensayo BOOST I, se comparó el efecto de las saturaciones deseadas superiores (entre 95 % y 98 %) frente a las inferiores (entre 91% y 94 %) en bebés de <30 semanas de gestación. El uso de límites superiores de SpO_2 se vinculó con un aumento en la duración de la oxigenoterapia, en la incidencia de las enfermedades pulmonares crónicas y en la frecuencia de los neonatos que recibieron el alta hospitalaria para continuar con la oxigenoterapia en el hogar, mientras que no mejoró el neurodesarrollo ni el crecimiento somático (46). En otro ensayo controlado aleatorizado (STOP-ROP, o *Supplemental Therapeutic Oxygen for Prethreshold Retinopathy of Prematurity*), se asignó de forma aleatoria a un grupo de neonatos prematuros con RP en estadio preumbral para recibir SpO_2 con límites fijados entre el 89% y el 94 % o entre el 95 % y el 99 % durante un mínimo de 2 semanas. El efecto positivo de la mayor SpO_2 sobre la evolución de la enfermedad ocular fue mínimo, mientras que los efectos negativos —como la hospitalización prolongada, la morbilidad respiratoria y la necesidad prolongada de recibir administración de oxígeno— fueron significativamente superiores (47).

Se realizaron cinco ensayos de gran envergadura y de diseño controlado, aleatorizado, multicéntrico, internacional y con enmascaramiento, en los cuales participaron casi 5000 neonatos de peso extremadamente bajo al nacer (PEBN) de <28 semanas de gestación. En ellos, se buscó identificar el objetivo de saturación óptimo al seguir diseños casi idénticos para poder realizar, luego, un metaanálisis subsiguiente de cada paciente. Todos estos estudios compararon objetivos bajos de SpO_2 (entre 85 % y 89 %) con objetivos altos (entre 91 % y 95 %) (48). El ensayo SUPPORT confirmó que los neonatos de PEBN que sobrevivieron y que fueron asignados aleatoriamente a los rangos objetivos bajos de SpO_2 (entre 85 % y 89 %) tuvieron un menor riesgo de RP (8,6 % frente a 17,9 %; $p < 0,01$) que aquellos del grupo de objetivos superiores (entre 91 % y 95 %). Sin embargo, de manera imprevista, hubo un aumento significativo en la mortalidad en el grupo de saturación baja (19,9 % frente a 16,2 %; $p < 0,04$) (49). Asimismo, el ensayo BOOST II, realizado en el Reino Unido, Australia y Nueva Zelanda, reveló resultados similares, con una mayor incidencia de la RP en los neonatos que se mantuvieron en el rango de saturación elevado y una mayor mortalidad en aquellos que se mantuvieron en el rango de saturación bajo (50). Por el contrario, el *Canadian Oxygen Trial*, que utilizó un resultado primario que era una combinación de muerte, discapacidad de las destrezas motoras gruesas, retraso cognitivo o del habla, pérdida auditiva grave o ceguera bilateral a una edad corregida de 18 meses, con resultados secundarios de RP y daño cerebral, no reveló diferencias significativas en la muerte ni en la discapacidad de los bebés del rango de saturación bajo frente a los del rango de saturación alto (51). En un metaanálisis que incluyó a todos los estudios NeOProM, con un total de aproximadamente 5000 bebés, se llegó a la conclusión de que, con un rango de SpO_2 objetivo menor, hubo un mayor riesgo de mortalidad (riesgo relativo [RR]: 1,41; IC del 95 %: 1,14 a 1,74) y EC (RR: 1,25; IC del 95 %: 1,05 a 1,49). Sin embargo, en el rango de saturación menor, hubo un riesgo significativamente menor de RP (RR: 0,74; IC del 95 %: 0,59 a 0,92). Los autores de este metaanálisis llegaron a la conclusión de que se recomiendan objetivos de SpO_2 de entre 90 % y 95 % para los bebés nacidos <28 semanas de gestación que requieren administración de oxígeno hasta las 36 semanas de edad posmenstrual (52).

Si bien todos estos ensayos han tenido un diseño impecable, algunas cuestiones, especialmente relacionadas con la perspectiva técnica, han generado inquietudes respecto de la aplicabilidad práctica de sus conclusiones. Es importante saber que la precisión de la lectura de los oxímetros de pulso empleados fue del 2,9 %. Por lo tanto, si la SpO_2 que se muestra es del 88 %, la saturación real puede estar en el rango del 85 % al 91 % en el 68 % de las observaciones, y en el rango del 82 % al 94 % en el 95 % de las observaciones (53). Asimismo, el algoritmo utilizado en estos ensayos se obtuvo de la fusión de un algoritmo de alto y de bajo rango. El efecto de esta curva doble fue que los valores de la SpO_2 en la región del 87 % al 90 % (en la unión de las curvas inferiores y superiores del algoritmo) estaban desplazados hacia arriba. Por lo tanto, las lecturas se elevaron artificialmente en alrededor de un 2 % en la proximidad de las saturaciones del rango del 90 % (54). Dada la separación relativamente estrecha en la SpO_2 media entre los grupos de objetivos altos y bajos, estas cuestiones técnicas hacen que la interpretación de los datos sea compleja, y el rango de saturación óptimo para neonatos extremadamente prematuros que requieren administración de oxígeno sigue sin dilucidarse. Es probable que no exista un rango fijo de SpO_2 ni de suministro de oxígeno que satisfaga de manera inocua las demandas metabólicas de todos los neonatos nacidos a distintas edades gestacionales. Asimismo, incluso para una edad gestacional determinada, la edad posnatal también es un factor relevante que debe tenerse en cuenta al establecer límites de saturación de oxígeno. Si bien la SpO_2 se mide de manera relativamente sencilla, no es un reflejo directo del suministro de oxígeno a los tejidos. Además de la saturación de oxihemoglobina, la disponibilidad de oxígeno a nivel tisular se ve afectado por la capacidad de transporte del oxígeno (concentraciones de hemoglobina) y por la circulación, y podría reflejar de forma más directa la suficiencia o el exceso de oxígeno en el organismo. Por último, es importante destacar que los hallazgos de estos ensayos pueden relacionarse en gran medida con nuestra capacidad limitada de mantener la SpO_2 dentro de rangos definidos durante la atención de rutina. La exposición a niveles extremos de SpO_2 podría estar más estrechamente relacionada con los resultados observados que con los rangos objetivo. En estos ensayos, las concentraciones reales de SpO_2 no coincidieron de manera exacta con los rangos objetivo, y la exposición a rangos extremadamente altos o bajos de SpO_2 podría haber diferido entre los rangos objetivo. En la práctica cotidiana, durante la atención de rutina, las concentraciones de SpO_2 por encima del rango objetivo se toleran con frecuencia para disminuir la hipoxemia, pero esta práctica aumenta la exposición a una SpO_2 elevada. Por el contrario, fijar rangos objetivos inferiores de SpO_2 para evitar la hiperoxemia puede aumentar la exposición a concentraciones muy bajas de SpO_2. La tolerancia de la SpO_2 alta para evitar las crisis hipoxémicas o la determinación de rangos objetivo bajos de SpO_2 para evitar la hiperoxemia podrían no ser necesarias si se pudiera mejorar el mantenimiento del rango deseado de SpO_2 y minimizarse la exposición a una SpO_2 extremadamente alta o baja.

Hasta que haya más evidencia disponible, mantener a los neonatos prematuros dentro de un rango del 90 % al 95% parece ser un método razonable. Minimizar la fluctuación de la SpO_2 sería lo mejor, ya que se sabe que alternar entre la hipoxia y la hiperoxia es un estímulo proinflamatorio. Por lo tanto, existe un enorme interés por mejorar la determinación del rango objetivo de la saturación de oxígeno mediante el control automático de la FiO_2 (véase el **Capítulo 21**).

Evolución de las necesidades de oxígeno durante las primeras semanas de vida y nuevos índices metabólicos

Saugstad *et al.* sugirieron que sería posible diferenciar entre dos períodos con distintos límites de oxígeno. Los neonatos muy prematuros de menos de 32 semanas de edad posmenstrual se beneficiarían con límites menores de SpO_2 (por ejemplo, de entre el 85 % y el 95 %) en una fase de rápido crecimiento vascular y extrema sensibilidad al daño por radicales libres debido a un sistema de defensa antioxidante inmaduro. Durante esta etapa, el uso de límites de oxígeno superiores generaría estrés oxidativo e inflamación en los pulmones, los intestinos o el cerebro, lo cual daría lugar a DBP, ECN o HIPV. Sin embargo, los neonatos mayores (>32 semanas de edad posmenstrual) con un sistema antioxidante más maduro y una tendencia hacia la hiperproliferación del lecho vascular de la retina debido a una hipoxia relativa del tejido retiniano se beneficiarían de rangos superiores de SpO_2 (de entre el 95 % y el 97 %). Este último método, si bien está basado en principios fisiológicos sólidos, no se ha comprobado de manera concluyente (55). Por lo tanto, en el período posnatal inmediato, e independientemente de la edad gestacional, la saturación objetivo durante la transición de la vida fetal a la vida neonatal y hasta completar la estabilización posnatal debe ser del 90 %. Sin embargo, en función de los hallazgos de los ensayos SUPPORT y BOOST II, durante la estancia en la UCIN, mantener al neonato dentro de un rango del 90 % al 95 % parece ser adecuado y seguro. No obstante, cualquier intento de mantener la saturación de oxígeno en un rango estrecho debe equilibrarse con el síndrome de habituación a las alarmas, ya que los cuidadores a pie de cama deben responder a las fluctuaciones en las concentraciones de saturación de cada bebé en particular. Como es muy probable que haya una variación individual importante en la susceptibilidad al daño oxidativo, sería útil tener a disposición biomarcadores funcionales y no invasivos que permitan a los médicos monitorear el metabolismo celular aeróbico y evaluar la respuesta a la intervención. Los biomarcadores tradicionales de la hipoxemia, como el ácido láctico, no guardan una relación significativa con la intensidad, pero, en particular, con la duración de la hipoxia. Aparentemente, las relaciones glicina/aminoácidos ramificados o alanina/aminoácidos ramificados constituyen factores predictivos mucho mejores de la duración de la hipoxia. Asimismo, cuando los metabolitos del ciclo de Krebs, como el succinato y la propionil-L-carnitina, también se tomaron en cuenta, la correlación con la duración de la hipoxia celular aumentó en mayor medida (56). Al momento de redacción de esta obra, se están realizando estudios sobre las concentraciones de factores de crecimiento, como el factor insulínico de crecimiento y el VEGF, así como las proporciones entre los metabolitos, que podrían usarse a pie de cama en un futuro para que el médico pueda contar con información confiable respecto de la oxigenación celular, lo cual podría garantizar la suficiencia de oxígeno y evitar el comienzo de la proliferación vascular en la retina (55, 56).

La oxigenoterapia después del alta

Las enfermedades pulmonares crónicas y la continuación de la necesidad de oxígeno después del alta en los neonatos extremadamente prematuros (≤28 semanas de gestación) constituyen una gran inquietud para los médicos. En un estudio de 2013 realizado en 48 877 neonatos de entre 23 y 43 semanas de gestación que recibieron el alta de las UCIN de 228 hospitales de los Estados Unidos, las tasas de DBP variaron según la edad gestacional, del 37 % en los neonatos extremadamente prematuros hasta el 0,7 % en los neonatos a término. De esta cohorte, 1286 neonatos (2,6%) recibieron el alta con indicación de oxigenoterapia en el hogar, y 722 (56 %) de ellos eran extremadamente prematuros. Por lo tanto, la edad gestacional fue, con mucho, el factor de riesgo más importante respecto de la necesidad de oxigenoterapia en el hogar. Sin embargo, otros factores relevantes fueron los neonatos que eran pequeños para su edad gestacional, las anomalías congénitas, la necesidad de recibir ventilación mecánica o de una FiO_2 >40 % durante las primeras 72 horas de vida y la presencia de un conducto arterioso permeable (57). El objetivo de la oxigenoterapia en el hogar es prevenir los efectos de la hipoxemia crónica, que incluyen vasoconstricción pulmonar y remodelación vascular pulmonar con subsiguiente hipertensión pulmonar, constricción bronquial con subsiguiente obstrucción de las vías respiratorias y cambios en el crecimiento de la vasculatura ocular. La mejora en la oxigenación podría traer aparejada una mejora en el crecimiento y la reparación pulmonar, un mejor estado nutricional y un mejor crecimiento somático (58, 59). Cabe destacar que, si bien la DBP es un factor predictivo de resultados deficientes del desarrollo, los pacientes que padecen DBP grave y que recibieron el alta con indicación de oxigenoterapia en el hogar no obtuvieron peores resultados en las pruebas del neurodesarrollo que aquellos con DBP que no necesitaron continuar con la oxigenoterapia tras recibir el alta (60). La decisión respecto de dar de alta a un neonato con indicación de oxigenoterapia no es sencilla. Antes del alta, el neonato debe cumplir con una serie de requisitos o criterios, que son comunes a casi todas las instituciones (**Tabla 16-2**). Como medida de seguridad, pueden realizarse pruebas de reducción de oxígeno antes del alta. El propósito de estas pruebas es determinar el valor mínimo de la SpO_2 alcanzado en aire ambiente después de discontinuar la administración de oxígeno. En la mayoría de las unidades, debe mantenerse una SpO_2 mínima de >80 % en aire ambiente durante 30 minutos antes del alta y, después del alta, deben monitorearse signos clínicos tales como la frecuencia respiratoria y el crecimiento combinados con la oximetría continua durante 24 horas (o polisomnografía).

Recomendaciones sobre la saturación de oxígeno

Sugerimos que los neonatos prematuros alcancen una SpO_2 de entre el 90 % y el 95 % en la sala de partos a aproximadamente 5 a 15 minutos de nacer en función de la edad gestacional, el tipo de parto, el sexo y la respuesta a las maniobras de estabilización. Una vez en la UCIN y hasta que el neonato alcance las 36 semanas de edad posmenstrual, el rango de la SpO_2 debe ser del 90 % al 95 %, según las últimas publicaciones disponibles al momento de redacción de esta obra. Si existe DBP o hipertensión pulmonar de forma simultánea, una mediana de SpO_2 del 94 % debería permitirse, lo cual significa que la mayor parte del tiempo el bebé tendrá una saturación de entre el 95 % y el 97 %. Por último, la oximetría de pulso debe monitorearse en el hogar y, en forma periódica, durante períodos prolongados de 8 a 12 horas. Durante estos períodos de monitoreo, el rango de la SpO_2 debe ser del 95 % al 97 % la mayor parte del tiempo. Si la hipertensión pulmonar está controlada y el paciente está desarrollándose, debe contemplarse el retiro progresivo del oxígeno.

Tabla 16-2. Criterios que se siguen en nuestra institución para tomar decisiones respecto de cuándo indicar oxigenoterapia en el hogar a los neonatos prematuros después del alta.

A. Edad corregida: >34 semanas de gestación.
B. Capaz de mantener la temperatura corporal (axilar 37,0 °C) en una cuna abierta.
C. Se alimenta correctamente con biberón o con lactancia natural sin cansarse ni presentar compromiso cardiorrespiratorio.
D. Aumento de peso adecuado en la semana antes del alta (10 a 15 g/kg/día).
E. Presenta madurez fisiológica.
F. Funcionamiento cardiorrespiratorio estable con valores de monitoreo continuo de la SpO_2 dentro del rango establecido (90 % al 95 %) en las 12 a 24 horas previas.
G. Sin apnea del prematuro (sin necesidad de tratamiento con cafeína).
H. Sin afecciones médicas que requieran tratamiento hospitalario.
I. Recibió las vacunas correspondientes.
J. Se realizó un examen metabólico.
K. Se brindó capacitación básica a la familia (uso del oxímetro de pulso, maniobras básicas de reanimación) y se la inscribió en un programa de seguimiento tanto en caso de urgencia como de forma ambulatoria.
L. Aceptación por parte de la familia.

REFERENCIAS

1. M. Dole: The Natural History of Oxygen. 1st ed. 1965 Rockefeller University Press New York
2. M. Obladen: History of neonatal resuscitation – part 2: oxygen and other drugs. Neonatology. 95:91-96 2009 18787343
3. O.D. Saugstad, Y. Sejersted, R. Solberg, et al.: Oxygenation of the newborn: a molecular approach. Neonatology. 101 (4):315-325 2012 22940621
4. M. Vento: Oxygen supplementation in the neonatal period: changing the paradigm. Neonatology. 105 (4):323-331 2014 24931324
5. M. Vento, J. Escobar, M. Cernada, et al.: The use and misuse of oxygen during the neonatal period. Clin Perinatol. 39:165-176 2012 22341544
6. M.L. Circu, T.Y. Aw: Reactive oxygen species, cellular redox systems and apoptosis.Free Radic Biol Med. 48:749-762 2010 20045723
7. W.C. Stanley, F.A. Recchia, G.D. Lopaschuck: Myocardial substrate metabolism in the normal and failing heart. Physiol Rev. 85:1093-1129 2005 15987803
8. T.H. Sanderson, C.A. Reynolds, R. Kumar, et al.: Molecular mechanism of ischemia-reperfusion injury in brain: pivotal role of mitochondrial membrane potential in reactive oxygen species generation. Mol Neurobiol. 2012 10.1007/s12035-012-8344-z
9. E. Maltepe, O.D. Saugstad: Oxygen in health and disease: regulation of oxygen homeostasis; clinical implications. Pediatr Res. 65:261-268 2009 25588755 H.Sies: Oxidative stress a concept in redox biology and medicine. Redox Biol. 4:180-1832015
10. S. Lakshminrusimha, D.D. Swartz, S.F. Gugino, et al.: Oxygen concentration and pulmonary hemodynamics in newborn lambs with pulmonary hypertension. Pediatr Res. 66:539-544 2009 19680165
11. G.L. Semenza: Regulation of oxygen homeostasis by hypoxia-inducible factor 1.Physiology (Bethesda). 24:97-106 2008
12. R.L. Auten, J.M. Davis: Oxygen toxicity and reactive oxygen species: the devil is in the details. Pediatr Res. 66:121-127 2009 21062512 R.R. Bartz, C.A. Piantadosi: Clinical review: oxygen as a signaling molecule. Crit Care. 14:234 2010
13. M. Valko, D. Leibfritz, J. Moncol, et al.: Free radicals and antioxidants in normal physiological functions and human disease. Int J Biochem Cell Biol. 39:44-84 200716978905
14. D.P. Jones, M.Y. Go: Redox compartmentalization and cellular stress. Diabetes Obes Metab. 12 (suppl 2):116-125 2010 21029308
15. J.M. Davis, R.L. Auten: Maturation of the antioxidant system and the effects on preterm birth. Semin Fetal Neonatal Med. 15:191-195 2010 20452845
16. M. Vento, H. Hummler, J.A. Dawson, et al.: Use of oxgyen in resuscitation. P. Dennery G. Buonocore O.D. Saugstad Perin atal and Prenatal Disorders. Oxidative Stress in Applied Basic Research and Clinical Practice. 1st ed. 2014 Springer Science + BusinessNew York 213-243
17. G.J. Burton: Oxygen, the Janus gas; its effects on human placental development and function. J Anat. 15:27-35 2009
18. N.S. Chandel: Mitochondrial complex III: an essential component of universal oxygen sensing machinery?. Respir Physiol Neurobiol. 174:175-181 2010 20708106

19. L.D. Ottosen, J. Hindkaer, M. Husth, et al.: Observations on intrauterine oxygen tension measured by fibre-optic microsensors. Reprod Biomed Online. 13:380-3852006 16984770
20. E. Jauniaux, B. Gulbis, G.J. Burton: The human first trimester gestational sac limits rather than facilitates oxygen transfer to the fetus–a review. Placenta. 24 (suppl A):S86-S93 2003 12852418
21. G.L. Semenza: Hypoxia-inducible factors in physiology and medicine. Cell. 148:399-408 2012 22304911
22. Y. Gao, J.U. Raj: Regulation of pulmonary circulation in the fetus and newborn. Physiol Rev. 90:1291-1335 2010 20959617
23. K.S. Khaw, W.D. Ngan Kee, C.Y. Chu, et al.: Effect of different inspired oxygen fractions on lipid peroxidation during general anaesthesia for elective caesarean section. Br J Anaesth. 105:355-360 2010 20576633
24. J.A. Dawson, C.O. Kamlin, M. Vento, et al.: Defining the reference range for oxygen saturation for infants after birth. Pediatri cs. 125:e1340-7 2010 20439604
25. J.A. Dawson, M. Vento, N.N. Finer, et al.: Managing oxygen therapy during delivery room stabilization of preterm infants. J Pediatr. 160:158-161 2012 21907350
26. M. Vento, E. Cubells, J.J. Escobar, et al.: Oxygen saturation after birth in preterm infants treated with continuous positive airway pressure and air: assessment of gender differences and comparison with a published nomogram. Arch Dis Child Fetal Neonatal Ed. 98 (3):F228-F232 May 2013 23123635
27. K. Wheeler, M. Wallace, M. Kitchen, et al.: Establishing lung gas volumes at birth: interaction between positive end-expiratory pressures and tidal volumes in preterm rabbits. Pediatr Res. 73:734-741 2013 23478642
28. S.B. Hooper, M.L. Siew, M.J. Kitchen, et al.: Establishing functional residual capacity in the non-breathing infant. Semin Fetal Neonatal Med. 18:336-343 2013 24035400
29. O.D. Saugstad, S. Ramji, R.F. Soll, et al.: Resuscitation of newborn infants with 21% or 100% oxygen: an updated systematic meta-analysis. Neonatology. 94:176-182 200818612215
30. J.M. Perlman, J. Wyllie, J. Kattwinkel, et al.Neonatal Resuscitation Chapter Collaborators: Part 11: Neonatal Resuscitation: 2010 International consensus on cardiopulmonary resuscitation and emergency cardiovascular care science with treatment recommendations. Circulation. 122:S516-S538 2010 20956259
31. J.V.E. Brown, T. Moe-Byrne, et al.: Room stabilization of preterm neonates: systematic review. PLoS One. 7:e52033 2012 23284861
32. O.D. Saugstad, D. Aune, M. Aguar, et al.: Systematic review and meta-analysis of optimal initial fraction of oxygen levels in the delivery room at ≤32 weeks. Acta Paediatr. 103:744-751 2014 24716824
33. M. Vento, M. Moro, R. Escrig, et al.: Preterm resuscitation with low oxygen causes less oxidative stress, inflammation, and chronic lung disease. Pediatrics. 124:e439-492009 19661049
34. V.S. Kapadia, L.F. Chalak, J.E. Sparks, et al.: Resuscitation of preterm neonates with limited versus high oxygen strategy. Pediatrics. 132 (6):e1488-96 December 2013 24218465
35. D. Rook, H. Schierbeek, M. Vento, et al.: Resuscitation of preterm infants with different inspired oxygen fractions. J Pediatr. 164 (6):1322-1326.e3 June 2014 24655537
36. C.L. Wang, C. Anderson, T.A. Leone, et al.: Resuscitation of preterm neonates by using room air or 100% oxygen. Pediatrics. 121:1083-1089 2008 18519476
37. A. Bhandari, V. Bhandari: Pitfalls, problems, and progress in bronchopulmonary dysplasia. Pediatrics. 123:1562-1573 2009 19482769
38. O.D. Saugstad: Oxygen and oxidative stress in bronchopulmonary dysplasia. J Perinat Med. 28:1-7 2010
39. C.T. McEvoy, L. Jain, B. Schmidt, et al.: Bronchopulmonary dysplasia: NHLBI workshop on the primary prevention of Chronic Lung Diseases. Ann Am Thorac Soc. 11(suppl 3):S146-S153 April 2014 24754823
40. R.M. Ellis: Reactive carbonyls and oxidative stress: potential for therapeutic interventions. Pharmacol Ther. 115:13-24 2007 17570531
41. C.C. Winterbourn, T. Chan, I.H. Buss, et al.: Protein carbonyls and lipid peroxidation products as oxidation markers in preterm infant plasma: associations with chronic lung disease and retinopathy and effects of selenium supplementation. Pediatr Res. 48:84-90 2000 10879804
42. P.L. Ballard, W.E. Truog, J.D. Merrill, et al.: Plasma biomarkers of oxidative stress: relationship to lung disease and inhaled nitric oxide therapy in premature infants. Pediatrics. 121:555-561 2008 18310205
43. T. Ahola, V. Fellman, I. Kjellmer, et al.: Plasma 8-isoprostane is increased in preterm infants who develop bronchopulmonary dysplasia or periventricular leukomalacia. Pediatr Res. 56:88-93 2004 15128912
44. D.P. Jones, Y.M. Go, C.L. Anderson, et al.: Cysteine/cystine couple is a newly recognized node in the circuitry for biologic redox signaling and control. FASEB J.18:1246-1248 2004 15180957
45. V. Bhandari: Hyperoxia-derived lung damage in preterm infants. Semin Fetal Neonatal Med. 15:223-229 2010 20430708
46. L.M. Askie, D.J. Henderson-Smart, L. Irwig, et al.: Oxygen-saturation targets and outcomes in extremely preterm infants. N Engl J Med. 349:959-967 2003 12954744
47. The STOP-ROP Multicenter Study Group: Supplemental therapeutic oxygen for pre-threshold retinopathy of prematurity (STOP-ROP), a randomized controlled trial: I primary outcomes. Pediatrics. 105:295-310 2000
48. L.M. Askie, P. Brocklehurst, B.A. Darlow, et al.NeOProM Collaborative Group: NeOProM: Neonatal Oxygenation Prospective Meta-analysis Collaboration study protocol. BMC Pediatr. 11:6 January 17, 2011 10.1186/1471-2431-11-6 21235822
49. SUPPORT Study Group of the Eunice Kennedy Shriver NICHD Neonatal Research Network W.A. Carlo, N.N. Finer, M.C. Walsh, et al.: Target ranges of oxygen saturation in extremely preterm infants. N Engl J Med. 362:1959-1969 2010 20472937
50. BOOST II United Kingdom Collaborative Group BOOST II Australia Collaborative Group BOOST II New Zealand Collaborative Group, et al: Oxygen saturation and outcomes in preterm infants. N Engl J Med. 368 (22):2094-2104 May 30, 2013
51. B. Schmidt, R.K. Whyte, E.V. Asztalos, et al.: Effects of targeting higher vs lower arterial oxygen saturations on death or

disability in extremely preterm infants: a randomized clinical trial. JAMA. 22 (309):2111-2120 2013
52. O.D. Saugstad, D. Aune: Optimal oxygenation of extremely low birth weight infants: a meta-analysis and systematic review of the oxygen saturation targets studies.Neonatology. 105:55-63 2014 24247112
53. S. Lakshminrusimha, V. Manja, et al.: Oxygen targeting in preterm infants: a physiological interpretation. J Perinatol. 35:8-15 2015 25357098
54. E.D. Johnston, B. Boyle, E. Juszczak, et al.: Oxygen targeting in preterm infants using the Masimo SET Radical pulse oximeter. Arch Dis Child Fetal Neonatal Edn. 96:F429-F433 2011
55. O.D. Saugstad, D. Aune: In search of the optimal saturation for extremely low birth weight infants: a systematic review and meta-analysis. Neonatology. 100:1-8 201121150224
56. R. Solberg, D. Enot, H.P. Deigner, et al.: Metabolomic analyses of plasma reveals new insights into asphyxia and resuscitation in pigs. PLoS One. 5:e9606 2010 20231903
57. J. Lagatta, R.H. Clark, D.C. Brousseau, et al.: Varying patterns of home oxygen use at 23-43 week's gestation discharged from United States neonatal intensive care units. J Pediatr. 163:976-982.e2 2013 23769504
58. L.J. Van Marter, E.N. Allred, M. Pagano, et al.: Do clinical markers of barotrauma and oxygen toxicity explain interhospital variation in rates of chronic lung disease? The Neonatology Committee for the Developmental Network. Pediatrics. 105:1194-12012000 10835057
59. D.A. Fitzgerald, R.J. Massier, et al.: Infants with chronic neonatal lung disease: recommendations for the use of home oxygen therapy. Med J Aust. 189:578-582 200819012558
60. A. Lodha, R. Sauve, V. Bhandari, et al.: Need for supplemental oxygen at discharge in infants with bronchopulmonary dysplasia is not associated with worse neurodevelopmental outcomes at 3 years corrected age. PLoS One. 9 (3):e90843 201424646665

Capítulo 17

Ventilación mecánica no invasiva

Robert Diblasi, RRT-NPS, FAARC
Sherry E. Courtney, MD, MS

La ventilación mecánica no invasiva hace referencia a aquella que se administra por la abertura de la vía respiratoria nasal de los neonatos que respiran espontáneamente sin necesidad de colocar un tubo endotraqueal. Este tipo de ventilación puede brindarse en forma de presión positiva continua en las vías respiratorias (CPAP), ventilación con presión positiva intermitente no invasiva (VPPINI) (o, también, ventilación no invasiva con presión positiva obligatoria intermitente, VNIPPOI), ventilación de alta frecuencia no invasiva y asistencia ventilatoria no invasiva ajustada neuronalmente (NIV-NAVA). Si bien no se clasifica habitualmente como un tipo de ventilación mecánica no invasiva, la cánula nasal de alto flujo humidificado (CNAFH) administra presión positiva y asistencia respiratoria y también se analiza en este capítulo. Todos los dispositivos de ventilación mecánica no invasiva ofrecen cierta presión de distensión a los pulmones, lo cual aumenta la presión transpulmonar durante la fase espiratoria de la respiración. El objetivo principal de estos dispositivos es reclutar a los alvéolos y las vías respiratorias terminales colapsados, mantener el volumen pulmonar teleespiratorio, preservar el intercambio gaseoso y minimizar el trabajo respiratorio (1). Asimismo, la ventilación mecánica no invasiva puede mitigar el daño y la inflamación pulmonar al evitar las lesiones por cizallamiento (atelectrauma) o el ciclado repetitivo de los pulmones a un volumen pulmonar teleespiratorio bajo. Además, la presión de distensión ayuda a mantener la permeabilidad de las vías respiratorias y a reducir la apnea obstructiva. Al evitar la intubación endotraqueal, disminuyen los riesgos de traumatismo de las vías respiratorias, infección y urgencias respiratorias.

La CPAP nasal (NCPAP) es el tipo de asistencia respiratoria no invasiva más utilizado y, también, el más debatido. Se utiliza desde hace más de 40 años para ventilar a neonatos que respiran de forma espontánea y que presentan algún tipo de enfermedad pulmonar. Luego de conocerse informes que señalan que la ventilación mecánica contribuye a la interrupción del desarrollo pulmonar y a la aparición de enfermedades pulmonares crónicas, existe un renovado interés por la NCPAP como el método de preferencia de ventilación neonatal. Los estudios con animales han demostrado que la NCPAP provoca un daño menor a los pulmones que la ventilación mecánica (2, 3). Un informe publicado en la era anterior al surgimiento del surfactante (4) sugería que la administración precoz de NCPAP, como una alternativa a la ventilación invasiva, podría mitigar el daño pulmonar y la aparición de enfermedades pulmonares crónicas (EPC) en neonatos prematuros (4), y estudios realizados en animales confirmaron esta hipótesis (2). Tres ensayos clínicos sugirieron que la CPAP no era peor —y, quizá, era incluso mejor— que la ventilación mecánica inmediata en la mayoría de los neonatos (5, 6). Un metaanálisis detectó una disminución de la mortalidad y de las EPC en neonatos estabilizados y bajo administración de

NCPAP después de nacer (7). A pesar de los resultados prometedores, poco se sabe acerca de cuál es la mejor forma de tratar a los pacientes con la NCPAP u otras estrategias no invasivas. Tampoco está del todo claro si algunos de los dispositivos empleados para administrar la NCPAP ofrecen mejores resultados que otros. Asimismo, en los neonatos, la prevalencia de fracaso de la NCPAP es elevada (~35 % al 50 %) (5, 6). Los médicos han ideado nuevos métodos intermedios para ventilar a neonatos en los que, de otro modo, la NCPAP no resultaría eficaz y deberían recibir ventilación invasiva. En este capítulo, también se analizarán estos métodos intermedios de ventilación mecánica, que han demostrado un aumento de la presión transpulmonar durante la inspiración y la espiración.

ANTECEDENTES Y ASPECTOS HISTÓRICOS

Muchos neonatólogos consideran que la ventilación mecánica no invasiva es una innovación relativamente nueva, pero el uso de CPAP en neonatos, si bien no se conocía anteriormente con ese nombre, se describió por primera vez hace más de un siglo (8). En su obra de 1914 sobre enfermedades neonatales, el catedrático August Ritter von Reuss describe un aparato (**Figura 17-1, A**) que es casi idéntico a la «CPAP de burbuja» que se utiliza actualmente (**Figura 17-1, B**). La CPAP ayuda a mantener la capacidad residual funcional (CRF) para, así, ayudar a mitigar el reflejo fisiológico natural —el «quejido»—, que se percibe con frecuencia en neonatos con baja disten-

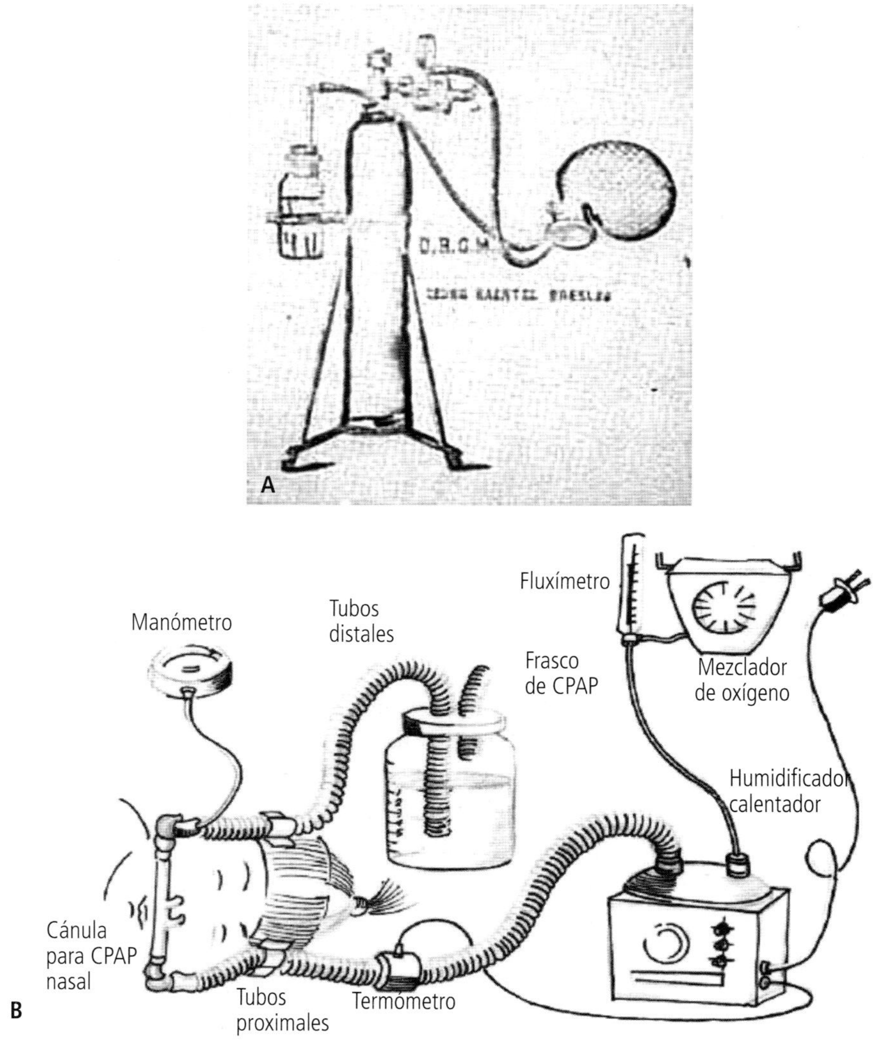

Figura 17-1. A. Un aparato de CPAP descrito en la obra de von Reuss de 1914, *Diseases of the Newborn* (Enfermedades neonatales). Obsérvese el tubo que va del tanque de oxígeno al equivalente de lo que sería un ambú con masc arilla. Hay una válvula que regula el flujo de oxígeno. El tubo distal sale de la mascarilla y se introduce en un frasco con agua para regular la presión. El aparato es sorprendentemente similar a la «CPAP de burbuja» que se utiliza actualmente. **B.** Esquema del equipo de CPAP de burbuja. Se administra una fuente de oxígeno mezclado al neonato, en este caso, mediante gafas de Hudson. El tubo distal se sumerge en líquido hasta una cierta profundidad según el nivel deseado de CPAP.
(**A**, tomada con permiso de *Arch Dis Child.* 1990;65:68. **B**, tomada con permiso de *Pediatrics.* 2001; 108:759-61).

sibilidad pulmonar y bajos volúmenes pulmonares teleespiratorios (VPTE). El quejido es el fenómeno dinámico que marca el freno de la espiración como resultado de la aducción de las cuerdas vocales y la contracción diafragmática, lo cual restringe el flujo de aire durante la exhalación y mantiene la presión transpulmonar y el VPTE por encima del volumen crítico de cierre de los pulmones (9). Los primeros intentos por replicar los efectos positivos del quejido dieron como resultado los primeros sistemas de CPAP utilizados de manera más generalizada y desarrollados por Gregory *et al.* (10). En 1971, Gregory *et al.* fueron los primeros en informar la aplicación exitosa de la CPAP administrada a través de un tubo endotraqueal o de una campana de oxígeno en una serie de neonatos prematuros que respiraban de manera espontánea y presentaban síndrome de dificultad respiratoria (SDR), durante una época en la cual las tasas de mortalidad del 60 % eran moneda corriente en los neonatos prematuros que recibían ventilación mecánica invasiva.

El uso de CPAP en los neonatos durante la década de 1970 generó gran entusiasmo, ya que era una suerte de «eslabón perdido» entre la administración de oxígeno y la ventilación mecánica para tratar el SDR (11). Durante esta década, se utilizaba habitualmente un método sencillo y no invasivo para brindar CPAP mediante la aplicación de gafas nasales en ambas narinas o una mascarilla buconasal (12, 13). Cada tanto, se describían métodos alternativos de administración de CPAP (véase la próxima sección sobre la administración de CPAP). Durante la mencionada década, existía la creencia generalizada de que las fugas aéreas (como los neumotórax) eran más frecuentes con el uso de CPAP que con la ventilación mecánica. La distensión gástrica producida durante la CPAP también era algo frecuente. Por lo general, los neonatos no toleraban correctamente las gafas nasales duras, los tubos nasofaríngeos orotraqueales ni las mascarillas buconasales. La campana de oxígeno y la mascarilla facial, si bien no son invasivas, nunca tuvieron demasiada aceptación debido a las dificultades técnicas y a las desventajas mecánicas. La campana de oxígeno se cierra alrededor del cuello del neonato, lo cual limita el acceso al rostro del paciente. También resulta difícil de usar en neonatos que pesan menos de 1500 g. Los dispositivos son muy ruidosos y se han vinculado con complicaciones como hidrocefalia, parálisis de nervios y úlceras cervicales locales debido a la compresión mecánica que ejerce el cierre alrededor del cuello (14-16). La mascarilla facial fue descrita originalmente por Alhstrom *et al.* (17) y consiste en la aplicación de CPAP mediante una mascarilla que cubre todo el rostro. La mascarilla no se sale de lugar debido a la acción de una presión negativa. Este sistema es sencillo y eficaz, y no se han informado complicaciones en pacientes ni problemas mecánicos, como pérdida de presión, durante el uso. Con el uso de la mascarilla facial, se han logrado buenos resultados para el tratamiento del SDR (17, 18) y en neonatos que están atravesando el cese progresivo de la ventilación mecánica (19). Las principales limitaciones de ambos métodos son la falta de acceso al rostro del neonato y el engorroso método de administración. Otros métodos incluyeron el uso de presión negativa continua aplicada a la pared torácica del neonato mediante una campana torácica (20).

La ventilación obligatoria intermitente mediante el uso de un tubo endotraqueal se describió por primera vez a principios de la década de 1970 y, rápidamente, se convirtió en el tratamiento de referencia para ventilar los pulmones de neonatos enfermos y así continuó durante casi tres décadas. Por estos motivos, el uso de la CPAP quedó relegado durante este período. Si bien Kattiwinkel *et al.* (21) y Caliumi-Pellegrini *et al.* (22) describieron las experiencias iniciales con gafas nasales cortas y blandas en ambas narinas para administrar CPAP a principios de los años 70, el interés por la ventilación no invasiva no se renovó hasta fines de los años 80, tras la publicación del informe de Avery respecto de que los neonatos que recibían tratamiento en los hospitales utilizando NCPAP parecían lograr mejores resultados (4). Esto desencadenó una proliferación de nuevas estrategias y una mayor aceptación de la NCPAP como una forma no invasiva de mantener la permeabilidad de las vías respiratorias y de lograr un intercambio gaseoso adecuado. La CPAP y otras estrategias no invasivas constituyen el centro de algunas de las investigaciones más puntuales que se realizan en el ámbito de la neonatología. Los neonatos prematuros con SDR representan la población de pacientes más estudiada respecto de todos los tipos de ventilación no invasiva. Sin embargo, la NCPAP se utiliza también para otros trastornos respiratorios, como la taquipnea neonatal transitoria (23), el síndrome de aspiración meconial (24, 25), la hipertensión pulmonar primaria (26), la hemorragia pulmonar (27), el conducto arterioso permeable (28) y consiguiente edema pulmonar (29). La NCPAP mejora el funcionamiento pulmonar tras la reparación quirúrgica de anomalías cardíacas congénitas (10, 30, 31) y de la parálisis hemidiafragmática, y también constituye una buena opción para los neonatos que se someten a la reparación quirúrgica de hernias diafragmáticas (32). Asimismo, la NCPAP es eficaz para tratar a neonatos con infecciones respiratorias, como neumonías congénitas (33) y bronquiolitis por el virus sincicial respiratorio (34, 35). La NCPAP resulta útil para tratar la apnea obstructiva y central del prematuro, así como las lesiones respiratorias congénitas y adquiridas. Asimismo, a menudo se utiliza para el tratamiento de la laringo-, bronco- o traqueomalacia (36, 37). La presión positiva distiende las vías respiratorias grandes y mitiga su tendencia al colapso, en particular durante la espiración. Teóricamente, la NCPAP debería aliviar trastornos pulmonares neonatales en los que existe una presencia excesiva de líquido en los pulmones, incluida no solo la taquipnea neonatal transitoria y el conducto arterioso permeable, sino también la insuficiencia cardíaca congestiva, la hidropesía fetal y otras causas de edema pulmonar. Sin embargo, no existen datos suficientes. La NCPAP está contraindicada en pacientes con anomalías de las vías respiratorias superiores (por ejemplo, fisura palatina, atresia de coanas y fístula traqueoesofágica), hernia diafragmática no corregida, inestabilidad cardiovascular grave, episodios apneicos graves e insuficiencia ventilatoria grave (un pH <7,25 y una $PaCO_2$ >60 mm Hg).

EFECTOS FISIOLÓGICOS DE LA CPAP

Diversos estudios a corto plazo han evaluado los resultados en neonatos ventilados con CPAP, y esta ha demostrado ser eficaz para disminuir la taquipnea, aumentar la CRF y la PaO_2 (38), disminuir el cortocircuito intrapulmonar (39), mejorar la distensibilidad pulmonar (10) y promover la estabilización de la pared torácica neonatal altamente distensible (40, 41). Asimismo, la NCPAP disminuye la asincronía toracoabdominal (42) y el índice de trabajo respiratorio (43).

La apnea del prematuro (AP) es un trastorno frecuente que se produce en los neonatos prematuros que nacen antes de las 34 semanas de gestación. Estos pacientes exhiben distintas combinaciones de apnea, bradicardia y desaturación de oxígeno. La apnea se clasifica como obstructiva, central o mixta. Las metilxantinas son eficaces para tratar la AP. El único ensayo que comparó la CPAP con el tratamiento con metilxantinas se realizó hace más de 25 años (44). En dicho ensayo, se comparó el uso de CPAP con mascarilla facial a niveles muy bajos —de entre 2 y 3 cm H_2O— frente a la administración de teofilina en 32 neonatos de entre 25 y 32 semanas de gestación. La investigación reveló que la teofilina resulta más eficaz que la CPAP con mascarilla facial con bajos niveles de presión para disminuir: 1) los episodios prolongados de apnea, 2) la necesidad de intubación y de ventilación debido al empeoramiento de la AP y 3) la cantidad de crisis bradicárdicas. La revisión de Cochrane respecto del uso de CPAP para tratar la AP concluyó en que este tema debe evaluarse en mayor profundidad (45). Existe un uso generalizado de la NCPAP para el tratamiento de la AP a pesar de la escasez de evidencia concluyente. Kurtz *et al.* evaluaron el efecto de la discontinuación de la CPAP y demostraron que, mientras los neonatos recibían ventilación con CPAP, tenían frecuencias respiratorias significativamente inferiores, menor incidencia de apnea obstructiva, apneas centrales más breves y una desaturación menos grave como consecuencia de la apnea, además de que pasaban más tiempo en un estado de respiración tranquila normal que los neonatos que respiraban sin recibir NCPAP (46). La NCPAP resulta eficaz para tratar las apneas obstructivas porque soporta a modo de férula, a las vías respiratorias para abrirlas y, así, disminuye el riesgo de obstrucción faríngea o laríngea (47, 48).

TRATAMIENTO CLÍNICO DE PACIENTES QUE RECIBEN CPAP NASAL

El tratamiento clínico de los neonatos que reciben CPAP se basa en décadas de experiencia y, generalmente, se percibe más como un arte que como una ciencia. Por tal motivo, las estrategias terapéuticas varían enormemente de una institución a otra. Sin embargo, tras la publicación de diversos ensayos clínicos de gran envergadura que se describen a continuación, contamos con evidencia más concluyente que nunca para respaldar el tratamiento clínico de pacientes que reciben ventilación no invasiva. Debe estabilizarse a los neonatos prematuros con NCPAP en la sala de partos. Asimismo, la NCPAP generalmente se indica para aquellos neonatos que presentan un mayor trabajo respiratorio, retracciones subesternales o supraesternales, quejidos y aleteo nasal. Es posible que las radiografías de tórax muestren pulmones poco expandidos o más opacos.

El tratamiento continuo para lograr niveles óptimos de NCPAP se basa en adecuar la insuflación pulmonar sin hiperdistender el parénquima pulmonar. Determinar el nivel óptimo de la NCPAP es un proceso que presenta dificultades técnicas, ya que no existen muchas mediciones objetivas que permitan determinar la adecuación del reclutamiento del volumen pulmonar. La gasometría arterial y las radiografías de tórax resultan útiles para determinar la respuesta del paciente a la NCPAP, pero, si se realizan con mucha frecuencia, pueden ser perjudiciales para los neonatos debido a la necesidad de cambiarlos de posición, a la exposición a la radiación ionizante y a la pérdida hemática. El monitoreo transcutáneo del CO_2 y la oximetría de pulso ofrecen correlaciones confiables para determinar el intercambio gaseoso en pacientes que reciben NCPAP. En la práctica, el nivel de requerimiento de oxígeno, que refleja el equilibrio ventilación-perfusión, es una buena alternativa para determinar la ventilación pulmonar. El objetivo es mantener la FiO_2 por debajo de 0,30 a 0,40 al aumentar el nivel de la NCPAP en forma escalonada hasta llegar a 8 cm H_2O, en caso de ser necesario. Debido a la falta de monitoreo fisiológico, muchas instituciones han adoptado el uso de escalas de valoración respiratoria, tales como la escala de dificultad respiratoria de Silverman-Anderson, para orientar el tratamiento clínico. Estas escalas han demostrado tener una gran aceptación entre los médicos y resultan útiles para determinar si el paciente requiere ventilación, ajustes continuos en la programación de la ventilación o el retiro progresivo (49) durante la ventilación no invasiva.

El manejo adecuado de las vías respiratorias es, quizá, el aspecto más importante para mejorar los resultados y disminuir las complicaciones en los neonatos que reciben NCPAP. Esto cobra especial importancia en la actualidad, ya que los neonatos reciben ventilación con CPAP durante períodos más prolongados. Los médicos que tratan a los neonatos que reciben NCPAP deben tener precaución al momento de elegir el tamaño adecuado de las gafas, ya que estas deben abarcar por completo las narinas y no deben restringir la circulación a la zona y provocar, en consecuencia, palidez en los tejidos. Las gafas que son demasiado pequeñas no administrarán la presión de NCPAP adecuada porque tendrán filtraciones. Además, pueden aumentar la resistencia de las vías respiratorias y el trabajo respiratorio que esto implica, con lo cual pueden salirse con mayor facilidad. Es fundamental asegurar bien las gafas para evitar que se salgan, e igual de importante es evitar que ejerzan presión sobre el tabique nasal.

Como se mencionó anteriormente, para la publicación de 1987 de Avery *et al.* (4), se realizó un sondeo de ocho unidades de cuidados intensivos neonatales (UCIN) para evaluar la incidencia de las EPC. La frecuencia de dichas enfermedades en ese informe fue más baja en el Babies and Children's Hospital de la Universidad de Columbia en Nueva York (Estados Unidos). Ese centro supuestamente utilizaba la NCPAP de manera mucho más frecuente que las otras siete UCIN. Muchos médicos se han visto influenciados por el método «Columbia», en el cual se utiliza la CPAP de burbuja al inicio de la dificultad respiratoria, tanto de neonatos prematuros como a término.

Como parte de esta estrategia, los médicos generalmente toleran la hipercapnia con valores de $PaCO_2$ de hasta 65 mm Hg (8,7 kPa) o incluso superiores; niveles de PaO_2 de 50 mm Hg (6,7 kPa) o menos y valores de pH de 7,20. Este método general se ha utilizado en dicha institución durante más de 30 años (4). A pesar de la promulgación y de la aceptación generalizada de dicho método, hasta el momento, no se han realizado ensayos controlados aleatorizados (ECA) publicados que validen su superioridad frente a cualquier otra estrategia o tecnología terapéutica. No se han realizado ensayos sobre resultados a largo plazo que comparen los hallazgos neurológicos, pulmonares y de otro tipo entre neonatos tratados con este método y otros neonatos tratados con otros métodos. Asimismo, los médicos deben tener en cuenta los posibles efectos perjudiciales de dichos valores elevados de $PaCO_2$, que superan ampliamente los límites habituales de la «hipercapnia permisiva» y pueden afectar la autorregulación cerebral y el cerebro que aún se encuentra en desarrollo (véase el **Capítulo 42**) (50).

Van Marter y colaboradores (51) evaluaron las diferencias en los resultados obtenidos entre la UCIN de Columbia y las UCIN de Boston. Si bien las EPC fueron menos frecuentes en Columbia, esta revisión ha recibido críticas debido a las diferencias en las poblaciones de pacientes, las indicaciones para la ventilación mecánica y otras estrategias terapéuticas, además de en la definición de EPC empleada. Gran parte del éxito aparente del método de Columbia se atribuyó al tratamiento criterioso de los neonatos enfermos por parte de un único médico más experimentado. Es menester contar con un ECA estrictamente diseñado para evaluar si la CPAP de burbuja, en oposición a otros tipos de ventilación mecánica no invasiva, realmente es capaz de prevenir o mitigar las EPC. No obstante, la experiencia de Columba ha contribuido al aluvión de investigaciones que se han realizado sobre la NCPAP desde 1990.

MÉTODOS PARA GENERAR UNA PRESIÓN DE DISTENSIÓN CONTINUA

Tras la publicación inicial de Gregory *et al.* en la que demostró la utilización exitosa de la CPAP en neonatos prematuros (14), se intentó simplificar la forma en la que se generaba la presión de distensión continua, así como el modo de administración. A mitad de la década de 1970, Kattwinkel *et al.* (12), así como Caliumi-Pellegrini y colaboradores (13), describieron dispositivos en los cuales se utilizan gafas nasales en ambas narinas para la administración de oxígeno. Dichas gafas se conectaban a un respirador para administrar el flujo, con lo cual se logró estandarizar la administración de la presión durante algunos años. En la próxima sección, se describen estos y otros métodos de administración de la NCPAP.

La presión administrada mediante NCPAP puede derivarse ya sea mediante un flujo continuo o mediante una fuente de flujo variable. Desde los años 70 hasta finales de la década del 80, se utilizó únicamente el flujo continuo. La NCPAP de flujo continuo consistía en un flujo de aire generado en una fuente (generalmente, con un respirador neonatal) y que se dirigía en contra de la resistencia de la rama espiratoria del circuito de la NCPAP. En la NCPAP aplicada con respirador, la resistencia variable en una válvula se ajusta para brindar esta resistencia al flujo.

Un segundo método de NCPAP de flujo continuo es la CPAP de burbuja o con sello de agua (véase la **Figura 17-1, B**), el método preferido en la UCIN de la Universidad de Columbia (51, 52). Con la NCPAP de burbuja, la mezcla de gases fluye hacia el neonato tras ser calentada y humidificada. Por lo general, las gafas nasales en ambas narinas, como las gafas Hudson —o cánulas Hudson— (Hudson Respiratory Care, Inc., Arlington Heights, Illinois [EE. UU.]) (**Figura 17-2**) o las gafas Inca (Ackrad Laboratories, Inc., Cranford, Nueva Jersey [EE. UU.]), se fijan a las narinas del neonato. El extremo distal del tubo espiratorio se sumerge en ácido acético al 0,25 % o en agua estéril a una profundidad determinada para brindar el nivel aproximado de CPAP que se pretende administrar. Sin embargo, los médicos deben ser cautos al utilizar este método, ya que el nivel de CPAP puede ser superior que la profundidad de sumersión del tubo espiratorio y, en algunos sistemas —no en todos—, depende del flujo (53, 54). Estudios de referencia sobre la NCPAP de burbuja (55) han demostrado que los distintos sistemas producen perfiles de presión de alta frecuencia muy distintos. En un modelo anatómico de vías respiratorias nasales/pulmones neonatales al que se le fijó un tubo nasal con filtraciones, se observaron oscilaciones perceptibles en la presión intrapulmonar de alta frecuencia. Se ha desarrollado un nuevo dispositivo que aumenta la amplitud de las oscilaciones en la presión al alterar la configuración mediante la cual la mezcla gaseosa sale hacia una columna de agua. Se ha demostrado que estas oscilaciones en la presión administran volúmenes similares a los generados por la ventilación de alta frecuencia. En comparación con la NCPAP de burbuja estándar, este tipo de NCPAP de burbuja también ha demostrado que disminuye sustancialmente el trabajo respiratorio en un modelo animal con daño pulmonar y deficiencia de surfactante.

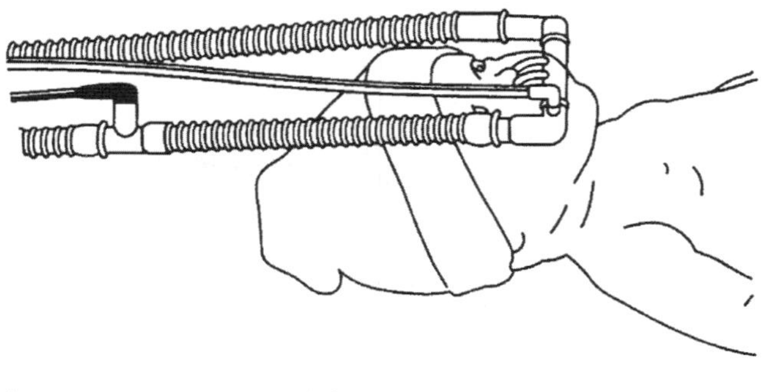

Figura 17-2. Representación de la posición y la estética de las gafas nasales Hudson, que se utilizan habitualmente para la CPAP nasal. (Tomada con permiso de *Arch Dis Child Fetal Neonatal Ed.* 2001;85:F82-5).

Tradicionalmente, los sistemas de NCPAP de burbuja han incorporado generadores de presión derivados de válvulas de respiradores con presión positiva teleespiratoria (PEEP) con sello de agua o utilizando sistemas caseros diseñados a partir de frascos de agua estériles. En la actualidad, hay tres sistemas de NCPAP de burbuja en el mercado. Debido al bajo costo de mantenimiento, a la sencillez y a que no requieren energía eléctrica, estos dispositivos también se utilizan habitualmente para ventilar a pacientes en lugares con recursos limitados (véase el **Capítulo 38**) (56-59).

Lee y colaboradores (60) observaron vibraciones en el tórax de neonatos durante la CPAP de burbuja a frecuencias similares a las empleadas con la ventilación de alta frecuencia. En comparación con la CPAP aplicada con respirador, el grupo de Lee detectó que la CPAP de burbuja disminuía la ventilación minuto y la frecuencia respiratoria. Estos autores especularon con que las vibraciones observadas permitían un mejor intercambio gaseoso. Pillow *et al.* (61) describieron hallazgos similares en un modelo con corderos. Sin embargo, en ambos estudios, la CPAP de burbuja se administró mediante un tubo nasofaríngeo, no mediante gafas nasales. Los datos obtenidos utilizando un modelo de NCPAP sugieren que estas oscilaciones son bastante insignificantes y que es poco probable que contribuyan significativamente a la ventilación (53). Morley *et al.* (62) evaluaron la CPAP de burbuja en un ensayo aleatorizado con grupos cruzados. Las burbujas se generaron a distintas velocidades, que iban desde «lenta» hasta «rápida». Estos investigadores descubrieron que las velocidades de burbujeo no tenían efecto alguno sobre el dióxido de carbono, la oxigenación o la frecuencia respiratoria. Los mecanismos de intercambio gaseoso de la NCPAP de burbuja deben explorarse en mayor profundidad para saber si se produce una onda oscilatoria bidireccional que realmente aumente la ventilación. Un estudio a favor de la NCPAP de burbuja es el de Gupta *et al.*, quienes evaluaron la eficacia y la seguridad de la NCPAP de burbuja frente al sistema de NCPAP Infant Flow (que se describe más adelante) para el tratamiento de neonatos prematuros con SDR después de la extubación. La tasa de fracaso de la extubación fue inferior, y la duración de la ventilación fue menor en los neonatos ventilados durante <14 días cuando recibieron ventilación con CPAP de burbuja tras la extubación (63).

Una de las principales inquietudes respecto de la NCPAP de burbuja es que estos sistemas podrían no controlar debidamente la presión ni contar con válvulas de alivio de presión o alarmas. Esto podría poner a los neonatos en mayor riesgo de recibir una presión excesiva. Como se dijo anteriormente, muchos de los dispositivos no invasivos no realizan una monitorización clínica de la presión ni cuentan con alarmas. Por lo tanto, es importante realizar una monitorización fisiológica continua. En un modelo de referencia, la formación de condensación en la rama espiratoria de un sistema de NCPAP de burbuja disponible en el mercado provocó niveles de NCPAP sustancialmente superiores a los buscados (64). Siempre que sea posible, deben usarse manómetros de presión, alarmas y dispositivos de alivio de presión. Asimismo, los médicos que controlan al paciente deben vaciar con frecuencia la rama exhalatoria para eliminar el líquido condensado, colocar trampas de agua o utilizar circuitos que incorporen cables calefactores o estén fabricados con materiales que disipen la humedad hacia el ambiente.

Desde 1995, la NCPAP de flujo variable se ha convertido en el sistema de preferencia. La técnica fue desarrollada por Moa *et al.* (65) para disminuir el trabajo respiratorio del paciente. La NCPAP se genera al modificar el flujo que se administra a las narinas del neonato, y se emplea una mascarilla nasal diseñada especialmente para tal fin. Estos dispositivos se sirven del efecto de Bernoulli y del ingreso de aire mediante chorros de inyección dobles que se dirigen hacia cada gafa nasal para mantener una presión constante (**Figuras 17-3** a **17-7**). Con el sistema de flujo

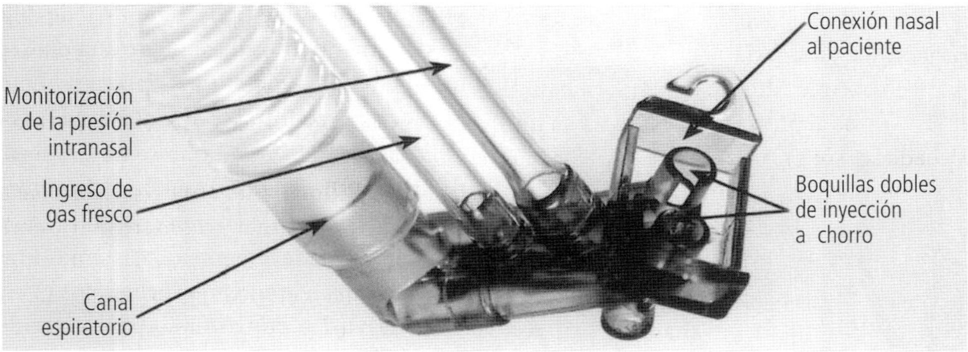

Figura 17-3. Fotografía del sistema generador de presión Infant Flow sin las gafas nasales conectadas. Se trata de un dispositivo de CPAP de flujo variable. Los chorros de inyección dobles se dirigen hacia las gafas nasales una vez que estas están conectadas. (Figura cortesía de Electro Medical Equipment, Ltd., Brighton [Inglaterra]).

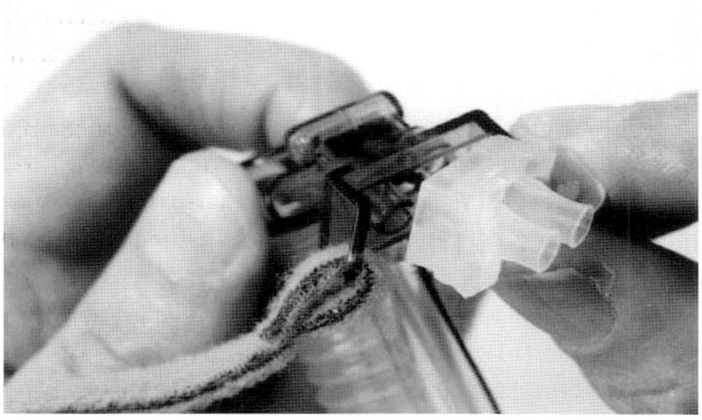

Figura 17-4. Colocación de las gafas nasales en el sistema Infant Flow antes de la introducción en las narinas de un neonato. (Figura cortesía de Electro Medical Equipment, Ltd., Brighton [Inglaterra]).

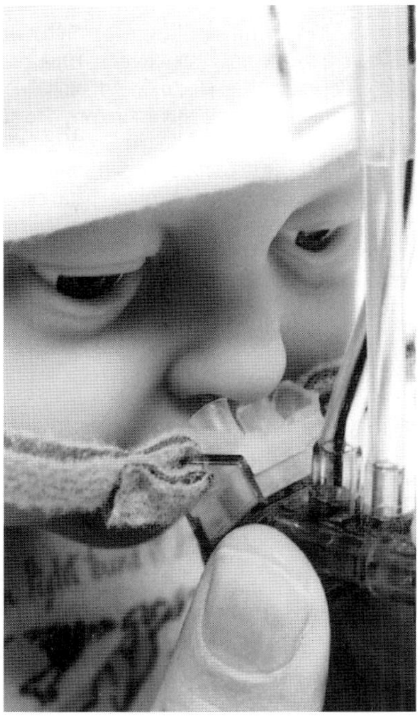

Figura 17-5. Colocación de las gafas nasales y del sistema generador de presión Infant Flow en las narinas de un maniquí. (Figura cortesía de Electro Medical Equipment, Ltd., Brighton [Inglaterra]).

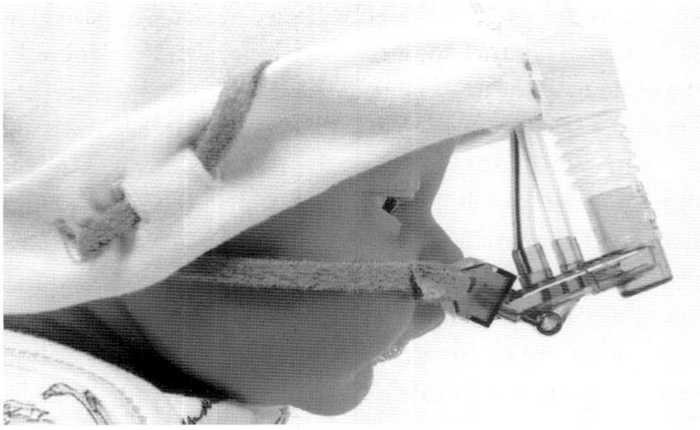

Figura 17-6. Vista lateral de un maniquí con el sistema Infant Flow colocado. Obsérvese que el dispositivo está correctamente sujetado. (Figura cortesía de Electro Medical Equipment, Ltd., Brighton [Inglaterra]).

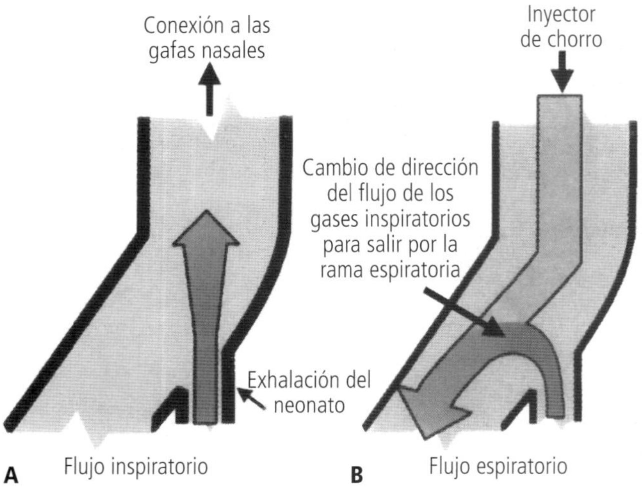

Figura 17-7. Representaciones esquemáticas del «cambio de dirección del flujo» del dispositivo de CPAP de flujo variable, el sistema Infant Flow. **A.** Durante la inspiración del neonato, el efecto de Bernoulli dirige el flujo de gas hacia cada narina para mantener una presión constante. **B.** Durante la exhalación del neonato, el efecto Coandă genera un «cambio de dirección» del flujo inspiratorio, que sale de la cámara del generador mediante la rama espiratoria. Por lo tanto, el neonato no tiene que exhalar contra el flujo inspiratorio elevado, y disminuye el trabajo respiratorio, en comparación con la CPAP de flujo continuo. La presión de mezcla gaseosa residual permite que se administren niveles estables de CPAP al neonato. (Figura cortesía de Electro Medical Equipment, Ltd., Brighton [Inglaterra]).

variable, cuando el neonato intenta espirar espontáneamente, se produce lo que se conoce como «cambio de dirección del flujo», que hace que el flujo de gas se dirigía hacia las narinas cambie de dirección y salga de la cámara del generador mediante la rama espiratoria (**Figuras 17-7, A y B**), con lo cual promueve la exhalación. Este fenómeno se debe al efecto Coandă, el cual describe la tendencia de un líquido o gas a seguir una superficie curva. El flujo de gas constante administra una presión de gas residual, lo que permite administrar una NCPAP estable a una presión determinada durante todo el ciclo respiratorio.

Existen muchas descripciones detalladas de la fisiología de la CPAP de flujo variable fuera de esta obra (66-68). Klausner *et al.* (67) utilizaron un aparato de respiración simulada y detectaron que el trabajo respiratorio realizado con el uso de gafas nasales era un cuarto del trabajo realizado con la NCPAP de flujo continuo o variable. Pandit *et al.* (68) compararon el trabajo respiratorio en neonatos prematuros con NCPAP tratados con flujo continuo o bien con flujo variable y descubrieron que este era significativamente menor con la NCPAP de flujo variable. Asimismo, los dispositivos de flujo variable parecen ser capaces de mantener un nivel de presión más uniforme en comparación con la NCPAP de flujo continuo (65, 67). Este podría ser el motivo por el cual se observa un mejor reclutamiento pulmonar con este tipo de NCPAP de flujo variable (69).

Al momento de redacción de esta obra, existen dos sistemas de NCPAP de flujo variable en el mercado. El Infant Flow, comercializado por Cardinal Health (Dublin, Ohio [EE. UU.]), ha sido el que se ha evaluado en mayor profundidad. El sistema Arabella (Hamilton Medical, Reno, Nevada [EE. UU.]) cuenta con una cámara generadora de flujo que varía levemente del sistema Infant Flow (SIF), si bien se aplican los mismos principios (Venturi, Bernoulli y Coandă). Estos dos sistemas parecen tener funcionamientos similares (70).

Varios investigadores han evaluado si existen diferencias entre los distintos métodos de administración de la NCPAP. Liptsen *et al.* (71) compararon el trabajo respiratorio en la NCPAP de burbuja frente a la de flujo variable en 18 neonatos prematuros y detectaron una respiración más fatigosa y asincrónica con la NCPAP de burbuja que con la NCPAP de flujo variable. Boumecid y colaboradores (32) compararon la NCPAP de flujo variable con la NCPAP de flujo continuo aplicada con respirador y describieron un aumento del volumen corriente y una mejora en la sincronía de la respiración con el dispositivo de flujo variable frente a la NCPAP aplicada con respirador. Por el contrario, Stefanescu y colaboradores detectaron tasas idénticas de fracaso de la extubación en neonatos prematuros a los que se les había retirado gradualmente la ventilación mecánica y que fueron asignados de forma aleatoria a NCPAP de flujo continuo o de flujo variable.

Cabe destacar que, a pesar de todas las investigaciones publicadas que demuestran diferencias en los resultados fisiológicos a corto plazo en neonatos ventilados con los distintos dispositivos de NCPAP, no existen datos definitivos que avalen ni rechacen el uso de un sistema de NCPAP sobre el otro. Asimismo, los estudios mencionados anteriormente se realizaron en neonatos de distintas edades gestacionales y peso, lo cual puede haber tenido un efecto significativo sobre los resultados informados. En lugar de dejarse influenciar por estos estudios relativamente limitados, es más importante que los médicos conozcan bien los equipos que utilizan y comprendan las limitaciones de cada dispositivo.

INTERFACES PARA ADMINISTRACIÓN DE CPAP NASAL

Existen diversos dispositivos nasales a través de los cuales puede administrarse la NCPAP de flujo continuo. Estos dispositivos pueden ser cortos (entre 6 y 15 mm) o largos (entre 49 y 90 mm). Sin embargo, no se recomiendan las gafas nasales largas debido a que imponen un trabajo respiratorio importante. Probablemente, lo más correcto sea referirse a los dispositivos cortos como gafas nasales, y a los dispositivos largos como cánulas nasofaríngeas. La cánula nasofaríngea generalmente consiste en un tubo endotraqueal cortado —acortado— que se introduce por una de las narinas y se hace avanzar hasta la nasofaringe. Sin embargo, esta práctica es menos frecuente tras el surgimiento de las gafas nasales cortas para ambas narinas y de una revisión de Cochrane que sugería que dichas gafas eran más eficaces (72).

La **Figura 17-8** muestra las gafas nasales que habitualmente se utilizan con la NCPAP de burbuja. Las **Figuras 17-4** y **17-5** muestran las gafas nasales que se utilizan con el sistema Infant Flow. Lamentablemente, existen pocos datos comparativos que orienten a los médicos para elegir un tipo de gafa o cánula u otro. Algunas gafas y cánulas, como, por ejemplo, las gafas que se utilizan con el SIF, son específicas para el dispositivo (**Figura 17-9**). Las gafas y las cánulas pueden variar en cuanto al tipo de material, longitud, configuración y diámetros (tanto interno como externo). Estos aspectos influirán en la resistencia al flujo en un dispositivo en particular y, como resultado, la presión que ingrese en el dispositivo podría variar considerablemente de la que ingresa a las narinas o a la nasofaringe del neonato. DePaoli *et al.* (73) compararon la disminución abrupta de la presión con cinco dispositivos de CPAP distintos con diferentes velocidades de flujo gaseoso. Estos autores detectaron una enorme variación entre los dispositivos respecto de la disminución abrupta de la presión. Si bien la menor disminución se produjo con el SIF, estos autores advirtieron que sus hallazgos no implican una superioridad clínica de un modo de NCPAP o de CPAP nasofaríngea (NPCPAP) por sobre otro. DePaoli y colaboradores (72) han publicado una evaluación más detallada en su revisión de Cochrane, en la que caracterizan los dispositivos de NCPAP y las fuentes de presión. Tal como dijimos, llegaron a la conclusión de que las gafas nasales cortas para ambas narinas resultan más eficaces que la cánula nasofaríngea para evitar la reintubación. Las gafas nasales cortas para ambas narinas siguen siendo el método más frecuente de administración de NCPAP en neonatos. Debido a que los neonatos deben respirar por la nariz de manera forzada, es más sencillo administrar la NCPAP directamente por la nariz. Las complicaciones más frecuentes son la obstrucción por secreciones y el desgarro de la piel en donde está ubicado el tabique nasal. Estas complicaciones pueden prevenirse si se brinda un cuidado adecuado de la piel y durante la succión nasal y se utiliza una barrera protectora.

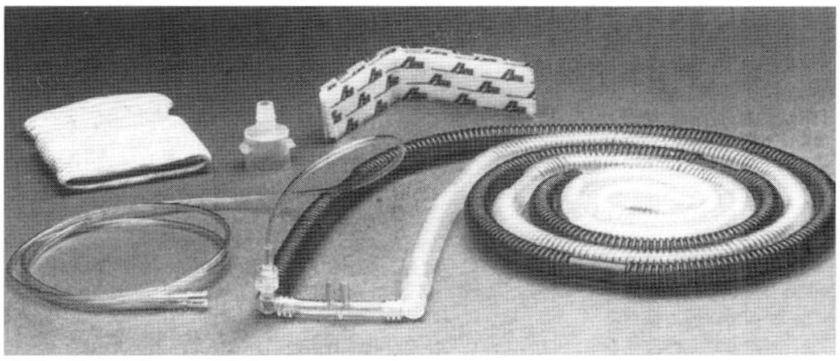

Figura 17-8. El equipo Hudson para NCPAP. Obsérvese las gafas cortas de calibre ancho. Las **Figuras 17-1, B; 17-2 y 17-12** muestran simulaciones y fotografías reales de neonatos con este dispositivo colocado. (Figura cortesía de Hudson RCI, Temecula, California [EE. UU.]).

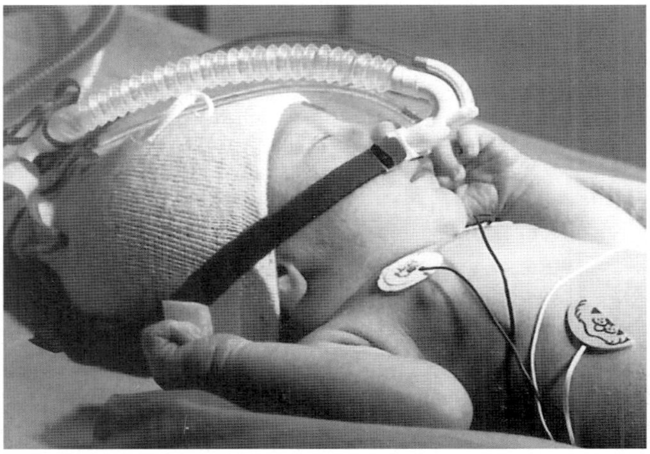

Figura 17-9. Fotografía de un neonato con el sistema Arabella de CPAP de flujo variable colocado. Este dispositivo debe asegurarse correctamente para optimizar su funcionamiento y evitar lesiones. (Figura cortesía de Hamilton Medical, Reno, Nevada [EE. UU.]).

Las mascarillas nasales constituyen una innovación relativamente reciente en los sistemas de flujo variable. Una mascarilla pequeña y blanda se conecta al generador de presión (**Figura 17-10, A** y **B**). Dichas mascarillas son notablemente más pequeñas que las mascarillas faciales, por lo cual hay poco espacio muerto adicional. Las mascarillas nasales pueden ser útiles cuando las narinas del

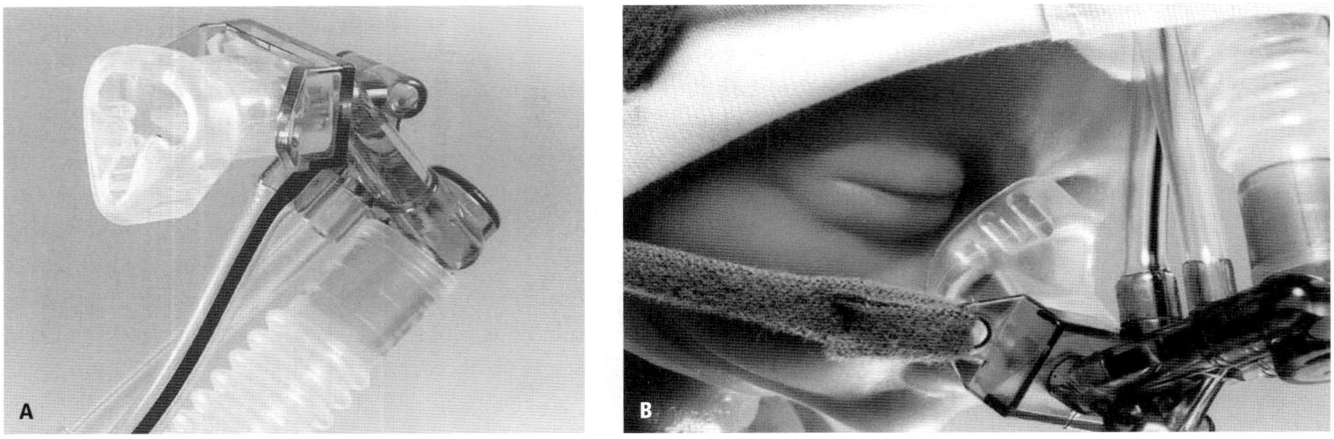

Figura 17-10. A y **B**. La mascarilla nasal utilizada con el sistema de NCPAP de flujo continuo Infant Flow. La mascarilla se conecta a la cámara de presión en el mismo lugar que las gafas nasales. (Figura cortesía de Electro Medical Equipment, Ltd., Brighton, Inglaterra.

neonato son demasiado pequeñas para colocarle gafas nasales. Algunas unidades también las utilizan en combinación con las gafas nasales y alternan varias horas con uno y otro dispositivo para minimizar los efectos de la presión de las gafas sobre las narinas. Sin embargo, si se utiliza mascarilla nasal, debe haber un cierre adecuado para evitar pérdida de presión. No existen datos publicados respecto de la seguridad y la eficacia teórica de las mascarillas nasales.

Las cánulas nasales (CN) generalmente se utilizan para administrar oxígeno complementario (**Figura 17-11**). Sin embargo, en función de la velocidad del flujo, del tamaño de la CN, del grado de filtración y del tamaño de las narinas, estos dispositivos también administran cierta presión de distensión (74, 75). Como no hay ninguna válvula de alivio de presión en las CN actualmente disponibles, la presión que se genera es incontrolable y puede ser elevada. Algunos sistemas de CN de flujo elevado sí cuentan con válvulas de alivio de presión y se analizarán más adelante en este capítulo. Las cánulas también pueden salirse fácilmente. No es infrecuente encontrarse con un neonato que tiene CN colocadas y observar que las cánulas no están introducidas en las narinas, sino apoyadas en las mejillas o colocadas en la boca o en cualquier otro lado.

La cánula nasal RAM (Neotech, Valencia, California [EE. UU.]) se comercializó originalmente para usarse con oxigenoterapia, pero se ha demostrado que constituye una interfaz eficaz para la NCPAP y otros tipos de ventilación no invasiva (76). Se trata de una gafa nasal corta para ambas narinas con un tubo de mayor calibre que las CN estándar de flujo elevado o para oxigenoterapia. La resistencia y el espacio muerto de estas gafas, según se informa, son similares a los de un tubo endotraqueal, pero el tema del espacio muerto es, probablemente, menos significativo, ya que los neonatos son propensos a exhalar alrededor de las gafas, no a través del largo y estrecho tubo. Un estudio de referencia ha demostrado que la eliminación de CO_2 es

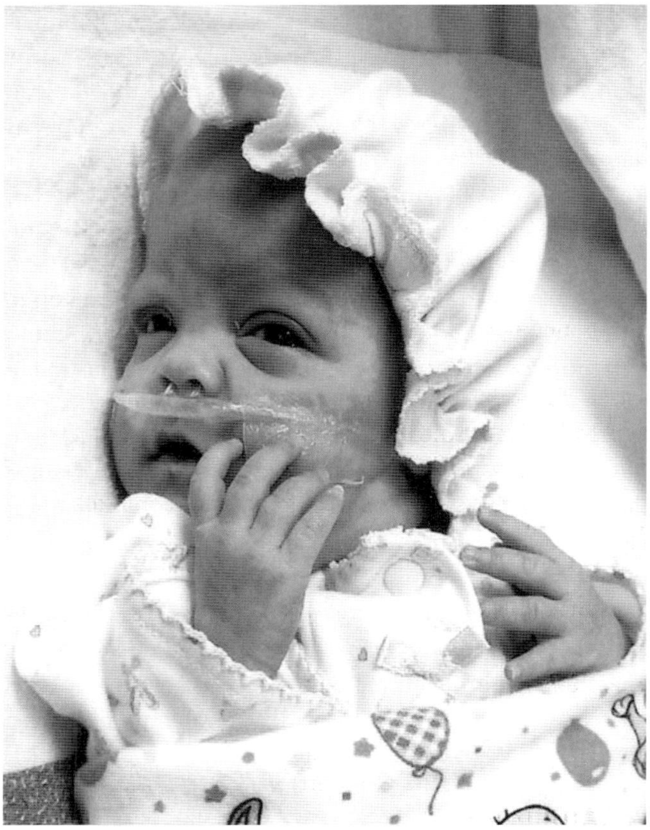

Figura 17-11. Cánulas nasales colocadas en un neonato prematuro en desarrollo. Se trata de un neonato de 4 semanas de vida, nacido a las 27 semanas de gestación y con un peso al nacer de 960 g. Las cánulas nasales se utilizan, en este caso, para generar una NCPAP como tratamiento de la apnea del prematuro.

menos eficiente durante la VOIN simulada con una cánula RAM que con gafas nasales cortas para ambas narinas, pero que no existen diferencias durante la NCPAP (77). Otros investigadores han demostrado que incluso leves filtraciones producidas con la cánula RAM producen importantes disminuciones en la presión (78). Sin embargo, las presiones efectivas generalmente pueden mantenerse con filtraciones leves, a pesar de la longitud y la resistencia añadidas del tubo (79). Este dispositivo (80) ha logrado aceptación generalizada para administrar NCPAP y VOIN debido a que es relativamente sencillo de mantener y a que se asegura de manera similar a una CN. Informes anecdóticos sugieren que esta interfaz para administración de CPAP nasal es menos dañina para las vías respiratorias nasales que aquellas que requieren técnicas de fijación más complejas. Sin embargo, el largo segmento del tubo estrecho que va desde el conector del circuito hasta las gafas crea una resistencia sustancial, por lo cual se produce una disminución abrupta perceptible en la presión desde el circuito hasta la interfaz del paciente, en especial con la cánula más pequeña. Se ha observado de manera anecdótica que, al utilizar VPPINI/VOIN, el respirador cicla y registra una presión de insuflación máxima sustancial y, por lo tanto, no se activa la alarma, incluso cuando las gafas están totalmente salidas de la nariz del paciente. En consecuencia, el personal a cargo del neonato puede pasar por alto que el paciente no está recibiendo ventilación adecuada hasta que suene la alarma de saturación de oxígeno o de bradicardia. Deben realizarse estudios en seres humanos que evalúen el intercambio gaseoso, la ventilación minuto y el trabajo respiratorio con las distintas interfaces para administración de CPAP nasal.

Los neonatos pueden perder presión si tienen la boca abierta mientras reciben la NCPAP u otros tipos de ventilación. Por lo tanto, muchos médicos intentan prevenir por todos los medios la pérdida de presión, por ejemplo, al colocar un chupete en la boca del neonato o utilizar una correa debajo del mentón del neonato para mantenerle la boca cerrada (**Figura 17-2**). Afortunadamente, cuando se aplica la NCPAP y la NPCPAP, suele haber una suficiente presión descendente sobre el paladar que, casi siempre es contiguo a la lengua, lo que genera un cierre natural con una pérdida mínima o nula de presión por la boca.

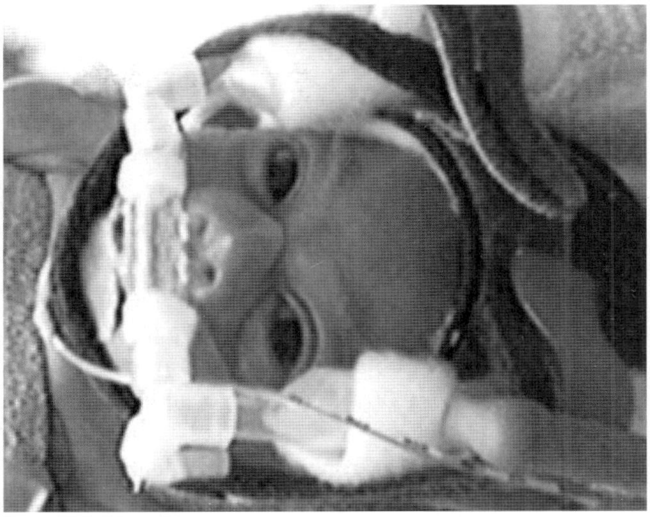

Figura 17-12. Neonato que recibe NCPAP cuya boca se mantiene cerrada mediante el uso de una correa debajo del mentón. Esto se realiza para prevenir la pérdida de presión si el neonato abre la boca. (Tomada de DiBlasi RM. «Neonatal noninvasive ventilation techniques: do we really need to intubate?». *Respir Care*. 2011; 56(9):1273-94).

USO CLÍNICO DE LA CPAP: ENSAYOS ALEATORIZADOS CONTROLADOS

Se han realizado varios ECA de gran envergadura que evaluaron la NCPAP para la reanimación o el tratamiento precoz en la sala de partos y el tratamiento precoz del SDR.

Uso precoz de la CPAP con surfactante de rescate

El daño pulmonar inducido por ventilación mecánica se produce por volúmenes corrientes excesivos (volutrauma) o por el ciclado repetitivo de los pulmones utilizando volúmenes y una presión teleespiratoria insuficientes (atelectrauma), con lo cual se propaga la liberación de mediadores inflamatorios (biotrauma) en el seno de los pulmones. La exposición a corto plazo (2, 4, 51, 81-87) a un volumen corriente excesivo durante la ventilación puede exacerbar el daño pulmonar y comprometer el efecto terapéutico del tratamiento de reemplazo de surfactante (25). Asimismo, puede producirse estrés oxidativo debido a la administración de una FiO_2 excesiva en los pulmones del neonato y perjudicar o frenar el desarrollo pulmonar. Estos tipos de daño se han mencionado como las principales causas de las EPC y otras morbilidades vinculadas con la ventilación de pulmones prematuros (véase el **Capítulo 30**).

Para investigar el uso de la NCPAP inmediatamente después de nacer, Morley y colaboradores (5) asignaron al azar a 610 neonatos prematuros (nacidos a las 25 a 28 semanas de gestación) en la sala de partos a los 5 minutos de vida para recibir NCPAP o intubación y ventilación en el ensayo llamado «CPAP o intubación (COIN)». A los neonatos que recibieron NCPAP inicialmente se les colocó gafas cortas nasales en una o ambas narinas a una presión de 8 cm H_2O. El resultado primario fue el criterio de valoración combinado de muerte o displasia broncopulmonar (DBP), definida como la necesidad de oxígeno a la edad posmenstrual de 36 semanas. Si bien hubo una tendencia hacia una menor tasa de muerte/DBP (34 % frente a 39 %) en los neonatos que recibieron CPAP, esta diferencia no tuvo relevancia estadística. Hubo una disminución del 50 % en el uso de surfactante en los neonatos tratados con CPAP ($p<0{,}001$). Si bien hubo una disminución significativa en la cantidad de días que pasaron con el respirador en el grupo de CPAP, esta diferencia se promedió en tan solo 1 día. Cabe destacar que los neonatos tratados con CPAP fueron mucho más propensos a presentar neumotórax (9 % frente a 3 %, $p<0{,}001$). Si bien esto, generalmente, se atribuye a la mayor presión inicial de la NCPAP, la explicación más probable es el umbral elevado de intubación y surfactante de rescate (FiO_2 de 0,60). Muchos de los casos de neumotórax se produjeron en los días 2 a 3 en neonatos con una demanda de oxígeno elevada y en aumento, lo cual indica atelectasias difusas que podrían producir una distribución inadecuada del volumen corriente y, así, predisponerlos a hiperdistensión y fuga aérea.

En 2010, la *National Institute of Child Health and Human Development Neonatal Research Network* (Red de Investigación Neonatal del Instituto Nacional de Salud Infantil y Desarrollo Humano) publicó el ensayo más importante hasta el momento, el ensayo SUPPORT (88). En este estudio, se asignaron al azar a 1316 neonatos en un diseño factorial para recibir NCPAP en la sala de partos o intubación y surfactante. Los participantes también se asignaron a uno de dos rangos de saturación de oxígeno. La variable de resultado primaria fue la muerte o la EPC. Los grupos de NCPAP precoz y de surfactante no presentaron diferencias en el resultado primario ni tampoco aumento en la tasa de neumotórax. En este ensayo, la NCPAP generalmente se iniciaba con 5 cm de H_2O, pero la intubación y la administración de surfactante como rescates se producía a un umbral inferior que en el ensayo COIN. Si bien dos tercios de los neonatos del grupo de NCPAP finalmente recibieron surfactante, este grupo tuvo una menor duración de la ventilación mecánica y un menor uso de esteroides posnatales. En un análisis *post hoc*, los neonatos de entre 24 y 25 semanas que habían sido asignados al azar al grupo de NCPAP tuvieron una menor tasa de mortalidad. Es importante destacar que no hubo diferencias en la incidencia de muertes ni de retrasos en el neurodesarrollo a una edad corregida de entre 18 y 22 meses (89), y también hubo una menor morbilidad respiratoria en el grupo de NCPAP (90).

El *Vermont-Oxford Network Study Group* (Grupo de Estudio de la Red Vermont-Oxford) estudió a 648 neonatos en 27 centros y los comparó en un protocolo de tres grupos: profilaxis con surfactante/ventilación mecánica, profilaxis con surfactante/extubación y NCPAP de burbuja seguida de intubación/surfactante si fuera necesario (este ensayo se conoció como *Delivery Room Management* («Tratamiento en la sala de partos», o DRM). No hubo diferencias en cuanto a la mortalidad, las EPC ni otras complicaciones en ninguno de los tres grupos. Tanto la intubación como el surfactante resultaron menos necesarios en el grupo de la NCPAP. Este estudio se detuvo antes de lograr la muestra planificada de 876 neonatos debido a que la inclusión de participantes fue disminuyendo (6).

Estos estudios de gran envergadura demuestran que, al menos, la NCPAP precoz equivale a la intubación precoz en la mayoría de los casos de neonatos de al menos 24 semanas de gestación y puede ser el método de preferencia. Asimismo, un metaanálisis de surfactante aplicado como profilaxis frente a su aplicación optativa demostró una menor tasa de EPC/mortalidad al utilizar la NCPAP de forma precoz, seguida de surfactante optativo si fuera necesario (7).

Si es necesario aplicar surfactante, un método habitual es la técnica INSURE, que es el acrónimo que indica que los neonatos son *in*tubados, reciben *sur*factante y, luego, son *e*xtubados para recibir NCPAP. Esta estrategia mejora los resultados a corto plazo, si bien no se han evaluado los resultados a largo plazo. Es importante que los médicos estén al tanto de que los neonatos muy prematuros o en estado crítico podrían tener que continuar intubados y con ventilación mecánica.

Hasta el momento, la administración de surfactante ha requerido la intubación para la administración del fármaco instilado. Sin embargo, se están investigando muchas otras técnicas de administración de surfactante. La mayoría de estas implican la administración simultánea de NCPAP. Estas alternativas incluyen el uso de una pequeña sonda que se pasa por las cuerdas vocales, una mascarilla laríngea, administración faríngea y surfactante en aerosol. Ninguna de estas técnicas ha demostrado, todavía, que es equivalente a la intubación, tanto en cuanto a efecto como a seguridad. Sin embargo, al momento de redacción de esta obra, estos estudios están en sus primeras fases.

Conclusión

Debido a que los ensayos aleatorizados y los metaanálisis de Cochrane demuestran tasas inferiores de EPC/mortalidad en comparación con el surfactante aplicado como profilaxis o de manera precoz, la Academia Estadounidense de Pediatría (AAP) recomienda actualmente el uso de la NCPAP de forma inmediata después del parto, con la aplicación opcional de surfactante en caso de ser necesario. La intubación únicamente a los fines de administrar surfactante como profilaxis ya que no se la recomienda en los tiempos de la NCPAP precoz; esa práctica se basaba en estudios antiguos en los que el grupo que recibía surfactante de manera tardía no recibía presión de distensión en las vías respiratorias y es una práctica que, probablemente, genere atelectasia y un SDR más grave. Asimismo, la AAP ha llegado a la conclusión de que no existe evidencia de una mayor cantidad de resultados adversos y que, de hecho, la NCPAP precoz puede provocar una disminución en la duración de la ventilación mecánica y el uso de esteroides posnatales (91).

VENTILACIÓN NO INVASIVA

La ventilación no invasiva (VNI) o VPPINI es un tipo de ventilación que se utiliza generalmente para pacientes que fracasan con el uso de NCPAP o tras la extubación de la ventilación invasiva (es decir, intubados). La VOIN sincronizada y no sincronizada con un respirador convencional es el tipo más común, pero algunas instituciones también han comenzado a utilizar respiradores de alta frecuencia. El concepto es atractivo: la VNI evitaría las posibles complicaciones de la ventilación prolongada con respirador mediante un tubo endotraqueal (volutrauma, estenosis subglótica, infecciones). La VNI no es algo nuevo: se describió inicialmente a principios de la década de 1970 cuando los médicos aplicaron insuflaciones cicladas por tiempo y controladas por presión utilizando un respirador mediante una mascarilla buconasal. A mitad de la década del 80, más de la mitad de las UCIN de tercer nivel de Canadá utilizaban esta técnica (92). Sin embargo, esta práctica se relacionó con un mayor riesgo de daño neurológico debido a la fijación de la mascarilla (93-95). En 1985, Garland y colaboradores (96) informaron un mayor riesgo de perforación gastrointestinal entre los neonatos ventilados de forma no invasiva, ya sea con gafas nasales o con una mascarilla facial. Sin embargo, cabe destacar que publicaciones posteriores respecto de la VNI no han confirmado mayores tasas de esta complicación. Asimismo, la VNI podría presentar ventajas sobre la NCPAP respecto de la estabilización de la CRF límite, la disminución del espacio muerto, la prevención de las atelectasias y la mejora de la mecánica pulmonar (97, 98). En comparación con la NCPAP, se ha demostrado en algunos estudios a corto plazo que la VNI se relaciona con un mayor volumen corriente y minuto, disminuciones en la asincronía tóracoabdominal (estabilización de la pared torácica) y las frecuencias respiratorias, además de mejoras en el intercambio gaseoso y la disminución del trabajo respiratorio (98-103). En general, la VNI se ha estudiado para determinar su posible utilidad 1) para prevenir el fracaso de la extubación (104-107), 2) para el tratamiento de la AOP (107, 108) y 3) como modalidad primaria de tratamiento de trastornos respiratorios.

El tipo más utilizado y estudiado de VNI es la VOIN sincronizada y no sincronizada. La mayoría de los ensayos clínicos en seres humanos han comparado resultados en neonatos prematuros que recibieron VOIN y NCPAP. Friedlich *et al.* (105) asignaron al azar a 41 neonatos prematuros después de la extubación para recibir NPCPAP o ventilación obligatoria sincronizada nasofaríngea (VOSNF) y utilizaron el respirador Infant Star (Infrasonics, Inc., San Diego, California [EE. UU.]) con el dispositivo de activación de cápsula abdominal StarSync (cápsula Graseby, Infrasonics, Inc.) para la sincronización. Ambos grupos utilizaron cánulas nasofaríngeas por ambas narinas. El fracaso terapéutico se definió como uno de múltiples parámetros: 1) pH de 7,25 o menos; 2) aumento de la $PaCO_2$; 3) aumento de la necesidad de FiO_2; 4) necesidad de una frecuencia de VOSNF mayor de 20/min; 5) necesidad de una presión máxima de insuflación con VOSNF de 20 cm H_2O o más; 6) necesidad de PEEP con VOSNF de 8 cm H_2O o más; o 7) apnea grave. Informaron muchos menos «fracasos» de la extubación con la VOSNF (1/22, 5 %) que con la NPCPAP (7/19, 37 %) ($p = 0{,}016$). Barrington *et al.* (109) asignaron al azar a 54 neonatos de muy bajo peso al nacer para recibir NCPAP o VOSNF tras la extubación y utilizaron gafas nasales Hudson en ambas narinas con el respirador Infant Star como la fuente de generación del impulso, para ambos grupos, así como el dispositivo de activación StarSync. Los criterios de fracaso de la extubación fueron similares a los de Friedlich *et al.* Barrington y colaboradores detectaron que el grupo de VOSNF tuvo una menor incidencia de extubación fallida (4/27, 15 %) frente al grupo de NCPAP (12/27, 44 %) ($p<0{,}05$). Khalaf *et al.* (106) asignaron al azar a 64 neonatos prematuros para recibir VOSNF o NCPAP tras la extubación utilizando el respirador Bear Cub modelo BP 2001 (Bear Medical Systems, Inc., Riverside, California [EE. UU.]) o el Infant Star con el dispositivo de activación StarSync y las gafas nasales Argyle (Covidien, Mineápolis, Minnesota [EE. UU.]). Los criterios de fracaso fueron similares a los de los dos ensayos anteriores. El fracaso terapéutico se produjo en 2 de los 34 (6 %) neonatos que recibieron VOSNF, en comparación con 12 de los 30 (40 %) que recibieron NCPAP ($p<0{,}01$).

Bhandari y colaboradores (104) realizaron un ECA que comparó la VOSNF tras una dosis inicial de surfactante seguida de ventilación mecánica y, luego, extubación. Detectaron una incidencia mucho menor de EPC en el grupo de VOSNF. Se trató de un ensayo pequeño con un total de 41 neonatos, por lo cual no es suficiente para hallar una diferencia en las EPC. En otro estudio pequeño, Kugelman y colaboradores (100) asignaron al azar a 84 neonatos prematuros para recibir VPPINI o NCPAP e informaron una menor necesidad de ventilación mecánica en el grupo de VPPINI, además de una tasa significativamente inferior de DBP. Ramanathan *et al.* asignaron al azar a 110 neonatos para recibir VPPINI o NCPAP tras la extubación y detectaron una menor necesidad de ventilación invasiva y una disminución en la incidencia de la DBP (110).

Lampland *et al.* compararon las diferencias en las condiciones fisiopatológicas y patológicas de cerditos con deficiencia de surfactante y lavado pulmonar ventilados con ventilación obligatoria sincronizada invasiva (VOS) o VOSNF (111). Los animales ventilados con VOSNF presentaron un mayor pH en gasometría arterial, una menor $PaCO_2$ y menores frecuencias respiratorias. Asimismo, los cerditos del grupo de VOS invasiva tuvieron mayores relaciones PaO_2/PA_{O2} y mayor inflamación intersticial pulmonar que aquellos tratados con VOSNF. Los resultados de este estudio a corto plazo demuestran que la VOSNF puede ser menos perjudicial para los pulmones y ventilar mejor, con menor necesidad de soporte que la VOS invasiva.

Los resultados de un ECA internacional y multicéntrico de gran envergadura que comparó los resultados de neonatos prematuros de <1000 g de peso al nacer asignados al azar para recibir NCPAP o VNI no lograron respaldar ninguno de los hallazgos antes mencionados (112). No hubo diferencias en la mortalidad ni en las EPC entre ambos grupos. Sin embargo, en este ensayo, podía utilizarse cualquier tipo de NCPAP y de VPPINI. Asimismo, la VNI podía usarse inicialmente o después de la extubación (dentro de los 28 días). Por lo tanto, es posible que puedan haberse pasado por alto diferencias específicas debido al dispositivo o al momento de aplicación. Un metaanálisis de Cochrane llegó a la conclusión de que la VOIN disminuye el fracaso de la extubación y la necesidad de reintubación dentro de las 48 horas a 1 semana de manera más eficaz que la NCPAP. Sin embargo, la VOIN no surte efecto sobre las EPC o la mortalidad (113).

Una de las principales controversias al momento de redacción de esta obra respecto del uso de la VOIN es si podría mejorar la sincronización de las respiraciones con la VNI con los esfuerzos intrínsecos del neonato. Si bien esta es la preferencia de muchos médicos, existen tecnologías limitadas que permitan esto ante una fuga importante en la interfaz, en especial debido a que el sistema de activación de la cápsula abdominal StarSync del respirador Infant Star ya no se comercializa en los Estados Unidos. Gran parte de los datos precedentes sobre la VOIN provienen de ensayos que evaluaron la eficacia teórica de la VOIN sincronizada utilizando el dispositivo de activación StarSync y la cápsula Graseby. Un estudio ha demostrado una disminución del esfuerzo respiratorio entre la VOIN sincronizada y no sincronizada, sin diferencias en los volúmenes corrientes, la ventilación minuto, el intercambio gaseoso, la distorsión de la pared abdominal, la apnea, las crisis hipoxémicas y el perímetro abdominal (114).

La NCPAP de dos niveles o —presión positiva intermitente en las vías respiratorias para administración de suspiros (SiPAP)— se ha comercializado como una alternativa a la NCPAP constante (Viasys, Inc., Conshohocken, Pensilvania [EE. UU.]). Utilizando la tecnología del sistema Infant Flow, estos dispositivos pueden alternar entre una presión de CPAP menor y mayor. La sincronización utilizando la cápsula Graseby está disponible en Europa y Canadá. En un ECA prospectivo, Lista *et al.* compararon los resultados en neonatos prematuros entre la CPAP y la SiPAP como forma inicial de ventilación en la fase aguda del SDR (115). Los neonatos ventilados con SiPAP recibieron ventilación mecánica durante menos tiempo, demostraron una menor dependencia del O_2 y recibieron el alta hospitalaria más rápidamente. El principal error de todas las comparaciones entre la CPAP y la VPPINI/VNI/SiPAP es que comparan dos presiones de distensión distintas. Por ejemplo, una CPAP de 5 cm H_2O se compara con una VPPINI de 20/5 a una frecuencia de 25/min. La última se traduce a una presión de distensión media de 7 a 8 cm H_2O, y no queda claro si los beneficios aparentes de estas técnicas de VNI se deben a una generación de volumen corriente cíclico o simplemente a una mayor presión media en las vías respiratorias (es decir, a una CPAP más eficaz). Es necesario realizar un ensayo clínico que compare estas técnicas a una presión media equivalente en las vías respiratorias.

Asistencia ventilatoria ajustada neuronalmente

La NAVA es un tipo de ventilación asistida relativamente nuevo y exclusivo que puede utilizarse tanto en pacientes intubados como no intubados. Aquí, nos concentraremos en la VNI-NAVA. La NAVA controla el respirador utilizando la actividad eléctrica del diafragma (AEdi). La señal de la AEdi se obtiene mediante nueve electrodos en miniatura incorporados en una sonda naso/bucogástrica convencional. Al colocarla correctamente en la parte inferior del esófago, la señal de la AEdi representa el impulso respiratorio central espontáneo (véase http://foocus.com/power-point/Chatburn-NAVA-for-Neonates.pdf).

Resulta práctico que la sonda también pueda usarse para administrar alimentación. La señal inicial (teleespiratoria) representa la actividad tónica del diafragma, y el nivel máximo representa el esfuerzo inspiratorio. Las señales se registran en microvoltios. La señal de AEdi puede usarse sin ventilación de tipo NAVA y, como tal, representa una herramienta útil para evaluar el patrón de respiración neuronal (por ejemplo, el esfuerzo inspiratorio neuronal, la frecuencia respiratoria neuronal y la apnea central).

En el modo NAVA, la señal de AEdi se utiliza para activar y ciclar el respirador, y también determina la presión que se administra al paciente. El nivel de asistencia es proporcional a la señal de la AEdi y al nivel de la NAVA. La asistencia puede ajustarse y depende de un factor de aumento entre la AEdi y la presión administrada (el llamado «nivel de NAVA», expresado en cm $H_2O/\mu V$). Por ejemplo, si el nivel de NAVA es de 1 cm H_2O y la AEdi es de 10 µV, la presión administrada es de 10 cm H_2O. Las respiraciones se activan a los 0,5 µV por encima de la AEdi inicial y se frenan cuando la señal de la AEdi es del 70 % del valor máximo. De esta forma, el cambio de presión equivale al cambio en la AEdi por el nivel de NAVA: $\Delta P = \Delta AEdi \times$ nivel de NAVA.

La NAVA ofrece una excelente sincronía con el respirador, ya que se basa en señales neuronales y no se ve afectada por fugas en el circuito. Respirar fuera de sincronía con el respirador resulta incómodo para el paciente y podría provocar graves efectos secundarios, en especial en los neonatos, incluido aumento de la presión intracraneana y neumotórax (116, 117).

La señal de la AEdi no estará presente en algunas situaciones, como durante la apnea, la asistencia excesiva, la sedación excesiva o el daño cerebral grave. Por lo tanto, el uso de VNI-NAVA es posible solamente cuando el neonato cuenta con un impulso respiratorio razonablemente estable. La VNI-NAVA podría no ser una opción en neonatos de peso extremadamente bajo al nacer que sean propensos a padecer apneas frecuentes y prolongadas o que no sean capaces de generar una señal eficaz de la AEdi. El uso frecuente del modo de control de presión de respaldo en estos casos no es lo mejor, ya que se ha demostrado que la ventilación con volumen definido disminuye la mortalidad/EPC, la hemorragia intraventricular, la leucomalacia periventricular, los neumotórax y la hipocapnia, en comparación con la ventilación controlada por presión (118).

No obstante, la NAVA es una técnica interesante que utiliza control de retroalimentación para optimizar la sincronización y el soporte que brinda el respirador. Al momento de redacción de esta obra, está disponible únicamente a través de una sola empresa (Maquet Critical Care, Rastatt [Alemania]) con sus respiradores Servo. Asimismo, no se han realizado ensayos aleatorizados de gran envergadura que evalúen la NAVA. Un ensayo aleatorizado con grupos cruzados realizado con 15 neonatos de <32 semanas comparó la VNI-NAVA con la VNI con presión de soporte, y los autores detectaron una mejor sincronía entre el paciente y el respirador con el uso de NAVA (119).

VENTILACIÓN NASAL DE ALTA FRECUENCIA

En una nueva aplicación, van der Hoeven *et al.* (120) informaron el uso de la ventilación nasal de alta frecuencia (VNAF), en la que se administraron respiraciones de alta frecuencia mediante una sola sonda nasofaríngea a 21 neonatos prematuros y a término. La VNAF se administró mediante el interruptor de flujo de alta frecuencia Infant Star. Seis de los 21 neonatos habían recibido ventilación mecánica anteriormente, mientras que, en los otros 15, la VNAF se utilizó de forma precoz en el curso de su enfermedad respiratoria. Los autores informaron una disminución en los niveles de la $PaCO_2$ tras el comienzo de la VNAF. De La Roque *et al.* (121) realizaron un ECA prospectivo de la NCPAP frente a la VNAF con el respirador Percussionaire IPV-3 (Percussionaire Corporation, Sagle, Idaho [EE. UU.]) en 40 neonatos a término con dificultad respiratoria poco después del nacimiento por cesárea. Los neonatos de ambos grupos tenían objetivos de oxigenación similares, y la programación de los aparatos no se modificaron durante todo el estudio. Las enfermedades pulmonares se resolvieron en todos los neonatos dentro de las 10 horas, pero los neonatos ventilados con VNAF tuvieron una dificultad respiratoria de menor duración y una menor concentración y duración de oxígeno que aquellos ventilados con NCPAP.

Un estudio de referencia ha demostrado que la VNAF con un respirador Dräger VN500 (Lübeck [Alemania]) puede ser casi tres veces más eficaz para depurar el CO_2 que la VOIN (122). Estudios realizados en animales han demostrado que la aplicación de VNAF a corto plazo puede optimizar el reclutamiento pulmonar y fomentar la alveolarización normal en pulmones prematuros mejor que las estrategias de ventilación invasiva «más leves». Es necesario realizar un ensayo aleatorizado de gran envergadura (123). Carlo ha sugerido que una de las posibles ventajas de la VNAF sobre la VOIN es que la sincronización no es necesaria debido a las frecuencias relativamente elevadas. Sin embargo, se deben realizar estudios para poner a prueba en neonatos esta hipótesis (124).

¿CPAP nasal o ventilación no invasiva para tratar la apnea?

El tratamiento de la AP utilizando VNI se ha evaluado en dos ECA (107, 108). Ryan *et al.* (108) utilizaron VPPINI en un estudio con grupos cruzados en el que 20 neonatos prematuros nacidos con menos de 32 semanas de gestación recibieron tratamiento contra la apnea con NCPAP y aminofilina. Los neonatos se asignaron al azar para continuar con este protocolo o recibir VPPINI, utilizando gafas nasales en ambas narinas o sondas nasofaríngeas durante un período de 6 horas. Luego, los sujetos pasaban al otro tratamiento durante otras 6 horas. No hubo diferencias en la tasa de apnea entre los grupos. Posteriormente, Lin y colaboradores (107) realizaron un ECA en el que 34 neonatos prematuros (nacidos a una edad gestacional de entre 25 y 32 semanas) que habían recibido tratamiento con aminofilina fueron incluidos en el ensayo para recibir NCPAP o VOIN. En ambos grupos, se usaron gafas nasales Hudson. En el estudio de Lin, todos los neonatos habían recibido tratamiento previo con aminofilina, pero ningún tipo de presión positiva de soporte (NCPAP u otro tipo) al momento de la inclusión en el ensayo. Los neonatos recibieron tratamiento durante un período de 4 horas. Quienes recibieron tratamiento con VPPINI tuvieron muchas menos crisis apneicas ($p = 0{,}02$), así como una tendencia a padecer menos crisis bradicárdicas ($p = 0{,}09$), en comparación con los neonatos tratados con NCPAP.

COMPLICACIONES DE LA VENTILACIÓN NO INVASIVA

Cánulas nasales mal colocadas

Una de las principales dificultades del uso de las CN o de las gafas nasales es mantenerlas correctamente colocadas. No es raro ir caminando por las UCIN en cualquier momento y observar a neonatos con cánulas y gafas mal colocadas o salidas de lugar. Cabe destacar que, con los sistemas de CPAP de flujo variable (el sistema Infant Flow, la SiPAP y el dispositivo Arabella), debe prestarse mucha atención para garantizar la correcta fijación de las gafas o las cánulas. La obstrucción de las vías respiratorias por presencia de secreciones —sobre todo, moco— es un hallazgo frecuente en los neonatos que reciben tratamiento con CPAP. La humidificación óptima del gas, además de la irrigación frecuente con solución salina, seguidas de la succión, deberían mitigar dicha obstrucción. Si bien es menos probable que las cánulas nasofaríngeas (introducidas por una o ambas narinas) se salgan de lugar, se obstruyen con mayor facilidad debido a secreciones, o bien pueden doblarse y no ser tan eficaces como las gafas más cortas.

Presión positiva teleespiratoria inadvertida (involuntaria)

Se han descrito una diversidad de efectos secundarios adversos y complicaciones de la NCPAP y de la ventilación nasal, y uno es el desarrollo de la PEEP involuntaria, la cual puede resultar en atrapamiento aéreo. Se trata de un problema que puede presentarse en los neonatos ventilados, principalmente en aquellos que reciben ventilación mediante tubos endotraqueales. Posiblemente, la PEEP involuntaria podría ocurrir con la ventilación nasal. El mecanismo se relaciona con frecuencias ventilatorias aceleradas y con tiempos espiratorios inadecuados (demasiado breves). La PEEP involuntaria puede producirse en neonatos con un grado de enfermedad mínimo o inexistente (por ejemplo, pacientes posoperatorios) o en aquellos cuyos pulmones están enfermos. Los pulmones sanos (es decir, más distensibles) tienen constantes de tiempo más prolongadas. Por lo tanto, la exhalación pasiva requiere una mayor cantidad de tiempo. Clínicamente, esto puede manifestarse como hiperexpansión pulmonar en las radiografías de tórax. El atrapamiento aéreo puede manifestarse de forma clínica como hipoxemia e hipercapnia. Los médicos deben sospechar la presencia de esta entidad si la oxigenación deteriora a medida que aumenta la presión inspiratoria. El atrapamiento aéreo contribuye a la aparición de fugas aéreas. Asimismo, estas fugas (neumotórax, neumomediastino y enfisema intersticial pulmonar) pueden ser una complicación directa de la NCPAP/PEEP (125-127). El mecanismo puede estar relacionado con la hiperdistensión de las áreas más distensibles del pulmón. Los neumotórax parecen ser un problema en los neonatos que recibieron NCPAP como tratamiento ventilatorio primario contra el SDR y estar relacionados con una distribución despareja del volumen corriente cuando hay atelectasia generalizada, que se manifiesta por una elevada demanda de oxígeno. Por lo tanto, resulta prudente aplicar surfactante de rescate cuando la demanda de oxígeno permanece en >35 % al 40 % a pesar de que el nivel de la CPAP sea adecuado (128). No tenemos conocimiento de que se haya informado un mayor riesgo de fugas aéreas al usar la NCPAP para el tratamiento respiratorio después de la extubación o como tratamiento de la AOP. Tampoco existe un mayor riesgo aparente entre los neonatos que reciben ventilación nasal. En los futuros ensayos en los que la CPAP se compare con la ventilación mecánica o con otros tratamientos, las fugas aéreas siguen siendo una complicación importante que debe controlarse e informarse.

Retención de dióxido de carbono

Se ha observado retención de dióxido de carbono (CO_2) con niveles elevados de NCPAP, especialmente a niveles de 8 cm H_2O o superiores en pacientes con pulmones distensibles. La hiperdistensión alveolar, así como los tiempos espiratorios inadecuados, podrían disminuir los volúmenes corrientes y provocar retención del CO_2. Otras manifestaciones de la hiperdistensión pulmonar (129) incluyen un mayor trabajo respiratorio, un retorno venoso sistémico deficiente, un menor gasto cardíaco y una mayor resistencia vascular pulmonar. Asimismo, la ventilación mecánica con PEEP puede disminuir la velocidad de filtración glomerular y la diuresis (130). Los efectos renales de la NCPAP en neonatos prematuros son significativos cuanto mayor es la presión (131). Estos efectos sobre los riñones pueden deberse al menor gasto cardíaco y, por lo tanto, a una menor perfusión a los órganos. Asimismo, la NCPAP y la PEEP inadecuadas pueden aumentar la presión intracraneana (132). Todos estos efectos se relacionan con niveles demasiado elevados de CPAP/PEEP, lo cual pone de manifiesto la necesidad de aumentar gradualmente el nivel de ventilación según el curso de la enfermedad. Un mayor nivel de CPAP no necesariamente generará estas complicaciones. Cuando la distensibilidad pulmonar es baja, podría requerirse una CPAP de 8 cm H_2O, pero debe disminuirse una vez que mejore la distensibilidad. Con el uso generalizado de la ecografía de detección desde 1995, no tenemos conocimiento de ninguna relación directa entre la NCPAP/PEEP y los daños cerebrales adversos en neonatos prematuros o a término.

Disminución de la circulación en el tubo digestivo

La circulación gastrointestinal puede disminuir con el uso de NCPAP (133). Asimismo, generalmente se observa una prominente distensión intestinal («vientre de CPAP») en los neonatos tratados esta modalidad (134). Con la NCPAP, el gas administrado puede ingresar fácilmente al esófago. Los neonatos pueden tragar un volumen de gas importante y presentar los flancos abultados, aumento del perímetro abdominal y asas intestinales visiblemente dilatadas. Es posible que se ejerza una presión ascendente sobre el diafragma que comprometa la condición respiratoria del neonato. Sin dudas, la colocación de rutina de una sonda orogástrica debe realizarse siempre que se utilice NCPAP. La sonda orogástrica debería evitar o aliviar el vientre de CPAP. No tenemos conocimiento de ninguna relación directa entre la NCPAP y la enterocolitis necrotizante. Si bien Garland *et al.* (96) han informado un mayor riesgo de perforación del estómago en neonatos que reciben ventilación nasal, casi ninguna de las investigaciones más recientes sobre este modo de ventilación ha confirmado esta asociación (113). Asimismo, no se ha informado que la NCPAP por sí sola provoque perforación gástrica.

Lesiones en la piel

Las gafas nasales pueden lesionar la nariz de forma leve (edema o eritema) o grave. Robertson y colaboradores (135) informaron una serie de casos de lesiones graves, incluida deformación nasal hacia arriba (**Figura 17-13**), ensanchamiento de las narinas (**Figura 17-14**) y necrosis de la columela (**Figura 17-15, A** y **B**). Las deformidades nasales pueden producirse con diferentes tipos de gafas nasales y dispositivos de CPAP (135, 136). La lubricación de las narinas con distintas sustancias ha sido un intento de mitigar las lesiones por contacto entre las gafas y las superficies internas de la nariz. Dichas sustancias han incluido pomadas antibióticas, pomadas y cremas con esteroides y gel Ayr. Sin embargo, no tenemos conocimiento de ningún ensayo clínico que evalúe esta cuestión. Es de suma importancia prestar mucha atención a la correcta colocación de las gafas nasales y realizar controles frecuentes para evaluar la posibilidad de una lesión en desarrollo. Con los dispositivos de flujo variable, algunos médicos alternan el uso de gafas nasales con mascarillas nasales para intentar prevenir lesiones. Hasta el momento, no se han realizado ensayos que evalúen esta posibilidad. Debe realizarse una correcta higiene bucal (por ejemplo, con hisopos con glicerina de limón, solución fisiológica o calostro) para prevenir la sequedad y el agrietamiento de los labios.

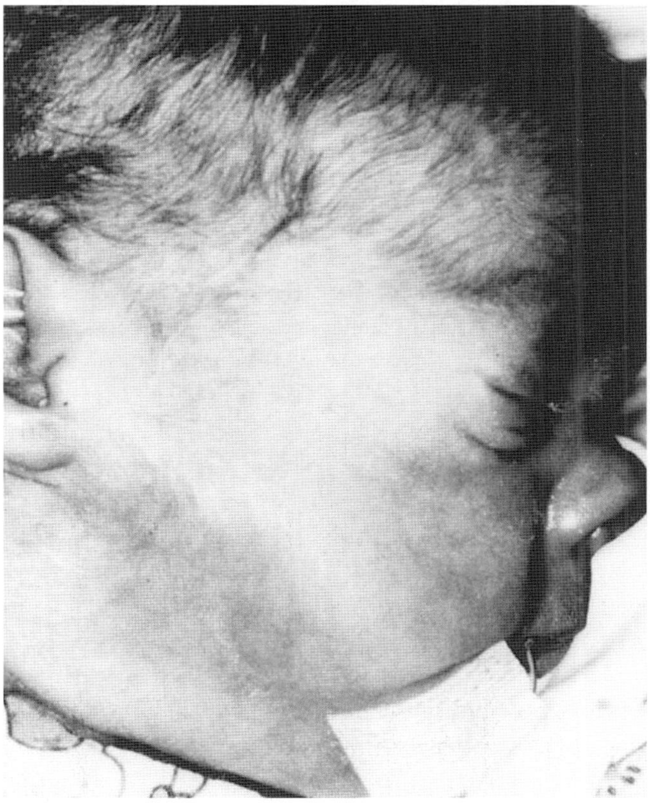

Figura 17-3. Deformación nasal importante hacia arriba tras el uso prolongado de CPAP nasal en un neonato prematuro de 3 meses de edad (nacido con 24 semanas de gestación). (Figura tomada con permiso de Robertson NJ. «Nasal deformities resulting from flow driver continuous positive airway pressure». *Arch Dis Child Fetal Neonatal Ed.* 1996; Nov 75(3):F209-12, 750-61. Cortesía del Dr. Nicola Robertson).

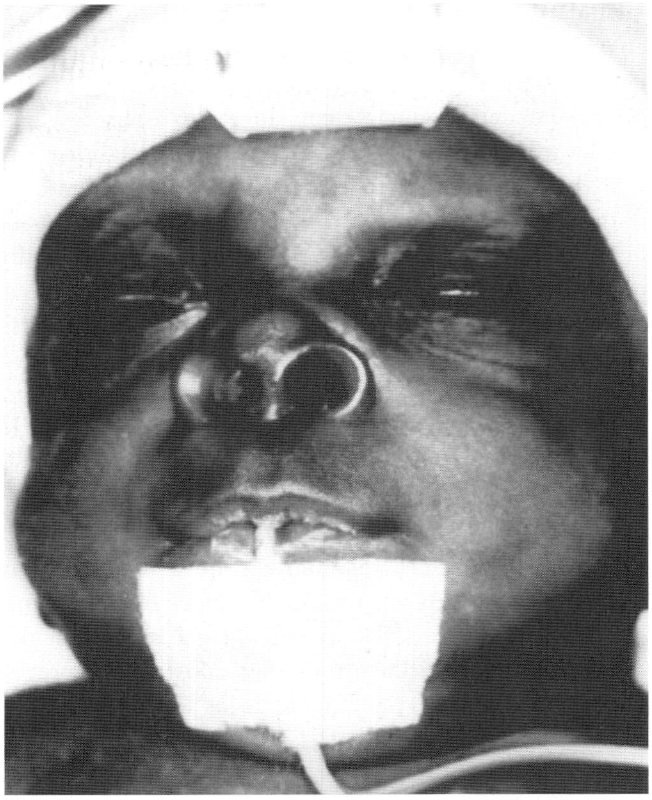

Figura 17-14. Neonato de 3 meses de edad con distorsión de la circunferencia de las narinas tras el uso prolongado (6 semanas) de NCPAP. (Figura tomada con permiso de Robertson NJ. «Nasal deformities resulting from flow driver continuous positive airway pressure». *Arch Dis Child Fetal Neonatal Ed.* 1996; Nov 75(3):F209-12, 750-61. Cortesía del Dr. Nicola Robertson).

Se han realizado intentos por utilizar materiales que actúen como barrera para proteger las narinas. Uno de esos materiales es el Cannulaide (Salter Labs, Lake Forest, Illinois [EE. UU.]), que viene en varios tamaños (**Figura 17-16, A**) y puede utilizarse para neonatos prematuros de distintos tamaños. La **Figura 17-16, B** muestra a un neonato con la Cannulaide colocada. Otros médicos han utilizado materiales alternativos, como DuoDerm (gel hidrocoloide) o Mepilex (silicona blanda) para amortiguar de la misma manera las narinas. Existen datos clínicos limitados respecto de los efectos de estos materiales en la prevención de las lesiones nasales.

Se han descrito otras complicaciones poco frecuentes como casos aislados. Peck *et al.* (137) describió el desprendimiento de una sola gafa nasal que se deslizó hacia el estómago del neonato y tuvo que ser extraída mediante endoscopia. Asimismo, un neonato prematuro presentó neumatocele aproximadamente 24 horas después de comenzar a recibir NCPAP (138). Wong y colaboradores (139) describieron el caso de un neonato ventilado con NCPAP que presentó neumotórax bilaterales y embolia vascular aérea generalizada.

CONTRAINDICACIONES DE LA CPAP NASAL

Existen varias contraindicaciones de la NCPAP (129, 140), entre ellas, las siguientes:

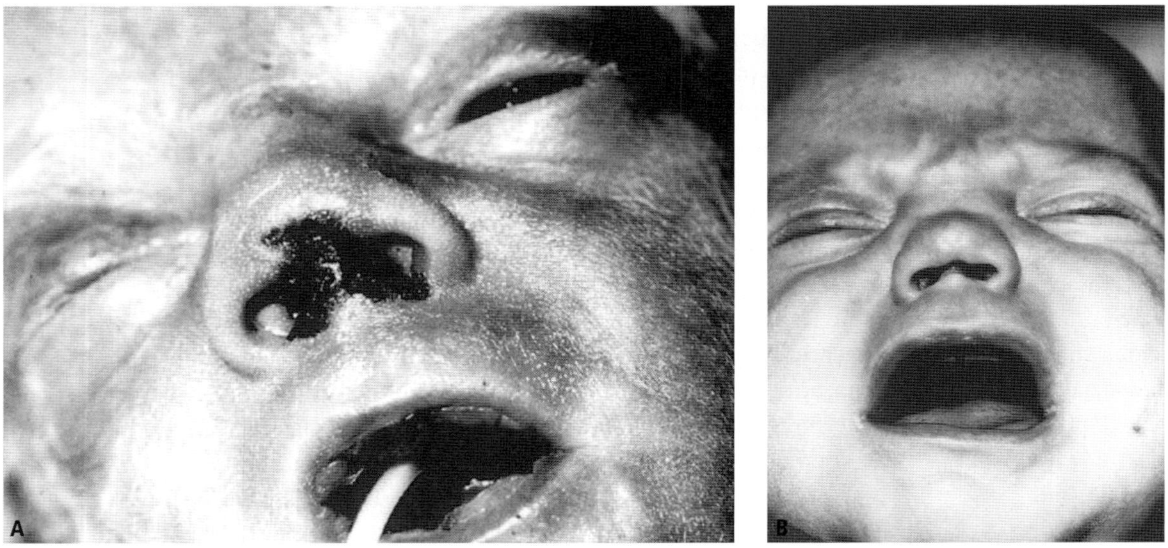

Figura 17-15. A. Necrosis de la columela observada tras 3 días de CPAP. **B.** La necrosis de la columela en el mismo neonato progresó hasta que la columela desapareció por completo a los 4 meses de vida. (Figura tomada con permiso de Robertson NJ. «Nasal deformities resulting from flow driver continuous positive airway pressure». *Arch Dis Child Fetal Neonatal Ed.* 1996; Nov 75(3):F209-12, 750-61. Cortesía del Dr. Nicola Robertson).

- Neonatos que presenten insuficiencia respiratoria progresiva y que no sean capaces de mantener la oxigenación, en general, con niveles de $PaCO_2$ superiores a 60 mm Hg (8 kPa) o un pH de 7,25 o menos (si bien algunos médicos admiten un pH inferior a este).
- Determinadas malformaciones congénitas: hernia diafragmática congénita, fístula traqueoesofágica, atresia de coanas, fisura palatina, gastrosquisis.
- Neonatos con inestabilidad cardiovascular grave (hipotensión, mala función ventricular).
- Neonatos con impulso respiratorio deficiente o inestable (apnea frecuente, bradicardia o desaturación de la oxigenación) que no mejora al aplicar NCPAP.

DETERMINACIÓN DEL NIVEL ÓPTIMO DE LA CPAP NASAL

¿Cuál es el mejor nivel de CPAP? Consideramos que es el nivel en el cual la oxigenación y la ventilación se producen dentro de rangos aceptables sin evidencia de atelectasias o hiperdistensión y sin efectos secundarios adversos. Lamentablemente, no existe ningún método sencillo y confiable para determinar cuál es la mejor presión (129, 132, 140). Sin dudas, las necesidades de ventilación de cada neonato en particular en un momento determinado no pueden extrapolarse a todos los neonatos que padecen problemas similares. Algunos investigadores han utilizado presiones esofágicas o valoración de los cambios en la rama inspiratoria de las curvas de presión-volumen para orientar la determinación del nivel de presión. Sin embargo, estas técnicas, por lo general, no pueden realizarlo a pie de cama la mayoría de los profesionales médicos.

En general, para determinar si un nivel de presión particular resulta adecuado, los médicos deben evaluar el estado clínico del neonato y la radiografía de tórax. La demanda de oxígeno refleja el equilibrio ventilación:perfusión y constituye una buena alternativa para conocer la ventilación pulmonar y, así, la aptitud de la presión de distensión. Las retracciones y la taquipnea reflejan indirectamente una distensibilidad pulmonar baja: si son importantes, sugieren una necesidad de aumentar el nivel de ventilación. Debe evaluarse la radiografía de tórax para conocer el tipo de trastorno que presenta el neonato y el grado de expansión pulmonar. Las enfermedades que cursan con atelectasia (pérdida de volumen) y aumento de los líquidos (por ejemplo, edema pulmonar) deben tratarse con aumentos de la presión. Debe evitarse la hiperdistensión. Casi siempre comenzamos con una presión de entre 5 y 6 cm H_2O y la aumentamos según sea necesario para mejorar la oxigenación. Hemos empleado niveles de hasta 8 o 10 cm H_2O. A veces, los neonatos con distensibilidad particularmente baja han requerido niveles incluso más altos. Si disminuye la demanda de oxígeno, eso sugiere una mejora en la distensibilidad pulmonar, lo cual indica que debe disminuirse la CPAP para evitar la hiperexpansión.

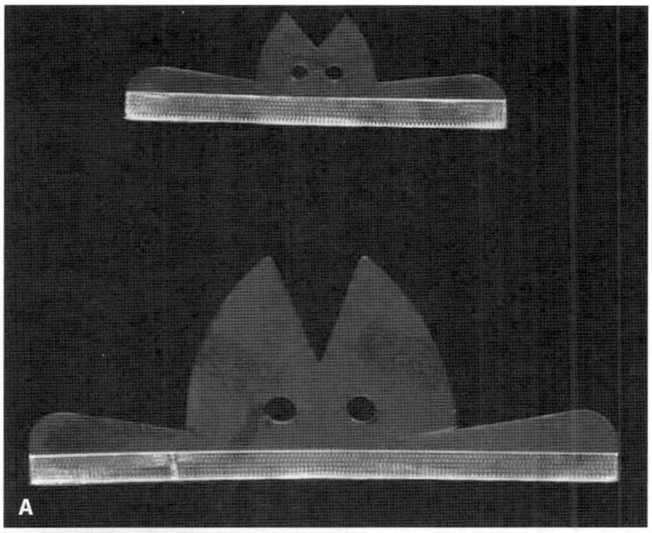

A

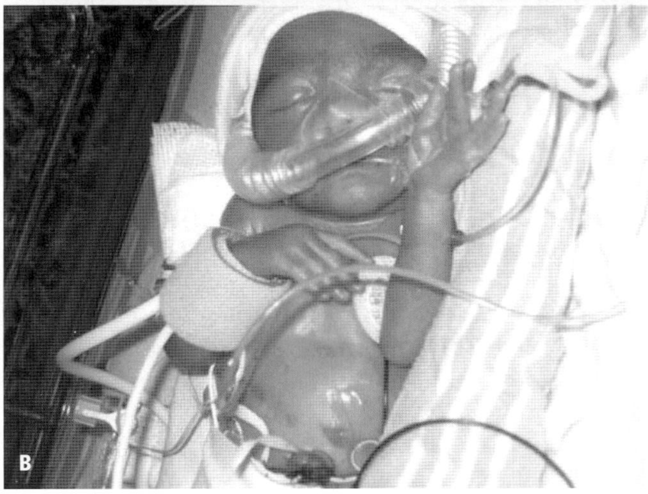

B

Figura 17-16. A. Dos tamaños distintos del material Cannulaide que se utiliza para proteger las narinas durante el tratamiento con NCPAP. Las partes superiores en forma triangular se colocan sobre la parte externa de la nariz, y las gafas de NCPAP se introducen a través de los orificios de la parte inferior. **B.** Neonato en tratamiento con NCPAP y con el Cannulaide colocado para proteger el delicado tejido nasal.

Las radiografías de tórax en serie nos ayudarán a evaluar el grado de expansión pulmonar. Si los pulmones están hiperinsuflados, puede producirse atrapamiento aéreo, y, por lo general, deben disminuirse los niveles de la NCPAP. Asimismo, realizar un seguimiento de la oxigenación y de la concentración de dióxido de carbono del neonato mediante gasometría arterial o capilar, así como un control de la saturación de oxígeno, permitirá evaluar mejor el nivel adecuado de la NCPAP. Como regla general, realizamos una gasometría dentro de los 30 a los 60 minutos después de introducirle algún cambio en la presión. Si la oxigenación empeora o la concentración de CO_2 aumenta después de haberle aumentado la presión, es posible que los pulmones estén hiperdistendidos.

RETIRO PROGRESIVO DE LA CPAP

Una vez que el neonato se encuentra bajo tratamiento con NCPAP, no existen pautas universales sobre cuándo puede comenzarse con el retiro progresivo. Al comenzar a disminuir las presiones, evaluaremos los niveles de saturación de oxígeno del neonato, si se produce apnea o bradicardia y el trabajo respiratorio. Se espera que hayamos podido disminuir la FiO_2 a un nivel relativamente bajo. En general, es poco probable que a los neonatos que requieren una FiO_2 mayor de 0,40 o que están clínicamente inestables pueda retirárseles la NCPAP de forma gradual con buenos resultados. Nuestra preferencia es disminuir las presiones hasta un nivel relativamente bajo (~5 cm H_2O) y lograr un nivel de oxígeno del 25 %. Una vez que la NCPAP y el oxígeno se encuentran en este nivel sin que haya aumentado el trabajo respiratorio, y que el neonato no tenga apnea, bradicardia o desaturación de oxígeno sustanciales, intentamos interrumpir la NCPAP. En los neonatos sin necesidad de oxígeno que respiran cómodamente, se puede intentar retirar la NCPAP sin ventilación adicional. No existe evidencia que respalde el retiro gradual de la ventilación con CPAP durante períodos cada vez más prolongados. Los neonatos que sigan necesitando oxígeno o que sigan estando taquipneicos o teniendo retracciones leves podrían requerir la colocación de una CN. Los hallazgos clínicos y la necesidad de oxígeno subsiguientes del neonato orientarán al médico respecto de si debe volver a colocarse la NCPAP. Los neonatos muy prematuros se benefician del uso continuado de la CPAP, incluso en ausencia de enfermedades pulmonares graves, debido a la excesiva distensibilidad de la pared torácica, a la cual le falta la rigidez necesaria para oponerse a la retracción elástica de los pulmones y mantener la CRF. Algunos médicos suelen mantener a los neonatos de muy bajo peso al nacer bajo NCPAP hasta las 32 o 34 semanas de edad posmenstrual para mejorar el desarrollo pulmonar.

CÁNULA NASAL DE ALTO FLUJO HUMIDIFICADO

Las CN se utilizan principalmente para administrar oxígeno complementario. Locke *et al.* (74) demostraron que las CN podían administrar una importante presión de distensión continua a los neonatos y alterar los patrones respiratorios. Debido a la presión incontrolada, desaconsejaron el uso de las CN para administrar NCPAP. Luego, Sreenan *et al.* (75) compararon el uso de CN a flujos de hasta 2,5 l/min con NCPAP generada por un respirador utilizando gafas Argyle (Covidien, Mineápolis, Minnesota [EE. UU.]) en neonatos prematuros que ya recibían tratamiento con NCPAP por AOP. Se trató de un estudio con grupos cruzados en el cual todos los neonatos inicialmente comenzaban recibiendo NCPAP. Después de 6 horas, los neonatos cambiaban a la CN durante otras 6 horas. Los autores evaluaron la presión administrada en las vías respiratorias al medir las presiones esofágicas. El grupo de Sreenan detectó que las CN podían generar presiones de distensión continua similares. La cantidad de flujo necesaria para generar presiones similares dependía del peso del neonato. No hubo diferencias entre los dos sistemas en cuanto a la frecuencia y la duración de los episodios de apnea, bradicardia o desaturación. Las velocidades de flujo típicas que se utilizan para CN no humidificadas son de 0,5 a 2 l/min. Debido a que los gases que se utilizan no están humidificados, las CN de bajo flujo pueden secar las secreciones nasales y podrían provocar obstrucciones o hemorragias localizadas.

El uso generalizado de la CNAFH (**Figura 17-17**) se ha tornado habitual en las UCIN desde 2005. La premisa es que los gases administrados a velocidades de flujo iguales o mayores de 2 l/min se humidifican para prevenir los efectos adversos de la mezcla gaseosa seca. Las velocidades de flujo más elevadas se utilizan en la práctica clínica para ventilar a neonatos en lugar de la NCPAP o de campanas de oxígeno. Si bien no están específicamente apro-

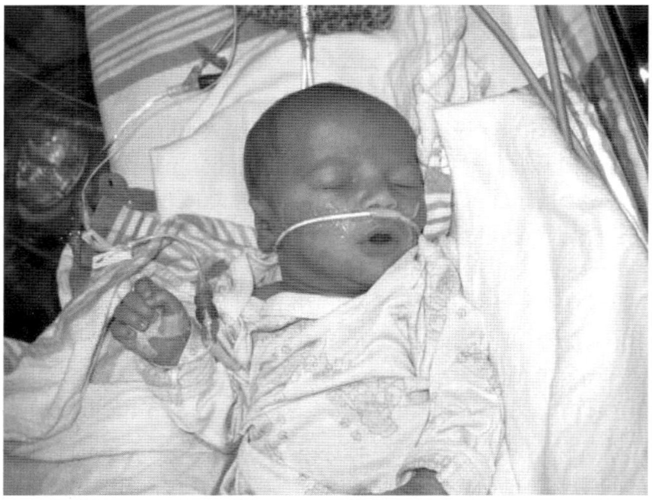

Figura 17-17. Cánula nasal de alto flujo humidificado colocada en un neonato nacido con 36 semanas de edad gestacional que padeció un neumotórax.

badas como dispositivos para generar presión positiva, los médicos suelen utilizar las CNAFH con la esperanza de brindar un medio de ventilación mecánica menos invasivo que evitará algunas de las complicaciones de la NCPAP (lesión de las narinas) y de las CN de bajo flujo no humidificado (aumento de la viscosidad de las secreciones, hemorragias nasales). Los dos dispositivos más importantes del mercado son fabricados por Vapotherm, Inc. (Exeter, New Hampshire [EE. UU.]) y Fisher & Paykel Healthcare (Auckland [Nueva Zelanda]).

Dos ECA de gran envergadura evaluaron las CNAFH en neonatos. Manley *et al.* asignaron al azar a 303 neonatos de menos de 32 semanas para recibir ventilación con NCPAP (7 cm H_2O) o con una CNAFH (5 a 6 l/min) tras la extubación. En este estudio de no inferioridad, la eficacia teórica de la CNAFH fue similar a la de la NCPAP, si bien el resultado estuvo cerca del margen elegido de no inferioridad (141). Yoder *et al.* estudiaron a 432 neonatos de entre 28 y 42 semanas y detectaron una eficacia teórica y una seguridad similares de la CNAFH y de la NCPAP utilizando cualquiera de los dos dispositivos después de la extubación o como ventilación inicial (142).

Existen varios mecanismos fisiológicos propuestos mediante los cuales se considera que la CNAFH resulta eficaz: 1) remoción del CO_2 del espacio muerto de las vías respiratorias altas, lo cual permite un mejor intercambio gaseoso alveolar; 2) administra un flujo adecuado para fortalecer la inspiración, con lo cual disminuye el trabajo respiratorio durante la inspiración; 3) mejora la mecánica pulmonar y de las vías respiratorias al eliminar los efectos de secado/enfriamiento; 4) disminuye o eliminar el costo metabólico del acondicionamiento del gas; 5) administra una presión distensiva hacia la profundidad (143). Los médicos no pueden medir continuamente las presiones generadas por la CNAFH, y se han observado presiones variables y extremadamente elevadas en los neonatos tratados con este dispositivo (74, 144). La presión que se genera no puede regularse ni predecirse. Por lo tanto, es muy importante garantizar una fuga importante al utilizar esta cánula. Se trata de lo opuesto al uso de la NCPAP, en la cual la fuga debe ser mínima para administrar la presión deseada. La Vapotherm se retiró temporariamente del mercado durante alrededor de un año debido a la detección de una bacteria (*Ralstonia sp.*) en neonatos tratados con este dispositivo. Desde entonces, se ha vuelto a comercializar con nuevas pautas de limpieza. También ha habido informes aislados de quemaduras faciales, un tímpano perforado y enfisema subcutáneo en el cuero cabelludo/neumocefalia (145). Woodhead y colaboradores (146) detectaron una mejora en el aspecto de la mucosa nasal de los neonatos tratados con CNAFH en comparación con aquellos tratados con CN de flujo no humidificado. Saslow *et al.* (147) detectaron un trabajo respiratorio similar al utilizar CNAFH a un flujo de entre 3 y 6 l/min y NCPAP a 6 cm H_2O. Dos grupos (144, 148) han informado que la presión depende de la velocidad de flujo utilizada, así como del peso del neonato.

Habib *et al.* (149) observaron los efectos de la presión generada en un modelo de pulmón neonatal estático utilizando dos CNAFH disponibles en el mercado con un flujo de 0 a 12 l/min y con diferentes tipos de fuga. En un modelo de narinas, en el cual la fuga era mínima (con la boca cerrada), demostraron un aumento sistemático de las presiones traqueales simuladas que era proporcional al aumento de los flujos. En uno de los sistemas (Vapotherm), las presiones medidas en las vías respiratorias fueron similares a las informadas con la NCPAP (~5 a 6 cm H_2O a flujos de ~6 a 8 l/min). Si bien este estudio (149) abordó el rendimiento del dispositivo en un modelo físico, existen factores de seguridad destacables relacionados con los dispositivos individuales. Ninguno de estos dispositivos es capaz de detectar o limitar la presión en las vías respiratorias proximales. El sistema de CNAFH de Fisher & Paykel (Fisher & Paykel Healthcare, Auckland [Nueva Zelanda]) cuenta con una válvula de alivio de presión ubicada antes del humidificador que limita la presión del sistema (>40 cm H_2O). Esto podría disminuir el flujo administrado al paciente debido a que, generalmente, se requieren presiones elevadas en el circuito para superar las propiedades resistivas de la CN. La Vapotherm tiene un umbral de presión superior que el sistema de CNAFH de Fisher & Paykel.

Frizzola y colaboradores (150) midieron las presiones traqueales y el intercambio gaseoso en 13 cerditos recién nacidos con daño pulmonar ventilados con NCPAP y CNAFH con fugas importantes y leves. El principal hallazgo de este estudio fue que las presiones traqueales producidas por la CNAFH fueron similares a las provocadas por la NCPAP en el mismo rango de flujo, y que el lavado del espacio muerto nasofaríngeo se relacionó con una mejora en la ventilación y la oxigenación, independientemente de la sola generación de la presión traqueal durante el uso de la CNAFH.

Algunos estudios a corto plazo evaluaron la magnitud de la presión de distensión en los pulmones de pequeños grupos de neonatos. Sreenan *et al.* (75) detectaron que podían mantenerse presiones pleurales teleespiratorias similares con una CN de administración de oxígeno estándar (1 a 2,5 l/min) y con NCPAP en un grupo de 40 neonatos prematuros, sin diferencia en cuanto a la desaturación, la bradicardia y la apnea. Sin embargo, es probable que esta presión sea altamente variable debido a la fuga y a la relación entre el tamaño de las vías respiratorias y de la cánula.

Lampland observó presiones pleurales teleespiratorias similares entre la CNAFH (2 a 6 l/min) y la NCPAP a 6 cm H_2O en neonatos prematuros (151).

RESUMEN

El uso de modos de ventilación no invasivos como la NCPAP no es algo nuevo. Los supuestos beneficios se observaron por primera vez hace más de cuatro décadas. Sin embargo, durante 20 años, menguó el tratamiento con VNI, así como las investigaciones relacionadas con estas tecnologías. A finales de la década de 1980, resurgió el interés por este tipo de tratamiento. Los avances en la atención obstétrica y neonatal han permitido la supervivencia de neonatos cada vez más pequeños y menos maduros. Se espera que la NCPAP y otros tipos de ventilación mecánica no invasiva puedan disminuir los daños yatrogénicos (en particular, las EPC) en los neonatos, especialmente en aquellos de muy bajo peso al nacer. Si bien, a lo largo de la historia de la neonatología, ha habido una aceptación generalizada y entusiasta de distintos tratamientos respaldados con poca evidencia, los nuevos datos sobre la NCPAP son prometedores.

Debemos continuar evaluando atentamente el uso de la NCPAP y de otros tipos de ventilación no invasiva para poder comprender los posibles beneficios y las posibles desventajas. Las principales áreas en las que estos tratamientos se utilizan son el período de posextubación, la apnea del prematuro y el tratamiento primario del SDR. Existen datos que respaldan el uso de la NCPAP al momento del parto y después de la extubación. Sin embargo, la NCPAP para tratar la AOP debe estudiarse en mayor profundidad. Existe evidencia que indica que el uso precoz de la NCPAP, generalmente incluso antes de aplicar surfactante exógeno, puede disminuir la necesidad de ventilación mecánica y de surfactante en neonatos prematuros con SDR. En este momento, existe evidencia que indica que el uso precoz de la NCPAP podría disminuir la incidencia de las EPC y de la mortalidad. Las fugas aéreas pueden aumentar con el uso de este tipo de ventilación. El uso de la NCPAP en la sala de partos resulta lógico desde el punto de vista fisiológico en neonatos propensos a la atelectasia, y ensayos clínicos recientes han demostrado algún beneficio. Los datos sobre la ventilación nasal son contradictorios. Aún faltan respuestas a muchas preguntas:

- ¿El uso de la CPAP aumenta (o disminuye) el gasto calórico?
- ¿Cuáles son los resultados pulmonares y del neurodesarrollo a largo plazo en los neonatos que reciben tratamiento primario con NCPAP u otros tipos de ventilación mecánica no invasiva?
- ¿Cuáles son los rangos aceptables de pH, PaO_2 y $PaCO_2$ en los neonatos que reciben VNI?
- ¿Qué tipos de ventilación no invasiva son los más eficaces? ¿Y los más seguros?
- ¿Debería realizarse la sincronización de las insuflaciones de la ventilación nasal con las respiraciones del neonato? Si es así, ¿de qué manera? ¿La NAVA o sistemas de ventilación similares definirán el futuro de la ventilación no invasiva?

Si bien la ventilación mecánica no invasiva, en particular la NCPAP, desempeña un papel fundamental en el tratamiento de los neonatos en nuestra institución, aún existen muchos interrogantes respecto de este tipo de ventilación que siguen sin tener respuesta.

REFERENCIAS

1. Diblasi RM: Nasal continuous positive airway pressure (CPAP) for the respiratory care of the newborn infant. Respir Care 54(9):1209-1235, September 2009.
2. Jobe AH, Kramer BW, Moss TJ, *et al*: Decreased indicators of lung injury with continuous positive expiratory pressure in preterm lambs. Adv Pediatr 49:227-243, 2002.
3. Thomson MA, Yoder BA, Winter VT, *et al*: Treatment of immature baboons for 28 days with early nasal continuous positive airway pressure. Am J Respir Crit Care Med 169(9):1054-1062, 2004.
4. Avery ME, Tooley WH, Keller JB, *et al*: Is chronic lung disease in low birth weight infants preventable? A survey of eight centers. Pediatrics 79(1):26-30, 1987.
5. Morley CJ, Davis PG, Doyle LW, *et al*: Nasal CPAP or intubation at birth for very preterm infants. N Engl J Med 358:700-709, 2008.
6. Dunn MS, Kaempf J, de Klerk A, *et al*: Randomized trial comparing 3 approaches to the initial respiratory management of preterm neonates. Pediatrics 128:e1069-1076, 2011.
7. Rojas-Reyes MX, Morley CJ, Soll R: Prophylactic vs selective surfactant treatment for neonatal respiratory distress syndrome. Cochrane Database Syst Rev 11(11):CD0011456, 2012.
8. Dunn PM: Dr. von Reuss on continuous positive airway pressure in 1914. Arch Dis Child 65:68, 1990.
9. Pas AB, Davis PG, Kamlin CO, *et al*: Spontaneous breathing patterns of very preterm infants treated with continuous positive airway pressure at birth. Pediatr Res 64(3):281-285, 2008.
10. Gregory GA, Edmunds Jr LH, Kitterman JA, *et al*: Continuous positive airway pressure and pulmonary and circulatory function after cardiac surgery in infants less than three months of age. Anesthesiology 43(4):426-431, 1975.

11. Kamper J: Early nasal continuous positive airway pressure and minimal handling in the treatment of very-low-birth weight infants. Biol Neonate 76(suppl):22-28, 1999.
12. Kattwinkel J, Nearmam HS, Fanaroff AA, *et al*: Apnea of prematurity: comparative therapeutic effects of cutaneous stimulation and nasal CPAP. J Pediatr 86:588-592, 1975.
13. Caliumi-Pellegrini G, Agostino R, Orzalesi M, *et al*: Twin nasal cannulae for administration of continuous positive airway pressure to newborn infants. Arch Dis Child 49:228-229, 1974.
14. Gregory GA, Kitterman JA, Phibbs RH, *et al*: Treatment of the idiopathic respiratory distress syndrome with continuous positive airway pressure. N Engl J Med 284:1333-1340, 1971.
15. Krauss DR, Marshall RE: Severe neck ulceration from CPAP head box. J Pediatr 86:286-287, 1975.
16. Vert P, Andre M, Sibout M: CPAP and hydrocephalus. Lancet 2:319, 1973.
17. Ahlstrom H, Jonson B, Svenningsen NW: Continuous positive airway pressure with a face chamber in early treatment of idiopathic respiratory distress syndrome. Acta Paediat Scand 62:433-436, 1973.
18. Svenningsen NW, Jonson B, Lindroth M, *et al*: Consecutive study of early CPAP-application in hyaline membrane disease. Eur J Pediatr 25131:9-19, 1979.
19. Andreasson B, Lindroth M, Svenningsen NW, *et al*: Effects on respiration of CPAP immediately after extubation in the very preterm infant. Pediatr Pulmonol 4(4):213-218, 1988.
20. Bancalari E, Gerdardt T, Monkus E: Simple device for producing negative pressure in infants with IRDS. Pediatrics 52(1):128-131, 1973.
21. Kattwinkel J, Fleming D, Cha CC, *et al*: A device for administration of continuous positive airway pressure by the nasal route. Pediatrics 52(1):131-134, 1973.
22. Caliumi-Pellegrini G, Agostino R, Orzalesi M, *et al*: Twin nasal cannulae. Arch Dis Child 49(3):228-230, 1974.
23. Bohlin K, Jonsson B, Gustafsson AS, *et al*: Continuous positive airway pressure and surfactant. Neonatology 93(4):309-315, 2008.
24. Lin HC, Su BH, Lin TW, *et al*: System-based strategy for the management of meconium aspiration syndrome: 198 consecutive cases observations. Acta Paediatr Taiwan 46(2):67-71, 2005.
25. Fox WW, Berman LS, Downes Jr JJ, *et al*: The therapeutic application of end-expiratory pressure in the meconium aspiration syndrome. Pediatrics 56:214-217, 1975.
26. Goldsmith JP: Continuous positive airway pressure and conventional MV in the treatment of meconium aspiration syndrome. J Perinatol 28(3):549-555, 2008.
27. Courtney SE, Barrington KJ: Continuous positive airway pressure and noninvasive ventilation. Clin Perinatol 34(1):73-92, 2007.
28. Björkhem GE, Lundström NR, Svenningsen NW: Influence of continuous positive airways pressure treatment on ductus arteriosus shunt assessed by echocardiography. Arch Dis Child 52(8):659-661, 1977.
29. Robertson NR: Prolonged continuous positive airways pressure for pulmonary oedema due to persistent ductus arteriosus in the newborn. Arch Dis Child 49(7):585-587, 1974.
30. Cogswell JJ, Hatch DJ, Kerr AA, *et al*: Effects of continuous positive airway pressure on lung mechanics of babies after operation for congenital heart disease. Arch Dis Child 50(10):799-804, 1975.
31. Hatch DJ, Taylor BW, Glover WJ, *et al*: Continuous positive-airway pressure after open-heart operations in infancy. Lancet 7827:469-470, 1973.
32. Verebély TL, Kontor EJ, Büky B: Congenital diaphragmatic hernia in the newborn: postoperative CPAP treatment. Acta Paediatr Acad Sci Hung 22(1–2):131-135, 1981.
33. Jeena P, Pillay P, Adhikari M: Nasal CPAP in newborns with acute respiratory failure. Ann Trop Paediatr 22:201-207, 2002.
34. Soong WJ, Hwang B, Tang RB: Continuous positive airway pressure by nasal prongs in bronchiolitis. Pediatr Pulmonol 16(3):163-166, 1993.
35. Javouhey E, Barats A, Richard N, *et al*: Non-invasive ventilation as primary ventilatory support for infants with severe bronchiolitis. Intensive Care Med 34(9):1608-1614, September 2008.
36. Miller RW, Pollack MM, Murphy TM, *et al*: Effectiveness of continuous positive airway pressure in the treatment of bronchomalacia in infants: a bronchoscopic documentation. Crit Care Med 14:125-127, 1986.
37. Davis S, Jones M, Kisling J, *et al*: Effect of continuous positive airway pressure on forced expiratory flows in infants with tracheomalacia. Am J Respir Crit Care Med 158:148-152, 1998.
38. Richardson CP, Jung AL: Effects of continuous positive airway pressure on pulmonary function and blood gases of infants with respiratory distress syndrome. Pediatr Res 12(7):771-774, 1978.
39. Saunders RA, Milner AD, Hopkin IE: The effects of continuous positive airway pressure on lung mechanics and lung volumes in the neonate. Biol Neonate 29(3–4):178-186, 1976.
40. Heldt GP, McIlroy MB: Distortion of chest wall and work of diaphragm in preterm infants. J Appl Physiol 62(1):164-169, 1987.
41. Courtney SE, Aghai ZH, Saslow JG, *et al*: Changes in lung volume and work of breathing: a comparison of two variable-flow nasal continuous positive airway pressure devices in very low birth weight infants. Pediatr Pulmonol 36(3):248-252, 2003.
42. Locke R, Greenspan JS, Shaffer TH, *et al*: Effect of nasal CPAP on thoracoabdominal motion in neonates with respiratory insufficiency. Pediatr Pulmonol 11(3):259-264, 1991.
43. Elgellab A, Riou Y, Abbazine A, *et al*: Effects of nasal continuous positive airway pressure (CPAP) on breathing pattern in spontaneously breathing premature newborn infants. Intensive Care Med 279(11):1782-1787, 2001.
44. Jones RAK: Apnoea of prematurity. 1. A controlled trial of theophylline and face mask continuous positive airways pressure. Arch Dis Child 57:761-765, 1982.
45. Henderson-Smart DJ, Subramaniam P, Davis PG: Continuous positive airway pressure versus theophylline for apnea in preterm infants. Cochrane Database Syst Rev (4)CD001072, 2001.
46. Kurz H: Influence of nasopharyngeal CPAP on breathing pattern and incidence of apnoeas in preterm infants. Biol Neonate 76(3):129-133, 1999.
47. Miller MJ, Carol WA, Martin RJ: Continuous positive airway pressure selectively reduces obstructive apnea in preterm infants. J Pediatr 106(1):91-94, 1985.
48. Martin RJ, Abu-Shaweesh JM: Control of breathing and neonatal apnea. Biol Neonate 87(4):288-295, 2005.
49. McAdams RM, Hedstrom AB, DiBlasi RM, *et al*: Implementation of bubble CPAP in a rural Ugandan neonatal ICU. Respir Care 60(3):437-445, March 2015.
50. Kaiser JR, Guass CH, Williams DK: The effects of hypercapnia on cerebral autoregulation in ventilated very low birth weight infants. Pediatr Res 58:931-935, 2005.
51. Van Marter LJ, Allred EN, Pagano M, *et al*: Do clinical markers of barotrauma and oxygen toxicity explain interhospital variation in rates of chronic lung disease? Pediatrics 105:1194-1201, 2000.

52. Wung JT, Koons AH, Driscoll Jr JM, *et al*: Changing incidence of bronchopulmonary dysplasia. J Pediatr 95:845-847, 1979.
53. Kahn DJ, Courtney SE, Steele AM, *et al*: Unpredictability of delivered bubble nasal continuous positive airway pressure: role of bias flow magnitude and nares-prong air leaks. Pediatr Res 62:343-347, 2007.
54. Kahn DJ, Habib RH, Courtney SE: Effects of flow amplitudes on intraprong pressures during bubble versus ventilator-generated nasal continuous positive airway pressure in premature infants. Pediatrics122:1009-1013, 2008.
55. Poli JA, Richardson CP, DiBlasi RM: Volume oscillations delivered to a lung model using 4 different bubble CPAP systems. Respir Care 60(3):371-381, March 2015, http://dx.doi.org/10.4187/respcare.03432. Epub 2014 Nov 25. PubMed PMID: 25425706.
56. Kaur C, Sema A, Beri RS, *et al*: A simple circuit to deliver bubbling CPAP. Indian Pediatr 45(4):312-314, 2008.
57. Chan KM, Chan HB: The use of bubble CPAP in premature infants: local experience. HK J Paediatr 12:86, 2007.
58. Koyamaibole L, Kado J, Qovu JD, *et al*: An evaluation of bubble-CPAP in a neonatal unit in a developing country: effective respiratory support that can be applied by nurses. J Trop Pediatr 52(4):249-253, 2006.
59. McAdams RM, Hedstrom AB, DiBlasi RM, *et al*: Implementation of Bubble CPAP in a Rural Ugandan Neonatal ICU. Respir Care 60(3):437-445, March 2015.
60. Lee KS, Dunn MS, Fenwick M, *et al*: A comparison of underwater bubble continuous positive airway pressure with ventilator-derived continuous positive airway pressure in premature neonates ready for extubation. Biol Neonate 73:69-75, 1998.
61. Pillow JJ, Hillman N, Moss TJ, *et al*: Bubble continuous positive airway pressure enhances lung volume and gas exchange in preterm lambs. Am J Resp Crit Care Med 176:63-69, 2007.
62. Morley CJ, Lau R, De Paoli A, *et al*: Nasal continuous positive airway pressure: does bubbling improve gas exchange? Arch Dis Child Fetal Neonatal Ed 90:F343-F344, 2005.
63. Gupta S, Sinha SK, Tin W, *et al*: A randomized controlled trial of post-extubation bubble continuous positive airway pressure versus Infant Flow driver continuous positive airway pressure in preterm infants with respiratory distress syndrome. J Pediatr 154(5):645-650, 2009.
64. Youngquist TM, Richardson CP, Diblasi RM: Effects of condensate in the exhalation limb of neonatal circuits on airway pressure during bubble CPAP. Respir Care 58(11):1840-1846, November 2013.
65. Moa G, Nilsson K, Zetterstrom H, *et al*: A new device for administration of nasal continuous positive airways pressure in the newborn: an experimental study. Crit Care Med 6:1238-1242, 1988.
66. Bachman TE: Nasal CPAP for the Preterm Infant: Recent Technical Advances Neonatal Intensive Care. 15. 2002, pp 19-21.
67. Klausner JF, Lee AY, Hutchinson AA: Decreased imposed work with a new nasal continuous positive airway pressure device. Pediatr Pulmonol 22:188-194, 1996.
68. Pandit PB, Courtney SE, Pyon KH, *et al*: Work of breathing during constant- and variable-flow nasal continuous positive airway pressure in preterm neonates. Pediatrics 108:682-685, 2001.
69. Courtney SE, Pyon KH, Saslow JG, *et al*: Lung recruitment and breathing pattern during variable versus continuous flow nasal continuous positive airway pressure in premature infants: an evaluation of three devices. Pediatrics 107:304-308, 2001.
70. Courtney SE, Aghai AZ, Saslow JG, *et al*: Changes in lung volume and work of breathing: a comparison of two variable-flow nasal continuous positive airway pressure devices in very low birth weight infants. Pediatr Pulmonol 36:248-252, 2003.
71. Liptsen E, Aghai ZH, Pyon KH, *et al*: Work of breathing during nasal continuous positive airway pressure in preterm infants: a comparison of bubble versus variable-flow devices. J Perinatol 25:453-458, 2005.
72. De Paoli AG, Davis PG, Faber B, *et al*: Devices and pressure sources for administration of nasal continuous positive airway pressure in preterm neonates. Cochrane Database Syst Rev Jan 23(1):CD002977, 2008.
73. De Paoli AG, Morley CJ, Davis PG, *et al*: In vitro comparison of nasal continuous positive airway pressure devices for neonates. Arch Dis Child Fetal Neonatal Ed 87:F42-F45, 2002.
74. Locke RG, Wolfson MR, Shaffer TH, *et al*: Inadvertent administration of positive end-distending pressure during nasal cannula flow. Pediatrics 91:135-138, 1993.
75. Sreenan C, Lemke RP, Hudson-Mason A, *et al*: High-flow nasal cannulae in the management of apnea of prematurity: a comparison with conventional nasal continuous positive airway pressure. Pediatrics 107:1081-1083, 2001.
76. Nzegwu NI, Mack T, DellaVentura R, *et al*: Systematic use of the RAM nasal cannula in the Yale-New Haven Children's Hospital. Neonatal Intensive Care Unit: a quality improvement project. J Matern Fetal Neonatal Med 28(6):718-721, April 2015.
77. Mukerji A, Belik J: Neonatal nasal intermittent positive pressure ventilation efficacy and lung pressure transmission. J Perinatol, June 4, 2015, http://dx.doi.org/10.1038/jp.2015.61.
78. Gerdes JS, Sivieri EM, Abbasi S: Factors influencing delivered mean airway pressure during nasal CPAP with the RAM cannula. Pediatr Pulmonol, April 7, 2015.
79. DiBlasi RM: Neonatal noninvasive ventilation techniques: do we really need to intubate? Respir Care 56(9):1273-1294, 2011.
80. Iyer NP, Chatburn R: Evaluation of a nasal cannula in noninvasive ventilation using a lung simulator. Respir Care 60(4):508-512, April 2015.
81. Björklund LJ, Ingimarsson J, Cursted T, *et al*: Manual ventilation with a few large breaths at birth compromises the therapeutic effect of subsequent surfactant replacement in immature lambs. Pediatr Res 42(3):348-355, 1997.
82. Thomson MA, Yoder BA, Winter VT, *et al*: Delayed extubation to nasal continuous positive airway pressure in the immature baboon model of bronchopulmonary dysplasia: lung clinical and pathological findings. Pediatrics 118(5):2038-2050, 2006.
83. Thibeault DW, Mabry SM, Ekekezie II, *et al*: Collagen scaffolding during development and its deformation with chronic lung disease. Pediatrics 111(4 Pt 1):766-776, 2003.
84. Jobe AJ: The new BPD: an arrest of lung development. Pediatr Res 46(6):641-643, 1999.
85. Dreyfuss D, Saumon G: Barotrauma is volutrauma but which volume is the one responsible? Intensive Care Med 18(3):139-141, 1992.
86. Muscedere JG, Mullen JB, Gan K, *et al*: Tidal ventilation at low airway pressures can augment lung injury. Am J Respir Crit Care Med 149(5):1327-1334, 1994.
87. Lista G, Castoldi F, Fontana P, *et al*: Lung inflammation in preterm infants with respiratory distress syndrome: effects

of ventilation with different tidal volumes. Pediatr Pulmonol 41(4):357-363, 2006.
88. SUPPORT study group: Early CPAP versus surfactant in extremely preterm infants. N Engl J Med 362:1970-1979, 2010.
89. Vaucher YE, Peralta-Carcelen M, Finer NN, *et al*: Neurodevelopmental outcomes in the early CPAP and pulse oximetry trial. N Engl J Med 367:2495-2504, 2012.
90. Stevens TP, Finer NN, Carlo WA, *et al*: Respiratory outcomes of the surfactant positive pressure and oximetry randomized trial. J Pediatr 165:240-249.e4, 2014.
91. Committee on Fetus and Newborn: Respiratory support in preterm infants at birth. Pediatrics 133:171-174, 2014.
92. Llewellyn MA, Tilak KS, Swyer PR: A controlled trial of assisted ventilation using an oro-nasal mask. Arch Dis Child 45(242):453-459, 1970.
93. Helmrath TA, Hodson WA, Oliver TK: Positive pressure ventilation in the newborn infant: the use of a face mask. J Pediatr 76(2):202-207, 1970.
94. Pape KE, Armstrong DL, Fitzhardinge PM: Central nervous system pathology associated with mask ventilation in the very low birthweight infant: a new etiology for intracerebellar hemorrhages. Pediatrics 58(4):473-483, 1976.
95. Allen LP, Blake AM, Durbin GM, *et al*: Continuous positive airway pressure and mechanical ventilation by facemask in newborn infants. Br Med J 4(5989):137-139, 1975.
96. Garland JS, Nelson DB, Rice T, *et al*: Increased risk of gastrointestinal perforations in neonates mechanically ventilated with either face mask or nasal prongs. Pediatrics 76:406-410, 1985.
97. Kiciman NM, Andreasson B, Bernstein G: Thoracoabdominal motion in newborns during ventilation delivered by endotracheal tube or nasal prongs. Pediatr Pulmonol 25:175-181, 1998.
98. Moretti C, Gizzi C, Papoff P: Comparing the effects of nasal synchronized intermittent positive pressure ventilation (nSIPPV) and nasal continuous positive airway pressure (nCPAP) after extubation in very low birth weight infants. Early Hum Dev 56:167-177, 1999.
99. Nonaka S, Katada A, Nakajima K, *et al*: The effects of nasal flow stimulation on central respiratory pattern. Am J Rhinol 9:203-208, 1995.
100. Kugelman A, Feferkorn I, Riskin A, *et al*: Nasal intermittent mandatory ventilation versus nasal continuous positive airway pressure for respiratory distress syndrome: a randomized, controlled, prospective study. J Pediatr 150(5):521-526, 2007.
101. Greenough A, Dimitriou G, Prendergast M, *et al*: Synchronized mechanical ventilation for respiratory support in newborn infants. Cochrane Database Syst Rev 23(1):CD000456, January 2008. Review.
102. Chang HY, Claure N, D'ugard C, *et al*: Effects of synchronization during nasal ventilation in clinically stable preterm infants. Pediatr Res 69(1):84-89, 2011.
103. Kiciman NM, Andréasson B, Bernstein G, *et al*: Thoracoabdominal motion in newborns during ventilation delivered by endotracheal tube or nasal prongs. Pediatr Pulmonol 25(3):175-181, 1998.
104. Bhandari V, Finer NN, Ehrenkranz RA, *et al*: Eunice Kennedy Shriver National Institute of Child Health and Human Development Neonatal Research Network. Synchronized nasal intermittent positive-pressure ventilation and neonatal outcomes. Pediatrics 124(2):517-526, 2009.
105. Friedlich P, Lecart C, Posen R, *et al*: A randomized trial of nasopharyngeal- synchronized intermittent mandatory ventilation versus nasopharyngeal continuous positive airway pressure in very low birth weight infants after extubation. J Perinatol 19:413-418, 1999.
106. Khalaf MN, Brodsky N, Hurley J, *et al*: A prospective randomized, controlled trial comparing synchronized nasal intermittent positive pressure ventilation versus nasal continuous positive airway pressure as modes of extubation. Pediatrics 108:13-17, 2001.
107. Lin C-H, Tsai W-H, Lin Y-J, *et al*: Efficacy of nasal intermittent positive pressure ventilation in treating apnea of prematurity. Pediatr Pulmonol 26:349-353, 1998.
108. Ryan CA, Finer NN, Peters KL: Nasal intermittent positive-pressure ventilation offers no advantages over nasal continuous positive airway pressure in apnea of prematurity. Am J Dis Child 143:1196-1198, 1989.
109. Barrington KJ, Bull D, Finer NN: Randomized trial of nasal synchronized intermittent mandatory ventilation compared with continuous positive airway pressure after extubation of very low birth weight infants. Pediatrics 107:638-641, 2001.
110. Ramanathan R, Sekar KC, Rasmussen M, *et al*: Nasal intermittent positive pressure ventilation after surfactant treatment for respiratory distress syndrome in preterm infants <30 weeks' gestation: a randomized controlled trial. J Perinatol 32:336-343, 2012.
111. Lampland AL, Meyers PA, Worwa CT, *et al*: Gas exchange and lung inflammation using nasal intermittent positive-pressure ventilation versus synchronized intermittent mandatory ventilation in piglets with saline lavage-induced lung injury: an observational study. Crit Care Med 36(1):183-187, January 2008.
112. Kirpalani H, Millar D, Lemyre B, *et al*: NIPPV Study Group. A trial comparing noninvasive ventilation strategies in preterm infants. N Engl J Med 369(7):611-620, August 15, 2013.
113. Lemyre B, Davis PG, De Paoli AG, *et al*: Nasal intermittent positive pressure ventilation (NIPPV) versus nasal continuous positive airway pressure (NCPAP) for preterm neonates after extubation. Cochrane Database Syst Rev 9:CD003212, September 4, 2014.
114. HY CN, D'ugard C, Torres J, *et al*: Effects of synchronization during nasal ventilation in clinically stable preterm infants. Pediatr Res. 69(1):84-89, January 2011.
115. Lista G, Castoldi F, Fontana P, *et al*: Nasal continuous positive airway pressure (CPAP) versus bi-level nasal CPAP in preterm babies with respiratory distress syndrome: a randomized control trial. Arch Dis Child Fetal Neonatal Ed 95(2):F85-F89, 2010.
116. Greenough A, Wood S, Morley CJ, *et al*: Pancuronium prevents pneumothoraces in ventilated premature babies who actively expire against positive pressure inflation. Lancet 1:1-3, 1984.
117. Bhandari V: Synchronized ventilation in neonates: a brief review. Neonatol Today 6:1-6, 2011.
118. Wheeler KI, Klingenberg C, Morley CJ, *et al*: Volume-targeted vs pressure-limited ventilation for preterm infants: a systematic review and meta-analysis. Neonatology 100:219-227, 2011.
119. Lee J, Kim H, Jung Y, *et al*: Non-invasive neurally adjusted ventilator assist in preterm infants: a randomized phase II crossover trial. Arch Dis Child Fetal Neonatal Ed 0:F1-F7, 2015.
120. van der Hoeven M, Brouwer E, Blanco CE: Nasal high frequency ventilation in neonates with moderate respiratory insufficiency. Arch Dis Child Fetal Neonatal Ed 79:F61-F63, 1998.

121. Dumas De La Roque E, Bertrand C, Tandonnet O, *et al*: Nasal high frequency percussive ventilation versus nasal continuous positive airway pressure in transient tachypnea of the newborn: a pilot randomized controlled trial (NCT00556738). Pediatr Pulmonol 46(3):218-223, March 2011, http://dx.doi.org/10.1002/ppul.21354.
122. Mukerji A, Finelli M, Belik J: Nasal high-frequency oscillation for lung carbon dioxide clearance in the newborn. Neonatology 103(3):161-165, 2013.
123. Reyburn B, Li M, Metcalfe DB, *et al*: Nasal ventilation alters mesenchymal cell turnover and improves alveolarization in preterm lambs. Am J Respir Crit Care Med 178(4):407-418, 2008.
124. Carlo WA: Should nasal high-frequency ventilation be used in preterm infants? Acta Paediatr 97(11):1484-1485, 2008.
125. Hall RT, Rhodes PG: Pneumothorax and pneumomediastinum in infants with idiopathic respiratory distress syndrome receiving CPAP. Pediatrics 55:493-496, 1975.
126. Ogata ES, Gregory GA, Kitterman JA: Pneumothorax in the respiratory distress syndrome: incidence and effect on vital signs, blood gases, and pH. Pediatrics 58:177-183, 1976.
127. Theilade D: Nasal CPAP treatment of RDS: a prospective investigation in 10 newborn infants. Intensive Care Med 4:149-153, 1978.
128. Dargaville PA, Aiyappan A, De Paoli AG, *et al*: Continuous positive airway pressure failure in preterm infants: incidence, predictors and consequences. Neonatology 104:8-14, 2013.
129. Morley C: Continuous distending pressure. Arch Dis Child Fetal Neonatal Ed 81:F152-F156, 1999.
130. Jarnberg PD, de Villota ED, Eklund J, *et al*: Effects of PEEP on renal function. Acta Anaesthesiol Scand 22:508-514, 1978.
131. Tulassay T, Machay T, Kiszel J, *et al*: Effects of continuous positive airway pressure on renal function in prematures. Biol Neonate 43:152-157, 1983.
132. Ahumada CA, Goldsmith JP: Continuous distending pressure. In Goldsmith JP, Karotkin EH (eds): Assisted Ventilation of the Newborn. 3rd ed. Philadelphia, Saunders, 1996, pp 151-165.
133. Furzan JA, Gabriele G, Wheeler JM, *et al*: Regional blood flow in newborn lambs during endotracheal continuous negative pressure breathing. Pediatr Res 15:874-878, 1981.
134. Jaile JC, Levin T, Wung JT, *et al*: Benign gaseous distension of the bowel in premature infants treated with nasal continuous airway pressure: a study of contributing factors. AJR Am J Roentgenol 158:125-127, 1992.
135. Robertson NJ, McCarthy LS, Hamilton PA, *et al*: Nasal deformities resulting from flow driver continuous positive airway pressure. Arch Dis Child Fetal Neonatal Ed 75:F209-F212, 1996.
136. Ridout RE, Townsent SF, Kelley P, *et al*: Nasal septal necrosis resulting from nasal synchronized intermittent mandatory ventilation in VLBW infants. Pediatr Res 51:348A, 1996 (abstract #2025).
137. Peck DJ, Tulloh RM, Madden N, *et al*: A wandering nasal prong: a thing of risks and problems. Paediatr Anaesth 9:77-79, 1999.
138. de Bie HM, van Toledo-Eppinga L, Verbeke JI, *et al*: Neonatal pneumatocele as a complication of nasal continuous positive airway pressure. Arch Dis Child Fetal Neonatal Ed 86:F202-F203, 2002.
139. Wong W, Fok TF, Ng PC, *et al*: Vascular air embolism: a rare complication of nasal CPAP. J Paediatr Child Health 33:444-445, 1997.
140. Morley CJ: Continuous positive airway pressure. In Sinha SK, Donn SM (eds): Manual of Neonatal Respiratory Care. Armonk, NY, Futura Publishing, 2000, pp 134-140.
141. Manley BJ, Owne LS, Doyle LW, *et al.* High-flow nasal cannulae in very preterm infants after extubation.
142. Yoder BA, Stoddard RA, King J, *et al*: Heated, humidified high-flow nasal cannula vs nasal CPAP for respiratory support in neonates. Pediatrics 131:e1482-1490, 2013.
143. Dysart K, Miller TL, Wolfson MR, *et al*: Research in high flow therapy: mechanisms of action. Respir Med 103:1400-1405, 2009.
144. Quinteros A, Gonzalez AJ, Salinas JA, *et al*: Hypopharyngeal oxygen concentration and pressures delivered by nasal cannula in preterm infants. Presented at the Annual Meeting of the Pediatric Academic Societies, Baltimore. 2009. (Abstract #3450.3.)
145. Jasin LR, Kern S, Thompson S, *et al*: Subcutaneous scalp emphysema, pneumo-orbitis and pneumocephalus in a neonate on high humidity high flow nasal cannula. J Perinatol 28(11):779-781, 2008.
146. Woodhead DD, Lambert DK, Clark JM, *et al*: Comparing two methods of delivering high-flow gas therapy by nasal cannula following endotracheal extubation: a prospective, randomized, masked, crossover trial. J Perinatol 26:481-485, 2006.
147. Saslow JG, Aghai ZH, Nakhla TA, *et al*: Work of breathing using high-flow nasal cannula in preterm infants. J Perinatol 26:476-480, 2006.
148. Kubicka AJ, Limauro J, Darnall RA: Heated, humidified high-flow nasal cannula therapy: yet another way to deliver continuous positive airway pressure? Pediatrics 121:82-88, 2007.
149. Hasan RA, Habib RH: Effects of flow rate and airleak at the nares and mouth opening on positive distending pressure delivery using commercially available high-flow nasal cannula systems: a lung model study. Pediatr Crit Care Med, Jan; 12(1):e29-33, 2011.
150. Frizzola M, Miller TL, Rodriguez ME, *et al*: High-flow nasal cannula: impact on oxygenation and ventilation in an acute lung injury model. Pediatr Pulmonol 46(1):67-74, 2011.
151. Lampland AL, Plumm B, Meyers PA, *et al*: Observational study of humidified high-flow nasal cannula compared with nasal continuous positive airway pressure. J Pediatr 154(2):177-182, February 2009, http://dx.doi.org/10.1016/j.jpeds.2008.07.021.

Capítulo 18

Modos básicos de ventilación sincronizada

Martin Keszler, MD, FAAP
Mark C. Mammel, MD

El modo de ventilación estándar que se utilizaba en los neonatos antes de que se conociera la ventilación sincronizada era la *ventilación obligatoria intermitente* (VOI, o también VMI, por ventilación mandatoria intermitente). Este modo de ventilación controlada por presión y ciclada por tiempo brinda una cantidad determinada de insuflaciones mecánicas «obligatorias». El paciente continúa respirando espontáneamente, utilizando el flujo de gas puro contenido en el circuito del respirador. Sin embargo, si no se sincroniza el esfuerzo espontáneo del neonato, el patrón respiratorio irregular del paciente genera una asincronía frecuente entre el neonato y el respirador que, algunas veces, produce una insuflación por parte del respirador que se realiza mientras que el neonato está exhalando (**Figura 18-1**) (1). Como consecuencia de dicha asincronía, se han mencionado la presión elevada en las vías respiratorias, el neumotórax, la oxigenación deficiente y las fluctuaciones importantes en las presiones intracraneales, que generan un mayor riesgo de hemorragia intraventricular (2, 3). Generalmente, era necesario recurrir a sedación profunda o a parálisis muscular para evitar que el neonato «luchara contra el respirador» (2-4). Estos procedimientos provocaban una mayor dependencia de la ventilación mecánica, falta de entrenamiento de los músculos respiratorios, edema generalizado e incapacidad de evaluar el estado neurológico del neonato. Las ventajas de sincronizar el esfuerzo respiratorio del neonato con el ciclo del respirador, en lugar de emplear miorrelajantes, eran bastante evidentes y llevaron a la realización de estudios fisiológicos a corto plazo y a ensayos clínicos aleatorizados de tamaño moderado, los cuales demostraron un mejor intercambio gaseoso y otros beneficios de la ventilación sincronizada (**Tabla 18-1**) (5-10). Lamentablemente, los dos ensayos aleatorizados de mayor envergadura se realizaron hace muchos años utilizando tecnologías ya obsoletas (activación por presión) y presentaban otras fallas metodológicas; ninguno de los dos ensayos pudo demostrar claramente los beneficios de la sincronización (11, 12). Un metaanálisis de Cochrane demostró una menor duración de la ventilación mecánica gracias a la ventilación sincronizada frente a la no sincronizada, pero ningún efecto sobre otros resultados importantes (13). La **Figura 18-2** ilustra el efecto de sincronizar las insuflaciones del respirador con el propio esfuerzo del paciente. Este capítulo se centra en los modos de ventilación sincronizada que se utilizan con mayor frecuencia. Los modos que se utilizan en menor medida se analizan en el **Capítulo 21**, *Técnicas de ventilación especiales*.

TECNOLOGÍA DE ACTIVACIÓN (O DE «DISPARO»)

La ventilación sincronizada para uso neonatal pudo usarse de manera eficaz mucho después que en adultos debido a los desafíos tecnológicos vinculados con el tamaño pequeño,

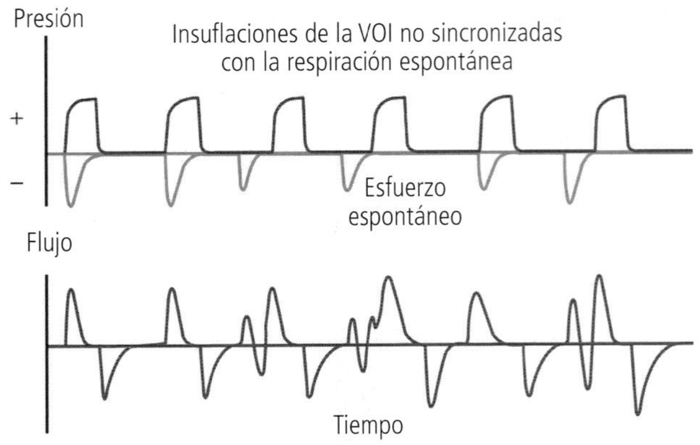

Figura 18-1. Formas de onda de presión y flujo que indican una falta de sincronía entre las insuflaciones del respirador y el esfuerzo espontáneo del paciente. Las insuflaciones con presión positiva se muestran en verde azulado por encima del valor inicial, y el esfuerzo espontáneo del paciente se muestra como una deflexión de presión negativa en color violeta. Obsérvese las consecuencias de la asincronía con el flujo desorganizado y el volumen corriente altamente variable. VOI: ventilación obligatoria intermitente.

Tabla 18-1. Beneficios de la activación/sincronización.

Eliminación de la asincronía.
Mayor comodidad para el paciente.
Mejora en el intercambio gaseoso.
Disminución de la necesidad de sedación.
Anulación de la necesidad de recurrir a la parálisis muscular.
Disminución de las presiones en las vías respiratorias.
Disminución del trabajo respiratorio.
Disminución del riesgo de baro-/volutrauma.
Disminución del riesgo de hemorragia intraventricular.
Mejora del entrenamiento de los músculos respiratorios.
Retiro gradual más rápido de la ventilación mecánica.

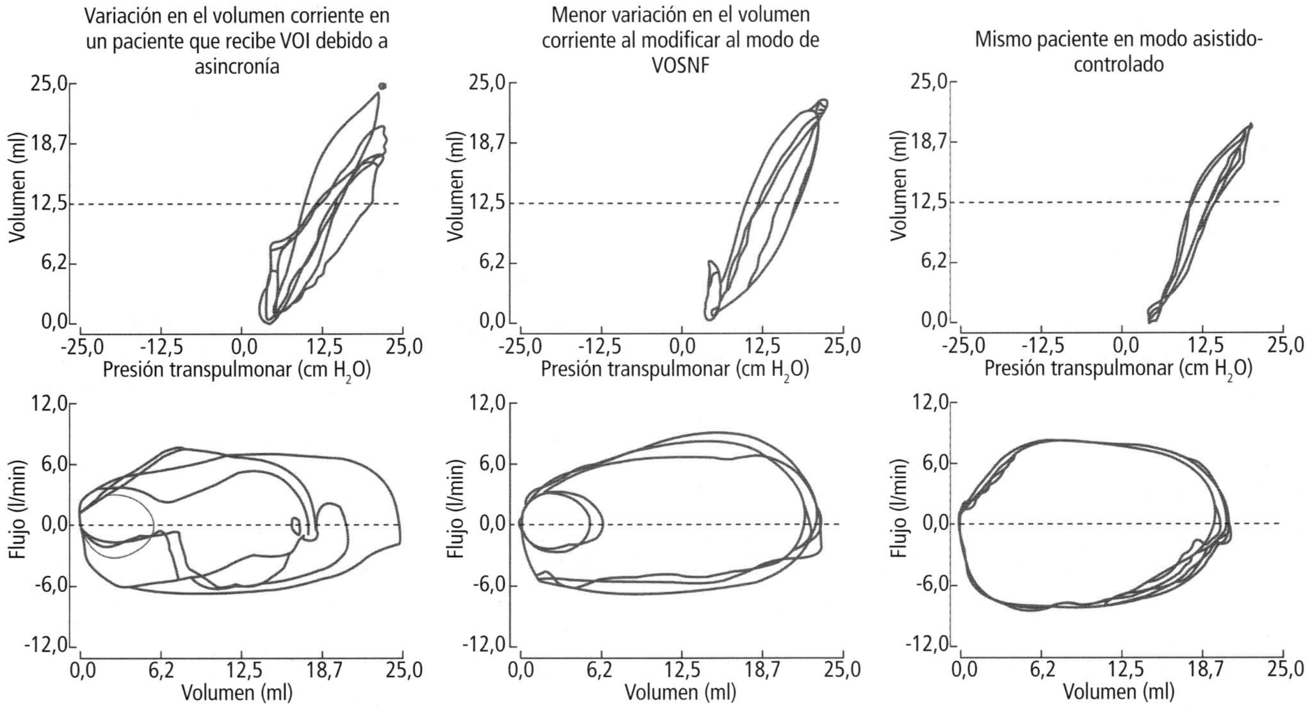

Figura 18-2. Bucles de presión-volumen (fila superior) y flujo-volumen (fila inferior) durante la ventilación obligatoria intermitente (VOI) no sincronizada, la ventilación obligatoria intermitente sincronizada nasofaríngea (VOISNF) y la ventilación con modo asistido-controlado (AC) en un mismo paciente. Obsérvese la variación amplia y aleatoria en los bucles con la VOI, los bucles más parejos —pero con una gran diferencia entre las respiraciones espontáneas y las insuflaciones mecánicas— con la VOISNF y los bucles parejos superpuestos con la AC.

el trabajo respiratorio débil y las breves constantes de tiempo de los neonatos prematuros. El dispositivo de activación ideal para la ventilación neonatal debe ser lo suficientemente sensible para que pueda activarlo un neonato prematuro pequeño, pero, también, relativamente inmune a la activación automática. También es fundamental un tiempo de respuesta muy rápido para igualar los breves tiempos inspiratorios y las frecuencias respiratorias aceleradas que se observan en neonatos prematuros pequeños. Otro desafío es la presencia habitual de una fuga variable de gas alrededor de los tubos endotraqueales (TET) sin manguito. En la **Tabla 18-2** se indican los tipos de dispositivos de activación empleados en la atención clínica y sus ventajas relativas. La activación por flujo utilizando un sensor de flujo en la abertura de las vías respiratorias ha demostrado ser el mejor método actualmente disponible (14, 15). Para detectar el flujo, puede usarse un transductor de presión diferencial de orificio variable (neumotacógrafo) o un anemómetro de hilo caliente (este último es la opción preferida). La activación por flujo es mucho más sensible que la activación por presión y es capaz de detectar el esfuerzo de un paciente de hasta 0,2 ml/min.

Una interesante y nueva tecnología de sincronización, disponible al momento de redacción de esta obra solamente en los respiradores Servo de Marquet (Marquet, Wayne, Nueva Jersey), utiliza la actividad eléctrica del diafragma, detectada mediante electromiografía transesofágica, para activar la insuflación del respirador. Este método resulta atractivo porque tiene la menor demora de activación y no se ve afectado por la fuga alrededor del TET, por lo cual es particularmente adecuado para la ventilación sincronizada no invasiva (16, 17). Sin embargo, actualmente no puede usarse de manera independiente del modo de asistencia ventilatoria ajustada neuronalmente, la cual aún no se ha evaluado lo suficiente en neonatos prematuros pequeños con control respiratorio inmaduro.

Si bien la activación por flujo constituye el mejor método de sincronización disponible, también tiene sus limitaciones. La interposición del sensor de flujo aporta aproximadamente 0,8 ml de espacio muerto al circuito del respirador, un volumen que se convierte en una mayor proporción del volumen corriente a medida que disminuye el tamaño del paciente (18). La segunda limitación es su susceptibilidad a la activación automática en presencia de una fuga alrededor del TET (19). Si se produce una fuga importante durante la fase exhalatoria, el respirador la interpretará erróneamente como un esfuerzo inspiratorio, lo cual podría resultar en una frecuencia de insuflación excesivamente rápida, en hipocapnia o en atrapamiento aéreo. La activación automática representa un mayor problema con los modos de ventilación que brindan soporte a cada respiración del paciente y debe sospecharse cuando la frecuencia del respirador sea >70/min sin evidencia de esfuerzo inspiratorio por parte del paciente, en especial cuando hay agua en la rama espiratoria del circuito del respirador. La forma más sencilla de verificar que la taquipnea es causada por la activación automática es cambiar brevemente el respirador al modo de presión positiva continua en las vías respiratorias (CPAP). Si se estaba produciendo una activación automática, la frecuencia respiratoria del paciente bajaría inmediatamente a un nivel muy inferior a la frecuencia anterior y, por lo general, caería a cero durante un corto tiempo debido a la alcalosis respiratoria inducida. Al reconocerse la activación automática, puede mitigarse al hacer que la activación sea menos sensible. Lamentablemente, el tamaño de la fuga puede modificarse con bastante rapidez, lo cual exige un control constante y ajustes frecuentes. Asimismo, cuando se disminuye la sensibilidad de la activación, es necesario que aumente el esfuerzo del paciente para activar la insuflación, con lo cual se incrementa el retardo en la activación, y ambos efectos son bastante indeseables (**Figura 18-3**). La mayo-

Tabla 18-2. Tecnologías de activación disponibles y sus ventajas y desventajas.

Método/Tecnología	Ventajas	Desventajas
Presión en las vías respiratorias/ Transductor de presión	Sencillo; sin espacio muerto adicional.	Le falta sensibilidad; provoca una demora importante en la activación; implica un gran trabajo respiratorio; no mide el volumen corriente.
Flujo aéreo/Anemómetro de hilo caliente o neumotacógrafo	Buena sensibilidad; respuesta rápida; mide el volumen corriente.	Espacio muerto adicional; propenso a la activación automática si hay fugas alrededor del TET.
Impedancia torácica/Cables de ECG	Sin espacio muerto adicional.	Se ve afectado por la colocación y la adhesión incorrecta de los electrodos; no mide el volumen corriente.
Movimiento abdominal/Transductor de aplanamiento (cápsula Graseby)	Respuesta rápida; sin espacio muerto adicional.	Susceptible a artefactos si está mal colocado; se ve afectado por cambios de posición del paciente; disponibilidad limitada; no mide el volumen corriente.
Actividad eléctrica del diafragma/ Electromiografía transesofágica	Sin espacio muerto adicional; respuesta muy rápida; no se ve afectado por fugas; ideal para VNI.	Es costoso y un poco invasivo; de disponibilidad limitada; no mide el volumen corriente.

TET: tubo endotraqueal; VNI: ventilación no invasiva; ECG: electrocardiograma.

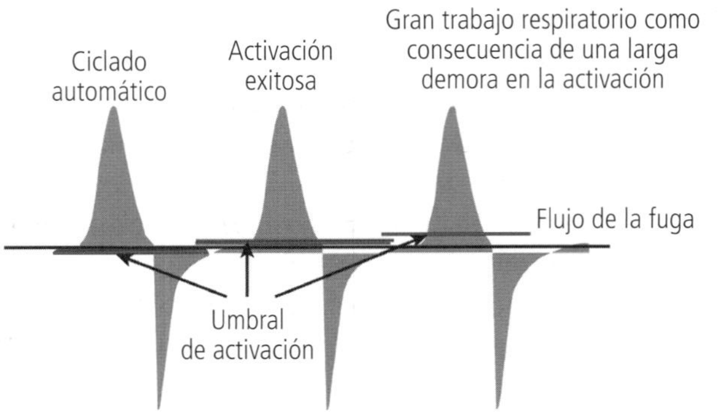

Figura 18-3. Consecuencias del flujo de una fuga sobre la activación por flujo. Cuando el flujo de la fuga supera el umbral de activación, se produce la activación automática (primer ciclo del ventilador, a la izquierda). Con una sensibilidad de activación justo por encima del flujo de la fuga, existe un tiempo de respuesta rápido y no se produce la activación automática (segundo ciclo, al medio). Esta es la situación ideal, pero, debido a que el flujo de la fuga varía, la activación automática puede volver a ocurrir cuando la sensibilidad está demasiado cerca del flujo de la fuga. El peligro de la activación por flujo puede eliminarse al aumentar sustancialmente el umbral de activación (lo cual hace que la activación sea menos sensible), pero esto aumenta la demora en la activación y exige un mayor esfuerzo para activar el respirador (tercer ciclo, a la derecha).

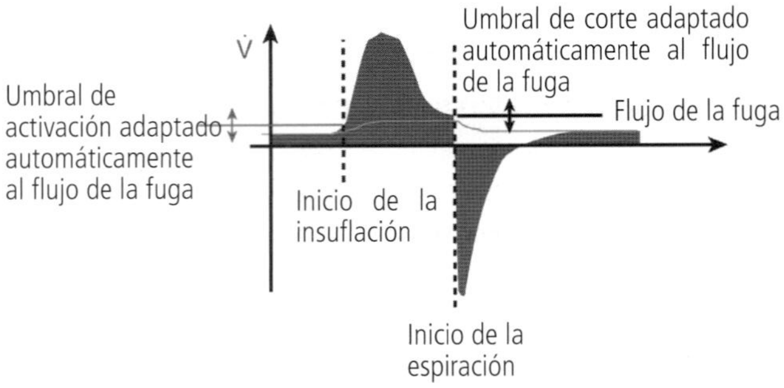

Figura 18-4. Compensación automática ante una fuga variable alrededor del TET, tal como se implementa en los respiradores Dräger Babylog 8000+ y VN 500. La magnitud del flujo de la fuga se deriva a través del ciclo del respirador en función de la presión medida y de la impedancia del flujo de la fuga, y se resta de manera electrónica del flujo medido. Este método permite que la sensibilidad de activación permanezca en su valor más sensible sin peligro de activación automática (con fugas de hasta el 70 %). El mismo concepto de compensación de fugas se aplica al corte de la insuflación en la ventilación con presión de soporte, la cual se aborda más adelante en este capítulo. El criterio de corte se fija en el 15 % del flujo máximo, y el ciclado de flujo preciso se producirá incluso con una fuga de un 70 % a un 80 %, sin corte prematuro de la insuflación, cuando disminuya la fuga.

ría de los dispositivos actuales permiten determinar una compensación fija de las fugas para mitigar este tipo de problemas, pero un nivel de compensación fijo no representa la variabilidad de la fuga. Los respiradores neonatales especializados emplean tecnologías eficaces de compensación de fugas que derivan la fuga instantánea a través del ciclo del respirador y restan matemáticamente este flujo de gas de la medición neta (**Figura 18-4**). Este método elimina la activación automática relacionada con la fuga alrededor del TET, pero el dispositivo igual puede verse afectado por la presencia de agua en la rama espiratoria. El uso de circuitos calefaccionados y circuitos de respiradores modernos con una rama espiratoria semipermeable que elimina la condensación del agua (Evaqua™, Fisher & Paykel, Auckland [Nueva Zelanda]) ha eliminado casi por completo la activación automática, lo que permite que la sensibilidad de activación permanezca en su valor más sensible y se preserve el tiempo de respuesta rápida y el trabajo mínimo para activar la insuflación.

MODOS BÁSICOS DE SINCRONIZACIÓN

Interacciones entre el paciente y el respirador en la ventilación sincronizada

El concepto clave a los fines de minimizar la necesidad de la ventilación invasiva es evitar la sedación profunda y la parálisis muscular, además de utilizar al máximo el esfuerzo respiratorio espontáneo del paciente. Si bien permitir al paciente respirar de manera espontánea durante la ventilación mecánica tiene fuertes ventajas, como se comentó anteriormente, presenta importantes desafíos para el médico, quien debe valorar la interacción compleja entre el neonato vigil que respira espontáneamente y los distintos modos de ventilación sincronizada. Un concepto clave para comprender estas interacciones es evaluar la naturaleza sumatoria del esfuerzo inspiratorio del paciente y la presión positiva generada por el respirador. Tal como se ilustra en la **Figura 18-5**, el volumen corriente que ingresa en los pulmones del neonato es impulsado por la presión transpulmonar, la suma del esfuerzo inspiratorio negativo del neonato y la presión de insuflación positiva del respirador. Como en los neonatos prematuros el esfuerzo espontáneo a veces es esporádico y siempre es altamente variable, la presión transpulmonar resultante y el volumen corriente suelen ser bastante variables. En los siguientes párrafos, se intentará aclarar la forma en que el patrón de respiración espontánea del neonato interactúa con los modos frecuentes de ventilación.

Ventilación obligatoria intermitente sincronizada

La ventilación obligatoria intermitente sincronizada (VOIS) ofrece una cantidad predeterminada de insuflaciones, al igual que la VOI estándar, pero estas se sincronizan con el esfuerzo respiratorio espontáneo del neonato, si los hubiere. La VOIS puede ser controlada por presión o por

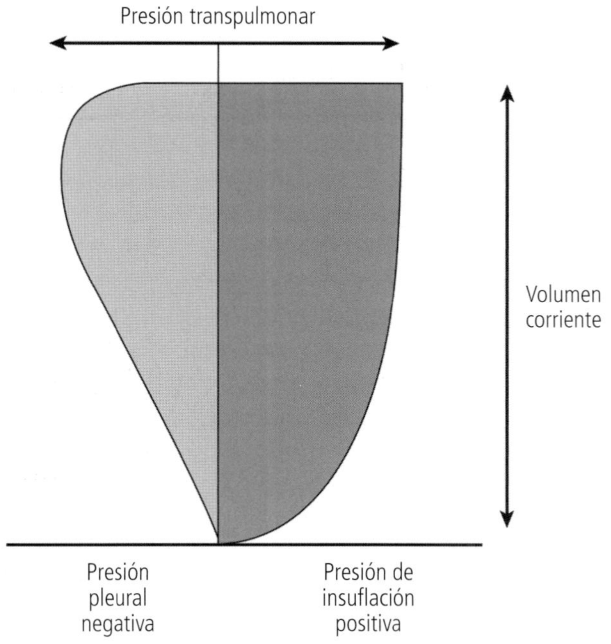

Figura 18-5. Con la ventilación sincronizada, la magnitud del volumen corriente del eje vertical es el resultado del esfuerzo combinado del respirador y del paciente. La presión transpulmonar del eje horizontal es la suma de la presión de insuflación positiva del respirador (a la derecha) y de la presión negativa generada por el esfuerzo inspiratorio del paciente (a la izquierda). Los gráficos del respirador y los valores calculados de distensibilidad y resistencia no incluyen el esfuerzo espontáneo del paciente.

volumen, pero, en neonatología, casi siempre es controlada por presión y ciclada por tiempo. Para evitar insuflaciones obligatorias durante la espiración, existe un breve período refractario para que la activación se produzca únicamente dentro de un plazo de activación. Si no se detecta ningún esfuerzo espontáneo durante el plazo de activación, se realizará una insuflación obligatoria. Las respiraciones espontáneas que superen la frecuencia fijada en el respirador no recibirán soporte. Esto no es un problema con la frecuencia relativamente rápida que se utiliza generalmente en la fase aguda de la enfermedad, pero produce volúmenes corrientes (V_C) desparejos y un alto trabajo respiratorio durante el retiro gradual de la ventilación en neonatos muy pequeños debido a la gran resistencia en las vías respiratorias producida por el TET estrecho. Como se indica en el **Capítulo 2**, la resistencia al flujo es inversamente proporcional a la cuarta potencia del radio, lo cual hace que, para los neonatos diminutos, sea difícil respirar de manera eficaz a través de un TET pequeño. La elevada resistencia del TET, junto con la fuerza muscular limitada y la desventaja mecánica de la pared torácica excesivamente distensible de los neonatos, produce una respiración espontánea ineficaz con una relación espacio muerto:V_C elevada. Debido a que el espacio muerto, tanto anatómico como instrumental, es fijo, las respiraciones leves que vuelven a inspirar un gran volumen de mezcla gaseosa del espacio muerto aportarán mínimamente a la ventilación alveolar eficaz (ventilación alveolar = ventilación minuto - ventilación del espacio muerto). Para mantener una ventilación minuto alveolar adecuada, generalmente se requiere un V_C relativamente amplio de alrededor de 6 ml/kg debido a la cantidad limitada de insuflaciones del respirador (**Figura 18-6**). Desde un punto de vista práctico, el mayor problema con la VOIS es que el operador debe ajustar tanto la frecuencia como la presión (V_C) para facilitar el retiro gradual y la ventilación mecánica en general.

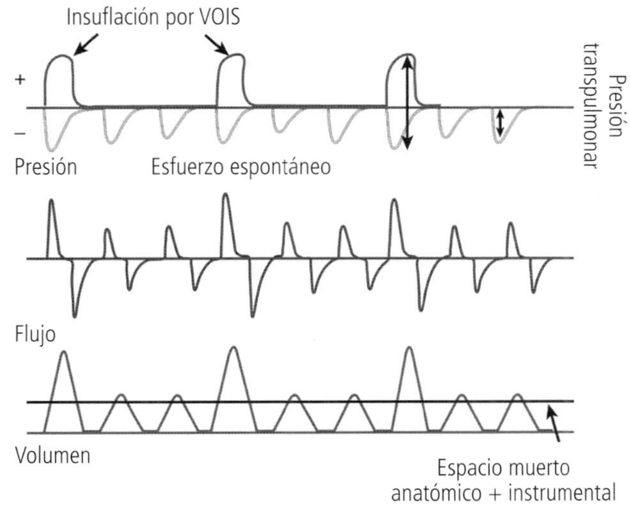

Figura 18-6. Formas de onda escalares de presión, flujo y volumen durante la ventilación obligatoria intermitente sincronizada (VOIS). En gris claro, se observa el esfuerzo respiratorio espontáneo del paciente, el cual no se visualiza en la pantalla del respirador, pero que contribuye a la presión transpulmonar (flecha vertical del panel superior) y, por lo tanto, a la magnitud del volumen corriente (V_C). Obsérvese la gran diferencia en el V_C entre las respiraciones espontáneas y las insuflaciones del respirador. En un neonato pequeño con una gran resistencia del TET y un esfuerzo respiratorio débil, el V_C apenas supera el espacio muerto anatómico e instrumental, lo cual produce una respiración superficial acelerada e ineficiente.

Ventilación con modo asistido /controlado

La ventilación con modo asistido /controlado (AC) es un modo de ventilación mecánica convencional que brinda un soporte a cada respiración espontánea (correspondiente a la parte de «asistencia») suficiente para activar una insuflación del respirador y genera una frecuencia mínima de insuflaciones del respirador en caso de apnea (la parte de «control»). En Europa, el modo a veces se llama *ventilación con presión positiva intermitente sincronizada*. La ventilación AC es un modo ciclado por tiempo que puede ser controlado por presión o por volumen, pero, en neonatología, suele usarse el control por presión. Como se brinda soporte a cada respiración espontánea, la ventilación AC ofrece una administración más uniforme del V_C y un menor trabajo respiratorio que la VOIS (**Figura 18-7**). Se fija un tiempo inspiratorio, que puede producir una inspiración demasiado larga o demasiado corta, un problema que se evita con el uso del ciclado por flujo (véase debajo). El médico determina una frecuencia del respirador para brindar insuflaciones obligatorias «de respaldo» que brinden una frecuencia ventilatoria mínima en caso se apnea, y las insuflaciones pueden activarse únicamente dentro del período de activación. La frecuencia de respaldo debe fijarse justo por debajo de la frecuencia espontánea del neonato, generalmente entre 30 y 40 respiraciones/minuto en función del tamaño del neonato, para que este active las insuflaciones. El objetivo es que el neonato y el respirador trabajen en conjunto, lo que genera una menor presión del respirador. Una frecuencia de respaldo excesivamente elevada aumentará la cantidad de insuflaciones no activadas cuando la frecuencia de respaldo del respirador se active antes de que el neonato tenga posibilidad de respirar (**Figura 18-8**) (20). Una frecuencia de respaldo demasiado baja producirá fluctuaciones excesivas en la ventilación minuto y en las saturaciones de oxígeno durante los períodos de apnea. Como el neonato controla la frecuencia de insuflación, el retiro gradual de la ventilación se logra disminuyendo la presión de insuflación máxima (V_C) en lugar de la frecuencia del respirador. De hecho, la frecuencia del respirador nunca debería tener que ajustarse una vez que el neonato genera un esfuerzo respiratorio espontáneo. De

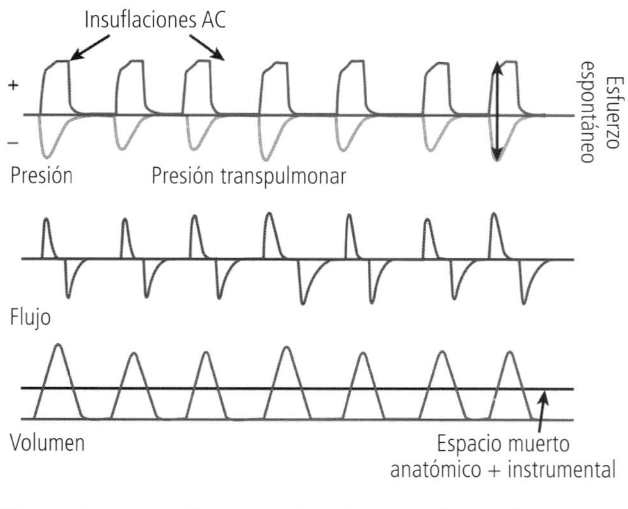

Figura 18-7. Formas de onda escalares de presión, flujo y volumen durante la ventilación con modo asistido /controlado (AC). En gris claro, se observa el esfuerzo respiratorio espontáneo del paciente, que no se visualiza en la pantalla del respirador. Obsérvese la presión transpulmonar y el volumen corriente relativamente uniformes cuando cada respiración del paciente recibe soporte mediante una insuflación del respirador.

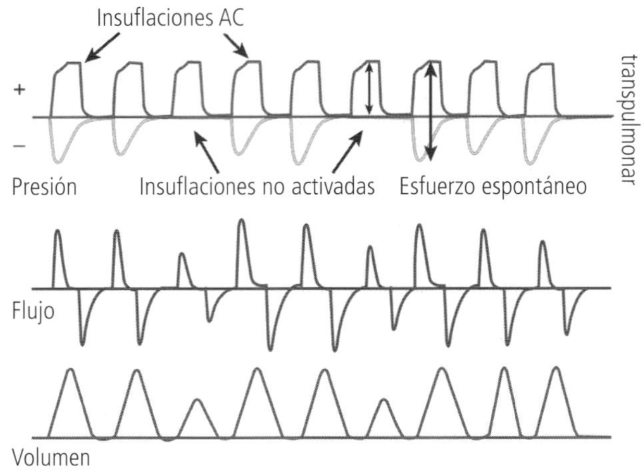

Figura 18-8. Formas de onda escalares de presión, flujo y volumen durante la ventilación con modo de asistido/controlado (AC) con una frecuencia de respaldo demasiado elevada. En gris claro, se observa el esfuerzo respiratorio espontáneo del paciente, que no se visualiza en la pantalla del respirador. Obsérvese las insuflaciones no activadas ocasionales del respirador que producen una menor presión transpulmonar cuando el respirador se cicla antes de que el neonato respire.

este modo, el nivel de soporte administrado a cada respiración disminuye, lo que permite que el neonato domine gradualmente el trabajo respiratorio. Esta estrategia de retiro gradual levemente menos intuitiva y algunas concepciones erradas que se han sostenido durante mucho tiempo —y que se analizan más adelante en este capítulo— parecen ser los motivos del rechazo aparente de algunos médicos a adoptar esta modalidad.

Ventilación con presión de soporte

El término *ventilación con presión de soporte* (VPS) engloba distintos modos de ventilación, lo cual complica enormemente la comunicación. Tal como se implementó en los respiradores neonatales especializados, la VPS es un modo de ventilación espontánea continua ciclada por flujo y controlada por presión que brinda soporte a cada respiración espontánea, al igual que la AC, con la única diferencia de que el ciclado es por flujo. El ciclado por flujo implica que la insuflación termina cuando el flujo inspiratorio disminuye hasta un umbral predeterminado, generalmente el 15 % del flujo máximo (**Figura 18-9**). El ciclado por flujo elimina la meseta inspiratoria (tiempo de insuflación (T_I) prolongado que mantiene los pulmones en la insuflación máxima) y, así, supuestamente logra una mejor sincronía. Eliminar la meseta inspiratoria debería limitar las fluctuaciones en la presión intratorácica e intracraneal que se producen cuando el neonato exhala contra la elevada presión positiva durante la meseta inspiratoria. El tiempo necesario para que los pulmones se llenen y el

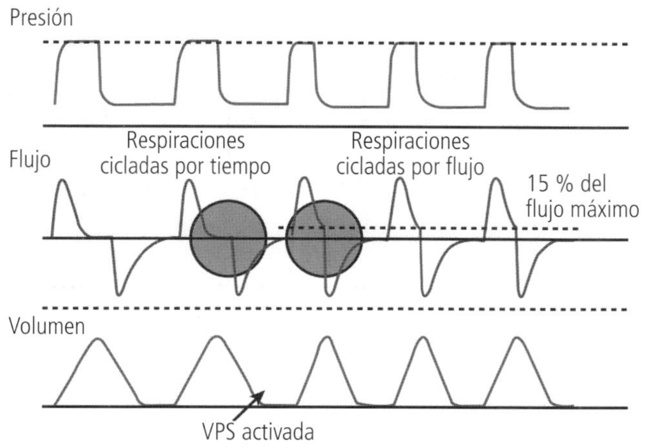

Figura 18-9. Formas de onda escalares de presión, flujo y volumen que ilustran el concepto de ciclado por flujo. La mitad izquierda del esquema muestra el ciclado por tiempo con un tiempo inspiratorio fijo que produce una meseta de presión, también conocida como pausa *inspiratoria*. La presión se ha equilibrado y ya no hay más flujo inspiratorio durante la última fase del ciclo. Del lado derecho del esquema, se ha activado el ciclado por flujo. Ahora, el respirador cicla hacia la exhalación cuando el flujo desciende hasta el 15 % del flujo máximo. El ciclado por flujo produce un menor tiempo de insuflación (línea superior del esquema) y permite que el neonato exhale tan pronto como se esté a punto de completar el flujo inspiratorio. Este es un patrón respiratorio más natural y elimina la exhalación activa contra la meseta inspiratoria. VPS: ventilación con presión de soporte.

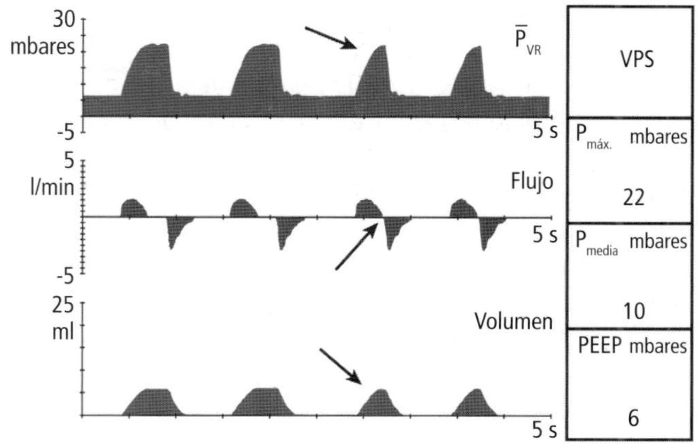

Figura 18-10. Captura de pantalla de una transición del ciclado por tiempo al ciclado por flujo. El tiempo en el que se activó el ciclado por flujo se indica mediante las flechas negras. Obsérvese que la pausa entre el flujo inspiratorio y espiratorio desaparece (medio). También obsérvese el menor tiempo de insuflación, que provoca una disminución en la presión media en las vías respiratorias ($\bar{P}_{VR}$) y podría generar atelectasias si la presión positiva teleespiratoria (PEEP) no se ajustara para mantener una adecuada presión de distensión.

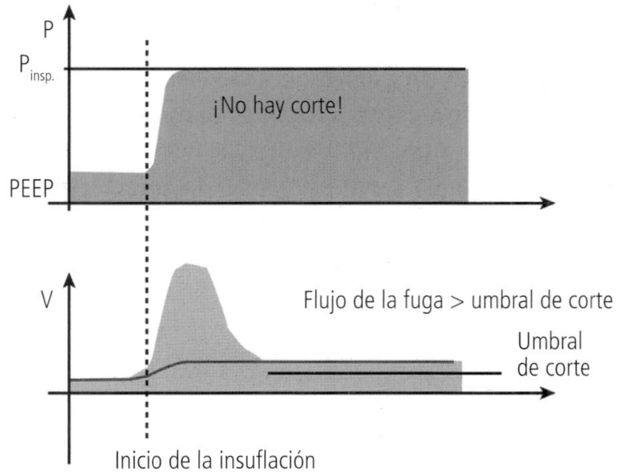

Figura 18-11. Posible consecuencia de una fuga sustancial alrededor del TET durante el ciclado por flujo. Cuando el flujo de la fuga es superior al umbral de corte, no se produce el ciclado por flujo. Por tal motivo, es necesario configurar manualmente el tiempo de insuflación máximo. El ajuste manual de los criterios de finalización es necesario en algunos respiradores; otros tienen una adaptación automática en caso de fuga (véase la **Figura 18-4**). PEEP: presión positiva teleespiratoria.

flujo disminuya hasta el umbral de corte es una función del esfuerzo inspiratorio del paciente y las constantes de tiempo del aparato respiratorio del paciente. Por lo tanto, la VPS ajusta automáticamente el T_I para que sea adecuado a la mecánica pulmonar dinámica del paciente. El lector debe saber que cambiar desde la AC básica ciclada por tiempo a la VPS generalmente produce un T_I menor y, así, una menor presión media en las vías respiratorias, lo cual puede producir atelectasias, a menos que se utilice una adecuada presión positiva teleespiratoria (PEEP) para mantener la presión media en las vías respiratorias (**Figura 18-10**). Al igual que sucede con la activación, una fuga sustancial alrededor del TET podría influir sobre el ciclado por flujo. Cuando el flujo de la fuga es mayor que el umbral de corte de la insuflación (también conocido como criterios de corte), no se producirá el ciclado por flujo (**Figura 18-11**). Por tal motivo, el usuario igual debe fijar un límite de T_I, el cual debe ser aproximadamente un 50 % más largo que el tiempo inspiratorio espontáneo inicial para que el neonato tenga la oportunidad de recibir un T_I más prolongado al realizar una respiración espontánea más profunda y prolongada (es decir, un suspiro). Debido al riesgo de falla del ciclado por flujo como consecuencia de una fuga, algunos dispositivos permiten que el usuario configure manualmente los criterios de corte (es decir, el porcentaje del flujo máximo que cortará la insuflación) hasta un 25 % a 50 % del flujo máximo. El problema, una vez más, radica en que las fugas alrededor del TET son altamente variables, y, cuando la fuga disminuye, cortar la insuflación al 50 % del flujo máximo puede producir un T_I relativamente corto y un patrón respiratorio incómodo. Dicho ajuste manual no es necesario si se cuenta con la compensación eficaz de fugas incorporada a los respiradores Dräger, conocida como *presión de soporte adaptada a fugas*, que compensa automáticamente el flujo de la fuga y mantiene un corte eficaz de la insuflación, incluso ante fugas sustanciales alrededor del TET (véase la **Figura 18-4**).

De forma similar a la ventilación AC, la frecuencia de respaldo mantendrá una frecuencia de insuflación mínima. En la mayoría de los dispositivos, también puede usarse la VPS para brindar soporte a la respiración espontánea entre las VOIS de baja frecuencia para superar los problemas relacionados con un esfuerzo respiratorio inadecuado y una elevada resistencia al TET (**Figura 18-12**). Se ha demostrado que incorporar la VPS a la VOIS aumenta la ventilación minuto y disminuye la taquipnea (21), aumenta el V_C de las respiraciones espontáneas (**Figura 18-13**) (22) y permite un retiro gradual más rápido de la ventilación mecánica (23). La VPS también puede usarse como modo completamente espontáneo, sin una frecuencia de respaldo, sino que depende de una configuración tipo «ventilación de apnea» que se activa tras un período de apnea predeterminado por el usuario. Si se utiliza para brindar soporte a las respiraciones espontáneas entre la VOIS o con CPAP, la VPS no cuenta con una frecuencia obligatoria de respaldo, por lo cual se necesita un esfuerzo respiratorio espontáneo confiable. Cuando se utiliza junto con la VOIS, la VPS puede pensarse como un refuerzo de la presión administrado a cada respiración espontánea, que dura solamente lo que dure el flujo inspiratorio. Si bien este método es eficaz, aporta complejidad y no parece tener ninguna ventaja sobre la VPS sola o la AC debidamente configurada, siempre que se prevengan las atelectasias al evitar la sedación profunda y se utilice un nivel adecuado de PEEP.

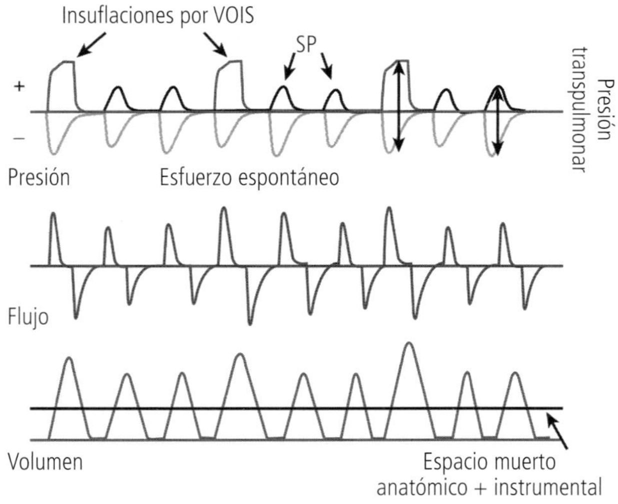

Figura 18-12. Formas de onda escalares de presión, flujo y volumen durante la ventilación obligatoria intermitente sincronizada (VOIS) con presión de soporte (PS). En gris claro, se observa el esfuerzo respiratorio espontáneo del paciente, que no se visualiza en la pantalla del respirador. Obsérvese que la incorporación de la PS al esfuerzo espontáneo aumenta la presión transpulmonar y el volumen corriente, lo que permite que el volumen corriente alcance un valor más normal que resulte en una menor taquipnea y en un patrón respiratorio más eficiente.

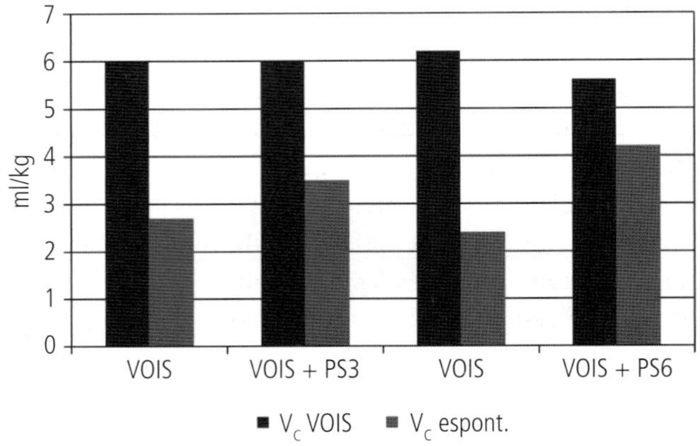

Figura 18-13. El efecto de la incorporación de la presión de soporte (PS) durante la ventilación obligatoria intermitente sincronizada (VOIS) sobre el volumen corriente (V_C). El gráfico se armó en función de los datos tomados de Osorio *et al.* (22). Obsérvese que, en estos neonatos pequeños, en la fase de recuperación del síndrome de dificultad respiratoria con VOIS sin PS, el V_C espontáneo (espont.) era igual o inferior al espacio muerto anatómico e instrumental de 3 ml/kg, mientras que las insuflaciones del respirador fueron de aproximadamente 6 ml/kg. La incorporación de 3 cm H_2O de PS aumentó levemente el V_C (segundo par de barras). Al volver al valor inicial de la VOIS sola, el V_C espontáneo nuevamente se torna inadecuado (tercer par de barras). La incorporación de 6 cm H_2O de PS aumentó el V_C espontáneo a un valor fisiológico razonable, lo cual permitió que el V_C de las insuflaciones obligatorias del respirador disminuyera levemente (último par de barras). La configuración de la PS para cada paciente individual debe estar orientada por el V_C que logra, con 4 ml/kg como objetivo razonable.

El retiro de la VPS como modo primario se logra de la misma manera que en la ventilación AC. Si se utiliza en combinación con la VOIS, deben disminuirse la frecuencia de insuflación y el nivel de la VPS, lo que, nuevamente, incorpora un nivel de complejidad innecesaria.

ELECCIÓN DE LOS MODOS DE VENTILACIÓN ASISTIDA

Al no contar hasta el momento con ensayos aleatorizados que aporten la evidencia necesaria para determinar la superioridad de un modo o del otro, elegir entre la ventilación AC o la VOIS, las dos modalidades de ventilación sincronizada más utilizadas, sigue siendo una cuestión de gustos personales o de costumbre. Sin embargo, las consideraciones fisiológicas válidas y los estudios a corto plazo sugieren que, en los neonatos prematuros pequeños, se prefieren los modos que brindan soporte a cada una de las respiraciones espontáneas. El V_C menor y menos variable, el menor grado de taquipnea, el retiro gradual más rápido de la ventilación mecánica y las menores fluctuaciones en la tensión arterial que se logran con la ventilación AC, en comparación con la VOIS, se han documentado durante muchos años (8, 24, 25). A pesar de las indicaciones de que la VOIS no brinda ventilación óptima en neonatos de edad gestacional extremadamente baja con TET pequeños, muchos médicos la siguen usando, en especial durante el retiro gradual de la ventilación mecánica (26), en función del dogma aceptado —pero injustificado— de que tanto la frecuencia como la presión deben disminuirse gradualmente antes de la extubación (8, 27). La preferencia por la frecuencia de insuflación menor de la VOIS parece estar basada en la suposición aparentemente viable de que menos insuflaciones del respirador son, de manera intrínseca, menos dañinas. Sin embargo, esta creencia ignora el hecho de que la menor frecuencia de insuflación del respirador se logra a costas de un mayor VC, una variable que, claramente, es más dañina que una mayor frecuencia del respirador y que, también, se opone a la evidencia disponible a partir de estudios realizados tanto en animales como en seres humanos (28, 29). Muchos médicos también creen erróneamente que asistir cada respiración evita el entrenamiento de los músculos respiratorios. Esta inquietud refleja una falta de comprensión de la compleja interacción que se produce entre el paciente y el respirador durante la ventilación asistida. Tal como se ilustra en la **Figura 18-5**, el V_C con la ventilación sincronizada es el resultado de la suma de la presión intrapleural negativa que genera el neonato y la presión de insuflación positiva que genera el respirador. Esta presión transpulmonar, junto con la distensibilidad del aparato respiratorio, determina el V_C resultante. Durante el retiro progresivo de la ventilación mecánica, a medida que disminuye la presión de insuflación del respirador, el neonato realiza un trabajo respiratorio cada vez mayor, con un entrenamiento eficaz de los músculos respiratorios. Mientras que avanza el retiro progresivo, se disminuye la presión de insuflación hasta el punto en el que solamente supera la resistencia adicional del TET y del circuito, momento en el cual puede extubarse al neonato.

PAUTAS PARA LA APLICACIÓN CLÍNICA

Como se dijo anteriormente, la configuración específica del respirador es una función de la naturaleza y la gravedad de la enfermedad, la edad y el tamaño del paciente, y una revaloración inmediata de la manera en que el paciente está respondiendo a la configuración inicial. En el **Capítulo 15**, se indica un método general para ventilar a neonatos en distintas condiciones y, en el **Capítulo 23**, se indican estrategias de ventilación para enfermedades específicas. Aquí analizaremos brevemente aspectos generales de cómo pueden implementarse los distintos modos sincronizados en la unidad de cuidados intensivos neonatales.

Ventilación obligatoria intermitente sincronizada

Tal como se explicó previamente, debe evitarse el uso de la VOIS sola en neonatos prematuros pequeños cuando la frecuencia de insuflación sea <30, pero es una opción razonable cuando la apnea es la indicación primaria de la ventilación mecánica, o bien en neonatos más grandes que son capaces de generar un V_C espontáneo adecuado. Las variables que requieren control por parte del operador son la PEEP; la presión de insuflación máxima (PIM), si se utiliza en el modo controlado por presión, o el valor objetivo del V_C, si se utiliza en modo con volumen definido; y el T_I. La frecuencia del respirador se fija de manera indirecta al ajustar el tiempo espiratorio o de manera directa al configurar la frecuencia, en función del respirador específico. Se debe tener cuidado al elegir una PIM que genere un V_C adecuado y ajustarla según sea necesario cuando cambie la mecánica pulmonar. Generalmente, debe emplearse el modo con volumen definido (véase el **Capítulo 20**). Debe evaluarse la aptitud del V_C de las respiraciones espontáneas y, si es de 3 ml/kg o menos, o si el neonato continúa taquipneico, debe contemplarse seriamente aumentar la frecuencia del respirador, incorporar presión de soporte o cambiar al modo AC. La disminución de la asistencia se logra al disminuir la presión y la frecuencia de insuflación. La frecuencia del respirador no debe disminuirse por debajo de 15 insuflaciones/min antes de la extubación.

Ventilación con modo asistido/controlado

La ventilación AC es un modo que permite al paciente controlar la frecuencia del respirador, pero que brinda una cantidad mínima de insuflaciones en caso de ventilación inadecuada o ausente. La frecuencia de respaldo puede pensarse como una red de seguridad diseñada para evitar fluctuaciones sustanciales en la ventilación minuto en neonatos prematuros con un esfuerzo respiratorio esporádico. Los neonatos prematuros pequeños con síndrome de dificultad respiratoria (SDR) tienen constantes de tiempo relativamente cortas, y su frecuencia respiratoria suele rondar los 50 y los 60/min. Por lo tanto, una frecuencia de respaldo de 40/min es razonablemente cercana a su propia frecuencia, pero no tan elevada como para interferir con su capacidad de activar el respirador. Una frecuencia de respaldo demasiado baja (por ejemplo, entre 25 y 30) produciría fluctuaciones excesivas en la ventilación minuto durante períodos de apnea que generarían fluctuaciones en la $PaCO_2$ y en la SpO_2, ambos resultados indeseables. Una frecuencia de respaldo menor, que esté entre 30 a 35, resulta adecuada en neonatos a término. La PIM, la PEEP y el T_I son las demás variables que debe controlar el operador. Como se dijo anteriormente, la ventilación AC puede ser un modo controlado por presión o por volumen. La ventilación AC controlada por presión puede usarse con volumen definido o sin él. Cuando se utiliza sin volumen definido, la PIM debe elegirse atentamente para lograr un V_C adecuado y ajustarse según sea necesario en función de la respuesta a los cambios en la mecánica pulmonar. Esta necesidad de ajustes manuales queda excluida si se utiliza un volumen definido, que es lo más recomendable. Como sucede con todos los modos de ventilación, el intercambio gaseoso adecuado no es la única indicación de la aptitud de la ventilación. Si el neonato permanece taquipneico tras un período de ajuste a la nueva configuración (frecuencia respiratoria >70), debe indagarse el motivo de la taquipnea. Debe descartarse el ciclado automático si se observa taquipnea pronunciada inexplicable, en especial si no se observa un esfuerzo respiratorio aparente. La presencia de agua condensada en el circuito del respirador debe drenarse, y debe excluirse la presencia de fugas importantes alrededor del TET. Si se confirma que la taquipnea es intrínseca al neonato, puede reflejar un V_C inadecuado, incomodidad o un esfuerzo por mantener la capacidad residual funcional cuando el nivel de la PEEP es insuficiente. Si la taquipnea persiste una vez que el paciente está ubicado en posición óptima y se verifica que el TET no está presionando las encías superiores del neonato (una causa frecuente de molestia), debe contemplarse la idea de probar con una PEEP más elevada. Debe recordarse que la ventilación AC por sí misma no provoca taquipnea, pero, como la frecuencia del respirador es impulsada por la propia frecuencia respiratoria del neonato, este tipo de ventilación hace que sea más evidente para el observador. La taquipnea moderada con una $PaCO_2$ levemente baja se observa algunas veces en neonatos muy inmaduros con acidosis metabólica. Generalmente, el pH no evidencia alcalosis, y la taquipnea, de hecho, refleja la compensación respiratoria del neonato del déficit de bases que podría ser consecuencia de acontecimientos perinatales, de un umbral renal bajo de bicarbonato o de intolerancia a grandes cantidades de proteínas en la nutrición parenteral durante los primeros días de vida. Cambiar a la VOIS podría complacer al médico al elevar la $PaCO_2$ a lo que pareciera ser un nivel de PCO_2 más deseable, pero esto no servirá de mucho, ya que es el pH, no la $PaCO_2$ el principal impulsor del esfuerzo respiratorio. Cabe recordar que el aumento en la $PaCO_2$ que puede ocurrir se produce debido a que la VOIS es menos eficaz como modo ventilatorio y aumenta el trabajo respiratorio que debe realizar el neonato.

Siempre que el neonato cuente con un esfuerzo respiratorio razonable y sostenido, disminuir la frecuencia de respaldo no influirá sobre la ventilación en general. Retirar gradualmente la ventilación mecánica, por el contrario, se logra principalmente al disminuir la presión de insuflación, así como la PEEP y la FiO_2.

Ventilación con presión de soporte

Si se utiliza en combinación con la VOIS, la VPS se determina como *x* cm H_2O por encima de la PEEP (por ejemplo, presión de soporte [PS] de 8 cm H_2O). No hay frecuencia de respaldo. La elección del nivel de soporte debe estar orientada por el objetivo de lograr un V_C adecuado de aproximadamente 3,5 a 4 ml/kg para las respiraciones espontáneas con soporte. Un nivel inicial razonable podría ser de 6 cm H_2O, el cual puede aumentarse progresivamente si es necesario. El objetivo es mejorar el esfuerzo respiratorio inadecuado del neonato y garantizar que la respiración espontánea realmente contribuya a la ventilación alveolar eficaz. La aptitud de la PS puede confirmarse mediante la aptitud del V_C espontáneo y la resolución de la taquipnea. La VPS se torna más importante a medida que se disminuye progresivamente la frecuencia de insuflación de la VOIS. No existe evidencia sobre la cual basar el retiro progresivo durante la VOIS + PS, pero, teniendo en cuenta los objetivos de la PS, parece razonable disminuir la frecuencia de la VOIS hasta que sea lo suficientemente baja como para contemplar la extubación (por lo general, 15/min) y ajustar la PS para mantener un V_C apenas adecuado durante el proceso de retiro progresivo. Por lo general, puede extubarse a los neonatos cuando son capaces de mantener una correcta oxigenación y generar un V_C adecuado con una PS de 6 cm H_2O.

Cuando se utiliza como modo primario, la PIM y la PEEP se configuran igual que con la ventilación AC (es decir, PIM/PEEP). En teoría, la VPS genera una sincronización más óptima que la ventilación AC, por lo cual, probablemente, debería ser el modo de preferencia en la mayoría de los casos. La excepción serían los neonatos extremadamente pequeños con SDR durante los primeros días de vida, quienes tienen constantes de tiempo tan cortas que el T_I con la VPS sería <0,2 s. Este T_I tan corto podría contribuir a la taquipnea y restringir el tiempo necesario para la distribución del gas intrapulmonar. Por lo tanto, evitamos la VPS en neonatos <800 g durante los primeros 3 a 4 días de vida. Debe recordarse que el T_I más corto que se obtiene con la VPS genera una presión media en las vías respiratorias relativamente baja y podría generar atelectasias, a menos que se emplee una PEEP adecuada —por lo general, de entre 7 y 8 cm H_2O. Si se cambia de la ventilación AC a la VPS, el método sencillo es tomar nota de la presión media en las vías respiratorias con la ventilación AC y, luego, ajustar la PEEP para que vuelva al mismo valor tras activar la VPS. Si el neonato sigue conectado a la ventilación después de la primera semana de vida, debe asegurarse que el límite del T_I se ajuste según sea necesario para que se produzca el ciclado por flujo, ya que la resistencia de las vías respiratorias aumentaría y, así, las constantes de tiempo serán más prolongadas, con lo cual el T_I espontáneo podría superar el límite establecido.

CONCLUSIÓN

Los modos de ventilación mecánica sincronizados constituyen un avance muy importante en la ventilación mecánica de los neonatos. A pesar de contar con evidencia limitada en la literatura médica publicada, sus beneficios están generalmente aceptados. Si bien continúa el debate respecto de la elección específica de los modos sincronizados, existe una justificación relativamente sólida para utilizar modos que brindan soporte a cada esfuerzo espontáneo en los neonatos muy pequeños. Los detalles específicos de la aplicación clínica deben basarse en las estrategias específicas utilizadas para cada enfermedad y en las ventajas y limitaciones de los respiradores particulares que estén a disposición del médico. Es fundamental comprender correctamente los principios fisiológicos subyacentes y los aspectos particulares de los dispositivos que se utilizan para brindar ventilación mecánica óptima a los neonatos en estado crítico.

REFERENCIAS

1. A. Greenough, F. Greenall: Observation of spontaneous respiratory interaction with artificial ventilation. Arch Dis Child. 63 (2):168-171 1988 3279924
2. A. Greenough, S. Wood, C.J. Morley: Pancuronium prevents pneumothoraces in ventilated premature babies who actively expire against positive pressure inflation. Lancet. 1 (8367):1-3 1984 6140340
3. J.M. Perlman, S. Goodman, K.L. Kreusser: Reduction in intraventricular hemorrhage by elimination of fluctuating cerebral blood-flow velocity in preterm infants with respiratory distress syndrome. N Engl J Med. 312 (21):1353-1357 1985 3887165
4. N.N. Finer, P.M. Tomney: Controlled evaluation of muscle relaxation in the ventilated neonate. Pediatrics. 67 (5):641-646 1981 7019840
5. J.P. Cleary, G. Bernstein, F.L. Mannino: Improved oxygenation during synchronized intermittent mandatory ventilation in neonates with respiratory distress syndrome: a randomized, crossover study. J Pediatr. 126 (3):407-411 1995 7869203
6. P.H. Jarreau, G. Moriette, P. Mussat, *et al.*: Patient-triggered ventilation decreases the work of breathing in neonates. Am J Respir Crit Care Med. 153 (3):1176-1181 1996 8630564
7. A. Greenough, J. Pool: Neonatal patient triggered ventilation. Arch Dis Child. 63(4):394-397 1988 3284480
8. V. Chan, A. Greenough: Comparison of weaning by patient triggered ventilation or synchronous intermittent mandatory ventilation in preterm infants. Acta Paediatr. 83(3):335-337 1994 8038542
9. S.M. Donn, J.J. Nicks, M.A. Becker: Flow-synchronized ventilation of preterm infants with respiratory distress syndrome. J Perinatol. 14 (2):90-94 1994 8014707
10. J.Y. Chen, U.P. Ling, J.H. Chen: Comparison of synchronized and conventional intermittent mandatory ventilation in neonates. Acta Paediatr Jpn. 39 (5):578-5831997 9363656
11. J.H. Baumer: International randomised controlled trial of patient triggered ventilation in neonatal respiratory distress syndrome. Arch Dis Child Fetal Neonatal Ed. 82 (1):F5-F10 2000 10634832
12. M.W. Beresford, N.J. Shaw, D. Manning: Randomised controlled trial of patient triggered and conventional fast rate ventilation in neonatal respiratory distress syndrome. Arch Dis Child Fetal Neonatal Ed. 82 (1):F14-F18 2000 10634835
13. A. Greenough, G. Dimitriou, M. Prendergast: Synchronized mechanical ventilation for respiratory support in newborn infants. Cochrane Database Syst Rev. (1):CD0004562008
14. G. Dimitriou, A. Greenough, B. Laubscher: Comparison of airway pressure-triggered and airflow-triggered ventilation in very immature infants. Acta Paediatr. 87 (12):1256-1260 1998 9894826
15. G. Dimitriou, A. Greenough, S. Cherian: Comparison of airway pressure and airflow triggering systems using a single type of neonatal ventilator. Acta Paediatr. 90 (4):445-447 2001 11332938
16. J. Beck, M. Reilly, G. Grasselli, *et al.*: Patient-ventilator interaction during neurally adjusted ventilatory assist in low birth weight infants. Pediatr Res. 65 (6):663-6682009 19218884
17. J. Lee, H.S. Kim, Y.H. Jung, *et al.*: Non-invasive neurally adjusted ventilatory assist in preterm infants: a randomised phase II crossover trial. Arch Dis Child Fetal Neonatal Ed. 100 (6):F507-F513 2015 26178463
18. S. Nassabeh-Montazami, K.M. Abubakar, M. Keszler: The impact of instrumental dead-space in volume-targeted ventilation of the extremely low birth weight (ELBW) infant. Pediatr Pulmonol. 44 (2):128-133 2009 19061234
19. G. Bernstein, E. Knodel, G.P. Heldt: Airway leak size in neonates and autocycling of three flow-triggered ventilators. Crit Care Med. 23 (10):1739-1744 1995 7587241
20. K.I. Wheeler, C.J. Morley, S.B. Hooper: Lower back-up rates improve ventilator triggering during assist-control ventilation: a randomized crossover trial. J Perinatol.32 (2):111-116 2012 21637192
21. S. Gupta, S.K. Sinha, S.M. Donn: The effect of two levels of pressure support ventilation on tidal volume delivery and minute ventilation in preterm infants. Arch Dis Child Fetal Neonatal Ed. 94 (2):F80-F83 2009 18676412

22. W. Osorio, N. Claure, C. D'Ugard: Effects of pressure support during an acute reduction of synchronized intermittent mandatory ventilation in preterm infants. J Perinatol. 25 (6):412-416 2005 15843812
23. Z.C. Reyes, N. Claure, M.K. Tauscher: Randomized, controlled trial comparing synchronized intermittent mandatory ventilation and synchronized intermittent mandatory ventilation plus pressure support in preterm infants. Pediatrics. 118(4):1409-1417 2006 17015530
24. H. Hummler, T. Gerhardt, A. Gonzalez: Influence of different methods of synchronized mechanical ventilation on ventilation, gas exchange, patient effort, and blood pressure fluctuations in premature neonates. Pediatr Pulmonol. 22 (5):305-3131996 8931083
25. J.D. Mrozek, E.M. Bendel-Stenzel, P.A. Meyers: Randomized controlled trial of volume-targeted synchronized ventilation and conventional intermittent mandatory ventilation following initial exogenous surfactant therapy. Pediatr Pulmonol. 29 (1):11-18 2000 10613781
26. A. Sharma, A. Greenough: Survey of neonatal respiratory support strategies. Acta Paediatr. 96 (8):1115-1117 2007 17590191
27. G. Dimitriou, A. Greenough, F. Griffin: Synchronous intermittent mandatory ventilation modes compared with patient triggered ventilation during weaning. Arch Dis Child Fetal Neonatal Ed. 72 (3):F188-F190 1995 7796236
28. K.H. Albertine, G.P. Jones, B.C. Starcher, *et al.*: Chronic lung injury in preterm lambs. Disordered respiratory tract development. Am J Respir Crit Care Med. 159 (3):945-9581999 10051278
29. Multicentre randomised controlled trial of high against low frequency positive pressure ventilation. Oxford Region Controlled Trial of Artificial Ventilation OCTAVE Study Group. Arch Dis Child. 66 (7 Spec No):770-775 1991

Capítulo 19

Principios de la ventilación neumoprotectora

Anton H. van Kaam, MD, PhD

INTRODUCCIÓN

La insuficiencia respiratoria es una afección clínica frecuente y grave en los neonatos que se vincula con un mayor riesgo de morbilidad y mortalidad neonatal (1-3). Si bien se produce tanto en neonatos prematuros como a término, la insuficiencia respiratoria es particularmente frecuente en los prematuros. A pesar de que muchos neonatos de muy bajo peso al nacer pueden, al principio, recibir tratamiento con ventilación mecánica no invasiva —como presión positiva continua nasal en las vías respiratorias—, históricamente casi el 70 % de ellos han requerido ventilación con medios invasivos en algún momento durante la hospitalización (4). Por desgracia, en pos de su objetivo de corregir el intercambio gaseoso, la ventilación mecánica suele provocar un daño pulmonar secundario, también conocido como *daño pulmonar inducido por ventilación mecánica* (DPIVM, o VILI, por sus siglas en inglés) (5). El DPIVM se considera uno de los principales factores de riesgo de aparición de morbilidades pulmonares crónicas en los neonatos, es decir, de displasia broncopulmonar (DBP) (6). Estudios realizados tanto en modelos animales como en seres humanos han brindado información importante respecto de los mecanismos del DPIVM, y este conocimiento se ha empleado para desarrollar las llamadas *estrategias de ventilación neumoprotectora*, que buscan minimizar el riesgo de morbilidad (respiratoria) y de mortalidad. Este capítulo resumirá los principios básicos del DPIVM y los conceptos introductorios de las estrategias de ventilación neumoprotectora.

INSUFICIENCIA RESPIRATORIA NEONATAL

Como se dijo anteriormente, los neonatos prematuros son los que presentan el mayor riesgo de padecer insuficiencia respiratoria. Básicamente, esto se explica por el hecho de que los pulmones de los neonatos son inmaduros, tanto estructural como bioquímicamente. Esto se refleja mediante una deficiencia de surfactante (síndrome de dificultad respiratoria neonatal [SDR]), que provoca un aumento en las fuerzas de retracción elástica del pulmón debido a la mayor tensión superficial en la interfase aire-líquido alveolar/sacular y una disminución simultánea en la distensibilidad pulmonar. Asimismo, el volumen pulmonar teleespiratorio (VPTE) —o capacidad residual funcional— disminuye y es inestable debido a que la distensibilidad excesivamente elevada de la pared torácica de los neonatos prematuros no es capaz de contrarrestar el aumento en las fuerzas de retracción. Un VPTE bajo disminuirá aún más la distensibilidad pulmonar, aumentará la resistencia de las vías respiratorias y, también, el trabajo respiratorio. Asimismo, el colapso de los sacos pulmonares aumentará el cortocircuito intrapulmonar de derecha a izquierda, lo cual provocará hipoxia (grave) y una distribución despareja del volumen corriente. Estos conceptos fisiológicos también se aplican a los neonatos a término, si bien la inmadurez del aparato respiratorio es mucho menor en comparación con los neonatos prematuros, y la disfunción de surfactante no es resultado de una deficiencia de este, sino de su inactivación (síndrome de aspiración meconial o neumonía) o de la pérdida de funcionamiento de los neumocitos tipo 2 (por ejemplo, después de un cuadro de asfixia neonatal). Comprender estos conceptos fisiológicos es fundamental al diseñar y aplicar las llamadas estrategias de ventilación neumoprotectora.

DAÑO PULMONAR INDUCIDO POR VENTILACIÓN MECÁNICA

Si bien la DBP se considera una enfermedad multifactorial, el DPIVM sigue siendo un factor determinante muy importante en su fisiopatología. Estudios realizados en animales desde 1974 han mejorado en gran medida nuestro conocimiento respecto de los mecanismos del DPIVM y han identificado los factores de riesgo más importantes del DPIVM y sus consecuencias pulmonares y multiorgánicas.

Factores de riesgo del DPIVM

Volutrauma

En 1974, Webb y Tierney demostraron que la aplicación de presiones de insuflación máximas elevadas durante la ventilación mecánica convencional provocaban edema alveolar y perivascular, lo cual deterioraba la mecánica pulmonar y, en última instancia, generaba la muerte en ratas sanas (7). Asimismo, se realizaron experimentos que demostraron que la aplicación de presiones de insuflación máximas elevadas dañan los pulmones solamente si el tórax puede expandirse libremente y el volumen puede ingresar en los pulmones. Evitar esta expansión mediante un vendaje torácico (bajo volumen, alta presión) protege los pulmones frente al DPIVM (8). Estos resultados indican claramente que el volumen que ingresa en los pulmones (volutrauma), y no la presión aplicada sobre ellos, es el responsable del DPIVM. La importancia del volutrauma en la aparición del DPIVM también se ha confirmado en modelos de animales prematuros (9).

Generalmente, se piensa que el volutrauma equivale a la ventilación de alto volumen corriente. Si bien esto es así en la mayoría de los casos, es importante saber que el bajo volumen corriente también puede inducir volutrauma. Primero que nada —y se explicará en mayor detalle en el próximo párrafo—, el bajo volumen corriente administrado en la abertura de las vías respiratorias puede provocar hiperdistensión regional si parte del pulmón está atelectásico. En segundo lugar, si el bajo volumen corriente se superpone con VPTE elevado, el volumen pulmonar al final de la inspiración igual puede superar la capacidad pulmonar total y provocar volutrauma (10).

Atelectrauma

Como se dijo anteriormente, la insuficiencia respiratoria neonatal generalmente cursa con deficiencia o inhibición del surfactante, lo cual produce colapso de las vías respiratorias pequeñas y de los alvéolos/sacos pulmonares (atelectasia). Debido a la naturaleza heterogénea de las enfermedades pulmonares y a los efectos gravitatorios de los pulmones, la distribución y el comportamiento de las unidades pulmonares inestables difiere a nivel regional. Básicamente, pueden identificarse tres zonas (**Figura 19-1**): 1) los alvéolos que permanecen abiertos durante todo el ciclo ventilatorio; 2) los alvéolos que pueden reclutarse durante la fase inspiratoria, pero colapsar durante la espiración y 3) los alvéolos que permanecen colapsados durante todo el ciclo ventilatorio (11). Los alvéolos de la zona 2 estarán sujetos a la apertura y el colapso repetitivos durante la ventilación convencional (a volumen corriente). Los experimentos realizados en animales, tanto adultos como prematuros, han demostrado que el reclutamiento y el colapso vinculado con el volumen corriente repetitivos dañan los pulmones (12, 13). Como los alvéolos de la zona 3 no participan en la ventilación corriente, el volumen corriente administrado a los pulmones durante la ventilación convencional se redistribuye a los alvéolos de las otras dos zonas. Esto puede aumentar el riesgo de hiperdistensión regional (volutrauma) y de un subsiguiente DPIVM (14).

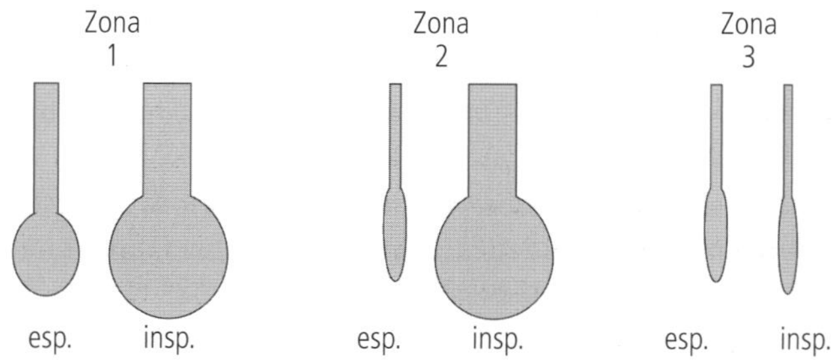

Figura 19-1. Esquema de las zonas de inestabilidad alveolar durante la ventilación mecánica convencional. Zona 1: alvéolos que permanecen abiertos durante todo el ciclo ventilatorio. Zona 2: alvéolos que pueden reclutarse durante la fase inspiratoria, pero colapsar durante la espiración. Zona 3: alvéolos que permanecen colapsados durante todo el ciclo ventilatorio. Esp.: fase espiratoria; insp.: fase inspiratoria.

Toxicidad por oxígeno

La ventilación con fracciones elevadas de concentraciones de oxígeno inspiratorio puede provocar una producción excesiva de radicales de oxígeno y superar la capacidad normal antioxidante y de bioinactivación de las células y dar lugar al DPIVM (15). Estudios realizados tanto en animales como en seres humanos han indicado que la prematuridad perjudica la capacidad de aumentar las enzimas antioxidantes en respuesta a la hiperoxia, lo cual hace que este grupo de pacientes sea extremadamente vulnerable al estrés oxidativo que suele presentarse después de un parto prematuro (16, 17). El bajo VPTE provoca una elevada demanda de oxígeno debido a un equilibrio ventilación/perfusión deficiente y al cortocircuito intrapulmonar de derecha a izquierda, con lo cual contribuye al estrés oxidativo.

Consecuencias pulmonares y multiorgánicas del DPIMV

Daño estructural

El volutrauma puede provocar un daño directo a la unidad alveolocapilar. La coexistencia de alvéolos atelectásicos y abiertos puede aumentar aún más este riesgo debido a las llamadas fuerzas de cizallamiento que superan las presiones transpulmonares (18). En última instancia, la hiperoxia puede tener un efecto citotóxico directo sobre las células endoteliales y epiteliales de los alvéolos. Esta pérdida de integridad estructural aumentará la permeabilidad endotelial y epitelial, lo cual generará edema y hemorragia pulmonares (15, 19).

Biotrauma

Estudios *in vitro* han demostrado que el estiramiento cíclico de las células epiteliales de los alvéolos y de los macrófagos alveolares estimula la producción de citocinas proinflamatorias, como el factor de necrosis tumoral α y la interleucina 8 (IL-8) (20, 21). Estudios *ex vivo* e *in vivo* realizados en animales han demostrado que el volutrauma, el atelectrauma y, especialmente, la combinación de estos factores de riesgo, producen una respuesta inflamatoria importante en los pulmones (22-24). La inflamación pulmonar aumenta aún más debido a la hiperoxia, lo cual estimula la migración de neutrófilos hacia los alvéolos y fomenta la respuesta de los macrófagos alveolares a las citocinas proinflamatorias (19, 25, 26).

Uno de los cambios inducidos por la producción de mediadores proinflamatorios, como la IL-8, es el reclutamiento de leucocitos polimorfonucleares (PMN) en el pulmón (27, 28). Los leucocitos PMN pueden dañar los tejidos a través de la liberación de proteasas, la producción de especies reactivas del oxígeno y la liberación de citocinas (29). La importancia de los leucocitos PMN en la aparición de DPIVM ha sido demostrada por Kawano *et al.*, quienes detectaron poca evidencia de DPIVM en conejos agranulocíticos previo a la iniciación de la ventilación convencional que provoca el daño (30).

Además de aumentar la inflamación local en los pulmones, también existe evidencia, proveniente tanto de datos experimentales como de seres humanos, de que la ventilación dañina también generará una pérdida de domicilio con liberación de los mediadores inflamatorios hacia la circulación general, lo cual, posiblemente, provoque una insuficiencia multiorgánica (22, 31-33).

Disfunción del surfactante

Si bien la disfunción del surfactante generalmente ya está presente al comienzo de la ventilación invasiva, la ventilación mecánica convencional podría comprometer aún más su funcionamiento.

Como se dijo anteriormente, el DPIVM suele cursar con un aumento de la permeabilidad de las barreras endoteliales y epiteliales, lo cual promueve la entrada de proteínas plasmáticas al espacio alveolar (34, 35). Se ha demostrado que estas proteínas producen una inhibición del surfactante dependiente de la dosis (36).

Estudios que han investigado el metabolismo alveolar del surfactante pulmonar han demostrado que este existe en distintas subfracciones. Las dos subfracciones principales de surfactante obtenidas de restos de lavado pulmonar son los cúmulos grandes (CG) y los cúmulos pequeños (CP) (37). El surfactante de CG es capaz de disminuir la tensión superficial alveolar, pero el surfactante de CP no tiene actividad superficial y es el producto metabólico de la fracción de CG (38). Experimentos en animales han demostrado que la conversión de surfactante de CG a CP aumenta cuando se aplican volúmenes corrientes elevados durante la ventilación de pulmones dañados (39, 40). La mayor conversión de surfactante también se ha registrado en neonatos y pacientes adultos con daño pulmonar agudo (41, 42).

Experimentos en animales han demostrado que la ventilación puede mejorar la secreción de surfactante endógeno por parte de los neumocitos tipo 2 (43, 44). Este surfactante puede, luego, pasar del espacio alveolar hacia las vías respiratorias pequeñas como resultado de la compresión de la película de surfactante cuando la superficie de los alvéolos se achica. Experimentos *ex vivo* en pulmones de rata han demostrado que este paso de surfactante hacia las vías respiratorias se relaciona directamente con el volumen corriente e inversamente con la presión teleespiratoria (45). La hiperoxia produce tanto la inactivación como la disminución de la síntesis del surfactante pulmonar, lo cual deteriora la mecánica pulmonar (46).

Desarrollo pulmonar

Estudios experimentales en animales prematuros han demostrado que la ventilación mecánica y la hiperoxia son capaces de contrarrestar el proceso de alveolarización normal durante el desarrollo pulmonar (47-50). Este freno en el desarrollo pulmonar se considera uno de los hitos histológicos de la «nueva» DBP y pone de manifiesto la relación entre la ventilación mecánica, el DPIVM y la aparición de la DBP (6).

Susceptibilidad de los pulmones neonatales al DPIVM

Experimentos en animales han demostrado que la magnitud del DPIVM depende ampliamente del estado de los pulmones al inicio de la ventilación mecánica. Exponer los pulmones prematuros de forma prenatal a endotoxinas intraamnióticas antes de comenzar con la ventilación mecánica después del parto produce una respuesta inflamatoria más pronunciada en comparación con exponerlos a una u otra de estas agresiones (51). Lo mismo vale al exponer los pulmones a la inflamación posnatal mediante la inyección generalizada de endotoxinas (52). Estos experimentos sugieren con seguridad que la condición inflamatoria de los pulmones es un mediador importante del efecto de la ventilación mecánica sobre el daño pulmonar. Además de la inflamación, el estado del surfactante pulmonar también parece ser un mediador importante del DPIVM. Aplicar ventilación de alta presión en pulmones con deficiencia de surfactante produce un mayor DPIVM, en comparación con modos de ventilación similares administrados en pulmones con surfactante adecuado (53).

Estos resultados experimentales sugieren que los pulmones prematuros son altamente susceptibles al DPIVM, ya que la inflamación prenatal (corioamnionitis), la inflamación posnatal (sepsis, neumonía) y la deficiencia de surfactante (SDR) suelen estar presentes en los prematuros y constituyen motivos para iniciar la ventilación mecánica invasiva (54).

Estudios realizados en animales prematuros también sugieren que algunas pocas insuflaciones dañinas administradas inmediatamente después del parto son suficientes para activar la cascada del DPIVM (9, 55).

VENTILACIÓN NEUMOPROTECTORA: PRINCIPIOS BÁSICOS

El objetivo básico de la ventilación neumoprotectora es establecer un nivel aceptable de intercambio gaseoso y, al mismo tiempo, minimizar lo más posible el DPIVM. En función de los datos experimentales sobre la patogenia del DPIVM, las piedras angulares de la ventilación neumoprotectora son 1) minimizar la hiperdistensión (intraalveolar) teleinspiratoria (volutrauma) y 2) optimizar el VPTE al revertir las atelectasias (reclutamiento) y estabilizar las unidades pulmonares durante todo el ciclo ventilatorio (evitando el atelectrauma). La aplicación de una estrategia de estas características generalmente mejorará la oxigenación y permitirá disminuir la fracción de oxígeno inspirado (menor toxicidad por oxígeno). Las estrategias de ventilación neumoprotectora basadas en estos principios suelen llamarse *estrategias de volumen pulmonar óptimo* o *estrategias de ventilación pulmonar abierta* (56).

Minimización del volutrauma

La minimización del volutrauma se ha vinculado principalmente con la disminución del volumen corriente durante la ventilación mecánica. De hecho, estudios realizados en animales han demostrado que disminuir la hiperdistensión alveolar al limitar los volúmenes corrientes durante la ventilación mecánica atenuará el DPIVM (8, 9, 23, 55, 57). Sin embargo, es importante destacar que es de igual importancia distribuir el volumen corriente de manera uniforme hacia los pulmones óptimamente insuflados y correctamente reclutados; los bajos volúmenes corrientes pueden provocar volutrauma (regional) si se superponen con un VPTE relativamente elevado o si se administran durante enfermedades pulmonares heterogéneas con atelectasias graves (10, 14).

Minimización del atelectrauma

Es fundamental destacar que, en los pulmones enfermos, la disminución de las atelectasias se basa en dos principios. En primer lugar, los alvéolos/sacos pulmonares ya colapsados deben volver a abrirse o reclutarse al aplicar una presión de insuflación suficiente. En segundo lugar, tras el reclutamiento, debe aplicarse una presión (teleespiratoria) suficiente en las vías respiratorias para estabilizar el volumen pulmonar y prevenir el subsiguiente colapso durante la espiración. La **Figura 19-2** muestra la relación de presión-volumen (P/V) de un alvéolo individual. Staub y colaboradores propusieron que el comportamiento de los alvéolos es de naturaleza cuántica (58). Tras alcanzar una presión crítica de apertura, el alvéolo colapsado se abre, lo que, de inmediato, produce un gran aumento del volumen (radio). Como surge de la ley de LaPlace, que indica que la presión (P) necesaria para mantener abierta una estructura circular es dos veces la tensión superficial (γ) dividida por el radio (r), la presión crítica de cierre del alvéolo será menor que la presión de apertura.

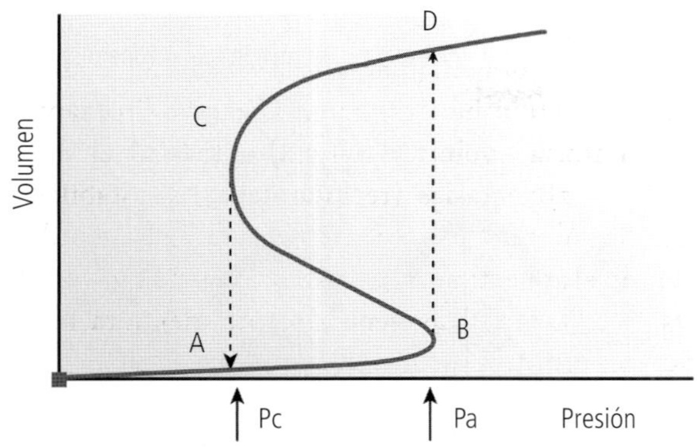

Figura 19-2. Esquema de la relación de presión-volumen de un solo alvéolo durante la inspiración y la espiración (línea sólida). Al comienzo de la insuflación (A), el alvéolo está colapsado. En el punto B, el aumento de presión ha llegado a la presión crítica de apertura (Pa), lo cual genera un aumento inmediato de volumen (línea punteada) a medida que se recluta el alvéolo (D). Mientras que la presión disminuye lentamente, hay poca pérdida de volumen hasta alcanzar la presión crítica de cierre (Pc) en el punto C. El alvéolo colapsa inmediatamente hasta el punto A. Obsérvese que la Pc es menor que la Pa debido a la ley de LaPlace.

La curva de P/V de todo el pulmón, como muestra la **Figura 19-3**, será la relación acumulada de todos los alvéolos/sacos pulmonares, cada uno con una gravedad distinta de enfermedad pulmonar y, por lo tanto, distintas presiones de apertura y cierre. La rama de insuflación de la curva de P/V muestra los cambios en el volumen pulmonar durante las presiones en las vías respiratorias, que van en aumento, y, por lo general, contiene el llamado punto de inflexión inferior, por sobre el cual el volumen pulmonar de repente comienza a aumentar de manera lineal. A medida que el volumen pulmonar se acerca a la capacidad pulmonar total (CPT), la rama de insuflación se aplana. La

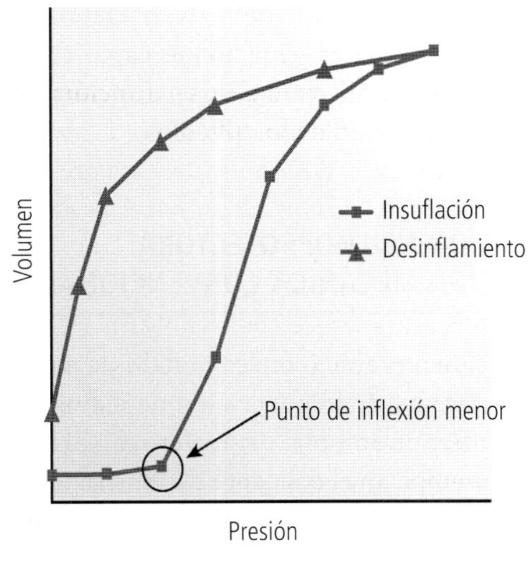

Figura 19-3. Relación de presión-volumen del pulmón que muestra la insuflación (línea con cuadros) y la rama de desinsuflación (línea con triángulos). Obsérvese la clara diferencia en el volumen pulmonar entre las ramas a presiones idénticas (histéresis).

rama de desinsuflación representa los cambios en el volumen pulmonar durante la disminución de la presión en las vías respiratorias, comenzando en la CPT. Nuevamente, como surge de la ley de LaPlace, el volumen pulmonar inicialmente se mantiene a medida que las presiones disminuyen, pero, finalmente disminuye debido al colapso alveolar progresivo a medida que la presión de distensión cae por debajo de la presión crítica de cierre. La diferencia clara en el volumen pulmonar a presiones idénticas en las vías respiratorias entre la rama de insuflación y de desinsuflación de la relación de P/V se llama *histéresis pulmonar*. Estudios realizados en neonatos han demostrado que la histéresis pulmonar está presente en los neonatos prematuros con SDR y en los neonatos a término con causas de enfermedad pulmonar más heterogéneas (59-61).

Inicialmente, se suponía que el reclutamiento pulmonar se producía sobre todo en torno al punto de inflexión inferior de la curva de P/V. Sin embargo, observaciones realizadas en adultos y neonatos han indicado que el reclutamiento se produce a lo largo de toda la rama de insuflación de la curva de P/V (60, 62). Si bien a veces se expresa de otra manera, las presiones o volúmenes de *insuflación*, y no la presión positiva teleespiratoria (PEEP), son los responsables del reclutamiento alveolar durante la ventilación convencional. La PEEP es un fenómeno espiratorio y su propósito principal es estabilizar los alvéolos abiertos previamente y, así, evitar el colapso subsiguiente durante la espiración. Si no se reclutan los pulmones antes o en forma simultánea al aumento de la PEEP, no se evitará el DPIVM (13, 63). Además, reclutar los pulmones, pero aplicar una PEEP insuficiente para prevenir el colapso subsiguiente, aumentará, en lugar de disminuir, el daño pulmonar (64).

También se creía que los niveles óptimos de la PEEP para prevenir el colapso alveolar debían ser superiores al punto de inflexión inferior de la curva de P/V (65). Sin embargo, datos experimentales y de seres humanos han demostrado que la presión crítica de cierre de los pulmones no se relaciona con el punto de inflexión inferior (66, 67).

Tanto modelos matemáticos como experimentos en animales han demostrado que un reclutamiento adecuado de los alvéolos colapsados, seguido por la estabilización óptima con niveles adecuados de PEEP, colocará a la ventilación en la rama de desinsuflación de la curva de P/V (68, 69). Esta posición mejorará la distensibilidad y disminuirá el DPIVM en comparación con la ventilación en la rama de insuflación —o cerca de ella— de la curva de P/V (63, 69).

Como la mayoría de las enfermedades pulmonares de base que producen insuficiencia respiratoria neonatal son de naturaleza heterogénea, la hiperdistensión regional de las partes del pulmón relativamente sanas ha sido una de las principales inquietudes durante el reclutamiento. Si bien esta inquietud parece válida, hay poca evidencia que indique que las maniobras de reclutamiento en verdad dañan los pulmones si están acompañadas por una PEEP adecuada. Lo que es más importante, hasta el momento, la mayoría de los experimentos indican que el desreclutamiento es más dañino que el reclutamiento (70, 71).

Una de las dificultades de la implementación práctica del reclutamiento pulmonar es la falta de herramientas que permitan evaluar a pie de cama los cambios en el VPTE en neonatos ventilados. Si bien generalmente se utilizan en la práctica clínica, las radiografías de tórax ofrecen solo información general sobre la ventilación pulmonar en un momento determinado y no parecen correlacionarse adecuadamente con los volúmenes pulmonares reales (72). Esto podría explicarse, en parte, por el empleo de una técnica deficiente al centrar la película y por la dificultad para medir la exposición en términos temporales en un momento dado del ciclo respiratorio a frecuencias respiratorias aceleradas. Las técnicas de lavado con gases radiomarcadores pueden usarse para medir los cambios en el VPTE, pero no ofrecen información continua y no se aplican durante la ventilación de alta frecuencia (73). La pletismografía inductiva respiratoria se ha empleado con éxito en neonatos para medir los cambios en el VPTE y para reconstruir la relación de P/V del pulmón (61). Sin embargo, su aplicación se dificulta debido a la inestabilidad de la señal con el paso del tiempo, en especial en neonatos no sedados ni bajo los efectos de miorrelajantes (74). Otra desventaja que se aplica a las técnicas mencionadas es la incapacidad de diferenciar entre los cambios en el volumen pulmonar provocados por el *reclutamiento* alveolar (que es el objetivo de la optimización del volumen) y los provocados por la *distensión* alveolar (de los alvéolos que ya están abiertos). Una técnica por imágenes más reciente, llamada *tomografía de impedancia eléctrica,* sí ofrece información regional sobre los cambios en la ventilación pulmonar y se ha empleado de manera satisfactoria en neonatos (prematuros) (60, 74). Sin embargo, el *hardware*, el *software* y la interfaz del paciente de esta técnica deben mejorarse antes de poder usarla en la práctica clínica cotidiana.

Debido a estas limitaciones de las herramientas de monitorización actualmente disponibles, la mayoría de los médicos utilizan la oxigenación como una herramienta indirecta para medir los cambios en el volumen pulmonar a pie de cama. El principio básico se ilustra en la **Figura 19-4**. En un alvéolo colapsado, la sangre que circula por la unidad alveolocapilar no será capaz de captar oxígeno antes de regresar a la aurícula izquierda. Esto se conoce como *cortocircuito intrapulmonar de derecha a izquierda,* el cual produce hipoxemia. Si el alvéolo es reclutado con una presión suficiente en las vías respiratorias, el intercambio gaseoso volverá al nivel alveolar, y esto mejorará la relación ventilación/perfusión, que se reflejará en una mejora en la oxigenación. Un mayor aumento de la presión en las vías respiratorias aumentará el volumen del alvéolo (distensión), pero no influirá sobre la relación ventilación/perfusión. En el caso de la hiperdistensión, los capilares se comprimirán y aumentará el espacio muerto alveolar y la hipercapnia. Los mismos conceptos se aplican al disminuir la presión en las vías respiratorias una vez que el alvéolo ha sido reclutado. Esto significa que la oxigenación es capaz de diferenciar entre los cambios de volumen en función del reclutamiento y la distensión de los alvéolos.

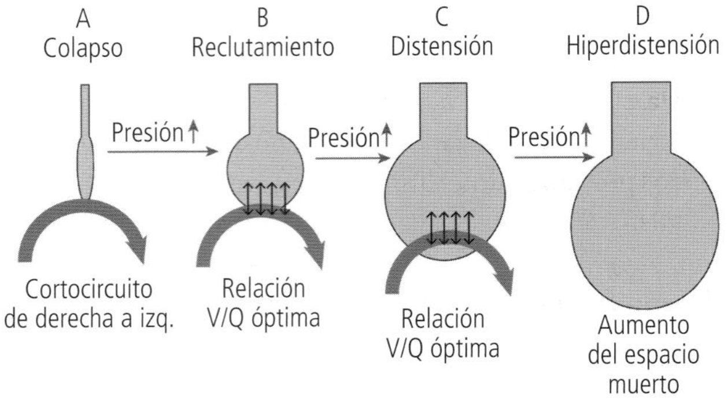

Figura 19-4. Principio básico del reclutamiento guiado por la oxigenación, ilustrado mediante una unidad alveolocapilar. A, alvéolo colapsado, pero perfundido, sin captación de oxígeno del torrente sanguíneo. La sangre regresa a la aurícula izquierda en estado hipóxico. Esto se conoce como «cortocircuito intrapulmonar de derecha a izquierda». B, el aumento de la presión en las vías respiratorias supera la presión crítica de apertura del alvéolo, lo cual produce la apertura de este, un aumento (rápido) del volumen y una captación de oxígeno debido a la relación óptima de ventilación/perfusión. Este proceso de llama «reclutamiento». C, un aumento mayor de la presión distenderá el alvéolo ya abierto y aumentará el volumen, pero no modificará la relación óptima de ventilación/perfusión. Este proceso de llama «distensión». D, un mayor aumento de la presión producirá la hiperdistensión del alvéolo, lo cual erradicará la perfusión debido a la compresión de los vasos sanguíneos alveolares. Esto producirá un aumento en el espacio muerto (alveolar) y en la PCO_2.

VENTILACIÓN NEUMOPROTECTORA: VENTILACIÓN MECÁNICA CONVENCIONAL

La ventilación mecánica convencional es la modalidad que se utiliza con mayor frecuencia en neonatología (54). Se trata de un término amplio para referirse a distintas modalidades que emplean el concepto de ventilación a volumen corriente. En esta sección, nos centraremos en los distintos elementos de la neumoprotección durante la ventilación mecánica convencional sin entrar en detalles respecto de los modos que se ofrecen. Para conocer dichos detalles, referimos al lector a otros capítulos de esta obra.

Ventilación de bajo volumen corriente

Según la evidencia experimental que indica que los volúmenes corrientes más elevados pueden provocar DPIVM, los expertos proponen un volumen corriente objetivo de entre 4 y 7 ml/kg durante la ventilación mecánica convencional en los neonatos (prematuros). Sin embargo, la evidencia que justifica esta recomendación es limitada. Al momento de redacción de esta obra, no se han realizado ensayos clínicos controlados y aleatorizados de gran envergadura que comparen volúmenes corrientes superiores e inferiores y sus efectos sobre resultados clínicamente relevantes, como la DBP. Se realizó un pequeño ensayo clínico que comparó un volumen corriente de 3 ml/kg con uno de 5 ml/kg en neonatos prematuros con SDR y demostró un aumento de la respuesta inflamatoria en el material de la aspiración traqueal de los neonatos tratados con 3 ml/kg (75). Este estudio parece sugerir que los volúmenes corrientes inferiores a los 4 ml/kg, combinados con una PEEP relativamente baja —de entre 3 y 4 cm H_2O—, podrían provocar daño pulmonar, quizá debido al colapso alveolar. Otros estudios han indicado que el volumen corriente óptimo en términos de intercambio gaseoso probablemente no sea un valor fijo, sino un parámetro dinámico que cambia conforme pasa el tiempo (76).

Estabilización del volumen corriente

La ventilación con presión limitada, que es el modo que más se utiliza en neonatología, administra una presión de insuflación predeterminada por encima de la PEEP durante cada insuflación mecánica. Si bien la presión de insuflación se determina inicialmente para lograr un volumen corriente adecuado, el volumen corriente real que se administra depende de la distensibilidad y de la resistencia del aparato respiratorio y del propio esfuerzo del paciente. Como estas variables cambian, los volúmenes corrientes administrados pueden tornarse demasiado altos o bajos y, así, aumentar el riesgo de DPIVM. Aplicar ventilación con volumen definido administrará un volumen corriente más estable y un menor DPIVM (77, 78). Una revisión sistemática de los (pequeños) ensayos clínicos controlados y aleatorizados que compararon la ventilación con volumen definido y la ventilación con presión limitada en neonatos prematuros sugiere que el primer método también se traduce en un menor riesgo de DBP (79).

Hipercapnia permisiva

En un esfuerzo por disminuir el volumen corriente lo más posible, algunos médicos permiten concentraciones más elevadas de dióxido de carbono durante la ventilación mecánica, una estrategia que también se conoce como *hipercapnia permisiva*. A pesar de que la evidencia experimental sugiere un efecto neumoprotector, los estudios realizados en neonatos prematuros ventilados no demostraron un beneficio evidente en términos de supervivencia libre de DBP (80). Cabe destacar que uno de estos estudios sugirió que la hipercapnia permisiva se relacionó con peores resultados del neurodesarrollo a una edad corregida de 2 años (81).

Ventilación a pulmón abierto

Como se mencionó anteriormente, la estrategia de ventilación a pulmón abierto busca optimizar el volumen pulmonar al reclutar y estabilizar unidades pulmonares inestables y al ventilar los pulmones con volúmenes corrientes bajos. Estudios realizados en animales han demostrado que dicha estrategia de ventilación a pulmón abierto es viable durante la ventilación con presión positiva utilizando presiones de insuflación máximas y PEEP bastante elevadas para, respectivamente, reclutar y estabilizar los pulmones (82, 83). La ventilación con presión positiva (VPP) a pulmón abierto mejora el intercambio gaseoso y atenúa el DPIVM, en comparación con estrategias de ventilación más convencionales. Estos efectos positivos son similares durante la VPP a pulmón abierto y durante la ventilación de alta frecuencia a pulmón abierto, lo cual sugiere que la estrategia de ventilación a pulmón abierto es, probablemente, más importante que el modo de ventilación.

A pesar de estos datos prometedores en animales, los estudios sobre la VPP a pulmón abierto en neonatos humanos son limitados. Al momento de redacción de esta obra, solo un estudio ha evaluado los beneficios a corto plazo de la VPP a pulmón abierto en neonatos prematuros con SDR. Este estudio informó una mejor oxigenación y una menor oxigenodependencia (84).

Varios estudios han explorado los efectos a corto plazo de los distintos niveles de PEEP sin un procedimiento de reclutamiento durante la ventilación mecánica convencional en neonatos prematuros. Los niveles superiores de PEEP mejoraron la capacidad residual funcional y la oxigenación, pero también provocaron una disminución en la distensibilidad pulmonar y mayores concentraciones de dióxido de carbono (85-87). Estos hallazgos podrían reflejar una insuficiencia para lograr el reclutamiento pulmonar antes de aumentar la PEEP. Lamentablemente, no se informaron los efectos sobre los marcadores del DPIVM o sobre la incidencia de la DBP. Otro estudio exploró los efectos de una PEEP superior frente a una inferior en neonatos a término bajo tratamiento con oxigenación por membrana extracorpórea y demostró que el funcionamiento pulmonar se preservó mejor a mayores niveles de PEEP, lo cual permitió una recuperación más rápida (88).

VENTILACIÓN NEUMOPROTECTORA: VENTILACIÓN DE ALTA FRECUENCIA

En neonatología, la ventilación de alta frecuencia (VAF) ha sido el modo de ventilación que más se ha vinculado con la ventilación neumoprotectora. Esto se debe, probablemente, a que la VAF, por su diseño, aplica volúmenes corrientes muy bajos y, así, disminuye el riesgo de volutrauma. Sin embargo, estudios realizados en animales también han demostrado que la VAF mejora la neumoprotección únicamente si se combina con una estrategia de ventilación a pulmón abierto (89, 90). Esto significa que, además de aplicar volúmenes corrientes bajos, las unidades pulmonares colapsadas deben reclutarse y estabilizarse con la menor presión posible en las vías respiratorias. Esto colocará a la ventilación en la rama de desinsuflación de la relación de P/V, aprovechando la histéresis pulmonar presente tanto en los neonatos prematuros con SDR como en los neonatos a término con causas más heterogéneas de enfermedad pulmonar (60, 61).

Los informes sobre el reclutamiento pulmonar orientado por la oxigenación durante la VAF (primaria) están limitados a los neonatos prematuros con SDR. La **Figura 19-5** muestra un esquema básico de esta estrategia ventilatoria. Los cambios en la oxigenación se monitorean a pie de cama utilizando oximetría de pulso (SpO_2). Suponiendo que el colapso alveolar/sacular que genera un cortocircuito intrapulmonar de derecha a izquierda es la causa principal de la hipoxemia, revertir las atelectasias permitirá lograr una oxigenación normal con mínimo o ningún oxígeno complementario. Por tal motivo, la mayoría de los médicos definirán a un pulmón óptimamente reclutado como aquel que necesita una FiO_2 menor o igual a 0,25-0,30 para mantener la SpO_2 dentro del objetivo deseado. Para minimizar el riesgo de hiperdistensión, la presión de distensión continua (PDC) durante la VAF generalmente se fija entre 6 y 8 cm H_2O al inicio del reclutamiento. La FiO_2 se ajusta de forma tal que la SpO_2 se mantenga dentro del objetivo deseado. Si la FiO_2 es >0,30, el volumen pulmonar se considera no óptimo, y la PDC se aumenta en incrementos de 2 cm H_2O cada 2 a 3 minutos. Si se reclutan las unidades pulmonares, mejorará la oxigenación, lo cual permitirá una disminución gradual de la FiO_2 (5 % al 10 % por vez). La PDC se aumenta en forma gradual hasta que la FiO_2 sea <0,30 o la oxigenación no mejore durante tres pasos de aumento de presión consecutivos. En ese momento,

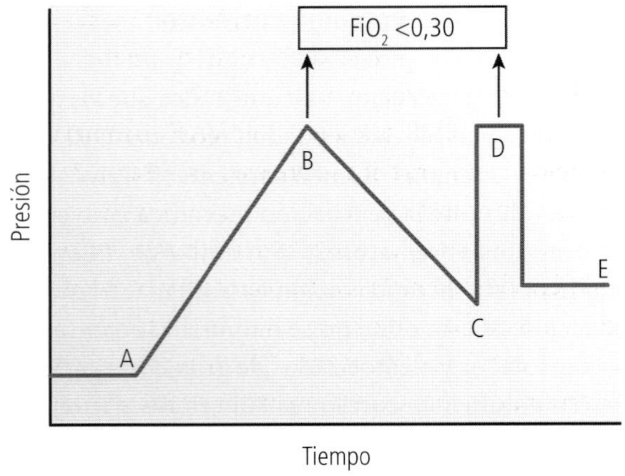

Figura 19-5. Esquema en el que se utiliza la oxigenación para optimizar el volumen pulmonar en neonatos prematuros con SDR. Al comienzo (A), la presión en las vías respiratorias es baja, y la FiO_2 es alta, lo cual indica un grado elevado de atelectasias y un cortocircuito intrapulmonar. Con el paso del tiempo, las presiones en las vías respiratorias aumentan en forma gradual, lo cual produce reclutamiento alveolar, disminución del cortocircuito pulmonar y mejora en la oxigenación. Esto último permitirá una disminución gradual de la FiO_2 para, así, prevenir la hiperoxia. Las presiones en las vías respiratorias aumentan hasta que la FiO_2 sea inferior a 0,30 o la oxigenación ya no mejore (B). El nivel de presión en el punto B se conoce como *presión de apertura*. Las presiones en las vías respiratorias disminuyen en forma gradual hasta que la SpO_2 comienza a deteriorarse, lo cual indica colapso alveolar (C). Este nivel de presión se conoce como *presión de cierre*. Después de la reapertura de los alvéolos colapsados con la presión de apertura conocida (D), la presión en las vías respiratorias se fija en 2 cm H_2O por encima de la presión de cierre para garantizar la estabilización del volumen pulmonar (E).

conocido como *presión de apertura*, se considera que los pulmones están óptimamente reclutados y es fundamental disminuir la presión de distensión, ya que la presión necesaria para mantener abiertos los pulmones será menor que la presión de apertura (ley de LaPlace, histéresis pulmonar). Utilizando una FiO_2 fija, la PDC se desciende en forma gradual (2 cm H_2O cada 2 a 3 minutos) hasta que la SpO_2 se deteriore, lo cual indica el colapso alveolar/sacular. La presión correspondiente se conoce como *presión de cierre*. Luego, se aumenta la PDC hasta la presión de apertura durante varios minutos y, luego, se disminuye a 2 cm H_2O por encima de la *presión de cierre*. La presión correspondiente se conoce como *PDC óptima*.

Además de la oxigenación, los cambios en la P_{CO2} (transcutánea) también pueden ayudar al médico con el reclutamiento pulmonar (91). La P_{CO2} cambiará en función de la ubicación de la ventilación en las ramas de insuflación y desinsuflación de la relación de P/V. Un aumento de la P_{CO2} al determinar la presión de apertura indica que el pulmón está reclutado casi por completo, mientras que la ventilación asciende por la parte plana de la rama de insuflación.

Administrar surfactante exógeno mejorará tanto el VPTE como su estabilidad a presiones inferiores (92).

Esto significa que, tras el tratamiento con surfactante, la PDC generalmente puede disminuir de manera significativa. Un estudio prospectivo con cohortes de neonatos prematuros con SDR tratados con VAF primaria aportó información útil y práctica sobre esta estrategia de ventilación a pulmón abierto durante la VAF (93) y demostró que la presión media de apertura antes del tratamiento con surfactante era de 20 cm H_2O. El reclutamiento óptimo que dio como resultado una FiO_2 <0,30 fue viable en el 90 % de los neonatos. Es importante destacar que la estrategia, tal como se describe, utiliza un enfoque individual y dinámico. Las presiones aplicadas a los pulmones difieren para cada paciente en particular en función de la gravedad de la enfermedad pulmonar. Este es probablemente el motivo más importante por el cual la incidencia de efectos adversos del reclutamiento pulmonar, como la inestabilidad hemodinámica y las fugas aéreas, es relativamente baja.

También es importante reconocer que la oxigenación es una herramienta indirecta para orientar el reclutamiento pulmonar. En caso de que la hipoxemia también sea consecuencia de un cortocircuito extrapulmonar de derecha a izquierda debido a hipertensión pulmonar persistente o a la presencia de restos alveolares (neumonía) que perjudican la difusión normal en la unidad alveolocapilar, la oxigenación ya no constituye un marcador confiable del volumen pulmonar. Los médicos deben estar al tanto de esta desventaja.

Si bien los conceptos básicos de la VAF a pulmón abierto también pueden aplicarse a otras causas de insuficiencia respiratoria, existen algunas diferencias importantes en comparación con los neonatos prematuros con SDR. En primer lugar, las enfermedades pulmonares en neonatos prematuros más grandes o en neonatos a término con insuficiencia respiratoria es mucho más heterogénea por naturaleza, en comparación con el SDR (94). Estudios han indicado que las constantes de tiempo de los pulmones —es decir, el tiempo que le toma a las unidades pulmonares colapsadas abrirse o cerrarse después de un cambio en la presión en las vías respiratorias— son mucho más prolongadas en comparación con los neonatos con SDR (73, 95). Asimismo, la naturaleza heterogénea de las enfermedades pulmonares generalmente requiere presiones óptimas superiores y también mayor FiO_2 simultánea, en comparación con los neonatos con SDR. Por último, las enfermedades pulmonares en neonatos más maduros suelen estar acompañadas por hipertensión pulmonar persistente y, como se dijo anteriormente, esto complica el proceso de reclutamiento pulmonar orientado por la oxigenación durante la VAF.

La estrategia descrita anteriormente puede aplicarse en casos de enfermedades pulmonares acompañadas por colapso alveolar/sacular. La VAF también puede ser neumoprotectora en casos de enfermedades pulmonares que no se caracterizan por atelectasias, como la hipoplasia pulmonar vinculada con la ruptura prematura y prolongada de membranas, y la hernia diafragmática congénita. Sin embargo, en estos casos, generalmente no es necesario realizar ningún procedimiento de reclutamiento alveolar. El volumen pulmonar óptimo puede mantenerse con PDC relativamente bajas. La neumoprotección se centra en prevenir la hiperdistensión alveolar/sacular al depurar el CO_2 con volúmenes corrientes relativamente bajos.

La mayoría de los estudios aleatorizados sobre la VAF se realizaron en neonatos prematuros con SDR. La revisión sistemática de todos los ensayos controlados y aleatorizados que compararon la VAF con la ventilación mecánica convencional demuestra, como mucho, una disminución leve en la DBP a favor de la VAF (96). Sin embargo, este efecto se diluye debido a la heterogeneidad entre los ensayos. Las diferencias en las características de los pacientes incluidos, los tratamientos complementarios y la estrategia de ventilación empleada durante la VAF y la ventilación obligatoria continua (VOC) probablemente explican esta heterogeneidad. Los estudios que no emplearon ni lograron la estrategia de volumen pulmonar óptimo no demostraron ningún beneficio de la VAF. En función de los dos ensayos controlados y aleatorizados principales, se ha sugerido que la VAF empleada en combinación con la estrategia de volumen pulmonar óptimo podría ser superior a la ventilación mecánica convencional en neonatos prematuros con SDR más graves, si se utiliza de manera consistente durante cada período ventilatorio a lo largo de toda la hospitalización (97, 98).

Al momento de redacción de esta obra, solo un ensayo controlado y aleatorizado ha comparado la VAF con la ventilación mecánica convencional en neonatos a término que eran candidatos a recibir oxigenación por membrana extracorpórea, principalmente debido al síndrome de aspiración meconial (SAM) (99). Este estudio demostró que la ventilación de alta frecuencia oscilatoria (VAFO) es un modo eficaz de ventilación, especialmente cuando ha fracasado la ventilación convencional. Sin embargo la morbilidad significativa a largo plazo y la mortalidad fueron las mismas en ambos grupos. Esto podría estar influenciado por la edad relativamente avanzada al momento de la asignación al azar (40 horas) y por la elevada tasa de cruzamiento en cada grupo terapéutico (>50 %). Otro ensayo controlado y aleatorizado que investigó el uso de VAFO o de óxido nítrico inhalado también demostró una mejora en la oxigenación al cambiar de la ventilación convencional a la VAFO en el tratamiento del SAM (100). Asimismo, la combinación de óxido nítrico inhalado con VAFO fue superior en comparación con la combinación con ventilación mecánica convencional.

El uso de VAF para tratar la hipoplasia pulmonar se ha informado únicamente en informes de casos y series de casos de seres humanos. La mayoría de estos informes describen una mejora en la sobrevida tras la adopción de la VAF en el tratamiento de la hernia diafragmática congénita, principalmente en comparación con controles históricos (101, 102). Los informes que no demostraron ningún beneficio de la VAF generalmente utilizaron este modo de ventilación como tratamiento de rescate y lo aplicaron a los pacientes que no respondieron a la ventilación mecánica convencional (con altas presiones), por lo cual sometieron a los pulmones de dichos pacientes a volutrauma durante un período considerable (103, 104). Al momento de redacción de esta obra, ningún ensayo controlado y aleatorizado ha confirmado este supuesto beneficio de la VAF y sus efectos sobre los parámetros de resultados a largo plazo.

VENTILACIÓN NEUMOPROTECTORA: RETIRO GRADUAL Y EXTUBACIÓN

Si bien una estrategia de ventilación neumoprotectora puede atenuar el daño pulmonar, nunca puede prevenirlo por completo. Por tal motivo, en los neonatos, debe retirarse gradualmente la ventilación mecánica invasiva lo más pronto posible y volver a utilizar modos de ventilación no invasivos. Prolongar la ventilación mecánica durante más de unos pocos días aumenta el riesgo de DBP (3). Asimismo, la ventilación mecánica prolongada también se ha vinculado con un mayor riesgo de resultados adversos del neurodesarrollo en neonatos prematuros (2).

Estudios han demostrado que los modos de ventilación no invasivos, como la presión positiva continua en las vías respiratorias y la VPP intermitente nasal aumentan las posibilidades de realizar una transición exitosa de la ventilación invasiva a la no invasiva en los neonatos prematuros (105, 106). Este es, probablemente, el motivo más importante por el cual, en la actualidad, la ventilación prolongada es menos frecuente en los neonatos prematuros.

IMPLICANCIAS PARA LA PRÁCTICA Y LA INVESTIGACIÓN

El objetivo durante la ventilación mecánica de los neonatos debe ser establecer un correcto intercambio gaseoso y, al mismo tiempo, minimizar el DPIVM lo más que se pueda. Estudios realizados en animales sugieren que la estrategia ventilatoria es, probablemente, más importante que el modo de ventilación al intentar lograr este objetivo. Esta estrategia de ventilación neumoprotectora debe disminuir la hiperdistensión (volutrauma) y el colapso (atelectrauma) alveolar/sacular. Al utilizar ventilación mecánica convencional, los médicos probablemente deberían buscar un volumen corriente de entre 4 y 7 ml/kg y disminuir las fluctuaciones lo más posible al elegir un modo de ventilación con volumen definido. Asimismo, debería usarse una PEEP adecuada para estabilizar el volumen pulmonar teleespiratorio, utilizando la oxigenación como un indicador del volumen pulmonar. Una buena alternativa para la ventilación convencional es la VAF. Este modo utiliza volúmenes corrientes muy bajos, con lo cual disminuye el riesgo de volutrauma. Sin embargo, la VAF brindará una neumoprotección óptima solamente si se combina con una estrategia de ventilación de volumen pulmonar óptimo o a pulmón abierto. Nuevamente, la oxigenación puede desempeñarse como una herramienta de monitoreo indirecto del VPTE. Por último, los pacientes que necesiten ventilación mecánica invasiva deben ser extubados lo antes posibles para limitar la duración de la ventilación y el subsiguiente daño pulmonar en la medida en que se pueda.

Si bien la ventilación mecánica invasiva se ha utilizado en neonatología durante casi 50 años, aún existen cuestiones no resueltas que deben abordarse en estudios futuros. En primer lugar, debe establecerse el volumen corriente óptimo durante la ventilación mecánica convencional en un ensayo controlado y aleatorizado que compare un volumen corriente superior con uno inferior en poblaciones de pacientes específicas. En segundo lugar, deberán confirmarse en un ensayo aleatorizado de gran envergadura, los efectos positivos de la ventilación con volumen definido que ya han sido publicados a través de metaanálisis realizados con pequeños trabajos. En tercer lugar, los estudios venideros deben confirmar el supuesto efecto positivo del reclutamiento y la estabilización pulmonares (estrategia a pulmón abierto) durante la ventilación mecánica convencional. Por último, se necesitan con suma urgencia herramientas más directas —como la tomografía de impedancia eléctrica— para medir el volumen pulmonar y los cambios que se producen en él. Estas herramientas deben optimizarse para el uso clínico, y se deben evaluar sus efectos sobre los resultados clínicamente relevantes.

REFERENCIAS

1. Angus DC, Linde-Zwirble WT, Clermont G, *et al*: Epidemiology of neonatal respiratory failure in the United States: projections from California and New York. Am J Respir Crit Care Med 164:1154-1160, 2001.
2. Walsh MC, Morris BH, Wrage LA, *et al*: Extremely low birthweight neonates with protracted ventilation: mortality and 18-month neurodevelopmental outcomes. J Pediatr 146:798-804, 2005.
3. Gagliardi L, Bellu R, Lista G, *et al*: Do differences in delivery room intubation explain different rates of bronchopulmonary dysplasia between hospitals? Arch Dis Child Fetal Neonatal Ed 96:F30-F35, 2011.
4. Soll RF, Edwards EM, Badger GJ, *et al*: Obstetric and neonatal care practices for infants 501 to 1500 g from 2000 to 2009. Pediatrics 132:222-228, 2013.
5. Dreyfuss D, Saumon G: Ventilator-induced lung injury: lessons from experimental studies. Am J Respir Crit Care Med 157:294-323, 1998.
6. Jobe AH, Bancalari E: Bronchopulmonary dysplasia. Am J Respir Crit Care Med 163:1723-1729, 2001.
7. Webb HH, Tierney DF: Experimental pulmonary edema due to intermittent positive pressure ventilation with high inflation pressures. Protection by positive end-expiratory pressure. Am Rev Respir Dis 110:556-565, 1974.
8. Dreyfuss D, Soler P, Basset G, *et al*: High inflation pressure pulmonary edema. Respective effects of high airway pressure, high tidal volume, and positive end-expiratory pressure. Am Rev Respir Dis 137:1159-1164, 1988.
9. Wada K, Jobe AH, Ikegami M: Tidal volume effects on surfactant treatment responses with the initiation of ventilation in preterm lambs. J Appl Physiol 83:1054-1061, 1997.
10. Dreyfuss D, Saumon G: Role of tidal volume, FRC, and end-inspiratory volume in the development of pulmonary edema following mechanical ventilation. Am Rev Respir Dis 148:1194-1203, 1993.
11. Gattinoni L, Pesenti A, Avalli L, *et al*: Pressure-volume curve of total respiratory system in acute respiratory failure. Computed tomographic scan study. Am Rev Respir Dis 136:730-736, 1987.
12. Taskar V, John J, Evander E, *et al*: Surfactant dysfunction makes lungs vulnerable to repetitive collapse and reexpansion. Am J Respir Crit Care Med 155:313-320, 1997.
13. Naik AS, Kallapur SG, Bachurski CJ, *et al*: Effects of ventilation with different positive end-expiratory pressures on cytokine expression in the preterm lamb lung. Am J Respir Crit Care Med 164:494-498, 2001.
14. Tsuchida S, Engelberts D, Peltekova V, *et al*: Atelectasis causes alveolar injury in nonatelectatic lung regions. Am J Respir Crit Care Med 174:279-289, 2006.
15. Davis JM, Dickerson B, Metlay L, *et al*: Differential effects of oxygen and barotrauma on lung injury in the neonatal piglet. Pediatr Pulmonol 10:157-163, 1991.
16. Frank L, Sosenko IR: Failure of premature rabbits to increase antioxidant enzymes during hyperoxic exposure: increased susceptibility to pulmonary oxygen toxicity compared with term rabbits. Pediatr Res 29:292-296, 1991.
17. Georgeson GD, Szony BJ, Streitman K, *et al*: Antioxidant enzyme activities are decreased in preterm infants and in neonates born via caesarean section. Eur J Obstet Gynecol Reprod Biol 103:136-139, 2002.
18. Mead J, Takishima T, Leith D: Stress distribution in lungs: a model of pulmonary elasticity. J Appl Physiol 28:596-608, 1970.
19. Quinn DA, Moufarrej RK, Volokhov A, *et al*: Interactions of lung stretch, hyperoxia, and MIP-2 production in ventilator-induced lung injury. J Appl Physiol 93:517-525, 2002.
20. Pugin J, Dunn I, Jolliet P, *et al*: Activation of human macrophages by mechanical ventilation in vitro. Am J Physiol 275:L1040-L1050, 1998.
21. Vlahakis NE, Schroeder MA, Limper AH, *et al*: Stretch induces cytokine release by alveolar epithelial cells in vitro. Am J Physiol 277:L167-L173, 1999.
22. Chiumello D, Pristine G, Slutsky AS: Mechanical ventilation affects local and systemic cytokines in an animal model of acute respiratory distress syndrome. Am J Respir Crit Care Med 160:109-116, 1999.
23. Tremblay L, Valenza F, Ribeiro SP, *et al*: Injurious ventilatory strategies increase cytokines and c-fos m-RNA expression in an isolated rat lung model. J Clin Invest 99:944-952, 1997.
24. van Kaam AH, Dik WA, Haitsma JJ, *et al*: Application of the open-lung concept during positive-pressure ventilation reduces pulmonary inflammation in newborn piglets. Biol Neonate 83:273-280, 2003.
25. Horinouchi H, Wang CC, Shepherd KE, *et al*: TNF alpha gene and protein expression in alveolar macrophages in acute and chronic hyperoxiainduced lung injury. Am J Respir Cell Mol Biol 14:548-555, 1996.
26. Rozycki HJ, Comber PG, Huff TF: Cytokines and oxygen radicals after hyperoxia in preterm and term alveolar macrophages. Am J Physiol Lung Cell Mol Physiol 282:L1222-L1228, 2002.
27. Imanaka H, Shimaoka M, Matsuura N, *et al*: Ventilator-induced lung injury is associated with neutrophil infiltration, macrophage activation, and TGF-beta 1 mRNA upregulation in rat lungs. Anesth Analg 92:428-436, 2001.
28. Sugiura M, McCulloch PR, Wren S, *et al*: Ventilator pattern influences neutrophil influx and activation in atelectasis-prone rabbit lung. J Appl Physiol 77:1355-1365, 1994.
29. Papoff P: Infection, neutrophils, and hematopoietic growth factors in the pathogenesis of neonatal chronic lung disease. Clin Perinatol 27:717-731, 2000.
30. Kawano T, Mori S, Cybulsky M, *et al*: Effect of granulocyte depletion in a ventilated surfactant-depleted lung. J Appl Physiol 62:27-33, 1987.
31. Haitsma JJ, Uhlig S, Goggel R, *et al*: Ventilator-induced lung injury leads to loss of alveolar and systemic compartmentalization of tumor necrosis factor-alpha. Intensive Care Med 26:1515-1522, 2000.
32. Imai Y, Parodo J, Kajikawa O, *et al*: Injurious mechanical ventilation and end-organ epithelial cell apoptosis and organ dysfunction in an experimental model of acute respiratory distress syndrome. JAMA 289:2104-2112, 2003.
33. Ranieri VM, Suter PM, Tortorella C, *et al*: Effect of mechanical ventilation on inflammatory mediators in patients with acute respiratory distress syndrome: a randomized controlled trial. JAMA 282:54-61, 1999.
34. Dreyfuss D, Basset G, Soler P, *et al*: Intermittent positive-pressure hyperventilation with high inflation pressures produces

pulmonary microvascular injury in rats. Am Rev Respir Dis 132:880-884, 1985.
35. Parker JC, Hernandez LA, Longenecker GL, *et al*: Lung edema caused by high peak inspiratory pressures in dogs. Role of increased microvascular filtration pressure and permeability. Am Rev Respir Dis 142:321-328, 1990.
36. Lachmann B, Eijking EP, So KL, *et al*: In vivo evaluation of the inhibitory capacity of human plasma on exogenous surfactant function. Intensive Care Med 20:6-11, 1994.
37. Lewis JF, Ikegami M, Jobe AH: Altered surfactant function and metabolism in rabbits with acute lung injury. J Appl Physiol 69:2303-2310, 1990.
38. Yamada T, Ikegami M, Jobe AH: Effects of surfactant subfractions on preterm rabbit lung function. Pediatr Res 27:592-598, 1990.
39. Ito Y, Veldhuizen RA, Yao LJ, *et al*: Ventilation strategies affect surfactant aggregate conversion in acute lung injury. Am J Respir Crit Care Med 155:493-499, 1997.
40. Veldhuizen RA, Marcou J, Yao LJ, *et al*: Alveolar surfactant aggregate conversion in ventilated normal and injured rabbits. Am J Physiol 270:L152-L158, 1996.
41. Griese M, Westerburg B, Potz C, *et al*: Respiratory support, surface activity and protein content during nosocomial infection in preterm neonates. Biol Neonate 70:271-279, 1996.
42. Gunther A, Siebert C, Schmidt R, *et al*: Surfactant alterations in severe pneumonia, acute respiratory distress syndrome, and cardiogenic lung edema. Am J Respir Crit Care Med 153:176-184, 1996.
43. Faridy EE: Effect of distension on release of surfactant in excised dogs' lungs. Respir Physiol 27:99-114, 1976.
44. Massaro GD, Massaro D: Morphologic evidence that large inflations of the lung stimulate secretion of surfactant. Am Rev Respir Dis 127:235-236, 1983.
45. Faridy EE: Effect of ventilation on movement of surfactant in airways. Respir Physiol 27:323-334, 1976.
46. Holm BA, Notter RH, Siegle J, *et al*: Pulmonary physiological and surfactant changes during injury and recovery from hyperoxia. J Appl Physiol 59:1402-1409, 1985.
47. Coalson JJ, Winter V, Delemos RA: Decreased alveolarization in baboon survivors with bronchopulmonary dysplasia. Am J Respir Crit Care Med 152:640-646, 1995.
48. Albertine KH, Jones GP, Starcher BC, *et al*: Chronic lung injury in preterm lambs. Disordered respiratory tract development. Am J Respir Crit Care Med 159:945-958, 1999.
49. Coalson JJ, Winter VT, Siler-Khodr T, *et al*: Neonatal chronic lung disease in extremely immature baboons. Am J Respir Crit Care Med 160:1333-1346, 1999.
50. Warner BB, Stuart LA, Papes RA, *et al*: Functional and pathological effects of prolonged hyperoxia in neonatal mice. Am J Physiol 275:L110-L117, 1998.
51. Ikegami M, Kallapur SG, Jobe AH: Initial responses to ventilation of premature lambs exposed to intra-amniotic endotoxin 4 days before delivery. Am J Physiol Lung Cell Mol Physiol 286:L573-L579, 2004.
52. Altemeier WA, Matute-Bello G, Frevert CW, *et al*: Mechanical ventilation with moderate tidal volumes synergistically increases lung cytokine response to systemic endotoxin. Am J Physiol Lung Cell Mol Physiol 287:L533-L542, 2004.
53. Coker PJ, Hernandez LA, Peevy KJ, *et al*: Increased sensitivity to mechanical ventilation after surfactant inactivation in young rabbit lungs. Crit Care Med 20:635-640, 1992.
54. van Kaam AH, Rimensberger PC, Borensztajn D, *et al*: Ventilation practices in the neonatal intensive care unit: a cross-sectional study. J Pediatr 157:767-771, 2010. e761–763.
55. Bjorklund LJ, Ingimarsson J, Curstedt T, *et al*: Manual ventilation with a few large breaths at birth compromises the therapeutic effect of subsequent surfactant replacement in immature lambs. Pediatr Res 42:348-355, 1997.
56. van Kaam AH, Rimensberger PC: Lung-protective ventilation strategies in neonatology: what do we know – what do we need to know? Crit CareMed 35:925-931, 2007.
57. Carlton DP, Cummings JJ, Scheerer RG, *et al*: Lung overexpansion increases pulmonary microvascular protein permeability in young lambs. J Appl Physiol 69:577-583, 1990.
58. Staub NC, Nagano H, Pearce ML: Pulmonary edema in dogs, especially the sequence of fluid accumulation in lungs. J Appl Physiol 22:227-240, 1967.
59. Gribetz I, Frank NR, Avery ME: Static volume-pressure relations of excised lungs of infants with hyaline membrane disease, newborn and stillborn infants. J Clin Invest 38:2168-2175, 1959.
60. Miedema M, de Jongh FH, Frerichs I, *et al*: Changes in lung volume and ventilation during lung recruitment in high-frequency ventilated preterm infants with respiratory distress syndrome. J Pediatr 159:199-205, 2011. e192.
61. Tingay DG, Mills JF, Morley CJ, *et al*: The deflation limb of the pressure–volume relationship in infants during high-frequency ventilation. Am J Respir Crit Care Med 173:414-420, 2006.
62. Jonson B, Richard JC, Straus C, *et al*: Pressure-volume curves and compliance in acute lung injury: evidence of recruitment above the lower inflection point. Am J Respir Crit Care Med 159:1172-1178, 1999.
63. Rimensberger PC, Pristine G, Mullen BM, *et al*: Lung recruitment during small tidal volume ventilation allows minimal positive end-expiratory pressure without augmenting lung injury. Crit Care Med 27:1940-1945, 1999.
64. Halter JM, Steinberg JM, Schiller HJ, *et al*: Positive end-expiratory pressure after a recruitment maneuver prevents both alveolar collapse and recruitment/derecruitment. Am J Respir Crit Care Med 167:1620-1626, 2003.
65. Amato MB, Barbas CS, Medeiros DM, *et al*: Effect of a protectiveventilation strategy on mortality in the acute respiratory distress syndrome. N Engl J Med 338:347-354, 1998.
66. Ingimarsson J, Bjorklund LJ, Larsson A, *et al*: The pressure at the lower inflexion point has no relation to airway collapse in surfactant-treated premature lambs. Acta Anaesthesiol Scand 45:690-695, 2001.
67. Maggiore SM, Jonson B, Richard JC, *et al*: Alveolar derecruitment at decremental positive end-expiratory pressure levels in acute lung injury: comparison with the lower inflection point, oxygenation, and compliance. Am J Respir Crit Care Med 164:795-801, 2001.
68. Hickling KG: Best compliance during a decremental, but not incremental, positive end-expiratory pressure trial is related to open-lung positive end-expiratory pressure: a mathematical model of acute respiratory distress syndrome lungs. Am J Respir Crit Care Med 163:69-78, 2001.
69. Rimensberger PC, Cox PN, Frndova H, *et al*: The open lung during small tidal volume ventilation: concepts of recruitment and "optimal" positive end-expiratory pressure. Crit Care Med 27:1946-1952, 1999.

70. Bond DM, Froese AB: Volume recruitment maneuvers are less deleterious than persistent low lung volumes in the atelectasis-prone rabbit lung during high-frequency oscillation. Crit Care Med 21:402-412, 1993.
71. Fujino Y, Goddon S, Dolhnikoff M, *et al*: Repetitive high-pressure recruitment maneuvers required to maximally recruit lung in a sheep model of acute respiratory distress syndrome. Crit Care Med 29:1579-1586, 2001.
72. Thome U, Topfer A, Schaller P, *et al*: Comparison of lung volume measurements by antero-posterior chest X-ray and the SF6 washout technique in mechanically ventilated infants. Pediatr Pulmonol 26:265-272, 1998.
73. Thome U, Topfer A, Schaller P, *et al*: Effects of mean airway pressure on lung volume during high-frequency oscillatory ventilation of preterm infants. Am J Respir Crit Care Med 157:1213-1218, 1998.
74. van der Burg PS, Miedema M, de Jongh FH, *et al*: Cross-sectional changes in lung volume measured by electrical impedance tomography are representative for the whole lung in ventilated preterm infants. Crit Care Med 42:1524-1530, 2014.
75. Lista G, Castoldi F, Fontana P, *et al*: Lung inflammation in preterm infants with respiratory distress syndrome: effects of ventilation with different tidal volumes. Pediatr Pulmonol 41:357-363, 2006.
76. Keszler M, Nassabeh-Montazami S, Abubakar K: Evolution of tidal volume requirement during the first 3 weeks of life in infants <800 g ventilated with Volume Guarantee. Arch Dis Child Fetal Neonatal Ed 94:F279-F282, 2009.
77. Keszler M, Abubakar K: Volume guarantee: stability of tidal volume and incidence of hypocarbia. Pediatr Pulmonol 38:240-245, 2004.
78. Lista G, Colnaghi M, Castoldi F, *et al*: Impact of targeted-volume ventilation on lung inflammatory response in preterm infants with respiratory distress syndrome (RDS). Pediatr Pulmonol 37:510-514, 2004.
79. Wheeler K, Klingenberg C, McCallion N, *et al*: Volume-targeted versus pressure-limited ventilation in the neonate. Cochrane Database Syst Rev 11:CD003666, 2010.
80. Woodgate PG, Davies MW: Permissive hypercapnia for the prevention of morbidity and mortality in mechanically ventilated newborn infants. Cochrane Database Syst Rev CD002061, 2001.
81. Thome UH, Carroll W, Wu T-J, *et al*: Outcome of extremely preterm infants randomized at birth to different PaCO2 targets during the first seven days of life. Biol Neonate 90:218-225, 2006.
82. van Kaam AH, de Jaegere A, Haitsma JJ, *et al*: Positive pressure ventilation with the open lung concept optimizes gas exchange and reduces ventilator-induced lung injury in newborn piglets. Pediatr Res 53:245-253, 2003.
83. van Kaam AH, Haitsma JJ, De Jaegere A, *et al*: Open lung ventilation improves gas exchange and attenuates secondary lung injury in a piglet model of meconium aspiration. Crit Care Med 32:443-449, 2004.
84. Castoldi F, Daniele I, Fontana P, *et al*: Lung recruitment maneuver during volume guarantee ventilation of preterm infants with acute respiratory distress syndrome. Am J Perinatol 28:521-528, 2011.
85. Alegria X, Claure N, Wada Y, *et al*: Acute effects of PEEP on tidal volume and respiratory center output during synchronized ventilation in preterm infants. Pediatr Pulmonol 41:759-764, 2006.
86. Greenough A, Chan V, Hird MF: Positive end expiratory pressure in acute and chronic respiratory distress. Arch Dis Child 67:320-323, 1992.
87. Thome U, Topfer A, Schaller P, *et al*: The effect of positive end expiratory pressure, peak inspiratory pressure, and inspiratory time on functional residual capacity in mechanically ventilated preterm infants. Eur J Pediatr 157:831-837, 1998.
88. Keszler M, Ryckman FC, McDonald Jr JV, *et al*: A prospective, multicenter, randomized study of high versus low positive end-expiratory pressure during extracorporeal membrane oxygenation. J Pediatr 120:107-113, 1992.
89. McCulloch PR, Forkert PG, Froese AB: Lung volume maintenance prevents lung injury during high frequency oscillatory ventilation in surfactant-deficient rabbits. Am Rev Respir Dis 137:1185-1192, 1988.
90. Meredith KS, Delemos RA, Coalson JJ, *et al*: Role of lung injury in the pathogenesis of hyaline membrane disease in premature baboons. J Appl Physiol 66:2150-2158, 1989.
91. Miedema M, de Jongh FH, Frerichs I, *et al*: The effect of airway pressure and oscillation amplitude on ventilation in preterm infants. Eur Respir J 40:479-484, 2012.
92. Miedema M, de Jongh FH, Frerichs I, *et al*: Changes in lung volume and ventilation during surfactant treatment in ventilated preterm infants. Am J Respir Crit Care Med 184:100-105, 2011.
93. De Jaegere A, van Veenendaal MB, Michiels A, *et al*: Lung recruitment using oxygenation during open lung high-frequency ventilation in preterm infants. Am J Respir Crit Care Med 174:639-645, 2006.
94. Adams EW, Harrison MC, Counsell SJ, *et al*: Increased lung water and tissue damage in bronchopulmonary dysplasia. J Pediatr 145:503-507, 2004.
95. Miedema M, de Jongh FH, Frerichs I, *et al*: Regional respiratory time constants during lung recruitment in high-frequency oscillatory ventilated preterm infants. Intensive Care Med 38:294-299, 2012.
96. Cools F, Henderson-Smart DJ, Offringa M, *et al*: Elective high frequency oscillatory ventilation versus conventional ventilation for acute pulmonary dysfunction in preterm infants. Cochrane Database Syst RevCD000104, 2009.
97. Courtney SE, Durand DJ, Asselin JM, *et al*: High-frequency oscillatory ventilation versus conventional mechanical ventilation for very-lowbirth-weight infants. N Engl J Med 347:643-652, 2002.
98. Johnson AH, Peacock JL, Greenough A, *et al*: High-frequency oscillatory ventilation for the prevention of chronic lung disease of prematurity. N Engl J Med 347:633-642, 2002.
99. Clark RH, Yoder BA, Sell MS: Prospective, randomized comparison of high-frequency oscillation and conventional ventilation in candidates for extracorporeal membrane oxygenation. J Pediatr 124:447-454, 1994.
100. Kinsella JP, Truog WE, Walsh WF, *et al*: Randomized, multicenter trial of inhaled nitric oxide and high-frequency oscillatory ventilation in severe, persistent pulmonary hypertension of the newborn. J Pediatr 131:55-62, 1997.
101. Cacciari A, Ruggeri G, Mordenti M, *et al*: High-frequency oscillatory ventilation versus conventional mechanical ventilation in congenital diaphragmatic hernia. Eur J Pediatr Surg 11:3-7, 2001.
102. Desfrere L, Jarreau PH, Dommergues M, *et al*: Impact of delayed repair and elective high-frequency oscillatory ventilation on survival of antenatally diagnosed congenital diaphragmatic hernia: first application of these strategies in the more

"severe" subgroup of antenatally diagnosed newborns. Intensive Care Med 26:934-941, 2000.

103. Azarow K, Messineo A, Pearl R, *et al*: Congenital diaphragmatic hernia–a tale of two cities: the Toronto experience. J Pediatr Surg 32:395-400, 1997.

104. Bagolan P, Casaccia G, Crescenzi F, *et al*: Impact of a current treatment protocol on outcome of high-risk congenital diaphragmatic hernia. J Pediatr Surg 39:313-318, 2004.

105. Davis PG, Henderson-Smart DJ: Nasal continuous positive airways pressure immediately after extubation for preventing morbidity in preterm infants. Cochrane Database Syst Rev 2:CD000143, 2003.

106. Lemyre B, Davis PG, De Paoli AG, *et al*: Nasal intermittent positive pressure ventilation (NIPPV) versus nasal continuous positive airway pressure (NCPAP) for preterm neonates after extubation. Cochrane Database Syst Rev 9:CD003212, 2014.

Capítulo 20

Ventilación con volumen corriente definido

Martin Keszler, MD, FAAP
Colin J. Morley, DCH, MD, FRCPCH

Como se describió en el **Capítulo 15**, hay básicamente dos métodos distintos de ventilación con presión positiva. En la ventilación controlada por presión (CP), la variable de control principal que rige la administración de la mezcla gaseosa a los pulmones es la presión de insuflación, y el volumen corriente administrado a los pulmones depende de la variable que cambia a medida que el neonato respira y la distensibilidad y la resistencia pulmonares se modifican. En la ventilación controlada por volumen (CV), la administración del volumen corriente se controla de manera directa, y la presión se convierte en la variable dependiente y se modifica según sea necesario para compensar la respiración del neonato y superar las fuerzas resistivas y elásticas de los pulmones (**Figura 20-1**).

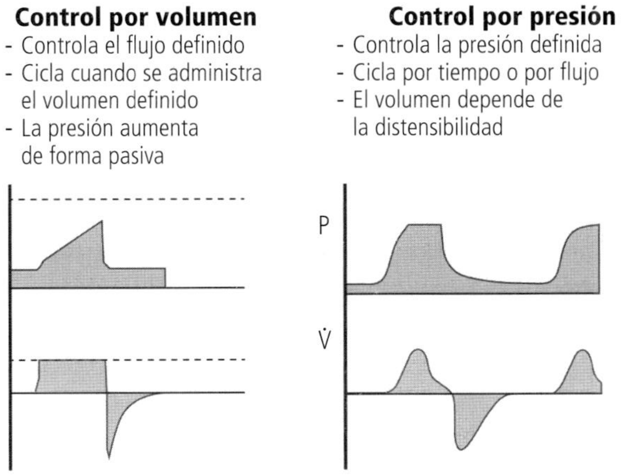

Figura 20-1. Diferencias clave entre la ventilación controlada por volumen (CV) y la ventilación controlada por presión (CP). El volumen administrado al circuito del respirador es la variable de control principal en la ventilación CV. La presión del circuito aumenta de manera pasiva y llega a su punto máximo justo antes de la exhalación. El dispositivo genera la presión que sea necesaria para administrar el volumen definido. La presión de insuflación es la variable de control principal en la ventilación CP. El volumen administrado es proporcional a la presión de insuflación y a la distensibilidad del aparato respiratorio; por lo tanto, el volumen corriente variará en función de los cambios que se produzcan en la mecánica respiratoria.

La ventilación de flujo continuo, ciclada por tiempo y CP ha sido el tratamiento de referencia en el ámbito de la ventilación neonatal durante más de 30 años debido a que los primeros intentos de utilizar la ventilación CV en neonatos prematuros pequeños no resultaron exitosos con los dispositivos disponibles en ese momento. Las ventajas percibidas de la ventilación CP son la capacidad de controlar directamente la presión y el tiempo de insuflación, y de administrar ventilación a pesar de la presencia de fugas sustanciales alrededor de los tubos endotraqueales sin manguito que se utilizan en los neonatos. El hecho de señalar a la presión de insuflación elevada como la principal responsable del daño pulmonar inducido por ventilación mecánica y de la fuga aérea ha generado una arraigada «barofobia» que ha persistido a pesar de la creciente cantidad de evidencia que indica que la presión, por sí misma, sin generar un volumen corriente excesivamente elevado, no es la principal causa del daño pulmonar.

JUSTIFICACIÓN DE LA VENTILACIÓN CON VOLUMEN CORRIENTE DEFINIDO

Los ensayos preclínicos claramente demuestran que el volumen corriente, en lugar de la presión de insuflación, es el determinante fundamental del daño pulmonar inducido por ventilación mecánica. Dreyfuss y colaboradores demostraron ya en 1988 que el daño pulmonar agudo se producía en animales ventilados con un volumen corriente elevado, independientemente de si ese volumen era generado por una presión de insuflación alta o baja (1) (**Figura 20-2**). Asimismo, los animales en los que el desplazamiento de la pared torácica y el diafragma estaba limitado por una sujeción externa presentaban un daño pulmonar mucho menor, a pesar de estar expuestos a la misma presión de insuflación elevada (2, 3). Este trabajo, y otros experimentos similares, demuestra claramente que el volumen corriente excesivo, no la presión en sí misma, es el principal responsable del daño pulmonar. La presión, sin un volumen correspondientemente elevado, no es perjudicial en sí misma para los pulmones, si bien podría dañar las vías respiratorias inmaduras.

Un motivo igual de válido para recurrir a la ventilación con volumen corriente definido (VVD) es la gran cantidad de evidencia que registra que tanto la hipercapnia como la hipocapnia se vinculan con daños cerebrales en los neonatos (4-8). A pesar de que se conocen cada vez más sus consecuencias adversas, la hiperventilación no intencionada sigue siendo un problema frecuente de la ventilación con presión limitada, en especial a principios del curso de la enfermedad, cuando el neonato comienza a respirar, la distensibilidad pulmonar cambia rápidamente en respuesta a la depuración de los líquidos pulmonares, se administra surfactante y se optimiza el volumen pulmonar. Luyt *et al.* demostraron que el 30 % de los neonatos ventilados tuvieron al menos una gasometría con una $PaCO_2$ <25 mm Hg durante el primer día de vida (9).

Si bien existen diferencias notables en cómo se logra un volumen definido en los distintos respiradores, el beneficio principal de la VVD probablemente radica en la capacidad de regular y mantener un volumen corriente (V_C) adecuado, independientemente de cómo se logre ese objetivo. Cuando el V_C es la variable de control principal, la presión de insuflación disminuirá a medida que mejoren la distensibilidad pulmonar y el esfuerzo inspiratorio del paciente, lo cual permite la disminución gradual en tiempo real de la presión, en oposición a la disminución manual intermitente de la presión en respuesta a la gasometría arterial. La disminución de la presión

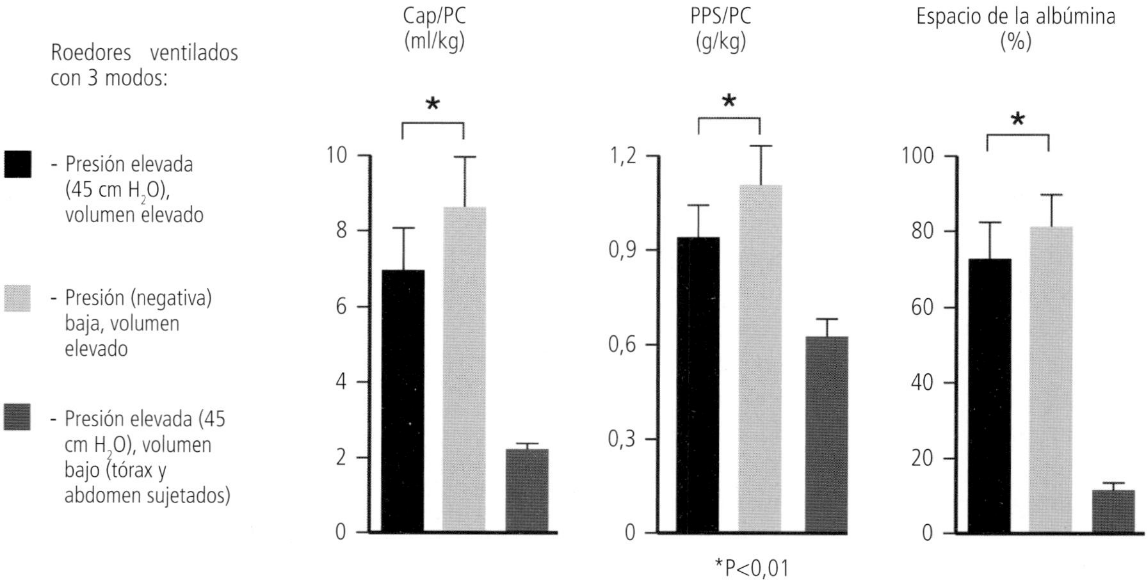

Figura 20-2. Los roedores con pulmones normales recibieron ventilación con una presión de insuflación elevada (45 cm H_2O) y sin ninguna restricción en el movimiento de la pared torácica (negro); una presión de insuflación elevada, pero con restricción del movimiento de la pared torácica mediante una venda elástica ajustada alrededor del tórax y del abdomen (gris oscuro); o con presión extratorácica negativa elevada (gris claro). Se evaluó el edema pulmonar al medir la cantidad de agua extravascular en el pulmón (Cap/PC). Los cambios en la permeabilidad se evaluaron al determinar el peso del pulmón seco desangrado (PPS/PC) y el espacio de distribución de la albúmina radiomarcada con iodo 125 (Espacio de la albúmina). El volumen corriente elevado se vinculó con un alto grado de daño pulmonar agudo, ya sea generado por la elevada presión positiva de insuflación o por la presión negativa. Por el contrario, a pesar de la exposición a la misma presión elevada de insuflación, cuando el volumen corriente se limitó al restringir el desplazamiento de la pared torácica, hubo un daño pulmonar mucho menos agudo. (Adaptada de Dreyfuss D, Soler P, Basset G, *et al.* «High inflation pressure pulmonary edema. Respective effects of high airway pressure, high tidal volume, and positive end-expiratory pressure». *Am Rev Respir Dis.* 1988;137(5):1159-64).

en tiempo real evita un V_C excesivo y permite una duración más breve de la ventilación mecánica. La presión de insuflación también aumentará si, por algún motivo, el V_C definido no se administra. Dos metaanálisis que incluyeron una combinación de distintas modalidades de ventilación CV y ventilación con volumen definido registraron varias ventajas de la ventilación CV/VVD, en comparación con la ventilación con presión limitada, incluida una disminución significativa en el resultado combinado de mortalidad o displasia broncopulmonar (DBP), una menor tasa de neumotórax, una menor incidencia de hipocapnia, un menor riesgo de hemorragia intraventricular/leucomalacia periventricular graves y una duración significativamente menor de la ventilación mecánica (**Tabla 20-1**) (10, 11). Estos resultados son muy alentadores, pero deben reconocerse algunas limitaciones. Los estudios incluidos fueron bastante pequeños, se emplearon distintas modalidades y muchos de los resultados clave informados en los metaanálisis no se recopilaron ni definieron de manera prospectiva. En algunos de los estudios, también hubo diferencias en otras variables, además de la determinación del volumen frente a la presión. Los estudios se centraron en los resultados fisiológicos a corto plazo, en lugar de en la DBP, como resultado primario. Salvo un estudio de seguimiento basado en un cuestionario administrado a los padres, no se han informado resultados pulmonares o de desarrollo a largo plazo al momento de redacción de esta obra.

VENTILACIÓN CONTROLADA POR VOLUMEN FRENTE A VENTILACIÓN CON VOLUMEN DEFINIDO

En la ventilación CV, también conocida como ciclada por volumen, los respiradores administran un V_C predefinido y constante al circuito del respirador con cada insuflación. En teoría, estos respiradores permiten al operador elegir el V_C y la frecuencia respiratoria y, por lo tanto, controlar directamente la ventilación minuto. La presión aumenta de manera pasiva, en proporción inversa a la distensibilidad pulmonar, a medida que se administra el V_C, y llega a su punto máximo justo antes de que el respirador comience a ciclarse, con lo cual hay un breve período para que se produzca la distribución de aire intrapulmonar. El respirador administra el V_C definido hacia el circuito y genera la presión que sea necesaria para superar la distensibilidad pulmonar y la resistencia de las vías respiratorias, hasta un cierre definido de seguridad, que generalmente se fija a una presión >40 cm H_2O. También se fija un tiempo máximo de insuflación como una medida de seguridad adicional. El respirador cicla para ingresar en la fase espiratoria cuando el V_C predeterminado se ha administrado, o bien cuando ha pasado el tiempo máximo de insuflación. Esto último garantiza que, ante una distensibilidad pulmonar muy baja, el respirador no genere una insuflación muy prolongada y pueda administrarse un V_C que pueda alcanzarse dentro de los límites preestablecidos con la válvula de corte de presión.

Tabla 20-1. Beneficios registrados de la ventilación con volumen definido.

Resultado	Cant. de estudios	Cant. de sujetos	RR (IC del 95 %) o dif. media (IC del 95 %)
Mortalidad	11	759	0,73 (0,51-1,05)
DBP a las 36 semanas*	9	596	0,61 (0,46-0,82)
Cualquier HIV*	11	759	0,65 (0,42-0,99)
LPV quística*	7	531	0,33 (0,15-0,72)
VIH de grado 3-4*	11	707	0,55 (0,39-0,79)
Neumotórax*	8	595	0,46 (0,25-0,86)
Cualquier hipocapnia*	2	58	0,56 (0,33-0,96)
Fracaso del modo asignado*	4	405	0,64 (0,43-0,94)
Duración del oxígeno complementario (días)*	2	133	-1,68 (-2,5 a -0,88)

* Indica un beneficio estadísticamente significativo de la ventilación con volumen definido.
RR: riesgo relativo; DBP: displasia broncopulmonar; HIV: hemorragia intraventricular; LPV: leucomalacia periventricular.
(Datos tomados de Peng W, Zhu H, Shi H, *et al.* «Volume-targeted ventilation is more suitable than pressure-limited ventilation for preterm infants: a systematic review and meta-analysis». *Arch Dis Child Fetal Neonatal Ed.* 2014;99(2):F158-65).

La principal limitación de los respiradores de ventilación CV es que lo que se controla es el *volumen inyectado hacia el circuito del respirador y NO el V_C que ingresa a los pulmones del paciente.* Esta limitación se basa en el hecho de que el V_C se mide en el extremo del circuito conectado al respirador y no representa la compresión del gas en el circuito y el humidificador ni la distensión del circuito complaciente (12). En los pacientes de mayor tamaño que tienen colocados tubos endotraqueales (TET) con manguito, esta pérdida es insignificante y se compensa fácilmente. Sin embargo, este no es el caso de los neonatos prematuros pequeños, cuyos pulmones son solo una fracción del volumen total del circuito (**Figura 20-3**). La mayoría de los respiradores modernos permiten compensar la distensibilidad del circuito y la compresión del gas, pero esta capacidad se ve afectada por la fuga inevitable y altamente variable que se produce alrededor de los TET sin manguito que se utilizan en los neonatos prematuros. Estas limitaciones pueden superarse hasta cierto punto utilizando otro sensor de flujo en la abertura de las vías respiratorias para monitorizar el V_C exhalado. Esto permitirá al usuario ajustar de manera manual el V_C definido (también conocido como $V_{Cdef.}$) para lograr el V_C exhalado que se desea. Lamentablemente, la fuga rededor del TET suele ser variable y, por lo tanto, podría ser necesaria una monitorización y ajuste frecuentes. Un método alternativo al V_C es realizar una valoración clínica de la adecuación de la elevación torácica y de los ruidos respiratorios para determinar el $V_{Cdef.}$, el cual, por lo general, debe fijarse entre 10 y 12 ml/kg para lograr un V_C eficaz de entre 4 y 5 ml/kg, y realizar ajustes subsiguientes en función de la gasometría arterial. A pesar de estas limitaciones, la ventilación CV ha demostrado ser viable incluso en neonatos prematuros pequeños cuando se utiliza un sensor de flujo en la abertura de las vías respiratorias (13).

VENTILACIÓN NEONATAL CON VOLUMEN CORRIENTE DEFINIDO

En contraste con la ventilación CV tradicional, los modos de ventilación con V_C definido son modificaciones de la ventilación controlada por presión diseñados para administrar un V_C definido mediante ajustes de la presión o el tiempo de insuflación dirigidos desde el microprocesador. Algunos dispositivos regulan el V_C administrado en función de la medición del flujo durante la insuflación, mientras que otros lo hacen durante la exhalación. Cada método tiene sus ventajas y sus desventajas: la fuga es mayor durante la insuflación y, por tanto, el V_C exhalado

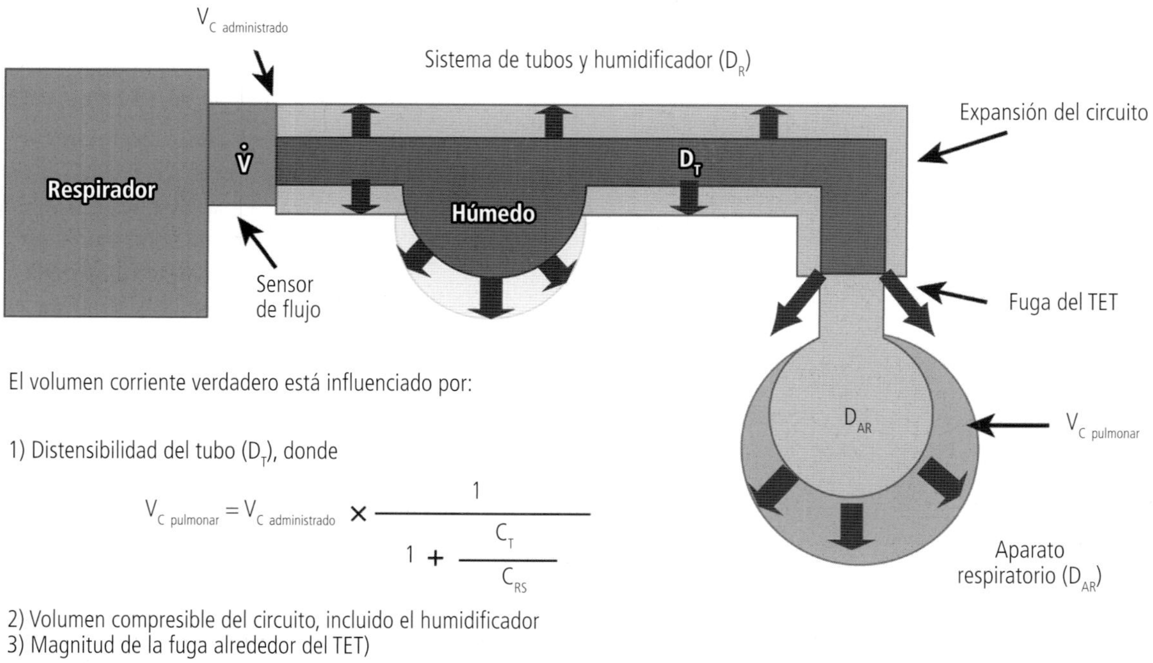

Figura 20-3. Limitación funcional de la ventilación controlada por volumen en los neonatos. Este tipo de ventilación regula el volumen de gas administrado al extremo proximal del circuito del respirador ($V_{C\ administrado}$). El volumen de gas que ingresa en los pulmones ($V_{C\ pulmonar}$) se ve afectado por tres factores: 1) distensibilidad del tubo (D_T), 2) volumen compresible del circuito y del humidificador, y 3) magnitud de la fuga alrededor del tubo endotraqueal (TET) sin manguito. En los neonatos, el volumen pulmonar es solo una fracción del volumen del circuito/humidificador y, generalmente, es muy poco distensible. Por lo tanto, la pérdida de volumen al comprimirse el gas en el circuito y al estirarse el circuito distensible es muy significativa. La fuga variable alrededor del TET hace que la compensación sea un reto muy difícil de lograr.

es más cercano al V_C verdadero. El uso del V_C exhalado regula la presión máxima en función del ciclo previo del respirador, mientras que utilizar el volumen de insuflación permite realizar el control durante el mismo ciclo, pero, luego, no es posible compensar en tiempo real la fuga alrededor del TET. Si el volumen de insuflación fuera de 10 ml y la fuga alrededor del TET fuera del 50 %, el neonato recibiría un V_C de solo 5 ml. Si existe una fuga importante alrededor del TET, puede obtenerse un valor menor al verdadero V_C exhalado, y la medición inspiratoria arrojará un valor superior al V_C verdadero que ingresa en los pulmones. Tomando en cuenta todo esto, el uso del V_C exhalado parece ofrecer el mejor equilibrio entre la seguridad y la eficacia. Las modalidades más nuevas de VVD se parecen cada vez más a la ventilación con volumen garantizado, la cual se centra en el V_C expirado, tal como se describe a continuación.

VOLUMEN GARANTIZADO

La ventilación con volumen garantizado (VG) es una opción que ofrecen los respiradores Dräger Babylog 8000+, VN 500 (Dräger Medical, Lübeck [Alemania]) y el Leoni Plus (Heinen + Löwenstein GmbH, Bad Ems [Alemania]; no se comercializa en los EE. UU.). Más recientemente, se ha implementado una versión del VG en el respirador Avea (CareFusion, San Diego [California]) y en el Engström Carestation (GE Healthcare, Chicago [Illinois]). El VG puede combinarse con cualquiera de los modos básicos de ventilación (ventilación obligatoria continua, asistida/controlada [A/C], ventilación obligatoria sincronizada intermitente [VOSI], ventilación con presión de soporte). Se trata de un tipo de ventilación controlado por presión, ciclado por tiempo o por flujo y con volumen definido. El operador elige un V_C deseado y un límite de presión hasta el cual puede ajustarse la presión operativa del respirador (presión de trabajo). El microprocesador compara el V_C exhalado de la insuflación previa y ajusta la presión funcional hacia arriba o hacia abajo para llegar al V_C deseado (**Figura 20-4**). El algoritmo limita el aumento de presión entre una insuflación y otra a un porcentaje de la cantidad necesaria para llegar al V_C deseado, a fin de evitar oscilaciones excesivas, hasta un aumento máximo de 3 cm H_2O. De esta manera, ante cambios sustanciales y súbitos en la distensibilidad o en el esfuerzo inspiratorio del paciente, se necesitan varios ciclos para llegar al V_C deseado. Si el respirador no puede llegar al V_C deseado con el límite de presión de insuflación impuesto, sonará una alarma de «V_C bajo», que alertará al operador respecto de que debe tomar alguna medida. La modalidad de VG, según está implementada en los respiradores Dräger Babylog 8000+ y VN 500, diseñados específicamente para neonatos, emplea controles separados para las insuflaciones activadas y no activadas por el paciente. Esta es una característica importante al ventilar a neonatos prematuros que respiran de manera espontánea y cuyo esfuerzo respiratorio es altamente variable, ya que, al igual que con cualquier tipo de ventilación sincronizada, el V_C lo determina una combinación de la presión positiva del respirador y la presión intrapleural negativa que resulta del esfuerzo espontáneo del neonato (**Figura 20-5**). En consecuencia, el VG genera un V_C más estable que el que se observaría con modalidades similares que utilizan un solo algoritmo de control (**Figura 20-6**). El efecto del VG con el algoritmo doble de control, en comparación con una ventilación simple CP se observa en la **Figura 20-7**. Una segunda función de seguridad, diseñada para prevenir la administración de insuflaciones excesivamente grandes, corta la insuflación en el mismo ciclo si el V_C deseado se supera en >30 % en función de la medición del volumen inspiratorio (corregido según la fuga). En un neonato vigil que respira activamente, el aporte variable del paciente a la presión transpulmonar siempre perturba el equilibrio y provoca que el V_C oscile alrededor del V_C deseado. Por lo tanto, el término *volumen garantizado* es un término muy poco apropiado. Sin embargo, existe evidencia sólida que indica que un V_C completamente constante genera atelectasia a lo largo del tiempo. Por lo tanto, se prefiere una variabilidad fisiológica del V_C (14).

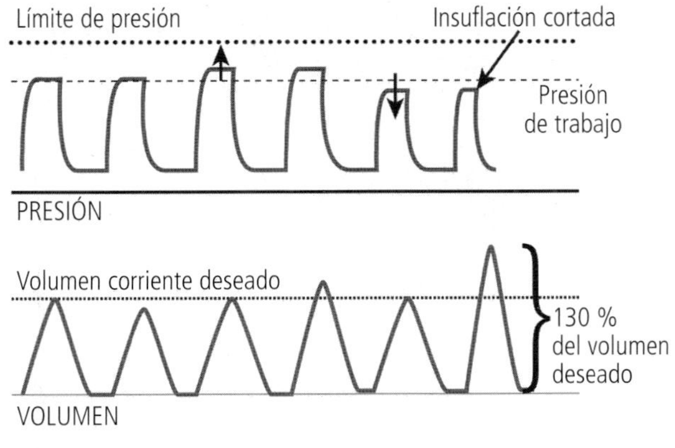

Figura 20-4. Principios de operación del volumen garantizado. El dispositivo compara el volumen corriente medido con el volumen deseado y, automáticamente, regula la PIM (presión de insuflación máxima, presión de trabajo) dentro de los límites predeterminados (desde la presión teleespiratoria hasta el límite de presión) para lograr el volumen corriente definido por el operador. La regulación de la PIM se produce en respuesta al volumen corriente exhalado para disminuir el error debido a la fuga alrededor del TET. El aumento de la PIM de un ciclo al siguiente se limita para evitar la hiperventilación y las oscilaciones indeseadas. Si el volumen corriente supera el 130 % del deseado, se cortará la insuflación en ese punto (una segunda función de seguridad que limita el volumen).

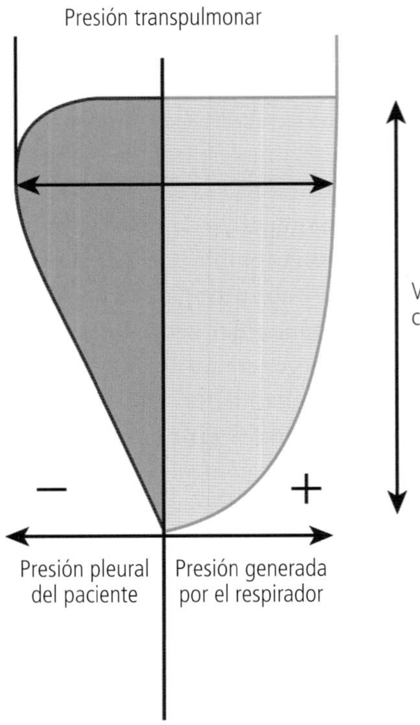

Figura 20-5. En un neonato vigil que respira activamente, el volumen corriente que ingresa en los pulmones se genera debido a la presión transpulmonar, que es la suma de la presión intratorácica negativa generada por el esfuerzo respiratorio espontáneo del neonato y la presión de insuflación positiva generada por el respirador. Debido a que el esfuerzo respiratorio del neonato prematuro es variable e inconsistente, el aporte del neonato a la presión transpulmonar es variable y, por lo tanto, produce un volumen corriente también variable.

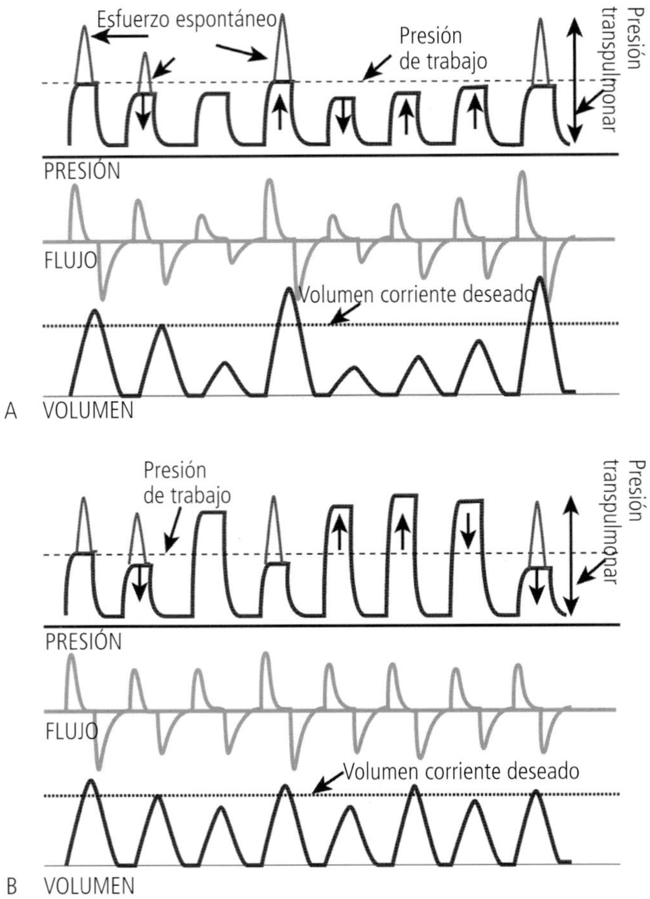

Figura 20-6. A. Como el esfuerzo respiratorio de los neonatos prematuros es variable e inconsistente, el aporte del neonato a la presión transpulmonar es variable, lo cual genera un volumen corriente también variable. En este gráfico, el esfuerzo inspiratorio del neonato está dibujado en azul, superpuesto a la presión del respirador. Este aporte no lo mide ni lo muestra el respirador. Cuando un neonato que respira activamente y que realiza un aporte sustancial a la presión transpulmonar deja de respirar antes del siguiente ciclo del respirador, habrá una caída importante en el volumen corriente administrado. El respirador ajusta la presión de trabajo sobre la base del volumen corriente del ciclo anterior, pero el neonato retoma su respiración, y esto produce importantes fluctuaciones en el volumen corriente. Debido al aumento limitado en la presión de trabajo entre cada respiración, se demora varios ciclos en llegar al volumen corriente deseado cuando el neonato continúa apneico. **B.** La función de VG, tal como está implementada en los dispositivos Dräger, tiene un algoritmo de control separado para regular las insuflaciones activadas y no activadas. El microprocesador utilizará la presión de trabajo del ciclo anterior del mismo tipo (activada o no activada) como punto de partida para el ajuste. En consecuencia, la presión transpulmonar sigue siendo más estable, lo cual permite la administración de un volumen corriente más estable.

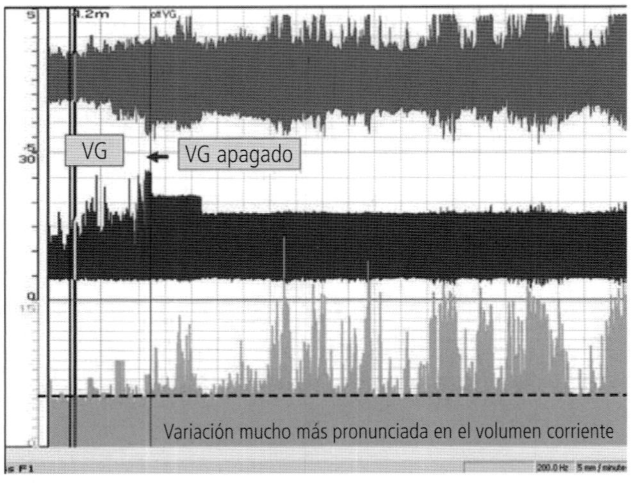

Figura 20-7. El efecto del volumen garantizado (VG) con el algoritmo doble de control frente a la ventilación CP. El flujo se muestra en la parte superior, la presión se muestra en el centro y el volumen corriente (V_C) se muestra en la parte inferior. En la primera parte del gráfico, se observa un V_C relativamente estable, mientras que la presión de insuflación máxima (PIM) es altamente variable. Una vez que se apaga el VG, la PIM se torna invariable (después de que la disminuye de forma manual en dos pasos), mientras que el V_C comienza a oscilar entre cada insuflación, porque, ahora, vemos el efecto de una PIM invariable sobre un esfuerzo espontáneo altamente variable y, a veces, ausente, del neonato.

La modalidad de VG, tal como está implementada en el respirador Dräger, se ha estudiado en mayor profundidad que otros modos de VVD (15). El VG disminuye la incidencia de la hipocapnia y la cantidad de V_C excesivamente elevados (16). Se han publicado pautas clínicas específicas para el VG, las cuales se indican en la **Tabla 20-2** (17, 18). También se ha demostrado que el VG es más eficaz cuando se utiliza con el modo AC que con la VOSI, probablemente debido a que todas las insuflaciones están sujetas al ajuste del volumen (19).

Tabla 20-2. Pautas clínicas de la ventilación con volumen definido.

Recomendación	Justificación
Comienzo de la VVD	
- Implementar la VVD tan pronto como sea posible. - Elegir un modo básico de ventilación sincronizada: se prefiere CP-AC o CP-VPS. - Si se utiliza VOSI + VPS, se debe tener en cuenta que solo las insuflaciones de la VOSI tienen volumen garantizado. - Elegir una frecuencia de respaldo de aproximadamente 10 respiraciones por debajo de la frecuencia respiratoria espontánea: 30/min para los neonatos a término, 40/min para los prematuros. - Elegir una PEEP adecuada según el diagnóstico, el estado actual y la FiO_2 del neonato. - Asegurarse de que el sensor de flujo esté calibrado y funcione correctamente. - Elegir un V_C deseado: ▪ 4,5 ml/kg para los neonatos prematuros típicos con SDR. ▪ 5-6 ml/kg si <700 g. ▪ 5-6 ml/kg si hay SAM o atrapamiento aéreo. ▪ 6 ml/kg si >2 semanas. - Fijar el límite de la PIM entre 3 y 5 cm H_2O por encima de la necesidad esperada de PIM. - Si no se cumple el V_C deseado, asegurarse de que el TET esté bien colocado y, luego, si es necesario, aumentar el límite de la PIM. - Confirmar la aptitud de la ventilación al observar la elevación torácica, auscultar los ruidos respiratorios y monitorear la SpO_2 y la gasometría arterial. - Si se va a pasar de ventilación CP a VVD, igualar el VC generado por el modo CP si la $PaCO_2$ fue satisfactoria y aumentar el límite de la PIM en 3 a 5 cm H_2O.	- La distensibilidad y el esfuerzo respiratorio cambian rápidamente después del parto. - Estos modos ventilatorios producen un V_C más estable y un menor trabajo respiratorio. - La presión de la VPS es un valor fijo, no está sujeta al VG. - La frecuencia respiratoria es una red de seguridad en caso de apnea. Si es demasiado baja, habrá una mayor fluctuación en la SpO_2 y la ventilación minuto; si es demasiado alta, habrá más insuflaciones no activadas. - Como el VG utiliza la menor PIM posible, una PEEP adecuada es fundamental para mantener la CRF. - La medición precisa del V_C es fundamental para la VVD. - El V_C ahora es la variable de control principal: ▪ V_C típico para un neonato prematuro promedio. ▪ Efecto del EM instrumental. ▪ Aumento del EM alveolar. ▪ Aumento del EM anatómico y alveolar. - Para permitir el aumento y la disminución de la presión de trabajo. - Un TET obstruido en la carina provocaría una PIM elevada; un TET colocado en el bronquio derecho provocaría una PIM elevada y volutrauma. - Los V_C deseados que se recomiendan son los promedios poblacionales; cada paciente individual podría requerir un V_C más alto o más bajo. - Modificar la variable de control principal no influye sobre la relación de la distensibilidad, la PIM y el V_C. Permitir que la PIM fluya hacia arriba y hacia abajo según sea necesario. La PIM promedio será menor o igual que la alcanzada con la ventilación CP.
Ajuste subsiguiente	
- Una vez que se conoce la PIM de trabajo, establecer el límite de la PIM en un 25 %-30 % por encima del extremo superior del rango. - Registrar y mencionar en las rondas el rango de la PIM de trabajo, así como su límite. - Si se indica, ajustar el V_C en forma escalonada en aumentos de ~0,5 ml/kg. - Basar los ajustes del V_C en el pH, no en la $PaCO_2$; no disminuir el V_C deseado si el pH no es alcalino. - Disminuir el límite de la PIM según sea necesario para mantenerla entre 25 %-30 % por encima del extremo superior del rango de la PIM. - Evaluar la frecuencia respiratoria del paciente, su comodidad, necesidad de oxígeno y presión de trabajo no solo la gasometría. Aumentar el V_C si es necesario, para lograr una ventilación adecuada. - Verificar siempre la aptitud de la ventilación mediante la valoración clínica, especialmente si parece ser necesario un aumento importante en la ventilación. - Utilizar inicialmente el peso al nacer para determinar el V_C deseado y recordar ajustarlo en función del aumento de peso si el neonato continúa siendo ventilado.	- Función de seguridad importante para alertar al médico respecto de cambios en la ventilación. - El límite de la PIM no refleja con precisión el nivel real de ventilación. - Este paso produce un cambio significativo. - El pH, no la $PaCO_2$, es el control principal del impulso respiratorio. Los neonatos compensan el déficit de bases al hiperventilar. - A medida que la distensibilidad y el esfuerzo respiratorio mejoran, la PIM funcional disminuye. - La taquipnea y las retracciones indican un aumento del trabajo respiratorio. Si el V_C se determina por debajo de la necesidad fisiológica del paciente, el respirador disminuye el PIM, y el neonato debe realizar un mayor esfuerzo para mantener su VM. - Los respiradores pueden fallar. No confiar ciegamente en ningún dispositivo mecánico. - Los cambios a corto plazo en el peso después de nacer reflejan cambios en los líquidos, pero una vez que el neonato comienza a crecer, el V_C debe mantenerse a tono con el peso actual.
Retiro gradual	
- Cuando el pH es lo suficientemente bajo para garantizar un impulso respiratorio, el retiro gradual es automático; no disminuir el V_C deseado para realizar el retiro gradual, a menos que el paciente esté alcalótico. - No indicar o disminuir la sedación/analgesia. - No disminuir el V_C por debajo de 3,5-4 ml/kg. - Contemplar un aumento en la PEEP para mantener una presión de distensión adecuada a medida que la PIM disminuye. - Evitar usar la VOSI y no disminuir gradualmente la frecuencia de respaldo si está usando ventilación CP-AC o CP-VPS. - Observar la visualización gráfica para detectar respiración periódica excesiva o apnea.	- No disminuye la necesidad fisiológica de V_C, sí lo hace la PIM necesaria para alcanzarlo (retiro gradual automático). - Evitar reprimir el impulso respiratorio. - Fijar el V_C por debajo de lo que el neonato necesita impone un trabajo respiratorio excesivo. - La disminución automática de la PIM podría generar atelectasias si la PEEP es relativamente baja. - A medida que la PIM disminuye, el trabajo respiratorio pasa gradualmente del respirador al neonato. El neonato controla la frecuencia del respirador. - El esfuerzo respiratorio inconsistente podría generar el fracaso de la extubación.

Tabla 20-2. Pautas clínicas de la ventilación con volumen definido. *(Continuación)*

Recomendación	Justificación
Extubación	
- Contemplar la extubación si la presión de insuflación es ≤12-15 cm H_2O con una gasometría arterial adecuada. - Puede evaluarse si el neonato está listo para la extubación utilización la PRE. - Siempre debe usarse cafeína antes de la extubación de neonatos prematuros ≤32 semanas. - Siempre debe usarse una presión de distensión con la CPAP, VPPIN o CNAFHE durante al menos 24 horas posteriores a la extubación.	- Estas presiones son lo suficientemente bajas para garantizar que el neonato pueda tomar el control. - Se ha demostrado que la PRE predice exactamente si el neonato está listo para la extubación. - La cafeína disminuye el fracaso de la extubación en neonatos prematuros. - El uso de una presión de distensión en las vías respiratorias tras la extubación disminuye el riesgo de fracaso de la extubación.

AC: asistida/controlada; CPAP: presión positiva continua en las vías respiratorias; EM: espacio muerto; TET: tubo endotraqueal; CRF: capacidad residual funcional; CNAFHE: cánula nasal de alto flujo y humedad elevada; SAM: síndrome de aspiración meconial; VM: ventilación minuto; VPPIN: ventilación con presión positiva intermitente nasal; CP: (ventilación) controlada por presión; PEEP: presión positiva teleespiratoria; PIM: presión de insuflación máxima; VPS: ventilación con presión de soporte; SDR: síndrome de dificultad respiratoria; PRE: prueba de respiración espontánea; VOSI: ventilación obligatoria sincronizada intermitente; VG: volumen garantizado; V_C: volumen corriente; VVD: ventilación con volumen definido.

La elección del V_C adecuado (que se analiza más adelante) depende del tamaño del neonato, del diagnóstico pulmonar y del modo de sincronización básico. Es fundamental tener en cuenta que no hay una configuración universal del V_C en neonatología. Los neonatos más pequeños requieren un V_C/kg bastante superior debido al espacio muerto fijo proporcionalmente mayor del sensor de flujo (20). Los neonatos con afecciones pulmonares que generan un mayor espacio muerto alveolar (por ejemplo, síndrome de aspiración meconial o SDR) también requieren V_C relativamente superiores (21, 22). En función de la frecuencia definida, la VOSI requiere un mayor V_C para administrar la misma ventilación minuto alveolar, ya que hay menos respiraciones que reciben soporte y con volumen definido. A medida que evoluciona la enfermedad pulmonar de base, el V_C deseado que administra una ventilación óptima también cambiará.

El Babylog 8000+ utiliza el V_C exhalado no corregido de la insuflación anterior para regular la presión máxima de la insuflación actual. Esta medición comienza a calcular de manera cada vez más subestimado el verdadero V_C a medida que aumenta la fuga alrededor del TET, lo cual, posiblemente, produzca hipocapnia no intencional cuando dicha fuga supere alrededor del 40 %. Las fugas alrededor del TET que son cada vez más importantes habitualmente se producen cuando los neonatos prematuros permanecen intubados durante >2 semanas, debido al estiramiento de la laringe, y los pacientes pueden requerir una nueva intubación con un TET más grande o volver la ventilación CP, ya que no es posible medir con precisión el V_C ante una fuga tan grande. Con el respirador VN 500, este problema se ha eliminado en gran medida, ya que este respirador, al estar específicamente diseñado para neonatos, emplea un algoritmo eficaz de compensación de fugas. Recomendamos seleccionar la función de compensación de fugas en la configuración predeterminada del respirador para minimizar los errores de medición provocados por las fugas alrededor del TET. La capacidad de compensar de manera eficaz las fugas de hasta un 75 % a 80% es un avance tecnológico notable del VN 500 que hace que el VG pueda usarse en casi todos los neonatos.

Una ventaja evidente del VG es que el retiro gradual se produce automáticamente, en tiempo real, y requiere menos gasometrías arteriales. Con una ventilación minuto estable garantizada por el VG, junto con un monitoreo no invasivo mediante oximetría de pulso, se necesitan realizar pocas extracciones para gasometrías arteriales una vez que se confirma la configuración adecuada. Este sistema eficaz de circuito cerrado provoca rechazo en algunos médicos acostumbrados a realizar ajustes manuales de la configuración del respirador. Como consecuencia, a veces se disminuye el V_C deseado de manera inapropiada, en un intento por retirar gradualmente al paciente del respirador. Debe comprenderse claramente que el V_C fisiológico requerido por el paciente no disminuye (con el tiempo, en realidad podría aumentar); lo que disminuye es la presión necesaria para lograr ese V_C debido a la mayor distensibilidad del aparato respiratorio y a que el neonato respira de manera más eficaz. Disminuir el V_C deseado por debajo de la necesidad fisiológica del paciente aumentará el trabajo respiratorio (23) y podría provocar atelectasias o demorar la extubación exitosa.

PAUTAS CLÍNICAS SUGERIDAS (VÉASE TAMBIÉN LA TABLA 20-2)

Al comenzar con el VG como el modo de ventilación inicial, el V_C deseado debe elegirse con atención en función del tamaño y el estado pulmonar del neonato (véase la **Tabla 20-2**). El límite de presión de insuflación debe fijarse inicialmente entre 3 y 5 cm H_2O por encima del nivel calculado como suficiente para alcanzar ese V_C. Si el V_C deseado no puede alcanzarse con esta configuración, podría tener que aumentarse levemente el límite de presión hasta generar el V_C deseado. Es importante asegurarse de que el TET no esté doblado, mal colocado en el bronquio fuente u obstruido en la carina, ya que estas circunstancias pueden provocar una presión de insuflación inesperadamente elevada. Si se pasa por alto la intubación de un solo pulmón, podría producirse un importante volutrauma o fuga aérea. Si va a cambiar de la ventilación con presión limitada en un neonato cuya $PaCO_2$ se encuentra en un rango aceptable, lo mejor es equilibrar el V_C promedio de varios ciclos —según la medición del respirador— y aumentar el límite de presión de 3 a 5 cm H_2O por encima de la presión empleada durante la ventilación CP para permitir que el microprocesador aumente o disminuya la presión de trabajo según sea necesario. Se recomienda mantener una presión de entre un 25 % y un 30 % por encima del límite superior del rango de presión de trabajo actual y ajustarla periódicamente a medida que mejoren la distensibilidad pulmonar y la respiración del neonato, con lo cual disminuirá la presión de trabajo. Mantener esta relación funciona como un sistema de advertencia precoz y es una función clave de seguridad. Una alarma persistente de «V_C bajo» indica que ha habido un cambio en el estado del paciente en el circuito/TET, y esto debería llevar al médico a realizar una evaluación inmediata del motivo del cambio en la distensibilidad del aparato respiratorio, la posición del TET o el esfuerzo respiratorio del paciente. Se debe tener en cuenta que, con el Babylog 8000+, cuando el sensor de flujo se retira de forma temporaria (por ejemplo, al administrar surfactante o medicamentos nebulizados), si su funcionamiento se ve afectado por el reflujo de secreciones o de surfactante, o si funciona mal por algún motivo, la presión de trabajo volverá por defecto al límite de presión de insuflación máxima (PIM). Si el límite es muy superior que lo que necesita el neonato, podrían alcanzarse V_C perjudicialmente elevados y, si la situación persiste, aparecerá hipocapnia. Asimismo, cuando se utiliza la función de insuflación manual, el respirador utilizará la PIM. Por lo tanto, es importante mantener la PIM lo suficientemente cercana a la presión de trabajo para evitar el volutrauma. Lo ideal es que, cuando el sensor de flujo se retire durante períodos prolongados, por ejemplo, para realizar nebulizaciones, se ajuste la PIM para que coincida con las presiones de trabajo promedio o recientes. Para evitar este riesgo, el VN 500 más nuevo vuelve por defecto a la presión de trabajo más reciente cuando el sensor de flujo no está en funcionamiento. Algunos médicos optan por dejar el límite de la PIM en 40 cm H2O, independientemente de cuál sea la presión de trabajo. Esto simplifica la aplicación del VG y minimiza las alarmas, pero desactiva importantes funciones de seguridad y el valioso sistema de advertencia precoz. Los beneficios del sistema interactivo de circuito cerrado de VG superan las desventajas. El uso de demoras más prolongadas en la activación de las alarmas y de límites de presión adecuados, la prevención de fugas importantes alrededor del TET, la colocación correcta del TET y las medidas adecuadas de comodidad física o la sedación minimizarán las alarmas molestas. Véase las **Tablas 20-2** y **20-3** para conocer más detalles y consejos de resolución de problemas.

Los ajustes subsiguientes del V_C deben estar orientados por la medición de la $PaCO_2$. Con el tiempo, con el estiramiento de las vías respiratorias altas inmaduras debido a la ventilación con presión positiva (traqueomegalia adquirida) (24) y la aparición de DBP, que produce una insuflación más heterogénea y atrapamiento aéreo, se requiere un V_C levemente superior, incluso ante una hipercapnia permisiva (22). Durante el retiro gradual, el pH debe poder ser lo más bajo posible para garantizar un adecuado impulso respiratorio. Si se utiliza sedación, debe disminuirse o retirarse. El VC normalmente no debe disminuirse gradualmente por debajo de los 4 ml/kg para evitar desplazar todo el trabajo respiratorio hacia el neonato. Cuando el VC se configura por debajo de la necesidad fisiológica del neonato, este generará, de manera espontánea, un VC por encima del valor definido, lo cual provocará que la presión de trabajo disminuya hasta la presión positiva teleespiratoria (PEEP). Esto posiblemente provoque un trabajo respiratorio excesivo, y el neonato básicamente estará expuesto a una presión positiva continua en las vías respiratorias debido a una intubación endotraqueal prolongada, y esto no es recomendable. Cuando el neonato pueda mantener un correcto intercambio gaseoso con una baja presión de insuflación, debe intentarse la extubación.

CONTROL DE VOLUMEN REGULADO POR PRESIÓN

El modo de control de volumen regulado por presión (CVRP) del respirador SERVO-i (Maquet, Wayne [Nueva Jersey]) es un modo asistido/controlado, controlado por presión y ciclado por tiempo que utiliza el V_C del ciclo anterior, medido en el extremo del respirador (proximal) del circuito, para regular la presión de insuflación necesaria para lograr el V_C deseado. El aumento de la presión se limita a 3 cm H_2O. Como el ajuste de la presión se basa en la respiración anterior, independientemente de si fue una

Tabla 20-3. Resolución de problemas.

Problema	Posible causa	Acción sugerida
Alarma de V_C bajo (no se llega al volumen deseado). Alarmas recurrentes.	- Menor distensibilidad: ▪ Atelectasia. ▪ Neumotórax/EIP. ▪ TET en el BFD. ▪ TET obstruido en la pared traqueal o en la carina. ▪ Distensión abdominal. ▪ Edema de la pared torácica. ▪ Disminución del esfuerzo del paciente (sedación excesiva, sepsis). ▪ Tórax rígido con inhibición del movimiento torácico con disminución del volumen corriente administrado.	- Evaluar los ruidos respiratorios. - Evaluar la elevación torácica. - Examinar las curvas del respirador. - Reposicionar al paciente o el TET. - Valorar el estado general. - Realizar una radiografía de tórax. - Evaluar el nivel de sedación y actividad del paciente.
	- Aumento de la resistencia ▪ Secreciones en las vías respiratorias. ▪ Plegamiento parcial del TET, ▪ Broncoespasmo. - El límite de la PIM es demasiado cercano a la PT. - La demora en la activación de la alarma es muy breve. - Fuga importante alrededor del TET. - Mal funcionamiento del sensor de flujo. - Episodios de exhalación forzada.	- Evaluar los ruidos respiratorios. - Examinar el TET y el circuito. - Auscultar al paciente y examinar las curvas de flujo. - Observar la presión de trabajo en relación con el límite de la PIM; el límite debe ser aproximadamente 5 cm H_2O por encima del extremo superior del rango de la presión de trabajo para que el respirador pueda aumentar la presión cuando el neonato deje de respirar. - Aumentar la demora en la activación de la alarma de V_C bajo; no es importante saber si algunas insuflaciones no llegaron al volumen deseado, sino saber si esto persiste. - Verificar si hay alguna fuga alrededor del TET en la pantalla del respirador. Se debe tener en cuenta que, al usar la función de compensación de fugas del VN 500, las curvas no indican visualmente la fuga debido a que el respirador muestra el valor corregido. - Evaluar el V_C clínicamente; recalibrar el sensor de flujo según sea necesario - Reconocer todo esto al observar la cesación repentina del flujo de gas, a pesar de que la presión de insuflación sea adecuada. Esto está precedido por un importante flujo espiratorio, y el neonato aumenta su presión abdominal con la maniobra de Valsalva. No existe una forma eficaz de evitar esto, a excepción de los miorrelajantes. Configurar un límite de la PIM superior al habitual mitiga su efecto y permite una recuperación más rápida.
	- Exhalación interrumpida: ▪ Algunos neonatos frenan cada tanto la espiración e invierten brevemente el flujo espiratorio, con lo cual se interrumpe la exhalación completa. El respirador malinterpreta esto como una nueva respiración y utiliza el volumen exhalado de solo la segunda parte de la exhalación, con lo cual calcula el verdadero valor del V_C de forma deficiente.	- Esto se reconoce mediante una irregularidad breve y típica en el flujo espiratorio por encima de 0 durante la exhalación. En la mayoría de los neonatos, es infrecuente y benigno, pero, si es más regular, podría requerir intervención. Intente aumentar la PEEP para evitar la necesidad de frenar la espiración.
El respirador no genera ninguna PIM.	- Desconexión del tubo. - El V_C es demasiado bajo para la necesidad fisiológica del neonato.	- Verificar si hay fugas o desconexión. - Volver a evaluar la configuración del V_C. Si un neonato genera de manera constante un V_C que supera el deseado, el dispositivo continúa disminuyendo la PIM hasta que se equipara con la PEEP.

Tabla 20-3. Resolución de problemas. *(Continuación).*

Problema	Posible causa	Acción sugerida
El respirador genera una PIM baja, que no aumenta a pesar de que el V_C es bajo o nulo.	- Obstrucción completa del TET. Cuando el dispositivo detecta una obstrucción completa del TET o del circuito, la PIM disminuye hasta aproximadamente la mitad del valor anterior y suena una alarma. Esta es una función de seguridad para evitar una PIM excesiva una vez que se elimine la obstrucción.	- Verificar si hay obstrucción del TET o si el tubo está doblado, en cuyo caso, hay que corregirlo. El TET puede obstruirse con secreciones o surfactantes viscosos.
$PaCO_2$ persistentemente baja.	- Acidosis metabólica. - Excitación psicomotora.	- Evaluar el pH, no solo la $PaCO_2$. El centro respiratorio responde al pH y es normal la compensación respiratoria ante el déficit de bases. - Garantizar la posición óptima y la comodidad del neonato. Administrar sedación si es necesario.
Taquipnea, aumento del trabajo respiratorio.	- V_C configurado en un nivel demasiado bajo. - Excitación psicomotora.	- La ventilación insuficiente produce taquipnea y retracciones. Volver a evaluar la aptitud de la configuración del V_C. - Ídem anterior.

TET: tubo endotraqueal; PEEP: presión positiva teleespiratoria; EIP: enfisema intersticial pulmonar; PIM: presión de insuflación máxima; BFD: bronquio fuente derecho; V_C: volumen corriente; PT: presión de trabajo.

respiración asistida o una insuflación no activada por el paciente, el esfuerzo respiratorio variable o intermitente del paciente provocará fluctuaciones en el V_C. La principal limitación del modo de CVRP del respirador SERVO-i en los neonatos es el cálculo excesivo del V_C medido en forma proximal (en el extremo del circuito del respirador), en lugar de en la abertura de las vías respiratorias. Un sensor de flujo opcional colocado en el tubo en Y permite una monitorización más precisa del V_C, pero la regulación con aportes oscilatorios («servorregulación») de la presión de insuflación igual se basa en la medición del flujo a nivel proximal. Existe una compensación de la distensibilidad del circuito para corregir la compresión del gas en el circuito, pero es ineficaz cuando hay una fuga alrededor del TET. La confiabilidad de la compensación de la distensibilidad decae cuanto menor es el peso del neonato y podría provocar amplias variaciones del V_C aparente en los neonatos diminutos. Por lo tanto, la función de compensación de la distensibilidad generalmente no se utiliza en los neonatos prematuros pequeños. Como la pérdida sustancial del V_C debido a la compresión del gas en el circuito es una realidad, el V_C definido debe ser dos o tres veces mayor del V_C exhalado deseado en la abertura de las vías respiratorias.

Al iniciar el CVRP, pueden usarse distintos métodos para configurar el V_C deseado. Si se cuenta con un sensor de flujo proximal, debe usarse para medir directamente el V_C exhalado y ajustar el valor definido ($V_{def.}$) para lograr un V_C exhalado de aproximadamente 5 ml/kg, con las mismas precauciones de igualar el V_C deseado a la situación específica, tal como se describe para el VG. Si se cambia al neonato de un modo limitado por presión un método habitual es fijar el volumen corriente como sigue: 1) para igualar los volúmenes ($V_{def.}$) generados por la ventilación CP o 2) para generar presiones de insuflación similares a las que se utilizaban en la ventilación CP. Si el neonato comienza directamente con CVRP sin un sensor de flujo opcional, el operador debe confiar en la evaluación clínica de la elevación torácica y en los ruidos respiratorios para determinar el $V_{def.}$ adecuado, teniendo en cuenta que una parte sustancial del V_C se perderá en el circuito. La evaluación clínica de la aptitud de la ventilación debe complementar el análisis por gasometría arterial. De manera similar a otras modalidades de VVD, la presión necesaria para lograr el V_C deseado disminuye automáticamente a medida que mejoran la distensibilidad pulmonar y el esfuerzo del paciente. El V_C deseado no debe disminuirse por debajo de los 4 ml/kg de volumen exhalado en la abertura de las vías respiratorias por los mismos motivos que se describen en la sección anterior sobre VG. Un ensayo clínico aleatorizado sobre el CVRP comparó el respirador Servo 300 y la VOSI con presión limitada en neonatos de muy bajo peso al nacer, pero no demostró ninguna ventaja del CVRP (25).

SOFTWARE VOLUME VENTILATION PLUS

El *software* Volume Ventilation Plus (Puritan Bennett 840, Covidien/Medtronic, Mineápolis [Minnesota]) constituye un modo ventilatorio complejo que combina dos tipos de insuflación bimodal con volumen definido: control de volumen *plus*, para la administración de insuflaciones obligatorias en el modo de AC y VOSI, y el volumen de soporte, para brindar soporte a las respiraciones espontáneas en el modo de ventilación espontánea. El respirador ajusta la presión de insuflación hasta el V_C deseado. Como el V_C no se mide de manera rutinaria en el TET, es funcionalmente similar a los modos CV y CVRP que se describen anteriormente. Así, la elección de la configuración del volumen refleja el V_C proximal y debe compensar la pérdida de volumen debido a la compresión en el circuito del respirador. Se recomienda usar un sensor de flujo proximal, si es posible, con los mismos parámetros que se indican anteriormente. Repetimos que se debe evitar la intubación accidental del bronquio fuente derecho, tal como ya describimos. Este *software* para respiradores está diseñado principalmente para pacientes adultos, y no hay estudios publicados que evalúen su rendimiento clínico en neonatos prematuros pequeños.

VENTILACIÓN CON VOLUMEN DEFINIDO

La VVD, tal como está implementada en el respirador Hamilton G5 (Hamilton Medical, Reno [Nevada]), es una modalidad cuya funcionalidad es similar al VG. El dispositivo ajusta la presión de insuflación en respuesta a cualquier desviación del valor deseado en el V_C medido. Se trata de una modalidad relativamente nueva sobre la cual no hay bibliografía publicada respecto de su seguridad y eficacia, pero parece funcionar de manera similar al VG estándar y, por lo tanto, deberían aplicarse pautas similares a su uso.

VOLUMEN CORRIENTE DEFINIDO

El volumen corriente definido (VCD) es una modalidad incorporada a los respiradores neonatales SLE 4000 y SLE 5000 (Specialised Laboratory Equipment Ltd., Croydon [Reino Unido]) y no está disponible en los Estados Unidos, pero sí se utiliza ampliamente fuera de Norteamérica. El VCD estándar es, básicamente, una función simple de limitación del volumen. El dispositivo aumenta el tiempo de ascenso de la onda de presión para mejorar la probabilidad de limitar con eficacia el V_C al valor deseado. Para evitar el riesgo de una PIM excesiva al apagar la función de VCD, la PIM desciende automáticamente a 5 milibares por encima de la PEEP, y, entonces, el usuario debe ajustar la PIM de manera activa. Depender de la medición del V_C inspiratorio podría llevar a la administración de un V_C inadecuado y a una fuga importante alrededor del TET. Una mejora reciente, conocida como VCD*plus*, hace que la modalidad se desempeñe de manera más similar al VG utilizando la medición del V_C y modulando activamente la presión de insuflación hasta llegar al V_C deseado. También se incorporó una función de compensación de fugas.

LIMITACIÓN DEL VOLUMEN

Algunos respiradores antiguos de presión limitada emplean una función sencilla de limitación del volumen que simplemente corta la insuflación cuando se administra el máximo V_C permitido. Si la presión de insuflación se fija muy por encima de la necesaria para administrar el volumen límite, esta estrategia provocará tiempos de insuflación muy cortos y cortará la insuflación en el flujo máximo o cerca de él. Esta situación expone las vías respiratorias de los neonatos a una presión mayor de la necesaria y no permite que se complete la insuflación, con un breve tiempo de permanencia del gas intrapulmonar que limita su distribución dentro de los pulmones. Asimismo, esta estrategia no ofrece ningún mecanismo para garantizar la administración de un V_C adecuado en caso de que la distensibilidad pulmonar se deteriore o que el esfuerzo del paciente se torne inadecuado. Estos dispositivos ahora se han reemplazado por algoritmos más sofisticados en la generación más reciente de respiradores, pero igual siguen usándose en algunos centros. Con estos dispositivos, es importante prestar atención a si el límite de volumen se alcanza en forma regular, y disminuir la configuración de la presión de insuflación para administrar un V_C justo por debajo de dicho límite.

LA IMPORTANCIA DE LA ESTRATEGIA DE VENTILACIÓN A PULMÓN ABIERTO

Los beneficios de la VVD no se percibirán por completo a menos que se garantice un V_C distribuido en forma pareja hacia un «pulmón abierto». Si bien se sabe desde hace mucho tiempo que una PEEP adecuada mitiga el daño pulmonar, la advertencia de Burkhard Lachmann hace más de 20 años («¡Abran los pulmones y manténganlos abiertos!» [26]) ha sido ignorada por muchos durante la ventilación mecánica, a pesar de la sólida justificación fisiológica y de la concluyente evidencia experimental a su favor (27). Esto se debe, como puede apreciarse en la **Figura 20-8**, a que, al ventilar pulmones parcialmente atelectásicos, el V_C intentará ingresar en la parte ya ventilada de los pulmones, porque la presión necesaria para hacerlo es menor que la presión crítica de apertura de los alvéolos atelectásicos (ley de LaPlace). Así, es inevitable que, al ventilar pulmones parcialmente atelectásicos, se produzca una hiperexpansión de esta parte relativamente sana del pulmón, con un subsiguiente volutrauma/biotrauma, incluso cuando el V_C se encuentra dentro del rango normal. Asimismo, las zonas con atelectasias generan la exudación de un líquido rico en proteínas (las membranas hialinas vistas por un anatomopatólogo), con una mayor inactivación del surfactante y la liberación de mediadores de la inflamación. Las fuerzas de cizallamiento y la tensión despareja en zonas en las que las atelectasias conviven con las de hiperinsuflación profundizan el daño. Por lo tanto, el concepto del pulmón abierto (28-30), que garantiza que el V_C se distribuya de manera uniforme por todo el pulmón, debe ser un componente fundamental de cualquier estrategia de ventilación neumoprotectora (véase también el **Capítulo 19**).

ALARMAS Y RESOLUCIÓN DE PROBLEMAS

Los modos de VVD generan alarmas que no existen en la ventilación sencilla CP, y estas se tornan molestas si se activan en exceso. Las alarmas están diseñadas para indicar si el paciente está recibiendo el nivel de ventilación

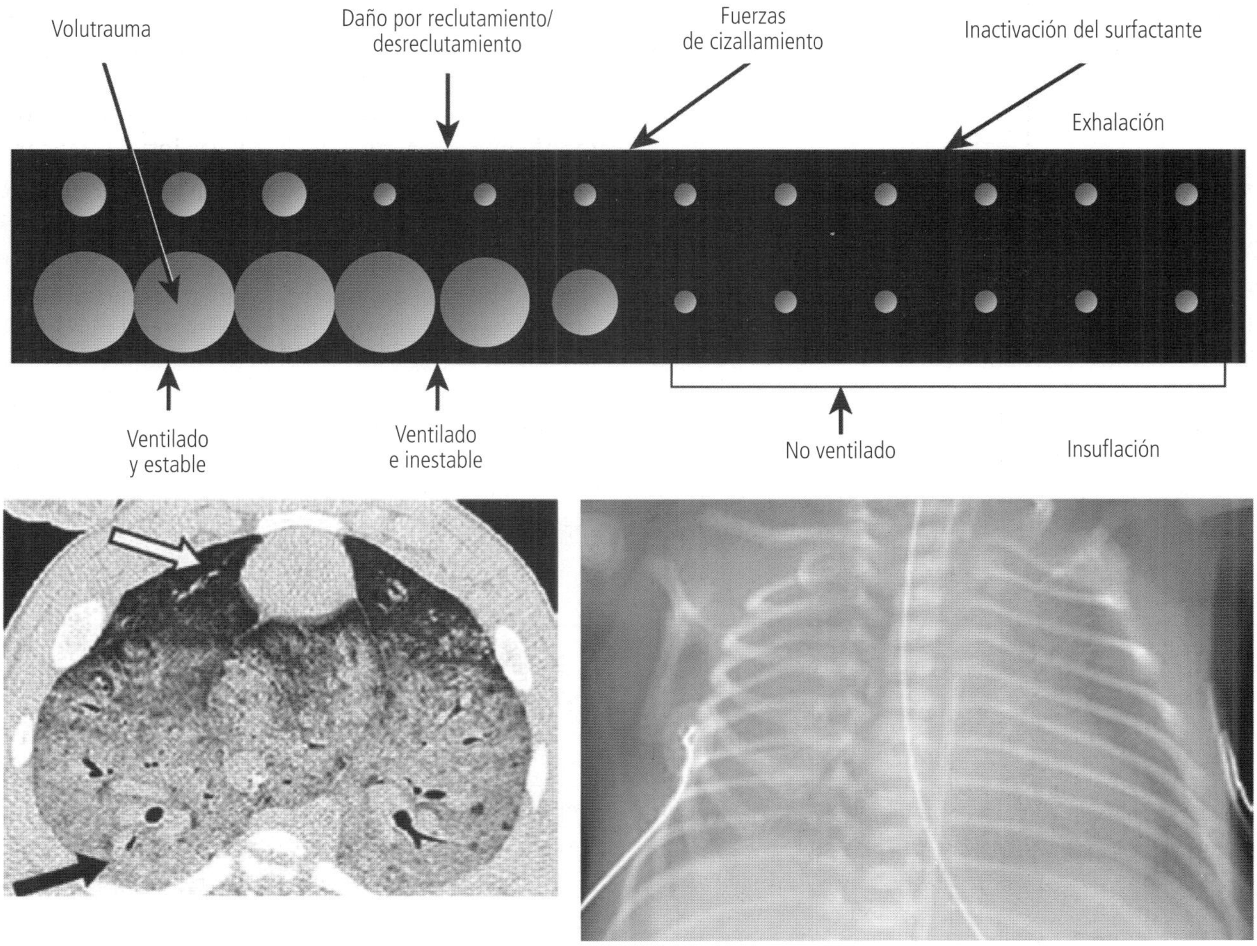

Figura 20-8. La importancia del concepto del pulmón abierto. Mientras que las radiografías anteroposteriores de tórax hacen que los pulmones de un neonato con síndrome de dificultad respiratoria luzcan homogéneos (imagen inferior derecha), este es un artefacto de una visión bidimensional de una estructura tridimensional. Las atelectasias tienen una distribución dependiente de la gravedad, tal como puede observarse en la tomografía computarizada de la imagen inferior izquierda. Esta situación se representa en forma de diagrama en la parte superior. Ventilar los pulmones en presencia de atelectasias generalizadas producen atelectrauma. La inactivación del surfactante en las zonas atelectásicas, las fuerzas de cizallamiento en el límite entre las partes ventiladas y no ventiladas del pulmón y el daño producido por el colapso y la apertura repetitiva de los alvéolos inestables contribuyen al daño pulmonar. Quizá lo más importante para destacar es que el gas que expande los pulmones parcialmente atelectásicos intentará ingresar en las partes del pulmón ya ventiladas, lo cual requiere una menor presión de distensión que la presión crítica de apertura de los pulmones atelectásicos (ley de LaPlace). Por lo tanto, incluso un volumen corriente normal y fisiológico que ingrese en la baja proporción de alvéolos abiertos inevitablemente provocará hiperexpansión y volutrauma.

deseado. Una disminución importante en la distensibilidad pulmonar o en el esfuerzo respiratorio espontáneo, la extubación no programada inminente y los episodios de exhalación forzada generarán alarmas de «V_C bajo». Si se utiliza adecuadamente, esta información debería mejorar la atención de los neonatos más vulnerables. Es importante evaluar la causa de las alarmas y corregir los problemas que puedan corregirse. Las grandes fugas producen un cálculo deficiente del V_C administrado y activan la alarma de V_C bajo cuando el dispositivo no es capaz de alcanzar el V_C deseado en la PIM fijada. Con el antiguo Babylog 8000+ y otros dispositivos con modos de VG que no cuentan con una compensación de fugas eficaz, cuando la fuga supera el 40 % al 50 %, el modo de VG deja de funcionar de manera confiable debido a la incapacidad de medir el V_C con precisión. Este problema es mucho menos significativo con el respirador VN 500. Las alarmas son importantes y no deben ignorarse. Si la alarma de V_C bajo suena de manera repetida en ausencia de una fuga excesiva, se debe aumentar el límite de presión e investigar la causa. Véase la **Tabla 20-3** para conocer cómo resolver distintos problemas.

Las alarmas innecesarias pueden evitarse al optimizar las configuraciones y los límites de dichas alarmas.

Configurar demoras más prolongadas en la activación de las alarmas y límites de presión adecuados, evitar fugas importantes alrededor del TET y tomar medidas adecuadas para garantizar la comodidad física del neonato, o bien recurrir a la sedación, también minimizarán las alarmas.

CONCLUSIÓN

Actualmente, existe sólida evidencia que respalda el uso del V_C como la variable de control principal de la ventilación mecánica en los neonatos. Se ha demostrado que la VVD mejora diversos resultados clínicos importantes, pero su penetración en la práctica clínica ha sido sorprendentemente lenta en la mayor parte del mundo, a excepción de Australia, Escandinavia e Italia. Parece ser que muchos médicos aún son reacios a abandonar su terreno conocido y adoptar el cambio de paradigma que representa la VVD (31). La disponibilidad de los equipos ya no representa un obstáculo para la aceptación, al menos en las partes del mundo que cuentan con un abastecimiento razonable de recursos. Hoy en día, casi todos los respiradores que se utilizan en cuidados intensivos neonatales emplean algún tipo de VVD, y los dispositivos más nuevos, diseñados específicamente para neonatos, tienen un excelente rendimiento, incluso en los neonatos muy pequeños. Sin embargo, cabe destacar que cada respirador es diferente. Es fundamental que el usuario se familiarice con las funciones y las limitaciones específicas de su dispositivo en particular. El lector puede recurrir al **Capítulo 25** de esta obra y a manuales de usuario de sus respectivos dispositivos para obtener más información. Un respirador es solo una herramienta en manos de un médico; una herramienta que puede usarse bien o mal. Quizá ya sea tiempo de abandonar el término *daño pulmonar inducido por ventilación mecánica* y reemplazarlo por *daño pulmonar inducido por el médico*, ¡ya que somos nosotros quienes configuramos el respirador!

REFERENCIAS

1. D. Dreyfuss, P. Soler, G. Basset, G. Saumon: High inflation pressure pulmonary edema. Respective effects of high airway pressure, high tidal volume, and positive end-expiratory pressure. Am Rev Respir Dis. 137 (5):1159-1164 1988 3057957
2. L.A. Hernandez, K.J. Peevy, A.A. Moise, J.C. Parker: Chest wall restriction limits high airway pressure-induced lung injury in young rabbits. J Appl Physiol. 66 (5):2364-23681989 2745302
3. D. Dreyfuss, G. Saumon: Role of tidal volume, FRC, and end-inspiratory volume in the development of pulmonary edema following mechanical ventilation. Am Rev Respir Dis. 148 (5):1194-1203 1993 8239153
4. S. Fujimoto, H. Togari, N. Yamaguchi, F. Mizutani, S. Suzuki. Sobajima: Hypocarbia and cystic periventricular leukomalacia in premature infants. Arch Dis Child. 71(2):F107-F110 1994 7979462
5. T.E. Wiswell, L.J. Graziani, M.S. Kornhauser, *et al.*: Effects of hypocarbia on the development of cystic periventricular leukomalacia in premature infants treated with high-frequency jet ventilation. Pediatrics. 98 (5):918-924 1996 8909486
6. J. Fabres, W.A. Carlo, V. Phillips, G. Howard, N. Ambalavanan: Both extremes of arterial carbon dioxide pressure and the magnitude of fluctuations in arterial carbon dioxide pressure are associated with severe intraventricular hemorrhage in preterm infants. Pediatrics. 119 (2):299-305 2007 17272619
7. J.R. Kaiser, C.H. Gauss, M.M. Pont, D.K. Williams: Hyperc apnia during the first 3 days of life is associated with severe intraventricular hemorrhage in very low birth weight infants. J Perinatol: Off J California Perinatal Assoc. 26 (5):279-285 2006
8. J.R. Kaiser: Both extremes of arterial carbon dioxide pressure and the magnitude of fluctuations in arterial carbon dioxide pressure are associated with severe intraventricular hemorrhage in preterm infants. Pediatrics. 119 (5):1039-1040 200717473113
9. K. Luyt, D. Wright, J.H. Baumer: Randomised study comparing extent of hypocarbia in preterm infants during conventional and patient triggered ventilation. Arch Dis Child Fetal Neonatal Ed. 84 (1):F14-F17 2001 11124917

10. K. Wheeler, C. Klingenberg, N. McCallion, C.J. Morley, P.G. Davis: Volume-targeted versus pressure-limited ventilation in the neonate. Cochrane Database Syst Rev.11:CD003666 2010 21069677
11. W. Peng, H. Zhu, H. Shi, E. Liu: Volume-targeted ventilation is more suitable than pressure-limited ventilation for preterm infants: a systematic review and meta-analysis. Arch Dis Child Fetal Neonatal Ed. 99 (2):F158-F165 2014 24277660
12. M.L. Cannon, J. Cornell, D.S. Tripp-Hamel, *et al.*: Tidal volumes for ventilated infants should be determined with a pneumotachometer placed at the endotracheal tube. Am J Respir Crit Care Med. 162 (6):2109-2112 2000 11112123
13. J. Singh, S.K. Sinha, P. Clarke, S. Byrne, S.M. Donn: Mechanical ventilation of very low birth weight infants: is volume or pressure a better target variable?. J Pediatr. 149(3):308-313 2006 16939738
14. J.J. Pillow, G. Musk, C. McLean, *et al.*: Variable ventilation improves ventilation and lung compliance in preterm lambs. Intensive Care Med. 37 (8):1352-1359 2011 21567115
15. M. Keszler: State of the art in conventional mechanical ventilation. J Perinatol: Off J California Perinatal Assoc. 29 (4):262-275 2009
16. M. Keszler, K. Abubakar: Volume guarantee: stability of tidal volume and incidence of hypocarbia. Pediatr Pulmonol. 38 (3):240-245 2004 15274104
17. M. Keszler: Clinical guidelines for the use of volume guarantee: practice guidelines for bedside. Clin Perinatol. 34 (1):107-116 2007 17394933
18. C. Klingenberg, K.I. Wheeler, P.G. Davis, C.J. Morley: A practical guide to neonatal volume guarantee ventilation. J Perinatol: Off J California Perinatal Assoc. 31 (9):575-585 2011
19. K. Abubakar, M. Keszler: Effect of volume guarantee combined with assist/control vs synchronized intermittent mandatory ventilation. J Perinatol: Off J California Perinatal Assoc. 25 (10):638-642 2005
20. S. Nassabeh-Montazami, K.M. Abubakar, M. Keszler: The impact of instrumental dead-space in volume-targeted ventilation of the extremely low birth weight (ELBW) infant. Pediatr Pulmonol. 44 (2):128-133 2009 19061234
21. S. Sharma, S. Clark, K. Abubakar, M. Keszler: Tidal volume requirement in mechanically ventilated infants with meconium aspiration syndrome. Am J Perinatol.32 (10):916-919 2015 25738789
22. M. Keszler, S. Nassabeh-Montazami, K. Abubakar: Evolution of tidal volume requirement during the first 3 weeks of life in infants <800 g ventilated with Volume Guarantee. Arch Dis Child Fetal Neonatal Ed. 94 (4):F279-F282 2009 19060010
23. D.S. Patel, A. Sharma, M. Prendergast, G.F. Rafferty, A. Greeno ugh: Work of breathing and different levels of volume-targeted ventilation. Pediatrics. 123 (4):e679-684 2009 19254970
24. V.K. Bhutani, W.G. Ritchie, T.H. Shaffer: Acquired tracheomegaly in very preterm neonates. Am J Dis Child. 140 (5):449-452 1986 3962939
25. C.T. D'Angio, P.R. Chess, S.J. Kovacs, *et al.*: Pressure-regulated volume control ventilation vs synchronized intermittent mandatory ventilation for very low-birth-weight infants: a randomized controlled trial. Arch Pediatr Adolesc Med. 159 (9):868-875 2005 16143747
26. B. Lachmann: Open up the lung and keep the lung open. Intensive Care Med. 18(6):319-321 1992 1469157
27. S. Tsuchida, D. Engelberts, V. Peltekova, *et al.*: Atelectasis causes alveolar injury in nonatelectatic lung regions. Am J Respir Crit Care Med. 174 (3):279-289 2006 16675780
28. A.H. van Kaam, A. de Jaegere, J.J. Haitsma, W.M. Van Aalderen, J.H. Kok, B. Lachmann: Positive pressure ventilation with the open lung concept optimizes gas exchange and reduces ventilator-induced lung injury in newborn piglets. Pediatr Res.53 (2):245-253 2003 12538782
29. A.H. van Kaam, J.J. Haitsma, A. De Jaegere, W.M. van Aalderen, J.H. Kok, B. Lachmann: Open lung ventilation improves gas exchange and attenuates secondary lung injury in a piglet model of meconium aspiration. Crit Care Med. 32 (2):443-4492004 14758162
30. A.H. van Kaam, P.C. Rimensberger: Lung-protective ventilation strategies in neonatology: what do we know–what do we need to know?. Crit Care Med. 35 (3):925-931 2007 17255875
31. 31 Keszler M: The long road to acceptance. Commentary on O. Chowdhury et al: Randomised trial of volume-targeted ventilation versus pressure-limited ventilation in acute respiratory failure in prematurely born infants (Neonatology 2013;104:290-294).

Capítulo 21

Técnicas especiales de ventilación mecánica

Nelson Claure, MSc, PhD
Eduardo Bancalari, MD

INTRODUCCIÓN

La atención de neonatos prematuros con insuficiencia respiratoria ha avanzado a pasos agigantados durante las últimas décadas, pero una parte importante de los neonatos muy prematuros sobreviven con algún grado de dificultad respiratoria, visual o del desarrollo neurológico. Esta realidad pone de manifiesto la necesidad de continuar mejorando los métodos y el monitoreo de la ventilación mecánica en esta población. Existe una amplia variedad de modos de ventilación mecánica «estándar» que se analizan en otros capítulos de esta obra. Como resultado de avances en el *hardware*, el *software* y las tecnologías de detección que permiten realizar un control más dinámico de las funciones ventilatorias, existen nuevas estrategias y técnicas para brindar ventilación mecánica y oxígeno complementario a los neonatos prematuros. La tecnología continúa evolucionando, y estas técnicas aún no se utilizan de manera generalizada debido a cuestiones normativas o a la escasez de evidencia concluyente respecto de sus beneficios. En este capítulo, se describen estas modalidades de ventilación mecánica y se analizan la justificación y la evidencia de las ventajas y las posibles limitaciones.

CONTROL DE CIRCUITO CERRADO DEL OXÍGENO INSPIRADO

La mayoría de los neonatos prematuros requieren oxígeno suplementario para mantener concentraciones adecuadas en sangre arterial. Sin embargo, se ha demostrado ampliamente que, en la atención clínica de rutina, el ajuste manual de la fracción de oxígeno inspirado (FiO_2) no suele ser capaz de mantener la saturación de oxígeno arterial (SpO_2) dentro de los límites indicados. Se ha informado que los neonatos prematuros pasan casi un tercio del tiempo con niveles de SpO_2 por encima de los límites deseados debido a una FiO_2 excesiva (1, 2). Como consecuencia, se produce hiperoxemia, la cual aumenta el riesgo de daño ocular, cerebral y a otros órganos, mientras que la exposición excesiva al oxígeno inspirado aumenta el riesgo de padecer daño oxidativo a los pulmones (3-8). El mismo informe demostró que los neonatos prematuros pasan casi una quinta parte del tiempo con una SpO_2 por debajo de los límites deseados (1), y esto se debe a que, con frecuencia, se observan episodios de hipoxemia en los neonatos prematuros debido a su inestabilidad respiratoria. Estos episodios aumentan en frecuencia con la edad posnatal, en especial en los neonatos que padecen una enfermedad pulmonar crónica (9-12). La mayoría de estos episodios son espontáneos (13-15), pero algunos están relacionados con la atención que reciben. La respuesta del personal médico puede influir en la duración y la gravedad de estos episodios. Sin embargo, la disponibilidad del personal para realizar esta tarea durante la atención estándar suele ser limitada. El personal aumenta la FiO_2 durante estos episodios, pero la resolución de la hipoxemia no siempre va acompañada de un retorno inmediato a la FiO_2 basal, lo cual puede provocar una subsiguiente hiperoxemia (16). La aparición de episodios de hipoxemia está, en parte, relacionada con el nivel basal de SpO_2. Los neonatos generalmente toleran niveles superiores de SpO_2 cuando padecen episodios de hipoxemia frecuentes, en un intento por evitar su aparición, pero esta práctica puede provocar hiperoxemia. Por el contrario, el uso de límites menores de SpO_2 para evitar la hiperoxemia puede provocar un aumento en la frecuencia de los episodios de hipoxemia (17-19).

Los efectos de la disponibilidad del personal sobre el mantenimiento de la SpO_2 dentro de los límites deseados, se documentaron mediante una disminución en la proporción de tiempo con una SpO_2 dentro de los límites a medida que disminuía la relación personal de enfermería/neonatos (20), y esto se debió principalmente a que los neonatos pasaron un tiempo más prolongado en estado de hiperoxemia.

Como casi nunca se logra mantener una SpO_2 consistente dentro de los límites indicados en los neonatos prematuros que reciben suplementación de oxígeno, es frecuente la exposición a la hiperoxemia y a la hipoxemia. Los sistemas de control de circuito cerrado automático de la FiO_2 incorporados a los respiradores neonatales se han propuesto como una herramienta para ayudar a los profesionales sanitarios a mantener la SpO_2 dentro de los límites indicados y a disminuir la exposición a niveles extremadamente altos y bajos de SpO_2. Estos sistemas ajustan la FiO_2 de manera continua y buscan mantenerla dentro de los límites indicados por el médico. La **Figura 21-1** muestra registros representativos de la SpO_2 y de la FiO_2 de un neonato prematuro con episodios frecuentes de hipoxemia durante el control manual y automático de la FiO_2.

Estudios sobre la viabilidad y la eficacia teórica a corto plazo han demostrado que los sistemas de control de circuito cerrado de la FiO_2 son más efectivos para mantener la SpO_2 dentro de los límites deseados que el control manual durante la atención de rutina e iguales o mejores que un miembro del personal de enfermería dedicado especialmente a esta tarea (21-33). La eficacia teórica relativa de los sistemas automáticos, en comparación con el ajuste manual, obtenida en estos ensayos clínicos se muestra en la **Tabla 21-1**. El control de circuito cerrado de la

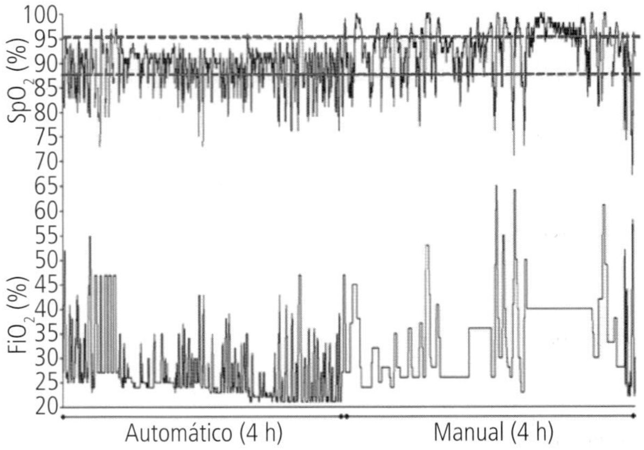

Figura 21-1. El gráfico muestra los ajustes frecuentes automáticos y manuales de la FiO_2 para mantener la SpO_2 dentro de los límites deseados (líneas punteadas) en un neonato con episodios frecuentes de hipoxemia. Los ajustes automáticos disminuyeron los períodos con una SpO_2 por encima de los límites indicados y lograron una disminución consistente del valor basal de la FiO_2 durante el período de 4 horas. (Tomada de la referencia 25).

FiO_2 también produjo una disminución consistente en la proporción de tiempo que los neonatos pasaron con una SpO_2 por encima de los límites deseados, en comparación con el control manual.

La proporción de tiempo con una SpO_2 por debajo de los límites deseados no se redujo de manera consistente mediante el control de circuito cerrado, en comparación con el control manual de la FiO_2. Estudios realizados en neonatos con episodios frecuentes de hipoxemia demostraron una mayor cantidad de episodios breves con una SpO_2 levemente por debajo de los límites deseados, pero una disminución consistente en los episodios graves y prolongados de hipoxemia durante el control de circuito cerrado de la FiO_2. Este hallazgo ilustra el hecho de que los sistemas de control cerrado de la FiO_2 no previenen los episodios de hipoxemia, pero pueden atenuar su duración y gravedad.

En estos estudios, la cantidad de cambios manuales en la FiO_2 fue mínima durante el control automático de dicha fracción. Esto sugiere posibles ahorros en la carga de trabajo del personal y la posibilidad de trasladar el esfuerzo del personal a otras áreas de la atención clínica.

La activación de las alarmas de la SpO_2 se encuentra entre los episodios más frecuentes en las unidades de cuidados intensivos neonatales. Si bien no se han evaluado aún durante el uso prolongado, los sistemas de control automático de la FiO_2 pueden tener consecuencias sobre el síndrome de habituación a las alarmas de SpO_2 de parte del personal. Por el contrario, la disminución en la atención por parte del personal es una posible consecuencia no intencional de los sistemas de control automático de la FiO_2. Un aumento automático de la FiO_2 durante un episodio de hipoxemia puede enmascarar un deterioro respi-

Tabla 21-1. Mantenimiento de los límites deseados de la SpO_2 durante el control manual y el control de circuito cerrado de la FiO_2.

	Límites deseados de la SpO_2	% de tiempo dentro de los límites deseados	
		Control manual de la FiO_2	Control de circuito cerrado de la FiO_2
Bhutani, 1992	94 %-96 %	54	81
Morozoff, 1993	90 %-95 %	39	50
Claure, 2001	88 %-96 %	66	75
Urschitz, 2004	87 %-96 %	82	91
Claure, 2009	88 %-95 %	42	58
Morozoff, 2009	90 %-96 %	57	73
Claure, 2011	87 %-93 %*	39	47
Waitz, 2014	88 %-96 %	69	76
Hallenberger, 2014	Cuatro centros (90 %-95 %, 80 %-92 %, 83 %-93 %, 85 %-94 %)	61	72
Zapata, 2014	85 %-93 %	34	58
Lal, 2015	90 %-95 %	60	69
Van Kaam, 2015	89 %-93 %*	54	62
	91 %-95 %	58	62

* Incluye períodos con una SpO_2 mayor (>) del rango objetivo mientras que la FiO2 es de 0,21.

ratorio que, de otro modo, podría manifestarse como una SpO_2 persistentemente baja. Por lo tanto, es fundamental que el personal clínico continúe monitoreando el estado ventilatorio al igual que siempre cuando se utilicen estos sistemas y que los sistemas de control de circuito cerrado de la FiO_2 alerten a los médicos cuando exista una necesidad persistente de aumentar la FiO_2.

Los centros neonatales han adoptado límites deseados específicos para la SpO_2 en neonatos prematuros. Sin embargo, puede haber discrepancias importantes entre los límites deseados y los límites reales de la SpO_2 durante la atención de rutina. Se recomienda precaución al optar por que los límites de la SpO_2 sean configurados por sistemas automáticos, ya que puede haber importantes implicancias clínicas que se tornen evidentes cuando la SpO_2 se mantenga dentro de dichos límites de manera consistente. Esto es de particular importancia debido a que los límites óptimos de la SpO_2 para esta población no se han establecido claramente.

En resumen, los ensayos clínicos a corto plazo demostraron que el control de circuito cerrado de la FiO_2 puede mejorar el ajuste de la SpO_2 y disminuir la exposición a la hiperoxemia, la suplementación de oxígeno y los episodios de hipoxemia grave. Aún falta determinar si el uso clínico generalizado de esta tecnología puede tener consecuencias sobre los resultados visuales, respiratorios y neurológicos a largo plazo en los neonatos prematuros.

TÉCNICAS DE VENTILACIÓN

Ventilación con asistencia proporcional

Las enfermedades pulmonares de base pueden influir significativamente sobre las propiedades mecánicas del aparato respiratorio de los neonatos prematuros. Las afecciones restrictivas, tales como el síndrome de dificultad respiratoria (SDR), disminuyen la distensibilidad pulmonar e implican una carga elástica sobre la bomba respiratoria del neonato, mientras que las afecciones obstructivas (aumento de la resistencia de las vías respiratorias) imponen cargas resistivas. En la mayoría de los casos, estas cargas aumentadas conllevan a un mayor esfuerzo respiratorio para mantener la ventilación, lo cual provoca un mayor trabajo respiratorio y un mayor consumo de oxígeno y gasto calórico, además de dificultad respiratoria. Cuando el neonato se cansa o el esfuerzo es insuficiente, el paciente presenta hipoventilación e insuficiencia respiratoria.

La ventilación con asistencia proporcional (VAP) es una modalidad en la cual la presión generada por el respirador aumenta en proporción al volumen, el flujo o ambos, generados por el esfuerzo inspiratorio del neonato. Los factores de ganancia o proporcionalidad mediante los cuales aumenta la presión positiva en relación con el volumen corriente (V_C) medido o el flujo son la *ganancia elástica* (proporcional al volumen, en unidades de presión por mililitro de volumen medido) o la *ganancia resistiva* (proporcional al flujo, en unidades de presión por unidad de flujo medido). El aumento simultáneo de la presión del respirador y de la inspiración espontánea del neonato aumenta el propio esfuerzo del paciente y, así, puede lograr una presión transpulmonar normal y mantener un V_C normal con un menor esfuerzo inspiratorio espontáneo. Generar el mismo V_C o uno superior con un menor esfuerzo inspiratorio se percibe de parte del neonato como una disminución en las cargas mecánicas, disminuye el trabajo respiratorio y, también, el consumo de oxígeno. El aumento en la presión del respirador proporcional al esfuerzo espontáneo del neonato se ilustra en la **Figura 21-2**.

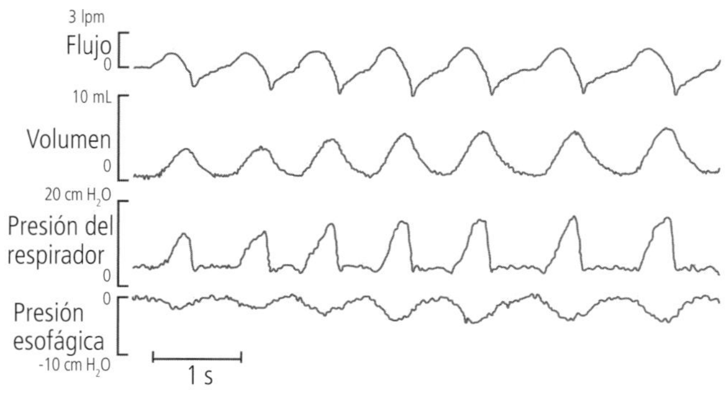

Figura 21-2. Registros obtenidos de un neonato prematuro que recibe ventilación con asistencia proporcional. El aumento en la presión positiva es proporcional al esfuerzo inspiratorio espontáneo del neonato, medido mediante manometría esofágica. El aumento en el esfuerzo inspiratorio y la presión positiva genera un mayor volumen corriente.

Estudios realizados en neonatos en recuperación del SDR demostraron que la VAP produjo una ventilación similar con presiones ventilatorias y transpulmonares inferiores, en comparación con modalidades controladas por presión, tales como el modo asistido/controlado y la ventilación obligatoria intermitente (33-35). Las ganancias elásticas y resistivas se determinan para producir la descarga necesaria para compensar las cargas respiratorias inducidas por la enfermedad. Estas ganancias deben individualizarse a la distensibilidad pulmonar y a la resistencia de las vías respiratorias del neonato. Las ganancias elásticas que superan lo necesario para compensar la disminución de la distensibilidad pulmonar pueden provocar un aumento desbocado en la presión. Las ganancias resistivas que superan lo necesario para superar el aumento en la resistencia de las vías respiratorias pueden inducir oscilaciones rápidas en la presión. Debe reconocerse que la suposición subyacente de la VAP es que el impulso respiratorio del paciente es adecuado y que el dispositivo simplemente supera las cargas mecánicas inducidas por la enfermedad. Si se aplica a neonatos prematuros con un control respiratorio inmaduro, existe la posibilidad de que este sistema de retroalimentación positiva genere presiones y volúmenes excesivos si el neonato está molesto y produzca brevemente un esfuerzo inspiratorio espontáneo considerable, mientras que puede brindarse una ventilación inadecuada durante períodos de hipopnea, que son frecuentes en los neonatos prematuros. Como el sistema, por necesidad, responde al flujo y el volumen inspiratorios, la fuga importante que se observa con frecuencia alrededor del tubo endotraqueal (TET) se interpretaría como una gran inspiración y administraría, en consecuencia, una elevada presión de insuflación, lo que, posiblemente, produciría un V_C elevado que podría ser perjudicial. Para minimizar el riesgo de hiperinsuflación, el médico debe fijar correctamente los límites de presión máxima y de V_C.

Es fundamental comprender claramente la teoría detrás de la descarga de la VAP, ya que el control de la ventilación mecánica con la VAP difiere en gran medida del de la ventilación convencional. Los médicos deben saber cómo elegir la configuración de las ganancias elásticas o resistivas, así como conocer los posibles efectos que estas podrían tener sobre el neonato. Cuando cambia la distensibilidad, debe ajustarse la ganancia en consecuencia para mantener el mismo grado de descarga. Esto es de especial importancia a medida que mejora la distensibilidad, para evitar la descarga excesiva, que podría provocar un V_C importante y un aumento del posible riesgo de dependencia prolongada del respirador debido a una aptitud deficiente de los músculos respiratorios. Como la VAP amplifica solamente el esfuerzo respiratorio espontáneo, se requiere una frecuencia de respaldo de insuflaciones obligatorias en los neonatos con apnea para prevenir la hipoventilación.

En resumen, los datos publicados indican que la VAP es eficaz a corto plazo para mantener una ventilación similar con una menor presión máxima del respirador, en comparación con las modalidades convencionales. Sin embargo, la seguridad y la eficacia real de este método no se han determinado por completo para la ventilación a largo plazo. Se necesitan realizar más estudios para determinar si el uso de esta estrategia a largo plazo puede ser viable para disminuir la necesidad de ventilación mecánica y mejorar los resultados respiratorios. La complejidad de esta modalidad y la disponibilidad limitada parecen haber restringido su penetración en la práctica clínica. Al momento de redacción de esta obra, este modo de ventilación se ofrece únicamente en el respirador Stephanie (F. Stephan GmbH Medizintechnik, Gackenbach [Alemania]), el cual no se comercializa en los Estados Unidos.

ASISTENCIA VENTILATORIA AJUSTADA NEURONALMENTE

La asistencia ventilatoria ajustada neuronalmente (NAVA) es una nueva modalidad en la cual la presión del respirador se ajusta en proporción a la actividad eléctrica del diafragma, medida por electrodos esofágicos colocados a través de una sonda de alimentación modificada. La presión del respirador durante la NAVA es directamente proporcional a la actividad diafragmática con un factor de proporcionalidad —o ganancia— que determina el médico (en unidades de presión por microvoltio de actividad eléctrica), conocido como «nivel de NAVA». Cuando la presión del respirador aumenta de forma simultánea y proporcional al aumento de la actividad eléctrica del diafragma, la NAVA puede mejorar la capacidad del diafragma de generar un mayor V_C o de mantener un V_C similar con un menor esfuerzo inspiratorio por parte del neonato. El aumento de la presión del respirador en proporción a la magnitud de la actividad diafragmática se ilustra en la **Figura 21-3**.

Estudios realizados en neonatos prematuros han demostrado que la NAVA resulta eficaz para sincronizar la presión positiva con la inspiración espontánea del neonato. Estos

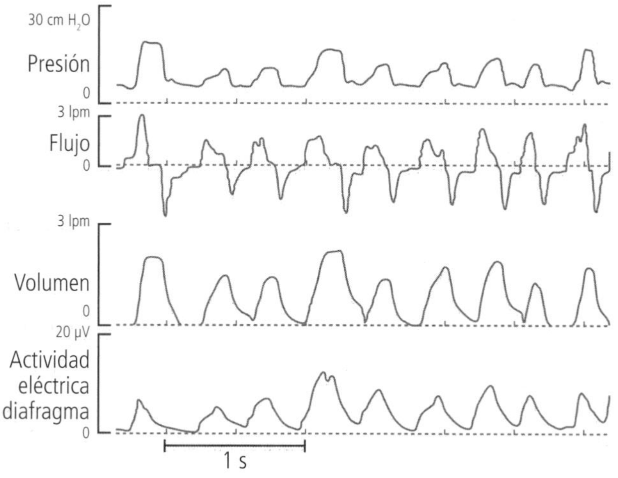

Figura 21-3. Registro representativo de un neonato prematuro que recibe asistencia ventilatoria ajustada neuronalmente. El aumento de la presión del respirador por encima de la presión positiva teleespiratoria es proporcional a la amplitud de la actividad eléctrica del diafragma.

estudios demostraron que la NAVA mantuvo una ventilación y un intercambio gaseoso similares o mejores con presiones menores en las vías respiratorias, en comparación con la ventilación controlada por presión (36-39). Sin embargo, los efectos de la NAVA sobre el esfuerzo respiratorio y la ventilación mecánica fueron relativos a la configuración específica de la presión o del volumen utilizado en la modalidad convencional empleada como comparación. La NAVA disminuyó la actividad diafragmática, en comparación con modalidades de ventilación controladas por presión, y administró un V_C con presiones máximas más bajas (37, 38). En contraste, la actividad del diafragma fue superior durante la NAVA, en comparación con la ventilación con volumen definido, pero la presión máxima en las vías respiratorias y el V_C fueron inferiores (39).

El manejo de la ventilación mecánica durante la NAVA difiere sustancialmente de las modalidades convencionales. En la NAVA, la ventilación se ajusta al configurar nuevamente la NAVA, pero no hay ningún valor normativo o de referencia para la actividad diafragmática en neonatos prematuros. Asimismo, la actividad eléctrica del diafragma no puede evaluarse como un valor absoluto o normalizado según el peso corporal, a diferencia de otros parámetros respiratorios, como, por ejemplo, el V_C, para comparar entre los neonatos o en el mismo neonato a lo largo del tiempo. Si bien se dice que es segura, existen aspectos importantes respecto del manejo de la NAVA que siguen siendo objeto de estudio. Se ha informado poco respecto de los parámetros empleados para configurar la ganancia de la NAVA y sobre los posibles efectos de las distintas ganancias de la NAVA en neonatos prematuros (40). Quizá lo más importante sea que esta técnica también supone un centro de control respiratorio maduro, una suposición que, claramente, no es válida para los neonatos prematuros, cuyo esfuerzo respiratorio suele ser irregular y muy variable, con breves pausas frecuentes intercaladas con brotes de actividad respiratoria potente. El método de retroalimentación positiva que emplea la NAVA tiene el potencial de amplificar este patrón respiratorio y podría resultar en la administración de V_C elevados. Por lo tanto, el médico debe configurar los límites de presión y de volumen en los niveles adecuados. Se debe contar con un medio de ventilación mecánica de respaldo para hacer frente a los períodos de apnea, que son frecuentes en los neonatos prematuros.

La NAVA es una modalidad de ventilación mecánica muy prometedora, pero sus consecuencias sobre los resultados respiratorios a corto y largo plazo en los neonatos prematuros deben estudiarse en mayor profundidad. Al momento de redacción de esta obra, esta modalidad está incorporada únicamente en el respirador Servo de Maquet.

Ventilación por liberación de presión en las vías respiratorias

La ventilación por liberación de presión en las vías respiratorias (VLPVR, o APRV, por sus siglas en inglés) es una modalidad que se utiliza principalmente en adultos con insuficiencia respiratoria aguda como método alternativo para mejorar la oxigenación (41). La VLPVR es una modalidad mediante la cual se aplica una presión positiva continua elevada en las vías respiratorias con una fase de liberación intermitente. En la VLPVR, el mayor nivel de presión positiva (P_{alta}) se utiliza para mantener el volumen pulmonar y el reclutamiento alveolar, y se espera que la breve fase de liberación produzca cierta ventilación. Sin embargo, el grueso de la ventilación minuto debe provenir del esfuerzo respiratorio espontáneo del paciente durante la aplicación de la P_{alta}. Este patrón que alterna la presión alta con la presión baja puede considerarse una ventilación de relación inversa extrema. También guarda cierta similitud con los distintos tipos de presión positiva continua de dos niveles en las vías respiratorias (BiPAP) debido a su dependencia de la actividad de la respiración espontánea. La VLPVR se utiliza, generalmente, como técnica de rescate y, a diferencia de la BiPAP, el nivel superior de presión (P_{alta}) se mantiene durante la mayor parte del ciclo respiratorio (T_{alto}). La presión a la cual se liberan los pulmones se llama P_{baja}, y el tiempo de liberación se llama T_{bajo}. La técnica se ha empleado principalmente en pacientes adultos con daño pulmonar agudo en quienes podría haber ciertos beneficios a corto plazo en términos de oxigenación. No se ha demostrado ninguna ventaja evidente en la supervivencia ni en la disminución de las complicaciones. No se cuenta con evidencia suficiente para evaluar la utilidad de esta técnica en neonatos prematuros, y solo hay unos pocos informes de casos disponibles, pero ningún ensayo controlado.

Ventilación minuto definida

Los modos estándar de ventilación ofrecen un nivel relativamente constante de soporte ventilatorio, determinado por la presión de insuflación máxima y la frecuencia del respirador. El nivel de soporte que determina el médico resulta adecuado en la mayoría de los casos, pero, en los neonatos que presentan fluctuaciones en la ventilación debido a una bomba respiratoria débil, a un impulso respiratorio inmaduro o a una mecánica respiratoria inestable, el soporte ventilatorio generalmente supera las necesidades del neonato, mientras que, otras veces, puede ser insuficiente.

La ventilación minuto definida se basa en ajustes automáticos de la frecuencia obligatoria para mantener la ventilación minuto por encima de un nivel mínimo. Cuando la respiración espontánea es suficiente para mantener una ventilación minuto por encima del nivel definido, la frecuencia del respirador disminuye automáticamente, o viceversa en el caso contrario. Para lograr este objetivo, la frecuencia del respirador se ajusta continuamente en proporción inversa a la diferencia entre la ventilación minuto exhalada que se mide y el nivel deseado determinado por el médico. La frecuencia del respirador se mantiene entre un límite superior y uno inferior, que también los determina el médico (**Figura 21-4**).

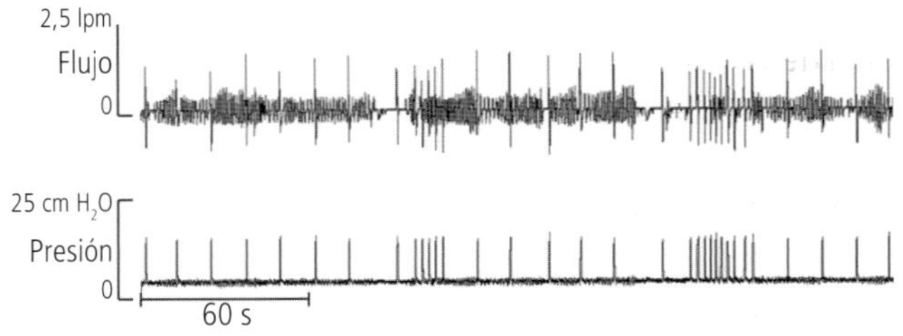

Figura 21-4. Registro del flujo y la presión de un neonato prematuro que recibe ventilación minuto definida. La frecuencia del respirador disminuye automáticamente durante períodos de respiración espontánea consistente (áreas más oscuras de la onda de flujo) y aumenta cuando disminuye la respiración espontánea. (Tomada de la referencia 42).

La justificación de la ventilación minuto definida es que los ajustes automáticos de la frecuencia del respirador mantendrán una ventilación y un intercambio gaseoso más estables y disminuirán la posibilidad de administrar un soporte ventilatorio excesivo.

En los neonatos prematuros que se recuperan del SDR, la ventilación minuto definida logró una disminución del 50 % en la frecuencia de la ventilación obligatoria intermitente sincronizada (VOIS) sin influir sobre el intercambio gaseoso, en comparación con la VOIS convencional (42). Este estudio demostró que, si bien los neonatos prematuros pueden mantener la ventilación durante períodos prolongados, con frecuencia presentan períodos en los que necesitan frecuencias ventilatorias muy superiores. En un subgrupo de neonatos con episodios espontáneos frecuentes de hipoxemia, la ventilación minuto definida atenuó los episodios de hipoxemia, en comparación con la VOSI. Esto coincide con los hallazgos de un estudio con un modelo experimental en animales de episodios inducidos de hipoxemia (43). En este estudio, los ajustes combinados de la frecuencia del respirador y de la presión de insuflación máxima (PIM) para mantener la ventilación minuto y el VC dentro de los límites deseados resultaron más eficaces para disminuir la hipoxemia que una frecuencia ventilatoria y una PIM constantes durante la VOSI convencional. Los ajustes automáticos simultáneos de la frecuencia del respirador y de la PIM fueron incluso más eficaces para disminuir la gravedad de los episodios de hipoxemia. Cabe destacar que esta técnica puede aplicarse al modo de VOSI y que se ha comparado únicamente con la VOSI. No se sabe si este método es superior a otros modos de ventilación sincronizada, tales como el modo asistido/controlado y de ventilación con presión de soporte implementados en los respiradores neonatales (modos que brindan asistencia a cada respiración espontánea), o a la VOSI con presión de soporte.

Ventilación minuto obligatoria

La ventilación minuto obligatoria (VMO) es una modalidad de ventilación empleada en los adultos que se ha adaptado para los neonatos. En la VMO, la ventilación minuto deseada se mantiene gracias al producto de una frecuencia ventilatoria constante de insuflaciones obligatorias con volumen definido. Cuando la ventilación minuto supera el nivel deseado, las insuflaciones obligatorias se detienen. La VMO generalmente se utiliza en combinación con la presión de soporte para brindar asistencia a cada respiración espontánea. En los neonatos prematuros tardíos que no presentan enfermedades pulmonares, la VMO logró una disminución en la frecuencia obligatoria y en la presión media de las vías respiratorias, en comparación con la VOSI, sin alterar el intercambio gaseoso (44).

Ventilación de respaldo en caso de apnea

La ventilación de respaldo en caso de apnea es una modalidad presente en la mayoría de los respiradores neonatales. Las respiraciones espontáneas generalmente están asistidas por presión de soporte, pero, en presencia de apnea, el respirador inicia una frecuencia obligatoria predeterminada de insuflaciones mecánicas. Si bien es una función que está incorporada en la mayoría de los respiradores neonatales, no se han evaluado sus beneficios o desventajas.

Las modalidades descritas anteriormente pueden usarse únicamente para definir un nivel mínimo de ventilación minuto o de frecuencia respiratoria, ya que el respirador no evita aumentos por encima del límite deseado en la ventilación espontánea ni en la frecuencia respiratoria. Sin embargo, pueden inhibir el impulso respiratorio espontáneo si el valor definido para la ventilación es excesivo, lo cual produce hipocapnia.

Ventilación de respaldo adaptativa

La ventilación de respaldo adaptativa es una modalidad mediante la cual se administra una frecuencia obligatoria durante períodos de apnea o durante episodios de hipoxemia detectados por oximetría de pulso. En neonatos prematuros en recuperación del SDR, esta modalidad atenuó la frecuencia y la gravedad de los episodios de hipoxemia, en comparación con la frecuencia obligatoria de respaldo en caso de apnea utilizada como método exclusivo (45).

Los resultados de estudios a corto plazo que evaluaron distintas modalidades de ventilación minuto definida demostraron que estas pueden adaptar mejor la ventilación mecánica a las cambiantes necesidades ventilatorias de los neonatos prematuros. Si bien estos hallazgos son prometedores, los beneficios y las posibles limitaciones de estas modalidades deben evaluarse en ensayos clínicos a un plazo más prolongado.

Ventilación de soporte adaptativo

La ventilación de soporte adaptativo (VSA) es una modalidad de ventilación automática utilizada en pacientes pediátricos y adultos (46). Esta modalidad ofrece una combinación de ajustes a la frecuencia respiratoria y el V_C. Por tal motivo, el algoritmo de la VSA determina la frecuencia respiratoria en función del volumen de espacio muerto del paciente, la ventilación minuto deseada y la constante de tiempo respiratorio. El VC se calcula al dividir la ventilación minuto por la frecuencia respiratoria. El médico puede ajustar la ventilación minuto objetivo en función del estado del paciente. Luego, la VSA ajusta la presión máxima del respirador para mantener el V_C deseado. La frecuencia respiratoria fijada, el V_C y la mecánica respiratoria vuelven a evaluarse de respiración a respiración. En períodos durante los cuales disminuye la frecuencia de respiración espontánea, se administran insuflaciones obligatorias para mantener la frecuencia deseada.

Al adaptar la frecuencia respiratoria en función del espacio muerto, la mecánica respiratoria y la consistencia del impulso respiratorio, la VSA busca mantener una ventilación minuto adecuada y facilitar el retiro gradual. La VSA representa un método novedoso y sofisticado de ventilación mecánica en pacientes pediátricos y adultos, pero, al momento de redacción de esta obra, aún no hay informes respecto de su uso en neonatos.

Técnicas para disminuir el espacio muerto

Los neonatos prematuros tienen un espacio muerto anatómico relativamente grande (47). En los neonatos prematuros ventilados, el espacio muerto instrumental, es decir, el producido por el sensor de flujo y el TET, también es considerable en relación con el tamaño del paciente (48, 49). El volumen de espacio muerto (V_M) disminuye la eficacia de la ventilación, y la disminución en la eliminación del CO_2 generalmente produce la necesidad de elevar la frecuencia ventilatoria y demorar el retiro gradual.

Insuflación continua de gas en la tráquea

La insuflación continua de gas en la tráquea (ICGT) es una técnica en la cual se inyecta un pequeño flujo de gas nuevo en el extremo distal del TET mediante pequeños conductos que se realizan en la pared del tubo. Esto suministra gas nuevo durante la inspiración y produce un lavado del TET durante la fase espiratoria. La **Figura 21-5** muestra un esquema del concepto de ICGT. Con la ICGT, es fundamental monitorear de manera continua la presión, ya que una obstrucción de la luz principal del TET puede producir un aumento repentino de la presión en las vías respiratorias.

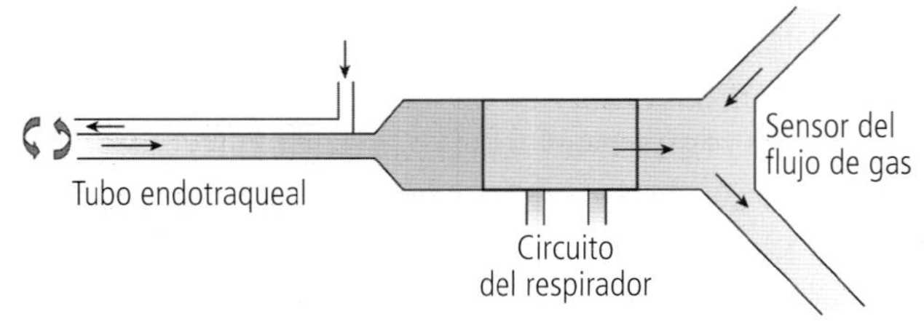

Figura 21-5. Esquema del concepto de insuflación continua de gas en la tráquea. Se administra un chorro de gas continuo por el extremo distal del tubo endotraqueal (TET) mediante capilares que se crean en la pared del tubo. Esto produce una mezcla de gases en el extremo distal, y el gas exhalado sale a través del TET hacia el circuito del respirador.

En los neonatos prematuros, se ha demostrado que la ICGT resulta eficaz para disminuir la $PaCO_2$ con frecuencias constantes del respirador o para mantener la $PaCO_2$ invariable con frecuencias más bajas del respirador (50). En un ensayo clínico aleatorizado, el uso de la ICGT logró un retiro gradual de la ventilación mecánica en menor tiempo (51).

Lavado del sensor de flujo

El lavado continuo del sensor de flujo es una técnica diseñada para disminuir el espacio muerto agregado por los sensores de flujo que se utilizan para monitorear el V_C y sincronizar el respirador con el neonato. Si bien son pequeños, los sensores de flujo pueden aumentar la relación V_M/V_C y perjudicar la eliminación de CO_2 en los neonatos más pequeños (48, 49). Se desarrolló una técnica que consiste en un pequeño tubo introducido en la pared del adaptador del TET para producir la salida constante de gas y eliminar el CO_2 exhalado del sensor. La **Figura 21-6** muestra un esquema de esta técnica. El uso de esta técnica en neonatos prematuros pequeños disminuyó la $PaCO_2$ y produjo una disminución en la ventilación minuto espontánea mientras que la frecuencia del respirador se mantuvo constante (52). En otro estudio, la $PaCO_2$ y la ventilación espontánea permanecieron invariables mientras se utilizó esta técnica durante una disminución aguda de la frecuencia ventilatoria (53).

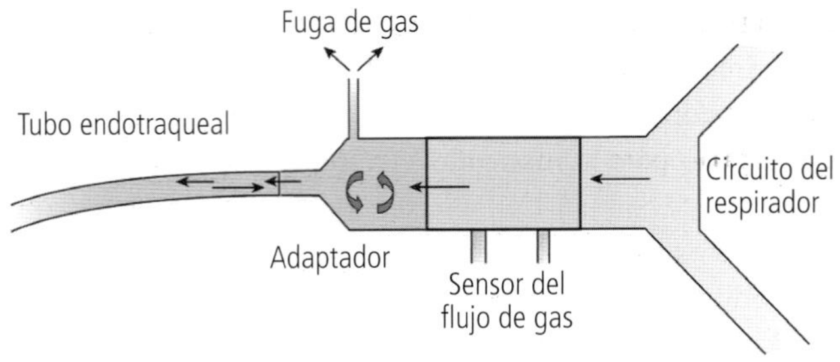

Figura 21-6. Esquema de la técnica de lavado del espacio muerto instrumental. Una fuga de gas continua en el adaptador del TET limpia el gas exhalado del sensor de flujo y disminuye la reinhalación.

Ventilación de flujo dividido

Una técnica llamada *ventilación de flujo dividido*, que consiste en un chorro lateral de gas nuevo en el adaptador del TET, también demostró ser eficaz para disminuir la $PaCO_2$ con una menor ventilación minuto en neonatos prematuros (54, 55).

Si bien resultan atractivas en teoría, las distintas técnicas que existen para disminuir el espacio muerto aún no se han implementado en la práctica clínica debido a que interfieren con la capacidad de medir el V_C con precisión, lo cual influye de manera negativa sobre la función de activación y la sensibilidad, o bien porque requieren equipos especializados que podrían no estar disponibles en el mercado. A pesar de que el efecto del espacio muerto instrumental adicional no es imperceptible, parece ser un problema menor que lo que sugiere la fisiología respiratoria convencional. Nassabeh-Montazami *et al.* demostraron que los neonatos prematuros pequeños generalmente reciben una ventilación adecuada con un V_C cercano o incluso inferior al espacio muerto anatómico e instrumental, si bien esto podría requerir frecuencias respiratorias —espontáneas o ventilatorias— superiores (56). Estas observaciones fueron confirmadas por un estudio de referencia que demostró la capacidad de un V_C inferior al V_M de lograr una ventilación alveolar adecuada, supuestamente debido a que el gas nuevo es capaz de penetrar a través del gas del espacio muerto, en lugar de empujarlo hacia adelante cuando un flujo de gas veloz atraviesa TET estrechos (57).

RESUMEN

Muchas de las nuevas técnicas de ventilación mecánica que se analizan en este capítulo son prometedoras y abordan algunas de las limitaciones de la ventilación mecánica o la administración de oxígeno convencionales. Si bien la mayoría de estas técnicas nuevas están disponibles o pueden estarlo para su uso en el ámbito clínico en un futuro cercano, es necesario contar con mayor evidencia respecto de su seguridad y beneficios en los neonatos prematuros antes de adoptarlas en la práctica clínica en forma más generalizada.

REFERENCIAS

1. J.I. Hagadorn, A.M. Furey, T.H. Nghiem, et al.: Achieved versus intended pulse oximeter saturation in infants born less than 28 weeks' gestation: the AVIOx study. Pediatrics. 118:1574-1582 2006 17015549
2. K. Lim, K.I. Wheeler, T.J. Gale, et al.: Oxygen saturation targeting in preterm infants receiving continuous positive airway pressure. J Pediatr. 164:730-736 2014 24433828
3. J.T. Flynn, E. Bancalari, E.S. Snyder, et al.: A cohort study of transcutaneous oxygen tension and the incidence and severity of retinopathy of prematurity. N Engl J Med.326:1050-1054 1992 1549150
4. M.P. Collins, J.M. Lorenz, J.R. Jetton, N. Paneth: Hypocapnia and other ventilation-related risk factors for cerebral palsy in low birth weight infants. Pediatr Res. 50:712-719 2001 11726729
5. R.L. Haynes, R.D. Folkerth, R.J. Keefe, et al.: Nitrosative and oxidative injury to premyelinating oligodendrocytes in periventricular leukomalacia. J Neuropathol Exp Neurol. 62:441-450 2003 12769184
6. S.A. Back, N.L. Luo, R.A. Mallinson, et al.: Selective vulnerability of preterm white matter to oxidative damage defined by F2-isoprostanes. Ann Neurol. 58:108-120 200515984031
7. L.M. Askie, D.J. Henderson-Smart, L. Irwig, J.M. Simpson: Oxygen-saturation targets and outcomes in extremely preterm infants. N Engl J Med. 349:959-967 2003 12954744
8. Anonymous Supplemental Therapeutic Oxygen for Prethreshold Retinopathy of Prematurity (STOP-ROP), a randomized, controlled trial. I: primary outcomes. Pediatrics. 105 (2):295-310 2000
9. J.M. Di Fiore, J.N. Bloom, F. Orge, et al.: A higher incidence of intermittent hypoxemic episodes is associated with severe retinopathy of prematurity. J Pediatr. 157:69-732010 20304417
10. C. Esquer, N. Claure, C. D'Ugard, Y. Wada, E. Bancalari: Mechanisms of hypoxemia episodes in spontaneously breathing preterm infants after mechanical ventilation. Neonatology. 94:100-104 2008 PMID: 18277057 18277057
11. M. Garg, S.I. Kurzner, D.B. Bautista, T.G. Keens: Clinically unsuspected hypoxia during sleep and feeding in infants with bronchopulmonary dysplasia. Pediatrics.81:635-642 1988 3357725
12. M. Durand, C. McEvoy, K. MacDonald: Spontaneous desaturations in intubated very low birth weight infants with acute and chronic lung disease. Pediatr Pulmonol.13:136-142 1992 1437326
13. J.M. Bolivar, T. Gerhardt, A. Gonzalez, et al.: Mechanisms for episodes of hypoxemia in preterm infants undergoing mechanical ventilation. J Pediatr. 127:767-773 19957472834
14. M.A. Dimaguila, J.M. Di Fiore, R.J. Martin, M.J. Miller: Characteristics of hypoxemic episodes in very low birth weight infants on ventilatory support. J Pediatr. 130:577-583 1997 PMID: 9108856 9108856
15. C. Esquer, N. Claure, C. D'Ugard, Y. Wada, E. Bancalari: Role of abdominal muscles activity on duration and severity of hypoxemia episodes in mechanically ventilated preterm infants. Neonatology. 92:182-186 2007 PMID: 17476118 17476118
16. H.A. van Zanten, R.N. Tan, M. Thio, et al.: The risk for hyperoxaemia after apnoea, bradycardia and hypoxaemia in preterm infants. Arch Dis Child Fetal Neonatal Ed.99:F269-F273 2014 24668832
17. C. McEvoy, M. Durand, V. Hewlett: Episodes of spontaneous desaturations in infants with chronic lung disease at two different levels of oxygenation. Pediatr Pulmonol.15:140-144 1993 PMID: 8327275 8327275
18. A.R. Laptook, W. Salhab, J. Allen, S. Saha, M. Walsh: Pulse oximetry in very low birth weight infants: can oxygen saturation be maintained in the desired range?. J Perinatol.26:337-341 2006 16598294
19. J.M. Di Fiore, M. Walsh, L. Wrage, et al.: Low oxygen saturation target range is associated with increased incidence of intermittent hypoxemia. J Pediatr. 161:1047-1052 2012 22738947
20. D.W. Sink, S.A. Hope, J.I. Hagadorn: Nurse:patient ratio and achievement of oxygen saturation goals in premature infants. Arch Dis Child Fetal Neonatal Ed. 96:F93-F982011 PMID: 21037284 21037284
21. V.K. Bhutani, J.C. Taube, M.J. Antunes, M. Delivoria-Papadopoulos: Adaptive control of the inspired oxygen delivery to the neonate. Pediatr Pulmonol. 14:110-117 1992PMID: 1437348 1437348
22. P.E. Morozoff, R.W. Evans: Closed-loop control of SaO2 in the neonate. Biomed Instrum Technol. 26:117-123 1992 PMID: 1562825 1562825
23. N. Claure, T. Gerhardt, R. Everett, G. Musante, C. Herrera, E. Bancalari: Closed-loop controlled inspired oxygen concentration for mechanically ventilated very low birth weight infants with frequent episodes of hypoxemia. Pediatrics. 107:1120-1124 2001PMID: 11331696 11331696
24. M.S. Urschitz, W. Horn, A. Seyfang, et al.: Automatic control of the inspired oxygen fraction in preterm infants: a randomized crossover trial. Am J Respir Crit Care Med.170:1095-1100 2004 15347564
25. N. Claure, C. D'Ugard, E. Bancalari: Automated adjustment of inspired oxygen in preterm infants with frequent fluctuations in oxygenation: a pilot clinical trial. J Pediatr. 155:640-645 2009 19595375
26. E.P. Morozoff, J.A. Smyth: Evaluation of three automatic oxygen therapy control algorithms on ventilated low birth weight neonates. Conf Proc IEEE Eng Med Biol Soc.2009 3079-3082

27. N. Claure, E. Bancalari, C. D'Ugard, et al.: Multicenter crossover study of automated control of inspired oxygen in ventilated preterm infants. Pediatrics. 127:e76-83 201121187305
28. J. Zapata, J.J. Gómez, R. Araque Campo, A. Matiz Rubio, A. Sola: A randomised controlled trial of an automated oxygen delivery algorithm for preterm neonates receiving supplemental oxygen without mechanical ventilation. Acta Paediatr.103:928-933 2014 24813808
29. A. Hallenberger, C.F. Poets, W. Horn, A. Seyfang, M.S. Urschitz: Closed-loop automatic oxygen control (CLAC) in preterm infants: a randomized controlled trial. Pediatrics. 133:e379-385 2014 24470641
30. M. Lal, W. Tin, S. Sinha: Automated control of inspired oxygen in ventilated preterm infants: crossover physiological study. Acta Paediatr. 104 July 21, 201510.1111/apa.13137 [Epub ahead of print]
31. A.H. van Kaam, H.D. Hummler, M. Wilinska, et al.: Automated versus manual oxygen control with different saturation targets and modes of respiratory support in preterm infants. J Pediatr. 167 July 2, 2015 10.1016/j.jpeds.2015.06.012 PII: S0022-3476(15)00595-8. [Epub ahead of print]
32. M. Waitz, M.B. Schmid, H. Fuchs, M.R. Mendler, J. Dreyhaupt, H.D. Hummler: Effects of automated adjustment of the inspired oxygen on fluctuations of arterial and regional cerebral tissue oxygenation in preterm infants with frequent desaturations. J Pediatr. 166:240-244 2015 25454938
33. A. Schulze, T. Gerhardt, G. Musante, et al.: Proportional assist ventilation in low birth weight infants with acute respiratory disease: a comparison to assist/control and conventional mechanical ventilation. J Pediatr. 135:339-344 1999 10484800
34. A. Schulze, E. Rieger-Fackeldey, T. Gerhardt, et al.: Randomized crossover comparison of proportional assist ventilation and patient triggered ventilation in extremely low birth weight infants with evolving chronic lung disease. Neonatology.92:1-7 2007 17596730
35. P. Bhat, D.S. Patel, S. Hannam, et al.: Crossover study of proportional assist versus assist control ventilation. Arch Dis Child Fetal Neonatal Ed. 100:F35-F38 2015 25512446
36. J. Beck, M. Reilly, G. Grasselli, et al.: Patient-ventilator interaction during neurally adjusted ventilatory assist in low birth weight infants. Pediatr Res. 65:663-668 200919218884
37. H. Stein, H. Alosh, P. Ethington, D.B. White: Prospective crossover comparison between NAVA and pressure control ventilation in premature neonates less than 1500 grams. J Perinatol. 33 (6):452-456 2013 23100042
38. J. Lee, H.S. Kim, J.A. Sohn, et al.: Randomized crossover study of neurally adjusted ventilatory assist in preterm infants. J Pediatr. 161 (5):808-813 2012 22658785
39. F. Longhini, F. Ferrero, D. De Luca, et al.: Neurally adjusted ventilatory assist in preterm neonates with acute respiratory failure. Neonatology. 107:60-67 2014 25401284
40. H. Stein, K. Firestone: Application of neurally adjusted ventilatory assist in neonates. Semin Fetal Neonatal Med. 19:60-69 2014 24238745
41. E.G. Daoud: Airway pressure release ventilation. Ann Thorac Med. 2:176-179 200719727373
42. N. Claure, T. Gerhardt, H. Hummler, et al.: Computer controlled minute ventilation in preterm infants undergoing mechanical ventilation. J Pediatr. 131:910-913 1997 9427899
43. N. Claure, C. Suguihara, J. Peng, D. Hehre, C. D'Ugard, E. Bancalari: Targeted minute ventilation and tidal volume in an animal model of acute changes in lung mechanics and episodes of hypoxemia. Neonatology. 95:132-140 2009 18776727
44. S.O. Guthrie, C. Lynn, B.J. Lafleur, et al.: A crossover analysis of mandatory minute ventilation compared to synchronized intermittent mandatory ventilation in neonates.J Perinatol. 25:643-646 2005 16079905
45. S. Herber-Jonat, E. Rieger-Fackeldey, H. Hummler, A. Schulze: Adaptive mechanical backup ventilation for preterm infants on respiratory assist modes – a pilot study.Intensive Care Med. 32:302-308 2006 16432672
46. K.E. Burns, F. Lellouche, M.R. Lessard: Automating the weaning process with advanced closed-loop systems. Intensive Care Med. 34:1757-1765 2008 18521570
47. A.H. Numa, C.J. Newth: Anatomic dead space in infants and children. J Appl Physiol.80:1485-1489 1996 8727530
48. J. Figueras, J.M. Rodriguez-Miguelez, F. Botet, et al.: Changes in TcPCO2 regarding pulmonary mechanics due to pneumotachometer dead space in ventilated newborns.J Perinat Med. 25:333-339 1997 9350603
49. R.P. Neumann, J.J. Pillow, C. Thamrin, A.N. Larcombe, G.L. Hall, S.M. Schulzke: Influence of gestational age on dead space and alveolar ventilation in preterm infants ventilated with volume guarantee. Neonatology. 107:43-49 2015 25376986
50. C. Danan, G. Dassieu, J.C. Janaud, et al.: Efficacy of dead-space washout in mechanically ventilated premature newborns. Am J Respir Crit Care Med. 153:1571-1576 1996 8630604
51. G. Dassieu, L. Brochard, E. Agudze, et al.: Continuous tracheal gas insufflation enables a volume reduction strategy in hyaline membrane disease: technical aspects and clinical results. Intensive Care Med. 24:1076-1082 1998 9840243
52. N. Claure, C. D'Ugard, E. Bancalari: Elimination of ventilator dead space during synchronized ventilation in premature infants. J Pediatr. 143:315-320 2003 14517512
53. A. Estay, N. Claure, C. D'Ugard, R. Organero, E. Bancalari: Effects of instrumental dead space reduction during weaning from synchronized ventilation in preterm infants. J Perinatol. 30:479-483 2010 20010615
54. M. Wald, P. Kalous, K. Lawrenz, et al.: Dead-space washout by split-flow ventilation. A new method to reduce ventilation needs in premature infants. Intensive Care Med.31:674-679 2005 15838679
55. M. Wald, V. Jeitler, K. Lawrenz, et al.: Effect of the Y-piece of the ventilation circuit on ventilation requirements in extremely low birth weight infants. Intensive Care Med.31:1095-1100 2005 15999252
56. S. Nassabeh-Montazami, K. Abubakar, M. Keszler: The impact of instrumental dead-space in volume targeted ventilation of the extremely low birth weight infant. Pediatr Pulmonol. 44:128-133 2009 19061234
57. M. Keszler, M. Brugada, K. Abubakar: Effective ventilation at conventional rates with tidal volume below instrumental dead space: a bench study. Arch Dis Child Fetal Neonatal Ed. 97:F188-F192 2012 22102635

Capítulo 22

Ventilación de alta frecuencia

Mark C. Mammel, MD
Sherry E. Courtney, MD, MS

La ventilación de alta frecuencia (VAF), descrita por primera vez en la década de 1970, es un tipo de ventilación mecánica que utiliza volúmenes corrientes bajos, a veces menores que el espacio muerto anatómico, y frecuencias ventilatorias muy elevadas (entre 2 y 20 Hz o entre 120 y 1200 ciclos/min). Las posibles ventajas de esta técnica sobre la ventilación mecánica convencional (VMC) incluyen el uso de presiones máximas menores en las vías respiratorias, la capacidad de administrar la oxigenación y la ventilación de manera adecuada e independiente sin dejar de usar volúmenes corrientes muy bajos, y la preservación de la estructura pulmonar normal, incluso al emplear presiones medias elevadas en las vías respiratorias (1-6). La capacidad de la VAF de oxigenar y ventilar de manera adecuada pulmones prematuros frágiles con presiones máximas en las vías respiratorias que son inferiores a las empleadas con la VMC, además de su empleo para el reclutamiento alveolar y la distribución de medicamentos —como el óxido nítrico inhalado (NOi)—, hace que la VAF sea un elemento fundamental del tratamiento respiratorio de los neonatos. En este capítulo, se describen las técnicas y las tecnologías actuales de la VAF, así como su aplicación en los neonatos con disfunción pulmonar.

Actualmente, existen tres tipos generales de VAF: la ventilación de alta frecuencia tipo jet (VAFJ), producida por respiradores que administran un chorro de gas de alta velocidad directamente hacia las vías respiratorias y permiten una exhalación pasiva; la ventilación de alta frecuencia oscilatoria (VAFO), producida por un dispositivo que desplaza el gas de un lado a otro en la abertura de las vías respiratorias y produce un flujo global de gas limitado; y la interrupción del flujo de alta frecuencia (IFAF), que genera pulsos de gas fresco y, también, emplea la exhalación pasiva. La VAF parece mejorar tanto la distribución como la difusión de los gases respiratorios. Ambos procesos cambian el punto de transición entre el transporte gaseoso convectivo y difusivo en forma progresiva en dirección cefálica desde el acino hacia las vías respiratorias más grandes. El efecto neto de este cambio es la eliminación eficiente de CO_2 de manera relativamente independiente del volumen pulmonar medio (7).

La fisiología pulmonar convencional indica que la cantidad de gas disponible para el intercambio gaseoso, el volumen corriente alveolar (V_A), es el producto del volumen corriente (V_C) administrado a las vías respiratorias menos el espacio muerto anatómico (V_M): $V_A = V_C - V_M$. Si esta relación es verdadera, los V_C cercanos al V_M anatómico deberían producir poca o casi ninguna ventilación alveolar. En un intento por aclarar los mecanismos del intercambio gaseoso de la VAF a un V_C menor que el V_M anatómico, Chang (8) demostró que se producen múltiples formas de transporte gaseoso, incluida la convección global, el movimiento pendular de alta frecuencia del gas entre los alvéolos (*pendelluft*), la dispersión convectiva, la dispersión tipo Taylor y la difusión molecular. Cualquiera sea el sistema de VAF, la supuesta relación lineal entre la frecuencia del respirador y la eliminación de CO_2 ya no es válida con este modo de ventilación. De hecho, durante la VAFO, la eliminación de CO_2 mejora al disminuir la frecuencia del respirador siempre que la relación entre el tiempo inspiratorio y el espiratorio (I:E) se mantenga constante. Esto se debe a que la disminución en la frecuencia produce un aumento del V_C y de la ventilación minuto de manera desproporcionada con el cambio, mientras que el aumento de la frecuencia produce lo contrario. Los efectos se magnifican porque la ventilación minuto equivale aproximadamente a $f \times V_T^2$. Lo mismo podría suceder con la VAFJ, pero, con ese dispositivo, el tiempo inspiratorio normalmente se mantiene en el valor más bajo y, así, la relación I:E disminuye a medida que la frecuencia también lo hace, con lo cual el V_C permanece invariable.

Si bien puede parecer paradójico al principio, esta relación inversa refleja el efecto de un tiempo inspiratorio que va en aumento a medida que disminuye la frecuencia, lo cual produce un mayor volumen de gas administrado. En 1980, Slutsky *et al.* (9) informaron una revisión de posibles mecanismos de transporte gaseoso durante la VAF y sugirieron que la eliminación de CO_2 durante este modo de ventilación varía en función del producto de la frecuencia^a y , en donde b es mayor que 1 y a es menor que 1. Desde entonces, se han publicado muchas otras revisiones teóricas y prácticas, y sabemos que, durante la VAF, la eliminación de CO_2 es proporcional a $f^a \times V_T^b$, en donde a <1 y b >1. En 2002, Slutsky y Drazen resumieron brevemente estos mecanismos de intercambio gaseoso (**Figura 22-1**) (10). Los mecanismos teóricos del intercambio gaseoso durante la VAF están fuera del alcance de este capítulo, que se concentra en los aspectos clínicos. Para quienes estén interesados, existe una variedad de excelentes artículos de revisión, y en el **Capítulo 2** se ofrece una revisión de los principios fisiológicos (11-16).

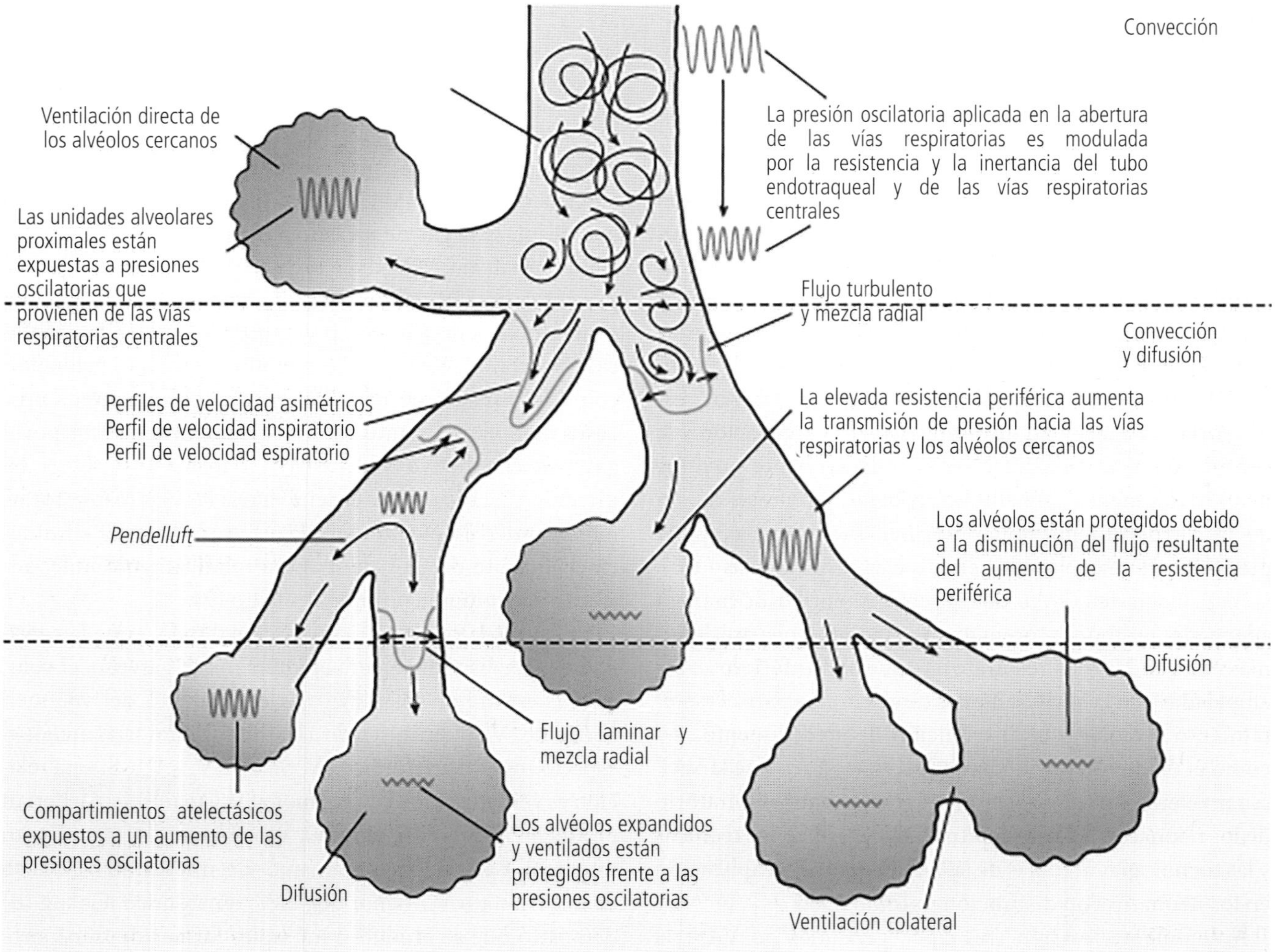

Figura 22-1. Mecanismos de transporte gaseoso y modulación de la presión durante la ventilación de alta frecuencia. Los principales mecanismos de transporte gaseoso incluyen flujo convectivo, convección y difusión, flujo difusivo; *pendelluft*, flujo laminar con dispersión de Taylor, flujo turbulento, mezcla cardiogénica y ventilación colateral perialveolar. (Tomada de Slutsky y Drazen. *N Engl J Med.* 2002;347:630).

TIPOS DE RESPIRADORES DE ALTA FRECUENCIA

Al momento de redacción de esta obra, hay pocos dispositivos de VAF aprobados por la Administración de Alimentos y Medicamentos de los EE. UU. (FDA, por sus siglas en inglés) para uso clínico. Si bien la cantidad de respiradores de alta frecuencia es baja, la clasificación o taxonomía de estos respiradores es confusa y, a veces, incoherente. Froese y Bryan (14) clasificaron la VAF en tres categorías en función del carácter de la exhalación: activa, pasiva e híbrida. En este capítulo, empleamos la clasificación clínica más tradicional de IFAF, VAFJ y VAFO. La **Tabla 22-1** enumera todos los dispositivos de VAF aprobados en los Estados Unidos y en Canadá, así como su clasificación. Hay otros dispositivos de VAF que se han estudiado y que se utilizan actualmente en todo el mundo. Este capítulo se centra principalmente en los equipos que, en la actualidad, están aprobados para uso clínico en los Estados Unidos y en Canadá.

Tabla 22-1. Clasificación y características clave de los respiradores de alta frecuencia.

Respirador	Tipo de VAF	VC + VAF	Medición del volumen	Exhalación
SensorMedics 3100A	Oscilador diafragmático	No	No	Activa
Dräger V500, VN 500	Oscilador diafragmático	Sí	Sí	Activa
Fabian HFO	Oscilador diafragmático	Sí	Sí	Activa
Leoni Plus	Oscilador diafragmático	Sí	Sí	Activa
SLE5000	Oscilador de chorro inverso	Sí	Sí	Activa
VDR-4/Bronchotron	Interruptor de flujo	Sí	No	Pasiva
Bunnell Life Pulse	Pulso a chorro	No	No	Pasiva

VAF: ventilación de alta frecuencia; VC: ventilación convencional.

Determinación del transporte gaseoso durante la ventilación mecánica

Durante la insuflación convencional, el tiempo necesario para que el gas se desplace de un extremo de las vías respiratorias al otro depende de la presión de insuflación máxima (PIM), del flujo inspiratorio de gas y de la onda de presión-flujo (distensibilidad del aparato respiratorio y resistencia de las vías respiratorias). Durante la espiración, el tiempo necesario para vaciar los pulmones depende principalmente de la retracción elástica de los pulmones y de la pared torácica, de la resistencia espiratoria y de la presión positiva teelespiratoria (PEEP) que se haya fijado en el respirador. Si las inspiraciones o las espiraciones son lo suficientemente largas, las presiones proximales y distales en las vías respiratorias se equilibran, y el flujo de gas se detiene. Las condiciones son estáticas al final de la inspiración y de la espiración. El volumen de gas administrado hacia adentro o hacia afuera de los pulmones está determinado por el cambio de presión en los pulmones y en la distensibilidad pulmonar ($\Delta V = \Delta P \times$ distensibilidad pulmonar). A medida que aumenta la frecuencia del respirador, disminuyen los tiempos inspiratorio y espiratorio. Eventualmente, habrá un tiempo insuficiente para que las presiones proximal y distal de las vías respiratorias se equilibren. El flujo de gas es continuo. Las condiciones ya no son estáticas, sino dinámicas. El volumen de gas administrado hacia adentro o hacia afuera de los pulmones se convierte en una función de la velocidad del flujo y del tiempo (17, 18).

Los factores temporales clave del transporte de gases dependen de la distensibilidad pulmonar y de la resistencia de las vías respiratorias. El producto de la distensibilidad pulmonar y la resistencia de las vías respiratorias, medido en segundos, se conoce como *constante de tiempo* (véase el **Capítulo 2**). Las constantes de tiempo describen el tiempo que se tarda en equilibrar las presiones proximal y terminal en las vías respiratorias. Después de una constante de tiempo, hay un equilibrio del 63 %; después de dos, del 84,5 %; después de tres, del 95 %. Después de cinco constantes de tiempo, hay un equilibrio de presión del 99% entre las vías respiratorias proximales y terminales (18). Cuando el tiempo inspiratorio se acorta en menos de tres constantes, se genera un gradiente de presión entre las vías respiratorias proximales y terminales. A medida que el tiempo inspiratorio se acorta, este gradiente de presión aumenta de manera progresiva. Debido a que el V_C administrado en las vías respiratorias terminales también es una función de este gradiente, también se convierte en una función del tiempo inspiratorio. A medida que aumenta el gradiente de presión entre las vías respiratorias proximales y terminales, el volumen de gas administrado hacia las vías respiratorias terminales disminuye de manera predecible.

Las constantes de tiempo se aplican de igual manera a la inspiración y a la espiración. Como la resistencia de las vías respiratorias siempre es mayor durante la espiración, las constantes de tiempo espiratorio siempre son más largas. La evidencia experimental sugiere que esta diferencia entre las resistencias inspiratoria y espiratoria aumenta a medida que aumenta la frecuencia ventilatoria (19). Los tiempos espiratorios menores de tres constantes de tiempo no permiten un vaciado pulmonar adecuado y, en última instancia, producen un aumento de la capacidad residual funcional y atrapamiento aéreo. Debido a estos factores, la administración inadecuada de gas durante la insuflación y el vaciado pulmonar incompleto durante la espiración limitan la eficacia del intercambio gaseoso al emplear frecuencias elevadas durante la ventilación convencional (ventilación con presión positiva de alta frecuencia, VPPAF).

Estos factores limitantes pueden evaluarse gracias a que, en la actualidad, es relativamente sencillo valorar la mecánica respiratoria y los efectos de la manipulación del respirador a pie de cama (20). La mayoría de los respiradores convencionales muestran las mediciones del V_C, de la ventilación minuto, de las presiones en las vías respiratorias y del tiempo del ciclo respiratorio, así como las mediciones básicas de la mecánica respiratoria. El trazado simultáneo de las presiones en las vías respiratorias proximales, los flujos de los gases y la administración de volumen muestra si las constantes de tiempo se infringen y genera un posible entorno para un intercambio gaseoso deficiente o para el atrapamiento aéreo. Por ejemplo, cuando los patrones de flujo de gas durante la insuflación llegan a una meseta, se produce el equilibrio de las vías respiratorias proximales y distales, y prolongar el tiempo inspiratorio más allá de este punto solamente aumentará las presiones en las vías respiratorias. Por el contrario, disminuir el tiempo inspiratorio por debajo de este punto disminuirá el V_C administrado y, probablemente, generará una ventilación deficiente. Los patrones de flujo espiratorio ofrecen información similar respecto del vaciado pulmonar y del atrapamiento aéreo.

Respiradores de alta frecuencia tipo jet

Los respiradores de alta frecuencia tipo jet administran pulsos breves de gas presurizado directamente hacia las vías respiratorias altas a través de una cánula estrecha o de un inyector de chorro. Los respiradores de este tipo son capaces de mantener la ventilación en pacientes de tamaños y distensibilidades pulmonares muy distintos. Estos sistemas cuentan con volúmenes compresibles insignificantes. El único dispositivo tipo jet aprobado para el uso neonatal en los Estados Unidos y en Canadá es el respirador tipo jet Bunnell, que funciona con frecuencias de entre 240 y 600 ciclos/min (4 a 10 Hz) —las frecuencias más comunes oscilan entre 240 y 420 ciclos/min, las cuales son inferiores a las que se utilizan generalmente en la VAFO—. La exhalación durante la VAFJ es el resultado de la retracción pulmonar pasiva. Es fundamental contar con un circuito abierto entre el respirador y el paciente, y la VAFJ se utiliza en combinación con la ventilación obligatoria continua (VOC) para administrar una PEEP y suspiros ocasionales en caso de ser necesario. Los V_C son difíciles de medir, pero parecen ser iguales o levemente superiores al V_M anatómico (21).

Además de los V_C administrados a través del inyector de chorro, los gases que rodean al inyector ingresan a las vías respiratorias como consecuencia de cada pulso de chorro. El pulso del chorro de alto flujo produce un efecto de Venturi que crea una zona de presión negativa en su periferia, con lo cual ingresan gases ambientales a las vías respiratorias. Debido a las elevadas velocidades de los gases, a los efectos de Venturi y a los gradientes de presión dentro del sistema de administración, es difícil monitorear la presión con la VAFJ. Las presiones en las vías respiratorias deben medirse de la manera más anterógrada posible corriente abajo del inyector de chorro para minimizar los efectos de Venturi. Las presiones medidas de forma retrógrada en el inyector de chorro no aportan ningún significado, a menos que dichos efectos estén justificados. La ventilación tipo jet utilizando un dispositivo de Bunnell se administra mediante un adaptador de tubo endotraqueal de triple luz. Este adaptador tiene un puerto para el inyector de chorro y un puerto para monitorear la presión.

Los respiradores tipo jet se han probado ampliamente en animales de laboratorio y se han utilizado en el ámbito clínico en adultos y en neonatos durante más de 30 años (22-37). El respirador tipo jet Bunnell Life Pulse (Bunnell, Inc., Salt Lake City [Utah]) se diseñó específicamente para neonatos (**Figura 22-2**). Utilizando el adaptador del tubo endotraqueal de triple luz, este dispositivo administra su pulso de chorro hacia el tubo endotraqueal a través del puerto del inyector del adaptador y, luego, la presión de fondo —o presión de impulso— del pulso de chorro es servocontrolada para mantener una presión constante predeterminada por el operador dentro del tubo endotraqueal. Este dispositivo se encuentra aprobado para el uso clínico en neonatos y bebés. Con la VAFJ, la eliminación de CO_2 puede lograrse a presiones máximas y medias más

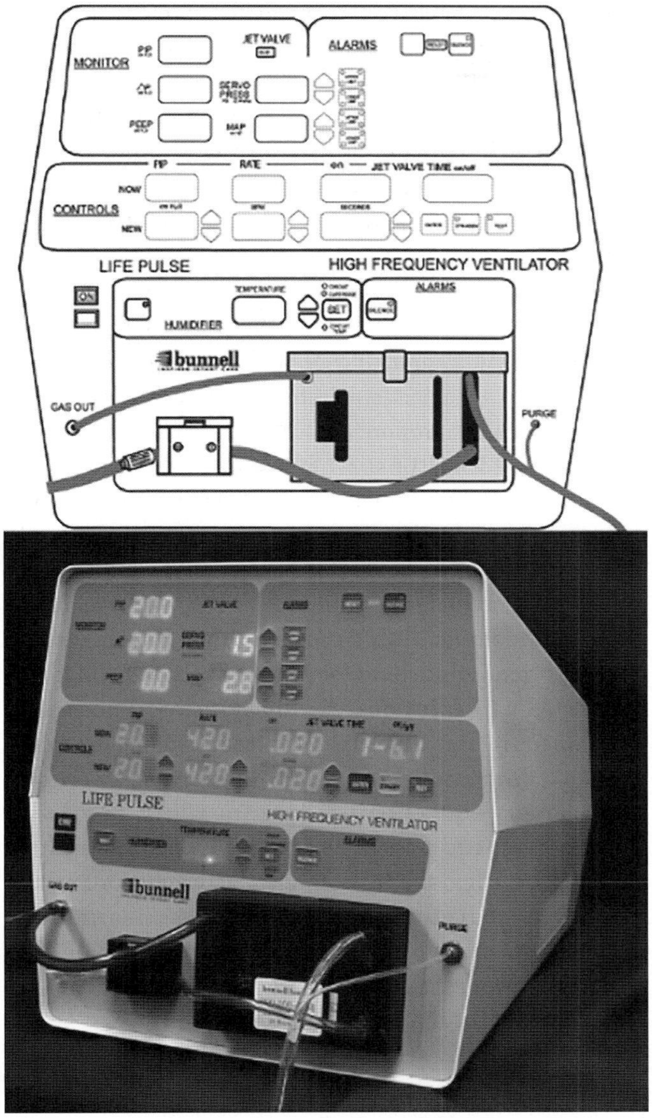

Figura 22-2. El respirador tipo jet Bunnell Life Pulse. Este respirador es controlado por un microprocesador, ciclado por tiempo y limitado por presión, y realiza un servocontrol de la presión administrada en las vías respiratorias según su medición en la punta del tubo endotraqueal. El rango de frecuencia oscila entre 240 y 660 ciclos/min. El rango de presión oscila entre 8 y 50 cm H_2O. El tiempo inspiratorio se ajusta entre 0,02 y 0,034 segundos.

bajas en las vías respiratorias que con la VPPAF o la VAFO (3, 25, 26, 36). Si bien, al principio, se utilizaba principalmente para tratar las fugas aéreas, la VAFJ también resulta eficaz para tratar los trastornos pulmonares homogéneos, como el síndrome de dificultad respiratoria (SDR), ya que un ensayo multicéntrico aleatorizado demostró un efecto positivo sobre los pulmones (menores tasas de enfermedades pulmonares crónicas) con el uso precoz de la VAFJ sobre la VOC en el SDR.

La VAFJ parece ser particularmente eficaz para tratar trastornos pulmonares no homogéneos en los que el principal problema es la eliminación del CO2, como los síndromes de fuga aérea (es decir, el enfisema intersticial pulmonar [EIP]) (31), o las enfermedades en las que las atelectasias y la hiperdistensión se producen en simultáneo. En los primeros, el tiempo espiratorio prolongado y el pulso a chorro de alto flujo contribuyen a resolver la fuga aérea. En las segundas, la capacidad de administrar un suspiro de baja frecuencia (2 a 6 insuflaciones/min) ayuda a abrir las zonas atelectásicas. También resulta segura y eficaz al emplearla durante el traslado de neonatos y puede usarse con la administración simultánea de NOi (37).

En Europa, el respirador tipo jet Monsoon (Acutronic Medical Systems AG, Hirzel [Suiza]) se ha utilizado principalmente en intervenciones quirúrgicas torácicas y de otorrinolaringología, así como también de manera limitada en el cuidado intensivo de pacientes con insuficiencia respiratoria grave y complicaciones de la fuga aérea. El dispositivo cuenta con un sistema de humidificación y calefacción integrado, lo cual lo hace potencialmente apto para uso prolongado. Funciona a frecuencias de entre 0,2 y 10 Hz, tiene un tiempo inspiratorio de entre el 20 % y el 70% y administra una PEEP de entre 10 y 40. No se han realizado evaluaciones sistemáticas de su seguridad y eficacia.

Osciladores de alta frecuencia

Los osciladores de alta frecuencia (OAF) son un tipo de VAF que funcionan a frecuencias que van desde los 180 hasta los 1200 ciclos/min (3 a 20 Hz) para desplazar pequeños volúmenes de gas hacia adentro y hacia afuera de los pulmones (13, 38). Durante la VAFO, la inspiración y la espiración son activas (las presiones en las vías respiratorias proximales son negativas durante la espiración). En el respirador CareFusion (anteriormente SensorMedics) 3100A (CareFusion, San Diego [California]), un flujo de gas fresco pasa por el pistón electromagnético y produce las oscilaciones. Este flujo de gas lateral es la única fuente de gas fresco del sistema. Un filtro con control de fugas o un filtro de paso bajo permiten que el gas salga del sistema (**Figura 22-3**) (38). La amplitud de las oscilaciones de presión dentro de las vías respiratorias determina los V_C que se administran a los pulmones en torno a una presión media constante en las vías respiratorias. Esto permite evitar presiones máximas elevadas en las vías respiratorias para la ventilación, además de mantener el reclutamiento pulmonar al evitar presiones teleespiratorias bajas. Si bien las bombas del pistón o los diafragmas vibratorios generalmente se utilizan para administrar la VAFO, los dispositivos de VAFO más nuevos disponibles en Canadá y Europa cuentan con una serie de válvulas de Venturi que permiten la espiración activa eficaz y, también, pueden medir y controlar el V_C.

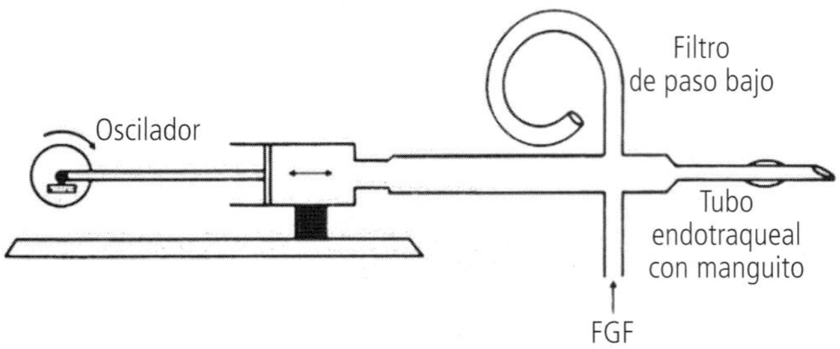

Figura 22-3. Oscilador de alta frecuencia. El gas fresco ingresa en el sistema proximal al tubo endotraqueal (FGF). El gas sobrante y los gases espirados mezclados salen a través de un filtro de bajo paso. FGF: flujo de gas fresco. (Tomada de Thompson WK, *et al. J Appl Physiol.* 1982;52:543).

Al igual que sucede con la VAFJ, el monitoreo de la presión en la VAFO es una dificultad. Durante la VAFO, las presiones en las vías respiratorias generalmente se miden en el extremo proximal del tubo endotraqueal o dentro del mismo respirador. Muchos médicos cuestionan la importancia clínica de dichas mediciones, ya que están un poco alejadas del paciente; la relación de las presiones intrapulmonares medidas durante la VAFO con aquellas medidas durante la VOC es difícil de evaluar con precisión. En función del tamaño y de la frecuencia resonante de los pulmones, las presiones alveolares pueden ser las mismas, pueden ser más bajas o pueden ser más altas que las medidas en la tráquea (38-41).

Los OAF se han probado ampliamente en animales de laboratorio y en seres humanos (1, 2, 4, 38-61). En la actualidad, el OAF utilizado en los EE. UU. es el CareFusion (anteriormente, SensorMedics) oscilador 3100A(CareFusion, San Diego [California]). Este respirador ha recibido aprobación para el uso clínico en neonatos y no requiere un respirador convencional en tándem. Este dispositivo produce oscilaciones mediante un pistón/diafragma controlado de forma electromagnética. La frecuencia (3 a 15 Hz o 180 a 900 ciclos/min), el tiempo inspiratorio porcentual y el desplazamiento de volumen pueden ajustarse, así como la resistencia en el extremo del circuito del flujo lateral (**Figura 22-4**). Las variaciones en la frecuencia del flujo lateral y el resistor de salida del circuito del paciente controlan las presiones medias en las vías respiratorias. La ventilación (eliminación de CO_2) es proporcional al producto de la frecuencia y al cuadrado del V_C ($f \times V_C^2$), con lo cual una disminución en la frecuencia o un aumento en el V_C debido a un aumento de la amplitud definida debería provocar una mayor eliminación de dióxido de carbono. El 3100B es un oscilador más potente que puede usarse tanto en niños como en adultos. Hay muchos otros OAF que no se utilizan actualmente en los EE. UU., entre ellos, el SLE 5000 (SLE UK Ltd.), el Fabian (Acutronic Medical Systems), el Leoni Plus (Heinen & Lowenstein), el Stephanie y el Sophie (Stephan), el VN500 (Dräger) y el Babylog 8000+ (Dräger). El Fabian (**Figura 22-5**), el Leoni Plus (**Figura 22-6**) y el Dräger (**Figura 22-7**) están aprobados para usarse en Canadá. En estos respiradores, se administra VAFO mediante diversos mecanismos, pero todos son verdaderos osciladores basados en la forma de onda que generan.

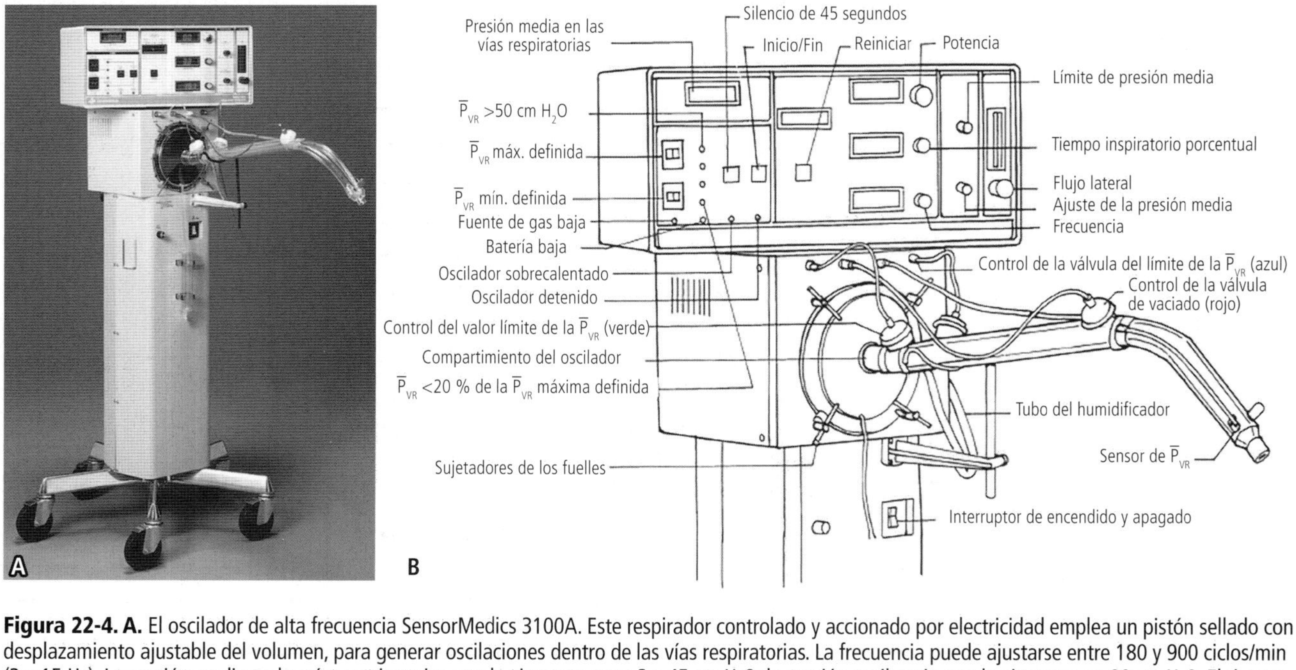

Figura 22-4. A. El oscilador de alta frecuencia SensorMedics 3100A. Este respirador controlado y accionado por electricidad emplea un pistón sellado con desplazamiento ajustable del volumen, para generar oscilaciones dentro de las vías respiratorias. La frecuencia puede ajustarse entre 180 y 900 ciclos/min (3 a 15 Hz). La presión media en las vías respiratorias puede ajustarse entre 3 y 45 cm H_2O; la presión oscilatoria puede ajustarse a >90 cm H_2O. El tiempo inspiratorio puede ajustarse entre un 30 % y un 50 % del ciclo total. **B.** Esquema con identificación de las piezas clave.

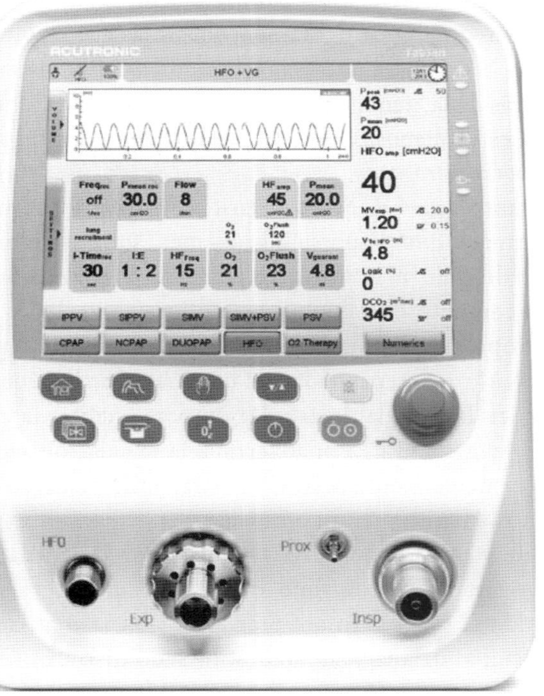

Figura 22-5. El oscilador de alta frecuencia Fabian. En este dispositivo, se puede administrar ventilación convencional y de alta frecuencia, y está diseñado para usarse en pacientes que pesen desde 300 g hasta 30 kg. La frecuencia puede ajustarse entre 300 y 1200 ciclos/min (5 a 20 Hz). La amplitud se define entre 5 y 100 cm H_2O, y el dispositivo utiliza una compensación automática de fugas con definición de volumen. La presión media de las vías respiratorias puede ajustarse entre 0 y 40 cm H_2O. Se muestran los parámetros respiratorios medidos y derivados.

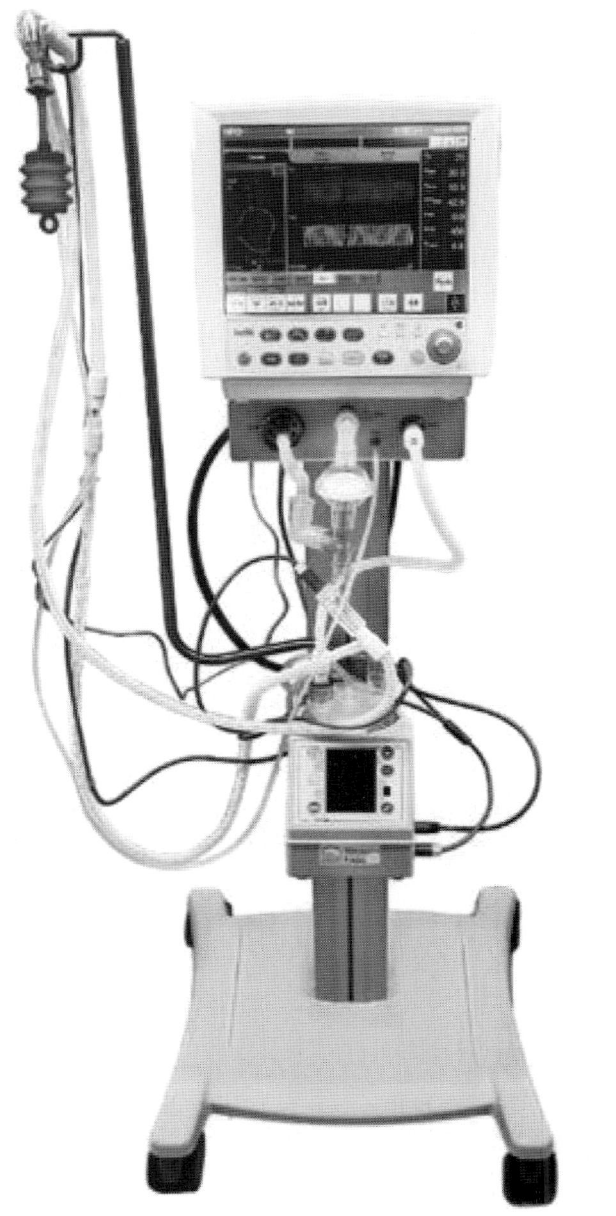

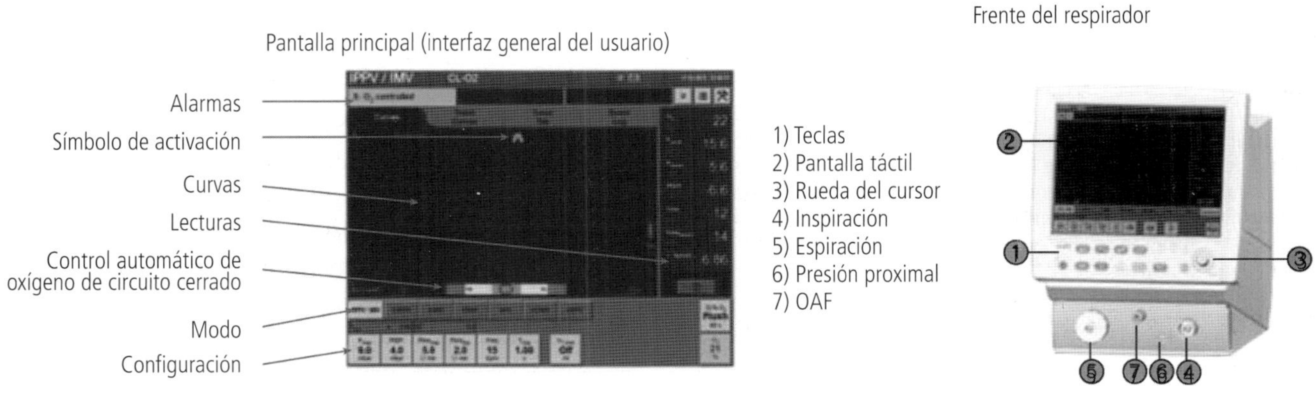

Figura 22-6. El oscilador de alta frecuencia (OAF) Leoni Plus. Este dispositivo permite administrar ventilación convencional y de alta frecuencia, y está diseñado para usarse en pacientes de hasta 30 kg. La frecuencia puede ajustarse desde 300 hasta 1200 ciclos/min (5 a 20 Hz). La amplitud puede ajustarse entre 0 y 80 cm H_2O, y el dispositivo utiliza una compensación automática de fugas con medición y definición del volumen corriente. La presión media en las vías respiratorias puede ajustarse entre 0 y 30 cm H_2O. Se muestran los parámetros respiratorios medidos y derivados.

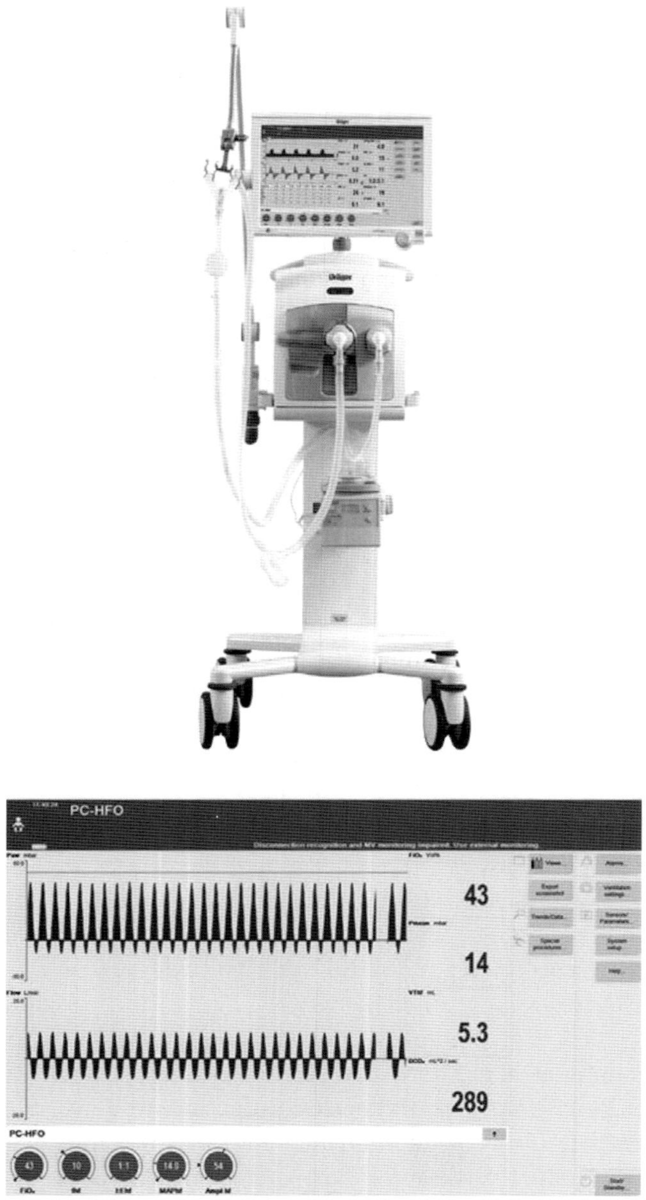

Figura 22-7. El respirador neonatal Dräger VN500. Este respirador permite administrar ventilación convencional y de alta frecuencia utilizando la misma plataforma. La frecuencia puede ajustarse entre 0 y 1200 respiraciones/min (o a 20 Hz). La presión media en las vías respiratorias oscila entre 5 y 50 cm H_2O. La amplitud puede ajustarse entre 5 y 90 cm H_2O. Se muestran los volúmenes corrientes, y hay una opción de volumen garantizado, con un rango de volumen corriente de 0,2 a 40 ml. Las presiones, el tiempo del ciclo respiratorio, los volúmenes corriente y minuto y la mecánica básica del aparato respiratorio se miden o se calculan durante la ventilación y se reflejan en la pantalla. Se permiten insuflaciones tipo suspiro a una frecuencia que oscila entre 1 y 30, y a una presión de entre 6 y 80 cm H_2O.

Interruptores de flujo de alta frecuencia

El término *interruptor de flujo* se utilizó originalmente para describir a un grupo de respiradores que no eran ni verdaderos osciladores ni verdaderos ventiladores tipo jet. Algunos tenían inyectores tipo jet, pero administraban sus chorros de gas no directamente hacia las vías respiratorias, sino hacia el circuito del respirador, a cierta distancia por detrás de la tráquea y del tubo endotraqueal. Por este motivo, estos dispositivos también se llamaban *respiradores de chorro retrógrado*.

El Infant Star HFV (Nellcor Puritan Bennett, Pleasanton [California]), que ya no se fabrica más, solía ser el interruptor de flujo más utilizado. Este respirador contaba con un conjunto de válvulas neumáticas controladas por un microprocesador que alteraba el flujo inspiratorio para lograr PIM predeterminadas. Si bien había un sistema de Venturi en la válvula de exhalación para facilitar la espiración y evitar la PEEP inadvertida, la exhalación seguía siendo principalmente pasiva, y el atrapamiento aéreo con fuga de aire parecía ser un problema.

Thome y colaboradores (62) compararon la ventilación con un interruptor de flujo de alta frecuencia (IFAF) utilizando el sistema Infant Star HFV con la ventilación convencional de alta velocidad utilizando distintos respiradores neonatales. Los resultados no demostraron ningún beneficio de la ventilación con el IFAF, y los neonatos tratados con el Infant Star HFV presentaron muchas más fugas de aire. En el estudio «Sy-Fi», Craft y colaboradores (63) compararon nuevamente el sistema Infant Star con la VOC en neonatos de peso extremadamente bajo al nacer y no detectaron ninguna diferencia en las fugas aéreas ni en ningún otro resultado pulmonar, pero sí una tendencia no significativa a producirse más fugas áreas con el Infant Star (36 % frente a 25 %).

En los últimos años, la ventilación con IFAF ha resurgido levemente en distintos dispositivos de la empresa Forrest Bird, fabricante del primer respirador neonatal, el BabyBird® (Percussionaire Corp., Sagle [Idaho]). El Bronchotron® es un respirador de ventilación percusiva con interruptor de flujo activado en forma neumática que se utiliza cada vez más durante el traslado de pacientes (64).

El Bronchotron® es un respirador que resulta atractivo para el traslado debido a que es liviano, a que funciona como respirador convencional y de alta frecuencia, y a su consumo de gas relativamente bajo. El cronómetro neumático interno del respirador cicla el flujo de gas de alta presión a una frecuencia que oscila entre los 3 y los 10 Hz. La frecuencia y la amplitud se ajustan de manera constante. El tiempo inspiratorio está determinado por la frecuencia y las propiedades mecánicas de los pulmones. Los pulsos de gas de alta frecuencia ingresan en un mecanismo de pistón deslizante llamado Phasitron® a través de una cavidad de Venturi en su eje central. El Phasitron® genera pulsos de flujo de gas debido al movimiento rápido de un mecanismo de resorte que equilibra las presiones inspiratoria y espiratoria dentro de presiones predeterminadas para PEEP o $\bar{P}_{VR}$, con lo cual se desempeña tanto como una válvula inspiratoria como espiratoria. En la fase inspiratoria, el pulso de gas aumenta debido al ingreso de gas proporcional a la diferencia de presión antes y después del Venturi. Durante la espiración, el pistón rebota hacia atrás, abre el puerto de exhalación, y el gas puede salir del paciente a través de un resistor ajustable que administra la PEEP y regula la presión media en las vías respiratorias. La presión media en las vías respiratorias, la frecuencia y el flujo (que ajusta el flujo de gas al Phasitron® y controla la amplitud del pulso) se ajustan continuamente.

La principal limitación del dispositivo es la falta de valores reales de las variables del respirador —todos los diales están marcados con valores de 1 a 10, pero estos números no se traducen directamente a valores que un médico pueda interpretar—. Los ajustes deben realizarse únicamente en función de la observación clínica del movimiento torácico y de la respuesta del paciente. La frecuencia se muestra en ciclos/min (no en Hz), y la presión media en las vías respiratorias puede medirse de manera intermitente al tocar un interruptor y cambiar la visualización de presión fásica a una media integrada. La presión fásica que muestra la aguja que oscila a gran velocidad es una medida mecánica difícil de leer. El otro problema importante es la falta de alarmas u otras funciones de seguridad.

La seguridad y la eficacia del Bronchotron® no están correctamente documentadas. El dispositivo recibió una aprobación «protegida» de parte de la FDA, lo cual significa que se aprobó en función de su «equivalencia sustancial» con un dispositivo preexistente a la fecha de entrada en vigencia de la ley (1979). En un estudio preclínico realizado en cerditos recién nacidos que recibieron lavado pulmonar con solución fisiológica, el Bronchotron® y el oscilador 3100A lograron el mismo intercambio gaseoso cuando se ajustaron los dispositivos para administrar VC idénticos a la misma presión media en las vías respiratorias y a la misma frecuencia, pero se requirió una amplitud de presión superior con el Bronchotron®.

El VDR-4® (Percussionaire Corp., Sagle [Idaho]) es un respirador de ventilación percusiva y alta frecuencia, activado de manera neumática, ciclado por tiempo y controlado por presión, similar al Bronchotron®, pero más complejo y diseñado para uso hospitalario. El dispositivo administra gas a partir de una fuente presurizada a través de un sistema de cartuchos con temporización neumática. La fuente de gas se interrumpe para producir un flujo pulsátil que ingresa al circuito respiratorio mediante el Phasitron®, al igual que en su dispositivo hermano. El gas calentado y humidificado ingresa para aumentar el V_C. La administración del V_C se determina mediante la velocidad de flujo, la duración de la inspiración y la entrada de gas adicional. El VDR-4® está compuesto por dos sistemas: ventilación convencional y de alta frecuencia. El componente convencional puede administrar hasta 70 insuflaciones por minuto con control independiente del tiempo de insuflación y de la presión. El componente de alta frecuencia puede administrar frecuencias de entre 0,5 y 30 Hz, amplitudes de 0 a 100 cm H_2O y una relación de 1:1 a 1:5 entre el tiempo inspiratorio y el tiempo espiratorio. Puede usarse una variedad de combinaciones de ventilación convencional y de alta frecuencia. Al igual que el Bronchotron®, el VDR fue aprobado por la FDA sin exigirse pruebas de seguridad y eficacia. La bibliografía respecto de la seguridad y la eficacia de este dispositivo se limita a unos pocos estudios pequeños realizados en pacientes adultos y pediátricos, y a una sola serie de casos de seis neonatos (65). También hay cierto interés en utilizar el dispositivo para administrar VAF por vía nasal (66).

Como todos los respiradores neonatales convencionales de presión predeterminada generarán frecuencias de hasta 150 insuflaciones/min, en teoría todos ellos pueden utilizarse para producir ventilación convencional de alta frecuencia a veces conocida como VPPAF. En la actualidad, el uso de un respirador convencional a estas frecuencias ya es casi cosa del pasado. El término VPPAF se refiere generalmente a los respiradores mecánicos que operan a frecuencias de entre 60 y 150 insuflaciones/min (1 a 2,5 Hz). Sjostrand (67) fue el primero en aplicar esta técnica en Suecia utilizando respiradores diseñados de manera especial con volúmenes compresibles extremadamente bajos. Él y sus colaboradores estudiaron a más de 2000 adultos y niños en el período intraoperatorio y a 32 neonatos con SDR (68). Llegaron a la conclusión de que, en la mayoría de los casos, la VPPAF brindó una ventilación mecánica adecuada. En 1980, Bland *et al.* (69) informaron una mejora en los resultados de 24 neonatos con SDR utilizando respiradores neonatales con ventilación convencional con volumen predefinido que operaban a frecuencias de entre 60 y 110 insuflaciones/min. En 1991, un estudio aleatorizado multicéntrico comparó la VPPAF utilizando frecuencias de 60 insuflaciones/min con la VOC utilizando frecuencias de hasta 40 insuflaciones/min. Los neonatos tratados con VPPAF tuvieron menos fugas aéreas pulmonares (70). Actualmente, pocas personas contemplarían usar una frecuencia de 60 insuflaciones/min en neonatos como medio de VAF.

Si bien las VOC pueden operar a frecuencias de hasta 150 insuflaciones/min, pocos de estos equipos se diseñaron con estas frecuencias en mente. Estudios *in vitro* e *in vivo* realizados con respiradores neonatales de ventilación convencional con presión predeterminada demuestran que todos tienen frecuencias operativas máximas que, de superarse, perjudicarían su rendimiento y la PEEP inadvertida se convertiría en un problema (71-75).

El primero de estos estudios *in vitro* midió los volúmenes corriente y minuto administrados a medida que las frecuencias del respirador aumentaban progresivamente de 20 a 150 insuflaciones/min (71). Todos los dispositivos evaluados tenían frecuencias eficaces máximas más allá de las cuales la ventilación minuto disminuía exponencialmente. Para los valores de distensibilidad y resistencia estudiados, estas frecuencias eficaces máximas eran de entre 75 y 100 insuflaciones/min (**Figura 22-8, A**). Un estudio subsiguiente en animales demostró resultados notablemente similares. Este estudio también demostró que, a medida que aumentaban las frecuencias de la VOC y disminuía la ventilación minuto, aumentaban progresivamente las capacidades residuales funcionales (72). Hird *et al.* estudiaron a neonatos humanos y también confirmaron dicho atrapamiento aéreo a frecuencias superiores, en particular en neonatos paralizados. Fontan *et al.* (73) estudiaron conejos y detectaron valores de distensibilidad y V_C predeciblemente menores a frecuencias superiores.

Cuando se repitieron los estudios *in vitro* sobre el rendimiento del respirador utilizando respiradores neonatales actualmente disponibles en el mercado, el rendimiento fue más consistente a medida que aumentaron las frecuencias, pero la notable variabilidad en cada dispositivo individual quedó demostrada a presiones similares (**Figura 22-8, B**) (17). Todos estos estudios sugieren que la VOC con ciclado en los límites superiores de su rango de frecuencia para producir VPPAF requiere presiones superiores, no inferiores, en las vías respiratorias a fin de mantener un intercambio gaseoso adecuado. Por lo tanto, hay otros tipos de VAF que se utilizan con mucha más frecuencia en la actualidad, pero, al momento de redacción de esta obra, en los Estados Unidos, esto requiere pasar a otro dispositivo. En Europa y Canadá, los respiradores que pasan de la ventilación convencional (CV) a la VAFO son muy comunes.

APLICACIONES CLÍNICAS DE LA VENTILACIÓN DE ALTA FRECUENCIA

Ventilación de alta frecuencia opcional frente a la de rescate

La VAF se ha estudiado en modelos animales durante más de 30 años. La mayoría de los datos obtenidos en animales respalda la superioridad de la VAF sobre la VOC en términos de la fisiología y la exposición a la presión a corto plazo y de las enfermedades pulmonares que pueden durar entre días y semanas. Los estudios en animales sugieren que la VAF opera a presiones inferiores en las vías respiratorias proximales que la VOC, disminuye el daño pulmonar inducido por ventilación mecánica y los marcadores de la inflamación pulmonar, mejora el intercambio gaseoso en casos de síndromes con fuga aérea, se complementa correctamente con el surfactante y disminuye la exposi-

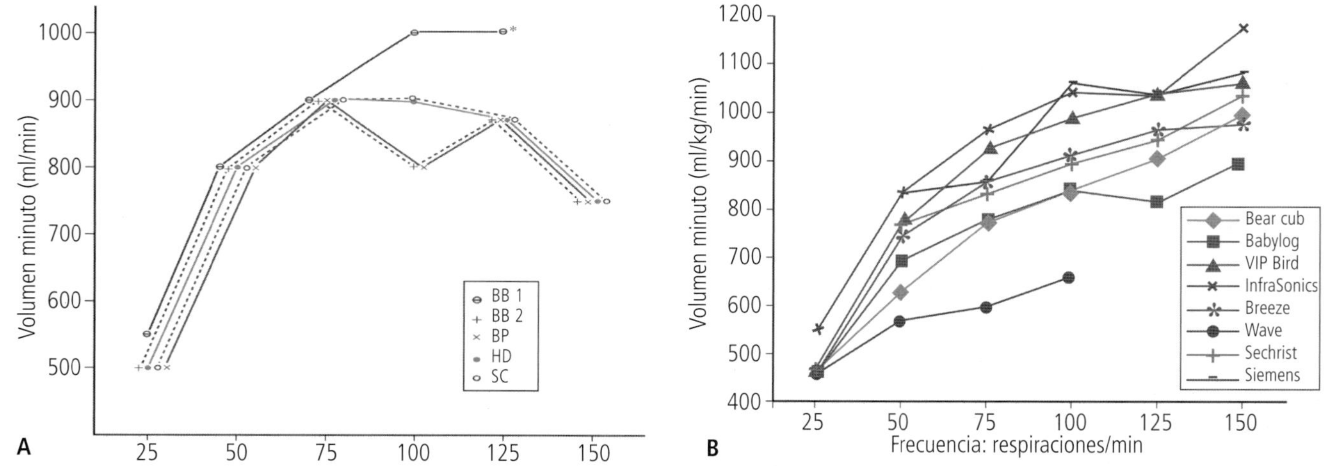

Figura 22-8. Efectos del volumen minuto al aumentar las frecuencias del respirador de 25 a 150 insuflaciones/min (eje horizontal). **A.** Respiradores examinados: BB1, BabyBird 1; BB2, BabyBird 2; BP, Bourns BP200; HD, Healthdyne; SC, Sechrist. Configuraciones de los respiradores: presión inspiratoria máxima de 25 cm H_2O; presión positiva teleespiratoria de 5 cm H_2O; relación entre la inspiración y la espiración (I:E) = 1:2 (al superar las 75 insuflaciones/min, los volúmenes minuto del BB1 se midieron a una I:E de 1:1); flujo de 10 l/min. (Tomada de Boros, *et al. Pediatrics.* 1984;74:487). **B.** Respiradores examinados: Bourns Bear Cub, Dräger Babylog 3000, VIP Bird, Infrasonics Infant Star, Newport Breeze, Newport Wave, Sechrist 100 V y Siemens 300. Los estudios se realizaron utilizando un simulador pulmonar a valores de distensibilidad y resistencia fijos, presiones máximas de 25 cm H_2O, una presión positiva teleespiratoria de 5 cm H_2O y una I:E de 1:2. (Tomada de Mammel y Bing. *Clinics in Chest Medicine.* 1996;17:603).

ción al oxígeno. Lamentablemente, estos hallazgos no se han reproducido de manera consistente en los estudios en seres humanos que compararon la VAF frente a la VOC, ya sea que la VAF se utilice como modo inicial y opcional de ventilación o como modo de rescate cuando la VAC no ha podido brindar un intercambio gaseoso adecuado.

Al momento de redacción de esta obra, se han realizado 16 ensayos controlados y aleatorizados (ECA) sobre el uso opcional de la VAF frente a la VOC para el tratamiento de neonatos con insuficiencia respiratoria, principalmente en neonatos con SDR del prematuro (30, 33, 34, 48, 54-63, 70, 76). Los estudios incluyen VAF en forma de VPPAF, IFAF, VAFJ y VAFO. La mayoría de los estudios (11 de 16) no pudieron demostrar ninguna diferencia significativa en los resultados pulmonares entre los neonatos tratados con VAF frente a VOC. El resto de los estudios demostraron una pequeña pero significativa disminución en la displasia broncopulmonar (DBP) en los grupos tratados con VAF (34, 50, 55, 57, 59). En 2009, la base de datos Cochrane publicó una revisión y un metaanálisis de los ensayos clínicos realizados con VAFO opcional frente a VOC en neonatos prematuros con disfunción pulmonar aguda (77). La revisión no demostró evidencia alguna del efecto sobre la mortalidad y ninguna ventaja evidente respecto del uso preferencial de un OAF opcional frente a la VOC como estrategia inicial de ventilación en neonatos prematuros con dificultad respiratoria. Un metaanálisis de los datos de cada paciente individual confirmó estos resultados (78).

Una estrategia de «volumen pulmonar óptimo» con VAFO, osciladores con pistón, falta de estrategias neumoprotectoras en los grupos de VOC, uso precoz de OAF (menos de 6 horas), I:E de 1:2 y extubación a presión positiva continua en las vías respiratorias- en lugar de un ensayo de ventilación continua- se asociaron con los ensayos que demostraron una disminución en las enfermedades pulmonares crónicas en los grupos de OAF. La base de datos de Cochrane también revisó el uso opcional de VAFJ frente a la VOC, y de los tres estudios que revisaron se llegó a la conclusión de que podría haber un menor riesgo de DBP en los grupos de VAFJ opcional (79). Sin embargo, los autores postularon interrogantes respecto de estos hallazgos aparentemente positivos debido a la importante heterogeneidad entre los estudios y al hecho de que un estudio demostró un aumento en los resultados neurológicos adversos en el grupo de VAFJ. Este hallazgo parece estar relacionado con la hipocapnia significativa observada en el grupo de VAFJ y también se observó en un análisis de subgrupos del ensayo multicéntrico de mayor envergadura (34). El hecho de que dos estudios de VAF que utilizaron el mismo dispositivo en una población casi idéntica obtuvieran resultados muy distintos pone de manifiesto la importancia de utilizar una estrategia de ventilación adecuada. En general, el análisis combinado de todos los estudios controlados y aleatorizados realizados hasta el momento no respaldaría el uso opcional de la VAF precoz y opcional, sobre la VOC en neonatos prematuros con insuficiencia respiratoria. Esto muy probablemente se debe a un mejoramiento de los métodos de ventilación continua que se utilizan en la actualidad, incluida la ventilación con volumen definido.

Uno de los primeros ECA que comparó la VAF con la VOC, el estudio HIFI, generó interrogantes, ya que el grupo tratado con VAFO demostró una mayor incidencia de la hemorragia intraventricular (HIV) o de la leucomalacia periventricular (LPV) (48). Lo que es más preocupante es que los resultados del neurodesarrollo a los 16 a 24 meses de edad posnatal fueron significativamente peores en el grupo tratado con OAF (80). Dos ensayos aleatorizados y multicéntricos de gran envergadura realizados posteriormente por Courtney *et al.* (57) y Johnson *et al.* (56) no demostraron ninguna diferencia en las tasas de HIV o LPV entre los grupos tratados con VAFO y los grupos tratados con VOC ni en el metaanálisis de cada paciente individual realizado por Cool *et al.* (78). En los estudios realizados por Truffert *et al.* (81) y Marlow *et al.* (82) se ha realizado un seguimiento del neurodesarrollo a largo plazo a los 2 años de edad luego del ECA inicial de VAFO frente a VOC en neonatos prematuros con SDR. Ambos estudios llegaron a la conclusión de que el uso opcional de VAFO no empeora el estado neurológico a largo plazo. Truffert y colaboradores indican que el uso precoz de VAFO puede, de hecho, estar vinculado con mejores resultados neuromotores a los 2 años de edad. Zivanovic *et al.* demostraron un funcionamiento pulmonar superior entre los 11 y los 14 años de edad en los neonatos del ensayo de Johnson *et al.* (83). Si bien son resultados importantes, se necesitan más datos de seguimiento antes de poder realizar generalizaciones respecto de los supuestos resultados a largo plazo.

Entonces, si el uso opcional de VAF no ha demostrado ninguna ventaja evidente sobre la VOC para tratar el SDR, ¿qué sucede con el uso de la VAF como rescate cuando la VOC parece no brindar un intercambio gaseoso adecuado? Hasta el momento, hay cuatro ECA realizados en neonatos prematuros y a término en los que se evalúa la VAF como técnica de rescate tras el fracaso de la VOC (31, 35, 84, 85). El conjunto de datos es limitado e incluye dos estudios que utilizaron VAFJ y dos que utilizaron VAFO. En un primer estudio que brindó tratamiento a neonatos prematuros, el ensayo HIFO, se demostró un mejor intercambio gaseoso y una menor tasa de nuevas fugas aéreas con el uso de la VAFO. No hubo ningún efecto sobre las fugas aéreas existentes y ninguna diferencia en los resultados pulmonares generales, pero sí un aumento marginal en la tasa de HIV grave (84). El ensayo de Keszler, en el que participaron específicamente neonatos con EPI, demostró una mejora en el EPI en el grupo de VAFJ frente a quienes permanecieron recibiendo VOC (31). En los dos ensayos que trataron a neonatos prematuros más grandes (de más de 34 semanas), hubo una mejora notable en el intercambio gaseoso y en el éxito del tratamiento en los grupos de la VAF. Sin embargo, no hubo ninguna diferencia significativa en la incidencia de DBP o muerte entre los que usaron VAF como rescate y los que permanecieron con VOC (35, 85). Un metaanálisis de la VAF como rescate frente a la VOC en la base de datos de Cochrane demostró que no existe ningún beneficio a largo plazo para los pacientes que utilizan VAFO o VAFJ frente a los que continúan con VOC (86-88). Es debatible si combinar los resultados de los estudios de VAF utilizando diferentes modos de VAF en distintas poblaciones es adecuado o no. El estudio con VAFJ, de hecho, demostró una mejora en la supervivencia, la cual se atribuyó a la VAFJ cuando se tomó en cuenta el efecto de cruzar los grupos (31). Cabe destacar que la mayoría de estos ensayos que emplearon VAF como rescate se realizaron cuando la administración de surfactante exógeno y esteroides maternos de forma antenatal no eran aún una rutina como tratamientos de referencia. Lo que es aún más importante es que no se han publicado datos de seguimiento sobre los resultados pulmonares o neurológicos a largo plazo tras estos estudios de VAF como rescate. Por lo tanto, el uso de este modo de ventilación como rescate sobre la continuación de la VOC, no necesariamente es una mejor opción; como siempre, cada situación clínica exigirá una evaluación cautelosa de las posibilidades terapéuticas que ofrece cada modo de tratamiento.

Algunos casos podrían responder al uso de la VAF mejor que otros. La hipertensión pulmonar persistente que requiere tratamiento con óxido nítrico, con o sin síndrome de aspiración meconial, generalmente responde mejor cuando se utiliza la VAFO como tratamiento de soporte (89). De manera similar, el soporte posquirúrgico de neonatos con gastrosquisis, onfalocele, enterocolitis necrotizante y otras afecciones similares puede beneficiarse del tratamiento con VAF en caso de una enfermedad pulmonar y del aumento de las presiones intraabdominales. Por último, los neonatos potencialmente viables con hipoplasia pulmonar de diferente etiología suelen requerir ventilación mecánica durante más tiempo, lo cual genera el riesgo constante de síndromes pulmonares agudos con fuga aérea. En estos neonatos, la VAF puede desempeñarse como el intermediario que fomente el crecimiento y permita la evaluación clínica.

Estrategias neumoprotectoras con VAF: limitación de la presión y optimización del volumen

Durante las últimas décadas, se ha avanzado mucho en el tratamiento de la insuficiencia respiratoria. En particular, el uso de esteroides prenatales y el de reemplazo de surfactante exógeno han disminuido la morbimortalidad neonatal en los neonatos prematuros (90-93). Sin embargo, el daño pulmonar y las morbilidades pulmonares secundarias a la ventilación mecánica siguen siendo un problema real en la atención de esta población de pacientes. Las más preocupantes son las enfermedades pulmonares crónicas que adoptan la forma de DBP, definida como la necesidad de oxígeno persistente a las 36 semanas de edad posmenstrual, la cual se presenta en el 40 % de los neonatos de entre 22 y 29 semanas, que sobreviven hasta las 36 semanas, y la frecuencia y la gravedad aumentan conforme disminuye la edad gestacional (94). Claramente, sigue habiendo dilemas respecto de la optimización tanto del momento como del modo de administación de la ventilación mecánica para disminuir las morbilidades pulmonares neonatales. La VAF se ha explorado en gran detalle como una posible estrategia ventilatoria que podría evitar los V_C más grandes (volutrauma) y tensión de cizallamiento repetitiva debido a la expansión y el colapso con cada insuflación de la VOC (atelectrauma), lo cual contribuye a la aparición de la DBP.

Si bien la bibliografía que compara la VAF con la VOC es considerable, es difícil comparar un estudio con otro debido a que existe una variación importante en las estrategias ventilatorias. En particular, cuando se realizan metaanálisis, la heterogeneidad entre los ECA se torna evidente. El metaanálisis realizado por Bollen y colaboradores (95) demostró que la variación en las estrategias ventilatorias tanto en los grupos de VAF como de VOC explica casi con seguridad las diferencias observadas en los resultados, en comparación con otras variables. Estos hallazgos conllevan a otras preguntas clave: ¿los resultados de estos estudios serían distintos si todos hubieran empleado estrategias de ventilación similares? ¿Cuáles serían las estrategias de ventilación con VAF y VOC más adecuadas? Aún continúa la búsqueda de la estrategia neumoprotectora óptima.

Los modelos animales han demostrado que un V_C bajo y un aumento de la PEEP durante la VOC disminuyen el daño pulmonar inducido por ventilación mecánica (DPIVM) (96-99). Tanto con la VAF como con la VOC, los estudios realizados en animales demostraron que reclutar el pulmón para garantizar que los alvéolos estén abiertos y estables puede atenuar el DPIVM (100-103). Disminuir el V_C para evitar el DPIVM evitará la causa más importante de dicho daño: el volutrauma. Aumentar levemente la P_{CO2}

(45 a 55 mm Hg) para disminuir más el volutrauma y el barotrauma es una técnica que se conoce como *hipercapnia permisiva*. El método de reclutar y estabilizar los alvéolos abiertos se conoce como *volumen pulmonar óptimo* o estrategia de *pulmón abierto*. En combinación, estos dos conceptos se llaman *ventilación neumoprotectora*. Sin embargo, hay mucho debate acerca de cómo emplear realmente las estrategias de ventilación neumoprotectora a pie de cama en los neonatos, ya que no existen criterios o pautas estrictos, y algunos de los datos que sirven de orientación provienen de bibliografía sobre pacientes adultos (104, 105). No obstante, la mayoría de los estudios y las revisiones se refieren a una estrategia de «pulmón abierto» cuando hay un valor de FiO_2 predeterminado de 0,25 a 0,30 que se utiliza como objetivo que indica que hay un reclutamiento pulmonar óptimo (106, 107). A tal fin, los V_C inferiores a 7 ml/kg con frecuencias ventilatorias elevadas e «hipercapnia permisiva» en la evaluación de laboratorio generalmente se consideran una forma de «neumoprotección», con el objetivo de limitar el volumen pulmonar y la hiperdistensión alveolar (véanse los **Capítulos 13** y **15**).

La VAF parecería ser ideal para una estrategia neumoprotectora, ya que administra V_C muy bajos a presiones bajas en las vías respiratorias, al mismo tiempo que mantiene un reclutamiento pulmonar en torno a una presión media constante en las vías respiratorias. Sin embargo, los ensayos clínicos aleatorizados al momento de redacción de esta obra no demuestran de manera concluyente los beneficios de la VAF sobre la VOC en términos de la morbimortalidad a largo plazo (1, 77-82, 85-87). Estos hallazgos, o la falta de ellos, se han atribuido a las estrategias ventilatorias inconsistentes y, a veces, mal definidas en el grupo de VAF o VOC (108, 109). Si bien contamos con muchas herramientas de ventilación, hay pocos estudios neonatales que nos guíen respecto de cuál es el tratamiento óptimo. Sin embargo, dos metaanálisis, además de la revisión de la base de datos de Cochrane, han llegado a la conclusión de que la ventilación continua con volumen definido disminuye la DBP, la hipocapnia, el neumotórax, la LPV y la HIV de grado 3 o 4 (110-112). De igual manera, las estrategias ventilatorias varían enormemente entre cada unidad de cuidados intensivos neonatales (UCIN) de Norteamérica y el mundo. Como destacaron van Kaam y Rimensberger, hay mucho por aprender, incluso si las maniobras de reclutamiento y los mayores niveles de PEEP podrían optimizar en mayor medida la VOC con bajo VC y si el uso de la VAF sobre la VOC puede demostrar una menor morbimortalidad si se utiliza la misma estrategia neumoprotectora en ambos grupos (109). Se está tornando cada vez más evidente que el reclutamiento pulmonar es necesario para la protección pulmonar y que la PEEP debe emplearse según sea necesario en las distintas etapas de la enfermedad para estabilizar el volumen pulmonar. Si la VAF demostrará ser generalmente superior a la ventilación continua al utilizar estrategias similares aún está por verse. Sin embargo, parece ser que el reclutamiento del volumen pulmonar podría ser más sencillo de lograr con la VAF, al menos a nivel psicológico, ya que parece haber menos resistencia a utilizar una mayor presión en las vías respiratorias con la VAFO que a aumentar la PEEP con la ventilación continua.

APLICACIÓN DE LA VENTILACIÓN DE ALTA FRECUENCIA EN ENFERMEDADES ESPECÍFICAS

Síndrome de dificultad respiratoria

El SDR sigue siendo el principal tipo de insuficiencia respiratoria que requiere tratamiento con ventilación mecánica en los neonatos. El tratamiento del SDR agudo se basa en los principios del reclutamiento y la optimización del volumen pulmonar y se describe en detalle más adelante, en la sección *Pautas clínicas*.

Síndromes con fuga aérea

En la actualidad, la VAF está generalmente aceptada como un tratamiento eficaz de las fugas aéreas pulmonares graves. Esta aplicación fue uno de los usos clínicos originales de la VAF que, a veces, tuvo resultados catastróficos (**Figura 22-9**) (24, 25, 44). Existen muy pocos ECA que hayan evaluado el tratamiento de síndromes con fuga aérea con VAF frente a VOC. Un ensayo realizado en Gran Bretaña comparó las incidencias de las fugas aéreas pulmonares en 346 neonatos tratados con VPPAF o VOC. El 26 % de los neonatos tratados con VOC presentaron fugas aéreas, en comparación con el 19 % de quienes recibieron VPPAF (70). La mortalidad, la duración de la ventilación y la incidencia de las enfermedades pulmonares crónicas (EPC) y de la HIV fueron similares. Keszler *et al.* (31) comparó la VPPAF y la VAFJ en 144 neonatos con EPI grave. El 61 % de quienes recibieron tratamiento con VAFJ mejoraron, en comparación con solo el 37 % de quienes recibieron tratamiento con VPPAF. El 45 % de los pacientes que no respondieron a la VPPAF y que fueron trasladados a VAFJ mejoraron, mientras que solo el 9 % de los neonatos que no respondieron a la VAFJ y fueron trasladados a la VPPAF mejoraron. Asimismo, la VAFJ supuestamente ventiló a los pacientes utilizando presiones menores en las vías respiratorias proximales. En otro ensayo multicéntrico sobre el tratamiento del SDR con VAFO (el estudio HIFO), se evaluó el efecto de la VAFO sobre el tra-

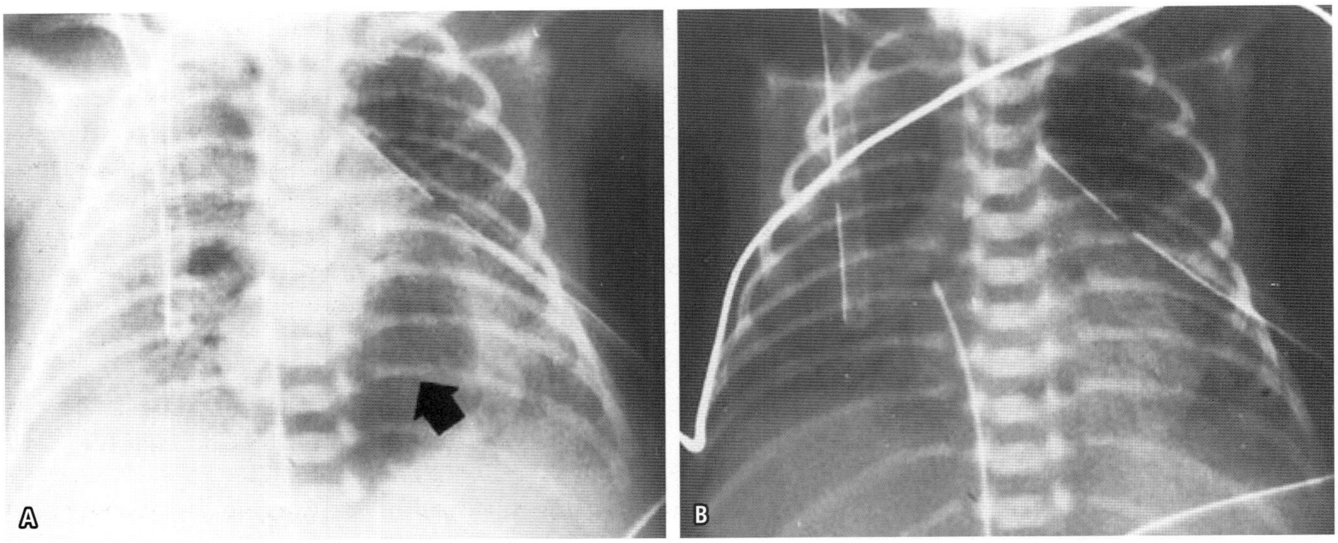

Figura 22-9. Radiografía de tórax de un neonato de 1300 g con enfermedad de las membranas hialinas grave (A) antes y (B) 4 horas después de recibir ventilación de alta frecuencia tipo jet (VAFJ). Tras la aplicación de la VAFJ, el enfisema pulmonar intersticial y el atrapamiento aéreo dentro del ligamento pulmonar (flecha) disminuyeron significativamente. (Tomada de Pokora T, *et al. Pediatrics.* 1983; 72:27).

tamiento de las fugas aéreas (84). Las fugas aéreas, ya sea un EPI o un neumotórax, estuvieron presentes en 26 (30 %) de los 86 pacientes asignados al azar para recibir VAFO y en 22 (24 %) de los 90 pacientes asignados al azar para recibir VOC. Si bien podría presumirse que en un estudio de estas características se utilizara una estrategia de baja presión, los pacientes que recibieron VAFO igual requirieron presiones mayores para lograr el intercambio gaseoso. Las fugas aéreas se produjeron en el 42 % de los pacientes que recibieron VAFO que ingresaron al estudio sin dichas fugas, en comparación con el 63 % de los pacientes que recibieron VOC ($p < 0,05$). Si bien los pacientes que recibieron VAFO que ingresaron al estudio con fugas aéreas tendieron a lograr mejores resultados que sus contrapartes tratadas con VOC, las diferencias no fueron significativas.

De todos los tipos de VAF analizados hasta el momento, la VAFJ ha sido la más exitosa con respecto a la incidencia y el tratamiento de los síndromes con fuga aérea. Haciendo un balance general, la mayoría de los tipos de VAF parecen disminuir la incidencia de las fugas pulmonares relacionadas con el respirador, mientras que los datos respecto del beneficio en caso de fugas aéreas pulmonares preexistentes son más convincentes a favor de la VAFJ. La pregunta de por qué las fugas aéreas pulmonares mejoran durante la VAF sigue sin tener respuesta. Una de las teorías indica que la VAF produce flujos de presión más leves dentro de las vías respiratorias distales. Las presiones en las vías respiratorias altas se equilibran, y el gas se administra de manera distal a una presión de distensión más constante. Las diferencias de presión entre las vías respiratorias y el espacio intrapleural disminuyen. Existe un estiramiento menor del tejido dañado. Durante la insuflación máxima se escapa menos gas, y hay más oportunidad de que se produzca una autorreparación. La VAF puede ser particularmente beneficiosa en casos de fugas aéreas debido al corto tiempo inspiratorio (0,02 segundos), con un tiempo espiratorio relativamente largo, y un flujo inspiratorio acelerado y elevado al extremo. La fuga aérea persistirá cada vez que el gas sea administrado a una presión que abra el tejido dañado, lo cual generará un trayecto de baja resistencia al flujo. La fuga continuará durante la inspiración siempre que la presión supere la necesaria para liberar la fuga. Durante la ventilación continua o la VAFO, debido tanto al tiempo inspiratorio como a las características del flujo de gas, podría persistir una fuga, mientras que, durante la VAFJ, esta podría cerrarse rápidamente.

Las bajas tasas de ocurrencia de fístulas broncopleurales y traqueoesofágicas en neonatos excluyen la capacidad de realizar ensayos clínicos aleatorizados adecuados de tratamiento con VAF frente a VOC. Sin embargo, unos pocos estudios han evaluado formalmente la magnitud de las fugas aéreas a través de estos tipos de fístulas utilizando VAF frente a VOC. En el tratamiento de neonatos con fístulas broncopleurales, González y colaboradores (113) demostraron una disminución en las fugas aéreas a través del tubo torácico al utilizar la VAFJ, en comparación con la VOC. Goldberg *et al.* (114) y Donn *et al.* (115) informaron experiencias similares al tratar a neonatos con fístulas traqueoesofágicas con VAFJ. Asimismo, informes de casos, como el de Bloom *et al.* (116), y estudios en animales, como el de Orlando *et al.* (117), demuestran que han observado un beneficio en el uso de VAF en la estabilización ventilatoria de pacientes con fístulas traqueoesofágicas o broncopleurales. Si bien estos hallazgos son positivos, la falta de ECA hace que sea difícil ofrecer una recomendación basada en la evidencia para el uso de la VAF sobre la VOC en el tratamiento de ambos tipos de fístulas. Como dicha evidencia podría no llegar nunca, la evidencia disponible justifica la realización de un ensayo con estos tratamientos en casos de enfermedades tan complicadas cuando los métodos más convencionales fracasan.

Hipoplasia pulmonar, hipertensión pulmonar persistente y óxido nítrico inhalado

Los neonatos con distintos tipos de hipoplasia pulmonar pueden recibir algún tipo de beneficio de la VAF. Algunos de estos neonatos presentan anomalías vinculadas que son igualmente letales. En esos casos, la VAF puede brindar un breve respiro a los fines de realizar estudios de diagnóstico para identificar a sobrevivientes potenciales o confirmar diagnósticos para los familiares. En los neonatos con hernia diafragmática congénita (HDC), la VAF puede actuar como una terapia «puente» eficaz hasta llegar a la canulación para oxigenación por membrana extracorpórea (ECMO), si bien no se ha demostrado que el NOi modifique los resultados de manera significativa (118, 119). En los pulmones hipoplásicos, debido a que la cantidad de unidades de intercambio gaseoso es baja, es lógico suponer que la ventilación a frecuencias aceleradas utilizando V_C bajos sería la más eficaz. Debido a la diversidad de afecciones vinculadas con la hipoplasia pulmonar y a su relativa infrecuencia, es difícil diseñar o realizar estudios controlados, y sencillamente no hay pautas claras basadas en la evidencia.

Los neonatos con hipoplasia pulmonar vinculada con HDC puede obtener ciertos beneficios de la VAF. Hasta el momento, no se han publicado estudios controlados; solo anécdotas clínicas. Hay muchos informes iniciales de neonatos con hipoplasia pulmonar vinculada con HDC tratada con VAF. La mayoría de los pacientes mejoraron en un principio, pero lograron resultados deficientes a largo plazo si la hipoplasia era grave. En la mayoría de los pacientes, la gasometría arterial mejoró a presiones menores en las vías respiratorias proximales. Sin embargo, pocos pacientes sobrevivieron. Estos informes son anteriores a la ECMO.

Carter *et al.* (120) estudiaron a 50 neonatos derivados a ECMO que, primero, recibieron tratamiento con VAFO. El 46 % mejoró y no requirió ECMO. Cuatro neonatos tenían hipoplasia pulmonar vinculada con HCD. Ninguno respondió de manera positiva a la VAFO. Todos requirieron ECMO. Baumgart *et al.* (121) revisó los resultados de 73 candidatos neonatales a ECMO que, primero, recibieron tratamiento con VAFJ. Nueve neonatos tenían hipoplasia pulmonar vinculada con HDC; solo tres sobrevivieron. deLemos *et al.* (122) revisaron los resultados de 122 candidatos neonatales a ECMO que, primero, recibieron tratamiento con OAF. El 53 % no requirió ECMO; sin embargo, solo 5 de 20 pacientes que tenían hipoplasia pulmonar vinculada con HDC respondieron de manera positiva a la VAFO y no requirieron ECMO. Una serie más pequeña de 12 neonatos, descrita por Stoddard y colaboradores (123), demostró resultados mucho mejores con OAF. Once de los 12 neonatos con HDC no requirieron ECMO y, finalmente, sobrevivieron. Migliazza y colaboradores (124) realizaron una revisión retrospectiva de 111 neonatos con HDC tratados de manera precoz con VAFO tanto para lograr la estabilización preoperatoria como para la atención posoperatoria. Observaron una sobrevida general del 69,4 %, en comparación con su predicción del 69 % en función de la fórmula del Grupo de estudio de HDC. Una revisión de 2007 que resume las «mejores estrategias basadas en la evidencia» evaluó la VAFO; en ella, se comenta que no se detectó ningún método consistente y ninguna evidencia que justifique la VAFO sobre los métodos convencionales de ventilación mecánica (125).

El único ECA que evaluó los supuestos beneficios de la VAFO en neonatos con HDC no pudo reclutar una cantidad suficiente de sujetos y se abandonó cuando un análisis provisional no demostró ningún indicio de beneficios de la VAFO tal como se había aplicado en ese ensayo. Cuarenta y un pacientes (45 %) asignados al azar al grupo de ventilación mecánica convencional murieron o tuvieron DBP, en comparación con 43 pacientes (54 %) del grupo de oscilación de alta frecuencia. Los pacientes inicialmente ventilados con ventilación mecánica convencional recibieron ventilación durante menos días ($P = 0,03$), requirieron soporte con ECMO ($P = 0,007$), óxido nítrico inhalado ($P = 0,045$) y sildenafilo ($P = 0,004$) con menor frecuencia, tuvieron una menor duración de fármacos vasoactivos ($P = 0,02$) y una menor frecuencia de fracaso terapéutico ($P = 0,01$), en comparación con los neonatos inicialmente ventilados con oscilación de alta frecuencia (125a).

A pesar de algunos informes exitosos, en general, la VAF no ha logrado muy buenos resultados en el tratamiento de la hipoplasia pulmonar grave vinculada con una HDC, al menos como tratamiento independiente. Sin embargo, al igual que con cualquier tipo de hipoplasia pulmonar, la VAF suele poder estabilizar a pacientes en estado crítico hasta que su pronóstico definitivo se esclarezca. Otro uso frecuente de la VAF es en combinación con el NOi como tratamiento de la insuficiencia respiratoria grave secundaria a hipertensión pulmonar persistente. En el **Capítulo 14**, el lector encontrará una descripción detallada de la evidencia actual respecto de este tratamiento combinado en neonatos prematuros y a término.

PAUTAS CLÍNICAS

La mayoría de las pautas clínicas son, por naturaleza, arbitrarias, ya que reflejan las experiencias, sesgos y, a veces, idiosincrasias de sus autores. La mayoría de los médicos no contemplan la VAF como tratamiento de primera línea; sin embargo, muchos pasan a ella rápidamente cuando aparecen problemas durante la VOC (126). Algunos médicos utilizan la VAF a principios del curso del SDR no complicado. De la misma manera, algunos pasan gradualmente a la extubación desde la VAF. Otros optan por volver a la VOC antes de la extubación. Debido a las tantas variaciones clínicas y a la falta de datos a partir de los cuales realizar generalizaciones, las siguientes pautas deben adaptarse según la experiencia y a medida que surja información nueva. Lo que sigue es una descripción del uso de la VAF en distintas situaciones, utilizando dos estrategias de VAF distintas: 1) limitación de la exposición a la presión que se usa en casos de fugas, HDC y muchas situaciones de rescate, y 2) optimización del volumen pulmonar, que se utiliza en casos de SDR o de otras afecciones en las cuales las atelectasias difusas son el principal problema.

Limitación de la exposición a la presión

Respiradores de alta frecuencia tipo jet

El único respirador de alta frecuencia tipo jet que se utiliza actualmente de manera general en los neonatos es el Bunnell Life Pulse.

Las configuraciones de la VAFJ dependerán de la afección clínica. En casos de fugas aéreas, deberá usarse la menor frecuencia posible, la cual permitirá el tiempo espiratorio más prolongado. Una frecuencia de 240 generalmente resulta eficaz en los neonatos de mayor tamaño, y una de entre 320 y 360 en los neonatos prematuros pequeños. El tiempo inspiratorio debe dejarse en 0,02, a menos que se esté tratando a un neonato muy grande, en cuyo caso podría ser necesario un tiempo inspiratorio más largo para generar la PIM requerida. Como sucede tanto en la ventilación convencional como en la oscilatoria, la presión media en las vías respiratorias brinda soporte al volumen pulmonar teleespiratorio. Durante la VAFJ, este se controla principalmente al ajustar la PEEP. Una PEEP suficiente es fundamental para mantener el volumen pulmonar; el uso de una PEEP demasiado baja es un error común de la VAFJ. En los síndromes con fuga aérea, no debe usarse la respiración convencional tipo suspiro. Para otras afecciones, generalmente se prefiere una frecuencia de 420 para los neonatos prematuros. Una frecuencia más lenta, de entre 280 y 360, resulta adecuada para los neonatos grandes, en particular si existe una mayor resistencia de las vías respiratorias, la cual aumenta el tiempo necesario para la exhalación pasiva. La PIM debe ser suficiente para lograr la eliminación del CO_2. Es muy importante contar con un monitor transcutáneo para evaluar continuamente las concentraciones de CO_2 durante la VAFJ y la VAFO, ya que la hiperventilación puede producirse con rapidez y disminuir la irrigación sanguínea al cerebro, con un mayor riesgo de daño cerebral y fuga aérea pulmonar.

En las enfermedades pulmonares no homogéneas con atelectasias e hiperdistensión, una frecuencia de «suspiro» durante la VOC de 2 a 6 insuflaciones/min podría ayudar a abrir las áreas atelectásicas. Un error frecuente durante la VAFJ es utilizar una frecuencia de ventilación continua en lugar de una PEEP adecuada para aumentar la presión media en las vías respiratorias. En términos generales, si la incorporación de una respiración tipo suspiro mejora la saturación de oxígeno, esto sugiere que el volumen pulmonar teleespiratorio, que recibe soporte de la presión media en las vías respiratorias, es demasiado bajo. Durante la VAFO con el Dräger BabyLog en un modelo animal, las respiraciones tipo suspiro resultaron útiles durante el reclutamiento pulmonar, pero no una vez completado este (127). La PIM de los ciclos de la VOC deberían aproximarse a una presión que administraría un V_C normal de entre 4 y 6 ml/kg.

Si las respiraciones tipo suspiro interrumpen el ciclado del respirador de alta frecuencia tipo jet —o no— no es tan importante como lo es el V_C administrado. Una vez establecida la configuración de la VAFJ, deben ajustarse las presiones medias en las vías respiratorias según sea necesario para mantener un equilibrio entre la presión más baja posible y la exposición al oxígeno.

Una vez iniciada la VAFJ, se debe tener paciencia. Durante este tipo de ventilación, las presiones en las vías respiratorias se equilibran de manera más lenta que durante la VOC. Debemos dejar pasar un tiempo suficiente para que los servomecanismos del aparato ajusten la presión de impulso de la VAFJ para lograr las presiones deseadas. Los pacientes generalmente se estabilizan dentro de los 15 a 30 minutos. El monitoreo continuo del CO_2 es importante durante este período. Tras este período de equilibrio inicial, se mide la gasometría arterial. Por lo general, la eliminación del CO_2 mejora y puede hacerlo a presiones medias en las vías respiratorias más bajas. La necesidad de oxígeno puede aumentar de manera transitoria. Debido a que esta estrategia está diseñada para minimizar la exposición a la presión, pueden ser necesarios aumentos en la FiO_2 para eliminar las fugas aéreas. Debido a que la eficacia de la VAFJ depende de la capacidad del chorro de gas de descender por el centro de las vías respiratorias sin impedimentos, es importante asegurarse de que la cabeza esté centrada y que la punta del tubo endotraqueal esté como mínimo a 1 cm por encima de la carina. Si la cabeza está hacia un costado, el chorro de gas golpeará contra las paredes de la tráquea, lo cual hará que sea menos eficaz y, posiblemente, contribuya al daño a las mucosas. Si el tubo está demasiado cerca de la carina, el flujo de gas podría dirigirse hacia uno de los dos bronquios fuente. Lo más frecuente es usar la VAFJ como tratamiento de rescate. La exposición relativamente corta a la VAFJ (por lo general, durante unos pocos días) producirá una mejora clínica sustancial. A medida que los pacientes mejoran, la PIM de la VAFJ puede disminuirse en reducciones de 1 a 2 cm H_2O mientras se mantengan valores aceptables de pH y $PaCO_2$. También se debe intentar disminuir los niveles de la FiO_2 a medida que los valores de la saturación de oxígeno arterial lo permitan. Asegúrese de mantener una PEEP adecuada, incluso en presencia de una fuga aérea. Incluso con una estrategia de baja presión, deben mantenerse volúmenes teleespiratorios pulmonares adecuados. Cuando los valores de la PIM de la VAFJ estén por debajo de 18 a 20 cm H_2O y los valores de la FiO_2 estén por debajo de 0,4, contemple la extubación a ventilación no invasiva.

Si el paciente vuelve a VOC antes de la extubación, configure el respirador a chorro en modo de espera. Fije la frecuencia de la VOC a 60 insuflaciones/min (una cifra arbitraria) y realice un retiro gradual en función de la interacción entre el paciente y el respirador. Ajuste los niveles de la PIM de la VOC para administrar V_C de entre 4 y 6 ml/kg utilizando un modo de VOC con volumen definido. Ajuste los niveles de la FiO_2 según sea necesario para mantener los valores de saturación de oxígeno arterial dentro de los límites deseados. Si, después de regresar a la VOC, el estado general del paciente empeora, o los niveles de la FiO_2 o la $PaCO_2$ aumentan significativamente, vuelva a la VAFJ durante un mínimo de 24 horas.

Respiradores de alta frecuencia oscilatoria

En los Estados Unidos, el respirador de alta frecuencia oscilatoria que se utiliza habitualmente en neonatología es el SensorMedics 3100A. Con este dispositivo, a diferencia de la VAFJ, no es necesario usar un adaptador para el tubo endotraqueal. La frecuencia inicial de la VAFO para un neonato prematuro generalmente se fija entre 10 y 15 Hz. Por lo general, casi nunca hay necesidad de cambiar la frecuencia. Sin embargo, si se altera la frecuencia, es importante tener en cuenta el efecto de la frecuencia sobre el V_C efectivo, como se analizó anteriormente en este capítulo. Este control de la «potencia» del respirador determina la amplitud de sus oscilaciones de presión en las vías respiratorias (ÄΔ), el principal determinante de la eliminación del CO_2. Aumentar la amplitud de la presión en las vías respiratorias aumenta el movimiento de la pared torácica y disminuye los valores de la $PaCO_2$, a veces de manera drástica. El uso de un monitor transcutáneo brindará importantes datos sobre el intercambio gaseoso minuto a minuto. Disminuir la amplitud de la presión en las vías respiratorias disminuye el movimiento de la pared torácica y aumenta los valores de la $PaCO_2$. Al principio, el control de la amplitud se fija a un nivel que produzca adecuadamente una vibración de la pared torácica o una «sacudida» del tórax y el abdomen. A veces, puede ser elevada, entre 35 y 40 cm H_2O si se utiliza la VAFO en modo rescate. Algunos médicos simplemente utilizan una evaluación visual, mientras que otros emplean un valor de amplitud de alrededor del doble de la presión media en las vías respiratorias como punto de partida y ajustarla según sea necesario para lograr un movimiento adecuado de la pared torácica. Tras evaluar el valor inicial de la $PaCO_2$ con la VAFO, la amplitud se ajusta al aumentarla o disminuirla según sea necesario para producir los valores deseados de $PaCO_2$. Si no es posible utilizar un monitor transcutáneo, será necesario evaluar los valores de la $PaCO_2$ cada 15 minutos hasta estabilizar al paciente dentro de los límites deseados. Es fundamental el control continuo, ya que los cambios en la distensibilidad pulmonar pueden producirse de manera bastante veloz y generar alteraciones en la $PaCO_2$ como resultado de la relación geométrica entre el V_C y la eliminación de CO_2.

Fuera de los Estados Unidos, existen varios dispositivos de VAFO con la capacidad de monitorear el V_C y mostrar un cálculo del valor de la eliminación de CO_2, llamado *DCO_2*. Llevar un control de este valor permite al médico detectar cambios en la ventilación y responder rápidamente, de manera similar a lo que permite el seguimiento transcutáneo del CO_2. Incluso más atractiva es la posibilidad de algunos de estos dispositivos de mantener el V_C deseado mediante el modo de volumen garantizado (VG), análogo al VG convencional. Con la VAFO más el VG, una vez identificado el V_C, ese V_C puede mantenerse a pesar de los cambios en la mecánica pulmonar mediante el ajuste automático de la amplitud de la presión, análogo al ajuste de la PIM en la VOC. Cuando se utiliza el modo de VG con la VAFO, los cambios en la frecuencia no producirán los cambios habituales en la ventilación minuto, ya que el V_C no se verá afectado por el cambio de frecuencia. Al momento de redacción de esta obra, hay poca información sobre la eficacia de este ajuste, pero promete disminuir el riesgo de hipocapnia durante la VAFO.

Durante la VAFO (así como durante la VAFJ), la presión media en las vías respiratorias es el principal determinante del volumen pulmonar. Leves cambios en la $\bar{P}_{VR}$ pueden producir importantes cambios en el volumen pulmonar, ya sea hiperdistensión o atelectasia. Las presiones en las vías respiratorias se miden dentro del circuito del oscilador, no en el tubo endotraqueal ni en las vías respiratorias proximales. Estas presiones pueden reflejar las presiones reales en las vías respiratorias del paciente o no. Si bien la presión media en las vías respiratorias es relativamente constante, las presiones de oscilación disminuyen con rapidez al ingresar en el tubo endotraqueal, y más aún al ingresar en las vías respiratorias (**Figura 22-10**). La $\overline{P}_{VR}$ debe superar la empleada durante la VOC en aproximadamente 2 a 3 cm H_2O al utilizar un tiempo inspiratorio del 33 % (relación I:E de 1:2). Debido a las características del flujo de la relación I:E de 1:2, esto generará una $\overline{P}_{VR}$ aproximadamente igual a la administrada con la VOC. Este gradiente no existe al usar una relación 1:1, lo que es habitual con algunos dispositivos empleados fuera de los Estados Unidos. En teoría, cuanto mayor es el tiempo espiratorio de la relación I:E de 1:2, el flujo espiratorio y, por lo tanto, la presión durante la exhalación activa son menores que durante la fase inspiratoria, lo que hace que sea menos probable que las vías respiratorias colapsen. La presión media en las vías respiratorias puede ajustarse en función de las radiografías de tórax y de la oxigenación. Una vez que el paciente se estabilice o que comience a mejorar, deben disminuirse las presiones en las vías respiratorias, siempre que la FiO_2 se mantenga por debajo de 0,30 y la $PaCO_2$ sea normal.

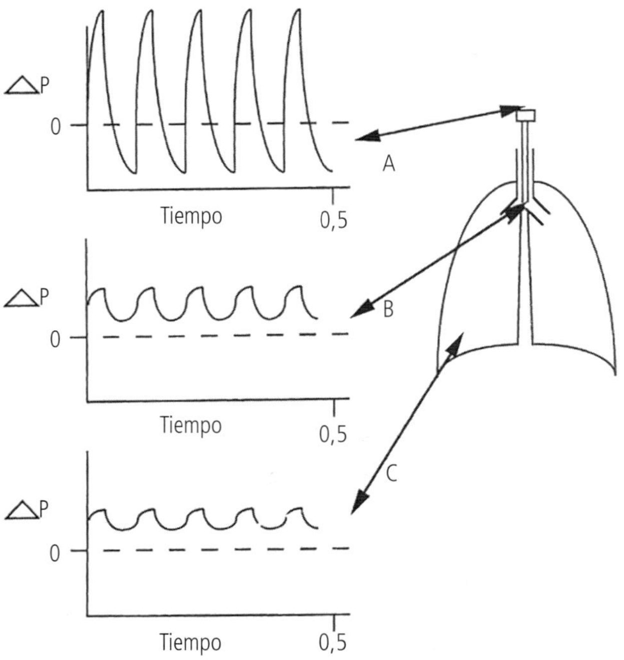

Figura 22-10. Disminución de la presión en las vías respiratorias durante la VAFO. (El gráfico se adaptó a partir de observaciones no publicadas utilizando el SensorMedics 3100A). Curva A: presión medida en el tubo endotraqueal proximal. Curva B: presión medida en la carina. Curva C: presión medida en las vías respiratorias distales.

La ÄΔ debe disminuirse si la $PaCO_2$ es inferior al nivel deseado. Durante el retiro gradual de la VAFO, si aumenta la FiO_2, contemple aumentar la $\overline{P}_{VR}$ en 1 o 2 cm H_2O para estabilizar el volumen pulmonar. Algunos médicos están a favor de las maniobras de reclutamiento intermitente del volumen pulmonar cuando la FiO_2 aumenta a fin de reestablecer un volumen pulmonar teleespiratorio adecuado. Si las cosas no mejoran, o empeoran, podría ser necesario realizar una radiografía de tórax. Cuando la FiO_2 sea inferior a 0,3 o 0,4, los resultados de la radiografía de tórax sean mucho mejores, y la $\overline{P}_{VR}$ sea de 7 a 9 cm H_2O, puede extubarse al neonato para recibir ventilación no invasiva. En algunos casos, o en los neonatos bajo sedación intensa, podría ser necesario volver a la VOC.

Optimización del volumen pulmonar

La estrategia de optimización del volumen pulmonar es fundamental. Como describimos anteriormente en este capítulo, el reclutamiento adecuado del volumen pulmonar es clave para proteger y preservar la arquitectura pulmonar, así como para potenciar el surfactante endógeno y exógeno (100, 128-131). Como los volúmenes pulmonares son difíciles de evaluar a pie de cama, deben emplearse otras técnicas. La pletismografía de inductancia respiratoria (PIR) se ha estudiado en animales y en neonatos para definir la relación presión-volumen (P-V) durante la fase inspiratoria y espiratoria (132, 133). Un estudio realizado en corderos informó un cálculo directo del cambio en el volumen pulmonar durante la VAF utilizando la PIR (133). De manera similar, la tomografía de impedancia eléctrica (TIE), que mide las diferencias en la impedancia eléctrica a partir de cambios en la conductividad del tejido pulmonar, puede ser un auxiliar clínico útil para evaluar los cambios en el volumen pulmonar durante la ventilación mecánica (134-136). Si bien son más precisas y brindan más información que las mediciones de la SaO_2, la PIR y la TIE siguen estando en investigación en este momento. Por lo tanto, la SaO_2 (combinada con la FiO_2) y las radiografías de tórax son los métodos más utilizados para evaluar los cambios en el volumen pulmonar (107, 132).

Optimizar el volumen pulmonar maximiza las ventajas de la histéresis pulmonar al definir la relación P-V de los pulmones durante el tratamiento. En el laboratorio, esto se lleva a cabo al insuflar el pulmón hasta casi el volumen máximo y, luego, desinflarlo hasta casi el volumen de cierre. Se vuelve a inflar el pulmón hasta un punto por encima del volumen de cierre, pero por debajo del volumen máximo. Esta técnica permite que la ventilación pase de la rama inspiratoria de la curva de P-V hacia la rama espiratoria, lo cual permite una ventilación y una oxigenación eficaces a presiones menores. Aún sigue siendo difícil determinar la relación P-V de cada paciente en particular, pero se ha podido realizar de manera satisfactoria en neonatos (**Figura 22-11**). De Jaegere y colaboradores han descrito en detalle esta técnica (107). Algunas técnicas específicas para la optimización del volumen pulmonar durante la VAFJ y la VAFO se analizan a continuación. Sin embargo, en la **Figura 22-12**, se muestra un esquema general aplicable a todas las técnicas ventilatorias.

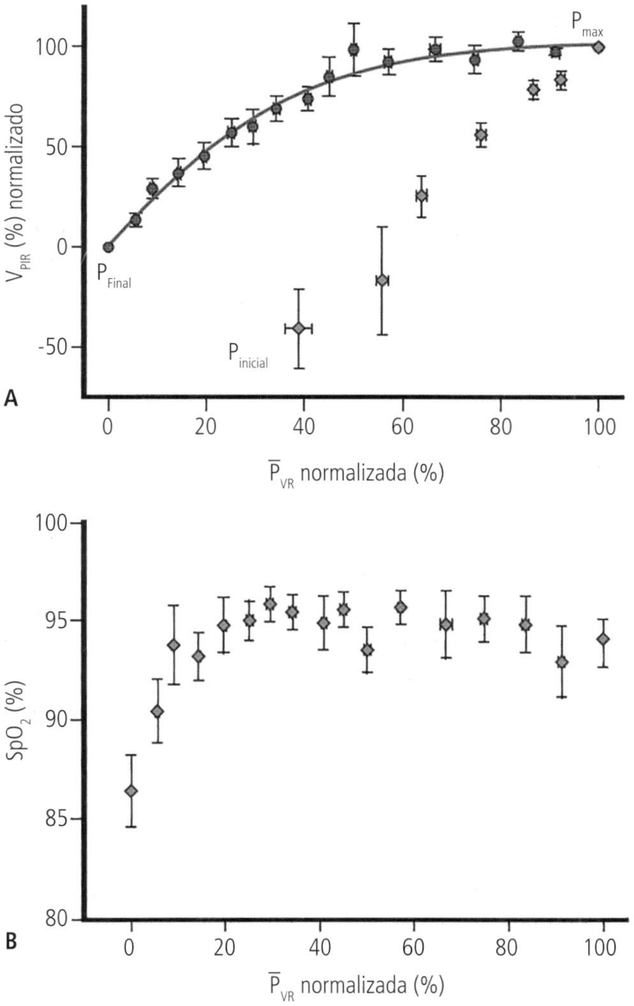

Figura 22-11. (A y B). Relación P-V en 12 neonatos con insuficiencia respiratoria durante el tratamiento con ventilación oscilatoria de alta frecuencia. Los diamantes representan la rama de insuflación, y los círculos representan la rama de desinsuflación de la curva. Las curvas de insuflación se determinaron en pacientes individuales al aumentar la $\overline{P}_{VR}$ a partir del valor clínico inicial en 2 cm H_2O cada 10 minutos hasta que ya no se observaran más aumentos en la SaO_2 o hasta que disminuyera la SaO_2. Las curvas de desinsuflación se determinaron al disminuir la $\overline{P}_{VR}$ con respecto al valor máximo en 2 cm H_2O hasta lograr las presiones iniciales. Luego, continuaron las disminuciones en 1 cm H_2O hasta que la SaO_2 disminuyera al 85 % durante más de 5 minutos o se lograron una $\overline{P}_{VR}$ de 5 cm H_2O. Los cambios de volumen se calcularon utilizando la pletismografía de impedancia respiratoria. (Tomada de Tingay DG, *et al. Am J Respir Crit Care Med.* 2006; 173:414).

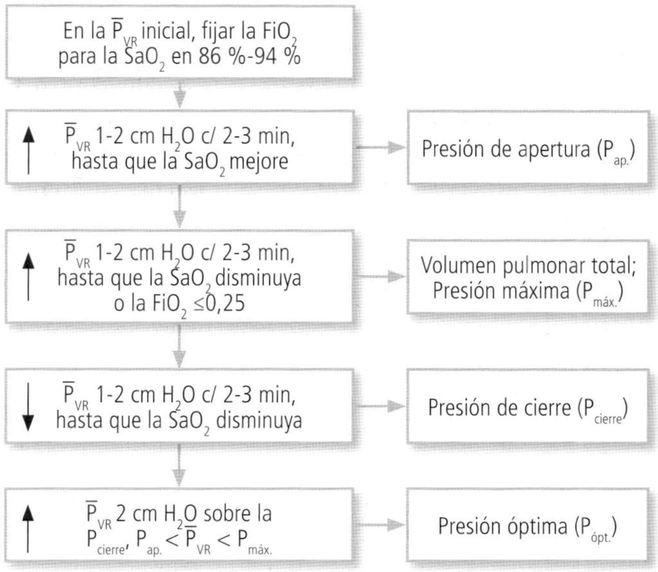

Figura 22-12. Técnica para definir la relación de presión-volumen de los pulmones durante el tratamiento. Utilizando aumentos y disminuciones graduales y sistemáticos en la $\overline{P}_{VR}$, los médicos pueden determinar la presión de apertura, la presión máxima (volumen pulmonar total) y la presión de cierre de cada paciente, así como la presión óptima que deben buscar para la ventilación. (Adaptada de De Jaegere, *et al. Am J Respir Crit Care Med.* 2006;174:639).

Con una insuflación sostenida (IS), los pulmones pueden insuflarse al máximo a una $\overline{P}_{VR}$ elevada durante 15 a 30 segundos, lo cual también desplaza la ventilación hacia la rama espiratoria de la relación P-V. Luego, esto permite la máxima preservación del volumen pulmonar a presiones menores, con el potencial de lograr la máxima protección frente al DPIVM. Los pulmones cambian rápidamente durante el curso de la enfermedad. En teoría, administrar la ventilación en la rama descendente de la relación P-V ofrece una posible protección frente a estos cambios vertiginosos. La **Figura 22-13** muestra un esquema de esta posible ventaja, así como las posibles desventajas, utilizando principios fisiológicos básicos.

Respiradores de alta frecuencia tipo jet

La VAFJ se inicia como se describió anteriormente. La llamada PEEP óptima se utiliza para reclutar el volumen pulmonar y disminuir la demanda de oxígeno. De hecho, esto es simplemente la aplicación correcta de la $\overline{P}_{VR}$ para reclutar y mantener el volumen pulmonar. En los síndromes de deficiencia de surfactante, puede administrarse surfactante de forma inmediata tras la intubación durante la VOC o durante la VAFJ. En este momento, no contamos con evidencia concluyente respecto de que la administración de surfactante sea más eficaz o más segura durante ningún tipo de VAF, si bien el reclutamiento adecuado del

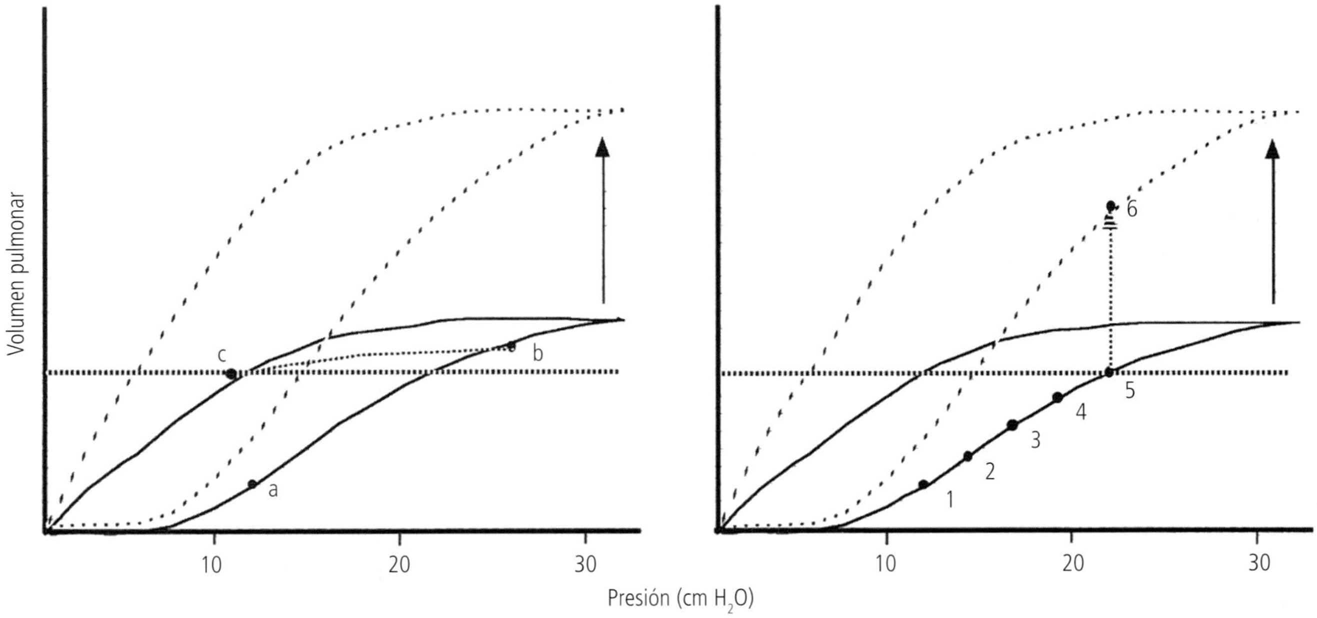

Figura 22-13. Esquema de dos métodos distintos para lograr la expansión alveolar, y el efecto teórico de una mejora repentina en la distensibilidad pulmonar. La línea punteada horizontal indica el volumen pulmonar medio deseado. La curva continua es una relación de presión-volumen (P-V) de un pulmón con deficiencia de surfactante antes de la aparición de un daño estructural. La línea punteada muestra la curva de P-V del pulmón después de una recuperación parcial. En la izquierda, una breve insuflación sostenida desde la presión de apertura (punto *a*) hasta el punto de presión *b* insufla el pulmón hasta el volumen deseado. Luego, la presión disminuye hasta el punto *c* y se desplaza hacia la rama de desinsuflación de la curva. En el pulmón recuperado, el volumen en el punto *c* se sigue manteniendo dentro del rango deseado a una presión baja. A la derecha, se producen aumentos progresivos en la presión media en las vías respiratorias en la rama de insuflación (puntos 1 a 5). Se logra el volumen deseado, pero a una mayor presión. Si, luego, el pulmón mejora, podría producirse una rápida hiperdistensión si se mantiene la presión, pero se aumenta el volumen (punto 6). (Adaptada de Froese AB. «Neonatal and pediatric ventilation: physiological and clinical perspectives». En: Marini JJ, Slutsky As (editores). *Physiological basis of ventilatory support.* Nueva York: Marcel Dekker, Inc.; 1998. p. 1346).

volumen antes del comienzo de la ventilación claramente mejora la distribución del surfactante y los resultados de su efecto (131). Se sube la presión media en las vías respiratorias en aumentos de 1 a 2 cm H_2O hasta que ya no aumente la concentración de oxígeno arterial. Una vez completado el reclutamiento inicial, deben ajustarse los niveles de la PIM en función de la monitorización transcutánea de CO_2 o de gasometrías muy frecuentes para evitar la hipocapnia. Cuando los niveles de saturación de oxígeno sean adecuados, la $\overline{P}_{VR}$ (PEEP) puede disminuirse en 1 a 2 cm H_2O para evitar la hiperdistensión y desplazar la relación de P-V hacia la parte espiratoria de la curva. Luego, la FiO_2, y no la PEEP, puede disminuirse para evitar las atelectasias. Cuando la FiO_2 disminuya por debajo de 0,30 a 0,40, puede bajarse más la $\overline{P}_{VR}$. Una técnica de aumentos de presión graduales, utilizando la SaO_2 como sustituto del volumen, con una disminución de la PEEP después del reclutamiento, resulta eficaz durante la VAFJ y durante la VAFO. Un estudio realizado en corderos prematuros demostró menores requerimientos de presión finales, una mejor distensibilidad y una disminución de los marcadores inflamatorios gracias al uso de esta técnica (137).

La VAFJ elimina el CO_2 de manera muy eficaz, posiblemente más que la VAFO. Si se presenta hipocapnia y se produce alcalosis, se debe disminuir la PIM. Es importante comprender que disminuir la PIM mientras la PEEP permanece invariable provocará una disminución súbita en la $\overline{P}_{VR}$. Para evitar una disminución súbita no intencional en la $\overline{P}_{VR}$, la PEEP debe aumentarse lo suficiente para contrarrestar la disminución en la PIM y, así, evitar la pérdida del reclutamiento pulmonar. Si la FiO_2 aumenta, y la radiografía de tórax muestra atelectasias, debe aumentarse la PEEP para lograr una mayor $\overline{P}_{VR}$ y un mayor volumen pulmonar teleespiratorio. Si la FiO_2 permanece estable, se ha logrado un reclutamiento suficiente del volumen pulmonar. Cuando la $\overline{P}_{VR}$ disminuye a 8 o 10 cm H_2O, la PIM a menos de 20 cm H_2O y la FiO_2 a un nivel de entre 0,30 y 0,40, puede intentar volver a la VOC o realizar la extubación del neonato para pasarlo a ventilación no invasiva, tal como se describe anteriormente.

Respiradores de alta frecuencia oscilatoria

La frecuencia y la amplitud del respirador se fijan como se describió anteriormente. Al principio, la $\overline{P}_{VR}$ se fija en 2 a 3 cm H_2O más que la empleada durante la VOC, al utilizar una relación I:E de 1:2. El reclutamiento del volumen pulmonar puede lograrse al aumentar y disminuir la $\overline{P}_{VR}$ como se describe anteriormente o al aumentarla en 5 a 10 cm H_2O por encima del valor inicial durante 10 a 30 segundos como maniobra de IS (insuflación sostenida o *sustained inflation [SI]*, por sus siglas en inglés). La VAFO continúa durante la IS. Si bien los datos de ensayos controlados siguen siendo limitados, la mejor evidencia disponible al momento de redacción de esta obra favorecería la técnica que se muestra en la **Figura 22-12**. Utilizando cualquiera de las técnicas, la presión media en las vías respiratorias se debería disminuir tras observar una mejora en la oxigenación. Si no se lo hace, podría producirse hiperdistensión pulmonar, y los pulmones se tornarían más distensibles una vez reclutados y, como consecuencia, perjudicarían el retorno venoso y el gasto cardíaco. Como se dijo anteriormente, esto maximizará los efectos de la histéresis pulmonar. Si se utilizan aumentos de presión graduales, la disminución de la $\overline{P}_{VR}$ en cantidades de 1 a 2 cm H_2O se realiza cada 1 a 2 minutos. La oxigenación debería mantenerse correctamente siempre que la $\overline{P}_{VR}$ se mantenga por encima de la presión de cierre pulmonar. Como ninguna de estas presiones pueden predecirse con exactitud, y los cambios en el volumen pulmonar solo pueden estimarse, la observación clínica atenta a pie de cama es la única solución. Tras el reclutamiento pulmonar y el ajuste de la presión, disminuya la FiO_2 a menos de 0,3 y, luego, continúe disminuyendo gradualmente la $\overline{P}_{VR}$. La amplitud se aumenta en caso de retención del CO_2 y se disminuye en caso de hipocapnia. La frecuencia óptima (Hz) depende del tamaño del paciente y de la afección pulmonar de base. Los pacientes de mayor tamaño o aquellos que presentan enfermedades pulmones obstructivas requerirán una frecuencia menor, mientras que los más pequeños o quienes presenten enfermedades restrictivas requerirán una frecuencia mayor. Como se dijo anteriormente, una manera de producir cambios en la $PaCO_2$ es cambiando la frecuencia. Sin embargo, como el V_C puede cambiar drásticamente, y la magnitud del cambio no se predice con facilidad, resulta más adecuado cambiar la amplitud o la potencia. El aumento en la demanda de oxígeno a pesar de haber aplicado maniobras para lograr un reclutamiento del volumen pulmonar adecuado sugiere un gasto cardíaco deficiente, un cortocircuito intrapulmonar fijo, un síndrome de fuga aérea u otros problemas que no se deben al reclutamiento del volumen pulmonar. Cuando las presiones medias en las vías respiratorias disminuyan entre 7 y 9 cm H_2O, contemple la extubación y el paso hacia la ventilación no invasiva o, si es necesario, el retorno a la VOC, de la manera en que se describe anteriormente.

PROBLEMAS, COMPLICACIONES Y PREGUNTAS SIN RESPUESTA

¿La VAF se convertirá en el método de preferencia para ventilar neonatos con insuficiencia respiratoria? Al momento de redacción de esta obra, no hay información suficiente para afirmarlo. Existen varios problemas prácticos relacionados con el uso clínico de cualquier tipo de VAF. Si bien está aprobada para el uso general, el papel de la VAF sigue siendo indefinido en muchos aspectos. Cada sistema de VAF es diferente. Las generalizaciones y las recomendaciones desarrolladas para un sistema en particular podrían aplicarse —o no— a otros sistemas (138-142). Hay pocas normas al respecto. Sin embargo, la VAF, ya sea en forma de VPPAF, IFAF, VAFO o VAFJ, se utiliza en casi todas las UCIN en la actualidad. En el mundo, se emplean muchos sistemas distintos de VAF, pero faltan comparaciones directas adecuadas entre los distintos tipos de VAF. La VAFJ y la VAFO pueden ser extremadamente eficaces en muchas situaciones clínicas distintas, pero todos los sistemas tienen sus complicaciones y sus limitaciones. Quizá lo más importante es que los resultados de los estudios no solo reflejan las características de los dispositivos, sino que se ven afectados en gran medida por las estrategias y las habilidades con las que se utilizan, lo cual complica la interpretación de los ensayos clínicos.

En ausencia de una técnica adecuada para monitorear los volúmenes pulmonares a pie de cama, ¿la VAF puede provocar hiperdistensión pulmonar al atrapar el gas de manera inadvertida? Sabemos que la VAF puede producir volúmenes teleespiratorios superiores a presiones inferiores en las vías respiratorias proximales. Los volúmenes pulmonares teleespiratorios elevados también pueden producir presiones alveolares teleespiratorias elevadas. En esos casos, la $\overline{P}_{VR}$ supera las presiones medias en las vías respiratorias proximales. Dicha presión de distensión inadvertida se conoce comúnmente como *PEEP inadvertida* (véase el **Capítulo 2**). Como esta presión no puede medirse fácilmente, el grado hasta el cual produce inconvenientes sigue siendo un misterio. En algunos casos, probablemente genere una dificultad sustancial en la ventilación.

¿La VAF produce hipodistensión pulmonar? En circunstancias normales, los V_C bajos y monótonos que se administran a presiones relativamente constantes producen atelectasias progresivas. Estudios realizados en primates sobre el uso precoz de la VAFO indican que esto sucede, pero que el problema se debe casi siempre a una $\overline{P}_{VR}$ inadecuada con subsiguientes volúmenes pulmonares teleespiratorios bajos. Para combatir este problema, muchos médicos varían periódicamente los V_C utilizando respiraciones mecánicas o manuales tipo suspiro o maniobras de IS periódicas. Estas técnicas reclutan los alvéolos y evitan las atelectasias. ¿Es esta una mejor técnica que simplemente aumentar la $\overline{P}_{VR}$? ¿Cuál es la mejor forma de variar el V_C durante la VAF? Los equipos más nuevos disponibles en Europa y Canadá ofrecen control del volumen, lo cual no está del todo estudiado en la VAF, pero resulta prometedor (141, 142). ¿La IS es mejor que los aumentos y las disminuciones graduales en la $\overline{P}_{VR}$? Un estudio de 2009 investigó cuatro técnicas de reclutamiento del volumen pulmonar: aumentos graduales en la $\overline{P}_{VR}$, utilizando una IS de 20 segundos, seis IS repetidas de 1 segundo y determinando una sola $\overline{P}_{VR}$ más elevada invariable (143). Los aumentos graduales en la $\overline{P}_{VR}$, seguidos por una disminución en la presión tras completar la maniobra, produjeron el mayor aumento en el volumen del gas torácico, la mejor redistribución de la ventilación y el mayor cambio en la SaO_2. Se necesita contar con una técnica a pie de cama para evaluar de manera rápida y precisa los cambios en el volumen pulmonar, independientemente de la técnica.

Las técnicas de alta frecuencia se han vinculado con complicaciones poco frecuentes. Una diversidad de informes preliminares vinculó la inflamación traqueal y las obstrucciones traqueales con distintas formas de VAF (24, 25, 144-156). Estas complicaciones fueron graves y, en algunos casos, mortales y se produjeron tanto en adultos como en neonatos. Inicialmente, se creía que estas lesiones eran resultado de una humidificación inadecuada de los gases respiratorios. Esta ya no parece ser la explicación completa. Ophoven *et al.* (144) compararon la histopatología traqueal observada en animales tras la aplicación de VOC y de VAFJ utilizando distintos sistemas de humidificación. Si bien la humedad era importante, independientemente del sistema de humidificación empleado, la VAFJ siempre producía una mayor inflamación y un mayor daño en la tráquea proximal que la VOC. Los patrones de daño histológico observados en estos animales eran casi idénticos a los observados en pacientes humanos expuestos a la VAFJ. Estudios similares realizados en animales compararon la histopatología traqueobronquial observada tras el uso de VPPAF, VAFJ y VOC (147, 150-154). La VAFJ y la VPPAF produjeron lesiones traqueales casi idénticas. Este tipo de lesión traqueal particular ahora se conoce como *traqueobronquitis necrotizante* (TBN) (**Figura 22-14**) y se ha estudiado en detalle en el laboratorio. Parece ser que la TBN está vinculada con una diversidad de factores y que se produce con todos los tipos de VAF. Las frecuencias y las estrategias ventilatorias, la humidificación de las vías respiratorias, los niveles de FiO_2, la gravedad de la enfermedad de base, la duración de la ventilación, las alteraciones en la permeabilidad del epitelio y las infecciones son todos factores que desempeñan un papel en ella (36, 147-157). Si bien es cierto que la verdadera TBN es poco frecuente en la actualidad, posiblemente debido a los distintos sistemas de humidificación, a los mejores equipos y a los diferentes patrones de uso —como el volumen pulmonar óptimo y el tratamiento con surfactante—, aún sigue siendo posible (154). La obstrucción de las vías respiratorias debido a secreciones espesas, una precursora de la TBN, debería sospecharse siempre que se observe la combinación de hipercapnia aguda vinculada con disminución del movimiento de la pared torácica durante la VAF. Generalmente, se resuelve con la reintubación. Podría ser necesaria una broncoscopia de emergencia si la reintubación no resulta exitosa.

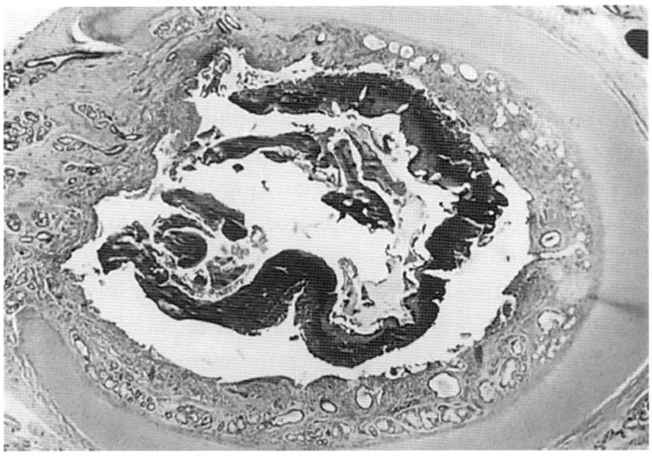

Figura 22-14. Microfotografía de un caso mortal de traqueobronquitis necrotizante. Esta pieza se obtuvo de la tráquea, justo por encima de la carina. Toda la superficie de la mucosa se ha tornado necrótica y obstruye completamente la luz de la tráquea. (Tomada de Boros SJ, *et al. J Pediatr.* 1986;109:95).

Una revisión de la era anterior al surfactante sugiere que entre el 2 % y el 4 % de los pacientes tratados con VAF presentan evidencias clínicas o microscópicas de TBN (148). No hay datos disponibles que permitan evaluar los efectos de la administración de surfactante sobre la incidencia de la TBN. Si bien también se produce con el uso de la VOC, la TBN continúa siendo más probable durante la VAF. La hipercapnia aguda, la acidosis respiratoria y la disminución repentina del movimiento de la pared torácica durante la VAF sugieren un posible caso de TBN. La succión intensa de las vías respiratorias, la realización de una broncoscopia de las vías respiratorias y la reintubación pueden ser posibles medidas que salven la vida del paciente. Casi siempre, en especial con la VAFJ, el problema se relaciona simplemente con la mala colocación del tubo endotraqueal (demasiado cerca de la carina, en forma angular en relación a la tráquea) o a la acumulación de secreciones que deben aspirarse.

La inquietud es que el posible efecto secundario más grave de la VAF sea un aumento en las lesiones neurológicas a largo plazo como resultado del aumento en la LPV precoz o la HIV grave. Este hallazgo inquietante, originalmente informado en el ensayo HIFI, también se observó en un estudio sobre la VAFJ realizado por Wiswell *et al.* (33,

48). Estas lesiones parecen guardar relación con la estrategia ventilatoria empleada en estos estudios. Ninguno de ellos menciona una técnica estandarizada para reclutar el volumen pulmonar, y la hipocapnia durante el tratamiento se produjo con frecuencia. Como se dijo anteriormente en este capítulo, los metaanálisis de ensayos aleatorizados sobre la VAF han llegado a la conclusión de que, en estudios que utilizan una estrategia de «volumen pulmonar óptimo», no existe evidencia de aumento en las lesiones neurológicas.

RESUMEN

La VAF es un tipo de ventilación mecánica novedoso y útil. En algunos casos, puede producir un intercambio gaseoso con presiones más bajas en las vías respiratorias que con la VOC y permite una aplicación más segura de presiones medias elevadas en las vías respiratorias cuando resulta necesario para la oxigenación. Esta técnica es superior a la VOC en el tratamiento de los síndromes de fuga aérea y puede ser una técnica de rescate útil o una transición a modo de «puente» hacia la ECMO. Tiene una clara utilidad como rescate o como medida de temporización en casos de hipoplasia pulmonar, hipertensión pulmonar persistente y otros tipos de insuficiencia respiratoria que no responden a la VOC. En el SDR neonatal, la VAF, quizá en combinación con un tratamiento con surfactante, puede desempeñar un papel incluso más importante en la mejora de los resultados pulmonares a largo plazo. En la actualidad, la VAF ya no es más un tratamiento en busca de una enfermedad, ni tampoco la panacea contra todos los tipos de insuficiencia respiratoria neonatal que muchos inicialmente esperaban que fuera. La VAF se ha convertido en un estándar de tratamiento neonatal contra una amplia variedad de afecciones respiratorias, a pesar de contar con información insuficiente sobre su eficacia. Los modelos más nuevos de VAF permiten ofrecer un tratamiento incluso mejor de las enfermedades respiratorias neonatales. Si bien es poco probable que se realicen nuevos ECA multicéntricos, continúan las investigaciones sobre cómo hacer un mejor uso de estas técnicas.

REFERENCIAS

1. Thompson WK, Marchak BE, Froese AB, *et al*: High frequency oscillation compared with standard ventilation in pulmonary injury model. J Appl Physiol 52:543, 1982.
2. Bell RE, Kuehl TJ, Coalson JJ, *et al*: High-frequency ventilation compared to conventional positive-pressure ventilation in the treatment of hyaline membrane disease in primates. Crit Care Med 12:764, 1984.
3. Boros SJ, Mammel MC, Coleman JM, *et al*: Comparison of high-frequency oscillatory ventilation and high-frequency jet ventilation in cats with normal lungs. Pediatr Pulmonol 7:35, 1989.
4. Jackson JC, Truog WE, Standaert TA, *et al*: Effect of high-frequency ventilation on the development of alveolar edema in premature monkeys at risk for hyaline membrane disease. Am Rev Respir Dis 143:865, 1991.
5. Carlon GC, Ray C, Miodownik S, *et al*: Physiologic implications of high frequency jet ventilation techniques. Crit Care Med 11:508, 1983.
6. Lucking SE, Fields AI, Mahfood S, *et al*: High-frequency ventilation versus conventional ventilation in dogs with right ventricular dysfunction. Crit Care Med 14:798, 1986.
7. Slutsky AS, Kamm RD, Rossing TH, *et al*: Effects of frequency, tidal volume and lung volume on CO2 elimination in dogs by high frequency (2-30 Hz.), low tidal volume ventilation. J Clin Invest 68:1475, 1981.
8. Chang HK: Mechanisms of gas transport during ventilation by high frequency oscillation. J Appl Physiol 56:553, 1984.
9. Slutsky AS, Drazen JM, Kamm RD, *et al*: Effective pulmonary ventilation with small-volume oscillations at high frequency. Science 209:609, 1980.
10. Slutsky AS, Drazen JM: Ventilation with small tidal volumes. New Engl J Med 347:630, 2002.
11. Kamm RD, Slutsky AS, Drazen JM: High-frequency ventilation. CRC Rev Biomed Eng 9:347, 1984.
12. Drazen JM, Kamm RD, Slutsky AS: High-frequency ventilation. Physiol Rev 64:505, 1984.
13. Venegas JG, Fredberg JJ: Understanding the pressure cost of high-frequency ventilation: why does it work? Crit Care Med 22(suppl 9):S49, 1994.
14. Froese AB, Bryan AC: High frequency ventilation. Am Rev Respir Dis 135:1363, 1987.
15. Courtney SE, Asselin JM: High-frequency jet and oscillatory ventilation for neonates: which strategy and when? Respir Care Clin N Am 12:453, 2006.
16. Lampland AL, Mammel MC: The role of high-frequency ventilation in neonates: evidence based recommendations. Clin Perinatol 34:129, 2007.
17. Mammel MC, Bing DR: Mechanical ventilation of the newborn: an overview. Clin Chest Med 17:603, 1996.
18. Binda RE, Cook DR, Fischer CG: Advantages of infant ventilators over adapted adult ventilators in pediatrics. Anesth Analg 55:769, 1976.
19. Fontan JJP, Heldt GP, Targett RC, *et al*: Dynamics of expiration and gas trapping in rabbits during mechanical ventilation at rapid rates. Crit Care Med 14:39, 1986.
20. Donn SM, Mammel MC: Neonatal Pulmonary Graphics: A Clinical Pocket Atlas. New York, Springer, 2015.
21. Weisberger SA, Carlo WA, Fouke JM, *et al*: Measurement of tidal volume during high-frequency jet ventilation. Pediatr Res 20:45, 1986.

22. Carlon GC, Howland WS, Ray C, *et al*: High-frequency jet ventilation: a prospective randomized evaluation. Chest 84:551, 1983.
23. Sladen A, Guntupalli K, Marquez J, *et al*: High-frequency jet ventilation in the postoperative period: a review of 100 patients. Crit Care Med 12:782, 1984.
24. Pokora T, Bing D, Mammel M, *et al*: Neonatal high-frequency jet ventilation. Pediatrics 72:27, 1983.
25. Boros SJ, Mammel MC, Coleman JM, *et al*: Neonatal high-frequency ventilation: 4 years' experience. Pediatrics 75:657, 1985.
26. Carlo WA, Chatburn RL, Martin RJ, *et al*: Decrease in airway pressure during high-frequency jet ventilation in infants with respiratory distress syndrome. J Pediatr 104:101, 1984.
27. Carlo WA, Chatburn RL, Martin RJ: Randomized trial of high-frequency jet ventilation versus conventional ventilation in respiratory distress syndrome. J Pediatr 110:275, 1987.
28. Carlo WA, Beoglos A, Chatburn RL, *et al*: High-frequency jet ventilation in neonatal pulmonary hypertension. Am J Dis Child 143:233, 1989.
29. Spitzer AR, Butler S, Fox WW: Ventilatory response to combined high frequency jet ventilation and conventional mechanical ventilation for the rescue treatment of severe neonatal lung disease. Pediatr Pulmonol 7:244, 1989.
30. Carlo WA, Siner B, Chatburn RLL, *et al*: Early randomized intervention with high-frequency jet ventilation in respiratory distress syndrome. J Pediatr 117:765, 1990.
31. Keszler M, Donn SM, Bucciarelli RLL, *et al*: Multicenter controlled trial comparing high-frequency jet ventilation and conventional mechanical ventilation in newborn infants with pulmonary interstitial emphysema. J Pediatr 119:85, 1991.
32. Davis JM, Richter SE, Kendig JW, *et al*: High-frequency jet ventilation and surfactant treatment of newborns with severe respiratory failure. Pediatr Pulmonol 13:108, 1992.
33. Wiswell TE, Graziani LJ, Kornhauser MS, *et al*: High-frequency jet ventilation in the early management of respiratory distress syndrome is associated with a greater risk for adverse outcomes. Pediatrics 98:1035, 1996.
34. Keszler M, Modanlou HD, Brudno DS, *et al*: Multicenter controlled trial of high-frequency jet ventilation in preterm infants with uncomplicated respiratory distress syndrome. Pediatrics 100:593, 1997.
35. Engle WA, Yoder MC, Andreoli SP, *et al*: Controlled prospective randomized comparison of high-frequency jet ventilation and conventional ventilation in neonates with respiratory failure and persistent pulmonary hypertension. J Perinatol 17:3, 1997.
36. Mammel MC, Ophoven JP, Lewallen PK, *et al*: Acute airway injury during high-frequency jet ventilation and high-frequency oscillatory ventilation. Crit Care Med 19:394, 1991.
37. Mainali ES, Greene C, Rozycki HJ, *et al*: Safety and efficacy of highfrequency jet ventilation in neonatal transport. J Perinatol 27:609, 2007.
38. Butler WJ, Bohn DJ, Bryan AC, *et al*: Ventilation by high-frequency oscillation in humans. Anesth Analg 59:577, 1980.
39. Fredberg JJ, Keefe DH, Glass GM, *et al*: Alveolar pressure nonhomogeneity during small-amplitude high-frequency oscillation. J Appl Physiol 57:788, 1984.
40. Allen JL, Fredberg JJ, Keefe DH, *et al*: Alveolar pressure magnitude and asynchrony during high-frequency oscillations of excised rabbit lungs. Am Rev Respir Dis 132:343, 1985.
41. Gerstmann DR, Fouke JMM, Winter DC, *et al*: Proximal, tracheal, and alveolar pressures during high-frequency oscillatory ventilation in a normal rabbit model. Pediatr Res 28:367, 1990.
42. Truog WE, Standaert TA, Murphy J, *et al*: Effect of high-frequency oscillation on gas exchange and pulmonary phospholipids in experimental hyaline membrane disease. Am Rev Respir Dis 127:585, 1983.
43. Marchak BE, Thompson WK, Duffy MB, *et al*: Treatment of RDS by high frequency oscillatory ventilation. A preliminary report. J Pediatr 99:287, 1982.
44. Frantz ID, Werthammer J, Stark AR: High-frequency ventilation in premature infants with lung disease: adequate gas exchange at low tracheal pressure. Pediatrics 71:483, 1983.
45. Truog WE, Standaert TA, Murphy JH, *et al*: Effects of prolonged high-frequency oscillatory ventilation in premature primates with experimental hyaline membrane disease. Am Rev Respir Dis 130:76, 1984.
46. Froese AB, Butler PO, Fletcher WA, *et al*: High-frequency oscillatory ventilation in premature infants with respiratory failure: a preliminary report. Anesth Analg 66:814, 1987.
47. Traverse JH, Korvenranta H, Adams EM, *et al*: Impairment of hemodynamics with increasing mean airway pressure during high-frequency oscillatory ventilation. Pediatr Res 23:628, 1988.
48. The HIFI Study Group: High-frequency oscillatory ventilation compared with conventional mechanical ventilation in the treatment of respiratory failure in preterm infants. N Engl J Med 320:88, 1989.
49. Kinsella JP, Gerstmann DR, Clark RH, *et al*: High-frequency oscillatory ventilation versus intermittent mandatory ventilation: early hemodynamic effects in the premature baboon with hyaline membrane disease. Pediatr Res 29:160, 1991.
50. Clark RH, Gerstmann DR, Null DM, *et al*: Prospective randomized comparison of high-frequency oscillatory and conventional ventilation in respiratory distress syndrome. Pediatrics 89:5, 1992.
51. Chan V, Greenough A, Milner AD: The effect of frequency and mean airway pressure on volume delivery during high frequency oscillation. Pediatr Pulmonol 15:183, 1993.
52. Chan V, Greenough A: Determinants of oxygenation during high frequency oscillation. Eur J Pediatr 152:350, 1993.
53. Hoskyns EW, Milner AD, Hopkin IE: Dynamic lung inflation during high frequency oscillation in neonates. Eur J Pediatr 151:846, 1992.
54. Ogawa Y, Miyasaka K, Kawano T, *et al*: A multicenter randomized trial of high frequency oscillatory ventilation as compared with conventional mechanical ventilation in preterm infants with respiratory failure. Early Hum Dev 32:1, 1993.
55. Gerstmann DR, Minton SD, Stoddard RA, *et al*: The Provo early high-frequency oscillatory ventilation trial: improved pulmonary and clinical outcome in respiratory distress syndrome. Pediatrics 98:1044, 1996.
56. Johnson AH, Peacock JL, Greenough A, *et al*: High-frequency oscillatory ventilation for the prevention of chronic lung disease of prematurity. N Engl J Med 347:633, 2002.
57. Courtney SE, Durand DJ, Asselin JM, *et al*: High-frequency oscillatory ventilation versus conventional mechanical ventilation for very-low birth-weight infants. N Engl J Med 347:643, 2002.
58. 58. Rettwitz-Volk W, Veldman A, Roth B, *et al*: A prospective, randomized, multicenter trial of high-frequency oscillatory ventilation compared with conventional ventilation in preterm

infants with respiratory distress syndrome receiving surfactant. J Pediatr 132:249, 1998.

59. 59. Plavka R, Kopecky P, Sebron V, *et al*: A prospective randomized comparison of conventional mechanical ventilation and very early high frequency oscillatory ventilation in extremely premature newborns with respiratory distress syndrome. Intensive Care Med 25:68, 1999.
60. Moriette G, Paris-Llado J, Walti H, *et al*: Prospective randomized multicenter comparison of high-frequency oscillatory ventilation and conventional ventilation in preterm infants of less than 30 weeks with respiratory distress syndrome. Pediatrics 107:363, 2001.
61. Rojas MA, Lozano JM, Rojas MX, *et al*: Randomized, multicenter trial of conventional ventilation versus high-frequency oscillatory ventilation for the early management of respiratory failure in term or near-term infants in Colombia. J Perinatol 25:720, 2005.
62. Thome U, Kössel H, Lipowski G, *et al*: Randomized controlled trial of high-frequency ventilation with high-rate intermittent positive pressure ventilation in preterm infants with respiratory failure. J Pediatr 135:39, 1999.
63. Craft AP, Bhandari V, Finer NN: The Sy-Fi study: a randomized prospective trial of synchronized intermittent mandatory ventilation versus a high-frequency flow interrupter in infants less than 1000 g. J Perinatol 23:14, 2003.
64. Honey G, Bleak T, Karp T, *et al*: Use of theDuotron transporter high frequency ventilator during neonatal transport. Neonatal Netw 26:167-174, 2007.
65. Campbell PJ, Chilton HW, Garvey PA, *et al*: Volumetric diffusive respirator use in neonatal respiratory failure. Paediatr Child Health 27:31-33, 1991.
66. De La Roque ED, Bertrand C, Tandonnet O, *et al*: Nasal high frequency percussive ventilation versus nasal continuous positive airway pressure in transient tachypnea of the newborn: a pilot randomized controlled trial (NCT00556738). Pediatr Pulmonol 00:1-6, 2010.
67. Sjostrand V: Review of the physiological rational for and development of high-frequency positive-pressure ventilation—HFPPV. Acta Anaesthesiol Scand Suppl 64:7, 1977.
68. Sjostrand V: Development of high-frequency positive-pressure low-compression ventilation. Int Anesthesiol Clin 21:11, 1983.
69. Bland RD, Kim MH, Light MJ, *et al*: High frequency mechanical ventilation in severe hyaline membrane disease: an alternative treatment? Crit Care Med 8:275, 1980.
70. Oxford Region Controlled Trial of Artificial Ventilation (OCTAVE) Study Group: Multicentre randomised controlled trial of high against low frequency positive pressure ventilation. Arch Dis Child 66:770, 1991.
71. Boros SJ, Bing DR, Mammel MC, *et al*: Using conventional infant ventilators at unconventional rates. Pediatrics 74:487, 1984.
72. Gonzalez F, Richardson P, Carlstrom JR, *et al*: Rapid mechanical ventilation effects on tracheal airway pressure, lung volume, and blood gases of rabbits. Am J Perinatol 3:347, 1986.
73. Fontan JJP, Heldt GP, Gregory GA: Dynamics of respiration during rapid rate mechanical ventilation in anesthetized and paralyzed rabbits. Pediatr Res 8:750, 1986.
74. Greenough A, Greenall F: Performance of respirators at fast rates commonly used in neonatal intensive care units. Pediatr Pulmonol 3:357, 1987.
75. Hird M, Greenough A, Gamsu H: Gas trapping during high frequency positive pressure ventilation using conventional ventilators. Early Hum Dev 22:51, 1990.
76. Van Reempts P, Borstlap C, Laroche S, *et al*: Early use of high frequency ventilation in the premature neonate. Eur J Pediatr 162:219, 2003.
77. Cools F, Henderson-Smart DJ, Offringa M, *et al*: Elective high frequency oscillatory ventilation versus conventional ventilation for acute pulmonary dysfunction in preterm infants. Cochrane Database Syst Rev 3:CD000104, 2009.
78. Cools F, Askie LM, Offringa M, *et al*: Elective high frequency oscillatory versus conventional ventilation in preterm infants: a systematic review and meta-analysis of individual patients' data. Lancet 375:2082, 2010.
79. Bhuta T, Henderson-Smart DJ: Elective high frequency jet ventilation versus conventional ventilation for respiratory distress syndrome in preterm infants. Cochrane Database Syst Rev 2:CD000328, 2002.
80. The HIFI Study Group: High-frequency oscillatory ventilation compared with conventional intermittent mechanical ventilation in the treatment of respiratory failure in preterm infants: neurodevelopmental status at 16-24 months of postterm age. J Pediatr 117:939, 1990.
81. Truffert P, Paris-Llado J, Escande B, *et al*: Neuromotor outcome at 2 years of very preterm infants who were treated with high-frequency oscillatory ventilation or conventional ventilation for neonatal respiratory distress syndrome. Pediatrics 119:e860, 2007.
82. Marlow N, Greenough A, Peacock JL, *et al*: Randomised trial of high frequency oscillatory ventilation or conventional ventilation in babies of gestational age 28 weeks or less: respiratory and neurological outcomes at 2 years. Arch Dis Child Fetal Neonatal Ed 91:F320, 2006.
83. Zivanovic S, Peacock J, Alcazar-Paris M, *et al*: Late outcomes of a randomized trial of high- frequency oscillation in neonates. N Engl J Med 370(12):1121-1130, 2014 Mar 20. doi: 10.1056/NEJMoa1309220.
84. HIFO Study Group: Randomized study of high-frequency oscillatory ventilation in infants with severe respiratory distress syndrome. J Pediatr 122:609, 1993.
85. Clark RH, Yoder BA, Sell MS: Prospective, randomized comparison of high-frequency oscillation and conventional ventilation in candidates for extracorporeal membrane oxygenation. J Pediatr 124:447, 1994.
86. Bhuta T, Henderson-Smart DJ: Rescue high-frequency oscillatory ventilation versus conventional ventilation for pulmonary dysfunction in preterm infants. Cochrane Database Syst Rev 2:CD000438, 2007.
87. Joshi VH, Bhuta T: Rescue high frequency jet ventilation versus conventional ventilation for severe pulmonary dysfunction in preterm infants. Cochrane Database Syst Rev 1:CD000437, 2006.
88. Henderson-Smart DJ, De Paoli AG, Clark RH, *et al*: High frequency oscillatory ventilation vs conventional ventilation for infants with severe pulmonary dysfunction born at or near term. Cochrane Database Syst Rev 1:CD002974, 2009.
89. Kinsella JP, Troug WE, Walsh WF, *et al*: Randomized, multicenter trial of inhaled nitric oxide and high-frequency oscillatory ventilation in severe, persistent pulmonary hypertension of the newborn. J Pediatr 131:55, 1997.

90. Liggins GC, Howie RN: A controlled trial of antepartum glucocorticoid treatment for prevention of the respiratory distress syndrome in premature infants. Pediatrics 50:515, 1972.
91. Crowley PA: Antenatal corticosteroid therapy: a meta-analysis of the randomized trials, 1972 to 1994. Am J Obstet Gynecol 173:322, 1995.
92. Soll RF: Prophylactic natural surfactant extract for preventing morbidity and mortality in preterm infants. Cochrane Database Syst Rev: CD000511, 2000.
93. Smith VC, Zupancic JA, McCormick MC, *et al*: Trends in severe bronchopulmonary dysplasia between 1994 and 2002. J Pediatr 146:469, 2005.
94. Jobe AH: What is BPD in 2012 and what will BPD become? Early Hum Dev 88:S27, 2012.
95. Bollen CW, Uiterwaal CS, van Vaught AJ: Meta-regression analysis of high-frequency ventilation vs conventional ventilation in infant respiratory distress syndrome. Intensive Care Med 33:680, 2007.
96. Muscedere JG, Mullen JB, Gan K, *et al*: Tidal ventilation at low airway pressures can augment lung injury. Am J Respir Crit Care Med 149:1327, 1994.
97. Tremblay L, Valenza F, Ribeiro SP, *et al*: Injurious ventilatory strategies increase cytokines and c-fos m-RNA expression in an isolated rat lung model. J Clin Invest 99:944, 1997.
98. Wada K, Jobe AH, Ikegami M: Tidal volume effects on surfactant treatment responses with initiation of ventilation in preterm lambs. J Appl Physiol 83:1054, 1997.
99. Naik AS, Kallapur SG, Bachurski CJ, *et al*: Effects of ventilation with different positive end-expiratory pressures on cytokine expression in the pre-term lamb lung. Am J Respir Crit Care Med 164:494, 2001.
100. Meredith KS, deLemos RA, Coalson JJ, *et al*: Role of lung injury in the pathogenesis of hyaline membrane disease in premature baboons. J Appl Physiol 66:2150, 1989.
101. McCullough PR, Forkert PG, Froese AB: Lung volume maintenance prevents lung injury during high frequency oscillatory ventilation in surfactant-deficient rabbits. Am Rev Respir Dis 137:1185, 1988.
102. Rimensberger PC, Pache JC, McKerlie C, *et al*: Lung recruitment and lung volume maintenance: a strategy for improving oxygenation and preventing lung injury during both conventional mechanical ventilation and high-frequency oscillation. Intensive Care Med 26:745, 2000.
103. Van Kaam AH, De Jaegere A, Haitsma JJ, *et al*: Positive pressure ventilation with the open lung concept optimizes gas exchange and reduces ventilator-induced lung injury in newborn piglets. Pediatr Res 53:245, 2003.
104. Amato MB, Barbas CS, Medeiros DM, *et al*: Beneficial effects of the "open lung approach" with low distending pressures in acute respiratory distress syndrome: a prospective randomized study on mechanical ventilation. Am J Respir Crit Care Med 152:1835, 1995.
105. The Acute Respiratory Distress Syndrome Network: Ventilation with lower tidal volumes as compared with traditional tidal volumes for acute lung injury and the acute respiratory distress syndrome. N Engl J Med 342:1301, 2000.
106. Rimensberger PC, Beghetti M, Hanquinet S, *et al*: First intention high-frequency oscillation with early lung volume optimization improves pulmonary outcome in very low birth weight infants with respiratory distress syndrome. Pediatrics 105:1202, 2000.
107. De Jaegere A, van Veenendaal MB, Michiels A, *et al*: Lung recruitment using oxygenation during open lung high-frequency ventilation in preterm infants. Am J Respir Crit Care Med 174:639, 2006.
108. Thome UH, Carlo WA, Pohlandt F: Ventilation strategies and outcome in randomized trials of high frequency ventilation. Arch Dis Child Fetal Neonatal Ed 90:F466, 2005.
109. Van Kaam AH, Rimensberger PC: Lung-protective ventilation strategies in neonatology: what do we know—what do we need to know? Crit Care Med 35:925, 2007.
110. Wheeler K, Klingenberg C, McCallion N, *et al*: Volume-targeted versus pressure-limited ventilation in the neonate. Cochrane Database Syst Rev 11:CD003666, 2010.
111. Wheeler KI: Neonatology 100:219, 2011.
112. Peng W: Arch Dis Child Fetal Neonatal Ed 99:F158, 2014.
113. Gonzalez F, Harris T, Black P, *et al*: Decreased gas flow through pneumothoraces in neonates receiving high-frequency jet versus conventional ventilation. J Pediatr 110:464, 1987.
114. Goldberg L, Marmon L, Keszler M: High-frequency jet ventilation decreases flow through tracheo-esophageal fistula. Crit Care Med 20:547, 1992.
115. Donn SM, Zak LK, Bozynski ME, *et al*: Use of high-frequency jet ventilation in the management of congenital tracheoesophageal fistula associated with respiratory distress syndrome. J Pediatr Surg 25:1219, 1990.
116. Bloom BT, Delmore P, Park YI, *et al*: Respiratory distress syndrome and tracheoesophageal fistula: management with high frequency ventilation. Crit Care Med 18:447, 1990.
117. Orlando R, Gluck EH, Cohen M, *et al*: Ultra-high-frequency jet ventilation in a bronchopleural fistula model. Arch Surg 123:591, 1988.
118. . Neonatal Inhaled Nitric Oxide Study Group: Inhaled nitric oxide and hypoxic respiratory failure in infants with congenital diaphragmatic hernia. Pediatrics 99:838, 1997.
119. Malowitz JR, Hornik CP, Laughton MM, *et al*: Manage practice and mortality for infants with congenital diaphragmatic hernia. Am J Perinatol, 2015. http://dx.doi.org/10.1055/s-0035-1544949.
120. Carter JM, Gerstmann DR, Clark RH, *et al*: High-frequency oscillatory ventilation and extracorporeal membrane oxygenation for the treatment of acute neonatal respiratory failure. Pediatrics 85:159, 1990.
121. Baumgart S, Hirschl RB, Butler SZ, *et al*: Diagnosis-related criteria in the consideration of extracorporeal membrane oxygenation in neonates previously treated with high-frequency jet ventilation. Pediatrics 89:491, 1992.
122. deLemos R, Yoder B, McCurnin D, *et al*: The use of high-frequency oscillatory ventilation (HFOV) and extracorporeal membrane oxygenation (ECMO) in the management of the term/near term infant with respiratory failure. Early Hum Dev 29:299, 1992.
123. Stoddard R, Meredith K, Minton S, *et al*: Treatment of congenital diaphragmatic hernia (CDH) with high frequency oscillatory ventilation (HFOV). Pediatr Pulmonol 15:367, 1993.
124. Migliazza L, Bellan C, Alberti D, *et al*: Retrospective study of 111 cases of congenital diaphragmatic hernia treated with early high-frequency oscillatory ventilation and presurgical stabilization. J Pediatr Surg 42:1526, 2007.
125. Logan JW, Rice HE, Goldberg RN, *et al*: Congenital diaphragmatic hernia: a systematic review and summary of best-evidence practice strategies. J Perinatol 27:535, 2007.

125a. Snoek KG, Capolupo I, Hout Lde J, *et al*: CDH EURO Consortium. Conventional Mechanical Ventilation Versus High-frequency Oscillatory Ventilation for Congenital Diaphragmatic Hernia: A Randomized Clinical Trial (The VICI-trial). Ann Surg 263:867-74, 2016.
126. Courtney SE, Durand DJ, Asselin JM, *et al*: Pro/con clinical debate: high-frequency oscillatory ventilation is better than conventional ventilation for premature infants. Crit Care 7:423, 2003.
127. Manaligod JM, Meyers PA, Worwa CT, *et al*: Decreased mean airway pressure requirements for lung volume recruitment during high frequency ventilation with superimposed IMV breaths [abstract 1567]. Pediatr Res 49:274A, 2001.
128. Hamilton PP, Onayemi A, Smyth JA, *et al*: Comparison of conventional and high frequency ventilation: oxygenation and lung pathology. J Appl Physiol 55:131, 1983.
129. Froese AB, McCulloch PR, Sugiura M, *et al*: Optimizing alveolar expansion prolongs the effectiveness of exogenous surfactant therapy in the adult rabbit. Am Rev Respir Dis 148:569, 1993.
130. Bond DM, Froese AB: Volume recruitment maneuvers are less deleterious than persistent low lung volumes in the atelectasis-prone rabbit lung during high-frequency oscillation. Crit Care Med 21:402, 1993.
131. Van Kaam AH, Haitsma JJ, Dik WA, *et al*: Response to exogenous surfactant is different during open lung and conventional ventilation. Crit Care Med 32:774, 2004.
132. Tingay DG, Mills JF, Morley CJ, *et al*: The deflation limb of the pressure-volume relationship in infants during high-frequency ventilation. Am J Respir Crit Care Med 173:414, 2006.
133. Gothberg S, Parker TA, Griebel J, *et al*: Lung volume recruitment in lambs during high-frequency oscillatory ventilation using respiratory inductive plethysmography. Pediatr Res 49:38, 2001.
134. Brown BH: Electrical impedance tomography (EIT): a review. J Med Eng Technol 27:97, 2003.
135. Van Genderingen HR, van Vught AJ, Jansen JR: Regional lung volume during high frequency oscillatory ventilation by electrical impedance tomography. Crit Care Med 32:787, 2004.
136. Armstrong RK, Carlisle HR, Davis PG, *et al*: Distribution of tidal ventilation during volume-targeted ventilation is variable and influenced by age in the preterm lung. Intensive Care Med 37:839, 2011.
137. Musk GC, Polglase GR, Bunnell JB, *et al*: High positive end-expiratory pressure during high-frequency jet ventilation improves oxygenation and ventilation in preterm lambs. Pediatr Res 69:319, 2011.
138. Leipäiä JA, Iwasaki S, Milner A, *et al*: Accuracy of the volume and pressure displays of high frequency oscillators. Arch Dis Child Fetal Neonatal Ed 89:F174, 2004.
139. Wheeler HJ, Nokes LDM, Powell T: A review of high frequency oscillation ventilation in the neonate. J Med Eng Technol 31:367, 2007.
140. John J, Harcourt ER, Davis PG, *et al*: Dräger VN500's oscillatory performance has a frequency-dependent threshold. J Paediatr Child Health 50:27, 2013.
141. Harcourt ER, Dargaville PA, Zannin E, *et al*: Pressure and flow waveform characteristics of eight high-frequency oscillators. Pediatr Crit Care Med 15:e234, 2014.
142. Grazioli S, Karam O, Rimensberger PC: New generation neonatal high frequency ventilators: effect of oscillatory frequency and working principles on performance. Respir Care 60:363, 2015.
143. Pellicano A, Tingay DG, Mills JF, *et al*: Comparison of four methods of lung volume recruitment during high frequency oscillatory ventilation. Intensive Care Med 35:1990, 2009.
144. Ophoven JP, Mammel MC, Gordon MJ, *et al*: Tracheobronchial histopathology associated with high-frequency jet ventilation. Crit Care Med 12:829, 1984.
145. Kirpalani H, Higa T, Perlman M, *et al*: Diagnosis and therapy of necrotizing tracheobronchitis in ventilated neonates. Crit Care Med 13:792, 1985.
146. Pietsch JB, Nagaraj HS, Groff DB, *et al*: Necrotizing tracheobronchitis: a new indication for emergency bronchoscopy in the neonate. J Pediatr Surg 20:391, 1985.
147. Mammel MC, Ophoven JP, Lewallen PK, *et al*: High-frequency ventilation and tracheal injuries. Pediatrics 77:608, 1986.
148. Mammel MC, Boros SJ: Airway damage and mechanical ventilation: a review and commentary. Pediatr Pulmonol 3:443, 1987.
149. Clark RH, Wiswell TE, Null DM, *et al*: Tracheal and bronchial injury in high-frequency oscillatory ventilation compared with conventional positive pressure ventilation. J Pediatr 111:114, 1987.
150. Wiswell TE, Clark RH, Null DM, *et al*: Tracheal and bronchial injury in high-frequency oscillatory ventilation and high-frequency flow interruption compared with conventional positive-pressure ventilation. J Pediatr 112:249, 1988.
151. Polak MJ, Donnelly WH, Bucciarelli RL: Comparison of airway pathologic lesions after high-frequency jet or conventional ventilation. Am J Dis Child 143:228, 1989.
152. Coalson JJ, deLemos RA: Pathologic features of various ventilatory strategies. Acta Anaesthesiol Scand 33(suppl 90):108, 1989.
153. Wiswell TE, Wiswell SH: The effect of 100% oxygen on the propagation of tracheobronchial injury during high-frequency and conventional mechanical ventilation. Am J Dis Child 144:560, 1990.
154. Wiswell TE, Bley JA, Turner BS, *et al*: Different high-frequency ventilator strategies: effect on the propagation of tracheobronchial histopathologic changes. Pediatrics 85:70, 1990.
155. Muller WJ, Gerjarusek S, Scherer PW: Studies of wall shear and mass transfer in a large scale model of neonatal high-frequency jet ventilation. Ann Biomed Eng 18:69, 1990.
156. Maynard RC, Wangensteen OD, Connett JE, *et al*: Alterations in feline tracheal permeability after mechanical ventilation. Crit Care Med 21:90, 1993.
157. Garcia-Casilas MA, Matute JA, Sanz E, *et al*: Diagnosis and management of necrotizing tracheobronchitis. Cir Pediatr 17:93, 2004.

Capítulo 23

Ventilación mecánica: estrategias aplicadas a enfermedades específicas

Bradley A. Yoder, MD

Cuando la ventilación mecánica no invasiva no resulta suficiente para lograr un intercambio gaseoso adecuado, se debe colocar un tubo endotraqueal para colocar al paciente en ventilación mecánica. Una vez determinada la necesidad de ventilación mecánica, hay distintos factores que deben tenerse en cuenta al elegir el modo de ventilación. Uno de ellos es el tipo de ventilación mecánica que se va a emplear: específicamente, uno de los «métodos convencionales» o la ventilación de alta frecuencia. Existen distintos dispositivos de ventilación convencional y de alta frecuencia, y la mayoría se describen en mayor detalle en otros capítulos, por lo cual no se abordarán en este. Un segundo factor que debe contemplarse es el modo de ventilación mecánica que se aplicará. Específicamente, para la ventilación mecánica convencional, pueden elegirse varios modos de ventilación en cada dispositivo, pero estos también se analizar en profundidad en otras secciones de esta obra. El tercer factor del que no podemos prescindir son los supuestos beneficios relacionados con los valores esperados del intercambio gaseoso y la disminución del trabajo respiratorio frente al riesgo relativo de daño pulmonar inducido por ventilación mecánica (DPIVM). Quizá lo más importante es contemplar la fisiopatología de base y su posible evolución temporal. Por último, incluso desde el comienzo de la ventilación mecánica, es fundamental que el médico adopte un método o un plan activo para el retiro gradual y la extubación (véase también el **Capítulo 24**).

Este capítulo abordará el método que empleamos en la ventilación mecánica para el tratamiento de muchos de los trastornos respiratorios neonatales más frecuentes. Debe quedar en claro que existe una variedad de dispositivos y métodos distintos de los que se describen aquí y que podríamos emplear para ventilar de manera segura y eficaz a los neonatos enfermos. Por lo tanto, destacaremos las características fisiopatológicas clave de cada uno de los trastornos y cómo la fisiopatología se relaciona con el método específico de ventilación mecánica. Estamos convencidos de que el factor más importante vinculado con la ventilación mecánica segura y exitosa en los neonatos es la persona que opera el dispositivo, el modo aplicado y la fisiopatología que se está tratando, así como un método coherente y atento adaptado al neonato específico que estamos atendiendo. Todo esto es fundamental para lograr buenos resultados en el tratamiento de enfermedades respiratorias en neonatos en estado crítico.

SÍNDROME DE DIFICULTAD RESPIRATORIA

Resulta irónico que después de 40 años de la creación de la presión positiva continua en las vías respiratorias (CPAP) como el primer tratamiento eficaz contra el síndrome de dificultad respiratoria (SDR) neonatal, y a pesar de los importantes avances tecnológicos que se han realizado durante este período, ha surgido un renovado énfasis en la aplicación de métodos no invasivos, como la CPAP nasal, para ventilar mecánicamente a neonatos con enfermedades pulmonares (1). A pesar del creciente éxito logrado con la ventilación mecánica no invasiva, muchos neonatos siguen necesitando ventilación mecánica invasiva en caso de SDR, en particular los de menor edad gestacional, que son de quienes nos ocuparemos aquí.

Características fisiopatológicas clave (Tabla 23-1)

Surfactante

La descripción detallada del surfactante y del papel que desempeña en el SDR neonatal está fuera del alcance de esta presentación. Para obtener más información, el lector puede consultar el **Capítulo 31** de esta obra, así como otras publicaciones (2-5). Las alteraciones cuantitativas, cualitativas y metabólicas en el surfactante desempeñan papeles fundamentales en la fisiopatología del SDR neonatal. El efecto neto es la disminución en la distensibilidad de los espacios aéreos distales que puede provocar atelectasia, desequilibrio ventilación:perfusión y cortocircuito intrapulmonar (2, 5). Las proteínas del surfactante también son fundamentales, no solo en la actividad del surfactante, sino también en la respuesta de los pulmones ante una infección. Las indicaciones y el método de reemplazo del surfactante en caso de SDR neonatal siguen siendo un área de investigación muy activa y no se abordarán en este capítulo (6-8).

Líquido pulmonar

El desarrollo pulmonar normal está regulado, en parte, por el líquido secretado hacia el espacio aéreo potencial entre las células epiteliales alveolares. La secreción de líquido pulmonar se genera mediante el predominio de una regulación ascendente de los canales de Cl^- que transportan el Cl^- de manera activa hacia la luz pulmonar, seguido por el Na^+ y el H_2O a través de un gradiente osmótico (9). Durante la vida fetal, el canal de Na^+ epitelial que fomenta la absorción de Na^+ y de líquidos desde el espacio aéreo en la vida posnatal está dominado por una regulación descendente. Existe un retraso para el cambio hacia el predominio de la regulación ascendente de las tres subunidades del canal de Na^+ epitelial que está presente en neonatos con SDR y, en algunos, persiste al menos hasta el primer mes de vida (10). Otros factores que pueden contribuir a la persistencia de la formación de líquido pulmonar en el feto y a la demora en la reabsorción del líquido dentro del espacio aéreo tras el parto prematuro son la expresión variable y la actividad de las proteínas de canal acuaporinas y la actividad persistente de los canales secretores de Cl^- (11).

Tabla 23-1. Fisiopatología del síndrome de dificultad respiratoria del prematuro.

Factor	Efecto	Posible intervención
Surfactante	Disminución de la cantidad	Tratamiento prenatal con esteroides
	Alteración del metabolismo	Reemplazo de surfactante
	Disminución de las proteínas del surfactante	Proteínas específicas del surfactante
	Proteínas con actividad alterada	Tratamiento con surfactante complementario
Líquido pulmonar	Disminución de la depuración	Tratamiento prenatal con esteroides
	Mantenimiento de la producción	Tratamiento posnatal con esteroides
Mecánico	Disminución de la distensibilidad del espacio aéreo	Tratamiento con surfactante
	Distensibilidad elevada de la pared torácica	Presión positiva teleespiratoria (PEEP)
	Mayor distensibilidad en las vías respiratorias	Bajos volúmenes corrientes inspiratorios
Desarrollo	Etapa canalicular-sacular	Tratamiento prenatal con esteroides
	Aumento de grosor del mesénquima	Estrés materno
	Desarrollo capilar inmaduro	Efecto de la corioamnionitis asintomática (?)
Inflamación	Metabolismo del surfactante alterado	Tratamiento prenatal con esteroides
	Alteración de la integridad de la membrana	Prevención/tratamiento de la corioamnionitis
	Interrupción del desarrollo pulmonar	Esteroides posnatales y otros antiinflamatorios

Biología del desarrollo pulmonar

El desarrollo pulmonar en los mamíferos es un proceso complejo y altamente organizado que está sujeto a interrupción debido a distintos factores nocivos, en particular el parto prematuro. Las etapas progresivas del desarrollo pulmonar están bien definidas y se clasifican en etapa embrionaria, seudoglandular, canalicular, sacular y alveolar (12). Los procesos de vasculogénesis y angiogénesis, que son críticos para el desarrollo y la diferenciación pulmonar, están estrechamente vinculados durante todo el desarrollo pulmonar. La viabilidad posnatal se torna posible en el feto humano durante la última fase de la etapa canalicular, que se produce entre las 20 y las 28 semanas de gestación, o, aproximadamente, cuando la gestación alcanza el 50 % al 70 %. Durante esta etapa, los alvéolos rudimentarios comienzan a formarse a partir de las vías respiratorias terminales, los capilares intersticiales simples comienzan a organizarse en torno a estos espacios aéreos potenciales y las células epiteliales de tipo I y II comienzan a diferenciarse (las de tipo II comienzan a producir surfactante) (12). Siempre debemos tener presente que el parto prematuro, con una subsiguiente exposición al aumento de oxígeno ambiente, la insuflación gaseosa no planificada del espacio aéreo distal, la colonización microbiana vinculada con la intubación endotraqueal prolongada y las alteraciones en la nutrición, desencadenan un cambio drástico en el crecimiento y el desarrollo de los pulmones. Los efectos sobre el crecimiento y la actividad de los pulmones, en particular menos de las 30 semanas de gestación, pueden ser permanentes, incluso en los neonatos que no presenten displasia broncopulmonar (13, 14). Es dentro del contexto de esta etapa inicial del desarrollo pulmonar, y teniendo en cuenta los posibles efectos adversos, que debe encuadrarse el siguiente análisis sobre la ventilación mecánica en el SDR neonatal.

Principios ventilatorios relevantes

En nuestra unidad de cuidados intensivos neonatales (UCIN), habitualmente utilizamos ventilación de alta frecuencia oscilatoria (VAFO) como modo inicial de ventilación en los neonatos que requieren ventilación mecánica por SDR neonatal, sea cual sea la edad gestacional. Cabe destacar que no existe evidencia concluyente respecto de que la VAFO presenta un mayor beneficio (o riesgo) frente a los métodos convencionales de ventilación mecánica (por ejemplo, con volumen definido y con aplicación de surfactante) en términos de resultados a corto plazo, como el intercambio gaseoso inicial y el subsiguiente diagnóstico de la displasia broncopulmonar (DBP) antes del alta inicial (15). También se analizará nuestro método de ventilación convencional, que, básicamente, es de volumen definido. Independientemente del modo de ventilación empleado, el principal objetivo en el manejo del SDR neonatal es minimizar el uso inicial o la duración de la exposición a cualquier tipo de ventilación mecánica invasiva a través de la aplicación intensiva de modos iniciales no invasivos de ventilación mecánica (**Tablas 23-2** y **23-3**), así como de la aplicación de pautas escritas para fomentar el retiro gradual —o destete— y la extubación de la ventilación mecánica en caso de recurrir a ella (**Tabla 23-4**). La clave del manejo incluye el reconocimiento de la fisiopatología

Tabla 23-2. Indicaciones de la ventilación mecánica no invasiva a modo de prueba.

Indicación	Comentario
Contemplar la ventilación mecánica no invasiva inicialmente para:	- Todos los neonatos ≥26 semanas de gestación.
Después de 10 minutos de reanimación si:	- Se ha resuelto la indicación de la intubación, pero se requiere una FiO_2 de 0,3-0,5 para mantener la SpO_2 deseada.
Después de la administración de surfactante si:	- La FiO_2 es <0,4 y en disminución mientras se mantiene la SpO_2 deseada. - No hay retracciones pronunciadas. - No se sospecha obstrucción de las vías respiratorias. - Han trascurrido más de 5 minutos de la administración de surfactante.
Mientras el neonato recibe ventilación mecánica si:	- Recibe ventilación de alta frecuencia oscilatoria (véase la **Tabla 23-4**). - Recibe ventilación convencional (véase la **Tabla 23-4**).
Otras	- Contemplar la administración de cafeína precoz o previa a la extubación en neonatos de <32 semanas de gestación. - Destete/interrumpir la sedación/los opioides antes de la extubación.

FiO_2: fracción de oxígeno inspirado; SpO_2: saturación de oxígeno.

Tabla 23-3. Posibles indicaciones de intubación y ventilación mecánica en neonatos.

Indicación	Comentario
Neonatos de <26 semanas de gestación	Contemplar el tratamiento profiláctico con surfactante (obsérvese que la última evidencia ya no respalda esta aplicación).
Esfuerzo respiratorio ausente/deficiente	Esfuerzo inadecuado/esporádico, ingreso de aire deficiente.
Apnea/bradicardia	Refractaria; recurrente; requiere VPP.
Hipoxemia	FiO_2 >0,4-0,6 para mantener la PaO_2/SpO_2 deseadas.
Hipercapnia	$PaCO_2$ >60-65 mm Hg con un pH <7,20.
Dificultad respiratoria grave	Retracciones pronunciadas con ventilación mecánica no invasiva.
Sospecha de obstrucción de las vías respiratorias	Micrognatia grave, tumor bucofaríngeo, otros.
Colapso cardiovascular	Frecuencia cardíaca <60 o choque; RCP.
Malformaciones congénitas	Hernia diafragmática, atresia de coanas, otros.

VPP: ventilación con presión positiva; FiO_2: fracción de oxígeno inspirado; PaO_2: presión parcial de oxígeno arterial; SpO_2: saturación de oxígeno; $PaCO_2$: presión parcial de dióxido de carbono; RCP: reanimación cardiopulmonar.

Tabla 23-4. Pautas para recomendar la extubación en función del peso actual del neonato, el modo de ventilación mecánica y la configuración del respirador, suponiendo la estabilidad de las vías respiratorias y una apnea mínima.

	Peso (g)			
	<1000	1000-2000	2000-3000	>3000
Ventilación de alta frecuencia				
$\bar{P}_{vr}$	8,0	9-10	10-12	12,0
ΔP/amp	16,0	18	20	22,0
FiO_2	<0,40			
VOSI-CP y VPS				
PIM	<16	16-20		20,0
PEEP	<6	<7		<8,0
PS	<6-8			
FiO_2	<0,40			
Frecuencia	16-20 rpm			
VOSI + VG y VPS				
PIM	<16	16-20		20,0
PEEP	<6	<7		<8,0
V_C	4-5 ml/kg			
PS	<6-8			
FiO_2	<0,40			
Frecuencia	16-20 rpm			

FiO_2: fracción de oxígeno inspirado; $\bar{P}_{vr}$ presión media en las vías respiratorias; ΔP/amp: cambio en la presión (amplitud); PIM: presión inspiratoria máxima; PEEP: presión positiva teleespiratoria; PS: presión de soporte; VOSI-CP: ventilación obligatoria sincronizada controlada por presión; VPS: ventilación con presión de soporte; V_C: volumen corriente; VG: volumen garantizado.

pulmonar predominante, que, en el caso de la DBP, suele ser una enfermedad «alveolar» difusa, combinada con el potencial de interrumpir el desarrollo pulmonar inmaduro a través de mecanismos que provocan o se vinculan con el DPIVM (16-18). El tratamiento del neonato muy prematuro también se complica debido al medio inflamatorio de base que suele estar presente, en combinación con corioamnionitis sintomática/asintomática y el consecuente desarrollo intrauterino deficiente (19-21). La clave de todas las estrategias de ventilación neumoprotectoras en los neonatos con enfermedad alveolar difusa (por ejemplo, microatelectasias difusas) es el reclutamiento y el mantenimiento de la insuflación pulmonar óptima y la prevención el estiramiento tisular excesivo. En nuestra UCIN, nos sentimos más cómodos al lograr estos objetivos con la VAFO, si bien pueden lograrse estrategias similares con la ventilación convencional.

Ventilación de alta frecuencia

Con la VAFO, la clave es lograr el reclutamiento del espacio aéreo inicial y, luego, mantener una insuflación pulmonar y un intercambio gaseoso óptimos a la presión media en las vías respiratorias ()más baja y viable posible (**Tablas 23-5** y **23-6**). El proceso para lograr este objetivo incluye 1) un aumento gradual inicial de la $\overline{P}_{vr}$ para reclutar los espacios aéreos atelectásicos, indicado por la capacidad de disminuir significativamente la FiO_2 (que se conoce como «presión de apertura» del pulmón); 2) una subsiguiente disminución gradual de la $\overline{P}_{vr}$ hasta el punto en que la FiO_2 deba aumentarse nuevamente de manera gradual para mantener la SpO_2 deseada (que se conoce como «presión de cierre» del pulmón) y 3) un nuevo aumento de la $\overline{P}_{vr}$ por encima de la presión de cierre (generalmente, de 2 o 3 cm H_2O en los neonatos tratados con surfactante) para mantener un volumen pulmonar teleespiratorio que permita un intercambio gaseoso eficaz al mismo tiempo que se minimice los efectos de la presión/volumen sobre el aparato cardiovascular para, así, «optimizar» la administración de oxígeno en los tejidos y en las células. Varios estudios han descrito este método utilizando mediciones como la SpO_2, la pletismografía de inductancia respiratoria, la tomografía computarizada (TC) de alta resolución y la técnica oscilatoria forzada (22-25). Además de la SpO_2, estas herramientas no están actualmente disponibles en la mayoría de los centros. Por lo general, nosotros administramos tratamiento con reemplazo de surfactante de manera precoz a todos los neonatos prematuros intubados debido a SDR y, luego, comenzamos el proceso de optimización de la insuflación pulmonar. No solemos disminuir la $\overline{P}_{vr}$ hasta la presión de cierre, sino que lo habitual es que la reducimos progresivamente en cantidades graduales de 1 a 2 cm H_2O una vez que la FiO_2 se ha disminuido a <0,25 (**Tabla 23-7**). Si bien los volúmenes pulmonares radiográficos podrían no ser ideales para evaluar la insuflación pulmonar óptima, al combinarlos con observaciones clínicas como la frecuencia cardíaca y la tensión arterial, así como con los cambios temporales en la FiO_2 y la SpO_2, generalmente podemos mantener una insuflación pulmonar y un intercambio gaseoso adecuados al mismo tiempo que minimizamos los riesgos de hiperinsuflación o atelectasias.

La ventilación, o la eliminación de CO_2 durante la VAFO, depende del volumen corriente (V_C) y de la frecuencia. Tal como se describe en otras secciones de esta obra, el V_C tiene un efecto relativamente superior que la frecuencia sobre la ventilación minuto. Los factores que influyen sobre el V_C durante la VAFO incluyen la distensibilidad y la resistencia pulmonares, el tiempo inspiratorio y la amplitud o la potencia de la respiración oscilatoria. Es fundamental recordar que los cambios en la frecuencia durante la VAFO pueden influir drásticamente sobre el V_C (aumentarlo a medida que disminuye la frecuencia y disminuirlo a medida que aumenta la frecuencia). Los cambios dinámicos en el volumen y la distensibilidad pulmonares que acompañan el aumento de la distensibilidad pulmonar pueden influir de manera significativa no solo en la oxigenación, sino también en la ventilación a través de los efectos producidos en el V_C (24). Como pueden producirse cambios drásticos en la P_{CO2} durante la VAFO, recomendamos realizar gasometrías o controles de la P_{CO2} transcutánea de manera frecuente durante la implementación inicial de la VAFO, en particular en los neonatos más inmaduros. Tal como muestra la **Tabla 23-7**, en respuesta a la medición de la P_{CO2}, habitualmente se realizan ajustes en la amplitud, no en la frecuencia. Nosotros aplicamos un método de hipercapnia permisiva leve en todas las edades gestacionales y posnatales (26-28). En los ensayos aleatorizados, no se ha demostrado que la hipercapnia más pronunciada ofrezca algún beneficio (29).

Ventilación convencional

Nuestro método de ventilación mecánica convencional para tratar el SDR neonatal casi siempre se basa en un modo de ventilación obligatoria sincronizada intermitente (VOSI) con volumen definido, a menos que se produzca una fuga aérea importante (<50 %) alrededor del tubo endotraqueal, en cuyo caso emplearemos un modo controlado por presión (30). Los mismos principios rectores deben utilizarse al iniciar y ajustar la ventilación como se indica anteriormente. La configuración inicial típica del respirador al aplicar la VOSI se muestra en las **Tablas 23-5** y **23-6**. Nosotros preferimos iniciar la ventilación con valores de presión positiva teleespiratoria (PEEP) un poco más elevados, dentro de los 6 a 8 cm H_2O, en un intento por mejorar el reclutamiento.

Tabla 23-5. Método inicial sugerido de ventilación mecánica según la afección y el modo ventilatorio.

Trastorno respiratorio	Ventilación convencional (volumen definido, VOSI + PS o A/C)	Ventilación de alta frecuencia
SDR	Tratamiento con surfactante. Volumen definido (V_C) de 4-6 ml/kg. Frecuencia de 30-60 rpm. Tiempo I 0,30-0,35 segundos. PEEP de 5-8 cm H_2O. PS para lograr ~3/4 del V_C definido.	Tratamiento con surfactante. Oscilador: frecuencia de 8-10 Hz; $\bar{P}_{vr}$ 10-16; ΔP ~2 ×$\bar{P}_{vr}$ —ajustar para lograr la vibración del tórax/abdomen—. Jet: frecuencia de 360-420; PEEP según sea necesario para optimizar la insuflación pulmonar (generalmente, 7-10); frecuencia de respaldo mínima o nula.
SAM	Tratamiento con surfactante; ±NOi. V_C de 5-6 ml/kg. Contemplar la frecuencia igual o menor de 30. Tiempo I 0,35-0,50 segundos. PEEP de 4-7 cm H_2O; fijar/ajustar en función de la insuflación pulmonar. PS para lograr ~3/4 del V_C definido.	Tratamiento con surfactante; ±NOi. Oscilador: frecuencia de 6-8 Hz c/ΔP para lograr la vibración del tórax/abdomen; $\bar{P}_{vr}$ según sea necesario para lograr insuflaciones pulmonares de ~9 costillas. Jet: frecuencia de 240-360; podría ser necesario aumentar el tiempo inspiratorio; frecuencia de respaldo mínima o nula; PEEP según sea necesario. Interruptor de flujo: frecuencia de 240-360; frecuencia convectiva de 6-12; tiempo inspiratorio convectivo ≥1 segundo; PEEP según sea necesario.
Hipoplasia pulmonar/Hernia diafragmática	V_C de 4-5 ml/kg; PIM <26 cm H_2O. Frecuencia de 40-60 rpm. Tiempo I 0,25-0,40 segundos. PEEP de 4-6 cm H_2O. Surfactante únicamente para rasgos similares a SDR.	Oscilador: frecuencia de 8-10 Hz; $\bar{P}_{vr}$ a 10-13 en función del peso; ΔP ~2 × $\bar{P}_{vr}$ —ajustar para lograr la vibración del tórax/abdomen—; I:E 33 %. Jet: frecuencia de 360-420; PEEP de 5-8 cm H_2O según sea necesario para optimizar la insuflación pulmonar; frecuencia de respaldo mínima o nula.
DBP, DBP precoz/leve o moderada, DBP grave	Volumen definido: V_C de 5-8 ml/kg; frecuencia de 20-40 rpm; tiempo I 0,35-0,45 segundos. PEEP de 5-8 cm H_2O. PS para lograr ~3/4 del V_C definido. V_C: podrían ser necesarios 6-10 ml/kg (o más) debido al aumento del espacio muerto. Tiempo I: 0,50-0,70 segundos; más si se debe superar la resistencia de las vías respiratorias. Frecuencia de 20-30 rpm; menos para permitir un vaciado pulmonar adecuado. PEEP: bastante variable; podrían ser necesarios 8-12 cm H_2O para mantener abiertas las vías respiratorias.	Oscilador: similar al SAM. Jet: similar al SAM, excepto que se debe contemplar una frecuencia de respaldo mínima para optimizar el reclutamiento pulmonar. Generalmente, no se aplica la VAF para tratar la DBP crónica o grave; informes anecdóticos sugieren que la VAFJ utilizada con el «método del SAM» puede ser más eficaz que la VAFO.
HPPN	NOi según lo indicado. Evitar la hiperinsuflación pulmonar; corregir las atelectasias. Tratamientos complementarios.	NOi según lo indicado. Optimizar la insuflación pulmonar; evitar la hiper- y la hipoinsuflación. Tratamientos complementarios.

A/C: asistido/controlado; DBP: displasia broncopulmonar; VAFJ: ventilación de alta frecuencia tipo jet; VAFO: ventilación de alta frecuencia oscilatoria; VAF: ventilación de alta frecuencia; I:E: relación inspiración y espiración; NOi: óxido nítrico inhalado; SAM: síndrome de aspiración meconial; $\bar{P}_{vr}$ presión media en las vías respiratorias; PEEP: presión positiva teleespiratoria; HPPN: hipertensión pulmonar persistente neonatal; PS: presión de soporte; PIM: presión inspiratoria máxima; ΔP: cambio en la presión (amplitud); SDR: síndrome de dificultad respiratoria; VOSI: ventilación obligatoria sincronizada intermitente; V_C: volumen corriente

Tabla 23-6. Configuración inicial recomendada de la ventilación mecánica en neonatos con síndrome de dificultad respiratoria según el peso actual y el modo de ventilación.

Modo	Peso (g) <1000	 1000-2500	 >2500
VAFO		**Configuración inicial**	
Frecuencia	10 Hz	10 Hz	8-10 Hz
$\overline{P}_{vr}$ (cm H_2O)	10-12	10-14	12-16
ΔP	$2 \times \overline{P}_{vr}$	$2 \times {}_{w}\overline{P}_{vr}$	$2 \times \overline{P}_{vr}$
VOSI		**Configuración inicial**	
Frecuencia	30-60	30-40	20-40
V_C (ml/kg)	~5	~5	~5
PEEP (cm H_2O)	5-8	5-8	6-9
Tiempo I (s)	Iniciar en 0,3-0,4, ajustar según sea necesario en función de los gráficos.		
PS (cm H_2O)	Iniciar en 8-12, ajustar a ~2/3 de la PIM para el V_C.		

VAFO: ventilación de alta frecuencia oscilatoria; $\overline{P}_{vr}$: presión media en las vías respiratorias; ΔP: cambio en la presión (amplitud); VOSI: ventilación obligatoria sincronizada intermitente; V_C: volumen corriente; PEEP: presión positiva teleespiratoria; PS: presión de soporte; PIM: presión de insuflación máxima.

Tabla 23-7. Ajustes recomendados para la ventilación de alta frecuencia oscilatoria según el parámetro del respirador en función de la demanda de oxígeno y la ventilación.

Parámetro	Ajuste
Frecuencia	Generalmente, sin cambios, excepto: ↓ si el ΔP >2-3 × $\overline{P}_{vr}$ ↑ si el ΔP < $\overline{P}_{vr}$
$\overline{P}_{vr}$ (cm H_2O)	Aumenta/disminuye de la siguiente manera en función de la FiO_2: ↑ en 2-3 si la FiO_2 es >50 % ↑ en 1-2 si la FiO_2 es del 25 %-50 % Permanece invariable o ↓ en 1 si la FiO_2 es <25 % ↓ en 2-3 tras el tratamiento con surfactante
ΔP	Aumenta/disminuye en función de la P_{CO2} o de la P_{CO2TC}: ↑ en 5-10 si la P_{CO2} es >65 mm Hg ↑ en 2-5 si la P_{CO2} es de 55-65 mm Hg ↓ en 2-5 si la P_{CO2} es de 35-45 mm Hg ↓ en 5-10 si la P_{CO2} es <35 mm Hg

ΔP: cambio en la presión (amplitud); $\overline{P}_{vr}$: presión media en las vías respiratorias; FiO_2: fracción de oxígeno inspirado; P_{CO2}: presión parcial de dióxido de carbono (capilar o arterial); P_{CO2TC}: presión parcial de dióxido de carbono transcutáneo.

Las disminuciones subsiguientes en la PEEP se basan en la FiO_2, en la SpO_2 y en las radiografías de tórax. Los V_C generalmente se fijan alrededor de los 5 ml/kg, y se realiza una evaluación clínica del movimiento torácico, así como un análisis de la mecánica pulmonar derivada del respirador, para garantizar la aptitud del V_C. Si se requiere un modo controlado por presión, por lo general debido a una fuga aérea excesiva alrededor del tubo endotraqueal, intentamos restringir la presión máxima mediante la evaluación clínica, así como monitorear con frecuencia el V_C administrado (nuevamente, con volúmenes deseados de 4 a 6 ml/kg). Empleamos un tratamiento precoz con cafeína en neonatos de <32 semanas de gestación e intentamos minimizar la sedación para fomentar los esfuerzos respiratorios espontáneos. La presión de soporte suele emplearse para minimizar el trabajo respiratorio, pero también mejora la actividad diafragmática mientras el neonato está intubado (**Tabla 23-6**) (31). La preferencia por la VOSI es subjetiva, pero no está basada en evidencias. Muchos otros centros utilizan la ventilación con el modo asistido/controlado o con presión de soporte como el modo primario y obtienen los mismos resultados satisfactorios.

Extubación

Se recomienda adoptar un método intensivo de destete y extubación. Esto incluye 1) pautas escritas para el retiro de todos los modos de ventilación mecánica (**Tabla 23-8**); 2) el fomento del retiro activo por parte de terapeutas respiratorios, así como de los médicos y el personal de enfermería; 3) criterios de extubación escritos, tanto de la ventilación convencional como de la VAFO; 4) una política que exija la evaluación diaria —durante los pases de sala— respecto de si el neonato cumple con los criterios de extubación; y 5) el fomento de todos los métodos de ventilación mecánica no invasiva. Con este método, hemos demostrado un proceso de mejora de la calidad mediante el cual casi el 90 % de los neonatos que cumplen con los criterios pueden ser extubados dentro de las 24 horas de hacerlo, con una disminución general de la duración de la ventilación del 40 % y una mediana de la duración de la ventilación mecánica de <1 día para los neonatos de >27 semanas de gestación.

Recomendaciones basadas en evidencias

Las evidencias más concluyentes respecto del tratamiento del SDR incluyen el tratamiento inicial con modos de ventilación mecánica no invasivos y, para los neonatos que requieren intubación, el tratamiento de reemplazo con surfactante (6, 32). También existen sólidas pruebas que justifican el uso de un método de volumen definido, y no de un modo limitado por presión, para aplicar la ventilación mecánica convencional (30). Si bien existen pruebas que justifican el uso de un método «neumoprotector» en la ventilación mecánica de adultos con SDR (33), dichos ensayos no se han realizado (y, probablemente, no se realizarían) en casos de SDR neonatal (17, 18). Si bien nuestra preferencia es emplear la VAFO para el tratamiento del SDR neonatal, no existen pruebas concluyentes a partir de ensayos controlados aleatorizados (ECA) —en la era del surfactante y las técnicas convencionales avanzadas— de que la VAFO con un método de «pulmón abierto» mejore los resultados en comparación con los métodos neumoprotectores y de volumen definido aplicados mediante respiradores mecánicos convencionales (15).

Brechas en el conocimiento

A pesar de contar con más de 50 años de experiencia en la ventilación mecánica de neonatos con SDR, aún existen importantes brechas en nuestro conocimiento de esta. Una de las necesidades más importantes es la extensión de los

Tabla 23-8. Ajustes recomendados para la ventilación obligatoria sincronizada intermitente con volumen definido según el parámetro del respirador en función de la demanda de oxígeno y de la ventilación.

Parámetro	Ajuste
Frecuencia	Disminuir gradualmente la frecuencia según la tolerancia del paciente cuando la P_{CO2} sea <50. Frecuencia mínima de la VOSI: 15-20.
V_C (ml/kg)	Disminuir gradualmente según lo indicado para lograr una P_{CO2} <50. No disminuir un V_C que sea <4 ml/kg.
PEEP (cm H_2O)	Disminuir gradualmente según lo indicado cuando la FiO_2 sea <0,25. Realizar un seguimiento de la insuflación pulmonar mediante radiografía de tórax. Por lo general, no disminuir si es <5 cm H_2O.
Tiempo I (s)	Por lo general, no ajustarlo.
PS (cm H_2O)	Disminuirla gradualmente según lo indicado en función de la PIM para lograr el V_C. Cambiar a compensación del tubo si es <5 cm H_2O.

V_C: volumen corriente; P_{CO2}: presión parcial de dióxido de carbono (capilar o arterial); PEEP: presión positiva teleespiratoria; PS: presión de soporte; PIM: presión de insuflación máxima; VOSI: ventilación obligatoria sincronizada intermitente.

estudios de seguimiento pulmonar luego de los primeros años de vida. Actualmente, existen pruebas sólidas, sobre todo en sobrevivientes de la era previa al surfactante, de que la alteración del crecimiento y la función de los pulmones puede persistir hasta el inicio de la edad adulta, con el potencial de producir importantes problemas funcionales a medida que disminuye la actividad fisiológica de los pulmones como consecuencia normal del avance de la edad (34). Algunos estudios han sugerido que el uso de evaluaciones funcionales mucho más tardías, en lugar de las definiciones de DBP a corto plazo, justifican el uso precoz y sostenido de la VAFO por sobre otros modos más convencionales de ventilación (35-37). No obstante, en este momento no existen pruebas más claras al respecto y, si se emplea correctamente, no es posible defender el uso de un método sobre otro. También es necesario realizar estudios adicionales para evaluar los posibles beneficios o riesgos de los métodos más nuevos de ventilación mecánica para tratar el SDR neonatal, tales como la asistencia ventilatoria ajustada neuronalmente (38), así como el uso de diferentes métodos de ventilación precoz no invasiva, incluida la CPAP de burbuja de gran amplitud y la ventilación nasal de alta frecuencia (39, 40).

SÍNDROME DE ASPIRACIÓN MECONIAL

Si bien el líquido amniótico impregnado con meconio es algo bastante frecuente, en particular a medida que la gestación supera las 40 semanas, el verdadero síndrome de aspiración meconial, o SAM, es relativamente infrecuente y parece estar disminuyendo su incidencia durante las últimas décadas (41-44). A pesar de su relativamente baja incidencia, alrededor del 50 % de los neonatos con SAM podrían requerir ventilación mecánica (45-47).

Características fisiopatológicas clave

El SAM tiene una fisiopatología multifactorial compleja que es principalmente inflamatoria, con un componente obstructivo variable (41, 42, 48, 49, 50). Las características clave incluyen alteración del metabolismo y la actividad del surfactante, obstrucción de las vías respiratorias y aumento de la resistencia o la reactividad vascular pulmonar (**Figura 23-1**). Estos componentes generan un trastorno en el metabolismo y la actividad del surfactante, daños en la membrana epitelial y endotelial, y obstrucción parcial o total de las vías respiratorias grandes y pequeñas, todo esto sumado a la alteración del lecho vascular pulmonar como consecuencia de la inflamación y de la hipoxia-isquemia prenatal y posnatal. El cuadro clínico del SAM, quizá más que el de cualquier otro trastorno neonatal, puede ser bastante variable de un neonato a otro y puede cambiar con gran rapidez durante el curso de la atención del mismo paciente. Por lo tanto, el método de ventilación debe individualizarse y evaluarse con frecuencia en función de la fisiopatología predominante en cada momento en particular. El examen clínico, los resultados radiográficos y la ecocardiografía desempeñan un papel en la determinación de los procesos fisiopatológicos dominantes, que pueden ser variables. Esta sección se centrará en el método ventilatorio de pacientes con SAM. Si bien pueden indicarse otros tratamientos complementarios, como el reemplazo de surfactante, la administración de antibióticos y el uso de vasodilatadores y de antiinflamatorios, estos no se analizarán en detalle.

Disfunción del surfactante

Las alteraciones en el metabolismo y la función del surfactante provocan una disminución en la distensibilidad de los espacios aéreos distales, lo cual, a su vez, genera atelectasias y cortocircuito intrapulmonar (49, 51-53). Desde el punto de vista del manejo del respirador, el objetivo principal es intentar establecer un volumen residual funcional óptimo a través del reclutamiento y el mantenimiento de la apertura de los espacios aéreos poco insuflados, así como intentar minimizar la hiperinsuflación de las regiones no afectadas del pulmón y de las áreas en las que la obstrucción de las vías respiratorias predispone al atrapamiento aéreo. Además del tratamiento de reemplazo de surfactante en un intento por mejorar la distensibilidad pulmonar, la insuflación pulmonar también se optimiza a través de la aplicación prudente de PEEP o $\overline{P}_{vr}$.

Resistencia de las vías respiratorias

El SAM grave generalmente cursa con resistencia elevada en las vías respiratorias debido a la obstrucción producida por el meconio inhalado o aspirado (42, 54). En modelos animales de SAM, se observó una fase aguda inicial de obstrucción casi total de las vías respiratorias grandes, seguida por el desplazamiento del meconio hacia las vías más pequeñas y distales (48, 55). Dado que las condiciones prenatales que, generalmente, predisponen al neonato a padecer SAM ya están presentes antes del parto, en la gran mayoría de los neonatos con SAM grave la mayor parte del meconio inhalado ya se ha desplazado hacia las vías respiratorias y los espacios aéreos distales (41). Por lo general, la aspiración meconial produce un aumento global de la resistencia pulmonar. Dado el diámetro pequeño de las vías respiratorias más distales, existe la posibilidad de que se produzca una obstrucción parcial o total, un efecto de «válvula de bola» (**Figura 23-2**). Lo primero evita que el

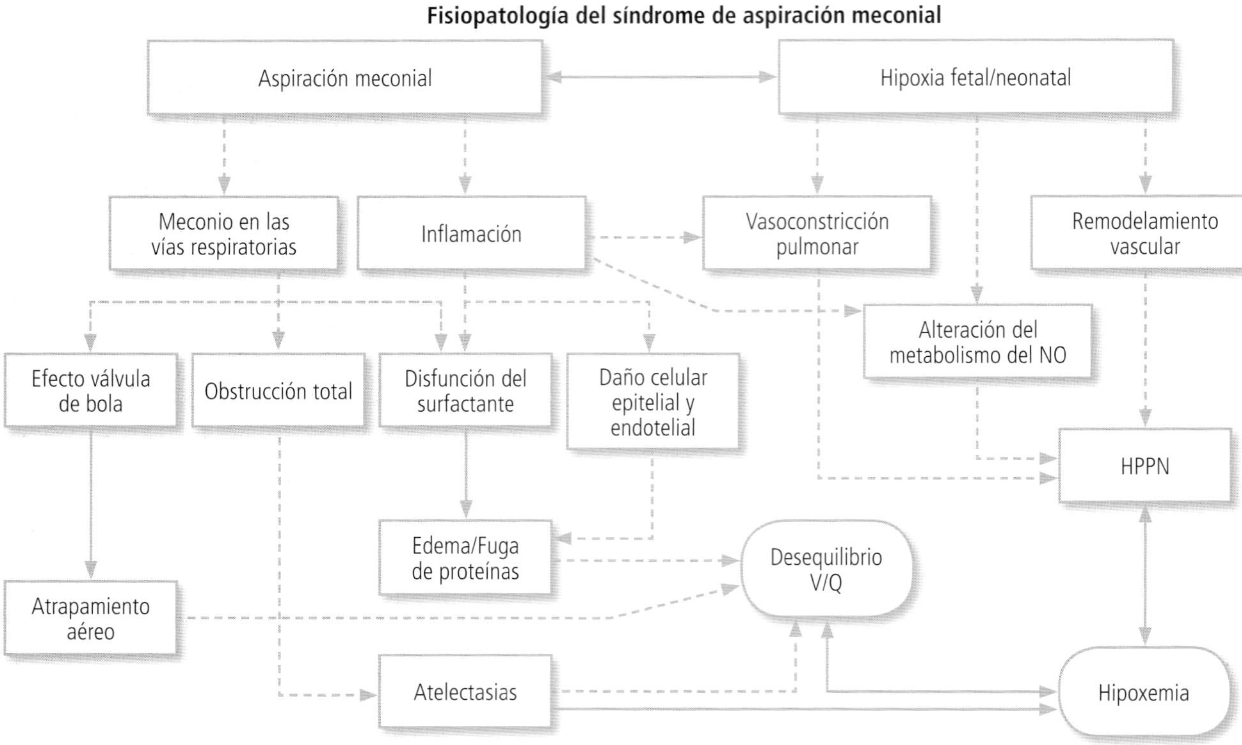

Figura 23-1. Fisiopatología del síndrome de aspiración meconial. NO: óxido nítrico; HPPN: hipertensión pulmonar persistente neonatal; V/Q: ventilación-perfusión.

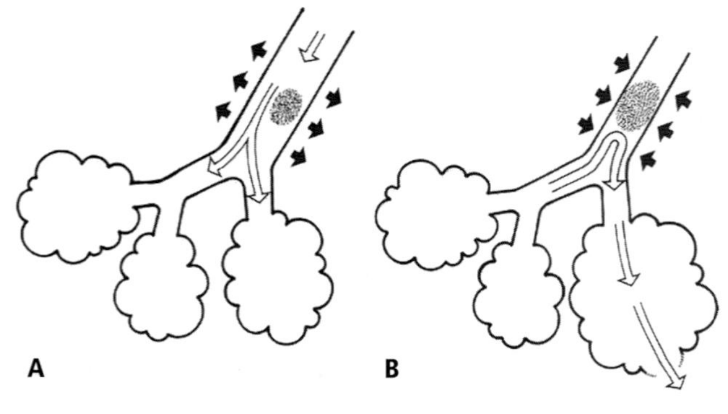

Figura 23-2. Atrapamiento aéreo parcial con efecto de «válvula de bola» detrás de material particulado (es decir, meconio) en la vía respiratoria, lo cual genera hiperexpansión y rotura alveolar. Como se puede ver en **(A)**, el aire corriente atraviesa el meconio durante la inspiración cuando las vías respiratorias se dilatan, pero, como se muestra en **(B)**, no puede salir durante la espiración cuando las vías respiratorias se contraen. (Tomada de Goldsmith JP. «Continuous positive airway pressure and conventional mechanical ventilation in the treatment of meconium aspiration syndrome». *J Perinatol.* 2008;28(supl. 3):S49-S55; utilizada con permiso).

aire ingrese en el espacio distal de intercambio gaseoso, lo cual genera atelectasias; lo último permite que parte del aire ingrese en el espacio aéreo distal, pero impide que salga durante la exhalación, lo cual genera atrapamiento aéreo e hiperinsuflación. La hiperinsuflación sacular no solo perjudica directamente el intercambio gaseoso, sino que, también, empeora la oxigenación a través de efectos compresivos sobre la microvasculatura pulmonar. Esta combinación de alteraciones en la mecánica pulmonar, junto con la disfunción del surfactante, genera una enfermedad pulmonar no homogénea que hace que la SAM sea tan difícil de tratar.

Hipertensión pulmonar

A diferencia de la mayoría de los demás trastornos pulmonares neonatales, la hipertensión pulmonar es una afección frecuente y significativa en los neonatos con SAM grave (56-58). Se considera que hipoxemia y la inflamación en el feto son los principales factores que contribuyen a la hipertensión pulmonar de base (48, 49, 58-60). Las anomalías en el metabolismo del óxido nítrico contribuyen a la disfunción de base en el tono vasomotor pulmonar (58, 61, 62). Como se dijo anteriormente, el atrapamiento aéreo y la compresión del lecho vascular pulmonar también pueden contribuir a la hipertensión pulmonar. El tratamiento complementario con óxido nítrico (NO) inhalado y otros vasodilatadores pulmonares, así como el soporte inotrópico del aparato cardiovascular, puede ser necesario para el tratamiento de la hipertensión pulmonar.

Principios ventilatorios relevantes

Si bien generalmente empleamos VAFO, pueden usarse otros métodos de ventilación de alta frecuencia (VAF) o de ventilación convencional con volumen definido durante el tratamiento inicial del SAM (**Tablas 23-5** y **23-9**). La clave del tratamiento incluye el reconocimiento de la fisiopatología pulmonar de base predominante. Si bien la mayoría de los neonatos con SAM no necesitan ventilación mecánica, los que sí la precisan suelen estar bastante enfermos y tienen un patrón mixto de hiper- e hipoinsuflación de segmentos pulmonares, así como hipertensión pulmonar persistente neonatal (HPPN) grave.

Ventilación de alta frecuencia

Con la VAFO, la clave del éxito es utilizar una frecuencia baja, generalmente de entre 6 y 8 Hz, y fijar la $\bar{P}_{vr}$ inicial en función del patrón general de insuflación pulmonar. En los neonatos con atrapamiento aéreo significativo, comenzamos con 6 Hz, con una $\bar{P}_{vr}$ similar a la de la ventilación convencional. Luego, se ajusta la amplitud, o ΔP, para generar vibración del tórax y el abdomen medio. Este método ofrece un V_C oscilatorio levemente superior y una fase espiratoria más prolongada, todo lo cual mejora la ventilación. En los neonatos con SAM que tienen una insuflación pulmonar relativamente deficiente, la $\bar{P}_{vr}$ suele iniciarse entre 3 y 5 cm H_2O por encima del valor usado en la ventilación convencional. Los ajustes subsiguientes en la $\bar{P}_{vr}$ se realizan en función de la respuesta de la FiO_2 y de la evaluación radiográfica de la insuflación pulmonar. En la mayoría de los neonatos con SAM, generalmente ajustamos la amplitud, no la frecuencia, para lograr un mayor efecto sobre la ventilación. Si se emplea ventilación de alta frecuencia tipo jet (VAFJ), es importante utilizar una frecuencia menor (en

Tabla 23-9. Método inicial sugerido para la ventilación mecánica en el síndrome de aspiración meconial según el modo de ventilación y la fisiopatología de base sospechada.

Método ventilatorio	Obstrucción de las vías respiratorias con atrapamiento aéreo	Enfermedad alveolar con bajos volúmenes pulmonares	Hipertensión pulmonar
Fisiopatología	↑ Resistencia ↑ Constante de tiempo ↑ Volúmenes pulmonares	↓ Surfactante ↓ Distensibilidad ↑ Desequilibrio V/Q	↓ NOS Hipoxemia Acidosis
Convencional (VOSI)			
Controlada por presión	PIM para mover el tórax; disminuir el tiempo I ≤30; PEEP 4-6 cm H_2O; PS ~2/3 de la PIM fijada.	Tratamiento con surfactante; monitorear el volumen pulmonar; aumentar la PEEP según sea necesario para mantener el VPTE.	NOi; SpO_2 92 %-98 %; contemplar otro tratamiento vasodilatador; optimizar la sedación.
Con volumen controlado	V_C 5-6 ml/kg; limitar la frecuencia a ≤30; PEEP 4-6 cm H_2O; PS para lograr ~3/4 del V_C fijado.	Igual que arriba.	Igual que arriba.
Alta frecuencia			
Oscilatoria	6-8 Hz ΔP para lograr la vibración del tórax/abdomen.	$\bar{P}_{vr}$ según sea necesario para lograr una expansión pulmonar de 9 costillas.	Igual que arriba.
Jet	Frecuencia de AF 240-360. Podría ser necesario aumentar el tiempo I. Frecuencia de respaldo mínima o nula.	PEEP según sea necesario para lograr una expansión pulmonar de 9 costillas; frecuencia de respaldo 2-5.	Igual que arriba.
Interruptor de flujo	Frecuencia de AF 240-360. Frecuencia convectiva 6-10.	PEEP igual que arriba. Fijar el tiempo I convectivo cercano a 1 segundo.	Igual que arriba.

NOS: óxido nítrico sintasa; V/Q: ventilación-perfusión; VOSI: ventilación obligatoria sincronizada intermitente; PIM: presión inspiratoria máxima; PEEP: presión positiva teleespiratoria; PS: presión de soporte; V_C: volumen corriente; VPTE: volumen pulmonar teleespiratorio; NOi: óxido nítrico inhalado; SpO_2: saturación de oxígeno; ΔP: cambio en la presión (amplitud); $\bar{P}_{vr}$: presión media en las vías respiratorias; AF: alta frecuencia.

el rango de los 240 a los 360 ciclos por minuto), ya que la exhalación es pasiva y el atrapamiento aéreo es un riesgo significativo si la frecuencia es demasiado elevada. A veces, podría resultar útil aumentar mínimamente el tiempo inspiratorio (tiempo I) (de 0,02 a 0,03 segundos) para lograr un mayor V_C con pulsos de alta frecuencia. Al emplear VAFJ, una frecuencia de respaldo podría ser útil si se indica algún elemento del reclutamiento pulmonar, utilizando insuflaciones de V_C en lugar de aumentos importantes en la PEEP. Sin embargo, los suspiros convencionales de respaldo deben fijarse a una frecuencia relativamente baja, generalmente entre dos y cinco respiraciones por minuto (rpm) (véanse las **Tablas 23-5** y **23-9**). A veces, también usamos el Bird VDR-4 para la interrupción del flujo de alta frecuencia. Si bien no es tan sencillo de usar como los otros respiradores neonatales, este dispositivo es bastante eficaz para eliminar las secreciones de las vías respiratorias de los neonatos con un alto contenido de meconio en las vías respiratorias. Nuevamente, cabe recordar que la exhalación es pasiva y, por lo tanto, deben usarse frecuencias menores (entre 240 y 360) para minimizar el riesgo de atrapamiento aéreo. Generalmente, empleamos insuflaciones convectivas entre 5 y 10 rpm con un tiempo I cercanas a 1 segundo (véanse las **Tablas 23-5** y **23-9**).

Ventilación convencional

Casi siempre utilizamos un método basado en la VOSI con volumen definido para administrar ventilación mecánica convencional (véanse las **Tablas 23-5** y **23-9**). Los mismos principios rectores deben utilizarse al iniciar y ajustar la ventilación, como se dijo anteriormente. Cuando el atrapamiento aéreo es la afección predominante, casi siempre es resultado de una PEEP dinámica (autoPEEP) debido a un tiempo espiratorio insuficiente. La PEEP fijada debe limitarse (generalmente, en ≤6 cm H_2O), y la frecuencia del respirador debe mantenerse relativamente baja (lo usual es ≤30 rpm), con tiempos I más breves para garantizar un tiempo espiratorio adecuado para minimizar el atrapamiento aéreo. Sin embargo, como tanto las constantes del tiempo inspiratorio y espiratorio están prolongadas, los tiempos inspiratorios deben ser adecuados para lograr la administración completa del V_C. En los neonatos en los que la afección de base es una enfermedad alveolar con bajos volúmenes pulmonares debido a inactivación del surfactante, la PEEP debe fijarse —desde el inicio— a niveles superiores (de entre 6 y 8 cm H_2O) y ajustarse según sea necesario para lograr un volumen pulmonar teleespiratorio aceptable. También utilizamos habitualmente presión de soporte para asistir las respiraciones espontáneas con el objetivo de brindar soporte a una cantidad de entre dos tercios y tres cuartos de la presión/V_C fijados de las insuflaciones de la VOSI. Como la fisiopatología de la SAM incluye un mayor espacio muerto alveolar, estos neonatos requieren un V_C/kg levemente superior que los neonatos similares con una enfermedad pulmonar más homogénea (63).

Independientemente del método ventilatorio empleado, es necesario realizar evaluaciones clínicas, radiográficas y de laboratorio frecuentes para optimizar el intercambio gaseoso y minimizar el DPIVM. Este monitoreo es incluso más importante tras administrar el tratamiento con surfactante y durante las primeras 12 a 24 horas de ventilación, ya que la fisiopatología puede cambiar —y cambia— rápidamente.

Recomendaciones basadas en evidencias

Hay muy pocas «evidencias» que justifiquen los múltiples esquemas de tratamiento del SAM. Si bien se han realizado muchos ensayos que compararon los diferentes modos de ventilación convencional, o la ventilación convencional con la de alta frecuencia, tanto en neonatos prematuros como en neonatos a término con insuficiencia respiratoria, ningún ensayo aleatorizado ha comparado específicamente los distintos métodos de ventilación mecánica en una población de neonatos restringida al diagnóstico de SAM. Por lo tanto, el uso de VOSI en lugar del modo asistido/controlado (A/C) es una cuestión de preferencia en la práctica y no está basado específicamente en evidencias, si bien podría decirse que puede haber una mayor posibilidad de atrapamiento de aire con el modo de A/C. Hay cada vez más pruebas provenientes de los ECA realizados con ventilación mecánica en neonatos diagnosticados con SAM que demuestran el posible beneficio del tratamiento con surfactante (incluidos los métodos en bolo y de lavado) (64-66), así como con corticoesteroides (incluidos los sistémicos y los inhalados) (67, 68). Existen pruebas de que la VAF mejora la eficacia del NO inhalado al fomentar la insuflación pulmonar óptima (69).

Brechas en el conocimiento

Si bien las pruebas relacionadas con los beneficios del tratamiento con surfactante son bastante concluyentes, se deben realizar más estudios para definir mejor la población de riesgo, el momento y la dosis óptimos de este tratamiento. Los ensayos realizados con corticoesteroides son relativamente pocos y de poca envergadura, por lo cual se deben realizar más ensayos para aclarar mejor la relación riesgo-beneficio de este tratamiento. La completa falta de ECA que comparen distintos métodos de ventilación mecánica en neonatos diagnosticados con SAM (como, por ejemplo, ventilación controlada por presión frente a ventilación con volumen definido, VOSI frente a modo de A/C, ventilación convencional frente a VAF o VAFO frente a VAFJ) deja abierta una importante brecha en nuestro conocimiento acerca del tratamiento ventilatorio óptimo de este grupo de pacientes. Dada la disminución general de la incidencia del SAM y de la cantidad relativamente limitada de neonatos diagnosticados con este síndrome que requieren ventilación mecánica, quizá estos estudios no se realicen nunca, pero, como mínimo, requerirán un diseño multicéntrico.

HERNIA DIAFRAGMÁTICA CONGÉNITA E HIPOPLASIA PULMONAR

La hernia diafragmática congénita (HDC) sigue siendo uno de los defectos congénitos más importantes, más frustrantes y más difíciles de tratar. Desde 1995, han surgido distintas estrategias terapéuticas, pero no se han realizado ECA de gran envergadura específicamente sobre el tratamiento posnatal de neonatos con esta afección. A pesar de esto, se ha logrado un consenso general respecto de algunos conceptos terapéuticos específicos (**Tabla 23-10**) (70, 71). En primer lugar, la existencia de un conjunto específico de pautas orientadas a la atención neonatal precoz de los neonatos con HDC se vincula con una mejor sobrevida en cada centro específico (70, 73). En segundo lugar, a pesar de la ausencia de pruebas concretas, existe un acuerdo general respecto de que la reparación quirúrgica inmediata de la hernia diafragmática no solo no es necesaria sino, probablemente, perjudicial (74, 77). Sin embargo, las indicaciones específicas sobre el momento óptimo en que se debe realizar la reparación siguen siendo poco claras (78, 79). En tercer lugar, la adopción de un método cauto de ventilación mecánica se ha vinculado con mejoras comprobadas en la morbimortalidad (80-82). Sin embargo, no queda claro cuál es el mejor modo de ventilación para brindar soporte de manera cauta. Se esperaba que la información recogida a partir de un ECA de gran envergadura que comparó la ventilación mecánica inicial empleando alta frecuencia oscilatoria con la ventilación convencional con volumen definido ayudara a responder este interrogante (74). Sin embargo, ese estudio se interrumpió de forma prematura debido a la baja cantidad de participantes y no se logró identificar una diferencia importante en el resultado de la HDC relacionada con el modo de ventilación inicial.

Características fisiopatológicas clave

Hipoplasia pulmonar

La fisiopatología más evidente en los neonatos con HDC es el crecimiento pulmonar deficiente, principalmente debido al espacio que ocupan las vísceras abdominales en la cavidad torácica. Es probable que no solo el volumen de la hernia de los órganos abdominales, sino cuán temprano se haya producido la hernia durante la gesta-

Tabla 23-10. «Protocolos» publicados de tratamiento de neonatos con hernia diafragmática congénita (70-74).

Modo de ventilación		Convencional	Alta frecuencia oscilatoria
Presión máxima/ΔP		<25-26 cm H_2O	30-50
PEEP		2-5 cm H_2O	NC
$\overline{P}_{vr}$		<12 cm H_2O	13-17 cm H_2O
Frecuencia		40-60 rpm	10 Hz
Tiempo I/I:E		0,30 s	1:1
$PaCO_2$		45-65 mm Hg	45-65 mm Hg
PaO_2	Preductal	60-80 mm Hg	60-80 mm Hg
	Posductal	>30 mm Hg	>30 mm Hg
SpO_2	Preductal	85 %-95 %	85 %-95 %
	Posductal	>70 %	>70 %
Radiografía de tórax		~8 costillas del pulmón contralateral	~8 costillas del pulmón contralateral

ΔP: cambio en la presión (amplitud); PEEP: presión positiva teleespiratoria; $\overline{P}_{vr}$: presión media en las vías respiratorias; I:E: relación inspiración-espiración; $PaCO_2$: presión parcial de dióxido de carbono arterial; PaO_2: presión parcial de oxígeno arterial; SpO_2: saturación de oxígeno.

ción que compromete la formación de líquido pulmonar, y los defectos del desarrollo en la morfogénesis pulmonar que también contribuyen a la gravedad de la hipoplasia pulmonar (83, 84). Esto se evidencia por la asociación de la menor sobrevida a medida que la hernia diafragmática aumenta de tamaño (85) y la mayor sobrevida con la oclusión traqueal del feto en casos de hipoplasia pulmonar grave en función de relaciones pulmón-cabeza muy bajas (86). Además del menor tamaño pulmonar, también parece haber alteraciones en el desarrollo pulmonar y en el metabolismo del surfactante, tanto del pulmón ipsolateral como contralateral en los casos de HDC (87-91), si bien no todos los investigadores están de acuerdo sobre los efectos adversos de esta afección sobre los depósitos de surfactante ni sobre su metabolismo (92). Los mecanismos específicos de desarrollo de la hernia diafragmática siguen siendo poco claros y exceden el alcance de este capítulo. El uso de modelos animales ha contribuido enormemente a la comprensión de posibles factores moleculares y genéticos que podrían estar relacionados con la HDC, y se remite al lector a otras revisiones para obtener más información (93-95).

Lecho vascular pulmonar

Dado que la angiogénesis y la vasculogénesis de la circulación pulmonar y la red capilar están estrechamente vinculadas, el desarrollo vascular deficiente acompaña el crecimiento pulmonar alterado que se presenta en los casos de HDC (96). Se han descrito varias anomalías vasculares pulmonares en modelos animales y en neonatos con HDC, incluidos el crecimiento y el desarrollo deficientes de arterias y arteriolas pulmonares, así como el aumento del grosor de la pared muscular interna de las arteriolas (97, 98), la expresión alterada de factores angiogénicos como el factor de crecimiento endotelial (99-101), la disminución de la expresión de NO sintasa endotelial (102, 103), la respuesta deficiente a los metabolitos del NO (104), el aumento de la expresión y la actividad de la fosfodiesterasa 5 (105) y el aumento de la expresión/concentración de endotelina 1 y del receptor A de endotelina (106, 107). El efecto del menor crecimiento vascular y de la actividad deficiente de las células endoteliales da como resultado una respuesta alterada del lecho vascular pulmonar a la insuflación y al oxígeno al momento del parto. Asimismo, la respuesta posnatal al NO inhalado (NOi) también parece estar imposibilitada (108, 109). La HPPN continúa siendo uno de los principales factores que contribuyen a la tasa de mortalidad que sigue siendo relativamente elevada entre los neonatos con HDC, sobre la cual se han logrado escasas mejoras desde 1995, a pesar de contar con una diversidad de nuevos métodos terapéuticos (110-113).

Desarrollo cardíaco

Algo que suele pasarse por alto en la fisiopatología de la HDC es la contribución relacionada con el crecimiento y la función deficientes del ventrículo izquierdo (VI) (114-116). La gravedad de la hipoplasia del VI se correlaciona con la gravedad del defecto/hernia diafragmáticos y parece ser más significativo en los defectos del lado izquierdo, en comparación con los del lado derecho (117). Algunos investigadores sugieren que esa importante disfunción del VI relacionada con la hipoplasia contribuye a la HPPN posnatal debido al aumento de la congestión venosa pulmonar y no recomiendan el uso precoz de NOi para minimizar este problema (118). A pesar del efecto aparente de la HDC del lado izquierdo sobre el crecimiento y la función del VI, y de los tratamientos sugeridos con distintos fármacos vasoactivos, no se han realizado ensayos controlados para determinar el método óptimo para tratar esta afección (110, 112, 119-121).

Principios ventilatorios relevantes

Desde 2005, ha habido una aceptación generalizada del uso de métodos de ventilación mecánica «neumoprotectores» o «cautos» en neonatos con HDC (70-72, 81, 82). La mayoría de los protocolos desarrollados emplean inicialmente ventilación convencional, y la configuración que se recomienda para el respirador se muestra en la **Tabla 23-10**. En nuestra UCIN, utilizamos VAFO como modo de ventilación inicial para todos los neonatos con HDC (**Tabla 23-11**), un método que ha evolucionado desde 1995 (122). Las diferencias en nuestros parámetros ventilatorios iniciales para la VAFO, en comparación con los establecidos por el Ensayo VICI (74), son que 1) nosotros iniciamos la VAFO con una $\overline{P}_{vr}$ menor, generalmente de 12 cm H_2O, y limitamos la $\overline{P}_{vr}$ máxima inicial a <16 cm H_2O; 2) solemos comenzar con una frecuencia menor que suele ser de 8 Hz; 3) empleamos una relación I:E de 1:2, en lugar de 1:1; y 4) intentamos mantener la insuflación del pulmón contralateral en 9 o 10 costillas, en lugar de 8. Cabe destacar que no existen pruebas concretas respecto de que la VAFO ofrece un mayor beneficio (o genera un mayor riesgo) que la VAFJ o que la ventilación mecánica convencional, ni tampoco hay pruebas que justifiquen un método específico para aplicar la VAFO, como el que presentamos aquí, frente al recomendado por el Ensayo VICI. Hace poco, otros investigadores han publicado estudios de observación o de diseño retrospectivo que describen sus métodos para el uso inicial de la VAFO en el tratamiento de la HDC neonatal (76, 123-125). Generalmente, nosotros continuamos con la ventilación con VAFO hasta después de la reparación del diafragma, la cual se suele realizar en la UCIN (**Tabla 23-12**).

Tabla 23-11. Configuración inicial recomendada del respirador en neonatos con hernia diafragmática congénita.

	VAFO	VAFJ	VOSI-A/C
ΔP/PIM	24-28	20-25 cm H_2O	V_C 4-5 ml/kg
PIM máx.		30 cm H_2O	5 cm H_2O
$\overline{P}_{vr}$/PEEP	11-13 cm H_2O	11-13/6-8 cm H_2O	4-6 cm H_2O
$\overline{P}_{vr}$ máx.	≤16 cm H_2O	≤16 cm H_2O	
Frecuencia	8-10 Hz	360-420 rpm	40-60 rpm
I:E/Tiempo I	1:2	0,02 s	0,3 s
FiO_2	Objetivo <0,50	Objetivo <0,50	Objetivo <0,50
SpO_2 preductal			
Primera hora	>80 %	>80 %	>80 %
Objetivo	92 %-98 %	92 %-98 %	92 %-98 %
«Tolerada»	>90 %	>90 %	>90 %
$PaCO_2$			
Objetivo	45-55 mm Hg	45-55 mm Hg	45-55 mm Hg
«Tolerada»	<65 mm Hg	<65 mm Hg	<65 mm Hg
Radiografía de tórax	Insuflación de 9-10 costillas del pulmón contralateral	Insuflación de 9-10 costillas del pulmón contralateral	Insuflación de 9-10 costillas del pulmón contralateral

VAFO: ventilación de alta frecuencia oscilatoria; VAFJ: ventilación de alta frecuencia tipo jet; VOSI: ventilación obligatoria sincronizada intermitente; A/C: asistida/controlada; ΔP: cambio en la presión (amplitud); V_C: volumen corriente; PIM: presión inspiratoria máxima; $\overline{P}_{vr}$:presión media en las vías respiratorias; PEEP: presión positiva teleespiratoria; I:E: relación inspiración-espiración; FiO_2: fracción de oxígeno inspirado; SpO_2: saturación de oxígeno; $PaCO_2$: presión parcial de dióxido de carbono arterial.

Tabla 23-12. Parámetros recomendados de ventilación mecánica para contemplar la reparación quirúrgica de una hernia diafragmática congénita.

El neonato está «estable» durante al menos 24 horas, de la siguiente manera:

- FiO_2 <0,50 con una SpO_2 ≥92 %.
- $\overline{P}_{vr}$ <16 cm H_2O y ΔP <30.
- $PaCO_2$ <55 mm Hg.
- Presiones de la AP ≤2/3 de las sistémicas (chorro de IT <3,0 m/s).

Nota: Si el índice de oxigenación calculado es constantemente <7,0 durante >24 horas y la hipertensión pulmonar persistente neonatal permanece estable, la sobrevida tras la reparación quirúrgica es >98 %.

FiO_2: fracción de oxígeno inspirado; SpO_2: saturación de oxígeno; $\overline{P}_{vr}$: presión media en las vías respiratorias; ΔP: cambio en la presión (amplitud); $PaCO_2$: presión parcial de dióxido de carbono arterial; AP: arteria pulmonar; IT: insuficiencia tricuspídea.

En los neonatos con poca evidencia de compromiso respiratorio, podemos cambiar a ventilación convencional utilizando un método con volumen controlado (**Tabla 23-11**), y estos neonatos más estables casi siempre se someten a la reparación quirúrgica de la hernia. Si bien el uso de VAFJ ha sido informado por otros investigadores, casi siempre ha sido como tratamiento de rescate en lugar de la VAFO, y los parámetros empleados no se han descrito en profundidad (126, 127). Existen pruebas clínicas que sugieren que la VAFJ puede ser el método óptimo de ventilación en neonatos con HDC, ya que permite ventilarlos con un V_C bajo y una $\overline{P}_{vr}$ menor, al mismo tiempo que minimiza los efectos cardiovasculares adversos (128). La configuración inicial que empleamos para la aplicación de la VAFO en neonatos con HDC se muestra en la **Tabla 23-11**.

Independientemente del método ventilatorio empleado para tratar la HDC, deben recordarse varios conceptos clave. En primer lugar, los pulmones son pequeños y tienen una capacidad residual funcional que puede ser considerablemente inferior a la normal (129). Dados los efectos que tanto las atelectasias como la hiperinsuflación tienen sobre la microvasculatura pulmonar y la resistencia vascular, debe prestarse mucha atención para optimizar la insuflación pulmonar (130). En ese aspecto, la $\bar{P}_{vr}$ necesaria para lograr la insuflación pulmonar óptima puede ser menor que la necesaria para un pulmón de tamaño normal, incluso con las anomalías de surfactante que se han mencionado. En segundo lugar, es considerablemente más difícil determinar la $\bar{P}_{vr}$ óptima y la insuflación pulmonar en condiciones de hipoplasia pulmonar con disfunción mínima o nula del surfactante que en los neonatos con enfermedad alveolar difusa. Intentar aplicar un aumento gradual de la $\bar{P}_{vr}$, tal como se sugiere en la sección sobre SDR, no se recomienda en neonatos con HDC, ya que es demasiado sencillo aplicar una $\bar{P}_{vr}$ superior a la necesaria sin ninguna mejora observable en la oxigenación, en particular con el problema subyacente de la hipertensión pulmonar. Una alternativa, si bien no está comprobada, es comenzar con una $\bar{P}_{vr}$ menor y aumentarla gradualmente en función de la insuflación pulmonar observada en las radiografías. En tercer lugar, si bien la ventilación minuto necesaria para lograr la normocapnia debe ser la misma que para los neonatos con pulmones normales, utilizar un V_C en el extremo superior de lo normal (es decir, 6 ml/kg) podría conllevar un mayor riesgo de daño pulmonar como consecuencia de un volutrauma inadvertido en pulmones hipoplásicos (131). El hecho de que los estudios realizados por Landolfo y Sharma (129, 132) informen V_C relativamente normales a elevados para lograr una ventilación eficaz no debe tomarse como indicador de que un V_C >5 ml/kg debe emplearse en neonatos con HDC. Sin embargo, no queda claro si las frecuencias superiores (es decir, 60 rpm) y un V_C inferior (4 ml/kg) o un V_C superior (6 ml/kg) con frecuencias inferiores producen alguna diferencia en los resultados a corto o largo plazo en casos de HDC. No obstante, dado el número reducido de alvéolos en esta afección, el V_C fisiológico de 5 ml/kg probablemente resultaría en volutrauma, ya que este volumen se dirige hacia una fracción del número de alvéolos comparado con la cantidad normal de espacios aéreos terminales. Esto ofrece una justificación fisiológica para el uso de VAF en neonatos con HDC (132). En este contexto, también cabe destacar que los neonatos con el mayor grado de hipoplasia pulmonar tienen mayores relaciones espacio muerto-V_C, lo cual sugiere que más cantidad del V_C aplicado se pierde en forma de ventilación ineficaz al espacio muerto (133). Por último, la oxigenación depende tanto del lecho vascular pulmonar defectuoso como de los volúmenes pulmonares relativos. Los ajustes en la ventilación mecánica deben realizarse sabiendo que la oxigenación alterada podría deberse a un aumento en la resistencia vascular pulmonar relacionada a factores distintos a cambios en la ventilación mecánica.

Hipertensión pulmonar

El tratamiento de la hipertensión pulmonar en casos de hipoplasia pulmonar sigue siendo controvertido (110, 112, 113). No existen ECA de gran envergadura que demuestren un beneficio a corto o largo plazo de muchos de los métodos que se han utilizado, incluido el NOi (108, 110-113) (**Tabla 23-13**) (119, 134-141). El lector puede consultar los **Capítulos 32** y **33** de esta obra, así como diversos artículos, para obtener información más detallada sobre los enfoques terapéuticos de la HPPN (58, 111, 118, 134). Como se dijo anteriormente, un componente crítico del tratamiento de la HPPN en todas las afecciones pulmonares neonatales es la optimización de la insuflación pulmonar (25, 122, 128, 130, 142). Actualmente, no existen métodos clínicos comprobados para lograr dicha optimización pulmonar en neonatos con hipoplasia pulmonar/HDC. La combinación del examen clínico, los índices de monitoreo del intercambio gaseoso y las radiografías de tórax frecuentes es lo que más se utiliza.

Recomendaciones basadas en evidencias

Casi no existen pruebas sobre el tratamiento clínico de la HDC (70, 71, 112, 143). Los pocos ensayos aleatorizados que se han realizado, como el de «reparación quirúrgica tardía» (75), incluyen solamente una pequeña cantidad de neonatos y se realizaron antes de la época actual en la que se utiliza casi de manera uniforme la ventilación poco agresiva Si bien se emplea un amplio abanico de tratamientos contra la HPPN, ninguno de ellos se ha estudiado sistemáticamente en neonatos con HDC y, al momento de redacción de esta obra, los últimos informes sugieren que el uso anecdótico no se ha vinculado con mejoras en los resultados en grandes poblaciones de estudio (110, 112, 113).

Brechas en el conocimiento

Casi todos los métodos de ventilación y soporte cardiovascular aplicados a neonatos con HDC requieren investigaciones sistemáticas. Existe un consenso uniforme respecto de que la ventilación poco agresiva mejora los resultados, si bien no queda claro cuál es el mejor método o el mejor dispositivo para aplicarla. Deben realizarse investigaciones tendientes a identificar mejores herramientas clínicas para determinar la insuflación pulmonar óptima, como la técnica oscilatoria forzada (25), en bebés con HDC. Otra

Tabla 23-13. Posibles tratamientos vasodilatadores contemplados para el tratamiento de la hipertensión pulmonar en neonatos con hernia diafragmática congénita.

Tratamiento	Mecanismo	Comentarios
«Específico» para el pulmón		*Los ECA no han demostrado ningún beneficio.*
NO inhalado (138)	↑ la producción del GMPc.	Se utiliza habitualmente.
Sildenafilo (130)	Inhibidor de la PDE5; ↓ la inactivación del GMPc.	Generalmente, se utiliza en forma tardía durante el curso de la enfermedad.
PGI2 inhalada (140)	↑ la producción de AMPc.	Altamente alcalina.
«Inespecífico»		*Los ECA no han demostrado ningún beneficio.*
Milrinona (141)	Inhibidora de la PDE3; ↓ la inactivación del AMPc.	Vasodilatador, inotrópico, lusitrópico.
PGI2 intravenosa (140)	↑ la producción de AMPc.	Efecto sistémico; hipotensión.
Bosentán (142)	Bloquea los receptores de la endotelina.	Posible hepatotoxicidad.
Norepinefrina (143)	Doble activación; ↑ la producción de NO.	↑ la relación RVS:RVP.
Vasopresina (144)	↑ la producción de NO.	↑ la relación RVS:RVP.
PGE1 intravenosa (123)	Inhibe la ciclooxigenasa.	El CAP «descarga» el VD.
Cinaciguat (145)	↑ el GMPc; activa la guanilato ciclasa soluble.	Hasta la fecha, no se ha utilizado en neonatos.

NO: óxido nítrico; PGI2: prostaglandina I2 (prostaciclina); GMPc: monofosfato de guanosina cíclico; AMPc: monofosfato de adenosina cíclico; ECA: ensayo aleatorizado controlado; PDE: fosfodiesterasa; RVS:RVP: relación resistencia vascular sistémica-resistencia vascular pulmonar; CAP: conducto arterioso permeable; VD: ventrículo derecho; PGE1: prostaglandina E1.

área de interés es la saturación óptima preductal y posductal hasta lograr el valor deseado. Muchos centros aún buscan lograr una SpO_2 superior, mientras que otros sugieren que una SpO_2 preductal inferior podría ser razonable. Por último, además de los estudios posnatales, deben continuar realizándose o desarrollarse investigaciones sobre intervenciones maternofetales para mejorar el crecimiento pulmonar o el desarrollo vascular. Hay varias investigaciones en curso relacionadas con la oclusión traqueal en el feto (144). Las investigaciones en animales sugieren que los métodos farmacológicos también pueden ser una opción para mejorar el desarrollar pulmonar y vascular del feto en casos de HDC (145-147).

DISPLASIA BRONCOPULMONAR*

La DBP es la enfermedad más frecuente en los neonatos prematuros que sobreviven y se describe en diversos estudios con incidencias de más del 40 % para los neonatos de <29 semanas de gestación (148-151). Se ha intentado diferenciar el tipo «antiguo» de DBP, descrito por primera vez en el ámbito clínico por Northway y colaboradores en 1967 (152), de un «nuevo» tipo de DBP sugerido a partir de estudios en humanos y en animales durante la década del 90 (153-155) (**Figura 23-3**). La epidemiología de la DBP claramente ha cambiado con el tiempo, y la gran mayoría de los neonatos diagnosticados con esta enfermedad ahora tienen <29 semanas de gestación y <1000 g de peso al nacer, y lo más probable es que se trate de una nueva variante de DBP con una alveolarización deficiente de base (148-151). No obstante, si bien es mucho menos frecuente, los neonatos prematuros con una fisiopatología de base similar a la DBP antigua continúan sobreviviendo con insuficiencia respiratoria crónica grave (151, 156). Cualquier intento por analizar el método ventilatorio para tratar la DBP debe tomar en cuenta el amplio rango de variabilidad clínica y criterios diagnósticos empleados para arribar a este diagnóstico (155, 157, 158) (**Tabla 23-14**). Los neonatos diagnosticados con DBP leve pueden requerir la administración de oxígeno solamente durante las primeras semanas de vida, mientras que aquellos que presentan DBP grave y crónica continuarán requiriendo ventilación con presión positiva después de las 36

* Nota del editor: se remite al lector al **Capítulo 35** para obtener un análisis detallado del tratamiento de la DBP. Si bien las recomendaciones terapéuticas que figuran en ambos capítulos concuerdan en general con los principios clave, hay cierta variación en las recomendaciones específicas que reflejan la escasez de pruebas de alta calidad en esta población.

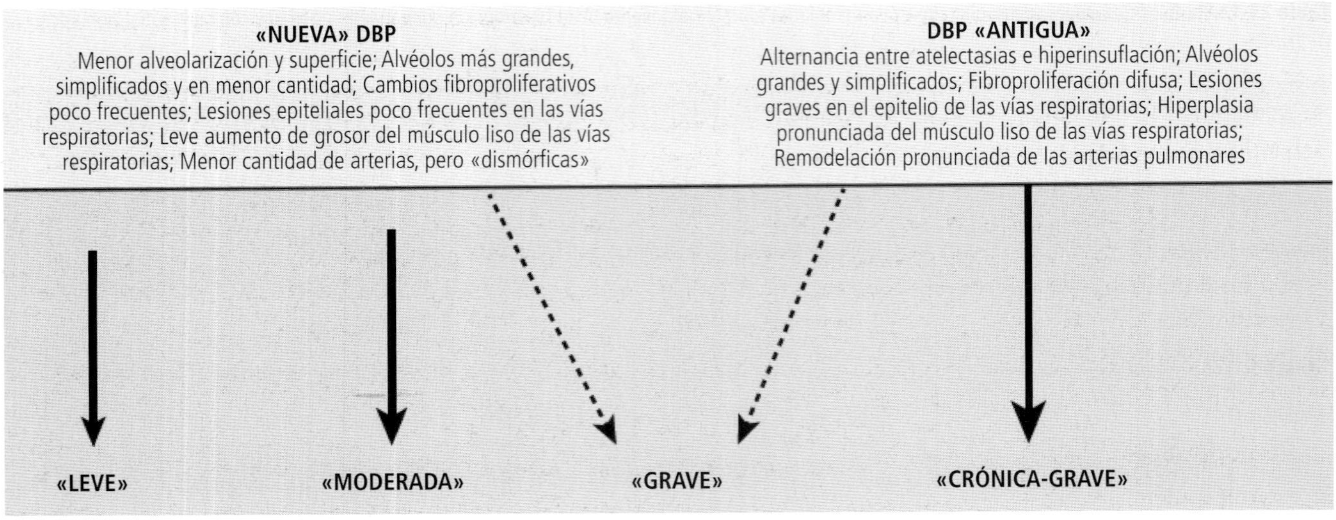

Figura 23-3. Comparación de las dos displasias broncopulmonares (DPB) y relación con las definiciones de dichas afecciones: «antigua» (previa a la era del surfactante) y «nueva» (posterior a la era del surfactante).

Tabla 23-14. Definición de la displasia broncopulmonar: modificación de los criterios de la Conferencia de Consenso de los Institutos Nacionales de la Salud de los EE. UU. (206).

Edad gestacional al nacer	<32 semanas	≥32 semanas
Edad a la evaluación	36 semanas de edad posmenstrual, o alta hospitalaria.	>28 pero <56 días de edad posnatal, o alta hospitalaria.
«Leve»	En aire ambiente a las 36 semanas, o alta hospitalaria.	En aire ambiente a los 56 días de vida, o alta hospitalaria.
«Moderada»	FiO_2 >21 % pero <30 % a las 36 semanas de edad posmenstrual, o alta hospitalaria.	FiO_2 >21 % pero <30 % a los 56 días de vida, o alta hospitalaria.
«Grave»*	FiO_2 >30 % ± VMNI# a las 36 semanas de edad posmenstrual, o alta hospitalaria.	FiO_2 >30 % ± VMNI# a los 56 días de vida, o alta hospitalaria.
«Grave-crónica»*	Requiere ventilación a las 36 semanas de edad posmenstrual.	Requiere ventilación a los 56 días de vida.

* La definición de la Conferencia de Consenso de los NIH describe únicamente la «displasia broncopulmonar grave»; en esta tabla, los bebés que pasan a ventilación mecánica se diferencian de aquellos en los que aumenta la necesidad de FiO_2 o que reciben una mayor ventilación no invasiva (VNI#, ventilación con presión positiva, incluida la ventilación nasal, la ventilación con presión positiva continua en las vías respiratorias o la CN de alto flujo >2 lpm).
EPM: edad posmenstrual; FiO_2: fracción de oxígeno inspirado; CN: cánula nasal.

a 40 semanas de edad posmenstrual. Esto representa dos extremos opuestos del espectro de la DBP. Asimismo, en el contexto del tratamiento de la DBP, es importante diferenciar los métodos destinados a la prevención de esta una vez confirmada la enfermedad pulmonar crónica grave. Esta sección se centrará en el último grupo de paciente, los que requiere ventilación mecánica continua después de las primeras semanas de vida y ya entrados en el primer año y más. Los métodos diseñados para prevenir o aliviar la DBP se analizan en otras secciones de este capítulo, así como en otros capítulos de esta obra. En este capítulo, tampoco se aborda específicamente el importante concepto de que el tratamiento de neonatos con DBP grave se optimiza mediante un equipo de atención multidisciplinario que incluya personal de enfermería de atención primaria y especializada, así como terapeutas respiratorios, nutricionistas neonatales, terapeutas ocupacionales y fisioterapeutas. Asimismo, el equipo de atención de neonatos con DBP grave podría requerir profesionales de otras subespecialidades pediátricas, como neumonología, cardiología, radiología y otorrinolaringología, así como cirugía pediátrica.

Características fisiopatológicas clave

Los neonatos con enfermedad pulmonar crónica comprobada son muy diferentes de los neonatos prematuros con SDR y de aquellos con DBP leve, por lo cual requieren un método individualizado en función de la fisiopatología pulmonar de base (**Tabla 23-15**). Otros factores que se deben tener en cuenta en el tratamiento general de estos pacientes son los enfoques nutricionales (159), la evaluación de la hipertensión pulmonar (160) y la posible influencia del reflujo gastroesofágico y de la aspiración sobre el daño a las vías respiratorias y al parénquima pulmonar (161, 162).

Anatomopatología pulmonar

Se describen anomalías tanto en las vías respiratorias como en las zonas de intercambio gaseoso de los pulmones (**Tabla 23-15**). Las características más destacables incluyen alveolarización interrumpida con disminución de la cantidad y aumento del tamaño de las estructuras remanentes saculares-alveolares, aumento de grosor de los tejidos del mesénquima y el tabique, interrupción del crecimiento y desarrollo de la microvasculatura pulmonar y distintos grados de fibrosis (153-155, 163, 164). Los cambios más graves en la anatomopatología de las vías respiratorias, similares a los informados en la DBP previa a la era del surfactante, pueden observarse en neonatos que requieren ventilación mecánica durante un tiempo prolongado, si bien esto parece ser relativamente poco frecuente entre los neonatos con DBP nueva (153-155, 163). Asimismo, los neonatos con tipos de DBP más graves a veces presentan un desarrollo deficiente de las vías respiratorias grandes y pequeñas, lo cual genera traqueomalacia y broncomalacia (165).

Tabla 23-15. Fisiopatología pulmonar de la displasia broncopulmonar.

Área del aparato respiratorio	Afecciones
Vías respiratorias superiores	
Glotis	Inflamación o edema de aritenoides.
Tráquea	Estenosis subglótica; malacia.
	Infección.
Bronquios	Granuloma/Estenosis.
	Estenosis.
	Malacia.
Vías respiratorias inferiores/ pequeñas	Hiperplasia del epitelio y las glándulas mucosas.
	Broncoconstricción/aumento de las secreciones.
	Vasculatura relacionada.
	Hipertrofia del músculo liso.
	Aumento de la reactividad/constricción tónica.
Espacios aéreos distales	Alveolarización
	Disminución de la superficie de intercambio gaseoso; hipoxemia.
	Crecimiento capilar/vascular; crecimiento deficiente.
	Aumento de la resistencia vascular; riesgo de hipertensión pulmonar.
	Pulmones heterogéneos (atelectasias focales/hiperinsuflación).
	Aumento del cortocircuito ventilación-perfusión.

Mecánica y función pulmonar

La disminución de los volúmenes pulmonares y de la superficie alveolar como resultado de la interrupción en la alveolarización y la concurrente disminución de la microvasculatura pulmonar genera un intercambio gaseoso deficiente (164, 166-168) (**Tabla 23-16**). La mayoría de los estudios informan una menor distensibilidad pulmonar

Tabla 23-16. Anomalías de la función pulmonar en los neonatos con displasia broncopulmonar.

Parámetro	Anomalía
Volumen pulmonar	
Volumen pulmonar total	Disminuido (166-168)
Volumen residual funcional	Disminuido (169-173)
Distensibilidad	Disminuida (170-172)
Intercambio gaseoso	Difusión deficiente (164, 166-168)
Función de las vías respiratorias	
Velocidad del flujo espiratorio	Disminuida (168-172)
Resistencia	Aumentada (170-172)

en neonatos con DBP, si bien esta podría no persistir en etapas posteriores de la vida (169-171). Entre los neonatos que padecen tipos de DBP más graves, la enfermedad pulmonar heterogénea con regiones de atelectasias y atrapamiento aéreo también pueden disminuir la oxigenación debido al aumento del desequilibrio ventilación:perfusión y a los cortocircuitos pulmonares (158). El aumento de la resistencia relacionado con los daños a las vías respiratorias puede contribuir al atrapamiento aéreo mencionado, lo cual afecta la ventilación (169-173). Si no se ajusta el V_C en respuesta al aumento en el espacio muerto fisiológico, también puede disminuir el intercambio gaseoso (174).

Principios generales relevantes de la ventilación mecánica

Incluso entre los neonatos con tipos de DBP más leves, hay un aumento del espacio muerto anatómico y funcional. Por lo tanto, podrían ser necesarios aumentos leves en el V_C administrado para lograr objetivos ventilatorios razonables (valores de P_{CO2} de entre 45 y 55 mm Hg para muestras de sangre arterial y de entre 50 y 65 mm Hg para muestras de sangre capilar) (174). En las etapas de desarrollo de la DBP, después de los 7 a 14 días posparto pero antes de que el neonato tenga varias semanas de vida, el método óptimo para aplicar ventilación mecánica es bastante similar al recomendado para el tratamiento del SDR (**Tabla 23-5**). La excepción puede ser la necesidad mencionada de algún aumento en el VC (**Tabla 23-17**). En los casos de DBP crónica y grave, la gravedad de la afección de las vías respiratorias y la enfermedad sacular-alveolar más heterogénea modifican significativamente el método de ventilación mecánica (**Tabla 23-17**). En la DBP grave y crónica, podría ser necesario un V_C incluso más elevado, a veces de hasta 10 a 12 ml/kg. Esto responde a varios motivos: 1) de manera similar a lo que sucede en los neonatos con tipos más leves de DBP, existe una alveolarización interrumpida o deficiente, con una disminución de la superficie de intercambio gaseoso; 2) la enfermedad pulmonar no heterogénea que cursa con un aumento del volumen pulmonar no funcional debido al aumento de las áreas atelectásicas combinadas con áreas de hiperinsuflación (aumento del espacio muerto alveolar); 3) la dilatación de las vías respiratorias grandes debido a la exposición a un estiramiento cíclico producido por la ventilación con presión positiva (traqueomegalia adquirida) (175); y 4) puede haber pérdida del V_C relacionada con la expansión de las vías respiratorias grandes y con baja tonicidad o con una fuga retrógrada alrededor del tubo endotraqueal debido a la elevada resistencia de las vías respiratorias. El aumento de la resistencia de las vías respiratorias debe tratarse mediante tiempos inspiratorios más prolongados para permitir una distribución más completa del V_C. Asimismo, la modificación de la pendiente de administración de la mezcla gaseosa de onda cuadrada a una con más forma de campana también podría mejorar el flujo de gas a través de estas vías respiratorias. Debido a las anomalías locales o regionales en la resistencia de las vías respiratorias y la distensibilidad de los espacios aéreos, también se requiere un tiempo espiratorio más prolongado para que el pulmón multicompartimental con DBP pueda vaciarse eficazmente durante la exhalación. Por lo tanto, para los neonatos que siguen dependiendo de la ventilación y que padecen tipos de DBP más crónicos y graves, se recomienda la

Tabla 23-17. Métodos sugeridos de ventilación mecánica en neonatos diagnosticados con displasia broncopulmonar (DBP) en función de la gravedad de la enfermedad.

DBP leve/moderada	DBP crónica-grave
Volumen corriente (V_C) 5-8 ml/kg.	V_C: pueden ser necesarios 6-10 ml/kg debido al aumento del espacio muerto.
Tiempo I: 0,35-0,45 segundos.	Tiempo I: 0,4-0,6 segundos; más tiempo para superar la resistencia de las vías respiratorias durante la inspiración (?).
PEEP para «optimizar» la insuflación pulmonar.	Frecuencia: 20-30 rpm para permitir un vaciado pulmonar adecuado durante la exhalación.
Presión de soporte ~3/4 del V_C.	PEEP: bastante variable; generalmente, 8-10 para «mantener abiertas» las vías respiratorias.
Frecuencia 20-40 en función del esfuerzo del neonato.	Objetivos de SpO_2: 92 %-98 %.
Objetivos de SpO_2: 88 %-98 % en función de la EG.	$PaCO_2$ deseada: 50-60 mm Hg.
$PaCO_2$ deseada: 45-60 mm Hg.	

PEEP: presión positiva teleespiratoria; SpO_2: saturación de oxígeno; EG: edad gestacional; $PaCO_2$: presión parcial de dióxido de carbono arterial.

combinación de un mayor V_C, de tiempos inspiratorios más prolongados y de bajas frecuencias (que permitan un mayor tiempo de exhalación). Puede finalmente aparecer en estos pacientes tanto traqueo- como broncomalacia (165, 176). Para los neonatos que presentan este tipo de lesiones, es necesario aumentar los niveles de la PEEP para prevenir el cierre de las vías respiratorias grandes antes de que se complete la exhalación del V_C inspirado (177, 178). A veces, hemos empleados PEEP de hasta 14 cm H_2O para evitar el colapso de las vías respiratorias, mejorar la mecánica espiratoria de las vías respiratorias y disminuir los volúmenes pulmonares que provocan el atrapamiento aéreo. Sin embargo, la aplicación de una PEEP elevada debe realizarse con precaución debido a la posibilidad de agravar más las áreas de hiperinsuflación pulmonar localizada o regional. A veces, los estudios de diagnóstico complementarios pueden ser útiles para definir tanto la gravedad de la enfermedad pulmonar heterogénea como la presencia o la ubicación de lesiones significativas en las vías respiratorias, y estos incluyen la endoscopia (165, 176) y la TC dinámica helicoidal de alta resolución (179, 180). Otros estudios que pueden contemplarse para los neonatos con DBP crónica y grave incluyen pruebas funcionales respiratorias, un ecocardiograma o una cateterización cardíaca para evaluar la presencia de hipertensión pulmonar y estudios que detecten la presencia de reflujo gastroesofágico y aspiración. En determinados casos, hemos tomado una biopsia pulmonar para determinar la existencia de otros procesos que pudieran contribuir a la enfermedad pulmonar crónica grave neonatal (181).

La importancia de la disfunción de las vías respiratorias en los neonatos no ventilados, así como en los que reciben ventilación mecánica, y que presentan DBP se ha destacado en estudios que evaluaron el efecto funcional y mecánico de las mezclas de helio y oxígeno. La baja viscosidad de dicha mezcla permite un aumento del flujo laminar y una disminución del flujo turbulento a través de las vías respiratorias obstruidas. En el estudio realizado por Migliori y colaboradores, la mezcla de helio y oxígeno se vinculó con una disminución de las presiones de insuflación máximas, un aumento de la ventilación minuto y una disminución del 50 % en el trabajo respiratorio. Asimismo, se observó un mejor intercambio gaseoso (presión parcial de oxígeno transcutáneo [P_{O2TC}] y P_{CO2TC}) tanto durante la ventilación con intubación como con soportes no invasivos (182). En un estudio más reciente, exposiciones relativamente breves (1 hora) a una mezcla de helio y oxígeno nuevamente estuvieron relacionadas con mejoras en el flujo espiratorio máximo, la distensibilidad dinámica, el V_C exhalado y la ventilación minuto (de 25 % a 37 %), con una disminución relacionada del 50 % en las demandas de FiO_2 (183). Cuando se interrumpió la administración de la mezcla de helio y oxígeno, la mecánica pulmonar y las demandas de FiO_2 volvieron a los valores iniciales.

Traqueostomía

Algunos neonatos con DBP crónica y grave pueden requerir una traqueostomía. La tasa informada de traqueostomía en poblaciones de neonatos muy prematuros en alto riesgo de padecer DBP es de aproximadamente el 3 % al 5 % (156, 184). El momento óptimo para realizar la traqueostomía sigue siendo un misterio hasta el momento en términos de la edad posnatal o la duración de la ventilación mecánica. Los datos obtenidos de estudios retrospectivos de grandes conjuntos de datos neonatales sugieren que la mayoría de los neonatos han pasado más de 2 a 3 meses conectados a un respirador antes de que se contemplase la traqueostomía (184, 185). En nuestro centro, solemos demorar la traqueostomía a menos que tengamos pruebas de un desarrollo precoz de traqueomalacia o broncomalacia, pero parece haber beneficios del desarrollo y de otra índole relacionados con la realización precoz de esta intervención. En uno de estos estudios, la traqueostomía realizada tras 120 días se vinculó con peores resultados del neurodesarrollo (184), pero este fue un estudio observacional con muchos factores posibles de confusión.. Sería necesario realizar un ensayo aleatorizado prospectivo para determinar el momento y las condiciones óptimos para realizar esta intervención tan delicada. No obstante, la práctica clínica parece estar cambiando a favor de realizarla de manera más precoz.

Hipertensión pulmonar

La hipertensión pulmonar es una afección relativamente frecuente en los neonatos con tipos de DBP más graves, con tasas que oscilan entre el 20 % y el 50 % en función de la población y el método de evaluación (160, 186, 187). Los mecanismos de la hipertensión pulmonar en esta población incluyen disminución del lecho vascular relacionada con una alveolarización deficiente, aumento de la proliferación y la reactividad del músculo liso vascular y efectos vasculares pulmonares de las áreas localizadas de atelectasias o hiperinsuflación (188). El diagnóstico de hipertensión pulmonar en neonatos con DBP requiere un método de investigación premeditado. El ecocardiograma es el principal método de diagnóstico, pero, a veces, es necesario realizar una cateterización cardíaca tanto para el diagnóstico como para la evaluación de la respuesta a distintos tratamientos. El tratamiento de la hipertensión pulmonar relacionada con la DBP incluye una oxigenación adecuada (recomendamos valores de SpO_2 >92 %, pero no al punto de la hiperoxemia) (189, 190), el ajuste de la ventilación para evitar acidosis respiratoria grave, la prevención de la hiperinsuflación pulmonar y el uso ocasional de tratamientos complementarios. Existen diversos vasodilatadores pulmonares que pueden usarse —y que se usan—, incluido el NOi (191), el sildenafilo (189, 192), la prostaciclina inhalada o intravenosa y el bosentán (193). Sin embargo, cabe destacar que no se han realizado ECA, al momento de redacción de esta obra, que determinen la eficacia y la seguridad de estos tratamientos en el caso de neonatos con DBP (190). El tratamiento general de neonatos con DBP grave continúa analizándose en el **Capítulo 35**.

Recomendaciones basadas en evidencias

Casi no existen evidencias de alta calidad que justifiquen un método específico de ventilación mecánica en los neonatos con DBP grave. Los métodos aquí descritos se basan en la experiencia clínica en función de la fisiopatología de base sospechada o confirmada. El mejor método para tratar la DBP es prevenirla (194, 195), pero esto no es tarea fácil (196-198).

Brechas en el conocimiento

Dado el espectro bastante amplio de fisiopatologías y la cantidad relativamente limitada de neonatos que padecen DBP crónica y grave, incluso los centros especializados más importantes tendrán dificultad para llevar a cabo estudios aleatorizados que se concentren en métodos de ventilación específicos para la atención de esta población de neonatos. Los métodos multicéntricos, como el adoptado por la Neonatal Research Network (Red de Investigación Neonatal), el Children's Hospital Neonatal Database Collaborative (Proyecto colaborativo de la base de datos neonatal del Hospital de Niños) (156) y el BPD Collaborative (Proyecto colaborativo sobre la DBP) (199), pueden ser capaces de reclutar suficiente cantidad de pacientes como para realizar estudios de esta naturaleza.

Si bien urge realizar estudios que comparen la eficacia de distintos tratamientos de la DBP grave, también deben realizarse investigaciones centradas en intervenciones destinadas a la prevención de esta enfermedad. A pesar de que se ha invertido mucho esfuerzo y dinero en buscar una «solución mágica» para prevenir la DBP, debido a la fisiopatología multifactorial de la enfermedad, los estudios diseñados en torno a métodos «sistemáticos» de prevención de la DBP —es decir, en torno a las «mejores prácticas demostradas» (200, 201)— o aquellos que emplean tratamientos combinados (202, 203) son más propensos a lograr buenos resultados.

Por último, los ensayos deben contar con suficiente financiación como para evaluar los resultados no solo a un plazo relativamente corto, como, por ejemplo, la DBP a las 36 o 40 semanas de gestación, o incluso a los 2 a 5 años de edad, sino mucho después de estos períodos temporales. Los estudios a largo plazo que están en curso, principalmente con neonatos que nacieron antes de que el surfactante estuviera disponible en todas partes, sugieren que incluso los neonatos prematuros no diagnosticados con DBP presentan una disminución del crecimiento y una función pulmonar deficiente en relación con los nacidos a término (14, 34, 204). Debido a que la función pulmonar normalmente comienza a disminuir alrededor de la tercera década de la vida, minimizar la interrupción de la alveolarización vinculada con el nacimiento muy prematuro, y exacerbada por procesos que desencadenan la DBP, debe ser uno de los principales objetivos de investigación (37, 205).

RESUMEN

En el período neonatal, es posible encontrar diversos trastornos respiratorios, y en este capítulo se han abordado los más frecuentes. Una sólida comprensión de la fisiopatología de base, y de cómo esta cambia a lo largo del tiempo, es necesaria para aplicar de manera óptima cualquier método de ventilación mecánica. Existen distintos modos de ventilación, pero pocas pruebas que recomienden firmemente un modo o método sobre el otro para tratar la mayoría de estas afecciones. Dadas las limitadas evidencias respecto de gran parte de la atención que brindamos, los ensayos clínicos controlados realizados en marcos de colaboración pueden resultar de enorme utilidad. Es fundamental reconocer que los pulmones de todos los neonatos no están completamente desarrollados (no solo los de los más prematuros) y pueden ser más susceptibles al DPIVM. Se recomienda ampliamente contar con protocolos de destete y extubación. El factor más importante relacionado con la seguridad y el éxito de la ventilación mecánica de los neonatos enfermos es la persona que opera el respirador, y no el dispositivo en sí mismo.

REFERENCIAS

1. Committee on Fetus and Newborn: American Academy of Pediatrics: respiratory support in preterm infants at birth. Pediatrics. 133 (1):171-174 2014
2. A.H. Jobe: Mechanisms to explain surfactant responses. Biol Neonate. 89 (4):298-3022006 16770069
3. A.H. Jobe, M. Ikegami: Biology of surfactant. Clin Perinatol. 28 (3):655-669 2001 vii-viii 11570159
4. A. Whitsett, S.E. Wert, T.E. Weaver: Diseases of pulmonary surfactant homeostasis.Annu Rev Pathol. 10:371-393 2015 25621661
5. T. Ueda, M. Ikegami, A.H. Jobe: Developmental changes of sheep surfactant: in vivo function and in vitro subtype conversion. J Appl Physiol (1985). 76 (6):2701-2706 19947928903
6. R.A. Polin, W.A. Carlo: Committee on fetus and newborn, American Academy of Pediatrics: surfactant replacement therapy for preterm and term neonates with respiratory distress. Pediatrics. 133 (1):156-163 2014 24379227
7. N. Brix, A. Sellmer, M.S. Jensen, *et al.*: Predictors for an unsuccessful INtubation-SURfactant-Extubation procedure: a cohort study. BMC Pediatr. 14:155 2014 24947477
8. E. Herting: Less invasive surfactant administration (LISA) - ways to deliver surfactant in spontaneously breathing infants. Early Hum Dev. 89 (11):875-880 2013 24075206
9. S.M. Wilson, R.E. Olver, D.V. Walters: Developmental regulation of lumenal lung fluid and electrolyte transport. Respir Physiol Neurobiol. 159 (3):247-255 2007 18006389
10. O. Helve, O.M. Pitkanen, S. Andersson, *et al.*: Low expression of human epithelial sodium channel in airway epithelium of preterm infants with respiratory distress. Pediatrics. 113 (5):1267-1272 2004 15121940
11. N.M. Jesse, J. McCartney, X. Feng, *et al.*: Expression of ENaC subunits, chloride channels, and aquaporins in ovine fetal lung: ontogeny of expression and effects of altered fetal cortisol concentrations. Am J Physiol Regul Integr Comp Physiol. 297(2): R453-R461 2009 19515987
12. C. Langston, K. Kida, M. Reed, *et al.*: Human lung growth in late gestation and in the neonate. Am Rev Respir Dis. 129 (4):607-613 1984 6538770
13. D. El Mazloum, L. Moschino, S. Bozzetto, *et al.*: Chronic lung disease of prematurity: long-term respiratory outcome. Neonatology. 105 (4):352-356 2014 24931329
14. E. Ronkainen, T. Dunder, O. Peltoniemi, *et al.*: New BPD predicts lung function at school age: follow-up study and meta-analysis. Pediatr Pulmonol. 50 (11):1090-10982015 25589379
15. F. Cools, L.M. Askie, M. Offringa, *et al.*: Elective high-frequency oscillatory versus conventional ventilation in preterm infants: a systematic review and meta-analysis of individual patients' data. Lancet. 375 (9731):2082-2091 2010 20552718
16. R.H. Clark, D.R. Gerstmann, A.H. Jobe, *et al.*: Lung injury in neonates: causes, strategies for prevention, and long-term consequences. J Pediatr. 139 (4):478-4862001 11598592
17. P.A. Dargaville, D.G. Tingay: Lung protective ventilation in extremely preterm infants.J Paediatr Child Health. 48 (9):740-746 2012 22970667
18. A.H. van Kaam, P.C. Rimensberger: Lung-protective ventilation strategies in neonatology: what do we know–what do we need to know?. Crit Care Med. 35 (3):925-931 2007 17255875
19. R.L. Goldenberg, W.W. Andrews, A.R. Goepfert, *et al.*: The Alabama Preterm Birth Study: umbilical cord blood Ureaplasma urealyticum and Mycoplasma hominisciltures in very preterm newborn infants. Am J Obstet Gynecol. 198 (1):43 2008 e41-4518166302
20. R. Paananen, A.K. Husa, R. Vuolteenaho, *et al.*: Blood cytokines during the perinatal period in very preterm infants: relationship of inflammatory response and bronchopulmonary dysplasia. J Pediatr. 154 (1):39-43 2009 e33 18760808
21. G. Amarilyo, A. Oren, F.B. Mimouni, *et al.*: Increased cord serum inflammatory markers in small-for-gestational-age neonates. J Perinatol. 31 (1):30-32 2011 20410909
22. D.G. Tingay, J.F. Mills, C.J. Morley, *et al.*: The deflation limb of the pressure-volume relationship in infants during high-frequency ventilation. Am J Respir Crit Care Med.173 (4):414-420 2006 16322649
23. A. Pellicano, D.G. Tingay, J.F. Mills, *et al.*: Comparison of four methods of lung volume recruitment during high frequency oscillatory ventilation. Intensive Care Med.35 (11):1990-1998 2009 19756507
24. M. Miedema, F.H. de Jongh, I. Frerichs, *et al.*: Changes in lung volume and ventilation during surfactant treatment in ventilated preterm infants. Am J Respir Crit Care Med. 184 (1):100-105 2011 21493733
25. E. Zannin, M.L. Ventura, R.L. Dellaca, *et al.*: Optimal mean airway pressure during high-frequency oscillatory ventilation determined by measurement of respiratory system reactance. Pediatr Res. 75 (4):493-499 2014 24375086
26. M. Strand, M. Ikegami, A.H. Jobe: Effects of high PCO2 on ventilated preterm lamb lungs. Pediatr Res. 53 (3):468-472 2003 12595596
27. F.J. Halbertsma, M. Vaneker, P. Pickkers, *et al.*: Hypercapnic acidosis attenuates the pulmonary innate immune response in ventilated healthy mice. Crit Care Med. 36(8):2403-2406 2008 18596626
28. J. Ryu, G. Haddad, W.A. Carlo: Clinical effectiveness and safety of permissive hypercapnia. Clin Perinatol. 39 (3):603-612 2012 22954272
29. U.H. Thome, O. Genzel-Boroviczeny, B. Bohnhorst, *et al.*: Permissive hypercapnia in extremely low birthweight infants (PHELBI): a randomised controlled multicentre trial. Lancet Respir Med. 3 (7):534-543 2015 26088180
30. W.S. Peng, X. Chen, X.Y. Yang, *et al.*: Systematic review of montelukast's efficacy for preventing post-bronchiolitis wheezing. Pediatr Allergy Immunol. 25 (2):143-150 201424118637
31. D.S. Patel, G.F. Rafferty, S. Lee, *et al.*: Work of breathing during SIMV with and without pressure support. Arch Dis Child. 94 (6):434-436 2009 19224888
32. G.M. Schmolzer, M. Kumar, G. Pichler, *et al.*: Non-invasive versus invasive respiratory support in preterm infants at birth: systematic review and meta-analysis.BMJ. 347:f5980 2013 24136633
33. The acute respiratory distress syndrome network: ventilation with lower tidal volumes as compared with traditional tidal volumes for acute lung injury and the acute respiratory distress syndrome. N Engl J Med. 342 (18):1301-1308 2000
34. M. Vollsaeter, O.D. Roksund, G.E. Eide, *et al.*: Lung function after preterm birth: development from mid-childhood to adulthood. Thorax. 68 (8):767-776 2013 23749815

35. W. Hofhuis, M.W. Huysman, E.C. van der Wiel, *et al.*: Worsening of V'maxFRC in infants with chronic lung disease in the first year of life: a more favorable outcome after high-frequency oscillation ventilation. Am J Respir Crit Care Med. 166 (12 Pt 1):1539-1543 2002 12471071
36. D.R. Gerstmann, S.D. Minton, R.A. Stoddard, *et al.*: The Provo multicenter early high-frequency oscillatory ventilation trial: improved pulmonary and clinical outcome in respiratory distress syndrome. Pediatrics. 98 (6 Pt 1):1044-1057 1996 8951252
37. A. Greenough, J. Peacock, S. Zivanovic, *et al.*: United Kingdom Oscillation Study: long-term outcomes of a randomised trial of two modes of neonatal ventilation. Health Technol Assess. 18 (41):1-95 2014 v-xx
38. H. Stein, H. Alosh, P. Ethington, *et al.*: Prospective crossover comparison between NAVA and pressure control ventilation in premature neonates less than 1500 grams. J Perinatol. 33 (6):452-456 2013 23100042
39. R.M. Diblasi, J.C. Zignego, D.M. Tang, *et al.*: Noninvasive respiratory support of juvenile rabbits by high-amplitude bubble continuous positive airway pressure.Pediatr Res. 67 (6):624-629 2010 20308940
40. D.M. Null, J. Alvord, W. Leavitt, *et al.*: High-frequency nasal ventilation for 21 d maintains gas exchange with lower respiratory pressures and promotes alveolarization in preterm lambs. Pediatr Res. 75 (4):507-516 2014 24378898
41. A. Ghidini, C.Y. Spong: Severe meconium aspiration syndrome is not caused by aspiration of meconium. Am J Obstet Gynecol. 185 (4):931-938 2001 11641681
42. J.P. Goldsmith: Continuous positive airway pressure and conventional mechanical ventilation in the treatment of meconium aspiration syndrome. J Perinatol. 28 (suppl 3):S49-S55 2008 19057611
43. N. Hofer, K. Jank, E. Resch, *et al.*: Meconium aspiration syndrome–a 21-years' experience from a tertiary care center and analysis of risk factors for predicting disease severity. Klin Padiatr. 225 (7):383-388 2013 24293080
44. B.A. Yoder, E.A. Kirsch, W.H. Barth, *et al.*: Changing obstetric practices associated with decreasing incidence of meconium aspiration syndrome. Obstet Gynecol. 99 (5 Pt 1):731-739 2002 11978280
45. T.E. Wiswell, C.M. Gannon, J. Jacob, *et al.*: Delivery room management of the apparently vigorous meconium-stained neonate: results of the multicenter, international collaborative trial. Pediatrics. 105 (1 Pt 1):1-7 2000 10617696
46. N.E. Vain, E.G. Szyld, L.M. Prudent, *et al.*: Oropharyngeal and nasopharyngeal suctioning of meconium-stained neonates before delivery of their shoulders: multicentre, randomised controlled trial. Lancet. 364 (9434):597-602 2004 15313360
47. B.A. Yoder: Meconium-stained amniotic fluid and respiratory complications: impact of selective tracheal suction. Obstet Gynecol. 83 (1):77-84 1994 8272313
48. P.O. Kaapa: Meconium aspiration syndrome (MAS)—Where do we go? Research perspectives. Early Hum Dev. 85 (10):627-629 2009 19819652
49. D. Mokra, A. Calkovska: How to overcome surfactant dysfunction in meconium aspiration syndrome?. Respir Physiol Neurobiol. 187 (1):58-63 2013 23473924
50. Y. van Ierland, A.J. de Beaufort: Why does meconium cause meconium aspiration syndrome? Current concepts of MAS pathophysiology. Early Hum Dev. 85 (10):617-6202009 19833459
51. D.J. Janssen, V.P. Carnielli, P. Cogo, *et al.*: Surfactant phosphatidylcholine metabolism in neonates with meconium aspiration syndrome. J Pediatr. 149 (5):634-639 200617095334
52. E. Lopez-Rodriguez, M. Echaide, A. Cruz, *et al.*: Meconium impairs pulmonary surfactant by a combined action of cholesterol and bile acids. Biophys J. 100 (3):646-655 2011 21281579
53. D. Mokra, J. Mokry, I. Tonhajzerova: Anti-inflammatory treatment of meconium aspiration syndrome: benefits and risks. Respir Physiol Neurobiol. 187 (1):52-57 201323466955
54. T.F. Yeh, L.D. Lilien, A. Barathi, *et al.*: Lung volume, dynamic lung compliance, and blood gases during the first 3 days of postnatal life in infants with meconium aspiration syndrome. Crit Care Med. 10 (9):588-592 1982 7105768
55. P.A. Tollofsrud, P.H. Lindenskov, C.A. Drevon, *et al.*: Comparison of pulmonary and inflammatory effects of lipid- and water-soluble components in meconium in newborn piglets. Biol Neonate. 84 (4):330-337 2003 14593245
56. M. Choudhary, M.K. Meena, N. Chhangani, *et al.*: To study prevalence of persistent pulmonary hypertension in newborn with meconium aspiration syndrome in western Rajasthan, India: a prospective observational study. J Matern Fetal Neonatal Med.2015 1-4
57. T.K. Hsieh, B.H. Su, A.C. Chen, *et al.*: Risk factors of meconium aspiration syndrome developing into persistent pulmonary hypertension of newborn. Acta Paediatr Taiwan. 45 (4):203-207 2004 15624365
58. J. Nair, S. Lakshminrusimha: Update on PPHN: mechanisms and treatment. Semin Perinatol. 38 (2):78-91 2014 24580763
59. P.J. Thureen, D.M. Hall, A. Hoffenberg, R.W. Tyson: Fatal meconium aspiration in spite of appropriate perinatal airway management: pulmonary and placental evidence of prenatal disease. Am J Obstet Gynecol. 176 (5):967-975 1997 9166153
60. Y.H. Li, Z.Q. Yan, A. Brauner, *et al.*: Meconium induces expression of inducible NO synthase and activation of NF-kappaB in rat alveolar macrophages. Pediatr Res. 49(6):820-825 2001 11385144
61. M.E. Villanueva, F.M. Zaher, D.M. Svinarich, *et al.*: Decreased gene expression of endothelial nitric oxide synthase in newborns with persistent pulmonary hypertension. Pediatr Res. 44 (3):338-343 1998 9727710
62. A.J. Afolayan, A. Eis, R.J. Teng, *et al.*: Decreases in manganese superoxide dismutase expression and activity contribute to oxidative stress in persistent pulmonary hypertension of the newborn. Am J Physiol Lung Cell Mol Physiol. 303 (10):L870-L8792012 22962015
63. S. Sharma, S. Clark, K. Abubakar, *et al.*: Tidal volume requirement in mechanically ventilated infants with meconium aspiration syndrome. Am J Perinatol. 32 (10):916-919 2015 25738789
64. A.I. El Shahed, P.A. Dargaville, A. Ohlsson, *et al.*: Surfactant for meconium aspiration syndrome in term and late preterm infants. Cochrane Database Syst Rev. 12:CD0020542014 25504256
65. S. Hahn, H.J. Choi, R. Soll, *et al.*: Lung lavage for meconium aspiration syndrome in newborn infants. Cochrane Database Syst Rev. 4:CD003486 2013 23633311
66. X.Z. Lin, J.D. Lai, Z.Y. Lan, *et al.*: Clinical effect of endotracheal lavage with porcine pulmonary surfactant in term neonates

with severe meconium aspiration syndrome.Zhongguo Dang Dai Er Ke Za Zhi. 16 (7):709-713 2014 25008878
67. M. Ward, J. Sinn: Steroid therapy for meconium aspiration syndrome in newborn infants. Cochrane Database Syst Rev. (4):CD003485 2003
68. N. Garg, M. Choudhary, D. Sharma, *et al.*: The role of early inhaled budesonide therapy in meconium aspiration in term newborns: a randomized control study. J Matern Fetal Neonatal Med. 29 (1):36-40 2016 25373430
69. J.P. Kinsella, W.E. Truog, W.F. Walsh, *et al.*: Randomized, multicenter trial of inhaled nitric oxide and high-frequency oscillatory ventilation in severe, persistent pulmonary hypertension of the newborn. J Pediatr. 131 (1 Pt 1):55-62 1997 9255192
70. I. Reiss, T. Schaible, L. van den Hout, *et al.*: Standardized postnatal management of infants with congenital diaphragmatic hernia in Europe: the CDH EURO Consortium consensus. Neonatology. 98 (4):354-364 2010 20980772
71. J.W. Logan, C.M. Cotten, R.N. Goldberg, *et al.*: Mechanical ventilation strategies in the management of congenital diaphragmatic hernia. Semin Pediatr Surg. 16 (2):115-1252007 17462564
72. E.T. Tracy, S.E. Mears, P.B. Smith, *et al.*: Protocolized approach to the management of congenital diaphragmatic hernia: benefits of reducing variability in care. J Pediatr Surg. 45 (6):1343-1348 2010 20620342
73. M.B. Antonoff, V.A. Hustead, S.S. Groth, *et al.*: Protocolized management of infants with congenital diaphragmatic hernia: effect on survival. J Pediatr Surg. 46 (1):39-462011 21238637
74. K.G. Snoek, I. Capolupo, J. van Rosmalen for the CDH EURO Consortium: Conventional mechanical ventilation versus high-frequency oscillatory ventilation for congenital diaphragmatic hernia: A randomized clinical trial (The VICI-trial). Ann Surg. 2015 [Epub ahead of print, Dec 16]
75. V. Moyer, F. Moya, R. Tibboel, *et al.*: Late versus early surgical correction for congenital diaphragmatic hernia in newborn infants. Cochrane Database Syst Rev.(3):CD001695 2002
76. L. Migliazza, C. Bellan, D. Alberti, *et al.*: Retrospective study of 111 cases of congenital diaphragmatic hernia treated with early high-frequency oscillatory ventilation and presurgical stabilization. J Pediatr Surg. 42 (9):1526-1532 2007 17848243
77. R. Baird, G. Eeson, A. Safavi, *et al.*: Institutional practice and outcome variation in the management of congenital diaphragmatic hernia and gastroschisis in Canada: a report from the Canadian pediatric surgery network. J Pediatr Surg. 46 (5):801-807 2011 21616230
78. A.L. Beres, P.S. Puligandla, M.E. Brindle: Capsnet: stability prior to surgery in congenital diaphragmatic hernia: is it necessary?. J Pediatr Surg. 48 (5):919-923 201323701760
79. L.E. Hollinger, P.A. Lally, K. Tsao, *et al.*: A risk-stratified analysis of delayed congenital diaphragmatic hernia repair: does timing of operation matter?. Surgery. 156(2):475-482 2014 24962186
80. J.M. Wilson, D.P. Lund, C.W. Lillehei, *et al.*: Congenital diaphragmatic hernia–a tale of two cities: the Boston experience. J Pediatr Surg. 32 (3):401-405 1997 9094002
81. J. Boloker, D.A. Bateman, J.T. Wung, *et al.*: Congenital diaphragmatic hernia in 120 infants treated consecutively with permissive hypercapnea/spontaneous respiration/elective repair. J Pediatr Surg. 37 (3):357-366 2002 11877648
82. P. Bagolan, G. Casaccia, F. Crescenzi, *et al.*: Impact of a current treatment protocol on outcome of high-risk congenital diaphragmatic hernia. J Pediatr Surg. 39 (3):313-3182004 discussion 313-318 15017544
83. R. Harding, S.B. Hooper: Regulation of lung expansion and lung growth before birth.J Appl Physiol (1985). 81 (1):209-224 1996 8828667
84. E.C. Jesudason: Challenging embryological theories on congenital diaphragmatic hernia: future therapeutic implications for paediatric surgery. Ann R Coll Surg Engl. 84(4):252-259 2002 12215028
85. Congenital Diaphragmatic Hernia Study G, K.P. Lally, P.A. Lally, *et al.*: Defect size determines survival in infants with congenital diaphragmatic hernia. Pediatrics. 120(3):e651-657 2007 17766505
86. P. Dekoninck, E. Gratacos, T. Van Mieghem, *et al.*: Results of fetal endoscopic tracheal occlusion for congenital diaphragmatic hernia and the set up of the randomized controlled TOTAL trial. Early Hum Dev. 87 (9):619-624 2011 21907109
87. D.K. George, T.P. Cooney, B.K. Chiu, *et al.*: Hypoplasia and immaturity of the terminal lung unit (acinus) in congenital diaphragmatic hernia. Am Rev Respir Dis. 136 (4):947-950 1987 3662245
88. F.R. Moya, V.L. Thomas, J. Romaguera, *et al.*: Fetal lung maturation in congenital diaphragmatic hernia. Am J Obstet Gynecol. 173 (5):1401-1405 1995 7503176
89. J. Lipsett, J.C. Cool, S.I. Runciman, *et al.*: Effect of antenatal tracheal occlusion on lung development in the sheep model of congenital diaphragmatic hernia: a morphometric analysis of pulmonary structure and maturity. Pediatr Pulmonol. 25(4):257-269 1998 9590486
90. Y. Kitano, M. Kanai, P. Davies, *et al.*: BAPS prize-1999: lung growth induced by prenatal tracheal occlusion and its modifying factors: a study in the rat model of congenital diaphragmatic hernia. J Pediatr Surg. 36 (2):251-259 2001 11172410
91. G. Pelizzo, M. Ballico, M.C. Mimmi, *et al.*: Metabolomic profile of amniotic fluid to evaluate lung maturity: the diaphragmatic hernia lamb model. Multidiscip Respir Med.9 (1):54 2014 25419460
92. O. Boucherat, A. Benachi, B. Chailley-Heu, *et al.*: Surfactant maturation is not delayed in human fetuses with diaphragmatic hernia. PLoS Med. 4 (7):e237 2007 17676984
93. J.J. Greer, D.W. Allan, R.P. Babiuk, *et al.*: Recent advances in understanding the pathogenesis of nitrofen-induced congenital diaphragmatic hernia. Pediatr Pulmonol.29 (5):394-399 2000 10790252
94. J.J. Greer, R.P. Babiuk, B. Thebaud: Etiology of congenital diaphragmatic hernia: the retinoid hypothesis. Pediatr Res. 53 (5):726-730 2003 12621107
95. A.M. Holder, M. Klaassens, D. Tibboel, *et al.*: Genetic factors in congenital diaphragmatic hernia. Am J Hum Genet. 80 (5):825-845 2007 17436238
96. D. Warburton, M. Schwarz, D. Tefft, *et al.*: The molecular basis of lung morphogenesis. Mech Dev. 92 (1):55-81 2000 10704888
97. M. Kitagawa, A. Hislop, E.A. Boyden, *et al.*: Lung hypoplasia in congenital diaphragmatic hernia. A quantitative study of airway, artery, and alveolar development. Br J Surg. 58 (5):342-346 1971 5574718
98. X. Roubliova, E. Verbeken, J. Wu, *et al.*: Pulmonary vascular morphology in a fetal rabbit model for congenital diaphragmatic hernia. J Pediatr Surg. 39 (7):1066-10722004 15213901

99. A. Hara, C.J. Chapin, R. Ertsey, *et al.*: Changes in fetal lung distension alter expression of vascular endothelial growth factor and its isoforms in developing rat lung. Pediatr Res. 58 (1):30-37 2005 15879288
100. V. Muehlethaler, A.M. Kunig, G. Seedorf, *et al.*: Impaired VEGF and nitric oxide signaling after nitrofen exposure in rat fetal lung explants. Am J Physiol Lung Cell Mol Physiol. 294 (1):L110-L120 2008 17993583
101. O. Boucherat, M.L. Franco-Montoya, C. Delacourt, *et al.*: Defective angiogenesis in hypoplastic human fetal lungs correlates with nitric oxide synthase deficiency that occurs despite enhanced angiopoietin-2 and VEGF. Am J Physiol Lung Cell Mol Physiol. 298 (6):L849-L856 201020348277
102. A.J. North, F.R. Moya, M.R. Mysore, *et al.*: Pulmonary endothelial nitric oxide synthase gene expression is decreased in a rat model of congenital diaphragmatic hernia. Am J Respir Cell Mol Biol. 13 (6):676-682 1995 7576705
103. V. Solari, A.P. Piotrowska, P. Puri: Expression of heme oxygenase-1 and endothelial nitric oxide synthase in the lung of newborns with congenital diaphragmatic hernia and persistent pulmonary hypertension. J Pediatr Surg. 38 (5):808-813 2003 12720199
104. Z. Vukcevic, C.P. Coppola, C. Hults, *et al.*: Nitrovasodilator responses in pulmonary arterioles from rats with nitrofen-induced congenital diaphragmatic hernia. J Pediatr Surg. 40 (11):1706-1711 2005 16291156
105. I.W. van der Horst, B. Morgan, F. Eaton, *et al.*: Expression and function of phosphodiesterases in nitrofen-induced congenital diaphragmatic hernia in rats. Pediatr Pulmonol. 45 (4):320-325 201020196107
106. C.P. Coppola, M. Au-Fliegner, J.R. Gosche: Endothelin-1 pulmonary vasoconstriction in rats with diaphragmatic hernia. J Surg Res. 76 (1):74-78 1998 9695743
107. R.L. Keller, T.A. Tacy, K. Hendricks-Munoz, *et al.*: Congenital diaphragmatic hernia: endothelin-1, pulmonary hypertension, and disease severity. Am J Respir Crit Care Med. 182 (4):555-561 2010 20413632
108. The Neonatal Inhaled Nitric Oxide Study Group (NINOS): Inhaled nitric oxide and hypoxic respiratory failure in infants with congenital diaphragmatic hernia. Pediatrics. 99 (6):838-845 1997 9190553
109. B.T. Campbell, K.W. Herbst, K.E. Briden, *et al.*: Inhaled nitric oxide use in neonates with congenital diaphragmatic hernia. Pediatrics. 134(2):e420-426 2014 25022736
110. D.E. Skarda, B.A. Yoder, E.E. Anstadt, *et al.*: Epoprostenol does not affect mortality in neonates with congenital diaphragmatic hernia. Eur J Pediatr Surg. 25 (5):454-459 2015 25217715
111. M. Pierro, B. Thebaud: Understanding and treating pulmonary hypertension in congenital diaphragmatic hernia. Semin Fetal Neonatal Med. 19 (6):357-363 2014 25456753
112. J.R. Malowitz, C.P. Hornik, M.M. Laughon, *et al.*: Management practice and mortality for infants with congenital diaphragmatic hernia.Am J Perinatol. 32 (9):887-894 2015 25715314
113. J.M. Zalla, G.J. Stoddard, B.A. Yoder: Improved mortality rate for congenital diaphragmatic hernia in the modern era of management: 15 year experience in a single institution. J Pediatr Surg. 50 (4):524-5272015 25840055
114. S.M. Schwartz, R.P. Vermilion, R.B. Hirschl: Evaluation of left ventricular mass in children with left-sided congenital diaphragmatic hernia. J Pediatr. 125 (3):447-451 1994 8071756
115. S. Baumgart, J.J. Paul, J.C. Huhta, *et al.*: Cardiac malposition, redistribution of fetal cardiac output, and left heart hypoplasia reduce survival in neonates with congenital diaphragmatic hernia requiring extracorporeal membrane oxygenation. J Pediatr. 133 (1):57-62 19989672511
116. M. Vogel, D.B. McElhinney, E. Marcus, *et al.*: Significance and outcome of left heart hypoplasia in fetal congenital diaphragmatic hernia. Ultrasound Obstet Gynecol. 35 (3):310-317 2010 20143332
117. F.A. Byrne, R.L. Keller, J. Meadows, *et al.*: Severe left diaphragmatic hernia limits size of fetal left heart more than right diaphragmatic hernia. Ultrasound Obstet Gynecol. 46 (6):688-694 2015 25597867
118. J.P. Kinsella, D.D. Ivy, S.H. Abman: Pulmonary vasodilator therapy in congenital diaphragmatic hernia: acute, late, and chronic pulmonary hypertension. Semin Perinatol. 29 (2):123-128 2005 16052736
119. N. Inamura, A. Kubota, T. Nakajima, *et al.*: A proposal of new therapeutic strategy for antenatally diagnosed congenital diaphragmatic hernia. J Pediatr Surg. 40 (8):1315-1319 2005 16080939
120. A. Giaccone, H. Kirpalani: Judgment often impossible without randomized trials. Commentary on N. Patel: use of milrinone to treat cardiac dysfunction in infants with pulmonary hypertension secondary to congenital diaphragmatic hernia: a review of six patients (Neonatology 2012;102:130-136). Neonatology. 102 (2):137-138 201222710761
121. S.N. Acker, J.P. Kinsella, S.H. Abman, *et al.*: Vasopressin improves hemodynamic status in infants with congenital diaphragmatic hernia. J Pediatr. 165 (1):53-58 2014 e51 24840762
122. R. deLemos, B. Yoder, D. McCurnin, *et al.*: The use of high-frequency oscillatory ventilation (HFOV) and extracorporeal membrane oxygenation (ECMO) in the management of the term/near term infant with respiratory failure. Early Hum Dev. 29 (1-3):299-303 1992 1396256
123. M. Somaschini, G. Locatelli, L. Salvoni, *et al.*: Impact of new treatments for respiratory failure on outcome of infants with congenital diaphragmatic hernia. Eur J Pediatr. 158 (10):780-784 1999 10486074
124. A. Cacciari, G. Ruggeri, M. Mordenti, *et al.*: High-frequency oscillatory ventilation versus conventional mechanical ventilation in congenital diaphragmatic hernia. Eur J Pediatr Surg. 11 (1):3-7 200111370980
125. V. Datin-Dorriere, E. Walter-Nicolet, V. Rousseau, *et al.*: Experience in the management of eighty-two newborns with congenital diaphragmatic hernia treated with high-frequency oscillatory ventilation and delayed surgery without the use of extracorporeal membrane oxygenation. J Intensive Care Med. 23 (2):128-135 2008 18372351
126. M.A. Kuluz, P.B. Smith, S.P. Mears, *et al.*: Preliminary observations of the use of high-frequency jet ventilation as rescue therapy in infants with congenital diaphragmatic hernia. J Pediatr Surg. 45 (4):698-7022010 20385273
127. Q. Zhang, J. Macartney, L. Sampaio, *et al.*: High frequency jet ventilation during initial management, stabilization, and transport of newborn infants with congenital diaphragmatic hernia: a case series.Crit Care Res Pract. 2013:937871 2013 23346391
128. W.A. Engle, M.C. Yoder, S.P. Andreoli, *et al.*: Controlled prospective randomized comparison of high-frequency jet ventila-

tion and conventional ventilation in neonates with respiratory failure and persistent pulmonary hypertension. J Perinatol. 17 (1):3-9 1997 9069056
129. F. Landolfo, F. Savignoni, I. Capolupo, *et al.*: Functional residual capacity (FRC) and lung clearance index (LCI) in mechanically ventilated infants: application in the newborn with congenital diaphragmatic hernia (CDH). J Pediatr Surg. 48 (7):1459-1462 2013 23895954
130. L. Shekerdemian, D. Bohn: Cardiovascular effects of mechanical ventilation. Arch Dis Child. 80 (5):475-480 1999 10208959
131. P.P. Terragni, G. Rosboch, A. Tealdi, *et al.*: Tidal hyperinflation during low tidal volume ventilation in acute respiratory distress syndrome. Am J Respir Crit Care Med. 175 (2):160-166 2007 17038660
132. S. Sharma, K.M. Abubakar, M. Keszler: Tidal volume in infants with congenital diaphragmatic hernia supported with conventional mechanical ventilation. Am J Perinatol. 32 (6):577-582 2015 25607228
133. J.H. Arnold, L.K. Bower, J.E. Thompson: Respiratory dead-space measurements in neonates with congenital diaphragmatic hernia. Crit Care Med. 23 (2):371-375 1995 7867362
134. R.H. Steinhorn: Therapeutic approaches using nitric oxide in infants and children. Free Radic Biol Med. 51 (5):1027-1034 2011 21237265
135. S. Noori, P. Friedlich, P. Wong, A. Garingo, I. Seri: Cardi ovascular effects of sildenafil in neonates and infants with congenital diaphragmatic hernia and pulmonary hypertension. Neonatology. 91(2):92-100 2007 17344658
136. C.M. McIntyre, B.D. Hanna, N. Rintoul, E.Z. Ramsey: Safety of epoprostenol and treprostinil in children less than 12 months of age.Pulm Circ. 3 (4):862-869 2013 25006402
137. N. Patel: Use of milrinone to treat cardiac dysfunction in infants with pulmonary hypertension secondary to congenital diaphragmatic hernia: a review of six patients. Neonatology. 102 (2):130-136 2012 22710735
138. W.A. Mohamed, M. Ismail: A randomized, double-blind, placebo-controlled, prospective study of bosentan for the treatment of persistent pulmonary hypertension of the newborn. J Perinatol. 32 (8):608-6132012 22076415
139. P. Tourneux, T. Rakza, A. Bouissou, *et al.*: Pulmonary circulatory effects of norepinephrine in newborn infants with persistent pulmonary hypertension. J Pediatr. 153 (3):345-349 2008 18534241
140. P.R. Evora, P.J. Pearson, H.V. Schaff: Arginine vasopressin induces endothelium-dependent vasodilatation of the pulmonary artery. V1-receptor-mediated production of nitric oxide. Chest. 103 (4):1241-12451993 8131474
141. M. Chester, G. Seedorf, P. Tourneux, *et al.*: Cinaciguat, a soluble guanylate cyclase activator, augments cGMP after oxidative stress and causes pulmonary vasodilation in neonatal pulmonary hypertension.Am J Physiol Lung Cell Mol Physiol. 301 (5): L755-L764 2011 21856817
142. A.B. Froese, J.P. Kinsella: High-frequency oscillatory ventilation: lessons from the neonatal/pediatric experience. Crit Care Med. 33(suppl 3):S115-S121 2005 15753716
143. F.R. Moya, K.P. Lally: Evidence-based management of infants with congenital diaphragmatic hernia. Semin Perinatol. 29 (2):112-117 200516050529
144. J. Deprest, P. Brady, K. Nicolaides, *et al.*: Prenatal management of the fetus with isolated congenital diaphragmatic hernia in the era of the TOTAL trial. Semin Fetal Neonatal Med. 19 (6):338-348 2014 25447987
145. C. Luong, J. Rey-Perra, A. Vadivel, *et al.*: Antenatal sildenafil treatment attenuates pulmonary hypertension in experimental congenital diaphragmatic hernia. Circulation. 123 (19):2120-2131 201121537000
146. L. Lemus-Varela Mde, A. Soliz, B.C. Gomez-Meda, *et al.*: Antenatal use of bosentan and/or sildenafil attenuates pulmonary features in rats with congenital diaphragmatic hernia. World J Pediatr. 10 (4):354-3592014 25515807
147. M. Makanga, H. Maruyama, C. Dewachter, *et al.*: Prevention of pulmonary hypoplasia and pulmonary vascular remodeling by antenatal simvastatin treatment in nitrofen-induced congenital diaphragmatic hernia. Am J Physiol Lung Cell Mol Physiol. 30 8 (7):L672-L682 201525617377
148. B.A. Yoder, M. Harrison, R.H. Clark: Time-related changes in steroid use and bronchopulmonary dysplasia in preterm infants. Pediatrics. 124(2):673-679 2009 19620192
149. B.J. Stoll, N.I. Hansen, E.F. Bell, *et al.*: Neonatal outcomes of extremely preterm infants from the NICHD Neonatal Research Network.Pediatrics. 126 (3):443-456 2010 20732945
150. P.S. Shah, K. Sankaran, K. Aziz, *et al.*: Outcomes of preterm infants <29 weeks gestation over 10-year period in Canada: a cause for concern?.J Perinatol. 32 (2):132-138 2012 21593814
151. T. Farstad, D. Bratlid, S. Medbo, *et al.*: Bronchopulmonary dysplasia—prevalence, severity and predictive factors in a national cohort of extremely premature infants. Acta Paediatr. 100 (1):53-58 2011 20653607
152. W.H. Northway Jr., R.C. Rosan, D.Y. Porter: Pulmonary disease following respirator therapy of hyaline-membrane disease. Bronchopulmonary dysplasia. N Engl J Med. 276 (7):357-368 1967 5334613
153. A.N. Husain, N.H. Siddiqui, J.T. Stocker: Pathology of arrested acinar development in postsurfactant bronchopulmonary dysplasia. Hum Pathol. 29 (7):710-717 1998 9670828
154. J.J. Coalson, V.T. Winter, T. Siler-Khodr, *et al.*: Neonatal chronic lung disease in extremely immature baboons. Am J Respir Crit Care Med. 160(4):1333-1346 1999 10508826
155. A.J. Jobe: The new BPD: an arrest of lung development. Pediatr Res.46 (6):641-643 1999 10590017
156. M.A. Padula, T.R. Grover, B. Brozanski, *et al.*: Therapeutic interventions and short-term outcomes for infants with severe bronchopulmonary dysplasia born at <32 weeks' gestation. J Perinatol.33 (11):877-881 2013 23828204
157. M.C. Walsh, D. Wilson-Costello, A. Zadell, *et al.*: Safety, reliability, and validity of a physiologic definition of bronchopulmonary dysplasia. J Perinatol. 23 (6):451-456 2003 13679930
158. N. Bamat, S. Ghavam, Y. Liu, *et al.*: Reliability of a noninvasive measure of V · / Q · mismatch for bronchopulmonary dysplasia. Ann Am Thorac Soc. 12 (5):727-733 2015 25714998
159. R.A. Ehrenkranz: Ongoing issues in the intensive care for the periviable infant–nutritional management and prevention of bronchopulmonary dysplasia and nosocomial infections. Semin Perinatol. 38 (1):25-30 2014 24468566
160. P.M. Mourani, M.K. Sontag, A. Younoszai, *et al.*: Early pulmonary vascular disease in preterm infants at risk for bronchopulmonary dysplasia. Am J Respir Crit Care Med. 191 (1):87-95 2015 25389562
161. S.R. Jadcherla, J. Peng, C.Y. Chan, *et al.*: Significance of gastroesophageal refluxate in relation to physical, chemical, and spa-

tiotemporal characteristics in symptomatic intensive care unit neonates. Pediatr Res. 70 (2):192-198 2011 21730816
162. E.A. Jensen, D.A. Munson, H. Zhang, *et al.*: Anti-gastroesophageal reflux surgery in infants with severe bronchopulmonary dysplasia.Pediatr Pulmonol. 50 (6):584-587 2015 24753497
163. J.J. Coalson: Pathology of new bronchopulmonary dysplasia. Semin Neonatol. 8 (1):73-81 2003 12667832
164. S.K. Ahlfeld, Y. Gao, S.J. Conway, *et al.*: Relationship of structural to functional impairment during alveolar-capillary membrane development. Am J Pathol. 185 (4):913-919 2015 25661110
165. G.J. Downing, H.W. Kilbride: Evaluation of airway complications in high-risk preterm infants: application of flexible fiberoptic airway endoscopy. Pediatrics. 95 (4):567-572 1995 7700760
166. A.L. Hakulinen, A.L. Jarvenpaa, M. Turpeinen, *et al.*: Diffusing capacity of the lung in school-aged children born very preterm, with and without bronchopulmonary dysplasia. Pediatr Pulmonol. 21 (6):353-3601996 8927461
167. C. May, C. Kennedy, A.D. Milner, *et al.*: Lung function abnormalities in infants developing bronchopulmonary dysplasia. Arch Dis Child. 96(11):1014-1019 2011 21908881
168. S. Cazzato, L. Ridolfi, F. Bernardi, *et al.*: Lung function outcome at school age in very low birth weight children. Pediatr Pulmonol. 48(8):830-837 2013 23129340
169. R.S. Tepper, W.J. Morgan, K. Cota, *et al.*: Expiratory flow limitation in infants with bronchopulmonary dysplasia. J Pediatr. 109 (6):1040-10461986 3783328
170. T. Gerhardt, D. Hehre, R. Feller, *et al.*: Serial determination of pulmonary function in infants with chronic lung disease. J Pediatr. 110(3):448-456 1987 3819948
171. P. Thunqvist, P. Gustafsson, M. Norman, *et al.*: Lung function at 6 and 18 months after preterm birth in relation to severity of bronchopulmonary dysplasia. Pediatr Pulmonol. 50 (10):978-986 201425187077
172. M. Filippone, M. Sartor, F. Zacchello, *et al.*: Flow limitation in infants with bronchopulmonary dysplasia and respiratory function at school age. Lancet. 361 (9359):753-754 2003 12620742
173. B. Robin, Y.J. Kim, J. Huth, *et al.*: Pulmonary function in bronchopulmonary dysplasia. Pediatr Pulmonol. 37 (3):236-242 200414966817
174. M. Keszler, S. Nassabeh-Montazami, K. Abubakar: Evolution of tidal volume requirement during the first 3 weeks of life in infants <800 g ventilated with Volume Guarantee. Arch Dis Child Fetal Neonatal Ed. 94(4):F279-F282 2009 19060010
175. V.K. Bhutani, W.G. Ritchie, T.H. Shaffer: Acquired tracheomegaly in very preterm neonates. Am J Dis Child. 140 (5):449-452 1986 3962939
176. I.J. Doull, Q. Mok, R.C. Tasker: Tracheobronchomalacia in preterm infants with chronic lung disease. Arch Dis Child Fetal Neonatal Ed. 76(3):F203-F205 1997 9175954
177. A. Greenough, V. Chan, M.F. Hird: Positive end expiratory pressure in acute and chronic respiratory distress. Arch Dis Child. 67 (3):320-3231992 1575557
178. H.B. Panitch, J.L. Allen, B.E. Alpert, *et al.*: Effects of CPAP on lung mechanics in infants with acquired tracheobronchomalacia. Am J Respir Crit Care Med. 150 (5 Pt 1):1341-1346 1994 7952562
179. B. Mahut, J. De Blic, S. Emond, *et al.*: Chest computed tomography findings in bronchopulmonary dysplasia and correlation with lung function. Arch Dis Child Fetal Neonatal Ed. 92 (6):F 459-F464 2007 17379740
180. S.M. Shin, W.S. Kim, J.E. Cheon, *et al.*: Bronchopulmonary dysplasia: new high resolution computed tomography scoring system and correlation between the high resolution computed tomography score and clinical severity. Korean J Radiol. 14 (2):350-360 2013 23483104
181. C. Langston, M.K. Dishop: Diffuse lung disease in infancy: a proposed classification applied to 259 diagnostic biopsies. Pediatr Dev Pathol. 12(6):421-437 2009 19323600
182. C. Migliori, P. Gancia, E. Garzoli, *et al.*: The effects of helium/oxygen mixture (heliox) before and after extubation in long-term mechanically ventilated very low birth weight infants. Pediatrics. 123 (6):1524-15282009 19482763
183. T. Szczapa, J. Gadzinowski, J. Moczko, *et al.*: Heliox for mechanically ventilated newborns with bronchopulmonary dysplasia. Arch Dis Child Fetal Neonatal Ed. 99 (2):F128-F133 2014 24239984
184. S.B. DeMauro, J.A. D'Agostino, C. Bann, *et al.*: Developmental outcomes of very preterm infants with tracheostomies. J Pediatr. 164(6):1303-1310 2014 e1302 24472229
185. K. Murthy, R.C. Savani, J.M. Lagatta, *et al.*: Predicting death or tracheostomy placement in infants with severe bronchopulmonary dysplasia. J Perinatol. 34 (7):543-548 2014 24651732
186. E. Khemani, D.B. McElhinney, L. Rhein, *et al.*: Pulmonary artery hypertension in formerly premature infants with bronchopulmonary dysplasia: clinical features and outcomes in the surfactant era.Pediatrics. 120 (6):1260-1269 2007 18055675
187. R. Bhat, A.A. Salas, C. Foster, *et al.*: Prospective analysis of pulmonary hypertension in extremely low birth weight infants. Pediatrics. 129(3):e682-689 2012 22311993
188. N. Ambalavanan, P. Mourani: Pulmonary hypertension in bronchopulmonary dysplasia. Birth Defects Res A Clin Mol Teratol. 100(3):240-246 2014 24616323
189. P.M. Mourani, D.D. Ivy, D. Gao, *et al.*: Pulmonary vascular effects of inhaled nitric oxide and oxygen tension in bronchopulmonary dysplasia.Am J Respir Crit Care Med. 170 (9):1006-1013 2004 15184202
190. T. Rossor, A. Greenough: Advances in paediatric pulmonary vascular disease associated with bronchopulmonary dysplasia. Expert Rev Respir Med. 9 (1):35-43 2015 25426585
191. B.A. Banks, I. Seri, H. Ischiropoulos, *et al.*: Changes in oxygenation with inhaled nitric oxide in severe bronchopulmonary dysplasia.Pediatrics. 103 (3):610-618 1999 10049965
192. K. Tan, M.B. Krishnamurthy, J.L. O'Heney, *et al.*: Sildenafil therapy in bronchopulmonary dysplasia-associated pulmonary hypertension: a retrospective study of efficacy and safety. Eur J Pediatr. 174 (8):1109-1115 2015 25796626
193. S. Rugolotto, G. Errico, R. Beghini, *et al.*: Weaning of epoprostenol in a small infant receiving concomitant bosentan for severe pulmonary arterial hypertension secondary to bronchopulmonary dysplasia.Minerva Pediatr. 58 (5):491-494 2006 17008861
194. S.M. Schulzke, J.J. Pillow: The management of evolving bronchopulmonary dysplasia. Paediatr Respir Rev. 11 (3):143-148 201020692627
195. A. Kugelman, M. Durand: A comprehensive approach to the prevention of bronchopulmonary dysplasia. Pediatr Pulmonol. 46(12):1153-1165 2011 21815280

196. K. Tropea, H. Christou: Current pharmacologic approaches for prevention and treatment of bronchopulmonary dysplasia. Int J Pediatr. 2012:598606 2012 22262977
197. K.S. Beam, S. Aliaga, S.K. Ahlfeld, *et al.*: A systematic review of randomized controlled trials for the prevention of bronchopulmonary dysplasia in infants. J Perinatol. 34 (9):705-710 2014 25010224
198. A. Iyengar, J.M. Davis: Drug therapy for the prevention and treatment of bronchopulmonary dysplasia. Front Pharmacol. 6:12 2015 25762933
199. M. Cuevas Guaman, J. Gien, C.D. Baker, *et al.*: Point prevalence, clinical characteristics, and treatment variation for infants with severe bronchopulmonary dysplasia. Am J Perinatol. 32 (10):960-967 201525738785
200. B.M. Levesque, L.A. Kalish, J. LaPierre, *et al.*: Impact of implementing 5 potentially better respiratory practices on neonatal outcomes and costs. Pediatrics. 128 (1):e218-226 2011 21669893
201. K. Mehler, J. Grimme, J. Abele, *et al.*: Outcome of extremely low gestational age newborns after introduction of a revised protocol to assist preterm infants in their transition to extrauterine life. Acta Paediatr. 101 (12):1232-1239 2012 23113721
202. K. Demir, A. Kumral, N. Duman, *et al.*: Clarithromycin, montelukast, and pentoxifylline combination treatment ameliorates experimental neonatal hyperoxic lung injury. J Matern Fetal Neonatal Med. 21 (6):407-413 2008 18570119
203. M.M. Gadhia, G.R. Cutter, S.H. Abman, *et al.*: Effects of early inhaled nitric oxide therapy and vitamin A supplementation on the risk for bronchopulmonary dysplasia in premature newborns with respiratory failure. J Pediatr. 164 (4):744-748 2014 24388327
204. S.J. Kotecha, M.O. Edwards, W.J. Watkins, *et al.*: Effect of preterm birth on later FEV1: a systematic review and meta-analysis. Thorax. 68 (8):760-766 2013 23604458
205. S. Carraro, M. Filippone, L. Da Dalt, *et al.*: Bronchopulmonary dysplasia: the earliest and perhaps the longest lasting obstructive lung disease in humans. Early Hum Dev. 89 (suppl 3):S3-S5 2013
206. A.H. Jobe, E. Bancalari: Bronchopulmonary dysplasia. Am J Respir Crit Care Med. 163 (7):1723-1729 2001 11401896

Capítulo 24

Destete de la ventilación mecánica

Guilherme Sant'Anna, MD, PhD, FRCPC
Martin Keszler, MD, FAAP

ANTECEDENTES

Si bien se trata de una intervención destinada a salvar la vida del paciente, la ventilación mecánica se asocia con muchas complicaciones (**Tabla 24-1**), lo cual hace que el retiro gradual oportuno y seguro sea de vital importancia. Sin embargo, el proceso de interrumpir la ventilación mecánica en los neonatos con una morbilidad pulmonar importante y en aquellos que son extremadamente prematuros sigue siendo todo un desafío que se torna más complejo debido a la diversidad de modos de ventilación que se utilizan en la actualidad. No existe consenso respecto de la manera más apropiada de realizar el destete de la ventilación mecánica en los neonatos, y su manejo sigue siendo ampliamente subjetivo, ya que depende de las prácticas institucionales y de la capacitación o las preferencias individuales. Lamentablemente, sigue habiendo muchas brechas considerables en el conocimiento de la ciencia detrás de la desvinculación de la ventilación mecánica y de la evaluación de la aptitud del neonato para la extubación, lo cual produce importantes variaciones en las prácticas que se realizan durante la periextubación en todo el mundo (1). En este capítulo, ofrecemos una revisión integral de este tema y algunas recomendaciones basadas en pruebas para orientar la práctica clínica del destete de la ventilación mecánica, la evaluación de la aptitud del neonato para la extubación y su manejo posterior.

DESTETE DE LA VENTILACIÓN MECÁNICA

El destete de la ventilación mecánica es el proceso de disminuir la cantidad de ventilación que se administra y dejar que el paciente asuma una mayor proporción del trabajo total de respirar. Como se mencionó en el **Capítulo 15**, el retiro y la extubación lo antes posible son los objetivos *a priori* de la ventilación mecánica. Además del objetivo evidente de disminuir el daño pulmonar inducido por la ventilación mecánica, la desvinculación precoz disminuirá el riesgo de sepsis intrahospitalaria, la molestia del paciente y la necesidad de sedación, minimizará el desarrollo de aversión bucal con las subsiguientes dificultades para la alimentación, facilitará el vínculo parental y permitirá que el neonato reciba una atención adecuada para su desarrollo. Por lo tanto, tan pronto como el estado del paciente se estabilice y el trastorno respiratorio de base que dio origen a la necesidad de ventilación comience a mejorar, debe iniciarse el retiro gradual del respirador. Este método difiere del empleado anteriormente (y que aún se utiliza en algunos centros), cuando los pacientes eran intensamente sedados o, incluso, paralizados durante la fase aguda de la enfermedad, y el destete no se realizaba hasta que se cumplían algunos criterios arbitrarios al respecto (2, 3). En los albores de la ventilación mecánica neonatal, existía la práctica generalizada de mantener a los neonatos conectados al respirador hasta que alcanzaran el peso arbitrario de 1 kg.

Tabla 24-1. Complicaciones de la ventilación mecánica en los neonatos.

Daño pulmonar inducido por ventilación mecánica (volutrauma)
- Atelectasias. - Hiperdistensión. - Displasia broncopulmonar.
Síndromes de fuga aérea
- Enfisema pulmonar intersticial. - Neumotórax. - Neumomediastino. - Neumopericardio.
Traumatismo de las vías respiratorias
- Lesión de las cuerdas vocales. - Estenosis subglótica. - Quistes subglóticos. - Granulomas. - Traqueobroncomalacia. - Deformidades palatinas. - Defectos del tabique nasal.
Complicaciones provocadas por el tubo endotraqueal
- Obstrucción. - Desplazamiento. - Extubación no programada.
Infecciones
- Neumonía asociada al respirador. - Sepsis de aparición tardía.
Complicaciones cardiovasculares
- Disminución del gasto cardíaco.
Complicaciones neurológicas
- Hipocapnia (vasoconstricción cerebral). - Deficiencia del neurodesarrollo.

Esta práctica, erradicada hace ya mucho tiempo, se basaba en la suposición de que los neonatos prematuros pequeños gastarían demasiada energía en respirar y tendrían que volver a intubarse. En gran medida, este concepto estaba relacionado con la práctica de extubar a los neonatos prematuros y pasarlos a una campana de oxígeno en lugar de hacer la transición a la ventilación con presión positiva continua en las vías respiratorias (CPAP). En la actualidad, sabemos que, con el método de ventilación no invasiva adecuado, muchos neonatos de peso extremadamente bajo al nacer pueden ser extubados a los pocos días de nacer y no presentar complicaciones. Los que permanecen conectados al respirador después de la primera semana de vida presentan un riesgo mucho mayor de padecer displasia broncopulmonar (DBP). Un estudio retrospectivo realizado en neonatos de ≤1000 g y ≤28 semanas demostró un aumento de 17 veces en el riesgo de cualquier tipo de DBP en neonatos ventilados durante >7 días, en comparación con los que fueron extubados en los días 1 a 3, con una incidencia del 62 % de DBP moderada o grave en los neonatos extubados por primera vez después de los 7 días de vida (4).

En los neonatos, se utilizan muchos modos de ventilación mecánica invasiva, y la mecánica específica del destete es, en gran medida, una función del modo de ventilación que se utilice. Los tipos básicos de ventilación mecánica son 1) la ventilación controlada por presión, 2) la ventilación controlada por volumen o con volumen definido y 3) la ventilación de alta frecuencia (VAF). El proceso básico de retiro gradual de los distintos modos sincronizados controlados por presión se describe en el **Capítulo 18**, y los pasos básicos para la ventilación controlada por presión y la VAF se resumen en la **Tabla 24-2**. En el **Capítulo 20**, se ofrece una descripción detallada del destete de la ventilación con volumen definido. Los datos con los que contamos respaldan el uso preferencial de 1) cualquier modo de ventilación sincronizada por sobre la ventilación obligatoria intermitente (VOI) no sincronizada (5), 2) modos que brinden soporte a cada respiración espontánea por sobre cualquier VOI sincronizada (VOSI) (2, 6, 7) y 3) ventilación con volumen definido por sobre ventilación controlada por presión (8, 9). Algunos conceptos importantes que deben tenerse en cuenta para facilitar el retiro gradual son los siguientes: 1) el destete demasiado lento puede ser más peligroso que si se hace demasiado rápido, ya que podría provocar un daño pulmonar excesivo, además de hipocapnia; 2) el retiro debe intentarse durante todo el día, no solo durante los pases de sala; 3) cuando el intercambio gaseoso es satisfactorio y el trabajo respiratorio no es excesivo, debe intentarse el procedimiento; 4) la ventilación con volumen definido resuelve satisfactoriamente los puntos 1 y 3 al disminuir la presión de insuflación en tiempo real, en respuesta a la mejora en la mecánica pulmonar y en el esfuerzo del paciente. La configuración del respirador a la cual debe contemplarse la aptitud del paciente para la extubación en neonatos de 2 semanas de vida o menos se indica en la **Tabla 24-3**. Estos parámetros reflejan un consenso general y se basan en valores empleados como criterios de extubación en muchos ensayos controlados aleatorizados (ECA). Sin embargo, no se basan en datos de ensayos de diseño prospectivo.

DESTETE DE LA VENTILACIÓN LIMITADA POR PRESIÓN

Con la VOSI, el retiro gradual se logra al disminuir tanto la presión de insuflación máxima (PIM) como la frecuencia

Tabla 24-2. Estrategias básicas de destete con los modos controlados por presión y la ventilación de alta frecuencia.

Resultado buscado	Acción: VOSI	Acción: A/C o VPS	Acción: VAF
↑ P_{CO2}	↓ PIM, frecuencia	↓ PIM	↓ Amplitud
↓ P_{O2}	↓ FiO_2, PEEP	↓ FiO_2, PEEP	↓ FiO_2, PMVR

VOSI: ventilación obligatoria sincronizada intermitente; A/C: asistido/controlado; VPS: ventilación con presión de soporte; VAF: ventilación de alta frecuencia; PIM: presión de insuflación máxima; FiO_2: fracción de oxígeno inspirado; PEEP: presión positiva teleespiratoria; PMVR: presión media en las vías respiratorias.

Tabla 24-3. Configuración del respirador a la cual debe contemplarse la extubación en neonatos ≤2 semanas de vida.

Ventilación convencional (A/C, VOSI, VPS)
- VOSI: PIM ≤16 cm H_2O, PEEP ≤6 cm H_2O, frecuencia ≤20, FiO_2 ≤0,30. - A/C o VPS, PN <1000 g: PMVR ≤7 cm H_2O y FiO_2 ≤0,30. - A/C o VPS, PN >1000 g: PMVR ≤8 cm H_2O y FiO_2 ≤0,30.
Ventilación controlada por volumen
- Volumen corriente ≤4,0 ml/kg (5 ml/kg si <700 g o >2 semanas de vida) y FiO_2 ≤0,30.
Ventilación de alta frecuencia oscilatoria
- PN <1000 g: PMVR ≤8 cm H_2O y FiO_2 ≤0,30. - PN >1000 g: PMVR ≤9 cm H_2O y FiO_2 ≤0,30.
Ventilación de alta frecuencia tipo jet
- PN <1000 g: PIM ≤14 cm H_2O, PMVR ≤7 cm H_2O y FiO_2 ≤0,30. - PN >1000 g: PIM ≤16 cm H_2O, PMVR ≤8 cm H_2O y FiO_2 ≤0,30. Los neonatos de mayor edad pueden ser extubados aunque las presiones o el volumen corriente sean superiores.

A/C: asistido/controlado; VOSI: ventilación obligatoria sincronizada intermitente; VPS: ventilación con presión de soporte; PIM: presión de insuflación máxima; PEEP: presión positiva teleespiratoria; FiO_2: fracción de oxígeno inspirado; PN: peso al nacer; PMVR: presión media en las vías respiratorias.

del respirador. La frecuencia no debe reducirse demasiado hasta que la PIM se haya disminuido hasta llegar a valores relativamente bajos (<20 cm H_2O) que indiquen una mejora en la distensibilidad pulmonar. Disminuir la frecuencia establecida mientras los pulmones siguen estando relativamente rígidos es probable que imponga un trabajo respiratorio intenso o provoque una respiración espontánea acelerada y superficial que requiera un volumen corriente (V_C) excesivamente elevado para que las insuflaciones de la VOSI de baja frecuencia mantengan una ventilación minuto alveolar adecuada. En los neonatos prematuros pequeños, se aconseja añadir presión de soporte (PS) cuando la frecuencia de la VOSI disminuya por debajo de 30/minuto. La combinación de VOSI + PS produjo un retiro gradual más rápido de la ventilación mecánica que la VOSI sola en neonatos de peso extremadamente bajo al nacer (PEBN) (7) y un trabajo respiratorio mucho menor (10). Si se utiliza VOSI sin PS, la frecuencia no debe disminuirse por debajo de las 15 insuflaciones/minuto. No hay estudios que indiquen cuál es el mejor método para realizar el retiro gradual de la VOSI + PS. Parece lógico disminuir la frecuencia de la VOSI de manera gradual a 10 mientras también se reduce la PIM según sea necesario para evitar un V_C excesivo y mantener la PS a un nivel suficiente para alcanzar un V_C aceptable para las respiraciones espontáneas (generalmente, entre 4 y 5 ml/kg).

Con el modo asistido/controlado y la ventilación con PS como modo independiente, el neonato controla la frecuencia del respirador. Por lo tanto, disminuir la frecuencia establecida, que actúa únicamente como respaldo en caso de apnea, no tiene ningún efecto real en la disminución de la ventilación mecánica. El retiro gradual se logra al disminuir la PIM y, gradualmente, trasladar el trabajo respiratorio al neonato. Durante un breve período de varias horas antes de la extubación, podría ser razonable disminuir la frecuencia de respaldo a 20 insuflaciones/minuto para poder reconocer mejor cualquier esfuerzo respiratorio alterado que pueda haber estado enmascarado por una frecuencia de respaldo más elevada.

DESTETE DE LA VENTILACIÓN DE ALTA FRECUENCIA

Muchos médicos se sienten más cómodos al cambiar de la VAF a modos convencionales antes de la extubación, pero la extubación directa de la ventilación tipo jet y de la ventilación oscilatoria no solo es posible, sino, incluso, aconsejable. Clark *et al.* informaron que los neonatos que permanecieron con ventilación de alta frecuencia oscilatoria (VAFO) hasta la extubación tuvieron una menor incidencia de DBP que aquellos ventilados de manera convencional, pero los neonatos que cambiaron a VOSI tras 72 horas de VAFO no parecieron lograr los mismos beneficios (11). De manera similar, el gran ensayo sobre la VAFO realizado por Courtney *et al.*, que exigía que los neonatos permanecieran con VAFO durante 14 días o hasta la extubación, informó una menor tasa de DBP y una menor duración de la ventilación, en comparación con la ventilación convencional (12), mientras que un estudio similar publicado en la misma edición de la *New England Journal of Medicine*, que permitía el traspaso precoz de la VAFO a la ventilación convencional, no demostró los mismos beneficios (13). La manera en que se disminuye la VAFO se basa en datos empíricos y en la experiencia, ya que hay pocos datos experimentales que orienten al médico. En general, se disminuyen progresivamente tanto la amplitud de la presión como la presión media en las vías respiratorias según el neonato lo tolere; lo primero es para disminuir la ventilación minuto y lo segundo es para evitar la hiperexpansión a medida que mejoran la distensibilidad pulmonar y la oxigenación. No hay consenso respecto de la configuración «aconsejable para la extubación» durante la VAF, pero, en general, se contempla la extubación cuando la presión media en las vías respiratorias es de alrededor de 8 cm H_2O, con una FiO_2 de menos de 0,30. La frecuencia no se disminuye como medio de disminución de la ventilación. Con la mayoría de los dispositivos de VAFO, el V_C administrado aumenta a medida que disminuye la frecuencia, por lo cual disminuir la frecuencia del respirador tiene el efecto contrario, en comparación con la ventilación convencional. Algunos médicos aumentan la frecuencia de la VAFO como medio indirecto para disminuir el V_C, pero este método de hacer que la ventilación sea menos eficiente parece ser contraproducente y no está específicamente respaldado por las evidencias.

El retiro gradual de la ventilación de alta frecuencia tipo jet se asemeja más a la ventilación convencional, ya que se disminuyen de forma escalonada las presiones máxima y media. La forma principal de disminuir la ventilación es reducir la amplitud de la presión, que es la diferencia entre la PIM y la presión positiva teleespiratoria (PEEP). Tanto en la ventilación tipo jet como en la ventilación de alta frecuencia oscilatoria, cuando se disminuye la ventilación lo suficiente para permitir que se produzca una acidosis respiratoria leve, se observará la respiración espontánea a medida que el neonato comienza a dominar el esfuerzo respiratorio. Cuando se ha establecido un correcto esfuerzo respiratorio y se considera que los parámetros del respirador son lo suficientemente bajos, debe intentarse la extubación. No hay estudios sobre cómo juzgar si los neonatos ventilados con VAF están listos para la extubación.

ESTRATEGIAS GENERALES PARA FACILITAR EL DESTETE

Hipercapnia permisiva

La hipercapnia permisiva es una estrategia ventilatoria que acepta niveles de $PaCO_2$ superiores a los normales (entre 45 y 65 mm Hg), siempre que el pH sea ≥7,20, mientras se emplean frecuencias o V_C inferiores. Esta estrategia disminuye el daño a los pulmones en desarrollo a través de distintos mecanismos, que incluyen una eliminación más eficaz del CO_2, una mejor relación ventilación-perfusión, la estabilización o el aumento del impulso respiratorio que facilita el retiro gradual y la mejora del gasto cardíaco. La hipercapnia permisiva parece ser una estrategia eficaz para permitir el uso continuado de la ventilación no invasiva y evitar la ventilación mecánica. Este método, si bien es muy utilizado, no se ha evaluado directamente como intervención aislada en ensayos aleatorizados. No obstante, generalmente se acepta como un método adecuado y constituyó una parte importante de varios ensayos de gran envergadura que compararon el manejo en la sala de partos (14, 15). Aún no queda claro si la hipercapnia permisiva resulta eficaz para facilitar el retiro gradual. Mariani *et al.* demostraron una menor duración de la ventilación mecánica, con una tendencia a una menor tasa de DBP, en un ensayo piloto aleatorizado unicéntrico que comparó una $PaCO_2$ objetivo de 35 a 45 mm Hg con una de 45 a 55 mm Hg durante las primeras 96 horas de vida (16). Un posterior ensayo multicéntrico que se concentró en un nivel de hipercapnia superior no pudo replicar estos hallazgos, posiblemente debido a que, a diferencia del estudio piloto, no pudo lograrse una separación clara entre los dos grupos (17). Asimismo, el ensayo se interrumpió de manera anticipada tras haber ingresado a 220 neonatos debido a la creciente tasa de complicaciones vinculadas con la otra intervención incluida en este ensayo de diseño factorial 2 × 2. Hubo una tendencia no significativa a una menor tasa de DBP a las 36 semanas (63 % frente a 68 %), y menos neonatos requirieron ventilación mecánica a la edad posmenstrual de 36 semanas.

El ensayo más grande que incorporó la hipercapnia permisiva como parte de la estrategia para evitar la ventilación mecánica y agilizar la extubación antes y durante los primeros 14 días de ventilación mecánica fue el Ensayo aleatorizado sobre surfactante, presión positiva y oxigenación (SUPPORT) (14). El estudio comparó una estrategia de intubación de rutina y administración de surfactante en el grupo de control con el uso primario de ventilación no invasiva en la sala de partos e hipercapnia permisiva. La P_{CO2} deseada era >65 mm Hg, con un pH de >7,20 en el grupo asignado a la ventilación no invasiva, y <50 mm Hg y un pH >7,30 en el grupo de intubación de rutina. No hubo diferencia en el resultado principal de DBP/muerte (47,8 % frente a 51,0 %), pero el análisis secundario y de subgrupos demostró una menor mortalidad en los neonatos con una edad gestacional (EG) de entre 24 y 25 semanas (23,9 % frente a 32,1%; $p = 0,03$), menores tasas de ventilación mecánica y administración de surfactante, menor duración de la ventilación mecánica y menor uso de corticoesteroides posnatales contra la DBP (14). Sin embargo, un análisis secundario de los datos de SUPPORT informó un mayor riesgo de resultados adversos, como hemorragia intraventricular, y muerte tanto con una $PaCO_2$ elevada como con una $PaCO_2$ fluctuante (18). Un ensayo unicéntrico que se concentró únicamente en la hipercapnia permisiva incluyó a 65 neonatos de entre 23 y 28 semanas de gestación que recibieron ventilación mecánica dentro de las 6 horas de vida. Los neonatos fueron asignados al azar a un grupo con una $PaCO_2$ objetivo de 55 a 65 o de 35 a 45 mm Hg durante la primera semana de vida. El ensayo se interrumpió de manera anticipada tras haber inscrito aproximadamente un tercio de la muestra proyectada. La DBP o la muerte se produjeron en el 64 % de los neonatos del grupo de hipercapnia y en el 59 % del grupo de control (p = NS). Un hallazgo de interés fue que la hipercapnia permisiva estuvo relacionada con tendencias hacia una mayor mortalidad y una mayor incidencia de deficiencias en el neurodesarrollo, con un resultado combinado significativamente mayor de deficiencia mental o muerte ($p < 0{,}05$). Los autores llegaron a la conclusión de que la hipercapnia permisiva, tal como se realizó en este estudio, no mejoró los resultados clínicos y que podría vincularse con peores resultados en el neurodesarrollo.

Al momento de redacción de esta obra, el ensayo aleatorizado más reciente era el ensayo de Hipercapnia permisiva en neonatos de peso extremadamente bajo al nacer (PHELBI), que comparó la hipercapnia permisiva con valores de P_{CO2} más tradicionales. El grupo de valores altos buscaba valores de $PaCO_2$ de 55 a 65 mm Hg en los días 1 a 3 después de nacer, 60 a 70 mm Hg en los días 4 a 6 y 65 a 75 mm Hg en los días 7 a 14. El grupo control tenía una P_{CO2} objetivo de 40 a 50 mm Hg en los días 1 a 3, 45 a 55 mm Hg en los días 4 a 6 y 50 a 60 mm Hg en los días 7 a 14. El ensayo se interrumpió tras el análisis provisional, cuando se tornó evidente que la probabilidad de demostrar un beneficio con la intervención era extremadamente pequeño. En última instancia, se analizaron 359 neonatos de entre 400 y 1000 g de peso al nacer. La tasa del resultado combinado de DBP o muerte en el grupo de hipercapnia permisiva frente al grupo control (36 % frente a 30 %; $p = 0{,}18$), muerte (14 % frente a 11 %; $p = 0{,}32$) y hemorragia intraventricular de grado III a IV (15 % frente a 12 %; $p = 0{,}30$) demostró tendencias no significativas a favor del grupo control (19). Al igual que con los ensayos aleatorizados anteriores, la $PaCO_2$ del grupo de hipercapnia, si bien fue superior que en el grupo control, estuvo generalmente por debajo del valor objetivo, a pesar de que la configuración del respirador era con más baja frecuencia respiratoria. Esto pone de manifiesto la limitación práctica de buscar una acidosis respiratoria importante en neonatos que no están intensamente sedados o paralizados, ya que el propio impulso respiratorio del neonato provocará un mayor esfuerzo respiratorio espontáneo, lo cual podría disminuir la $PaCO_2$ por debajo del valor deseado, pero, también, provocar taquipnea, retracciones y agitación, por lo cual se necesitará sedación intensa —que se vincula con efectos adversos graves (20)— o un aumento en la ventilación. Los estudios mencionados, en combinación con estudios observacionales que sugieren que los valores de $PaCO_2$ >60 a 65 mm Hg durante los primeros días de vida están relacionados con un mayor riesgo de hemorragia intraventricular (HIV) grave, en especial cuando se producen cambios rápidos (21-23), indican que la hipercapnia permisiva intensa no aporta ningún beneficio y que, de hecho, puede ser perjudicial. Los grados leves de hipercapnia permisiva similares a los del grupo de control del ensayo PHELBI (19) se basan en principios fisiológicos sólidos y están generalmente aceptados como seguros y eficaces para disminuir la necesidad de ventilación mecánica.

Hipoxemia permisiva

Los objetivos de oxigenación de menor exigencia se incorporaron a la atención neonatal sin el beneficio de estar respaldados por ensayos aleatorizados de gran envergadura, en un intento por disminuir el estrés oxidativo y los efectos adversos sobre los pulmones y otros órganos. Los primeros estudios observacionales que disminuyeron los objetivos de saturación de oxígeno estuvieron vinculados con menores tasas de retinopatía del prematuro y enfermedades pulmonares crónicas, así como con un retiro gradual más rápido de la ventilación mecánica (24-27). La seguridad de este método de hipoxemia permisiva se puso en duda en una serie de estudios que intentaron definir la saturación objetivo óptima medida por pulsioximetría (SpO_2). Se realizaron cinco ensayos con diseños similares, incluido un resultado compuesto preespecificado de muerte/discapacidad a los 18 a 24 meses de EG corregida, para comparar dos rangos diferentes de saturación de oxígeno (alto —de 91 % a 95 %— y bajo —de 85 % a 89 %—). Se han publicado dos análisis sistemáticos de estos ensayos. En el grupo del objetivo de saturación de oxígeno bajo, en comparación con el alto, se observó un aumento relativo del riesgo de mortalidad y enterocolitis necrotizante, así como un menor riesgo de retinopatía grave del prematuro (28). No hubo diferencias respecto de la DBP (definición fisiológica), el daño cerebral o el conducto arterioso permeable entre los grupos. Otra revisión sistemática tampoco encontró diferencias en el resultado compuesto preespecificado de muerte/discapacidad (riesgo relativo [RR]: 1,02; IC del 95 %: 0,92 a 1,14) ni en la mortalidad antes de los 24 meses (RR: 1,13; IC del 95 %: 0,97 a 1,33) (29). Se detectó un aumento significativo en la mortalidad hospitalaria en el grupo de oxígeno restringido (RR: 1,18; IC del 95 %: 1,03 a 1,36). Sin embargo, si bien quedan muchas preguntas por responder, se ha sugerido que los valores objetivo de la SpO_2 deben elevarse entre un 90 % y un 95 % en los neonatos con una EG <28 semanas hasta las 36 semanas de edad posmenstrual (28). Por lo tanto, la hipoxemia permisiva no parece ser una estrategia útil para acelerar el destete de la ventilación mecánica.

PROTOCOLOS DE DESTETE

La disponibilidad de diversos respiradores y modos de ventilación, así como los distintos antecedentes académicos y de capacitación de los neonatólogos contribuyen a que haya métodos altamente variables de ventilación mecánica, con importantes diferencias de resultados tanto dentro de los centros como entre ellos (30). Esa variabilidad puede ser perjudicial. El uso de protocolos de ventilación confeccionados por profesionales de la salud es una forma eficaz de disminuir las variaciones innecesarias en la práctica (31, 32). De hecho, en los adultos, se ha demostrado que el uso de protocolos de ventilación mejora el destete de la ventilación mecánica, sin complicaciones y con disminución de los costos (33, 34). Varios estudios con pacientes de unidades de cuidados intensivos pediátricos también indicaron beneficios en el uso de protocolos para el retiro gradual de la ventilación (35-37). En los neonatos, especialmente en los prematuros, no se cuenta con evidencias sólidas al respecto, y las prácticas de retiro gradual siguen dependiendo en gran medida del médico, pero hay algunas pruebas a favor de los protocolos de destete en neonatología. En un estudio retrospectivo, Hermeto *et al.* demostraron una mejora significativa en los resultados respiratorios a corto plazo en los neonatos prematuros tras implementar un protocolo inspirado en la terapia respiratoria (38). A pesar de la falta de evidencias concretas, una encuesta canadiense demostró que casi el 40 % de las unidades de cuidados intensivos neonatales (UCIN) ya han adoptado el uso de protocolos para ventilación mecánica (39). Un artículo de 2002 sugiere que el personal de enfermería especializado de las UCIN se desempeña de manera más eficaz que los médicos en formación ante la desvinculación de la ventilación mecánica en los neonatos, lo cual abre otra posibilidad para facilitar el destete (40).

TRATAMIENTOS COMPLEMENTARIOS

Los tratamientos complementarios son intervenciones diseñadas para ayudar a los neonatos prematuros a mantener un intercambio gaseoso y un esfuerzo respiratorio adecuados durante el retiro gradual de la ventilación y el período posterior a la extubación. Algunos de estos tratamientos han sido investigados en ECA de gran envergadura, mientras que, para otros, aún faltan pruebas concluyentes que justifiquen o rechacen su uso. En el **Capítulo 34**, se ofrece un análisis más completo de los tratamientos farmacológicos.

Cafeína

Al administrarla a neonatos que reciben ventilación mecánica, la cafeína se relacionó con un retiro gradual más rápido de la ventilación, dentro de los 2 a los 7 días posteriores a iniciar el tratamiento (10, 44). La cafeína también logró mejores índices de resultados importantes, como el fracaso de la extubación, la cantidad de días de ventilación invasiva y no invasiva, así como los resultados del neurodesarrollo a los 18 a 22 meses de vida. La dosis más adecuada aún no se ha definido por completo (41), pero la cafeína suele administrarse a 10 mg/kg/día de citrato de cafeína una vez al día 24 horas después de una dosis de carga de 20 mg/kg. En estudios unicéntricos, se ha demostrado que las dosis más elevadas resultan eficaces (42, 43). La edad más adecuada en la cual debe iniciarse el tratamiento con cafeína tampoco se ha determinado (44). Generalmente, el tratamiento con cafeína se inicia poco tiempo después de nacer, pero algunos centros prefieren iniciarlo solamente al momento de la extubación, ya sea de manera profiláctica o en neonatos con episodios graves de apnea tras la extubación. Asimismo, es necesario contar con más evidencias para definir mejor cuándo interrumpir la administración de cafeína de manera segura en neonatos extremadamente prematuros y cuáles son los posibles efectos secundarios a largo plazo (45).

Diuréticos

La ingesta elevada de líquidos y la poca pérdida de peso durante los primeros 10 días de vida se relacionan con un mayor riesgo de muerte o DBP en los neonatos prematuros (46). Un metaanálisis de este tema determinó que la ingesta restringida de agua disminuye el riesgo de persistencia del conducto arterioso permeable (CAP) y enterocolitis necrotizante, con una tendencia hacia un menor riesgo de DBP, hemorragia intracraneal y muerte (47). Estos hallazgos, naturalmente, llevaron a los médicos a contemplar tratamientos que disminuyeran la sobrecarga de líquidos como método para mejorar la función pulmonar y disminuir la necesidad de ventilación mecánica. Sin embargo, los diuréticos no han demostrado ser eficaces para el tratamiento de la fase aguda del síndrome de dificultad respiratoria, si bien este se relaciona claramente con la retención de líquidos (48). La furosemida es el diurético más utilizado en el período neonatal. Este fármaco disminuye el agua pulmonar intersticial y mejora la mecánica pulmonar a corto plazo y, por lo tanto, se utiliza habitualmente en neonatos que presentan dificultad en el retiro gradual de la ventilación mecánica, especialmente cuando hay pruebas de sobrecarga de líquidos. Sin embargo, es importante reconocer la falta de pruebas objetivas respecto de su eficacia a largo plazo. También cabe destacar que la furosemida estimula la síntesis renal de prostaglandina E2 (49), un potente dilatador del conducto arterioso y, por lo tanto, debe usarse con precaución durante los primeros días de vida (50).

Cierre del conducto arterioso permeable

Los cortocircuitos de izquierda a derecha que desplazan la sangre a través del conducto arterioso permeable de alto flujo pueden provocar edema pulmonar y disminuir la distensibilidad pulmonar. El CAP se relaciona con una mayor morbimortalidad y DBP, y la dificultad en el destete de la ventilación mecánica en neonatos prematuros generalmente se atribuye a un «CAP hemodinámicamente significativo». El tratamiento (farmacológico o quirúrgico) solía realizarse para facilitar el retiro de la ventilación. Sin embargo, el tratamiento agresivo del CAP es una práctica que se ha cuestionado en función de análisis de ECA individuales y de metaanálisis (51, 52). El cierre farmacológico del conducto resulta eficaz para disminuir la necesidad de ligadura de dicho conducto, pero no se han registrado beneficios a largo plazo. El cierre —tanto médico como quirúrgico— del CAP conlleva importantes riesgos, mientras que el cierre espontáneo del conducto es algo que suele producirse, lo cual justifica adoptar un enfoque más conservador (53). Por lo tanto, aún no queda claro si el tratamiento del CAP facilita el destete de la ventilación mecánica.

Evitación de la sedación de rutina

En los neonatos prematuros, una revisión sistemática evaluó el uso rutinario de opioides en neonatos que recibían ventilación mecánica y detectó pruebas insuficientes para recomendarlo (54). De hecho, el uso de morfina en esta población se ha declarado potencialmente perjudicial (20). En un ensayo aleatorizado multicéntrico, el uso de analgesia complementaria con morfina se relacionó de manera independiente con mayores tasas de hemorragia intraventricular y fugas aéreas, así como con una mayor duración de la ventilación mecánica, la CPAP nasal y la oxigenoterapia (20, 55). En un estudio observacional, el uso de morfina administrada como analgesia anticipada o sin mediciones continuas y específicas del dolor del paciente se relacionó con una hospitalización más prolongada (56). En este estudio, la implementación de un protocolo analgésico impulsado por enfermería disminuyó significativamente este tipo de uso de la morfina. La administración de morfina a neonatos prematuros ventilados también se ha relacionado con diferencias neuroconductuales sutiles durante la niñez (57). Por lo tanto, el uso rutinario de analgesia o sedación con morfina no puede recomendarse, ya que, claramente, perjudica el retiro gradual de la ventilación mecánica.

Soporte nutricional

El soporte nutricional adecuado es fundamental para cualquier paciente que recibe cuidados intensivos. La nutrición y el crecimiento y desarrollo pulmonares van de la mano, y la primera desempeña un papel fundamental en la prevención y el tratamiento de la DBP (58, 59). La mayoría de los neonatos prematuros con DBP moderada o grave presentan deficiencia en el desarrollo, principalmente debido a una nutrición inadecuada, lo cual, a su vez, puede empeorar la DBP al perjudicar la reparación y el crecimiento de los pulmones (59). De hecho, se han descrito tasas elevadas de restricción del crecimiento extrauterino en neonatos prematuros en estado crítico (60, 61). Por lo tanto, el manejo nutricional adecuado de estos neonatos debe comenzar inmediatamente después del parto para mejorar la desvinculación de la ventilación, así como la reparación y el crecimiento pulmonares, y, en última instancia, minimizar la morbilidad respiratoria.

Fisioterapia respiratoria

La fisioterapia respiratoria, como la percusión y la vibración, seguidas de la succión, en los neonatos que reciben ventilación mecánica, se evaluó en una revisión sistemática actualizada en 2009. Se incluyó un total de tres ensayos con 106 neonatos, y los análisis identificaron pruebas insuficientes que permitieran evaluar correctamente la eficacia o los efectos adversos de este tratamiento (62).

Corticoesteroides sistémicos

El metaanálisis actualizado de Cochrane determinó que el uso de corticoesteroides sistémicos de manera precoz durante el período posnatal (<8 días de vida) a distintas dosis facilita el retiro gradual y disminuye el riesgo de DBP en neonatos prematuros, pero también aumenta el riesgo de complicaciones a corto plazo y de secuelas neurológicas a largo plazo (63). El uso tardío (después de los 7 días de vida) también disminuyó la DBP a las 36 semanas, facilitó el retiro gradual precoz de la ventilación y disminuyó la mortalidad a los 28 días y a las 36 semanas. Hubo una tendencia hacia una mayor tasa de parálisis cerebral (PC), pero se compensó con una menor mortalidad (64). Tras los primeros informes de la relación entre los esteroides y las mayores tasas de PC, el uso de corticoesteroides disminuyó drásticamente, con un subsiguiente aumento en las tasas de DBP (65). En 2005, un análisis de metarregresión de varios ECA demostró que el riesgo de muerte o PC varía con el nivel de riesgo *a priori* de DBP, con una relación negativa entre estas variables en el grupo control (66). Una actualización de este análisis demostró que los resultados no variaron al incorporar más estudios, pero se observó un intervalo de confianza levemente más estrecho, con una relevancia estadística un poco mayor (67). En función de estas pruebas, los médicos deben usar ecuaciones predictivas o sus propios datos locales para identificar a los neonatos de mayor riesgo que sean propensos a lograr un beneficio neto con el tratamiento posnatal con corticoesteroides con respecto a la supervivencia libre de PC. La mayoría de estas inquietudes acerca de las secuelas neurológicas se centra en la dexametasona. Al momento de redacción de esta obra, se está investigando, en un ensayo aleatorizado de gran envergadura realizado por la Neonatal Research Network (Red de Investigación Neonatal) del National Institute of Child Health and Human Development (NICHD), si la hidrocortisona administrada entre los 14 y los 28 días de vida es eficaz para facilitar el destete de la ventilación y disminuir el riesgo de DBP.

Corticoesteroides inhalados

Los esteroides inhalados se utilizan desde hace mucho tiempo en el tratamiento de neonatos prematuros que reciben ventilación mecánica. Encuestas publicadas entre 2014 y 2015 indican un uso relativamente alto y variable de esteroides inhalados (68, 69), a pesar de la falta de pruebas que respalde su uso rutinario en neonatos que reciben ventilación mecánica (70). Un ensayo multicéntrico de gran envergadura realizado en Europa (NEUROSIS) ha terminado la selección de pacientes, pero los resultados finales no se han publicado al momento de redacción de esta obra (71). Si bien la aparente falta de eficacia de los esteroides inhalados podría ser debido a los ineficaces sistemas de administración, el uso de este tipo de esteroides para facilitar el destete de la ventilación no puede recomendarse, a menos que los datos del ensayo europeo arrojen pruebas concluyentes que demuestren lo contrario.

EVALUACIÓN DE LA APTITUD PARA LA EXTUBACIÓN

Ante la falta de evidencias claras que orienten la extubación, la decisión de extubar al paciente generalmente se basa en el criterio clínico del médico a cargo, en gran medida en función de la capacitación y la experiencia personales y teniendo en cuenta la evolución de los resultados de las gasometrías, las necesidades de oxígeno y los parámetros del respirador. Posiblemente, esto genere una importante variación en la práctica y un fracaso frecuente de la extubación. Las tasas de éxito de la extubación oscilan entre el 60 % y el 73 % en los neonatos de PEBN (72, 73). Se han informado mayores tasas de éxito (entre el 80% y el 86 %) en algunas series que incluyeron a neonatos prematuros de mayor tamaño (74, 75). Los neonatos que no prosperan y que deben volver a ser intubados están expuestos a importantes riesgos y molestias y podrían presentar un deterioro de su actividad respiratoria debido a las atelectasias. La hipoxemia o la hipercapnia antes de la reintubación los expone a riesgos adicionales. La reintubación en sí misma produce molestias, puede ser traumática y, generalmente, se acompaña de bradicardia, hipercapnia y alteraciones en la irrigación sanguínea y la oxigenación al cerebro (76, 77). Sin embargo, cabe destacar que una cantidad relativamente alta de neonatos presentan extubación no programada y logran permanecer extubados (78). Esos neonatos podrían haber estado expuestos a ventilación mecánica (VM) y al daño pulmonar inducido por ventilación mecánica durante más tiempo del necesario. La VM prolongada claramente no es inocua; en mandriles prematuros, 5 días de VM opcional produjeron un mayor grado de daño cerebral que tan solo 1 día de ventilación (79). En función de los datos obtenidos por la Neonatal Research Network (Red de Investigación Neonatal) de la NICHD, Walsh *et al.* demostraron que cada semana que el neonato pasa con VM se relacionaba con un aumento significativo de la probabilidad de deficiencias en el neurodesarrollo (80). Asimismo, el tubo endotraqueal actúa como un cuerpo extraño y rápidamente se coloniza y se desempeña como una puerta de entrada de organismos patógenos, lo cual aumenta el riesgo de neumonía asociada al respirador y de sepsis de aparición tardía (81). Claramente, tanto la extubación prematura como la VM prolongada de manera innecesaria son perjudiciales.

Lamentablemente, los datos de alta calidad que orienten al médico respecto de cuáles son las mejores formas de retirar de manera gradual la ventilación, así como evaluar si el neonato es apto para la extubación, surgen de manera muy lenta. Se han evaluado muchos intentos de desarrollar herramientas para predecir la aptitud de los neonatos para la extubación, pero, generalmente, se trataba de estudios unicéntricos pequeños. En la **Tabla 24-4**, se enumeran varios posibles factores de predicción de la aptitud para la extubación, los cuales se analizan debajo.

Tabla 24-4. Métodos de evaluación de la aptitud para la extubación.

Fisiología respiratoria
- Mecánica pulmonar (distensibilidad, resistencia, volumen corriente, etc.). - Volumen pulmonar (radiografía de tórax, capacidad residual funcional, etc.). - Índice de presión-tiempo. - Prueba de ventilación minuto.
Exámenes clínicos
- Pruebas de respiración espontánea.
Análisis de la dinámica de las señales biológicas
- Variabilidad de la frecuencia cardíaca. - Variabilidad respiratoria. - Acoplamiento y variabilidad cardiorrespiratorios.

Mecánica pulmonar y ventilación minuto

La medición de la distensibilidad y la resistencia de los pulmones y del aparato respiratorio, el V_C, la capacidad residual funcional y el volumen pulmonar se han investigado, pero no se ha mejorado de manera uniforme la capacidad de determinar cuándo la extubación resultará exitosa (74, 82-85). Asimismo, la mayoría de estos estudios se realizaron hace mucho tiempo y podrían ya no tener vigencia en la práctica clínica actual. Hace poco, la aplicación de un *índice de presión-tiempo* que evaluaba la resistencia del músculo respiratorio (el diafragma) pudo predecir con gran sensibilidad y especificidad si la extubación sería exitosa, ya que indica una menor eficiencia diafragmática en los neonatos que no toleran la extubación (75). Sin embargo, esta herramienta prometedora se evaluó solo en un pequeño estudio unicéntrico en el que participaron neonatos relativamente grandes de tamaño y de hasta 36 semanas de gestación. Aún debe determinarse si los resultados de este estudio pueden aplicarse a los neonatos más pequeños y más inmaduros que presentan el mayor riesgo de fracaso de la extubación.

El uso de la prueba de la ventilación minuto —que se mide con un monitor de función pulmonar del respirador— demostró resultados mixtos. Un ensayo aleatorizado y controlado, pero sin ocultamiento, informó una extubación más rápida pero una mayor tasa de fracaso de la extubación con el uso de la prueba de la ventilación minuto en comparación con la toma de la decisión clínica por sí sola (86). En otro estudio, se demostró que el porcentaje de tiempo que un neonato de PEBN podía respirar con una ventilación minuto espiratoria espontánea por encima de un determinado umbral, durante una prueba de 2 horas con CPAP aplicada con tubo endotraqueal, predice la aptitud para la extubación con una elevada sensibilidad y especificidad (73). Este pequeño estudio empleó una prueba de 2 horas, pero los neonatos fueron extubados desde parámetros ventilatorios muy bajos, lo cual hace que sea probable que algunos pudieran haber sido extubados con éxito mucho antes. Un período de CPAP endotraqueal tan prolongado impuso una carga sustancial sobre los neonatos, y no es una práctica que podría recomendarse.

Examen clínico: pruebas de respiración espontánea

Las pruebas de la respiración espontánea (PRE), también conocidas como pruebas de CPAP endotraqueal (ET), se han empleado durante mucho tiempo para evaluar la aptitud para la extubación en diversas poblaciones, pero la cantidad de estudios realizados en neonatos es bastante baja. Varios ensayos iniciales realizados hace más de 20 años utilizaron pruebas de CPAP ET durante períodos que iban desde las 6 hasta las 24 horas. Un metaanálisis de estos estudios determinó que los neonatos prematuros deberían ser extubados directamente desde parámetros ventilatorios bajos, sin necesidad de realizar la prueba de la CPAP ET (87). El principio básico de las PRE, como se utilizan en la actualidad, es evaluar la capacidad del paciente de mantener una ventilación y oxigenación adecuadas durante una breve prueba de carga antes de quitarle el tubo endotraqueal. En los neonatos, esta prueba generalmente se realiza dejando que el paciente respire a través del tubo endotraqueal con PEEP, pero sin ningún otro tipo de soporte, durante 3 a 10 minutos. En un estudio observacional prospectivo, una PRE de 3 minutos logró identificar con gran precisión la aptitud para la extubación en neonatos de muy bajo peso al nacer (88). Con la implementación de esta herramienta de predicción como parte de la práctica clínica, los neonatos fueron extubados con mayor antelación y a partir de parámetros ventilatorios superiores, pero con tasas similares de fracaso de la extubación (89). Esto refuerza la idea de que la adopción de un método estandarizado para evaluar la aptitud de la extubación puede ser muy útil para agilizar la desvinculación al optimizar esta práctica.

Varios aspectos de las PRE, como el nivel óptimo de PEEP que se debe usar, la duración de la prueba y la definición de cuándo se supera o se reprueba la PRE, siguen siendo inciertos. Mientras tanto, las unidades que ya han adoptado la utilización rutinaria de esta prueba deben seguir de cerca los efectos de su implementación sobre los resultados relevantes a corto y largo plazo (89).

Análisis de la dinámica de las señales fisiológicas antes de la extubación

Hay diversas variables fisiológicas que marcan ritmos que son fundamentales para la vida. Estos ritmos oscilan de manera irregular a lo largo del tiempo y se caracterizan por una señal altamente elaborada y, al aparecer, azarosa que surge de mecanismos biológicos no lineales que interactúan con el entorno cambiante (90). La aplicación de mediciones de variabilidad fisiológica a modo de marcadores del bienestar responde a una larga tradición en el ámbito de la medicina. La dinámica en los extremos de la regularidad suele vincularse con la enfermedad, incluida la respiración periódica, determinados ritmos cardíacos anormales, enfermedades hematológicas cíclicas y la epilepsia. El análisis de la variabilidad de las señales biológicas también se ha empleado para la predicción de resultados clínicos (91). En los adultos, las variaciones en los ritmos cardíacos y respiratorios han demostrado ser buenos factores de predicción del retiro gradual de la ventilación y de la aptitud para la extubación (92-95). En los neonatos prematuros, las investigaciones de la dinámica de las señales fisiológicas se limitan a unos pocos estudios, la mayoría de los cuales emplearon características de la frecuencia cardíaca como factores de predicción de la sepsis, o bien señales fisiológicas para desarrollar una escala que pudiera, más adelante, predecir una enfermedad crítica (96-99). En los neonatos prematuros con un peso al nacer ≤1250 g que se someten al primer intento de extubación, el análisis del espectro de potencia de la variabilidad de la frecuencia cardíaca, empleado en combinación con una correcta PRE, mejoró la precisión de la PRE realizada en forma independiente para predecir el fracaso de la extubación (100). En otro grupo de neonatos prematuros, el análisis de la variabilidad respiratoria calculado durante una PRE de 3 minutos demostró una correcta capacidad predictiva para diferenciar el resultado del éxito y el fracaso de la extubación (101). Utilizando esta misma cohorte y aplicando la metodología de máquinas de soporte vectorial, se realizó un análisis de la variabilidad cardiorrespiratoria. Los resultados demostraron una capacidad de identificación del 80 % de los neonatos prematuros que fracasarían en su primer intento de extubación (102). Actualmente, en un estudio observacional prospectivo y multicéntrico de gran envergadura, al momento de redacción de esta obra, estamos recolectando señales cardiorrespiratorias previas a la extubación con el objetivo de desarrollar una herramienta de predicción automatizada de la aptitud para la extubación en esta población de neonatos prematuros.

En resumen, no hay un único método aplicado antes de la desconexión de la VM que se haya demostrado de forma concluyente que disminuye la incidencia del fracaso de la extubación en los neonatos extremadamente prematuros. Por lo tanto, la necesidad de mejorar la capacidad del médico de predecir correctamente la aptitud para la extubación en estos neonatos justifica la realización de más investigaciones.

MANEJO POSTERIOR A LA EXTUBACIÓN

Siempre debe emplearse algún tipo de presión de distensión en las vías respiratorias durante al menos 24 horas después de la extubación. Para los neonatos más inmaduros, este período debe extenderse un tiempo mucho más largo. Se ha demostrado que el uso de CPAP tras la extubación de neonatos prematuros disminuye el fracaso de la extubación, en comparación con la campana de oxígeno (103). La justificación del uso de la presión de distensión radica en la excesiva distensibilidad de la caja torácica de los neonatos de PEBN, la cual es incapaz de mantener una capacidad residual funcional adecuada. Habitualmente, los neonatos prematuros utilizan los quejidos como método para generar una presión de distensión interna, pero, tras estar intubados durante cierto tiempo, las cuerdas vocales se edematizan, lo cual evita que puedan emitir quejidos de manera eficaz.

Los tipos de presión de distensión que se utilizan con mayor frecuencia son la CPAP, la ventilación nasal intermitente con presión positiva y la presión aplicada con cánula nasal de alto flujo humidificado y calentado (**Tabla 24-5**). Los detalles sobre estos tratamientos se ofrecen en el **Capítulo 17** de esta obra. Asimismo, hay otros tratamientos complementarios que pueden ser útiles durante el período posterior a la extubación (véase la **Tabla 24-5**).

Tabla 24-5. Elementos clave del manejo posterior a la extubación.

Ventilación mecánica
- Presión positiva continua en las vías respiratorias. - Ventilación nasal intermitente con presión positiva. - Cánula nasal de alto flujo humidificado y calentado.
Tratamientos complementarios
- Cafeína. - Epinefrina racémica. - Diuréticos en forma crónica. - Fisioterapia respiratoria. - Esteroides inhalados o sistémicos.

Tratamientos complementarios

Cafeína

Como se dijo anteriormente, la cafeína se convirtió en un tratamiento habitual en el manejo de los neonatos prematuros con afecciones respiratorias tras los resultados positivos obtenidos en los ECA (104, 105). Un metaanálisis de Cochrane registró un riesgo relativo de fracaso de la extubación de 0,48 en los neonatos expuestos a metilxantinas antes de la extubación (106). Por lo tanto, en los neonatos prematuros en riesgo de padecer apnea del prematuro, la cafeína debe administrarse casi siempre antes de la extubación, si es que su uso no se ha iniciado anteriormente. La dosis óptima para lograr una extubación exitosa puede ser superior a la dosis estándar empleada contra la apnea. Un ECA realizado por Steer *et al.* demostró una disminución significativa en el fracaso de la extubación en los neonatos que recibieron 20 mg/kg/día en comparación con los controles (15,0 % frente a 29,8 %; RR: 0,51; IC del 95 %: 0,31 a 0,85; número de pacientes que es necesario tratar [NNT]: 7) (43). Se observó una diferencia significativa en la duración de la VM en los neonatos de <28 semanas de edad gestacional que recibieron la dosis alta de cafeína (14,4 ± 11,1 días frente a 22,1 ± 17,1 días; $p = 0{,}01$).

Nebulizaciones con epinefrina racémica y dexametasona

La epinefrina racémica en nebulización se utiliza habitualmente para tratar el edema agudo de las vías respiratorias provocado por el estridor posterior a la extubación en los neonatos. Si bien la experiencia anecdótica y algunos estudios a corto plazo respaldan su uso (107), un metaanálisis de Cochrane, actualizado por última vez en 2010, no logró identificar ningún estudio aleatorizado que evaluara resultados clínicos importantes (108). Hay un retraso similar en la producción de pruebas claras respecto del uso de la dexametasona por nebulización, pero se utiliza habitualmente para esta indicación, basado en gran medida en experiencias anecdóticas.

Uso posnatal de corticoesteroides para la prevención y el tratamiento del estridor posterior a la extubación

Dos estudios evaluaron el uso de esteroides sistémicos para la prevención del estridor posterior a la extubación en neonatos. Un metaanálisis reveló que los resultados fueron heterogéneos, sin una disminución general estadísticamente significativa del estridor posterior a la extubación (RR: 0,42; IC del 95 %: 0,07 a 2,32) (109). Un estudio que seleccionó a neonatos de alto riesgo tratados con dosis múltiples de esteroides alrededor del momento de la extubación demostró una disminución significativa en el estridor (110). Ningún estudio tuvo la suficiente potencia estadística como para evaluar la necesidad de reintubación, un resultado que merece ser evaluado en otras investigaciones. A pesar de los datos equívocos, el uso de un breve tratamiento de choque con esteroides a bajas dosis se ha convertido en la pauta generalizada, en gran parte basada en experiencias anecdóticas favorables. Debido a que los corticoesteroides producen importantes efectos secundarios, resulta prudente reservar este tratamiento para los neonatos que han estado intubados durante períodos prolongados, que tengan antecedentes de intubaciones endotraqueales traumáticas o múltiples o que hayan fracasado previamente en la extubación debido a un edema subglótico.

Fisioterapia respiratoria

Cuatro ECA pequeños evaluaron los efectos de la fisioterapia respiratoria activa y la percusión y vibración de la pared torácica —seguidas de la succión bucofaríngea— durante el período periextubación. Una revisión sistemática de estos ensayos demostró una falta de evidencia clara que respalde el uso de este tratamiento (111). Sin embargo, la fisioterapia respiratoria frecuente realizada cada 1 a 2 horas se vinculó con una disminución en la necesidad de reintubación dentro de las primeras 24 horas posteriores a la extubación. No hubo ninguna disminución en la incidencia del colapso lobular posterior a la extubación, y no hay información suficiente para evaluar de forma adecuada los resultados relevantes a corto y largo plazo, incluidos los efectos adversos. Se requiere precaución al interpretar cualquier efecto positivo de este tratamiento, ya que los estudios son antiguos e incluyeron a una baja cantidad de neonatos más maduros y de mayor tamaño. Además, los resultados no fueron coherentes entre los estudios.

FRACASO DE LA EXTUBACIÓN

En los ensayos clínicos, el fracaso de la extubación se ha definido mediante el uso de criterios clínicos específicos o mediante la necesidad percibida de reintubación. El plazo en distintos ECA generalmente osciló entre las 24 y las 72 horas, pero, a veces, es de hasta 1 semana tras la extubación (112). Sin embargo, el aumento en el uso de la ventilación mecánica no invasiva pero intensiva durante el período posterior a la extubación ha complicado aún más la interpretación del plazo para determinar el fracaso, ya que simplemente podría demorarlo. Por lo tanto, el plazo para definir si la extubación fue exitosa probablemente debería ser mayor a las 72 horas, quizá de 1 semana para los neonatos con un peso al nacer <1000 g (112). La falta de consenso sobre la definición del fracaso de la extubación hace que sea difícil determinar tasas de fracaso aceptables para distintas edades gestacionales y comprender mejor los riesgos vinculados al fracaso. Los principales factores de riesgo del fracaso de la extubación se muestran en la **Tabla 24-6**.

Tabla 24-6. Factores de riesgo del fracaso de la extubación en los neonatos.

Generales
- Sedación (opioides o benzodiazepinas). - Múltiples intubaciones endotraqueales. - Intubación difícil o traumática. - Trastorno neurológico o neuromuscular. - Trastornos genéticos. - Anomalías de las vías respiratorias. - Balance positivo de líquidos. - Acidosis previa a la extubación (pH <7,20). - Inestabilidad hemodinámica. - Sepsis y enterocolitis necrotizante.
Neonatos prematuros
- Baja edad gestacional (<26 semanas). - Baja edad posmenstrual. - Peso extremadamente bajo al nacer (<1000 g). - Bajo peso actual. - Sexo masculino. - Hemorragia intraventricular (grado III o IV). - Conducto arterioso permeable hemodinámicamente inestable. - Falta de administración de cafeína previa a la extubación. - Extubación desde parámetros ventilatorios elevados (FiO_2 y frecuencias). - Administración inadecuada de ventilación mecánica no invasiva tras la extubación.

En la atención de pacientes críticos, la necesidad de reintubación es frecuente y difícil, y está vinculada de manera independiente a una mayor morbimortalidad en los pacientes adultos (113). Por supuesto, una pregunta clave es si el fracaso de la extubación es simplemente un marcador de la gravedad subyacente de la enfermedad o si contribuye de manera directa a un mal pronóstico. Según la bibliografía que versa sobre pacientes adultos y pediátricos, hay pruebas que indican que el fracaso de la extubación, la reintubación o la prolongación de la VM afectan de manera adversa la sobrevida, independientemente de la gravedad de la enfermedad de base (113-117). En neonatos extremadamente prematuros, en especial en aquellos nacidos con <26 semanas y un peso al nacer de <750 g, las tasas de fracaso de la extubación son muy elevadas. Las inquietudes de los neonatólogos respecto de la extubación y la subsiguiente reintubación se relacionan no solo con la incapacidad de predecir la aptitud para la extubación, sino también con los desafíos con los que se enfrentan al intentar reestablecer de manera segura las vías respiratorias, lo que podría influir directamente sobre resultados clínicos importantes en esta población tan frágil. Tres estudios unicéntricos arrojan algunos datos sobre este problema en los neonatos prematuros. Chawla *et al.* demostraron que el fracaso de la extubación es un factor de riesgo independiente relacionado con mayores tasas de morbilidad (118), mientras que Kaczmarek *et al.* informaron tasas significativamente superiores de retinopatía del prematuro en neonatos con fracaso de la extubación, en comparación con aquellos en los que la extubación resultó exitosa (100). Por el contrario, el mayor de los tres estudios informó que los neonatos que fueron extubados de manera precoz pero que, luego, debieron ser reintubados debido a fracaso de la extubación no presentaron mayores tasas de DBP o muerte que aquellos que fueron extubados por primera vez en forma tardía y no requirieron reintubación (4). Los datos son un tanto difíciles de interpretar porque la tasa de reintubación en este estudio observacional oscilaron entre el 70 % y el 81 % y no difirieron entre los neonatos extubados por primera vez en los días 1 a 3, 4 a 7 o después de la primera semana (4). Es necesario realizar estudios multicéntricos de mayor envergadura y correctamente diseñados para aclarar mejor esta cuestión. Mientras tanto, debemos seguir intentando extubar a los neonatos lo más pronto posible para poder optimizar la posibilidad de lograr buenos resultados. A pesar de esos esfuerzos, los neonatos extremadamente prematuros a menudo requerirán reintubación. Por lo tanto, ambas intervenciones deben planificarse y llevarse a cabo de manera prudente en condiciones controladas y por parte del personal más experimentado.

RESUMEN

El destete de la ventilación invasiva y la subsiguiente extubación continúan siendo desafíos que deben evaluarse en mayor profundidad con suma urgencia. Las pruebas disponibles indican que la extubación precoz es aconsejable, pero nuestra capacidad de predecir el nivel de ventilación al cual puede realizarse de manera segura sigue siendo limitada, en especial en los neonatos muy prematuros. Existen sólidas pruebas respecto de que la ventilación con volumen definido acelera el retiro de la VM. También hay un respaldo concluyente respecto del uso de la cafeína y la utilización de algún tipo de presión de distensión en las vías respiratorias tras la extubación. Las pruebas sobre el uso de otros tratamientos para el destete y la extubación no son tan concluyentes. Actualmente, se están evaluando mejores herramientas para predecir la extubación exitosa en esta población vulnerable con el objetivo de disminuir el fracaso de la extubación y la necesidad de una subsiguiente reintubación.

REFERENCIAS

1. H. Al-Mandari, W. Shalish, E. Dempsey: International survey on periextubation practices in extremely preterm infants. Arch Dis Child Fetal Neonatal Ed. 100 (5)2015
2. G. Dimitriou, A. Greenough, F. Griffin: Synchronous intermittent mandatory ventilation modes compared with patient triggered ventilation during weaning. Arch Dis Child Fetal Neonatal Ed. 72 (3):F188-F190 1995 7796236
3. D. Shefali-Patel, V. Murthy, S. Hannam: Randomised weaning trial comparing assist control to pressure support ventilation. Arch Dis Child Fetal Neonatal Ed. 97 (6):F429-F433 2012 22516476
4. J. Berger, P. Mehta, E. Bucholz: Impact of early extubation and reintubation on the incidence of bronchopulmonary dysplasia in neonates. Am J Perinatol. 31 (12):1063-1072 2014 24683068
5. A. Greenough, G. Dimitriou, M. Prendergast: Synchronized mechanical ventilation for respiratory support in newborn infants. Cochrane Database Syst Rev. (1):CD000456 2008
6. V. Chan, A. Greenough: Comparison of weaning by patient triggered ventilation or synchronous intermittent mandatory ventilation in preterm infants. Acta Paediatr. 83 (3):335-337 1994 8038542
7. Z.C. Reyes, N. Claure, M.K. Tauscher: Randomized, controlled trial comparing synchronized intermittent mandatory ventilation and synchronized intermittent mandatory ventilation plus pressure support in preterm infants. Pediatrics. 118 (4):1409-1417 2006 17015530
8. K. Wheeler, C. Klingenberg, N. McCallion: Volume-targeted versus pressure-limited ventilation in the neonate. Cochrane Database Syst Rev. (11):CD003666 2010
9. W. Peng, H. Zhu, H. Shi: Volume-targeted ventilation is more suitable than pressure-limited ventilation for preterm infants: a systematic review and meta-analysis. Arch Dis Child Fetal Neonatal Ed. 99 (2):F158-F165 2014 24277660
10. D.S. Patel, A. Sharma, M. Prendergast: Work of breathing and different levels of volume-targeted ventilation. Pediatrics. 123 (4):e679-684 2009 19254970
11. R.H. Clark, D.R. Gerstmann, D.M. Null Jr.: Prospective randomized comparison of high-frequency oscillatory and conventional ventilation in respiratory distress syndrome. Pediatrics. 89 (1):5-12 1992 1728021
12. S.E. Courtney, D.J. Durand, J.M. Asselin: High-frequency oscillatory ventilation versus conventional mechanical ventilation for very-low-birth-weight infants. N Engl J Med. 347 (9):643-652 2002 12200551
13. A.H. Johnson, J.L. Peacock, A. Greenough, et al.: High-frequency oscillatory ventilation for the prevention of chronic lung disease of prematurity. N Engl J Med. 347 (9):633-642 2002 12200550
14. Network SSGotEKSNNR N.N. Finer, W.A. Carlo, et al.: Early CPAP versus surfactant in extremely preterm infants. N Engl J Med. 362 (21):1970-1979 2010 20472939
15. C.J. Morley, P.G. Davis, L.W. Doyle: Nasal CPAP or intubation at birth for very preterm infants. N Engl J Med. 358 (7):700-708 2008 18272893
16. G. Mariani, J. Cifuentes, W.A. Carlo: Randomized trial of permissive hypercapnia in preterm infants. Pediatrics. 104 (5 Pt 1):1082-1088 1999 10545551
17. W.A. Carlo, A.R. Stark, L.L. Wright, et al.: Minimal ventilation to prevent bronchopulmonary dysplasia in extremely-low-birth-weight infants. J Pediatr. 141 (3):370-374 2002 12219057
18. N. Ambalavanan, W.A. Carlo, L.A. Wrage, et al.: PaCO2 in surfactant, positive pressure, and oxygenation randomised trial (SUPPORT). Arch Dis Child Fetal Neonatal Ed. 100 (2):F145-F149 2015 25425651
19. U.H. Thome, O. Genzel-Boroviczeny, B. Bohnhorst, et al.: Permissive hypercapnia in extremely low birthweight infants (PHELBI): a randomised controlled multicentre trial. Lancet Respir Med. 3 (7):534-543 2015 26088180
20. K.J. Anand, R.W. Hall, N. Desai, et al.: Effects of morphine analgesia in ventilated preterm neonates: primary outcomes from the NEOPAIN randomised trial. Lancet. 363 (9422):1673-1682 2004 15158628
21. J.R. Kaiser, C.H. Gauss, M.M. Pont: Hypercapnia during the first 3 days of life is associated with severe intraventricular hemorrhage in very low birth weight infants. J Perinatol. 26 (5):279-285 2006 16554847
22. J.R. Kaiser: Both extremes of arterial carbon dioxide pressure and the magnitude of fluctuations in arterial carbon dioxide pressure are associated with severe intraventricular hemorrhage in preterm infants. Pediatrics. 119 (5):1039 2007 author reply 1039-1040 17473113
23. J. Fabres, W.A. Carlo, V. Phillips: Both extremes of arterial carbon dioxide pressure and the magnitude of fluctuations in arterial carbon dioxide pressure are associated with severe intraventricular hemorrhage in preterm infants. Pediatrics. 119 (2):299-305 2007 17272619
24. W. Tin, D.W. Milligan, P. Pennefather: Pulse oximetry, severe retinopathy, and outcome at one year in babies of less than 28 weeks gestation. Arch Dis Child Fetal Neonatal Ed. 84 (2):F106-F110 2001 11207226
25. R. Deulofeut, A. Critz, I. Adams-Chapman, A. Sola: Avoiding hyperoxia in infants < or = 1250 g is associated with improved short- and long-term outcomes. J Perinatol. 26 (11):700-705 2006 17036032
26. L.C. Chow, K.W. Wright, A. Sola: Can changes in clinical practice decrease the incidence of severe retinopathy of prematurity in very low birth weight infants?. Pediatrics. 111 (2):339-345 2003 12563061
27. W. Tin, S. Walker, C. Lacamp: Oxygen monitoring in preterm babies: too high, too low?. Paediatr Respir Rev. 4 (1):9-14 2003 12615027
28. O.D. Saugstad, D. Aune: Optimal oxygenation of extremely low birth weight infants: a meta-analysis and systematic review of the oxygen saturation target studies. Neonatology. 105 (1):55-63 2014 24247112
29. V. Manja, S. Lakshminrusimha, D.J. Cook: Oxygen saturation target range for extremely preterm infants: a systematic review and meta-analysis. JAMA Pediatr. 169 (4):332-340 2015 25664703

30. N. Ambalavanan, M. Walsh, G. Bobashev, et al.: Intercenter differences in bronchopulmonary dysplasia or death among very low birth weight infants. Pediatrics. 127 (1):e106-e116 2011 21149431
31. G.M. Sant'Anna, M. Keszler: Developing a neonatal unit ventilation protocol for the preterm baby. Early Hum Dev. 88 (12):925-929 2012 Dec 23058298
32. N.R. MacIntyre: Evidence-based ventilator weaning and discontinuation. Respir Care. 49 (7):830-836 2004 15222913
33. N.R. MacIntyre, D.J. Cook, E.W. Ely Jr., et al.: Evidence-based guidelines for weaning and discontinuing ventilatory support: a collective task force facilitated by the American College of Chest Physicians; the American Association for Respiratory Care; and the American College of Critical Care Medicine. Chest. 120 (6 suppl):375S-395S 2001 11742959
34. J.K. Stoller: The effectiveness of respiratory care protocols. Respir Care. 49 (7):761-765 2004 15222908
35. T.R. Schultz, R.J. Lin, H.M. Watzman, et al.: Weaning children from mechanical ventilation: a prospective randomized trial of protocol-directed versus physician-directed weaning. Respir Care. 46 (8):772-782 2001 11463367
36. R.D. Restrepo, J.D. Fortenberry, C. Spainhour: Protocol-driven ventilator management in children: comparison to nonprotocol care. J Intensive Care Med. 19 (5):274-284 2004 15358946
37. A.G. Randolph, D. Wypij, S.T. Venkataraman, et al.: Effect of mechanical ventilator weaning protocols on respiratory outcomes in infants and children: a randomized controlled trial. JAMA. 288 (20):2561-2568 2002 12444863
38. F. Hermeto, M.N. Bottino, K. Vaillancourt: Implementation of a respiratory therapist-driven protocol for neonatal ventilation: impact on the premature population. Pediatrics. 123 (5):e907-e916 2009 19380428
39. S. Wissam, M.S.A. Guilherme: Protocols for respiratory care in the neonatal intensive care unit: a Canadian experience. B26. Respiratory Support In the Neonatal Intensive Care Unit and Pediatric Intensive Care Unit Am Thorac Soc. 2014 A2596
40. K. Luyt, B. Boyle, D.E. Wright: Compared with specialist registrars, experienced staff nurses shorten the duration of weaning neonates from mechanical ventilation. Pediatr Crit Care Med. 3 (4):351-354 2002 12780953
41. B.G. Charles, S.R. Townsend, P.A. Steer: Caffeine citrate treatment for extremely premature infants with apnea: population pharmacokinetics, absolute bioavailability, and implications for therapeutic drug monitoring. Ther Drug Monit. 30 (6):709-716 2008 19057373
42. P.A. Steer, V.J. Flenady, A. Shearman: Periextubation caffeine in preterm neonates: a randomized dose response trial. J Paediatr Child Health. 39 (7):511-515 2003 12969204
43. P. Steer, V. Flenady, A. Shearman, et al.: High dose caffeine citrate for extubation of preterm infants: a randomised controlled trial. Arch Dis Child Fetal Neonatal Ed. 89 (6):F499-F503 2004 15499141
44. B. Schmidt, P.G. Davis, R.S. Roberts: Timing of caffeine therapy in very low birth weight infants. J Pediatr. 164 (5):957-958 2014 24630349
45. G.D. Funk: Losing sleep over the caffeination of prematurity. J Physiol. 587 (Pt 22):5299-5300 2009 19915211
46. W. Oh, B.B. Poindexter, R. Perritt, et al.: Association between fluid intake and weight loss during the first ten days of life and risk of bronchopulmonary dysplasia in extremely low birth weight infants. J Pediatr. 147 (6):786-790 2005 16356432
47. E.F. Bell, M.J. Acarregui: Restricted versus liberal water intake for preventing morbidity and mortality in preterm infants. Cochrane Database Syst Rev. (1):CD000503 2008
48. A. Stewart, L.P. Brion, R. Soll: Diuretics for respiratory distress syndrome in preterm infants. Cochrane Database Syst Rev. (12):CD001454 2011
49. E. Sulyok, F. Varga, M. Nemeth, et al.: Furosemide-induced alterations in the electrolyte status, the function of renin-angiotensin-aldosterone system, and the urinary excretion of prostaglandins in newborn infants. Pediatr Res. 14 (5):765-768 1980 6992087
50. L.P. Brion, R.F. Soll: Diuretics for respiratory distress syndrome in preterm infants. Cochrane Database Syst Rev. (1):CD001454 2008
51. W.E. Benitz: Treatment of persistent patent ductus arteriosus in preterm infants: time to accept the null hypothesis?. J Perinatol. 30 (4):241-252 2010 20182439
52. W.E. Benitz: Patent ductus arteriosus: to treat or not to treat?. Arch Dis Child Fetal Neonatal Ed. 97 (2):F80-F82 2012 22174019
53. A. Rolland, S. Shankar-Aguilera, D. Diomande: Natural evolution of patent ductus arteriosus in the extremely preterm infant. Arch Dis Child Fetal Neonatal Ed. 100 (1):F55-F58 2015 25169243
54. R. Bellù, K. de Waal, R. Zanini: Opioids for neonates receiving mechanical ventilation: a systematic review and meta-analysis. Arch Dis Child Fetal Neonatal Ed. 95 (4):F241-F251 2010 19531519
55. V. Bhandari, L.L. Bergqvist, S.S. Kronsberg: Morphine administration and short-term pulmonary outcomes among ventilated preterm infants. Pediatrics. 116 (2):352-359 2005 16061589
56. R. Fleishman, C. Zhou, C. Gleason: Standardizing morphine use for ventilated preterm neonates with a nursing-driven comfort protocol. J Perinatol. 35 (1):46-51 2015 25058748
57. R. Rao, J.S. Sampers, S.S. Kronsberg: Neurobehavior of preterm infants at 36 weeks postconception as a function of morphine analgesia. Am J Perinatol. 24 (9):511-517 2007 17907073
58. J. Bhatia, A. Parish: Nutrition and the lung. Neonatology. 95 (4):362-367 2009 19494558
59. M.A. Biniwale, R.A. Ehrenkranz: The role of nutrition in the prevention and management of bronchopulmonary dysplasia. Semin Perinatol. 30 (4):200-208 2006 16860160
60. H.E. Moyses, M.J. Johnson, A.A. Leaf: Early parenteral nutrition and growth outcomes in preterm infants: a systematic review and meta-analysis. Am J Clin Nutr. 97 (4):816-826 2013 23446896
61. C.C. Hsiao, M.L. Tsai, C.C. Chen: Early optimal nutrition improves neurodevelopmental outcomes for very preterm infants. Nutr Rev. 72 (8):532-540 2014 24938866
62. J.L. Hough, V. Flenady, L. Johnston: Chest physiotherapy for reducing respiratory morbidity in infants requiring ventilatory support. Cochrane Database Syst Rev. (3):CD006445 2008
63. L.W. Doyle, R.A. Ehrenkranz, H.L. Halliday: Early (<8 days) postnatal corticosteroids for preventing chronic lung disease in preterm infants. Cochrane Database Syst Rev. 5:CD001146 2014 24825456

64. L.W. Doyle, R.A. Ehrenkranz, H.L. Halliday: Late (>7 days) postnatal corticosteroids for chronic lung disease in preterm infants. Cochrane Database Syst Rev. 5:CD001145 2014 24825542
65. J.L. Cheong, P. Anderson, G. Roberts: Postnatal corticosteroids and neurodevelopmental outcomes in extremely low birthweight or extremely preterm infants: 15-year experience in Victoria, Australia. Arch Dis Child Fetal Neonatal Ed. 98 (1):F32-F36 2013 22684163
66. L.W. Doyle, H.L. Halliday, R.A. Ehrenkranz: Impact of postnatal systemic corticosteroids on mortality and cerebral palsy in preterm infants: effect modification by risk for chronic lung disease. Pediatrics. 115 (3):655-661 2005 15741368
67. L.W. Doyle, H.L. Halliday, R.A. Ehrenkranz: An update on the impact of postnatal systemic corticosteroids on mortality and cerebral palsy in preterm infants: effect modification by risk of bronchopulmonary dysplasia. J Pediatr. 165 (6):1258-1260 2014 25217197
68. J.L. Slaughter, M.R. Stenger, P.B. Reagan: Utilization of inhaled corticosteroids for infants with bronchopulmonary dysplasia. PLoS One. 9 (9):e106838 2014 25192252
69. M. Cuevas Guaman, J. Gien, C.D. Baker: Point prevalence, clinical characteristics, and treatment variation for infants with severe bronchopulmonary dysplasia. Am J Perinatol. 32 (10):960-967 2015 25738785
70. V.S. Shah, A. Ohlsson, H.L. Halliday: Early administration of inhaled corticosteroids for preventing chronic lung disease in ventilated very low birth weight preterm neonates. Cochrane Database Syst Rev. 5:CD001969 2012 22592680
71. D. Bassler, H.L. Halliday, R. Plavka, et al.: The Neonatal European Study of Inhaled Steroids (NEUROSIS): an EU-funded international randomised controlled trial in preterm infants. Neonatology. 97 (1):52-55 2010 19590247
72. B.M. Stefanescu, W.P. Murphy, B.J. Hansell: A randomized, controlled trial comparing two different continuous positive airway pressure systems for the successful extubation of extremely low birth weight infants. Pediatrics. 112 (5):1031-1038 2003 14595042
73. G. Vento, L. Tortorolo, E. Zecca, et al.: Spontaneous minute ventilation is a predictor of extubation failure in extremely-low-birth-weight infants. J Matern Fetal Neonatal Med. 15 (3):147-154 2004 15280139
74. G. Dimitriou, A. Greenough, A. Endo: Prediction of extubation failure in preterm infants. Arch Dis Child Fetal Neonatal Ed. 86 (1):F32-F35 2002 11815545
75. G. Dimitriou, S. Fouzas, A. Vervenioti: Prediction of extubation outcome in preterm infants by composite extubation indices. Pediatr Crit Care Med. 12 (6):e242-e249 2011 10.1097/PCC.0b013e3181fe3431 21037500
76. T.A. Marshall, R. Deeder, S. Pai: Physiologic changes associated with endotracheal intubation in preterm infants. Crit Care Med. 12 (6):501-503 1984 6723333
77. V. Venkatesh, V. Ponnusamy, J. Anandaraj, et al.: Endotracheal intubation in a neonatal population remains associated with a high risk of adverse events. Eur J Pediatr. 170 (2):223-227 2011 20842378
78. A. Veldman, T. Trautschold, K. Weiss: Characteristics and outcome of unplanned extubation in ventilated preterm and term newborns on a neonatal intensive care unit. Paediatr Anaesth. 16 (9):968-973 2006 16918660
79. M. Loeliger, T. Inder, S. Cain, et al.: Cerebral outcomes in a preterm baboon model of early versus delayed nasal continuous positive airway pressure. Pediatrics. 118(4):1640-1653 2006 17015557
80. M.C. Walsh, B.H. Morris, L.A. Wrage, et al.: Extremely low birthweight neonates with protracted ventilation: mortality and 18-month neurodevelopmental outcomes. J Pediatr. 146 (6):798-804 2005 15973322
81. J.S. Garland: Strategies to prevent ventilator-associated pneumonia in neonates. Clin Perinatol. 37 (3):629-643 2010 20813275
82. M.J. Balsan, J.G. Jones, J.F. Watchko: Measurements of pulmonary mechanics prior to the elective extubation of neonates. Pediatr Pulmonol. 9 (4):238-243 1990 2259556
83. V. Kavvadia, A. Greenough, G. Dimitriou: Prediction of extubation failure in preterm neonates. Eur J Pediatr. 159 (4):227-231 2000 10789923
84. M. Szymankiewicz, D. Vidyasagar, J. Gadzinowski: Predictors of successful extubation of preterm low-birth-weight infants with respiratory distress syndrome. Pediatr Crit Care Med. 6 (1):44-49 2005 15636658
85. J. Smith, C.H. Pieper, D. Maree: Compliance of the respiratory system as a predictor for successful extubation in very-low-birth-weight infants recovering from respiratory distress syndrome. S Afr Med J. 89 (10):1097-1102 1999 10582068
86. L.M. Gillespie, S.D. White, S.K. Sinha: Usefulness of the minute ventilation test in predicting successful extubation in newborn infants: a randomized controlled trial. J Perinatol. 23 (3):205-207 2003 12732857
87. P.G. Davis, D.J. Henderson-Smart: Extubation from low-rate intermittent positive airways pressure versus extubation after a trial of endotracheal continuous positive airways pressure in intubated preterm infants. Cochrane Database Syst Rev. (4):CD001078 2001
88. C.O. Kamlin, P.G. Davis, C.J. Morley: Predicting successful extubation of very low birthweight infants. Arch Dis Child Fetal Neonatal Ed. 91 (3):F180-F183 2006 16410255
89. C.O. Kamlin, P.G. Davis, B. Argus: A trial of spontaneous breathing to determine the readiness for extubation in very low birth weight infants: a prospective evaluation. Arch Dis Child Fetal Neonatal Ed. 93 (4):F305-F306 2008 18192327
90. L. Glass: Synchronization and rhythmic processes in physiology. Nature. 410 (6825):277-284 2001 11258383
91. M.S. Lauer: Autonomic function and prognosis. Cleve Clin J Med. 76 (suppl 2):S18-S22 2009 19376976
92. M.Y. Bien, S.S. Hseu, H.W. Yien, et al.: Breathing pattern variability: a weaning predictor in postoperative patients recovering from systemic inflammatory response syndrome. Intensive Care Med. 30 (2):241-247 2004 14647889
93. M.Y. Bien, Y. Shui Lin, C.H. Shih, et al.: Comparisons of predictive performance of breathing pattern variability measured during T-piece, automatic tube compensation, and pressure support ventilation for weaning intensive care unit patients from mechanical ventilation. Crit Care Med. 39 (10):2253-2262 2011 21666447
94. P. Caminal, L. Domingo, B.F. Giraldo, et al.: Variability analysis of the respiratory volume based on non-linear prediction methods. Med Biol Eng Comput. 42 (1):86-91 2004 14977227
95. L.S. Correa, E. Laciar, V. Mut: Multi-parameter analysis of ECG and respiratory flow signals to identify success of patients on

weaning trials. Conf Proc IEEE Eng Med Biol Soc. 2010:6070-6073 2010 21097126

96. J.R. Moorman, J.B. Delos, A.A. Flower, et al.: Cardiovascular oscillations at the bedside: early diagnosis of neonatal sepsis using heart rate characteristics monitoring. Physiol Meas. 32 (11):1821-1832 2011 22026974
97. K.D. Fairchild, T.M. O'Shea: Heart rate characteristics: physiomarkers for detection of late-onset neonatal sepsis. Clin Perinatol. 37 (3):581-598 2010 20813272
98. K. Addison, M.P. Griffin, J.R. Moorman: Heart rate characteristics and neurodevelopmental outcome in very low birth weight infants. J Perinatol. 29 (11):750-756 2009 19554011
99. S. Saria, A.K. Rajani, J. Gould: Integration of early physiological responses predicts later illness severity in preterm infants. Sci Transl Med. 2 (48)2010 48ra65
100. J. Kaczmarek, S. Chawla, C. Marchica: Heart rate variability and extubation readiness in extremely preterm infants. Neonatology. 104 (1):42-48 2013 23711487
101. C.A. Robles-Rubio, J. Kaczmarek, S. Chawla, et al.: Automated analysis of respiratory behavior in extremely preterm infants and extubation readiness. Pediatr Pulmonol. 50 (5):479-486 2015 25603969
102. D. Precup, C.A. Robles-Rubio, K.A. Brown, et al.: Prediction of extubation readiness in extreme preterm infants based on measures of cardiorespiratory variability. Paper Presented at Engineering in Medicine and Biology Society (EMBC), 2012 Annual International Conference of the IEEE; August 28–September 1, 2012. 2012
103. P.G. Davis, D.J. Henderson-Smart: Nasal continuous positive airways pressure immediately after extubation for preventing morbidity in preterm infants. Cochrane Database Syst Rev. (2):CD000143 2003
104. A.R. Spitzer: Evidence-based methylxanthine use in the NICU. Clin Perinatol. 39 (1):137-148 2012 22341542
105. D.J. Henderson-Smart, A.G. De Paoli: Methylxanthine treatment for apnea in preterm infants. Cochrane Database Syst Rev. (12):CD000140 2010
106. D.J. Henderson-Smart, P.G. Davis: Prophylactic methylxanthines for endotracheal extubation in preterm infants. Cochrane Database Syst Rev. (12):CD000139 2010
107. S.E. Courtney, J.P. Wachtl, J.F. Hopson: Effect of racemic epinephrine on ventilatory function in the neonate postextubation. Pediatr Res. 21 (4):381-385 1987 3574990
108. M.W. Davies, P.G. Davis: Nebulized racemic epinephrine for extubation of newborn infants. Cochrane Database Syst Rev. (1):CD000506 2002
109. R.G. Khemani, A. Randolph, B. Markovitz: Corticosteroids for the prevention and treatment of post-extubation stridor in neonates, children and adults. Cochrane Database Syst Rev. (3):CD001000 2009
110. R.J. Couser, T.B. Ferrara, B. Falde: Effectiveness of dexamethasone in preventing extubation failure in preterm infants at increased risk for airway edema. J Pediatr. 121 (4):591-596 1992 1403397
111. V.J. Flenady, P.H. Gray: Chest physiotherapy for preventing morbidity in babies being extubated from mechanical ventilation. Cochrane Database Syst Rev. (2):CD000283 2002
112. A. Giaccone, E. Jensen, P. Davis: Definitions of extubation success in very premature infants: a systematic review. Arch Dis Child Fetal Neonatal Ed. 99 (2):F124-F127 2014 24249694
113. S.K. Epstein: Extubation failure: an outcome to be avoided. Crit Care. 8 (5):310-312 2004 15469587
114. S.K. Epstein, R.L. Ciubotaru, J.B. Wong: Effect of failed extubation on the outcome of mechanical ventilation. Chest. 112 (1):186-192 1997 9228375
115. R.C. Rothaar, S.K. Epstein: Extubation failure: magnitude of the problem, impact on outcomes, and prevention. Curr Opin Crit Care. 9 (1):59-66 2003 12548031
116. S.C. Kurachek, C.J. Newth, M.W. Quasney, et al.: Extubation failure in pediatric intensive care: a multiple-center study of risk factors and outcomes. Crit Care Med. 31 (11):2657-2664 2003 14605539
117. A.D. Harkel, M.M. van der Vorst, M.G. Hazekamp: High mortality rate after extubation failure after pediatric cardiac surgery. Pediatr Cardiol. 26 (6):756-761 2005 16235006
118. S. Chawla, G. Natarajan, M. Gelmini: Role of spontaneous breathing trial in predicting successful extubation in premature infants. Pediatr Pulmonol. 48 (5):443-448 2013 22811341

Capítulo 25

Descripción de los equipos disponibles

Robert L. Chatburn, MHHS, RRT-NPS, FAARC
Waldemar A. Carlo, MD

INTRODUCCIÓN A LOS RESPIRADORES

Un respirador es un equipo automático diseñado para realizar todo o parte del trabajo necesario para generar una ventilación suficiente para suplir las necesidades respiratorias del organismo. Los dispositivos como los ambúes o los reanimadores con pieza en T se utilizan para asistir la respiración, pero no son automáticos y no se consideran respiradores mecánicos.

Hubo un momento (a finales de los años 70) en el que los libros de texto (1, 2) que describían los respiradores destacaban los componentes mecánicos individuales y los esquemas neumáticos de los respiradores mecánicos. En la actualidad, los respiradores son dispositivos mecánicos sumamente complejos controlados por múltiples microprocesadores que ejecutan distintos programas de *software* muy sofisticados. La **Figura 25-1** muestra un esquema neumático simplificado de un respirador actual para cuidados intensivos.

Para que este capítulo sea lo más práctico posible, restringimos la descripción del diseño de los respiradores a un análisis simplificado de los principios generales. Desde el punto de vista de los sistemas de ingeniería, puede decirse que un respirador cuenta con tres características de diseño principales: entrada de la energía, conversión y control de la energía, y salida de la energía. Además de eso, debemos comprender algunas de las características habituales de diseño tanto de la interfaz del respirador operada por el usuario (es decir, los paneles de control y las pantallas) como de la interfaz del respirador que se conecta al paciente (es decir, los tubos y los equipos auxiliares que conectan el respirador al paciente).

Entradas de energía

El trabajo es una fuerza que actúa a lo largo de una distancia. Por ejemplo, si nos piden que subamos una escalera, el trabajo se realiza en forma de movimiento de la masa del cuerpo a lo largo de una determinada distancia por encima del suelo. Si nos piden que subamos las escaleras corriendo, lamentamos contarle que estamos haciendo el mismo trabajo, si bien puede no sentirse de la misma manera. Lo que sentimos se relaciona con la energía, la velocidad con la que realizamos el trabajo. De manera similar, se requiere una determinada cantidad de energía al inhalar durante la respiración. Cuanto más largas y rápidas sean las respiraciones, más trabajo nos tomará por minuto y más energía gastará el organismo. Por lo tanto, la energía es un concepto útil para comprender cómo están diseñados y cómo funcionan los respiradores.

Los respiradores modernos funcionan mediante electricidad o aire comprimido (los primeros respiradores de pulmón de hierro funcionaban de forma manual). La energía se define como la velocidad del trabajo y, generalmente, se

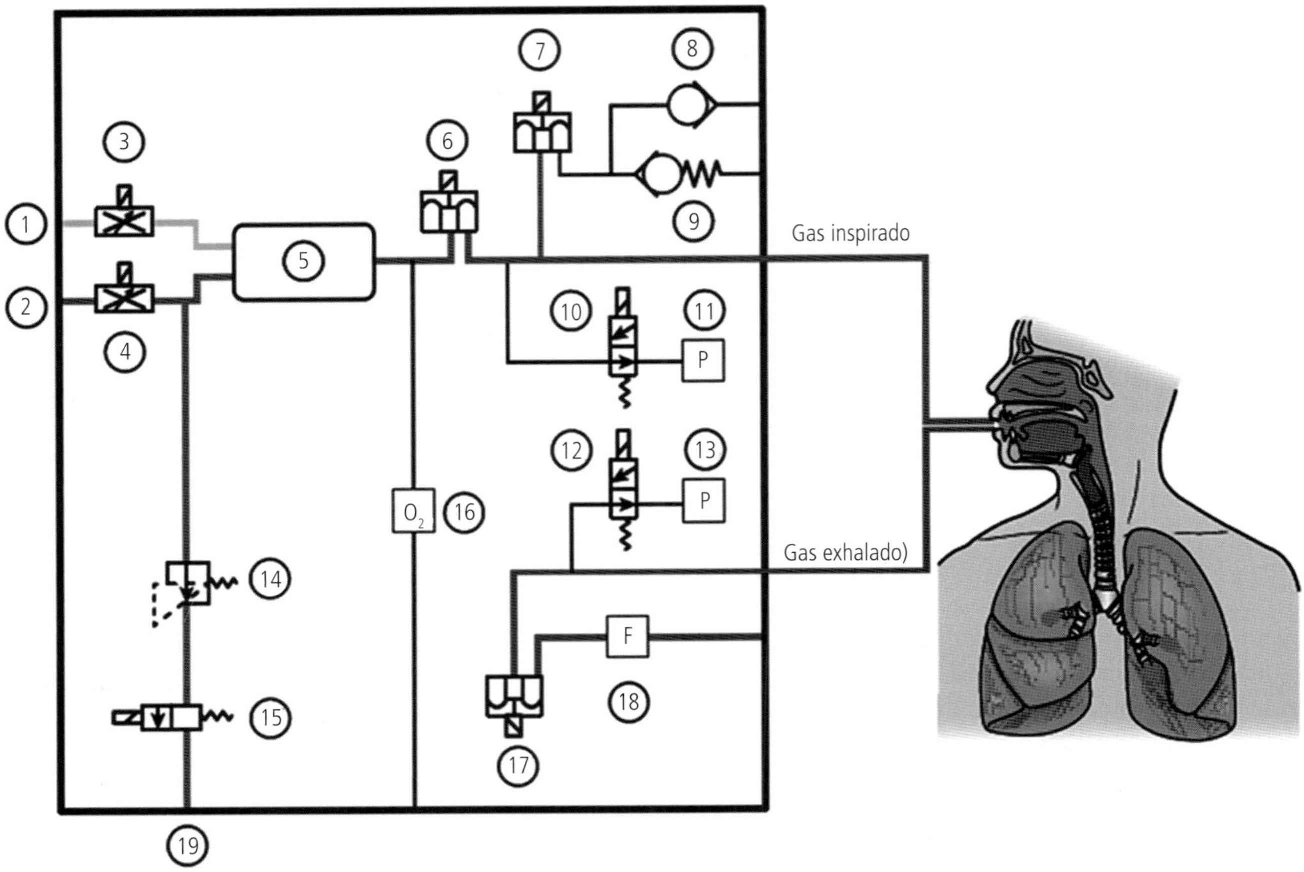

Figura 25-1. Esquema simplificado de un respirador moderno para cuidados intensivos. El gas a presión elevada ingresa en el respirador a través del puerto de las conexiones de entrada de oxígeno y aire (1, 2). La mezcla se realiza en un reservorio (4) y es controlada por dos válvulas (3, 4). El flujo de insuflación del reservorio es controlado por otra válvula proporcional (6). En el circuito inspiratorio, hay una válvula de seguridad (7) y dos válvulas antirretorno (8, 9). Durante el funcionamiento normal, la válvula de seguridad permanece cerrada para que el flujo de insuflación llegue a los pulmones del paciente. Cuando la válvula de seguridad se abre, es posible la inspiración espontánea del aire atmosférico a través de la válvula respiratoria de emergencia (8). La válvula espiratoria de emergencia (9) ofrece un segundo canal para la espiración si la válvula espiratoria (17) se encuentra obstruida. Asimismo, en el circuito inspiratorio hay un sensor de la presión (P) de insuflación (11) y una válvula de calibración de dicho sensor (10). El circuito de exhalación consiste en la válvula espiratoria (17), el sensor de presión espiratoria (13) con su válvula de calibración (12) y un sensor de flujo espiratorio (F) (18). La válvula espiratoria es una válvula proporcional y se utiliza para ajustar la presión en el circuito del paciente. Cuenta con un sensor de flujo espiratorio. La conversión del flujo másico a flujo volumétrico (saturado de temperatura y presión barométricas) requiere conocer la presión ambiente, medida por otro sensor de presión (no se muestra en la figura). La presión en el circuito del paciente es medida por dos sensores de presión independientes (11, 13). El flujo de oxígeno al puerto nebulizador (19) es controlado por un regulador de presión (14) y una válvula solenoide (15). (Reproducida con permiso de Mandu Press Ltd.).

toma como unidad el vatio. La energía eléctrica se calcula como el producto de la tensión y la corriente necesarias para que el respirador funcione (vatios = voltios × amperes) (3). La electricidad, ya sea de los tomacorrientes (por ejemplo, entre 110 y 220 V de corriente alterna [AC] a 50/60 Hz) o de las baterías (por ejemplo, entre 10 y 30 V de corriente continua [DC]), se utiliza para operar compresores o fuelles de distintos tipos. Las baterías se utilizan para el transporte o para obtener energía en casos de emergencia.

Como alternativa, la energía necesaria para expandir los pulmones se suministra mediante aire comprimido. La energía neumática en vatios es equivalente a un flujo de 1 litro/s que se desplaza en respuesta a un gradiente de presión de 1 kPa (3). El aire comprimido, por lo general, se suministra a los respiradores a partir de tanques o dispositivos conectores de pared en el hospital (en los Estados Unidos, los hospitales suministran aproximadamente 50 psi desde los dispositivos conectores de pared). Algunos respiradores utilizan aire comprimido para lograr tanto la insuflación pulmonar como para operar el circuito de control, lo cual resulta práctico para el uso durante traslados o en caso de urgencias. Generalmente, los respiradores funcionan con fuentes separadas de aire comprimido y oxígeno comprimido. Esto permite controlar las concentraciones de oxígeno entre el 21 % (concentración de O_2 en aire ambiente) y el 100 %. Si bien los dispositivos conectores de pared suministran aire y oxígeno a 50 psi, la mayoría de los respiradores cuentan con reguladores internos que disminuyen esta presión (por ejemplo, a 20 psi) para permitir un uso más seguro en caso de que varíe la presión suministrada. El aire comprimido está libre de toda la humedad. De lo contrario, podría haber líquido condensado en el sistema de tubos, lo cual podría dañar los sistemas neumáticos del respirador. Por lo tanto, la mezcla de gas administrado al paciente debe estar templado y humidificado para evitar que se sequen los tejidos pulmonares. La descripción de los dispositivos térmicos y de humidificación excede el alcance de este capítulo, pero se describe muy bien en otros libros de texto contemporáneos (4).

Conversión y control de la energía

La energía que ingresa debe convertirse (por ejemplo, de eléctrica a neumática) para lograr la salida de la presión, el volumen y el flujo deseados. La energía eléctrica se convierte en energía neumática ya sea con un compresor o con un fuelle. El compresor genera un flujo de aire relativamente bajo a presión ambiente, el cual se dirige hacia un depósito a un mayor nivel de presión (por ejemplo, entre 20 y 50 psi). Los compresores se utilizan para crear depósitos de aire comprimido en todos los hospitales. Las versiones más pequeñas también se incorporan a respiradores empleados en cuidados intensivos (para evitar la necesidad de conectarlos a la red del hospital). Por el contrario, los fuelles (también llamados turbinas) son pequeños, consumen menos energía eléctrica y generan flujos relativamente mayores de aire que se dirigen de manera directa a la salida del respirador con un aumento bastante moderado de la presión (por ejemplo, 2 psi). Generalmente, los fuelles están integrados en los respiradores de cuidados domiciliarios y para traslado, y están comenzando a surgir versiones más potentes en los respiradores para unidades de cuidados intensivos (UCI).

Válvulas de control del flujo

Una vez producida la energía neumática, debe controlarse para lograr la salida de flujo deseada hacia el paciente. El flujo se manipula de distintas maneras para lograr patrones predeterminados de interacción entre el paciente y el respirador, llamados «modos de ventilación» (véase el **Capítulo 15**). En los años 80, se lanzaron al mercado microprocesadores económicos que permitieron el desarrollo de válvulas digitales de control del flujo. El control digital permite una mayor flexibilidad en la manipulación de la presión, el volumen y el flujo de salida del respirador (5). Estas válvulas se utilizan en la generación actual de respiradores de cuidados intensivos neonatales.

La válvula de control de salida trabaja en coordinación con otra válvula, llamada válvula espiratoria o «colector de la exhalación». Al producirse la insuflación, la válvula de control de salida se abre, la válvula espiratoria se cierra y la única vía libre para que salga el gas es hacia el paciente. Cuando se cicla la insuflación, la válvula de salida se cierra, cesa el flujo desde el respirador, y la válvula de exhalación se abre, lo cual permite que el paciente exhale hacia la atmósfera. Otra función de la válvula de exhalación es el ajuste de la resistencia de la vía del flujo espiratorio instantáneo para controlar el nivel de presión positiva teleespiratoria (PEEP). Existe una interacción compleja entre la válvula de control del flujo de salida y la válvula de exhalación, lo cual permite que se generen muchas ondas de presión, volumen y flujo distintas.

Subsistemas de control

La válvula de salida del flujo y la válvula de exhalación están coordinadas por el sistema de control del respirador (6). La mayoría de los respiradores utilizan circuitos de control electrónicos con microprocesadores y complejos algoritmos de *software* para administrar las funciones de monitoreo (por ejemplo, desde los sensores de presión y flujo) y de control. Las diferencias entre los modos de ventilación (y los respiradores en sí mismos) se deben tanto al *software* del sistema de control como al *hardware*. El *software* determina la forma en que el respirador interactúa con el paciente, es decir, los modos de ventilación disponibles (7).

Salidas de energía

Como hemos visto, el respirador toma la energía que ingresa (por ejemplo, la electricidad) y la convierte en flujo. Luego, genera una energía de salida que se hace cargo del trabajo respiratorio del paciente. Esta energía de salida es una función de los parámetros del respirador, como la frecuencia y la presión de insuflación predeterminada, que generalmente se utilizan en la ventilación neonatal (8).

Los datos de salida clínicamente relevantes de un respirador mecánico son las formas de onda de la presión, el volumen y el flujo que genera para brindar soporte al trabajo (o, más precisamente, la energía) respiratorio del paciente, junto con los datos medidos o calculados que genera y muestra al usuario. Una «forma de onda» es simplemente una representación gráfica que dibuja las variables de interés (presión, volumen o flujo) en el eje vertical, y el tiempo en el eje horizontal. La mejor manera de comprender este tema es comenzar con ondas ideales, es decir, aquellas que existirían en un mundo ideal con equipos perfectos que no tengan interferencias debido a fugas o al esfuerzo respiratorio del paciente. Estas formas de onda pueden generarse fácilmente con fines educativos utilizando gráficos de modelos matemáticos en un programa de hojas de cálculo como Excel. Comprender las formas de onda ideales nos permite interpretar fácilmente todas las ondas que muestran los respiradores del mundo real.

Formas de onda ideales de presión, volumen y flujo

Las formas de onda típicas que muestran los respiradores modernos se ilustran en la **Figura 25-2**. Estas ondas se definen mediante ecuaciones matemáticas que caracterizan el sistema de control del respirador. No muestran las desviaciones menores, o «ruidos», generados por factores externos como la vibración, la turbulencia del flujo o los esfuerzos respiratorios espontáneos del paciente. Recuerde que la mayoría de los respiradores permiten ajustar manual o automáticamente la escala de los ejes horizontal y vertical, y esto puede influir de manera drástica en cómo lucen las distintas ondas. La interpretación de las ondas del respirador requiere una sólida comprensión de diversos conceptos básicos (véase *Comprensión de los modos de ventilación*, más adelante).

Sistemas de alarma del respirador

Los respiradores empleados en los neonatos en el ámbito hospitalario tienen un amplio rango de alarmas. Las alarmas más importantes abarcan acontecimientos que ponen en riesgo la vida, como la pérdida de energía de entrada o un mal funcionamiento del microprocesador (9). Otras alarmas abarcan acontecimientos que pueden producir situaciones que pongan en riesgo la vida si no se corrigen rápidamente: presión en las vías respiratorias, volumen corriente y ventilación minuto altos o bajos y parámetros inusuales del respirador, como una relación I:E superior a 1:1. El respirador también puede activar alarmas de monitores externos, como pulsioxímetros y capnómetros.

Interfaz entre el usuario y el respirador: pantallas

La interfaz del usuario permite a este ajustar los parámetros y monitorear el estado del respirador y del paciente. Los diseños de la interfaz varían ampliamente, desde unas pocas perillas y calibradores físicos hasta «pantallas virtuales» táctiles y digitales e híbridos que tienen perillas y botones físicos combinados con pantallas digitales. Obviamente, cuanto más complejo es el respirador, más compleja es la interfaz del usuario (por ejemplo, un sencillo respirador para traslado frente a un respirador para una UCI). Sin embargo, entre los respiradores complejos hay un amplio rango de diseños de interfaz «fáciles de usar», y existe una necesidad de estandarización (10).

Respecto de los datos del paciente que se monitorean, hay cuatro formas básicas de presentar la información: en

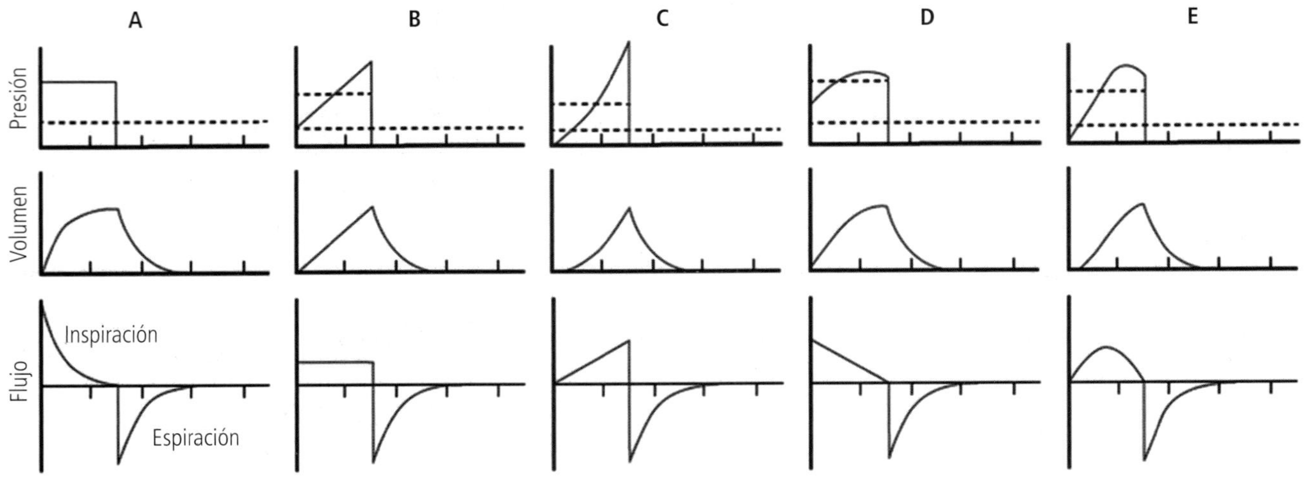

Figura 25-2. Formas de onda ideales de salida del respirador. **A.** Insuflación controlada por presión con una onda de presión rectangular. **B.** Insuflación controlada por volumen con una onda de flujo rectangular. **C.** Insuflación controlada por volumen con una onda de flujo con rampa ascendente. **D.** Insuflación controlada por volumen con una onda de flujo con rampa descendente. **E.** Insuflación controlada por volumen con una onda de flujo sinusoidal. Las líneas punteadas cortas representan la presión de insuflación media, y las líneas punteadas largas representan la presión media de todo el ciclo respiratorio (es decir, la presión media en las vías respiratorias). Obsérvese que la presión de insuflación media es la misma que el límite de presión en **A.** Estas ondas se crearon de la siguiente manera: 1) se define la onda de control utilizando una ecuación matemática (por ejemplo, se especifica una onda de flujo ascendente como flujo = constante × tiempo); 2) se especifica el volumen corriente de las ondas de control de flujo y de volumen; 3) se especifica la resistencia y la distensibilidad; 4) se sustituye la información precedente en la ecuación del movimiento del aparato respiratorio y 5) se emplea una computadora para resolver la ecuación y hallar las variables desconocidas y graficar los resultados en función del tiempo. (Reproducida con permiso de Mandu Press Ltd.)

forma de números o texto, como formas de onda, como líneas de tendencia y como símbolos gráficos abstractos.

Valores alfanuméricos

Los datos representados en forma numérica incluyen tanto los valores fijados como los medidos, como la fracción de oxígeno inspirado (FiO_2), las presiones máximas, presión meseta, media e inicial en las vías respiratorias; el volumen corriente inhalado/exhalado; la ventilación minuto y la frecuencia. También pueden mostrarse varios parámetros calculados, incluida la resistencia, la distensibilidad, la constante de tiempo, la fuga porcentual, la relación I:E y el flujo inspiratorio/espiratorio máximo, entre otros. Las alarmas y las alertas generalmente se muestran en forma de mensajes de texto. Algunos respiradores también ofrecen instrucciones breves al usuario sobre los parámetros y las alarmas, e incluso pueden aparecer fragmentos del manual del usuario. El lector puede consultar las siguientes secciones que describen los respiradores específicos para ver ejemplos de las interfaces del usuario.

Tendencias

Además de los valores actuales de los parámetros del respirador y de los valores medidos, generalmente nos interesa saber cómo cambian los parámetros relacionados con la ventilación mecánica a lo largo del tiempo. Por lo tanto, muchos respiradores muestran gráficos de tendencias de cualquier parámetro que midan o calculen. Estos gráficos reflejan cómo los parámetros monitoreados cambian a lo largo de distintos períodos (**Figura 25-3**). Los acontecimientos significativos o los cambios graduales en el estado del paciente pueden identificarse fácilmente. Asimismo, los respiradores generalmente cuentan con un registro de alarmas. Este suele ser una lista de texto que registra datos tales como la fecha, la hora, el tipo de alarma, el nivel de urgencia y los acontecimientos relacionados con las alarmas, incluido cuándo se activaron y cuándo se cancelaron. Este registro podría ser de gran utilidad en caso de una falla del respirador que desencadene una investigación judicial.

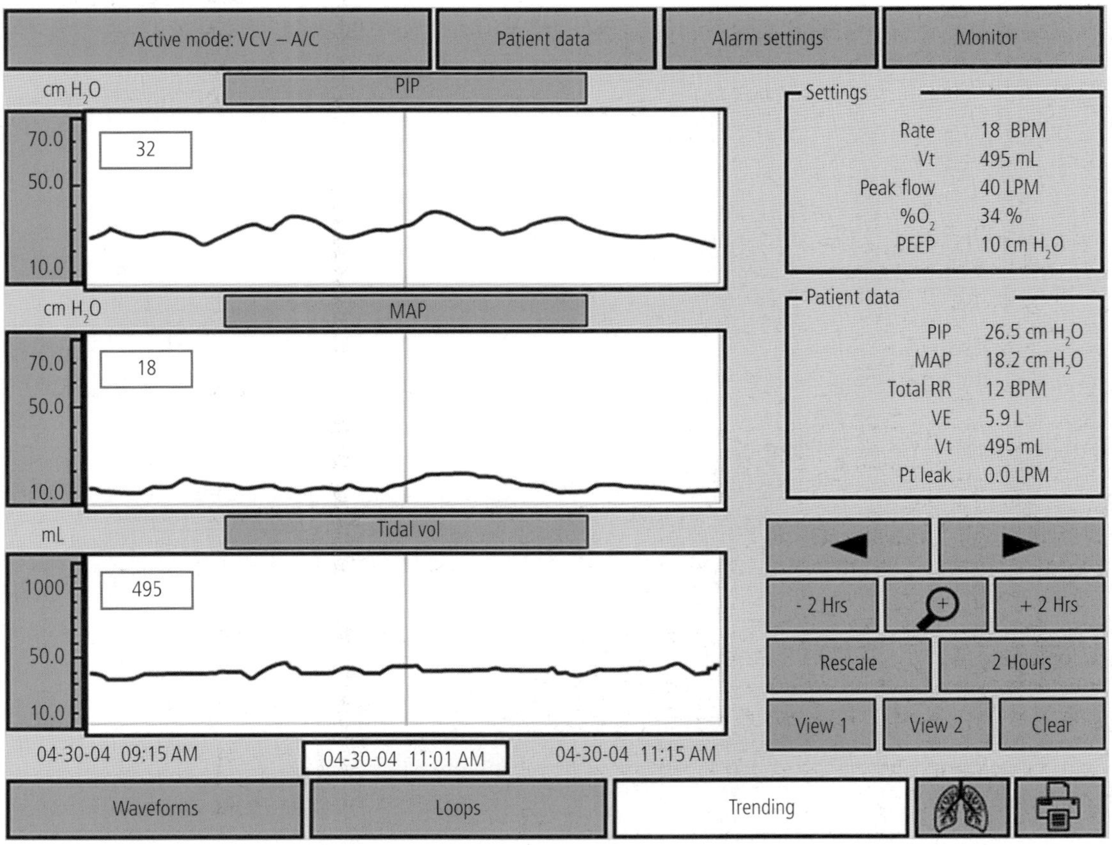

English	=	Español
Active mode: VCV - A/C	=	Modo activo: VCV - A/C
Patient data	=	Información del paciente
Alarm settings	=	Configuración de alarmas
Monitor	=	Monitor
PIP	=	PIM
MAP	=	PMVR
Tidal vol	=	Volumen corriente
Waveforms	=	Ondas
Loops	=	Bucles
Trending	=	Tendencias
Settings	=	Configuración
Rate	=	Frecuencia
BMP	=	RPM
Vt	=	VC
Peak flow	=	Flujo máximo
Total RR	=	FR total
VE	=	Ventilación minuto
Pt leak	=	Fuga en el paciente
Hrs	=	Horas
Rescale	=	Cambiar de tamaño
View	=	Vista
Clear	=	Borrar

Figura 25-3. Ejemplo de una interfaz del usuario que muestra datos de tendencias. (Reproducida con permiso de Cleveland Clinic).

Formas de onda y bucles

La mayoría de los respiradores muestran representaciones gráficas de las formas que tienen las ondas de presión, volumen y flujo (véase el **Capítulo 21**). Estas resultan bastante útiles para ajustar los parámetros del respirador o evaluar la mecánica del aparato respiratorio (11, 12) y son fundamentales para evaluar el origen de la asincronía entre el paciente y el respirador —como disparos o activadores omitidos, asincronía del flujo y ciclado demorado o prematuro— y para realizar las correcciones que sean necesarias (13). A veces, resulta más útil graficar una variable contra otra en forma de ejes *x-y* o de «bucles». Los gráficos de bucles de presión-volumen resultan útiles para identificar los niveles de PEEP óptimos (para evitar el atelectrauma) y el volumen corriente óptimo (para evitar el volutrauma) (14). Lo ideal es que los gráficos de bucles destinados a este fin se realicen con pacientes que estén paralizados o profundamente sedados (para evitar errores debido a los efectos del esfuerzo del paciente) y con insuflaciones muy lentas (es decir, una curva cuasiestática), pero eso casi nunca es posible en los neonatos. Se debe tener cuidado, ya que los respiradores muestran los bucles bajo cualquier circunstancia del equipo y, por lo tanto, el gráfico podría no tener validez cuando el paciente esté respirando activamente. Un ejemplo de un gráfico compuesto que muestra valores numéricos, ondas y bucles es el que vemos en la **Figura 25-4**.

Interfaz entre el paciente y el respirador: circuitos

La salida del respirador está conectada a la entrada hacia el paciente (es decir, la abertura de las vías respiratorias) por medio del *circuito del paciente*. Hay tres configuraciones básicas (**Figura 25-5**). Los respiradores domiciliarios y para traslado generalmente emplean solo un tubo, llamado *circuito de rama única*, con una válvula de exhalación controlada neumáticamente (**Figura 25-5**, arriba), en lugar de tener la válvula de exhalación integrada dentro del respirador. La válvula de exhalación es controlada por una señal de presión emitida desde el respirador y transmitida a través de un tubo de calibre pequeño. Esta señal determina el momento en que el flujo entra y sale del paciente en las insuflaciones obligatorias y, también, puede controlar el nivel de la PEEP.

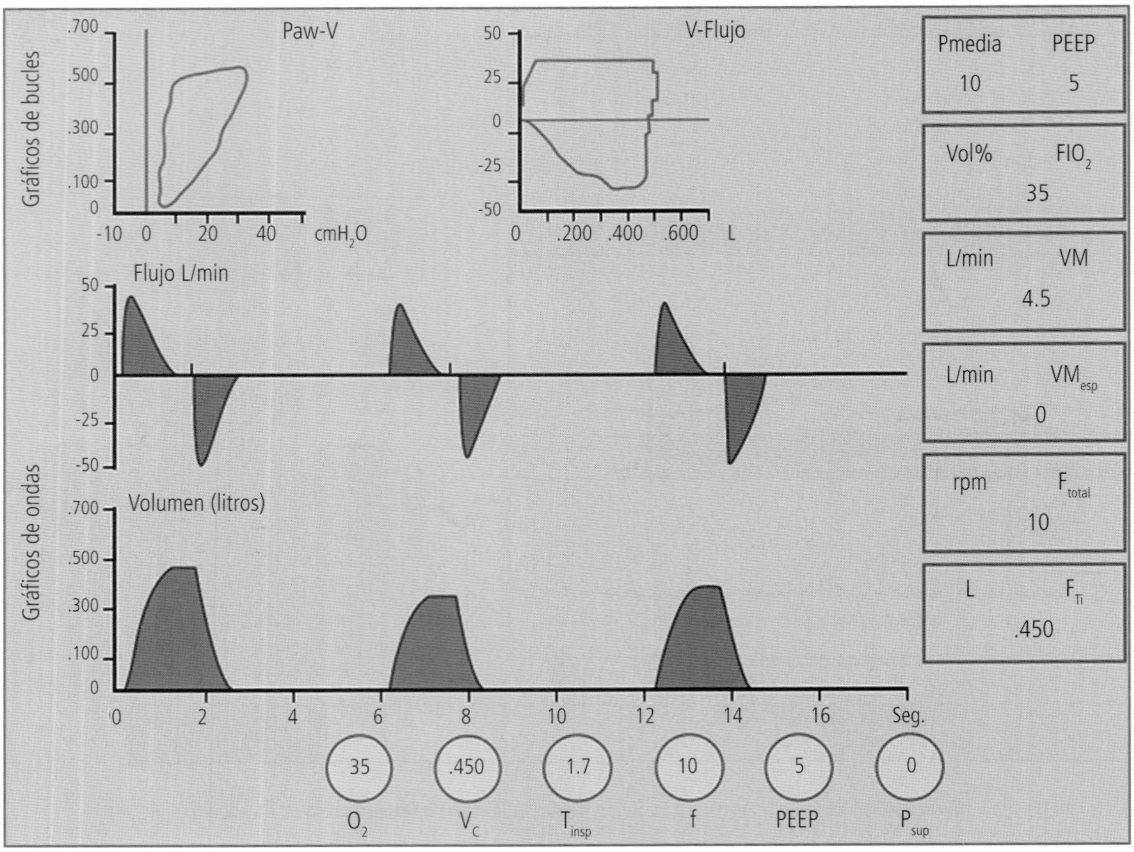

Figura 25-4. Ejemplo de un gráfico compuesto del respirador que muestra datos numéricos, ondas y bucles. (Reproducida con permiso de Cleveland Clinic).

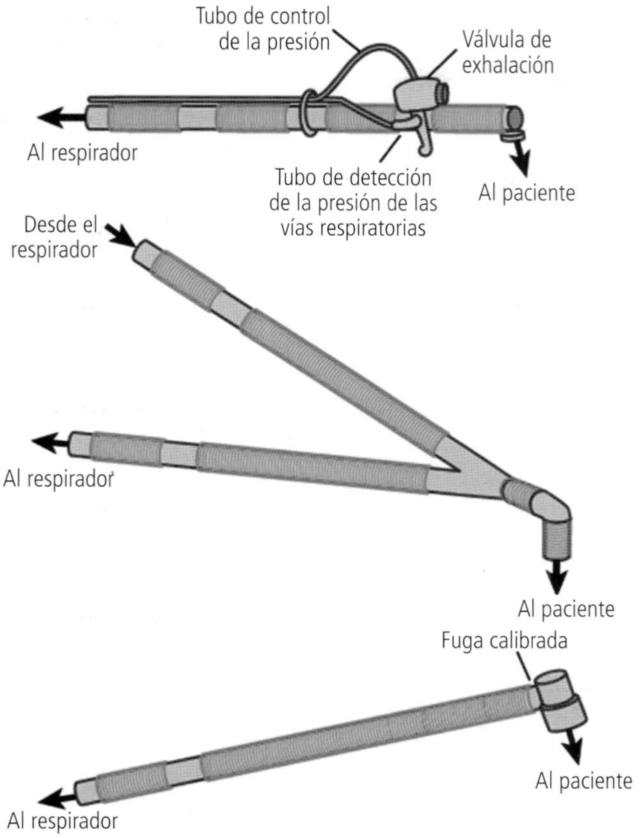

Figura 25-5. Hay tres tipos básicos de circuitos. Arriba: circuito de rama única con válvula de exhalación; generalmente se utiliza en los respiradores domiciliarios o para traslado. Centro: circuito de doble rama; generalmente se utiliza en los respiradores de cuidados intensivos. Abajo: circuito de rama única sin válvula de exhalación; se utiliza en los respiradores no invasivos. (Reproducida con permiso de Cleveland Clinic).

Los respiradores de cuidados intensivos generalmente tienen la válvula de exhalación integrada en el respirador y se conectan al paciente mediante un circuito de doble rama (**Figura 25-5**, centro).

Para la ventilación no invasiva, puede emplearse una mascarilla en lugar de una vía respiratoria artificial. Los respiradores diseñados específicamente para la ventilación con mascarilla suelen tener circuitos de rama única que se emplean sin válvula de exhalación (**Figura 25-5**, abajo). En este caso, el circuito o la mascarilla tienen una abertura o un puerto del tamaño adecuado. El puerto genera una fuga determinada. La relación entre la presión y el flujo del circuito a través de la fuga se programa en el microcontrolador del respirador. Así, el respirador puede calcular el flujo y, por lo tanto, el volumen administrado al paciente al medir la presión en el circuito, calcular el flujo de la fuga y restarlo del flujo total administrado por el fuelle (o «soplador», inserto dentro del dispositivo).

Algunos respiradores de cuidados intensivos miden el flujo en la abertura de las vías respiratorias utilizando un sensor pequeño y, generalmente, descartable. Hay dos tipos básicos de sensores de flujo que se utilizan con los respiradores (**Figura 25-6**). Uno se llama *neumotacómetro* y tiene un elemento que opone resistencia al flujo —como una pantalla o una solapa de plástico en el camino que recorre el flujo—. La presión sobre ambos lados del resistor se conduce a sensores de presión en el respirador a través de tubos rígidos estrechos. La diferencia entre las dos presiones es proporcional al flujo. El segundo tipo de

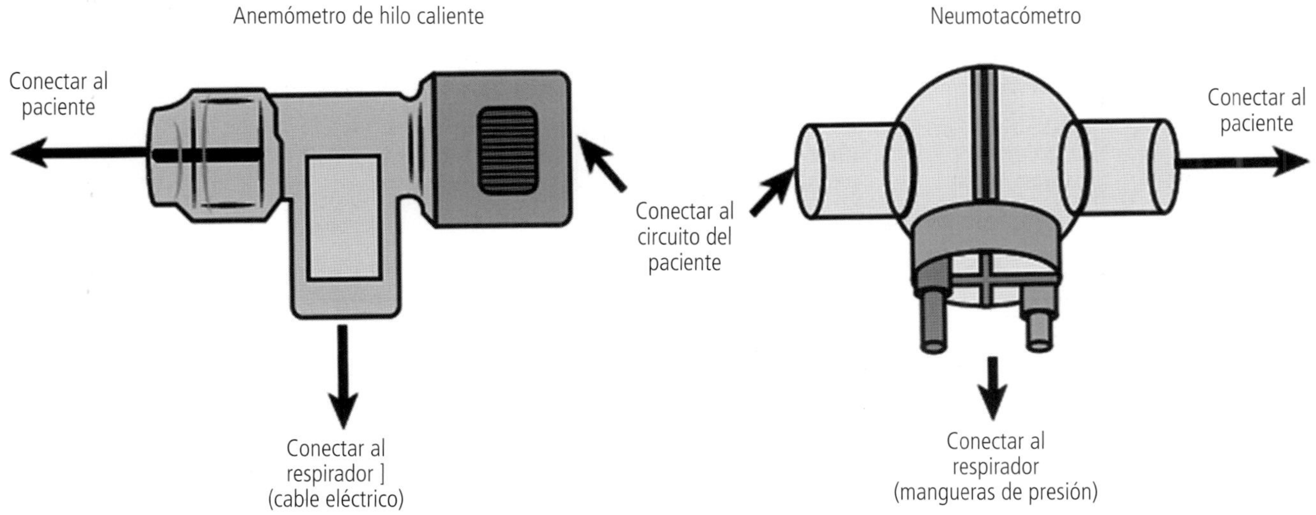

Figura 25-6. Ejemplos de sensores de flujo utilizados en ventilación neonatal. (Reproducida con permiso de Cleveland Clinic).

sensor de flujo se llama *anemómetro de hilo caliente*, en el que hilos muy finos se colocan en el camino que recorre el flujo y se calientan. El flujo de gas que pasa sobre los hilos transporta el calor. Por lo tanto, la cantidad de energía necesaria para mantener una temperatura estable en los hilos es proporcional al flujo.

COMPRENSIÓN DE LOS MODOS DE VENTILACIÓN

En el **Capítulo 15** se ofrece una descripción detallada de la clasificación de los modos de ventilación. Aquí, definimos brevemente algunos términos básicos relacionados con la ventilación mecánica en general, y se destacan las aplicaciones específicas a la ventilación neonatal. La clasificación de los modos se basa en 10 conceptos (máximas) tecnológicos básicos que son comunes a todos los modos de ventilación. Estos conceptos son bastante sencillos y evidentes por separado. Sin embargo, en combinación, dan como resultado un sistema de clasificación aplicable a cualquier modo en cualquier respirador (15, 7).

Definición de una respiración/insuflación

Una respiración/insuflación es un ciclo de flujo positivo (inspiración) y flujo negativo (espiración) definido en términos de la curva de flujo-tiempo (**Figura 25-7**). Una respiración es una respiración espontánea. Una insuflación (seguida por la exhalación) es una «respiración» generada por un respirador. A los fines de la clasificación propuesta, una «respiración espontánea» (insuflación) es aquella para la cual la insuflación comienza (se activa) y termina (se cicla) por acción del paciente. Una insuflación obligatoria es aquella para la cual la insuflación comienza o termina (o ambas) por acción del respirador, sin intervención del paciente.

Asistencia con control de volumen o de presión

Un respirador asiste la respiración utilizando «control de presión» o «control de volumen» en función de la ecuación de movimiento del aparato respiratorio:

$$P(t) = EV(t) + R\dot{V}(t) \quad (25\text{-}1)$$

Esta ecuación relaciona la presión (*P*), el volumen (*V*) y el flujo ($\dot{V}$) como funciones continuas del tiempo (*t*) con los parámetros de elastancia (*E*) y resistencia (*R*). Si alguna de estas funciones (*P*, *V* o $\dot{V}$) está predeterminada, las otras dos se derivan. El término *variable de control* se refiere a la función que se controla (predeterminada o prefijada) durante un ciclo ventilatorio. Este tipo de ecuación supone que el paciente no realiza ningún esfuerzo respiratorio y que la espiración es completa (sin autoPEEP o PEEP intrínseca). El término *control de volumen* (CV) significa que tanto el volumen como el flujo (variables del lado derecho de la ecuación) están predeterminados. En la bibliografía, los siguientes términos generalmente se utilizan de

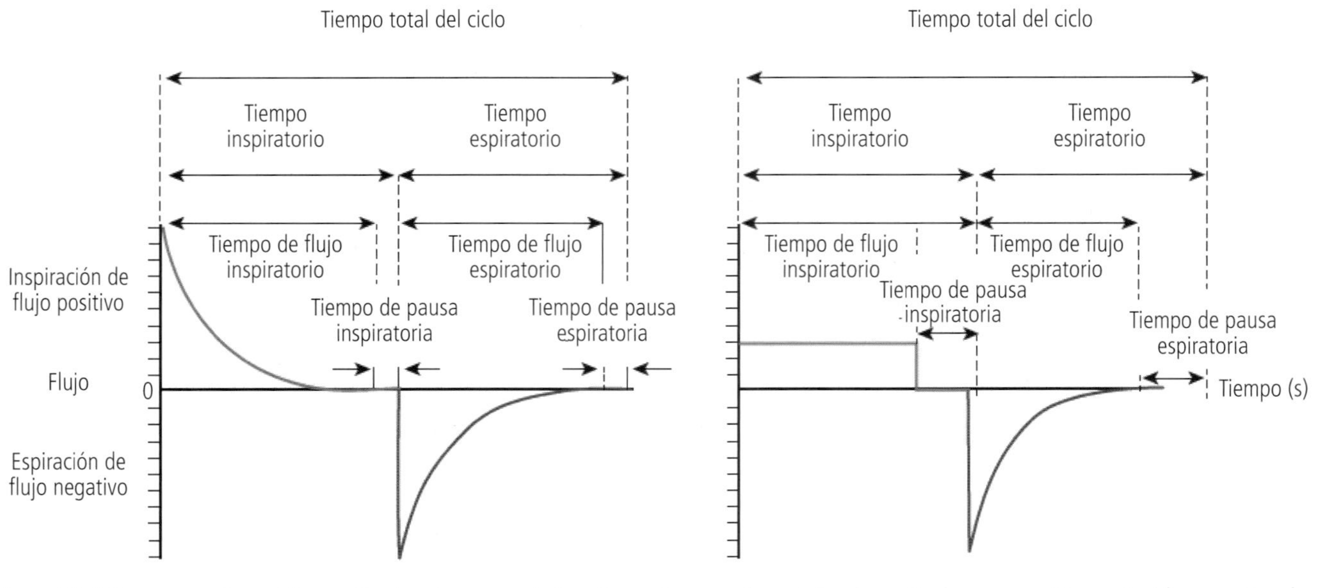

Figura 25-7. Una respiración se define en términos de la curva de flujo-tiempo. La curva de control de la presión (con una presión constante) se muestra a la izquierda, y la del control del volumen (con un flujo constante) se muestra a la derecha. Se identifican los parámetros temporales importantes relacionados con la configuración del respirador. (Reproducida con permiso de Mandu Press Ltd.).

manera intercambiable como sinónimos de CV: *volumen controlado, volumen limitado y volumen predeterminado*. El término *control de presión* (CP) significa que la presión de insuflación (la variable del lado izquierdo de la ecuación) es predeterminada. En la práctica, esto puede significar dos cosas: 1) que la presión de insuflación máxima es predeterminada (es decir, la presión en las vías respiratorias aumenta hasta cierto valor objetivo y permanece invariable hasta completarse el tiempo de insuflación) o 2) que la presión de insuflación está controlada por el respirador, de manera tal que es proporcional al esfuerzo inspiratorio del paciente. En la bibliografía, el término CP generalmente se menciona como *presión controlada, presión limitada y presión predeterminada*. Las formas de onda características del CV y del CP se muestran en la **Figura 25-8**.

En este punto, debemos destacar que algunos fabricantes de respiradores consideran que el modo de ventilación es simplemente la secuencia respiratoria. Por ejemplo, el Covidien Puritan Bennett (PB) 840 presenta al usuario la opción de primero configurar el «modo» como asistido/controlado (A/C), ventilación obligatoria sincronizada intermitente (VOSI), de dos niveles o espontánea (es decir, ventilación obligatoria continua (VOC), ventilación obligatoria intermitente (VOI) y ventilación espontánea continua (VEC), respectivamente). Luego, el usuario selecciona una combinación de la variable de control y el esquema de selección de objetivos para las insuflaciones obligatorias y las respiraciones espontáneas (**Tablas 25-1** y **25-2**). Si bien este es un paradigma lógico para seleccionar la configuración de un respirador en particular, no es un buen paradigma para un sistema general de clasificación de modos. Todos los fabricantes (lógicamente) han tendido a visualizar la problemática de la descripción de los modos desde el punto de vista acotado de su producto en particular, en lugar de contemplar la problemática más amplia de comprender, clasificar y comparar los modos en general. Si bien el sistema propuesto en el **Capítulo 15** probablemente nunca sea adoptado por todos los fabricantes, esperamos que, al menos, les permita describir los modos de la misma manera en sus manuales de usuario. Incluso si eso nunca sucede, los usuarios finales ahora tendrán la libertad de aplicar este conocimiento por su cuenta para comprender y utilizar la tecnología disponible.

Para que este capítulo sea práctico para el usuario, solo ofrecemos una descripción de las características exclusivas de cada dispositivo y de los modos que ofrece. Indicamos la lista de modos disponibles y su clasificación en las tablas que acompañan el texto. El

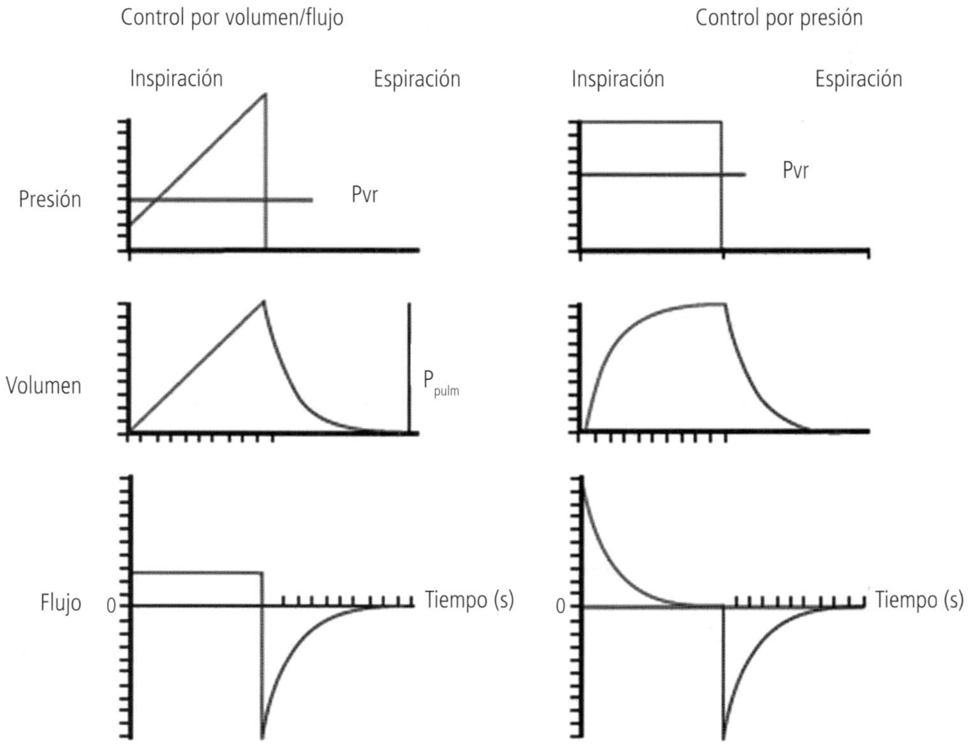

Figura 25-8. Formas de onda características del control de volumen y del control de presión. Obsérvese que la presión media en las vías respiratorias (*Pvr*) es menor en el control de volumen que en el control de presión dado el mismo volumen corriente y tiempo inspiratorio. (Reproducida con permiso de Mandu Press Ltd.).

Tabla 25-1. Esquemas de selección de objetivos utilizados habitualmente en la ventilación neonatal. (Utilizada con permiso de Mandu Press Ltd.).

Nombre	Abreviatura	Descripción	Ventaja	Desventaja	Ejemplo con el nombre del modo	Respirador	Fabricante
Selección de objetivos fijos	s	El usuario determina todos los parámetros de la forma de onda de presión (modos de control de presión) o de las formas de onda de volumen y flujo (modos de control de volumen).	Sencillez.	Las condiciones cambiantes del paciente pueden hacer que las configuraciones sean inadecuadas.	Control de presión y A/C.	Babylog VN500.	Dräger.
Selección de objetivos con aportes variables Se llama «servo»	r	La respuesta del respirador (presión/volumen/flujo) automáticamente sigue un aporte que es variable. Actualmente, se implementa como una presión inspiratoria proporcional al esfuerzo inspiratorio.	La proporción del trabajo respiratorio total con soporte del respirador es constante, independientemente del esfuerzo inspiratorio.	Requiere calcular las propiedades mecánicas de la vía artificial o del aparato respiratorio.	Ventilación con asistencia proporcional *plus*.	PB 840.	Covidien.
Selección adaptativa de objetivos	a	El respirador determina automáticamente los objetivos entre las respiraciones en respuesta a las condiciones cambiantes del paciente.	Puede mantener un suministro de volumen corriente estable con control de presión ante el cambio en la mecánica pulmonar o el esfuerzo inspiratorio del paciente.	El ajuste automático puede ser inadecuado si las suposiciones del algoritmo se infringen o no concuerdan con la fisiología.	Control de volumen regulado por presión.	SERVO-i.	Maquet.

lector puede consultar el **Capítulo 15** para obtener una descripción general de la clasificación y las definiciones de los modos.

RESPIRADORES UNIVERSALES DE CUIDADOS INTENSIVOS UTILIZADOS EN VENTILACIÓN NEONATAL

Hasta los años 80, existía la necesidad indiscutible de contar con respiradores distintos para los pacientes adultos y los pediátricos, principalmente debido a las limitaciones tecnológicas relacionadas con la administración de volúmenes bajos a los niños y a los neonatos. En la actualidad, la mayoría de los respiradores de alta tecnología utilizados en las UCI de los Estados Unidos pueden ventilar a todos los pacientes: desde neonatos prematuros (que pesan unos cientos de gramos) hasta adultos obesos (de más de 400 kg). Esta es una característica excepcional de la tecnología, pero, por necesidad, implica ciertos compromisos. Debido a que el mercado de la atención médica de adultos es mucho mayor que el de la atención médica de niños y neonatos, estos dispositivos son principalmente respiradores para adultos que amplían su alcance a pacientes neonatales, pero no abordan algunos de los aspectos particulares de la fisiología de los neonatos, así como tampoco permiten medir con precisión el volumen corriente en la abertura de las vías respiratorias o aplicar ventilación en presencia de grandes fugas debido al uso de tubos endotraqueales sin manguito. Por lo tanto, estos dispositivos podrían no ser óptimos para los neonatos prematuros más pequeños. A continuación, se describen (en orden alfabético) los respiradores «universales» más comunes.

Obsérvese que las tablas que muestran los modos de cada respirador relacionan los nombres arbitrarios creados por cada fabricante con la taxonomía estandarizada del modo de ventilación que se describe en el **Capítulo 15**.

Los modos que habitualmente se conocen como *volumen definido* en la bibliografía pediátrica incluyen tanto los modos clasificados como CV y aquellos clasificados como CP con selección adaptativa de objetivos del volumen corriente (cualquiera de los cuales permite cualquiera de las tres secuencias respiratorias).

AVEA de CareFusion

Descripción

El respirador AVEA, de CareFusion (**Figura 25-9**), está diseñado para la ventilación de pacientes adultos, pediátricos y neonatales en el ámbito de los cuidados intensivos.

Tabla 25-2. Opciones de configuración del modo en el respirador PB 840 de Covidien*.

	TIPO DE RESPIRACIÓN	
Modo	**Obligatoria**	**Espontánea**
A/C	CV CP CV+	NC
VOSI	VC	PS CT
	CP	PS VS AP CT
	CV+	PS CT
Dos niveles	CP	PS CT
Espontáneo	NC	PS VS AP CT

* En este caso, la palabra «modo» se refiere a la secuencia respiratoria (ventilación obligatoria continua, ventilación obligatoria intermitente y ventilación espontánea continua), que son nombres convencionales (asistido/controlado, ventilación obligatoria sincronizada intermitente y espontánea, respectivamente).
A/C: asistido/controlado; NC: no corresponde; AP: asistencia proporcional; CP: control de presión; PS: presión de soporte; VOSI: ventilación obligatoria sincronizada intermitente; CT: compensación del tubo; CV: control de volumen; CV+: control de volumen *plus*; VS: volumen de soporte.

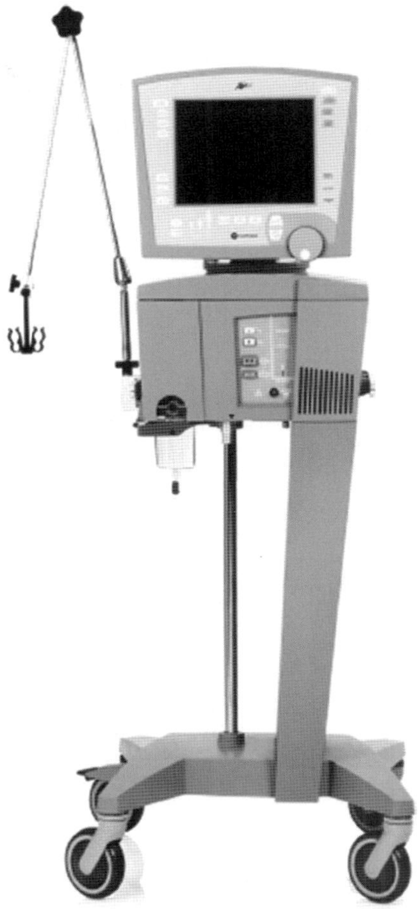

Figura 25-9. Respirador AVEA de CareFusion. (Reproducida con permiso de CareFusion).

Interfaz del usuario

La interfaz del usuario del AVEA cuenta con una pantalla táctil, botones y una perilla de control. Los parámetros se ingresan al tocar un botón virtual en la pantalla para seleccionar la configuración deseada, girando la perilla para seleccionar el valor deseado y, luego, presionando el botón ACCEPT (Aceptar) para finalizar la configuración. Los botones físicos ofrecen varias funciones relacionadas con la navegación por el menú, el silenciamiento de las alarmas, la succión, la administración temporaria de oxígeno al 100 %, la activación de la respiración manual, la pausa inspiratoria y la pausa espiratoria.

Modos

Los modos se seleccionan al presionar el botón virtual con el nombre del modo deseado. Hay 10 modos básicos (**Tabla 25-3**). Todos los modos pueden ser activados por flujo o por presión. Asimismo, hay «configuraciones avanzadas» que pueden usarse para modificar los modos principales (**Tabla 25-4**). Algunas de estas configuraciones avanzadas permiten cambiar el modo, lo cual genera muchos más modos según la clasificación (**Tabla 25-5**).

La configuración avanzada aumento tanto la flexibilidad como la confusión. Por ejemplo, el modo que se llama «A/C con control de volumen» se clasifica como ventilación obligatoria continua con CV con selección de objetivos de punto fijo (CV-VOCs). Sin embargo, si se le agrega la configuración avanzada «Vsinc» y «ciclo de flujo» a este modo, lo convierten en ventilación obligatoria intermitente con CP y selección de objetivos adaptativa y de punto fijo (CP-VOIa,s), un modo completamente distinto.

La compensación ante fugas se utiliza para compensar las fugas iniciales, las cuales pueden producirse en la interfaz entre el paciente y la mascarilla o alrededor del tubo endotraqueal del paciente. Solamente ofrece una compensación de fugas iniciales y no permanece activa durante la ventilación. El parámetro «volumen del

Tabla 25-3. Los 10 modos básicos del AVEA de CareFusion.

Parámetro	VOL/ AC	VOSI VOL	AC PRES	VOSI PRES	AC PRCV	VOSI PRCV	CPAP/ VPS	VLPVR/ BIFÁSICA	AC CTLP	VOSI CTLP
Frecuencia	x	x	x	x	x	x			x	x
Volumen	x	x			x	x				
Flujo máximo	x	x							x	x
Presión inspiratoria			x	x				x	x	x
Tiempo inspiratorio			x	x	x	x		x	x	x

VOL: volumen; AC: asistido/controlado; PRES: presión; VOSI: ventilación obligatoria sincronizada intermitente; PRCV: presión regulada, control de volumen; CPAP: presión positiva continua en las vías respiratorias; VPS: ventilación con presión de soporte; VLPVR: ventilación por liberación de presión en las vías respiratorias; CTLP: ciclada por tiempo, limitada por presión.

Tabla 25-4. Modos avanzados del AVEA de CareFusion.

Configuración avanzada	Acción
Límite de volumen	Para los modos de control de presión, fija un umbral de ciclado por volumen. Obsérvese que el ciclado por volumen de una respiración con presión de soporte la cambia de espontánea a obligatoria.
Volumen del equipo	Para los modos de control de presión, permite un objetivo de volumen y flujo, y activa la fijación de objetivos dobles. El usuario fija el volumen objetivo y el respirador calcula el flujo objetivo como el volumen dividido por el tiempo inspiratorio fijado. Si el flujo disminuye a este flujo objetivo, y el volumen no se ha administrado, la inspiración cambia a control de volumen con un flujo constante hasta que se haya administrado el volumen. El tiempo inspiratorio permanece constante. El volumen del equipo reemplaza el parámetro de ciclado por flujo en caso de estar activado.
Ciclado por flujo	Para los modos de control de presión, cambia el criterio de ciclado por tiempo al ciclado por flujo y fija el umbral para cortar el flujo inspiratorio como un porcentaje del flujo máximo.
Flujo a demanda	Para los modos de control de volumen, fija un objetivo de presión determinado por el respirador y activa la selección de objetivos dobles. Si la presión inspiratoria disminuye 2 cm H_2O (debido al esfuerzo inspiratorio del paciente), el control de volumen cambia a control de presión. Si el volumen fijado se administra, y el flujo es igual al flujo fijado, la inspiración es ciclada por volumen. De lo contrario, la inspiración es ciclada por flujo a un 25 % del flujo máximo.
Vsinc	Cambia el modo de control de volumen a control de presión con selección adaptativa de objetivos. La presión inspiratoria se ajusta automáticamente para mantener un volumen corriente promedio igual al volumen fijado.

equipo» utiliza el volumen corriente como su objetivo y, por lo tanto, calcularía en exceso el volumen corriente real en presencia de una fuga importante alrededor de un tubo endotraqueal sin manguito.

Ventilación por liberación de presión de las vías respiratorias/bifásica

La presión en las vías respiratorias se mantiene a un nivel relativamente elevado durante la mayor parte del ciclo respiratorio, con una liberación intermitente a un valor inferior. Eso, en esencia, una ventilación de relación inversa extrema con un tiempo inspiratorio muy prolongado y una exhalación breve. Se permiten las respiraciones espontáneas, tanto entre las insuflaciones obligatorias como durante ellas, y representan la mayor parte de la ventilación minuto. Por lo tanto, es necesario un esfuerzo respiratorio adecuado. (Véase el **Capítulo 21** para leer una descripción funcional de la ventilación por liberación de presión en las vías respiratorias (VLPVR)).

Compensación de la vía respiratoria artificial

Cuando está activada la compensación de la vía respiratoria artificial, el respirador calcula la presión en la abertura de las vías respiratorias que es necesaria para administrar la presión de insuflación fijada hacia el extremo distal (carina) del tubo endotraqueal, como si el descenso súbito de presión a lo largo de la vía respiratoria artificial no existiera. Este cálculo toma en cuenta el flujo, la composición del gas (helio o nitrógeno/oxígeno), la FiO_2, el diámetro del tubo, la longitud del tubo y la curvatura de la faringe

Tabla 25-5. Todos los modos disponibles del AVEA de CareFusion. (Utilizada con permiso de Mandu Press Ltd.).

Nombre del modo	Clasificación de los modos				Identificación
	Variable de control	Secuencia respiratoria	Esquema primario de selección de objetivos respiratorios	Esquema secundario de selección de objetivos respiratorios	
A/C (volumen)	Volumen	VOC	Punto fijo	NC	CV-VOCs
VOSI (volumen)	Volumen	VOI	Punto fijo	Punto fijo	CV-VOIs,s
VOSI (volumen) con compensación de la vía respiratoria artificial	Volumen	VOI	Punto fijo	Punto fijo/con aportes variables (servo)	CV-VOIs,sr
A/C (volumen) con flujo a demanda	Volumen	VOI	Doble	Doble	CV-VOId,d
VOSI (volumen) con flujo a demanda	Volumen	VOI	Doble	Punto fijo	CV-VOId,s
VOSI (volumen) con flujo a demanda y compensación de la vía respiratoria artificial	Presión	VOI	Doble	Punto fijo/con aportes oscilatorios (servo)	CV-VOId,sr
A/C (presión)	Presión	VOC	Punto fijo	NC	CP-VOCs
A/C ciclada por tiempo y limitada por presión	Presión	VOC	Punto fijo	NC	CP-VOCs
A/C (presión) con volumen de equipo	Presión	VOC	Doble	NC	CP-VOCd
A/C (presión) con volumen definido	Presión	VOC	Adaptativa	NC	CP-VOCa
A/C ciclada por tiempo y limitada por presión con volumen definido	Presión	VOC	Adaptativa	NC	CP-VOCa
A/C (volumen) con Vsinc	Presión	VOC	Adaptativa	NC	CP-VOCa
A/C (volumen) con Vsinc	Presión	VOC	Adaptativa	NC	CP-VOCa
A/C regulada con control de volumen	Presión	VOC	Adaptativa	NC	CP-VOCa
A/C (presión) con ciclado por flujo	Presión	VOI	Punto fijo	Punto fijo	CP-VOIs,s
A/C (presión) con ciclado por flujo y compensación de la vía respiratoria artificial	Presión	VOI	Punto fijo	Punto fijo/con aportes variables (servo)	CP-VOIs,sr
VOSI (presión)	Presión	VOI	Punto fijo	Punto fijo	CP-VOIs,s
VOSI (presión) con compensación de la vía respiratoria artificial	Presión	VOI	Punto fijo	Punto fijo/con aportes variables (servo)	CP-VOIs,sr
CPAP/ventilación con presión de soporte y límite de volumen	Presión	VOI	Punto fijo	Punto fijo	CP-VOIs,s
CPAP/ventilación con presión de soporte, límite de volumen y compensación de la vía respiratoria artificial	Presión	VOI	Punto fijo	Punto fijo/con aportes variables (servo)	CP-VOIs,sr
VOI nasal neonatal	Presión	VOI	Punto fijo	Punto fijo	CP-VOIs,s
VOI nasal neonatal con compensación de la vía respiratoria artificial	Presión	VOI	Punto fijo	Punto fijo/con aportes variables (servo)	CP-VOIs,sr
Ventilación por liberación de presión en las vías respiratorias/bifásica	Presión	VOI	Punto fijo	Punto fijo	CP-VOIs,s
A/C ciclada por tiempo y limitada por presión con ciclado por flujo	Presión	VOI	Punto fijo	Punto fijo/con aportes variables (servo)	CP-VOIs,sr
VOSI ciclada por tiempo y limitada por presión, con compensación de la vía respiratoria artificial	Presión	VOI	Punto fijo	Punto fijo/con aportes variables (servo)	CP-VOIs,sr

Tabla 25-5. Todos los modos disponibles del AVEA de CareFusion. (*Continuación*)

Nombre del modo	Clasificación de los modos				Identificación
	Variable de control	Secuencia respiratoria	Esquema primario de selección de objetivos respiratorios	Esquema secundario de selección de objetivos respiratorios	
VOIS ciclada por tiempo y limitada por presión	Presión	VOI	Doble	Punto fijo	CP-VOIs,s
VOIS (presión) con volumen garantizado	Presión	VOI	Adaptativa	Punto fijo	CP-VOIa,s
VOIS (presión) con volumen garantizado y compensación de la vía respiratoria artificial	Presión	VOI	Adaptativa	Punto fijo/con aportes variables (servo)	CP-VOIa,sr
A/C ciclada por tiempo y limitada por presión con ciclado porflujo y volumen garantizado	Presión	VOI	Adaptativa	Punto fijo	CP-VOIa,s
VOSI ciclada por tiempo y limitada por presión, con volumen garantizado	Presión	VOI	Adaptativa	Punto fijo	CP-VOIa,s
VOSI ciclada por tiempo y limitada por presión, con volumen garantizado y compensación de la vía respiratoria artificial	Presión	VOI	Adaptativa	Punto fijo/con aportes variables (servo)	CP-VOIa,sr
A/C (volumen) con Vsinc y ciclado por flujo	Presión	VOI	Adaptativa	Punto fijo	CP-VOIa,s
VOSI (volumen) con Vsinc	Presión	VOI	Adaptativa	Punto fijo	CP-VOIa,s
VOSI (volumen) con Vsinc y compensación de la vía respiratoria artificial	Presión	VOI	Adaptativa	Punto fijo/con aportes variables (servo)	CP-VOIa,sr
A/C regulada por presión, con control de volumen y ciclado por flujo	Presión	VOI	Adaptativa	Adaptativa	CP-VOIa,s
VOSI regulada por presión, con control de volumen y ciclado por flujo	Presión	VOI	Adaptativa	Punto fijo	CP-VOIa,a
VOSI regulada por presión, con control de volumen	Presión	VOI	Adaptativa	Punto fijo	CP-VOIa,s
VOSI regulada por presión, con control de volumen y compensación de la vía respiratoria artificial	Presión	VOI	Adaptativa	Punto fijo/con aportes variables (servo)	CP-VOIas,s
A/C ciclada por tiempo y limitada por presión, con ciclado por flujo, volumen garantizado y compensación de la vía respiratoria artificial	Presión	VOI	Adaptativa/con aportes variables (servo)	Punto fijo/con aportes variables (servo)	CP-VOIar,sr
A/C (volumen) con Vsinc, ciclado por flujo y compensación de la vía respiratoria artificial	Presión	VOI	Adaptativa/con aportes variables (servo)	Punto fijo/con aportes variables (servo)	CP-VOIar,sr
A/C regulada por presión, con control de volumen, ciclado por flujo y compensación de la vía respiratoria artificial	Presión	VOI	Adaptativa/con aportes variables (servo)	Punto fijo/con aportes variables (servo)	CP-VOIas,as
VOIS regulada por presión, con control de volumen, ciclado por flujo y compensación de la vía respiratoria artificial	Presión	VOI	Adaptativa/con aportes variables (servo)	Punto fijo/con aportes variables (servo)	CP-VOIar,sr
A/C ciclada por tiempo y limitada por presión, ciclada por flujo y compensación de la vía respiratoria artificial	Presión	VOI	Punto fijo/con aportes variables (servo)	Punto fijo/con aportes variables (servo)	CP-VOIsr,sr
CPAP/ventilación con presión de soporte	Presión	VEC	Punto fijo	NC	CP-VECs
CPAP/ventilación con presión de soporte y compensación de la vía respiratoria artificial	Presión	VEC	Punto fijo/con aportes variables (servo)	NC	CP-VECsr

a: adaptativa; A/C: asistencia/control; ar: adaptativa y con aportes variables (servo); as: adaptativa y de punto fijo; VOC: ventilación obligatoria continua; VEC: ventilación espontánea continua; d: doble; VOI: ventilación obligatoria intermitente; NC: no corresponde; CP: control de presión; r: con aportes variables (servo); s: punto fijo; VOSI: ventilación obligatoria sincronizada intermitente; sr: punto fijo y con aportes variables (servo); CV: control de volumen.

en función del tamaño del paciente (neonatal, pediátrico, adulto). Esta compensación se produce únicamente durante la insuflación. La compensación de la vía respiratoria artificial permanece activa en todas las insuflaciones de soporte (espontáneas) y cicladas por flujo con CP (espontáneas u obligatorias, dependiendo de si las dispara el equipo o el paciente).

CPAP/presión de soporte

Todas las respiraciones espontáneas tienen presión de soporte si el nivel de presión de soporte se fija por encima de cero.

CPAP/presión de soporte con límite de volumen

Todas las respiraciones espontáneas tienen presión de soporte: cuando una insuflación activada por el paciente supera el límite de volumen fijado, se corta la insuflación.

CPAP nasal neonatal

Está disponible únicamente en la configuración para pacientes neonatales. Este modo está diseñado para usarse con circuitos de pacientes neonatales estándar de doble rama y gafas nasales.

VOI nasal neonatal

Este modo está disponible únicamente en la configuración para pacientes neonatales. Está diseñado para usarse con circuitos de pacientes neonatales estándar de doble rama y gafas nasales.

Las insuflaciones obligatorias se administran a una frecuencia fija. Las respiraciones espontáneas se permiten, pero no reciben soporte.

A/C por presión

Todos los esfuerzos respiratorios activan una insuflación controlada por presión (siempre que el respirador detecte el esfuerzo). Una frecuencia predeterminada de insuflaciones obligatorias ofrece una frecuencia de respaldo en caso de apnea.

A/C con presión y ciclo por flujo

La activación del ciclo por flujo hace que cada insuflación sea disparada por el paciente. Una frecuencia de respaldo activará el respirador a la frecuencia determinada en caso de apnea. La A/C ciclada por flujo es el equivalente a la presión de soporte de muchos dispositivos.

A/C por presión y volumen de equipo

Todos los esfuerzos inspiratorios activan una insuflación controlada por presión. En este modo, el respirador cambia de CP a CV si el flujo de insuflación desciende hasta un umbral determinado por el equipo antes de alcanzar el volumen corriente predeterminado. La insuflación continúa a un flujo constante durante el tiempo inspiratorio predeterminado hasta que se administra el volumen corriente *inspiratorio programado*. Por lo tanto, este modo no funcionará correctamente en presencia de una fuga importante alrededor del tubo endotraqueal.

A/C por presión y volumen garantizado

Este modo está disponible únicamente para la configuración de pacientes neonatales.

Todos los esfuerzos inspiratorios activan una insuflación ciclada por tiempo y controlada por presión y tienen un volumen definido en función del volumen corriente *exhalado* en la abertura de las vías respiratorias. El usuario fija un límite de presión superior y un volumen corriente promedio, y el dispositivo ajustará la presión de insuflación administrada para mantener el volumen corriente objetivo que se fijó. Una frecuencia de respaldo activará el respirador a la frecuencia predeterminada en caso de apnea.

A/C con presión regulada y control de volumen (no disponible para ventilación neonatal)

La ventilación con presión regulada y control de volumen (PRCV) administra insuflaciones controladas por presión que brindan soporte a cada respiración, para las cuales el nivel de presión se modula automáticamente para lograr un volumen *inspiratorio* predeterminado. Inicialmente, se administra al paciente una insuflación de prueba con flujo decreciente y controlada por volumen para determinar el volumen corriente. Luego, el respirador determina la presión objetivo en función de la presión de insuflación máxima de la insuflación de prueba para las subsiguientes insuflaciones controladas por presión. El respirador ajusta automáticamente la presión de insuflación para mantener el volumen corriente. El cambio gradual máximo entre dos insuflaciones consecutivas es de 3 cm H_2O. El volumen corriente máximo administrado en una sola insuflación está determinado por el límite de volumen fijado.

A/C con presión regulada, control de volumen y ciclado por flujo (no disponible para ventilación neonatal)

Este modo es igual al anterior, pero es ciclado por flujo.

VOSI con presión regulada, control de volumen y ciclado por flujo (no disponible para ventilación neonatal)

Este modo es igual al anterior, pero solo se administra una cantidad predeterminada de respiraciones obligatorias en sincronía con los esfuerzos inspiratorios (si los hay). Las respiraciones espontáneas son posibles entre las respiraciones obligatorias. Las insuflaciones activadas por el respirador se producen a la frecuencia predeterminada si no se detecta ningún esfuerzo respiratorio.

VOSI con presión regulada y control de volumen (no disponible para ventilación neonatal)
Este modo es igual al anterior, pero con ciclado por tiempo, no por flujo.

VOSI con presión
Este modo es la VOSI controlada por presión.

VOSI con presión y volumen garantizado (disponible únicamente para la configuración de pacientes neonatales)
El volumen garantizado es el mismo que con la A/C. Las insuflaciones obligatorias se administran a una frecuencia predeterminada y se sincronizan con el esfuerzo inspiratorio (si lo hay).

A/C ciclado por tiempo y limitado por presión (disponible únicamente para la configuración de pacientes neonatales)
Cada esfuerzo inspiratorio activa una insuflación ciclada por tiempo y limitada por presión. Los modos limitados por presión están controlados por flujo y tienen un límite de presión, al revés de lo que sucede con los modos centrados en la presión, que directamente están controlados por la presión. La implicancia práctica de esta distinción es que es posible que el límite de presión no se alcance si el flujo inspiratorio es bajo y el tiempo inspiratorio es largo. Por el contrario, el flujo inspiratorio máximo puede fijarse a un nivel superior que el que podría producirse con una insuflación controlada por presión y, quizá, mejorar la sincronía entre el respirador y el paciente. Una frecuencia de respaldo ciclará el respirador a la frecuencia predeterminada en caso de apnea.

A/C ciclada por tiempo y limitada por presión, con ciclo de flujo
Cada esfuerzo inspiratorio activa una insuflación ciclada por flujo y limitada por presión. Este modo es equivalente a la presión de soporte de otros dispositivos.

A/C ciclada por tiempo y limitada por presión, con ciclo de flujo y volumen garantizado
Este modo es igual al de arriba, pero con volumen garantizado.

A/C ciclada por tiempo y limitada por presión, con volumen garantizado (disponible únicamente para la configuración de pacientes neonatales)
Este modo es igual al de arriba, pero ciclado por tiempo, no por flujo.

VOSI ciclado por tiempo y limitado por presión (disponible únicamente para la configuración de pacientes neonatales)
Las insuflaciones obligatorias limitadas por presión y cicladas por tiempo se administran a una frecuencia predeterminada y se sincronizan con los esfuerzos inspiratorios (si los hay). Las respiraciones espontáneas son posibles entre insuflaciones obligatorias.

VOSI ciclada por tiempo y limitada por presión, con volumen garantizado (disponible únicamente para la configuración de pacientes neonatales)
Este modo es igual al de arriba, pero con volumen garantizado.

A/C por volumen
Cada esfuerzo inspiratorio activa una insuflación controlada por volumen. Se administra volumen corriente predeterminado utilizando un flujo constante a lo largo de un tiempo especificado durante cada insuflación obligatoria. La cantidad de presión necesaria para administrar el volumen corriente variará en función de la distensibilidad y la resistencia del aparato respiratorio. La medición del volumen corriente se basa en el volumen que ingresa en el circuito del respirador. Las fugas alrededor del tubo endotraqueal generarán problemas.

VOSI por volumen
Se administran insuflaciones obligatorias controladas por volumen a una frecuencia predeterminada y se sincronizan con los esfuerzos inspiratorios (si los hay). Las respiraciones espontáneas son posibles entre las insuflaciones obligatorias. Las insuflaciones activadas por el respirador se producen a la frecuencia determinada si no se detecta ningún esfuerzo respiratorio. Se administra una cantidad de volumen determinada utilizando un flujo constante a lo largo de un tiempo especificado durante cada insuflación obligatoria. La cantidad de presión necesaria para administrar el volumen corriente variará en función de la distensibilidad y la resistencia del aparato respiratorio.

PB 840 de Covidien

El respirador Puritan Bennett 840 (**Figura 25-10**) está diseñado para realizar la ventilación invasiva y no invasiva de pacientes adultos, pediátricos y neonatales. Se controla eléctricamente y funciona de manera neumática (requiere un compresor externo).

Interfaz del usuario

La interfaz del usuario utiliza una pantalla táctil, botones y una perilla de control. Los parámetros se ingresan al tocar un botón virtual en la pantalla para seleccionar la configu-

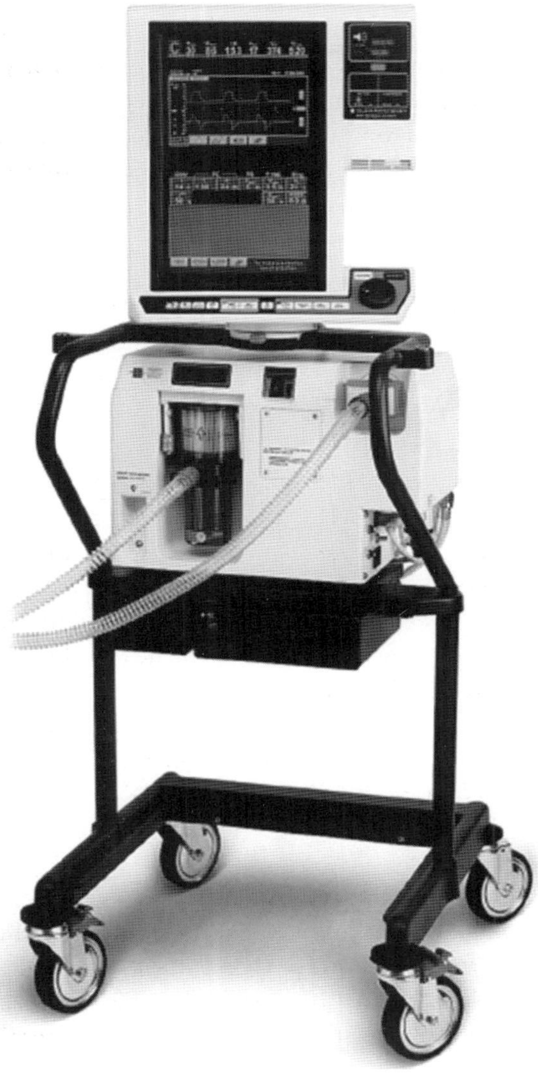

Figura 25-10. El respirador PB 840 de Covidien. (Reproducida con permiso de Covidien).

ración deseada, al girar la perilla para seleccionar el valor de la configuración y, luego, al presionar el botón ACCEPT (Aceptar) para finalizar. Los botones físicos controlan la navegación por el menú, el silenciamiento de las alarmas, el aumento temporario en la concentración de oxígeno, la activación de las insuflaciones manuales, la pausa inspiratoria y la pausa espiratoria.

Modos

Los modos del PB 840 se determinan al seleccionar la secuencia respiratoria y las variables de control por separado. La interfaz del usuario utiliza el término *modo* para referirse a lo que hemos descrito en el **Capítulo 15** como *secuencia respiratoria* (es decir, VOC, VOI, VEC). Las selecciones del menú incluyen A/C (asistido/controlado), VOSI (ventilación obligatoria sincronizada intermitente), espont (espontánea), CPAP (presión positiva continua en las vías respiratorias) y de dos niveles (BILEVEL). Los tipos de insuflaciones obligatorias disponibles son CP, CV y CV+ (CV *plus*). Los tipos de respiraciones espontáneas disponibles son PS (presión de soporte), CT (compensación del tubo), VS (volumen de soporte), AP (asistencia proporcional) y ninguno. Ofrece un modo Apnea con parámetros predeterminados en función del peso corporal ideal del paciente (ingresado durante la rutina de configuración), el tipo de circuito y el tipo de insuflaciones obligatorias. Estos parámetros pueden modificarse.

Los modos disponibles en el PB 840 se muestran en la **Tabla 25-6**.

Asistido/controlado con control de presión

Cada esfuerzo inspiratorio activa una insuflación controlada por presión y ciclada por tiempo. Una frecuencia predeterminada de ventilación de respaldo se activa en caso de apnea.

Asistido/controlado con control de volumen plus

Cada esfuerzo inspiratorio activa una insuflación controlada por presión y ciclada por tiempo con un ajuste adaptativo de la presión. La medición del volumen corriente se realiza en el extremo del respirador del circuito utilizando el volumen corriente inspiratorio. Las especificaciones del fabricante indican que, con un valor fijo de 5 ml, el 95 % de las veces, el volumen corriente real que se administra es de entre 2,3 y 3,9 ml en el pulmón de prueba. Las fugas alrededor del tubo endotraqueal producen una mayor infravaloración del volumen corriente. Hay un sensor proximal opcional para monitorear el volumen corriente real. También hay una frecuencia predeterminada de ventilación de respaldo que se activa en caso de apnea.

Asistido/controlado con control de volumen

Cada esfuerzo inspiratorio activa una insuflación controlada por volumen. Se administra una cantidad fija de volumen utilizando un flujo constante a lo largo de un tiempo especificado durante cada insuflación obligatoria. La cantidad de presión necesaria para administrar el volumen corriente variará en función de la distensibilidad y la resistencia del aparato respiratorio. Hay una frecuencia predeterminada de ventilación de respaldo que se activa en caso de apnea. La medición del volumen corriente se realiza en el extremo del respirador del circuito utilizando el volumen corriente inspiratorio.

Tabla 25-6. Modos disponibles en el PB 840 de Covidien.

Nombre del modo	Clasificación de los modos				Identificación
	Variable de control	Secuencia respiratoria	Esquema primario de selección de objetivos respiratorios	Esquema secundario de selección de objetivos respiratorios	
A/C con control de volumen	Volumen	VOC	Punto fijo	NC	CV-VOCs
VOSI con control de volumen y presión de soporte	Volumen	VOI	Punto fijo	Punto fijo	CV-VOIs,s
VOSI con control de volumen y compensación del tubo	Volumen	VOI	Punto fijo	Con aportes oscilatorios (servo)	CV-VOIs,r
A/C con control de presión	Presión	VOC	Punto fijo	NC	CP-VOCs
A/C con control de volumen *plus*	Presión	VOC	Adaptativa	NC	CP-VOCa
VOSI con control de presión y presión de soporte	Presión	VOI	Punto fijo	Punto fijo	CP-VOIs,s
VOSI con control de presión y compensación del tubo	Presión	VOI	Punto fijo	Punto fijo	CP-VOIs,r
Dos niveles con presión de soporte	Presión	VOI	Punto fijo	Punto fijo	CP-VOIs,s
Dos niveles con compensación del tubo	Presión	VOI	Punto fijo	Con aportes variables (servo)	CP-VOIs,r
VOSI con control de volumen *plus* y presión de soporte	Presión	VOI	Adaptativa	Punto fijo	CP-VOIa,s
VOSI con control de volumen *plus* y compensación del tubo	Presión	VOI	Adaptativa	Con aportes variables (servo)	CP-VOIa,r
Espontáneo con presión de soporte	Presión	VEC	Punto fijo	NC	CP-VECs
Espontáneo con compensación del tubo	Presión	VEC	Con aportes variables (servo)	NC	CP-VECr
Espontáneo con asistencia proporcional	Presión	VEC	Con aportes variables (servo)	NC	CP-VECr
Espontáneo con volumen de soporte	Presión	VEC	Adaptativa	NC	CP-VECa

a: adaptativa; VOC: ventilación obligatoria continua; VEC: ventilación espontánea continua; VOI: ventilación obligatoria intermitente; NC: no corresponde; CP: control de presión; r: con aportes variables (servo); s: punto fijo; CV: control de volumen. (Reproducida con permiso de Mandu Press Ltd.).

Dos niveles (con presión de soporte)

Es un tipo de VOI de baja frecuencia controlada por presión que permite la respiración espontánea durante todo el ciclo ventilatorio. La presión inspiratoria y la PEEP se llaman $PEEP_A$ y $PEEP_B$, respectivamente. La mayor parte de la ventilación minuto depende del esfuerzo respiratorio espontáneo.

Dos niveles (con compensación del tubo)

Este modo es igual que el de arriba. La respiración espontánea se produce durante todo el ciclo. La compensación del tubo disminuye el trabajo respiratorio.

VOSI con control de presión (con presión de soporte)

Una cantidad determinada de respiraciones espontáneas activa una insuflación controlada por presión. Las insuflaciones activadas por el respirador se producen a la frecuencia determinada si no se detecta ningún esfuerzo respiratorio. Las respiraciones espontáneas que superen la frecuencia determinada reciben soporte con una presión fijada por el usuario que será superior a la PEEP.

VOSI con control de presión (con compensación del tubo)

Las insuflaciones obligatorias controladas por presión se administran a una frecuencia predeterminada y se sincronizan con los esfuerzos inspiratorios (si los hay). Las respiraciones espontáneas son posibles entre las insuflaciones obligatorias y pueden ser asistidas con presión de soporte. Las respiraciones espontáneas que superen la frecuencia determinada tienen un menor trabajo respiratorio debido a la compensación del tubo, que ajusta la presión inspiratoria en proporción al flujo inspiratorio durante toda la inspiración para superar la resistencia del tubo endotraqueal.

VOSI con control de volumen y presión de soporte

Las insuflaciones obligatorias controladas por volumen se administran a una frecuencia predeterminada y se sincronizan con los esfuerzos inspiratorios (si los hay). Las respiraciones espontáneas son posibles entre las insuflaciones obligatorias y pueden ser asistidas con presión de soporte. El CV se basa en la medición del volumen corriente en el extremo del respirador del circuito utilizando el volumen corriente inspiratorio.

VOSI con control de volumen plus (con presión de soporte)

Cada esfuerzo inspiratorio (si se detecta) activa una respiración obligatoria controlada por presión, con selección adaptativa de objetivos, para ajustar automáticamente la presión de insuflación con el fin de lograr el volumen corriente promedio predeterminado. Las insuflaciones activadas por el respirador se producen a una frecuencia predeterminada en caso de no detectarse ningún esfuerzo respiratorio. La medición del volumen corriente se realiza en el extremo del respirador del circuito utilizando el volumen corriente inspiratorio, lo cual produce una infravaloración del volumen corriente administrado. Las fugas alrededor del tubo endotraqueal producen una mayor infravaloración del volumen corriente. Un sensor proximal opcional permite monitorear el volumen corriente real. Las respiraciones espontáneas que superen la frecuencia determinada pueden ser asistidas con una presión fijada por el usuario que será superior a la PEEP.

VOSI con control de volumen plus (con compensación del tubo)

Este modo es igual al anterior, pero con compensación del tubo en lugar de presión de soporte.

Espontáneo con presión de soporte

Este modo se trata de una ventilación espontánea con CPAP, en la que todas las respiraciones espontáneas reciben soporte con una presión determinada por encima de la PEEP.

Espontáneo con volumen de soporte

Es el mismo modo que el anterior, pero con selección adaptativa de objetivos, tales como la presión de insuflación, que se ajusta automáticamente para lograr el volumen corriente promedio predeterminado, en función de la medición del volumen corriente inspiratorio en el extremo del respirador del circuito del paciente.

Ventilación neonatal

Una opción NeoMode determina los valores de determinados parámetros en función del tipo de circuito del paciente y del peso corporal ideal (el rango para los neonatos es de 0,3 a 7,0 kg o de 0,66 a 15 lb).

Evita XL de Dräger

El respirador Evita XL de Dräger (**Figura 25-11**) está diseñado para realizar la ventilación invasiva y no invasiva de pacientes adultos, pediátricos y neonatales. Se controla eléctricamente y funciona de manera neumática (requiere un compresor externo). Este es un modelo más antiguo que aún se utiliza bastante, pero está siendo reemplazado por el Evita V500 y el Babylog VN500.

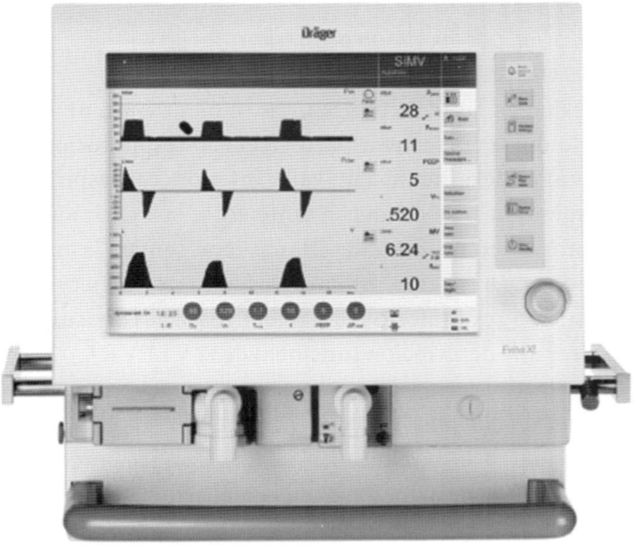

Figura 25-11. El respirador Evita XL de Dräger. (Reproducida con permiso de Dräger).

Interfaz del usuario

La interfaz del usuario utiliza una pantalla táctil, botones y una perilla de control. Los parámetros se ingresan tocando un botón virtual en la pantalla para seleccionar la configuración deseada, girando la pantalla para seleccionar el valor de la configuración y, luego, presionando la perilla para finalizar. Otros botones virtuales ofrecen distintas funciones relacionadas con la navegación por el menú, el silenciamiento de alarmas, la administración temporaria de oxígeno al 100 %, la activación de las insuflaciones manuales, la pausa inspiratoria y la pausa espiratoria.

Modos

Los modos se seleccionan por nombre del modo (por ejemplo, VOC, VOSI, etc.) utilizando las pestañas de la pantalla táctil. Las pantallas de configuración relevantes del respirador se muestran en función de la pestaña del modo. Las configuraciones también se agrupan por pestaña, lo que da acceso a configuraciones básicas (como volumen corriente para los modos con CV y presión inspiratoria para los modos con CP) y a configuraciones adicionales. Algunas configuraciones adicionales son sencillas, como la sensibilidad de activación o la compensación automática del tubo. Otras son más complejas, como el AutoFlow (Flujo automático). Activar el AutoFlow cambia el modo de CV con selección de objetivos de punto fijo a CP con selección adaptativa de objetivos, un modo completamente distinto. Todos los modos pueden ser activados por flujo o por presión. La **Tabla 25-7** muestra los modos disponibles en el Evita XL de Dräger.

Ventilación por liberación de presión en las vías respiratorias

La presión en las vías respiratorias se mantiene a un nivel elevado durante la mayor parte del ciclo respiratorio, con liberación intermitente a un valor inferior. Las respiraciones espontáneas se producen tanto entre las respiraciones obligatorias como durante ellas y representan la mayor parte de la ventilación minuto. Por lo tanto, es necesario un esfuerzo respiratorio confiable. (Véase el **Capítulo 21** para leer una descripción funcional de la VLPVR).

Ventilación obligatoria continua

Cada esfuerzo inspiratorio activa una insuflación controlada por volumen y sincronizada con el esfuerzo inspiratorio (si lo hay). Las insuflaciones obligatorias activadas por el respirador se administran a la frecuencia predeterminada.

Ventilación obligatoria continua con AutoFlow

Cada esfuerzo inspiratorio (si se detecta) activa una insuflación obligatoria controlada por presión, con selección adaptativa de objetivos para ajustar automáticamente la presión de insuflación con el fin de lograr un volumen corriente promedio predeterminado. Las insuflaciones obligatorias activadas por el respirador se administran a la frecuencia predeterminada.

Presión positiva continua en las vías respiratorias/presión de soporte

Este modo es espontáneo con respiraciones presurizadas con CPAP, y cada respiración recibe una cantidad determinada de presión de soporte que supera la CPAP. Es necesario un impulso respiratorio estable.

Ventilación controlada por presión plus asistida

Este modo se llama asistido/controlado en el modelo nuevo V500. Cada esfuerzo inspiratorio activa una insuflación ciclada por tiempo y controlada por presión. Una frecuencia de respaldo garantiza una frecuencia mínima activada por el respirador.

Ventilación controlada por presión plus/presión de soporte

Las insuflaciones obligatorias controladas por presión se administran a una frecuencia predeterminada y se sincronizan con los esfuerzos inspiratorios (si se detectan). Las respiraciones espontáneas son posibles entre las insuflaciones obligatorias. Las respiraciones espontáneas se permiten tanto entre las insuflaciones obligatorias como durante ellas y pueden recibir presión de soporte.

Ventilación obligatoria sincronizada intermitente

Las insuflaciones obligatorias controladas por presión se administran a una frecuencia predeterminada y se sincronizan con los esfuerzos inspiratorios (si los hay). Las respiraciones espontáneas son posibles entre las insuflaciones obligatorias y pueden ser asistidas con presión de soporte, en caso de seleccionar esa opción.

Ventilación obligatoria sincronizada intermitente con AutoFlow

Este modo es igual al de arriba, pero con selección adaptativa de objetivos para lograr el volumen corriente determinado.

Ventilación neonatal

El Evita XL puede usarse para ventilar a neonatos prematuros con la opción NeoFlow. Esta opción ofrece una medición del flujo en el tubo en y, la cual permite el monitoreo preciso del volumen independientemente de la distensibilidad del circuito del paciente, además de una activación precisa. La compensación automática de fugas permite disminuir directamente el volumen corriente hasta 3 ml.

Evita Infinity V500 de Dräger

El respirador Evita Infinity V500 de Dräger (**Figura 25-12**) está diseñado para la ventilación invasiva y no

Tabla 25-7. Modos disponibles en el Evita XL de Dräger.

Nombre del modo	Clasificación de los modos				
	Variable de control	**Secuencia respiratoria**	**Esquema primario de selección de objetivos respiratorios**	**Esquema secundario de selección de objetivos respiratorios**	**Identificación**
Ventilación obligatoria continua	Volumen	VOC	Punto fijo	NC	CV-VOCs
Ventilación obligatoria continua limitada por presión	Volumen	VOC	Doble	NC	CV-VOCd
VOSI	Volumen	VOI	Punto fijo	Punto fijo	CV-VOIs,s
VOSI con compensación automática del tubo	Volumen	VOI	Punto fijo	Punto fijo/con aportes variables *(servo)*	CV-VOIs,sr
VOSI con ventilación limitada por presión	Volumen	VOI	Doble	Punto fijo	CV-VOId,s
VOSI con ventilación limitada por presión y compensación automática del tubo	Volumen	VOI	Doble	Punto fijo/con aportes variables (servo)	CV-VOId,s
Ventilación obligatoria minuto controlada por volumen	Volumen	VOI	Adaptativa	Punto fijo	CV-VOIa,s
Ventilación obligatoria minuto controlada por volumen con compensación automática del tubo	Volumen	VOI	Adaptativa	Punto fijo/con aportes variables (servo)	CV-VOIa,sr
Ventilación minuto obligatoria controlada por volumen con límite de presión	Volumen	VOI	Doble/adaptativa	Punto fijo	CV-VOIda,s
Ventilación minuto obligatoria controlada por volumen con límite de presión y compensación automática del tubo	Volumen	VOI	Doble/adaptativa	Punto fijo/con aportes variables (servo)	VC-VOIda,sr
Ventilación controlada por presión *plus* asistida	Presión	VOC	Punto fijo	NC	CP-VOCs
Ventilación obligatoria continua con AutoFlow	Presión	VOC	Adaptativa	NC	CP-VOCa
Ventilación obligatoria continua con AutoFlow y compensación del tubo	Presión	VOC	Adaptativa/con aportes variables (servo)	NC	CP-VOCas
Ventilación controlada por presión *plus*/presión de soporte	Presión	VOI	Punto fijo	Punto fijo	CP-VOIs,s
Ventilación controlada por presión *plus*/presión de soporte y compensación del tubo	Presión	VOI	Punto fijo/con aportes variables (servo)	Punto fijo/con aportes variables (servo)	CP-VOIsr,sr
Ventilación por liberación de presión en las vías respiratorias	Presión	VOI	Punto fijo	Punto fijo	CP-VOIs,s
Ventilación por liberación de presión en las vías respiratorias con compensación del tubo	Presión	VOI	Punto fijo/con aportes variables (servo)	Punto fijo/con aportes variables (servo)	CP-VOIsr,sr
Volumen minuto obligatorio con AutoFlow	Presión	VOI	Adaptativa	Punto fijo	CP-VOIa,s
Volumen minuto obligatorio con AutoFlow y compensación del tubo	Presión	VOI	Adaptativa/con aportes variables (servo)	Punto fijo/con aportes variables (servo)	CP-VOIar,sr
Ventilación obligatoria sincronizada intermitente con AutoFlow	Presión	VOI	Adaptativa	Punto fijo	CP-VOIa,s
Ventilación obligatoria sincronizada intermitente con AutoFlow y compensación del tubo	Presión	VOI	Adaptativa/con aportes variables (servo)	Punto fijo/con aportes variables (servo)	CP-VOIar,sr
Presión positiva continua en las vías respiratorias/presión de soporte	Presión	VEC	Punto fijo	NC	CP-VECs

Tabla 25-7. Modos disponibles en el Evita XL de Dräger. (*Continuación*)

Nombre del modo	Clasificación de los modos				
	Variable de control	**Secuencia respiratoria**	**Esquema primario de selección de objetivos respiratorios**	**Esquema secundario de selección de objetivos respiratorios**	**Identificación**
Presión positiva continua en las vías respiratorias/presión de soporte con compensación del tubo	Presión	VEC	Punto fijo/con aportes variables (servo)	NC	CP-VECsr
SmartCare	Presión	VEC	Inteligente	NC	CP-VECi

a: adaptativa; ar: adaptativa y con aportes variables (servo); VOC: ventilación obligatoria continua; VEC: ventilación espontánea continua; d: doble; VOI: ventilación obligatoria intermitente; NC: no corresponde; CP: control de presión; CV: control de volumen; s: punto fijo; sr: punto fijo y con aportes variables (servo); da: doble y adaptativa; as: adaptativa y de punto fijo; i: inteligente. (Reproducida con permiso de Mandu Press Ltd.).

invasiva de pacientes adultos y pediátricos. Con *software* adicional y medición opcional del flujo en el tubo en y, también permite ventilar a pacientes neonatos. Se controla eléctricamente y funciona de manera neumática (requiere un compresor externo). En la próxima sección, se analiza una versión neonatal especializada, la VN500.

Interfaz del usuario

La interfaz del usuario tiene una pantalla táctil, botones y una perilla de control. Los parámetros se ingresan tocando un botón virtual en la pantalla para seleccionar la configuración deseada, girando la perilla para seleccionar el valor de la configuración y, luego, presionando la perilla para finalizar. Otros botones ofrecen distintas funciones relacionadas con la navegación por el menú y el silenciamiento de alarmas. La *Smart Pulmonary View* (Vista pulmonar inteligente) permite visualizar información sobre la actividad pulmonar (distensibilidad y resistencia) en tiempo real.

Modos

Los modos se seleccionan por su nombre (por ejemplo, CV-AC, CV-VOSI, etc.), utilizando las pestañas de la pantalla táctil. Las pantallas de configuración relevantes del respirador se muestran en función de la pestaña del modo. Las configuraciones también se agrupan por pestaña, lo que da acceso a configuraciones básicas (como volumen corriente para los modos con CV y presión inspiratoria para los modos con CP) y a configuraciones adicionales. Algunas configuraciones adicionales son sencillas, como la sensibilidad de activación o la compensación automática del tubo. Otras son más complejas, como el AutoFlow (Flujo automático). Activar el AutoFlow cambia el modo de CV con selección de objetivos de punto fijo a CP con selección adaptativa de objetivos, un modo completamente distinto. Todos los modos pueden ser activados por flujo o por presión. La **Tabla 25-8** muestra los modos disponibles en el Evita Infinity V500 de Dräger.

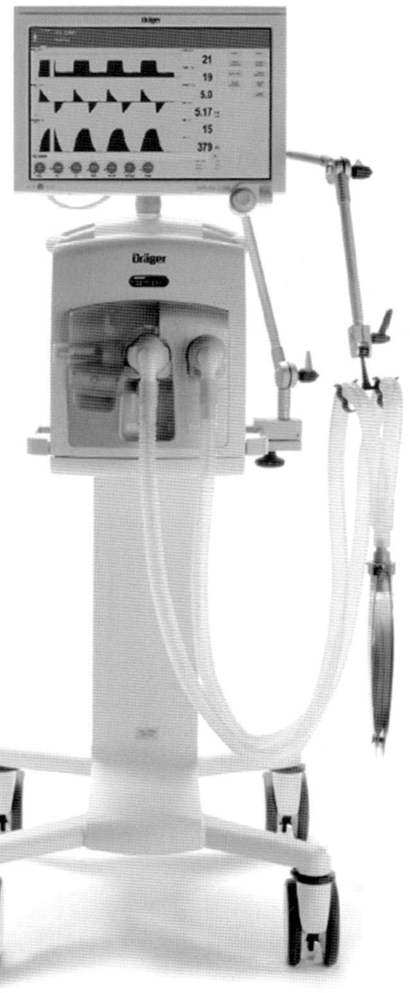

Figura 25-12. El respirador Evita Infinity V500 de Dräger. (Reproducida con permiso de Dräger).

Tabla 25-8. Modos disponibles en el Evita Infinity 500 de Dräger.

Nombre del modo	Clasificación de los modos				Identificación
	Variable de control	Secuencia respiratoria	Esquema primario de selección de objetivos respiratorios	Esquema secundario de selección de objetivos respiratorios	
Ventilación obligatoria continua con control de volumen	Volumen	VOC	Punto fijo	NC	CV-VOCs
Asistido/controlado con control de volumen	Volumen	VOC	Punto fijo	NC	CV-VOCs
Asistido/controlado con control de volumen y ventilación limitada por presión	Volumen	VOC	Doble	NC	CV-VOCd
Ventilación obligatoria sincronizada intermitente con control de volumen	Volumen	VOI	Punto fijo	Punto fijo	CV-VOIs,s
Ventilación obligatoria sincronizada intermitente con control de volumen y compensación automática del tubo	Volumen	VOI	Punto fijo	Punto fijo/con aportes variables (servo)	CV-VOIs,sr
Ventilación obligatoria sincronizada intermitente con control de volumen y ventilación limitada por presión	Volumen	VOI	Doble	Punto fijo	CV-VOId,s
Ventilación obligatoria sincronizada intermitente con control de volumen, ventilación limitada por presión y compensación automática del tubo	Volumen	VOI	Doble	Punto fijo/con aportes variables (servo)	CV-VOId,sr
Ventilación con volumen minuto obligatorio y control de volumen	Volumen	VOI	Adaptativa	Punto fijo	CV-VOIa,s
Ventilación con volumen minuto obligatorio y compensación automática del tubo	Volumen	VOI	Adaptativa	Punto fijo/con aportes variables (servo)	CV-VOIa,sr
Volumen minuto obligatorio con control de volumen y AutoFlow/volumen garantizado	Volumen	VOI	Adaptativa	Punto fijo	CV-VOIda,s
Volumen minuto obligatorio con control de volumen y AutoFlow/volumen garantizado y compensación automática del tubo	Volumen	VOI	Adaptativa/con aportes variables (servo)	Punto fijo/con aportes variables (servo)	CV-VOIdar,sr
Volumen minuto obligatorio con control de volumen y ventilación limitada por presión	Volumen	VOI	Doble/adaptativa	Punto fijo	CV-VOIda,s
Volumen minuto obligatorio con control de volumen y ventilación limitada por presión con compensación automática del tubo	Volumen	VOI	Doble/adaptativa	Punto fijo/con aportes variables (servo)	CV-VOIda,sr
Asistido/controlado con control de presión	Presión	VOC	Punto fijo	NC	CP-VOCs
Asistido/controlado con control de presión y compensación automática del tubo	Presión	VOC	Punto fijo/con aportes variables (servo)	NC	CP-VOCsr
Ventilación obligatoria continua con control de volumen y AutoFlow/ volumen garantizado	Presión	VOC	Adaptativa	NC	CP-VOCa
Ventilación obligatoria continua con control de volumen y AutoFlow/ volumen garantizado y compensación automática del tubo	Presión	VOC	Adaptativa/con aportes variables (servo)	NC	CP-VOCar
Asistido/controlado con control de volumen y AutoFlow/volumen garantizado	Presión	VOC	Adaptativa	NC	CP-VOCa
Asistido/controlado con control de volumen y AutoFlow/volumen garantizado y compensación automática del tubo	Presión	VOC	Adaptativa/con aportes variables (servo)	NC	CP-VOCar

Tabla 25-8. Modos disponibles en el Evita Infinity 500 de Dräger. (*Continuación*)

Nombre del modo	Clasificación de los modos				Identificación
	Variable de control	Secuencia respiratoria	Esquema primario de selección de objetivos respiratorios	Esquema secundario de selección de objetivos respiratorios	
Ventilación obligatoria continua con control de presión	Presión	VOC	Punto fijo	NC	CP-VOCs
Ventilación obligatoria continua con control de presión y compensación automática del tubo	Presión	VOC	Punto fijo/con aportes variables (servo)	NC	CP-VOCsr,sr
Ventilación obligatoria sincronizada intermitente con control de presión	Presión	VOI	Punto fijo	Punto fijo	CP-VOIs,s
Ventilación obligatoria sincronizada intermitente con control de presión y compensación automática del tubo	Presión	VOI	Punto fijo/con aportes variables (servo)	Punto fijo/con aportes variables (servo)	CP-VOIsr,sr
Presión positiva bifásica en las vías respiratorias con control de presión	Presión	VOI	Punto fijo	Punto fijo	CP-VOIs,s
Presión positiva bifásica en las vías respiratorias con control de presión y compensación automática del tubo	Presión	VOI	Punto fijo/con aportes variables (servo)	Punto fijo/con aportes variables (servo)	CP-VOIsr,sr
Ventilación por liberación de presión en las vías respiratorias con control de presión	Presión	VOI	Punto fijo	Punto fijo	CP-VOIs,s
Ventilación por liberación de presión en las vías respiratorias con control de presión y compensación automática del tubo	Presión	VOI	Punto fijo/con aportes variables (servo)	Punto fijo (con aportes variables) (servo)	CP-VOIsr,sr
Ventilación con presión de soporte y control de presión	Presión	VOI	Punto fijo	Punto fijo	CP-VOIs,s
Ventilación con presión de soporte, control de presión y compensación automática del tubo	Presión	VOI	Punto fijo/con aportes variables (servo)	Punto fijo/con aportes variables (servo)	CP-VOIsr,sr
Ventilación obligatoria sincronizada intermitente con control de volumen y AutoFlow	Presión	VOI	Adaptativa	Punto fijo	CP-VOIa,s
Ventilación obligatoria sincronizada intermitente con control de volumen, AutoFlow y compensación automática del tubo	Presión	VOI	Adaptativa/con aportes variables (servo)	Punto fijo/con aportes variables (servo)	CP-VOIar,sr
Espontáneo con presión positiva continua en las vías respiratorias/presión de soporte	Presión	VEC	Punto fijo	NC	CP-VECs
Espontáneo con presión positiva continua en las vías respiratorias/presión de soporte con compensación automática del tubo	Presión	VEC	Punto fijo/con aportes variables (servo)	NC	CP-VECsr
Espontáneo con presión positiva continua en las vías respiratorias/presión de soporte variable	Presión	VEC	Biovariable	NC	CP-VECb
Espontáneo con presión positiva continua en las vías respiratorias/presión de soporte variable con compensación automática del tubo	Presión	VEC	Biovariable/con aportes variables (servo)	NC	CP-VECbr
Espontáneo con presión positiva continua en las vías respiratorias/volumen de soporte	Presión	VEC	Adaptativa	NC	CP-VECa

Tabla 25-8. Modos disponibles en el Evita Infinity 500 de Dräger. (*Continuación*)

Nombre del modo	Clasificación de los modos				
	Variable de control	Secuencia respiratoria	Esquema primario de selección de objetivos respiratorios	Esquema secundario de selección de objetivos respiratorios	Identificación
Espontáneo con presión positiva continua en las vías respiratorias/volumen de soporte con compensación automática del tubo	Presión	VEC	Adaptativa/con aportes variables (servo)	NC	CP-VECar
Espontáneo con presión de soporte proporcional	Presión	VEC	Con aportes variables (servo)	NC	CP-VECr
SmartCare	Presión	VEC	Inteligente	NC	CP-VECi

a: adaptativa; ar: adaptativa y con aportes variables (servo); VOC: ventilación obligatoria continua; d: doble; VOI: ventilación obligatoria intermitente; NC: no corresponde; CP: control de presión; CV: control de volumen; s: punto fijo; b: biovariable; i: inteligente; sr: punto fijo y con aportes variables (servo); da: doble y adaptativa; dar: doble, adaptativa y de punto fijo; ar: adaptativa y con aportes variables (servo); sr: de punto fijo y con aportes variables (servo); br: biovariable y con aportes variables (servo). (Reproducida con permiso de Mandu Press Ltd.)

Ventilación por liberación de presión en las vías respiratorias con control de presión

Es un tipo de VOI controlado por presión que permite la respiración espontánea durante todo el ciclo ventilatorio. La presión en las vías respiratorias se mantiene a un nivel relativamente alto (P_{alta}) durante la mayor parte del ciclo respiratorio, con liberación intermitente a un valor inferior (P_{baja}). (Véase el **Capítulo 21** para leer una descripción funcional de la VLPVR).

La activación de las insuflaciones obligatorias por parte del paciente es posible utilizando la función AutoRelease (Liberación automática). Esto activa la inspiración una vez que se alcanza un umbral de flujo espiratorio predeterminado. Cuando se activa la AutoRelease, el cambio de la P_{alta} a la P_{baja} se sincroniza con la respiración del paciente. La respiración espontánea se produce entre las respiraciones obligaciones y durante ellas, y representa la mayor parte de la ventilación minuto. Por lo tanto, es necesario un esfuerzo respiratorio estable.

Modo Asistido/controlado con control de presión

Cada esfuerzo inspiratorio activa una insuflación ciclada por tiempo y controlada por presión. Una frecuencia de respaldo de ventilación en caso de apnea garantiza una frecuencia mínima activada por el respirador.

Presión positiva bifásica en las vías respiratorias con control de presión

El dispositivo cicla entre dos niveles de presión en las vías respiratorias con respiración espontánea durante todo el ciclo. Puede considerarse un tipo de VOSI con control de presión, salvo que el ciclado de los ciclos obligatorios se sincroniza con el final de una respiración espontánea superpuesta (si la hay).

Ventilación obligatoria continua con control de presión

El respirador genera insuflaciones obligatorias limitadas por presión a una frecuencia determinada activada por el respirador. Las respiraciones espontáneas se permiten tanto durante las respiraciones obligatorias como entre ellas, por lo cual es un tipo de VOI, no de VOC.

Presión de soporte con control de presión

Cada esfuerzo inspiratorio activa una insuflación controlada por presión y ciclada por flujo. Una frecuencia de respaldo de ventilación en caso de apnea garantiza una frecuencia mínima activada por el respirador.

Ventilación obligatoria sincronizada intermitente con control de presión

Las insuflaciones obligatorias controladas por presión se administran a una frecuencia predeterminada y se sincronizan con los esfuerzos inspiratorios (si los hay). Las respiraciones espontáneas son posibles entre las insuflaciones obligatorias y pueden ser asistidas con presión de soporte si se selecciona dicha opción.

Espontáneo con presión positiva continua en las vías respiratorias/presión de soporte

Este modo es espontáneo con CPAP, y cada respiración recibe una cantidad mínima de presión de soporte por encima de la CPAP. Es necesario un impulso respiratorio estable.

Espontáneo con presión positiva continua en las vías respiratorias/volumen de soporte

Es el mismo modo que con presión de soporte, pero con selección adaptativa de objetivos, de manera tal que la presión de insuflación se ajusta automáticamente para alcanzar el volumen corriente promedio predeterminado. Es necesario un impulso respiratorio estable.

Ventilación obligatoria continua con control de volumen y AutoFlow

El respirador genera insuflaciones obligatorias cicladas por tiempo y con volumen definido a una frecuencia determinada activada por el equipo. Las respiraciones espontáneas son posibles, pero no se sincronizan.

Asistido/controlado con control de volumen y AutoFlow

Cada esfuerzo inspiratorio activa una insuflación ciclada por tiempo, la cual tiene un volumen definido. Esto produce un patrón de desaceleración del flujo y, en verdad, es un tipo de CP con selección adaptativa de objetivos de presión para lograr un volumen corriente objetivo con la mínima presión necesaria. El usuario fija un límite de presión que determina el límite superior del rango de presión adaptativa. Una frecuencia de respaldo garantiza una frecuencia mínima activada por el respirador.

Ventilación obligatoria sincronizada intermitente con control de volumen y AutoFlow

Este modo es igual al de arriba, pero únicamente una cantidad determinada de respiraciones espontáneas activan una insuflación obligatoria. Las insuflaciones activadas por el respirador se producen a la frecuencia determinada si no se detecta ningún esfuerzo respiratorio. Se permiten las respiraciones espontáneas que superan la frecuencia determinada, pero no reciben soporte.

Ventilación neonatal

El modo neonatal ofrece mediciones de flujo en el tubo en y, lo cual permite monitorear el volumen de manera exacta independientemente de la distensibilidad del circuito del paciente, además de una activación precisa. Los valores medidos de la ventilación minuto y el volumen corriente no se corrigen en función de las fugas y, por lo tanto, son inferiores a los volúmenes minuto y corriente reales aplicados al paciente en caso de fuga. Cuando se activa la compensación de fugas, los valores medidos de volumen y flujo, así como las curvas de flujo y volumen, se muestran con la corrección en función de la fuga. El Evita Infinity V500 de Dräger compensa las fugas hasta un 100 % del volumen corriente fijado. El volumen corriente exhalado se utiliza para seleccionar los objetivos de volumen.

SERVO-i de Maquet

El respirador SERVO-i (**Figura 25-13**) está diseñado para la ventilación invasiva y no invasiva de adultos, niños y neonatos con dificultad o insuficiencia respiratoria en hospitales o en centros médicos, así como durante el traslado intrahospitalario.

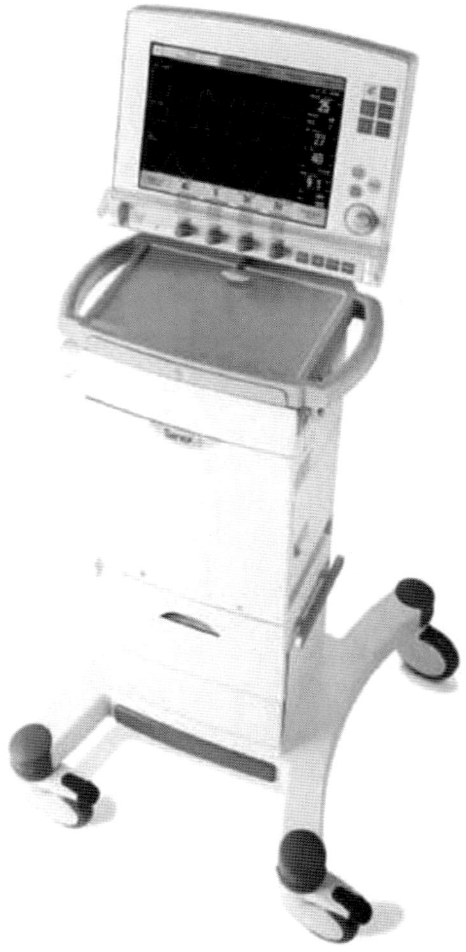

Figura 25-13. El respirador SERVO-i de Maquet. (Reproducida con permiso de Maquet).

Interfaz del usuario

La interfaz del usuario utiliza una pantalla táctil, botones y perillas. La pantalla táctil se utiliza para seleccionar las variables de control, y la perilla de control principal permite ajustar los parámetros (girándola) y confirmarlos (presionándola). Las perillas de control auxiliares permiten realizar ajustes rápidos del porcentaje de oxígeno, el volumen corriente, la presión de insuflación y la PEEP. Los botones permiten activar la insuflación manual, la administración temporaria de oxígeno al 100 %, la pausa inspiratoria y la pausa espiratoria. Otros botones se relacionan con las alarmas, la información del sistema y la navegación.

Modos

Los nombres de los modos se seleccionan al presionar los botones de la pantalla táctil. Una vez elegido un modo, la pantalla cambia para mostrar las opciones de configuración disponibles. Todos los modos pueden ser activados por flujo o por presión.

El *modo automático* (*automode*) es un término utilizado para describir la transición automática entre la ventilación controlada y la ventilación con soporte en función de la aptitud del esfuerzo respiratorio. Es un tipo de VOI en el que las insuflaciones obligatorias se suprimen si la frecuencia de las respiraciones espontáneas es superior a la frecuencia predeterminada de las insuflaciones obligatorias. Es similar al modo asistido/controlado y de presión de soporte que se implementa en los respiradores neonatales, en los que una frecuencia de respaldo asume automáticamente el control si la respiración espontánea está ausente.

En la **Tabla 25-9** se muestran los modos disponibles en el SERVO-i.

Modo automático (control de presión a presión de soporte)

Las insuflaciones obligatorias controladas por presión se administran a una frecuencia predeterminada. Las insuflaciones activadas por el paciente se administran con presión de soporte.

Modo automático (presión regulada y control de volumen a volumen de soporte)

Las insuflaciones obligatorias se administran a una frecuencia predeterminada con control adaptativo de volumen para adquirir un volumen corriente promedio preseleccionado. Las insuflaciones activadas por el paciente se administran con presión de soporte también utilizando selección adaptativa de objetivos.

Tabla 25-9. Modos disponibles en el SERVO-i de Maquet.

Nombre del modo	Clasificación de los modos				Identificación
	Variable de control	Secuencia respiratoria	Esquema primario de selección de objetivos respiratorios	Esquema secundario de selección de objetivos respiratorios	
Control de volumen	Volumen	VOI	Doble	Doble	CV-VOId,d
VOSI (control de volumen)	Volumen	VOI	Doble	Doble	CV-VOId,s
Modo automático (control de volumen a volumen)	Volumen	VOI	Doble	Adaptativa	CV-VOId,a
Control de presión	Presión	VOC	Punto fijo	NC	CP-VOCs
Control de volumen regulado por presión	Presión	VOC	Adaptativa	NC	CP-VOCs
VOSI (control de presión)	Presión	VOI	Punto fijo	Punto fijo	CP-VOIs,s
BiVent	Presión	VOI	Punto fijo	Punto fijo	CP-VOIs,s
Modo automático (control de presión a presión de soporte)	Presión	VOI	Punto fijo	Punto fijo	CP-VOIs,s
VOSI con presión regulada y control de volumen	Presión	VOI	Adaptativa	Punto fijo	CP-VOIa,s
Modo automático (presión regulada y control de volumen a volumen de soporte)	Presión	VOI	Adaptativa	Adaptativa	CP-VOIa,a
Espontáneo/CPAP	Presión	VEC	Punto fijo	NC	CP-VECs
Presión de soporte	Presión	VEC	Punto fijo	NC	CP-VECs
Asistencia ventilatoria ajustada neuronalmente	Presión	VEC	Con aportes variables (servo)	NC	CP-VECr
Volumen de soporte	Presión	VEC	Adaptativa	NC	CP-VECa

a: adaptativa; VOC: ventilación obligatoria continua; VEC: ventilación espontánea continua; d: doble; VOI: ventilación obligatoria intermitente; NC: no corresponde; CP: control de presión; r: con aportes variables (servo); s: de punto fijo; CV: control de volumen. (Reproducida con permiso de Mandu Press Ltd.).

Modo automático (control de volumen a volumen de soporte)

Las insuflaciones obligatorias se administran a una frecuencia predeterminada con control de volumen. Las insuflaciones activadas por el paciente se administran con presión de soporte utilizando selección adaptativa de objetivos para lograr un volumen corriente promedio predeterminado.

BiVent

Esto es básicamente una CPAP de dos niveles con respiración espontánea durante todo el ciclo, lo cual representa la mayor parte de la ventilación minuto. Por lo tanto, es necesario un impulso respiratorio intacto.

Asistencia ventilatoria ajustada neuronalmente

La asistencia ventilatoria ajustada neuronalmente (NAVA) emplea la actividad eléctrica del diafragma (AEdi) para activar y ciclar la insuflación y administra presión en forma proporcional al esfuerzo inspiratorio del paciente. La activación por la AEdi garantiza una sincronización completa, independientemente de las fugas en el circuito; por lo tanto, es ideal para la ventilación no invasiva. Sin embargo, la NAVA es un mecanismo de retroalimentación positiva que supone un control respiratorio maduro. La presión y el volumen son variables y están controlados por el esfuerzo inspiratorio del paciente. Se aplica un aumento (el nivel NAVA) a la señal eléctrica del diafragma para traducir esa señal a una presión de insuflación.

Aclaración: Si se pierde la señal de la AEdi, el respirador cambia a presión de soporte. Vuelve a NAVA si se reanuda la señal. Las insuflaciones obligatorias se producen únicamente cuando la señal de la AEdi está ausente o el paciente está apneico.

Control de presión

Las respiraciones obligatorias controladas por presión son activadas por el respirador a una frecuencia predeterminada o activadas por el paciente y cicladas por el respirador. No se permiten las respiraciones espontáneas.

Presión regulada y control de volumen

La PRCV administra insuflaciones controladas por presión que respaldan todas las respiraciones, en las cuales el nivel de presión se modula automáticamente para lograr un volumen exhalado predeterminado medido en el extremo final del circuito del respirador. El respirador administra una insuflación de prueba controlada por volumen y activa la ventilación con insuflaciones controladas por presión a la presión derivada de la insuflación de prueba. Luego, la presión de insuflación se ajusta automáticamente en función del volumen corriente exhalado de la insuflación previa para mantener el volumen objetivo. El cambio gradual máximo entre las dos insuflaciones consecutivas es de 3 cm H_2O. Se clasifica como CP-VOCa.

VOSI con presión regulada y control de volumen

Este modo es igual al anterior, pero únicamente una cantidad determinada de respiraciones espontáneas reciben soporte. Las insuflaciones activadas por el respirador se producen a la frecuencia predeterminada si no se detecta ningún esfuerzo respiratorio. Se permiten respiraciones espontáneas, pero no reciben soporte.

Presión de soporte

Cada esfuerzo inspiratorio activa una insuflación controlada por presión y ciclada por flujo. Una frecuencia de respaldo en caso de apnea garantiza una frecuencia mínima activada por el respirador.

VOSI con control de presión

Las insuflaciones obligatorias controladas por presión se administran a una frecuencia predeterminada. Se permiten las respiraciones espontáneas entre las insuflaciones obligatorias, pero no reciben soporte.

VOSI (control de volumen)

Las respiraciones obligatorias con control de volumen se administran a una frecuencia predeterminada. Las respiraciones espontáneas se permiten entre las insuflaciones obligatorias, pero no reciben soporte. Este modo utiliza doble selección de objetivos (véase la explicación de la doble selección de objetivos en el **Capítulo 15**). Por lo tanto, si el esfuerzo inspiratorio del paciente es suficiente (disminución de 3 cm H_2O en la presión en las vías respiratorias), la insuflación cambiará de CV a CP con ciclado por flujo.

Espontáneo/CPAP

Se trata de respiraciones espontáneas a un nivel de CPAP determinado. La ventilación minuto se sustenta únicamente gracias al esfuerzo del paciente.

Control de volumen

Cada esfuerzo inspiratorio activa una insuflación controlada por volumen. Las respiraciones activadas por el respirador se administran a una frecuencia predeterminada. Este modo utiliza doble selección de objetivos (véase la explicación de la doble selección de objetivos en el **Capítulo 15**). Por lo tanto, si el esfuerzo inspiratorio del paciente es suficiente (disminución de 3 cm H_2O en la presión en las vías respiratorias), la insuflación cambiará de CV a CP con ciclado por flujo.

Volumen de soporte

Todas las respiraciones espontáneas activan insuflaciones cicladas por flujo, con una cantidad variable de presión de soporte para que el volumen corriente inspiratorio promedio llegue al objetivo. La ventilación en caso de apnea puede administrarse para garantizar un nivel de soporte mínimo.

Ventilación neonatal

Hay un sensor de flujo neonatal opcional con un espacio muerto del adaptador de las vías respiratorias de menos de 0,75 ml y un peso de 4 g. Esto permite lecturas de flujo lo más cercanas posibles al paciente para ofrecer una medición precisa del volumen corriente. Sin embargo, la selección de objetivos de volumen igual utiliza el volumen medido en el extremo final del circuito del respirador dirigido hacia el paciente, no en la abertura de las vías respiratorias.

Engström Carestation de GE Healthcare

El Engström Carestation (**Figura 25-14**) está diseñado para usarse desde pacientes adultos hasta bebés con un peso corporal de 5 kg o más. Si la opción neonatal está instalada en el respirador, pueden ventilarse pacientes que pesen hasta 0,5 kg.

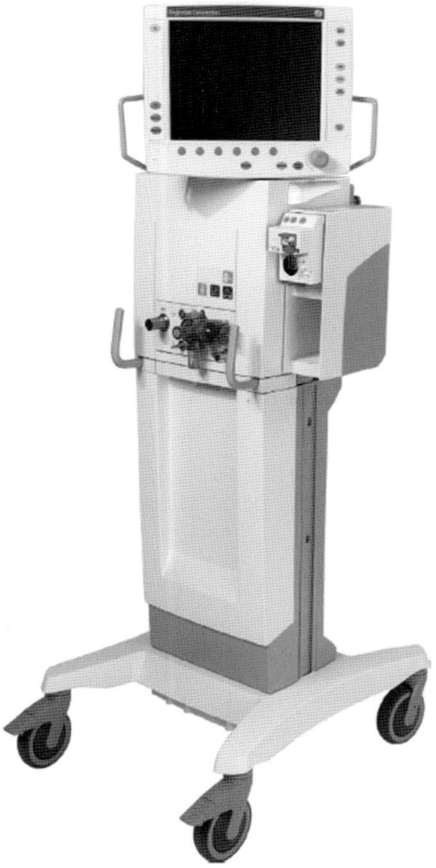

Figura 25-14. El respirador Engström Carestation de GE Healthcare. (Reproducida con permiso de GE Healthcare).

Interfaz del usuario

La interfaz del usuario tiene una pantalla táctil, botones y una perilla de control. Los parámetros se ingresan tocando un botón virtual en la pantalla para seleccionar la configuración deseada, girando la perilla para seleccionar el valor y, luego, presionándola para finalizar. Otros botones ofrecen distintas funciones relacionadas con la navegación por el menú, la administración temporaria de oxígeno suplementario y el silenciamiento de alarmas.

Modos

Los modos del Engström Carestation se seleccionan por nombre del modo (por ejemplo, VCV, VCP, VOSI-CV) utilizando un menú. Las configuraciones específicas de cada modo se seleccionan utilizando otros menús y pueden ser activadas por flujo o por presión. La **Tabla 25-10** muestra los modos disponibles en este respirador.

Compensación de la resistencia en las vías respiratorias

La compensación de la resistencia en las vías respiratorias ajusta la presión que se busca administrar para compensar la resistencia provocada por el tubo endotraqueal o el tubo de traqueostomía. La compensación se aplica a la fase inspiratoria de todas las respiraciones controladas por presión, con CPAP y con presión de soporte.

Ventilación con presión de dos niveles en las vías respiratorias

Las insuflaciones obligatorias controladas por presión se administran a una frecuencia predeterminada. La presión inspiratoria y la PEEP se llaman P_{alta} y P_{baja}, respectivamente. Este modo se conoce habitualmente como CPAP de dos niveles. El paciente puede respirar de manera espontánea en cualquiera de los dos niveles de presión. Las respiraciones espontáneas representan la mayor parte de la ventilación minuto.

Ventilación con presión de dos niveles en las vías respiratorias y volumen garantizado

Este modo es igual al anterior, pero el nivel de la P_{alta} se ajusta automáticamente para lograr un volumen corriente inspirado predeterminado cuando el respirador pasa de la P_{baja} a la P_{alta}.

Presión positiva continua en las vías respiratorias/presión de soporte

Este modo requiere un impulso respiratorio estable que permita al paciente respirar con CPAP. El respirador administra un nivel de presión superior al nivel de la CPAP para brindar soporte a cada respiración espontánea. El paciente determina su propia frecuencia, volumen corriente y tiempo inspiratorio.

Tabla 25-10. Modos disponibles en el Engström Carestation de GE Healthcare. (Reproducida con permiso de Mandu Press Ltd.).

Nombre del modo	Clasificación de los modos				
	Variable de control	Secuencia respiratoria	Esquema primario de selección de objetivos respiratorios	Esquema secundario de selección de objetivos respiratorios	Identificación
Ventilación controlada por volumen	Volumen	VOC	Punto fijo	NC	CV-VOCs
Ventilación controlada por volumen con límite de presión	Volumen	VOC	Doble	NC	CV-VOCd
Ventilación obligatoria sincronizada intermitente controlada por volumen	Volumen	VOI	Punto fijo	Punto fijo	CV-VOIs,s
Ventilación obligatoria sincronizada intermitente controlada por volumen, con compensación de la resistencia en las vías respiratorias	Volumen	VOI	Punto fijo	Punto fijo/con aportes variables (servo)	CV-VOIs,sr
Ventilación obligatoria sincronizada intermitente controlada por volumen, con límite de presión	Volumen	VOI	Doble	Punto fijo	CV-VOId,s
Ventilación obligatoria sincronizada intermitente controlada por volumen, con límite de presión y compensación de la resistencia en las vías respiratorias	Presión	VOI	Doble	Punto fijo/con aportes variables (servo)	CV-VOId,sr
Ventilación controlada por presión	Presión	VOC	Punto fijo	NC	CP-VOCs
Ventilación controlada por presión con compensación de la resistencia en las vías respiratorias	Presión	VOC	Punto fijo/con aportes variables (servo)	NC	CP-VOCsr
Ventilación controlada por presión con volumen garantizado	Presión	VOC	Adaptativa	NC	CP-VOCa
Ventilación controlada por presión, con volumen garantizado y compensación de la resistencia en las vías respiratorias	Presión	VOC	Adaptativa/con aportes variables (servo)	NC	CP-VOCar
Ventilación obligatoria sincronizada intermitente controlada por presión	Presión	VOI	Punto fijo	Punto fijo	CP-VOIs,s
Ventilación obligatoria sincronizada intermitente controlada por presión, con compensación de la resistencia en las vías respiratorias	Presión	VOI	Punto fijo/con aportes variables (servo)	Punto fijo/con aportes variables (servo)	CP-VOIsr,sr
Ventilación con presión de dos niveles en las vías respiratorias	Presión	VOI	Punto fijo	Punto fijo	CP-VOIs,s
Ventilación con presión de dos niveles en las vías respiratorias, con compensación de la resistencia en las vías respiratorias	Presión	VOI	Punto fijo/con aportes variables (servo)	Punto fijo/con aportes variables (servo)	CP-VOIsr,sr
Ventilación con presión de dos niveles en las vías respiratorias y volumen garantizado	Presión	VOI	Adaptativa	Punto fijo	CP-VOIa,s
Ventilación con presión de dos niveles en las vías respiratorias, volumen garantizado y compensación de la resistencia en las vías respiratorias	Presión	VOI	Adaptativa/con aportes variables (servo)	Punto fijo/con aportes variables (servo)	CP-VOIar,sr
Ventilación obligatoria sincronizada intermitente controlada por presión, con volumen garantizado	Presión	VOI	Adaptativa	Punto fijo	CP-VOIa,s

Tabla 25-10. Modos disponibles en el Engström Carestation de GE Healthcare. (*Continuación*)

Nombre del modo	Clasificación de los modos				Identificación
	Variable de control	**Secuencia respiratoria**	**Esquema primario de selección de objetivos respiratorios**	**Esquema secundario de selección de objetivos respiratorios**	
Ventilación obligatoria sincronizada intermitente controlada por presión, con volumen garantizado y compensación de la resistencia en las vías respiratorias	Presión	VOI	Adaptativa/con aportes variables (servo)	Punto fijo/con aportes variables (servo)	CP-VOIar,sr
Presión positiva continua en las vías respiratorias/presión de soporte	Presión	VEC	Punto fijo	NC	CP-VECs
Presión positiva continua en las vías respiratorias/presión de soporte con compensación de la resistencia en las vías respiratorias	Presión	VEC	Punto fijo/con aportes variables (servo)	NC	CP-VECsr
Volumen garantizado y presión de soporte	Presión	VEC	Adaptativa	NC	CP-VECa
Volumen garantizado y presión de soporte con compensación de la resistencia en las vías respiratorias	Presión	VEC	Adaptativa/con aportes variables (servo)	NC	CP-VECar

a: adaptativa; ar: adaptativa y con aportes variables (servo); VOC: ventilación obligatoria continua; VEC: ventilación espontánea continua; VOI: ventilación obligatoria intermitente; NC: no corresponde; CP: control de presión; CV: control de volumen; s: punto fijo; d: doble; sr: punto fijo y con aportes variables (servo). (Reproducida con permiso de Mandu Press Ltd.).

Ventilación controlada por presión

Se administra un nivel de presión durante cada insuflación obligatoria, la cual puede ser activada por el respirador o por el paciente. La presión se administra utilizando un flujo que se va desacelerando, y la insuflación se mantiene durante un determinado tiempo. La cantidad de volumen administrado variará en función de la distensibilidad del aparato respiratorio. Puede usarse en modo VOSI o A/C.

Ventilación controlada por presión y volumen garantizado

Cada esfuerzo inspiratorio activa una insuflación obligatoria controlada por presión utilizando selección adaptativa de objetivos para lograr un volumen corriente promedio predeterminado. Las respiraciones activadas por el respirador se administran a una frecuencia predeterminada.

Ventilación obligatoria sincronizada intermitente controlada por presión

Las insuflaciones obligatorias controladas por presión se administran a una frecuencia predeterminada y se sincronizan con los esfuerzos inspiratorios (si los hay). Las respiraciones espontáneas se permiten entre las insuflaciones obligatorias, pero no reciben soporte.

Ventilación obligatoria sincronizada intermitente controlada por presión y con volumen garantizado

Las insuflaciones obligatorias controladas por presión se administran a una frecuencia predeterminada utilizando selección adaptativa de objetivos para lograr un volumen corriente promedio predeterminado. Las respiraciones espontáneas se permiten entre las insuflaciones obligatorias, pero no reciben soporte.

Ventilación obligatoria sincronizada intermitente controlada por volumen

Cada esfuerzo inspiratorio activa una insuflación obligatoria controlada por volumen. Las respiraciones espontáneas se permiten entre las insuflaciones obligatorias, pero no reciben soporte. Las insuflaciones activadas por el respirador se producen a la frecuencia predeterminada si no se detecta ningún esfuerzo respiratorio.

Ventilación obligatoria sincronizada intermitente controlada por volumen, con límite de presión

Este modo es igual al anterior, pero utiliza doble selección de objetivos. La insuflación comienza al flujo de insuflación predeterminado y cambia a CP cuando la presión de insuflación llega al objetivo de presión de insuflación (valor $P_{límite}$).

Ventilación controla da por volumen

Las insuflaciones obligatorias controladas por volumen son activadas por el respirador a una frecuencia predeterminada o activadas por el paciente y cicladas por el respirador. Se administra una cantidad de volumen determinada utilizando un flujo constante a lo largo de un tiempo especificado durante cada insuflación obligatoria. La cantidad de presión necesaria para administrar el volumen corriente variará en función de la distensibilidad y la resistencia del aparato respiratorio.

Ventilación controlada por volumen con límite de presión

Este modo utiliza doble selección de objetivos. La insuflación comienza al flujo de insuflación fijado y cambia a CP cuando la presión de insuflación llega al objetivo de presión de insuflación (valor $P_{límite}$). Las insuflaciones obligatorias pueden ser activadas por el respirador a una frecuencia predeterminada o activadas por el paciente y cicladas por el respirador cuando el volumen corriente fijado se ha administrado, o bien cuando se alcanza el tiempo de insuflación máximo.

Ventilación neonatal

La opción neonatal del Engström Carestation permite ventilar a pacientes neonatos intubados que pesen hasta 500 g. Esto se logra utilizando un sensor de flujo proximal en el tubo en y del paciente, el cual se conecta al respirador mediante un cable. Este sensor permite al respirador administrar flujos que van desde los 0,2 l/min hasta los 30 l/min.

RESPIRADORES NEONATALES ESPECIALIZADOS

Los respiradores neonatales especializados son más habituales fuera de los Estados Unidos, y hay muchas marcas en el mercado. Dentro de los Estados Unidos, actualmente hay un solo respirador neonatal especializado para uso en las UCIN, el VN500 Babylog de Dräger, y un respirador especializado no invasivo, el Infant Flow SiPAP de CareFusion.

Babylog VN500 de Dräger

El VN500 de Dräger es el único respirador neonatal especializado que se comercializa en los Estados Unidos. Difiere de los respiradores universales en varias funciones que están específicamente diseñadas para abordar las características exclusivas de los pacientes neonatales, tal como se describe en el **Capítulo 15**. El VN500 comparte el diseño básico, los controles y los componentes del *hardware* con su versión para adultos, el V500, pero el *software* cuenta con una excelente compensación de fugas que permite ventilación utilizando tubos endotraqueales sin manguito, a la vez que mide el flujo y activa la insuflación con precisión. También corta la espiración según las fugas del tubo endotraqueal que sean de hasta un 80 %. Tiene un algoritmo de control doble para las insuflaciones activadas y no activadas en el modo de volumen controlado con volumen garantizado, que permite un volumen corriente más estable en los neonatos más prematuros que tienen un control respiratorio inmaduro y un esfuerzo respiratorio intermitente. El Babylog VN500 de Dräger (**Figura 25-15**) está diseñado para la ventilación de pacientes neonatales desde 0,4 kg (0,88 lb) hasta 10 kg (22 lb) y pacientes pediátricos desde 5 kg (11 lb) hasta 20 kg (44 lb) de peso corporal. Se controla eléctricamente y funciona de manera neumática (requiere un compresor externo).

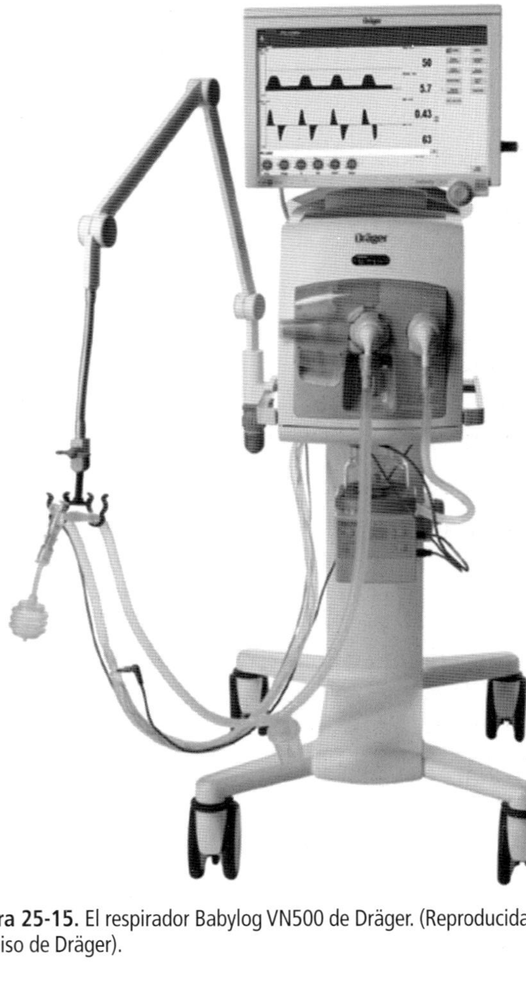

Figura 25-15. El respirador Babylog VN500 de Dräger. (Reproducida con permiso de Dräger).

Interfaz del usuario

La interfaz del usuario es similar a la del Infinity V500 de Dräger y utiliza una pantalla táctil, botones y una perilla de control. Los parámetros se ingresan tocando un botón virtual en la pantalla para seleccionar la configuración deseada, girando la perilla para elegir los valores y, luego, presionándola para finalizar. Otros botones ofrecen distintas funciones relacionadas con la navegación por el menú y el silenciamiento de alarmas.

Modos

Los modos se seleccionan por nombre del modo (por ejemplo, A/C con control de presión, presión de soporte con control de presión, etc.) utilizando las pestañas de la pantalla táctil. Las pantallas de configuración también tienen pestañas, lo cual brinda acceso a configuraciones básicas y adicionales. Las configuraciones adicionales incluyen la sensibilidad de activación, la compensación automática del tubo y el volumen garantizado. No hay modos con CV en el Babylog VN500. La **Tabla 25-11** muestra los modos disponibles en este respirador.

Tabla 25-11. Modos disponibles en el Babylog VN500 de Dräger.

Nombre del modo	Clasificación de los modos				Identificación
	Variable de control	Secuencia respiratoria	Esquema primario de selección de objetivos respiratorios	Esquema secundario de selección de objetivos respiratorios	
A/C con control de presión	Presión	VOC	Punto fijo	NC	CP-VOCs
A/C con control de presión y compensación automática del tubo	Presión	VOC	Punto fijo/con aportes variables (servo)	NC	CP-VOCsr
A/C con control de presión y volumen garantizado	Presión	VOC	Adaptativa	NC	CP-VOCa
A/C con control de presión, volumen garantizado y compensación automática del tubo	Presión	VOC	Adaptativa/con aportes variables (servo)	NC	CP-VOCar
Ventilación obligatoria continua con control de presión	Presión	VOI	Punto fijo	Punto fijo	CP-VOIs,s
Ventilación obligatoria continua con control de presión y compensación automática del tubo	Presión	VOI	Punto fijo/con aportes variables (servo)	Punto fijo/con aportes variables (servo)	CP-VOIsr,sr
VOSI con control de presión	Presión	VOI	Punto fijo	Punto fijo	CP-VOIs,s
VOSI con control de presión y compensación automática del tubo	Presión	VOI	Punto fijo/con aportes variables (servo)	Punto fijo con aportes variables (servo)	CP-VOIsr,sr
Ventilación con control de presión y presión de soporte	Presión	VOI	Punto fijo	Punto fijo	CP-VOIs,s
Ventilación con control de presión, presión de soporte y compensación automática del tubo	Presión	VOI	Punto fijo/con aportes variables (servo)	Punto fijo/con aportes variables (servo)	CP-VOIsr,sr
Ventilación por liberación de presión en las vías respiratorias y control de presión	Presión	VOI	Punto fijo	Punto fijo	CP-VOI,s,s
Ventilación por liberación de presión en las vías respiratorias, control de presión y compensación automática del tubo	Presión	VOI	Punto fijo/con aportes variables (servo)	Punto fijo/con aportes variables (servo)	CP-VOIsr,sr
Ventilación con volumen minuto obligatorio, control de presión y volumen garantizado	Presión	VOI	Adaptativa	Punto fijo	CP-VOIa,s
Ventilación obligatoria continua con control de presión y volumen garantizado	Presión	VOI	Adaptativa	Punto fijo	CP-VOIa,s
Ventilación obligatoria continua con control de presión, volumen garantizado y compensación automática del tubo	Presión	VOI	Adaptativa/con aportes variables (servo)	Punto fijo/con aportes variables (servo)	CP-VOIar,sr
VOSI con control de presión y volumen garantizado	Presión	VOI	Adaptativa	Punto fijo	CP-VOIa,s

Tabla 25-11. Modos disponibles en el Babylog VN500 de Dräger. (*Continuación*)

Nombre del modo	Clasificación de los modos				Identificación
	Variable de control	Secuencia respiratoria	Esquema primario de selección de objetivos respiratorios	Esquema secundario de selección de objetivos respiratorios	
VOSI con control de presión, volumen garantizado y compensación automática del tubo	Presión	VOI	Adaptativa/con aportes variables oscilatorios (servo)	Punto fijo/con aportes variables oscilatorios (servo)	CP-VOIas,sr
Ventilación con control de presión, presión de soporte y volumen garantizado	Presión	VOI	Adaptativa	Punto fijo	CP-VOIa,s
Ventilación con control de presión, presión de soporte, volumen garantizado y compensación automática del tubo	Presión	VOI	Adaptativa/con aportes variables (servo)	Punto fijo/con aportes variables (servo)	CP-VOIar,sr
Espontáneo con CPAP/presión de soporte	Presión	VEC	Punto fijo	NC	CP-VECs
Espontáneo con CPAP/presión de soporte con compensación automática del tubo	Presión	VEC	Punto fijo/con aportes variables (servo)	NC	CP-VECsr
Espontáneo con presión de soporte proporcional	Presión	VEC	Con aportes variables (servo)	NC	CP-VECr
Espontáneo con presión de soporte proporcional y compensación automática del tubo	Presión	VEC	Con aportes variables (servo)	NC	CP-VECr
Espontáneo con CPAP/volumen de soporte	Presión	VEC	Adaptativa	NC	CP-VECa
Espontáneo con CPAP/volumen de soporte con compensación automática del tubo	Presión	VEC	Adaptativa/con aportes variables (servo)	NC	CP-VECar

a: adaptativa; ar: adaptativa y con aportes variables(servo); VOC: ventilación obligatoria continua; VEC: ventilación espontánea continua; VOI: ventilación obligatoria intermitente; NC: no corresponde; CP: control de presión; r: con aportes variables (servo); s: punto fijo; sr: punto fijo y con aportes variables (servo). (Reproducida con permiso de Mandu Press Ltd.).

Asistido/controlado con control de presión

Cada esfuerzo inspiratorio activa una insuflación controlada por presión. Se genera un nivel de presión determinado utilizando un flujo en desaceleración, y la insuflación se mantiene durante una cantidad de tiempo determinada (es ciclada por tiempo). La cantidad de volumen administrada variará en función de la distensibilidad del aparato respiratorio. Una frecuencia determinada administra insuflaciones obligatorias en caso de apnea.

Asistido/controlado con control de presión y volumen garantizado

Este modo es igual al anterior, pero con volumen garantizado. El usuario selecciona el límite superior del ajuste de presión y el volumen corriente objetivo. El volumen garantizado ajusta automáticamente la presión de insuflación en función del volumen corriente exhalado de la respiración anterior, medida en la abertura de las vías respiratorias para definir el volumen corriente deseado. La compensación dinámica y eficaz de fugas permite medir con precisión el volumen corriente, incluso con fugas moderadamente importantes alrededor del tubo endotraqueal.

Ventilación por liberación de presión en las vías respiratorias y control de presión

La presión en las vías respiratorias se mantiene a un nivel relativamente elevado durante la mayor parte del ciclo respiratorio, con liberación intermitente a un valor inferior. La activación (o disparo) de las insuflaciones obligatorias por parte del paciente es posible utilizando la función AutoRelease (liberación automática). Esto activa la exhalación una vez que se alcanza el umbral de flujo espiratorio predeterminado. Cuando se activa la AutoRelease, el cambio de la P_{alta} a la P_{baja} se sincroniza con la respiración del paciente. Las respiraciones espontáneas representan la mayor parte de la ventilación minuto y, por lo tanto, se requiere un esfuerzo respiratorio adecuado.

Ventilación obligatoria continua con control de presión

Las insuflaciones obligatorias se producen a una frecuencia determinada y son activadas por el respirador y cicladas por tiempo. Se permiten las respiraciones espontáneas tanto entre las insuflaciones obligatorias como durante ellas.

Ventilación obligatoria continua con control de presión y volumen garantizado

Este modo es igual al anterior, pero con volumen garantizado.

Ventilación con volumen minuto obligatorio, control de presión y volumen garantizado

Una cantidad determinada de esfuerzos inspiratorios activan insuflaciones controladas por presión y cicladas por tiempo con volumen garantizado. Las insuflaciones obligatorias se suprimen si la ventilación minuto de las respiraciones espontáneas supera la ventilación minuto objetivo predeterminada (es decir, el producto del volumen corriente y la frecuencia). Las respiraciones espontáneas que superen la frecuencia determinada no cuentan con volumen garantizado.

Ventilación con control de presión y presión de soporte

Cada esfuerzo inspiratorio activa una insuflación controlada por presión y ciclada por flujo. Una frecuencia de respaldo administra una frecuencia mínima de insuflaciones activadas por el respirador y cicladas por flujo en caso de apnea.

Ventilación con control de presión, presión de soporte y volumen garantizado

Este modo es igual al de arriba, pero con volumen garantizado.

Ventilación obligatoria sincronizada intermitente con control de presión

Las insuflaciones obligatorias controladas por presión se administran a una frecuencia determinada y se sincronizan con el esfuerzo del paciente, si lo hubiere. Las respiraciones espontáneas se permiten entre las insuflaciones obligatorias, pero no reciben soporte. Las insuflaciones activadas por el respirador se producen a la frecuencia predeterminada si no se detecta ningún esfuerzo respiratorio.

Ventilación obligatoria sincronizada intermitente con control de presión y volumen garantizado

Este modo es igual al anterior, pero con volumen garantizado. Las respiraciones espontáneas no tienen volumen garantizado.

Espontáneo con presión positiva continua en las vías respiratorias/presión de soporte

Respiración espontánea con presión de soporte en cada respiración espontánea hasta un nivel fijo por encima de la CPAP. A diferencia del modo con control de presión y presión de soporte, no hay frecuencia de respaldo determinada; por el contrario, la ventilación toma el control después de producirse un período de apnea.

Espontáneo con presión positiva continua en las vías respiratorias/volumen de soporte

Este modo es igual al anterior, pero con selección adaptativa de objetivos para lograr un volumen corriente promedio predeterminado. No se trata realmente de un modo de ventilación neonatal, pero puede usarse en pacientes pediátricos.

Espontáneo con presión de soporte proporcional

Cada esfuerzo inspiratorio activa una insuflación controlada por presión y con selección de objetivos con aportes variables (servo) que hace que la presión de insuflación sea proporcional al esfuerzo inspiratorio. Este modo supone un control respiratorio maduro y, por lo tanto, probablemente no sea el mejor para los neonatos prematuros.

Ventilación de alta frecuencia oscilatoria (con volumen garantizado)

Fuera de los Estados Unidos, el respirador VN500 cuenta con una opción de ventilación de alta frecuencia oscilatoria (VAFO) que permite medir el volumen corriente y mantener un volumen corriente determinado mediante una opción de volumen garantizado. Al momento de redacción de esta obra, la opción de VAFO no está disponible en los Estados Unidos.

Infant Flow SiPAP de CareFusion

El Infant Flow SiPAP de CareFusion (**Figura 25-16**) está diseñado para la ventilación no invasiva de neonatos utilizando gafas nasales (**Figura 25-17**) o una mascarilla nasal (**Figura 25-18**). El Infant Flow SiPAP está disponible en configuración *Plus* o *Comprehensive*. La configuración *Plus* ofrece NCPAP (CPAP nasal) y modos bifásicos activados por tiempo, con y sin monitoreo de la frecuencia respiratoria. CareFusion define «bifásico» como asistencia con presión activada por tiempo y ciclada por tiempo a dos niveles de presión distintos (es decir, CPAP de dos niveles). Utilizando la taxonomía de modos ventilatorios descrita en esta obra, el nombre «bifásico» se clasifica como una ventilación obligatoria intermitente con CP, si bien, a los fines de la Administración de Alimentos y Medicamentos de los EE. UU (FDA, por sus siglas en inglés), la SiPAP no es un tipo de respirador. La configuración *Comprehensive* ofrece estas funciones y, además, un modo bifásico activado por el paciente con insuflaciones de respaldo en caso de apnea.

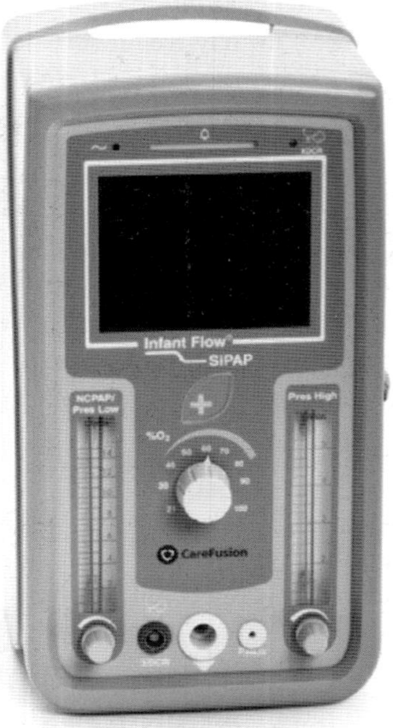

Figura 25-16. El respirador no invasivo Infant Flow SiPAP de CareFusion. (Reproducida con permiso de CareFusion).

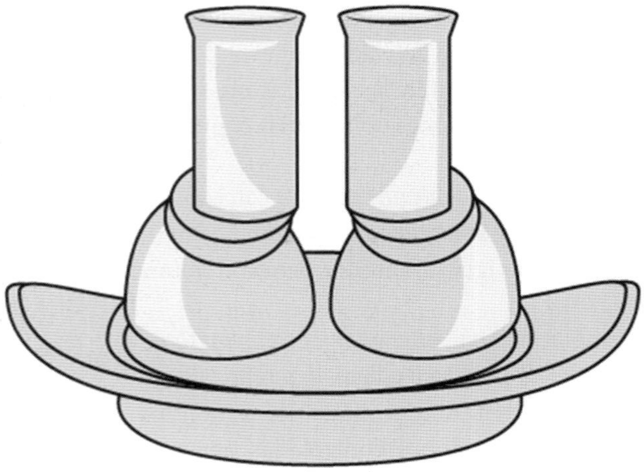

Figura 25-17. Gafas nasales para ventilación no invasiva. (Reproducida con permiso de Cleveland Clinic).

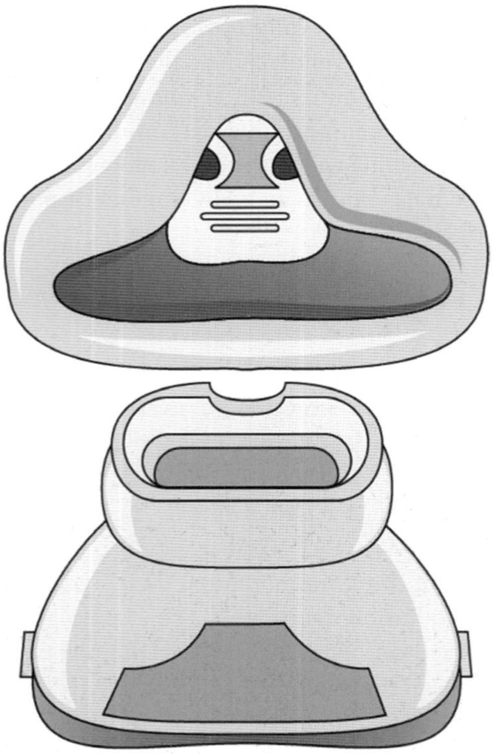

Figura 25-18. Mascarilla nasal para ventilación no invasiva. (Reproducida con permiso de Cleveland Clinic).

Interfaz del usuario

La interfaz del usuario tiene una pantalla táctil LCD con un teclado. Hay controles separados del flujómetro para ajustar la NCPAP y la presión de insuflación por encima de la CPAP, así como un control del mezclador de oxígeno. Las luces de LED en la parte superior del panel frontal indican que el equipo está encendido, la conexión a la AC de la pared, que las alarmas están activas y la conexión de la interfaz del transductor al motor.

Modos

Los modos del Infant Flow SiPAP se seleccionan por nombre —es decir, CPAP, *BiPhasic* (bifásico) y *BiPhasic tr* (bifásico activado)—. Los modos disponibles se muestran en la **Tabla 25-12**.

BiPhasic (bifásico)

El dispositivo cicla entre dos niveles de CPAP (por ejemplo, 6 y 9 cm H_2O) a una frecuencia seleccionada por el usuario, y la respiración espontánea se produce durante todo el ciclo respiratorio y representa la mayor parte de la ventilación minuto.

BiPhasic tr (bifásico activado)

Este modo es igual al anterior, pero con activación por parte del paciente. Al momento de redacción de esta obra, este modo no está disponible en los Estados Unidos. Requiere el uso de un sensor abdominal para obtener la señal de activación.

CPAP

El dispositivo también puede usarse para aplicar CPAP estándar.

Tabla 25-12. Modos del Infant Flow SiPAP de CareFusion. (Utilizada con permiso de Mandu Press Ltd.).

Nombre del modo	Clasificación de los modos: Variable de control	Secuencia respiratoria	Esquema primario de selección de objetivos respiratorios	Esquema secundario de selección de objetivos respiratorios	Identificación
BiPhasic (bifási-co)	Presión	VOI	Punto fijo	Punto fijo	CP-VOIs,s
CPAP nasal	Presión	VOI	Punto fijo	NC	CP-VECs

VEC: ventilación espontánea continua; VOI: ventilación obligatoria intermitente; NC: no corresponde; CP: control de presión; s: punto fijo.

RESUMEN

Hay una gran variedad de dispositivos para ventilar de manera invasiva y no invasiva a los neonatos. La mayoría de los respiradores empleados en las UCIN ofrecen diversos modos, algunos de los cuales no se han evaluado correctamente en los neonatos. Los usuarios tienen la responsabilidad de aprender las ventajas y las limitaciones de los dispositivos empleados en sus UCIN y los modos de ventilación que se utilizan habitualmente en neonatología. La clave del éxito es comprender que los respiradores son simplemente herramientas que deben usarse con cuidado y atención para la fisiopatología de cada enfermedad en particular, con una idea clara de los objetivos de la ventilación mecánica. En general, debemos optimizar los parámetros de cualquier modo que usemos y evitar cambios frecuentes de modo, sin una justificación clara del porqué de dicho cambio. Las descripciones de los respiradores que se ofrecen en este capítulo pretenden brindan un panorama general de sus funciones y opciones. El lector puede leer el manual del usuario de cada dispositivo para obtener más información.

REFERENCIAS

1. W.W. Mushin, L. Rendell-Baker, P.W. Thompson, et al.: Automatic Ventilation of the Lungs. 1980 FA Davis Philadelphia
2. S.P. McPherson, C.B. Spearman: Respiratory Therapy Equipment. 1st ed. 1977 CV Mosby St. Louis
3. R.L. Chatburn, E. Mireles-Cabodevil: Handbook of Respiratory Care. 2011 Jones & Bartlett Learning Sudbury
4. T.A. Volsko, R.L. Chatburn, M.F. El-Khatib: Equipment for Respiratory Care. 2016 Jones & Bartlett Learning Burlington
5. W.G. Sanborn: Microprocessor-based mechanical ventilation. Respir Care. 38 (1):72-109 1993 10145761
6. R.L. Chatburn, E. Mireles-Cabodevila: Closed-loop control of mechanical ventilation: description and classification of targeting schemes. Respir Care. 56 (1):85-102 2011 21235841
7. R.L. Chatburn, M.E. Khatib, E. Mireles-Cabodevila: A taxonomy for mechanical ventilation: 10 fundamental maxims. Respir Care. 59 (11):1747-1763 2014 25118309
8. J.J. Marini, P.S. Crooke 3rd, J.D. Truwit: Determinants and limits of pressure-preset ventilation: a mathematical model of pressure control. J Appl Physiol. 67 (3):1081-1092 1989 2676950
9. N.R. MacIntyre, R.D. Branson: Mechanical Ventilation. 2nd ed. 2009 Saunders Elsevier St. Louis 153-156
10. Y. Uzawa, Y. Yamada, M. Suzukawa: Evaluation of the user interface simplicity in the modern generation of mechanical ventilators. Respir Care. 53 (3):329-337 2008 18291049
11. M. de Wit: Monitoring of patient-ventilator interaction at the bedside. Respir Care. 56 (1):61-72 2011 21235839
12. W.R. Henderson, A.W. Sheel: Pulmonary mechanics during mechanical ventilation. Respir Physiol Neurobiol. 180 (2–3):162-172 2012 22154694
13. C.S.H. Sassoon: Triggering of the ventilator in patient-ventilator interactions. Respir Care. 56 (1):39-48 2011 21235837
14. D.A. Grooms, S.H. Sibole, J.R. Tomlinson: Customization of an open-lung ventilation strategy to treat a case of life-threatening acute respiratory distress syndrome. Respir Care. 56 (4):514-519 2011 21255504
15. R.L. Chatburn: Classification of mechanical ventilators and modes of ventilation. M.J. Tobin Principles and Practice of Mechanical Ventilation. 2013 McGraw Hill Medical New York 45-64

SECCIÓN IV

Estabilización inicial, cuidado a pie de cama y farmacoterapia

Capítulo 26

Estabilización y ventilación mecánica en la sala de partos

Louise S. Owen, MBChB, MRCPCH, FRACP, MD
Gary M. Weiner, MD, FAAP
Peter G. Davis, MBBS, MD, FRACP

INTRODUCCIÓN

Al momento del parto, se producen cambios fisiológicos rápidos y complejos. Las claves para una transición exitosa hacia la vida posnatal son la depuración del líquido pulmonar y el logro de una capacidad residual funcional (CRF). Estos cambios van de la mano con un aumento de la circulación pulmonar y el comienzo de la respiración regular. La mayoría de los neonatos logran la transición por sí solos, pero aproximadamente el 10 % necesita ayuda para lograr respirar de manera espontánea durante los primeros minutos de vida (1). En aproximadamente el 1 % de los neonatos, se requiere aplicar ventilación con presión positiva (2), y compresiones torácicas o farmacoterapia en menos de 2 de cada 1000 (3) nacidos vivos. La exitosa aireación de los pulmones disminuye la necesidad de realizar una reanimación más intensiva. Por lo tanto, es fundamental que los médicos cuenten y mantengan actualizadas las destrezas básicas necesarias para administrar ventilación eficaz en el ámbito neonatal.

La muerte neonatal durante el parto y la encefalopatía neonatal son muy frecuentes en todo el mundo, en particular en entornos en los que los recursos son limitados (4). En respuesta a este problema, desde 2005, el corpus de evidencias disponibles para orientar a los médicos ha crecido significativamente. El Comité Internacional de Unificación de las Pautas de Reanimación (*International Liaison Committee on Resuscitation*, ILCOR) ha evaluado y resumido las pruebas disponibles y publicado cuatro series de evidencias. Al momento de redacción de esta obra, la versión más reciente es la de 2015 (5). A partir de estas guías, cada consejo nacional de reanimación (en los Estados Unidos, el Comité de Dirección del Programa de Reanimación Neonatal) formula recomendaciones de aplicación en su propio país.

Este capítulo describe los desarrollos más importantes en la evaluación y el tratamiento de los neonatos durante los primeros minutos de vida.

FISIOLOGÍA DE LA TRANSICIÓN, LA ASFIXIA Y LA REANIMACIÓN

Fisiología de la transición normal

Al momento de nacer, la primera respiración espontánea genera una gran presión negativa, de hasta -100 cm H_2O (6), que insufla los pulmones y traslada el líquido pulmonar en dirección distal hacia los tejidos intersticiales (7). Los estudios realizados sobre el inicio de la respiración en neonatos a término, realizados hace más de 50 años (6), y, más recientemente, los datos obtenidos a partir de neonatos prematuros (8), demuestran que las primeras respiraciones presentan una inspiración corta y profunda seguida por una fase prolongada de contracción de los músculos torácicos, con la glotis cerrada (6) (frenado) o parcialmente cerrada (llanto) (8) y, por último, una breve espiración de bajo volumen. Estas respiraciones empujan hacia atrás la interfase aire-líquido, se inspira más volumen del que se espira, y se establece la CRF (9).

A medida que los pulmones se ventilan, disminuye la resistencia vascular pulmonar, y el flujo a través del conducto arterioso cambia del previo derecha a izquierda al nuevo de izquierda a derecha. La circulación pulmonar aumenta, con lo cual también aumenta el gasto cardíaco, en primer lugar, y, luego, la frecuencia cardíaca y la tensión arterial (10, 11).

Después de tres respiraciones, comienza a exhalarse el dióxido de carbono (CO_2), el cual aumenta a niveles de <50 mm Hg (<67 kPa) después de un minuto (12). Estudios observacionales de neonatos a término y prematuros que no requirieron reanimación demuestran que la frecuencia cardíaca generalmente es <100 latidos por minuto (lpm) tras un minuto de vida y que aumenta rápidamente a >160 lpm después de los 3 minutos de vida (13).

Antes de cortar el cordón umbilical, la precarga ventricular izquierda depende de la circulación sanguínea umbilical. Una vez que se corta el cordón, disminuyen la precarga y el gasto cardíaco. A medida que los pulmones se ventilan, disminuye la resistencia vascular pulmonar, y el retorno venoso pulmonar aporta la mayor parte de la precarga ventricular izquierda. Por lo tanto, demorar el pinzamiento del cordón hasta que los pulmones se ventilen podría estabilizar la precarga y el gasto cardíaco y disminuir los posibles cambios en las presiones arteriales y las circulaciones sanguíneas, lo cual generaría una transición circulatoria más estable (10, 14).

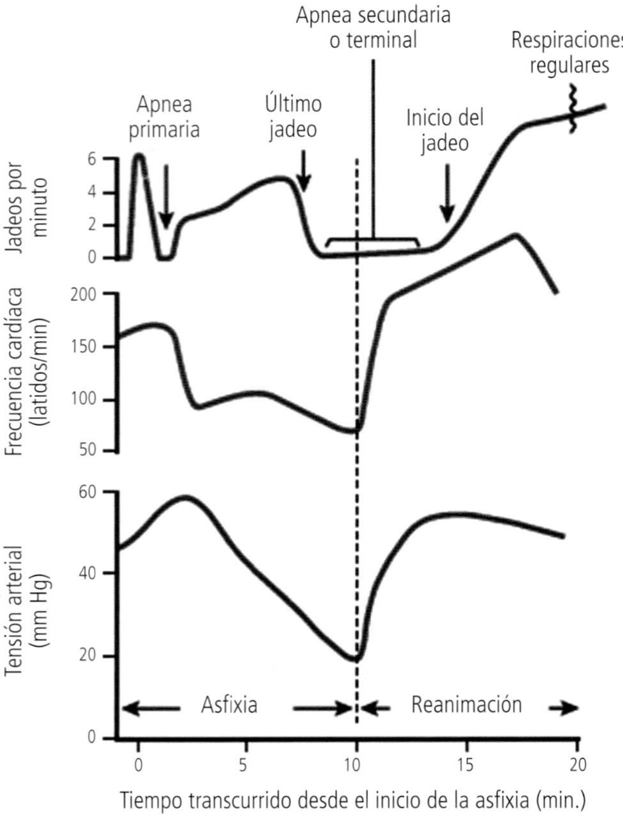

Figura 26-1. Cambios en los factores fisiológicos durante la asfixia y la reanimación en macacos de la India recién nacidos. (Adaptada de Adamsons Jr K, Behrman R, Dawes G, *et al.* «The treatment of acidosis with alkali and glucose during asphyxia in foetal rhesus monkeys». *J Physiol.* 1963;169:679; Dawes GS. *Foetal and Neonatal Physiology.* Chicago: Year Book Medical Publishers; 1968).

Fisiología de la asfixia

Muchos acontecimientos previos al parto y durante este pueden disminuir el suministro de sangre oxigenada al feto y producir distintos grados de hipoxia-isquemia. Estudios clásicos de hipoxia-isquemia aguda total (asfixia) en modelos animales (15) han orientado nuestro conocimiento de la asfixia neonatal. Los cambios fisiológicos y su respuesta a la reanimación se muestran en la **Figura 26-1**.

Al inicio de la hipoxia, los movimientos respiratorios se tornan profundos y rápidos. A medida que disminuye el nivel de conciencia, se detienen los esfuerzos respiratorios. Este es el período de apnea primaria, durante el cual la frecuencia cardíaca disminuye a <100 lpm y la tensión arterial aumenta de manera temporaria antes de disminuir. Antes de la aireación pulmonar, la precarga ventricular izquierda proviene de la circulación sanguínea umbilical. El pinzamiento precoz del cordón umbilical en los neonatos cuyos pulmones aún no se han aireado y que, por lo tanto, no tienen ningún retorno venoso pulmonar, puede exacerbar la hipoxia al disminuir la precarga y el gasto cardíaco (10).

A medida que disminuye el gasto cardíaco, hay un aumento en la resistencia vascular no cerebral, lo cual redirecciona el gasto cardíaco restante al cerebro para mantener la irrigación sanguínea a este y maximizar la administración de oxígeno a dicho órgano. Los reflejos espinales, que ya no están inhibidos por una actividad cerebral superior (consciente), activan el clásico reflejo de inmersión: los esfuerzos respiratorios se reanudan en forma de jadeos lentos, profundos y dificultosos. Este período dura varios minutos, mientras que la frecuencia cardíaca, la tensión arterial y la concentración de oxígeno disminuyen, y el dióxido de carbono, el lactato y la acidosis aumentan. La hipoxia y la acidosis aumentan la vasoconstricción de la vasculatura pulmonar, lo cual produce una menor circulación sanguínea pulmonar y presión auricular izquierda, un mayor cortocircuito de derecha a izquierda y una exacerbación de la hipoxia. Estudios realizados en animales demuestran que, eventualmente, cesan todos los esfuerzos respiratorios (apnea terminal o secundaria), comienza a fallar el miocardio, disminuyen el gasto cardíaco y la tensión arterial (16), y, si no se realiza ninguna intervención, el animal muere. En los neonatos humanos, esta secuencia puede durar hasta 20 minutos después del inicio de la hipoxia (17).

Sin embargo, los modelos animales se han centrado en la asfixia aguda *total*, mientras que la asfixia en los neonatos puede ser intermitente, subaguda o crónica. Los distintos tipos de asfixia hacen que sea difícil trasladar el conocimiento obtenido de los modelos animales a las distintas fisiopatologías observadas en los neonatos.

Fisiología de la reanimación

Los objetivos principales de la reanimación son mantener la vida y evitar el daño cerebral. En los neonatos, se pone énfasis en la ventilación pulmonar, en disminuir la resistencia vascular pulmonar y en aumentar la circulación sanguínea pulmonar, además de trasladar la sangre oxigenada hasta las arterias coronarias para volver a perfundir el miocardio y aumentar el gasto cardíaco. Las pautas de reanimación neonatal se centran principalmente en la correcta ventilación para lograr estos objetivos. Incluso la ventilación pulmonar parcial aumentará significativamente la circulación sanguínea pulmonar (18).

Los neonatos con apnea primaria pueden lograr una transición exitosa mediante los reflejos del jadeo. Sin embargo, al nacer, no es posible saber la duración del compromiso respiratorio, o si la apnea es primaria o terminal. Cuanto antes se inicie la reanimación durante el proceso de asfixia, mayores serán las probabilidades de lograr buenos resultados. Estudios en animales demostraron que los intentos de reanimación son más propensos a dar buenos resultados durante la apnea primaria y que, cuanto mayor es la demora en el comienzo de la reanimación después del último jadeo, mayor es el tiempo que tarda el neonato en dar el primer jadeo una vez iniciada la reanimación. Por cada minuto de demora, el tiempo transcurrido hasta el primer jadeo se extiende en <2 minutos, y el tiempo transcurrido hasta la respiración espontánea se extiende hasta <4 minutos (15). La decisión de intervenir al momento del parto se complica debido al hecho de que los neonatos sanos podrían no realizar su primera respiración hasta transcurridos más de 30 segundos (6), y, si se toma la decisión de intervenir demasiado pronto, podrían realizarse intervenciones innecesarias. Sin embargo, si se demora la toma de la decisión, podría haber un mayor compromiso cardiorrespiratorio. Al contemplar la decisión de intervenir o no, resulta útil recordar que los neonatos que cuentan con un buen tono son poco propensos a estar gravemente hipóxicos, y el signo clave del estado del neonato durante los primeros minutos de vida —y la respuesta durante la estabilización— es la frecuencia cardíaca.

ANTICIPACIÓN Y PREPARACIÓN PARA LA REANIMACIÓN

La necesidad de administrar ventilación mecánica y otras intervenciones inmediatamente después del parto es una urgencia bastante frecuente. Aproximadamente entre el 5% y el 10 % de los neonatos a término y prematuros más grandes, recibirán algún tipo de asistencia para establecer respiraciones espontáneas, y la probabilidad aumenta en gran medida ante la presencia de factores de riesgo determinados (19, 20). De manera similar a otras urgencias, los mejores resultados se logran cuando se cuenta con un equipo altamente eficaz que brinde una respuesta experta, organizada y eficiente. Garantizar este tipo de respuesta requiere capacitación integral, una puesta en práctica continua y una preparación exhaustiva.

Capacitación

Todos los profesionales sanitarios que trabajen con neonatos deberían realizar un curso de capacitación estandarizado sobre reanimación neonatal. Ejemplos de dichos cursos incluyen el Programa de Reanimación Neonatal (*Neonatal Resuscitation Program*), organizado por la Academia Estadounidense de Pediatría, y el curso Soporte vital neonatal (*Newborn Life Support*), organizado por el Consejo de Reanimación del Reino Unido. Al emplear principios educativos para adultos, estos programas se centran en las destrezas cognitivas, técnicas y de trabajo en equipo que se requieren para reanimar a los neonatos en el entorno hospitalario. Otros cursos enseñan destrezas similares para los partos que se producen fuera de una sala de partos típica. Al simular urgencias neonatales frecuentes e inusuales, los profesionales sanitarios pueden identificar las debilidades en sus destrezas y adquirir experiencia. Si bien el conocimiento y las destrezas de los participantes mejoran tras realizar un curso de capacitación, se ha demostrado que ambos elementos disminuyen rápidamente con el paso del tiempo (21, 22). Si no practican, los profesionales sanitarios no podrán adquirir y mantener las competencias necesarias respecto de destrezas técnicas poco utilizadas, como la intubación traqueal y el acceso vascular de urgencia. Se ha demostrado que incluso las destrezas básicas de ventilación asistida disminuyen a los pocos meses de haber realizado el curso (22). La frecuencia ideal para volver a tomar la capacitación no se ha determinado. Sin embargo, varios estudios han demostrado que la práctica de baja intensidad, pero de manera regular, aunque sean 6 minutos por mes, puede mejorar la retención de estas destrezas (23, 24).

Trabajo en equipo

Una reanimación neonatal compleja requiere profesionales sanitarios que realicen múltiples evaluaciones e intervenciones de manera precisa en cuestión de minutos después del parto. Si bien los miembros individuales del equipo pueden dominar las destrezas de reanimación de los neonatos, no podrán emplearlas de manera óptima si no trabajan juntos como equipo. La falta de trabajo en equipo y de comunicación son las principales causas de muertes potencialmente evitables en la sala de partos (25). El simple hecho de armar un equipo de expertos no garantiza que trabajarán bien juntos. Sin práctica, es probable que incluso un grupo de neonatólogos sumamente experimentados trabaje de manera ineficiente en medio del caos de una reanimación inesperada. Se ha demostrado que las simulaciones lo más fieles a la realidad posible y la capacitación multidisciplinaria de los equipos mejora las destrezas de trabajo en equipo y los resultados de la reanimación (26-28).

Una analogía frecuente es comparar al equipo de reanimación con el equipo de boxes del automovilismo. Los equipos de boxes practican su trabajo en equipo con anticipación y utilizan protocolos bien guionados que distribuyen la carga de trabajo para asegurarse de que cada tarea la realice de manera eficiente por el miembro del equipo que corresponda. De manera similar, los equipos de reanimación de alto rendimiento ejecutan con precisión protocolos estructurados que les permiten reconocer patrones importantes, compartir información de manera eficiente y activar la respuesta adecuada. La función y las responsabilidades de cada miembro del equipo están bien definidas antes de iniciar la reanimación. El equipo está dirigido por un líder identificado que brinda instrucciones claras, delega responsabilidades y mantiene al equipo al tanto de la situación clínica sin distraerse con cada procedimiento en particular.

Anticipación

Antes de cada parto, los profesionales neonatólogos deben repasar los antecedentes gestacionales con el equipo de obstetricia para determinar qué miembros del personal deben estar presentes durante el parto. Utilizando una lista integral de factores de riesgo, Aziz (29, 30) demostró que aproximadamente el 80 % de los neonatos que requieren reanimación pueden ser identificados antes del parto (**Tabla 26-1**) y que el riesgo puede clasificarse en categorías que se corresponden con la necesidad de recibir ventilación con presión positiva. Cuando el equipo de neonatología fue llamado para asistir al parto, el 22 % de los neonatos recibieron ventilación con presión positiva. Cuando el embarazo se consideró de alto riesgo, el 47 % de los neonatos recibieron este tipo de ventilación. En un modelo de regresión lógica, se vinculó un mayor riesgo de requerir ventilación con presión positiva con hipertensión materna, oligohidramnios, infección materna, embarazo prematuro múltiple, administración de opiáceos durante el trabajo de parto, líquido amniótico impregnado con meconio, presentación podálica, patrones anormales de frecuencia cardíaca fetal, parto a las 34 a 35 semanas de gestación, parto por cesárea de urgencia y distocia de hombros. Sin embargo, los factores de riesgo individuales tuvieron poco poder de discriminación, y se identificaron muchos partos para los cuales no se requirió ninguna intervención. Para evitar pasar por alto a un neonato que requiere reanimación, el equipo de neonatología asistió a aproximadamente dos tercios de todos los partos. Asimismo, la ausencia de factores de riesgo no excluyó la posibilidad de que el neonato necesitara asistencia. Entre los partos sin ningún factor de riesgo identificado, el 7 % de los neonatos recibieron ventilación con presión positiva. Esto pone de manifiesto la importancia de contar con personal adecuado y listo para reanimar inmediatamente al neonato en cada parto.

Preparación

Tras evaluar los factores de riesgo perinatales, debe reunirse al personal necesario. La cantidad de miembros y su grado de experiencia variarán en función del caso específico. Cada parto debe estar asistido por al menos un profesional capacitado cuya única función sea atender al neonato (31). Como mínimo, esta persona debe ser experta en la realización de evaluaciones neonatales, los pasos iniciales de la atención neonatal y la ventilación con presión positiva. Es fundamental contar con un método rápido y confiable para pedir ayuda adicional. Si se identifican factores de riesgo importantes, debe haber al menos dos profesionales capacitados al momento del parto. Independientemente del lugar, cada hospital que cuenta con servicio de maternidad debe tener un equipo de reanimación capacitado y experto en todas las destrezas de reanimación y debe estar inmediatamente disponible en caso de que se deba realizar una reanimación compleja. Todo el equipo debe estar

Tabla 26-1. Factores de riesgo predictivos de reanimación neonatal.

Factores de riesgo previos al parto	Factores de riesgo durante el parto
- Parto prematuro a menos de 36 se-manas de edad gestacional.	- Patrón anormal de frecuencia respira-toria fetal (categoría II o III).
- Retardo del crecimiento intrauterino	- Prolapso del cordón umbilical.
- Polihidramnios.	- Placenta previa.
- Oligohidramnios.	- Desprendimiento de placenta.
- Diabetes materna.	- Líquido amniótico impregnado de meconio.
- Hipertensión materna.	- Distocia de hombros.
- Anomalía o hidropesía fetal graves.	- Presentación podálica o transversa.
- Infección materna.	- Uso de ventosa o fórceps durante el parto.
- Corioamnionitis.	- Parto por cesárea de urgencia.
	- Uso de opioides durante el trabajo de parto.
	- Administración de anestesia general.

(Datos tomados de Aziz K. «Ante- and intra-partum factors that predict increased need for neonatal resuscitation». *Resuscitation.* 2008;79:444-452).

presente al momento del parto si se anticipa que será necesario realizar una reanimación compleja. Si el neonato está en colapso cardiorrespiratorio, deberán realizarse varios procedimientos de manera inmediata. En los hospitales más pequeños, el equipo puede incluir personal de distintas disciplinas, incluido un anestesiólogo para el manejo de las vías respiratorias y la realización de intervenciones de urgencia, o bien un pediatra para colocar vías de acceso vascular.

Una vez que se cuente con el personal adecuado, si hay tiempo antes del parto, debe realizarse una breve reunión informativa sobre reanimación a fin de analizar los antecedentes maternos, repasar el cuadro clínico, identificar al líder del equipo, planificar la respuesta y las posibles contingencias, delegar funciones y responsabilidades y preparar los equipos necesarios (**Tablas 26-2** y **26-3**). Los equipos necesarios para iniciar la ventilación con presión positiva deben verificarse y estar listos para usarse de inmediato en todos los partos. Todos los equipos necesarios para realizar una reanimación compleja deben estar verificados y listos para usarse si se espera que dicha intervención será necesaria. Utilizar una lista de verificación estandarizada previa al parto ayuda a garantizar una preparación adecuada, permite identificar rápidamente si hay equipos faltantes, mejora la comunicación y el trabajo en equipo, permite recolectar datos de control de calidad y facilita las reuniones informativas posteriores a la reanimación (32, 33).

Tabla 26-2. La reunión sobre reanimación previa al parto.

- Presentar a los miembros del equipo.
- Repasar los antecedentes maternos y los factores de riesgo.
- Identificar al líder del equipo.
- Repasar las situaciones clínicas esperadas.
- Describir la respuesta planificada y las contingencias.
- Delegar funciones y responsabilidades.
- Preparar insumos y equipos.
- ¿Se necesitan consultores o equipos especiales?
- **«Si algún miembro del equipo tiene inquietudes o identifica problemas de seguridad, avise al líder del equipo de inmediato».**

EVALUACIÓN CLÍNICA, ÍNDICE DE APGAR, SATURACIÓN Y MONITOREO DE LA FRECUENCIA CARDÍACA

La evaluación inicial de los neonatos debe ser rápida y precisa para identificar a aquellos que necesitan reanimación y evaluar la eficacia de las intervenciones.

Evaluación clínica

El índice de Apgar se publicó por primera vez en 1953 y representa un hito importante en la atención neonatal. Marcó la reacción de la autora a la poca atención prestada hasta ese momento a los neonatos en la sala de partos: «si se controló a la madre durante nueve meses, no hay motivos para no controlar al bebé durante un minuto» (34). Durante muchas décadas, el índice (**Tabla 26-4**) y sus cinco componentes se han empleado «como la base para el análisis y la comparación de los resultados de las prácticas obstétricas, los tipos de analgesia materna y los efectos de la reanimación» (35). Tradicionalmente, los índices se aplican al primer minuto y a los 5 minutos de vida, si bien se ha reconocido que es posible que se requiera intervención antes del primer minuto. La precisión y la exactitud de los signos que componen el índice se han puesto bajo la lupa, ya que algunos observadores no están de acuerdo respecto de la presencia o ausencia de cianosis, y otros indican que la correlación entre el color y la saturación de oxígeno es baja (36). La evaluación del color de la piel ya

Tabla 26-3. Insumos y equipos necesarios para la reanimación neonatal.

Insumos y equipos necesarios para la reanimación neonatal	
Insumos básicos - Calentador radiante con sensor servocontrolado. - Toallas/mantas calientes. - Reloj con segundero. - Estetoscopio. - Pulsioxímetro, sensor y cubresensor. - Monitor cardíaco electrónico y cables. - Guantes y vestimenta.	**Medicamentos** - Epinefrina 1:10 000 (0,1 mg/ml). - Solución fisiológica normal (bolsa de 50 a 250 ml). - Jeringas (1,3, 20, hasta 60 ml).
Equipo de succión - Pera de goma. - Succión mecánica. - Catéteres de succión (5-6 F, 8-12 F). - Sonda nasogástrica de 8F y jeringa de 20 ml. - Aspirador de meconio.	**Kit de cateterización de la vena umbilical** - Guantes estériles - Solución antiséptica. - Lazo umbilical. - Pinza pequeña (hemostática). - Fórceps. - Bisturí. - Catéteres umbilicales (de una sola luz) de 3,5 F o de 5 F. - Llave de 3 vías. - Jeringas (3-5 ml). - Aguja intraósea (calibre 18 o de 15 mm).
Equipo para ventilación con presión positiva - Ambú o tubo en T y mascarilla. - Aire y oxígeno comprimidos. - Mezclador de oxígeno y tubos para flujómetro.	**Para neonatos muy prematuros** - Papel *film* o bolsa de plástico de uso alimentario. - Colchón exotérmico.
Equipo para intubación - Laringoscopio (tamaños 0 y 1). - Tubos endotraqueales (DI 2,5; 3,0 y 3,5). - Estilete. - Centímetro. - Cinta o dispositivo de sujeción. - Tijeras. - Detector de CO_2. - Mascarilla laríngea u otro dispositivo supraglótico.	**Para toracentesis y paracentesis** - Solución antiséptica. - Dispositivo de catéter sobre aguja de calibre 18 o 20 percutáneo. - Llave de 3 vías. - Jeringa (de 20 a 60 ml).

Tabla 26-4. El índice de Apgar.

Signo	Puntaje		
	0	1	2
Frecuencia cardíaca	Ausente	Lenta (<100 lpm)	>100 lpm
Respiración	Ausente	Lenta, irregular	Adecuada, llanto
Tono muscular	Fláccido	Flexión parcial	Movimiento activo
Irritabilidad refleja	Sin respuesta	Gesticulaciones	Tos, estornudo, llanto
Color de la piel	Azul o blanco	Cuerpo rosado, extremidades azules	Completamente rosado

no forma parte de las pautas del ILCOR sobre reanimación (5). Desde hace mucho tiempo, la frecuencia cardíaca determinada mediante auscultación del tórax o palpación del cordón se considera fundamental para saber si es necesario reanimar y para que la reanimación resulte eficaz. Sin embargo, ambos métodos de medición clínica han demostrado ser incoherentes e infravaloran sistemáticamente la frecuencia cardíaca en alrededor de 15 a 20 lpm en comparación con el electrocardiograma (37). La evaluación de la respiración también es difícil. Si bien no se han realizado estudios que evalúen a neonatos que respiran de manera espontánea, la evaluación de la elevación del tórax en los neonatos ventilados indica que los observadores difieren sustancialmente en sus percepciones respecto de la elevación torácica y que existe una notable disparidad entre la evaluación clínica y las mediciones objetivas del volumen corriente (38). No es ninguna sorpresa que los estudios sobre la precisión y la exactitud del índice de Apgar hayan demostrado que los observadores experimentados difieren considerablemente en sus evaluaciones (39). Por lo tanto, los médicos deben conocer las limitaciones de los signos clínicos que se observan en la sala de partos.

Pulsioximetría y electrocardiograma

La pulsioximetría se ha utilizado durante décadas para administrar oxígeno de manera segura a los neonatos hospitalizados en las unidades de cuidados intensivos. Los avances tecnológicos han permitido obtener lecturas confiables tanto de la saturación de oxígeno como de la frecuencia cardíaca dentro de los primeros 90 segundos de vida (40). La visualización continua, particularmente de la frecuencia cardíaca, significa que la reanimación puede continuar sin interrupción para realizar auscultaciones intermitentes. El sensor debe estar conectado a la mano o la muñeca derechas del neonato para medir las saturaciones preductales. Los rangos de saturación (41) y la frecuencia cardíaca (13) normales se han definido al monitorear a neonatos sanos a término que no requirieron ningún tipo de intervención después del parto. El electrocardiograma ofrece un método alternativo para medir la frecuencia cardíaca en la sala de partos y, en la actualidad, es el método recomendado para obtener un valor preciso inmediatamente después del parto (5). Katheria *et al.* han demostrado que arroja datos con mayor rapidez que la pulsioximetría (42). Ambos métodos deben continuar estudiándose para determinar si su uso mejora los resultados de los neonatos en situación de riesgo.

INTERVENCIONES BÁSICAS: CALOR, POSICIÓN, SUCCIÓN Y ESTIMULACIÓN

Los pasos básicos de la atención neonatal incluyen asegurar la temperatura adecuada, colocar la cabeza y el cuello del neonato de manera tal que las vías respiratorias permanezcan abiertas, eliminar las secreciones de las vías respiratorias, en caso de ser necesario, y brindar una estimulación leve.

Calor

Los neonatos pierden calor y se tornan rápidamente hipotérmicos sin la atención adecuada a la termorregulación. La hipotermia posnatal se vincula con una mayor morbimortalidad, incluida dificultad respiratoria, sepsis de aparición tardía, acidosis metabólica e hipoglucemia. La sala de partos debe estar debidamente calefaccionada y no debe haber corrientes de aire. Inmediatamente después del parto, los neonatos a término enérgicos pueden ser colocados sobre el pecho o el abdomen de la madre y cubiertos con una manta caliente y seca. El calor se mantendrá al secar la piel del bebé y mantener el contacto directo de piel a piel con la madre. Los neonatos que no tengan la fuerza suficiente deben colocarse sobre una manta caliente y seca debajo de una fuente de calor radiante precalentada, con la piel seca y sin sábanas húmedas. El neonato debe permanecer descubierto para que el calor radiante lo caliente y para poder verlo correctamente. Los neonatos que no presenten signos de hipoxia deben mantener una temperatura de entre 36,5 y 37,5 °C. Si el neonato permanece debajo del calentador radiante durante más de unos minutos, debe usarse un sensor de temperatura servocontrolado para ajustar la emisión de calor y evitar el sobrecalentamiento.

Los neonatos muy prematuros requerirán otras intervenciones para prevenir la hipotermia, las cuales se analizan más adelante en este capítulo.

Posición

Se debe colocar al neonato en posición supina, con la cabeza y el cuello en posición neutral o levemente extendida. Esto se conoce como la posición «olfativa» (**Figura 26-2**). Esta posición abre las vías respiratorias del neonato, alinea la faringe posterior y la tráquea y permite el paso de aire sin restricciones. La flexión o la extensión excesivas del cuello del neonato pueden obstruir las vías respiratorias. Si el neonato tiene un occipucio prominente, podría ser útil colocarle una pequeña toalla o sábana arrollada debajo de los hombros para levantarlos y mantener el cuello recto.

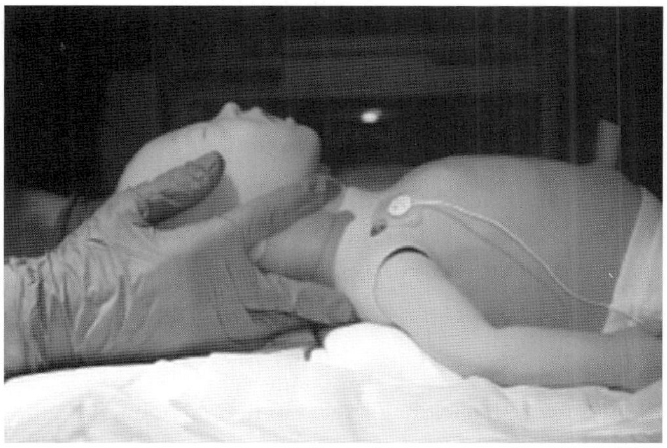

Figura 26-2. La posición «olfativa».

Succión

Si el neonato tiene energía después de nacer, puede usarse un paño suave o una toalla para limpiarle suavemente el rostro, la boca y la nariz. Entre los neonatos enérgicos, no hay ningún beneficio derivado de la succión rutinaria de la orofaringe, la nasofaringe o el estómago, y esta práctica podría interferir con la transición pulmonar y el inicio de la alimentación (43-45). La succión bucal y nasal leves deben reservarse para los neonatos que tengan dificultad para respirar, que tengan secreciones que obstruyan las vías respiratorias o que requieran ventilación con presión positiva. Debe evitarse la succión prolongada, intensa y profunda, ya que podría causar bradicardia y lesionar los tejidos.

Líquido amniótico impregnado con meconio

El método a seguir en los neonatos que, al nacer, evidencian el líquido amniótico impregnado con meconio ha evolucionado en los últimos años. Los ensayos aleatorizados y multicéntricos de gran envergadura no han demostrado ningún beneficio derivado de la succión orofaríngea rutinaria durante el parto ni de la succión traqueal de los neonatos enérgicos (46, 47). Las pautas de tratamiento anteriores publicadas por el ILCOR recomendaban la intubación y la succión traqueal selectivas de neonatos débiles en un intento por prevenir el síndrome de aspiración meconial (5). Estas recomendaciones se basaban en estudios observacionales no aleatorizados que se realizaron en los años 70 (48, 49). Un pequeño ensayo aleatorizado y controlado que se realizó en neonatos débiles que, al nacer, pasaron por líquido amniótico impregnado en meconio demostró que la succión traqueal no redujo la incidencia del síndrome de aspiración meconial u otros resultados adversos (50). Actualmente, no hay evidencias de alta calidad que justifiquen recomendar la intubación y la succión traqueal de rutina en los neonatos débiles que, al nacer, tienen líquido amniótico impregnado con meconio. Dadas las posibles complicaciones relacionadas con la intubación traqueal, se necesitan más pruebas de ensayos aleatorizados controlados para informar sobre esta práctica. La declaración del ILCOR de 2010 desaconseja la succión endotraqueal de rutina de los neonatos que nacen en estas condiciones (5).

Estimulación

El proceso de posicionar y secar al neonato generalmente brinda la suficiente estimulación como para iniciar la respiración espontánea. Si el neonato igual no respira, puede ser útil brindarle una breve estimulación adicional al frotarle la espalda, el tronco o las extremidades. Si el neonato no inicia rápidamente la respiración espontánea, está indicada la ventilación con presión positiva. Continuar estimulando a un neonato apneico no es útil y demora las intervenciones adecuadas.

OXÍGENO

El oxígeno es, quizá, el fármaco más usado en neonatología, pero hasta hace poco no se había estudiado en profundidad. Actualmente, la valoración de sus propiedades para el soporte vital se equilibra con un conocimiento de su posible toxicidad, incluso si se utiliza durante un período de reanimación relativamente corto. Un corpus sustancial de evidencias obtenidas de modelos animales ahora se complementa con hallazgos de ensayos en seres humanos que indican que el uso de oxígeno al 100 % aumenta las tasas de mortalidad en comparación con el uso de aire (51). Sin embargo, sigue habiendo incertidumbre respecto de los efectos sobre el neurodesarrollo a largo plazo (52). Las pautas internacionales sobre reanimación de neonatos a término actualmente recomiendan iniciar la reanimación con aire. Kattwinkel sugirió utilizar pulsioximetría en la sala de partos para aumentar gradualmente la oxigenoterapia hasta lograr la normoxia (53). El logro de un rango normal para los neonatos a término establece valores objetivo para los médicos, pero los aumentos óptimos y el momento adecuado para realizar cambios siguen siendo poco claros. Es fundamental que los operadores continúen asegurándose de aplicar una ventilación adecuada durante toda la reanimación y que no se distraigan realizando ajustes frecuentes a las concentraciones de oxígeno. Si bien no existen evidencias concluyentes, las pautas actuales del ILCOR recomiendan el uso de oxígeno al 100 % siempre que se realicen compresiones cardíacas. El uso de oxígeno en los neonatos prematuros puede tener otro perfil de riesgos y beneficios, y las recomendaciones se detallan en otra parte de este capítulo.

VENTILACIÓN

Todos los neonatos que no inicien una respiración regular o que no respondan a las medidas iniciales (secarlo, envolverlo, estimularlo suavemente) deben recibir ventilación con presión positiva. Esta generalmente se aplica primero de manera no invasiva con una mascarilla facial o con gafas nasales y un dispositivo generador de presión. Si el neonato realiza un esfuerzo respiratorio inadecuado, la presión positiva continua en las vías respiratorias (CPAP) puede ser suficiente para permitir la insuflación pulmonar, establecer una CRF y regularizar la respiración (54). Los neonatos que carezcan de esfuerzo respiratorio, o que estén bradicárdicos (frecuencia cardíaca <100 lpm), o bien que sigan estando hipóxicos a pesar de recibir ventilación con CPAP deben recibir insuflaciones con presión positiva, idealmente con presión positiva teleespiratoria (PEEP) (55). El objetivo de la ventilación con presión positiva es brindar una ventilación y un intercambio gaseoso eficaces sin causar daño pulmonar, el cual puede ocurrir tras unas pocas insuflaciones con presión positiva de alto volumen (volutrauma) (56-58). Las acciones destinadas a prevenir el daño pulmonar incluyen evitar volúmenes corrientes elevados y facilitar el logro y el mantenimiento de una CRF.

La observación de las primeras respiraciones en neonatos sanos sugiere que las insuflaciones iniciales prolongadas (sostenidas) pueden ser beneficiosas (6, 8). Esta idea está respaldada por estudios sobre la insuflación sostenida en modelos de animales prematuros, que demuestran una insuflación pulmonar rápida sin hiperexpansión, el desarrollo inmediato de una CRF adecuada y una aireación uniforme de ambos pulmones (59) sin efectos secundarios graves (60). Los ensayos aleatorizados sobre insuflaciones sostenidas al nacer realizados en neonatos prematuros han arrojado resultados mixtos (61-64) y, al momento de redacción de esta obra, se están realizando otros ensayos de gran envergadura (65). La estandarización de la presión y la duración de las insuflaciones sostenidas es difícil de lograr. La respiración espontánea, el cierre de la glotis (66) y las fugas en las mascarillas faciales hacen que los volúmenes corrientes administrados sean variables (67). Las insuflaciones sostenidas se han incluido en algunas pautas de reanimación, mientras que otras indican que no hay pruebas suficientes para recomendar su implementación (5).

Los volúmenes objetivo ideales para la ventilación de neonatos prematuros y a término después de nacer no se han determinado aún. Los modelos animales demuestran que los volúmenes corrientes iniciales elevados son perjudiciales (68). Parece ser razonable buscar volúmenes <8 ml/kg (69), pero los volúmenes corrientes son difíciles de medir con los equipos estándar de las salas de partos. Por lo tanto, casi nunca se miden o no se establecen objetivos al respecto durante el parto. Los médicos dependen de la determinación de una presión máxima y de los signos clínicos para saber si están administrando un volumen «adecuado». Las pautas sugieren que las presiones máximas deben comenzar en el rango de los 20 a 30 cm H_2O (5), y se ha demostrado que estos valores producen volúmenes corrientes adecuados (70). Los neonatos que no presentan ningún tipo de esfuerzo respiratorio pueden requerir presiones más elevadas al principio, las cuales deben reducirse a medida que los pulmones se llenan de aire y se tornan más distensibles (71). El volumen real administrado variará en función de diversos factores: el esfuerzo respiratorio espontáneo, la distensibilidad pulmonar, el cierre laríngeo, las fugas en la mascarilla facial, la obstrucción en la boca y la nariz, y el dispositivo de reanimación empleado. El resultado es que los volúmenes corrientes administrados varían ampliamente y pueden ser muy superiores a los generados durante la respiración espontánea (72). Un aumento de la frecuencia cardíaca es un buen signo de que la ventilación es eficaz (5) y es preferible a usar como parámetro el logro de la presión máxima o la evaluación de la elevación torácica, ninguno de los cuales es confiable (38, 73).

Si bien el uso de la PEEP en la sala de partos no está ampliamente recomendado por pruebas clínicas, se trata de una técnica muy utilizada con datos convincentes obtenidos en animales que justifican su uso para lograr una CRF, ya sea que se administren insuflaciones sostenidas o no (55, 59, 74). Un nivel «estándar» de PEEP podría no ser adecuado para todos los neonatos, y las pautas publicadas no recomiendan niveles específicos. El valor que generalmente se informa como el nivel de PEEP más utilizado en la sala de partos es de 5 cm H_2O (75). Los neonatos que no han logrado una CRF completa son propensos a tener mayores demandas de oxígeno y podrían beneficiarse de una PEEP superior (76).

Se recomiendan frecuencias ventilatorias de 40 a 60 por minuto (a menos que se administren compresiones torácicas de forma simultánea) y hacerlas de modo tal que coincidan con las frecuencias respiratorias típicas de los neonatos sanos. La duración de cada insuflación depende del operador y, tras las insuflaciones iniciales, puede calcularse mejor para hacer coincidir y reflejar los tiempos inspiratorios espontáneos de los neonatos (77) (aproximadamente 0,3 segundos). El flujo de gas determinado variará con el dispositivo de presión que se utilice. La ventilación con tubo en T es susceptible a oscilaciones en la PEEP y el volumen corriente, con cambios en el flujo, y deben seguirse las recomendaciones del fabricante con respecto al flujo (78, 79).

Si, durante la ventilación con mascarilla, el movimiento de la pared torácica es bajo o nulo, y la frecuencia cardíaca no mejora, deben tomarse medidas correctivas. Estas incluyen reposicionar la cabeza para garantizar una posición neutral y volver a colocar la mascarilla para disminuir las fugas y la obstrucción nasal. Otras medidas para tener en cuenta incluyen aumentar la presión máxima aplicada, abrir la boca, succionar las secreciones, presionar la mascarilla contra el rostro con ambas manos y utilizar una cánula bucofaríngea (31).

Una vez que la frecuencia cardíaca supere los 100 lpm y se logre la respiración espontánea, puede detenerse la ventilación con presión positiva. La CPAP debe continuarse en los neonatos prematuros. La ventilación con presión positiva debe continuar si la respiración espontánea es inadecuada o si la frecuencia cardíaca sigue siendo menor a 100 lpm. Debe contemplarse la intubación endotraqueal en neonatos que no desarrollen un esfuerzo respiratorio adecuado o que permanezcan bradicárdicos o hipóxicos a pesar de recibir ventilación adecuada con mascarilla. Las opciones para el tratamiento de neonatos prematuros que requieren ventilación continua incluyen la intubación y la administración de surfactante en la sala de partos o ventilación inicial con CPAP e intubación de rescate, y tratamiento con surfactante únicamente si es necesario (5, 80).

FUENTES DE PRESIÓN

En entornos en los que los recursos son limitados, podría no haber ningún dispositivo disponible para aplicar ventilación con presión positiva. Puede usarse reanimación boca a boca, pero conlleva el riesgo de infección. La ventilación boca a mascarilla (81) o boca a tubo (82) pueden ser opciones viables y presentan un riesgo de infección un tanto menor (83).

En todo el mundo, las salas de partos están equipadas con equipos para generar presión positiva (**Figura 26-3**). La elección del dispositivo puede tomarse en función del costo; de la disponibilidad de suministro de gases; del deseo de administrar insuflaciones sostenidas, PEEP y CPAP, o de las preferencias personales (**Tabla 26-5**).

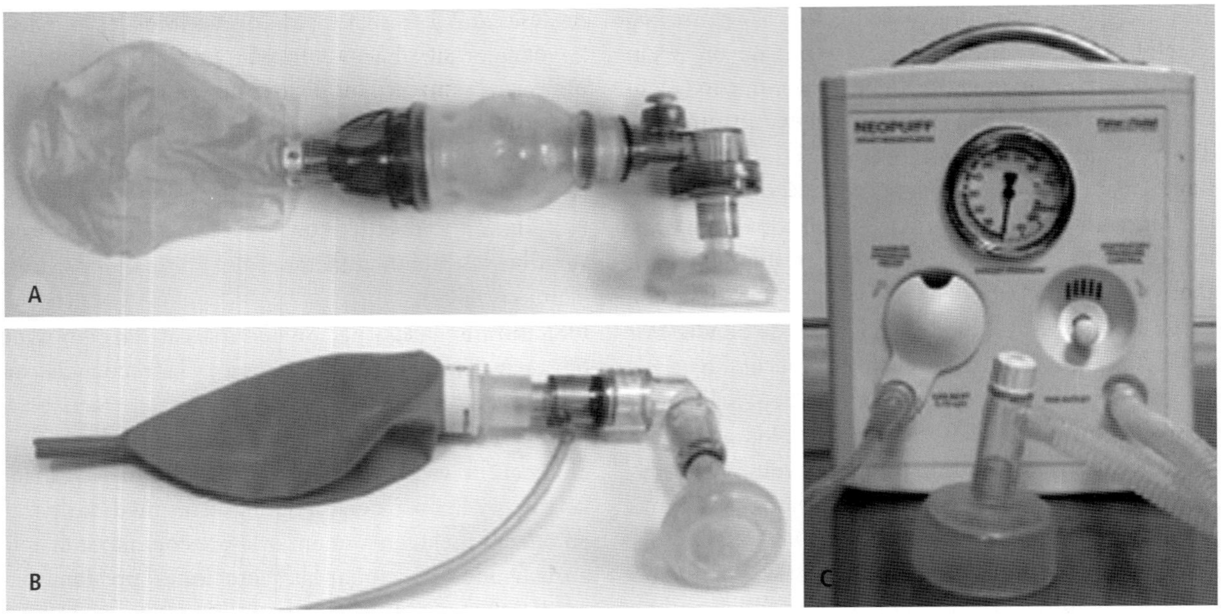

Figura 26-3. Dispositivos de reanimación neonatal. **A.** Ambú autoinflable de 240 ml con un reservorio de oxígeno conectado (Laerdal Medical, Stavanger [Noruega]). **B.** Ambú o bolsa anestésica inflada por flujo (Parker Healthcare Pty, Mitcham [Australia]). **C.** Dispositivo con tubo en T limitado por presión (Neopuff Infant Resuscitator; Fisher & Paykel [Nueva Zelanda]).

Tabla 26-5. Comparación de los atributos de los distintos dispositivos de generación de presión positiva.

Dispositivo	Ambú autoinflable	Ambú inflado por flujo	Tubo en T	Respirador
Puede funcionar sin suministro de gases	X	-	-	-
Logra una presión máxima precisa y constante	-	-	X	X
Mide la presión máxima administrada	-	-	X	X
Puede administrar insuflaciones sostenidas	-	Es posible con experiencia.	X	-
Administra PEEP	Es posible con una válvula para PEEP.	Es posible con una válvula para PEEP.	X	X
Administra CPAP	-	-	X	X
Las presiones administradas no dependen del flujo de gas	X	X	-	X
Mide el volumen corriente administrado	-	-	-	Es posible en algunos respiradores.

CPAP: presión positiva continua en las vías respiratorias; PEEP: presión positiva teleespiratoria.

Los ambúes autoinflables (AAI) se vuelven a expandir tras la compresión. Son los únicos dispositivos que pueden usarse sin un suministro de gas y pueden ser los más útiles cuando los recursos son limitados. Hay varios tipos y tamaños de AAI: el tamaño más pequeño es de 240 ml y es para neonatos. La presión máxima administrada por un AAI depende de cuán fuerte y rápido se apriete la bolsa. Si bien los AAI generalmente tienen una válvula para limitar la presión máxima administrada, puede superarse de modo inadvertido manualmente para administrar presiones mayores. Se han informado presiones >100 cm H_2O, las cuales han generado volúmenes corrientes excesivos (84). Es difícil aplicar presiones máximas constantes con un AAI (85), incluso si se utiliza un manómetro. Si se conecta una válvula para PEEP, puede generarse cierta PEEP, pero, nuevamente, esta es inconsistente y menor, con menores frecuencias de insuflación (86, 87). Los AAI no pueden administrar CPAP ni insuflaciones sostenidas

(88) y, por lo tanto, podrían no ser el mejor dispositivo para estabilizar a neonatos prematuros. Los AAI dejan entrar el aire ambiente durante la reexpansión, pero igual pueden administrar hasta un 70 % de oxígeno inspirado si se utilizan sin una bolsa de reserva (89).

Los ambúes inflados por flujo (AIF) necesitan un suministro continuo de gas para inflar la bolsa. Al igual que los AAI, la presión y el volumen administrados dependen de cuán fuerte se apriete la bolsa. Puede conectarse una válvula de limitación de la presión, y se recomienda usar un manómetro para aumentar la consistencia de la administración de la presión máxima (90, 91). La PEEP puede generarse controlando la velocidad del flujo de gas desde la parte posterior de la bolsa, si bien esto requiere experiencia. Muchos usuarios consideran que los AIF son más difíciles de usar que los AAI (92). Los usuarios experimentados de AIF pueden administrar insuflaciones sostenidas con ellos, pero la presión administrada varía (88). Es muy difícil administrar una CPAP confiable utilizando un AIF.

Un dispositivo con tubo en T es un equipo controlado por flujo y limitado por presión que también requiere un suministro continuo de gas para funcionar. El flujo de gas a través de la válvula espiratoria con puerto se utiliza para generar la PEEP. La presión máxima se logra al tapar el puerto que tiene la válvula espiratoria con el dedo. El tiempo de insuflación depende de cuánto tiempo se ocluya el puerto. Los tubos en T son fáciles de usar y son los preferidos tanto de los usuarios experimentados como inexpertos (91). Los tubos en T administran presiones máximas y PEEP más precisas y constantes, lo cual genera una administración más estable del volumen corriente (93), incluso si el usuario es inexperto (94). Sin embargo, los usuarios tienen una menor respuesta a los cambios en la distensibilidad pulmonar que al utilizar otros dispositivos (95). El tubo en T administra la CPAP de manera eficaz mientras el puerto permanece abierto (93), y la oclusión del puerto administra eficazmente insuflaciones sostenidas de cualquier duración o presión (88). Por lo tanto, los tubos en T pueden ser el mejor dispositivo para administrar ventilación a los neonatos prematuros al momento del parto (91). Sin embargo, no se han realizado ensayos clínicos que hayan demostrado la superioridad de un dispositivo de reanimación sobre otro (96). Si se utiliza un dispositivo con tubo en T o un AIF, debe haber un AAI de respaldo para usarse en caso de falla de la fuente de aire comprimido.

Por último, los neonatos también pueden estabilizarse mediante un respirador. Los respiradores pueden administrar presiones máximas y PEEP de manera precisa, así como insuflaciones sostenidas, CPAP, sincronización y medición del volumen corriente (97).

INTERFACES

La ventilación con presión positiva generalmente se administra mediante mascarilla facial. Si bien los principios de la ventilación con mascarilla facial son sencillos, es fundamental contar con una buena técnica. Para lograr volúmenes corrientes estables y razonables, debe lograrse un buen calce entre la mascarilla y el rostro. Sin él, habrá una importante fuga alrededor de la mascarilla, lo cual dará lugar a una ventilación inadecuada. Las mascarillas se comercializan en distintos tamaños y formas. Las que se utilizan con mayor frecuencia son redondas y tienen bordes acolchonados. Elegir el tamaño de mascarilla correcto es importante. La mascarilla debe abarcar desde la punta de la barbilla, pero no debe quedar por encima de los ojos. Si hay un solo operador, sostenerla desde arriba en dos puntos permite la aplicación más estable. La mascarilla debe colocarse de a pasos, y no directamente sobre el rostro. Puede usarse un dedo colocado sobre la punta de la barbilla del neonato para alinear el borde inferior de la mascarilla, la cual, luego se descenderá lentamente sobre el rostro del neonato (**Figura 26-4**) (98). Una interfaz alternativa es un tubo endotraqueal

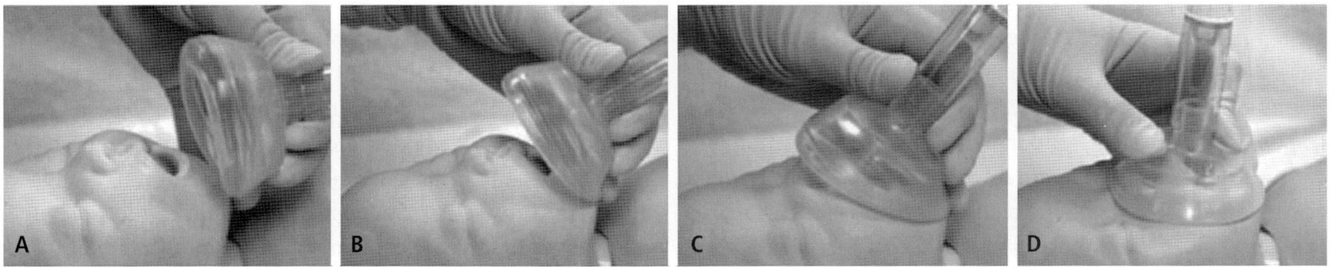

Figura 26-4. Colocación de mascarilla facial y sostén recomendado. **A.** Colocar la mascarilla entre el labio inferior y la barbilla. **B.** Descender suavemente la mascarilla sobre el rostro. **C.** Asegurarse de que la parte superior de la mascarilla esté colocada sobre el puente de la nariz. **D.** Presionar hacia abajo sobre la parte plana de la mascarilla para asegurarse de lograr un buen contacto con el rostro.

cortado que se coloca entre 3 y 4 cm dentro de la nariz. Un ensayo aleatorizado de 300 neonatos no demostró ninguna diferencia en la eficacia entre el uso de esta interfaz y el uso de la mascarilla facial (99).

INTUBACIÓN ENDOTRAQUEAL

Las indicaciones de intubación después del parto varían en función de la edad gestacional, del esfuerzo respiratorio, de la respuesta a la ventilación no invasiva y de la destreza y la experiencia de quien realice la reanimación. Las pautas internacionales de reanimación sugieren que la intubación debe contemplarse en distintas etapas (5): si la frecuencia cardíaca es <100 lpm después de 30 segundos de ventilación con presión positiva eficaz; si el neonato continúa apneico a pesar de recibir ventilación adecuada a través de la mascarilla; si la ventilación con mascarilla se prolonga o resulta ineficaz o si existen anomalías congénitas que afectan la transición, tales como una hernia diafragmática. Los neonatos que no presenten latidos cardíacos perceptibles deben ser intubados y ventilados lo más pronto posible. Podría ser necesario administrar adrenalina por vía endotraqueal antes de hacerlo por vía intravenosa. La intubación neonatal no es una tarea fácil de lograr y mantener. En la actualidad, se intuban cada vez menos neonatos, y las destrezas de los profesionales están en declive. Los residentes de los primeros años no logran realizar ni la mitad de las intubaciones que intentan (100), les lleva más tiempo realizarlas —casi siempre más de los 30 segundos recomendados—, y esto lleva al deterioro clínico del neonato (100).

EQUIPOS Y PROCESO DE INTUBACIÓN

El equipo necesario para realizar la intubación endotraqueal debe estar listo en todos los partos. Los elementos necesarios se detallan en la **Tabla 16-6**. Los neonatos deben colocarse en posición supina neutral, y se debe evitar la flexión y la hiperextensión del cuello, las cuales dificultan la visualización de la glotis.

La punto del laringoscopio debe avanzarse sobre la lengua, hasta la valécula epiglótica o sobre la parte superior de la epiglotis, y elevarse (no girarse) para mostrar las cuerdas vocales (**Figura 26-5**). El laringoscopio debe permanecer centrado y sostener la lengua hacia el lado izquierdo de la boca, para dejar espacio suficiente para ver la laringe mientras se coloca el tubo endotraqueal (TET). Si el laringoscopio se avanza demasiado, no se verá la laringe. Puede ser útil aplicar una leve presión cricoidea externa para poder visualizar la laringe anterior.

Tabla 26-6. Equipos e insumos recomendados para la intubación endotraqueal.

- Dispositivos de administración de presión positiva (ambú autoinflable/inflado por flujo con manómetro y válvula de presión positiva teleespiratoria, de ser posible, o bien dispositivo con tubo en T).
- Fuente de aire/oxígeno con flujómetro y mezclador.
- Mascarillas faciales neonatales con bordes redondeados, de distintos tamaños.
- Pulsioxímetro (colocado en la mano/muñeca derecha del neonato).
- Laringoscopio(s) Miller con hoja recta, tamaños 00, 0 y 1.
- Tubos endotraqueales radiopacos, sin maguito y de diámetro uniforme, con una curva estándar, marca de profundidad, con diámetro interno de 2,5; 3,0; 3,5 y 4,0 mm.
- Estilete (opcional).
- Pinza de Magill (para intubación nasal).
- Estetoscopio neonatal.
- Detector colorimétrico de dióxido de carbono.
- Equipo y catéteres de succión (5, 6, 8 y 10 F).
- Equipos para fijar el tubo endotraqueal en su lugar (cinta adhesiva/correas/fijadores).

Al principio, el TET debe colocarse hasta llegar al marcador de las cuerdas vocales. A dicha profundidad, se espera que el tubo esté por encima de la carina. Sin embargo, la posición del marcador varía según el fabricante y no debe usarse como método principal para determinar la distancia de inserción. Las recomendaciones anteriores sugerían una profundidad de inserción, medida desde la punta del TET hasta el labio superior del neonato, calculada al sumar 6,0 cm al peso del neonato (kg). Esta fórmula tiende a supravalorar la profundidad de inserción y puede llevar a introducir de forma accidental el tubo en el bronquio fuente derecho del neonato, en especial en los neonatos de peso extremadamente bajo al nacer. Hay dos métodos más nuevos para calcular la profundidad de inserción que han sido validados en neonatos prematuros y a término. Los cálculos actualizados basados en el peso o la edad gestacional del neonato han demostrado que predicen de manera exacta la profundidad de inserción (**Tabla 26-7**) (101). Otro método mide la distancia (cm) entre el tabique nasal y el trago de la oreja del neonato (longitud nariz-trago o LNT). El tubo se introduce hasta la distancia de la LNT + 1 cm, con la marca de centímetro correspondiente ubicada en el labio superior del neonato (102). El objetivo principal es colocar el TET a mitad de la tráquea y alinear la punta del tubo entre la primera y la segunda vértebra dorsal.

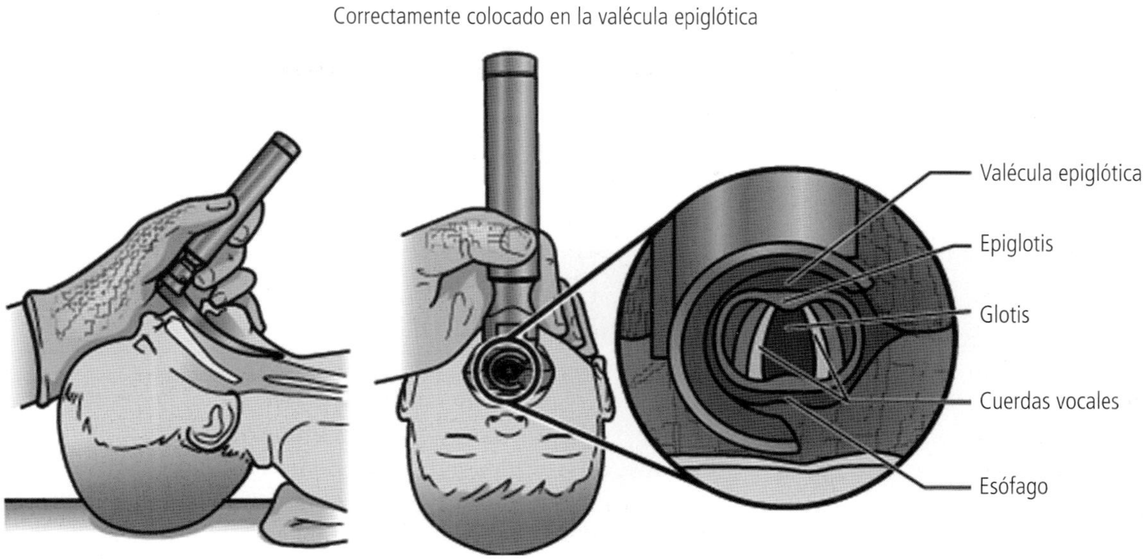

Figura 26-5. Colocación correcta del laringoscopio e hitos de la intubación. (Tomada de American Heart Association/American Academy of Pediatrics. *Textbook of Neonatal Resuscitation.* Dallas: American Heart Association; 2006:5-13).

Tabla 26-7. Pautas para elegir el tamaño del tubo endotraqueal.

Peso (g)	Gestación (semanas)	Tamaño del tubo endotraqueal (DI en mm)	Profundidad de inserción «de labio a punta» del tubo endotraqueal (cm)
500-600	23-24	2,5	5,5
700-800	25-26	2,5	6,0
900-1000	27-29	2,5/3,0	6,5
1100-1400	30-32	3,0	7,0
1500-1800	33-34	3,0	7,5
1900-2400	35-37	3,0/3,5	8,0
2500-3100	38-40	3,5	8,5
3200-4200	41-43	3,5/4,0	9,0

DI: diámetro interno. (Datos obtenidos de Kempley ST, Moreiras JW, Petrone FL. «Endotracheal tube length for neonatal intubation». *Resuscitation.* 2008;77(3):369-373).

Puede usarse un estilete para la inserción. Sin embargo, no hay pruebas que indiquen que esto mejora la tasa de éxito de la intubación (103). El estilete no debe sobresalir más allá de la punta del TET, ya que esto podría dañar la tráquea. También es sencillo desprender accidentalmente un TET que estaba bien colocado al quitar el estilete. Generalmente, se requieren pinzas de Magill para avanzar el TET por las cuerdas vocales durante la intubación nasal.

La colocación del TET siempre debe verificarse. El mejor indicador clínico es un aumento rápido de la frecuencia cardíaca. La colocación correcta puede evaluarse al observar que el tubo pasa por las cuerdas vocales, auscultar para saber si ingresa aire en ambas axilas, observar si hay condensación dentro del TET durante la espiración y observar la elevación del tórax durante las insuflaciones con presión positiva. Sin embargo, estos signos pueden ser engañosos, por lo cual se recomienda el uso de un capnógrafo para detectar la concentración de CO_2 teleespiratoria (5). Asimismo, debe evaluarse la profundidad de inserción del TET mediante una radiografía de tórax.

MASCARILLA LARÍNGEA

Los dispositivos supraglóticos, como la mascarilla laríngea, constituyen alternativas eficaces a la ventilación con mascarilla facial y TET. Hay varios diseños disponibles, pero la mayoría incluye una pequeña mascarilla elíptica con un reborde inflable conectado a un tubo que representa la vía respiratoria artificial (**Figura 26-6**). El dispositivo se introduce en la boca del neonato y se avanza a lo largo del paladar hasta la faringe posterior, y la mascarilla se coloca sobre la entrada de la laringe. Tras la inserción, el reborde que hay alrededor de la mascarilla se infla y queda sellado sobre la glotis. Se conecta un ambú o un tubo en T a un conector del tubo de la vía respiratoria artificial para aplicar ventilación con presión positiva. Los dispositivos supraglóticos no requieren que el operador visualice las cuerdas vocales, ni tampoco ningún instrumento para su colocación. Su principal limitación es que no vienen en tamaños pequeños, lo cual significa que, por lo general, no es posible utilizar una mascarilla laríngea en neonatos que pesan menos de 1500 g o de alrededor de 31 semanas de edad gestacional.

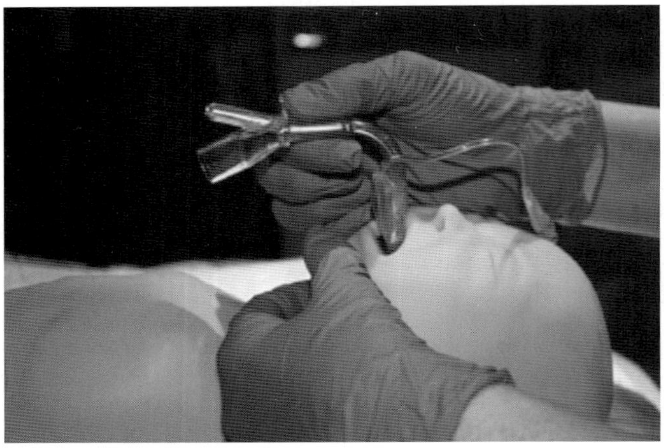

Figura 26-6. Mascarilla laríngea.

Ensayos clínicos y una serie de casos realizados con neonatos prematuros tardíos y a término han demostrado que las mascarillas laríngeas presentan algunas ventajas sobre la ventilación con mascarilla facial y la intubación traqueal durante la reanimación neonatal (104, 105). El tiempo requerido para la inserción de la mascarilla es corto, la tasa de éxito al primer intento es elevada, y los operadores requieren relativamente poca capacitación para adquirir las destrezas de colocación. En comparación con la ventilación con mascarilla facial, un ensayo cuasi aleatorizado demostró que la mascarilla laríngea disminuyó la necesidad de realizar una intubación traqueal subsiguiente (106).

El uso que habitualmente se informa durante la reanimación neonatal ha sido como medio de rescate, tanto cuando la ventilación con mascarilla facial como cuando la intubación neonatal no resultaron exitosas. Esto incluye la ventilación de neonatos con una amplia variedad de anomalías bucofaciales que evitan que quienes realizan la reanimación logren un cierre eficaz con la mascarilla facial o que obstruyen las vías respiratorias superiores. Debido a que el operador no necesita visualizar las cuerdas vocales durante la inserción de la mascarilla, el dispositivo puede insertarse correctamente cuando hay una obstrucción bucal que impide colocar el laringoscopio (107). Ejemplos publicados incluyen a neonatos con una mandíbula pequeña o una lengua grande que complican una amplia variedad de síndromes congénitos (108). Asimismo, la mascarilla laríngea se ha utilizado para asegurar las vías respiratorias durante el traslado en helicóptero y ambulancia cuando no es viable realizar una laringoscopia para intubación (109, 110). Los dispositivos supraglóticos representan una vía respiratoria artificial que puede salvar vidas en caso de urgencias, por lo cual deben estar al alcance de la mano en todos los ámbitos de maternidad, y todos los profesionales que realicen reanimaciones neonatales deben saber cómo usarlos.

MONITOREO

Como se dijo anteriormente, la ventilación eficaz es la clave para una reanimación exitosa. Esto significa aplicar un volumen corriente suficiente para lograr un intercambio gaseoso adecuado, pero no tanto como para provocar daño pulmonar. Incluso seis insuflaciones de alto volumen pueden provocar daño pulmonar grave en un modelo de reanimación en corderos prematuros (56). Las fugas alrededor de la mascarilla facial y la obstrucción al flujo de gas pueden disminuir el volumen corriente, con lo cual la reanimación no logrará su objetivo. La evaluación clínica de la insuflación pulmonar en función de la elevación torácica durante la ventilación es imprecisa e inexacta (38). Durante muchos años, los médicos han utilizado respiradores en la unidad de cuidados intensivos que miden y muestran el flujo y el volumen de gas que ingresa y sale de los pulmones. Los monitores independientes que controlan la actividad respiratoria realizan funciones similares en la sala de partos. La **Figura 26-7** muestra un registro de ventilación eficaz con mascarilla facial. Esta tecnología permite a los médicos detectar la ventilación ineficaz debido a una fuga excesiva alrededor de la mascarilla (**Figura 26-8**) o una obstrucción en las vías respiratorias (**Figura 26-9**) y, luego, ajustar la posición de la mascarilla o la presión inspiratoria para obtener volúmenes corrientes óptimos (**Figura 26-10**). Un pequeño estudio piloto aleatorizado demostró la viabilidad de este método y que los operadores respondieron a la información brindada por el monitor y disminuyeron la fuga alrededor de la mascarilla y los volúmenes corrientes excesivos (111). El monitoreo respiratorio aún no está disponible en todas partes, y es necesario realizar ensayos de mayor envergadura antes de adoptar esta técnica de forma generalizada. No obstante, esta tecnología tiene el potencial de mejorar la capacitación sobre la ventilación con mascarilla, así como de brindar información valiosa durante la reanimación de neonatos de alto riesgo.

Un alternativa sencilla al monitoreo de la actividad respiratoria son los detectores colorimétricos de dióxido de carbono. Leone y colaboradores describen el uso de estos dispositivos para demostrar la permeabilidad de las vías res-

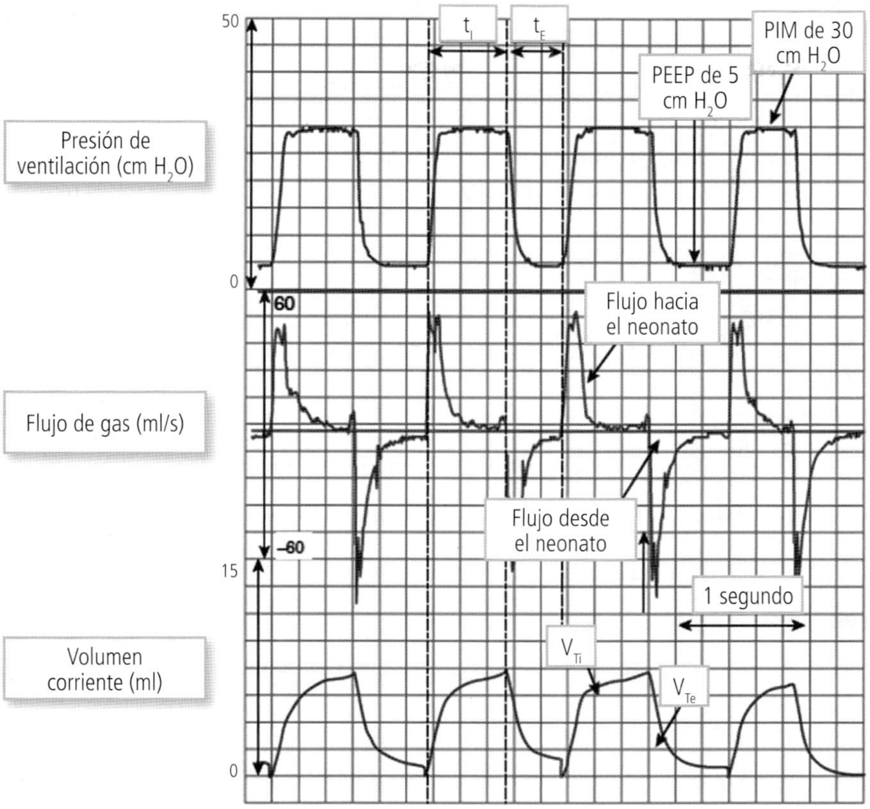

Figura 26-7. Registro que muestra una ventilación eficaz con mascarilla. PEEP: presión positiva teleespiratoria; PIM: presión de insuflación máxima.

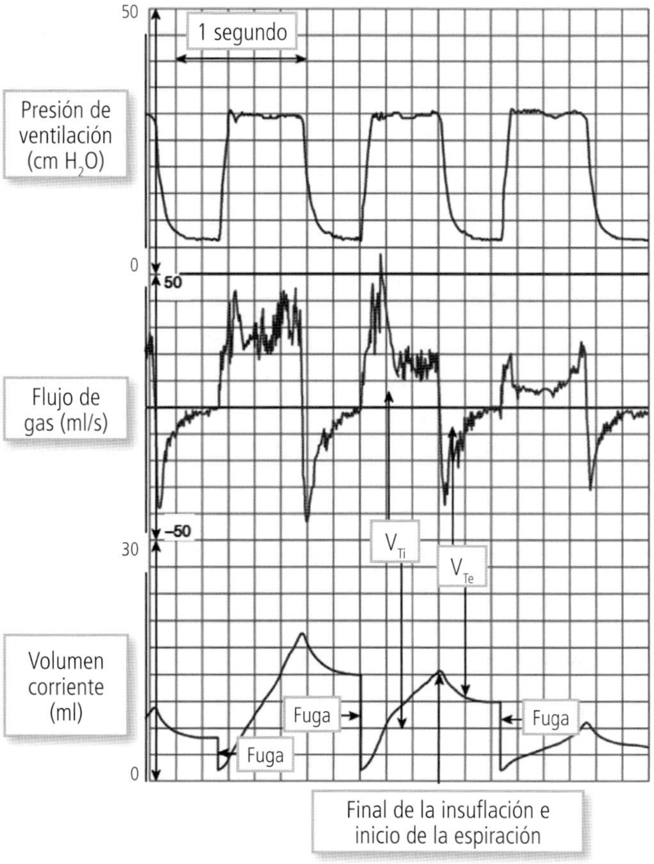

Figura 26-8. Registro que muestra una fuga excesiva alrededor de la mascarilla.

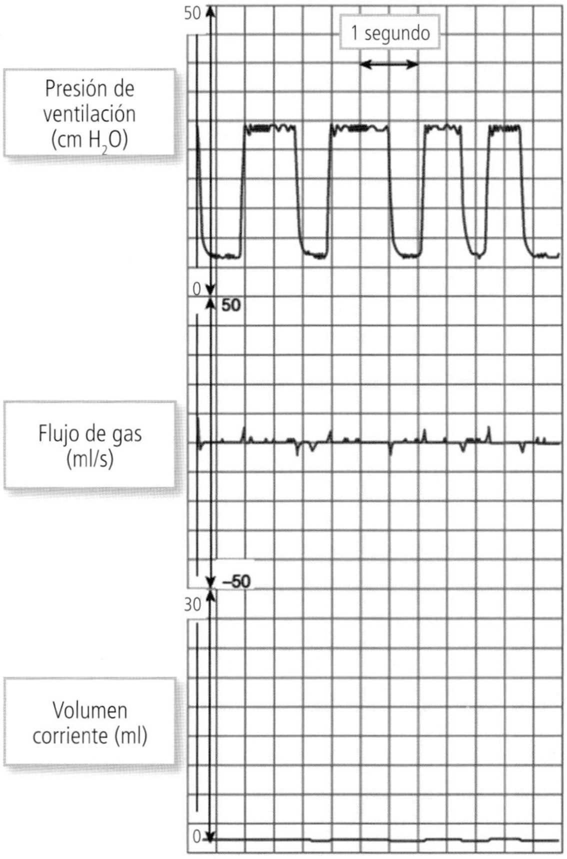

Figura 26-9. Registro que muestra una obstrucción en las vías respiratorias.

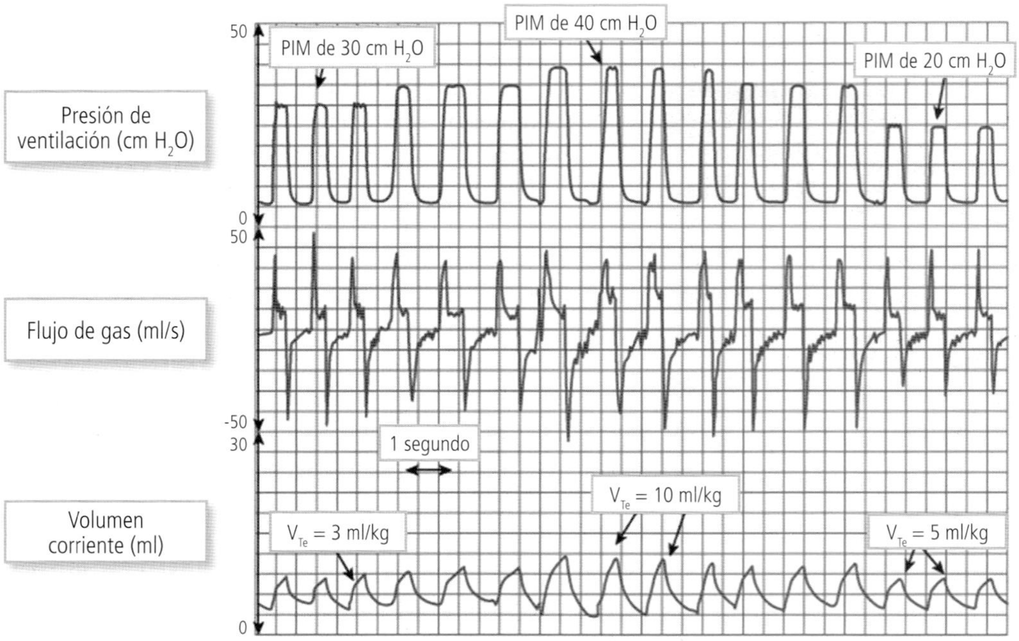

Figura 26-10. Ajuste de la presión de insuflación máxima (PIM) para lograr un volumen corriente eficaz.

piratorias durante la ventilación con mascarilla (112). Blank *et al.* demostraron una prueba de concepto más detallada al mostrar que el cambio de color precedía a una mejora en la frecuencia cardíaca y en las saturaciones de oxígeno (113). Esta técnica cuenta con un potencial considerable, en particular en lugares donde los recursos son limitados.

COMPRESIONES TORÁCICAS

Menos de 1 de cada 1000 neonatos prematuros tardíos y a término reciben compresiones torácicas en la sala de partos (3, 20). La mayoría de los neonatos que requieren reanimación presentan insuficiencia respiratoria primaria y requieren únicamente ventilación eficaz con presión positiva para recuperarse. Si el intercambio gaseoso está afectado durante un largo período, la hipoxemia y la acidosis progresivas pueden agotar las reservas de energía del miocardio y disminuir la actividad cardíaca al punto de que la ventilación asistida por sí sola no será suficiente. En ese caso, las compresiones torácicas pueden ser necesarias para aumentar la circulación y permitir la recuperación del miocardio. Las compresiones aumentan la circulación sanguínea hacia las arterias coronarias al aumentar el gradiente de presión diastólica entre la aorta ascendente y el seno coronario (114).

Las compresiones torácicas deben iniciarse en caso de que la frecuencia cardíaca del neonato permanezca en menos de 60 lpm después de al menos 30 segundos de recibir ventilación eficaz con presión positiva para airear los pulmones (5). La ventilación eficaz con presión positiva debe lograrse antes de comenzar con las compresiones torácicas. En la mayoría de los casos, la ventilación debe brindarse a través de un TET correctamente colocado antes de iniciar las compresiones.

Las pautas actuales recomiendan comprimir el tórax utilizando ambos pulgares centrados sobre el medio del esternón, sobre el tercio inferior del tórax, con las manos y los dedos rodeando el tórax (**Figura 26-11**) (5). En comparación con la recomendación anterior de utilizar el método de dos dedos, el método de los dos pulgares mejora la calidad y la consistencia de las compresiones y disminuye el cansancio de quien las realiza (115). Las compresiones deben realizarse con la fuerza suficiente como para bajar el esternón aproximadamente un tercio de la profundidad del tórax. La tomografía computada de pequeñas series de neonatos hospitalizados y reanimados, con la colocación de catéteres para medición de la tensión arterial sugieren que esta profundidad genera un gasto cardíaco adecuado y limita el riesgo de lesión como consecuencia de las compresiones (116-118). Una vez que el TET está asegurado, la persona que administra las ventilaciones puede colocarse al lado de la cama y permitir que quien realiza las compresiones se pare a la cabecera de la cama. Esta posición le permite continuar con las compresiones con ambos pulgares y también permite acceso al ombligo del neonato para que otro miembro del equipo coloque un catéter para administrar medicamentos.

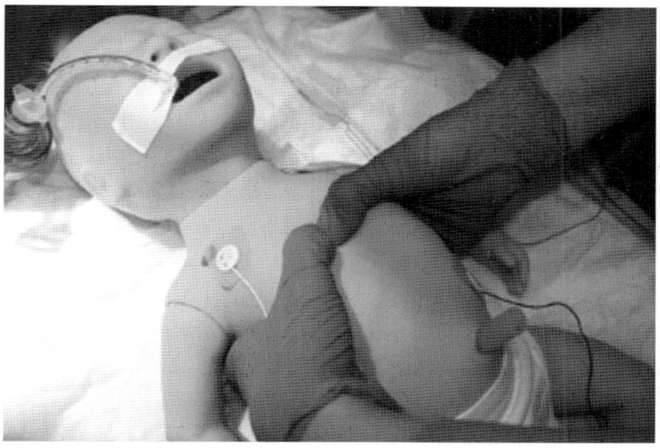

Figura 26-11. Posición recomendada para realizar las compresiones torácicas con los dos pulgares centrados en el medio del esternón, sobre el tercio inferior del tórax, con las manos y los dedos rodeando el tórax.

Actualmente, existe controversia respecto de la relación recomendada entre compresiones y ventilaciones durante la reanimación neonatal. Durante la reanimación cardiopulmonar (RCP), para los adultos, se recomiendan compresiones ininterrumpidas de alta frecuencia con pausas infrecuentes para la ventilación, a fin de mantener la presión de perfusión de las arterias coronarias. Una vez aseguradas las vías respiratorias, la RCP en adultos y niños se realiza con compresiones torácicas continuas y ventilaciones asincrónicas. A diferencia de los paros cardíacos en adultos, la mayoría de los paros cardíacos en neonatos están precedidos por insuficiencia respiratoria. Al momento del paro, la sangre del ventrículo izquierdo del neonato tiene una baja tensión de oxígeno y una elevada tensión de dióxido de carbono. Por lo tanto, es importante brindar ventilación eficaz durante las compresiones neonatales para garantizar que la sangre que llega a las arterias coronarias esté lo suficientemente oxigenada. El método de compresión recomendado sincroniza las compresiones con las ventilaciones. Se realizan tres compresiones rápidas seguidas de una breve pausa para administra una ventilación, con un total de 90 compresiones y 30 ventilaciones por minuto (5). Los modelos en maniquíes indican que esta relación 3:1 produce una mejor profundidad de compresión y dinámica de ventilación que la relación 15:2 recomendada para adultos y niños más grandes (119, 120). Se han realizado estudios pequeños que evalúan insuflaciones sostenidas durante las compresiones y las compresiones continuas con ventilaciones asincrónicas en animales, pero, al momento de redacción de esta obra, no se ha realizado ningún estudio en seres humanos (121, 122). Si bien la concentración ideal de oxígeno para la ventilación durante las compresiones torácicas se desconoce, las pautas actuales recomiendan ventilar con oxígeno al 100 % hasta que la frecuencia cardíaca supere los 60 lpm y se logre obtener una lectura estable de pulsioximetría (5).

Las compresiones torácicas deben continuar hasta que la frecuencia cardíaca del neonato aumente por encima de los 60 lpm. A fin de evitar las interrupciones frecuentes, debe verificarse la frecuencia cardíaca después de 60 segundos de compresiones (5). Los métodos de exploración física para determinar la frecuencia cardíaca del neonato son imprecisos, y la pulsioximetría podría no lograr una señal estable durante el colapso cardiovascular. El electrocardiograma ofrece una medición más precisa y continua de la frecuencia cardíaca del neonato (33, 123) y es la recomendación actual que se indica en las pautas más recientes del ILCOR (5). También se han investigado otros métodos de monitoreo del retorno de la circulación eficaz durante las compresiones. Durante la asistolia, la sangre no circula hacia los pulmones, y el dióxido de carbono no se exhala. Una vez restituida la circulación, el dióxido de carbono se transporte a los pulmones y se exhala. Un estudio realizado en un modelo con cerditos demostró que detectar el retorno del dióxido de carbono exhalado (>14 mm Hg) mediante capnografía continua durante las compresiones se vinculó con un retorno de la frecuencia cardíaca audible superior a los 60 lpm (124). Al momento de redacción de esta obra, no se han realizado estudios en neonatos humanos que evalúen este método.

EPINEFRINA

Los medicamentos tampoco se utilizan casi nunca durante la reanimación neonatal (125). Sin embargo, si el miocardio está tan dañado por la hipoxia y la isquemia que no recupera su actividad con la ventilación eficaz, se indican compresiones torácicas y hay una gran probabilidad de que también se requiera administrar epinefrina. La epinefrina es una catecolamina que constriñe el músculo liso de los vasos sanguíneos al estimular los receptores adrenérgicos α. El consecuente aumento en la resistencia vascular sistémica aumenta la presión de perfusión de las arterias coronarias y mejora la eficacia de las compresiones torácicas. Asimismo, la epinefrina aumenta la frecuencia y la potencia de las contracciones cardíacas.

La epinefrina está indicada si la frecuencia cardíaca del neonato permanece por debajo de los 60 lpm después de 30 segundos de ventilación que insufla ambos pulmones, seguidos de otros 60 segundos de ventilación eficaz coordinada con compresiones torácicas (5). En la mayoría de los casos, la ventilación se brinda mediante un TET correctamente colocado. La dosis recomendada de epinefrina es de

0,1 a 0,3 ml/kg de la concentración 1:10 000 (0,1mg/ml), administrada rápidamente en la circulación venosa central (**Tabla 26-8**) (5). Si no se logra una respuesta adecuada, puede repetirse la dosis cada 3 a 5 minutos.

Tabla 26-8. Reanimación neonatal: medicamentos de urgencia.

Epinefrina (1:10 000 = 0,1 mg/ml)
- CVU o aguja IO: 0,1-0,3 ml/kg. - TET (*menos eficaz*): 0,5-1 ml/kg. - Infundir rápidamente. - Repetir cada 3 a 5 minutos.
Solución fisiológica normal (0,9 NaCl)
- CVU o aguja IO: 10 ml/kg. - Infundir durante 5 a 10 minutos. - Puede repetirse a 10 ml/kg si la respuesta es inadecuada.

TET: tubo endotraqueal; IO: intraósea; CVU: catéter venoso umbilical.

Tras la administración por un catéter venoso umbilical o una aguja intraósea introducida en la tibia proximal, los medicamentos llegan rápidamente a la circulación venosa central (126). Si bien los neonatólogos experimentados generalmente utilizan la vena umbilical como acceso de urgencia, un estudio de simulación utilizando un modelo neonatal detectó que la inserción de un catéter venoso umbilical tomaba más tiempo que la colocación de una aguja intraósea (127). Las agujas intraóseas las utilizan habitualmente los paramédicos y los servicios de urgencias pediátricas. Deben estar al alcance de la mano junto con los insumos habituales para reanimación neonatal, y los profesionales de atención neonatal deben estar capacitados sobre cómo usarlas. No se recomiendan las venas periféricas para administrar medicamentos de urgencia durante la reanimación, ya que la canulación es difícil en caso de choque, y la administración de medicamentos a la circulación central puede no ser eficaz. Las demoras en la administración de epinefrina pueden prevenirse mediante la anticipación, la preparación y la capacitación. Si se identifican factores de riesgo de depresión respiratoria neonatal grave, como bradicardia fetal persistente, debe prepararse la epinefrina y los equipos para realizar el acceso vascular de urgencia antes del parto.

Mientras se logra el acceso vascular, algunos médicos optan por administrar una dosis de epinefrina mediante el TET. Si bien la administración endotraqueal es una opción, estudios realizados en animales y en seres humanos indican que la absorción del fármaco es poco confiable, y que la epinefrina administrada de esta forma es menos eficaz (128). Entre los neonatos que no respondieron a la dosis inicial de epinefrina endotraqueal, la mayoría (77 %) logró el retorno de la circulación espontánea tras recibir una dosis intravenosa (125). Si se administra epinefrina endotraqueal, se recomienda aplicar una dosis mayor (de 0,5 a 1 ml/kg) (5). Esta dosis no debe administrarse por vía intravenosa, y la jeringa que contiene la dosis mayor debe estar claramente identificada como «Solo para uso endotraqueal». Si la frecuencia cardíaca del neonato no aumenta tras una sola dosis de epinefrina endotraqueal, las dosis subsiguientes deben administrarse utilizando la vía intravenosa o intraósea.

REPOSICIÓN DE LA VOLEMIA

Los neonatos pueden presentar choque hipovolémico como consecuencia de la hemorragia aguda debido a una hemorragia maternofetal, hemorragia por vasa previa, desgarro placentario o prolapso o rotura del cordón umbilical. Los signos del choque hipovolémico incluyen palidez, pulsos débiles, perfusión deficiente, disminución del llenado capilar y bradicardia persistente. El origen de la hemorragia aguda no siempre es evidente. La reposición de la volemia está indicada si el neonato no responde a la epinefrina y presenta signos clínicos de choque hipovolémico, o bien factores de riesgo que sugieren la posibilidad de hemorragia inadvertida. La reposición de la volemia rutinaria no debe contemplarse en ausencia de hipovolemia, ya que hay pruebas que indican que empeora el edema pulmonar sin mejorar la tensión arterial ni la acidemia (129).

La solución fisiológica normal es una solución cristaloide isotónica muy utilizada y es la más recomendada como líquido repositor de la volemia. La dosis inicial de solución fisiológica normal en caso de choque hipovolémico es de 10 ml/kg infundidos durante 5 a 10 minutos (véase la **Tabla 26-8**) (5). Si el neonato no mejora, pueden infundirse otros 10 ml/kg. En casos inusuales, puede contemplarse una mayor reposición de la volemia. Sin embargo, debe tenerse cuidado de evitar infundir un volumen excesivo de líquido y aumentar la carga sobre el corazón del neonato. Si bien la albúmina al 5 % puede producir un aumento temporario en la tensión arterial en comparación con la reposición de la volemia con soluciones cristaloides, no se recomienda usarla durante la reanimación debido al costo adicional, a la falta de disponibilidad para uso inmediato, al riesgo teórico de infección y a la falta de beneficios clínicos demostrados (129). Un concentrado de eritrocitos de tipo O, Rh negativo, sin pruebas de compatibilidad cruzada debe estar inmediatamente disponible del banco de sangre del hospital y contemplarse para una importante reposición aguda de la volemia.

CASOS ESPECIALES

Neonatos prematuros

Los neonatos prematuros, particularmente los nacidos con menos de 32 semanas de gestación, deben nacer en entornos que cuenten con los recursos físicos adecuados y con personal debidamente capacitado. Es fundamental mantener una temperatura corporal normal. Los neonatos prematuros son particularmente propensos a la hipotermia debido a su gran relación superficie-masa y al escaso grosor de la epidermis. Se ha demostrado que las bolsas plásticas y el papel *film* son eficaces para mantener la temperatura (130) y están aceptados como la pauta de atención estándar para neonatos de menos de 28 semanas de edad gestacional. El ILCOR recomienda que se coloque a los neonatos en bolsas plásticas o se los envuelva sin secarlos y se los coloque debajo de un calentador radiante (5). Las temperaturas deben medirse con frecuencia, así como evitarse la hipertermia, ya que se relaciona con un mayor riesgo de resultados adversos. También se recomienda mantener las temperaturas de la sala de partos en al menos 26 ºC (<79 ºF). Si se requiere ventilación mecánica, podría ser útil emplear gases templados y humidificados para limitar la pérdida de calor por evaporación (131).

Las recomendaciones respecto del método óptimo para brindar ventilación mecánica han cambiado en los últimos años. Mientras que algunos neonatos prematuros se encuentran en grave estado al nacer y requieren reanimación inmediata, la mayoría llora y respira de manera espontánea (132), y requiere ayuda con la estabilización, no intubación inmediata. Tras una serie de ensayos aleatorizados multicéntricos (133-135), la Academia Estadounidense de Pediatría ha emitido una declaración en la que indica que la CPAP es una buena alternativa a la intubación inmediata y a la ventilación (136). Si se requiere intubación, debe administrarse surfactante y retirarse el TET lo más pronto posible. Si se requiere presión positiva intermitente durante los primeros minutos de vida, es probable que la PEEP facilite la aireación rápida de los pulmones, y debe usarse en caso de estar disponible (5). La concentración ideal de oxígeno para comenzar con la reanimación y los objetivos óptimos de saturación de oxígeno aún deben determinarse para los neonatos prematuros. Los investigadores han observado que, en los neonatos prematuros, comenzar con la reanimación utilizando aire genera saturaciones que descienden por debajo del rango recomendado (137, 138). Para los neonatos de menos de 33 semanas de gestación, parece ser razonable comenzar con la reanimación con oxígeno al 30 % y ajustar la concentración para mantener saturaciones dentro del rango observado en los neonatos a término.

Hernia diafragmática congénita

La hernia diafragmática congénita (HDC) es un defecto del diafragma, más comúnmente producido del lado izquierdo, que permite que las vísceras abdominales protruyan hacia el tórax del feto. La compresión que produce el contenido protruido interrumpe el desarrollo de los pulmones y de su vasculatura, lo cual genera distintos grados de hipoplasia e hipertensión pulmonar. A pesar de los avances en la atención, la mayoría de los neonatos con HDC presentan insuficiencia respiratoria grave poco después del parto, y el riesgo de mortalidad sigue siendo elevado.

Siempre que sea posible, el parto debe producirse en un centro de alta complejidad, con un equipo coordinado que sea capaz de realizar maniobras de reanimación de avanzada, de brindar atención cardiorrespiratoria y de realizar operaciones neonatales. El parto fuera de un centro de alta complejidad se ha relacionado con un mayor riesgo de mortalidad (139, 140).

Antes del parto, el equipo de reanimación debe confeccionar un plan integral de manejo. Se ha demostrado que el uso de un protocolo estandarizado disminuye la mortalidad por HDC (141). La ventilación con presión positiva utilizando una mascarilla facial no debe practicarse para evitar la distensión gaseosa del contenido abdominal protruido y, así, aumentar la compresión de los pulmones. La mayoría de los expertos recomiendan intubar inmediatamente al neonato después del parto e iniciar la ventilación con presiones máximas bajas (142). Debe colocarse una sonda nasogástrica de manera inmediata y realizarse una succión continua para descomprimir el contenido abdominal. También debe colocarse un catéter arterial umbilical o una vía arterial radial para monitorear la tensión arterial de manera continua y tomar muestras para gasometría arterial. Un catéter venoso umbilical resulta útil para administrar líquidos y medicamentos. Sin embargo, el catéter podría no avanzar correctamente si el hígado está protruido hacia el tórax. Podría ser necesario reponer la volemia y realizar soporte con inotrópicos para mantener la tensión arterial normal y minimizar el cortocircuito de derecha a izquierda relacionado con la hipertensión pulmonar. El ecocardiograma funcional puede ser útil para optimizar el soporte de la tensión arterial.

El objetivo del manejo en la sala de partos es lograr una saturación de oxígeno preductal aceptable sin provocar daño pulmonar debido a la presión de ventilación elevada, a un volumen corriente excesivo y a la toxicidad por oxígeno. El Consorcio EURO sobre HDC recomienda mantener la saturación de oxígeno preductal entre el 88 % y el 95 %, la saturación posductal por encima del 70 % y la PCO_2

arterial entre 45 y 60 mm Hg (142). Durante las primeras dos horas de vida, el consorcio sugiere que una saturación preductal inferior puede ser aceptable si el neonato mejora gradualmente y se mantiene la perfusión orgánica.

Hidropesía fetal

La hidropesía fetal generalmente se presenta como un edema subcutáneo con ascitis y derrames pleurales o pericárdicos. Los diagnósticos más frecuentes son afecciones cardíacas congénitas, anomalías en la frecuencia cardíaca, síndrome de transfusión fetofetal, anomalías congénitas, anomalías cromosómicas, infecciones virales congénitas y anemia congénita (143).

El equipo de reanimación en la sala de partos debe anticipar problemas complejos, como ventilación restringida debido a derrames pleurales y ascitis, hipoplasia pulmonar, edema pulmonar, deficiencia de surfactante, hipertensión pulmonar, anemia grave, disminución del volumen intravascular y disfunción miocárdica (144). Un equipo experimentado, con dominio de la intubación endotraqueal, el acceso vascular de urgencia, la toracocentesis y la paracentesis, debe estar presente en la sala de partos. Pueden requerirse varias intervenciones en un tiempo muy corto, por lo cual las funciones específicas deben asignarse con anticipación. Los equipos necesarios para realizar estas intervenciones deben estar listos antes del parto, a fin de poder utilizarse de manera inmediata. La ecografía que se realiza justo antes del parto resulta útil para identificar la ubicación de los depósitos de líquido y para planificar las intervenciones. Si hay un derrame pleural importante o una ascitis significativa, el obstetra puede drenar el líquido antes del parto.

Después del parto, debe esperarse que el neonato presente insuficiencia respiratoria. El equipo de reanimación debe estar preparado para intubarlo inmediatamente por vía traqueal y para administrar ventilación con presión positiva. La intubación traqueal puede ser difícil si hay edema de tejidos blandos o un tumor en el cuello. Si el abdomen está distendido e interfiere con la ventilación, debe realizarse una paracentesis. Solamente debe drenarse el líquido suficiente para permitir el movimiento del diafragma y la ventilación eficaz. Si los derrames pleurales interfieren con la ventilación, puede ser necesario realizar una toracocentesis en la sala de partos. Si el neonato nace prematuro, la administración de surfactante puede ser útil. Una vez aseguradas las vías respiratorias y establecida la ventilación, es necesario colocar catéteres venosos y arteriales umbilicales para monitorear la tensión arterial, obtener muestras de sangre e infundir líquidos. A pesar del edema profundo, el neonato puede presentar disminución del volumen intravascular, por lo cual podría ser necesario realizar una reposición prudente de la volemia con solución fisiológica normal o concentrado de eritrocitos. La hipoglucemia, la acidosis metabólica y la hipotermia son complicaciones frecuentes y deben esperarse. Si el neonato presenta anemia grave, podría ser necesario realizar una transfusión de intercambio con volumen isovolémico parcial con concentrado de eritrocitos de tipo O, Rh negativo al que se le haya realizado pruebas de compatibilidad cruzada con la madre, a fin de evitar la sobrecarga de volumen.

ÉTICA

Decisión de reanimar

No reanimar a los neonatos al momento del parto puede ser éticamente aceptable en determinados casos. Las familias que recibirán a fetos anencefálicos, con trisomía del par 13 o 18 confirmada o con malformaciones cerebrales, cardíacas, pulmonares o renales graves podrían optar por no tomar medidas en caso de complicaciones al momento del parto. En los neonatos de muy baja edad gestacional, la decisión de comenzar con los cuidados intensivos es compleja. Iniciar la reanimación en la sala de partos no implica que se continuarán brindando cuidados intensivos. El posterior retiro de dichos cuidados podría ganar tiempo para recabar más información clínica y asesorar a la familia. Los padres deben estar informados respecto de que la decisión de reanimar al neonato tomada antes del parto podría tener que cambiarse en función de la respuesta del neonato a la reanimación y a su evolución subsiguiente. El cambio de rumbo de la atención hacia los cuidados paliativos se considera éticamente equivalente a la decisión de no reanimar.

Las pautas internacionales han aportado cierta uniformidad en el desarrollo de protocolos de reanimación en función de la edad gestacional (145). Iniciar la reanimación casi siempre se indica cuando hay una elevada tasa de sobrevida y una morbilidad aceptable. Generalmente, esto incluye a neonatos con una edad gestacional de 25 semanas o más. No hay pautas publicadas que indiquen la reanimación de neonatos nacidos antes de las 22 semanas de gestación. Entre estos dos puntos temporales hay una zona gris, en la cual los deseos de los padres, la experiencia y las creencias de los médicos, y las políticas y pautas locales influirán sobre si se ofrece, se aconseja o se realiza la reanimación (146). En Japón, lo habitual es ofrecer la reanimación a neonatos nacidos a las 22 semanas de gestación, mientras que, en Suiza, no se recomienda reanimar a quienes nacen con menos de 24 semanas de gestación (147). El Consejo de Bioética de Nuffield del Reino Unido recomienda que los partos de riesgo con menos de 25 semanas de gestación justifican una conversación con los padres, y que la reanimación generalmente se aconseja entre las 24 y las 25 semanas. Los deseos de los padres deben prevalecer en caso de los neonatos de 23 a 24 semanas, pero se recomienda no reanimar a aquellos de 22 a 23 semanas, a menos que los padres insistan luego de recibir asesoramiento (148). Por el contrario, la Academia Estadounidense de Pediatría (149) en sus guías, evita depender únicamente de la edad gestacional para tomar una decisión y ofrece recomendaciones menos arbitrarias que toman en cuenta el peso, el sexo, la administración prenatal de esteroides y si el embarazo es múltiple o único. Si hay incertidumbre respecto de la edad gestacional, un ensayo terapéutico puede ser una opción. Sin embargo, cabe destacar que los médicos no saben predecir muy bien qué neonatos prosperarán a largo plazo en función de cuál es su aspecto al nacer (150).

Las recomendaciones sobre la edad gestacional se basan en los malos resultados vinculados con el parto extremadamente prematuro, pero determinar el resultado de los neonatos que nacen a una edad gestacional extremadamente baja es muy difícil. Es una profecía autocumplida que, si la reanimación no se ofrece en determinadas gestaciones, la sobrevida será muy baja. Por lo tanto, la verdadera sobrevida, si se ofrecieran cuidados intensivos a todos los neonatos, es muy difícil de medir. En Japón, en donde se inician los cuidados intensivos a las 22 semanas, el 37 % de los neonatos de 22 semanas sobreviven al alta hospitalaria (151). Por el contrario, en el estudio EPICURE, realizado en Gran Bretaña en 2006, en el cual no se recomendaba la reanimación a las 22 semanas, solo el 2 % de los neonatos de dicha edad gestacional sobrevivieron al alta (152). La sobrevida general por debajo de las 25 semanas ha aumentado desde 2005, pero las tasas de morbilidad grave han permanecido iguales o han aumentado (152), lo cual significa que la cantidad de sobrevivientes prematuros con problemas de salud o en riesgo de padecerlos ha aumentado. Para los neonatos nacidos a las 22 a 25 semanas de gestación, la mortalidad general sigue siendo ≥50 %; las tasas de sobrevida con discapacidad mínima o sin discapacidad son <20 % para los nacidos con menos de 25 semanas de gestación, pero de <5 % para los nacidos entre las 22 y las 23 semanas de gestación (153). Los resultados deficientes del neurodesarrollo generalmente se citan como un motivo para no reanimar, al igual que la mala calidad de vida. Sin embargo, la calidad de vida es subjetiva. Una deficiencia física o intelectual no necesariamente equivale a una mala calidad de vida (146). Los adolescentes nacidos de forma extremadamente prematura califican su calidad de vida de manera similar a los adolescentes nacidos a término (154).

Decisión de detener la reanimación

Es lógico querer evitar la reanimación prolongada cuando es probable que el resultado sea la muerte o la sobrevida con una discapacidad grave. Por lo tanto, los médicos han buscado determinar qué grado de intervención, y durante cuánto tiempo, resulta adecuado. Los datos obtenidos a fines de la década del 90 demostraron que dos tercios de los neonatos a término que recibieron epinefrina en la sala de partos sobrevivieron, y que dos tercios de los sobrevivientes no presentaban daños neurológicos tras el primer año de vida (155). Sin embargo, la sobrevida fue de solo el 30 % en el subgrupo de neonatos de <29 semanas de gestación y, si bien casi el 80 % de los sobrevivientes prematuros eran normales tras el primer año de vida, el 78 % del grupo general murió o presentaba alguna discapacidad neurológica. Estos datos ponen en duda la aptitud de la epinefrina en la población prematura en la sala de partos. Datos más recientes obtenidos de una revisión de resultados de neonatos de <1500 g en la Vermont Oxford Network demostraron que del 6 % que recibió compresiones torácicas o epinefrina (CPT/Epi) en la sala de partos, el 63 % sobrevivió (en comparación con el 88 % de los que no recibieron CPT/Epi) (156), y que más de la mitad sobrevivió sin signos de hemorragia intraventricular grave. Para el subgrupo de <1000 g, la sobrevida fue del 54 % (75 % en el grupo de control) (156). Otros datos de seguimiento informan que, en los neonatos de <32 semanas de gestación o <1000 g que recibieron CPT/Epi en la sala de partos, el riesgo de resultados neurológicos adversos fue de dos a tres veces mayor que en los que no recibieron dichas intervenciones (157, 158).

Un informe de 1991 demostró que en una cohorte de neonatos con un índice de Apgar de 0 tras el primer minuto de vida (n = 93), casi dos tercios respondieron inicialmente a la reanimación, y un tercio finalmente sobrevivió para ser dados de alta. Los sobrevivientes a los que se les realizó seguimiento (22/33) tuvieron un desarrollo normal en el 61 % de los casos. Sin embargo, en el subgrupo que todavía tenía un índice de Apgar de 0 a los 10 minutos de vida (n = 58), el 98 % murió, y el único sobreviviente tuvo resultados neurológicos deficientes. Estos resultados llevaron a la recomendación de que la reanimación debe detenerse si no se reanuda la circulación espontánea dentro de los 10 minutos de vida (159). Estos hallazgos quedaron demostrados nuevamente en una cohorte más reciente (2007) de neonatos con un índice de Apgar de 0 tras 10 minutos de vida, de los cuales el 94 % murió o presentó graves discapacidades neurológicas (160). Sin embargo, dos estudios de mayor envergadura, en la era del uso de la hipotermia como método de neuroprotección, informaron una menor tasa de muerte o discapacidad grave en el neurodesarrollo (73 % a 76 %) (161, 162), de lo cual se infiere que casi un cuarto sobrevivió sin secuelas neurológicas importantes. Estos datos pueden influir sobre las recomendaciones respecto de la duración de la reanimación en un futuro, pero, actualmente, las pautas del ILCOR recomiendan que interrumpir la reanimación podría estar justificado tras «10 minutos de reanimación continua y adecuada de un neonato que no presenta latidos cardíacos ni esfuerzo respiratorio» (163).

ATENCIÓN POSTERIOR A LA REANIMACIÓN

Examen/Monitoreo

Los neonatos que requieren reanimación después del parto tienen un mayor riesgo de padecer afecciones médicas con compromiso multiorgánico. Estas complicaciones pueden anticiparse y abordarse de manera oportuna mediante la evaluación atenta y el monitoreo adecuado. Incluso los neonatos que requieren solo una breve ventilación con presión positiva (<1 minuto) después del parto presentan un mayor riesgo de complicaciones respiratorias y neurológicas a corto plazo y deben recibir monitoreo posterior a la reanimación (19). La naturaleza y la duración del monitoreo dependen del estado del neonato y de los factores de riesgo identificables.

Debe realizarse un examen integral para identificar anomalías que puedan haber contribuido al compromiso cardiorrespiratorio tras el parto, así como cualquier signo de traumatismo debido al parto o a la reanimación. Debe evaluarse al neonato en busca de signos de dificultad respiratoria continua, como retracciones, aleteo nasal o quejidos Debe auscultarse el tórax para evaluar la presencia de ruidos respiratorios bilaterales. Si la cianosis es evidente cuando el neonato está en reposo y se resuelve cuando llora, asegúrese de que ambas narinas estén permeables. El abdomen debe examinarse en busca de signos de traumatismo, distensión, tumores o aplanamiento inusual («abdomen escafoide»). Si el neonato requiere reanimación prolongada, debe realizarse un examen neurológico estándar que incluya estado de consciencia, respuesta pupilar, succión, tono y reflejos para descartar encefalopatía.

Deben monitorearse los signos vitales con frecuencia durante la atención posterior a la reanimación. Los neonatos prematuros tardíos y a término que recibieron ventilación con presión positiva presentan un mayor riesgo de neumotórax (2 % a 5 %) y de dificultad respiratoria continua que requiere ventilación asistida (5 % a 16 %) (19). La demora en la transición aumenta el riesgo de hipertensión pulmonar persistente, y los médicos deben estar atentos a los signos de hipoxemia progresiva. Puede ser útil realizar una radiografía de tórax y una gasometría arterial para tomar decisiones terapéuticas documentadas. La hipotensión puede presentarse debido a la hipovolemia, a la vasodilatación periférica, a la disfunción miocárdica o a la sepsis. No se recomienda la reposición rutinaria de la volemia sin signos de hipovolemia, ya que puede empeorar la dificultad respiratoria (129). Los neonatos que requieren reanimación intensiva pueden beneficiarse de agentes farmacológicos para mantener la tensión arterial. La hipotensión, la hipoxia y la acidosis pueden disminuir la circulación sanguínea renal y provocar insuficiencia renal vinculada con necrosis tubular aguda. En aquellos que requieren reanimación intensiva, se debe controlar de manera frecuente la diuresis, el peso corporal y la concentración de electrolitos en sangre. El sufrimiento durante el parto aumenta el consumo de glucosa y puede provocar hipoglucemia. Puede demorarse la lactancia debido a inestabilidad clínica, y podría ser necesario administrar líquidos por vía intravenosa para mantener la glucemia dentro de los valores normales. La glucemia debe controlarse en forma periódica hasta comenzar con la lactancia y que el neonato pueda mantener concentraciones normales. Los neonatos con hipotensión, hipoxemia y acidosis pueden presentar apnea y convulsiones vinculadas con encefalopatía hipóxica-isquémica.

Hipotermia terapéutica en caso de encefalopatía hipóxica-isquémica

La muerte y las secuelas neurológicas a largo plazo son las consecuencias más importantes de la hipoxia durante el parto. La muerte neuronal que sigue a un daño grave se produce en dos etapas (164). La muerte neuronal primaria inmediata debido a falta de energía primaria está seguida de un período latente de al menos 6 horas. Luego, se produce una segunda fase de muerte neuronal tardía, durante la cual se pierde gran parte de las neuronas. La «ventana terapéutica» de 6 horas permite disminuir el daño al enfriar el cerebro, rescatar a las células de la apoptosis y disminuir la tasa metabólica cerebral. La revisión de Cochrane sobre este tema detectó 11 ensayos aleatorizados, los cuales reclutaron a 1505 neonatos prematuros tardíos y a término con signos de asfixia durante el parto. Generalmente, los neonatos tenían un índice de Apgar de 5 o menos a los 10 minutos de vida, requirieron ventilación a los 10 minutos o tenían un pH en el cordón o en sangre arterial <7,1 dentro de la primera hora de vida, además de signos de encefalopatía (165). Los neonatos tratados con hipotermia de cuerpo entero o cefálica selectiva fueron comparados con el tratamiento estándar. La hipotermia disminuyó el riesgo de muerte o discapacidad neurológica a los 18 meses de vida (riesgo relativo 0,75 [0,68 a 0,83]); NNT (número necesario a tratar): 7 [5 a 10]). Tanto la hipotermia de cuerpo entero como la cefálica selectiva resultan eficaces, y tanto los pacientes con encefalopatía moderada como grave parecen beneficiarse de la hipotermia. Los beneficios de la hipotermia superaron a los efectos adversos a corto plazo (bradicardia sinusal y trombocitopenia). Esta intervención debe realizarse según protocolos similares a los empleados en los ensayos aleatorizados y en entornos con recursos suficientes en términos de personal y equipamiento. A los neonatos que se sometan a hipotermia terapéutica se les debe realizar seguimiento durante la niñez para identificar deficiencias del neurodesarrollo y brindar apoyo a quienes las padezcan.

REFERENCIAS

1. S. Niermeyer, J. Kattwinkel, P. Van Reempts, et al.: International Guidelines for Neonatal Resuscitation: an excerpt from the Guidelines 2000 for Cardiopulmonary Resuscitation and Emergency Cardiovascular Care: International Consensus on Science. Contributors and Reviewers for the Neonatal Resuscitation Guidelines. Pediatrics. 106 (3):E29 2000 10969113
2. C. Palme-Kilander: Methods of resuscitation in low-Apgar-score newborn infants—a national survey. Acta Paediatr. 81 (10):739-744 1992 1421875
3. J.M. Perlman, R. Risser: Cardiopulmonary resuscitation in the delivery room. Associated clinical events. Arch Pediatr Adolesc Med. 149 (1):20-25 1995 7827654
4. S.N. Wall, A.C. Lee, W. Carlo, et al.: Reducing intrapartum-related neonatal deaths in low- and middle-income countries—what works?. Semin Perinatol. 34 (6):395-407 2010 21094414
5. J.M. Perlman, J. Wyllie, J. Kattwinkel, et al.: Neonatal resuscitation: 2015 International Consensus on Cardiopulmonary Resuscitation and Emergency Cardiovascular Care Science with Treatment Recommendations. Circulation. 132 (supp 1):S204-S241 2015 26472855
6. P. Karlberg: Pulmonary ventilation and mechanics of breathing in the first minutes of life, including the onset of respiration. Acta Paediatr Scand. 51:121 1962
7. S.B. Hooper, M.J. Kitchen, M.J. Wallace, et al.: Imaging lung aeration and lung liquid clearance at birth. FASEB J. 21 (12):3329-3337 2007 17536040
8. A.B. te Pas, C. Wong, C.O. Kamlin, et al.: Breathing patterns in preterm and term infants immediately after birth. Pediatr Res. 65 (3):352-356 2009 19391251
9. M.L. Siew, M.J. Wallace, M.J. Kitchen, et al.: Inspiration regulates the rate and temporal pattern of lung liquid clearance and lung aeration at birth. J Appl Physiol. 106 (6):1888-1895 2009 19342434
10. S.B. Hooper, G.R. Polglase, A.B. Te Pas: A physiological approach to the timing of umbilical cord clamping at birth. Arch Dis Child Fetal Neonatal Ed. 100 (4):F355-F360 2015 25540147
11. G. Pichler, P.Y. Cheung, C. Binder, et al.: Time course study of blood pressure in term and preterm infants immediately after birth. PLoS One. 9 (12):e114504 2014 25514747
12. G.M. Schmolzer, S.B. Hooper, C. Wong, et al.: Exhaled carbon dioxide in healthy term infants immediately after birth. J Pediatr. 166 (4):844-849 Apr 2015 25596099
13. J.A. Dawson, C.O. Kamlin, C. Wong, et al.: Changes in heart rate in the first minutes after birth. Arch Dis Child Fetal Neonatal Ed. 95 (3):F177-F181 2010 20444810
14. S. Bhatt, B.J. Alison, E.M. Wallace, et al.: Delaying cord clamping until ventilation onset improves cardiovascular function at birth in preterm lambs. J Physiol. 591 (Pt 8):2113-2126 2013 23401615
15. K. Adamsons, R. Behrman, G. Dawes: The treatment of acidosis with alkali and glucose during asphyxia in foetal rhesus monkeys. J Physiol. 169 (679) 1963
16. S.E. Downing, N.S. Talner, T.H. Gardner: Influences of arterial oxygen tension and pH on cardiac function in the newborn lamb. Am J Physiol. 211 (5):1203-1208 1966 5924043
17. E. Hey, J. Kelly: Gaseous exchange during endotracheal ventilation for asphyxia at birth. J Obstet Gynaecol Br Commonw. 75 (4):414-424 1968 4869638
18. J.A. Lang, J.T. Pearson, A.B. te Pas, et al.: Ventilation/perfusion mismatch during lung aeration at birth. J Appl Physiol (1985). 117 (5):535-543 2014 24994883
19. O. Akinloye, C. O'Connell, A.C. Allen, et al.: Post-resuscitation care for neonates receiving positive pressure ventilation at birth. Pediatrics. 134 (4):e1057-e1062 2014 25266427
20. N. Singhal, D.D. McMillan, W.H. Yee, et al.: Evaluation of the effectiveness of the standardized neonatal resuscitation program. J Perinatol. 21 (6):388-392 2001 11593374
21. J. Kaczorowski, C. Levitt, M. Hammond, et al.: Retention of neonatal resuscitation skills and knowledge: a randomized controlled trial. Fam Med. 30 (10):705-711 1998 9827341
22. J. Patel, M. Posencheg, A. Ades: Proficiency and retention of neonatal resuscitation skills by pediatric residents. Pediatrics. 130 (3):515-521 2012 22926169
23. M.H. Oermann, S.E. Kardong-Edgren, T. Odom-Maryon: Effects of monthly practice on nursing students' CPR psychomotor skill performance. Resuscitation. 82 (4):447-453 2011 21227563
24. R.M. Sutton, D. Niles, P.A. Meaney, et al.: Low-dose, high-frequency CPR training improves skill retention of in-hospital pediatric providers. Pediatrics. 128 (1):e145-e151 2011 21646262
25. The Joint Commission for the Accreditation of Healthcare Organizations: Preventing Infant Death and Injury during Delivery. Sentinel Event Alert. 2004 Accessed 23.03.15 http://

www.jointcommission.org/sentinel_event_alert_issue_30_preventing_infant_death_and_injury_during_delivery/
26. T. Sawyer, V.A. Laubach, J. Hudak, et al.: Improvements in teamwork during neonatal resuscitation after interprofessional TeamSTEPPS training. Neonatal Netw. 32 (1):26-33 2013 23318204
27. S. Steinemann, B. Berg, A. Skinner, et al.: In situ, multidisciplinary, simulation-based teamwork training improves early trauma care. J Surg Educ. 68 (6):472-477 2011 22000533
28. E.J. Thomas, A.L. Williams, E.F. Reichman, et al.: Team training in the neonatal resuscitation program for interns: teamwork and quality of resuscitations. Pediatrics. 125 (3):539-546 2010 20156896
29. K. Aziz, M. Chadwick, M. Baker, et al.: Ante- and intra-partum factors that predict increased need for neonatal resuscitation. Resuscitation. 79 (3):444-452 2008 18952348
30. K. Aziz, M. Chadwick, G. Downton, et al.: The development and implementation of a multidisciplinary neonatal resuscitation team in a Canadian perinatal centre. Resuscitation. 66 (1):45-51 2005 15993729
31. American Academy of Pediatrics and American Heart Association G. Weiner Textbook of Neonatal Resuscitation. 7th ed 2016 IL Elk Grove Village
32. S.B. DeMauro, E. Douglas, K. Karp, et al.: Improving delivery room management for very preterm infants. Pediatrics. 132 (4):e1018-e1025 2013 24043285
33. A. Katheria, W. Rich, N. Finer: Development of a strategic process using checklists to facilitate team preparation and improve communication during neonatal resuscitation. Resuscitation. 84 (11):1552-1557 2013 23810750
34. V. Apgar: The newborn (Apgar) scoring system. Reflections and advice. Pediatr Clin North Am. 13 (3):645-650 1966 5946299
35. V. Apgar: A proposal for a new method of evaluation of the newborn infant. Curr Res Anesth Analg. 32 (4):260-267 1953 13083014
36. C.P.F. O'Donnell, C.O.F. Kamlin, P.G. Davis, et al.: Clinical assessment of infant colour at delivery. Arch Dis Child Fetal Neonatal Ed. 92 (6):465-467 2007
37. C.O. Kamlin, C.P. O'Donnell, N.J. Everest, et al.: Accuracy of clinical assessment of infant heart rate in the delivery room. Resuscitation. 71 (3):319-321 2006 16989935
38. D.A. Poulton, G.M. Schmolzer, C.J. Morley, et al.: Assessment of chest rise during mask ventilation of preterm infants in the delivery room. Resuscitation. 82 (2):175-179 2011 21074926
39. C.P.F. O'Donnell, C.O.F. Kamlin, P.G. Davis, et al.: Interobserver variability of the 5-minute Apgar score. J Pediatr. 149 (4):486-489 2006 17011319
40. C.O.F. Kamlin, J.A. Dawson, C.P.F. O'Donnell, et al.: Accuracy of pulse oximetry measurement of heart rate of newborn infants in the delivery room. J Pediatr. 152 (6):756-760 2008 18492509
41. J.A. Dawson, C.O.F. Kamlin, M. Vento, et al.: Defining the reference range for oxygen saturation for infants after birth. Pediatrics. 125 (6):E1340-E1347 2010 20439604
42. A. Katheria, W. Rich, N. Finer: Electrocardiogram provides a continuous heart rate faster than oximetry during neonatal resuscitation. Pediatrics. 130 (5):e1177-e1181 2012 23090347
43. S. Gungor, E. Teksoz, T. Ceyhan, et al.: Oronasopharyngeal suction versus no suction in normal, term and vaginally born infants: a prospective randomised controlled trial. Aust N Z J Obstet Gynaecol. 45 (5):453-456 2005 16171488
44. J. Kelleher, R. Bhat, A.A. Salas, et al.: Oronasopharyngeal suction versus wiping of the mouth and nose at birth: a randomised equivalency trial. Lancet. 382 (9889):326-330 2013 23739521
45. S. Kiremitci, F. Tuzun, D.C. Yesilirmak, et al.: Is gastric aspiration needed for newborn management in delivery room?. Resuscitation. 82 (1):40-44 2011 20951491
46. N.E. Vain, E.G. Szyld, L.M. Prudent, et al.: Oropharyngeal and nasopharyngeal suctioning of meconium-stained neonates before delivery of their shoulders: multicentre, randomised controlled trial. Lancet. 364 (9434):597-602 2004 15313360
47. T.E. Wiswell, C.M. Gannon, J. Jacob, et al.: Delivery room management of the apparently vigorous meconium-stained neonate: results of the multicenter, international collaborative trial. Pediatrics. 105 (1 Pt 1):1-7 2000 10617696
48. B.S. Carson, R.W. Losey, W.A. Bowes Jr., et al.: Combined obstetric and pediatric approach to prevent meconium aspiration syndrome. Am J Obstet Gynecol. 126 (6):712-715 1976 984149
49. P. Ting, J.P. Brady: Tracheal suction in meconium aspiration. Am J Obstet Gynecol. 122 (6):767-771 1975 1155518
50. S. Chettri, B. Adhisivam, B.V. Bhat: Endotracheal suction for nonvigorous neonates born through meconium stained amniotic fluid: a randomized controlled trial. J Pediatr. 166:1208-1213 2015 25661412
51. O.D. Saugstad, S. Ramji, R.F. Soll, et al.: Resuscitation of newborn infants with 21% or 100% oxygen: an updated systematic review and meta-analysis. Neonatology. 94 (3):176-182 2008 18612215
52. O.D. Saugstad, M. Vento, S. Ramji, et al.: Neurodevelopmental outcome of infants resuscitated with air or 100% oxygen: a systematic review and meta-analysis. Neonatology. 102 (2):98-103 2012 22677698
53. J. Kattwinkel: Evaluating resuscitation practices on the basis of evidence: the findings at first glance may seem illogical. J Pediatr. 142 (3):221-222 2003 12640361
54. C. Morley, P. Davis: Continuous positive airway pressure: current controversies. Curr Opin Pediatr. 16 (2):141-145 2004 15021191
55. M.L. Siew, A.B. Te Pas, M.J. Wallace, et al.: Positive end-expiratory pressure enhances development of a functional residual capacity in preterm rabbits ventilated from birth. J Appl Physiol. 106 (5):1487-1493 2009 19325025
56. L.J. Bjorklund, J. Ingimarsson, T. Curstedt, et al.: Manual ventilation with a few large breaths at birth compromises the therapeutic effect of subsequent surfactant replacement in immature lambs. Pediatr Res. 42 (3):348-355 1997 9284276
57. D. Dreyfuss, G. Saumon: Ventilator-induced lung injury: lessons from experimental studies. Am J Respir Crit Care Med. 157 (1):294-323 1998 9445314
58. A.H. Jobe, N. Hillman, G. Polglase, et al.: Injury and inflammation from resuscitation of the preterm infant. Neonatology. 94 (3):190-196 2008 18832854
59. A.B. te Pas, M. Siew, M.J. Wallace, et al.: Establishing functional residual capacity at birth: the effect of sustained inflation and positive end-expiratory pressure in a preterm rabbit model. Pediatr Res. 65 (5):537-541 2009 19190537
60. K.S. Sobotka, S.B. Hooper, B.J. Allison, et al.: An initial sustained inflation improves the respiratory and cardiovascular

transition at birth in preterm lambs. Pediatr Res. 70 (1):56-60 2011 21659961
61. A.B. te Pas, F.J. Walther: A randomized, controlled trial of delivery-room respiratory management in very preterm infants. Pediatrics. 120 (2):322-329 2007 17671058
62. A.E. Harling, M.W. Beresford, G.S. Vince, et al.: Does sustained lung inflation at resuscitation reduce lung injury in the preterm infant?. Arch Dis Child Fetal Neonatal Ed. 90 (5):F406-F410 2005 15863490
63. W. Lindner, J. Hogel, F. Pohlandt: Sustained pressure-controlled inflation or intermittent mandatory ventilation in preterm infants in the delivery room? A randomized, controlled trial on initial respiratory support via nasopharyngeal tube. Acta Paediatr. 94 (3):303-309 2005 16028648
64. G. Lista, L. Boni, F. Scopesi, et al.: Sustained lung inflation at birth for preterm infants: a randomized clinical trial. Pediatrics. 135 (2):e457-e464 2015 25624390
65. National Institute of Health (USA): Sustained Aeration of Infant Lungs Trial (SAIL), 13 October 2014. 2015 https://clinicaltrials.gov/ct2/show/NCT02139800?term=sustained+inflation&rank=2
66. J.J. van Vonderen, S.B. Hooper, H.D. Hummler, et al.: Effects of a sustained inflation in preterm infants at birth. J Pediatr. 165 (5):903-908 2014 25039041
67. K. Schilleman, C.J. van der Pot, S.B. Hooper, et al.: Evaluating manual inflations and breathing during mask ventilation in preterm infants at birth. J Pediatr. 162 (3):457-463 2013 23102793
68. G.R. Polglase, S.L. Miller, S.K. Barton, et al.: Initiation of resuscitation with high tidal volumes causes cerebral hemodynamic disturbance, brain inflammation and injury in preterm lambs. PLoS One. 7 (6):e39535 2012 22761816
69. B.J. Stenson, D.W. Boyle, E.G. Szyld: Initial ventilation strategies during newborn resuscitation. Clin Perinatol. 33 (1):65-82 2006 vi-vii 16533634
70. A.W. Boon, A.D. Milner, I.E. Hopkin: Lung expansion, tidal exchange, and formation of the functional residual capacity during resuscitation of asphyxiated neonates. J Pediatr. 95 (6):1031-1036 1979 387935
71. W. Lindner, S. Vossbeck, H. Hummler, et al.: Delivery room management of extremely low birth weight infants: spontaneous breathing or intubation?. Pediatrics. 103 (5 Pt 1):961-967 1999 10224173
72. J. Kaufman, G.M. Schmolzer, C.O. Kamlin, et al.: Mask ventilation of preterm infants in the delivery room. Arch Dis Child Fetal Neonatal Ed. 98 (5):F405-F410 2013 23426612
73. G.M. Schmolzer, O.C. Kamlin, C.P. O'Donnell, et al.: Assessment of tidal volume and gas leak during mask ventilation of preterm infants in the delivery room. Arch Dis Child Fetal Neonatal Ed. 95 (6):F393-F397 2010 20547584
74. A. te Pas, F. Walther: Ventilation of very preterm infants in the delivery room. Curr Pediatr Rev. 2:187 2006
75. T.A. Leone, W. Rich, N.N. Finer: A survey of delivery room resuscitation practices in the United States. Pediatrics. 117 (2):e164-e175 2006 16452326
76. C.T. Vilstrup, L.J. Bjorklund, A. Larsson, et al.: Functional residual capacity and ventilation homogeneity in mechanically ventilated small neonates. J Appl Physiol. 73 (1):276-283 1992 1506381
77. M. South, C.J. Morley: Monitoring spontaneous respiration in the ventilated neonate. Arch Dis Child. 61 (3):291-294 1986 3963874
78. K. Schilleman, G.M. Schmolzer, O.C. Kamlin, et al.: Changing gas flow during neonatal resuscitation: a manikin study. Resuscitation. 82 (7):920-924 2011 21444142
79. A.B. te Pas, K. Schilleman, M. Klein, et al.: Low versus high gas flow rate for respiratory support of infants at birth: a manikin study. Neonatology. 99 (4):266-271 2011 21109756
80. W.A. Carlo: Gentle ventilation: the new evidence from the SUPPORT, COIN, VON, CURPAP, Colombian Network, and Neocosur Network trials. Early Hum Dev. 88 (suppl 2):S81-S83 2012 22633522
81. A. Massawe, C. Kilewo, S. Irani, et al.: Assessment of mouth-to-mask ventilation in resuscitation of asphyxic newborn babies. A pilot study. Trop Med Int Health. 1 (6):865-873 1996 8980603
82. T.E. Terndrup, R.K. Kanter, R.A. Cherry: A comparison of infant ventilation methods performed by prehospital personnel. Ann Emerg Med. 18 (6):607-611 1989 2729684
83. R.B. Roberts, R.L. Day: Mouth-to-tube resuscitation of the neonate. II. The transmission of bacteria through endotracheal tubes and its prevention. Anesth Analg. 52 (2):242-245 1973 4735290
84. M.A. Bassani, F. Mezzacappa Filho, M.R. Coppo, et al.: Peak pressure and tidal volume are affected by how the neonatal self-inflating bag is handled. J Pediatr (Rio J). 85 (3):217-222 2009 19308296
85. R.H. Clark: Support of gas exchange in the delivery room and beyond: how do we avoid hurting the baby we seek to save?. Clin Perinatol. 26 (3):669-681 1999 vii-viii 10494472
86. M. Kelm, H. Proquitte, G. Schmalisch, et al.: Reliability of two common PEEP-generating devices used in neonatal resuscitation. Klin Padiatr. 221 (7):415-418 2009 19731194
87. C.J. Morley, J.A. Dawson, M.J. Stewart, et al.: The effect of a PEEP valve on a Laerdal neonatal self-inflating resuscitation bag. J Paediatr Child Health. 46 (1–2):51-56 2010 19943861
88. C. Klingenberg, J.A. Dawson, A. Gerber, et al.: Sustained inflations: comparing three neonatal resuscitation devices. Neonatology. 100 (1):78-84 2011 21273792
89. M. Thio, R. Bhatia, J.A. Dawson, et al.: Oxygen delivery using neonatal self-inflating resuscitation bags without a reservoir. Arch Dis Child Fetal Neonatal Ed. 95 (5):F315-F319 2010 19843501
90. C.P. O'Donnell, P.G. Davis, R. Lau, et al.: Neonatal resuscitation 2: an evaluation of manual ventilation devices and face masks. Arch Dis Child Fetal Neonatal Ed. 90 (5):F392-F396 2005 15871989
91. S.G. Hussey, C.A. Ryan, B.P. Murphy: Comparison of three manual ventilation devices using an intubated mannequin. Arch Dis Child Fetal Neonatal Ed. 89 (6):F490-F493 2004 15499138
92. N.N. Finer, W. Rich, A. Craft, et al.: Comparison of methods of bag and mask ventilation for neonatal resuscitation. Resuscitation. 49 (3):299-305 2001 11719125
93. C.C. Roehr, M. Kelm, H.S. Fischer, et al.: Manual ventilation devices in neonatal resuscitation: tidal volume and positive pressure-provision. Resuscitation. 81 (2):202-205 2010 19926383
94. C.C. Roehr, M. Kelm, H. Proquitte, et al.: Equipment and operator training denote manual ventilation performance in neonatal resuscitation. Am J Perinatol. 27 (9):753-758 2010 20458664

95. J. Kattwinkel, C. Stewart, B. Walsh, et al.: Responding to compliance changes in a lung model during manual ventilation: perhaps volume, rather than pressure, should be displayed. Pediatrics. 123 (3):e465-e470 2009 19188267
96. A. Jayaram, A. Sima, G. Barker, et al.: T-piece resuscitator versus self-inflating bag for preterm resuscitation: an institutional experience. Respir Care. 58 (7):1233-1236 2013 23232739
97. M.B. Tracy, J. Klimek, H. Coughtrey, et al.: Ventilator-delivered mask ventilation compared with three standard methods of mask ventilation in a manikin model. Arch Dis Child Fetal Neonatal Ed. 96 (3):F201-F205 2011 20530107
98. F.E. Wood, C.J. Morley: Face mask ventilation—the dos and don'ts. Semin Fetal Neonatal Med. 18 (6):344-351 2013 24041823
99. C.O.F. Kamlin, K. Schilleman, J.A. Dawson, et al.: Mask versus nasal tube for stabilization of preterm infants at birth: a randomized controlled trial. Pediatrics. 132 (2):e381-e388 2013 23897918
100. C.P. O'Donnell, C.O. Kamlin, P.G. Davis, et al.: Endotracheal intubation attempts during neonatal resuscitation: success rates, duration, and adverse effects. Pediatrics. 117 (1):e16-e21 2006 16396845
101. S.T. Kempley, J.W. Moreiras, F.L. Petrone: Endotracheal tube length for neonatal intubation. Resuscitation. 77 (3):369-373 2008 18372092
102. H.K. Shukla, K.D. Hendricks-Munoz, Y. Atakent, et al.: Rapid estimation of insertional length of endotracheal intubation in newborn infants. J Pediatr. 131 (4):561-564 1997 9386659
103. C.O. Kamlin, L.A. O'Connell, C.J. Morley, et al.: A randomized trial of stylets for intubating newborn infants. Pediatrics. 131 (1):e198-e205 2013 23230069
104. A.J. Grein, G.M. Weiner: Laryngeal mask airway versus bag-mask ventilation or endotracheal intubation for neonatal resuscitation. Cochrane Database Syst Rev. (2):CD003314 2005
105. E.U. Mora, G.M. Weiner: Alternative ventilation strategies: laryngeal masks. Clin Perinatol. 33 (1):99-110 2006 vii 16533636
106. X.Y. Zhu, B.C. Lin, Q.S. Zhang, et al.: A prospective evaluation of the efficacy of the laryngeal mask airway during neonatal resuscitation. Resuscitation. 82 (11):1405-1409 2011 21763393
107. D. Trevisanuto, N. Doglioni, G. Gottardi, et al.: Laryngeal mask: beyond neonatal upper airway malformations. Arch Dis Child Fetal Neonatal Ed. 98 (2):F185-F186 2013
108. D. Trevisanuto, M. Micaglio, P. Ferrarese, et al.: The laryngeal mask airway: potential applications in neonates. Arch Dis Child Fetal Neonatal Ed. 89 (6):F485-F489 2004 15499137
109. J.R. Brimacombe, B. De Maio: Emergency use of the laryngeal mask airway during helicopter transfer of a neonate. J Clin Anesth. 7 (8):689-690 1995 8747570
110. D. Trevisanuto, C. Verghese, N. Doglioni, et al.: Laryngeal mask airway for the interhospital transport of neonates. Pediatrics. 115 (1):e109-e111 2005 15601816
111. G.M. Schmölzer, C.J. Morley, C. Wong, et al.: Respiratory function monitor guidance of mask ventilation in the delivery room: a feasibility study. J Pediatr. 160 (3):377-381 2012 e2 22056350
112. T.A. Leone, A. Lange, W. Rich, et al.: Disposable colorimetric carbon dioxide detector use as an indicator of a patent airway during noninvasive mask ventilation. Pediatrics. 118 (1):e202-e204 2006 16801392
113. D. Blank, W. Rich, T. Leone, et al.: Pedi-cap color change precedes a significant increase in heart rate during neonatal resuscitation. Resuscitation. 85 (11):1568-1572 2014 25236763
114. L.F. Mildenhall, T.K. Huynh: Factors modulating effective chest compressions in the neonatal period. Semin Fetal Neonatal Med. 18 (6):352-356 2013 23920076
115. C. Christman, R.J. Hemway, M.H. Wyckoff, et al.: The two-thumb is superior to the two-finger method for administering chest compressions in a manikin model of neonatal resuscitation. Arch Dis Child Fetal Neonatal Ed. 96 (2):F99-F101 2011 20847197
116. M.S. Braga, T.E. Dominguez, A.N. Pollock, et al.: Estimation of optimal CPR chest compression depth in children by using computer tomography. Pediatrics. 124 (1):e69-e74 2009 19564271
117. K.O. Maher, R.A. Berg, C.W. Lindsey, et al.: Depth of sternal compression and intra-arterial blood pressure during CPR in infants following cardiac surgery. Resuscitation. 80 (6):662-664 2009 19403232
118. A. Meyer, V. Nadkarni, A. Pollock, et al.: Evaluation of the Neonatal Resuscitation Program's recommended chest compression depth using computerized tomography imaging. Resuscitation. 81 (5):544-548 2010 20223576
119. R.J. Hemway, C. Christman, J. Perlman: The 3:1 is superior to a 15:2 ratio in a newborn manikin model in terms of quality of chest compressions and number of ventilations. Arch Dis Child Fetal Neonatal Ed. 98 (1):F42-F45 2013 22491015
120. A.L. Solevag, J.M. Madland, E. Gjaerum, et al.: Minute ventilation at different compression to ventilation ratios, different ventilation rates, and continuous chest compressions with asynchronous ventilation in a newborn manikin. Scand J Trauma Resusc Emerg Med. 20:73 2012 23075128
121. G.M. Schmolzer, M. O'Reilly, J. Labossiere, et al.: 3:1 compression to ventilation ratio versus continuous chest compression with asynchronous ventilation in a porcine model of neonatal resuscitation. Resuscitation. 85 (2):270-275 2014 24161768
122. G.M. Schmolzer, M. O'Reilly, J. Labossiere, et al.: Cardiopulmonary resuscitation with chest compressions during sustained inflations: a new technique of neonatal resuscitation that improves recovery and survival in a neonatal porcine model. Circulation. 128 (23):2495-2503 2013 24088527
123. J.J. van Vonderen, S.B. Hooper, J.K. Kroese, et al.: Pulse oximetry measures a lower heart rate at birth compared with electrocardiography. J Pediatr. 166 (1):49-53 2015 25444526
124. L.F. Chalak, C.A. Barber, L. Hynan, et al.: End-tidal CO2 detection of an audible heart rate during neonatal cardiopulmonary resuscitation after asystole in asphyxiated piglets. Pediatr Res. 69 (5 Pt 1):401-405 2011 21283051
125. C.A. Barber, M.H. Wyckoff: Use and efficacy of endotracheal versus intravenous epinephrine during neonatal cardiopulmonary resuscitation in the delivery room. Pediatrics. 118 (3):1028-1034 2006 16950994
126. W.A. Engle: Intraosseous access for administration of medications in neonates. Clin Perinatol. 33 (1):161-168 2006 ix 16533642
127. A.K. Rajani, R. Chitkara, J. Oehlert, et al.: Comparison of umbilical venous and intraosseous access during simulated

neonatal resuscitation. Pediatrics. 128 (4):e954-e958 2011 21930542

128. G.M. Weiner, S. Niermeyer: Medications in neonatal resuscitation: epinephrine and the search for better alternative strategies. Clin Perinatol. 39 (4):843-855 2012 23164182
129. M. Wyckoff, D. Garcia, L. Margraf, et al.: Randomized trial of volume infusion during resuscitation of asphyxiated neonatal piglets. Pediatr Res. 61 (4):415-420 2007 17515864
130. E.M. McCall, F. Alderdice, H.L. Halliday, et al.: Interventions to prevent hypothermia at birth in preterm and/or low birth-weight infants. Cochrane Database Syst Rev. (3):CD004210 2010
131. M.P. Meyer, D. Hou, N.N. Ishrar, et al.: Initial respiratory support with cold, dry gas versus heated humidified gas and admission temperature of preterm infants. J Pediatr. 166 (2):245-250 2015 25449225
132. C.P. O'Donnell, C.O.F. Kamlin, P.G. Davis, et al.: Crying and breathing by extremely preterm infants immediately after birth. J Pediatr. 156 (5):846-847 2010 20236659
133. C.J. Morley, P.G. Davis, L.W. Doyle, et al.: Nasal CPAP or intubation at birth for very preterm infants. N Engl J Med. 358 (7):700-708 2008 18272893
134. N.N. Finer, W.A. Carlo, M.C. Walsh, et al.: Early CPAP versus surfactant in extremely preterm infants. N Engl J Med. 362 (21):1970-1979 2010 20472939
135. M.S. Dunn, J. Kaempf, A. de Klerk, et al.: Randomized trial comparing 3 approaches to the initial respiratory management of preterm neonates. Pediatrics. 128 (5):e1069-e1076 2011 22025591
136. American Academy of Pediatrics, Committee on Fetus and Newborn: Respiratory support in preterm infants at birth. Pediatrics. 133 (1):171-174 2014 24379228
137. C.L. Wang, C. Anderson, T.A. Leone, et al.: Resuscitation of preterm neonates by using room air or 100% oxygen. Pediatrics. 121 (6):1083-1089 2008 18519476
138. Y. Rabi, N. Singhal, A. Nettel-Aguirre: Room-air versus oxygen administration for resuscitation of preterm infants: the ROAR study. Pediatrics. 128 (2):e374-e381 2011 21746729
139. J.R. Grushka, J.M. Laberge, P. Puligandla, et al.: Effect of hospital case volume on outcome in congenital diaphragmatic hernia: the experience of the Canadian Pediatric Surgery Network. J Pediatr Surg. 44 (5):873-876 2009 19433160
140. A. Nasr, J.C. Langer: Influence of location of delivery on outcome in neonates with congenital diaphragmatic hernia. J Pediatr Surg. 46 (5):814-816 2011 21616232
141. L. van den Hout, T. Schaible, T.E. Cohen-Overbeek, et al.: Actual outcome in infants with congenital diaphragmatic hernia: the role of a standardized postnatal treatment protocol. Fetal Diagn Ther. 29 (1):55-63 2011 21325859
142. I. Reiss, T. Schaible, L. van den Hout, et al.: Standardized postnatal management of infants with congenital diaphragmatic hernia in Europe: the CDH EURO Consortium consensus. Neonatology. 98 (4):354-364 2010 20980772
143. M.E. Abrams, K.S. Meredith, P. Kinnard, et al.: Hydrops fetalis: a retrospective review of cases reported to a large national database and identification of risk factors associated with death. Pediatrics. 120 (1):84-89 2007 17606565
144. M.J. McMahan, E.F. Donovan: The delivery room resuscitation of the hydropic neonate. Semin Perinatol. 19 (6):474-482 1995 8822331
145. S.R. Leuthner: Borderline viability: controversies in caring for the extremely premature infant. Clin Perinatol. 41 (4):799-814 2014 25459775
146. J. Brunkhorst, J. Weiner, J. Lantos: Infants of borderline viability: the ethics of delivery room care. Semin Fetal Neonatal Med. 19 (5):290-295 2014 25153263
147. M.S. Pignotti, G. Donzelli: Perinatal care at the threshold of viability: an international comparison of practical guidelines for the treatment of extremely preterm births. Pediatrics. 121 (1):e193-e198 2008 18166538
148. Nuffield Council on Bioethics: Critical Care Decisions in Fetal and Neonatal Medicine: Ethical Issues. Secondary Critical Care Decisions in Fetal and Neonatal Medicine: Ethical Issues. 2006 http://nuffieldbioethics.org/wp-content/uploads/2014/07/CCD-web-version-22-June-07-updated.pdf
149. D.G. Batton: Clinical report—Antenatal counseling regarding resuscitation at an extremely low gestational age. Pediatrics. 124 (1):422-427 2009 19564329
150. B.J. Manley, J.A. Dawson, C.O. Kamlin, et al.: Clinical assessment of extremely premature infants in the delivery room is a poor predictor of survival. Pediatrics. 125 (3):e559-e564 2010 20176671
151. N. Ishii, Y. Kono, N. Yonemoto, et al.: Outcomes of infants born at 22 and 23 weeks' gestation. Pediatrics. 132 (1):62-71 2013 23733804
152. K.L. Costeloe, E.M. Hennessy, S. Haider, et al.: Short term outcomes after extreme preterm birth in England: comparison of two birth cohorts in 1995 and 2006 (the EPICure studies). BMJ. 345:e7976 2012 23212881
153. I.T. Jarjour: Neurodevelopmental outcome after extreme prematurity: a review of the literature. Pediatr Neurol. 2014 10.1016/j.pediatrneurol.2014.10.027 Epub ahead of print 17.12.14
154. S. Saigal, J. Tyson: Measurement of quality of life of survivors of neonatal intensive care: critique and implications. Semin Perinatol. 32 (1):59-66 2008 18249241
155. A.I. O'Donnell, P.H. Gray, Y.M. Rogers: Mortality and neurodevelopmental outcome for infants receiving adrenaline in neonatal resuscitation. J Paediatr Child Health. 34 (6):551-556 1998 9928649
156. N.N. Finer, J.D. Horbar, J.H. Carpenter: Cardiopulmonary resuscitation in the very low birth weight infant: the Vermont Oxford Network experience. Pediatrics. 104 (3 Pt 1):428-434 1999 10469765
157. A.M. Sanchez-Torres, A. Garcia-Alix, F. Cabanas, et al.: Impact of cardiopulmonary resuscitation on extremely low birth weight infants. An Pediatr (Barc). 66 (1):38-44 2007 17266853
158. P.S. Shah, P. Shah, K.F. Tai: Chest compression and/or epinephrine at birth for preterm infants <32 weeks gestational age: matched cohort study of neonatal outcomes. J Perinatol. 29 (10):693-697 2009 19554013
159. L. Jain, C. Ferre, D. Vidyasagar, et al.: Cardiopulmonary resuscitation of apparently stillborn infants: survival and long-term outcome. J Pediatr. 118 (5):778-782 1991 2019934
160. D.J. Harrington, C.W. Redman, M. Moulden, et al.: The long-term outcome in surviving infants with Apgar zero at 10 minutes: a systematic review of the literature and hospital-based cohort. Am J Obstet Gynecol. 196 (5):463 2007 17466703
161. A.R. Laptook, S. Shankaran, N. Ambalavanan, et al.: Outcome of term infants using Apgar scores at 10 minutes following

hypoxic-ischemic encephalopathy. Pediatrics. 124 (6):1619-1626 2009 19948631
162. E. Kasdorf, A. Laptook, D. Azzopardi, et al.: Improving infant outcome with a 10 min Apgar of 0. Arch Dis Child Fetal Neonatal Ed. 100 (2):F102-F105 2015 25342246
163. J. Kattwinkel, J.M. Perlman, K. Aziz, et al.: Neonatal resuscitation: 2010 American Heart Association Guidelines for Cardiopulmonary Resuscitation and Emergency Cardiovascular Care. Pediatrics. 126 (5):e1400-e1413 2010 20956432
164. P.D. Gluckman, C.E. Williams: When and why do brain cells die?. Dev Med Child Neurol. 34 (11):1010-1014 1992 1358734
165. S. Jacobs, R. Hunt, W. Tarnow-Mordi, et al.: Cooling for newborns with hypoxic ischaemic encephalopathy. Cochrane Database Syst Rev. (4):CD003311 2003

Capítulo 27

Atención respiratoria neonatal

Robert DiBlasi, RRT-NPS, FAARC
John T. Gallagher, MPH, RRT-NPS, FAARC

La atención respiratoria implica una serie de prácticas, generalmente implementadas por un equipo multidisciplinario (médico, terapeuta respiratorio, personal de enfermería), destinadas a garantizar la administración óptima de la ventilación a los neonatos que padecen dificultad respiratoria u otro tipo de afección. Estas prácticas incluyen la reanimación, la colocación de vías respiratorias artificiales, el monitoreo invasivo y no invasivo del intercambio gaseoso, la depuración de las vías respiratorias y la administración de fármacos en forma de aerosol. Comprender claramente estas técnicas permitirá a los médicos ofrecer ventilación óptima —tanto invasiva como no invasiva— a los neonatos enfermos y, al mismo tiempo, evitar daños yatrogénicos como la rotura de la piel, la lesión e inflamación de las vías respiratorias, las infecciones, el daño pulmonar inducido por ventilación mecánica y otras complicaciones. Lamentablemente, muchas de estas intervenciones no se han estudiado lo suficiente, y las recomendaciones y sugerencias que se ofrecen en este capítulo suelen estar basadas en evidencias de baja calidad y en la experiencia.

TÉCNICAS PARA ADMINISTRAR VENTILACIÓN CON PRESIÓN POSITIVA

Ventilación manual

La ventilación con presión positiva puede administrarse mediante una mascarilla facial o mediante un tubo endotraqueal, ya sea con un respirador mecánico o con uno de estos tres reanimadores manuales que se utilizan frecuentemente: el ambú autoinflable, el ambú inflado por flujo («para anestesia») (1) y el reanimador con tubo en T (2). Cada uno posee características inherentes que los distinguen entre sí. Las diferencias más evidentes radican en su capacidad de controlar las presiones ventilatorias, su dependencia de una fuente de gas y su potencial de administrar oxígeno de flujo libre, presión positiva continua en las vías respiratorias (CPAP), presión positiva teleespiratoria (PEEP) e insuflaciones sostenidas.

Tanto el ambú autoinflable como el inflado por flujo vienen en diversas configuraciones, pero todas ellas comparten ciertos atributos básicos, incluida una entrada de oxígeno, una salida al paciente, una válvula de control de flujo y un lugar de conexión del manómetro. El ambú autoinflable, como el nombre lo indica, se vuelve a inflar una vez que se lo aprieta y no necesita del flujo de oxígeno para volver a inflarse. Sin embargo, con una fuente de oxígeno, este ambú puede administrar solamente un 40 % de oxígeno ya que, a medida que el ambú se vuelve a inflar, ingresa aire ambiente a este y se mezcla con oxígeno al 100 % proveniente de la fuente de oxígeno. Si se ajusta el reservorio, este no permitirá que el aire ambiente ingrese a la bolsa; por lo tanto, el ambú autoinflable conectado a una fuente de oxígeno con un reservorio puede administrar oxígeno del 90 % al 100 % al neonato.

Otras dos características importantes de la mayoría de los ambúes autoinflables son la válvula de alivio de presión («válvula de seguridad»), que está configurada entre 30 y 40 cm H_2O, y una válvula antirretorno, que está integrada al ambú y evita la administración de oxígeno de flujo libre (3). Para administrar oxígeno de flujo libre, el usuario debe desconectar el tubo de oxígeno del ambú y mantenerlo cerca de la nariz del neonato. Por el contrario, al ambú inflado por flujo es una excelente fuente de oxígeno de flujo libre, especialmente con el uso de una mascarilla de tamaño adecuado conectada a él. Por último, ambos ambúes requieren un manómetro de presión para administrar ventilación segura y eficaz al neonato (3). La **Tabla 27-1** compara los dos tipos de ambúes (o reanimadores manuales).

El ambú autoinflable es el único reanimador que puede funcionar con o sin una fuente de gas, lo cual lo hace ideal para traslados. Sin embargo, debido a su diseño, no puede administrar oxígeno de flujo libre u «oxígeno administrado cerca de las narinas». Algunos dispositivos tienen una manguera y un reservorio en la parte posterior que se utilizan para este fin. Actualmente, las mejoras en los mecanismos de las válvulas sensibles permiten la respiración espontánea y la CPAP sin tener que apretar el ambú y con un trabajo respiratorio relativamente bajo. Las insuflaciones sostenidas no se administran de manera confiable con todos los modelos de ambúes autoinflables (4). La PEEP puede administrarse con un ambú autoinflable, pero solo con una válvula de PEEP auxiliar conectada al puerto de exhalación del reanimador. El ambú autoinflable no controla de manera confiable las presiones y los volúmenes ventilatorios, incluso cuando el dispositivo cuenta con un manómetro y una válvula de alivio de presión (5).

Los ambúes inflados por flujo, como su nombre lo indica, requieren un flujo de una fuente de gas presurizado

Tabla 27-1. Reanimadores manuales neonatales.

	Ambú autoinflable	Ambú no autoinflable
Tipos	Laerdal, Hope II, PMR 2 y otros equivalentes descartables.	«Ambú para anestesia» con puerto de salida con resorte o de orificio variable.
Usuario	Requiere capacitación sobre las características del ambú.	Requiere experiencia y conocimiento de las características del ambú para ajustar el flujo y purgarlo.
Administración de FiO_2 positiva a partir de una fuente de gas u oxígeno	Funciona con aire ambiente.	Requiere gas comprimido.
	La eficacia de la administración de O_2 depende del uso correcto del sistema de reservorio cerrado y del cierre de la válvula de seguridad (el uso con el reservorio o la válvula de seguridad abiertos disminuye la FiO_2).	Administra una FiO_2 a partir de una fuente de gas de manera indistinta.
	Muchas marcas administran aire ambiente con las respiraciones espontáneas (se recomienda verificar el rendimiento de la marca personalmente).	La administración de oxígeno es la misma con las respiraciones espontáneas que con las respiraciones obligatorias.
Administración de presión	Depender excesivamente de la válvula de seguridad no conviene; la oclusión de esta válvula y el uso de un manómetro permiten un rendimiento igual al de los ambúes no autoinflables.	Con un manómetro conectado, puede administrarse fácilmente cualquier presión.
Comentarios	Es un mecanismo relativamente complejo con posibilidad de falla, en particular cuando se vuelven a armar las unidades reutilizables.	Es un mecanismo sencillo y confiable que depende de una fuente de gas.
	Si la presión de la válvula de seguridad es adecuada, permite eliminar el pesado manómetro para el transporte.	El manómetro es pesado.

para funcionar. Su diseño permite la administración de oxígeno de flujo libre, así como de CPAP durante la respiración espontánea, y de PEEP durante la ventilación con presión positiva. La presión inspiratoria, la PEEP o la CPAP son muy difíciles de mantener con estos sistemas, ya que el médico debe coordinar que la mascarilla esté bien sellada y regular la salida de flujo utilizando la válvula para pulgar, mientras observa la elevación torácica y las lecturas de presión del manómetro. Un estudio demostró que se administran PEEP excesivas (definidas como >10 cm H_2O durante >10 segundos) con los ambúes inflados por flujo que con los autoinflables (6). Tradicionalmente, se creía que los ambúes inflados por flujo eran superiores a los autoinflables porque permitían al médico percibir los cambios en la distensibilidad pulmonar mejor que los autoinflables (7-9). Simulacros de laboratorio repetidos han demostrado que los ambúes inflados por flujo producen volúmenes corrientes y PEEP más variables que los autoinflables (10). Estudios también han demostrado que esta sensación de «percibir los cambios en la distensibilidad» con el ambú inflado por flujo es menos confiable que con el autoinflable (11). De hecho, el 75 % de las veces, los médicos experimentados no pudieron detectar cuándo un tubo endotraqueal estaba ocluido en un modelo pulmonar. Asimismo, se demostró que los terapeutas respiratorios experimentados que se especializan en neonatología no distinguen mejor los cambios en la distensibilidad con un ambú inflado por flujo que con uno autoinflable (10).

Se ha demostrado que la mayoría de los dispositivos de ventilación manual empleados durante la reanimación generan variabilidad en los volúmenes y las presiones administrados. El volumen corriente reflejado permite detectar mejor los cambios en la distensibilidad que las presiones monitoreadas o predeterminadas (12). Los dispositivos futuros deben reflejar el volumen para evitar la hipo- o la hiperventilación, así como el daño pulmonar, en los neonatos.

El reanimador con tubo en T es el más nuevo y el más sofisticado de los reanimadores manuales. De manera similar al ambú inflado por flujo, requiere una fuente de gas comprimido para funcionar y puede usarse para administrar oxígeno de flujo libre y CPAP a pacientes que respiran de manera espontánea. Su principal ventaja es su capacidad de regular las presiones ventilatorias (13).

Mascarillas faciales para ventilación

En casos en los que el neonato requiere ventilación manual antes de la intubación endotraqueal, debe usarse un ambú con un manómetro y la mascarilla del tamaño que corresponda. La mascarilla debe ser transparente y tener rebordes blandos que se adapten al rostro y abarquen toda la circunferencia. La alternativa es la mascarilla rígida, pero de forma anatómica, Rendell-Baker/Soucek, la cual podría generar un menor espacio muerto, pero se ha demostrado que es más difícil de usar, por lo que generalmente produce una ventilación ineficaz (14).

Intubación endotraqueal

La intubación endotraqueal generalmente se requiere durante la reanimación neonatal al momento del parto o después de él, en neonatos con apnea o insuficiencia respiratoria grave. Determinadas lesiones anatómicas pueden generar obstrucciones en la nasofaringe, la laringe y la tráquea superior y, por lo tanto, requerir la intubación endotraqueal de los neonatos afectados durante la reanimación inicial (15). Comenzando por la nariz, estas lesiones incluyen atresia o estenosis de coanas bilateral o unilateral —pero grave—, hipotonía faríngea y micrognatia, como puede observarse en la secuencia de Pierre Robin (que puede incluir fisura palatina y glosoptosis). En la laringe, las obstrucciones pueden incluir laringomalacia (o laringotraqueomalacia), membrana laríngea, parálisis bilateral de las cuerdas vocales y obstrucción subglótica congénita. Asimismo, la obstrucción crítica de las vías respiratorias puede deberse a otras lesiones que comprimen las vías respiratorias e impiden la respiración normal: higroma quístico, bocio o hemangioma. Muchas de estas lesiones, en particular las que provocan una obstrucción fija importante en la laringe o por debajo de ella, pueden dificultar en gran medida la intubación endotraqueal y requerir una traqueostomía de urgencia (véase el **Capítulo 25**).

Los neonatos que se encuentran hospitalizados en la unidad de cuidados intensivos pueden requerir intubación endotraqueal y ventilación con presión positiva debido a insuficiencia respiratoria como consecuencia de diversas causas. Dos casos frecuentes que ameritan consideración son aquellos neonatos que padecen síndrome de dificultad respiratoria progresiva y aquellos con insuficiencia respiratoria posterior a la extubación.

Distintos factores de peso influirán sobre la decisión de intubar a un neonato que presenta síndrome de dificultad respiratoria (SDR) progresiva. Los síntomas del SDR no tratado tenderán a empeorar durante las primeras 48 a 72 horas de vida, hasta que el neonato comience a fabricar cantidades significativas de surfactante endógeno. Por lo tanto, en un neonato con insuficiencia y dificultad respiratoria moderadamente grave durante las primeras 24 horas de vida podría justificarse la intubación y la ventilación, ya que se espera que la enfermedad empeore, mientras que, en un neonato con una gravedad similar de la enfermedad al tercer o cuarto día de vida, podría evitar la intubación, ya que se espera una mejoría espontánea.

Por un lado, si bien el momento óptimo de administración de surfactante para el tratamiento del SDR es un tema controvertido, los datos disponibles sugieren que el tratamiento precoz y las dosis múltiples resultan más eficaces, y esta observación podría llevarnos a realizar una intubación también precoz. Por otro lado, se ha confirmado que la ventilación con presión positiva administrada a través de un tubo endotraqueal produce daño pulmonar, en particular si se emplean volúmenes corrientes elevados. Algunos centros que utilizan habitualmente la CPAP nasal para evitar la intubación y la ventilación mecánica han informado una menor tasa de episodios de apnea, una menor necesidad de (re)intubación y menores tasas de enfermedad pulmonar crónica (16). Sin embargo, estos hallazgos no se repitieron en los ensayos aleatorizados controlados (17, 18). Distintos médicos valorarán estos factores opuestos de manera diferente, y las indicaciones para la intubación de un neonato con SDR variarán en función de las circunstancias clínicas y de las prácticas locales.

La insuficiencia respiratoria posterior a la extubación es una complicación frecuente en neonatos prematuros y se produce en hasta un tercio de los pacientes. Las causas de la insuficiencia respiratoria en estos neonatos incluyen apnea central u obstructiva, insuficiencia respiratoria que genera atelectasias progresivas y enfermedad pulmonar crónica de aparición precoz. Si bien los neonatos prematuros representan un alto porcentaje de la población de pacientes tratados en la unidad de cuidados intensivos neonatales (UCIN), los neonatos a término o posmaduros pueden entrar en estado crítico o presentar insuficiencia respiratoria con riesgo de muerte. Esto puede ser resultado de una hernia diafragmática congénita, de hipertensión pulmonar primaria, de aspiración meconial, de sepsis y de neumonía. La aplicación precoz de CPAP nasal directamente tras la extubación ha demostrado ser más eficaz que la extubación sin ventilación posterior para disminuir la incidencia de la insuficiencia respiratoria, la necesidad de ventilación mecánica y el riesgo de presentar displasia broncopulmonar (DBP) en neonatos prematuros, pero la CPAP puede fracasar en el 25 % al 40 % de los neonatos (19-21). Algunas evidencias sugieren que las formas intermedias de ventilación no invasiva (VNI) o de ventilación obligatoria intermitente no invasiva pueden ser más eficaces para prevenir la insuficiencia respiratoria posterior a la extubación (22). Otras técnicas para evitar la reintubación incluyen el uso de metilxantinas. Las indicaciones de reintubación son la acidosis respiratoria progresiva, el aumento del trabajo respiratorio, los quejidos, el estridor, la demanda de oxígeno significativa o la apnea grave.

No es poco frecuente que haya insuficiencia respiratoria grave tras la extubación debido a edema de las vías respiratorias superiores o estenosis subglótica, en especial si el paciente ha recibido ventilación mecánica durante mucho tiempo, ha sido intubado muchas veces o ha tenido intubaciones traumáticas. Los pacientes que desarrollan insuficiencia respiratoria tras la extubación generalmente presentan estridor, quejidos, aleteo nasal y exhalación prolongada. Estos neonatos presentan un elevado riesgo de deterioro clínico grave y paro cardiorrespiratorio. Por lo general, los neonatos con riesgo conocido de intentos de extubación no exitosos recibirán esteroides por vía intravenosa para disminuir la inflamación antes de la extubación. Muchos médicos monitorean las fugas alrededor del tubo endotraqueal que muestra el respirador para determinar el grado de edema de las vías respiratorias. Sin embargo, esta práctica podría no reflejar con presión si el neonato desarrollará dificultad respiratoria tras la extubación. Asimismo, se están utilizando cada vez más los tubos endotraqueales con manguito dentro del ámbito de las UCIN. Debe intentarse disminuir el volumen del manguito y evitar la presión excesiva sobre la mucosa traqueal, pero solo si el paciente puede ventilarse correctamente. En caso de compromiso de las vías respiratorias debido a edema tras la extubación, puede administrarse epinefrina racémica inhalada en forma de aerosol para disminuir la inflamación, pero no hay datos que justifiquen o rechacen esta práctica (23). No obstante, muchas UCIN cuentan con insumos listos al pie de la cama de los neonatos de alto riesgo para usarlos en caso de que desarrollen estridor e insuficiencia respiratoria. Asimismo, los médicos también deben tener listos los insumos de reintubación a pie de cama en caso de que el paciente desarrolle insuficiencia respiratoria. Si el neonato no puede mantener una ventilación adecuada a pesar de las intervenciones, se lo debe volver a intubar y succionar. Hay distintos motivos por los cuales fracasa la extubación. La **Tabla 27-2** ofrece una lista completa. El fracaso de la extubación debe impulsar la búsqueda de una causa que pueda corregirse antes del próximo intento de extubación.

Vías de intubación

La intubación puede realizarse por vía oral o nasal. La elección de la vía depende del caso y de la preferencia del médico. Tanto la intubación endotraqueal oral como la nasal tienen complicaciones exclusivas y algunas compartidas (24-26). La intubación oral es más sencilla, más rápida y menos traumática de realizar, y podría ser la opción de preferencia en caso de urgencia. Los datos disponibles no han logrado demostrar diferencias estadísticamente signi-

Tabla 27-2. Principales causas de fracaso de la extubación.

I. Pulmonares
- Enfermedad primaria no resuelta.
- Atelectasia posterior a la extubación.
- Insuficiencia pulmonar del prematuro.
- Displasia broncopulmonar.
- Eventración o parálisis del diafragma.
II. Vías respiratorias superiores
- Edema o exceso de secreciones en la tráquea.
- Estenosis subglótica.
- Laringotraqueomalacia.
- Anillo vascular congénito.
- Traqueobronquitis necrotizante.
III. Cardiovasculares
- Conducto arterioso permeable.
- Sobrecarga de líquidos.
- Cardiopatía congénita con aumento de la circulación pulmonar.
IV. Sistema nervioso central
- Apnea (inmadurez extrema).
- Hemorragia intraventricular.
- Daño cerebral hipóxico-isquémico/convulsiones.
- Fármacos (fenobarbital).
V. Varias
- Diagnóstico desconocido (por ejemplo, parálisis de ciertos nervios, miastenia grave).
- Sepsis.
- Anomalía metabólica.

ficativas entre la intubación oral y la nasal con respecto al daño traqueal o la frecuencia con que hay que volver a fijar o colocar el tubo (27). Sin embargo, se ha observado una mayor incidencia de atelectasia posterior a la extubación en pacientes con intubación nasal, en especial en neonatos prematuros con un peso al nacer menos a 1500 g. La atelectasia se vinculó con una importante disminución en el flujo de aire nasal a través de las narinas previamente intubadas y con estenosis del vestíbulo nasal (28, 29). La hipoplasia de la sección media del rostro se ha informado como relacionada a la intubación prolongada como tratamiento de la DBP (30).

Asimismo, quienes defienden la intubación nasal consideran que la fijación del tubo al rostro del neonato es más sencilla y más estable porque minimiza las posibilidades de desprendimiento accidental y disminuye el movimiento del tubo, lo cual puede generar estenosis subglótica. La intubación oral prolongada puede provocar surcos palatinos (31) y defectos en la dentición (32). Además, hay evidencias que indican que la estenosis subglótica adquirida es mayor en pacientes intubados por vía oral cuyo peso al nacer fue menor a 1500 g. El mismo estudio, junto con otro, indica que el tubo nasotraqueal es más sencillo de estabilizar que el tubo oral y que la extubación se produce con menor frecuencia que si se realiza por vía oral (26, 33). La estenosis subglótica adquirida secundaria a la intubación oral puede ser una secuela del daño a la mucosa traqueal debido al mismo tubo endotraqueal o a las intubaciones repetidas. Cabe destacar que puede producirse un daño importante debido al movimiento ascendente y descendente del tubo endotraqueal (27). Incluso si el tubo está perfectamente fijado, se ha informado un movimiento ascendente y descendente de 7 a 14 mm debido a los distintos grados de flexión cervical. El equipo de salud puede minimizar los surcos palatinos y los defectos en la dentición al cambiar el lugar de fijación de lado a lado durante las refijaciones periódicas. En el mercado, hay dispositivos que funcionan como protectores palatinos para la intubación prolongada de neonatos de muy bajo peso al nacer (Gesco Pla-nate, MedChem Products, Woburn, Massachusetts [EE. UU.]). La atención continua a la calidad de la fijación, junto con la estabilización de la posición de la cabeza del neonato, minimiza el desplazamiento del tubo y la extubación no programada si se elige la vía oral. Sin embargo, tanto la vía oral como la nasal continuarán usándose en la ventilación neonatal. Los problemas vinculados con el tubo oral y nasal se resumen en la **Tabla 27-3**.

Equipos

En la **Tabla 27-4**, se enumeran los equipos necesarios para la intubación. Las pautas para elegir el tamaño correcto del tubo y del catéter de succión se indican en las **Tablas 27-5** y **27-6**.

El uso de tubos del tamaño adecuado minimiza el traumatismo, la resistencia de las vías respiratorias y las fugas excesivas alrededor de estos. Un kit estándar que contenga todos los equipos, tal como se indica en la **Tabla 27-4**, puede prepararse y almacenarse, pero debe verificarse con regularidad para asegurarse de que cuente con todo lo necesario. El neonato debe colocarse bajo un calentador radiante durante la intubación endotraqueal. Debe usarse un laringoscopio con hoja Miller n.º 0 o 1 para visualizar la valécula epiglótica, la epiglotis y la glotis. La hoja n.º 0 se utiliza para casi todos los neonatos. La hoja n.º 1 se utiliza para los neonatos que tienen varios meses de vida o para aquellos cuyo peso al nacer es mayor de 4 a 5 kg (1, 34). La hoja Miller n.º 00 se ha publicitado para el uso en neonatos de peso extremadamente bajo al nacer porque es más pequeña y más fácil de ubicar en la boca de los microprematuros. Sin embargo, como la luz está ubicada más lejos de la hoja, algunos médicos consideran que la visualización no es tan buena como con la hoja n.º 0.

Tabla 27-3. Problemas en los neonatos causados por el tubo endotraqueal colocado por vía oral y nasal. (Datos tomados de Spitzer AR, Fox WW. «The use of oral versus nasal endotracheal tubes in newborn infants». *J Calif Perinatol Assoc.* 1984; 4:32).

Problemas frecuentes
- Atelectasia posterior a la extubación (más frecuente con el tubo endotraqueal nasal).
- Neumonía/sepsis.
- Extubación no programada.
- Intubación del bronquio fuente.
- Oclusión del tubo debido a secreciones espesas.
- Erosión traqueal.
- Perforación faríngea, esofágica o traqueal.
- Estenosis subglótica.
Problemas exclusivos de los tubos endotraqueales nasales
- Erosión del tabique nasal.
- Constricción del vestíbulo nasal.
Problemas exclusivos de los tubos endotraqueales orales
- Formación de surcos palatinos.
- Interferencia con la dentición primaria subsiguiente.

Tipos de tubos

El tubo endotraqueal debe estar fabricado con material no tóxico, termolábil y no plegable que se amolde a las vías respiratorias. El tubo debe cumplir con las normas de la Sociedad Estadounidense de Pruebas y Materiales F1242-89 y ser radiopaco o tener una línea radiopaca. Los tubos endotraqueales con manguito no se utilizan habitualmente en los neonatos debido a que el tamaño del manguito podría impedir que el médico coloque un tubo con un diámetro grande que, de otra manera, sería imposible de colocar. Siempre hay inquietudes importantes respecto de que el manguito inflado puede dañar la mucosa respiratoria tan sensible de los neonatos. Si sellar el espacio alrededor del tubo es una prioridad, ahora se comercializan tubos con manguito (Sheridan, Teleflex, Morrisville, Carolina del Norte [EE. UU.]).

Tabla 27-4. Equipos necesarios para la intubación.

- Laringoscopio con hojas para prematuros (Miller n. ° 0) y neonatos a término (Miller n.° 1); la hoja Miller n.° 00 es opcional para los neonatos extremadamente prematuros.
- Baterías y bombillas adicionales.
- Tubos endotraqueales con DI de 2,5; 3,0; 3,5 y 4,0 mm.
- Estilete.
- Aparato de succión (centralizado).
- Catéteres de succión: 5,0; 6,0; 8,0 y 10,0 F.
- Aspirador de meconio.
- Vía respiratoria oral.
- Estetoscopio.
- Ambú no autoinflable (0,5 l), manómetro y tubo; ambú autoinflable con reservorio (el manómetro es opcional para este tipo de ambú).
- Mascarilla para neonatos a término y neonatos prematuros.
- Fuente de aire/O_2 comprimido con capacidad de mezclado.
- Aparato de humidificación y calentamiento de aire/O_2.
- Cinta rosada de 1/2 pulgada (Hy-Tape).
- Tijeras.
- Pinzas neonatales Magill.
- Elastoplast (vendas elásticas).
- Monitor cardiorrespiratorio.
- Monitor o detector de dióxido de carbono.
- Pulsioxímetro (SpO_2).

Tabla 27-5. Selección del tamaño adecuado del tubo endotraqueal.

Tamaño del tubo (diámetro interno en mm)	Peso (g)	Edad gestacional (semanas)
2,5	<1000	<28
3,0	1000-2000	28-34
3,5	2000-3000	34-38
3,5-4,0	>3000	>38

(Tomada de Kattwinkel J (editor). *Neonatal Resuscitation Textbook* (5.ª edición). Elk Grove Village, Illinois: Academia Estadounidense de Pediatría y Asociación Estadounidense de Cardiología; 2006. Utilizada con permiso de la Academia Estadounidense de Pediatría).

El tipo de tubo endotraqueal que se utiliza habitualmente es el Murphy (**Figura 27-1**). El tubo Murphy es el de

Tabla 27-6. Selección del tamaño adecuado del catéter de succión.

Tamaño del tubo endotraqueal (mm)	Tamaño del catéter (French)
2,5	5 o 6
3,0	6 u 8
3,5	8
4,0	8 o 10

(Tomada de Kattwinkel J (editor). *Neonatal Resuscitation Textbook* (5.ª edición). Elk Grove Village, Illinois: Academia Estadounidense de Pediatría y Asociación Estadounidense de Cardiología; 2006. Utilizada con permiso de la Academia Estadounidense de Pediatría).

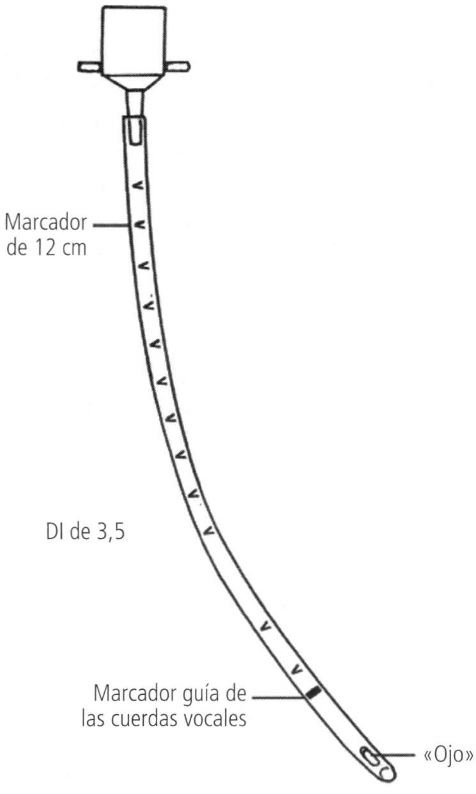

Figura 27-1. Tubo endotraqueal tipo Murphy. Este tubo es recto y relativamente blando. Cuenta con marcas que muestran la profundidad de inserción en las vías respiratorias y en la tráquea. Tiene un «ojo» en la punta.

preferencia para ventilación a largo plazo. Generalmente, los tubos Murphy tienen marcadores expresados en centímetros para mostrar la profundidad general del tubo, así como marcadores guía de las cuerdas vocales cerca de la punta. Estos marcadores, bajo visualización laringoscópica, muestran al médico la profundidad dentro de la tráquea. Los marcadores predeterminados estándar deben usarse con precaución debido al rango de variación anatómica. En una revisión de la longitud del área negra en la punta de los tubos endotraqueales de los cuatro fabricantes principales, la longitud del marcador varió en 10 mm en tubos con 2,5 mm de diámetro interno (35).

El tubo Murphy tiene un bisel en la punta que le permite pasar suavemente por las narinas y un orificio lateral cuyo propósito es permitir la ventilación aun cuando la punta esté parcialmente obstruida o colocada en el bronquio fuente derecho. Algunos médicos evitan utilizar los tubos con orificio lateral (el «ojo de Murphy») para la ventilación prolongada debido a pruebas anecdóticas de que estos pueden erosionar la tráquea y provocar la formación de tejido cicatricial. El uso exclusivo de estos tubos endotraqueales en una institución se vinculó con una mayor incidencia de estenosis subglótica que se resolvió al discontinuar su uso. Este tipo de tubos pueden mantenerse correctamente colocados si el marcador de labios sobre el tubo está colocado a la altura del labio y está fijado al rostro. Tras determinar la colocación exitosa, el marcador puede usarse como referencia para asegurar que la posición del tubo permanezca invariable. El tubo de Murphy es flexible (y se torna incluso más flexible cuando se deja bajo un calentador radiante mientras se prepara todo para la reanimación). Muchos médicos prefieren usar una guía o un estilete para facilitar la inserción. El estilete no debe extenderse más allá del extremo distal del tubo para evitar daño traqueal debido al proceso de inserción.

El ciclo vicioso de la asfixia se encuentra frecuentemente en progreso en los neonatos en estado crítico que requieren intubación traqueal de urgencia. El proceso de intubación en estos neonatos puede exacerbar las dificultades que ya pueda presentar. La intubación se relaciona con bradicardia grave, hipoxia y aumento de la tensión arterial y de la presión intracraneal (36).

Profundidad de inserción del tubo

Además de la visualización directa del tubo a medida que pasa por la glotis, hay distintas «reglas de oro» sugeridas para realizar el cálculo inicial de la profundidad adecuada de colocación del tubo traqueal. Estas reglas utilizan las marcas de centímetros que se encuentran en el costado de los tubos Murphy estándar para medir la profundidad de colocación. La regla más común utiliza el peso al nacer y una fórmula sencilla, la regla del 7-8-9. Se hace avanzar el tubo endotraqueal 7 cm desde el labio en un neonato de 1 kg, 8 cm en un neonato de 2 kg y 9 cm en un neonato de 3 kg. La regla del 7-8-9 no resulta adecuada para neonatos con mandíbulas hipoplásicas (por ejemplo, quienes padecen síndrome de Pierre Robin) o cuellos cortos (por ejemplo, quienes padecen síndrome de Turner) (37). Si bien la regla del 7-8-9 parece ser un método clínico preciso para colocar el tubo endotraqueal en neonatos que pesan más de 750 g, al aplicarla a neonatos que pesan <750 g, se debe tener cuidado. Esto podría llevar a un cálculo excesivo de la profundidad de inserción y provocar consecuencias clínicamente significativas (38). La inserción del tubo por la vía nasotraqueal generalmente se rige por la suma de 1 cm a la regla del 7-8-9.

Confirmación de la colocación

La colocación del tubo endotraqueal tras la intubación se confirma primero clínicamente y, luego, mediante una radiografía de tórax. La confirmación clínica incluye lo siguiente:

- Mejora o mantenimiento de la frecuencia cardíaca dentro de los valores normales.
- Buen color de la piel, pulso y perfusión tras la intubación.
- Movimiento bilateral adecuado de la pared torácica con cada respiración.
- Ruidos respiratorios iguales auscultados sobre ambos campos pulmonares.
- Ruidos respiratorios mucho más fuertes sobre los campos pulmonares que sobre el estómago.
- Presencia de mediciones del volumen corriente inspiratorio y espiratorio.
- Ausencia de distención gástrica con la ventilación.
- Presencia de vapor en el tubo durante la exhalación.
- Visualización directa —mediante el laringoscopio— del tubo que transcurre entre las cuerdas vocales.
- Presencia de CO_2 exhalado, determinada por un detector de CO_2 o por un monitor de CO_2 teleespiratorio o capnografía.
- Medición del extremo al labio: sumarle 6 al peso del neonato en kilogramos (regla del 7-8-9).

La radiografía de tórax debe realizarse para demostrar que el tubo se encuentra colocado en el centro de la tráquea. La posición del tubo puede variar durante la toma de la radiografía si el cuello del neonato está flexionado o extendido. La posición del tubo endotraqueal (TET) puede confirmarse mediante radiografía al seguir ambos bronquios fuente hasta la carina y de forma cefálica hasta la punta del tubo (1). A veces, es necesario tomar una radiografía de perfil para confirmar la colocación en la tráquea. Se ha realizado solamente un estudio que comparara las diferencias en los resultados relacionados con la colocación radiográfica del TET (40). Ese estudio determinó que la punta del TET debe mantenerse a la altura de la primera o la segunda vértebra dorsal en los neonatos extremadamente prematuros para disminuir la incidencia de insuflación pulmonar no uniforme y resultados pulmonares adversos.

Fijación del tubo

La fijación segura del TET es importante, no solo para prevenir la extubación no programada, sino también para minimizar el desplazamiento durante la ventilación y otras intervenciones, como la succión, la fisioterapia torácica (FTT), la administración de surfactante y el posicionamiento del paciente. Una fijación no segura del tubo es uno de los motivos más frecuentes de extubación no planificada. Se ha demostrado que la extubación no programada y las intubaciones repetidas se relacionan con el desarrollo de estenosis subglótica, así como también con una mayor mortalidad (24, 25). La probabilidad de extubación no planificada también se ha relacionado con una menor edad gestacional, un mayor nivel de consciencia, un mayor volumen de secreciones y el deslizamiento del tubo (25). También queda claro que no existe un consenso respecto de qué método de fijación del tubo resulta más eficaz. La técnica que se muestra en la **Figura 27-2** representa una modificación del método originalmente descrito por Gregory (41). Otro método inicialmente descrito por Cussel *et al.* (42) es fijar al rostro —mediante cinta— una pinza umbilical con un orificio creado en el centro. Se han descrito varias modificaciones utilizando esta técnica. En comparación con el método estándar de pegar el tubo con cinta al labio superior, se ha demostrado que los métodos que utilizan una pinza umbilical modificada disminuyen sustancialmente la extubación no planificada en los neonatos (**Figura 27-3** y **Tabla 27-7**) (43).

Otros estudios han comparado la fijación estándar con cinta con los dispositivos de fijación que se ofrecen aprobados en el mercado, y se demostró que la ubicación del TET se atribuye directamente al tipo de fijación empleado (44). Otro desarrollo importante es que la tintura de benzoína ya no se utiliza, especialmente en los neonatos extremadamente prematuros (microprematuros). Asimismo, algunas de las técnicas pueden emplearse para fijar tubos nasotraqueales (**Figura 27-4**) sin el uso de tintura de benzoína. Varios fabricantes ofrecen distintos dispositivos de fijación de TET neonatales, así como materiales adhesivos. (Véase también el análisis del **Capítulo 7**).

Adquisición y mantenimiento de las destrezas de intubación

La intubación traqueal requiere destrezas psicomotoras complejas que se imparten a muchos profesionales de la salud. Si bien la ventilación puede lograrse correctamente

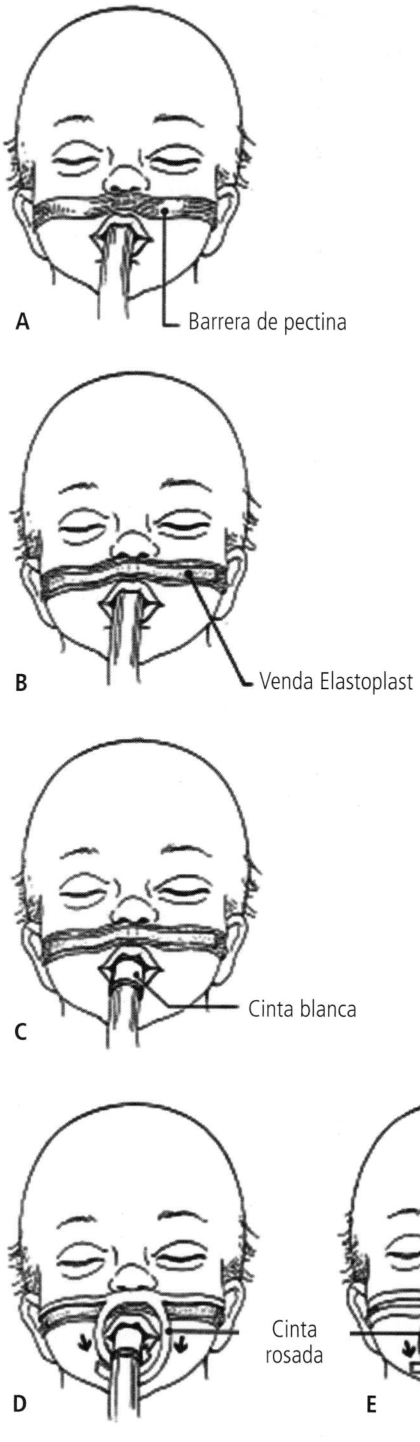

Figura 27-2. Técnica para asegurar el tubo endotraqueal. **A.** Se coloca una barrera de pectina sobre el rostro del neonato, de oreja a oreja y sobre el labio superior. **B.** Se coloca una venda elástica (Elastoplast) de 6,35 mm de ancho sobre la barrera de pectina. **C.** Se envuelve una tira corta de cinta de tela o venda elástica alrededor del tubo endotraqueal para marcar su punto de paso por la boca. Debe registrarse la marca de centímetro que queda por debajo de la cinta. **D.** Se coloca cinta rosada cortada en forma de H sobre la venda elástica, con los extremos que sobrepasen la venda. Los extremos inferiores de la H se envuelven alrededor del tubo. **E.** Se colocan tiras individuales de 6,35 mm de cinta rosada sobre la parte inferior de la venda elástica y se envuelven alrededor del tubo. Como alternativa al uso de cinta en forma de H, todo el procedimiento con la cinta puede realizarse con una serie de tiras de cinta individuales.

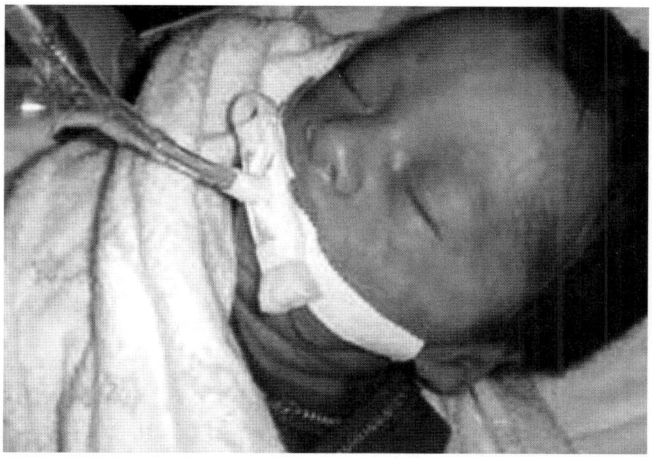

Figura 27-3. Neonato de 32 semanas de vida (1840 g de peso al nacer) con una pinza de cordón colocada. (Tomada de Loughead JL, Brennan RA, DeJuilio P, *et al.* «Reducing accidental extubation in neonates». *Jt Comm J Qual Patient Saf.* Marzo de 2008; 34(3):164-170, 125).

Tabla 27-7. Uso de una pinza de cordón modificada.

1. Las pinzas de cordón umbilical se convierten en estabilizadores de TET al perforarles orificios en el centro, de manera tal que, al estar cerradas, puedan alojar ceñidamente TET de 2,5; 3,0; 3,5; 4,0 y 4,5 mm de diámetro interno.
2. Las pinzas se abren, se limpian y se guardan de manera individual, además de identificarlas por tamaño.
3. Con el neonato intubado por vía oral, se cierra la pinza alrededor del TET, justo por encima del labio; y el TET quedará dentro del orificio que se perforó en la pinza. La pinza ajustará el TET, pero no disminuirá su diámetro interno.
4. Se aplica una barrera cutánea a las superficies bucales limpias del neonato de manera bilateral.
5. Se coloca cinta adhesiva sobre la barrera cutánea y se asegura el tubo utilizando el método de la cinta en Y. La parte de la base de la cinta en Y se asegura al rostro, y los extremos superiores se envuelven uno alrededor del TET y uno alrededor de la pinza. La segunda cinta en Y se coloca de la misma manera en la otra mejilla.
6. La correcta colocación de la pinza permite al neonato cerrar los labios y la boca por completo.
7. El personal de enfermería y los terapeutas respiratorios de la UCIN son responsables de evaluar la colocación y la estabilidad del TET con cada control de los signos vitales, cambio de posición y succión, y también según sea necesario. Se reposicionará o volverá a fijar con cinta el TET según sea necesario. Esto lo realizan dos integrantes del equipo de salud para minimizar el desprendimiento no programado durante el procedimiento. Al volver a fijar el tubo con cinta, la pinza y el TET permanecen en su lugar, y solo se cambian la cinta y la barrera cutánea. No se recomienda reforzar la cinta.

TET: tubo endotraqueal; UCIN: unidad de cuidados intensivos neonatales. (Datos tomados de Loughead JL, Brennan RA, DeJuilio P, *et al.* «Reducing accidental extubation in neonates». *Jt Comm J Qual Patient Saf.* 2008; 34(3):164-170, 125).

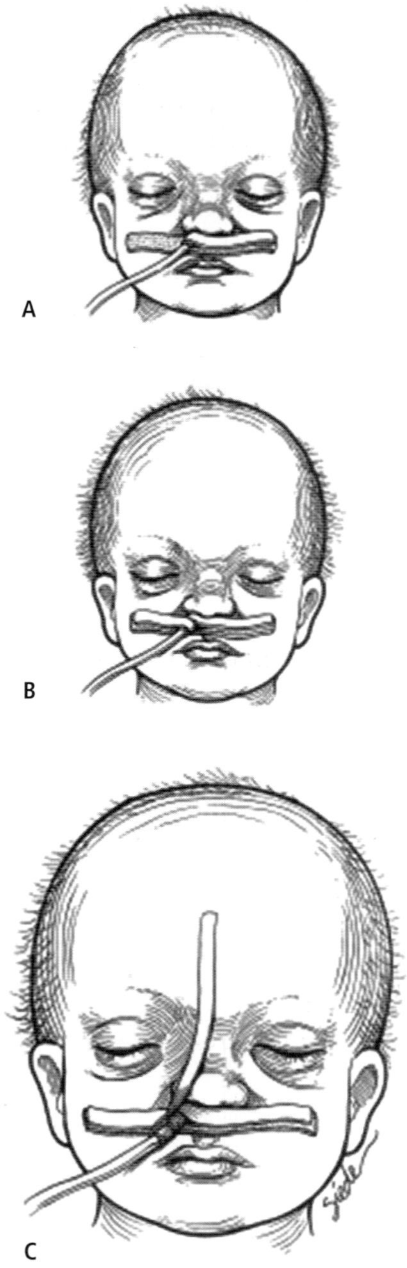

Figura 27-4. Técnica para asegurar un tubo nasotraqueal. **A.** Se coloca una tira de 0,6 cm de cinta elástica sobre el labio superior, y una tira de 0,6 cm de Hy-Tape (rosada) desde el lado derecho del rostro y alrededor del tubo. **B.** Se coloca una segunda tira de cinta desde el lado izquierdo del rostro y alrededor del tubo. **C.** Se coloca una tercera tira de cinta en forma descendente por el puente de la nariz y alrededor del tubo.

con un ambú con mascarilla, hay muchos casos en los que es necesaria la intubación traqueal. El desafío está en mantener un alto nivel de destreza para un procedimiento que podrían realizarlo solo esporádicamente determinados profesionales.

En función del ámbito clínico, tanto los médicos tratantes como los residentes, el personal de enfermería, los terapeutas respiratorios y los paramédicos pueden necesitar destrezas de intubación. Las políticas de cada institución o departamento podrían requerir o esperar que determinadas personas dominen la técnica de intubación, pero podrían no ofrecerles oportunidades de mantener dicho dominio. El problema está en que, sin una práctica regular, el nivel de destrezas de intubación de una persona disminuye con el tiempo (45), y las complicaciones derivadas de una intubación realizada por alguien que no domina la técnica pueden ser graves (46, 47).

La capacitación inicial sobre intubación por lo general se realiza en laboratorios de destrezas clínicas utilizando maniquíes de plástico diseñados especialmente para la intubación. Este suele ser el primer contacto de los estudiantes de medicina, y de otras disciplinas, con las destrezas de intubación. Los cursos tales como el Programa de Reanimación Neonatal (NRP, por sus siglas en inglés) y el Curso de Soporte Vital Pediátrico Avanzado (PALS, por sus siglas en inglés) incluyen teoría, práctica y evaluación de la intubación en un maniquí. El hecho de que los estudiantes sean «evaluados» respecto de su capacidad de intubar las vías respiratorias de un maniquí de plástico puede llevar a algunos a pensar que ahora «dominan» la técnica. Cabe destacar que dichos cursos solo ofrecen un contacto limitado con las destrezas de intubación y que la capacidad de intubar a un maniquí de plástico no se traduce inmediatamente en la capacidad de hacerlo en un paciente real a pie de cama. Sin embargo, las mejoras en los maniquíes, especialmente en la anatomía y la «sensación» de las vías respiratorias, han logrado que este simulacro sea más extrapolable a situaciones clínicas reales.

Estudios han demostrado que, con el tiempo, el conocimiento cognitivo permanece, pero la destreza práctica disminuye (48), y que la revisión continua y la práctica supervisada de las destrezas son necesarias para mantener un nivel de dominio de excelencia (49). Un estudio de 10 años sobre intubaciones neonatales, realizado por residentes de pediatría en una institución, demostró que la mediana de las tasas de éxito osciló entre el 33 % en los residentes de pediatría de nivel 1 y el 40 % en los residentes de pediatría de nivel 2 y 3. Las tasas de éxito de los residentes con más de 20 intentos de intubación fueron del 49 %, mientras que las de aquellos con menos de 20 intentos fueron del 37 % (50). Estos mismos residentes de pediatría podrían luego ocupar puestos en los que deban dominar la intubación. Sin embargo, el estudio demostró que no tenían la oportunidad, durante su capacitación, de lograr un alto nivel de éxito en el procedimiento. Otro estudio demostró que, si bien los residentes de pediatría declararon sentirse cómodos con las destrezas de intubación neonatal, los hallazgos objetivos demostraron que no cumplían con la definición de competencia técnica especificada para el estudio (51).

Los equipos de traslado pediátrico y neonatal generalmente emplean una combinación de enfermeros, terapeutas respiratorios, paramédicos y médicos, y hay muchos equipos que funcionan principalmente como dúos de enfermeros y terapeutas o enfermeros y paramédicos. Como se espera que los miembros del equipo tengan conocimientos avanzados de la técnica, la capacitación del equipo generalmente incluye destrezas tales como la intubación, la colocación de una vía umbilical y la aspiración con aguja o la inserción de un tubo torácico. Además de una orientación teórica y práctica, los miembros del equipo de traslado deben asistir a sesiones regulares de actualización y práctica. Los expertos recomiendan que los miembros del equipo realicen una cantidad mínima de traslados para conservar las destrezas y, si la cantidad de traslados es baja, debe haber otros mecanismos para simular el trabajo en equipo durante el traslado (52).

Desde 1990, ha habido muchos cambios relacionados con las indicaciones de intubación de los neonatos. Históricamente, todos los neonatos con líquido amniótico impregnado de meconio requerían intubación y succión. Las últimas recomendaciones del Programa de Reanimación Neonatal (NRP, por sus siglas en inglés) indican que se debe intubar solamente a los neonatos con líquido impregnado de meconio cuyo estado general sea débil. Los nuevos métodos de administración de oxígeno, como la cánula nasal de alto flujo y la CPAP nasal, permiten que más neonatos reciban atención sin necesidad de intubación. La disponibilidad inmediata de unidades perinatales de alto riesgo y de UCIN garantiza que más neonatos en estado crítico nazcan en centro de alta complejidad. Todos estos avances son buenos para los neonatos, pero, lamentablemente, han provocado una disminución en la cantidad de intubaciones disponibles para que las realicen los residentes de pediatría y otros profesionales, por lo cual se requieren métodos alternativos para garantizar que conserven esa competencia práctica en el manejo de las vías respiratorias.

Los instructores del cuidado de la salud deben ser creativos al brindar capacitación inicial sobre intubación y, también, al monitorear y facilitar educación continua a aquellas personas que se espera que respondan ante una urgencia neonatal. Un método de aprendizaje mixto puede integrar la capacitación en línea con prácticas supervisadas en un maniquí. Si bien es costoso, las intubaciones en animales (generalmente, en gatos) constituyen un excelente modelo de práctica, pero deben realizarse en cumplimiento con las pautas de la Oficina de Bienestar y Uso Animal de los Institutos Nacionales de la Salud (NIH, por sus siglas en inglés) de los EE. UU. Desde hace mucho tiempo, la industria aeronáutica ha estado utilizando simuladores para la capacitación inicial y la educación continua, así como para evaluar las competencias prácticas. El maniquí de simulación es costoso, pero ofrece un excelente modelo de aprendizaje que funciona en tiempo real. En general, los estudiantes (genéricos y profesionales) disfrutan de las simulaciones de pacientes y consideran que son útiles (53, 54). Los maniquíes de simulación más nuevos, si bien son costosos, ofrecen un excelente recurso para esta capacitación.

De cara al futuro, los instructores deberían contemplar el uso de simulación de realidad virtual. Los simuladores de realidad virtual ya se utilizan para enseñar la evaluación y las destrezas inherentes a los traumatismos, y también para la broncoscopia de diagnóstico. En un estudio, el simulador de broncoscopia por realidad virtual se utilizó para capacitar a nuevos estudiantes sobre cómo realizar este tipo de estudio de diagnóstico. Con mínimo tiempo para practicar en el simulador, los nuevos estudiantes lograron obtener un nivel de dominio de la técnica similar al de broncoscopistas más experimentados (55). La simulación de realidad virtual puede usarse para la educación y la práctica iniciales y a intervalos regulares para reforzar las destrezas.

Mascarilla laríngea

La mascarilla laríngea ha estado disponible desde hace varios años como alternativa a la intubación endotraqueal en neonatos, bebés, niños y adultos (1). Se menciona, pero no se recomienda, para el uso rutinario en el libro de texto del NRP (1), y hay una variedad de artículos que analizan su uso en distintas situaciones clínicas, incluidas las siguientes:

- En la reanimación neonatal de neonatos a término y neonatos prematuros más grandes (mascarilla laríngea tamaño 1).
- En vías respiratorias difíciles, como en el caso de la secuencia de Pierre Robin, y otros casos en los que la micrognatia es profunda.
- Como auxiliar de la intubación endotraqueal.
- Como auxiliar de la endoscopia flexible.
- En casos quirúrgicos, en lugar de la intubación endotraqueal (56-59).

Se ha informado que la tasa de éxito de la colocación de la mascarilla laríngea es mayor del 90 % en varios estudios descriptivos de pequeñas series de neonatos y niños (60) (véase el **Capítulo 4** para leer un análisis más profundo del uso de la mascarilla laríngea).

VENTILACIÓN NO INVASIVA Y PRESIÓN POSITIVA CONTINUA EN LAS VÍAS RESPIRATORIAS

Evitar el daño pulmonar inducido por ventilación mecánica es un objetivo frecuente de los cuidados intensivos neonatales y ha generado un notable interés en los medios menos invasivos que permiten brindar ventilación eficaz. Los neonatos que podrían requerir ventilación, además de la intubación y la ventilación mecánica, incluyen aquellos que padecen apnea del prematuro, SDR leve a moderada y atelectasias provocadas por insuficiencia respiratoria, así como aquellos neonatos recientemente extubados y en riesgo de insuficiencia respiratoria posterior a la extubación. La CPAP nasal ha sido tradicionalmente empleada como modalidad de ventilación habitual en estos neonatos. Tiene la ventaja de que ha sido estudiada en profundidad, y se ha confirmado que mejora la mecánica pulmonar y estabiliza las vías respiratorias superiores (61). El uso de la CPAP y de la ventilación no invasiva se analiza en mayor detalle en el **Capítulo 17**.

CÁNULA NASAL DE ALTO FLUJO HUMIDIFICADO Y TEMPLADO

El uso de los dispositivos con cánula nasal de alto flujo humidificado (CNAFH) se ha ampliado en las UCIN. Estos dispositivos difieren de las cánulas nasales tradicionales en que el flujo de gas que llega al paciente es calentado y humidificado hasta el punto de contacto con el paciente, lo cual permite usar mayores flujos de gas sin provocar sequedad nasal, traumatismo de las mucosas ni enfriamiento del paciente. Las velocidades de flujo de gas que se utilizan en el tratamiento neonatal con CNAFH oscilan entre los 2 y los 8 l/min. Los flujos de gas más elevados que pueden lograrse con una CNAFH han llevado a muchos a considerar este tratamiento una alternativa viable a la CPAP nasal, menos voluminosa y más fácil de mantener.

El nivel y la consistencia de la CPAP que pueden lograrse con la CNAFH se han estudiado en varios informes de series de casos pequeñas, con resultados variables (62-65). Existe un acuerdo general respecto de que la CNAFH puede producir un nivel clínicamente significativo de CPAP, en particular a velocidades de flujo mayores. Sin embargo, distintas variables parecen desempeñar un papel importante en la determinación del nivel de CPAP obtenido, incluido el tamaño del paciente (62), el diámetro de la cánula (66) y si el neonato tiene la boca abierta o cerrada (62). En algunos casos, particularmente cuando la cánula nasal ocluye por completo las narinas, pueden producirse niveles de CPAP demasiado elevados que pueden ser perjudiciales (66). Cabe destacar que, a diferencia de los dispositivos de CPAP nasal, los dispositivos con CNAFH actualmente no tienen una válvula de seguridad en su diseño, lo cual deja abierta la posibilidad de que se envíen presiones muy elevadas a los pulmones. Hasta que se cuente con mejores datos sobre la seguridad y la eficacia, la CNAFH debe usarse con precaución y no considerarse un sustituto de los dispositivos de CPAP nasal.

MONITOREO DURANTE LA VENTILACIÓN

Monitoreo durante la ventilación no invasiva

Los neonatos reciben ventilación con métodos no invasivos utilizando CPAP nasal (NCPAP) o VNI para prevenir la intubación o tras el destete de la ventilación y la extubación. Estos pacientes pueden requerir mayor atención a pie de cama que un paciente que recibe ventilación invasiva. Los pacientes que reciben este tipo de ventilación no presentan mediciones precisas o confiables de la mecánica pulmonar o del volumen corriente. Asimismo, muchos de estos dispositivos están limitados por la falta de alarmas. Por lo tanto, la evaluación continua, el intercambio gaseoso y la evaluación del trabajo respiratorio son fundamentales para el manejo y el éxito de este tipo de ventilación. Los pacientes que reciben ventilación no invasiva pueden también recibir monitoreo fisiológico que incluya medición de la SpO_2, del CO_2 transcutáneo, de la frecuencia cardíaca y de la tensión arterial. Las gasometrías de rutina no se realizan habitualmente y se reservan para situaciones en las que el paciente ha desarrollado un deterioro clínico, así como para comparar valores con el monitoreo no invasivo. Las radiografías de tórax no constituyen un buen sustituto para determinar los volúmenes pulmonares durante la ventilación no invasiva. Lamentablemente, no hay dispositivos aprobados que permitan monitorear los volúmenes pulmonares inspiratorios y teleespiratorios. Las nuevas tecnologías que emplean la tomografía de impedancia eléctrica pueden ser útiles una vez que se hayan adaptado a los neonatos. Debido a la falta de monitoreo fisiológico, muchas instituciones han adoptado el uso de escalas respiratorias (por ejemplo, la Escala de gravedad respiratoria de Silverman-Anderson) para orientar el manejo clínico. Estas escalas han demostrado tener una buena confiabilidad entre los distintos usuarios y pueden ser útiles para determinar cuándo el paciente requiere ventilación o ajustes continuos de la configuración, así como para saber cuándo debe iniciarse el retiro gradual de la ventilación.

El manejo de las vías respiratorias es una tarea ardua que consume tiempo, pero, quizá, el único aspecto más importante que permite mejorar los resultados y disminuir las complicaciones en los neonatos que reciben ventilación no invasiva. Este método detallado es más un arte que una ciencia, y el uso cada vez mayor de la ventilación no invasiva desde 2005 ha aportado nuevas experiencias que se resumen en algunos recursos excelentes (67, 68). Muchos neonatos actualmente reciben ventilación durante semanas y, a veces, meses con este tipo de métodos. A modo de resumen, cabe destacar que los médicos que atienden a neonatos que reciben CPAP deben elegir gafas o cánulas del tamaño adecuado y asegurarse de que dichas gafas estén correctamente colocadas. Las gafas demasiado pequeñas aumentan la resistencia al flujo de gas y el trabajo respiratorio, y se relacionan con fugas excesivas. Las gafas de tamaño óptimo abarcan toda la abertura sin perjudicar la irrigación sanguínea a las fosas nasales externas. Las fosas nasales del neonato deben aspirarse de manera periódica, y la vía respiratoria nasal debe evaluarse para saber si hay lesión de la piel. Hay muchos métodos que se utilizan para evitar la lesión de las narinas: 1) alternar entre las gafas nasales y una mascarilla; 2) utilizar dispositivos de barrera nasal y 3) utilizar interfaces nasales/métodos de fijación de la vía respiratoria nasal que sean menos propensos a provocar una presión constante sobre ella.

Como se dijo anteriormente, muchos dispositivos no invasivos no permiten el monitoreo clínico de las presiones ni cuentan con alarmas. La desconexión del paciente del dispositivo (por ejemplo, si las gafas nasales se desprenden) podría no activar una alarma que indique que la presión es baja. Dos de estos dispositivos, la CPAPN de burbuja y la CNAFH, no cuentan con alarmas integradas como un componente estándar del sistema. Por lo tanto, es importante realizar un monitoreo fisiológico continuo. En un modelo de referencia, la formación de condensación en la rama espiratoria de un sistema de CPAPN de burbuja disponible en el mercado produjo niveles de CPAP sustancialmente más elevados que los deseados (69). Siempre que sea posible, deben usarse manómetros, alarmas y dispositivos de alivio de presión independientes. Asimismo, los médicos a pie de cama deben tomar medidas para vaciar con frecuencia el agua condensada de la rama espiratoria, colocar trampas de agua o utilizar circuitos que incorporen hilos calientes o estén fabricados con materiales que expulsen la humedad hacia el ambiente.

Monitoreo durante la ventilación convencional y de alta frecuencia

El electrocardiograma, la tensión arterial y la gasometría seriada de sangre arterial o capilar han sido los métodos tradicionales de monitorear al neonato a pie de cama, y aún siguen desempeñando un papel importante. En general, el énfasis en el monitoreo no invasivo ha llevado al desarrollo y al lanzamiento de nuevas tecnologías que permiten monitorear de cerca al neonato sin procedimientos invasivos. La siguiente es una lista de dichos instrumentos:

- Monitoreo transcutáneo de PO_2 y PCO_2.
- Pulsioximetría para medir de manera continua la saturación de la hemoglobina con O_2.
- Monitoreo del CO_2 teleespiratorio.

Véanse los **Capítulos 7** y **17** para leer un análisis más detallado de estas técnicas de monitoreo no invasivo.

Casi todos los respiradores mecánicos neonatales actualmente disponibles ofrecen monitoreo gráfico de las vías respiratorias. Comprender muy bien los gráficos respiratorios puede ser fundamental para determinar la respuesta a distintos tratamientos (por ejemplo, surfactante o broncodilatadores), la mejora y el deterioro clínicos, el mal funcionamiento del equipo y los cambios adecuados en la configuración. En la UCIN, también existe la dificultad adicional de lidiar con los TET sin manguito, los cuales generan importantes fugas posicionales alrededor del TET que pueden provocar el ciclado automático y llevar a pasar por alto intentos de activación por parte del paciente. Evaluar los gráficos respiratorios puede ser útil en casos como estos a fin de brindar una mayor comodidad al paciente. En los neonatos, el monitoreo de los gráficos respiratorios y del volumen corriente se logra mejor utilizando un sensor de flujo proximal. El monitoreo y la determinación del volumen corriente se han convertido gradualmente en una práctica generalizada en la mayoría de las UCIN. Estudios trascendentales en animales han demostrado que la ventilación durante 15 minutos con un volumen de 15 ml/kg produce daño pulmonar, y tan solo tres insuflaciones que produzcan hiperdistensión al momento de nacer, comprometen el efecto terapéutico del posterior reemplazo de surfactante (73, 74). El volumen corriente también es una medición importante en la ventilación con volumen definido. En comparación con la ventilación controlada por presión, la ventilación con volumen definido disminuye el neumotórax, los días de ventilación, la hipocapnia, la leucomalacia periventricular o la hemorragia intraventricular de grado 3-4, así como el resultado combinado de muerte/DBP. El monitoreo de los volúmenes espiratorios a nivel de las válvulas del respirador puede supravalorar la administración de volumen corriente y disminuir la precisión de los gráficos respiratorios, a pesar de los intentos por corregirla con el respirador en función de la distensibilidad de los tubos del circuito (75). Los sensores de flujo proximales son propensos a acumular secreciones, a funcionar incorrectamente, a generar torsión sobre el TET y a agregar espacio muerto mecánico. El beneficio de un sensor de flujo supera todos estos riesgos. Los sensores de flujo pueden no predecir exactamente los volúmenes administrados cuando hay fugas en el tubo, pero el volumen espiratorio que se mide, generalmente, es más preciso que los volúmenes corrientes inspiratorios para predecir el volumen administrado en estos casos. El mantenimiento adecuado de los sensores de flujo a pie de cama, así como los procedimientos estandarizados de calibración y limpieza constituyen importantes mediciones de la calidad clínica.

Para los neonatos que reciben ventilación de alta frecuencia (VAF), la atención respiratoria implica nuevas tecnologías y una observación atenta (76, 77). Estos neonatos en estado crítico requieren un método de trabajo en equipo particular, que incluya a un terapeuta respiratorio y a un enfermero experimentados, así como herramientas tradicionales —monitoreo cardiorrespiratorio, gasometría arterial intermitente (tomada de una vía arterial) y evaluaciones de la «vibración» (movimientos rápidos de la pared torácica en respuesta a la administración de bajos volúmenes de gas en las vías respiratorias varias veces por segundo)—. Un ejemplo del protocolo utilizado en la unidad de cuidados especiales neonatales de una institución incluye lo siguiente:

Evaluaciones cada una hora:

- Signos vitales con los monitores, incluida la frecuencia cardíaca, la tensión arterial y la temperatura corporal.
- Evaluación de la vibración de la pared torácica (escala +1 a +3).
- Llenado capilar.
- Nivel de comodidad.

Evaluaciones cada 4 horas («evaluaciones prácticas»):

- Auscultación de los ruidos respiratorios con el oscilador.
- Palpación del pulso.
- La colocación de la sonda nasogástrica puede evaluarse sin tener que quitar al neonato del respirador.

Evaluaciones cada 8 horas; el respirador está apagado, pero el paciente sigue conectado al circuito o a la frecuencia de respaldo (ventilación de alta frecuencia tipo jet):

- Frecuencia cardíaca, posición del punto de máxima intensidad del corazón, presencia o ausencia de soplo cardíaco.
- Ruidos intestinales.

Otras evaluaciones:

- Gasometría arterial tras el inicio de la VAF: cada una hora durante 6 horas; cada dos horas durante 6 horas y, luego, cada 4 horas y según sea necesario.
- Volúmenes corrientes (si es posible).
- Radiografías de tórax: justo antes de iniciar la VAF, después de 1 hora de iniciar la VAF, cada 12 horas (2 veces) y, luego, a diario y según sea necesario.
- Monitoreo continuo de la saturación de oxígeno mediante pulsioximetría.

HUMIDIFICACIÓN Y CALENTAMIENTO DURANTE LA VENTILACIÓN

El TET esquiva los sistemas normales de humidificación, filtrado y calentamiento de las vías respiratorias. Por lo tanto, deben brindarse calor y humedad para prevenir la hipotermia, el espesamiento de las secreciones de las vías respiratorias y la necrosis de las mucosas respiratorias. La filtración de los gases secos antes de la humidificación también es necesaria debido a la contaminación que a veces está presente en las vías de gases médicos.

Suponiendo que se han brindado todos los demás tipos de calentamiento neonatal, la ventilación con gases no humidificados es uno de los principales motivos del desarrollo de hipotermia (78) en los neonatos. La humidificación inadecuada de las vías respiratorias puede disminuir la depuración mucociliar y predisponer a los neonatos a obstrucción de las vías respiratorias debido a secreciones, con lo cual aumenta el riesgo de atrapamiento y fuga aéreos (79). Asimismo, el gas seco se ha relacionado con daño pulmonar grave en modelos animales (80). Las temperaturas más elevadas de los gases inspirados se vinculan con una menor incidencia de neumotórax y una disminución en la gravedad de la enfermedad pulmonar crónica en neonatos ventilados de muy bajo peso al nacer, en comparación con temperaturas más bajas (79).

El uso de intercambiadores de calor-humedad, o narices artificiales, en los neonatos no se aconseja debido a que se ha demostrado que aumenta la demanda de ventilación y la concentración de CO_2, disminuye la temperatura corporal y aumenta la obstrucción de la vía respiratoria artificial. Resultan particularmente ineficaces en presencia de grandes fugas alrededor del TET. En la mayoría de los casos, los intercambiadores de calor-humedad se reservan para el uso a corto plazo, como durante el traslado de neonatos. Es necesario contar con un humidificador calefaccionado de agua para garantizar que los gases inspirados se administren a temperatura corporal (37 °C) o a una temperatura cercana a esta y que se logre una saturación casi total con vapor de agua. Anteriormente, los nebulizadores se utilizaban en algunos casos, en particular con la administración de oxígeno mediante una campana tras la extubación. El uso de este sistema se ha descartado debido a la deficiencia en la oxigenación y a la posibilidad de intoxicación por agua provocada por la administración excesiva de gotitas de agua, así como a la presencia de ruido excesivo.

Un moderno humidificador calefaccionado servocontrolado, con alarmas de temperaturas altas y bajas e hilos calientes que evitan la acumulación de condensación, debería brindar una humidificación adecuada si se opera correctamente. O'Hagan *et al.* (81, 82) observaron una amplia variación en la administración de humedad relativa, incluso cuando la temperatura se mantuvo por encima de los 34,7 °C; esta variación era consecuencia de no cumplir con las pautas del Instituto Nacional Estadounidense de Normalización sobre el rendimiento de los humidificadores (83). Esto podría justificar los hallazgos de O'Hagan *et al.* (82), quienes observaron un aumento significativo en la morbilidad al mantener temperaturas inferiores a los 36,5 °C en las vías respiratorias. Estos estudios han llevado a formular la recomendación de que la humedad relativa, así como la temperatura, deben monitorearse de manera continua. Miyao *et al.* (84) sugieren que incluso el mantenimiento según las normas del Instituto (70 % de humedad a 37 °C) puede no ser adecuado, en particular si se utilizan circuitos de hilo caliente. El uso de circuitos con hilos calientes se adoptó principalmente debido a la frecuencia con la cual debía drenarse la condensación y a inquietudes respecto del control de infecciones. Los circuitos con hilos calientes pretendían permitir a los médicos calentar los gases dentro del circuito a una temperatura superior a la cual salía del humidificador, para, así, garantizar una humedad absoluta adecuada sin condensación dentro del circuito. Esta función, que resulta en la administración de gases calientes con una humedad relativa inferior, podrían haber causado los problemas indicados anteriormente (84).

La mayor temperatura del gas cambia el límite isotérmico (el punto en el cual el gas alcanza el equilibrio con la temperatura corporal y los niveles de humedad) a un punto más cercano a la abertura de las vías respiratorias. A primera vista, esto parece ser beneficioso, ya que una menor parte de la mucosa queda expuesta al déficit de humedad del gas. Sin embargo, debido a que el efecto de un determinado déficit de humedad se concentra en un área menor de la mucosa, existe la posibilidad de que se produzca un mayor daño. Asimismo, el uso de temperaturas superiores en las vías respiratorias implica que, incluso con una humedad inferior, hay una oportunidad relativamente menor de que el aire humidificado que proviene de adentro del pulmón recondense parte de su humedad al momento de la exhalación. El resultado es un aumento en el déficit de humedad (la diferencia en el contenido total de agua del gas inspirado y el contenido de agua que se logra dentro del pulmón). La posibilidad de efectos adversos con el uso del circuito de hilo caliente se exacerba debido al monitoreo inadecuado de los niveles de humedad. Si el hilo está tan caliente que el circuito está seco, se desconoce si la humedad relativa es del 70 % (el valor nominalmente aceptable por el Instituto Nacional Estadounidense de Normalización) o menos (82).

Tradicionalmente, las sondas para monitorear el aire inspirado se han colocado lo más cerca posible a la conexión al paciente, de forma tal que pueda monitorearse el efecto del recorrido descendente del gas inspirado por la vía inspiratoria. Lamentablemente, en algunos entonos neonatales, la sonda está continuamente expuesta a un campo térmico y puede registrar el efecto de este calor por radiación o convección, de forma totalmente independiente del efecto del gas inspirado. Si esta temperatura es detectada por un controlador servo, el humidificador y los hilos calientes podrían calentarse automáticamente menos debido a que la temperatura, en realidad, está siendo controlada por otra fuente de calor (**Figura 27-5**). Un adaptador de extensión, que lo ofrecen la mayoría de los fabricantes, permite colocar la sonda fuera del campo térmico para, así, solucionar este problema. No es necesario que esta extensión tenga hilos calientes, ya que la temperatura del gas se mantiene debido al campo térmico durante su ingreso.

Se recomienda el uso de trampas de agua dentro de la línea para disminuir la resistencia al flujo provocada por la condensación y para garantizar la estabilidad de las concentraciones de oxígeno. En la última generación de circuitos de respiradores neonatales, se han utilizado materiales nuevos para minimizar la condensación móvil en la rama espiratoria al permitir que el vapor de agua difunda a través de la pared del tubo. En teoría, estos circuitos pueden minimizar las alarmas, la administración excesiva de presión y volumen al neonato y aumentar el trabajo respiratorio.

Puede surgir neumonía asociada con la ventilación mecánica (NAV) y otras infecciones respiratorias prevalentes en neonatos debido a la ventilación mecánica prolongada, la reintubación frecuente, la baja edad gestacional y el bajo peso al nacer (85). La NAV se ha relacionado con tasas de mortalidad más elevadas que en los neonatos no afectados por esta enfermedad. Existe la inquietud de que la frecuencia a la cual se cambian los circuitos y los humidificadores de los respiradores pueda influir sobre la incidencia de la NAV (86). Sin embargo, un estudio demostró que no hubo diferencias en la NAV entre un cambio de circuito a los 7 días y uno a los 14 días (85). Algunas fuentes sugieren cambiar el circuito del paciente solo cuando está visiblemente sucio para evitar abrirlo. Otros intentos para disminuir la NAV incluyen cambiar los reanimadores manuales una vez por semana, cambiar los equipos que estén en espera cada

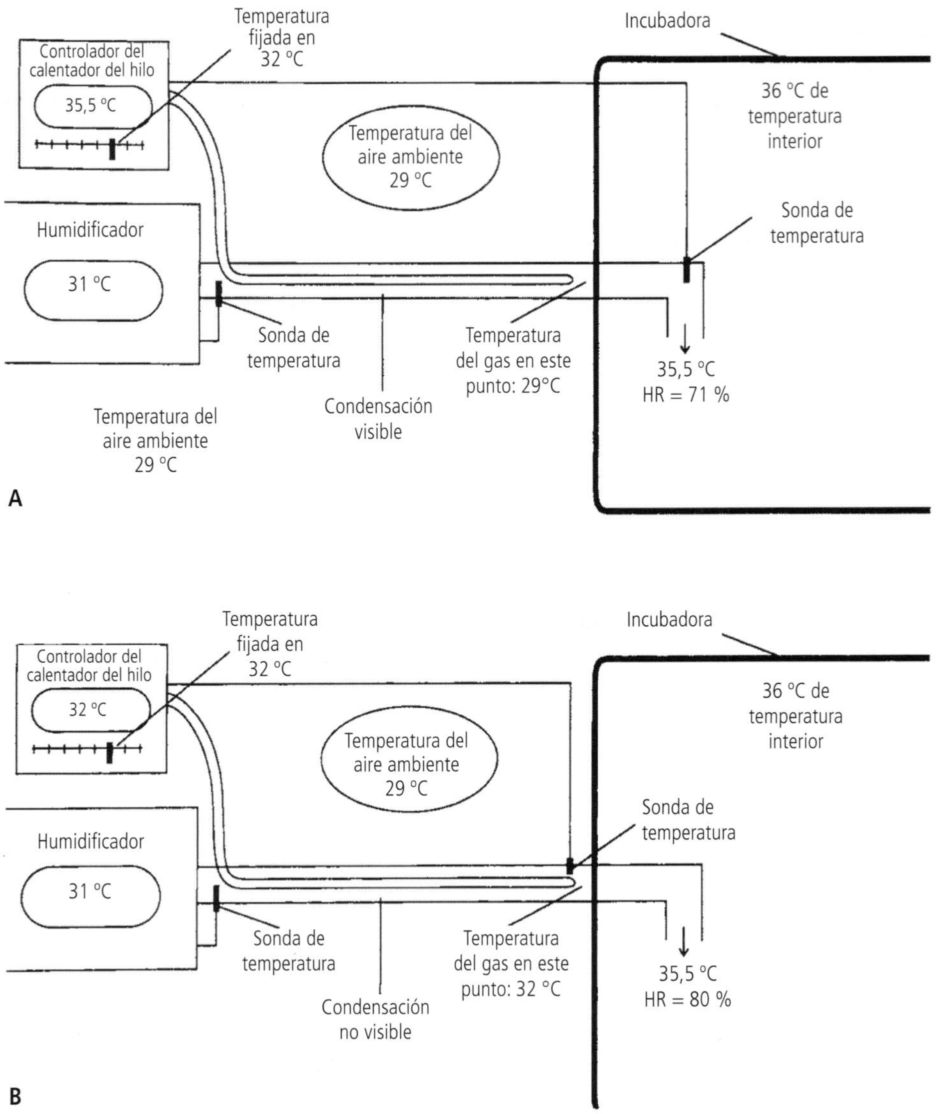

Figura 27-5. A. La sonda de temperatura ubicada dentro de un campo térmico tiende a indicar un calor representativo del campo térmico, en lugar del calor del gas inspiratorio antes del ingreso al campo. El humidificador no brinda el calor que detecta el controlador del hilo. La fuente de calor es particularmente difícil de evaluar debido a que la mayoría de los circuitos de hilo caliente funcionan con humidificadores que no muestran la temperatura del gas inmediatamente después de que sale del humidificador. **B.** Colocación correcta de la sonda. Si la sonda está solo levemente fuera del campo término radiante, podría tener que estar cubierta, en particular si se está usando fototerapia.
HR: humedad relativa.
(Tomada de Chatburn RL. «Principles and practice of neonatal and pediatric mechanical ventilation». *Respir Care.* 1991;36:560).

12 horas, elevar la cabecera de la cama y drenar el líquido del circuito de manera periódica.

TÉCNICAS DE DEPURACIÓN DE LAS VÍAS RESPIRATORIAS

Los pacientes intubados son más propensos a sufrir daños en las paredes de las vías respiratorias, a que estas se debiliten, a presentar tos ineficaz para eliminar secreciones y una humidificación inadecuada de las vías respiratorias. Esto puede hacer que se acumulen secreciones en las vías respiratorias y, de esta manera, producir atrapamiento y fugas aéreos, así como un intercambio gaseoso deficiente. Sobre la base de dos extensas revisiones bibliográficas, «la succión adecuada de un paciente intubado mejora el intercambio gaseoso y los ruidos respiratorios, disminuye la presión inspiratoria máxima, disminuye la resistencia de las vías respiratorias, mejora la distensibilidad, aumenta el volumen corriente administrado, mejora los valores de la gasometría arterial y de la saturación de oxígeno, y elimina las secreciones (87, 88)».

La succión endotraqueal implica importantes riesgos, incluida atelectasias y pérdida del volumen pulmonar debido a las elevadas presiones negativas de succión (89-92), hipoxemia (93-95), inestabilidad cardiovascular (96, 97) y cambios en el volumen cerebrovascular.

Un estudio demostró que la succión del TET aumenta significativamente la presión intracraneal en los neonatos prematuros que reciben ventilación asistida durante el primer mes de vida. Estos cambios parecen ser independientes de los cambios observados en la oxigenación y la ventilación (98, 99). La succión del TET también es un factor de riesgo de NAV en los neonatos ventilados (100).

Se ha indicado que el uso de un sistema de succión con circuito cerrado disminuye la contaminación respiratoria y las infecciones pulmonares. Los sistemas de succión con circuito cerrado emplean un catéter de succión integrado en el circuito del paciente utilizando un adaptador especializado, y el catéter está protegido por una manga transparente. El personal de enfermería considera que la succión cerrada es más sencilla, más rápida y mejor tolerada por los pacientes. La profundidad de succión está determinada por la longitud del tubo, el adaptador y la profundidad de succión elegida utilizando marcas de colores que pueden visualizarse por una pequeña ventana. Debe evitarse la succión profunda, así como también se debe intentar eliminar las secreciones del interior del tubo y un poco más (<0,5 cm). Las tablas gráficas a pie de cama, como la que se utiliza en el centro de trabajo del autor (**Figura 27-6**) pueden resultar útiles para orientar las profundidades de succión adecuadas utilizando dispositivos de succión integrados o cerrados.

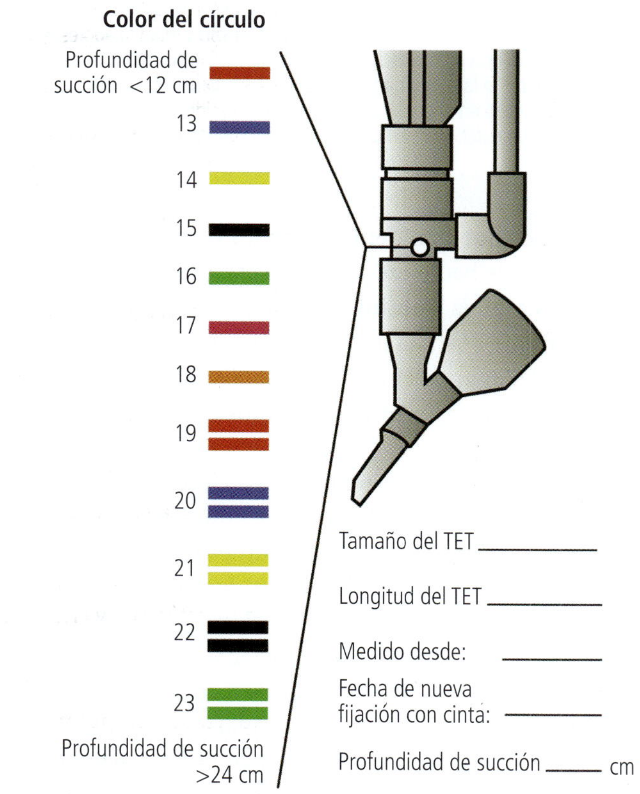

Figura 27-6. Tabla gráfica a pie de cama.

Las desventajas de estos sistemas incluyen un mayor gasto y un posible aumento de las fugas aéreas en el sistema. Asimismo, el catéter o parte de él puede quedar accidentalmente en las vías respiratorias y provocar su obstrucción.

La succión cerrada evita la desventaja fisiológica de la desconexión del respirador. En un estudio, el 39 % de los neonatos del grupo de pacientes ventilados que recibieron succión cerrada y el 44 % de los del grupo que eran desconectados del respirador con una técnica de succión abierta presentaron importantes diferencias en las vías respiratorias colonizadas con bacilos gramnegativos. Asimismo, el personal de enfermería percibe la succión cerrada como más sencilla, más rápida y mejor tolerada por los neonatos prematuros pequeños que requieren ventilación mecánica durante una semana o más.

En función de la gravedad de la enfermedad pulmonar, la succión del TET puede provocar una pérdida transitoria de los volúmenes pulmonares en todo el pulmón. Se ha sugerido que debe usarse la menor presión de succión posible que permita eliminar las secreciones del tubo. Las presiones de succión de entre 50 a 100 cm H_2O han demostrado ser eficaces y seguras en los neonatos, y el tiempo de succión no debe superar los 10 a 15 segundos (88). La cantidad de veces que se coloca el catéter debe minimizarse a <3 para evitar irritación de la mucosa de las vías respiratorias (101). El paciente también debe poder recuperarse entre cada colocación.

Un estudio investigó si la succión endotraqueal cerrada disminuye la frecuencia de la hipoxemia y la bradicardia en neonatos de peso extremadamente bajo al nacer, en comparación con la succión abierta. No hubo diferencias en la frecuencia cardíaca entre las dos estrategias terapéuticas. La magnitud y la frecuencia de los episodios hipoxémicos fueron menores con la succión cerrada que con la técnica de succión abierta (102). A pesar de haber un desreclutamiento importante con la succión del TET, hubo una rápida recuperación que produjo un aumento del volumen pulmonar teleespiratorio inmediatamente después de la succión. El volumen pulmonar permaneció elevado durante las 2 horas posteriores, lo cual sugiere que el beneficio de la succión persiste durante mucho más tiempo que el descrito por muchos estudios anteriores (103).

La succión del TET provoca una pérdida transitoria del volumen pulmonar. El tamaño del catéter ejerce una mayor influencia que el método de succión: la succión cerrada protege frente al desreclutamiento únicamente cuando se utiliza un catéter pequeño, en especial en los pulmones no dependientes (104).

La succión endotraqueal de rutina con un sistema abierto se desaconseja cada vez más, no solo con fines de control de infecciones, sino también debido a que requiere ventilación manual intermitente. Como se dijo anteriormente, esta práctica suele vincularse con una ventilación con volumen corriente variable. Quitar al paciente del respirador e iniciar la hiperinsuflación y la hiperoxigenación con una

FiO_2 al 100 % puede producir radicales libres de oxígeno y relacionarse con el desarrollo de retinopatía del prematuro y daño pulmonar. Se ha demostrado que la preoxigenación produce menos hipoxemia y un retorno más rápido a la oxigenación inicial antes de la succión que si no se realiza la preoxigenación (105). Las pautas más recientes sugieren ajustar la FiO_2 entre el 10 % y el 20 % por encima de la FiO_2 actual en el respirador. Muchos respiradores cuentan con una tecla de succión que puede configurarse para administrar una FiO_2 predeterminada para la oxigenación previa a la succión. La ventilación manual con volúmenes corrientes excesivos también puede producir daño pulmonar en los pulmones en desarrollo. Asimismo, quitar al paciente del respirador puede generar desestabilización clínica y permitir el ingreso de bacterias en el circuito, lo cual coloca a los neonatos en un mayor riesgo de desarrollar infecciones asociadas con la ventilación mecánica. El uso de la reanimación manual y de las respiraciones tipo suspiro debe evitarse siempre que sea posible, ajustado a las necesidades de los neonatos.

La succión solo debe realizarla personal experimentado, ya que las complicaciones que surgen debido al traumatismo provocado por este procedimiento pueden generar hipoxemia (106-108), compromiso cardiovascular, barotrauma y hemorragia intraventricular. La frecuencia de succión del TET en los neonatos ventilados en la UCIN ha sido ampliamente debatida. Un estudio demostró que un régimen de succión de baja frecuencia (cada 8 horas y cuando sea necesario) y un régimen de succión de alta frecuencia (cada 4 horas y cuando sea necesario) se vincularon con frecuencias similares de infecciones hematológicas intrahospitalarias, NAV, colonización bacteriana de las vías respiratorias, frecuencia de reintubación, necesidad de drenaje postural, gravedad de la DBP, mortalidad neonatal, duración de la ventilación mecánica y duración de la hospitalización (109).

El intervalo debe personalizarse y registrarse a pie de cama. En la **Figura 27-7** se muestra un ejemplo de un régimen de succión. Después, se brindan algunas sugerencias sobre cómo optimizar los beneficios y evitar complicaciones (**Tabla 27-8**).

Muchos médicos realizan la succión con una pera de goma durante el parto o para succionar las vías respiratorias superiores antes de realizar la succión endotraqueal. Hay pruebas que sugieren que la mayoría de las peras de goma no aplican presiones <100 mm Hg. La presión excesiva puede dañar la mucosa bucal sensible de las vías respiratorias superiores del neonato.

La práctica —alguna vez, de rutina— de instilar solución fisiológica antes de la succión endotraqueal actualmente se desaconseja. Con el énfasis actual colocado sobre la NAV, los estudios que han demostrado un notable aumento en la cantidad de bacterias presentes en las vías respiratorias inferiores tras la administración de solución fisiológica normal frente a la falta de administración de esta, han obligado al personal de enfermería y a los terapeutas respiratorios a reevaluar los procedimientos de succión (véase el **Capítulo 24**) (110).

FRENTE

REGISTRO DE COLOCACIÓN Y SUCCIÓN DEL TUBO ET

Nombre del neonato ____________ Peso (g) ______

Fecha de colocación del tubo ____________

Posición del tubo ________ cm por encima de la carina

Tamaño del tubo ET ______ Profundidad del catéter ____ cm

DORSO

INTERTECH/OHIO		
TAMAÑO DEL TUBO	CORTE (cm)	PROFUNDIDAD DEL CATÉTER (cm)
2,5	11	14,5
3,0	13	17,0
3,5	13	17,0
4,0	14	18,0

Figura 27-7. «Ficha de succión» a pie de cama. Los valores deben volver a verificarse tras cada radiografía de tórax que se realiza. Los valores se basan en la posición del tubo en relación con la carina. La profundidad de succión debe disminuirse si la punta no se encuentra 2 cm por encima de la carina. La tabla que figura en el dorso permite realizar la corrección en función de la longitud adicional del adaptador de 15 mm del tubo endotraqueal.

Las pautas publicadas por la Asociación Estadounidense de Atención Respiratoria brindan información excelente para la succión y pueden resultar útiles para optimizar los beneficios y evitar complicaciones durante la succión de un paciente ventilado (87):

1. La succión endotraqueal debe realizarse únicamente cuando haya secreciones, y no de forma rutinaria.
2. La preoxigenación debe contemplarse si el paciente presenta una disminución clínicamente importante en la saturación de oxígeno con la succión.
3. Se sugiere realizar la succión sin desconectar al paciente del respirador.
4. Se sugiere realizar una succión superficial en lugar de una succión profunda, en función de las pruebas obtenidas a partir de estudios en neonatos y pacientes pediátricos.

Tabla 27-8. Succión endotraqueal en neonatos.

	Hodge	Hagedorn *et al.*	Fletcher y MacDonald
Solución para irrigación	Fisiológica, pero no de manera rutinaria.	Fisiológica.	Fisiológica.
Cantidad para irrigación	01,-0,2 ml/kg	0,25-0,5 ml	No especificado.
Tamaño del catéter	0,5-0,66 del diámetro del tubo.	No especificado.	0,5 del diámetro del tubo.
Profundidad de inserción	Solamente la longitud del tubo.	Solamente la longitud del tubo.	1 cm más allá de la punta del tubo.
Hiperinsuflación	PIM 10 %-20 % por encima del valor inicial.	Igualar PIM.	PIM o PIM más un máximo de 10 cm H_2O.
Hiperventilación	Equivalente a la frecuencia respiratoria total.	Equivalente a la frecuencia respiratoria total.	Frecuencia de 40-60 respiraciones/min con un tiempo inspiratorio prolongado.
Aumento del oxígeno	10 %-20 % por encima del valor inicial.	Si hace falta clínicamente.	10 % por encima del valor inicial.
Presión de succión	50-80 cm H_2O.	80-100 mm Hg.	«La menor posible».
Duración	No especificada.	5-10 s.	15-20 s tras la desconexión.
Intermitente frente a continua	No especificado.	Continua al retirarla.	No especificado.
Cambio de posición de la cabeza	No.	No.	Girar la cabeza para la succión bronquial selectiva.

PIM: presión inspiratoria máxima.
(Datos tomados de: 1. Hodge D. «Endotracheal suctioning and the infant: A nursing care protocol to decrease complications». *Neonat Network*. 1991; 9:7. 2. Hagedorn MI, Gardner SL, Abman SH. «Respiratory diseases». En: Merenstein GB, Gardner SL (editores). *Handbook of Neonatal Intensive Care*. St. Louis: CV Mosby; 1989. p. 381. 3. Fletcher MA, MacDonald MG. *Atlas of Procedures in Neonatology* (2.ª edición). Filadelfia: JB Lippincott; 1993. p. 292)

5. No debe usarse de manera rutinaria solución fisiológica normal antes de la succión endotraqueal.
6. Para los neonatos, se sugiere realizar la succión endotraqueal sin desconectarlos (sistema cerrado).
7. Se sugiere que el catéter de succión ocluya menos del 70% de la luz del TET.
8. La duración de la succión debe limitarse a menos de 15 segundos.

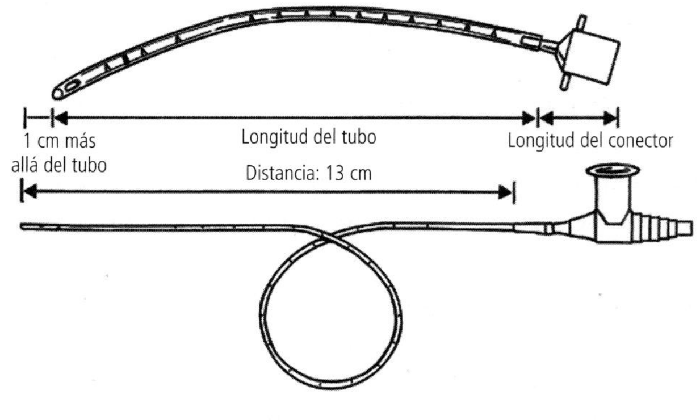

Figura 27-8. Método para determinar la longitud de avance del catéter en un tubo endotraqueal. El conocimiento de la ubicación del tubo y la longitud de este puede aplicarse al uso de un catéter de succión calibrado para realizar un avance del catéter consistente a un nivel de 1 cm por encima de la carina.

Otras pautas que pueden resultar útiles son las siguientes: 1) contar con el equipo adecuado; 2) tener presentes los valores de la FiO_2 y los parámetros del respirador; 3) realizar el monitoreo no invasivo de la oxigenación antes, durante y después de la succión; 4) contar con el catéter de succión del tamaño adecuado; y 5) utilizar solución fisiológica normal para la irrigación (0,1 a 0,5 ml/kg SOLO si, durante la evaluación, se considera que las secreciones son espesas y difíciles de eliminar) (véanse las **Tablas 27-1** y **27-5**, y las **Figuras 27-7** y **27-8**).

Muchos hospitales han adoptado prácticas para prevenir la NAV (llamadas «paquetes de medidas asistenciales»), tales como 1) realizar una higiene de manos estricta; 2) limitar las interrupciones del circuito; 3) realizar la succión con circuito cerrado; 4) utilizar protectores palatinos; 5) cambiar el circuito al renovar equipos; 6) aplicar protocolos de destete; 7) fijación con cinta y confirmación de la ubicación del tubo; y 8) atención bucal programada. Se ha demostrado que estas estrategias disminuyen las tasas de NAV, la necesidad de reintubaciones y la duración de la hospitalización (111) y, además, permiten ahorrar montos sustanciales de dinero (112).

Fisioterapia respiratoria

La FTR es una técnica frecuente, pero controversial, para depurar las vías respiratorias de los neonatos en las UCIN. En general, las indicaciones adecuadas de la FTR incluyen 1) signos de secreciones pulmonares retenidas; 2) tos débil o ineficaz para expulsar secreciones; 3) opacidad pulmonar focal en las radiografías de tórax, sugestiva de un tapón mucoso o de atelectasia; y 4) cortocircuito intrapulmonar que requiere oxígeno. La FTR que implica el drenaje postural junto con percusión o vibración ha demostrado ser beneficiosas para eliminar secreciones y prevenir las atelectasias en neonatos recientemente extubados (113). También se ha demostrado que permite eliminar más secreciones en los neonatos intubados (114). Asimismo, se ha demostrado que la oxigenación ha mejorado tras la realización de FTR (113). El beneficio de esta técnica radica en la redistribución de las regiones pulmonares dependientes de la gravedad debido al cambio de posición, y no en la eliminación física de las secreciones.

Dos revisiones sistemáticas no encontraron ninguna evidencia en ensayos controlados aleatorizados que respalde el uso de la FTR como método para mejorar la oxigenación, disminuir la duración de la ventilación mecánica y la hospitalización en la UCI, resolver las atelectasias/consolidaciones o mejorar la mecánica respiratoria, en comparación con la atención de rutina (115, 116).

Tradicionalmente, se pensaba que la FTR ayudaba a eliminar las secreciones en los neonatos con bronquiolitis, pero, según un metaanálisis de Cochrane, esta no disminuyó la gravedad de la enfermedad, no mejoró los parámetros respiratorios ni disminuyó la duración de la hospitalización o la demanda de oxígeno en los neonatos hospitalizados con bronquiolitis aguda que no recibían ventilación mecánica (117). Actualmente, no está claro si existe un beneficio en los neonatos con otras infecciones respiratorias que reciben ventilación mecánica (118). Otra revisión reveló que el uso rutinario de la FTR en los neonatos ventilados no mejora los resultados y puede inducir hipoxemia y aumentar la demanda de oxígeno (119). Dos estudios distintos compararon los resultados a corto plazo de neonatos que recibieron FTR y de otros que no la recibieron tras la extubación y no encontraron diferencias en cuanto a la evidencia radiológica de las atelectasias (120). Si bien el beneficio de esta técnica sigue estando en duda, la FTR no es completamente inocua para los pacientes, ya que también se ha demostrado que no se tolera demasiado bien y que tiene efectos secundarios tales como reflujo esofágico, taquipnea, taquicardia, hipoxemia, fractura costal y complicaciones graves del sistema nervioso central, en especial en los neonatos (121, 122).

El uso de la FTR debe individualizarse a cada neonato ya que, como se dijo anteriormente, esta técnica se ha vinculado con varios efectos negativos, en especial en los neonatos nacidos con un peso inferior a los 1000 g. Este grupo de neonatos de peso extremadamente bajo al nacer casi siempre reciben un plan de atención de estimulación mínima durante los primeros 3 a 5 días de vida extrauterina para, así, minimizar cualquier tipo de intervención pulmonar (123). La escasez de secreciones en las vías respiratorias de este grupo de neonatos durante este período ha llevado a algunos médicos a realizar la succión únicamente «según sea necesario» o, directamente, a no realizarla.

Posicionamiento del paciente

El drenaje postural implica el uso de distintas posiciones en las cuales los distintos bronquios fuentes se colocan de forma vertical para que el drenaje de los bronquios más pequeños pase a los bronquios más grandes (**Figuras 27-9** a **27-16**). Anteriormente, el método se ha combinado con FTR. Las dos fuerzas que se emplean durante este procedimiento son la gravedad y el flujo de gas. Cualquier área del árbol bronquial que deba drenarse (a excepción del segmento basal medio) debe estar en posición superior (124). Estas posiciones pueden no ser prácticas de implementar en neonatos en estado crítico que tengan colocadas sondas torácicas o TET, que se hayan sometido a una intervención quirúrgica o que presenten un alto riesgo de hemorragia intraventricular. Lo óptimo sería que se monitoree al neonato durante la FTR. Los posibles monitores incluyen el O_2 o el CO_2 transcutáneos o la pulsioximetría. La desaturación de oxígeno importante durante el procedimiento debería llevar al terapeuta a pausar la maniobra e iniciar las medidas necesarias para corregir la hipoxemia.

Percusión y vibración

Pueden aplicarse dos tipos de presión manual sobre el tórax del neonato para agilizar el drenaje adecuado: percusión y vibración. La percusión (fisioterapia respiratoria) en los neonatos puede realizarse con pequeñas copas de plástico con bordes acolchado o con mascarillas circulares blandas con sus adaptadores conectados, de forma tal que no se escape el aire. Se aplica percusión sobre el tórax en la zona que se va a drenar durante 1 a 2 minutos. La percusión puede reservarse para los neonatos que pesan más de 1500 g y que tengan más de 2 semanas de vida debido al posible riesgo de hemorragia intraventricular.

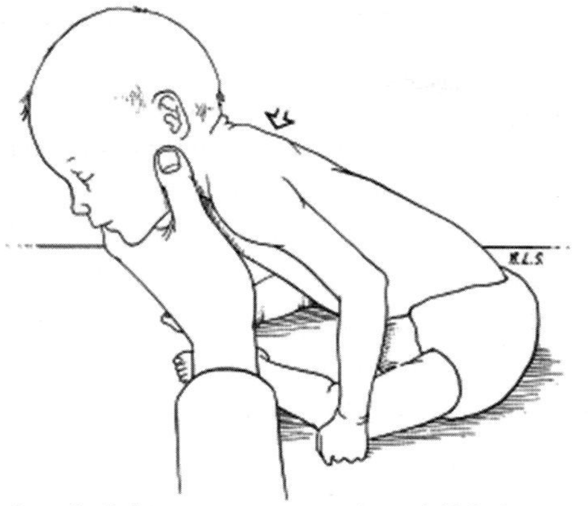

Figura 27-9. Drenaje de los segmentos posteriores del lóbulo superior. Se inclina al neonato hacia adelante a un ángulo de 30° desde una posición sentada. El terapeuta aplica palmadas y vibraciones sobre la parte superior de la espalda, en ambos lados.

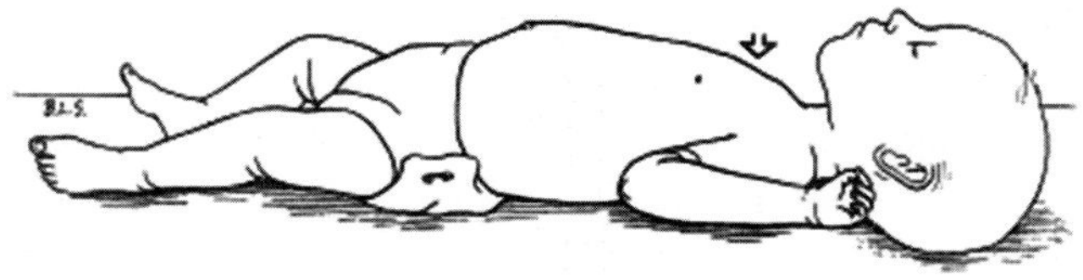

Figura 27-10. Drenaje de los segmentos anteriores del lóbulo superior. Mientras el neonato está recostado sobre la espalda, el terapeuta aplica palmadas y vibraciones entre los pezones y la clavícula, en ambos lados.

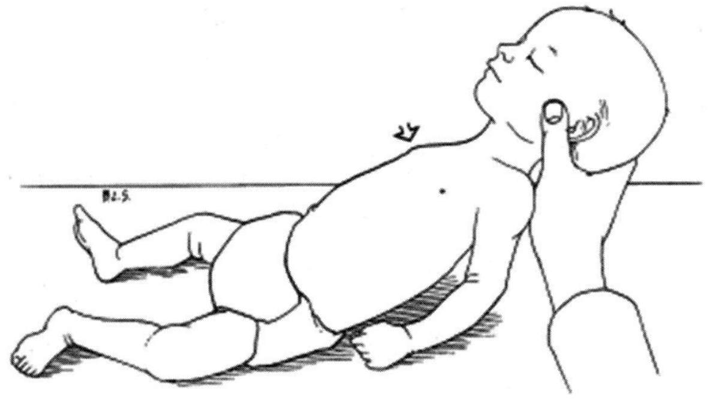

Figura 27-11. Drenaje del segmento apical del lóbulo superior. Se inclina al neonato hacia atrás aproximadamente 30° desde una posición sentada, y el terapeuta aplica palmadas o vibraciones por encima de la clavícula, en ambos lados.

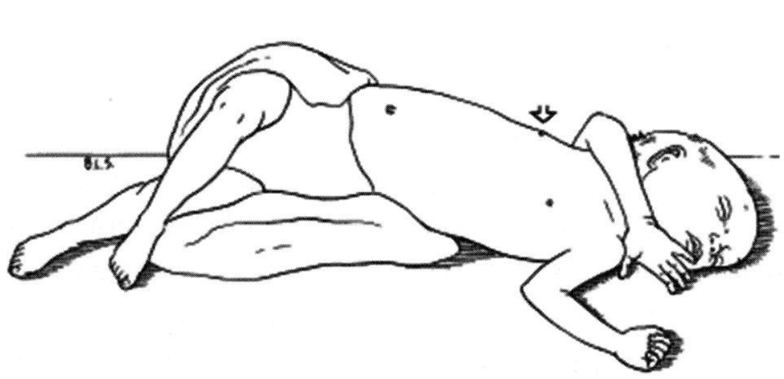

Figura 27-12. Para el drenaje del lóbulo medio derecho, el terapeuta eleva las caderas para que queden aproximadamente 12 cm por encima de la cabeza y hace rodar al neonato hacia atrás un cuarto de vuelta. Luego, aplica palmadas y vibraciones sobre el pezón derecho. Para drenar la língula del lóbulo superior izquierdo, el terapeuta coloca al neonato en la misma posición, pero con el lado izquierdo levantado. Luego, aplica palmadas y vibraciones sobre el pezón izquierdo.

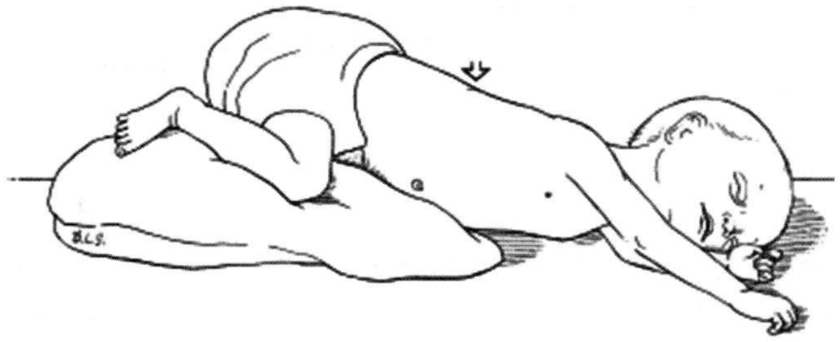

Figura 27-13. Drenaje de los segmentos laterales basales de los lóbulos inferiores. El terapeuta coloca al neonato sobre el lado izquierdo, con las caderas elevadas aproximadamente 20 cm por encima de la cabeza. Lo rueda hacia adelante un cuarto de vuelta y, luego, aplica palmadas o vibraciones sobre las costillas inferiores. Obsérvese que la posición que se muestra está indicada para el drenaje del lado derecho. Para drenar el lado izquierdo, se sigue el mismo procedimiento, pero se coloca al neonato sobre el lado derecho.

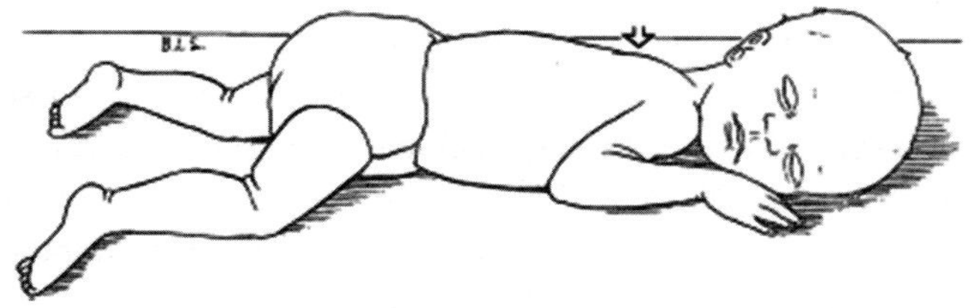

Figura 27-14. Drenaje de los segmentos superiores del lóbulo inferior. El terapeuta coloca al neonato sobre el estómago y, luego, aplica palmadas o vibraciones en la parte superior de la escápula, en la parte posterior de la columna.

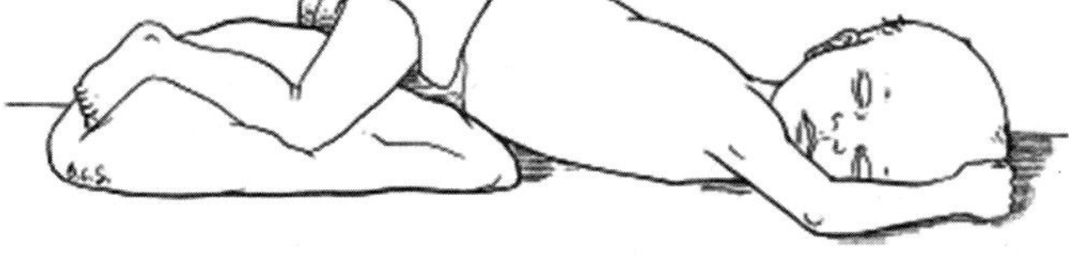

Figura 27-15. Drenaje de los segmentos basales posteriores del lóbulo inferior. El terapeuta coloca al neonato sobre el estómago, con las caderas elevadas 20 cm por encima de la cabeza. Luego, aplica palmadas y vibraciones sobre las costillas inferiores, cerca de la columna vertebral, en ambos lados.

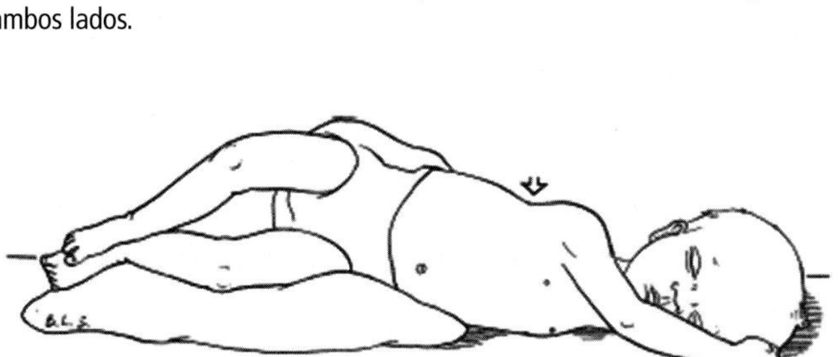

Figura 27-16. Drenaje del segmento basal anterior de los lóbulos inferiores. El terapeuta coloca al neonato sobre el lado izquierdo, con las caderas aproximadamente a 20 cm elevadas por encima de la cabeza. Luego, aplica palmadas y vibraciones justo por debajo de la axila. Obsérvese que, para drenar el segmento basal anterior opuesto, se gira al neonato hacia la derecha.

Generalmente, se considera que la vibración resulta eficaz solo durante la exhalación, ya que provoca que las secreciones pasen de la periferia pulmonar siguiendo el flujo de aire exhalado. Esta técnica requiere la supervisión atenta de los movimientos torácicos. Para la vibración, se extiende la muñeca y se contraen los músculos del brazo, de manera similar a cuando se realizan ejercicios isométricos. El resultado puede describirse como un temblor controlado. Basta colocar los dedos de forma plana contra la pared torácica del neonato. Un tacto suave con movimientos vibratorios rápidos con los dedos se considera eficaz para movilizar las secreciones en los neonatos (123). Debido a que pocos terapeutas se sienten a gusto con esta técnica manual, las vibraciones pueden realizarse con un pequeño vibrador manual o un vibrador pulmonar de los que se comercializan en el mercado. No está claro si las vibraciones suaves producidas por estos dispositivos llegan a los pulmones. No obstante, los médicos los prefieren simplemente porque «calman» al paciente.

La vibración es tolerada por muchos más pacientes que la percusión. La duración de la terapia vibratoria está sujeta a la tolerancia del neonato y puede monitorearse en función de los parámetros analizados anteriormente (123).

ADMINISTRACIÓN DE MEDICAMENTOS EN LAS VÍAS RESPIRATORIAS

Tratamiento con surfactante

Se ha demostrado que el tratamiento con surfactante contra el SDR confirmado disminuye la incidencia de complicaciones por fuga aérea y muerte (124).

El tratamiento de reemplazo de surfactante intratraqueal, administrado a través del TET, ha sido un componente fundamental de la prevención y el tratamiento del SDR en los neonatos prematuros desde principios de los años 90 (véase también el **Capítulo 22**). Múltiples ensayos han comparado la administración profiláctica de surfactante, generalmente dentro de los primeros 10 minutos de vida en la sala de partos, con un posterior tratamiento de rescate contra el SDR confirmado en neonatos que presentaban un riesgo importante de desarrollar SDR. Un metaanálisis de estos ensayos demostró que la administración profiláctica de surfactante provoca disminuciones significativas en el riesgo de complicaciones por fugas aéreas y muerte (125). Ensayos más recientes han continuado demostrando que la administración profiláctica de surfactante disminuye la incidencia del SDR y la duración de la ventilación mecánica, en comparación con el tratamiento de rescate (126). Estos beneficios son los más notorios en los neonatos nacidos con menos de 30 semanas de gestación que no han estado expuestos a esteroides en el período prenatal (127, 128). Las recomendaciones actuales del Comité sobre el Feto y el Neonato de la Academia Estadounidense de Pediatría (AAP) sugieren que el surfactante profiláctico debe contemplarse para los neonatos que presenten el mayor riesgo de SDR (129). Sin embargo, el uso de surfactante profiláctico es bastante variable en las unidades neonatales de todo el país (130). Uno de los motivos de esta variabilidad en la práctica es el interés generalizado en la aplicación precoz de la CPAPN, en lugar de la intubación y el tratamiento con surfactante a modo profiláctico para la prevención y el tratamiento precoz del SDR (véase el **Capítulo 8**). La CPAPN precoz puede disminuir la incidencia de la DBP sin aumentar otras morbilidades (16). Sin embargo, un ensayo controlado aleatorizado de 2008 demostró que la CPAPN precoz, comparada con la intubación precoz, no disminuyó significativamente la tasa de muerte o DBP (17).

Administración de surfactante

Esta sección aborda los aspectos técnicos de la administración de surfactante, incluida la forma farmacéutica, las cantidades y las técnicas de administración. Otros aspectos del tratamiento con surfactante se analizan en el **Capítulo 22**.

La reserva de surfactante en los pulmones de los neonatos a término sanos es de aproximadamente 100 mg/kg (131). Los neonatos con SDR tienen una reserva de aproximadamente el 10 % de la observada en los neonatos a término sanos (132). Las dosis de surfactante necesarias para prevenir o tratar el SDR buscan lograr una reserva de surfactante similar a la de los neonatos a término y, al mismo tiempo, permitir la distribución un tanto despareja del surfactante exógeno y la inactivación del surfactante por parte de los exudados proteicos. Por lo tanto, en varios ensayos clínicos se han empleado dosis de surfactante de entre 50 y 200 mg/kg (133). Las preparaciones de surfactante que se comercializan actualmente contienen distintas cantidades de fosfolípidos, pero la posología recomendada es de 100 a 200 mg/kg de fosfolípidos por dosis (**Tabla 27-9**). Todas las preparaciones de surfactante actuales se obtienen al extraerlo de los pulmones de animales y vienen en presentaciones líquidas para instilación intratraqueal, si bien se ha probado un surfactante nuevo completamente sintético (lucinactante) se ha probado en seres humanos. Al compararlo en los ensayos clínicos, el lucinactante demostró tasas de morbimortalidad similares a las del beractante y el poractante alfa (134). Las diferencias en la posología recomendada pueden llevar a los médicos a elegir a una preparación de surfactante en particular en determinadas situaciones clínicas.

Tabla 27-9. Datos sobre las preparaciones de surfactante obtenidos de los prospectos.

Surfactante	Origen	Contenido de fosfolípidos (mg/ml)	Dosis recomendada (ml/kg)	
			Inicial	De repetición
Infasurf	Pulmón de ternero	35	3	3
Survanta	Pulmón de vaca	25	4	4
Curosurf	Pulmón de cerdo	80	2,5	1,25

El tratamiento de reemplazo del surfactante deben realizarlo únicamente los médicos que tengan experiencia en la administración de surfactante y que sean capaces de resolver los acontecimientos adversos. Los modos recomendados de administración del surfactante se basan en los empleados en los protocolos de investigación, pero hay datos limitados en seres humanos que comparen las técnicas de administración de surfactante. Generalmente, el surfactante se administra a través de un catéter de calibre pequeño introducido en el TET, si bien el prospecto de Infasurf sugiere instilarlo a través de un adaptador con puerto lateral (135). Los datos obtenidos en animales sugieren que administrar surfactante mediante bolo o infusión intravenosa rápida produce una distribución más uniforme del surfactante que administrarlo mediante una infusión intratraqueal continua muy lenta (136). Las dosis de surfactante generalmente se dividen en dos o cuatro dosis más pequeñas. En los estudios realizados en animales, la distribución del surfactante instilado por vía intratraqueal estuvo determinada en gran medida por la gravedad y no se vio afectada por la posición del tórax (137). Por lo tanto, dejar el tórax en posición horizontal puede lograr una distribución uniforme del surfactante hacia los pulmones. Debe evitarse colocar al neonato en posición de Trendelenburg inversa para no aumentar las presiones intracraneales.

Debe evitarse la succión traqueal inmediatamente tras la administración de surfactante y durante al menos 6 horas si es posible mantener una ventilación adecuada. La administración y el monitoreo seguros y eficaces por parte del terapeuta respiratorio o del personal de enfermería a pie de cama son fundamentales para lograr buenos resultados con la administración de surfactante en los neonatos. La evaluación atenta del paciente y el monitoreo continuo del trabajo respiratorio, de la FiO_2, de la distensibilidad, de los gráficos respiratorios y de los volúmenes corrientes con un sensor de flujo proximal, las radiografías de tórax y la SpO_2 resultan útiles para los médicos al responder al deterioro o la mejora en el estado del paciente (138). Estas herramientas pueden brindar información importante para interrumpir el tratamiento, retirar gradualmente o aumentar la ventilación mecánica y evaluar la necesidad de continuar administrando el surfactante.

Hay datos muy limitados que sugieren que la administración de surfactante mediante nebulización podría mejorar su distribución (139), pero este método requiere una evaluación más profunda en seres humanos. Se descubrió que la administración de surfactante podría lograrse más rápidamente mediante nebulización en un grupo que utilizó mascarilla laríngea, y la eficacia fue igual a la obtenida con la instilación directa en el TET. Si bien está lejos de ser respaldado por pruebas concluyentes, existe la esperanza de que este método pueda aplicarse en áreas con insuficientes destrezas para intubación con TET (140). Asimismo, nuevas investigaciones centradas en minimizar la ventilación invasiva mediante la inyección del surfactante a través de la nasofaringe durante el parto (141) o utilizando un catéter fino (142) podrían ser prometedoras en un futuro.

Optimización de la administración de fármacos en forma de aerosol

La práctica habitual de administrar medicamentos en forma de aerosol antes de realizar la higiene y la aspiración broncopulmonar se basa en una costumbre más que en evidencia científica. La farmacología de la acción de estos fármacos se analiza en el **Capítulo 21**.

Si bien la administración de medicamentos en aerosol tiene varias ventajas sobre la administración sistémica, información reciente ha ayudado a diseñar algunos sistemas confiables de administración de este tipo de fármacos (**Tablas 27-10**, **27-11** y **27-12**) (143). Las características básicas fundamentales de los factores que influyen sobre la administración y el depósito de aerosoles en los neonatos se enumeran en la **Tabla 27-10**. Estos factores pueden dividirse en dos grupos: los factores relacionados con el huésped y los factores relacionados con el sistema de administración (143). **La Tabla 27-11** enumera las características del «sistema ideal de administración de aerosoles». La **Tabla 27-12** compara las ventajas y las desventajas de los tres sistemas de administración de aerosoles que más se utilizan: el inhalador presurizado de dosis medida (IpDM) y los nebulizadores a chorro y ultrasónico (143). Sin embargo, incluso con los avances que se están logrando en el diseño de los sistemas de administración de medicamentos en aerosol, los médicos podrían tener que probar varios dispositivos de administración antes de decidir cuál es el más eficaz para cada paciente en particular. Lo mismo podría tener que hacerse con el tipo y la dosis del medicamento en aerosol (144, 145) para determinar una dosis del broncodilatador, es decir, medir la respuesta del paciente a un fármaco y una dosis específicos utilizando los métodos de pruebas funcionales pulmonares a pie de cama que se detallan en el **Capítulo 18** en lugar de usar tablas de dosis predeterminadas. Además de los broncodilatadores, hay fármacos inhalados nuevos que se administran en forma de aerosoles, incluida solución fisiológica hipertónica, surfactante, vasodilatadores pulmonares y antibióticos. Es importante comprender las variables exclusivas de esta vía de administración que pueden influir sobre el dispositivo de administración del fármaco. El pequeño diámetro interno y la elevada resistencia del TET neonatal, así como la humedad, perjudican la administración de aerosoles en pacientes intubados, en comparación con los no intubados. En estudios realizados con animales, seres humanos y modelos de referencia, entre un 0,19 % y un 2,14 % de la cantidad total de fármaco presente en la taza del nebulizador se administró a los pulmones o al modelo pulmonar al utilizar nebulizadores a chorro convencionales (144, 145), en comparación con un 10 % de la dosis total que quedó depositada en los pulmones de los pacientes no intubados (146). Hay varios métodos distintos para administrar fármacos inhalados a los pacientes. Una revisión de las prácticas de administración de aerosoles en neonatos repasa la seguridad y la eficacia de estas prácticas tan dispares (147). Brevemente, los pacientes que respiran de manera espontánea y reciben ventilación por aspiración, mascarilla facial y campana deberían recibir tratamiento utilizando un nebulizador que emplee una fuente de gas para dirigir el aerosol hacia la abertura de las vías respiratorias del neonato o con un IpDM con una cámara de depósito con una válvula. Los nebulizadores de malla vibratoria deben usarse para administrar fármacos durante el tratamiento con CNAFH, CPAP, VNI y ventilación mecánica invasiva.

El principal desafío de la administración de fármacos en los neonatos es lograr que el paciente tolere el tratamiento con mascarilla. La mascarilla debe tener un bajo espacio muerto y debe quedar bien colocada contra el rostro. Los neonatos que lloran reciben sustancialmente menos cantidad del fármaco depositado en los pulmones (<1 %) y más en el rostro que los que están en reposo o durmiendo (<5 %) (148-150). La administración de aerosoles por aspiración (151) se logra utilizando un nebulizador a chorro activado por gas colocado a una distancia razonable del paciente, y la columna de aerosol se dirige hacia la boca o la abertura de las vías respiratorias nasales con una mascarilla para aerosol o un tubo en T. Si bien esta práctica puede provocar menos llantos o molestias, se ha demostrado que la administración del fármaco es casi nula, tanto en pacientes como en modelos de pulmón/vías respiratorias anatómicamente precisos (<0,3 %) (150, 152). La administración de fármacos utilizando un nebulizador a chorro conectado a una campana puede ser igual de eficaz que una mascarilla facial y es mejor tolerada por el paciente (153, 154).

Con los métodos actualmente disponibles, la colocación y la operación de los nebulizadores resultan importantes para maximizar la administración del fármaco hacia los pulmones. El nebulizador debe colocarse en la rama inspiratoria y proximal al tubo en Y del paciente (no directamente entre el tubo en Y del respirador y el TET)

Tabla 27-10. Descripción general de los factores que influyen sobre la administración y el depósito de aerosoles en los neonatos.

Factores relacionados con el huésped
- Anatómicos: respiración nasal, tamaño de la orofaringe, vías respiratorias, desarrollo pulmonar.
- Fisiológicos: patrón respiratorio, velocidad del flujo inspiratorio, volumen corriente, mecánica pulmonar.
- Fisiopatológicos: inflamación, mucosidad, atelectasias, fibrosis.
Factores relacionados con el sistema de administración del aerosol
- Características del medicamento: tamaño de las partículas, forma, densidad, volumen.
- Generador: inhalador presurizado de dosis medida (IpDM) o nebulizador.
- Interfaces dispositivo de administración-paciente: mascarilla facial o tubo endotraqueal.
- Condiciones: ventilatorias, ambientales.
- Técnica del profesional: uso óptimo del IpDM con espaciador.

(Datos tomados de Cole C. «The use of aerosolized medicines in neonates». *Neonat Respir Dis*. 2000;10:4).

Tabla 27-11. El sistema ideal de administración de aerosoles.

- Alta eficiencia en la administración del aerosol.
- Predecible y reproducible (en el mismo paciente y en distintos pacientes).
- Fácil de usar y de mantener.
- Administración eficaz.
- Práctico.
- Rentable.
- Seguro para el medioambiente.

(Datos tomados de Cole C. «The use of aerosolized medicines in neonates». *Neonat Respir Dis*. 2000;10:4).

Tabla 27-12. Ventajas y desventajas de los generadores de aerosoles en los neonatos.

Generador de aerosol	Ventajas	Desventajas
Inhalador presurizado de dosis medida (IpDM)	- Mayor uniformidad en el tamaño de las partículas y la salida del aerosol. - Menor tiempo de aplicación. - Menor tiempo de preparación. - Menor contaminación. - Menos costoso que los nebulizadores descartables. - Algunas formulaciones de hidrofluoroalcano tienen un tamaño más óptimo de las partículas del aerosol.	- Problemas con la técnica. - Falta de medicamentos puros. - No todos los medicamentos pueden administrarse con este generador. - Las nuevas formulaciones de hidrofluoroalcanos deben evaluarse en estudios clínicos.
Nebulizador a chorro	- Respiración corriente. - Colaboración pasiva. - Puede usarse durante largos períodos para administrar dosis elevadas. - Amplio rango de medicamentos.	- Caro y poco práctico. - Salida del aerosol ineficaz y altamente variable. - Varios factores medioambientales influyen sobre el tamaño de las partículas y la salida del aerosol. - Baja aerosolización de suspensiones y soluciones viscosas. - Tiempo de preparación. - La administración toma mucho tiempo. - Posible contaminación. - Requiere gas comprimido.
Nebulizador ultrasónico	- Potencialmente más eficaz que el nebulizador a chorro y que el IpDM. - Respiración corriente. - Colaboración pasiva. - Puede usarse durante largos períodos para administrar dosis elevadas.	- Caro y poco práctico. - Requiere una fuente de energía. - Posible contaminación. - Pocos medicamentos disponibles. - Tiempo de preparación. - La administración toma mucho tiempo.

(Datos tomados de Cole C. «The use of aerosolized medicines in neonates». *Neonat Respir Dis.* 2000; 10:4).

durante la ventilación invasiva neonatal. Si se utiliza un nebulizador a chorro activado por gas con un respirador ciclado por tiempo y limitado por presión con un flujo fijo, el flujo operativo empleado con el nebulizador debe ajustarse desde una fuente de gas mezclado, y el flujo del respirador debe disminuirse en forma temporaria para mantener la administración de presión y volumen al paciente (155). Asimismo, para los respiradores más sofisticados controlados por microprocesadores, los nebulizadores a chorro activados por gas pueden provocar que el respirador active una alarma o influya sobre la capacidad del paciente de disparar mediante el flujo las insuflaciones asistidas por el respirador. Los nebulizadores de malla vibratoria no agregan flujo al sistema del respirador. Esto podría mejorar la activación y disminuir la administración de presiones y volúmenes excesivos al paciente. Estudios de referencia y otros realizados en animales han demostrado que los nebulizadores de malla vibratoria pueden administrar entre un 10,74 % y un 12,6 % del fármaco colocado en el nebulizador durante la ventilación neonatal (156). Si bien pareciera que los nebulizadores de malla vibratoria representan un sistema de administración de fármacos potencialmente más seguro y eficaz que los nebulizadores a chorro durante la ventilación, el costo de este sistema de administración de fármacos podría no ser accesible para muchas instituciones. Los informes también han demostrado que la administración de fármacos es más eficaz con un nebulizador de malla vibratoria durante la ventilación neonatal de alta frecuencia que durante la ventilación convencional.

La mayoría de los respiradores actualmente requieren la colocación de sensores de flujo proximales en las vías respiratorias en condiciones normales de funcionamiento. Los medicamentos condensados de un tratamiento con nebulizador pueden acumularse dentro de estos sensibles sensores de flujo y afectar el disparo por parte del paciente, la calidad de los gráficos respiratorios, la precisión del volumen corriente, el funcionamiento del respirador y la administración de fármacos. Por lo tanto, el sensor de flujo proximal generalmente se quita para el tratamiento con nebulizador a corto plazo. Si bien se ha demostrado que la humedad disminuye la administración de aerosoles, no debe desactivarse el humidificador durante el tratamiento con nebulizadores.

Hay un renovado interés en administrar fármacos en aerosol a pacientes ventilados de manera no invasiva. Varios estudios han evaluado la administración de fármacos en aerosol durante el tratamiento con CNAFH en modelos pulmonares neonatales, pero, actualmente, no es una práctica que pueda sugerirse (157-160). Un estudio de 2014 comparó la administración de broncodilatadores utilizando un nebulizador de malla vibratoria entre pacientes ventilados con CNAFH, ventilación con presión positiva intermitente en las vías respiratorias para administración de suspiros (SiPAP) y CPAP de burbuja (161). La administración de fármacos en un modelo de pulmón fue bastante baja (<1,5 %) en todas las condiciones de la prueba. En general, la SiPAP administró un volumen de fármaco menor que la CNAFH y que la CPAP de burbuja, probablemente debido a la pérdida del fármaco en el generador de presión nasal. Tampoco hubo diferencias entre las distintas posiciones del circuito en los nebulizadores en cuanto a la CNAFH y la SiPAP, pero, durante la CPAP de burbuja, la colocación del nebulizador en el humidificador produjo una mayor administración del fármaco que al colocarlo de manera proximal a la interfaz de las vías respiratorias nasales del paciente.

Las mejoras en la eficacia y la seguridad de los nebulizadores, así como una mejor comprensión de cómo estos pueden integrarse en el amplio abanico de opciones que hay para los neonatos, resultarán útiles para las futuras preparaciones farmacológicas e investigaciones. Debido a la mayor eficacia de los nebulizadores y al pequeño tamaño de las partículas, muchos investigadores se están centrando cada vez más en modos de administrar surfactante en forma de aerosol. Estudios preclínicos realizados en animales prematuros que reciben ventilación mecánica han demostrado mejores resultados, y es probable que, en un futuro, esta técnica comience a utilizarse con mayor frecuencia en las UCIN (162).

PROTOCOLOS DE VENTILACIÓN Y DESTETE BASADOS EN EL MÉDICO

La gran variabilidad en la práctica médica puede haber contribuido, en parte, al aumento de los costos sanitarios y a un cumplimiento deficiente de las intervenciones basadas en evidencias. Se han desarrollado estrategias de protocolos basados en evidencias para disminuir la falta de coherencia, en un intento por mejorar los resultados clínicos. En donde faltan pruebas, se ha recurrido a la opinión de expertos para orientar el desarrollo de pautas o protocolos de manejo, así como para disminuir las variaciones innecesarias en la práctica. En el ámbito de la atención respiratoria, se ha demostrado que los protocolos impulsados por profesionales no médicos mejoran los costos y la asignación de los recursos adecuados a los pacientes cuando se brindó atención basada en protocolos terapéuticos en pacientes adultos (163-168). El mensaje es menos claro en los neonatos que reciben ventilación mecánica, y esto se debe probablemente a la variedad de enfermedades pulmonares que se tratan en la UCIN.

Solamente un estudio ha evaluado los efectos de la implementación de un protocolo de ventilación impulsado por terapeutas respiratorios matriculados sobre los resultados respiratorios en neonatos prematuros. Este incluyó pautas estrictas para los resultados, los cuales se evaluaron tras 1 y 2 años de la implementación del protocolo y se compararon con controles históricos. Después de implementar el protocolo, hubo disminuciones significativas y sostenidas en el tiempo transcurrido hasta el primer intento de extubación, la duración de la ventilación mecánica y la tasa de fracaso de la extubación.

Un protocolo que empleó la extubación precoz con paso a NCPAP tras 24 horas de ventilación demostró que, en animales, disminuye la apnea y la necesidad de más cantidad de intubaciones, en comparación con aquellos que recibieron ventilación invasiva durante 5 días (169). Sin embargo, fuera de los estudios con animales, los protocolos de destete de la ventilación mecánica son escasos en las publicaciones médicas. El único estudio que comparó los resultados en neonatos entre un protocolo de destete y la ausencia de intervención no logró demostrar ninguna diferencia (170). Por lo tanto, las prácticas de retiro de la ventilación varían enormemente de una institución a otra.

Según una encuesta realizada entre las UCIN de los EE. UU., las decisiones de destete de la ventilación suelen tomarlas los médicos y no suelen estar basadas en evidencias y solo el 36 % de los encuestados contaba con pautas (31 %) o con un protocolo escrito (5 %) para realizar el destete del respirador (171). Los motivos de esta falta de datos concluyentes pueden incluir el hecho de que no hay ningún parámetro fisiológico ni prueba funcional pulmonar confiables en los neonatos que determinen la aptitud para la extubación. Asimismo, muchos neonatos presentan fugas alrededor del TET, lo cual hace que tanto el volumen corriente como la ventilación minuto sean difíciles de medir. El momento óptimo para la extubación está determinado por diversos parámetros, entre ellos la presión media en las vías respiratorias, la demanda de oxígeno, los requerimientos ventilatorios (véanse los **Capítulos 9** y **10** sobre los modos de ventilación), el cálculo de la fuerza inspiratoria negativa, la distensibilidad estática y, lo que es más importante, el aspecto del neonato. Gillespie *et al.* (172) han sugerido colocar al neonato en CPAP endotraqueal durante 10 minutos mientras se monitorea la ventilación minuto espontánea. La capacidad del neonato de generar de manera espontánea al menos el 50 % de la ventilación minuto que se observó durante la ventilación asistida predijo la aptitud para la extubación y acortó el tiempo necesario para lograr una extubación exitosa. El médico también puede usar un ambú de forma intermitente para determinar la distensibilidad pulmonar del neonato. El principal problema del neonato, así como el curso clínico y la duración de la ventilación asistida, pueden brindar información útil respecto del momento adecuado para la extubación. Algunos expertos consideran que el período de transición del modo asistido, la presión de soporte o la extubación a la CPAP es una excelente forma de facilitar la extubación. A veces, se utiliza una metilxantina durante el retiro gradual, ya que sus efectos incluyen «recordarle al neonato que debe respirar» y aumentar la eficiencia del diafragma, en especial en los neonatos de muy bajo peso al nacer (173, 174). Si el neonato ha estado recibiendo ventilación asistida durante varios días y existe la inquietud de que pueda haber edema e inflamación en las vías respiratorias superiores, pueden administrarse una o dos dosis de dexametasona entre 24 y 48 horas antes de la extubación.

Todos los que participen de la atención de estos neonatos deben estar al tanto de las cuestiones de seguridad respecto de la transmisión de organismos patógenos por medio de fluidos corporales y cumplir estrictamente con las normas de la Administración de Seguridad e Higiene Laboral que se describen en el Apéndice 30.

REANIMACIÓN Y ESTABILIZACIÓN AL MOMENTO DEL PARTO

El PRN es un programa de capacitación, creado por la AAP y la Asociación Estadounidense de Cardiología, destinado a quienes realizan reanimaciones neonatales y orientado a brindar un algoritmo escalonado e integral para la evaluación y la reanimación de neonatos al momento del parto (1). Una característica clave de este algoritmo es la provisión de adecuado soporte respiratorio y el logro de una ventilación eficaz utilizando distintos dispositivos de reanimación, mientras se evalúa repetidamente la respuesta del paciente a la reanimación y se ajusta la técnica ventilatoria.

Asimismo, puede contemplarse la intubación endotraqueal en distintos puntos durante la reanimación. Sin embargo, el momento de la intubación puede estar influido por la destreza y la experiencia de quien la realiza, así como por las circunstancias clínicas. Las posibles indicaciones de intubación endotraqueal durante la reanimación en la sala de partos incluyen 1) succión traqueal de meconio (esto ya no lo recomienda el PRN); 2) necesidad de aplicar ventilación con presión positiva de manera prolongada; 3) administración de surfactante profiláctico; 4) presencia de lesiones obstructivas en las vías respiratorias superiores que requieren la colocación de una vía respiratoria artificial; y 5) casos en los que no se desea la distensión aérea del tubo digestivo, como ante la presencia de una hernia diafragmática congénita.

La ventilación con presión positiva debería iniciarse durante la reanimación neonatal cuando el neonato esté bradicárdico (frecuencia cardíaca menor a 100) o apneico a pesar de recibir estimulación, o bien cuando exista una hipoxemia persistente a pesar de recibir ventilación (1). En estos casos, la ventilación con presión positiva debe brindarse inicialmente con un ambú o un reanimador con tubo en T. En última instancia, debe contemplarse la intubación para aplicar ventilación con presión positiva si la ventilación con ambú resulta ineficaz o si se espera que el neonato tenga necesidad de recibir ventilación con presión positiva durante un tiempo prolongado.

Uno de los avances más recientes en la ventilación manual neonatal ha sido la insuflación pulmonar sostenida (175). El proceso implica utilizar uno de los dispositivos de reanimación mencionados anteriormente para administrar una sola presión elevada a los pulmones del neonato con el fin de establecer mejor la capacidad residual funcional. La presión se mantiene durante un tiempo determinado y, luego, se reduce a un nivel de CPAP estándar para asistir a la respiración espontánea. Esta maniobra sigue siendo controversial, pero las evidencias emergentes sugieren que puede disminuir la necesidad de recibir ventilación mecánica durante los primeros días de vida (176, 177).

Los neonatos que nacen con una hernia diafragmática congénita habitualmente requieren ventilación con presión positiva al momento del parto debido a la dificultad respiratoria que cursa con cianosis. La administración de ventilación con presión positiva mediante ambú impulsará grandes cantidades de aire hacia la parte superior del tubo digestivo, lo cual provocará distensión del intestino que está protruido hacia el tórax. Esta distensión intestinal producirá una mayor compresión pulmonar y comprometerá la actividad respiratoria. Por tal motivo, los neonatos que presentan una hernia diafragmática deben intubarse inmediatamente en la sala de partos en caso de que requieran reanimación (1). Algunos médicos también aconsejan paralizar a estos neonatos con un relajante muscular para prevenir que la respiración espontánea provoque distensión intestinal. También debe colocarse una sonda orogástrica para evacuar el aire que ingrese al estómago. El diagnóstico de la hernia diafragmática suele confirmarse mediante las ecografías prenatales y debe sospecharse en todos los neonatos que tengan el abdomen hundido, ruidos respiratorios unilateralmente disminuidos y dificultad respiratoria persistente.

REFERENCIAS

1. J. Kattwinkel Neonatal Resuscitation Textbook. 5th ed. 2006 American Academy of Pediatrics and American Heart Association Elk Grove Village, Ill
2. M.R. Mendler, M. Maurer, M.A. Hassan, et al.: Different techniques of respiratory support do not significantly affect gas exchange during cardiopulmonary resuscitation in a newborn piglet model. Neonatology. 108 (1):73-80 June 2, 2015 26044192
3. B. Goldstein, B. Nystronam, R. Twell: The role of on-line manometers in minimizing peak and mean airway pressures during the hand-regulated ventilation of newborn infants. Respir Care. 34:23 1989
4. M. Thio, J.A. Dawson, T.J. Moss, et al.: Self-inflating bags versus T-piece resuscitator to deliver sustained inflations in a preterm lamb model. Arch Dis Child Fetal Neonatal Ed. 99 (4):F274-F277 July 2014 Epub 2014 Mar 19. PubMed PMID: 24646620 24646620
5. J.A. Dawson, A. Gerber, C.O. Kamlin, et al.: Providing PEEP during neonatal resuscitation: which device is best?. J Paediatr Child Health. 47 (10):698-703 October 2011 10.1111/j.1440-1754.2011.02036.x Epub 2011 Mar 30. PubMed PMID: 21449898 21449898
6. A.A. Mondolfi, B.M. Grenier, J.E. Thompson: Comparison of self-inflating bags with anesthesia bags for bag-mask ventilation in the pediatric emergency department. Pediatr Emerg Care. 13 (5):312-316 1997 9368241
7. R.S. Spears, A. Yeh, D.M. Fisher: The "educated hand." Can anesthesiologists assess changes in neonatal pulmonary compliance manually?. Anesthesiology. 75 (4):693-696 1991 1928780
8. L.D. Egbert, D. Bisno: The educated hand of the anesthesiologist: a study of professional skill. Anesth Analg. 46 (2):195-200 1967 6066976
9. T.E. Wiswell, C.M. Gannon, J. Jacob, et al.: Delivery room management of the apparently vigorous meconium-stained neonate: results of the Multicenter, International Collaborative Trial. Pediatrics. 105:1-7 2000 10617696
10. J.W. Salyer: Manual resuscitators: some inconvenient truths. Respir Care. 54 (12):1638-1643 2009 19961628
11. M. Schily, H. Koumoukelis, J. Lerman: Can pediatric anesthesiologists detect an occluded tracheal tube in neonates?. Anesth Analg. 93 (1):66-70 2001 11429341
12. J. Kattwinkel, C. Stewart, B. Walsh: Responding to compliance changes in a lung model during manual ventilation: perhaps volume, rather than pressure, should be displayed. Pediatrics. 123 (3):e465-70 March 2009 19188267
13. S.M. Nimbalkar, P.N.S. Rao, S.V. Nesargi, et al.: Comparison of efficacy of three devices of manual positive pressure ventilation: a mannequin-based study. Ital J Pediatr. 41:25 March 31, 2015 10.1186/s13052-015-0131-9 PubMed PMID: 25881574; PubMed Central PMCID: PMC4399249 25881574
14. C. Palme, B. Nystrom, R. Tunell: An evaluation of the efficiency of face masks in the resuscitation of newborn infants. Lancet. 1:207 1985 2857276
15. A.A. Fanaroff R.J. Martin Neonatal-Perinatal Medicine: Diseases of the Fetus and Infant. 7th ed. 2002 Mosby St. Louis 1045-1057
16. L.J. Van Marter, E.N. Allred, M. Pagano, et al.: Do clinical markers of barotrauma and oxygen toxicity explain interhospital variation in rates of chronic lung disease?. Pediatrics. 105:1194-1201 2000 10835057
17. C.J. Morley, P.G. Davis, L.W. Doyle, et al.: Nasal CPAP or intubation at birth for very preterm infants. N Engl J Med. 358:700-708 2008 18272893
18. M.S. Dunn, J. Kaempf, A. de Klerk, et al.: Randomized trial comparing 3 approaches to the initial respiratory management of preterm neonates. Pediatrics. 128 (5):e1069-76 November 2011 22025591
19. G. Dimitriou, A. Greenough, V. Kavvadia, et al.: Elective use of nasal continuous positive airways pressure following extubation of preterm infants. Eur J Pediatr. 159:434-439 2000 10867849
20. M. Peake, P. Dillon, N.J. Shaw: Randomized trial of continuous positive airways pressure to prevent reventilation in preterm infants. Pediatr Pulmonol. 39 (3):247-250 2005 15635606
21. P.G. Davis, D.J. Henderson-Smart: Nasal continuous positive airways pressure immediately after extubation for preventing morbidity in preterm infants. Cochrane Database Syst Rev. (2):CD000143 2003
22. P.G. Davis, B. Lemyre, A.G. De Paoli: Nasal intermittent positive pressure ventilation (NIV) versus nasal continuous positive airway pressure (NCPAP) for preterm neonates after extubation. Cochrane Database Syst Rev. 2001
23. M.W. Davies, P.G. Davis: Nebulized racemic epinephrine for extubation of newborn infants. Cochrane Database Syst Rev. (1):CD000506 2002
24. I. Ratner, J. Whitfield: Acquired subglottic stenosis in the very low birthweight infant. Am J Dis Child. 137:40 1983 6847958
25. J.M. Sherman, S. Lowitt, C. Stephenson, et al.: Factors influencing acquired subglottic stenosis in infants. J Pediatr. 109:322 1986 3734970
26. A. Spitzer, W.W. Fox: The use of oral versus nasal endotracheal tubes in newborn infants. J Calif Perinat Assoc. 4:32 1984
27. I.D. Todres, F. deBros, S.S. Kramer, et al.: Endotracheal tube displacement in the newborn infant. J Pediatr. 88:126 1976
28. K. Gowdar, M.J. Bull, R.L. Schreiner: Nasal deformities in neonates: their occurrence in those treated with nasal continuous positive airway pressure and nasal endotracheal tubes. Am J Dis Child. 134:954 1980 6999890
29. A.I. Jung, G.K. Thomas: Stricture of the nasal vestibule: a complication of nasotracheal intubation of newborn infants. J Pediatr. 85:412 1978
30. A. Rotschild, A. Dison, D. Chitaya, et al.: Midface hypoplasia associated with long term intubation for bronchopulmonary dysplasia. Am J Dis Child. 144:1302 1990 2244608
31. A. Erenberg, A.J. Nowak: Palatal groove formation in neonates and infants with orotracheal tubes. Am J Dis Child. 128:974 1985
32. F.M.B. Moylan, E. Seldin, D. Shannon, et al.: Defective dentition in survivors of neonatal mechanical ventilation. J Pediatr. 96:106 1980 6985657
33. M. Molho, P. Lieberman: Safe fixation of oro- and naso-tracheal tubes for prolonged ventilation in neonates, infants and children. Crit Care Med. 3:81 1975 1157511

34. N.N. Finer, D. Muzyka: Flexible endoscope intubation of the neonate. Pediatr Pulmonol. 12:48 1992 1579376
35. H. Molendijk: Use of the black area on the tube tip for rapid estimation of insertion depth of endotracheal tubes in neonates: a potential hazard. Arch Dis Child Fetal Neonatal Ed. 85:F77 2001
36. M. Kelly, N. Finer: Nasotracheal intubation in the neonate: physiologic response to effects of atropine and pancuronium. J Pediatr. 105:303 1984 6747766
37. M.L. Tochen: Orotracheal intubation in the newborn infant: a method for determining depth of tube insertion. J Pediatr. 95:1050 1979 501484
38. J. Peterson, N. Johnson, K. Deakins, et al.: Accuracy of the 7-8-9 rule for endotracheal tube placement in the neonate. J Perinatol. 26 (6):333-336 June 2006 16642028
39. J. Repetto, P.K. Donohue, S.F. Baker, et al.: Use of capnography in the delivery room for assessment of endotracheal tube placement. J Perinatol. 21:281-287 2001
40. S. Thayyil, P. Nagakumar, H. Gowers: Optimal endotracheal tube tip position in extremely premature infants. Am J Perinatol. 25 (1):13-16 January 2008 18027311
41. G. Gregory: Respiratory care of newborn infants. Pediatr Clin North Am. 19:311 1972 4557106
42. G. Cussel, L. Levy, R.E. Thompson: A method of securing orotracheal tubes in neonatal respiratory care. Pediatrics. 53 (2):266-267 February 1974 PubMed PMID: 4590731 4590731
43. M.H. DeJonge, M. White: A comparison of two methods of oral endotracheal tube stabilization in neonatal patients. J Perinatol. 18 (6 Pt 1):463-465 1998 Nov-Dec 9848762
44. T.L. Brinsmead, M.W. Davies: Securing endotracheal tubes: does NeoBar availability improve tube position?. J Paediatr Child Health. 46 (5):243-248 May 2010 10.1111/j.1440-1754.2009.01678.x Epub 2010 Mar 10 20337879
45. A.G. Garza, M.C. Gratton, D. Coontz, et al.: Effect of paramedic experience on orotracheal intubation success rates. J Emerg Med. 25:251-256 2003 14585451
46. T.C. Mort: Esophageal intubation with indirect clinical tests during emergency tracheal intubation: a report on patient morbidity. J Clin Anesth. 17:255-262 2005 15950848
47. T.C. Mort: Emergency tracheal intubation: complications associated with repeated laryngoscopic attempts. Anesth Analg. 99:607-613 2004 15271750
48. M.J. Bishop, P. Michalowski, J.D. Hussey, et al.: Recertification of respiratory therapists' intubation skills one year after initial training: an analysis of skill retention and retraining. Respir Care. 46:234-237 2001 11262548
49. G. Kovacs, G. Bullock, S. Ackroyd-Stolarz, et al.: A randomized controlled trial on the effect of educational interventions in promoting airway management skill maintenance. Ann Emerg Med. 36:301-309 2000 11020676
50. T.A. Leone, W. Rich, N.N. Finer: Neonatal intubation: success of pediatric trainees. J Pediatr. 146:638-641 2005 15870667
51. A.J. Falck, M.B. Escobedo, J.G. Baillargeon, et al.: Proficiency of pediatric residents in performing neonatal endotracheal intubation. Pediatrics. 112:1242-1247 2003 14654592
52. S.M. Donn, C.W. Fisher: Risk Management Techniques in Perinatal and Neonatal Practice. 1996 Blackwell Publishing New York 576
53. R.S. Holtzman, J.B. Cooper, D. Gaba, et al.: Anesthesia crisis resource management: real-life simulation training in operating room crises. J Clin Anesth. 7:675-687 1995 8747567
54. P.J. Morgan, D. Cleave-Hogg, J. McIlroooy, et al.: A comparison of experiential and visual learning for undergraduate medical students. Anesthesiology. 96:10-16 2002 11752995
55. H.G. Colt, S.W. Crawford, O. Galbraith: Virtual reality bronchoscopy simulation: a revolution in procedural training. Chest. 120:1333-1339 2001 11591579
56. D.S. Ellis, P.K. Potluri, J.E. O'Flaherty: Difficult airway management in the neonate: a simple method of intubating through a laryngeal mask airway. Pediatr Anaesth. 9:460-462 1999
57. H. Osses, M. Poblete, F. Asenjo: Laryngeal mask airway for difficult intubation in children. Pediatr Anesth. 10:399-401 1999
58. S.J. Paterson, P.J. Byrne, M.G. Molesky, et al.: Neonatal resuscitation using the laryngeal mask airway. Anesthesiology. 80:1248-1253 1994 8010471
59. S.J. Paterson, P.J. Byrne: Time required to insert the laryngeal mask airway in neonates requiring resuscitation. Anesthesiology. 80:1248 1995
60. D. Gandini, J.R. Brimacombe: Neonatal resuscitation with the laryngeal mask airway in normal and low birthweight infants. Anesth Analg. 89:642-643 1999 10475295
61. R.A. Polin, R. Sahni: Newer experience with CPAP. Semin Neonatol. 7:379-389 2002 12464500
62. Z.J. Kubicka, J. Limauro, R.A. Darnall: Heated, humidified high-flow nasal cannula therapy: yet another way to deliver continuous positive airway pressure?. Pediatrics. 121:82-88 2008 18166560
63. J.G. Saslow, Z.H. Aghai, T.A. Nakhla, et al.: Work of breathing using high-flow nasal cannula in preterm infants. J Perinatol. 26:476-480 2006 16688202
64. D.J. Wilkinson, C.C. Andersen, K. Smith, et al.: Pharyngeal pressure with high-flow nasal cannulae in premature infants. J Perinatol. 28:42-47 2007 17989697
65. C. Sreenan, R.P. Lemke, A. Hudson-Mason: High-flow nasal cannulae in the management of apnea of prematurity: a comparison with conventional nasal continuous positive airway pressure. Pediatrics. 107:1081-1083 2001 11331690
66. R.G. Locke, M.R. Wolfson, T.H. Shaffer, et al.: Inadvertent administration of positive end-distending pressure during nasal cannula flow. Pediatrics. 91:135 1993 8416477
67. L. McCoskey: Nursing care guidelines for prevention of nasal breakdown in neonates receiving nasal CPAP. Adv Neonatal Care. 8 (2):116-124 2008 18418209
68. R.M. Diblasi: Nasal continuous positive airway pressure (CPAP) for the respiratory care of the newborn infant. Respir Care. 54 (9):1209-1235 September 2009 19712498
69. T.M. Youngquist, C.P. Richardson, R.M. Diblasi: Effects of condensate in the exhalation limb of neonatal circuits on airway pressure during bubble CPAP. Respir Care. 58 (11):1840-1846 November 2013 23481441
70. C. Nilsson, G. Grossman, B. Robertson: Lung surfactant and the pathogenesis of neonatal bronchiolar lesions induced by artificial ventilation. Pediatr Res. 12 (4.1):249-255 1978 349493
71. N.H. Hillman, T.J. Moss, S.G. Kallapur, et al.: Brief, large tidal volume ventilation initiates lung injury and a systemic response in fetal sheep. Am J Crit Care Med. 176 (6):578-581 2007

72. L.J. Björklund, J. Ingimarsson, T. Cursted, et al.: Manual ventilation with a few large breaths at birth compromises the therapeutic effect of subsequent surfactant replacement in immature lambs. Pediatr Res. 42 (3)1997
73. J.G. Muscedere, J.B. Mullen, K. Gan: Tidal ventilation at low airway pressures can augment lung injury. Am J Respir Crit Care Med. 149 (5):1327-1334 1994 8173774
74. G. Lista, F. Catoldi, P. Fontana, et al.: Lung inflammation in preterm infants with respiratory distress syndrome: effects of ventilation with different tidal volumes. Pediatr Pulmonol. 41 (4):357-363 2006 16477653
75. M.J. Heulitt, T.L. Thurman, S.J. Holt, et al.: Reliability of displayed tidal volume in infants and children during dual-controlled ventilation. Pediatr Crit Care Med. 10 (6):661-667 November 2009 19851123
76. K. Avila, L. Mazza, L. Morgan-Trukillo: High-frequency oscillatory ventilation: a nursing approach to bedside care. Neonatal Network. 13:23-29 1994
77. W. Truog: High-frequency oscillatory ventilation. A. Spitzer Intensive Care of the Fetus and the Neonate. 1996 Mosby-Yearbook St. Louis 584-593
78. M.P. Meyer, D. Hou, N.N. Ishrar, et al.: Initial respiratory support with cold, dry gas versus heated humidified gas and admission temperature of preterm infants. J Pediatr. 166 (2):245-250 February 2015 25449225
79. W.O. Tarnow-Mordi, E. Reid, P. Griffiths: Low inspired gas temperature and respiratory complications in very low birth weight infants. J Pediatr. 114:438-442 1989 2921688
80. S. Marfatia, P.K. Donahoe, W.H. Hendren: Effect of dry and humidified gases on the respiratory epithelium in rabbits. J Pediatr Surg. 10:583-592 1975 1185448
81. S.C. Mishoe, C.W. Brooks, K.L. Valeri, et al.: Sound levels of humidifiers and nebulizers supplying oxygen hoods. Respir Care. 37:1288 1992
82. M. O'Hagan, E. Reid, W. Tarnow-Murdi: Is neonatal inspired gas humidity accurately controlled by humidifier temperature?. Crit Care Med. 19:1370 1991 1935156
83. Health Devices Report: Emergency Care Research Institute (ECRI). 22:300, 1993
84. H. Miyao, T. Hirokawa, K. Miyasaka, et al.: Relative humidity, not absolute humidity, is of great importance when using a humidifier with a heating wire. Crit Care Med. 29:674 1992
85. F. Kawanishi, M. Yoshinaga, M. Morita, et al.: Risk factors for ventilator-associated pneumonia in neonatal intensive care unit patients. J Infect Chemother. 20 (10):627-630 October 2014 25000829
86. A. Apisarnthanarak, G. Holzmann-Pazgal, A. Hamvas, et al.: Ventilator-associated pneumonia in extremely preterm neonates in a neonatal intensive care unit: characteristics, risk factors, and outcomes. Pediatrics. 112 (6 Pt 1):1283-1289 December 2003 14654598
87. American Association for Respiratory Care: AARC Clinical Practice Guidelines. Endotracheal suctioning of mechanically ventilated patients with artificial airways. Respir Care. 55 (6):758-764 June 2010
88. D.L. Gardner, L. Shirland: Evidence-based guideline for suctioning the intubated neonate and infant. Neonatal Network. 28 (5):281-302 2009 September–October
89. B. Brandstater, M. Muallem: Atelectasis following tracheal suction in infants. Anesthesiology. 31:468-473 1969 5345301
90. D.G. Tingay, J.F. Mills, C.J. Morley, et al.: Effects of open endotracheal suction on lung volume in infants receiving HFOV. Intensive Care Med. 33:689-693 2007 17333119
91. H.S. Nagaraj, R. Shott, R. Fellows: Recurrent lobar atelectasis due to acquired bronchial stenosis in neonates. J Pediatr Surg. 15:411-415 1980 7411349
92. A.E. Boothroyd, B.V. Murthy, A. Darbyshire: Endotracheal suctioning causes right upper lobe collapse in intubated children. Acta Paediatr. 85:1422-1425 1996 9001652
93. D.A. Danford, S. Miske, J. Headley: Effects of routine care procedures on transcutaneous oxygen in neonates: a quantitative approach. Arch Dis Child. 58:20-23 1983 6830270
94. G. Simbruner, H. Coradello, M. Fodor: Effect of tracheal suction on oxygenation, circulation, and lung mechanics in newborn infants. Arch Dis Child. 56:326-330 1981 7259253
95. E. Zmora, T.A. Merritt: Use of side-hole endotracheal-tube adapter for tracheal aspiration – a controlled study. Am J Dis Child. 134:250-254 1980 6928731
96. E. Kerem, I. Yatsiv, K.J. Goitein: Effect of endotracheal suctioning on arterial blood gases in children. Intensive Care Med. 16:95-99 1990 2332545
97. A.R. Shah, C.D. Kurth, S.G. Gwiazdowski, et al.: Fluctuations in cerebral oxygenation and blood volume during endotracheal suctioning in premature infants. J Pediatr. 120:769-774 1992 1578315
98. M. Durand, B. Sangha, L.A. Cabal, et al.: Cardiopulmonary and intracranial pressure changes related to endotracheal suctioning in preterm infants. Crit Care Med. 17 (6):506-510 June 1989 2498036
99. A. Ninan, M. O'Donnell, K. Hamilton, et al.: Physiologic changes induced by endotracheal instillation and suctioning in critically ill preterm infants with and without sedation. Am J Perinatol. 3 (2):94-97 April 1986 3964390
100. T.M. Yuan, L.H. Chen, H.M. Yu: Risk factors and outcomes for ventilator-associated pneumonia in neonatal intensive care unit patients. J Perinat Med. 35 (4):334-338 2007 17547540
101. C.A. Glass, M.J. Grap: Ten tips for safer suctioning. Am J Nurs. 95 (5):51-53 May 1995
102. S.M. Pirr, M. Lange, C. Hartmann, et al.: Closed versus open endotracheal suctioning in extremely low-birth-weight neonates: a randomized, crossover trial. Neonatology. 103 (2):124-130 2013 23208319
103. J.L. Hough, A.D. Shearman, H. Liley, et al.: Lung recruitment and endotracheal suction in ventilated preterm infants measured with electrical impedance tomography. J Paediatr Child Health. 50 (11):884-889 November 2014 24965750
104. D.G. Tingay, B. Copnell, C.A. Grant, et al.: The effect of endotracheal suction on regional tidal ventilation and end-expiratory lung volume. Intensive Care Med. 36 (5):888-896 May 2010 20232038
105. M. Pritchard, V. Flenady, P. Woodgate: Preoxygenation for tracheal suctioning in intubated, ventilated newborn infants. Cochrane Database Syst Rev. (3):CD000427 2001
106. B.S. Turner: Nursing interventions: current concepts in endotracheal suctioning. J Calif Perinat Assoc. 3:104 1983
107. V.L. Cassani: Hypoxia secondary to suctioning of the neonate. Neonatal Network. 2:8 1984
108. A.D. Dawford, S. Miske, J. Headley, et al.: Effects of routine care procedures on transcutaneous oxygen in neonates: a quantitative approach. Arch Dis Child. 58:20 1983 6830270

109. L. Cordero, M. Sananes, L.W. Ayers: A comparison of two airway suctioning frequencies in mechanically ventilated, very-low-birthweight infants. Respir Care. 46 (8):783-788 August 2001 11463368
110. D.A. Hagler, G.A. Traver: Endotracheal saline and suction catheters: sources of lower airway contamination. Am J Crit Care. 3:444-447 1994 7834003
111. S.J. Mola, D.J. Annibale, C.L. Wagner, et al.: NICU bedside caregivers sustain process improvement and decrease incidence of bronchopulmonary dysplasia in infants < 30 weeks gestation. Respir Care. 60 (3):309-320 March 2015 25425704
112. K. Ceballos, K. Waterman, T. Hulett: Nurse-driven quality improvement interventions to reduce hospital-acquired infection in the NICU. Adv Neonat Care. 13 (3):154-163 June 2013
113. N.N. Finer, R. Moriartery, J. Boyd, et al.: Post extubation atelectasis: a retrospective review and a prospective controlled study. J Pediatr. 94:110 1979 758386
114. A. Etches, B. Scott: Chest physiotherapy in the newborn: effect on secretions removed. Pediatrics. 62:713 1978 724315
115. J. Andrews, N.A. Sathe, S. Krishnaswami: Nonpharmacologic airway clearance techniques in hospitalized patients: a systematic review. Respir Care. 58 (12):2160-2186 2013 24222708
116. S.L. Strickland, B.K. Rubin, G.S. Drescher, et al.: AARC clinical practice guideline: effectiveness of nonpharmacologic airway clearance therapies in hospitalized patients. Respir Care. 58 (12):2187-2193 December 2013 24222709
117. M. Roqué i Figuls, M. Giné-Garriga, C. Granados Rugeles: Chest physiotherapy for acute bronchiolitis in paediatric patients between 0 and 24 months old. Cochrane Database Syst Rev. 2:CD004873 February 15, 2012 22336805
118. G.S. Chaves, G.A. Fregonezi, F.A. Dias, et al.: Chest physiotherapy for pneumonia in children. Cochrane Database Syst Rev. 9:CD010277 September 20, 2013 24057988
119. J.L. Hough, V. Flenady, L. Johnston: Chest physiotherapy for reducing respiratory morbidity in infants requiring ventilatory support. Cochrane Database Syst Rev. (3):CD006445 July 16, 2008
120. S. Al-Alaiyan, D. Dyer, B. Khan: Chest physiotherapy and post-extubation atelectasis in infants. Pediatr Pulmonol. 21 (4):227-230 April 1996 9121851
121. B.P. Wood: Infant ribs generalized periostal reaction resulting from vibrator chest physiotherapy. Radiology. 162 (3):811-812 1987 3809498
122. J.E. Harding, F.K. Miles, D.M. Becroft: Chest physiotherapy may be associated with brain damage in extremely premature infants. J Pediatr. 132 (3):440-444 1998 9544898
123. M. King, D.M. Phillips, D. Gross, et al.: Enhanced tracheal mucus clearance with high frequency chest wall compression. Am Rev Respir Dis. 128:511 1983 6614645
124. R.F. Soll: Synthetic surfactant for respiratory distress syndrome in preterm infants. Cochrane Database Syst Rev. (2):CD001149 2000
125. R.F. Soll, C.J. Morley: Prophylactic versus selective use of surfactant in preventing morbidity and mortality in preterm infants. Cochrane Database Syst Rev. (2):CD000510 2001
126. X. Kong, Q. Cui, Y. Hu, et al.: Bovine surfactant replacement therapy in neonates of less than 32 weeks' gestation: a multicenter controlled trial of prophylaxis versus early treatment in China – a pilot study. Pediatr Neonatol. 57 (1):19-26 May 13, 2015 26059103
127. R.F. Soll: Prophylactic synthetic surfactant for preventing morbidity and mortality in preterm infants. Cochrane Database Syst Rev. (2):CD001079 2000
128. R.F. Soll: Prophylactic natural surfactant extract for preventing morbidity and mortality in preterm infants. Cochrane Database Syst Rev. (2):CD000511 2000
129. W.A. Engle Committee on Fetus and Newborn: Surfactant-replacement therapy for respiratory distress in the preterm and term neonate. Pediatrics. 121:419-432 2008 18245434
130. J.D. Horbar, J.H. Carpenter, J. Buzas, et al.: Timing of initial surfactant treatment for infants 23 to 29 weeks' gestation: is routine practice evidence based?. Pediatrics. 113:1593-1602 2004 15173479
131. A. Jobe, M. Ikegami: Surfactant for the treatment of respiratory distress syndrome. Am Rev Respir Dis. 136:1256-1275 1987 3314618
132. M. Hallman, T.A. Merritt, M. Pohjavuori: Effect of surfactant substitution on lung effluent phospholipids in respiratory distress syndrome: evaluation of surfactant phospholipid turnover, pool size, and the relationship to severity of respiratory failure. Pediatr Res. 20:1228-1235 1986 3797115
133. A.H. Jobe: Pulmonary surfactant therapy. New Engl J Med. 328:861-868 1993
134. W.A. Engle: Surfactant-replacement therapy for respiratory distress in the preterm and term neonate. Pediatrics. 121 (2):419-432 2008 18245434
135. Infasurf (Calfactant) Intratracheal Suspension. Available at: http://www.fda.gov/cder/foi/label/1998/20521lbl.pdf. Accessed 01.05.08.
136. H. Segerer, W. van Gelder, F.W. Angenent, et al.: Pulmonary distribution and efficacy of exogenous surfactant in lung-lavaged rabbits are influenced by the instillation technique. Pediatr Res. 34:490-494 1993 8255683
137. R. Broadbent, T.F. Fok, M. Dolovich, et al.: Chest position and pulmonary deposition of surfactant in surfactant depleted rabbits. Arch Dis Child Fetal Neonatal Ed. 72 (2):F84-F89 1995 7712279
138. B.K. Walsh, B. Daigle, R.M. DiBlasi American Association for Respiratory Care: AARC Clinical Practice Guideline. Surfactant replacement therapy: 2013. Respir Care. 58 (2):367-375 February 2013 23359726
139. B. Robertson, H.L. Halliday: Principles of surfactant replacement. Biochim Biophys Acta. 1408:346-361 1998 9813384
140. K.D. Roberts, A.L. Lampland, P.A. Meyers, et al.: Laryngeal mask airway for surfactant administration in a newborn animal model. Pediatr Res. 68 (5):414-418 2010 20613684
141. J. Kattwinkel, M. Robinson, B.T. Bloom, et al.: Technique for intrapartum administration of surfactant without requirement for an endotracheal tube. J Perinatol. 24 (6):360-365 2004 15085166
142. A. Kribs: Early administration of surfactant in spontaneous breathing with nCPAP through a thin endotracheal catheter–an option in the treatment of RDS in ELBW infants?. J Perinatol. 29 (3):256 2009
143. C. Cole: The use of aerosolized medicines in neonates. Neonatal Respir Dis. 10:1-12 2000
144. J.L. Rau, R.J. Harwood: Comparison of nebulizer delivery methods through an endotracheal tube: a bench study. Respir Care. 37:1233 1991

145. J.L. Rau: Delivery of aerosolized drugs to pediatric and neonatal patients. Respir Care. 36:514 1991
146. N.R. MacIntyre, R. Silver, C.W. Miller: Aerosol delivery in intubated mechanically ventilated patients. Crit Care Med. 13:81 1985 3967508
147. R.M. DiBlasi: Clinical controversies in aerosal therapy for infants and children. Respir Care. 60 (6):894-914 2015 26070582
148. R. Iles, P. Lister, A.T. Edmunds: Crying significantly reduces absorption of aerosolized drug in infants. Arch Dis Child. 81 (2):163-165 1999 10490528
149. A. Tal, H. Golan, N. Grauer, et al.: Deposition pattern of radiolabeled salbutamol inhaled from a metered-dose inhaler by means of a spacer with mask in young children with airway obstruction. J Pediatr. 128 (4):479-484 1996 8618180
150. S. Erzinger, K.G. Schueepp, J. Brooks-Wildhaber, et al.: Facemasks and aerosol delivery in vivo. J Aerosol Med. 20 (suppl 1):S78-S83 2007 discussion S83–4 17411409
151. G. Murakami, T. Igarashi, Y. Adachi, et al.: Measurement of bronchial hyperreactivity in infants and preschool children using a new method. Ann Allergy. 64 (4):383-387 1990 2321816
152. K.K. El Taoum, J. Xi, J.W. Kim: In vitro evaluation of aerosols delivered via the nasal route. Respir Care. 60 (7):1015-1025 January 13, 2015 pii: respcare.03606 25587167
153. I. Amirav, I. Balanov, M. Gorenberg, et al.: Nebulizer hood compared to mask in wheezy infants: aerosol therapy without tears!. Arch Dis Child. 88 (8):719-723 2003 14;4(3):e004124 12876173
154. J. Kim, J. Xi, X. Si: Hood nebulization: effects of head direction and breathing mode on particle inhalability and deposition in a 7-month-old infant model. J Aerosol Med Pulm Drug Deliv. 27 (3):209-218 June 2014 23808762
155. D. Cameron, M. Daly, M. Silverman: Evaluation of nebulizers for use in neonatal ventilatory circuits. Crit Care Med. 18:866 1990 2379401
156. J.C. Dubus, L. Vecellio, M. De Monte, et al.: Aerosol deposition in neonatal ventilation. Pediatr Res. 58 (1):10-14 2005 15774850
157. A.R. Bhashyam, M.T. Wolf, A.L. Marcinkowski, et al.: Aerosol delivery through nasal cannulas: an in vitro study. J Aerosol Med Pulm Drug Deliv. 21 (2):181-188 2008 18518794
158. A. Ari, R. Harwood, M. Sheard, et al.: In vitro comparison of heliox and oxygen in aerosol delivery using pediatric high flow nasal cannula. Pediatr Pulmonol. 46 (8):795-801 2011 21438178
159. C.N. Kearney, D.N. Crotwell, J. van Well, et al.: Influence of patient interface and gas composition on albuterol delivery in a spontaneously breathing infant and model: a bench study (abstract). Respir Care. 59 (10):OF30 2014
160. S.A. Perry, K.C. Kesser, D.E. Geller, et al.: Influences of cannula size and flow rate on aerosol drug delivery through the Vapotherm humidified high-flow nasal cannula system. Pediatr Crit Care Med. 14 (5):e250-6 2013 23628834
161. F.S. Sunbul, J.B. Fink, R. Harwood, et al.: Comparison of HFNC, bubble CPAP and SiPAP on aerosol delivery in neonates: an in-vitro study. Pediatr Pulmonol. 50 (11):1099-1106 December 9, 2014 10.1002/ppul.23123 25491434
162. A.L. Lampland, M.R. Wolfson, J. Mazela, et al.: Aerosolized KL4 surfactant improves short-term survival and gas exchange in spontaneously breathing newborn pigs with hydrochloric acid-induced acute lung injury. Pediatr Pulmonol. 49 (5):482-489 2014 24039229
163. J. Nielsen-Tietsort, B. Poole, C.E. Creagh: Respiratory care protocol: an approach to in-hospital respiratory therapy. Respir Care. 26 (5):430-436 1981 10315124
164. J.D. Zibrak, P. Rossetti, E. Wood: Effect of reductions in respiratory therapy on patient outcome. N Engl J Med. 315 (5):292-295 1986 3724822
165. S.K. Hart, W. Dubbs, A. Gil: The effects of therapist evaluation of orders and interaction with physicians on the appropriateness of respiratory care. Respir Care. 34 (3):185-190 1989 10315771
166. K.L. Shrake, J.E. Scaggs, K.R. England, et al.: Benefits associated with a respiratory care assessment-treatment program: results of a pilot study. Respir Care. 39 (7):715-724 1994 10146052
167. J.K. Stoller, E.J. Mascha, L. Kester: Randomized controlled trial of physician-directed versus respiratory therapy consult service directed respiratory care to adult non-ICU inpatients. Am J Respir Care Med. 158 (4):1068-1075 1998
168. M.H. Kollef, S.D. Shapiro, D. Clinkscale, et al.: The effect of respiratory therapist-initiated treatment protocols on patient outcomes and resource utilization. Chest. 117 (2):467-475 2000 10669692
169. M.A. Thomson, B.A. Yoder, V.T. Winter, et al.: Delayed extubation to nasal continuous positive airway pressure in the immature baboon model of bronchopulmonary dysplasia: lung clinical and pathological findings. Pediatrics. 118 (5):2038-2050 2006 17079577
170. A.G. Randolph, D. Wypij, S.T. Venkataraman, et al.: Effect of mechanical ventilator weaning protocols on respiratory outcomes in infants and children: a randomized controlled trial. JAMA. 288 (20):2561-2568 November 27, 2002 12444863
171. H. Al-Mandari, W. Shalish, E. Dempsey, et al.: International survey on periextubation practices in extremely preterm infants. Arch Dis Child Fetal Neonatal Ed. 100 (5):F428-F431 June 10, 2015 26063193
172. L.M. Gillespie, S.D. White, S.K. Sinha: Usefulness of the minute ventilation test in predicting successful extubation in newborn infants: a randomized controlled trial. J Perinatol. 23 (3):205-207 2003 12732857
173. M.C. Harris, S. Baumgart, A.R. Rooklin, et al.: Successful extubation of infants with respiratory distress syndrome using aminophylline. Pediatrics. 103:303 1983
174. K. Barrington, N.N. Finer: A randomized controlled trial of aminophylline in ventilatory weaning of premature infants. Crit Care Med. 21:846-850 1993 8504651
175. J. Kattwinkel, C. Stewart, B. Walsh, et al.: Responding to compliance changes in a lung model during manual ventilation: perhaps volume, rather than pressure, should be displayed. Pediatrics. 123 (3):e465-70 March 2009 19188267
176. G. Lista, L. Boni, F. Scopesi, et al.: Sustained lung inflation at birth for preterm infants: a randomized clinical trial. Pediatrics. 135 (2):e457-64 February 2015 10.1542/peds.2014-1692 PubMed PMID: 25624390 25624390
177. G.M. Schmölzer, M. Kumar, K. Aziz, et al.: Sustained inflation versus positive pressure ventilation at birth: a systematic review and meta-analysis. Arch Dis Child Fetal Neonatal Ed. 100 (4):F361-F368 December 30, 2014 25550472

Capítulo 28

Atención de enfermería

Debbie Fraser, MN, RNC-NIC

Los neonatos que requieren ventilación mecánica deben monitorearse de cerca para detectar cambios sutiles que pueden indicar la necesidad del destete o un deterioro que exige una intervención adicional. Estos neonatos deben ser atendidos por un equipo interdisciplinario con experiencia en el manejo de neonatos pequeños y enfermos. Es importante que todos los profesionales sanitarios, incluidos los enfermeros, comprendan correctamente la fisiología del desarrollo, la fisiopatología, la farmacoterapia y las necesidades del neonato y de la familia.

A medida que conocemos más sobre las morbilidades que padecen los neonatos de muy bajo peso al nacer y otros neonatos que requieren asistencia respiratoria, queda claro que la tecnología por sí sola no producirá mayores mejoras en los resultados a menos que vaya de la mano con una estricta atención al entorno del neonato y a los pequeños detalles que permitirán lograr resultados óptimos. Como el personal de enfermería pasa la mayor parte del tiempo a pie de cama, probablemente sean los que mejor conocen al neonato y los que mejor puedan detectar cambios en su estado.

EVALUACIÓN DEL NEONATO

Los neonatos deben ser evaluados al momento de la admisión a la unidad de cuidados intensivos neonatales (UCIN) y, también, en intervalos regulares durante el día. Se realiza una evaluación de cada sistema y aparato corporal y se registra en la historia clínica al menos una vez por turno y según la política de la unidad. Antes de evaluar al neonato, es importante repasar los antecedentes, incluidos los de la familia, la madre, el trabajo de parto y el parto en sí mismo, así como los problemas y las intervenciones que se han realizado desde el nacimiento (**Tabla 28-1**). Los hallazgos esperados variarán en función de la edad gestacional y cronológica del neonato.

La evaluación debe comenzar con un período de observación antes de molestar al neonato. Este período va seguido de auscultación y palpación. La observación general incluye el color de la piel, el tono y el nivel de actividad del neonato. La presencia de cianosis en los labios o las mucosas debe registrarse. Todos los neonatos deben tener un color rosado en el centro. La acrocianosis es frecuente, en especial durante las primeras horas y días de vida. Los neonatos a término normalmente están flexionados y pasan por períodos de sueño y actividad. Los neonatos prematuros son más propensos a tener un menor tono y nivel de actividad; por lo tanto, es importante observar a cada neonato para detectar cambios sutiles a lo largo del tiempo.

En los neonatos a término correctamente desarrollados, la circunferencia del tórax es de aproximadamente 2 cm menos que la circunferencia de la cabeza medida

Tabla 28-1. Elementos de los antecedentes neonatales.

Antecedentes familiares
- Enfermedades genéticas.
- Ocupación de la madre y el padre.
- Hermanos (edad, estado de salud).
- Condición socioeconómica y de vivienda.
- Riesgos/exposiciones medioambientales.
Antecedentes maternos
- Edad, embarazos previos, incluidas las complicaciones de dichos embarazos.
- Tipo de sangre, factor Rh, presencia o ausencia de infección por estreptococo del grupo B, resultados de serología, presencia o ausencia de infección por VIH y el virus de la hepatitis B.
- Resultados de los estudios prenatales, incluidos los análisis de tolerancia a la glucosa.
- Afecciones médicas preexistentes.
- Complicaciones del embarazo.
- Exposición a teratógenos, consumo de tabaco, alcohol y drogas.
- Esteroides prenatales.
Trabajo de parto y parto
- Inicio del trabajo de parto (prematuro, espontáneo o inducido).
- Complicaciones durante el parto: fiebre materna, hemorragia, monitoreo cardíaco del feto.
- Momento de rotura de membranas, cantidad y calidad del líquido amniótico.
- Medicamentos administrados durante el parto (analgésicos, sulfato de magnesio, otros).
- Tipo de parto (vaginal espontáneo, cesárea).
- Índice de Apgar y necesidad de reanimación.

desde el hueso occipital hasta el frontal, o entre 30 y 36 cm de diámetro (1). En los neonatos con hipoplasia pulmonar o anomalías neuromusculares, puede observarse un tórax pequeño o en forma de campana, mientras que, en los que padecen afecciones relacionadas con atrapamiento aéreo, como aspiración meconial, enfermedad pulmonar crónica avanzada o taquipnea transitoria neonatal, se observa un tórax en forma de barril con aumento del diámetro anteroposterior.

El tórax debe examinarse respecto de la simetría, la forma y el movimiento. Debe prestarse especial atención al trabajo respiratorio, al uso de los músculos accesorios y al movimiento de la pared torácica. La frecuencia respiratoria normal es de 30 a 60 respiraciones por minuto con movimientos diafragmáticos relajados. La taquipnea es una de las manifestaciones más frecuentes de la enfermedad respiratoria, especialmente de las enfermedades con menor distensibilidad, como el síndrome de dificultad respiratoria (SDR). Los neonatos prefieren respirar por la nariz, pero, a veces, respiran por la boca si presentan una obstrucción nasal. En los neonatos que reciben ventilación mecánica, el desplazamiento excesivo de la pared torácica puede observarse si las presiones del respirador superan las necesarias para un correcto intercambio gaseoso (2). Un menor movimiento de la pared torácica puede indicar pérdida del volumen pulmonar relacionada con atelectasia u obstrucción de las vías respiratorias. Los movimientos torácicos asimétricos pueden indicar presencia de neumotórax.

La auscultación de los ruidos respiratorios debe realizarse sobre las superficies anterior y posterior del tórax y comparar un lado con el otro. Los ruidos respiratorios están disminuidos en presencia de fugas aéreas, atelectasia o líquido en el espacio pleural. Los neonatos con SDR pueden tener ruidos respiratorios débiles similares al ruido de una lija en la última fase de la inspiración. Los ruidos pueden estar acentuados en presencia de consolidación, como sucede en la neumonía. La crepitación fina es un hallazgo normal durante las primeras horas después del parto a medida que se elimina el líquido pulmonar fetal. Después de ese período, la crepitación puede continuar en los neonatos con DBP. El estridor se produce como resultado de la obstrucción de las vías respiratorias y se escucha habitualmente tras la extubación. Tanto las sibilancias como los roces pleurales se escuchan con mayor frecuencia en neonatos ventilados, como consecuencia del estrechamiento de las vías respiratorias debido a la presencia del tubo endotraqueal. Los neonatos que reciben ventilación de alta frecuencia presentarán ruidos respiratorios alterados que pueden asemejarse al ruido de un taladro (ventilación tipo jet) o ser más agudos y vibratorios. Los ruidos más agudos o musicales se escuchan en presencia de secreciones. La auscultación del tórax incluye una evaluación de los ruidos cardíacos en busca de irregularidades, latidos adicionales o soplos.

Se realiza una palpación del tórax para evaluar la presencia de tumores, edema o enfisema subcutáneo. También es una técnica útil para evaluar el ingreso de aire en los neonatos que reciben ventilación de alta frecuencia. Utilizando la palma de la mano, compare un lado del tórax con el otro. Las diferencias en la fuerza de las vibraciones entre un lado del tórax y el otro pueden indicar una fuga aérea, secreciones o el desplazamiento del tubo endotraqueal. Los hallazgos del examen torácico se resumen en la **Tabla 28-2**.

Tabla 28-2. Examen del tórax del neonato.

Examen del tórax del neonato		
	Hallazgos normales	**Hallazgos anormales**
Inspección visual	- Tórax con forma ovalada, estrecho en la parte superior con ensanchamientos en la parte inferior y diámetro anteroposterior estrecho. - Apófisis xifoides prominente. - Pared torácica flexible; leves retracciones con el llanto. - Movimiento torácico simétrico en sincronía con el abdomen durante las respiraciones. - Frecuencias respiratorias de 30-40/min en neonatos a término y de 40-60/min en neonatos prematuros. - Pezones bien formados y prominentes, simétricamente posicionados; pueden secretar leche. - Color rosado; cambio de color en arlequín.	- Abultamiento del tórax. - Tórax cóncavo. - Aumento del diámetro anteroposterior (tórax en barril). - Esternón hundido (tórax en embudo/excavado). - Esternón protuberante (tórax arqueado/pecho de paloma). - Movimiento asimétrico de la pared torácica; tórax inestable. - Respiraciones asincrónicas/respiración paradójica («en vaivén»). - Retracciones. - Taquipnea. - Pezones supernumerarios. - Eritema y pechos con dolor a la palpación. - Pezones muy separados. - Cianosis central, ictericia, palidez, piel moteada. - Impulso precordial visible después de las primeras horas de vida en los neonatos a término.
Palpación	- Clavículas y costillas intactas. - Nódulo mamario de 3-10 mm. - PMI a la izquierda de la parte inferior del esternón.	- Bulto sobre la clavícula. - Crepitantes. - Falta de tejido mamario. - Cambios en el PMI. - Frémito.
Auscultación	- Ruidos respiratorios broncovesiculares iguales. - Llanto vigoroso. - Ausencia de soplo o presencia de soplo leve.	- Estertores, roncus, sibilancias, estridor, frotes, ruidos intestinales en el tórax. - Quejidos. - Tos. - Llanto débil, quejoso o agudo. - Ronquera, estridor. - Soplo intenso (grado 2-3) durante las primeras horas de vida.

PMI: punto de máxima intensidad. (Datos tomados de Koszarek K, Ricouard D. «Nursing assessment and care of the neonate in acute respiratory distress». En: Fraser D (editor). *Acute Respiratory Care of the Neonate* (3.ª edición). Petaluma (California): NICU INK Books; 2012. pp. 65-108).

EVALUACIÓN DEL DOLOR

Algunos médicos suelen describir al dolor como el «quinto signo vital», y la importancia de su evaluación no puede destacarse lo suficiente. Es bien sabido que los neonatos hospitalizados en la UCIN se someten a varios tratamientos e intervenciones dolorosos en forma diaria (3, 4). Hay varias herramientas de evaluación del dolor que se han validado para su uso en la población neonatal (5, 6). Sin embargo, existen varias brechas y limitaciones en la práctica actual respecto de la selección, el uso y la respuesta a estas herramientas (6, 7). Cada UCIN debe usar una herramienta de evaluación validada que sea adecuada para su población de pacientes. El personal debe saber cómo usar la herramienta, y debe haber protocolos que brinden pautas sobre cuál es la respuesta adecuada ante niveles de dolor elevados. Es preciso realizar auditorías periódicas para garantizar el cumplimiento de los protocolos de evaluación y manejo del dolor.

ATENCIÓN RESPIRATORIA

La atención de un neonato hospitalizado en la UCIN se optimiza gracias al trabajo de un equipo multidisciplinario. Cuando el neonato recibe ventilación asistida, es fundamental realizar un monitoreo adicional, tanto del paciente como del aparato. Las cuestiones particulares que se deben tener en cuenta al tratar a neonatos que requieren ventilación asistida incluyen el mantenimiento de los parámetros deseados de saturación de oxígeno, la administración de presión positiva continua en las vías respiratorias nasales (CPAP) o de ventilación no invasiva, el mantenimiento de la seguridad y la permeabilidad de las vías respiratorias, la prevención de la neumonía asociada al respirador y la detección y la intervención en casos de deterioro respiratorio repentino.

Monitoreo de la saturación de oxígeno

Es importante que, en los neonatos que reciben ventilación asistida, se monitoree la concentración de oxígeno en forma continua. La saturación de oxígeno óptima en los neonatos prematuros no se ha determinado de manera concluyente y, por lo general, se fija según el protocolo de cada unidad. Disminuir los rangos de saturación de oxígeno deseados en los neonatos prematuros a un valor de entre el 85 % y el 93 % disminuye sustancialmente las tasas de retinopatía del prematuro de grado III y IV (8). El ensayo SUPPORT (9) detectó un aumento bajo, pero estadísticamente significativo, en la muerte prematura del grupo de neonatos que recibían la menor saturación de oxígeno. Esto ha llevado a algunos expertos a recomendar que se mantenga la saturación de oxígeno por encima del 90 % en el período neonatal inicial hasta que contemos con datos más definitivos (10). De manera similar, el ensayo BOOST-II, que incluyó a 2018 neonatos nacidos con menos de 28 semanas de gestación antes de detener la selección, demostró un aumento significativo en los resultados combinados de muerte y discapacidad a los 2 años de edad en los neonatos asignados al azar a una saturación de oxígeno de entre el 85 % y el 89 %, en comparación con los que recibieron el rango objetivo del 91 % al 95 % (Grupos Colaborativos de BOOST-II en Australia y el Reino Unido, 2016). Los autores de un metaanálisis de los ensayos SUPPORT, COT (Ensayo Canadiense sobre el Oxígeno) y los tres BOOST-II llegaron a la conclusión de que debe usarse una saturación de oxígeno objetivo de entre el 90 % y el 95 % hasta contar con más datos al respecto (11).

Los niveles de saturación de oxígeno también dependen de la enfermedad de base del neonato y de los objetivos de la atención. En los neonatos con hipertensión pulmonar persistente, podría ser aconsejable mantener un mayor nivel de saturación de oxígeno, mientras que, en los que presentan una cardiopatía congénita cianótica, una saturación del 75 % podría ser aceptable (12).

Mantener un estricto control de la concentración de oxígeno implica todo un desafío para los médicos, entre lo que se incluye la importante labilidad que muestran los neonatos prematuros ventilados en relación con la enfermedad que presentan, las respuestas a los estímulos ambientales y la necesidad de recibir intervenciones constantes, como la succión y otros procedimientos invasivos. La educación y la consciencia respecto de la necesidad de limitar los rangos objetivo de oxígeno también es un desafío. Una auditoría multicéntrica detectó que el personal de enfermería cumplía con los límites de alarma de la pulsioximetría aproximadamente el 70 % de las veces (13). Otro estudio multicéntrico informó que, si bien los límites de alarma inferiores se fijaban correctamente el 91% de las veces, los límites de alarma superiores se fijaban correctamente solo el 23 % de las veces, mientras que el 76 % de los límites se fijaban demasiado altos, y el 24% se fijaban al 100 %. En 2013, The Joint Commission publicó una declaración sobre un evento centinela relacionada con la seguridad de las alarmas de los dispositivos médicos, en la que destacó el posible riesgo del síndrome de habituación a las alarmas, un problema frecuente en los que deben responder una y otra vez a las alarmas de saturación de oxígeno (14).

Se han informado varios proyectos exitosos de mejora de la calidad diseñados para abordar la selección de objetivos de oxígeno y el síndrome de habituación a las alarmas. Uno de los primeros informes provino de Chow y colaboradores (15), quienes redactaron una política para seleccionar objetivos de oxígeno seguida de un proceso integral de educación y auditoría del personal. Los autores describen una resistencia inicial al cambio entre los miembros del personal, dificultades en la uniformidad de implementación en los diferentes turnos y la necesidad de capacitación inicial seguida de un refuerzo de la capacitación. Desde que Chow y colaboradores informaron los resultados de su iniciativa, muchas UCIN han adoptado proyectos similares de mejora de la calidad para recordarle al personal respecto de la necesidad de monitorear atentamente la saturación de oxígeno y mantener un control mucho más estricto de los parámetros con el fin de evitar la hiperoxia en los neonatos que presentan un alto riesgo de retinopatía del prematuro (**Figura 28-1**). La evaluación atenta de la cantidad y de los tipos de procedimientos que recibe un neonato ventilado también es necesaria en pos de reducir los episodios de hipoxia y la consecuente hiperoxia al aumentar la FiO_2.

Posicionamiento y contención

Los neonatos prematuros y gravemente enfermos se someten a una gran cantidad de evaluaciones o procedimientos invasivos en un período de 24 horas. Un estudio descriptivo demostró que los neonatos recibían, en promedio, 8 procedimientos dolorosos por día durante las primeras dos semanas de hospitalización en la UCIN (16). Los autores recomendaban a las unidades neonatales a cuestionar la necesidad de cada uno de los procedimientos potencialmente invasivos y perjudiciales.

Los procedimientos generalmente provocan disminuciones importantes y prolongadas en la oxigenación (17-19). El grado de hipoxemia y el sufrimiento general pueden disminuir drásticamente si el personal modifica la forma en que brinda atención según las respuestas del neonato. La observación atenta de la oxigenación y las reacciones conductuales de los neonatos que reciben CPAP o ventilación mecánica mediante intervenciones adecuadas e individualizadas puede disminuir el grado de estrés que

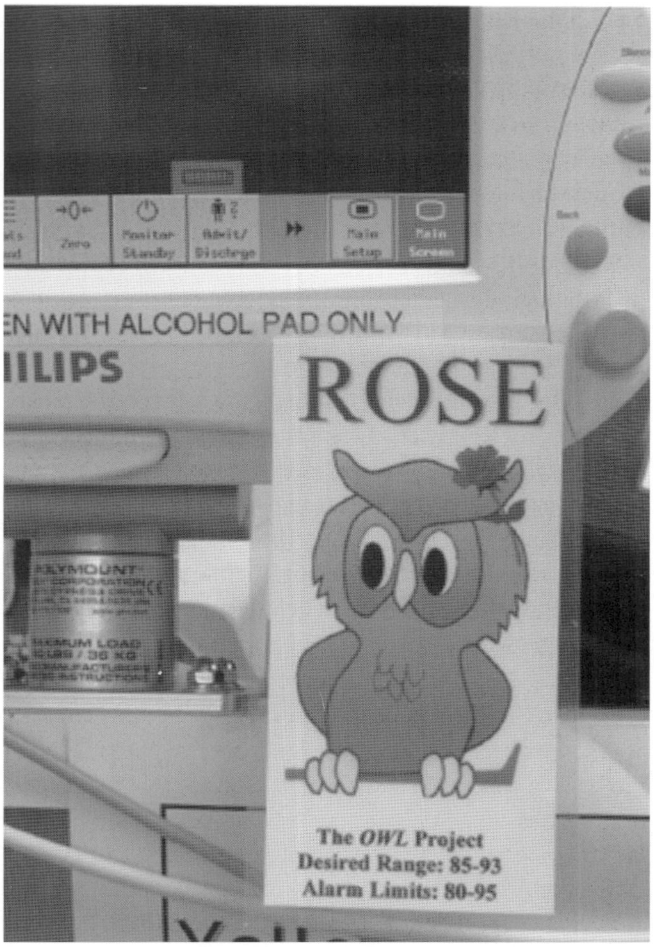

Figura 28-1. Cartel de pulsioximetría.

padece el neonato. Muchas UCIN están optando por ofrecer una atención basada en indicios, es decir, brindar atención de rutina al neonato solamente cuando esté despierto.

Prestar atención a la posición corporal del neonato también puede disminuir el estrés que provocan los procedimientos y otras intervenciones. Se ha demostrado que envolverlo de distintas maneras y usar otras técnicas de contención mejora la organización fisiológica y conductual durante el pesaje, la succión y los pinchazos en el talón, además de brindarle analgesia (20). Colocar al neonato que recibe ventilación asistida en decúbito prono aumenta la oxigenación, mejora el sueño y disminuye el estrés, en comparación con la posición supina (20, 21a), posiblemente al aumentar los volúmenes pulmonares y las capacidades residuales funcionales (21b). La revisión de Cochrane de 12 ensayos (285 neonatos) que comparó distintas posiciones en neonatos ventilados detectó que el decúbito prono mejoró levemente la oxigenación, pero que no había evidencias respecto de una mejora sostenida en los neonatos que permanecían en esta posición. Un estudio observó una menor colonización bacteriana en los neonatos colocados en posición lateral alternada en comparación con aquellos colocados en posición supina (22).

La posición del neonato también es un factor de riesgo de desarrollo de hemorragia intraventricular. En una revisión bibliográfica basada en evidencias sobre la posición centrada de la cabeza, Malusky y Donze (23) identificaron 11 artículos que cumplían con los criterios de inclusión para la revisión. A pesar de algunas diferencias en las poblaciones de estudio y en los métodos de evaluación, varios estudios demostraron cambios en la irrigación sanguínea cerebral al cambiar de posición (24). Tres estudios detectaron una disminución significativa de la presión intracraneal al colocar a los neonatos con la cabeza centrada (24-26). Los autores de esta revisión llegaron a la conclusión de que se contaba con pruebas para mantener a los neonatos de <32 semanas con la cabeza en centrada (en posición neutral), con la cabecera de la cama elevada 30º, durante las primeras 72 horas de vida.

Presión positiva nasal continua en las vías respiratorias

Una de las estrategias clave para prevenir el barotrauma y las enfermedades pulmonares crónicas es evitar la ventilación mecánica con tubo endotraqueal. Como resultado de este cambio que busca evitar la intubación, ha aumentado drásticamente el uso de estrategias de ventilación no invasiva tales como la CPAP nasal (NCPAP). Atender a los neonatos que reciben CPAP es todo un desafío. Uno de los principales factores que contribuyen al éxito o al fracaso de la NCPAP es el nivel de comodidad y el conocimiento del equipo que brinda la atención (27). Un estudio informó mejoras significativas en el éxito de la NCPAP precoz durante un período de 4 años y reveló una curva de aprendizaje sustancial para todos los profesionales implicados, incluido el personal de enfermería, los terapeutas respiratorios y los médicos. La educación integral y continua incluía información sobre cómo y por qué funciona la CPAP y sobre las complicaciones y la resolución de problemas (28).

Evaluar a los neonatos que reciben NCPAP también implica una evaluación general de su actividad respiratoria, incluidas las retracciones y el esfuerzo respiratorio, los ruidos respiratorios, la oxigenación y los niveles de PCO_2. Si bien puede haber retracciones y niveles de PCO_2 en el rango de los 45 a los 65 mm Hg, si el neonato, en general, parece estar cómodo, puede mantenerse en NCPAP. Los signos de dificultad respiratoria incluyen una $P\ CO_2$ mayor a 65, una demanda de FiO_2 constantemente mayor al 60 % y aumento de las retracciones, la taquipnea y la apnea.

Estos signos pueden indicar que la NCPAP no está funcionando y que podría ser necesario recurrir a la ventilación no invasiva o a la intubación más ventilación asistida. La evaluación de un neonato que recibe CPAP incluye una valoración atenta de las mejillas, del surco nasolabial (o *philtrum*) y de las estructuras nasales en busca de signos de enrojecimiento, eritema o lesiones (29).

Las complicaciones derivadas de la NCPAP incluyen la obstrucción de las vías respiratorias o de las gafas o cánulas, debido a secreciones, así como lesión de la piel y del tabique nasal, distensión abdominal, intolerancia alimentaria y un leve aumento del riesgo de neumotórax y de la enterocolitis necrotizante (30, 31). Es necesaria la auscultación atenta de los ruidos respiratorios, así como prestar atención a los límites de presión en el dispositivo de administración de la CPAP. La distensión abdominal excesiva se resuelve mediante la descompresión gástrica con una sonda orogástrica, si bien esta complicación suele impedir el avance de la alimentación enteral y, como consecuencia, deben realizarse varias radiografías abdominales. Un estudio registró que el vaciado gástrico se produce de manera más precoz en los neonatos que reciben NCPAP (32).

El mantenimiento del flujo continuo y de las presiones de CPAP adecuadas se ve afectado por la posición y la comodidad general del neonato. Las gafas o la mascarilla deben estar correctamente colocadas, y la boca del neonato debe estar cerrada para garantizar el mantenimiento de los niveles de CPAP adecuados. Para disminuir el riesgo de que el neonato desarrolle atelectasias, evite quitarle la mascarilla o las gafas para realizar la atención de rutina durante las primeras 24 a 48 horas y minimice la interrupción de la CPAP siempre que sea posible hasta que el neonato esté listo para el retiro gradual (29).

Uno de los principales desafíos que se enfrentan al atender a los neonatos que reciben NCPAP es la protección del tabique nasal y de las estructuras aledañas frente a la lesión. La lesión de la nariz es más frecuente en los neonatos más prematuros y en aquellos que reciben CPAP durante largos períodos. Los tipos de lesión nasal incluyen el achatamiento de la nariz, enrojecimiento, el ensanchamiento de las narinas y la necrosis de la columela nasal (33, 34). El tabique nasal es frágil, y las interfaces colocadas entre la nariz del neonato y el sistema de CPAP, ya sean gafas o mascarilla, pueden ejercer presión sobre las estructuras nasales. Existen pocos datos sobre el efecto de usar mascarillas de CPAP en neonatos prematuros, si bien muchas UCIN han adoptado el uso de mascarillas alternándolas con cánulas o gafas nasales en pos de disminuir el traumatismo nasal. Es necesario asegurarse de colocar correctamente las gafas en relación con la nariz y reposicionarlas con frecuencia. El dispositivo de CPAP debe estar bien colocado y quedar justo por encima de las cejas del neonato. Las gafas deben ser del tamaño adecuado para alojarse correctamente en las narinas sin ejercer una presión excesiva sobre el tabique y deben colocarse de manera tal que se evite el paso de la circulación sanguínea y se ponga pálida la piel alrededor de la nariz. Las correas deben quedar ajustadas, pero no al punto de dejar marcas en las mejillas.

A pesar de que los profesionales de la salud pueden ser meticulosos durante la atención, puede ocurrir daño tisular en el surco nasolabial o en el tabique nasal (**Figura 28-2**) (35). Se ha demostrado que los «protectores» hidrocoloides ofrecen cierta protección frente al daño (31), pero no previenen todas las lesiones, ya que el problema es, generalmente, la presión, y no la fricción. Una vez que se ha dañado la barrera cutánea, el uso de estos productos podría generar un mayor daño (36). La aplicación de una pomada antibiótica, como la mupirocina, puede ser beneficiosa para disminuir el riesgo de infección a través de esta vía de ingreso.

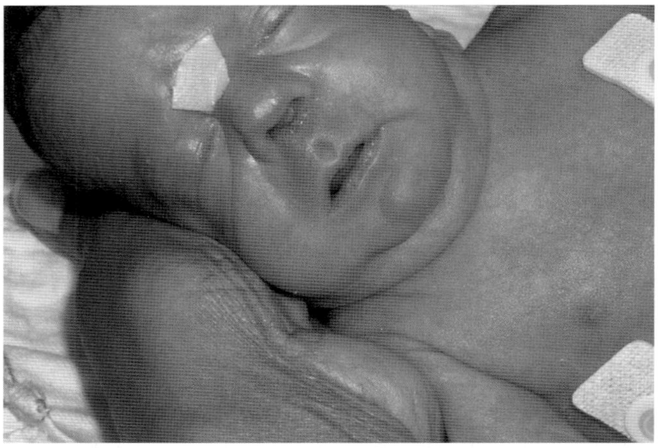

Figura 28-2. Daño provocado por la CPAP nasal.

La administración de oxígeno bajo presión a través de gafas nasales puede ser excesivamente irritante para la mucosa nasal y provocar una mayor producción de secreciones, en especial durante las primeras horas después del inicio del tratamiento (37). El uso de aire templado y humidificado es obligatorio. Si bien, en la actualidad, no existen evidencias empíricas sobre cómo cuidar exactamente las vías respiratorias de los neonatos que reciben NCPAP (38), es necesario succionar las narinas para mantener la permeabilidad. La succión debe basarse en la evaluación del paciente, y no realizarse de manera rutinaria (29, 37). La succión frecuente produce traumatismo de las narinas y la nasofaringe, y puede aumentar el riesgo de infección debido a la lesión de la piel. Otros riesgos de la succión incluyen bradicardia o disrritmias cardíacas. El uso de dispositivos de succión de plástico con puntas redondeadas puede minimizar el traumatismo que puede provocar hemorragias y la inflamación de las mucosas. La instilación de gotas de solución fisiológica o de agua estéril antes de la succión puede ayudar a aflojar las secreciones y a lubricar el catéter (39).

El cambio de posición es fundamental por distintos motivos, entre ellos, los resultados del neurodesarrollo, y se recomienda hacerlo cada 4 a 6 horas (25). El decúbito prono también puede ser beneficioso en los neonatos que reciben NCPAP, ya que estar acostado boca abajo parece ayudar a mantener cerrada la boca del neonato, a disminuir la distensión abdominal y a mantener más calmado al paciente. Ofrecerle un chupete y brindarle contención utilizando distintas técnicas para arroparlo puede ayudar a promover la comodidad y a mejorar la ventilación. El uso de una correa para la barbilla puede evitar la aparición de fugas aéreas y la pérdida de la presión de la CPAP (40).

Ventilación mecánica

Existe una gran variedad de respiradores neonatales en el mercado, y cada uno de ellos ofrece un conjunto particular de propiedades y funciones. Todos los profesionales que atienden al neonato que recibe ventilación mecánica deben comprender el equipo en sí mismo y la interfaz entre el equipo y el neonato. La evaluación atenta del patrón respiratorio del neonato, del movimiento torácico, de la frecuencia respiratoria y de la oxigenación debe realizarse en cada turno y cada vez que se ajusten los parámetros del respirador. Luego, esta información se registra en la historia clínica del paciente, junto con los estudios de diagnóstico (radiografías o gasometrías arteriales) que se le realicen. Existen algunas cuestiones particulares de la ventilación mecánica que deben tenerse en cuenta al atender a neonatos: la seguridad de las vías respiratorias, el desplazamiento y la posición del tubo endotraqueal (TET) y la prevención de la neumonía adquirida por el respirador.

Seguridad de las vías respiratorias

El deslizamiento no programado del TET puede provocar graves complicaciones, como hipoxia aguda, bradicardia y posible daño a la tráquea o la laringe. Los factores relacionados con la extubación no planificada incluyen agitación, succión del TET, el peso, el girar la cabeza del paciente, cintas flojas, TET cortos y la acción de volver a fijar con cinta el TET (41). La incidencia de las extubaciones no programadas informadas en las publicaciones médicas es variable (42), pero es de aproximadamente tres a seis episodios por cada 100 días en el respirador, si bien esta tasa ha disminuido a <1 en las unidades neonatales a través de proyectos de mejora de la calidad (43).

Se han descrito muchas técnicas distintas para asegurar el TET, que van desde pegarlos con agentes adhesivos o barreras de pectina hasta el uso de arcos metálicos o plásticos para evitar que se deslicen (42). Algunos productos que se comercializan en el mercado y que tienen como fin asegurar el TET han incorporado ideas similares. Debido a que todos estos métodos tienen en común el uso de adhesivos, en la sección sobre cuidado de la piel —que sigue más adelante— se ofrece una revisión detallada de cómo aplicar y quitar el adhesivo de la piel del neonato.

Desplazamiento y mala colocación del tubo endotraqueal

La posición del TET puede verse alterada debido a la fijación inadecuada de este, a cambios en la posición del paciente y a la flexión y la extensión de la cabeza. Debido a que la tráquea de los neonatos a término es bastante corta (una media de 57 mm) e incluso más corta en los neonatos prematuros, los movimientos del TET, por más pequeños que sean, pueden provocar su desplazamiento y llevar a que el tubo se deslice hacia el bronquio fuente derecho —si el neonato flexiona la cabeza— o hacia el cuello —si el neonato extiende la cabeza— (**Figura 28-3**) (44, 45). Además de la posibilidad de alterar los parámetros de ventilación y de gasometría arterial y de provocar daño a la tráquea, el desplazamiento del TET puede llevar a malinterpretar la posición de este en las radiografías. La cabeza del neonato debe colocarse con cuidado al tomar las radiografías en una posición «neutral» para evitar la extensión o la flexión. El TET debe colocarse con la abertura biselada hacia el mismo lado que la cabeza para evitar que la ranura quede contra la pared de la tráquea ante un movimiento de la cabeza o un cambio de posición (**Figura 28-4**) (46).

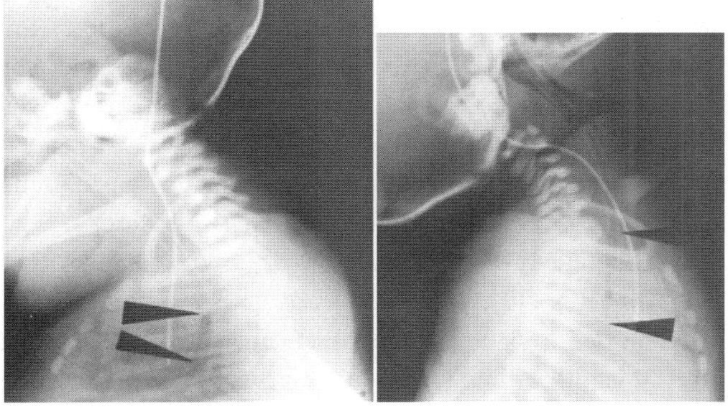

Figura 28-3. Radiografías que muestran los cambios de posición del tubo endotraqueal al cambiar la posición de la cabeza.

Cada UCIN debe desarrollar una práctica estándar que se emplee de manera uniforme para evitar confusión al intubar a los neonatos y al volver a fijar el TET. A pie de

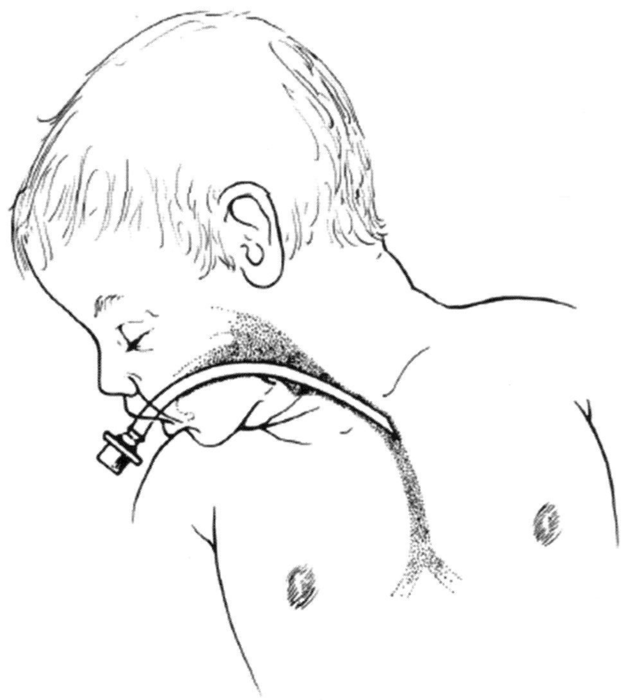

Figura 28-4. Bisel del tubo endotraqueal.

cada cama, debe hacer una ficha que especifique la profundidad a la cual se encuentra insertado el TET y que muestre la marca en centímetros que se encuentra a la altura de los labios del paciente. Debe inspeccionarse la adherencia de la cinta del TET con frecuencia y volver a fijarlo cuando sea necesario para evitar el desprendimiento no programado. Puede incorporarse el monitoreo regular de las extubaciones no planificadas a las auditorías de mejora de la calidad (43).

Succión

La presencia del TET provoca irritación de los tejidos y aumenta las secreciones. Es necesario depurar esta vía respiratoria artificial de manera periódica para mantener la ventilación del neonato. La succión del TET se ha vinculado con distintas complicaciones, como hipoxemia, bradicardia, atelectasias, traumatismo de las vías respiratorias y neumotórax (17). Los efectos adversos sistémicos también son de importancia e incluyen aumento de la tensión arterial, cambios en la presión intracraneal y un aumento del riesgo de infección (17). La succión debe realizarse solamente cuando sea necesario, es decir, cuando los ruidos respiratorios se escuchen húmedos o congestionados, cuando haya secreciones visibles, cuando haya un cambio en la frecuencia y el patrón respiratorios del neonato o cuando el neonato esté bradicárdico, hipóxico o agitado sin causa confirmada (12, 47). Durante la ventilación de alta frecuencia oscilatoria o tipo jet, no siempre resulta evidente cuándo realizar la succión, y algunas unidades de neonatología implementan la succión de rutina cada 4 a 8 horas para los pacientes que reciben ventilación de alta frecuencia (VAF).

Para disminuir el traumatismo de la mucosa traqueal, el catéter de succión debe introducirse a una profundidad medida con anticipación que incluya al TET y al adaptador (2). Durante muchos años, se utilizó solución fisiológica normal para lubricar el TET. Sin embargo, existe la sospecha de que esta solución interfiere con las propiedades inmunitarias innatas de la mucosa de las vías respiratorias (48). Otros estudios informan posibles efectos adversos de la instilación de solución fisiológica sobre la oxigenación (49) y la posibilidad de amplificar las complicaciones de la succión, como los cambios en la presión intracraneal, el traumatismo de la mucosa de las vías respiratorias y la bradicardia (47). Asimismo, se cree que la instilación de solución fisiológica no facilita succionar una mayor cantidad de secreciones y que podría ser un factor de riesgo de neumonía asociada con el respirador al eliminar la biopelícula que se forma en el TET y se continúa hacia las vías respiratorias distales. Dada la posibilidad de efectos adversos y la falta de pruebas que respalden el beneficio de la instilación rutinaria de solución fisiológica por vía nasal, no se recomienda utilizarla (47, 50).

También se han examinado las técnicas de succión, en un intento por determinar cuál es el método de succión menos dañino. Cone y colaboradores (17) compararon la succión de rutina con un procedimiento de dos personas y detectaron que el uso de cuatro manos para realizar la succión produjo un aumento en la saturación de oxígeno durante el período de observación, en comparación con los niveles previos a la succión, y que los neonatos demostraron un mayor estrés y conductas defensivas tras la succión de rutina realizada por una sola persona frente a la realizada por dos.

Los sistemas de succión cerrada (SC) que se colocan en línea con el TET y el circuito del respirador se utilizan actualmente en muchas unidades de neonatología (**Figura 28-5**). Las investigaciones que comparan las prácticas de succión abiertas y cerradas no han arrojado datos concluyentes para determinar qué sistema es mejor. Una revisión de Cochrane evaluó cuatro estudios que utilizaron un diseño cruzado e incluyeron un total de 252 neonatos y detectó una disminución en la cantidad y la gravedad de los episodios de hipoxia y de los casos de bradicardia en neonatos que recibieron SC. Sin embargo, los autores determinaron que las evidencias no eran lo suficientemente sólidas como para recomendar la SC como el único método aceptable para realizar la succión en los neonatos ventilados (51). Otras posibles ventajas de la SC incluyen la facilidad de uso —ya que se necesita una sola persona— y la menor pérdida de los volúmenes pulmonares durante la succión (47). Un estudio de la SC en adultos intubados informó que la pérdida de los volúmenes pulmonares durante la succión se redujo en comparación con la succión abierta, pero que los volúmenes pulmonares teleespiratorios se recuperaron más lentamente en los pacientes succionados con el sistema cerrado frente a aquellos succionados con el sistema abierto. Esto sugiere que los sistemas cerrados podrían no ser completamente neumoprotectores (52).

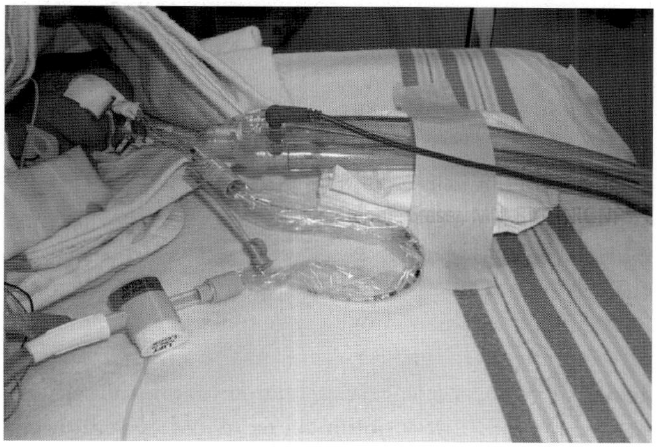

Figura 28-5. Succión cerrada.

Neumonía asociada al respirador

Prevenir las infecciones intrahospitalarias en las UCIN y en otros pacientes hospitalizados, incluida la neumonía asociada al respirador (NAV) y las infecciones por vía hematógena relacionadas con el catéter, es, actualmente, una exigencia de The Joint Commission (anteriormente, la Joint Commission on Accreditation of Healthcare Organizations). Se supone que estas complicaciones se pueden prevenir si los profesionales de la salud toman medidas en la UCIN. Sigue habiendo muchas controversias respecto del diagnóstico de la NAV en los neonatos, y hay pocas pruebas respecto de cómo prevenirla mejor en la UCIN. Uno de los principales desafíos es diagnosticarla. Si bien los Centros para el Control y la Prevención de Enfermedades de los EE. UU. han desarrollado criterios de diagnóstico para los neonatos <1 año, faltan criterios objetivos específicos para la NAV en los neonatos. Además, obtener una muestra profunda de secreciones intrapulmonares, la regla de oro para diagnosticar esta enfermedad en los adultos, es casi imposible en los neonatos (53a).

Los factores de riesgo de desarrollo de la NAV incluyen la prematurez, los días que pasa el neonato con ventilación mecánica, la succión del TET, la necesidad de reintubación, la exposición a antibióticos y el uso de sedación, alimentación o nutrición parenteral, pero los días que pasa con ventilación mecánica es el factor de riesgo más significativo (53b). Si bien la presencia de infecciones por vía hematógena se identifica como un factor de riesgo de NAV, parece ser que la mayoría de las infecciones se atribuyen a fuentes exógenas como las manos de los profesionales de la salud, la biopelícula del TET y la contaminación proveniente del circuito del respirador (54).

Se han desarrollado gran cantidad de pautas de prevención de la NAV para los adultos (55, 56) y, en muchos casos, se han extrapolado a la población neonatal. Algunas estrategias de prevención de la NAR basadas en pruebas empíricas para los neonatos que reciben ventilación asistida incluyen las siguientes: 1) evitar el uso de ventilación mecánica y extubar a los neonatos lo antes posible; 2) evitar las intubaciones repetidas; 3) mantener tubos distintos para la succión del TET y la succión bucal; 4) cambiar el circuito del respirador únicamente cuando esté visiblemente contaminado; 5) no instilar solución fisiológica al succionar el TET; 6) succionar el TET solamente cuando sea necesario; 7) mantener la cabecera de la cama elevada 30º; 8) realizar higiene bucal cada 4 horas; y 9) mantener una correcta higiene de manos. Si bien estas intervenciones aún no se han estudiado en profundidad, muchas UCIN están intentando disminuir su tasa de NAV al combinar intervenciones similares con la esperanza de lograr un posible beneficio (54, 57, 58). La NAV también se analiza en mayor detalle en el **Capítulo 30**.

Ventilación de alta frecuencia

La atención de enfermería de los neonatos que reciben VAF, ya sea VAF oscilatoria o tipo jet, requiere un conjunto particular de conocimiento y destrezas (59, 60). La evaluación de los neonatos que reciben VAF es frecuente y exhaustiva, y difiere de la evaluación rutinaria de enfermería relacionada con la ausencia de respiración corriente. La auscultación busca detectar cambios en el tono de los ruidos respiratorios, ya que los ruidos agudos sugieren presencia de secreciones. No es posible auscultar pulso apical ni detectar la presencia de soplos cardíacos mientras el neonato recibe VAF. Se observa y se palpa el tórax para detectar vibraciones y se emplean otros parámetros que permiten determinar la aptitud de la ventilación. En muchos casos, el estado del neonato mientras recibe VAF puede cambiar muy rápidamente debido tanto a la enfermedad pulmonar de base como al dispositivo que se está empleando. Es posible interrumpir o pausar brevemente el respirador durante la evaluación para auscultar los ruidos de la respiración espontánea y detectar si hay soplos cardíacos. Sin embargo, esto también puede desestabilizar al neonato. Se recomienda coordinación entre los miembros del equipo multidisciplinario durante estos períodos de evaluación, de forma tal que se minimice el tiempo que el paciente pasa fuera de la VAF.

La SC debe usarse para evitar desconectar al neonato del respirador durante la succión. Muchas UCIN utilizan balanzas de cama, pesan a los neonatos con poca frecuencia o simplemente no pesan a los pacientes que reciben VAF para evitar desestabilizar el aparato respiratorio o prevenir la extubación no programada. En función de qué respirador de alta frecuencia se utilice, posicionar y girar al neonato que recibe VAF puede requerir dos personas, una para girar al neonato y otra para desconectar brevemente el circuito del respirador mientras el respirador queda en un lugar fijo. El neonato debe posicionarse con la cabeza alineada con el resto del cuerpo, y no girada hacia un lado. Esto evita la obstrucción al flujo de gas y la interrupción de la ventilación.

Óxido nítrico inhalado

El uso de óxido nítrico inhalado (NOi) actualmente es muy frecuente en los neonatos que reciben ventilación asistida. Originalmente, se autorizó para el tratamiento de la hipertensión pulmonar, pero ahora se utiliza para tratar a neonatos prematuros con DBP (61). La atención de neonatos que reciben NOi incluye el monitoreo atento de la administración de los gases y la prevención de cualquier interrupción a la administración de NOi durante la ventilación manual, el giro, el movimiento o la succión, por lo cual se recomiendan los sistemas de SC. No se ha detectado que el monitoreo de la concentración de metahemoglobina, sugerido en los estudios de neonatos a término tratados con NOi por hipertensión pulmonar (en especial, en los que recibían concentraciones más elevadas), sea necesario en los neonatos prematuros tratados con NOi por DBP (62). Sin embargo, una declaración de consenso emitida por los Institutos Nacionales de la Salud de los EE. UU. no refirió ninguna ventaja con el uso del NOi en neonatos de <34 semanas de gestación (63). El retiro gradual del NOi es necesario incluso en pacientes que no responden al tratamiento debido a la disminución progresiva de la producción de óxido nítrico endógeno del paciente durante el tratamiento con NOi y la posibilidad de desestabilizar a los pacientes con oxigenación y reservas marginales.

Deterioro repentino

En los neonatos ventilados, puede producirse un deterioro repentino como resultado de múltiples factores. La causa del deterioro agudo no siempre es evidente, y, por lo general, se necesitan dos médicos a pie de cama. Una vez que se desconecta al neonato de la ventilación mecánica, se inicia inmediatamente la ventilación manual con un ambú conectado a un manómetro. Se aumenta la FiO_2 hasta que la saturación de oxígeno llegue al rango objetivo del neonato y se auscultan de inmediato los ruidos respiratorios: si son iguales en ambos lados, es probable que el tubo esté bien colocado y libre de obstrucciones; si los ruidos respiratorios son distantes, o si se detecta ingreso de gas en las áreas gástricas acompañado por distensión, o bien se escucha un llanto audible, el TET puede haberse deslizado hacia el esófago. El monitor de CO_2 teleespiratorio o el dispositivo de detección mostrarán ausencia de CO_2 durante la espiración. El TET debe quitarse de inmediato y administrarse ventilación con ambú hasta que se determine que es necesario volver a intubar al neonato. Si se vuelve a colocar, el TET debe asegurarse con cinta al mismo nivel que el tubo anterior, y debe tomarse una radiografía para confirmar que se encuentra en posición correcta.

Si los ruidos respiratorios son más fuertes del lado derecho, el TET puede haberse deslizado hacia el bronquio fuente derecho. Una radiografía de tórax puede confirmar o, quizá, identificar una fuga aérea en el pulmón izquierdo. Si el TET ha ingresado en el bronquio derecho, el pulmón izquierdo o el lóbulo superior del pulmón derecho pueden parecer atelectásicos en la radiografía. El correcto ajuste de la ubicación del TET se determina al medir la posición del tubo mediante la radiografía y, luego, al reposicionarlo y volver a fijarlo en su lugar.

Si el TET está obstruido con secreciones, los ruidos respiratorios pueden estar disminuidos en ambos lados y puede haber una menor elevación de la pared torácica durante la ventilación manual. Inicialmente, se succiona el TET para intentar eliminar las secreciones. Si esta medida no resulta exitosa, se quita el TET y se inicia la ventilación con ambú hasta que se vuelva a colocar el tubo.

Un neumotórax considerable generalmente cursa con cianosis, bradicardia, disminución de la tensión arterial, disminución del pulso y del complejo QRS en el ECG. El punto de máximo impulso del corazón puede alejarse del lado que presenta la fuga aérea, y los ruidos respiratorios pueden estar disminuidos o ausentes en el lado afectado. El diagnóstico de neumotórax puede confirmarse con transiluminación del tórax mediante una fuente de luz de fibra óptica de alta densidad o una radiografía de tórax. Cuando el neonato esté muy comprometido, podría ser necesario descomprimir el tórax mediante aspiración con aguja antes de confirmar el diagnóstico por radiografía. Una vez evacuado el aire y estabilizado el paciente, se introduce el tubo torácico y se conecta a un sistema de drenaje para eliminar el aire.

CUIDADO GENERAL DEL NEONATO

Los neonatos que requieren atención en la UCIN, en especial aquellos que están tan enfermos que necesitan ventilación asistida, deben recibir una evaluación experta y una atención continua. Las enfermedades respiratorias, con el potencial de producir episodios de hipoxemia, predisponen a los neonatos a complicaciones como retinopatía del prematuro, enterocolitis necrotizante, infecciones y enfermedades pulmonares crónicas. Optimizar el entorno del neonato para disminuir la probabilidad de complicaciones constituye una parte importante de la atención de estos neonatos. Las cuestiones que requieren particular atención son el control de la temperatura, la nutrición, el cuidado de la piel, la analgesia y el cuidado para el desarrollo.

Inestabilidad térmica

Tanto la hipertermia como la hipotermia colocan al neonato en riesgo de sufrir complicaciones. La hipertermia es más probable que sea yatrogénica, como resultado de fuentes exógenas de calor —muchas capas de ropa o sábanas, temperatura elevada de la incubadora o calor radiante excesivo—. La hipertermia aumenta la tasa metabólica del neonato y produce taquicardia, taquipnea, mayor consumo de oxígeno y pérdida aumentada de agua insensible, y menor aumento de peso (64).

Debido a la elevada relación área de superficie-peso corporal y a la incapacidad de generar calor a través de los escalofríos, todos los neonatos son más susceptibles a la hipotermia en comparación con los bebés más grandes. El riesgo de hipotermia se acentúa en los neonatos prematuros, ya que presentan un tejido subcutáneo limitado, menores depósitos de adipocitos pardos y menor tono y actividad muscular. Las pérdidas de calor por evaporación son mayores en los neonatos de muy bajo peso al nacer (MBPN) como resultado de la fina capa de epidermis.

Se ha demostrado que la hipotermia aumenta el riesgo de morbimortalidad, en especial en los neonatos de MBPN. En un estudio de 5277 neonatos con pesos al nacer de entre 401 y 1499 g, la temperatura al momento de la admisión estuvo inversamente relacionada con la mortalidad, con un 28 % de aumento en la mortalidad por cada disminución de 1 °C (65). Un estudio más reciente de 1764 neonatos nacidos entre las 22 y las 33 semanas de gestación demostró un aumento de 1,64 veces en las muertes neonatales de neonatos admitidos con temperaturas <36 °C (66). La sobrecarga que provoca el estrés térmico por frío produce un aumento en el consumo de oxígeno y un mayor riesgo de empeoramiento de la dificultad respiratoria, la hipoxemia, la hipoglucemia y la acidosis metabólica (64). La hipotermia prolongada retrasa el crecimiento posnatal, ya que las calorías se utilizan para producir calor, y no para aumentar de peso.

El monitoreo atento de la temperatura debe realizarse en todos los neonatos, en especial en los que presentan un mayor riesgo de hipotermia. Asegurar un entorno normotérmico es fundamental para minimizar el consumo de oxígeno y el gasto calórico. Puede brindarse soporte térmico adicional mediante el uso de incubadoras de pared doble o calentadores radiantes servocontrolados. Se recomienda aumentar la humedad en casos de neonatos de MBPN como método para disminuir la pérdida de calor por evaporación a través de la piel. Pueden usarse bolsas o envolturas de polietileno en estos neonatos inmediatamente después de nacer, en la sala de partos, para disminuir la pérdida de calor por evaporación y por convección (67).

Nutrición

Se reconoce claramente que el retraso en el crecimiento posnatal perjudica los resultados del neurodesarrollo a largo plazo en los neonatos prematuros (68-70). Asimismo, el crecimiento deficiente tras el parto en los neonatos de bajo peso al nacer se ha destacado como un factor de riesgo de retinopatía del prematuro (71) y se ha vinculado con el desarrollo de afecciones de aparición durante la vida adulta, como diabetes y enfermedades cardiovasculares (72-74). El aumento del trabajo respiratorio, frecuente en los neonatos con enfermedades respiratorias, aumenta el consumo calórico y puede impedir la ingesta oral adecuada de nutrientes. Se ha identificado al crecimiento adecuado como una estrategia de peso para mitigar el riesgo de DBP (75-77).

Lograr tasas de crecimiento adecuadas en los neonatos prematuros es todo un desafío por diversos motivos. La mayoría de los depósitos de grasa y energía se forman durante el tercer trimestre, lo cual deja a los neonatos prematuros con reservas calóricas limitadas al momento del parto. Al mismo tiempo, estos neonatos generalmente presentan una demora para lograr la ingesta adecuada de nutrientes y pueden tener períodos de desnutrición relativa relacionados con la intolerancia a la alimentación o con la restricción de líquidos. Los neonatos prematuros y enfermos también requieren una mayor cantidad de calorías para la reparación tisular, la generación de calor y el trabajo respiratorio. La nutrición óptima precoz en los neonatos de MBPN es un componente clave para prevenir la restricción del peso posnatal y sus complicaciones relacionadas. Las estrategias para optimizar la nutrición incluyen la nutrición parenteral precoz con un aporte adecuado de proteínas y lípidos; una ingesta proteica adecuada mediante nutrición parenteral hasta que la alimentación por vía oral alcance los niveles deseados; alimentaciones enterales mínimas desde el primer día de vida; aumento de las alimentaciones a una tasa de 20 ml/kg/día; uso de leche materna de la propia madre o de una donante; y fortificación adecuada de las calorías y los nutrientes a partir de que la alimentación por vía oral alcance los 60 a 100 ml/kg/día (78-80). Las tasas de crecimiento deben monitorearse atentamente y realizarse ajustes individuales si no se logran las esperadas.

Cuidado de la piel

En los neonatos prematuros, la capa más externa de la epidermis de la piel, el estrato córneo, es histológicamente más fina, y las fibrillas que conectan las dos capas superiores de la piel, la epidermis y la dermis, son menos y están más espaciadas en comparación con los neonatos a término (81). Por lo tanto, los neonatos prematuros son más vulnerables a sufrir lesiones cutáneas y desgarro de la epidermis. Los factores de riesgo de las lesiones cutáneas incluyen edad gestacional menor a 32 semanas, edema y aplicación de adhesivos sobre la piel para fijar tubos, vías y equipos de monitoreo. Si bien las úlceras de decúbito son muy poco frecuentes en los neonatos, ocasionalmente pueden aparecer en las orejas o en el occipucio de los neonatos en estado crítico que reciben VAF u oxigenación por membrana extracorpórea, a menos que se los cambie de posición de manera frecuente y se utilicen almohadas o colchones de gel.

La evaluación de los neonatos prematuros debe incluir la inspección frecuente de la piel respecto del color, la perfusión, la turgencia y la presencia de edemas, puntos de presión y signos de lesión. Una rotura en la piel es un factor de riesgo de sepsis, y debe prestarse atención para prevenir daños a la piel. A los neonatos en estado crítico se les debe limpiar la piel cuando esté sucia, pero los baños completos se deben reservar para los neonatos más estables. Para evitar que la piel se seque, deben usarse jabones con pH neutral con moderación. Cualquier producto que se aplique sobre la piel debe evaluarse para determinar si contiene colorantes, perfumes o sustancias secantes, así como también se debe evaluar la posible absorción de principios químicamente activos. Los emolientes no se utilizan de manera rutinaria en algunas UCIN debido al riesgo de infección (82), pero podrían ser necesarios si la piel del neonato está seca y agrietada. Nuevamente, se debe tener cuidado de elegir productos que hayan sido probados en la población neonatal.

El uso de productos para la antisepsia de la piel antes de realizar intervenciones invasivas, como la colocación de catéteres o vías intravenosas, o pinchar los talones para tomar muestras de sangre, constituye una parte importante de la prevención de infecciones. La mayoría de los productos antibacterianos son potencialmente dañinos para la frágil piel de los neonatos prematuros. Los productos que contienen alcohol secan la piel, mientras que los que contienen yodo pueden absorberse y provocar complicaciones sistémicas. Los antisépticos tópicos deben estar aprobados para uso en neonatos y deben quitarse de la piel después de la intervención con agua estéril (12).

Aplicación y eliminación de adhesivos

En los neonatos prematuros, los efectos traumáticos de la eliminación de adhesivos que se han registrado incluyen disminución de la función de barrera, aumento de la pérdida de agua a través de la piel, eritema y desgarro de la piel (83, 84). No se recomiendan solventes para quitar adhesivos en los neonatos, ya que contienen derivados de hidrocarburos o destilados de petróleo que son potencialmente tóxicos si se absorben. Se ha informado irritación y lesión de la piel relacionadas con el uso de un solvente en un neonato prematuro (84). Las barreras cutáneas a base de pectina, como HolliHesive y DuoDerm, se utilizan entre la piel y el adhesivo y se moldean sin problemas en las superficies curvas sin perder la adhesividad en las áreas húmedas. Si bien los estudios inicialmente describieron menos traumatismos visibles en la piel gracias a la utilización de barreras de pectina (81), un estudio que utilizó mediciones indirectas de la función de barrera de la piel detectó que las barreras de pectina provocaban un grado de traumatismo similar al de la cinta plástica (83). A pesar de este hallazgo, las barreras de pectina y otros productos adhesivos hidrocoloides similares se siguen usando en las UCIN debido a que se moldean correctamente en las superficies curvas y se adhieren incluso en presencia de humedad.

El uso de aglutinantes, como la tintura de benzoína o el Mastisol, aumentan la adherencia de los adhesivos y pueden provocar desgarros y daños en la piel debido a que provocan que el adhesivo se adhiera a la epidermis con una fuerza mayor que la unión frágil entre la epidermis y la dermis, en especial en los neonatos prematuros. Se ha demostrado que un protector cutáneo fabricado con un polímero plástico sin alcohol, el Cavilon (3M, St. Paul [Minnesota]), disminuye el daño mensurable provocado por los adhesivos en los adultos (85) y las lesiones visibles en los neonatos (86). Está aprobado para uso en neonatos mayores de 30 días de vida (87). El efecto de las aplicaciones repetidas de películas de barrera sobre la adherencia o sobre la eficacia en entornos húmedos no se ha estudiado al momento de redacción de esta obra.

Se puede evitar el traumatismo provocado por los adhesivos al minimizar el uso de cinta siempre que sea posible, colocar algodón sobre la cinta para disminuir la adherencia y usar adhesivos de hidrogel para los electrodos. Sin embargo, los adhesivos de hidrogel no resultan adecuados para fijar dispositivos de soporte vital como los TET. Demorarse en quitar la cinta puede ser útil, ya que muchos adhesivos pierden adherencia a la piel después de 24 horas. Se deben quitar los adhesivos lentamente y con cuidado, utilizando bolitas de algodón embebidas en agua, tirando del adhesivo de forma paralela a la superficie de la piel y doblando el adhesivo sobre sí mismo (83). También puede ser más sencillo quitar los adhesivos utilizando emolientes o aceite mineral si no es necesario volver a aplicar adhesivos en el mismo lugar.

Úlceras de decúbito y desgarro de la piel

Si bien la incidencia de las lesiones isquémicas relacionadas con las úlceras de decúbito es baja en los pacientes de las UCIN en comparación con los adultos, los neonatos en riesgo de sufrir estas complicaciones incluyen aquellos que reciben VAF y oxigenación por membrana extracorpórea debido a que son más difíciles de girar y de mover. Asimismo, generalmente están en estado crítico y pueden estar hipotensos, lo cual puede generar hipoperfusión de los tejidos periféricos. También pueden presentar edemas debido a fugas capilares y podrían requerir la reposición excesiva de líquidos o hemoderivados para mantener la tensión arterial. Los medicamentos paralizantes, como el pancuronio y el vecuronio, o los niveles de sedación elevados generan un tono deficiente y una disminución del movimiento (88), lo cual también aumenta el riesgo de desgarro de la piel.

Los lugares en los que se producen las úlceras de decúbito en los neonatos que reciben ventilación asistida son el occipucio de la cabeza y las orejas debido al peso de la cabeza del neonato en comparación con el cuerpo. Asimismo, el circuito conectado a los TET generalmente está fijado para evitar el desplazamiento del tubo; por lo tanto, el neonato no puede girar ni mover la cabeza por sí solo (89).

La prevención de las úlceras de decúbito en la cabeza y las orejas implica el uso de superficies que alivien los puntos de presión. Estas incluyen colchones o almohadas de agua, o bien colchones, almohadas o cuñas de aire (90) y gel que equiparen la presión alrededor de la cabeza y las orejas. Girar al neonato cada un mínimo de 4 horas es necesario, junto con una inspección atenta de las superficies cutáneas. Incluso si no es posible girarlo de lado a lado, será útil levantarle la cabeza, los hombros y las caderas, así como brindar soporte a estas zonas con superficies que disminuyan la presión. Una vez que se produce una úlcera de decúbito, es necesario cuidar la herida utilizando técnicas y principios de curación húmeda (88, 91, 92).

Analgesia

Existen distintas intervenciones que disminuyen el dolor y la agitación en los pacientes de la UCIN. Es importante implementar estrategias para prevenir y controlar el dolor y la agitación en los neonatos. Se ha demostrado que la exposición a intervenciones dolorosas en los neonatos a término sanos produce una hiperanalgesia a corto plazo (93). La exposición repetida al estrés y al dolor en el período neonatal tiene efectos perjudiciales a largo plazo, incluida la disminución de la sustancia blanca cerebral, un menor crecimiento de los lóbulos parietal y temporal y una organización cerebral deficiente (94, 95). Estudios adicionales han demostrado que la exposición repetida al dolor de manera precoz en los neonatos prematuros produce una deficiencia en las funciones cognitivas y motoras a los 8 y 18 meses de edad corregida y una alteración en los patrones de las ondas de la corteza cerebral en el cerebro en reposo de niños en edad escolar (96, 97).

La estrategia principal y más importante debe ser disminuir la cantidad de intervenciones dolorosas (**Tabla 28-3**). Se ha demostrado que el método de la madre canguro (98), el rodear al neonato con las manos (99, 100) y arroparlo (101) disminuyen la agitación y las respuestas al dolor frente a intervenciones que provocan un dolor agudo, y pueden ser estrategias auxiliares útiles para el manejo del dolor constante (102).

Se ha demostrado que la sacarosa por vía oral disminuye el llanto en los neonatos durante intervenciones dolorosas, como el pinchazo en el talón para toma de muestras de sangre. Mojar el chupete en sacarosa también ha demostrado ser útil para disminuir significativamente las respuestas al dolor en los neonatos prematuros (101). Sin embargo, existen controversias respecto de la eficacia y de los efectos a largo plazo de administrar dosis repetidas de sacarosa (103).

La administración rutinaria de opiáceos y sedantes en los neonatos ventilados sigue siendo controversial (102). Se ha informado que el uso de opiáceos en los neonatos ventilados durante las intervenciones de rutina mejora la oxigenación y la estabilidad de la tensión arterial (104) y es el tratamiento más eficaz del dolor moderado a intenso (6). Sin embargo, los opiáceos pueden interferir con el propio esfuerzo respiratorio del neonato y prolongar el destete de la ventilación asistida (6, 105). En un ensayo aleatorizado de gran envergadura, no se observaron beneficios con la administración continua de morfina en neonatos prema-

Tabla 28-3. Estrategias para minimizar el estrés y la hiperestimulación en el neonato.

- Arroparlo o contenerlo para fomentar la posición flexionada.
- Colocarlo en decúbito prono, con los brazos y las rodillas flexionadas, o de costado, con las manos en el centro.
- Moverlo lentamente durante el cambio de posición y contener las extremidades para evitar el reflejo de abrazo.
- Evitar la hiperextensión del cuello o de los brazos.
- Coordinar las actividades de atención para disminuir la manipulación y las interrupciones del sueño.
- Brindarle atención durante los momentos en los que esté despierto, y no según un cronograma fijo.
- Antes de manipularlo, llevarlo a un estado de alerta calma al hablarle en voz baja y tocarlo suavemente.
- Disminuir el ruido del entorno en la unidad.
- Implementar períodos de «descanso» en cada turno, con las luces bajas y el ruido al mínimo.
- Cubrir la incubadora para disminuir la exposición a las luces brillantes.
- Si el neonato está clínicamente estable, vestirlo y arroparlo.

(Datos tomados de Koszarek K, Ricouard D. «Nursing assessment and care of the neonate in acute respiratory distress». En: Fraser D (editor). *Acute Respiratory Care of the Neonate* (3.ª edición). Petaluma (California): NICU INK Books; 2012. pp. 65-108.

turos ventilados (106). Una revisión sistemática de 13 estudios que incluyeron a más de 1500 neonatos detectó que hay pruebas insuficientes para recomendar el uso rutinario de opiáceos en los neonatos que reciben ventilación mecánica, ya que las escalas de dolor no disminuyeron durante el tratamiento, y la morfina no disminuyó los efectos adversos (muerte, hemorragia intraventricular y leucomalacia periventricular) (107).

Asimismo, no se ha determinado el perfil de seguridad de la morfina en los neonatos prematuros. Un análisis secundario de neonatos en el ensayo NEOPAIN detectó que la circunferencia de la cabeza y el peso corporal a los 5 a 7 años de edad fueron menores/inferiores en los neonatos prematuros tratados con morfina que en los neonatos que recibieron un placebo (108).

El síndrome de abstinencia a los opiáceos (SAO) es un riesgo si se administran dosis elevadas de opiáceos durante un período prolongado. En un estudio de 19 neonatos que recibieron fentanilo durante al menos 24 horas, se observaron síntomas de abstinencia en el 53 %. Las dosis elevadas y la mayor duración de la administración aumentaron la probabilidad del síndrome de abstinencia (109). Los signos del SAO incluyen irritabilidad, taquipnea, nerviosismo, aumento del tono, vómitos, diarrea, estornudos, hipo y abrasiones cutáneas, y pueden observarse si se interrumpe la administración de opiáceos demasiado rápido (110). La interrupción abrupta de los opiáceos debe evitarse, y en estos neonatos debe disminuirse la administración de manera gradual, lenta y planificada. El monitoreo de los signos de abstinencia también debe formar parte del plan de retiro gradual.

El uso óptimo de los medicamentos se logra al usarlos con criterio, tomando en cuenta el estadio de la enfermedad, los objetivos terapéuticos y las características individuales del neonato. También deben contemplarse otras causas de agitación, como la ventilación inadecuada. En muchos casos, la comodidad del paciente suele ser el mejor indicador de la aptitud del modo de ventilación elegido, quizá más útil incluso que la gasometría arterial. La respuesta del neonato a todas las intervenciones debe evaluarse y registrarse. La comunicación clara entre los miembros del equipo de salud es fundamental para lograr un manejo adecuado del dolor y limitar los posibles efectos secundarios de los analgésicos.

Cuidado para el desarrollo

El entorno de la UCIN está siempre muy iluminado, es ruidoso e hiperestimulante para los neonatos prematuros o enfermos que podrían no tener la capacidad de tolerarlo. El trabajo fundamental de Heidelise Als (111) sentó las bases para comprender la adaptación del neonato como una integración de los sistemas fisiológicos y conductuales. La incapacidad de lidiar con los estímulos del entorno produce respuestas disfuncionales autónomas, motoras y del estado. La capacidad de lidiar con los estímulos tales como la luz, el ruido, el tacto y el dolor es inversamente proporcional a la edad gestacional, ya que a los neonatos muy prematuros les faltan los mecanismos autorregulatorios que fomentan la estabilidad. Diversos estudios han examinado distintas intervenciones destinadas a modificar el entorno de la UCIN a fin de promover el desarrollo óptimo de los neonatos prematuros. Se han realizado intentos por revisar sistemáticamente las intervenciones de cuidado para el desarrollo, pero han quedado truncos debido a una falta de coherencia entre ellas. Estudios que evaluaron intervenciones individuales han demostrado ciertos beneficios. Sin embargo, la evaluación de un grupo más amplio de intervenciones, tales como el Programa de Evaluación y Cuidado Individualizado para el Desarrollo Neonatal, no han podido demostrar beneficios a largo plazo (112). A pesar de la falta de beneficios claros a largo plazo provenientes de un programa formal de cuidado para el desarrollo, hay una gran cantidad de publicaciones médicas que demuestran los efectos nocivos del estrés, incluido el ruido y la manipulación excesivos (113-115). Un plan de atención integral para los neonatos de MBPN debe incluir estrategias que fomenten el sueño ininterrumpido, disminuyan las intervenciones estresantes y fomenten la autorregulación al asegurarse que esté en una posición cómoda, el fomento de la succión no nutritiva y el hábito de llevarse la mano a la boca. Debe enseñarse a los padres a reconocer las señales de afecto y de rechazo que muestra el neonato y se los debe alentar a modificar sus interacciones en función de la etapa de desarrollo de su hijo.

Método de la madre canguro

El método de la madre canguro aporta beneficios significativos tanto para los neonatos como para sus padres. Los beneficios a corto plazo incluyen la estabilización de la frecuencia cardíaca, la saturación de oxígeno y los patrones respiratorios (116), la mejora de los ciclos de sueño y vigilia (116, 117), el aumento de la tasa de crecimiento, la disminución de la respuesta al dolor (98, 119), el aumento en la duración de la lactancia y un mayor vínculo con la madre (116). Los beneficios a largo plazo del método de la madre canguro aún no se han determinado con claridad, pero los beneficios a corto plazo pueden tener un efecto positivo sobre los resultados del neurodesarrollo al influir sobre el desarrollo cerebral en períodos críticos. El método de la madre canguro en la UCIN es importante para disminuir el estrés de los padres y facilitar la creación del vínculo entre ellos y el neonato (120-122).

El método de la madre canguro puede hacerse con los neonatos ventilados (**Figura 28-6**) y constituye una parte importante de la atención orientada a la familia. Un estudio prospectivo de 53 neonatos prematuros con un peso medio de 1253 g (rango de 631 a 1700 g), incluidos 5 neonatos ventilados, detectó que los neonatos permanecían clínicamente estables y tenían un intercambio gaseoso más eficiente, además de que no presentaban riesgo de hipotermia, incluso en aquellos que pesaban menos de 1000 g (123). Las cuestiones prácticas durante el método de la madre canguro incluyen técnicas de traslado de la cama o incubadora al padre/madre, la elección de sillas cómodas para los padres y el neonato, y el monitoreo mientras el padre o madre cargan al neonato. Las técnicas de traslado incluyen mover con cuidado al bebé hasta el padre/madre sentados o hacer que el padre/madre estén parados mientras se le coloca al neonato sobre el pecho. Luego, el padre/madre se sientan lentamente en la silla con el neonato a upa. Otras unidades de neonatología han invertido en una sala especial o en sillones reclinables que pueden elevarse hasta el nivel de la incubadora, lo cual ofrece una manera práctica para que el padre/madre se relajen si sostienen al neonato durante períodos prolongados. Es necesario el monitoreo continuo de la frecuencia cardíaca, la oxigenación y la temperatura de la piel para determinar la tolerancia de cada neonato durante este método. El monitoreo atento de todos los parámetros fisiológicos también es necesario durante el método de la madre canguro para evaluar la respuesta de cada neonato a esta experiencia tan importante y para determinar si es necesaria la intervención de enfermería.

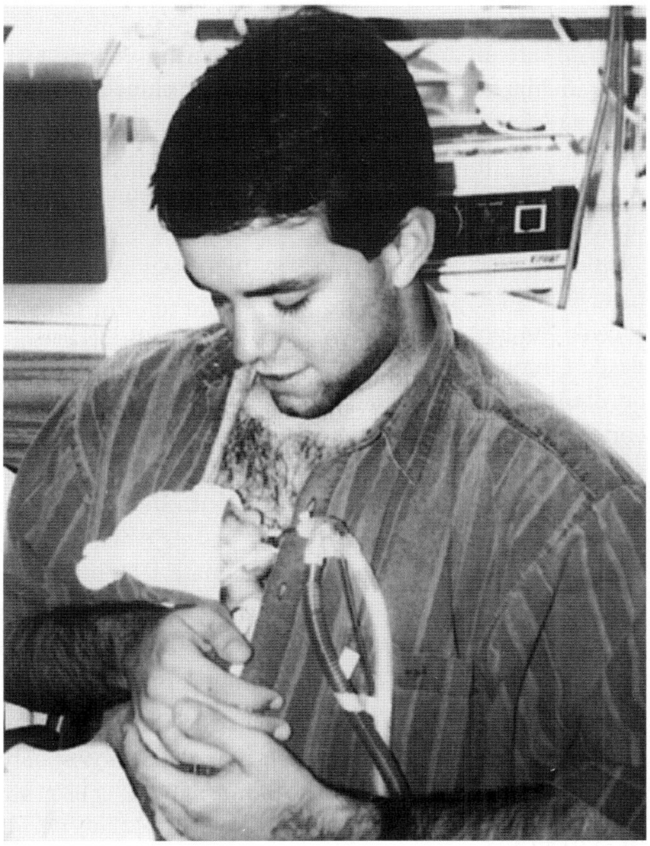

Figura 28-6. Padre sosteniendo a su hijo con el método de la madre canguro.

El nivel de conocimiento y de aceptación del método de la madre canguro entre el personal de enfermería y otros profesionales del equipo de salud se ha identificado como una barrera en su implementación (121, 124). Deberían adoptarse programas educativos para aumentar el conocimiento y la aceptación en pos de aumentar el uso de este método para los neonatos que reciben ventilación mecánica.

CUIDADO DE LA FAMILIA

Brindar apoyo a la familia es responsabilidad de todos los miembros del equipo de salud, y la familia debe considerarse parte integral del equipo. La mayoría de las UCIN han adoptado un enfoque de atención orientada a la familia (AOF) en la atención neonatal que reconoce la importancia de integrar a los familiares en las decisiones de salud. La AOF se basa en los principios de participación y alianza que provienen de brindarles a los familiares la posibilidad de participar en la atención de su hijo (125). Brindarles a los padres acceso ilimitado a la unidad, permitirles participar en el cuidado de su hijo y mantener una comunicación fluida con ellos son los principios básicos de la AOF (126).

Tener un hijo que requiere atención en la UCIN es un suceso extremadamente angustiante para los padres y el resto de la familia. Es importante reconocer los efectos de tener un hijo hospitalizado en la unidad de cuidados intensivos y reconocer la influencia social y cultural que podría moldear la forma en que los padres lidian con la situación y se comunican. La verdadera AOF se centra en una relación de confianza entre los padres y los miembros del equipo de salud. Esa relación de confianza comienza con una comunicación fluida y honesta.

Debe comenzar a lograrse esa alianza con los padres desde el momento en que se identifica que el embarazo es de alto riesgo. Brindarles información y la oportunidad de conocer a los miembros del equipo ayuda a aumentar la consciencia y la aceptación de los familiares antes de tener que enfrentar la situación tan traumática de que su hijo sea hospitalizado en la UCIN. Los padres deben recibir orientación sobre la unidad, así como materiales impresos (y, a veces, en formato audiovisual) que puedan consultar. Los materiales deben incluir una descripción general de las políticas de visitas, una presentación de los miembros del equipo de salud e información de contacto. Este material impreso es el lugar ideal para reforzar el papel tan importante que desempeñan los padres con funciones tales como la lactancia, la participación en el método de la madre canguro y la ayuda en la atención de su hijo. En muchas unidades, los padres tienen la oportunidad de participar en las rondas de visita médica al pie de la cama de su hijo o de reunirse con el equipo en forma regular para analizar la atención de su hijo. Si están disponibles, los grupos de padres o de apoyo de pares son un recurso invaluable, en especial para las familias que no cuentan con más familiares en la zona (127).

Cada familia tiene fortalezas y debilidades particulares, así como distinta capacidad de lidiar con una situación de crisis. Comprender la dinámica familiar y las estrategias de afrontamiento ayudará a los profesionales a adaptarse a la situación de la familia y a trabajar juntos para desarrollar la capacidad de brindarle atención al neonato de la familia.

RESUMEN

En conclusión, la atención cotidiana de los neonatos que reciben ventilación asistida implica un conocimiento que va más allá de la anatomía, la fisiología y la tecnología respiratorias. La atención de estos neonatos requiere un conocimiento avanzado de múltiples aparatos y sistemas orgánicos, precisión en la atención y creatividad a la hora de resolver los problemas. Para lograr buenos resultados, también es fundamental prestar atención al cuidado para el desarrollo y la AOF durante este período vulnerable de los neonatos y sus familias.

REFERENCIAS

1. B.J. Wheeler: Health promotion of the newborn and family. M.J. Hockenberry D. Wilson Wong's Nursing Care of Infants and Children. 2011 Elsevier Philadelphia 227-278
2. T.D. Soltau, W.A. Carlo: Respiratory system. C. Kenner J. Lott Comprehensive Neonatal Care: An Interdisciplinary Approach. 5th ed. 2014 Springer Publishing New York 131-151
3. A.J. Rohan: The utility of pain scores obtained during "regular reassessment process" in premature infants in the NICU. J Perinatol. 34 (7):5 2014
4. E. Cignacco, J. Hamers, R.A. van Lingen, et al.: Neonatal procedural pain exposure and pain management in ventilated preterm infants during the first 14 days of life. Swiss Med Wkly. 139 (15-16):226-232 2009 19418306
5. L.G. Maxwell, C.P. Malavolta, M.V. Fraga: Assessment of pain in the neonate. Clin Perinatol. 40 (3):457-469 2013 23972751
6. R.W. Hall, K.J. Anand: Pain management in newborns. Clin Perinatol. 41 (4):895-924 2014 25459780
7. L.A. Hatfield, E.A. Ely: Measurement of acute pain in infants: a review of behavioral and physiological variables. Biol Res Nurs. 17 (1):100-115 2015 25504956
8. M. Bizzarro, F. Li, K. Katz, et al.: Temporal quantification of oxygen saturation ranges: an effort to reduce hyperoxia in the neonatal intensive care unit. J Perinato. 34:33-38 2014
9. SUPPORT Study Group of the Eunice Kennedy Shriver NICHD Neonatal Research Network W.A. Carlo, N.N. Finer, et al.: Target ranges of oxygen saturation in extremely preterm infants. N Engl J Med. 362:1959-1969 2010 20472937
10. L. Askie: Optimal oxygen saturations in preterm infants: a moving target. Curr Opin Pediatr. 25 (2):188-192 2013 23399572
11. O.D. Saugstad, D. Aune: Optimal oxygenation of extremely low birth weight infants: a meta-analysis and systematic review of the oxygen saturation target studies. Neonatology. 105 (1):55-63 2014 24247112

12. K. Koszarek, D. Ricouard: Nursing assessment and care of the neonate in acute respiratory distress. D. Fraser Acute Respiratory Care of the Neonate. 3rd ed. 2012 NICU INK Books Petaulma, CA 65-108
13. J. Armbruster, B. Schmidt, C. Poets: Nurses' compliance with alarm limits for pulse oximetry. J Perinatol. 30:531-534 2010 20010614
14. Joint Commission: Sentinel Event Issue 50: Medical Device Alarm Safety. 2013 The Joint Commission Oakbrook Terrace, IL
15. L.C. Chow, K.W. Wright, A. Sola: Can changes in clinical practice decrease the incidence of severe retinopathy of prematurity in very low birth weight infants?. Pediatrics. 111:339-345 2003 12563061
16. C. Britto, P. Rao, S. Nesargi, et al.: Pain: perception and assessment of painful procedures in the NICU. J Trop Pediatr. 60 (6):422-427 2014 25053125
17. S. Cone, R. Pickler, M. Grap, et al.: Endotracheal suctioning in preterm infants using four-handed versus routine care. J Obstet Gynecol Neonat Nurs. 42 (1):92-104 2013
18. J.-J. Liaw, L. Yang, K.-W. Wang, et al.: Non-nutritive sucking and facilitated tucking relieve preterm infant pain during heel-stick procedures. Int J Nurs Stud. 49 (3):300-309 2012 22001561
19. L. Badr: Pain in premature infants: what is conclusive evidence and what is not. Newborn Infant Nurs Rev. 13 (2):82-86 2013
20. E. Byrne, J. Garber: Physical therapy intervention in the neonatal intensive care unit. Phys Occup Ther Pediatr. 33 (1):75-110 2013 23311523
21. a. T. Jarus, O. Bart, G. Rabinovich, et al.: Effects of prone and supine positions on sleep state and stress responses in preterm infants. Inf Behav Dev. 34 (2):257-263 2011
b. L. Gattinoni, P. Taccone, E. Carlesso: Prone position in acute respiratory distress syndrome: rationale, indications, and limits. Am J Resp Crit Care Med. 188 (11):1286-1293 2013
22. A. Balaguer, J. Escribano, M. Figuls: Infant position in neonates receiving mechanical ventilation. Cochrane Database Syst Rev. 3:CD003668 2013 23543520
23. S. Malusky, A. Donze: Neutral head positioning in premature infants for intraventricular hemorrhage prevention: an evidence-based review. Neonat Netw. 30 (6):381-396 2011
24. G. Ancora, E. Maranella, A. Aceti, et al.: Effect of posture on brain hemodynamics in preterm newborns not mechanically ventilated. Neonatology. 97 (3):212-217 2010 19887848
25. F. Cowan, M. Thoresen: Changes in superior sagittal sinus blood velocities due to postural alterations and pressure on the head of the newborn infant. Pediatrics. 75 (6):1038-1047 1985 3889817
26. R.N. Goldberg, A. Joshi, P. Moscoso, et al.: The effect of head position on intracranial pressure in the neonate. Crit Care Med. 11 (6):428-430 1983 6851599
27. R. Diblasi: Nasal continuous positive airway pressure (CPAP) of the newborn infant. Respir Care. 54 (9):1209-1235 2009 19712498
28. H. Aly, J.D. Milner, K. Patel, et al.: Does the experience with the use of nasal continuous positive airway pressure improve over time in extremely low birth weight infants?. Pediatrics. 114:697-702 2004 15342841
29. L. McCoskey: Nursing care guidelines for prevention of nasal breakdown in neonates receiving nasal CPAP. Adv Neonat Care. 8 (2):116-124 2008
30. K.R. Jatana, A. Oplatek, M. Stein, et al.: Effects of nasal continuous positive airway pressure and cannula use in the neonatal intensive care unit setting. Arch Otolaryngol Head Neck Surg. 136 (3):287-291 2010 20231649
31. K.M. Newnam, J.M. McGrath, T. Estes, et al.: An integrative review of skin breakdown in the preterm infant associated with nasal continuous positive airway pressure. J Obst Gyn Neonat Nurs. 42 (5):508-516 2013
32. H. Aly, A. Massaro, T. Hammad, et al.: Early nasal continuous positive airway pressure and necrotizing enterocolitis in preterm infants. Pediatrics. 124 (1):205-210 2009 19564301
33. V. Buettiker, M.I. Hug, O. Baenziger, et al.: Advantages and disadvantages of different nasal CPAP systems in newborns. Intensive Care Med. 30 (5):926-930 2004 15042289
34. C. Fischer, V. Bertelle, J. Hohlfeld, et al.: Nasal trauma due to continuous positive airway pressure in neonates. Arch Dis Child Fetal Neonat Ed. 95 (6):F447-F451 2010
35. E.A. Kieran, A.R. Twomey, E.J. Molloy, et al.: Randomized trial of prongs or mask for nasal continuous positive airway pressure in preterm infants. Pediatrics. 130 (5):1170-1176 2012 23184106
36. M. Fox: Wound care in the neonatal intensive care unit. Neonat Netw. 30 (5):291-303 2011
37. K.M. Bonner, R.O. Mainous: The nursing care of the infant receiving bubble CPAP therapy. Adv Neonat Care. 8:78-95 2008
38. B. Mann, M. Sweet, A. Knupp, et al.: Nasal continuous positive airway pressure: a multisite study of suctioning practices within NICUs. Adv Neonat Care. 13 (2):1-9 2013
39. D. Waisman: Non-traumatic nasopharyngeal suction in premature newborn infants with upper airway obstruction from secretions following nasal CPAP. J Pediatr. 149 (2):279 2006 16887454
40. L. Owen, C. Morley, P. Davis: Pressure variation during ventilator generated nasal intermittent positive pressure ventilation in preterm infants. Arch Dis Child Fetal Neonat Ed. 95:F359-F364 2010
41. L. Merkel, K. Beers, M. Lewis, et al.: Reducing unplanned extubations in the NICU. Pediatrics. 133 (5):e1367-e1372 2014 24777229
42. P.S. Silva, M.E. Reis, V.E. Aguiar, et al.: Unplanned extubation in the neonatal ICU. Respir Care. 58 (7):1237-1245 2013 23271815
43. J.L. Loughead, R.A. Brennan, P. DeJuilio, et al.: Reducing accidental extubation in neonates. Comm J Qual Patient Saf. 34 (3):164-170 March 2008
44. K. Whitaker, P. Eberle, L. Trujillo: Comprehensive Perinatal & Pediatric Respiratory Care. 2014 Cengage Learning Boston
45. H. Kako, S. Krishna, A. Ramesh, et al.: The relationship between head and neck position and endotracheal tube intracuff pressure in the pediatric population. Pediatr Anesth. 24 (3):316-321 2014
46. T. Brinsmead, G. Donald, T. Inglis, et al.: Leak around endotracheal tubes in ventilated newborns. J Pediatr Child Health. 49 (1):E52-E56 2013
47. D. Gardner, L. Shirland: Evidence-based guideline for suctioning the intubated neonate and infant. Neonat Netw. 28 (5):281-302 2009
48. R.D. Christensen, G. Rigby, N. Schmutz, et al.: ETCare: a randomized, controlled, masked trial comparing two solutions for

upper airway care in the NICU. J Perinatol. 27 (8):479-484 2007 17568755
49. D.A. Ridling, L.D. Martin, S.L. Bratton: Endotracheal suctioning with or without instillation of isotonic sodium chloride solution in critically ill children. Am J Crit Care. 12:212-219 2003 12751395
50. S.A. Celik, N. Kanan: A current conflict: use of isotonic sodium chloride solution on endotracheal suctioning in critically ill patients. Dimens Crit Care Nurs. 25 (1):11-14 2006 16501363
51. J.E. Taylor, G. Hawley, V. Flenady, et al.: Tracheal suctioning without disconnection in intubated ventilated neonates. Cochrane Database Syst Rev. (12):CD003065 December 7, 2011
52. A. Corley, A.J. Spooner, A.G. Barnett, et al.: End-expiratory lung volume recovers more slowly after closed endotracheal suctioning than after open suctioning: a randomized crossover study. J Crit Care. 27 (6):742.e1-742.e7 2012
53. a. K. Gibbs, I.R. Holzman: Endotracheal tube: friend or foe? Bacteria, the endotracheal tube, and the impact of colonization and infection. Semin Perinatol. 36 (6):454-461 2012 23177805
b. M. Cernadar, M. Aguar, M. Brugada, et al.: Ventilator-associated pneumonia in newborn infants diagnosed with an invasivebronchoalveolar lavage technique: a prospective observational study. Pediatr Crit Care Med. 14 (1):55-61 2013 22791095
54. J. Garland: Strategies to prevent ventilator-associated pneumonia in neonates. Clin Perinatol. 37 (3):629-643 2010 20813275
55. American Thoracic Society, Infectious Disease Society of America: Guidelines for the management of adults with hospital-acquired, ventilator-associated, and healthcare-associated pneumonia. Am J Respir Crit Care Med. 171:388-416 2005
56. O.C. Tablan, L.J. Anderson, R. Besser, et al.Healthcare Infection Control Practices Advisory Committee: Guidelines for preventing health-care-associated pneumonia, 2003: recommendations of CDC and the Healthcare Infection Control Practices Advisory Committee. MMWR Recomm Rep. 53:1-36 2004
57. M. Chen, L. Guo, L. Smith, et al.: High or low oxygen saturation and severe retinopathy of prematurity. Pediatrics. 125 (6):e1483-e1492 2010 20498174
58. C.A. Smulders, J.P. van Gestel, A.P. Bos: Are central line bundles and ventilator bundles effective in critically ill neonates and children?. Intensive Care Med. 39 (8):1352-1358 2013 23615702
59. J. Petty: Understanding neonatal ventilation: strategies for decision making in the NICU. Neonat Netw. 32 (4):246-261 2013
60. H. De Jesus, J. Petty: High frequency ventilation: a reflective case study. J Neonat Nurs. 18 (4):112-120 2012
61. D. De Luca, P. Cogo, E. Zecca, et al.: Intrapulmonary drug administration in neonatal and paediatric critical care: a comprehensive review. Eur Respir J. 37 (3):678-689 2011 21357925
62. I. Hamon, H. Gauthier-Moulinier, E. Grelet-Dessioux, et al.: Methaemoglobinaemia risk factors with inhaled nitric oxide therapy in newborn infants. Acta Paediatr. 99 (10):1467-1473 2010 20456277
63. F.S. Cole, C. Alleyne, J.D. Barks, et al.: NIH Consensus Development Conference statement: inhaled nitric-oxide therapy for premature infants. Pediatrics. 127 (2):363-369 February 2011 10.1542/peds.2010-3507 Epub 2011 Jan 10 21220405
64. S.T. Blackburn: Maternal, Fetal and Neonatal Physiology. 4th ed. 2013 Elsevier Maryland Heights, MO 673
65. A.R. Laptook, W. Salhab, B. Bhaskar Neonatal Research Network: Admission temperature of low birth weight infants: predictors and associated morbidities. Pediatrics. 119:e643-e649 2007 17296783
66. M.F. de Almeida, R. Guinsburg, G.A. Sancho, et al.: Hypothermia and early neonatal mortality in preterm infants. J Pediatr. 164 (2):271-275 2014 24210925
67. AAP, AHA: Textbook of Neonatal Resuscitation. 6th ed. 2011 Author Elk Grove Village, IL
68. R.A. Ehrenkranz, A.M. Dusick, B.R. Vohr, et al.: Growth in the neonatal intensive care unit influences neurodevelopmental and growth outcomes of extremely low birth weight infants. Pediatrics. 117:1253-1261 2006 16585322
69. A.R. Franz, F. Pohlandt, H. Bode, et al.: Intrauterine, early neonatal, and postdischarge growth and neurodevelopmental outcome at 5.4 years in extremely preterm infants after intensive neonatal nutritional support. Pediatrics. 123:e101-e109 2009 19117831
70. M.B. Belfort, S.L. Rifas-Shiman, T. Sullivan, et al.: Infant growth before and after term: effects on neurodevelopment in preterm infants. Pediatrics. 128:e899-e906 2011 21949135
71. D.K. VanderVeen, C.R. Martin, R. Mehendale, et al.: Early nutrition and weight gain in preterm newborns and the risk of retinopathy of prematurity. PLoS One. 8:e64325 2013 23734194
72. A.M. Euser, M.J. Finken, M.G. Keijzer-Veen, et al.: Associations between prenatal and infancy weight gain and BMI, fat mass, and fat distribution in young adulthood: a prospective cohort study in males and females born very preterm. A J Clin Nutr. 81:480-487 2005
73. M. Hack, M. Schluchter, L. Cartar, et al.: Growth of very low birth weight infants to age 20 years. Pediatrics. 112 (1 Pt 1):e30-e38 2003 12837903
74. A. Singhal, T.J. Cole, A. Lucas: Early nutrition in preterm infants and later blood pressure: two cohorts after randomised trials. Lancet. 357:413-419 2001 11273059
75. J. Bhatia, A. Parish: Nutrition and the lung. Neonatology. 95:362-367 2009 19494558
76. M.A. Biniwale, R.A. Ehrenkranz: The role of nutrition in the prevention and management of bronchopulmonary dysplasia. Semin Perinatol. 30:200-208 2006 16860160
77. A. Kugelman, M. Durand: A comprehensive approach to the prevention of bronchopulmonary dysplasia. Pediatr Pulmonol. 46 (12):1153-1165 2011 21815280
78. D.H. Adamkin, P.G. Radmacher: Fortification of human milk in very low birth weight infants (VLBW <1500 g birth weight). Clin Perinatol. 41 (2):405-421 2014 24873840
79. M. De Curtis, J. Rigo: The nutrition of preterm infants. Early Hum Dev. 88 (suppl 1):S5-S7 2012 22261289
80. C. Maas, C.F. Poets, A.R. Franz: Avoiding postnatal undernutrition of VLBW infants during neonatal intensive care: evidence and personal view in the absence of evidence. Arch Dis Child Fetal Neonat Ed. 100 (1):F76-F81 2015
81. A. O'Neil, B. Schumacher: Application of a pectin barrier for medical adhesive skin injury (epidermal stripping) in a premature infant. J Wound, Ostomy Cont Nurs. 41 (3):219-221 2014
82. W.H. Edwards, J.M. Conner, R.F. Soll: The effect of prophylactic ointment therapy on nosocomial sepsis rates and skin integ-

rity in infants with birth weights of 501 to 1000 g. Pediatrics. 113 (5):1195-1203 2004 15121929
83. C. Lund: Medical adhesives in the NICU. Newborn Infant Nurs Rev. 14 (4):160-165 2014
84. M. Ness, D. Davis, W. Carey: Neonatal skin care: a concise review. Int J Derm. 52 (1):14-22 2013
85. G.L. Grove, J.J. Leyden: Comparison of the Skin Protectant Properties of Various Film-Forming Products. 1993 Skin Study Center, KLG Inc Broomall, PA
86. V. Irving: Reducing the risk of epidermal stripping in the neonatal population: an evaluation of an alcohol free barrier film. J Neonat Nurs. 7:5-8 1999
87. 3 M Health Care: 3M Cavilon No Sting Barrier Film (Brochure). 2015 St. Paul, Minn
88. B. Schumacher, M. Askew, K. Otten: Development of a pressure ulcer trigger tool for the neonatal population. J Wound Ostomy Continence Nurs. 40 (1):46-50 2013 22948496
89. J.S. Murray, C. Noonan, S. Quigley, et al.: Medical device-related hospital-acquired pressure ulcers in children. J Pediatr Nurs. 28 (6):585-595 2013 23810813
90. A.H. Harris, K.L. Coker, C.G. Smith, et al.: Case report of a pressure ulcer in an infant receiving extracorporeal life support: the use of a novel mattress surface for pressure reduction. Adv Neonat Care. 3:220-229 2003
91. Association of Women's Health: Obstetric and Neonatal Nurses (AWHONN): Neonatal Skin Care: Evidence-Based Clinical Practice Guideline. 3rd ed. 2013 AWHONN Washington, DC
92. C.A. Schindler, T.A. Mikhailov, E.M. Kuhn, et al.: Protecting fragile skin: nursing interventions to decrease development of pressure ulcers in pediatric intensive care. Am J Crit Care. 20 (1):26-35 2011 21196569
93. A. Taddio, V. Shah, E. Atenafu, et al.: Influence of repeated painful procedures and sucrose analgesia on the development of hyperalgesia in newborn infants. Pain. 144:43-48 2009 19329255
94. G.C. Smith, J. Gutovich, C. Smyser, et al.: Neonatal intensive care unit stress is associated with brain development in preterm infants. Ann Neurol. 70:541-549 2011 21976396
95. S. Brummelte, R.E. Grunau, V. Chau, et al.: Procedural pain and brain development in premature newborns. Ann Neurol. 71 (3):385-396 2012 22374882
96. S.M. Doesburg, C.M. Chau, T.P. Cheung, et al.: Neonatal pain-related stress, functional cortical activity and visual-perceptual abilities in school-age children born at extremely low gestational age. Pain. 154 (10):1946-1952 2013 23711638
97. R.E. Grunau, M.F. Whitfield, J. Petrie-Thomas, et al.: Neonatal pain, parenting stress and interaction, in relation to cognitive and motor development at 8 and 18 months in preterm infants. Pain. 143:138-146 2009 19307058
98. X. Cong, R.M. Cusson, S. Walsh, et al.: Effects of skin-to-skin contact on autonomic pain responses in preterm infants. J Pain. 13:636-645 2012 22595172
99. A. Axelin, S. Salantera, L. Lehtonen: "Facilitated tucking by parents" in pain management of preterm infants—a randomized crossover trial. Early Hum Dev. 82:241-247 2006 16410042
100. E.L. Cignacco, G. Sellam, L. Stoffel, et al.: Oral sucrose and "facilitated tucking" for repeated pain relief in preterms: a randomized controlled trial. Pediatrics. 129 (2):299-308 2012 22232305
101. A. Fernandes, M. Campbell-Yeo, C. Johnston: Procedural pain management for neonates using nonpharmacological strategies: part 1: sensorial interventions. Adv Neonat Care. 11 (4):235-241 2011
102. R. Hall, R. Shbarou: Drugs of choice for sedation and analgesia in the neonatal ICU. Clin Perinatol. 36 (2):215-226 2009 19559316
103. L. Holsti, R.E. Grunau: Considerations for using sucrose to reduce procedural pain in preterm infants. Pediatrics. 125:1042-1047 2010 20403938
104. G. Ancora, E. Garetti, A. Pirelli, et al.: Analgesic and sedative drugs in newborns requiring respiratory support. J Mat-Fet Neonat Med. 25 (S4):80-82 2012
105. M.F. El Sayed, A. Taddio, S. Fallah, et al.: Safety profile of morphine following surgery in neonates. J Perinatol. 27:444-447 2007 17592487
106. J. de Graaf, R. van Lingen, S. Simons, et al.: Long-term effects of routine morphine infusion in mechanically ventilated neonates on children's functioning. Pain. 152 (6):1391-1397 2011 21402444
107. R. Bellù, K. de Waal, R. Zanini: Opioids for neonates receiving mechanical ventilation: a systematic review and meta-analysis. Arch Dis Child Fetal Neonat Ed. 95 (4):F241-F251 2010
108. S.A. Ferguson, W.L. Ward, M.G. Paule, et al.: A pilot study of preemptive morphine analgesia in preterm neonates: effects on head circumference, social behavior, and response latencies in early childhood. Neurotoxicol Teratol. 34:47-55 2012 22094261
109. K.D. Dominguez, D.M. Lomako, R.W. Katz, et al.: Opioid withdrawal in critically ill neonates. Ann Pharmacother. 37 (4):473-477 2003 12659598
110. M. Walden: Pain in the newborn and infant. C. Kenner J. Lott Comprehensive Neonatal Care: An Interdisciplinary Approach. 5th ed. 2014 Springer Publishing New York 571-586
111. H. Als: Toward a synactive theory of development: promise for the assessment and support of infant individuality. Infant Ment Health J. 3:229 1982
112. A. Ohlsson, S.E. Jacobs: NIDCAP: a systematic review and meta-analyses of randomized controlled trials. Pediatrics. 131 (3):e881-e893 2013 23420913
113. R.H. Pickler, J.M. McGrath, B.A. Reyna, et al.: A model of neurodevelopmental risk and protection for preterm infants. J Perinat Neonat Nurs. 24:356-365 2010 E.M.
114. Wachman (1), A. Lahav: The effects of noise on preterm infants in the NICU. Arch Dis Child Fetal Neonat Ed. 96 (4):F305-F309 2011
115. J.K. Sweeney, S. Blackburn: Neonatal physiological and behavioral stress during neurological assessment. J Perinat Neonat Nurs. 27 (3):242-252 2013
116. R. Feldman, Z. Rosenthal, A.I. Eidelman: Maternal-preterm skin-to-skin contact enhances child physiologic organization and cognitive control across the first 10 years of life. Biol Psychiatry. 75:56-64 2014 24094511
117. M.S. Scher, S. Ludington-Hoe, F. Kaffashi, et al.: Neurophysiologic assessment of brain maturation after an 8-week trial of skin-to-skin contact on preterm infants. Neurophysiol Clin. 120:1812-1818 2009
118. A. Bera, J. Ghosh, A.K. Singh, et al.: Effect of kangaroo mother care on growth and development of low birthweight babies up to 12 months of age: a controlled clinical trial. Acta Paediatr. 103:1-8 2014

119. S.M. Nimbalkar, N.S. Chaudhary, K.V. Gadhavi, et al.: Kangaroo mother care in reducing pain in preterm neonates on heel prick. Indian J Pediatr. 80:6-10 2013 22544676
120. L.G. Cooper, J.S. Gooding, J. Gallagher, et al.: Impact of a family-centered care initiative on NICU care, staff and families. J Perinatol. 27:S33 2007
121. L. Cooper, A. Morrill, R.B. Russell, et al.: Close to me: enhancing kangaroo care practice for NICU staff and parents. Adv Neonat Care. 14 (6):410-423 2014
122. K. Nyqvist, G. Anderson, N. Bergman, et al.: Towards universal kangaroo mother care. Acta Paediatr. 99 (6):820-826 2010 20219044
123. K. Fohe, S. Kropf, S. Avenarius: Skin-to-skin contact improves gas exchange in premature infants. J Perinatol. 5:311-315 2000
124. K.D. Hendricks-Munoz, R.M. Mayers: A neonatal nurse training program in kangaroo mother care (KMC) decreases barriers to KMC utilization in the NICU. Am J Perinatol. 31 (11):987-992 2014 24683070
125. E. Ahmann, M.R. Abraham, B.H. Johnson: Changing the Concept of Families as Visitors: Supporting Family Presence and Participation. 2003 Institute for Family-Centered Care Bethesda, MD
126. T. Griffin: Family-centered care in the NICU. J Perinat Neonat Nurs. 20 (1):98-102 2006
127. S. Staniszewska, J. Brett, M. Redshaw, et al.: The POPPY study: developing a model of family-centred care for neonatal units. Worldviews Evid Based Nurs. 9 (4):243-255 2012 22698274

Capítulo 29

Nutrición

Laura D. Brown, MD
Edward F. Bell, MD
William W. Hay Jr., MD

La nutrición óptima es fundamental para la supervivencia, la buena salud, el crecimiento y el desarrollo de los neonatos que requieren cuidados intensivos, en particular aquellos que requieren ventilación asistida. La mayoría de estos neonatos presentan trastornos que los ponen en riesgo de sufrir deficiencias nutricionales como resultado de un aumento del índice metabólico, una actividad digestiva limitada y una capacidad restringida de metabolizar los nutrientes ingeridos. La hipoxia, la insuficiencia circulatoria, el desequilibrio de líquidos y electrolitos, los trastornos ácido-básicos y las deficiencias en las hormonas anabólicas también complican la capacidad de mantener un crecimiento óptimo. Asimismo, los neonatos prematuros fisiológicamente inestables o «enfermos» suelen tener limitaciones en la tolerancia y el procesamiento de nutrientes administrados por vía enteral y parenteral. Como resultado de esta nutrición deficiente, es frecuente que estos neonatos presenten un retraso en el crecimiento somático, lo cual restringe directa y perjudicialmente el crecimiento pulmonar y la recuperación frente a daños pulmonares (1), así como el crecimiento cerebral, con lo que se logran resultados anormales en el neurodesarrollo (2-5).

La norma más aceptada para desarrollar objetivos nutricionales en los neonatos prematuros es la tasa de crecimiento intrauterino de un feto de edad posmenstrual correspondiente (6, 7). Las tasas de crecimiento intrauterino, la composición corporal y el gasto energético se emplean para definir los requisitos nutricionales de los neonatos prematuros sanos y en desarrollo. Para los neonatos a término, se utiliza como referencia el crecimiento y la ingesta de nutrientes de los lactantes sanos. Es sorprendente que se ha prestado mucha menos atención a cómo la fisiología de la enfermedad influye sobre el crecimiento, el metabolismo y los requisitos nutricionales (8). Por ejemplo, los objetivos nutricionales de los neonatos que requieren ventilación asistida son prevenir el catabolismo y el gasto de los recursos energéticos endógenos, lograr el crecimiento de la masa corporal magra y fomentar la recuperación, el crecimiento y la maduración de los pulmones, el cerebro y otros órganos vitales. Estos objetivos nutricionales deben cumplirse sin perjudicar el intercambio gaseoso o la administración de oxígeno a los tejidos. Por lo tanto, la nutrición de los neonatos con síndrome de dificultad respiratoria (SDR), enfermedades pulmonares crónicas (EPC) y displasia broncopulmonar (DBP) requiere especial atención.

NECESIDADES NUTRICIONALES

Necesidad de agua

El agua es un elemento clave en la nutrición, ya que la energía, las proteínas y otros nutrientes no pueden administrarse sin agua, y el consumo óptimo de agua es importante para todos los neonatos que requieren ventilación asistida (9). El agua es necesaria para el crecimiento y se produce en pequeñas cantidades como derivado del metabolismo celular. El agua representa una fracción importante del peso corporal de los neonatos prematuros y a término (10) y disminuye después del parto una vez que mejora la actividad renal (11), al menos, en parte, mediante la acción del péptido natriurético auricular (12). El equilibrio de agua en el organismo y, por lo tanto, el peso, podrían no disminuir, sino aumentar debido al ingreso excesivo de líquidos por vía intravenosa (IV) (puede ser dextrosa sola o soluciones de nutrición parenteral total (NPT)). Los neonatos normales que presentan una correcta actividad renal y pulmonar generalmente toleran altas cantidades de líquidos por vía IV. Por el contrario, los neonatos fisiológicamente inestables, como los prematuros con SDR que requieren ventilación, suelen tener una actividad renal deficiente durante los primeros días de vida. La ingesta excesiva de agua, combinada con una actividad renal limitada, provoca la acumulación de líquidos en los pulmones, lo cual empeora la actividad pulmonar y aumentar la necesidad de recibir oxígeno y ventilación —los cuales podrían ser potencialmente perjudiciales—. Conocer los factores que afectan el equilibrio del agua es fundamental para calcular las necesidades de agua, en especial en los neonatos prematuros y en estado crítico que requieren ventilación asistida, ya que un balance positivo de agua, en particular con un mayor ingreso de sal, puede comprometer la actividad pulmonar. El edema pulmonar debido a la sobrecarga de líquidos puede contribuir a una menor distensibilidad pulmonar y a una mayor resistencia en las vías respiratorias (1). Una revisión de Cochrane demostró que el ingreso restringido de agua disminuyó significativamente el riesgo de presentar conducto arterioso permeable y tendió a disminuir el riesgo de DBP (13).

Pérdida de agua insensible

Los neonatos más pequeños y menos maduros pierden más agua por evaporación debido a que tienen mayores relaciones área de superficie-peso corporal, una piel más fina y permeable, asociado a la sequedad del ambiente, mayores frecuencias respiratorias y un mayor gradiente de humedad entre las vías respiratorias superiores y la mezcla de gases que respiran. La administración prenatal de corticoesteroides para promover la maduración fetal disminuye la pérdida de agua insensible (PAI) de todos los neonatos muy prematuros durante los primeros días de vida, supuestamente al mejorar la función de barrera de la epidermis (14). También se ha demostrado que varios dispositivos disminuyen este tipo de pérdida de agua. Las mantas térmicas transparentes pueden disminuirlo en los neonatos prematuros colocados en incubadoras (15). Las envolturas corporales oclusivas de polietileno también disminuyen la PAI de los neonatos colocados bajo calentadores radiantes, incluso durante la reanimación en la sala de partos (16). En los últimos años, la PAI ha disminuido en gran medida gracias a la mayor humidificación en las incubadoras (17), a los respiradores y a los circuitos de gases respiratorios que permiten la respiración espontánea de los neonatos, como la presión positiva continua en las vías respiratorias (CPAP) o las cánulas nasales de alto flujo humidificado (18).

Excreción de agua por vía renal

La cantidad de agua necesaria para fabricar orina depende de la carga de soluto renal y de la capacidad de concentración de los riñones. Los neonatos a término pueden producir orina como solución diluida a 50 mOsm por litro y pueden concentrarla a una osmolalidad máxima levemente por encima de la del plasma. Los riñones de los neonatos prematuros se limitan a un rango más estrecho de capacidad de concentración y producen una mayor tasa de excreción de sodio por vía renal (19).

La carga de soluto renal proviene de dos fuentes: la *exógena*, principalmente, electrolitos y productos del metabolismo de los nutrientes; y la *endógena*, productos del catabolismo o de los cambios en la composición corporal (20). En la práctica, la cantidad de soluto excretada por los riñones es mayor que la carga de soluto exógena o potencial, ya que muchos de estos neonatos están en estado catabólico. En esos casos, el ingreso de solutos exógenos generalmente es baja, de manera tal que la excreción real de solutos sigue siendo, por lo general, menor de la que pueden excretar los riñones de los neonatos fisiológicamente inestables (alrededor de 35 mOsm/kg/día). Por el contrario, los neonatos en desarrollo depositan parte de los solutos exógenos en el cuerpo (aproximadamente 1 mOsm por gramo de aumento de peso), de manera tal que la carga real de soluto es menor que la potencial. Un neonato que recibe leche maternizada para prematuros con una carga de soluto renal potencial de 24 mOsm/100 kcal a 125 kcal/kg/día (30 mOsm/kg/día) y que aumenta 15 g/kg/día de peso excretaría aproximadamente 15 mOsm/kg/día. Se aconseja evitar el exceso de carga de soluto, en particular para evitar la acumulación de sales y agua en los pulmones que pueda provocar un aumento en la demanda de oxígeno y de los requerimientos de la ventilación. No obstante, es poco frecuente, con las soluciones de NPT modernas, las mezclas nutriciones enterales y los suplementos enterales, superar la capacidad de excreción de soluto renal, incluso en los neonatos muy prematuros.

Los neonatos en estado crítico que requieren ventilación asistida podrían tener complicaciones especiales con el manejo renal del agua. La hipoxia o la hipotensión durante el curso de la enfermedad podrían comprometer la actividad renal al provocar daño tubular o cortical. Durante la fase anúrica u oligúrica de la necrosis tubular aguda (NTA), la excreción de agua por vía renal disminuye drásticamente y la cantidad permitida en el cálculo de agua de mantenimiento debe disminuirse en consecuencia. En la fase diurética de la NTA, la excreción de agua por los riñones aumenta significativamente.

La actividad renal de los neonatos con SDR es similar a la de los neonatos de la misma edad gestacional que no presentan enfermedades pulmonares siempre que pueda mantenerse una gasometría arterial y una relación ácido-básica normales. Sin embargo, en grandes series de casos, el SDR se desempeñó como un factor de predicción independiente de la insuficiencia renal, supuestamente debido a la hipoxia y la acidosis asociadas que podrían hacer disminuido la perfusión renal (21). La mayoría de los neonatos prematuros, incluidos aquellos con SDR, presentan un aumento en la diuresis durante el segundo o el tercer día de vida (22, 23), el cual va de la mano con un aumento en el péptido natriurético auricular en plasma (24) y la contracción del compartimiento extracelular de agua (12). Estos cambios generalmente se asocian de manera temporaria con una mejora en la actividad respiratoria. Sin embargo, no hay pruebas de que la actividad renal se vea afectada por métodos específicos de ventilación asistida, tales como la ventilación convencional o la ventilación de alta frecuencia oscilatoria (25). Asimismo, tampoco hay pruebas que respalden la administración rutinaria de un tratamiento diurético para promover la diuresis en los neonatos prematuros con SDR (26).

Necesidades energéticas

Los neonatos prematuros sanos aumentan de peso a velocidades similares que el feto de correspondiente edad posmenstrual (15 a 18 g/kg/día). Una ingesta promedio de 110 a 130 kcal/kg/día provenientes de leche con fórmula para neonatos o leche materna generalmente son suficientes para promover el crecimiento normal y el metabolismo en los neonatos prematuros de muy bajo peso al nacer, siempre que la ingesta proteica sea adecuada (27). Este amplio rango de ingesta calórica está diseñado para adaptarse a las necesidades de los neonatos de peso extremadamente bajo al nacer que crecen con rapidez y que pueden requerir un mayor aporte energético para su crecimiento, así como para los neonatos prematuros más grandes y más maduros que podrían requerir un menor aporte energético. Asimismo, los neonatos que reciben aportes calóricos elevados desarrollan un exceso de grasa corporal sin acelerar el aumento de la masa magra (28-30). La energía proveniente de la alimentación que no se pierde por las heces o por la orina (aproximadamente el 10% del ingreso) se gasta en el metabolismo o se almacena en el organismo para el crecimiento. La energía se gasta durante el reposo (aproximadamente 50 kcal/kg/día en los neonatos prematuros) y también durante la actividad y para la termorregulación, el gasto energético posprandial o para síntesis y el crecimiento (**Tabla 29-1**) (7, 27, 31-34). Las necesidades calóricas varían en función de si el neonato recibe alimentación por vía enteral o parenteral. La energía que se gasta durante el crecimiento en los neonatos humanos se ha estimado en alrededor de 5,5 kcal/g de nuevos tejidos depositados para las proteínas y 1,6 kcal/g para las grasas (35). Los cálculos del costo energético total para el crecimiento oscilan entre las 2,9 y las 6,0 kcal/g (36). El costo energético de la actividad física en los neonatos prematuros sanos representa solo alrededor del 3 % del gasto energético diario total (37).

Tabla 29-1. Necesidades energéticas, proteicas y nutrientes de los neonatos prematuros.

Nutriente	Ingesta recomendada (por kg/día)	
	Neonato de <1000 g	Neonato de 1000 a 1500 g
Calorías (kcal)	110-130	110
Proteínas (g)	3,5-4,5	3,5-4,0
Sodio (mmol)	3,6	3,0
Potasio (mmol)	2,5	2,2
Cloro (mmol)	3,2	2,6
Calcio (mg)	150-220	120-200
Fósforo (mg)	60-140	60-140
Magnesio (mg)	8-15	8-15
Hierro (mg)	3,0-4,0	2,0-3,0
Zinc (mg)	1,0-3,0	1,0-3,0
Cobre (mg)	0,2	0,2

Las demandas calóricas, el consumo de oxígeno y el gasto energético en reposo son entre un 15 % y un 25 % más altos en los neonatos con enfermedades respiratorias tales como la apnea, el SDR y la DBP y en los que reciben ventilación mecánica (38), un factor importante que se debe tener en cuenta al brindar nutrición a esta población vulnerable. El gasto energético aumenta durante el tratamiento con cafeína para tratar la apnea del prematuro (39). Los neonatos prematuros con SDR presentan un mayor consumo de oxígeno durante el primer y el segundo día de vida, y el consumo de oxígeno está directamente relacionado con el grado de soporte ventilatorio que requiere el neonato (40, 41).

El gasto energético aumenta cuanto más grave es el SDR, ya que requiere mayores niveles de soporte ventilatorio y de administración de oxígeno, lo cual, en conjunto, se vincula con un mayor riesgo de DBP (42-44). Los neonatos que respiran de manera espontánea y que tienen DBP también tienen mayores tasas de gasto energético (45-48), junto con un menor ingreso de calorías y un aumento de peso deficiente (49). Sin embargo, el mayor consumo de oxígeno no se debe del todo al mayor trabajo respiratorio, ya que las estrategias implementadas para mejorar la función pulmonar no necesariamente disminuyen el consumo de oxígeno (50). El bajo ingreso calórico (<100 kcal/kg/día) también aumenta el riesgo de retinopatía grave del prematuro en los neonatos extremadamente prematuros (51).

Necesidades proteicas

La administración de proteínas por vía parenteral o enteral poco después del parto es fundamental para prevenir un balance negativo de nitrógeno y fomentar la acumulación de proteínas. Los neonatos prematuros tienen menos masa magra y mayor grasa corporal a las 40 semanas de edad posmenstrual, en comparación con los fetos a términos que se desarrollan normalmente (52). En particular, los neonatos con DBP tienen menos masa corporal magra, lo cual indica que los niveles habituales de ingreso proteico podrían ser insuficientes (53, 54). Por lo tanto, lograr un equilibrio óptimo de proteínas y energía es sumamente importante para maximizar el crecimiento de tejido magro y de los órganos (28). Las demandas proteicas de los neonatos a término sanos durante el primer mes de vida es de aproximadamente 2,0 g/kg/día. Se calcula que la necesidad proteica de los neonatos prematuros es mayor que la de los neonatos a término y que oscila entre los 3,5 y los 4,5 g/kg/día en función de la edad gestacional (véase la **Tabla 29-1**) (32, 55, 56). Estos cálculos se basan en estudios experimentales de recambio proteico, balance nitrogenado, acrecentamiento tisular y crecimiento.

Los neonatos prematuros, incluidos aquellos que requieren ventilación asistida, se benefician de la administración IV de aminoácidos lo más pronto posible después del parto (57-59). En un análisis retrospectivo de una gran base de datos multicéntrica, el comienzo precoz de la administración IV de aminoácidos se vinculó con un mejor crecimiento, según se evaluó mediante el aumento en el peso, la longitud y la circunferencia de la cabeza desde el nacimiento hasta las 36 semanas de edad posmenstrual (60). Si bien este estudio no evaluó específicamente el crecimiento pulmonar, las mediciones de crecimiento lineal y craneal son mejores indicadores del crecimiento de tejidos magros (incluido el pulmonar) que las mediciones del peso por sí solas. Asimismo, la gravedad de la DBP disminuyó en los neonatos que recibieron mayor nutrición durante las primeras 3 semanas de vida (61). En los adultos, los aminoácidos ramificados como la leucina en las soluciones nutricionales IV pueden modular la dificultad respiratoria, disminuir la PCO_2 y estimular la respuesta ventilatoria a la hipercapnia en respuesta a una mejor sensibilidad respiratoria (62). En los neonatos prematuros de <30 semanas de gestaciones, administrar concentraciones más elevadas de aminoácidos ramificados en la nutrición parenteral aumentó la distensibilidad pulmonar dinámica, disminuyó la resistencia pulmonar y los episodios de apnea (63), hallazgos que también se observaron en estudios con cerditos recién nacidos (64). Por último, los neonatos que reciben leche maternizada enriquecida con nutrientes hasta los 3 meses de vida demuestran un mayor crecimiento lineal y de la masa magra y ósea si se les administran mayores concentraciones de proteínas, calcio, fósforo y zinc que si se los alimenta con leche maternizada estándar (53).

Necesidades lipídicas

Los lípidos constituyen una fuente energética importante para el metabolismo y el crecimiento. En los neonatos prematuros, un rango razonable de ingesta lipídica es de entre 4,4 y 6,0 g de grasa por cada 100 kcal (40 % al 55 % del ingreso calórico) (32). Solamente dos ácidos grasos son esenciales (no puede sintetizarlos el organismo) en los seres humanos: el ácido linolénico α, un ácido graso ω 3, y el ácido linoleico, un ácido graso ω 6. La leche y la mayoría de las leches con fórmulas contienen cantidades adecuadas de estos dos ácidos grasos esenciales —ácido linoleico y ácido linolénico α—, de los cuales se derivan los ácidos grasos poliinsaturados de cadena larga (AGPICL), como el ácido araquidónico (AA) y el ácido docosahexaenoico (ADH), respectivamente. Estos AGPICL desempeñan funciones biológicas particularmente importantes en el desarrollo de moduladores y componentes inmunitarios de los fosfolípidos de la membrana plasmática y son esenciales para el desarrollo normal del sistema nervioso central (65, 66). Los neonatos prematuros tienen una capacidad insuficiente de sintetizar *de novo* los AGPICL, por lo cual deben recibirlos mediante la alimentación. En los neonatos que reciben alimentación por vía IV, la necesidad de AGPICL puede suplirse al administrar entre 0,5 y 1,0 g/kg/día en forma de emulsión lipídica IV (31).

Las emulsiones lipídicas son un componente clave de las pautas alimentarias parenterales en los neonatos que requieren ventilación asistida, ya que aportan una gran fuente de calorías. La incorporación precoz de emulsiones a base de aceite de soja en los neonatos prematuros ha demostrado tener efectos adversos sobre el intercambio gaseoso y la hemodinámica pulmonar (67, 68), si bien un metaanálisis de esta práctica no demostró ningún efecto beneficioso o adverso sobre el crecimiento, la muerte o las EPC (69).

Los AGPICL ω 3, como el ADH y el AA, están presentes en la leche humana. No hay evidencias provenientes de ensayos clínicos que indiquen que incorporar AGPICL a las leches con fórmulas comerciales para neonatos a término aporte algún beneficio (70). Sin embargo, sobre la base de beneficios teóricos de que podrían mejorar la agudeza visual (71), los resultados del neurodesarrollo (72) y el desarrollo pulmonar (1, 73), y de evidencias de estudios que demuestran que no producen ningún daño (65), generalmente se incorporan a las fórmulas de las leches comerciales para neonatos.

La disminución en las concentraciones de ADH y AA en los neonatos prematuros se relaciona con un mayor riesgo de DBP (74). Los neonatos prematuros nacidos de madres asignadas al azar para recibir dosis elevadas de suplementos para aumentar el ADH en la leche materna demostraron una menor incidencia de DBP frente a los nacidos de madres que recibieron dosis estándar de los suplementos (75). Podría ser que las necesidades de AGPICL en los neonatos de peso extremadamente bajo al nacer son muy superiores a las que puede suplir la leche materna de madres que dieron a luz a neonatos a término. Por lo tanto, dosis mayores de suplementos de ADH podrían aportar mayores beneficios, pero deben investigarse con más profundidad (66).

Necesidad de carbohidratos

Aproximadamente la mitad de las necesidades energéticas de los neonatos suelen suplirse mediante el metabolismo de los carbohidratos. Asimismo, la glucosa es la principal fuente de calorías del metabolismo cerebral. En los neonatos prematuros, la glucosa se deriva sobre todo de fuentes de carbohidratos exógenas una vez que la glucogenólisis ha agotado las reservas de glucosa hepática. La gluconeogénesis se desarrolla poco después del parto y no se suprime fácilmente debido a aumentos en la glucemia o en las concentraciones plasmáticas de insulina, por lo cual contribuye a la hiperglucemia que se observa con frecuencia en los neonatos prematuros (76, 77). El mantenimiento de concentraciones normales de glucosa en sangre es fundamental, ya que los órganos vitales (el corazón y el cerebro) captan la glucosa según la concentración plasmática, y no según las velocidades de infusión IV ni de producción de glucosa hepática. Cuando baja la glucemia, el cerebro del neonato puede usar los cuerpos cetónicos como fuentes de energía adicionales, pero estos generalmente son limitados en los neonatos muy prematuros y pequeños para su edad gestacional con retardo del crecimiento intrauterino (RCIU) que tienen bajos depósitos de grasa (78).

Los neonatos prematuros y estresados presentan riesgo de desarrollar hiperglucemia, en especial aquellos con dificultad respiratoria, que reciben ventilación mecánica y que tienen un gasto cardíaco y una circulación restringidos. Generalmente, estos neonatos están hipóxicos de manera intermitente, lo cual contribuye al aumento de la secreción de glucagón, adrenalina y glucocorticoides. Estas hormonas reactivas al estrés disminuyen la secreción de insulina y la acción de esta, además de promover la producción de glucosa tanto a partir de la glucogenólisis (de manera aguda) como de la gluconeogénesis (durante un tiempo prolongado). También contribuyen a la descomposición de las proteínas. La hiperglucemia genera un aumento en la carga alostática celular, en la cual el exceso de carbono no puede oxidarse por completo y produce aumentos en la cantidad de las especies reactivas del oxígeno que producen descomposición celular (**Tabla 29-2**) (79).

Hay otras complicaciones de la hiperglucemia que se presentan habitualmente en los neonatos cuando se supera la capacidad oxidativa máxima de la glucosa (>12 mg/kg/min), entre ellas el aumento del gasto energético (la síntesis de glucosa a lípidos gasta energía), el aumento en el consumo de oxígeno (y la hipoxia), el aumento en la producción de dióxido de carbono (48, 80), el aumento en los depósitos de grasa que supera la masa magra y el aumento en la infiltración grasa en el corazón y el hígado (81, 82). Estas complicaciones pueden estar detrás de la mayor morbimortalidad que se observa en los neonatos con hiperglucemia grave o persistente (83).

Los mecanismos de digestión y absorción de los carbohidratos administrados por vía enteral maduran en una secuencia definida en los fetos humanos. La sacarasa, la maltasa y la isomaltasa por lo general están plenamente activas a partir de las 24 a 28 semanas de gestación, pero la lactasa tarda más que las demás y no alcanza su actividad plena hasta que el neonato llega a término (84). Por tal motivo, la mayoría de las leches con fórmulas para los neonatos prematuros contienen menos lactosa que la presente en la leche humana. Sin embargo, hay pruebas que indican que la actividad de la lactasa intestinal aumenta a niveles

Tabla 29-2. Toxicidad derivada de la hiperglucemia y de la carga alostática excesiva.

Exceso de glucosa, cortisol y carga alostática mitocondrial (aguda y crónica)
- Aumento de la concentración de cortisol y de catecolamina.
- Hiperglucemia.
- Aumento de la insulina*.
- Aumento de la captación de glucosa por parte de las células.
Aumento de la carga alostática mitocondrial
- Fragmentación mitocondrial.
- Aumento de la producción de especies reactivas del oxígeno.
- Acumulación de daño en el ADN mitocondrial.
- Disminución en la capacidad de producir energía.
- Aumento de la susceptibilidad a la muerte celular.
Disfunción celular
- Estrés oxidativo.
- Daño molecular.
- Acortamiento telomérico.
- Muerte celular, apoptosis.
- Deficiencia energética.
Inflamación sistémica
- Aumento de las citocinas proinflamatorias en circulación.

* También antiinflamatoria, al suprimir los factores de transcripción proinflamatorios (factor nuclear B, proteína activadora 1 y respuesta de crecimiento precoz 1).

funcionales adecuados a los pocos días de haber iniciado la alimentación enteral, incluso en los neonatos que nacen con 28 semanas de gestación (85, 86). Asimismo, a pesar del aumento en la actividad de la lactasa hacia el final de la gestación, tanto los neonatos prematuros como los neonatos a término parecen tolerar bastante bien los carbohidratos presentes en la leche humana y en la leche maternizada. La actividad de la amilasa pancreática sigue siendo baja después de que el embarazo llega a término (84). La actividad de la amilasa salival está presente incluso en neonatos muy prematuros (87).

Otros carbohidratos como la manosa y el inositol, así como los oligosacáridos (prebióticos), desempeñan un papel importante en la nutrición y el desarrollo orgánico de los neonatos prematuros. La manosa es un carbohidrato esencial para la glucosilación de las proteínas y el desarrollo neural normal (88). La manosa es un componente de los oligosacáridos que contribuye a la formación de una flora intestinal no patógena y desempeña un papel muy importante en la salud intestinal, tanto en los neonatos prematuros como a término (89). El inositol es particularmente importante para el desarrollo pulmonar, ya que es clave en la producción de los fosfolípidos del surfactante. También está presente en altas concentraciones en la leche humana y puede ser sintetizado por los neonatos a partir de las 33 semanas de gestación (90). Hay pruebas que indican que las concentraciones bajas de inositol se relacionan con SDR más grave (91) y que los suplementos de inositol pueden disminuir la incidencia de este síndrome (92). Se están investigando los beneficios de la suplementación rutinaria de inositol en la nutrición de los neonatos prematuros (93).

Necesidades minerales

Las necesidades de sodio, potasio y cloro son de entre 2 y 4 mmol/kg/día (véase la **Tabla 29-1**) (7). Las necesidades de sodio pueden ser incluso mayores en los neonatos prematuros, en particular durante la primera semana de vida, debido a las pérdidas de sodio por la orina. La excreción de electrolitos a través de la orina depende de la ingesta. Las concentraciones típicas de sodio en orina son de 20 a 40 mmol/l y las de potasio de 10 a 30 mmol/l (9). Cuando el neonato recibe tratamiento con diuréticos, las concentraciones de sodio en orina pueden llegar a los 70 mmol/l o más, y estas grandes pérdidas deben tenerse en cuenta al evaluar las necesidades de electrolitos. Esto es de especial importancia, ya que la ingesta insuficiente de sodio perjudica el crecimiento longitudinal y el aumento de peso (94).

Los ingresos recomendados de calcio y fósforo dependen de la vía de administración. Si se administran por vía enteral, las velocidades de absorción podrían ser limitantes. La fracción de calcio absorbida depende del tipo de leche materna o de fórmula y de la edad gestacional y posnatal del neonato. Si se administran por vía parenteral, los límites de la solubilidad mineral se vuelven un factor importante. La ingesta enteral adecuada de calcio para los neonatos prematuros durante los primeros 6 meses de vida es de aproximadamente 70 mg/kg/día. Las necesidades de calcio para los neonatos prematuros es mucho mayor, de 150 a 220 mg/kg/día debido a la formación y remodelación ósea más activas (véase la **Tabla 29-1**) (33, 95). La ingesta enteral adecuada de fósforo en los neonatos a término es de <30 mg/kg/día, pero es superior en los neonatos prematuros (entre 60 y 140 mg/kg/día) para garantizar una correcta mineralización ósea. La fortificación de la leche humana es necesaria para garantizar ingestas adecuadas de calcio y fósforo en los neonatos prematuros alimentados con leche materna mediante biberón o sonda, en particular con leche materna de su madre y de una donante (96). Los ingresos IV recomendados de calcio y fósforo son menores que las necesidades por vía enteral y oscilan entre los 65 a 100 mg/kg/día para el calcio y los 50 a 80 mg/kg/día para el fósforo (33). Los factores de riesgo en los neonatos prematuros de sufrir deficiencia de calcio y fósforo y subsiguiente raquitismo son edad gestacional menor a las 27 semanas o peso al nacer menor a los 1000 g, nutrición parenteral a largo plazo (>4 a 5 semanas), DBP grave que requiere diuréticos y restricción de líquidos, tratamiento con esteroides a largo plazo, antecedentes de enterocolitis necrotizante (ECN) e intolerancia a la leche maternizada o materna (95).

La ingesta adecuada de magnesio en los neonatos prematuros y a término alimentados por vía enteral es de aproximadamente 10 mg/kg/día (véase la **Tabla 29-1**). El ingreso IV de 7 a 10 mg/kg/día se recomienda para los neonatos que reciben NPT durante períodos prolongados (33).

La ingesta de hierro debe ser de entre 2 y 4 mg/kg/día tanto para los neonatos a término como para los prematuros que reciben nutrición enteral (34), pero debe ser mayor (6 mg/kg/día) para los neonatos prematuros con anemia del prematuro que reciben eritropoyetina recombinante (31, 97). Hasta tres cuartos de los neonatos prematuros desarrollarán anemia ferropénica durante la primera mitad del primer año de vida si no reciben suficiente hierro con suplementos o leche maternizada (98). Un estudio demostró una mejora en los resultados neurocognitivos al iniciar los suplementos de hierro a las 2 semanas de vida en comparación con las 8 semanas de vida (99), y un metaanálisis reciente detectó un mejor rendimiento mental y desarrollo psicomotor al iniciar los suplementos de hierro poco después del nacimiento (100). Las pautas de la Academia Estadounidense de Pediatría recomiendan administrar entre 2 y 4 mg/kg/día de hierro a los neonatos prematuros en desarrollo a partir de las 2 semanas de vida (31). También debe contemplarse el riesgo de sobrecarga e intoxicación por hierro (por ejemplo, un posible aumento del riesgo de retinopatía del prematuro, un mayor riesgo de infección y deficiencia en el crecimiento) debido a la suplementación innecesaria de hierro tras la transfusión de eritrocitos (101). Por lo general, la suplementación de hierro se demora hasta las 2 semanas posteriores a una transfusión. Cada transfusión de eritrocitos que se realiza en los neonatos prematuros suele incorporar 8 mg/kg de hierro, y los depósitos de hierro hepáticos, así como las concentraciones séricas de ferritina, se relacionan en gran medida con la cantidad de transfusiones de sangre recibidas (102, 103). Los neonatos que se alimentan con leche maternizada deben recibirla fortificada con hierro a partir de su primera alimentación con fórmula (104, 105) para contrarrestar la anemia del prematuro y garantizar un suministro adecuado de hierro al cerebro en desarrollo, ya que el hierro es captado de manera preferente por los eritrocitos (34). Como el hematocrito de cada neonato varía considerablemente al nacer, influyen sobremanera la demora en el pinzamiento del cordón, las transfusiones, la toma de muestras de sangre y el tratamiento con eritropoyetina, por lo que el monitoreo de las concentraciones de hierro resultan útiles para detectar la necesidad de suplementarlo, al realizar un seguimiento de las concentraciones séricas de ferritina (102). No hay casi ninguna investigación que defina los beneficios y los riesgos de la suplementación y la fortificación de hierro de la leche materna y artificial para la nutrición de los neonatos prematuros (34).

Las ingestas enterales aconsejables de zinc y cobre son de entre 1 y 3 mg/kg/día y de entre 0,1 y 0,2 mg/kg/día, respectivamente. Se ha demostrado que el zinc mejora el crecimiento, en especial en los neonatos de peso extremadamente bajo al nacer que presentan EPC y reciben leche materna (106). Otros minerales, como el selenio, el manganeso, el yodo, el cromo y el molibdeno también son necesarios en cantidades mínimas (**Tabla 29-3**) (107).

Tabla 29-3. Necesidades de vitaminas y minerales en los neonatos prematuros.

	Ingreso aconsejable (por día)
Vitamina A	400-3330 UI/kg
Vitamina D	400-1000 UI
Vitamina E	3,3-16,4 UI/kg
Vitamina K	4,4-28 µg/kg
Vitamina C	20-55 mg/kg
Tiamina (B1)	140-300 µg/kg
Riboflavina (B2)	200-400 µg/kg
Niacina (B3)	1,0-5,5 mg/kg
Piridoxina (B6)	50-300 µg/kg
Biotina	1,7-16,5 µg/kg
Ácido pantoténico	0,5-2,1 mg
Ácido fólico	35-100 µg
Cobalamina (B12)	0,1-0,8 µg/kg

Necesidades vitamínicas

La vitamina A es esencial para el crecimiento y la diferenciación de los tejidos epiteliales, incluidos los del pulmón.

Los neonatos prematuros tienen bajos depósitos de vitamina A al momento de nacer, y los neonatos prematuros con enfermedades pulmonares tienen concentraciones plasmáticas de vitamina A menores que las de los que no presentan ninguna enfermedad pulmonar (108). Por lo tanto, la deficiencia de vitamina A puede contribuir al desarrollo de DBP. Un ensayo clínico aleatorizado de gran envergadura demostró una disminución en el riesgo de muerte o DBP (definido como una necesidad de aportes de oxígeno a las 36 semanas de edad posmenstrual) con suplementación de vitamina A administrada por vía muscular a 5000 UI tres veces por semana durante 4 semanas (109). Una revisión sistemática de 8 ensayos clínicos sobre suplementación de vitamina A en neonatos prematuros confirmó el efecto beneficioso de la vitamina A para disminuir el riesgo de muerte o necesidad de oxígeno a 1 mes de vida en un 7 % (riesgo relativo de 0,93; intervalo de confianza del 95 % de 0,88 a 0,99). La evaluación del neurodesarrollo de los neonatos sobrevivientes no demostró diferencias entre los grupos a los 18 a 22 meses de edad corregida (109). El número necesario a tratar (NNT) era de 20, para lograr la supervivencia de un neonato más sin DBP. En la revisión, no se observó ninguna otra disminución en la morbimortalidad debido a la suplementación de vitamina A. A pesar de su eficacia, la suplementación de vitamina A no se ha convertido en la práctica habitual (110), en parte debido a la necesidad de repetir las inyecciones intramusculares, ya que la absorción en el tubo digestivo no parece ser suficiente.

La vitamina D es esencial para la salud ósea. Al igual que sucede con todas las demás vitaminas liposolubles, los depósitos de vitamina D del organismo son bajos al nacer, en especial en los neonatos prematuros (111). Los neonatos que requieren ventilación asistida no están expuestos a luz ultravioleta en el hospital y tienen una exposición limitada después del alta; por lo tanto, tienen una síntesis cutánea mínima de vitamina D. La ingesta enteral recomendada de vitamina D es de entre 200 y 400 UI por día, independientemente del peso corporal (95, 112). Esta dosis probablemente resulte suficiente para mantener concentraciones séricas adecuadas (>50 nmol/l) de vitamina D y para prevenir el raquitismo por deficiencia de esta vitamina (33). Se han recomendado dosis más elevadas (entre 800 y 1000 UI por día) en los neonatos con deficiencia de vitamina D (113) (véase la **Tabla 29-3**). El principal metabolito circulante de la vitamina D después de la 25-hidroxilación hepática es la 25-hidroxivitamina D. Los niveles pueden monitorearse en los neonatos en riesgo de desarrollar raquitismo, incluidos los neonatos con prematurez extrema, síndrome de intestino corto, colestasis y exposición prolongada a diuréticos o esteroides.

La vitamina E es uno de los principales antioxidantes naturales del organismo y protege a la membrana celular formada por fosfolípidos frente al daño oxidativo, además de que se piensa que desempeña un papel en la prevención de la toxicidad neonatal por oxígeno. La ingesta enteral recomendada de vitamina E es de 3,3 a 16,4 UI/kg/día, una cantidad suficiente para compensar la variación en la absorción y la distribución de esta vitamina y en la ingesta de otros nutrientes que influyen sobre la necesidad de vitamina E, como el hierro y los AGPICL (107). La cantidad de vitamina E necesaria para prevenir la peroxidación lipídica en los tejidos vulnerables depende del contenido de AGPI en los tejidos y en la alimentación (114). Por lo tanto, también se aconseja mantener la relación alimentaria de vitamina E y AGPI a una concentración de 0,6 mg o más de D-α-tocoferol (0,9 UI) por gramo de AGPI (114). La dosis IV recomendada de vitamina E es de 2,8 UI/kg/día en forma de α-tocoferil acetato (115). Si bien los estudios han demostrado la eficacia de la suplementación de vitamina E para disminuir el riesgo de retinopatía del prematuro y hemorragia intraventricular, la ingesta excesiva de vitamina E tiene el potencial de provocar intoxicación grave y riesgo de sepsis (116). Por lo tanto, no se recomienda la administración rutinaria de suplementos de vitamina E en dosis elevadas, si bien una sola dosis enteral de esta vitamina al momento del parto podría ayudar a corregir la deficiencia relativa de vitamina E que se ha observado en algunos neonatos muy prematuros durante los primeros días de vida (117).

La vitamina K es esencial para prevenir las enfermedades hemorrágicas neonatales durante las primeras semanas de vida (118, 119). Una sola dosis de vitamina K intramuscular (1,0 mg) es eficaz para prevenir estas enfermedades (120). La suplementación subsiguiente con vitamina K es necesaria para prevenir la deficiencia, en especial en los neonatos en estado crítico, que generalmente reciben antibióticos de amplio espectro (que disminuyen la síntesis de vitamina K por parte de las bacterias intestinales) y pueden presentar otras anomalías hemostáticas o de la función hepática.

Los neonatos que presentan una absorción insuficiente de las grasas debido a hepatopatías colestásicas o al síndrome del intestino corto presentan riesgo de desarrollar deficiencia de vitaminas liposolubles. Por lo tanto, podría ser necesario suplementar este tipo de vitaminas en estos pacientes. Nutrientes adicionales, como las vitaminas hidrosolubles y otros oligoelementos, son necesarios para la recuperación y el crecimiento saludable de los neonatos prematuros (véase la **Tabla 29-3**).

NUTRICIÓN PARENTERAL

La nutrición parenteral es esencial para brindar un suministro continuo de micro- y macronutrientes a los neonatos prematuros inmediatamente después del parto y a medida que avancen las alimentaciones enterales, en particular en los neonatos que no toleran la vía enteral.

Acceso intravenoso

Los catéteres permanentes cortos de cloruro de polivinilo constituyen una vía de acceso segura y práctica a la circulación venosa periférica. Se prefiere colocarlos en la mano y en antebrazo, pero, a veces, es necesario hacerlo en las venas del cuero cabelludo. La complicación más frecuente de las infusiones IV periféricas es la necrosis tisular en el lugar de la extravasación (121). El lugar de infusión debe observarse atentamente para detectar extravasación lo antes posible. Las infusiones de concentraciones de glucosa superiores a los 12,5 g/dl deben evitarse en las venas periféricas.

Los catéteres venosos centrales, generalmente los Silastic, se utilizan para la administración IV a largo plazo de nutrientes en los neonatos. Los catéteres venosos umbilicales se colocan inmediatamente después del parto en la mayoría de los neonatos prematuros y enfermos que requieren nutrición IV y otros tratamientos. El *catéter central introducido por vía percutánea* es la técnica de preferencia para el acceso venoso central a largo plazo. Si se realiza un buen cuidado, el riesgo de complicaciones infecciosas es muy bajo, pero es fundamental quitar esas vías lo más pronto posible para disminuir las tasas de sepsis por catéter y otras complicaciones, como trombosis o extravasación de los líquidos infundidos hacia el espacio pleural o pericárdico (122). El *catéter venoso central colocado quirúrgicamente* suele utilizarse en los neonatos que han sido sometidos a intervención quirúrgica por una malformación intestinal (en especial, por gastrosquisis) o ECN y en quienes se espera que requieran nutrición parenteral durante un tiempo sumamente prolongado.

Composición de la nutrición parenteral total

Los neonatos prematuros que están lo suficientemente enfermos como para requerir ventilación asistida deben recibir nutrición IV lo más pronto posible después del parto. La infusión inicial debe consistir en dextrosa al 10% en agua para prevenir la hipoglucemia, si bien, a veces, esta concentración de dextrosa inducirá hiperglucemia en los neonatos de peso extremadamente bajo al nacer. En la actualidad, queda bien claro que administrar aminoácidos por vía IV a los neonatos prematuros enfermos lo más pronto posible después del parto puede mejorar el equilibrio proteico y aumentar la acumulación de proteínas (123). La mayoría de las unidades de cuidados intensivos neonatales utilizan una solución «inicial» de NPT que administra al menos 2 g/kg/día de aminoácidos sumados a dextrosa al 10 %. Una restricción relativa en el ingreso de agua durante el primer o segundo día de vida permite lograr un estado fisiológico de balance negativo de agua y sodio que acompaña la movilización del agua extracelular (9). Una velocidad inicial estándar para administrar líquidos por vía IV es de 80 ml/kg/día, y se puede aumentar gradualmente la velocidad de infusión según la humedad del entorno (más en los neonatos colocados bajo calentadores abiertos, menos en los neonatos colocados en incubadoras de humedad elevada), el uso de mezclas humidificadas de aire y oxígeno en los circuitos del respirador o de CPAP y el inicio de la diuresis y la natriuresis (23).

Al tercer día, se agrega sodio para administrar 2,5 a 3,6 mmol/kg/día, siempre que la concentración sérica de sodio no sea elevada. Al principio, no administrar sodio en los neonatos prematuros que presentan SDR durante las primeras 24 a 48 horas de vida ayuda a disminuir la acumulación de agua en los pulmones (124). El sodio generalmente se administra en forma de cloruro de sodio o de acetato de sodio según el grado de acidosis metabólica (125). El cloruro de potasio o el acetato de potasio también se agrega a la infusión al segundo o tercer día para administrar 2,0 a 2,5 mmol/kg/día, siempre que la concentración sérica de potasio sea normal y haya una micción adecuada. Al final de la primera semana de vida, debe lograrse una administración de mantenimiento del sodio y del potasio (véase la **Tabla 29-1**).

La suplementación intravenosa de calcio y fósforo debe iniciarse en los neonatos de alto riesgo lo más pronto posible después del parto, en caso de que la concentración sérica de calcio sea baja, y definitivamente si el neonato muestra signos de hipocalcemia (temblores, convulsiones, apnea o arritmia cardíaca). La pauta posológica habitual del calcio parenteral en forma de gluconato de calcio es de 0,6 a 2,5 mmol/kg/día (25 a 100 mg/kg/día de calcio elemental), y la dosis se aumenta en función de la concentración sérica total de calcio (teniendo en cuenta la unión a la albúmina) o de la concentración de calcio ionizado (teniendo en cuenta el gasto cardíaco y el estado neurológico) (33, 126). El fósforo se administra en forma de fosfato de sodio con una pauta posológica de 0,75 a 2,5 mmol/kg/día (18 a 80 mg/kg/día de fosfato). La relación calcio-fósforo debe mantenerse en 1:1 en forma de moles y en 1,3:1 en forma de mg/mg para maximizar la acumulación de ambos minerales. Debe tenerse cuidado si se infunde el calcio a través de un catéter IV periférico, ya puede presentarse necrosis tisular y escara. Algunas unidades de cuidados intensivos evitan por completo la administración de calcio periférico, salvo en caso de urgencias (convulsiones hipocalcémicas, choque). La suplementación de magnesio oscila entre los 0,12 y los 0,4 mmol/kg/día (3 a 10 mg/kg/día).

La nutrición total con aminoácidos por vía IV, incluidos carbohidratos, proteínas, minerales y vitaminas, debe iniciarse lo más pronto posible después del parto, preferentemente dentro de las primeras 24 horas, y continuarse a esta velocidad si se espera una demora en la progresión a la alimentación enteral total. Habitualmente, las emulsiones lipídicas deben administrarse como parte de cualquier régimen nutricional parenteral neonatal (127). El producto lipídico IV en los EE. UU. se deriva del aceite de soja; si bien contiene los ácidos grasos esenciales —el ácido linoleico y el ácido α-linolénico—, no contiene sus productos derivados —el AA, el ácido eicosapentaenoico (AEP) y el ADH—. Este producto también contiene cantidades relativamente elevadas de fitoesteroles, que parecen inducir inflamación hepática y provocar colestasis y hepatopatía asociada con la nutrición parenteral (HANP) (128). Las emulsiones lipídicas deben comenzar a administrarse dentro de los primeros días de vida a una dosis mínima de 0,5 a 1,0 g/kg/día para evitar la deficiencia de ácidos grasos esenciales en neonatos que no puedan alimentarse por vía enteral. La velocidad máxima de infusión no debe superar los 2 a 3 g/kg/día, y la infusión generalmente se administra durante 20 horas al día o más. La hipertrigliceridemia o la hiperglucemia pueden ser consecuencia de la administración parenteral de lípidos. La concentración plasmática de triglicéridos puede monitorearse en forma periódica, en especial en los neonatos de extremo bajo peso al nacer, para evaluar la tolerancia a los lípidos. Asimismo, la ingesta de lípidos por vía IV puede asociarse con una disminución de la afinidad de unión de la bilirrubina con las proteínas plasmáticas y un aumento en la concentración de bilirrubina libre en los neonatos muy prematuros (129).

Las emulsiones lipídicas de las generaciones más nuevas que contienen principalmente AGPICL ω 3, como el AEP y el ADH, o una emulsión combinada de AGPICL ω 3 y ω 6 pero con preponderancia de los ω 3, se comercializan fuera de los EE. UU. al momento de redacción de esta obra. Las evidencias provenientes de investigaciones y de la práctica realizadas en otros países demuestran que la dosis y la composición de los ácidos grasos ω 3 en las emulsiones lipídicas pueden desempeñar un papel importante en la disminución de los trastornos del desarrollo y la progresión de la HANP (130-134).

NUTRICIÓN ENTERAL

La mayoría de los neonatos prematuros, incluso aquellos que requieren ventilación asistida, pueden y deben recibir alimentación por vía enteral mediante sonda gástrica, comenzando lo más pronto posible después del parto y utilizando el propio calostro de la madre y, luego, leche materna o de una donante, o bien leche maternizada. La mayoría de los regímenes de alimentación iniciales siguen un método de cebado del intestino: comienzan con pequeñas cantidades (<24 ml/kg/día) y van avanzando según la tolerancia del neonato durante varios días hasta lograr la alimentación enteral total.

Ventajas de la nutrición enteral

La alimentación enteral aporta nutrientes que fomentan el desarrollo y el metabolismo, pero, también, incluso en muy bajas cantidades, promueven el desarrollo y la actividad intestinales (135). La alimentación estimula la secreción de hormonas intestinales y péptidos regulatorios (136), la motilidad (137) y el crecimiento intestinal (138). Estos efectos son más prominentes con la alimentación con leche materna (138), que también contribuye a la salud intestinal al facilitar y reforzar el sistema inmunitario innato del intestino (139) y formar un microbioma intestinal más normal, el cual cada vez más se reconoce como esencial para la salud a corto y largo plazo (140-142). La alimentación enteral, incluso en pequeñas cantidades, ayuda a prevenir la colestasis que generalmente se desarrolla debido a la NPT (143).

La alimentación enteral está contraindicada en neonatos con ECN activa o inestabilidad hemodinámica (hipotensión pronunciada). Debe tenerse cuidado al contemplar la alimentación enteral en neonatos con baja motilidad intestinal o íleo, como, por ejemplo, aquellos en período posquirúrgico, quienes reciben oxigenación por membrana extracorpórea o que están profundamente sedados con opiáceos. El uso de sustancias paralizantes, por sí mismo, no es una contraindicación absoluta a la alimentación enteral, ya que los bloqueantes neuromusculares no despolarizantes bloquean la transmisión en la unión neuromuscular de los músculos esqueléticos (144), pero no de los músculos lisos. En general, la alimentación trófica, particularmente con la leche materna, debe contemplarse para todos los neonatos, y se debe avanzar con la alimentación en función de la tolerancia individual a esta y de los signos de motilidad intestinal.

Métodos de alimentación por sonda gástrica

La alimentación por sonda gástrica está indicada para los neonatos que no pueden alimentarse mediante lactancia por pezón o en aquellos que requieren intubación traqueal, ventilación no invasiva o niveles superiores de CPAP. Pueden usarse sondas de alimentación orogástricas o nasogástricas. Las sondas nasogástricas son más fáciles de fijar. Este tipo de sondas obstruyen parcialmente las vías respiratorias del neonato y podrían no ser viables en aquellos que requieren CPAP, pero no tienen ninguna desventaja para los neonatos intubados.

La alimentación por sonda gástrica intermitente («en bolo») cada 2 o 3 horas es el método más utilizado para administrar alimentación enteral. Se ha demostrado que la infusión intermitente «lenta» (por ejemplo, el volumen correspondiente a 3 horas administrado durante 1 a 2 horas) mejora el vaciado gástrico y la motilidad duodenal en comparación con la administración rápida con bolo (145).

Un método alternativo de alimentación intragástrica es infundir la leche materna o maternizada de manera continua a través de una sonda naso u orogástrica permanente a una velocidad constante controlada por una bomba de infusión. Este método ofrece las ventajas teóricas de que permite absorber mayores volúmenes sin sobrecargar la capacidad limitada del estómago de los neonatos prematuros más pequeños y de evitar la distensión abdominal por volumen y el movimiento limitado del diafragma que podría presentarse en algunos neonatos con insuficiencia respiratoria. Sin embargo, la administración impredecible de nutrientes es un problema significativo de la alimentación continua, ya que la grasa de la leche materna se separa de la leche sin contenido graso y queda en la sonda o en la jeringa (146, 147). Esto puede evitarse al posicionar la bomba de infusión de manera tal que la abertura de la jeringa apunte hacia arriba para asegurarse de que la grasa se siga administrando aunque se separe, así como al acortar la longitud de la extensión de la sonda. El análisis de ensayos clínicos no demostró diferencias significativas en la eficacia de la alimentación intragástrica continua frente a la intermitente con bolo, a excepción de un único estudio pequeño que demostró que los pacientes con un peso al nacer menor a los 1000 g, si se los alimentaba con el método continuo, recibían el alta más rápidamente (148).

La alimentación transpilórica, que se realiza colocando la sonda directamente en el duodeno o en el yeyuno, se ha empleado con buenos resultados para alimentar a neonatos en estado crítico. Este tipo de alimentación presenta mayores dificultades técnicas, requiere confirmación de la colocación de la sonda mediante radiografía o ecografía y, por lo general, no ofrece ninguna ventaja sobre la alimentación intragástrica. Sumado a lo expuesto, existen evidencias de que produce algunos daños, incluidas alteraciones digestivas y muerte (149). Por lo tanto, no se recomienda esta técnica como método de alimentación primario en los neonatos ventilados y debe limitarse al uso a corto plazo en los neonatos que no puedan tolerar la alimentación gástrica debido a un reflujo gastroesofágico excesivo.

La succión no nutritiva del chupete durante la alimentación por sonda nasogástrica se ha estudiado como forma de compensar la falta de estimulación oral de los neonatos alimentados por sonda. Una revisión sistemática basada en estudios publicados demostró una menor duración de la hospitalización y una tendencia hacia un aumento de peso más rápido con la succión no nutritiva (150). Cuando el neonato ya no requiere ventilación mecánica o CPAP, ha logrado estabilidad cardiorrespiratoria y ha demostrado una correcta succión y deglución de secreciones, puede comenzar con la lactancia. La transición a la alimentación oral generalmente lleva más tiempo en los neonatos que requieren ventilación asistida y en aquellos que fueron más prematuros al nacer (151).

Alimentación enteral mínima y avance de la alimentación enteral

Cada vez más evidencias respaldan de manera concluyente el comienzo temprano de la alimentación enteral de bajo volumen («alimentación enteral mínima» o «alimentación trófica»), preferentemente con calostro materno. La alimentación enteral mínima representa la administra de pequeñas porciones (<24 ml/kg/día) durante un período corto pero definido para fomentar el desarrollo, la motilidad y la función digestiva en los neonatos prematuros y puede mejorar el crecimiento y disminuir el tiempo transcurrido hasta lograr la alimentación enteral total (152-155). No se ha demostrado que la alimentación enteral mínima aumenta el riesgo de ENC (156). La duración de la alimentación enteral mínima depende de distintos factores, como el grado de prematurez, la presencia de perfusión intestinal deficiente *in utero* (como en el caso de los neonatos con retardo de crecimiento intrauterino), el grado de daño hipóxico-isquémico perinatal o la necesidad de recibir medicamentos después del parto que podrían disminuir la perfusión intestinal (inotrópicos, indometacina).

El avance de la alimentación enteral generalmente se realiza en aumentos de 15 a 30 ml/kg/día, si bien no se ha demostrado ninguna ventaja en términos de protección frente a la ECN al avanzar la alimentación de forma más lenta (entre 15 y 20 ml/kg/día) y más rápida (entre 30 y 35 ml/kg/día) en los neonatos de muy bajo peso al nacer (157). Si el avance de la alimentación enteral dura varios días, este método debe combinarse con alimentación por vía IV. Los volúmenes residuales gástricos se verifican en forma periódica, pero su importancia para evaluar la tolerancia a la alimentación es ampliamente debatida, y hay poco consenso respecto del significado de los volúmenes. Si se detectan repetidamente volúmenes residuales gástricos significativos y estos van en aumento, en particular junto con otros signos de intolerancia a la alimentación enteral —como distensión abdominal—, debe evaluarse al neonato de manera estricta en busca de signos de infección generalizada, ECN y obstrucción intestinal. La alimentación enteral total (aproximadamente 120 ml/kg/día en función de la densidad calórica) generalmente puede lograrse entre los 7 y los 10 días.

Composición de la nutrición enteral

Leche materna

Hay pocas intervenciones médicas que ofrezcan tantos beneficios a los neonatos prematuros y en estado crítico como la alimentación con leche materna. La leche materna estimula el desarrollo de la flora intestinal beneficiosa, aporta factores antimicrobianos que protegen frente a infecciones y, también, hormonas y factores de crecimiento que estimulan el crecimiento y la salud de los órganos (158-161). El mayor beneficio —y el primero de todos— que ofrece la leche materna es su efecto protector relacionado con la dosis frente a la ECN en los neonatos prematuros (162-165). El beneficio a largo plazo más importante es el efecto favorable de la alimentación con leche materna sobre el neurodesarrollo (166-169). La Academia Estadounidense de Pediatría informa que la leche materna es la base recomendada de la nutrición de todo neonato prematuro (170). Por lo tanto, es importante que los hospitales que atienden a neonatos prematuros y enfermos cuenten con un buen servicio de puericultura. Este servicio debe incluir educación e información a los padres, sacaleches eléctricos, instalaciones prácticas para extraer la leche y almacenarla y, además, se debe contar con los servicios de puericultoras capacitadas. Se debe alentar enfáticamente a las madres de los neonatos que requieren cuidados intensivos, incluida la ventilación asistida, a suministrar leche para sus hijos. Hay cada vez más pruebas que indican que una alimentación basada exclusivamente en leche materna (leche materna fortificada con un agregado a base de la proteína de la leche materna) confiere protección adicional frente a la ECN en comparación con la proteína de la leche de vaca (171, 172).

Sin embargo, de manera universal se ha observado, mediante ensayos cuidadosamente controlados y aleatorizados, que los neonatos prematuros no crecerán a la velocidad normal de crecimiento fetal si se alimentan solo de leche materna. La fortificación de la leche materna con diversos componentes es necesaria en los neonatos prematuros para cumplir con sus necesidades diarias de energía, proteínas, vitaminas y minerales (96).

Leche materna de donante

La leche materna de donante es un producto pasteurizado que proviene de bancos de leche certificados. Se utiliza cuando la leche materna es insuficiente o cuando la madre directamente no tiene leche, debido a la multitud de beneficios relacionados con el uso de leche materna en los neonatos prematuros que se han descrito anteriormente (173). La leche de donante se pasteuriza para prevenir la transmisión de infecciones, pero esto también le quita la mayoría de las propiedades antiinfecciosas de la leche materna. No obstante, las tasas de infección y de ECN son inferiores con la leche de donante que con la leche maternizada, lo cual indica que el procesamiento de la leche de donante no produce un aumento en las infecciones (174). También hay diferencias en la composición entre la leche materna y la leche de donante, en especial en cuanto al contenido proteico, pero también en el contenido de calorías, lactosa y ADH. Estas diferencias se observan particularmente entre la leche materna donada por mujeres al final de su período de lactancia tras haber dado a luz a neonatos a término frente a la leche de mujeres que dan a luz a neonatos prematuros (175). Por lo tanto, debe prestarse mucha atención a la fortificación adecuada de la leche materna de donante para cumplir con las necesidades de los neonatos prematuros en pos de su crecimiento óptimo.

Leche maternizada

La leche maternizada derivada de la leche de vaca se ha diseñado con base en la composición de la leche materna para aportar la mezcla de proteínas biológicamente disponibles con una relación adecuada de proteínas-calorías que permita un crecimiento normal. La leche maternizada para los neonatos prematuros está pensada para cumplir con las necesidades adicionales de proteínas, calorías y micronutrientes de estos neonatos. Las nuevas generaciones de leche maternizada «rica en proteínas» para los neonatos prematuros ya están en el mercado y contienen incluso más proteínas para lograr la ingesta proteica recomendada de 3,6 a 4,5 g/kg/día en los neonatos de muy bajo peso al nacer (55). En el mercado se consigue leche maternizada con proteínas hidrolizadas y a base de leche de vaca y fortificadores de leche materna, y pueden disminuir la inflamación digestiva, pero esta es un área de investigación constante.

CUESTIONES NUTRICIONALES ESPECIALES DE LOS NEONATOS CON DISPLASIA BRONCOPULMONAR

La DBP es la morbilidad pulmonar más frecuente observada en los neonatos prematuros de muy bajo peso al nacer, con una incidencia de aproximadamente el 50 % de los neonatos nacidos antes de las 29 semanas de gestación (176). Los neonatos prematuros que desarrollan DBP presentan un riesgo de insuficiencia de crecimiento posnatal (177). Si bien no se han realizado ensayos controlados aleatorizados sobre los efectos de la nutrición precoz sobre el riesgo de desarrollar DBP (178), hay evidencias que indican que la mejora en la nutrición puede aportar beneficios para el crecimiento y la recuperación pulmonares. El análisis de una gran base de datos demostró que los neonatos que recibieron una mejor nutrición durante las primeras 3 semanas de vida (y que estaban en un estado menos crítico, es decir, que habían requerido ventilación mecánica durante <7 días) fueron menos propensos a desarrollar DBP moderada a grave (61). Sin embargo, la gravedad de la enfermedad y la nutrición precoz se vincularon de manera independiente con morbilidades, incluida la DBP (179). En un análisis retrospectivo, los neonatos con DBP que recibieron más cantidad de proteínas durante los primeros 20 días de vida crecieron a una mayor velocidad y presentaron un mejor crecimiento de la circunferencia cefálica (180). En un estudio prospectivo no aleatorizado, los neonatos prematuros con DBP alimentados con leche materna o con leche maternizada para neonatos prematuros —en ambos casos, fortificada a medida— (con 130 kcal/kg/día de ingesta calórica y 3,2 g/kg/día de ingesta proteica) frente a aquellos alimentados con fortificación estándar demostraron una mayor velocidad de aumento de peso y una menor restricción del crecimiento posnatal (181).

Los factores nutricionales que se deben tener en cuenta en los neonatos que requieren ventilación asistida o que han desarrollado DBP se resumen en la **Tabla 29-4**. En resumen, es sumamente importante brindar una nutrición adecuada a todos los neonatos que requieren ventilación asistida para permitir que cada uno de ellos tenga la mejor probabilidad de recuperación de la función pulmonar y de crecimiento y desarrollo normales.

Tabla 29-4. Cuestiones sobre neonatos prematuros con insuficiencia respiratoria.

La nutrición deficiente se relaciona con un desarrollo pulmonar anormal.
La restricción estricta de líquidos y de la ingesta de sodio durante los primeros días de vida podría disminuir el riesgo de DBP.
Los volúmenes excesivos de líquidos aumentan el edema pulmonar y contribuyen al daño pulmonar.
El SDR y la DBP aumentan las necesidades metabólicas de calorías y proteínas del neonato.
El tratamiento con esteroides y las enfermedades crónicas tienen efectos negativos sobre el equilibrio proteico.
El tratamiento con diuréticos puede perder electrolitos por orina (Na, K) y calcio.
La nutrición y la alimentación precoz se relacionan con la prevención de la DBP.
La ingesta excesiva de carbohidratos (>12,5 mg/kg/min) aumentará la producción de dióxido de carbono en forma desproporcionada al consumo de oxígeno.
Los lípidos (AGPICL ω 3) constituyen una buena fuente alternativa de calorías concentrada.
El suministro adecuado de aminoácidos previene el catabolismo de las proteínas musculares respiratorias y diafragmáticas.
La suplementación de vitamina A por vía intramuscular durante el primer mes de vida se relaciona con una disminución en la mortalidad/DBP.

DBP: displasia broncopulmonar; AGPICL: ácidos grasos poliinsaturados de cadena larga; SDR: síndrome de dificultad respiratoria.

REFERENCIAS

1. F. Moya: Preterm nutrition and the lung. World Rev Nutr Diet. 110:239-252 2014 24751634
2. R.W. Cooke, L. Foulder-Hughes: Growth impairment in the very preterm and cognitive and motor performance at 7 years. Arch Dis Child. 88:482-487 2003 12765911
3. R.A. Ehrenkranz, A.M. Dusick, B.R. Vohr, et al.: Growth in the neonatal intensive care unit influences neurodevelopmental and growth outcomes of extremely low birth weight infants. Pediatrics. 117:1253-1261 2006 16585322
4. E.B. Isaacs, D.G. Gadian, S. Sabatini, et al.: The effect of early human diet on caudate volumes and IQ. Pediatr Res. 63:308-314 2008 18287970
5. A. Lucas, R. Morley, T.J. Cole: Randomised trial of early diet in preterm babies and later intelligence quotient. BMJ. 317:1481-1487 1998 9831573
6. P.J. Sauer: Can extrauterine growth approximate intrauterine growth? Should it?. Am J Clin Nutr. 85:608S-613S 2007 17284764
7. E.E. Ziegler: Nutrient requirements of premature infants. Nestle Nutr Workshop Ser Pediatr Program. 59:161-172 2007 discussion 172-176 17245098
8. S.E. Ramel, L.D. Brown, M.K. Georgieff: The impact of neonatal illness on nutritional requirements—one size does not fit all. Curr Pediatr Rep. 2:248-254 2014 25722954

9. C. Fusch, F. Jochum: Water, sodium, potassium and chloride. World Rev Nutr Diet. 110:99-120 2014 24751624
10. B. Friis-Hansen: Water distribution in the foetus and newborn infant. Acta Paediatr Scand Suppl. 305:7-11 1983 6351536
11. R. Quigley: Developmental changes in renal function. Curr Opin Pediatr. 24:184-190 2012 22426155
12. N. Modi, P. Betremieux, J. Midgley, et al.: Postnatal weight loss and contraction of the extracellular compartment is triggered by atrial natriuretic peptide. Early Hum Dev. 59:201-208 2000 10996275
13. E.F. Bell, M.J. Acarregui: Restricted versus liberal water intake for preventing morbidity and mortality in preterm infants. Cochrane Database Syst Rev. 12:CD000503 2014 25473815
14. G. Dimitriou, V. Kavvadia, M. Marcou, et al.: Antenatal steroids and fluid balance in very low birthweight infants. Arch Dis Child Fetal Neonatal Ed. 90:F509-F513 2005 15878933
15. K.H. Marks, Z. Friedman, M.J. Maisels: A simple device for reducing insensible water loss in low-birth-weight infants. Pediatrics. 60:223-226 1977 887337
16. S. Vohra, G. Frent, V. Campbell, et al.: Effect of polyethylene occlusive skin wrapping on heat loss in very low birth weight infants at delivery: a randomized trial. J Pediatr. 134:547-551 1999 10228287
17. S.M. Kim, E.Y. Lee, J. Chen, et al.: Improved care and growth outcomes by using hybrid humidified incubators in very preterm infants. Pediatrics. 125:e137-e145 2010 20026493
18. R. Sosulski, R.A. Polin, S. Baumgart: Respiratory water loss and heat balance in intubated infants receiving humidified air. J Pediatr. 103:307-310 1983 6875731
19. A. Aperia, O. Broberger, P. Herin, et al.: Postnatal control of water and electrolyte homeostasis in pre-term and full-term infants. Acta Paediatr Scand Suppl. 305:61-65 1983 6310948
20. S.J. Fomon E. Ziegler Nutrition of Normal Infants. 1993 Mosby St. Louis
21. L. Cuzzolin, V. Fanos, B. Pinna, et al.: Postnatal renal function in preterm newborns: a role of diseases, drugs and therapeutic interventions. Pediatr Nephrol. 21:931-938 2006 16773403
22. K.S. Bidiwala, J.M. Lorenz, L.I. Kleinman: Renal function correlates of postnatal diuresis in preterm infants. Pediatrics. 82:50-58 1988 3288958
23. J.M. Lorenz, L.I. Kleinman, G. Ahmed, et al.: Phases of fluid and electrolyte homeostasis in the extremely low birth weight infant. Pediatrics. 96:484-489 1995 7651782
24. H.J. Rozycki, S. Baumgart: Atrial natriuretic factor and postnatal diuresis in respiratory distress syndrome. Arch Dis Child. 66:43-47 1991 1825462
25. K. Bauer, S. Buschkamp, M. Marcinkowski, et al.: Postnatal changes of extracellular volume, atrial natriuretic factor, and diuresis in a randomized controlled trial of high-frequency oscillatory ventilation versus intermittent positive-pressure ventilation in premature infants <30 weeks gestation. Crit Care Med. 28:2064-2068 2000 10890665
26. A. Stewart, L.P. Brion, R. Soll: Diuretics for respiratory distress syndrome in preterm infants. Cochrane Database Syst Rev. 2011 CD001454
27. W.W. Hay Jr., L.D. Brown, S.C. Denne: Energy requirements, protein-energy metabolism and balance, and carbohydrates in preterm infants. World Rev Nutr Diet. 110:64-81 2014 24751622
28. S. Kashyap, M. Forsyth, C. Zucker, et al.: Effects of varying protein and energy intakes on growth and metabolic response in low birth weight infants. J Pediatr. 108:955-963 1986 3712165
29. S. Kashyap, K.F. Schulze, M. Forsyth, et al.: Growth, nutrient retention, and metabolic response in low birth weight infants fed varying intakes of protein and energy. J Pediatr. 113:713-721 1988 3139856
30. J.B. van Goudoever, E.J. Sulkers, H.N. Lafeber, et al.: Short-term growth and substrate use in very-low-birth-weight infants fed formulas with different energy contents. Am J Clin Nutr. 71:816-821 2000 10702178
31. American Academy of Pediatrics Committee on Nutrition: Nutritional needs of the preterm infant. R.E. Kleinman Pediatric Nutrition Handbook. Elk Grove Village, IL. 2009 79-112
32. C. Agostoni, G. Buonocore, V.P. Carnielli, et al.: Enteral nutrient supply for preterm infants: commentary from the European Society of Paediatric Gastroenterology, Hepatology and Nutrition Committee on Nutrition. J Pediatr Gastroenterol Nutr. 50:85-91 2010 19881390
33. F.B. Mimouni, D. Mandel, R. Lubetzky, et al.: Calcium, phosphorus, magnesium and vitamin D requirements of the preterm infant. World Rev Nutr Diet. 110:140-151 2014 24751626
34. R. Rao, M.K. Georgieff: Iron therapy for preterm infants. Clin Perinatol. 36:27-42 2009 19161863
35. H.M. Towers, K.F. Schulze, R. Ramakrishnan, et al.: Energy expended by low birth weight infants in the deposition of protein and fat. Pediatr Res. 41:584-589 1997 9098864
36. S.B. Roberts, V.R. Young: Energy costs of fat and protein deposition in the human infant. Am J Clin Nutr. 48:951-955 1988 3421204
37. P.J. Thureen, R.E. Phillips, K.A. Baron, et al.: Direct measurement of the energy expenditure of physical activity in preterm infants. J Appl Physiol (1985). 85:223-230 1998 9655779
38. S.C. Denne: Energy expenditure in infants with pulmonary insufficiency: is there evidence for increased energy needs?. J Nutr. 131:935s-937s 2001 11238789
39. J. Bauer, K. Maier, O. Linderkamp, et al.: Effect of caffeine on oxygen consumption and metabolic rate in very low birth weight infants with idiopathic apnea. Pediatrics. 107:660-663 2001 11335740
40. P. Richardson, C.L. Bose, R.L. Bucciarelli, et al.: Oxygen consumption of infants with respiratory distress syndrome. Biol Neonate. 46:53-56 1984 6378258
41. T.M. Wahlig, C.W. Gatto, S.J. Boros, et al.: Metabolic response of preterm infants to variable degrees of respiratory illness. J Pediatr. 124:283-288 1994 8301440
42. C. Billeaud, B. Piedboeuf, P. Chessex: Energy expenditure and severity of respiratory disease in very low birth weight infants receiving long-term ventilatory support. J Pediatr. 120:461-464 1992 1538299
43. J.C. Roze, B. Chambille, M.A. Fleury, et al.: Oxygen cost of breathing in newborn infants with long-term ventilatory support. J Pediatr. 127:984-987 1995 8523203
44. A. Schulze, K. Abubakar, G. Gill, et al.: Pulmonary oxygen consumption: a hypothesis to explain the increase in oxygen consumption of low birth weight infants with lung disease. Intensive Care Med. 27:1636-1642 2001 11685305
45. K. de Meer, K.R. Westerterp, R.H. Houwen, et al.: Total energy expenditure in infants with bronchopulmonary dysplasia is

associated with respiratory status. Eur J Pediatr. 156:299-304 1997 9128816
46. S.I. Kurzner, M. Garg, D.B. Bautista, et al.: Growth failure in infants with bronchopulmonary dysplasia: nutrition and elevated resting metabolic expenditure. Pediatrics. 81:379-384 1988 3344181
47. M.R. Weinstein, W. Oh: Oxygen consumption in infants with bronchopulmonary dysplasia. J Pediatr. 99:958-961 1981 6895525
48. K.A. Yunis, W. Oh: Effects of intravenous glucose loading on oxygen consumption, carbon dioxide production, and resting energy expenditure in infants with bronchopulmonary dysplasia. J Pediatr. 115:127-132 1989 2500510
49. T.F. Yeh, D.A. McClenan, O.A. Ajayi, et al.: Metabolic rate and energy balance in infants with bronchopulmonary dysplasia. J Pediatr. 114:448-451 1989 2493521
50. L.C. Kao, D.J. Durand, B.G. Nickerson: Improving pulmonary function does not decrease oxygen consumption in infants with bronchopulmonary dysplasia. J Pediatr. 112:616-621 1988 3351689
51. E. Stoltz Sjostrom, P. Lundgren, I. Ohlund, et al.: Low energy intake during the first 4 weeks of life increases the risk for severe retinopathy of prematurity in extremely preterm infants. Arch Dis Child Fetal Neonatal Ed. 101:F108-F113 2016 25678632
52. M.J. Johnson, S.A. Wootton, A.A. Leaf, et al.: Preterm birth and body composition at term equivalent age: a systematic review and meta-analysis. Pediatrics. 130:E640-E649 2012 22891222
53. J.A. Brunton, S. Saigal, S.A. Atkinson: Growth and body composition in infants with bronchopulmonary dysplasia up to 3 months corrected age: a randomized trial of a high-energy nutrient-enriched formula fed after hospital discharge. J Pediatr. 133:340-345 1998 9738713
54. R.A. deRegnier, T.W. Guilbert, M.M. Mills, et al.: Growth failure and altered body composition are established by one month of age in infants with bronchopulmonary dysplasia. J Nutr. 126:168-175 1996 8558298
55. L.D. Brown, K. Hendrickson, M.L. Masor, et al.: High-protein formulas: evidence for use in preterm infants. Clin Perinatol. 41:383-403 2014 24873839
56. E.E. Ziegler: Protein requirements of very low birth weight infants. J Pediatr Gastroenterol Nutr. 45:S170-S174 2007 18185086
57. A. Rivera Jr., E.F. Bell, D.M. Bier: Effect of intravenous amino acids on protein metabolism of preterm infants during the first three days of life. Pediatr Res. 33:106-111 1993 8433884
58. F.W. te Braake, C.H. van den Akker, D.J. Wattimena, et al.: Amino acid administration to premature infants directly after birth. J Pediatr. 147:457-461 2005 16227030
59. J.B. Van Goudoever, T. Colen, J.L. Wattimena, et al.: Immediate commencement of amino acid supplementation in preterm infants: effect on serum amino acid concentrations and protein kinetics on the first day of life. J Pediatr. 127:458-465 1995 7658281
60. B.B. Poindexter, J.C. Langer, A.M. Dusick, et al.: Early provision of parenteral amino acids in extremely low birth weight infants: relation to growth and neurodevelopmental outcome. J Pediatr. 148:300-305 2006 16615955
61. R.A. Ehrenkranz, A. Das, L.A. Wrage, et al.: Early nutrition mediates the influence of severity of illness on extremely LBW infants. Pediatr Res. 69:522-529 2011 21378596
62. T. Manner, S. Wiese, D.P. Katz, et al.: Branched-chain amino acids and respiration. Nutrition. 8:311-315 1992 1421777
63. S. Blazer, G.T. Reinersman, J. Askanazi, et al.: Branched-chain amino acids and respiratory pattern and function in the neonate. J Perinatol. 14:290-295 1994 7965224
64. A. Soliz, C. Suguihara, J. Huang, et al.: Effect of amino acid infusion on the ventilatory response to hypoxia in protein-deprived neonatal piglets. Pediatr Res. 35:316-320 1994 7910682
65. B. Koletzko, E. Lien, C. Agostoni, et al.: The roles of long-chain polyunsaturated fatty acids in pregnancy, lactation and infancy: review of current knowledge and consensus recommendations. J Perinat Med. 36:5-14 2008 18184094
66. A. Lapillonne, S. Groh-Wargo, C.H. Gonzalez, et al.: Lipid needs of preterm infants: updated recommendations. J Pediatr. 162:S37-S47 2013 23445847
67. W. Prasertsom, E.Z. Phillipos, J.E. Van Aerde, et al.: Pulmonary vascular resistance during lipid infusion in neonates. Arch Dis Child Fetal Neonatal Ed. 74:F95-F98 1996 8777674
68. I.R. Sosenko, M. Rodriguez-Pierce, E. Bancalari: Effect of early initiation of intravenous lipid administration on the incidence and severity of chronic lung disease in premature infants. J Pediatr. 123:975-982 1993 8229533
69. K. Simmer, S.C. Rao: Early introduction of lipids to parenterally-fed preterm infants. Cochrane Database Syst Rev. 2005 CD005256
70. K. Simmer, S.K. Patole, S.C. Rao: Long-chain polyunsaturated fatty acid supplementation in infants born at term. Cochrane Database Syst Rev. 2011 CD000376
71. S.M. Schulzke, S.K. Patole, K. Simmer: Long-chain polyunsaturated fatty acid supplementation in preterm infants. Cochrane Database Syst Rev. 2011 CD000375
72. M. Fleith, M.T. Clandinin: Dietary PUFA for preterm and term infants: review of clinical studies. Crit Rev Food Sci Nutr. 45:205-229 2005 16048149
73. A. Houeijeh, E. Aubry, H. Coridon, et al.: Effects of n-3 polyunsaturated fatty acids in the fetal pulmonary circulation. Crit Care Med. 39:1431-1438 2011 21378553
74. C.R. Martin, D.A. Dasilva, J.E. Cluette-Brown, et al.: Decreased postnatal docosahexaenoic and arachidonic acid blood levels in premature infants are associated with neonatal morbidities. J Pediatr. 159:743-749 2011 21658712
75. B.J. Manley, M. Makrides, C.T. Collins, et al.: High-dose docosahexaenoic acid supplementation of preterm infants: respiratory and allergy outcomes. Pediatrics. 128:e71-e77 2011 21708809
76. S.K. Chacko, J. Ordonez, P.J. Sauer, et al.: Gluconeogenesis is not regulated by either glucose or insulin in extremely low birth weight infants receiving total parenteral nutrition. J Pediatr. 158:891-896 2011 21324479
77. S.K. Chacko, A.L. Sunehag: Gluconeogenesis continues in premature infants receiving total parenteral nutrition. Arch Dis Child Fetal Neonatal Ed. 95:F413-F418 2010 20682577
78. M. Ward Platt, S. Deshpande: Metabolic adaptation at birth. Semin Fetal Neonatal Med. 10:341-350 2005 15916931
79. M. Picard, R.P. Juster, B.S. McEwen: Mitochondrial allostatic load puts the "gluc" back in glucocorticoids. Nat Rev Endocrinol. 10:303-310 2014 24663223
80. P. Chessex, S. Belanger, B. Piedboeuf, et al.: Influence of energy substrates on respiratory gas exchange during conventional

mechanical ventilation of preterm infants. J Pediatr. 126:619-624 1995 7699545
81. B. Stoll, D.A. Horst, L. Cui, et al.: Chronic parenteral nutrition induces hepatic inflammation, steatosis, and insulin resistance in neonatal pigs. J Nutr. 140:2193-2200 2010 20980637
82. H. Wang, V.I. Khaoustov, B. Krishnan, et al.: Total parenteral nutrition induces liver steatosis and apoptosis in neonatal piglets. J Nutr. 136:2547-2552 2006 16988124
83. P.J. Thureen: Early aggressive nutrition in very preterm infants. Nestle Nutr Workshop Ser Pediatr Program. 59:193-204 2007 discussion 204-208 17245100
84. M. Mobassaleh, R.K. Montgomery, J.A. Biller, et al.: Development of carbohydrate absorption in the fetus and neonate. Pediatrics. 75:160-166 1985 2578223
85. R.J. Shulman, W.W. Wong, E.O. Smith: Influence of changes in lactase activity and small-intestinal mucosal growth on lactose digestion and absorption in preterm infants. Am J Clin Nutr. 81:472-479 2005 15699237
86. L.T. Weaver, M.F. Laker, R. Nelson: Neonatal intestinal lactase activity. Arch Dis Child. 61:896-899 1986 3094461
87. G.P. Sevenhuysen, C. Holodinsky, C. Dawes: Development of salivary alpha-amylase in infants from birth to 5 months. Am J Clin Nutr. 39:584-588 1984 6608871
88. J.A. Davis, H.H. Freeze: Studies of mannose metabolism and effects of long-term mannose ingestion in the mouse. Biochim Biophys Acta. 1528:116-126 2001 11687298
89. L. Bode: Human milk oligosaccharides: every baby needs a sugar mama. Glycobiology. 22:1147-1162 2012 22513036
90. L.D. Brown, A. Cheung, J.E. Harwood, et al.: Inositol and mannose utilization rates in term and late-preterm infants exceed nutritional intakes. J Nutr. 139:1648-1652 2009 19494026
91. M. Hallman, O.D. Saugstad, R.P. Porreco, et al.: Role of myo-inositol in regulation of surfactant phospholipids in the newborn. Early Hum Dev. 10:245-254 1985 3838720
92. M. Hallman, K. Bry, K. Hoppu, et al.: Inositol supplementation in premature infants with respiratory distress syndrome. N Engl J Med. 326:1233-1239 1992 1560798
93. D.L. Phelps, R.M. Ward, R.L. Williams, et al.: Pharmacokinetics and safety of a single intravenous dose of myo-inositol in preterm infants of 23-29 wk. Pediatr Res. 74:721-729 2013 24067395
94. G.B. Haycock: The influence of sodium on growth in infancy. Pediatr Nephrol. 7:871-875 1993 8130123
95. S.A. Abrams Committee on Nutrition: Calcium and vitamin D requirements of enterally fed preterm infants. Pediatrics. 131:e1676-e1683 2013 23629620
96. C.A. Kuschel, J.E. Harding: Multicomponent fortified human milk for promoting growth in preterm infants. Cochrane Database Syst Rev. 2004 CD000343
97. C.J. Klein: Nutrient requirements for preterm infant formulas. J Nutr. 132:1395S-1577S 2002 12042465
98. M. Domellof: Iron requirements in infancy. Ann Nutr Metab. 59:59-63 2011 22123641
99. J. Steinmacher, F. Pohlandt, H. Bode, et al.: Randomized trial of early versus late enteral iron supplementation in infants with a birth weight of less than 1301 grams: neurocognitive development at 5.3 years' corrected age. Pediatrics. 120:538-546 2007 17766527
100. H. Szajewska, M. Ruszczynski, A. Chmielewska: Effects of iron supplementation in nonanemic pregnant women, infants, and young children on the mental performance and psychomotor development of children: a systematic review of randomized controlled trials. Am J Clin Nutr. 91:1684-1690 2010 20410098
101. J.C. Shaw: Iron absorption by the premature infant. The effect of transfusion and iron supplements on the serum ferritin levels. Acta Paediatr Scand Suppl. 299:83-89 1982 6963546
102. M. Domellof: Nutritional care of premature infants: microminerals. World Rev Nutr Diet. 110:121-139 2014 24751625
103. P.C. Ng, C.W. Lam, C.H. Lee, et al.: Hepatic iron storage in very low birthweight infants after multiple blood transfusions. Arch Dis Child Fetal Neonatal Ed. 84:F101-F105 2001 11207225
104. Iron fortification of infant formulas. American Academy of Pediatrics. Committee on Nutrition. Pediatrics. 104:119-123 1999
105. R.T. Hall, R.E. Wheeler, J. Benson, et al.: Feeding iron-fortified premature formula during initial hospitalization to infants less than 1800 grams birth weight. Pediatrics. 92:409-414 1993 8361794
106. A.K. Shaikhkhalil, J. Curtiss, T.D. Puthoff, et al.: Enteral zinc supplementation and growth in extremely-low-birth-weight infants with chronic lung disease. J Pediatr Gastroenterol Nutr. 58:183-187 2014 24121149
107. A. Leaf, Z. Lansdowne: Vitamins—conventional uses and new insights. World Rev Nutr Diet. 110:152-166 2014 24751627
108. J.P. Shenai, F. Chytil, M.T. Stahlman: Vitamin A status of neonates with bronchopulmonary dysplasia. Pediatr Res. 19:185-188 1985 3982875
109. J.E. Tyson, L.L. Wright, W. Oh, et al.: Vitamin A supplementation for extremely-low-birth-weight infants. National Institute of Child Health and Human Development Neonatal Research Network. N Engl J Med. 340:1962-1968 1999 10379020
110. N. Ambalavanan, K. Kennedy, J. Tyson, et al.: Survey of vitamin A supplementation for extremely-low-birth-weight infants: is clinical practice consistent with the evidence?. J Pediatr. 145:304-307 2004 15343179
111. N. Monangi, J.L. Slaughter, A. Dawodu, et al.: Vitamin D status of early preterm infants and the effects of vitamin D intake during hospital stay. Arch Dis Child Fetal Neonatal Ed. 99:F166-F168 2014 23852093
112. R.A. McCarthy, M.J. McKenna, O. Oyefeso, et al.: Vitamin D nutritional status in preterm infants and response to supplementation. Br J Nutr. 110:156-163 2013 23182428
113. J. Rigo, C. Pieltain, B. Salle, et al.: Enteral calcium, phosphate and vitamin D requirements and bone mineralization in preterm infants. Acta Paediatr. 96:969-974 2007 17577338
114. E.F. Bell, L.J. Filer Jr.: The role of vitamin E in the nutrition of premature infants. Am J Clin Nutr. 34:414-422 1981 6782856
115. L.P. Brion, E.F. Bell, T.S. Raghuveer, et al.: What is the appropriate intravenous dose of vitamin E for very-low-birth-weight infants?. J Perinatol. 24:205-207 2004 15067295
116. L.P. Brion, E.F. Bell, T.S. Raghuveer: Vitamin E supplementation for prevention of morbidity and mortality in preterm infants. Cochrane Database Syst Rev. 2003 CD003665
117. E.F. Bell, N.I. Hansen, L.P. Brion, et al.: Serum tocopherol levels in very preterm infants after a single dose of vitamin E at birth. Pediatrics. 132:e1626-e1633 2013 24218460
118. M.M. Ijland, R.R. Pereira, E.A. Cornelissen: Incidence of late vitamin K deficiency bleeding in newborns in the Netherlands in 2005: evaluation of the current guideline. Eur J Pediatr. 167:165-169 2008 17333271

119.A. McNinch: Vitamin K deficiency bleeding: early history and recent trends in the United Kingdom. Early Hum Dev. 86 (suppl 1):63-65 2010 20167443
120.R.M. Puckett, M. Offringa: Prophylactic vitamin K for vitamin K deficiency bleeding in neonates. Cochrane Database Syst Rev. 2000 CD002776
121.C.E. Wilkins, A.J. Emmerson: Extravasation injuries on regional neonatal units. Arch Dis Child Fetal Neonatal Ed. 89:F274-F275 2004 15102736
122.J. Ramasethu: Complications of vascular catheters in the neonatal intensive care unit. Clin Perinatol. 35:x, 199-222 2008
123.S.C. Denne, B.B. Poindexter: Evidence supporting early nutritional support with parenteral amino acid infusion. Semin Perinatol. 31:56-60 2007 17462489
124.G. Hartnoll, P. Betremieux, N. Modi: Randomised controlled trial of postnatal sodium supplementation on body composition in 25 to 30 week gestational age infants. Arch Dis Child Fetal Neonatal Ed. 82:F24-F28 2000 10634837
125.C.E. Richards, M. Drayton, H. Jenkins, et al.: Effect of different chloride infusion rates on plasma base excess during neonatal parenteral nutrition. Acta Paediatr. 82:678-682 1993 8374218
126.S.A. Abrams, K.M. Hawthorne, J.L. Placencia, et al.: Micronutrient requirements of high-risk infants. Clin Perinatol. 41:347-361 2014 24873837
127.K.L. Calkins, R.S. Venick, S.U. Devaskar: Complications associated with parenteral nutrition in the neonate. Clin Perinatol. 41:331-345 2014 24873836
128.K.C. El Kasmi, A.L. Anderson, M.W. Devereaux, et al.: Phytosterols promote liver injury and Kupffer cell activation in parenteral nutrition-associated liver disease. Sci Transl Med. 5:206ra137 2013 24107776
129.S.B. Amin, T. Harte, L. Scholer, et al.: Intravenous lipid and bilirubin-albumin binding variables in premature infants. Pediatrics. 124:211-217 2009 19564302
130.M.P. Cober, G. Killu, A. Brattain, et al.: Intravenous fat emulsions reduction for patients with parenteral nutrition-associated liver disease. J Pediatr. 160:421-427 2012 21982303
131.V.E. de Meijer, K.M. Gura, H.D. Le, et al.: Fish oil-based lipid emulsions prevent and reverse parenteral nutrition-associated liver disease: the Boston experience. JPEN J Parenter Enteral Nutr. 33:541-547 2009 19571170
132.D. Nehra, E.M. Fallon, A.K. Potemkin, et al.: A comparison of 2 intravenous lipid emulsions: interim analysis of a randomized controlled trial. JPEN J Parenter Enteral Nutr. 38:693-701 2014 23770843
133.R.S. Venick, K. Calkins: The impact of intravenous fish oil emulsions on pediatric intestinal failure-associated liver disease. Curr Opin Organ Transplant. 16:306-311 2011 21505340
134.H. Vlaardingerbroek, K. Ng, B. Stoll, et al.: New generation lipid emulsions prevent PNALD in chronic parenterally fed preterm pigs. J Lipid Res. 55:466-477 2014 24478031
135.J. Neu: Gastrointestinal development and meeting the nutritional needs of premature infants. Am J Clin Nutr. 85:629S-634S 2007 17284768
136.A. Aynsley-Green, A. Lucas, G.R. Lawson, et al.: Gut hormones and regulatory peptides in relation to enteral feeding, gastroenteritis, and necrotizing enterocolitis in infancy. J Pediatr. 117:S24-S32 1990 2163441
137.L. Owens, D.G. Burrin, C.L. Berseth: Minimal enteral feeding induces maturation of intestinal motor function but not mucosal growth in neonatal dogs. J Nutr. 132:2717-2722 2002 12221235
138.A.G. Cummins, F.M. Thompson: Effect of breast milk and weaning on epithelial growth of the small intestine in humans. Gut. 51:748-754 2002 12377819
139.D.S. Newburg, W.A. Walker: Protection of the neonate by the innate immune system of developing gut and of human milk. Pediatr Res. 61:2-8 2007 17211132
140.N. Cacho, J. Neu: Manipulation of the intestinal microbiome in newborn infants. Adv Nutr. 5:114-118 2014 24425730
141.R.A. Caicedo, R.J. Schanler, N. Li, et al.: The developing intestinal ecosystem: implications for the neonate. Pediatr Res. 58:625-628 2005 16189184
142.C. Reinhardt, C.S. Reigstad, F. Backhed: Intestinal microbiota during infancy and its implications for obesity. J Pediatr Gastroenterol Nutr. 48:249-256 2009 19271298
143.D.R. Benjamin: Hepatobiliary dysfunction in infants and children associated with long-term total parenteral nutrition. A clinico-pathologic study. Am J Clin Pathol. 76:276-283 1981 6792901
144.D.S. Gardenhire: Skeletal muscle relaxants (neuromuscular blocking agents). D.S. Gardenhire Rao's Respiratory Care Physiology. 2016 Elsevier Inc. St. Louis, MO 305-317
145.K. de Ville, E. Knapp, Y. Al-Tawil, et al.: Slow infusion feedings enhance duodenal motor responses and gastric emptying in preterm infants. Am J Clin Nutr. 68:103-108 1998 9665103
146.C. Brooks, A.M. Vickers, S. Aryal: Comparison of lipid and calorie loss from donor human milk among 3 methods of simulated gavage feeding: one-hour, 2-hour, and intermittent gravity feedings. Adv Neonatal Care. 13:131-138 2013 23532033
147.S.P. Rogers, P.D. Hicks, M. Hamzo, et al.: Continuous feedings of fortified human milk lead to nutrient losses of fat, calcium and phosphorous. Nutrients. 2:230-240 2010 22254018
148.S.S. Premji, L. Chessell: Continuous nasogastric milk feeding versus intermittent bolus milk feeding for premature infants less than 1500 grams. Cochrane Database Syst Rev. 2011 CD001819
149.J. Watson, W. McGuire: Transpyloric versus gastric tube feeding for preterm infants. Cochrane Database Syst Rev. 2:CD003487 2013 23450542
150.J. Pinelli, A. Symington: Non-nutritive sucking for promoting physiologic stability and nutrition in preterm infants. Cochrane Database Syst Rev. 2005 CD001071
151.P. Dodrill, T. Donovan, G. Cleghorn, et al.: Attainment of early feeding milestones in preterm neonates. J Perinatol. 28:549-555 2008 18580883
152.C.L. Berseth: Effect of early feeding on maturation of the preterm infant's small intestine. J Pediatr. 120:947-953 1992 1593357
153.C.L. Berseth: Minimal enteral feedings. Clin Perinatol. 22:195-205 1995 7781252
154.C.L. Berseth, J.A. Bisquera, V.U. Paje: Prolonging small feeding volumes early in life decreases the incidence of necrotizing enterocolitis in very low birth weight infants. Pediatrics. 111:529-534 2003 12612232
155.W.H. Meetze, C. Valentine, J.E. McGuigan, et al.: Gastrointestinal priming prior to full enteral nutrition in very low birth weight infants. J Pediatr Gastroenterol Nutr. 15:163-170 1992 1403464

156. J. Morgan, L. Young, W. McGuire: Delayed introduction of progressive enteral feeds to prevent necrotising enterocolitis in very low birth weight infants. Cochrane Database Syst Rev. 5:CD001970 2013 23728636
157. J. Morgan, L. Young, W. McGuire: Slow advancement of enteral feed volumes to prevent necrotising enterocolitis in very low birth weight infants. Cochrane Database Syst Rev. 3:CD001241 2013 23543511
158. C. Liepke, K. Adermann, M. Raida, et al.: Human milk provides peptides highly stimulating the growth of bifidobacteria. Eur J Biochem. 269:712-718 2002 11856332
159. R. Martin, S. Langa, C. Reviriego, et al.: Human milk is a source of lactic acid bacteria for the infant gut. J Pediatr. 143:754-758 2003 14657823
160. R.J. Schanler, S.A. Atkinson R.C. Tsang R. Uauy B. Koletzka S. Zlotkin Nutrition of the Preterm Infant: Scientific Basis and Practical Guidelines. 2005 Digital Educational Publishing, Inc. Cincinnati, OH 333-356
161. R.J. Schanler, R.J. Shulman, C. Lau: Feeding strategies for premature infants: beneficial outcomes of feeding fortified human milk versus preterm formula. Pediatrics. 103:1150-1157 1999 10353922
162. A. Lucas, T.J. Cole: Breast milk and neonatal necrotising enterocolitis. Lancet. 336:1519-1523 1990 1979363
163. J. Meinzen-Derr, B. Poindexter, L. Wrage, et al.: Role of human milk in extremely low birth weight infants' risk of necrotizing enterocolitis or death. J Perinatol. 29:57-62 2009 18716628
164. P.M. Sisk, C.A. Lovelady, R.G. Dillard, et al.: Early human milk feeding is associated with a lower risk of necrotizing enterocolitis in very low birth weight infants. J Perinatol. 27:428-433 2007 17443195
165. S. Sullivan, R.J. Schanler, J.H. Kim, et al.: An exclusively human milk-based diet is associated with a lower rate of necrotizing enterocolitis than a diet of human milk and bovine milk-based products. J Pediatr. 156:562-567 2010 e1 20036378
166. E.B. Isaacs, B.R. Fischl, B.T. Quinn, et al.: Impact of breast milk on intelligence quotient, brain size, and white matter development. Pediatr Res. 67:357-362 2010 20035247
167. A. Lucas, R. Morley, T.J. Cole, et al.: Breast milk and subsequent intelligence quotient in children born preterm. Lancet. 339:261-264 1992 1346280
168. J.C. Roze, D. Darmaun, C.Y. Boquien, et al.: The apparent breastfeeding paradox in very preterm infants: relationship between breast feeding, early weight gain and neurodevelopment based on results from two cohorts, EPIPAGE and LIFT. BMJ Open. 2:e000834 2012 22492388
169. B.R. Vohr, B.B. Poindexter, A.M. Dusick, et al.: Persistent beneficial effects of breast milk ingested in the neonatal intensive care unit on outcomes of extremely low birth weight infants at 30 months of age. Pediatrics. 120:e953-e959 2007 17908750
170. American Academy of Pediatrics Section on Breastfeeding: Breastfeeding and the use of human milk. Pediatrics. 129:e827-e841 2012 22371471
171. S.A. Abrams, R.J. Schanler, M.L. Lee, et al.: Greater mortality and morbidity in extremely preterm infants fed a diet containing cow milk protein products. Breastfeed Med. 9:281-285 2014 24867268
172. E.A. Cristofalo, R.J. Schanler, C.L. Blanco, et al.: Randomized trial of exclusive human milk versus preterm formula diets in extremely premature infants. J Pediatr. 163:1592-1595 2013 23968744
173. E. Bertino, F. Giuliani, M. Baricco, et al.: Benefits of donor milk in the feeding of preterm infants. Early Hum Dev. 89 (suppl 2):S3-S6 2013
174. I. Narayanan, K. Prakash, N.S. Murthy, et al.: Randomised controlled trial of effect of raw and holder pasteurised human milk and of formula supplements on incidence of neonatal infection. Lancet. 2:1111-1113 1984 6150180
175. K.Y. Wojcik, D.J. Rechtman, M.L. Lee, et al.: Macronutrient analysis of a nationwide sample of donor breast milk. J Am Diet Assoc. 109:137-140 2009 19103335
176. B.J. Stoll, N.I. Hansen, E.F. Bell, et al.: Trends in care practices, morbidity, and mortality of extremely preterm neonates, 1993-2012. JAMA. 314:1039-1051 2015 26348753
177. G. Natarajan, Y.R. Johnson, B. Brozanski, et al.: Postnatal weight gain in preterm infants with severe bronchopulmonary dysplasia. Am J Perinatol. 31:223-230 2014 23690052
178. N.M. Lai, S.V. Rajadurai, K.H. Tan: Increased energy intake for preterm infants with (or developing) bronchopulmonary dysplasia/chronic lung disease. Cochrane Database Syst Rev. 2006 CD005093
179. R.A. Ehrenkranz: Ongoing issues in the intensive care for the periviable infant–nutritional management and prevention of bronchopulmonary dysplasia and nosocomial infections. Semin Perinatol. 38:25-30 2014 24468566
180. A.R. Theile, P.G. Radmacher, T.W. Anschutz, et al.: Nutritional strategies and growth in extremely low birth weight infants with bronchopulmonary dysplasia over the past 10 years. J Perinatol. 32:117-122 2012 21617642
181. M.L. Gianni, P. Roggero, M.R. Colnaghi, et al.: The role of nutrition in promoting growth in pre-term infants with bronchopulmonary dysplasia: a prospective non-randomised interventional cohort study. BMC Pediatr. 14:235 2014 25241811

Capítulo 30

Complicaciones de la ventilación mecánica

Tara M. Randis, MD, MS
Jennifer Duchon, MDCM, MPH
Richard Alan Polin, BA, MD

INTRODUCCIÓN

Los neonatos que requieren cuidados intensivos representan una población particularmente vulnerable debido a su necesidad frecuente de intubación (como parte de la reanimación), de ventilación mecánica prolongada y de susceptibilidad a contraer infecciones intrahospitalarias. En los neonatos, estas últimas aumentan los costos, prolongan la hospitalización y representan una de las principales causas de morbimortalidad (1-4). En los pacientes pediátricos y adultos que requieren cuidados intensivos, la neumonía asociada a la ventilación mecánica (NAV) es la segunda infección intrahospitalaria más frecuente. Sin embargo, la tasa de NAV en los bebés y en los neonatos, especialmente en los que presentan trastornos pulmonares de base, no es tan clara. El diagnóstico de la NAV es problemático porque se produce en los neonatos ventilados que probablemente tengan otros motivos para presentar descompensación respiratoria (por ejemplo, atelectasias o insuficiencia cardíaca secundaria a un conducto arteroso permeable). Asimismo, los estudios que habitualmente se realizan para diagnosticar la NAV en los adultos (por ejemplo, la broncoscopia, la biopsia pulmonar, el cepillado broncoalveolar protegido o el lavado broncoalveolar) casi nunca se utilizan en la población neonatal.

La definición actual que utiliza la Red Nacional de Seguridad Sanitaria (NHSN) de los Centros para el Control y la Prevención de Enfermedades (CDC) de los EE. UU. para el diagnóstico de la NAV en los neonatos (esta definición no es específica para los neonatos, pero se aplica a esta población) requiere infiltrados radiográficos nuevos y persistentes y un empeoramiento del intercambio gaseoso en los neonatos ventilados durante al menos 48 horas. Además, los neonatos deben mostrar al menos tres de los siguientes criterios: inestabilidad térmica sin ninguna otra causa evidente, leucopenia, cambio en las características de las secreciones respiratorias, dificultad respiratoria y bradicardia o taquicardia (5). La rigidez de esta definición hace que sea probable que el diagnóstico de la NAV sea inferior al que debería ser en los EE. UU. Los datos de 2013 de la NHSN informan una incidencia de 1,0 a 1,1 por cada 1000 días de respirador en neonatos que pesan <1000 g hospitalizados en unidades de cuidados intensivos neonatales (UCIN) de tercer nivel (6). Las tasas de NAV por cada 1000 días de respirador en el Consorcio Internacional de Control de Infecciones Intrahospitalarias es de ocho veces más (7).

En 2011, los CDC convocaron a un grupo de trabajo, compuesto por organizaciones de cuidados críticos, grupos de control de infecciones y organizaciones de epidemiología, para abordar la falta de precisión en el diagnóstico de la NAV (8). Como resultado, se acuñó un nuevo término, «acontecimiento asociado con el respirador» o AAR. Dentro del algoritmo de vigilancia del AAR, se identificaron tres niveles de definición. Una afección relacionada con el respirador se define mediante el empeoramiento de la oxigenación en un paciente ventilado durante al menos 2 días (etiología no especificada). El segundo nivel se llama «complicación infecciosa relacionada con el respirador» (CIRR). Los pacientes con una CIRR presentan hipoxemia que cursa con signos generales y objetivos de inflamación o infección. Para cumplir con esta definición, deben administrarse antibióticos durante al menos 4 días. El tercer nivel es una NAV posible o probable, que requiere pruebas de laboratorio adicionales de leucocitos con tinción de Gram o cultivos con resultados positivos. La nueva definición busca mejorar la vigilancia epidemiológica, pero, claramente, no se puede adaptar con facilidad al entorno de la UCIN.

Este capítulo repasa la epidemiología, la patogenia, el diagnóstico, las estrategias de prevención y el tratamiento de la NAV en los neonatos.

EPIDEMIOLOGÍA

Los datos de vigilancia más recientes al momento de redacción de esta obra sugieren que la incidencia de la NAV puede estar disminuyendo. Patrick *et al.* examinaron la incidencia de las infecciones intrahospitalarias entre niños en estado crítico en 173 hospitales de los EE. UU. entre 2007 y 2012 y observaron que la tasa de NAV había disminuido de 1,6 a 0,6 por cada 1000 días de respirador (9). Un informe de la NHSN indica una tasa de incidencia media combinada que oscila entre el 0,3 y el 1,6 por cada 1000 días de respirador (**Tabla 30-1**) en las UCIN de segundo y tercer nivel en los EE. UU. (6). Esto representa una disminución mayor del 50 % frente a la informada en 2004 (10). Cernada *et al.* destacan que el desarrollo económico regional tiene una gran influencia sobre la incidencia de la NAV. Las tasas informadas en los países desarrollados oscilan entre el 2,7 y el 10,9 por cada 1000 días de respirador, mientras que las tasas en los países en vías de desarrollo alcanzan el 37,2 por cada 1000 días de respirador. La variabilidad en los criterios de diagnóstico utilizados también contribuye al amplio rango de tasas de incidencia informadas en las publicaciones médicas.

Los neonatos en estado crítico presentan un alto riesgo de contraer infecciones intrahospitalarias. Los factores intrínsecos, como las prácticas inconsistentes de higiene de manos y la cantidad excesiva de gente en la UCIN, contribuyen a la elevada incidencia de este tipo de infecciones (11, 12). La mayor susceptibilidad de los neonatos es de naturaleza multifactorial e incluye la inmadurez del sistema inmunitario (en particular, en los neonatos que pesan menos de 1500 g) y la necesidad de recibir monitoreo invasivo, colocación de catéteres centrales, alimentación intravenosa prolongada y ventilación mecánica. En un estudio prospectivo de vigilancia de gran envergadura, Van der Zwet *et al.* identificaron al bajo peso al nacer (riesgo relativo [OR] de 1,37; intervalo de confianza [IC] de 1,01; 1,85) y a la ventilación mecánica (OR de 9,69 e IC de 4,60; 20,4) como factores de riesgo de la neumonía intrahospitalaria (13). Hentschel *et al.* observaron una diferencia en las tasas de neumonía intrahospitalaria entre los neonatos intubados y aquellos que recibían ventilación

Tabla 30-1. Percentiles medios combinados de la distribución de la neumonía asociada con el respirador en las UCIN de segundo y tercer nivel en 2013.

Tasa de neumonía asociada a la ventilación mecánica*					Percentilo				
Categoría de peso al nacer (g)	Cant. de centros[1]	Cant. de casos de NAV	Días de respirador	Media combinada	10 %	25 %	50 % (mediana)	75 %	90 %
≤750	118 (86)	53	33, 351	1,6	0	0	0	1,6	7,7
751-1000	133 (80)	25	17, 568	1,4	0	0	0	0	4,1
1001-1500	150 (58)	12	10, 163	1,2	0	0	0	0	6,7
1501-2500	156 (43)	2	8,910	0,2	0	0	0	0	0
>2500	154 (48)	4	11, 616	0,3	0	0	0	0	0

NAV: neumonía asociada a la ventilación mecánica.
* (Cantidad de N AV pediátrica/Cant. de días de respirador) x 100.
[1] La cantidad consignada entre paréntesis es la cantidad de centros que cumplieron con los requisitos mínimos para la distribución del percentilo (es decir, ≥50 días de respirador para las distribuciones de las tasas, ≥50 días-paciente para las relaciones de utilización del dispositivo) si es menor que la cantidad total de centros. Si este número es <20, no se calculó la distribución del percentilo.
(Datos tomados de la Red Nacional de Seguridad Sanitaria) (79).

con presión positiva nasal continua en las vías respiratorias (NCPAP) (12,8 frente a 1,8 por cada 1000 días de respirador o de NCPAP) (14).

Diversos estudios han examinado los factores de riesgo específicos de la NAV entre los neonatos en estado crítico. Yuan *et al.* realizaron un estudio retrospectivo con cohortes en 259 pacientes que recibieron ventilación durante más de 48 horas (15). Mediante un análisis de regresión logística, las siguientes variables predijeron la NAV de manera independiente: reintubación (OR 5,3; IC 2,0; 14,0), duración de la ventilación mecánica (OR 4,8; IC 2,2; 10,4), tratamiento con opiáceos (OR 3,8; IC 1,8; 8,5) y frecuencia de la succión endotraqueal (OR 3,5; IC 1,6; 7,4). La baja edad gestacional o el bajo peso al nacer también se han identificado como factores de riesgo de la NAV (13, 16, 17). Los datos de la NHSN de los CDC (2006-2008) recabados de 304 hospitales participantes revelaron una tasa de NAV de 2,36 por cada 1000 días de respirador en los neonatos que pesaban menos de 750 g y 0,72 por cada 1000 días de respirador en los neonatos que pesaban >2500 g (18). Un estudio prospectivo con cohortes realizado por Apisarnthanarak *et al.* informó una incidencia de la NAV de 6,5 por cada 1000 días de respirador en neonatos de menos de 28 semanas de gestación, frente a 4 por cada 1000 días de gestación en aquellos de ≥28 semanas de gestación (**Figura 30-1**) (16). Los mismos autores detectaron que después de realizar un ajuste en función de la duración de la intubación endotraqueal, una infección por vía hematógena precedente (por un organismo no relacionado) era un factor de riesgo independiente de NAV (OR 3,5; IC 1,2; 12,3). Este hallazgo podría reflejar una subpoblación de neonatos con una actividad inmunitaria comprometida. Es interesante destacar que la ocurrencia de la NAV en este estudio estuvo fuertemente vinculada con un aumento en la probabilidad de mortalidad (OR 3,0; IC 1,2; 12,3). Un metaanálisis de 2014 publicado por Tan *et al.* identificó los siguientes factores de riesgo de desarrollo de la NAV: duración de la hospitalización en la UCIN (OR 23,45), reintubación (OR 9,18), alimentación enteral (OR 5,59), ventilación mecánica (OR 4,04), transfusión (OR 3,32), bajo peso al nacer (OR 3,16), prematurez (OR 2,66), nutrición parenteral (OR 2,30), displasia broncopulmonar (OR 2,21) e intubación traqueal (OR 1,12) (19). Se han descrito factores de riesgo adicionales de la NAV en publicaciones sobre UCI pediátricas (presencia de un síndrome genético, broncoscopia y uso de esteroides, antibióticos y bloqueantes de los receptores de la histamina tipo 2) (20-23). Sin embargo, su asociación con la NAV en la población pediátrica sigue siendo confusa.

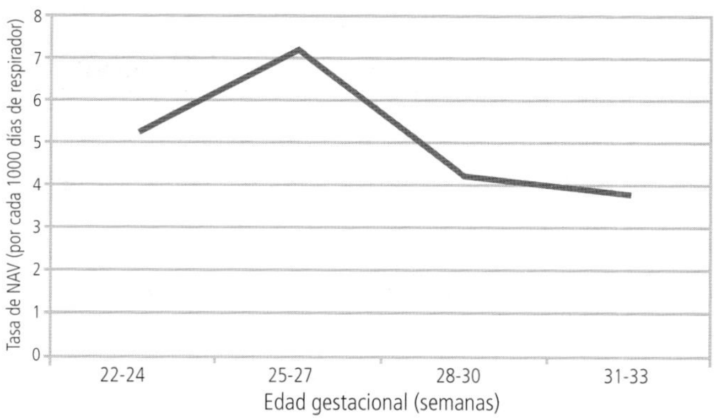

Figura 30-1. Distribución de las tasas de neumonía asociada con el respirador (NAV) por cada 1000 días de respirador entre los neonatos con una edad gestacional de entre 22 y 33 semanas. (Tomada de Apisarnthanarak A, Holamann-Pazgal G, Hamvas A, *et al. Pediatrics.* 2003;112:1283-9).

PATOGENIA

La NAV se produce cuando un patógeno bacteriano, fúngico o viral ingresa en las vías respiratorias inferiores que, habitualmente, son estériles. Solo en casos poco frecuentes el organismo logra ingresar a los pulmones a través de diseminación hematógena o mediante la translocación bacteriana desde el tubo digestivo (24, 25). Los patógenos responsables de la NAV se originan de fuentes exógenas (las manos de los profesionales de la salud, el circuito del respirador, la biopelícula del tubo endotraqueal) o de fuentes endógenas (secreciones orofaríngeas, traqueales y gástricas colonizadas) (**Figura 30-2**) (26). El organismo logra ingresar en las vías respiratorias al colonizar el tubo endotraqueal y las vías respiratorias superiores, mediante la succión traqueal o mediante la aspiración directa del contenido digestivo. Generalmente, los tubos endotraqueales con manguito no se utilizan en la UCIN. Esta práctica permite un acceso más sencillo de los microorganismos a las vías respiratorias inferiores de los neonatos. Asimismo, la aspiración microscópica puede ser más frecuente de lo que se pensaba anteriormente (27, 28). Farhath, *et al.* cuantificaron la pepsina, un marcador del contenido gástrico, en muestras de aspirados traqueales de 45 neonatos ventilados (27). Se detectó pepsina en el 92,8 % de las muestras de aspirados traqueales. La concentración media de pepsina fue significativamente inferior si los neonatos no recibían alimentación (**Figura 30-3**). Las metilxantinas aumentaron la concentración de pepsina en los aspirados traqueales (27), y los neonatos que desarrollaron displasia broncopulmonar (DBP), o desarrollaron DBP o murieron antes de las 36 semanas de gestación tuvieron concentraciones significativamente superiores (**Figura 30-4**) (28). La concentración de pepsina también fue mayor en los neonatos que desarrollaron DBP grave frente a aquellos con DBP moderada (**Figura 30-5**).

MICROBIOLOGÍA

En las encuestas de la NHSN realizadas en hospitales de adultos y niños, el *Staphylococcus aureus* y los organismos gramnegativos, principalmente las especies *Pseudomonas* y *Klebsiella*, siguen siendo los patógenos predominan-

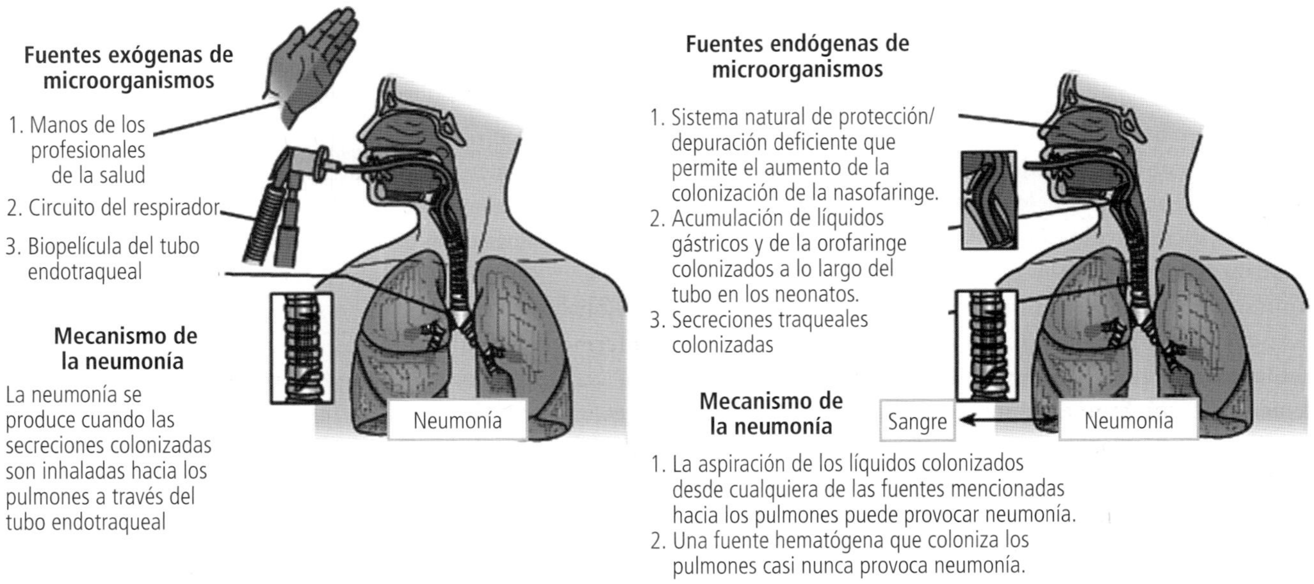

Figura 30-2. Patogenia de la neumonía bacteriana intrahospitalaria y asociada con el respirador. (Datos tomados de Garland JS. *Neoreviews.* 2014;15:e225-35).

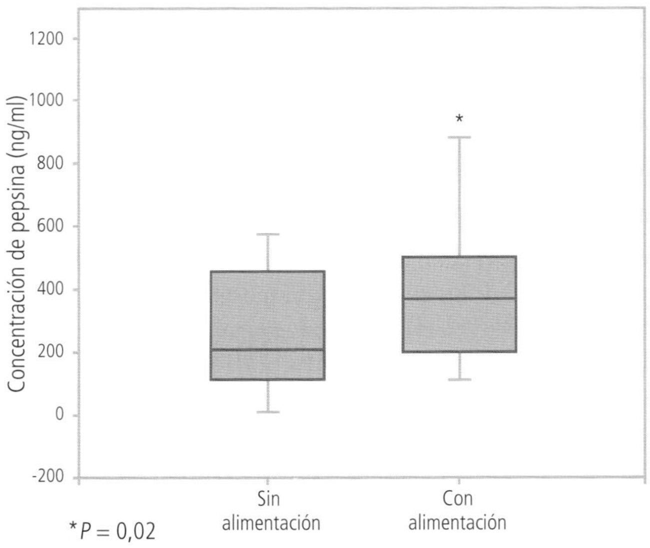

Figura 30-3. Las concentraciones de pepsina según si los neonatos recibían alimentación o no. La mediana de concentración de pepsina fue significativamente inferior en los neonatos no alimentados en comparación con la concentración durante la alimentación. (Tomada de Farhath S, Aghai ZH, Nakhla T, *et al. J Pediatr Gastroenterol Nutr.* 2006;43:336-41).

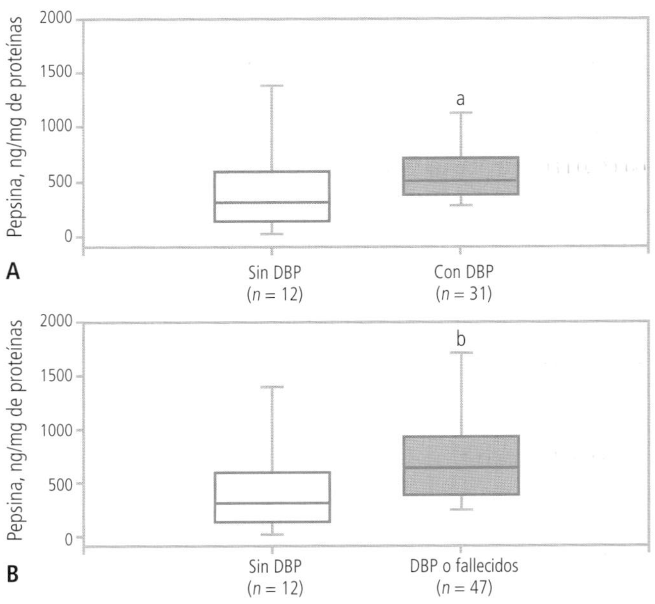

Figura 30-4. Concentración media de pepsina de aspirados traqueales en neonatos sin displasia broncopulmonar (DBP), o con DBP o que fallecieron antes de las 36 semanas de gestación. (Tomada de Farhath S, Zhaoping H, Nakhla T, *et al. Pediatrics.* 2008;121:e253-9).

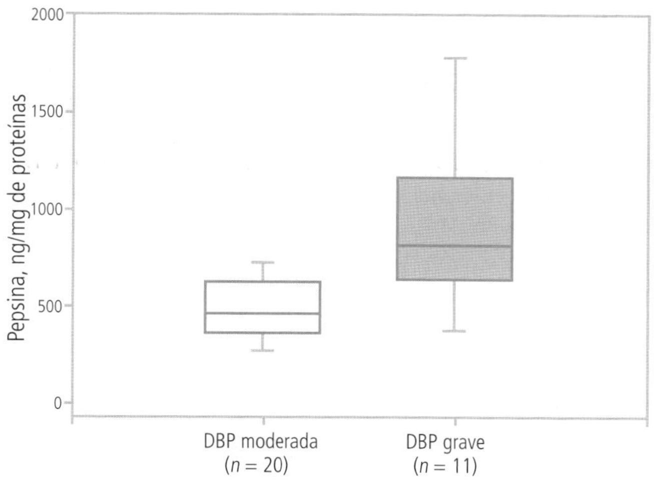

Figura 30-5. Concentración media de pepsina en neonatos con displasia broncopulmonar (DBP) moderada y grave. (Tomada de Farhath S, Zhaoping H, Nakhla T, *et al. Pediatrics.* 2008;121:e253-9).

tes a lo largo del tiempo (18). Apisarnthanarak *et al.* (16) recuperaron microorganismos gramnegativos de las secreciones respiratorias en el 94 % de los casos de NAV. El *Staphylococcus aureus* estuvo presente en aproximadamente un cuarto de los neonatos con NAV, y en el 58 % de los casos se recuperaron diversos organismos. Yuan *et al.* (15) recuperaron bacterias gramnegativas en la mayoría de los neonatos con NAV. La **Tabla 30-2** muestra los patógenos predominantes, estratificados por peso al nacer, que se relacionan con la NAV entre los pacientes de las UCIN del sistema de vigilancia de la NHSN de los CDC desde 2006 hasta 2008. Históricamente, la mayoría de los casos de neumonía intrahospitalaria se consideraba de naturaleza polimicrobiana. Sin embargo, esto podría ser un reflejo de las técnicas de muestreo, que, por lo general, son no invasivas e inespecíficas en los neonatos, como, por ejemplo, la succión del tubo endotraqueal. Cernada *et al.* (29) detectaron que, al usar técnicas específicas de recolección de muestras, como el lavado broncoalveolar, la NAV polimicrobiana representaba nada más que el 16,7 % de los casos.

DIAGNÓSTICO

El diagnóstico de la NAV es problemático (30). Como se dijo anteriormente, las definiciones de la NHSN y de los CDC son importantes para los estudios epidemiológicos, pero son de poca ayuda para identificar a neonatos con NAV (31). Esto se complica aún más por el hecho de que la mayoría de los neonatos con sospecha de NAV presentan enfermedades pulmonares de base que los predisponen a atelectasias y a episodios de deterioro clínico. Asimismo, no es poco frecuente que los radiólogos generalistas informen la presencia de un infiltrado en una radiografía de tórax de un neonato asintomático (32).

En los adultos que presentan fiebre, infiltrados pulmonares y que cumplen con los criterios clínicos de la NAV, solo el 42 % recibió un diagnóstico definitivo de neumonía, y el 66 % presentaba una causa no infecciosa (33, 34). Asimismo, los estudios *postmortem* demostraron que solo el 35 % de los pacientes con infiltrados nuevos o progresivos tenían signos histopatológicos de un proceso neumó-

Tabla 30-2. Distribución de los patógenos en la neumonía asociada con el respirador según el peso al nacer.
(Datos tomados de Hocevar *et al.* «Device-associated infections among neonatal intensive care unit patients». *Infection Control and Hospital Epidemiology.* Diciembre de 2012;33(12):1200-06).

Patógeno	Peso al nacer, N (%)					
	≤750 g	751-1000 g	1001-1500 g	1501-2500 g	>2500 g	General
Especie *Pseudomonas*	78 (19)	29 (12)	12 (12,1)	7 (17,9)	8 (17,0)	134 (16,1)
Staphylococcus aureus	50 (12)	43 (18)	18 (18,2)	13 (33,3)	7 (14,9)	131 (15,8)
Especie *Enterobacter*	48 (12)	27 (11)	9 (9,1)	3 (7,7)	2 (4,3)	89 (10,7)
Especie *Klebsiella*	60 (15)	27 (11)	16 (16,2)	4 (10,3)	10 (21,3)	117 (14,1)
Otros	169 (42)	114 (48)	44 (44,4)	12 (30,8)	20 (42,6)	359 (43,3)
Total de organismos aislados en la NAV	405	240	99	39	47	830

Se muestran los patógenos predominantes relacionados con la NAV entre los pacientes de las unidades de cuidados intensivos neonatales del sistema de vigilancia de la Red Nacional de Seguridad Sanitaria de los Centros para el Control y la Prevención de Enfermedades de los EE. UU., desde 2006 hasta 2008.
NAV: neumonía asociada a la ventilación mecánica.

nico (35, 36). En los adultos ventilados, se han empleado técnicas invasivas para cuantificar la cantidad de bacterias presentes como forma de distinguir entre una infección y una colonización. Las vías respiratorias de los neonatos se colonizan poco después de la intubación con una diversidad de posibles patógenos, y una muestra tomada del tubo endotraqueal no diferenciará entre una colonización y una infección. Por lo tanto, los cultivos de aspirados traqueales presentan baja sensibilidad, especificidad y valor predictivo positivo para el diagnóstico de la NAV (37). En una encuesta nacional del Reino Unido respecto del diagnóstico y el tratamiento de la NAV, solo el 57,8 % obtenía aspirados endotraqueales antes de comenzar a administrar antibióticos de manera empírica (38). Las pautas de la Sociedad Torácica Estadounidense y de la Sociedad Estadounidense de Infectología (39) sugieren utilizar, en pacientes adultos, un umbral de 10^3 para los cultivos cuantitativos de una muestra de cepillado broncoalveolar protegido, de 10^4 para los cultivos cuantitativos de lavado broncoalveolar (LBA o BAL, por sus siglas en inglés), y de 10^5 o 10^6 para los cultivos cuantitativos de aspirados traqueales. Un metaanálisis de 23 estudios realizados en pacientes adultos con cultivos cuantitativos de LBA (BAL) y 18 estudios de cultivos de cepillados broncoalveolares protegidos sugirió el valor diagnóstico de estos métodos (24, 40). Sin embargo, una revisión de Cochrane publicada en 2008 no encontró pruebas de que el uso de cultivos cuantitativos (frente a cultivos cualitativos) disminuyera la mortalidad ni el tiempo que los pacientes pasaban en la UCI (41). Asimismo, se ha criticado el uso de cultivos cuantitativos debido a que podía demorar el inicio del tratamiento antibiótico y de que existe la posibilidad de un falso negativo secundario al uso preexistente de antibióticos (42). Más recientemente, algunas unidades de cuidados intensivos pediátricos han comenzado a utilizar una escala modificada de infecciones pulmonares (mCPIS) (utilizando la temperatura, el recuento de leucocitos, las radiografías de tórax, las secreciones pulmonares, la PaO_2/FiO_2 (mm Hg) y los cultivos de LBA no broncoscópico) en el diagnóstico de la NAV. En un estudio de 2014 (43) realizado en niños que cumplían con los criterios de los CDC para la NAV, un puntaje de ≥6 en la escala tuvo una sensibilidad del 94 %, una especificidad del 50 %, un valor predictivo positivo del 64 % y un valor predictivo negativo del 90 %. Por lo tanto, la escala logró identificar mejor a los niños que eran poco propensos a tener NAV, pero no tanto a los pacientes con NAV. No hay estudios que sugieran el uso de la mCPIS en neonatos.

Algunos estudios realizados en neonatos han evaluado el valor del LBA no broncoscópico en los neonatos. Mediante esta técnica, se coloca un catéter de succión en el tubo endotraqueal hasta sentir resistencia y, luego, se irriga una baja cantidad estéril de solución fisiológica que, a continuación, se vuelve a succionar. Köskal *et al.* (44) obtuvieron muestras de LBA de 145 neonatos intubados y realizados conteos y frotis cuantitativos de leucocitos a partir del líquido del LBA. Utilizando los criterios de los CDC de la NAV, 44 neonatos (30 %) recibieron un diagnóstico de infección, y el 90 % de esos neonatos (n = 40) tuvo resultados positivos en los cultivos del LBA. El porcentaje de neutrófilos que contienen bacterias intracelulares fue significativamente superior en los neonatos con NAV (frente a los neonatos asintomáticos colonizados), al igual que la presencia de leucocitos en el líquido del LBA (84 % frente a 26 %). Los cultivos cuantitativos (mayores a 10^5 ufc/ml) también distinguieron entre los neonatos con NAV y los neonatos asintomáticos colonizados. La sensibilidad y la especificidad de las bacterias intracelulares y de los cultivos cuantitativos fueron del 94 % y del 90 %, respectivamente. Cernada *et al.* utilizaron una técnica de LBA no broncoscópico para identificar 18 episodios de NAV en 16 neonatos (29). No hubo complicaciones con la técnica invasiva de LBA con enmascaramiento. Sin embargo, cuatro pacientes se consideraron demasiado inestables y se excluyeron del análisis. La presencia de aspirados traqueales purulentos podría no ser un marcador confiable de la NAV. Cordero *et al.* (45) demostraron que la mayoría (71 %) de los neonatos con «aspirados traqueales» purulentos eran asintomáticos. Asimismo, la NAV demostrada radiológicamente se produjo en el 7 % de los neonatos de muy bajo peso al nacer que nunca habían tenido aspirados traqueales purulentos y en el 5 % de los que sí. La purulencia en el frotis traqueal se relacionó directamente con la duración de la intubación endotraqueal. En un estudio de 2015 realizado por Seligman *et al.*, la ausencia de cocos grampositivos en muestras obtenidas de un aspirado endotraqueal resultó útil para excluir al *Staphylococcus* como un posible patógeno (46). Sin embargo, el grupo de Ensayos Canadienses sobre Cuidados Críticos no demostró ningún beneficio de la tinción de Gram de aspirados endotraqueales y de muestras de LBA, solo un papel limitado en la orientación del tratamiento (47). De manera similar, un metaanálisis publicado en 2012 (48) destacó una coincidencia limitada entre la tinción de Gram y el cultivo (principalmente, de muestras de LBA) y se llegó a la conclusión de que la tinción de Gram no debería emplearse para acotar el tratamiento antiinfeccioso hasta tener los resultados de los cultivos. En el único estudio de neonatos prematuros con NAV (49), los autores concluyeron que la tinción de Gram de un aspirado traqueal resultó útil para predecir las clases de microorganismos que pueden someterse a cultivo y para orientar el tratamiento antibiótico inicial adecuado. El uso de marcadores bioquímicos (por ejemplo, la proteína C reactiva y la procalcitonina) se ha investigado en adultos (50), pero no ha sido de gran utilidad. Los marcadores tradicionales (índices de neutrófilos y reactantes de fase aguda) resultan útiles en los neonatos bacteriémicos, pero estos representan una minoría de los neonatos con NAR.

PREVENCIÓN

La prevención de la NAR en las poblaciones adultas se ha logrado principalmente mediante el uso de «paquetes» de distintas intervenciones preventivas simultáneas para todos los pacientes, en general asistidos por herramientas tales como listas de verificación. En algunos casos, existen solo pruebas teóricas o posibilidades biológicas de que uno o más elementos del paquete sea eficaz, pero la aplicación de estos paquetes se ha generalizado y se considera altamente exitosa (21). Las estrategias de prevención de la NAV en las poblaciones adultas por lo general incluyen cuatro intervenciones principales: elevación de la cabecera de la cama, evaluación de la aptitud para extubación, profilaxis de la úlcera gastroduodenal y profilaxis de la trombosis venosa profunda (TVP) (51). Las estrategias adicionales recomendadas por los CDC incluyen educación del personal, vigilancia y comunicación de las tasas de NAV a los médicos; implementación de un programa integral de higiene bucal; aseguramiento de la correcta esterilización de los equipos reutilizables de atención respiratoria; utilización de agua estéril en los sistemas de humidificación; drenaje periódico de la condensación de los circuitos del respirador; higiene de manos antes y después de entrar en contacto con un paciente intubado, así como antes y después del contacto con el equipo de soporte respiratorio; vacunación contra las enfermedades neumocócicas y la gripe; y prevención de la aspiración al evitar la intubación mediante el uso de la ventilación no invasiva (51). Muchas de las intervenciones individuales, así como los paquetes en sí mismos, se han extrapolado de la población adulta y están menos estudiados en la población pediátrica, especialmente en los neonatos (52).

La elevación de la cabecera de la cama ha resultado eficaz para disminuir la NAV en poblaciones adultas, supuestamente al disminuir el reflujo y la aspiración. La lógica detrás de esta elevación es sólida, y esta medida se encuentra en casi todos los paquetes de medidas de prevención de la NAV, pero las características físicas de los neonatos y de su equipo de soporte respiratorio podrían dificultar su implementación. Se ha propuesto otra estrategia de posicionamiento, basada en un modelo en animales, en la cual los neonatos intubados se colocan en posición lateral en lugar de en posición supina. Un grupo de autores formuló la hipótesis de que esta posición aprovecharía la gravedad para ayudar a evitar la contaminación traqueal debido a las secreciones bucales. En un ensayo aleatorizado prospectivo realizado en Egipto, Aly *et al.* demostraron una disminución del 50 % en la incidencia de los cultivos traqueales positivos en el grupo colocado en posición lateral (53). Se debe continuar investigando si la posición óptima del neonato es con la cabecera de la cama elevada, en posición lateral o en otra posición.

La evaluación de la aptitud para la extubación es una norma en la mayoría de los paquetes de medidas de prevención de la NAV. Alguna variación de esta práctica resulta razonable en los neonatos. En casi todos los casos, los médicos estarían de acuerdo en que la extubación es un objetivo fundamental y que, obviamente, la NAV no se producirá en ausencia de ventilación mecánica. La ventilación mecánica no invasiva, como la NCPAP, se está tornando cada vez más frecuente. Las evidencias que demuestran su seguridad y eficacia incluso en los neonatos más diminutos son cada vez mayores, y su uso debería disminuir las tasas de NAV (14).

La profilaxis de la TVP no se utiliza en los neonatos, si bien se incluye en la mayoría de los paquetes de prevención de la NAV en los adultos.

La profilaxis de la úlcera gastroduodenal es otra intervención estándar en los paquetes de prevención de la NAV en los adultos. Realizar esta profilaxis se considera una intervención adecuada en la UCI de adultos debido a la gran incidencia de las úlceras por estrés en los pacientes con enfermedades críticas. Asimismo, el aumento del pH del contenido gástrico puede brindar protección frente a una mayor respuesta inflamatoria pulmonar ante la aspiración del contenido digestivo, ya que los efectos de aspirar el contenido ácido pueden ser peores que los de aspirar contenidos con un pH superior. El bloqueo de los receptores de la H_2 generalmente se utiliza en los neonatos que aún no se alimentan por vía enteral (para brindar protección gástrica) y también en aquellos en los que se piensa que tienen un reflujo gastrointestinal importante. Sin embargo, el bloqueo de la H_2 en los neonatos tiene sus riesgos. Habitualmente, el contenido ácido del estómago disminuye la colonización bacteriana; revertir esta defensa innata puede causar daños. Se han realizado varios estudios en poblaciones adultas que examinaron el uso de sucralfato, el cual brinda protección gástrica, pero no modifica el pH. Existen muy pocas evidencias sobre si la profilaxis de la úlcera gastroduodenal disminuye la NAV en poblaciones pediátricas, y ninguna respecto de las poblaciones neonatales. Los datos obtenidos en la población pediátrica no demuestran ningún cambio en las tasas de la NAV entre los pacientes de la UCI pediátrica (UCIP) tratados con un antagonista de los receptores de la H_2, el sucralfato o un placebo (54). Asimismo, se ha demostrado que el bloqueo de la H_2 se relaciona con mayores tasas de bacteremia gramnegativa y candidemia en la población neonatal (55, 56). En este momento, no es posible recomendar el uso rutinario de la profilaxis de la úlcera gastroduodenal con el fin de prevenir la NAV en la población neonatal.

La descontaminación selectiva del tubo digestivo (DSD) implica la administración enteral de antimicrobianos no absorbibles con el fin de disminuir la colonización gastrointestinal y, por lo tanto, posiblemente disminuir las infecciones respiratorias, ya que el contenido gástrico aspirado sería menos propenso a ser contagioso. La DSD también se ha propuesto como una estrategia de prevención de muchas infecciones: sepsis, infecciones de la herida quirúrgica, entre otras. Si bien los datos de las poblaciones de UCI de adultos generalmente respaldan el uso de la DSD para prevenir la NAV, los datos pediátricos son menos concluyentes. Un ensayo aleatorizado prospectivo de la colistina, la tobramicina y la nistatina administradas por vía oral en una población de una UCIP demostró una menor tasa de neumonía (la NAV no se distinguió de otros tipos de neumonía) en el grupo de tratamiento (57). Un ensayo más pequeño de pacientes de la UCIP con quemaduras graves no demostró ninguna eficacia de la polimixina E, la tobramicina y la amfotericina B (58). El único estudio de pacientes neonatales fue un ensayo prospectivo no aleatorizado de la polimixina E, la tobramicina y la nistatina. El grupo de tratamiento tuvo una disminución estadísticamente significativa en las infecciones provocadas por organismos de origen intestinal; esta disminución fue de la mano con la disminución de infecciones respiratorias, sepsis, infecciones de heridas, entre otras. La NAV no se informó de forma diferenciada, por lo cual los resultados no indican claramente el éxito en su disminución (59). La DSD puede tener el potencial de disminuir muchas infecciones, pero implica el riesgo de aumentar la resistencia a los antibióticos. Asimismo, los efectos a largo plazo de manipular el microbioma neonatal no se han evaluado de manera lo suficientemente estricta como para contemplar su uso en neonatos fuera del ámbito de un ensayo clínico.

Los CDC recomiendan un programa integral de higiene bucal para prevenir la NAV en los adultos. Un metaanálisis de Cochrane sobre la higiene bucal, incluido el uso de gluconato de clorhexidina (GCH), demostró importantes disminuciones en las tasas de NAV en los pacientes adultos (60). No hay datos en los neonatos respecto de los beneficios de utilizar el GCH oral para disminuir el riesgo de NAV. Asimismo, la patogenia de la NAV podría ser muy distinta en los neonatos desdentados y en los adultos que podrían tener gingivitis u otras enfermedades dentales que los predispongan a una colonización bucal anormal. Además, el GCH no está autorizado para el uso en niños menores de 2 meses de vida. Sin embargo, se sabe que la leche materna mejora la actividad de la mucosa bucal y la respuesta inmunitaria tanto en los neonatos a término como en los prematuros. La administración orofaríngea de leche materna se ha utilizado de manera segura como parte del paquete de prevención de la NAV en neonatos de menos de 1500 g (61). En un pequeño ensayo controlado aleatorizado, Lee *et al.* (62) observaron una disminución en la incidencia de la sepsis clínica (pero no de la NAR) con la administración orofaríngea de calostro en neonatos nacidos con <28 semanas de gestación sin acontecimientos adversos. Un ensayo piloto sobre el cuidado bucal utilizando un gel comercial que contiene determinados componentes de la leche materna, como la lisozima y la lactoferrina, en neonatos de menos de 28 semanas de gestación no demostró ningún efecto adverso, pero tampoco demostró eficacia en la disminución de la NAV, si bien el ensayo no estaba diseñado ni tenía la potencia suficiente para lograr dichos resultados (63). El régimen de higiene bucal adecuado para prevenir la NAV en los neonatos requiere un mayor estudio.

Existen evidencias inequívocas de que la higiene de manos es la principal intervención de control de infecciones en todos los entornos asociados a la salud, pero también una de las estrategias de disminución de infecciones más difíciles de mantener. La mayoría de los casos de NAV son polimicrobianos y provocados por *S. aureus* y una variedad de organismos gramnegativos. Todos estos patógenos son transportados en las manos de los profesionales de la salud y están presentes en el tubo digestivo del neonato. Es probable que estos lugares sean un reservorio de organismos gramnegativos, especialmente de los resistentes a los antibióticos, los cuales se esparcen entre los pacientes; primero, provocan una colonización y, luego, la enfermedad (64, 65). El equipo de ventilación también puede colonizarse con estos organismos (66). La higiene de manos (con un desinfectante para manos a base de alcohol, a menos que las manos estén visiblemente sucias) antes y después de tener contacto con cada paciente es claramente una práctica que debería disminuir la NAV (12). Dado que los organismos que contaminan los equipos de ventilación están presentes en el esputo y en la orofaringe de los pacientes, la higiene de manos antes y después de tener contacto con dichos equipos, así como la limpieza integral y regular del ambiente y de los equipos, deben formar parte de los planes integrales de atención para prevenir la NAV. Cabe destacar que las pautas de los CDC no recomiendan cambiar el circuito de respiración a menos que esté visiblemente sucio o que funcione mal.

Los sistemas de succión endotraqueal cerrados, que permiten realizar varias succiones sin desconectar al paciente de la ventilación mecánica, pueden disminuir la contaminación ambiental que se produce con la desconexión y la manipulación frecuentes del respirador. Por el contrario, dichos sistemas pueden aumentar la probabilidad de reintroducción de las secreciones contaminadas presentes en el catéter de succión multiuso a las vías respiratorias inferiores del paciente. Estos sistemas se están implementando cada vez más en las UCIN, ya que pueden ayudar a prevenir las alteraciones fisiológicas que se producen al desconectar a un neonato del respirador y permiten la succión frecuente durante la ventilación de alta frecuencia oscilatoria (67). A pesar de su uso generalizado, no se han estudiado correctamente los efectos de los sistemas de succión cerrada sobre la NAV en los neonatos (68).

Las mejoras en los equipos utilizados para ventilar mecánicamente a pacientes adultos tienen la posibilidad de disminuir la NAV. Un ensayo aleatorizado prospectivo realizado en pacientes adultos demostró una disminución del riesgo de aproximadamente el 35 % al usar un tubo endotraqueal cubierto de plata frente a uno convencional (69). Los autores formularon la hipótesis de que el recubrimiento de plata disminuiría la formación de biopelículas y la colonización bacteriana y, así, también la NAV. Se han realizado cambios similares en los catéteres venosos centrales para disminuir las infecciones por vía hematógena relacionadas con el catéter, en general con resultados positivos. Sin embargo, es necesario estudiar en mayor profundidad estas y otras tecnologías en las poblaciones pediátricas y neonatales.

Si bien muchas instituciones de salud han desarrollado paquetes de prevención de la NAV, en las que se utilizan de manera simultánea y confiable muchas de las intervenciones mencionadas para todos los pacientes ventilados mecánicamente, ningún conjunto de prevención de la NAV se ha estudiado como corresponde en la población neonatal (o pediátrica). Dada la escasa bibliografía respecto de todas estas medidas, un paquete de prevención de la NAV neonatal debería incluir intervenciones que tengan viabilidad biológica y una baja probabilidad de causar daños. Un paquete de prevención de la NAV neonatal razonable incluiría medidas como elevar la cabecera de la cama (razonable en los neonatos que toleran dicha posición), utilizar prácticas uniformes de higiene de manos, evitar la contaminación de los equipos de succión (como los catéteres), evitar desconexiones imprevistas del circuito del respirador y evaluar en forma diaria la necesidad de continuar con la ventilación mecánica y lograr la extubación lo más pronto posible. Se requieren más estudios sobre el bloqueo de los receptores de la H_2, el sucralfato, la descontaminación tubo D y la higiene bucal en la población neonatal.

TRATAMIENTO

Al igual que muchas de las estrategias de diagnóstico y prevención que se mencionan anteriormente, no hay pautas de consenso o estudios claros respecto de cuál es el tratamiento óptimo contra la NAV neonatal. Las recomendaciones terapéuticas pueden extrapolarse a partir de pautas para adultos y justificarse sobre la base de principios epidemiológicos estándar. En general, el tratamiento de la NAV sospechada debería iniciarse con un tratamiento empírico amplio. La Sociedad Torácica Estadounidense y la Sociedad Estadounidense de Infectología cuentan con pautas terapéuticas claras para la NAV en los adultos (39). Estas incluyen antibióticos de amplio espectro de manera empírica y precoz (idealmente de una clase distinta a la de los antibióticos que ya haya recibido el paciente), un recuento atento de factores tales como la epidemiología local y el riesgo del paciente de tener organismos resistentes a los antibióticos (ORA) —como el *S. aureus* resistente a la meticilina (SARM) y los organismos gramnegativos multirresistentes—, y la restricción del espectro del tratamiento en función de los resultados del cultivo y de la mejora clínica. El comienzo precoz del tratamiento adecuado contra la NAV (y contra la mayoría de las infecciones intrahospitalarias) es lógico y ha demostrado que mejora los resultados. Sin embargo, el deseo de brindar un tratamiento de amplio espectro al inicio implica el riesgo de sobreuso y uso inadecuado de los antibióticos, lo cual provoca una mayor resistencia, toxicidad y costos. Un estudio en un entorno combinado de UCI neonatal y pediátrica demostró que los antibióticos contra la NAV sospechada representaban hasta un tercio del uso inadecuado en este ámbito (70).

Al elegir un tratamiento empírico, debe conocerse la flora y los patrones de resistencia probables. Los datos epidemiológicos locales y los factores de riesgo conocidos pueden informar esta selección. Los factores de riesgo de infección por ORA varían entre los adultos, los niños y los neonatos, pero tienen algunas cosas en común: hospitalizaciones prolongadas, ventilación mecánica prolongada, exposición previa a antibióticos de amplio espectro, enfermedad más grave y multiorgánica y enfermedad inmunosupresora (21, 71, 72). En los pacientes adultos, la monoterapia empírica se recomienda para aquellos que tengan NAV no complicada y que sean poco propensos a estar infectados por patógenos multirresistentes. Por el contrario, la politerapia se recomienda para los casos más complicados o para los pacientes más propensos a estar infectados por patógenos multirresistentes.

Las pautas para el tratamiento de la NAV en los adultos sugieren que el tratamiento empírico inicial debe adaptarse o interrumpirse según los resultados de los cultivos y el estado clínico. Las dificultades técnicas de obtener cultivos de las vías respiratorias inferiores y la dificultad general que implica diagnosticar la NAV (especialmente porque el diagnóstico puede realizarse sin criterios microbiológicos definitivos) complican la necesidad de desescalar los antibióticos en los neonatos. La mayoría de los neonatos con NAV presentan múltiples factores de riesgo de infección por ORA. Sin embargo, no hay una escala clínica validada para evaluar la gravedad y la mejora de la NAV. Por lo tanto, a pesar de las inquietudes respecto de la resistencia microbiana, la mayoría de los neonatos con NAV recibirán un curso completo de antibióticos de amplio espectro —7 a 10 días— de manera empírica.

Como muestra la **Tabla 30-2**, la mayoría de los episodios de NAV neonatal implican *Pseudomonas* o *S. aureus*. El tratamiento empírico debe abordar esta epidemiología. En general, una combinación antipseudomónica de betalactámicos y betalactamasas, como la piperacilina y el tazobactam, ofrece un excelente tratamiento contra la mayoría de los organismos gramnegativos y muchos grampositivos, además de brindar una excelente cobertura antianaeróbica. En las UCIN en las que la colonización por organismos productores de betalactamasas de espectro extendido es frecuente, un carbapenémico como el meropenem sería una opción más adecuada. Existen pocas pruebas de que el tratamiento con la cefalosporina de cuarta generación cefepima ofrezca una cobertura adecuada (73). También hay controversia respecto de si un fármaco antigramnegativo adicional, tal como un aminoglucósido, es necesaria. Este tratamiento se recomienda principalmente cuando se sospecha que hay un organismo gramnegativo productor de carbapenemasa, ya que estas bacterias pueden retener la susceptibilidad a los aminoglucósidos. Una forma de tomar esta decisión es evaluando la probabilidad de una bacteriemia concurrente o de una enfermedad generalizada más grave (necesidad de mantener la tensión arterial, aumento de la necesidad de transfusión, marcadores inflamatorios elevados, recuentos de leucocitos extremos). Si bien desescalar el tratamiento en un neonato con NAV puede ser difícil, es preferible eliminar el aminoglucósido ante un resultado negativo en el hemocultivo.

La necesidad de lograr una cobertura específica contra los organismos grampositivos resistentes a los mencionados antibióticos depende de la epidemiología local. Si una determinada UCIN cuenta con cifras significativas de neonatos colonizados o infectados por SARM, se indica dicho tratamiento, el cual tradicionalmente se ha administrado en forma de vancomicina, pero hay cada vez más pruebas que indican que la linezolida podría lograr mejores resultados contra la neumonía por SARM, posiblemente debido a una mayor penetración pulmonar observada en los estudios farmacocinéticos (74). Podría ser posible interrumpir este tratamiento si no se detecta ningún organismo grampositivo resistente, en función de la calidad y el tipo de muestra respiratoria obtenida.

Los antibióticos en aerosol, en teoría, constituyen una modalidad terapéutica atractiva. El único antibiótico en aerosol aprobado por la Administración de Alimentos y Medicamentos de los EE. UU (FDA, por sus siglas en inglés) es la tobramicina contra la fibrosis quística. Sin embargo, hay informes de casos de absorción sistémica con posible intoxicación en neonatos prematuros que recibieron este tratamiento (75). El colistin en aerosol también se está examinando como una opción para los neonatos con NAV por organismos gramnegativos altamente resistentes que presentan un riesgo de toxicidad sistémica con otros antibióticos (76). De igual manera, se requieren más estudios y el desarrollo de más productos en esta área.

Se han estudiado diversos métodos nuevos contra la neumonía neonatal, incluida la administración de surfactante exógeno. Un estudio utilizó surfactante y una estrategia ventilatoria específica para disminuir las atelectasias y el subsiguiente crecimiento y translocación bacterianos en un modelo animal de neumonía por *Streptococcus* del grupo B (SGB) (77). En otro modelo animal de neumonía por SGB, se empleó surfactante exógeno con inmunoglobulina específica inhalada (78). Estos dos estudios demostraron resultados prometedores y justifican seguir investigando.

CONCLUSIÓN

La NAV contribuye a la carga sustancial de las infecciones intrahospitalarias en la población neonatal que recibe cuidados intensivos. La precisión diagnóstica en los neonatos (y en los niños) es compleja debido a que obtener muestras de las vías respiratorias inferiores es difícil con los equipos disponibles en la actualidad. Asimismo, los estudios radiográficos pueden ser difíciles de interpretar.

Las estrategias de prevención no están tan bien definidas como en los adultos. Un paquete de estrategias de prevención de la NAV en los neonatos basado en los datos disponibles, en la viabilidad biológica y en un análisis del riesgo/beneficio debería incluir la elevación de la cabecera de la cama de los neonatos que toleren dicha posición, una higiene bucal uniforme, una excelente higiene de manos y una evaluación diaria de la necesidad de continuar con la ventilación mecánica. Claramente, se necesitan más estudios respecto de otras estrategias de prevención.

El tratamiento con antibióticos de amplio espectro de una clase distinta a la que el paciente ha estado recibido durante un tiempo definido es una práctica razonable. Cambiar a un tratamiento más restringido y específico es difícil debido a la incapacidad de obtener de manera confiable cultivos de alta calidad de las vías respiratorias inferiores. La elección de los fármacos y la necesidad de administrar antibióticos contra la SARM deben estar orientadas por la epidemiología local.

REFERENCIAS

1. N.R. Payne, J.H. Carpenter, G.J. Badger, et al.: Marginal increase in cost and excess length of stay associated with nosocomial bloodstream infections in surviving very low birth weight infants. Pediatrics. 114:348-355 2004 15286215
2. T.E. Zaoutis, K. Heydon, R. Localio, et al.: Outcomes attributable to neonatal candidiasis. Clin Infect Dis. 44:1187-1193 2007 17407037
3. P.B. Smith, J. Morgan, J.D. Benjamin, et al.: Excess costs of hospital care associated with neonatal candidemia. Pediatr Infect Dis J. 26:197-200 2007 17484214
4. B.J. Stoll, N.I. Hansen, I. Adams-Chapman, et al.: Neurodevelopmental and growth impairment among extremely low-birth-weight infants with neonatal infection. JAMA. 292:2357-2365 2004 15547163
5. Centers for Disease Control and Prevention: Pneumonia (Ventilator-associated [VAP] and Non-ventilator-associated Pneumonia [PNEU]) Event. Available at: http://wwwcdcgov/nhsn/PDFs/pscManual/6pscVAPcurrentpdf. Accessed 17.03.15.
6. M.A. Dudeck, J.R. Edwards, K. Allen-Bridson, et al.: National Healthcare Safety Network report, data summary for 2013, device-associated module. Am J Infect Control. 43:206-221 2015 25575913
7. V.D. Rosenthal, D.G. Maki, Y. Mehta, et al.: International Nosocomial Infection Control Consortium (INICC) report, data summary of 43 countries for 2007–2012. Device-associated module. Am J Infect Control. 42:942-956 2014 25179325
8. Centers for Disease Control and Prevention: Ventilator-Associated Event (VAE). Available at: http://wwwcdcgov/nhsn/PDFs/pscManual/10-VAE_FINALpdf. Accessed 17.03.15.
9. S.W. Patrick, A.T. Kawai, K. Kleinman, et al.: Health care-associated infections among critically ill children in the US, 2007–2012. Pediatrics. 134:705-712 2014 25201802
10. National Nosocomial Infections Surveillance System: National Nosocomial Infections Surveillance (NNIS) System report, data summary from January 1992 through June 2004, issued October 2004. Am J Infect Control. 32:470-485 2004
11. D.A. Goldmann, J. Freeman, W.A. Durbin Jr.: Nosocomial infection and death in a neonatal intensive care unit. J Infect Dis. 147:635-641 1983 6842004
12. S.P. Won, H.C. Chou, W.S. Hsieh, et al.: Handwashing program for the prevention of nosocomial infections in a neonatal intensive care unit. Infect Control Hosp Epidemiol. 25:742-746 2004 15484798
13. W.C. van der Zwet, A.M. Kaiser, R.M. van Elburg, et al.: Nosocomial infections in a Dutch neonatal intensive care unit: surveillance study with definitions for infection specifically adapted for neonates. J Hosp Infect. 61:300-311 2005 16221510
14. J. Hentschel, B. Brungger, K. Studi, et al.: Prospective surveillance of nosocomial infections in a Swiss NICU: low risk of pneumonia on nasal continuous positive airway pressure?. Infection. 33:350-355 2005 16258866
15. T.M. Yuan, L.H. Chen, H.M. Yu: Risk factors and outcomes for ventilator-associated pneumonia in neonatal intensive care unit patients. J Perinat Med. 35:334-338 2007 17547540
16. A. ApisarnthaNAVak, G. Holzmann-Pazgal, A. Hamvas, et al.: Ventilator-associated pneumonia in extremely preterm neonates in a neonatal intensive care unit: characteristics, risk factors, and outcomes. Pediatrics. 112:1283-1289 2003 14654598
17. S.A. Afjeh, M.K. Sabzehei, A. Karimi, et al.: Surveillance of ventilator-associated pneumonia in a neonatal intensive care unit: characteristics, risk factors, and outcome. Arch Iran Med. 15:567-571 2012 22924377
18. S.N. Hocevar, J.R. Edwards, T.C. Horan, et al.: Device-associated infections among neonatal intensive care unit patients: incidence and associated pathogens reported to the National Healthcare Safety Network, 2006–2008. Infect Control Hosp Epidemiol. 33:1200-1206 2012 23143356
19. B. Tan, F. Zhang, X. Zhang, et al.: Risk factors for ventilator-associated pneumonia in the neonatal intensive care unit: a meta-analysis of observational studies. Eur J Pediatr. 173:427-434 2014 24522325
20. B. Liu, S.Q. Li, S.M. Zhang, et al.: Risk factors of ventilator-associated pneumonia in pediatric intensive care unit: a systematic review and meta-analysis. J Thorac Dis. 5:525-531 2013 23991312
21. E. Foglia, M.D. Meier, A. Elward: Ventilator-associated pneumonia in neonatal and pediatric intensive care unit patients. Clin Microbiol Rev. 20:409-425 2007 17630332
22. A.M. Elward, D.K. Warren, V.J. Fraser: Ventilator-associated pneumonia in pediatric intensive care unit patients: risk factors and outcomes. Pediatrics. 109:758-764 2002 11986433
23. M. Almuneef, Z.A. Memish, H.H. Balkhy, et al.: Ventilator-associated pneumonia in a pediatric intensive care unit in Saudi Arabia: a 30-month prospective surveillance. Infect Control Hosp Epidemiol. 25:753-758 2004 15484800
24. J. Chastre, J.Y. Fagon: Ventilator-associated pneumonia. Am J Respir Crit Care Med. 165:867-903 2002 11934711

25. A. Alcon, N. Fabregas, A. Torres: Hospital-acquired pneumonia: etiologic considerations. Infect Dis Clin North Am. 17:679-695 2003 15008591
26. J.S. Garland: Ventilator-associated pneumonia in neonates: an update. Neoreviews. 15:e225-e235 2014
27. S. Farhath, Z.H. Aghai, T. Nakhla, et al.: Pepsin, a reliable marker of gastric aspiration, is frequently detected in tracheal aspirates from premature ventilated neonates: relationship with feeding and methylxanthine therapy. J Pediatr Gastroenterol Nutr. 43:336-341 2006 16954956
28. S. Farhath, Z. He, T. Nakhla, et al.: Pepsin, a marker of gastric contents, is increased in tracheal aspirates from preterm infants who develop bronchopulmoNAVy dysplasia. Pediatrics. 121:e253-e259 2008 18245400
29. M. Cernada, M. Aguar, M. Brugada, et al.: Ventilator-associated pneumonia in newborn infants diagnosed with an invasive bronchoalveolar lavage technique: a prospective observational study. Pediatr Crit Care Med. 14:55-61 2013 22791095
30. M.H. Kollef: Diagnosis of ventilator-associated pneumonia. N Engl J Med. 355:2691-2693 2006 17182995
31. R.S. Baltimore: The difficulty of diagnosing ventilator-associated pneumonia. Pediatrics. 112:1420-1421 2003 14654620
32. L. Cordero, L.W. Ayers, R.R. Miller, et al.: Surveillance of ventilator-associated pneumonia in very-low-birth-weight infants. Am J Infect Control. 30:32-39 2002 11852414
33. G.U. Meduri, G.L. Mauldin, R.G. Wunderink, et al.: Causes of fever and pulmoNAVy densities in patients with clinical manifestations of ventilator-associated pneumonia. Chest. 106:221-235 1994 8020275
34. J.Y. Fagon, J. Chastre, A.J. Hance, et al.: Detection of nosocomial lung infection in ventilated patients. Use of a protected specimen brush and quantitative culture techniques in 147 patients. Am Rev Respir Dis. 138:110-116 1988 3144202
35. N. Fabregas, S. Ewig, A. Torres, et al.: Clinical diagnosis of ventilator associated pneumonia revisited: comparative validation using immediate post-mortem lung biopsies. Thorax. 54:867-873 1999 10491448
36. R.G. Wunderink, L.S. Woldenberg, J. Zeiss, et al.: The radiologic diagnosis of autopsy-proven ventilator-associated pneumonia. Chest. 101:458-463 1992 1735272
37. D.F. Willson, M. Conaway, R. Kelly, et al.: The lack of specificity of tracheal aspirates in the diagnosis of pulmoNAVy infection in intubated children. Pediatr Crit Care Med. 15:299-305 2014 24614608
38. E. Browne, T.P. Hellyer, S.V. Baudouin, et al.: A national survey of the diagnosis and management of suspected ventilator-associated pneumonia. BMJ Open Respir Res. 1:e000066 2014 25553248
39. American Thoracic Society, Infectious Diseases Society of Amercia: Guidelines for the management of adults with hospital-acquired, ventilator-associated, and healthcare-associated pneumonia. Am J Respir Crit Care Med. 171:388-416 2005
40. A. Torres, M. El-Ebiary: Bronchoscopic BAL in the diagnosis of ventilator-associated pneumonia. Chest. 117:198S-202S 2000 10816037
41. D.C. Berton, A.C. Kalil, M. Cavalcanti, et al.: Quantitative versus qualitative cultures of respiratory secretions for clinical outcomes in patients with ventilator-associated pneumonia. Cochrane Database Syst Rev. 2008 CD006482
42. M.S. Niederman: The argument against using quantitative cultures in clinical trials and for the management of ventilator-associated pneumonia. Clin Infect Dis. 51 (suppl 1):S93-S99 2010 20597678
43. P.S. da Silva, V.E. de Aguiar, W.B. de Carvalho, et al.: Value of clinical pulmoNAVy infection score in critically ill children as a surrogate for diagnosis of ventilator-associated pneumonia. J Crit Care. 29:545-550 2014 24581947
44. N. Koksal, M. Hacimustafaoglul, S. Celebi, et al.: Nonbronchoscopic bronchoalveolar lavage for diagnosing ventilator-associated pneumonia in newborns. Turk J Pediatr. 48:213-220 2006 17172064
45. L. Cordero, M. Sananes, P. Dedhiya, et al.: Purulence and gram-negative bacilli in tracheal aspirates of mechanically ventilated very low birth weight infants. J Perinatol. 21:376-381 2001 11593372
46. R. Seligman, B.G. Seligman, L. Konkewicz, et al.: Accuracy of tracheal aspirate Gram stain in predicting Staphylococcus aureus infection in ventilator-associated pneumonia. BMC Anesthesiol. 15:19 2015 25670922
47. M. Albert, J.O. Friedrich, N.K. Adhikari, et al.: Utility of Gram stain in the clinical management of suspected ventilator-associated pneumonia. Secondary analysis of a multicenter randomized trial. J Crit Care. 23:74-81 2008 18359424
48. J.C. O'Horo, D. Thompson, N. Safdar: Is the Gram stain useful in the microbiologic diagnosis of VAP? A meta-analysis. Clin Infect Dis. 55:551-561 2012 22677711
49. Y. Katayama, H. Minami, M. Enomoto, et al.: Usefulness of Gram staining of tracheal aspirates in initial therapy for ventilator-associated pneumonia in extremely preterm neonates. J Perinatol. 30:270-274 2010 19798042
50. J. Chastre, C.E. Luyt, J.L. Trouillet, et al.: New diagnostic and prognostic markers of ventilator-associated pneumonia. Curr Opin Crit Care. 12:446-451 2006 16943724
51. S.E. Coffin, M. Klompas, D. Classen, et al.: Strategies to prevent ventilator-associated pneumonia in acute care hospitals. Infect Control Hosp Epidemiol. 29 (suppl 1):S31-S40 2008 18840087
52. C.A. Smulders, J.P. van Gestel, A.P. Bos: Are central line bundles and ventilator bundles effective in critically ill neonates and children?. Intensive Care Med. 39:1352-1358 2013 23615702
53. H. Aly, M. Badawy, A. El-Kholy, et al.: Randomized, controlled trial on tracheal colonization of ventilated infants: can gravity prevent ventilator-associated pneumonia?. Pediatrics. 122:770-774 2008 18829800
54. E. Lopriore, D.G. Markhorst, R.J. Gemke: Ventilator-associated pneumonia and upper airway colonisation with gram negative bacilli: the role of stress ulcer prophylaxis in children. Intensive Care Med. 28:763-767 2002 12107684
55. L. Saiman, E. Ludington, M. Pfaller, et al.: Risk factors for candidemia in neonatal intensive care unit patients. The National Epidemiology of Mycosis Survey study group. Pediatr Infect Dis J. 19:319-324 2000 10783022
56. P.L. Graham, M.D. Begg, E. Larson, et al.: Risk factors for late onset gram-negative sepsis in low birth weight infants hospitalized in the neonatal intensive care unit. Pediatr Infect Dis J. 25:113-117 2006 16462286
57. F. Ruza, F. Alvarado, R. Herruzo, et al.: Prevention of nosocomial infection in a pediatric intensive care unit (PICU) through the use of selective digestive decontamination. Eur J Epidemiol. 14:719-727 1998 9849834

58. J.P. Barret, M.G. Jeschke, D.N. Herndon: Selective decontamination of the digestive tract in severely burned pediatric patients. Burns. 27:439-445 2001 11451595
59. R. Herruzo-Cabrera, J.I. Garcia Gonzalez, P. Garcia-Magan, et al.: Nosocomial infection in a neonatal intensive care unit and its prevention with selective intestinal decolonization. A multivariant evaluation of infection reduction. Eur J Epidemiol. 10:573-580 1994 7859857
60. Z. Shi, H. Xie, P. Wang, et al.: Oral hygiene care for critically ill patients to prevent ventilator-associated pneumonia. Cochrane Database Syst Rev. 8:CD008367 2013 23939759
61. S. Thibeau, C. Boudreaux: Exploring the use of mothers' own milk as oral care for mechanically ventilated very low-birth-weight preterm infants. Adv Neonatal Care. 13:190-197 2013 23722491
62. J. Lee, H.S. Kim, Y.H. Jung, et al.: Oropharyngeal colostrum administration in extremely premature infants: an RCT. Pediatrics. 135:e357-e366 2015 25624376
63. B.M. Stefanescu, C. Hetu, J.C. Slaughter, et al.: A pilot study of Biotene OralBalance(R) gel for oral care in mechanically ventilated preterm neonates. Contemp Clin Trials. 35:33-39 2013 23608625
64. V. Waters, E. Larson, F. Wu, et al.: Molecular epidemiology of gram-negative bacilli from infected neonates and health care workers' hands in neonatal intensive care units. Clin Infect Dis. 38:1682-1687 2004 15227612
65. P.L. Graham, A.S. Morel, J. Zhou, et al.: Epidemiology of methicillin-susceptible Staphylococcus aureus in the neonatal intensive care unit. Infect Control Hosp Epidemiol. 23:677-682 2002 12452296
66. M.L. Sole, F.E. Poalillo, J.F. Byers, et al.: Bacterial growth in secretions and on suctioning equipment of orally intubated patients: a pilot study. Am J Crit Care. 11:141-149 2002 11888126
67. J.E. Taylor, G. Hawley, V. Flenady, et al.: Tracheal suctioning without disconnection in intubated ventilated neonates. Cochrane Database Syst Rev. 2011 CD003065
68. L. Cordero, M. Sananes, L.W. Ayers: Comparison of a closed (Trach Care MAC) with an open endotracheal suction system in small premature infants. J Perinatol. 20:151-156 2000 10802838
69. M.H. Kollef, B. Afessa, A. Anzueto, et al.: Silver-coated endotracheal tubes and incidence of ventilator-associated pneumonia: the NASCENT randomized trial. JAMA. 300:805-813 2008 18714060
70. J.E. Fischer, M. Ramser, S. Fanconi: Use of antibiotics in pediatric intensive care and potential savings. Intensive Care Med. 26:959-966 2000 10990113
71. S.M. Koenig, J.D. Truwit: Ventilator-associated pneumonia: diagnosis, treatment, and prevention. Clin Microbiol Rev. 19:637-657 2006 17041138
72. T. Macnow, D. O'Toole, P. DeLaMora, et al.: Utility of surveillance cultures for antimicrobial resistant organisms in infants transferred to the neonatal intensive care unit. Pediatr Infect Dis J. 32:e443-e450 2013 23811747
73. S.K. Shahid: Efficacy and safety of cefepime in late-onset ventilator-associated pneumonia in infants: a pilot randomized and controlled study. Ann Trop Med Parasitol. 102:63-71 2008 18186979
74. R.G. Wunderink, J. Rello, S.K. Cammarata, et al.: Linezolid vs vancomycin: analysis of two double-blind studies of patients with methicillin-resistant Staphylococcus aureus nosocomial pneumonia. Chest. 124:1789-1797 2003 14605050
75. I. Abdulhamid, T.L. Wise, S. Andrews, et al.: Elevated serum tobramycin concentrations after treatment with tobramycin inhalation in a preterm infant. Pharmacotherapy. 28:939-944 2008 18576909
76. I.H. Celik, S.S. Oguz, G. Demirel, et al.: Outcome of ventilator-associated pneumonia due to multidrug-resistant Acinetobacter baumannii and Pseudomonas aeruginosa treated with aerosolized colistin in neonates: a retrospective chart review. Eur J Pediatr. 171:311-316 2012 21809011
77. L.B. Palmer, G.C. Smaldone, J.J. Chen, et al.: Aerosolized antibiotics and ventilator-associated tracheobronchitis in the intensive care unit. Crit Care Med. 36:2008-2013 2008 18552684
78. C.G. Prober, P.D. Walson, J. Jones: Technical report: precautions regarding the use of aerosolized antibiotics. Committee on Infectious Diseases and Committee on Drugs. Pediatrics. 106:E89 2000 11099632
79. M.A. Dudeck, L.M. Weiner, K. Allen-Bridson, et al.: National Healthcare Safety Network (NHSN) report, data summary for 2012, device-associated module. Am J Infect Control. 41:1148-1166 2013 24274911

Capítulo 31

Farmacoterapia I: tratamiento con surfactante

Gautham K. Suresh, MD, DM, MS, FAAP
Roger F. Soll, MD
George T. Mandy, MD

El desarrollo del tratamiento con surfactante exógeno a principios de los años 90 representó un avance histórico en el ámbito de la neonatología que logró disminuir significativamente la mortalidad neonatal (1-3). El tratamiento con surfactante exógeno también se utiliza actualmente de manera rutinaria para tratar otros trastornos respiratorios neonatales, la dificultad respiratoria del recién nacido (SDR) y, también, en continuo crecimiento en otros trastornos, tal como el tratamiento del síndrome de aspiración meconial (SAM). Este capítulo ofrece una descripción general basada en la evidencia del uso de surfactante exógeno para tratar trastornos respiratorios neonatales.

HISTORIA

El desarrollo de preparaciones de surfactante eficaces marcó la culminación de una serie de investigaciones realizadas por los pioneros de la investigación en este ámbito, quienes describieron la existencia y la composición del surfactante, así como su capacidad de disminuir la tensión superficial y mantener la estabilidad alveolar (4, 5). Un hito en nuestro conocimiento del SDR fue la demostración de la deficiencia de surfactante en los pulmones de los neonatos que morían de prematurez extrema o de la enfermedad de las membranas hialinas (6). Si bien el uso de sustancias con actividad sobre la tensión superficial en los pulmones se sugirió desde 1947 (7), los primeros intentos de tratamiento con surfactante exógeno en pulmones inmaduros no dieron buenos resultados (8, 9). Varios años después, se realizaron diversos intentos en animales (10) y, luego, en neonatos humanos (11). Tras estos primeros esfuerzos, varios experimentos en animales y ensayos clínicos en seres humanos permitieron estudiar la eficacia del tratamiento con surfactante, las eficacias relativas de las distintas preparaciones de surfactante, el momento óptimo de administración, la pauta posológica óptima y otros aspectos de este tratamiento. Varios autores han repasado la historia y la evolución del tratamiento con surfactante (12-17).

ACTIVIDAD, COMPOSICIÓN Y METABOLISMO DEL SURFACTANTE

A continuación, se resume la actividad, la composición y el metabolismo del surfactante de los mamíferos, que han sido temas de revisión por parte de muchos autores (18-20).

Actividad

Los alvéolos pulmonares, en donde se produce el intercambio gaseoso, tienen forma de burbuja y son altamente curvos. La tensión superficial de la superficie interna húmeda se debe a la atracción entre las moléculas del líquido alveolar y tiende a contraer los alvéolos. Si no se controla, esta tendencia haría que los pulmones colapsaran. El surfactante disminuye en gran medida la tensión superficial de la superficie interna de los alvéolos, con lo cual evita que estos colapsen durante la espiración.

Composición

Es difícil determinar con precisión la composición del surfactante pulmonar. Para obtener surfactante con fines analíticos, debemos realizar un lavado pulmonar (con la posible limitación de no recoger importantes componentes pulmonares) o extraerlo de pulmones triturados (con la posible complicación de incorporar contaminantes celulares). El surfactante de los mamíferos que se obtiene mediante el lavado pulmonar está compuesto por un 80 % de fosfolípidos, un 8 % de lípidos neutrales y un 12 % de proteínas. La clase de fosfolípidos que predomina (casi el 60 %) es la dipalmitoilfosfatidilcolina (DPPC), seguida en menores cantidades por compuestos de fosfatidilcolina insaturada (25 %), fosfatidilglicerol (15 %) y fosfatidilinositol. De todos los componentes del surfactante, la DPPC sola cuenta con las propiedades adecuadas para disminuir la tensión superficial alveolar. Sin embargo, la DPPC por sí sola es un surfactante débil, ya que se adsorbe muy lentamente en las interfaces aire-líquido. Las proteínas u otros lípidos del surfactante facilitan su adsorción.

Aproximadamente la mitad de las proteínas presentes en el surfactante están compuestas por una proteína contaminante del plasma o el tejido pulmonar (20). El resto de las proteínas incluyen cuatro apoproteínas exclusivas del surfactante: SP-A, SP-B, SP-C y SP-D. La SP-A y la SP-D son proteínas hidrofílicas y pertenecen a un subgrupo de lectinas mamíferas llamadas *colectinas*, que desempeñan papeles importantes en la defensa contra los patógenos inhalados. La SP-A también puede tener función reguladora en la formación de la monocapa que disminuye la tensión superficial (18). La SP-B y la SP-C son proteínas hidrofóbicas necesarias para mejorar la dispersión de los fosfolípidos por los espacios aéreos. La SP-B fomenta la adsorción de los fosfolípidos e induce la inserción de estos en la monocapa, con lo cual mejora la formación de una película de surfactante estable (18). La SP-C mejora la adsorción de los fosfolípidos, estimula la salida de estos de la subfase y su inserción en la interface aire-líquido y puede aumentar la resistencia del surfactante a la inhibición provocada por las proteínas séricas o por el líquido edematoso (18, 19).

Secreción y metabolismo

El surfactante es fabricado por las células de tipo II de los alvéolos (**Figura 31-1**). Se forma y se almacena en los cuerpos laminares, que están formados por láminas concéntricas o paralelas, compuestas principalmente por bicapas de fosfolípidos. Mediante la exocitosis, los cuerpos laminares sobresalen hacia la capa líquida que reviste los alvéolos y forman estructuras llamadas *mielina tubular*. La mielina tubular consiste en largos tubos apilados compuestos principalmente por bicapas de fosfolípidos cuyas esquinas parecen estar fusionadas, con lo que dan la apariencia de un enrejado en un corte transversal. Se piensa que la mielina tubular es la principal fuente de la película superficial de la monocapa que reviste la interface aire-líquido de los alvéolos, en la cual los grupos acilo- grasos hidrofóbicos de los fosfolípidos se extienden hacia el aire, mientras que las cabezas polares hidrofílicas se unen al agua (21). Esta monocapa de surfactante disminuye la tensión superficial en la interface aire-líquido al sustituir el agua en la superficie (21). Los fosfolípidos de la monocapa, eventualmente, vuelven a ingresar en las células de tipo II a través de la endocitosis y forman cuerpos multivesiculares que se «reciclan» mediante la incorporación rápida a los cuerpos laminares o mediante la degradación en los lisosomas. Cabe destacar que todos los componentes fundamentales del surfactante (DPPC, fosfatidilglicerol, SP-A, SP-B y SP-C) se reciclan (20).

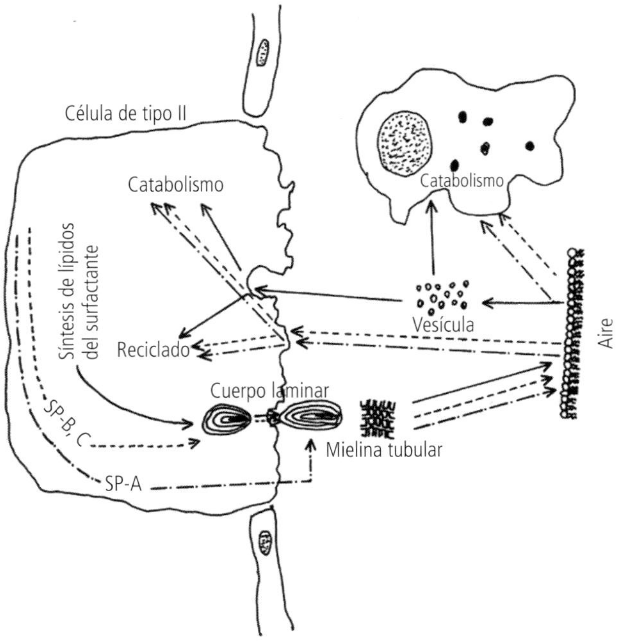

Figura 31-1. Metabolismo del surfactante. Línea continua: surfactante + líquido; línea punteada y discontinua: SP-A; línea discontinua: SP-B, SP-C. (Tomado de Jobe AH, Ikegami M. *Clin Perinatol.*2001; 28:655)

TIPOS DE SURFACTANTE

Hay tres tipos de surfactante exógeno disponibles: 1) surfactante de origen animal, 2) surfactante sintético sin componentes proteicos y 3) surfactante sintético con componentes proteicos.

Surfactantes de origen animal

Los surfactantes de origen animal que se comercializan actualmente se obtienen de pulmones de vaca o de cerdo. El beractante (Survanta) y el surfactante TA (Surfacten) son extractos lipídicos de triturado de pulmón bovino con DPPC, tripalmitoilglicerol y ácido palmítico agregados. El surfactante de extracto de pulmón de ternero (calfactante, Infasurf), el SF-RI 1 (Alveofact) y el surfactante de extracto lipídico bovino (BLES) son lavados pulmonares bovinos sujetos a una extracción con cloroformo y metanol. El poractante (Curosurf) es un triturado de pulmón porcino sujeto a una extracción con cloroformo y metanol y, luego, purificado mediante cromatografía de líquidos y gel. Está compuesto aproximadamente por 99 % de lípidos polares (sobre todo, fosfolípidos) y 1 % de proteínas hidrofóbicas de bajo peso molecular (SP-B y SP-C) (22). Todos los surfactantes de origen animal contienen SP-B y SP-C, pero los extractos de triturado pulmonar (Survanta y Curosurf) contienen menos del 10 % de la SP-B presente en los extractos de lavado pulmonar (Infasurf, Alveofact y BLES) (23). El proceso de purificación, incluida la extracción con solventes orgánicos, elimina las proteínas hidrofílicas SP-A y SP-D y deja un material que contiene solo lípidos y pequeñas cantidades de proteínas hidrofóbicas. El poractante, que también se purifica mediante cromatografía de líquidos y gel, contiene solamente lípidos polares y alrededor de un 1 % de proteínas hidrofóbicas (SP-B y SP-C en una relación molar aproximada de 1:2) (24). Ninguna de las preparaciones comerciales contiene SP-A (23). Un surfactante obtenido de líquido amniótico humano se probó originalmente en ensayos clínicos (25, 26), pero no se ha utilizado hasta el momento de redacción de esta obra.

Surfactantes sintéticos sin componentes proteicos

Los productos exógenos originales probados en los años 60 eran surfactantes sintéticos compuestos únicamente por DPPC, que, por sí misma, no puede realizar todas las funciones del surfactante pulmonar. Los surfactantes sintéticos actuales sin proteínas son mezclas de una variedad de fosfolípidos con actividad superficial (principalmente, DPPC) y sustancias de propagación para facilitar la adsorción en la superficie. Estos productos incluyen Exosurf y ALEC (compuesto artificial para expansión pulmonar). Exosurf (palmitato de colfoscerilo, hexadecanol, tiloxapol) está compuesto por un 85 % de DPPC, un 9 % de hexadecanol y un 6 % de tiloxapol (una sustancia de propagación). ALEC (pumactante) ya no se fabrica (27), pero contenía una mezcla 7:3 de DPPC y fosfatidilglicerol. Estos surfactantes sintéticos no cuentan con muchos de los componentes del surfactante de origen animal, particularmente las proteínas tensoactivas hidrofóbicas B y C.

Surfactantes sintéticos con componentes proteicos

Los surfactantes sintéticos con componentes sintéticos contienen fosfolípidos y proteínas sintéticos fabricados a través de síntesis peptídica y tecnología recombinante que funcionan de manera similar a las proteínas hidrofóbicas (SP-B y SP-C) del surfactante humano nativo. Actualmente, se están realizando investigaciones para desarrollar análogos de las proteínas tensoactivas hidrofílicas SP-A y SP-D.

De los surfactantes que contienen análogos de la SP-B, el más estudiado es el lucinactante (Surfaxin), que contiene una imitación de la SP-B llamada *sinapultida* o *péptido* KL4. El KL4 es un péptido de 21 residuos que consiste en unidades repetidas de cuatro residuos de leucina (L) hidrofóbica unidos por residuos de lisina (K) polar básica ordenados de la siguiente manera: KLLLLKLLLLKLLLLKLLLLK. Esta estructura imita el patrón de repetición de los residuos hidrofílicos e hidrofóbicos de la porción terminal C de la SP-B y estabiliza la capa de fosfolípidos al interactuar con las cabezas lipídicas de las cadenas acilo (28). En el lucinactante, la sinapultida se combina con DPPC, palmitoiloleoilfosfatidilglicerol y ácido palmítico (28, 29). Otros surfactantes sintéticos que contienen análogos de la SP-B y la SP-C también se han probado en estudios con animales (30-32).

De los surfactantes que contienen análogos de la SP-C, el surfactante con SP-C recombinante (SP-Cr) o lusupultida (Venticute) se ha estudiado *in vitro* y en animales, y ha demostrado eficacia. Contiene SP-Cr junto con DPPC, palmitoiloleoilfosfatidilglicerol, ácido palmítico y cloruro de calcio (33, 34). La SP-Cr es similar a la secuencia de 34 aminoácidos de la SP-C humana, salvo que contiene cisteína (en lugar de fenilalanina) en las posiciones 4 y 5, además de isoleucina (en lugar de metionina) en la posición 32.

EFECTOS PULMONARES Y CARDÍACOS AGUDOS DEL TRATAMIENTO CON SURFACTANTE

Efectos pulmonares inmediatos del tratamiento con surfactante

En modelos animales de SDR, la administración de surfactante exógeno mejoró la función pulmonar (**Figura 31-3**) (35) y la expansión alveolar (**Figura 31-3**) (36). Varios estudios en neonatos humanos han demostrado que la administración de surfactante exógeno produce una rápida mejora de la oxigenación y disminuye el requerimiento necesario en la ventilación mecánica (**Figura 31-4**) (37). Estos cambios rápidos están acompañados por un aumento en la capacidad residual funcional y seguidos por un aumento más lento y variable en la distensibilidad pulmonar (38-40). También se informó una disminución en el desequilibrio ventilación-perfusión pulmonar (41-43).

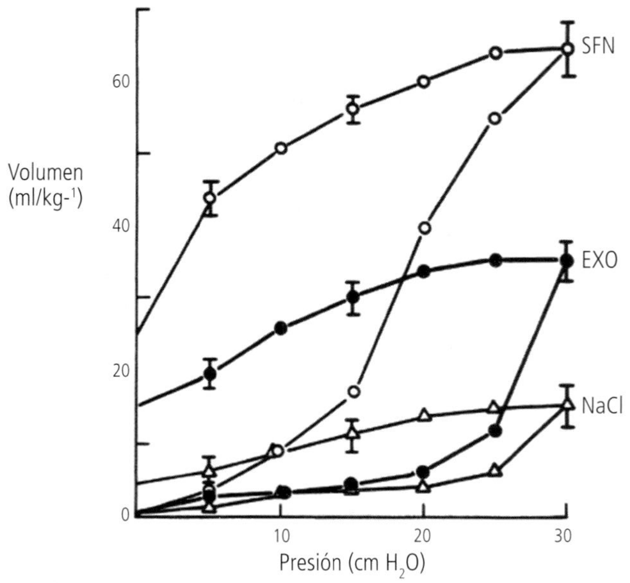

Figura 31-2. Características de presión-volumen de los pulmones de 10 conejos emparejados nacidos en forma prematura tras el tratamiento con cloruro de sodio (NaCl), Exosurf (EXO) o material tensoactivo obtenido mediante el lavado pulmonar de conejos adultos con solución fisiológica normal (SFN), más ventilación durante 30 minutos. Las mediciones se realizaron 10 minutos después de que los animales murieron y los pulmones se desinflaron de manera espontánea. (Tomada de Tooley WH, Clements JA, Muramatsu K, *et al. Am Rev Respir Dis.* 1987;136:651).

Efectos inmediatos sobre la circulación pulmonar

El efecto del tratamiento con surfactante sobre la circulación pulmonar no está del todo claro. En tres estudios, la circulación pulmonar no sufrió alteraciones debido al tratamiento con surfactante (44-46). Por el contrario, otros han informado una disminución en la presión arterial pulmonar o un aumento en la circulación arterial pulmonar debido a este tratamiento (47-50), así como un aumento en la velocidad de la circulación ductal desde el circuito sistémico hacia el pulmonar (49). Se desconoce si estos cambios en la circulación pulmonar se relacionan con prácticas ventilatorias, los resultados de la gasometría arterial o el tratamiento con surfactante en sí mismo (51).

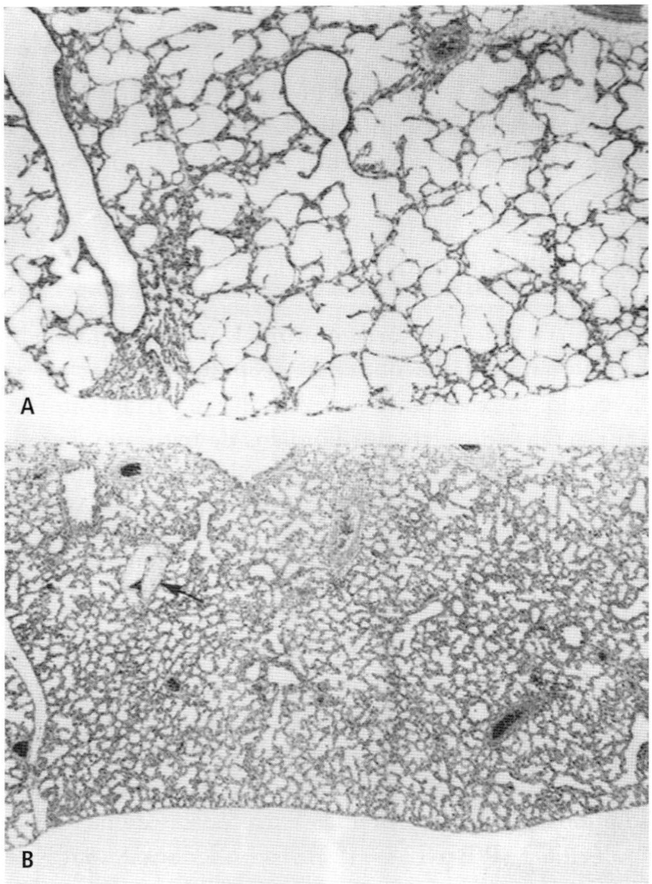

Figura 31-3. Patrones de expansión en secciones pulmonares de conejos prematuros. **A.** Área correctamente expandida en un feto tratado con surfactante. La apariencia redondeada de los alvéolos ventilados contrasta con el patrón observado en la imagen B y con la cuña de parénquima contraído (abajo a la izquierda). **B.** Pulmón «no expandido» de un feto de control que no recibió surfactante. La configuración de los alvéolos refleja que están llenos de líquido. Obsérvese la abundancia de líquido intersticial alrededor de una vena pulmonar (flecha) (hematoxilina y eosina, amplificación original: x27). (Tomada de Robertson B, Enhorning G. *Lab Invest.* 1974;31:54).

Cambios radiográficos

Además de estos cambios fisiológicos, el tratamiento con surfactante exógeno también produce una mejora radiológica: generalmente (no siempre), las radiografías de tórax tomadas después del tratamiento muestran una disminución de los signos del SDR. Esta mejoría de los infiltrados de los pulmones puede ser uniforme, en placas o asimétrica, a veces con una mejora desproporcionada de los cambios radiológicos en el pulmón derecho (52-56).

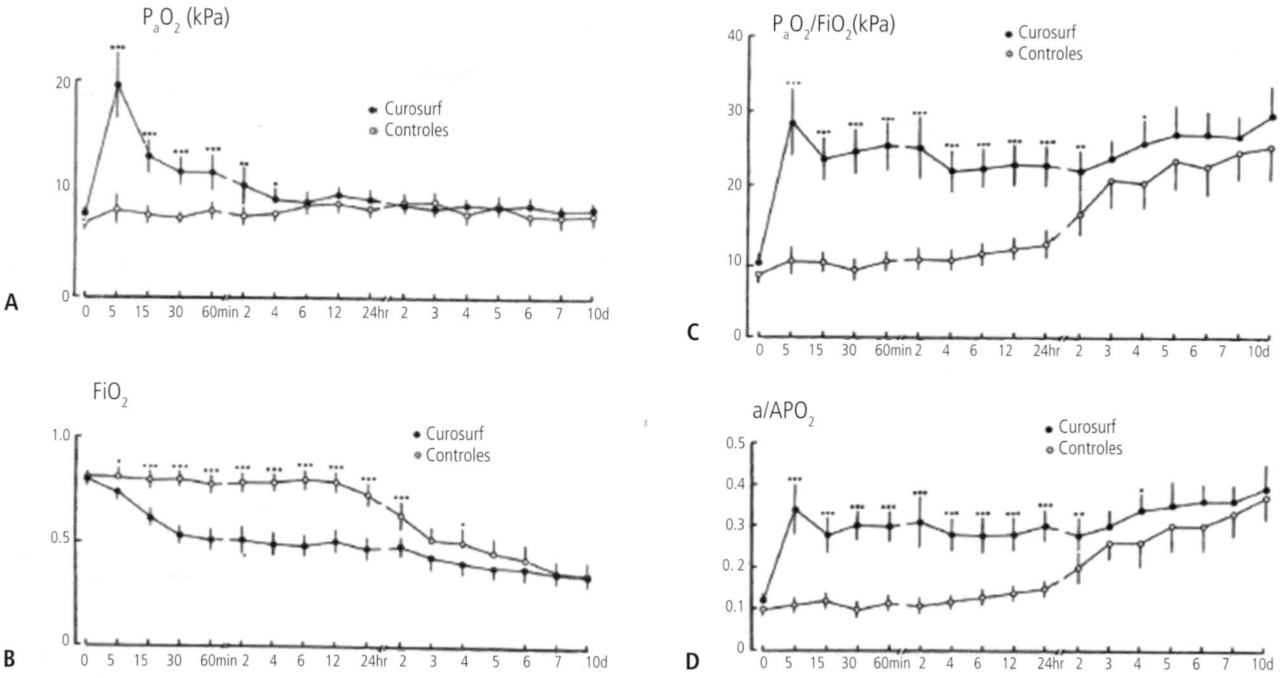

Figura 31-4. Medidas de la oxigenación en neonatos tratados con Curosurf y en neonatos de control en distintos intervalos tras la asignación al azar. Los resultados representan valores medios e intervalos de confianza del 95 %. Si los intervalos de confianza se superponen, las barras se muestran en un solo lado del conjunto de datos. Obsérvese que la escala de tiempo no es lineal. Factor de conversión: 1 kPa = 7,52 mm Hg. *$p < 0{,}05$; **$p < 0{,}01$; ***$p < 0{,}001$. **A.** Presión parcial de oxígeno. **B.** Fracción de oxígeno inspirado. **C.** Relación de la presión parcial de oxígeno y la fracción de oxígeno inspirado; **D.** Relación oxígeno arterial-alveolar. (Tomada de Collaborative European Multicenter Study Group. *Pediatrics.* 1988;82:683).

ENSAYOS CLÍNICOS SOBRE EL TRATAMIENTO CON SURFACTANTE

El tratamiento con surfactante es una de las intervenciones más estudiadas en el ámbito de la neonatología y ha estado sujeto a diversos ensayos controlados aleatorizados que comparan distintas estrategias terapéuticas. Los hallazgos de estos estudios, muchos de los cuales se incluyen en varias revisiones sistemáticas de la Base de Datos de Revisiones Sistemáticas de Cochrane, se resumen en las siguientes secciones. Los resultados de los metaanálisis se presentan como cálculos «típicos» o «combinados» del riesgo relativo (RR) y la diferencia absoluta del riesgo (DAR), con los intervalos de confianza (IC) del 95 %.

Tratamiento con surfactante comparado con un placebo o con ningún tratamiento

Muchos de los primeros ensayos clínicos de fines de los años 80 y principios de los 90 estudiaron los efectos del tratamiento con surfactante en comparación con un placebo o con ningún tratamiento. Algunos de estos ensayos estudiaron los efectos de la administración profiláctica de surfactante en neonatos prematuros en riesgo de desarrollar SDR (ensayos profilácticos o de prevención). Otros estudiaron los efectos del tratamiento con surfactante en neonatos prematuros con signos clínicos o radiológicos del SDR (ensayos de rescate o tratamiento). Algunos de estos estudios utilizaron surfactante de origen animal, mientras que otros utilizaron surfactante sintético. Las revisiones sistemáticas de estos ensayos (57-60) demuestran que, en comparación con un placebo o con ningún tratamiento, el tratamiento o la profilaxis con surfactante (ya sea de origen animal o sintético) disminuye el riesgo de neumotórax y de muerte. Los cálculos de los metaanálisis indican que existe una disminución de riesgo relativo de entre el 30 % y el 65 % en el riesgo de neumotórax y de hasta el 40 % en el riesgo relativo de muerte. No hubo efectos coherentes sobre otros resultados clínicos tales como las enfermedades pulmonares crónicas, el conducto arterioso permeable y la hemorragia intraventricular.

Otras evidencias de los beneficios del tratamiento con surfactante provienen de estudios que demuestran una menor morbimortalidad en los neonatos de muy bajo peso al nacer tras la incorporación del tratamiento con surfactante (1, 3, 61, 62).

Administración profiláctica de surfactante en comparación con la estabilización posnatal con presión positiva continua en las vías respiratorias y la administración selectiva de surfactante

La justificación de la administración profiláctica de surfactante se basa en la observación de que, en los estudios con animales, se logró una distribución más uniforme y homogénea del surfactante al administrarlo en un pulmón lleno de líquido (63, 64) y en la creencia de que la administración de surfactante en un pulmón previamente no ventilado o ventilado en forma mínima disminuirá el daño pulmonar agudo. Incluso períodos breves (15 a 30 minutos) de ventilación mecánica antes de la administración de surfactante han demostrado, en modelos animales, que producen daño pulmonar con subsiguiente daño alveolocapilar, fuga de líquido proteínico hacia el espacio alveolar y liberación de mediadores inflamatorios (65-67), además de disminuir la posterior respuesta a la sustitución de surfactante (68, 69). Los animales con deficiencia de surfactante que reciben ventilación asistida desarrollan necrosis y descamación del epitelio bronquiolar tras solo 5 minutos de haber iniciado la ventilación (70). Se ha administrado surfactante de manera profiláctica tras intubar a los neonatos inmediatamente después del parto («antes de la primera respiración»). Sin embargo, en un ensayo aleatorizado se determinó que la administración tras la reanimación inicial y la confirmación de la posición del tubo era equivalente o superior a la administración inmediata (71).

Una revisión sistemática (72) incluyó 11 ensayos controlados aleatorizados que compararon la administración profiláctica de surfactante con el tratamiento selectivo con surfactante (es decir, para el tratamiento del SDR). Todos estos ensayos utilizaron surfactante de origen animal. El grupo de tratamiento selectivo incluía dos categorías de neonatos: los que recibieron estabilización de rutina con CPAP nasal inmediatamente después del parto y surfactante si la CPAP «había fracasado» (estudios más recientes y de mayor envergadura con una tasa elevada de administración prenatal de esteroides a la madre) y aquellos que no recibieron estabilización con CPAP y recibieron tratamiento con surfactante en algún momento entre las 1,5 y las 7,4 horas de vida (estudios más antiguos con una baja tasa de administración de esteroides a las madres). Los metaanálisis de los estudios sin aplicación rutinaria de CPAP en los controles demostraron beneficios con el uso de surfactante de manera profiláctica —una disminución en el riesgo de fuga aérea y mortalidad neonatal—. Sin embargo, los análisis de los estudios que permitieron la estabilización rutinaria con CPAP demostraron una disminución en el riesgo de enfermedades pulmonares crónicas o muerte en los neonatos estabilizados con CPAP. Cuando se evaluaron todos los estudios en conjunto, no pudieron demostrarse beneficios profilácticos del surfactante. Asimismo, los neonatos que recibieron surfactante a modo de profilaxis tuvieron una mayor incidencia de displasia broncopulmonar (DBP) o muerte que aquellos estabilizados con CPAP (RR 1,12; IC del 95 % 1,02-1,24). Por lo tanto, en los neonatos extremadamente prematuros, el uso precoz de la CPAP con la subsiguiente administración selectiva de surfactante es el tratamiento de preferencia inmediatamente después del parto (73). Los neonatos tratados con CPAP deben monitorearse de forma estricta después del parto, y los que muestren signos de insuficiencia respiratoria progresiva debido al SDR deben ser intubados y recibir tratamiento con surfactante lo antes posible. La administración de surfactante debe estar seguida, en lo posible, por una extubación rápida, y debe evitarse la ventilación prolongada.

En los neonatos prematuros que no reciben profilaxis, se prefiere el tratamiento precoz con surfactante de los signos y síntomas del SDR. Seis ensayos controlados aleatorizados, incluido el ensayo aleatorizado de mayor envergadura realizado en neonatología (el ensayo OSIRIS), evaluaron la administración selectiva de surfactante de manera precoz y tardía. Los resultados de estos ensayos se resumen en una revisión sistemática (74). Cabe destacar que esta es una comparación de lo que se debe hacer una vez que el neonato está intubado, y no una decisión acerca de cuándo intubar al neonato para administrar el tratamiento con surfactante. En estos ensayos, la administración precoz de surfactante consistió en la administración de la primera dosis dentro de los primeros 30 minutos a las 2 horas de vida. Dos de los ensayos utilizaron surfactante sintético (Exosurf Neonatal), y cuatro utilizaron surfactantes de origen animal. Los metaanálisis demuestran importantes beneficios con el tratamiento precoz en los neonatos intubados con SDR: disminución en el riesgo de muerte neonatal (RR típico 0,84; IC del 95 % 0,74 a 0,95); diferencia de riesgo [DR] típica -0,04; IC del 95 % -0,06 a -0,01); enfermedad pulmonar crónica (RR típico 0,69; IC del 95 % 0,55-0,86; DR típica -0,04; IC del 95 % -0,06 a -0,01) y enfermedad pulmonar crónica o muerte a las 36 semanas (RR típico 0,83; IC del 95 % 0,75-0,91; DR típica -0,06; IC del 95 % -0,09 a -0,03). Los neonatos intubados asignados al azar a la administración selectiva y precoz de surfactante también demostraron un menor riesgo de daño pulmonar agudo, incluido un menor riesgo de neumotórax (RR típico 0,69; IC del 95 % 0,59-0,82; DR típica -0,05; IC del 95 % -0,08 a -0,03), enfisema pulmonar intersticial (RR típico 0,60; IC del 95 % 0,41-0,89; DR típica -0,06; IC del 95 % -0,10 a -0,02) y síndromes con fuga aérea en general

(RR típico 0,61; IC del 95 % 0,48-0,78; DR típica -0,18; IC del 95 % -0,26 a -0,09). También se observó una tendencia hacia la disminución del riesgo de DBP o muerte a los 28 días (RR típico 0,94; IC del 95 % 0,88-1,00; DR típica -0,04; IC del 95 % -0,07 a -0,00). No hubo diferencias en otras complicaciones del SDR o de la prematurez. Por lo tanto, los neonatos prematuros que no reciben surfactante de manera profiláctica y exhiben los signos y los síntomas del SDR deben recibir la primera dosis de surfactante lo más pronto posible. Los neonatos que llegan a la UCIN remitidos desde fuera del centro sanitario presentan el mayor riesgo de administración tardía. Las unidades de derivación terciaria que aceptan neonatos nacidos en otros centros sanitarios deben hacer lo posible por desarrollar sistemas para garantizar la administración de surfactante lo antes posible a estos neonatos, ya sea por parte del equipo de traslado o, si corresponde, en el hospital de origen. En los neonatos nacidos en el mismo centro de la UCIN, las demoras en la administración de surfactante surgen si se permite que otros procedimientos de admisión —como la colocación de vías, la toma de radiografías y los procedimientos de enfermería— tengan precedencia sobre la administración de surfactante poco después del parto. La administración de surfactante debe tener prioridad sobre otros procedimientos de admisión.

Administración precoz de surfactante seguida de la extubación inmediata y el paso a presión positiva nasal continua en las vías respiratorias

En los primeros usos del tratamiento con surfactante, los neonatos se mantenían con ventilación mecánica tras la administración de surfactante, se retiraba gradualmente la ventilación a medida que mejoraba la actividad pulmonar y se extubaba al neonato desde parámetros bajos del respirador. Este método se ha comparado con una estrategia de administración de surfactante seguida inmediatamente (dentro de 1 hora) de la extubación y el paso a la CPAP nasal (NCPAP) para prevenir el daño pulmonar inducido por ventilación mecánica (DPIVM o VILI, por sus siglas en inglés) que puede resultar incluso tras períodos breves de ventilación mecánica (75, 76). Este método se conoce como la técnica INSURE (de *in*tubar, *sur*factante y *extubar* a CPAP). Seis ensayos aleatorizados, todos ellos de administración de surfactante a modo de rescate, compararon el método INSURE en neonatos que respiraban espontáneamente con signos de SDR con la administración tardía y selectiva de surfactante —en neonatos con insuficiencia respiratoria relacionada con el SDR— seguida de ventilación mecánica continuada y extubación a partir de una frecuencia ventilatoria baja. Estos ensayos se resumen en una revisión sistemática (77). La mayoría de estos estudios incluyeron a neonatos con 35 semanas de gestación o menos y un peso al nacer de 2500 g o menos. El metaanálisis de esta revisión demostró que, en comparación con la estrategia terapéutica habitual del retiro gradual, el método INSURE disminuyó la necesidad de recurrir a ventilación mecánica (RR típico 0,67; IC del 95 % 0,57-0,79), los síndromes con fuga aérea (RR típico 0,52; IC del 95 % 0,28-0,96) y la DBP (oxígeno a los 28 días, RR típico 0,51; IC del 95 % 0,26-0,99). Un umbral menor para el tratamiento al ingreso en el estudio (FiO_2 menor de 0,45) produjo una menor incidencia de fuga aérea (RR típico 0,46; IC del 95 % 0,23-0,93) y de DBP (RR típico 0,43; IC del 95 % 0,20-0,92). Un mayor umbral para el tratamiento (FiO_2 mayor de 0,45) en el ingreso al estudio se vinculó con una mayor incidencia del conducto arterioso permeable que requirió tratamiento (RR típico 2,15; IC del 95 % 1,09-4,13). Desde esta revisión sistemática, se publicaron dos ensayos controlados aleatorizados de gran envergadura. En un ensayo aleatorizado realizado por la Red de Investigación Neonatal Colombiana (78), 279 neonatos de entre 27 y 31 semanas de gestación con SDR que fueron asignados al azar dentro de la primera hora de vida para recibir intubación, surfactante de manera muy precoz, extubación y NCPAP requirieron menos ventilación y tuvieron una menor incidencia de muerte y fugas aéreas (neumotórax y enfisema pulmonar intersticial) que aquellos asignados a recibir NCPAP sola. En un ensayo de gran envergadura que utilizó la técnica INSURE, la Red Vermont Oxford (79) asignó al azar a 648 neonatos a recibir surfactante de manera profiláctica seguido de un período de ventilación mecánica (SP), surfactante de manera profiláctica con extubación rápida a NCPAP de burbuja (ISX) o tratamiento inicial con NCPAP de burbuja y tratamiento selectivo con surfactante (NCPAP). En comparación con el grupo de SP, el RR de DBP o muerte fue 0,78 (IC del 95 % 0,59-1,03) en el grupo de ISX y 0,83 (IC del 95 % 0,64-1,09) en el grupo de NCPAP. No hubo diferencias estadísticamente significativas en la mortalidad ni en otras complicaciones de la prematurez. En el grupo de NCPAP, el 48 % recibió tratamiento sin intubación ni ventilación, y el 54 % sin tratamiento con surfactante. Estos datos sugieren que los neonatos prematuros que respiran de manera espontánea y que presentan signos precoces de SDR deben recibir surfactante a un umbral bajo, tras el cual pueden ser rápidamente extubados y colocados en NCPAP para disminuir el DPIVM.

Tratamiento específico con surfactante

Varios estudios han abordado el uso de pruebas rápidas a pie de cama, como la prueba del clic, el recuento de cuerpos laminares o la prueba de microburbuja estable en una muestra de aspirado traqueal o gástrico (80-83). Estas pruebas pueden complementar el uso de criterios clínicos para elegir a los neonatos prematuros cuya probabilidad de padecer SDR sea lo suficientemente elevada como para ameritar el tratamiento con surfactante y, quizá, evitar intubaciones innecesarias y, en los que ya están intubados, evitar el tratamiento innecesario con surfactante. Sin embargo, no queda claro si los desafíos logísticos de realizar estas pruebas valen la pena en relación con los ajustes adicionales que se deben realizar al tomar la decisión.

Dosis de surfactante única o múltiple

Muchos de los primeros ensayos sobre el tratamiento con surfactante evaluaban una dosis única de surfactante. Sin embargo, el surfactante puede metabolizarse rápidamente, y puede producirse su inactivación funcional debido a la acción de proteínas solubles y de otros factores en las vías respiratorias pequeñas y en los alvéolos (20). La capacidad de administrar dosis repetidas o subsiguientes de surfactante se considera útil para evitar dicha inactivación. Los resultados de dos ensayos controlados aleatorizados que compararon pautas posológicas de dosis múltiples con pautas de dosis únicas de surfactante de origen animal para el tratamiento de SDR confirmado han sido evaluados en una revisión sistemática (84). En un estudio (85), tras la dosis inicial de BLES, los neonatos asignados al grupo de dosis múltiple podían recibir hasta tres dosis adicionales de surfactante durante las primeras 72 horas de vida si presentaban deterioro respiratorio, siempre que hubieran demostrado una respuesta positiva a la primera dosis y que se hubiera descartado el neumotórax como causa del deterioro respiratorio. En el otro estudio (86), los neonatos del grupo de dosis múltiple recibían dosis adicionales de poractante a las 12 y 24 horas después de la dosis inicial si aún necesitaban oxígeno complementario y ventilación mecánica. Aproximadamente el 70 % de los neonatos asignados al azar a la pauta posológica de dosis múltiple recibieron dichas dosis múltiples.

El metaanálisis indica una disminución en el riesgo de neumotórax relacionada con el tratamiento con dosis múltiples de surfactante (RR típico 0,51; IC del 95 % 0,30-0,88; DAR típica 0,09; IC del 95 % 0,15-0,02). También hubo una tendencia hacia una menor mortalidad (RR típico 0,63; IC del 95 % 0,39-1,02; DAR típica 0,07; IC del 95 % 0,14-0,00). No se detectaron diferencias en otros resultados clínicos. En estos ensayos, no se informaron complicaciones relacionadas con el tratamiento con dosis múltiples. En un tercer estudio, en el cual se utilizó surfactante sintético de manera profiláctica, el uso de dos dosis de surfactante junto con la dosis profiláctica disminuyó la mortalidad, la ventilación asistida, la enterocolitis necrotizante y otros resultados, en comparación con una sola dosis profiláctica (87). En el ensayo OSIRIS, que utilizó surfactante sintético, una pauta de dos dosis resultó ser equivalente a una pauta que permitía hasta cuatro dosis de surfactante (88).

Criterios para repetir las dosis de surfactante

El uso de un mayor umbral para el retratamiento con surfactante parece ser igual de eficaz que un umbral bajo y puede derivar en importantes ahorros en el costo del fármaco. Los criterios para la administración de dosis repetidas de surfactante se han investigado en dos estudios que utilizaron surfactante de origen animal. En un estudio (89), los criterios de retratamiento que se compararon fueron un aumento en la fracción de oxígeno inspirado de 0,1 sobre el menor valor inicial (retratamiento estándar) frente a un aumento sostenido de solo 0,01 (retratamiento liberal). No hubo diferencias en las complicaciones de la prematurez ni en la duración de la ventilación asistida. Sin embargo, se observaron beneficios a corto plazo en la necesidad de oxígeno y el grado de ventilación asistida en el grupo de retratamiento liberal.

En otro estudio (90), el retratamiento a un umbral bajo (FiO_2 mayor del 30 %, necesidad continuada de intubación endotraqueal) se comparó con el retratamiento a un umbral elevado (FiO_2 mayor del 40 %, presión media en las vías respiratorias mayor de 7 cm H_2O). Nuevamente, hubo beneficios menores a corto plazo con el uso de un umbral bajo, pero ninguna diferencia en los resultados clínicos principales. Sin embargo, en un subgrupo de neonatos con SDR complicado por compromiso o infección perinatales, los neonatos del grupo del umbral elevado tuvieron una tendencia a presentar una mayor mortalidad que el grupo del umbral bajo. En función de las pruebas actuales, parece adecuado usar los signos persistentes o progresivos del SDR como criterios para el retratamiento con surfactante. En los neonatos con SDR que presentan depresión respiratoria o infección perinatales, debe usarse un umbral bajo para repetir la administración.

MÉTODOS DE ADMINISTRACIÓN DEL SURFACTANTE

Se ha propuesto un modelo teórico del transporte del surfactante exógeno a través de las vías respiratorias (91) que consiste en cuatro mecanismos distintos: 1) el bolo instilado puede crear un tapón de líquido que obstruya las vías respiratorias grandes, pero se ve forzado hacia la periferia durante la ventilación mecánica; 2) el bolo crea una película depositada sobre las paredes de las vías respiratorias, ya sea debido al transporte del tapón de líquido o al recubrimiento directo, que drena bajo la influencia de la gravedad a través de las primeras generaciones de vías respiratorias; 3) en las vías respiratorias más pequeñas, las especies de surfactante forman una capa superficial que se propaga debido a los gradientes de tensión superficial, es decir, a los flujos de Marangoni; y 4) el surfactante finalmente llega al compartimiento alveolar, en donde se elimina según la cinética de primer orden.

Administración mediante un catéter, una vía lateral o una válvula de succión

Según las recomendaciones del fabricante, el beractante y el poractante deben administrarse mediante un catéter introducido en el tubo endotraqueal. El colfoscerilo debe administrarse mediante un adaptador con una vía lateral conectado al tubo endotraqueal, y el extracto de surfactante de pulmón de ternero puede administrarse mediante un catéter o mediante un adaptador con una vía lateral. Por medio de diversos estudios aleatorizados, se evaluaron otros métodos de administración del surfactante. En un ensayo aleatorizado, la administración del beractante a través de un catéter introducido mediante una válvula de succión sin desconectar al neonato del respirador, se comparó con la administración de la dosis (desconectando al neonato del respirador) en dos fracciones a través de un catéter y mediante la técnica estándar de administración de la dosis en cuatro fracciones a través de un catéter (92). La administración a través de la válvula de succión produjo una menor desaturación de oxígeno relacionada con la administración, pero un mayor reflujo del beractante que la técnica de administración por catéter en dos partes. En otro estudio (93), la administración del poractante en forma de bolo se comparó en un ensayo aleatorizado con la administración mediante un catéter introducido mediante un orificio lateral en el adaptador del tubo traqueal sin cambiar la posición del neonato ni interrumpir la ventilación. La cantidad de episodios de hipoxia o bradicardia, así como otros resultados, fueron similares en ambos grupos. Se observó un aumento leve y transitorio en la $PaCO_2$ en el grupo del orificio lateral.

Administración a través de un tubo endotraqueal de doble luz

En un ensayo aleatorizado, la administración del poractante a través de un tubo endotraqueal de doble luz sin cambiar la posición del neonato ni interrumpir la ventilación mecánica se comparó con la instilación mediante bolo (94). El grupo del tubo de doble luz tuvo menos episodios de hipoxia relacionada con la administración, una menor disminución en la frecuencia cardíaca y en la saturación de oxígeno, y un menor tiempo total de aumento de la de la necesidad de suplemento de oxígeno que el grupo del bolo. El método del tubo de doble luz también se comparó en un ensayo aleatorizado con el método de administración del colfoscerilo mediante una vía lateral (95). No se observaron diferencias entre los dos métodos en la hipoxemia relacionada con la administración.

Administración mediante mascarilla laríngea

La administración de surfactante mediante mascarilla laríngea (ML) es no invasiva, evita la intubación endotraqueal y, posiblemente, evita las complicaciones vinculadas con la intubación. Se ha informado en una serie de ocho neonatos prematuros (peso medio al nacer de 1700 g) con SDR tratado con NCPAP (96). La relación entre la tensión media de oxígeno arterial y alveolar mejoró significativamente tras el tratamiento, y no se informó ninguna complicación. Asimismo, si bien el neonato más pequeño de este estudio pesaba 880 g, el uso de la ML actualmente disponible se recomienda solo para neonatos de más de 1500 g. Un ensayo controlado aleatorizado de 26 neonatos resultó en la disminución de la FiO_2 durante las primeras 12 horas posteriores a la administración de surfactante, pero, más tarde de eso, no se observó ninguna diferencia significativa en la necesidad subsiguiente de ventilación mecánica ni en la DBP. Sin embargo, este estudio informó varios eventos adversos con el uso de la ML (97). Otro ensayo aleatorizado de 61 pacientes demostró que la administración de surfactante mediante una ML disminuyó la proporción de neonatos prematuros con SDR moderado que requirieron ventilación mecánica, en comparación con la administración estándar mediante el tubo endotraqueal tras la intubación con premedicación. La eficacia del surfactante en la disminución de la gravedad del SDR fue similar con ambos métodos (98). Otro ensayo aleatorizado de 70 neonatos utilizó i-gel para la administración del surfactante (99). I-gel es un dispositivo laríngeo que se moldea sobre la ML. El estudio demostró una $a\text{-}APO_2$ significativamente superior con el i-gel frente a la técnica INSURE en los controles. Por lo tanto, si bien existen cada vez más pruebas que justifican la administración de surfactante mediante una ML o un dispositivo similar, se necesitan más investigaciones para determinar la eficacia y la relación riesgo-beneficio de estos métodos.

Administración de surfactante por vía nasofaríngea

Otro método no invasivo de administración de surfactante es la instilación de este en la nasofaringe durante o inmediatamente después del parto y antes de la primera respiración. Se piensa que dicha instilación produce la aspiración del surfactante en las vías respiratorias llenas de líquido al formarse la interface aire-líquido. Una serie de casos (100) de 23 neonatos prematuros de entre 27 y 30 semanas de gestación que recibieron instilación nasofaríngea de surfactante durante el parto con la inmediata colocación de CPAP (CPAP con mascarilla inicialmente seguida por NCPAP) demostró la viabilidad de dicha administración. Sin embargo, se necesitan más evidencias para demostrar la eficacia de este método antes de que pueda usarse o recomendarse.

Administración endotraqueal mediante catéter fino (administración de surfactante menos invasiva)

En lugar de usar un tubo endotraqueal, este método utiliza un catéter fino que se introduce en la tráquea mientras que el paciente respira de manera espontánea por una sonda de CPAP, y se administra el surfactante mediante este catéter fino, después de lo cual se procede a retirarlo. Dos revisiones sistemáticas resumieron los resultados de estudios individuales. No hubo diferencias significativas respecto de la mortalidad ni de la DBP, pero sí una posible disminución en la necesidad de recibir ventilación mecánica dentro de las 72 horas (101, 102). El ensayo aleatorizado multicéntrico Aplicación de surfactante sin intubación (*Nonintubated Surfactant Application, NINSAPP*) (103) detectó que la intervención no aumentó la supervivencia libre de DBP. Sin embargo, se vinculó con un aumento de la sobrevida libre de complicaciones graves, específicamente una disminución importante del neumotórax y de la hemorragia intraventricular, una menor necesidad de intubación y menos días de ventilación mecánica. La administración de surfactante menos invasiva es un modo prometedor de administración de surfactante para el tratamiento de los neonatos extremadamente prematuros, y se está investigando en esta área. Al momento de redacción de esta obra, se está realizando un ensayo aleatorizado multicéntrico de gran envergadura (OPTIMIST-A) para comparar la administración de surfactante por catéter con la administración simulada. Se espera que el ensayo termine a finales de 2017.

Otros métodos

En un ensayo clínico aleatorizado (104), la infusión lenta de colfoscerilo utilizando una bomba con jeringa para microinfusión durante 10 a 20 minutos se comparó con la instilación manual durante 2 minutos. Con la administración por bomba, hubo menos neonatos con pérdida de movimiento de la pared torácica durante la administración, así como un aumento en la presión inspiratoria máxima más leve que con la administración manual. Sin embargo, en animales, la infusión lenta de surfactante en el tubo endotraqueal produce una distribución no homogénea del surfactante en los pulmones (105, 106). Por lo tanto, actualmente, se prefiere la administración de surfactante en bolo. También se han informado otros métodos de administración, como la nebulización o la aerosolización (107-110) y la administración *in utero* al feto humano (111, 112). Estos métodos deben investigarse en mayor profundidad y podrían requerir equipos de nebulización especializados. El uso de nebulizadores con membranas vibratorias, junto con una posición adecuada del dispositivo de interfaz, podría permitir la administración eficaz de surfactante en forma de aerosol (113), pero este método también requiere más pruebas y una mejor validación.

Posición del tórax durante la administración del surfactante

En un estudio realizado en conejos, la distribución pulmonar del surfactante instilado por vía intratraqueal estuvo determinada en gran medida por la gravedad, y el cambio de posición del tórax tras la instilación no produjo ninguna redistribución del surfactante. Por lo tanto, en los neonatos que reciben surfactante, mantener el tórax en posición horizontal permite una distribución más pareja del surfactante en ambos pulmones (114).

Resumen de los métodos de administración

En resumen, en función de las evidencias disponibles, el surfactante debe administrarse con el método estándar de alícuotas instiladas en el tubo endotraqueal. Existen evidencias que sugieren que la administración de surfactante utilizando un tubo endotraqueal de doble luz o un catéter introducido en una válvula de succión resulta eficaz y podría provocar menos acontecimientos adversos relacionados con la dosis que los métodos estándar. El método de administración por vía lateral y el método de administración por catéter a través del tubo endotraqueal parecen ser equivalentes. La administración de surfactante menos invasiva es un método prometedor para mejorar el resultado de los neonatos extremadamente prematuros. Se necesitan más estudios antes de extraer conclusiones definitivas sobre cuál es el mejor método de administración del surfactante y sobre si el mejor método varía en función del tipo de surfactante.

ELECCIÓN DEL SURFACTANTE

Comparación entre el surfactante de origen animal y el surfactante sintético sin proteínas para la prevención y el tratamiento del síndrome de dificultad respiratoria

Si bien tanto el surfactante sintético como el de origen animal son eficaces, sus composiciones son distintas. Los surfactantes de origen animal contienen proteínas tensoactivas que fomentan la adsorción del surfactante y evitan su inactivación. Quince ensayos aleatorizados han comparado los efectos de los surfactantes de origen animal y de los surfactantes sintéticos sin proteínas en el tratamiento y la prevención del SDR. En estos ensayos, se estudiaron más de 5000 neonatos, y se ha publicado una revisión sistemática de estos ensayos (115).

En comparación con el surfactante sintético sin proteínas, el tratamiento con surfactante de origen animal produjo una importante disminución en el riesgo de neumotórax (RR típico 0,65; IC del 95 % 0,55-0,77; DAR típica -0,04; IC del 95 % -0,06 a -0,02) y el riesgo de muerte (RR típico 0,89; IC del 95 % 0,79-0,99; DAR típica -0,02; IC del 95 % -0,04 a 0,00). El surfactante de origen animal se relaciona con un aumento en el riesgo de enterocolitis necrosante (RR típico 1,38; IC del 95 % 1,08-1,76; DAR típica 0,02; IC del 95 % 0,01-0,04) y un aumento en el límite de la significación estadística en el riesgo de hemorragia intraventricular (RR típico 1,07; IC del 95 % 0,99-1,15; DAR típica 0,02; IC del 95 % 0,00-0,05), pero ningún aumento en la hemorragia intraventricular de grado 3 o 4 (RR típico 1,08; IC del 95 % 0,91-1,27; DAR típica 0,01; IC del 95 % -0,01 a 0,03). El metaanálisis también demuestra una disminución marginal en el riesgo de DBP o muerte relacionado con el uso de surfactante de origen animal (RR típico 0,95; IC del 95 % 0,91-1,00; DAR típica -0,03; IC del 95 % -0,06 a 0,00).

Además de estos beneficios, los surfactantes de origen animal tienen un inicio de la acción más rápido, lo cual permite disminuir más rápidamente los parámetros del respirador y las concentraciones de oxígeno inspirado que con el surfactante sintético (116-120). Una comparación de las propiedades físicas y de los resultados de estudios en animales también sugiere que los surfactantes de origen animal presentan ventajas sobre los surfactantes sintéticos sin proteínas (121). Estas propiedades se atribuyen a la presencia de las proteínas tensoactivas SP-B y SP-C en determinados surfactantes de origen animal (122).

En la mayoría de los casos, se prefiere el uso de surfactantes de origen animal debido a que su uso genera mayores beneficios clínicos que los surfactantes sintéticos.

Comparación entre el surfactante sintético con proteínas y el surfactante de origen animal para la prevención y el tratamiento del síndrome de dificultad respiratoria

En ensayos clínicos, se han comparado los efectos de los surfactantes sintéticos que contienen péptidos con los surfactantes de origen animal. Estos surfactantes sintéticos no presentan inquietudes teóricas en relación con los surfactantes de origen animal, como puede ser la transmisión de microorganismos, la exposición a proteínas animales y mediadores inflamatorios, la susceptibilidad a la inactivación y el contenido inconsistente (123). El lucinactante, el surfactante sintético que contiene un análogo de la SP-B (la sinapultida), se ha comparado con el beractante en cuanto a su seguridad y eficacia (frente a Exosurf) en un ensayo clínico sobre el SDR en neonatos prematuros (SELECT), un ensayo aleatorizado, multicéntrico y con enmascaramiento sobre el uso de surfactante de manera profiláctica en neonatos de entre 24 y 32 semanas de gestación (124). También se comparó al lucinactante con el poractante en el tratamiento con Surfaxin contra el SDR en un ensayo aleatorizado multicéntrico (STAR) sobre la profilaxis con surfactante en neonatos de entre 24 y 28 semanas de gestación que se estructuró como un ensayo de no inferioridad (125). Un metaanálisis de estos dos estudios (126) no detectó ninguna diferencia significativa en los resultados entre el lucinactante y el surfactante de origen animal de comparación en cuanto a la mortalidad a las 36 semanas de edad posmenstrual (RR típico 0,81; IC del 95 % 0,64-1,03), las enfermedades pulmonares crónicas a las 36 semanas de edad posmenstrual (RR típico 0,99; IC del 95 % 0,84-1,18), el resultado combinado de mortalidad o enfermedades pulmonares crónicas a las 36 semanas de edad posmenstrual (RR típico 0,96; IC del 95 % 0,82-1,12) u otros resultados respiratorios. Se observó un menor riesgo de enterocolitis necrotizante, un resultado secundario, en neonatos que recibían lucinactante (RR típico 0,60; IC del 95 % 0,42-0,86; DR típica -0,06; IC del 95 % -0,10 a -0,01).

Sin embargo, ambos ensayos de lucinactante descritos anteriormente tuvieron diversos problemas metodológicos (127) que menoscabaron su validez y, al momento de redacción de esta obra, no existen pruebas concretas respecto de la equivalencia o la superioridad del lucinactante sobre cualquier surfactante de origen animal (128). En marzo de 2012, la Administración de Alimentos y Medicamentos de los EE. UU. autorizó el uso del lucinactante en los EE. UU. Se necesitan más investigaciones para dilucidar el papel de los surfactantes más nuevos en la prevención o el tratamiento del SDR.

Comparación del surfactante sintético con proteínas y el surfactante sintético sin proteínas para la prevención y el tratamiento del síndrome de dificultad respiratoria

En el ensayo SELECT (124), el ensayo aleatorizado con lucinactante, en el que este se comparó con el beractante, el lucinactante también se comparó con el colfoscerilo. Los neonatos que recibieron surfactante sintético con proteínas, en comparación con surfactante sintético sin proteínas, no demostraron riesgos significativamente distintos de muerte a las 36 semanas de edad posmenstrual (EPM) (RR 0,89; IC del 95 % 0,71-1,11), enfermedades pulmonares crónicas a las 36 semanas de EPM (RR 0,89; IC del 95% 0,78-1,03) o en el resultado combinado de mortalidad o enfermedades pulmonares crónicas a las 36 semanas de EPM (RR 0,88; IC del 95 % 0,77-1,01). Respecto del resultado secundario de SDR a las 24 horas de vida, se demostró una disminución en la incidencia en el grupo que recibió lucinactante (RR 0,83; IC del 95 % 0,72-0,95) (129).

Comparación de los diferentes tipos de surfactantes bovinos

Dos estudios de prevención y siete estudios de tratamiento compararon el surfactante extraído de lavado de pulmón bovino con surfactante extraído de triturado de pulmón bovino modificado. El metaanálisis (130) de los ensayos de prevención, que representa pruebas de alta calidad, no detectó ninguna diferencia significativa en la muerte ni en las enfermedades pulmonares crónicas (RR típico 1,02; IC del 95 % 0,89-1,17; DR típica 0,01; IC del 95 % -0,05 a 0,06). El análisis de los ensayos de tratamiento tampoco detectó diferencias significativas entre estos dos tipos de surfactante bovino en cuanto a la muerte o las enfermedades pulmonares crónicas (RR típico 0,95; IC del 95 % 0,86-1,06; DR típica -0,02; IC del 95 % -0,06 a 0,02; pruebas de alta calidad).

Comparación de los surfactantes porcinos y bovinos

Nueve estudios de tratamiento compararon surfactante extraído de triturado de pulmón bovino modificado con surfactante extraído de triturado de pulmón porcino. Un metaanálisis de estos estudios (130) demostró un aumento significativo de la mortalidad previa al alta hospitalaria (RR típica 1,44; IC del 95 % 1,04-2,00; DR típica 0,05; IC del 95% 0,01-0,10) en pacientes tratados con surfactante bovino modificado frente a los tratados con surfactante extraído de triturado de pulmón porcino. Otros resultados, como muerte o necesidad de oxígeno a las 36 semanas de EPM (RR típico 1,30; IC del 95 % 1,04-1,64; DR típica 0,11; IC del 95 % 0,02-0,20), recepción de más de una dosis de surfactante (RR típico 1,57; IC del 95 % 1,29-1,92; DR típica 0,14; IC del 95 % 0,08-0,20) y conducto arterioso permeable que requirió tratamiento (RR típico 1,86; IC del 95 % 1,28-2,70; DR típica 0,28; IC del 95 % 0,13-0,43) también favorecieron el tratamiento con surfactante de triturado de pulmón porcino. La dosis de beractante fue uniforme: 100 mg/kg en los cinco estudios. Cuando se contemplaron solo los estudios que usaron una dosis de 100 mg/kg de poractante, la disminución en la mortalidad previa al alta y el riesgo de muerte o la necesidad de oxígeno a las 36 semanas de EPM no fue estadísticamente significativa. Se desconoce si la diferencia estadística entre los dos tipos de surfactante estuvo relacionada con la fuente de extracción (porcina frente a bovina) o con la dosis inicial más elevada del surfactante porcino.

EFECTOS ADVERSOS DEL TRATAMIENTO CON SURFACTANTE

Pueden producirse hipoxia y bradicardia transitorias como consecuencia de la obstrucción aguda de las vías respiratorias tras la instilación de surfactante (92, 131). Otros efectos adversos agudos de la administración de surfactante incluyen el reflujo del surfactante hacia la faringe a través del tubo endotraqueal, el aumento de la tensión de dióxido de carbono transcutáneo, taquicardia, náuseas y formación de un tapón mucoso en el tubo endotraqueal. Estas complicaciones de la administración de surfactante generalmente mejoran al aplicar una velocidad menor de administración o al aumentar la presión en las vías respiratorias o la FiO_2 durante la administración. La mejora rápida en la oxigenación tras la administración de surfactante requiere un monitoreo estricto y una adecuada disminución de los parámetros ventilatorios.

Varios autores han informado una disminución transitoria en la tensión arterial (132-134), en la velocidad de la irrigación sanguínea al cerebro (135-137), en la concentración cerebral de oxihemoglobina (137) y en la actividad cerebral observada mediante electroencefalograma de amplitud integrada (132) inmediatamente después de la administración de surfactante. La depresión observada en el electroencefalograma (EEG) tras instilar el surfactante no es consecuencia de isquemia cerebral (138), y la supresión en el EEG no se relaciona directamente con alteraciones en la gasometría arterial ni en la circulación sistémica (139). La importancia clínica de estos hallazgos aún es incierta. Un estudio (140) informó un aumento en la incidencia de la hemorragia intraventricular, y un informe de casos registró una relación temporal entre el desarrollo de hemorragia intraventricular y la administración del surfactante TA para mejorar la insuficiencia respiratoria provocada por la hemorragia pulmonar (141). Sin embargo, los metaanálisis de múltiples ensayos no demuestran un aumento en el riesgo de hemorragia intraventricular con el tratamiento con surfactante en comparación con el placebo (57-60).

Se ha descrito varias veces un aumento en el riesgo de hemorragia pulmonar con el tratamiento con surfactante (142, 143). Si bien los ensayos en los que se usaron surfactantes de origen animal informaron una mayor incidencia (entre el 5 % y el 6 %) de hemorragia pulmonar que los ensayos que usaron surfactante sintético (entre el 1 % y el 3 %), la comparación directa de ambos tipos de surfactante no demuestra ninguna diferencia en el riesgo de hemorragia pulmonar. La incidencia general de la hemorragia pulmonar fue baja, y la magnitud absoluta del aumento en el riesgo es leve (142). Sin embargo, la hemorragia pulmonar moderada y grave se relaciona con un aumento en el riesgo de muerte y morbilidad a corto plazo, no con una mayor morbilidad a largo plazo (144). La hemorragia pulmonar puede estar relacionada con la presencia de un conducto arterioso permeable hemodinámicamente significativo (145, 146). Seppanen estudió la relación entre las complicaciones neonatales y el gradiente de presión aortopulmonar (GPAP) derivado por Doppler a través del conducto arterioso, la cual refleja la presión de la arteria pulmonar durante el primer día de vida. Los neonatos en los que el GPAP disminuyó después de nacer tuvieron una menor frecuencia de conducto arterioso permeable y hemorragia pulmonar (147) que aquellos en los que la GPAP continuó presente, aun siendo baja. Otro mecanismo de la hemorragia pulmonar podría ser la citotoxicidad directa, la cual se ha demostrado en estudios *in vitro* y parece ser distinta según el tipo de surfactante y la pauta posológica (148).

Cuando el surfactante se introdujo por primera vez para su evaluación clínica, existía la inquietud respecto de que la incorporación de proteínas de surfactantes extraídos de pulmones de animales a los pulmones de los neonatos prematuros podría generar respuestas inmunitarias. Dos estudios no lograron encontrar anticuerpos específicos contra las proteínas del surfactante en el suero de neonatos prematuros tratados con surfactante bovino (149, 150). En otros estudios, se han identificado complejos inmunitarios o anticuerpos contra las proteínas presentes en el surfactante porcino, bovino o humano exógeno en el suero de neonatos con SDR. Sin embargo, también se identificaron complejos inmunitarios o anticuerpos similares en los neonatos de control que no recibieron surfactante. Los resultados positivos obtenidos en el ensayo de inmunoadsorción enzimática con respecto a la SP-A y la IgM contra la SP-A y la SP-B y C se obtuvieron con mayor frecuencia en el grupo de control que en el grupo tratado con surfactante en el suero de neonatos de 1 semana de vida (147, 151, 152). Esto fue menos frecuente en los neonatos tratados con surfactante, lo cual sugiere que el tratamiento con surfactante disminuye la fuga de estas proteínas hacia la circulación (151).

Con los surfactantes de origen animal, existe un riesgo teórico de transmisión de agentes infecciosos, incluido el de la encefalopatía espongiforme bovina, en el caso de surfactantes derivados de fuentes bovinas, así como otras infecciones virales transmitidas por los cerdos. Para minimizar este riesgo, se ha recurrido al procesamiento de los fosfolípidos con solventes orgánicos, a las técnicas de esterilización en el envase final y al cribado de las fuentes animales.

ASPECTOS ECONÓMICOS DEL TRATAMIENTO CON SURFACTANTE

Con el surgimiento del surfactante, existía la inquietud de que la mayor cantidad de sobrevivientes y el posible aumento en la duración de la hospitalización generarían un aumento en el costo general de la atención neonatal (153). Este aumento en los costos puede compensarse de manera variable por el hecho de que el tratamiento con surfactante puede disminuir los cargos que cobra el hospital (154), disminuir los costos o los cargos que se cobran por cada sobreviviente de la unidad de cuidados intensivos neonatales (3, 155, 156) y disminuir los cargos que se cobran por los neonatos que fallecen (3). En un análisis económico de una cohorte hipotética de neonatos que pesaban entre 700 y 1350 g y que recibieron tratamiento con surfactante sintético, en función de los resultados de un ensayo controlado aleatorizado (157), los cargos hospitalarios totales al primer año de edad ajustada fueron similares a los de una cohorte similar de neonatos que recibieron un placebo de aire, a pesar de que más neonatos de la cohorte de surfactante sintético sobrevivieron y, por lo tanto, requirieron una hospitalización más prolongada durante el primer año de vida. En este estudio, se calculó que el costo incremental por sobreviviente era de USD 1585 (en dólares del año 1995).

En 1990, en un estudio se calculó que el costo por cada año de vida ajustado por la calidad (AVAC) con el tratamiento con surfactante era de USD 1500 (158) y, en otro estudio, se calculó que era de £710 (159). Desde un punto de vista social, la rentabilidad del tratamiento con surfactante es más favorable que la de intervenciones sanitarias como un trasplante de riñón, una intervención de revascularización coronaria y diálisis (159). En un estudio poblacional geográficamente definido realizado en Australia, se compararon los índices de eficiencia y rentabilidad del período previo y posterior al surgimiento del surfactante en los neonatos de entre 500 y 900 g de peso al nacer. Cuando se analizaron los costos en los que se incurrió durante la hospitalización primaria, ambos índices fueron inferiores (es decir, económicamente mejores) en el período posterior al surgimiento del surfactante que en el período previo (período previo frente al período posterior: USD 7040 frente a USD 4040 por año de vida ganado; USD 6700 frente a USD 5360 por AVAC). Ambos índices disminuyeron conforme aumentaba el peso al nacer. Si se suman los costos de la atención a largo plazo de niños con discapacidades graves, ambos índices de costos fueron superiores en el período posterior al surgimiento del surfactante.

FACTORES QUE INFLUYEN SOBRE LA RESPUESTA AL TRATAMIENTO CON SURFACTANTE

Varios autores han informado distintos factores relacionados con una respuesta deficiente al tratamiento con surfactante, ya sea en términos de una respuesta pulmonar inmediata o de una morbimortalidad tardía. Estos factores incluyen un ingreso total elevado de líquidos y coloides durante los primeros días de vida (160), una presión media baja en las vías respiratorias en relación con la FiO_2 (160); la presencia de otro trastorno pulmonar, como una infección (161); asfixia perinatal, infección u otras complicaciones de la prematurez (162); y necesidad de una elevada fracción de oxígeno inspirado al ingreso (esto tuvo un efecto negativo sobre la a-APO_2 a las 6 y 24 horas posteriores al tratamiento), bajo peso al nacer, sexo masculino, nacimiento en otro centro y derivación con asfixia perinatal y necesidad de presión elevada en las vías respiratorias al ingreso (163). El bajo peso al nacer, índices de Apgar bajos y la gravedad inicial de la enfermedad se relacionaron con una mayor mortalidad (164).

Una elevada resistencia pulmonar previa al tratamiento se relacionó con una respuesta deficiente al tratamiento a las 24 y las 48 horas (165). Asimismo, la respuesta inmediata al tratamiento con surfactante se ha mencionado como un indicador pronóstico importante de la morbimortalidad (166). En los estudios en animales, la respuesta deficiente al surfactante se relacionó con la administración tardía (64) y la fuga de líquido proteínico hacia los espacios alveolares. En algunos ensayos multicéntricos, se observaron diferencias importantes en los resultados de los neonatos tratados con surfactante entre los hospitales participantes (163, 164), lo cual sugiere que las variaciones en las prácticas de atención al paciente ejercen una gran influencia sobre los resultados de los neonatos tratados con surfactante.

Como se mencionó anteriormente, estudios observacionales han demostrado una disminución en la morbimortalidad de estos neonatos tras la incorporación del tratamiento con surfactante. Sin embargo, se han informado diferencias en esta disminución en la mortalidad según la raza. En un estudio, la mortalidad neonatal general de los neonatos negros de muy bajo peso al nacer (MBPN) no se modificó tras la incorporación del tratamiento con surfactante (62), mientras que, en otro estudio, las disminuciones en el riesgo de muerte neonatal provocada por el SDR y por todas las causas respiratorias fueron superiores en los neonatos blancos no latinos de MBPN que en los neonatos negros de MBPN (167). Si bien estas diferencias raciales se han observado a nivel poblacional, se desconoce el papel que desempeñan los factores raciales en el patrón de respuesta de los neonatos individuales con SDR al tratamiento con surfactante exógeno.

RESULTADOS A LARGO PLAZO TRAS EL TRATAMIENTO CON SURFACTANTE

Los resultados a largo plazo tras el tratamiento con surfactante se han estudiado en profundidad respecto del surfactante sintético. Los estudios de seguimiento de los resultados a largo plazo tras el tratamiento con surfactante de origen animal consistieron en una baja cantidad de pacientes, con una proporción variable de sobrevivientes evaluados. Tanto para el surfactante sintético como para el de origen animal, los resultados a largo plazo que se informaron fueron producidos principalmente en los primeros 3 años de vida, y hubo muy pocos informes de resultados durante la edad escolar o después de ella. Dadas estas limitaciones, las evidencias sugieren que no solo más neonatos sobreviven al tratamiento con surfactante, sino que tampoco hay ninguna desventaja selectiva respecto de secuelas en el neurodesarrollo debido al tratamiento. La mayoría de las comparaciones de los resultados a largo plazo han sido entre neonatos tratados con surfactante y placebo. Hay pocas o ninguna comparación de los resultados a largo plazo entre neonatos tratados con distintos tipos de surfactante o distintas pautas posológicas del mismo surfactante. Las siguientes secciones abordan principalmente comparaciones entre neonatos tratados con surfactante y aquellos tratados con placebo.

Resultados del neurodesarrollo

No se informaron diferencias significativas en los resultados del neurodesarrollo a largo plazo en neonatos tratados con surfactante frente a aquellos tratados con placebo, ya sea con surfactante sintético (87, 168, 169) o de origen animal (170-174).

Resultados respiratorios a largo plazo

En comparación con los neonatos tratados con placebo, aquellos tratados con surfactante durante el período neonatal presentaron resultados mejores (175-177) o equivalentes (178-180) en las pruebas funcionales respiratorias. Algunos estudios informaron una menor frecuencia de trastornos respiratorios clínicos subsiguientes en los neonatos tratados con surfactante, en comparación con los tratados con placebo (181, 182), mientras que otros no informaron ninguna diferencia (147, 168, 170, 175) o una tendencia hacia un incremento en las manifestaciones alérgicas (174).

Crecimiento físico

No se informaron diferencias significativas en el peso o la altura durante el seguimiento entre los neonatos tratados con surfactante y aquellos tratados con placebo (147, 169, 174-176, 182).

Resultados del tratamiento profiláctico frente al de rescate

Dos estudios compararon los resultados a largo plazo de los neonatos tratados con surfactante de manera profiláctica frente a aquellos tratados con surfactante a modo de «rescate». En uno, no hubo diferencias —a la edad escolar— en los resultados del neurodesarrollo ni en los de las pruebas funcionales respiratorias entre los dos grupos, si bien los neonatos que habían recibido el surfactante de manera profiláctica demostraron menos afecciones pulmonares clínicas que aquellos que lo recibieron como rescate (183). En otro estudio en el cual hubo muchos pacientes cuyo seguimiento fue imposible (y, por lo tanto, una alta probabilidad de sesgo por abandono), los puntajes medios de las escalas de Bayley de desarrollo neonatal a los 12 meses ajustadas por edad, fueron superiores en el grupo de rescate que en el grupo de profilaxis (181).

TRATAMIENTO CON SURFACTANTE EXÓGENO CONTRA AFECCIONES DISTINTAS DEL SÍNDROME DE DIFICULTAD RESPIRATORIA

El tratamiento con surfactante exógeno se ha probado en distintas afecciones respiratorias neonatales además del SDR, con una calidad de la evidencia y una eficacia variables (184).

Síndrome de aspiración meconial

Estudios *in vitro* (185, 186) y estudios en animales (187, 188) han demostrado que el meconio inhibe la actividad del surfactante y es probable que sea parcialmente responsable del colapso alveolar en el SAM. Los componentes del meconio que pueden contribuir a la alteración de la actividad del surfactante incluyen el colesterol, los ácidos grasos libres, las sales biliares, la bilirrubina y las enzimas proteolíticas (185-187).

En estudios no controlados con neonatos humanos con SAM, se informó una mejora en la oxigenación tras el tratamiento con surfactante exógeno (189-191). Un ensayo aleatorizado con neonatos de más de 34 semanas de gestación con insuficiencia respiratoria grave que recibían oxigenación por membrana extracorpórea (ECMO) (incluidos neonatos con SAM) demostró que los neonatos tratados con beractante presentaban una mejor función pulmonar, una menor duración de la ECMO y menos complicaciones tras esta última (192).

Cuatro ensayos aleatorizados (193-196) estudiaron los efectos del surfactante de origen animal en neonatos a término con SAM y se incluyen en una revisión sistemática. En estos ensayos, el tratamiento con surfactante se administró en forma de infusión continua durante 20 minutos (194) o en forma de bolo. Una revisión sistemática y un metaanálisis de estos cuatro ensayos (197) demostraron una disminución en la necesidad de recibir ECMO junto con el tratamiento con surfactante (RR típico 0,64; IC del 95 % 0,46-0,91; DAR típica -0,17; IC del 95 % -0,30 a -0,04). Un ensayo informó una disminución en la duración de la hospitalización (diferencia media: 8 días; IC del 95 % -14 a -3 días). No hubo efectos estadísticamente significativos sobre la mortalidad (RR típico 0,98; IC del 95 % 0,41-2,39; DR típica 0,00; IC del 95 % -0,05 a 0,05) u otros resultados (duración de la ventilación asistida, duración del oxígeno complementario, neumotórax, enfisema pulmonar intersticial, fugas aéreas, enfermedades pulmonares crónicas, necesidad de oxígeno al alta o hemorragia intraventricular).

En resumen, los neonatos con SAM grave son propensos a beneficiarse del tratamiento con surfactantes de origen animal. Generalmente, se requieren dosis múltiples en estos neonatos. En ensayos con seres humanos sobre este tema, se han probado solamente surfactantes de origen animal, y se desconoce la eficacia de los surfactantes sintéticos. Cada dosis debe administrarse con precaución, con un monitoreo estricto de la actividad cardíaca y respiratoria y de la saturación de oxígeno, ya que el surfactante puede empeorar la obstrucción preexistente de las vías respiratorias debido al meconio. Al administrar el surfactante en bolo, en casi un tercio de los neonatos se ha informado una desaturación de oxígeno transitoria debido a la obstrucción del tubo endotraqueal durante el procedimiento (193).

Los investigadores también han intentado tratar el SAM mediante el lavado de las vías respiratorias con soluciones de surfactante diluidas a fin de eliminar el meconio residual (198). Este método de tratamiento con surfactante requiere más investigaciones antes de poder recomendarse.

Síndrome de dificultad respiratoria aguda

La disfunción del surfactante se describe muy bien en el daño pulmonar agudo (199). Por lo tanto, la sustitución del surfactante se ha propuesto como un tratamiento para los pacientes con daño pulmonar agudo y SDR aguda (SDRA) que, si bien son más frecuentes en los adultos y en los niños más grandes, pueden producirse en los neonatos a término (200, 201). El tratamiento con surfactante exógeno se ha evaluado contra el SDRA en adultos, pero los resultados obtenidos en los ensayos clínicos no han sido alentadores (202). No se han realizado ensayos aleatorizados sobre el tratamiento con surfactante exógeno específicamente contra el SDRA en los neonatos, pero, en los niños más grandes con insuficiencia respiratoria aguda, el uso de surfactante disminuyó la mortalidad y la duración de la ventilación (203, 204). Si extrapolamos los datos de estos estudios pediátricos, y en función de las similitudes fisiopatológicas, clínicas y radiológicas entre el SDR y el SDRA, los neonatos a término con signos clínicos y radiológicos de SDRA (insuficiencia respiratoria grave con opacificación pulmonar y broncogramas aéreos en las radiografías de tórax) generalmente reciben tratamiento con surfactante exógeno (205).

Otras afecciones

Hay informes (anecdóticos o series de casos) sobre el uso de surfactante exógeno en neonatos humanos para tratar la hemorragia pulmonar (206, 207) y la neumonía neonatal (189, 208-210). Sin embargo, la eficacia del surfactante en estas afecciones es incierta, y no puede recomendarse su uso rutinario. También se ha intentado el tratamiento con surfactante en los neonatos con hernia diafragmática congénita (211-217), pero empeoró los resultados, por lo cual se desaconseja.

CONCLUSIÓN

El tratamiento con surfactante exógeno ha sido un importante avance en el tratamiento de neonatos prematuros con SDR y se ha convertido en una parte fundamental del manejo de estos pacientes. Tanto los surfactantes de origen animal como los sintéticos producen una mejora clínica y disminuyen la mortalidad, y los primeros presentan ventajas sobre los últimos. El uso de surfactante de forma profiláctica, administrado después de la estabilización inicial durante el parto, en los neonatos en riesgo de padecer SDR aporta beneficios sobre el surfactante administrado como rescate para tratar a neonatos con SDR confirmado. En los neonatos que no reciben profilaxis, el tratamiento precoz (antes de las 2 horas) presenta ventajas sobre el tardío. El uso de dosis múltiples de surfactante según sea necesario es superior al uso de una sola dosis, y el uso de un umbral mayor para definir el retratamiento parece ser igual de eficaz que el uso de un umbral bajo. Los efectos adversos del tratamiento con surfactante son infrecuentes y, por lo general, leves. El seguimiento a largo plazo de los neonatos tratados con surfactante en el período neonatal ha arrojado resultados que aportan tranquilidad. Actualmente, se están lanzando nuevos surfactantes sintéticos con proteínas que parecen prometedores. Se requieren más investigaciones sobre el uso óptimo del surfactante en combinación con otras intervenciones respiratorias.

REFERENCIAS

1. K. Lee, B. Khoshnood, S.N. Wall: Trend in mortality from respiratory distress syndrome in the United States, 1970–1995. J Pediatr. 134 (4):434-440 April 1999 10190917
2. K.C. Schoendorf, J.L. Kiely: Birth weight and age-specific analysis of the 1990 US infant mortality drop. Was it surfactant?. Arch Pediatr Adolesc Med. 151 (2):129-134 February 1997 9041866
3. R.M. Schwartz, A.M. Luby, J.W. Scanlon: Effect of surfactant on morbidity, mortality, and resource use in newborn infants weighing 500 to 1500 g. N Engl J Med. 330 (21):1476-1480 May 26, 1994 8164699
4. R.E. Pattle: Properties, function and origin of the alveolar lining layer. Nature. 175 (4469):1125-1126 1955 14394123
5. J.A. Clements: Surface tension of lung extracts. Proc Soc Exp Biol Med. 95 (1):170-172 1957 13432025
6. M.E. Avery, J. Mead: Surface properties in relation to atelectasis and hyaline membrane disease. AMA J Dis Child. 97 (5):517 1959 13649082
7. P. Gruenwald: Surface tension as a factor in the resistance of neonatal lungs to aeration. Am J Obstet Gynecol. 53:996-1007 1947 20247853

8. E, Alarie Y. Robillard, P. Dagenais-Perusse, et al.: Microaerosol administration of synthetic beta-gamma-dipalmitoyl-L-alpha-lecithin in the respiratory distress syndome: a preliminary report. Can Med Assoc J. 90:55-57 1964 14104151
9. J. Chu, J.A. Clements, E.K. Cotton, et al.: Neonatal pulmonary ischemia. I. Clinical and physiological studies. Pediatrics. 40 (4)1967
10. G. Enhorning, B. Robertson: Lung expansion in the premature rabbit fetus after tracheal deposition of surfactant. Pediatrics. 50 (1):58-66 July 1972 PubMed PMID: 4483194. Epub 1972/07/01 4483194
11. T. Fujiwara, H. Maeta, S. Chida: Artificial surfactant therapy in hyaline-membrane disease. Lancet. 1 (8159):55-59 January 12, 1980 PubMed PMID: 6101413. Epub 1980/01/12 6101413
12. R.S. McGee Jr.: Pulmonary surfactant. A historical perspective of how it came to be used in the treatment of respiratory distress syndrome in the neonate. N C Med J. 54 (9):447-451 September 1993 8232616
13. G. Enhorning: From bubbles to babies: the evolution of surfactant replacement therapy. Biol Neonate. 71 (suppl 1):28-31 1997 9209746
14. M.E. Avery: Surfactant deficiency in hyaline membrane disease: the story of discovery. Am J Respir Crit Care Med. 161 (4 Pt 1):1074-1075 April 2000 10764292
15. M. Obladen: History of surfactant up to 1980. Biol Neonate. 87 (4):308-316 2005 PubMed PMID: 15985753. Epub 2005/06/30 15985753
16. H.L. Halliday: History of surfactant from 1980. Biol Neonate. 87 (4):317-322 2005 PubMed PMID: 15985754. Epub 2005/06/30 15985754
17. S. Parmigiani, E. Solari: The era of pulmonary surfactant from Laplace to nowadays. Acta Biomed. 74 (2):69-75 August 2003 PubMed PMID: 14509914. Epub 2003/09/27 14509914
18. L.A. Creuwels, L.M. van Golde, H.P. Haagsman: The pulmonary surfactant system: biochemical and clinical aspects. Lung. 175 (1):1-39 1997 8959671
19. M. Griese: Pulmonary surfactant in health and human lung diseases: state of the art. Eur Respir J. 13 (6):1455-1476 June 1999 10445627
20. A.H. Jobe: Pulmonary surfactant therapy. N Engl J Med. 328 (12):861-868 March 25,1993 8441430
21. M. Hallman: Lung surfactant, respiratory failure, and genes. N Engl J Med. 350 (13):1278-1280 March 25, 2004 PubMed PMID: 15044636. Epub 2004/03/27 15044636
22. L.R. Wiseman, H.M. Bryson: Porcine-derived lung surfactant. A review of the therapeutic efficacy and clinical tolerability of a natural surfactant preparation (Curosurf) in neonatal respiratory distress syndrome [published erratum appears in Drugs 1995 Jan;49(1):70]. Drugs. 48 (3):386-403 September 1994 7527760
23. J. Kattwinkel: Surfactant. Evolving issues. Clin Perinatol. 25 (1):17-32 March 1998 9523072
24. 24B. Robertson, H.L. Halliday: Principles of surfactant replacement. Biochim Biophys Acta. 1408 (2–3):346-361 November 1998 9813384
25. T.A. Merritt, M. Hallman, C. Berry, et al.: Randomized, placebo-controlled trial of human surfactant given at birth versus rescue administration in very low birth weight infants with lung immaturity [see comments]. J Pediatr. 118 (4 Pt 1):581-594 April 1991 2007937
26. M. Hallman, M. Pohjavuori, A.L. Jarvenpaa: Human surfactant in the treatment of respiratory distress syndrome. A spectrum of clinical responses. Eur Respir J (suppl). 3:77S-80S March 1989 2663000
27. Ten centre trial of artificial surfactant (artificial lung expanding compound) in very premature babies. Ten Centre Study Group. Br Med J (Clin Res ed). 294 (6578):991-996 April 18, 1987 PubMed PMID: 2890398. Pubmed Central PMCID: PMC1246154. Epub 1987/04/18
28. C.G. Cochrane, S.D. Revak, T.A. Merritt: The efficacy and safety of KL4-surfactant in preterm infants with respiratory distress syndrome. Am J Respir Crit Care Med. 153 (1):404-410 January 1996 8542150
29. C.G. Cochrane, S.D. Revak, T.A. Merritt: Bronchoalveolar lavage with KL4-surfactant in models of meconium aspiration syndrome. Pediatr Res. 44 (5):705-715 November 1998 9803452
30. F.J. Walther, J.M. Hernandez-Juviel, L.M. Gordon: Dimeric surfactant protein B peptide sp-b(1-25) in neonatal and acute respiratory distress syndrome. Exp Lung Res. 28 (8):623-640 December 2002 PubMed PMID: 12490037. Epub 2002/12/20 12490037
31. F.J. Walther, A.J. Waring, J.M. Hernandez-Juviel: Dynamic surface activity of a fully synthetic phospholipase-resistant lipid/peptide lung surfactant. PLoS One. 2 (10):e1039 2007 PubMed PMID: 17940603. Pubmed Central PMCID: PMC2013942. Epub 2007/10/18 17940603
32. F.J. Walther, J.M. Hernandez-Juviel, L.M. Gordon: Synthetic surfactant containing SP-B and SP-C mimics is superior to single-peptide formulations in rabbits with chemical acute lung injury. Peer J. 2:e393 2014 PubMed PMID: 24883253. Pubmed Central PMCID: PMC4034647. Epub 2014/06/03
33. D. Hafner, P.G. Germann, D. Hauschke: Effects of early treatment with rSP-C surfactant on oxygenation and histology in rats with acute lung injury. Pulm Pharmacol Ther. 12 (3):193-201 1999 10419839
34. R.G. Spragg, R.M. Smith, K. Harris: Effect of recombinant SP-C surfactant in a porcine lavage model of acute lung injury. J Appl Physiol. 88 (2):674-681 February 2000 10658037
35. W.H. Tooley, J.A. Clements, K. Muramatsu: Lung function in prematurely delivered rabbits treated with a synthetic surfactant. Am Rev Respir Dis. 136 (3):651-656 September 1987 3307569
36. B. Robertson, G. Enhorning: The alveolar lining of the premature newborn rabbit after pharyngeal deposition of surfactant. Lab Invest. 31 (1):54-59 July 1974 PubMed PMID: 4495352. Epub 1974/07/01 4495352
37. Surfactant replacement therapy for severe neonatal respiratory distress syndrome: an international randomized clinical trial. Collaborative European Multicenter Study Group. Pediatrics. 82 (5):683-691 November 1988
38. R. Bhat, K. Dziedzic, V.K. Bhutani: Effect of single dose surfactant on pulmonary function. Crit Care Med. 18 (6):590-595 June 1990 2111754
39. R.J. Couser, T.B. Ferrara, J. Ebert: Effects of exogenous surfactant therapy on dynamic compliance during mechanical breathing in preterm infants with hyaline membrane disease. J Pediatr. 116 (1):119-124 January 1990 2404097
40. V.K. Bhutani, S. Abbasi, W.A. Long: Pulmonary mechanics and energetics in preterm infants who had respiratory distress

syndrome treated with synthetic surfactant. J Pediatr. 120 (2 Pt 2):S18-S24 February 1992 1735846
41. W. Bowen, C.R. Martin, A.N. Krauss: Ventilation-perfusion relationships in preterm infants after surfactant treatment. Pediatr Pulmonol. 18 (3):155-162 September 1994 7800432
42. D. Billman, J. Nicks, R. Schumacher: Exosurf rescue surfactant improves high ventilation-perfusion mismatch in respiratory distress syndrome. Pediatr Pulmonol. 18 (5):279-283 November 1994 7898965
43. K.L. Sandberg, D.P. Lindstrom, B.A. Sjoqvist: Surfactant replacement therapy improves ventilation inhomogeneity in infants with respiratory distress syndrome. Pediatr Pulmonol. 24 (5):337-343 November 1997 9407567
44. M.C. Bloom, M. Roques-Gineste, F. Fries: Pulmonary haemodynamics after surfactant replacement in severe neonatal respiratory distress syndrome. Arch Dis Child Fetal Neonatal Ed. 73 (2):F95-F98 September 1995 7583614
45. J. Alexander, A.D. Milner: Lung volume and pulmonary blood flow measurements following exogenous surfactant. Eur J Pediatr. 154 (5):392-397 May 1995 7641774
46. H.L. Halliday, F.B. McCord, B.G. McClure: Acute effects of instillation of surfactant in severe respiratory distress syndrome. Arch Dis Child. 64 (1 Spec No):13-16 January 1989 2647040
47. A H. Hamdan, N.J. Shaw: Changes in pulmonary artery pressure during the acute phase of respiratory distress syndrome treated with three different types of surfactant. Pediatr Pulmonol. 25 (3):191-195 March 1998 9556011
48. A.H. Hamdan, N.J. Shaw: Changes in pulmonary artery pressure in infants with respiratory distress syndrome following treatment with Exosurf [see comments]. Arch Dis Child Fetal Neonatal Ed. 72 (3):F176-F179 May 1995 7796233
49. P. Kaapa, M. Seppanen, P. Kero: Pulmonary hemodynamics after synthetic surfactant replacement in neonatal respiratory distress syndrome. J Pediatr. 123 (1):115-119 July 1993 8320604
50. M. Seppanen, P. Kaapa, P. Kero: Acute effects of synthetic surfactant replacement on pulmonary blood flow in neonatal respiratory distress syndrome. Am J Perinatol. 11 (6):382-385 November 1994 7857426
51. J. Skinner: The effects of surfactant on haemodynamics in hyaline membrane disease. Arch Dis Child Fetal Neonatal Ed. 76 (2):F67-F69 March 1997 9135282
52. U. Bick, C. Muller-Leisse, J. Troger: Therapeutic use of surfactant in neonatal respiratory distress syndrome. Correlation between pulmonary X-ray changes and clinical data. Pediatr Radiol. 22 (3):169-173 1992 1508581
53. E.A. Clarke, R.L. Siegle, A.K. Gong: Findings on chest radiographs after prophylactic pulmonary surfactant treatment of premature infants. Am J Roentgenol. 153 (4):799-802 October 1989
54. J. Dinger, R. Schwarze, E. Rupprecht: Radiological changes after therapeutic use of surfactant in infants with respiratory distress syndrome. Pediatr Radiol. 27 (1):26-31 January 1997 8995163
55. M. Slama, C. Andre, C. Huon: Radiological analysis of hyaline membrane disease after exogenous surfactant treatment. Pediatr Radiol. 29 (1):56-60 January 1999 9880619
56. R.F. Soll, J.D. Horbar, N.T. Griscom: Radiographic findings associated with surfactant treatment. Am J Perinatol. 8 (2):114-118 March 1991 2006936
57. R.F. Soll: Synthetic surfactant for respiratory distress syndrome in preterm infants. Cochrane Database Syst Rev (Online). (2):CD001149 2000 PubMed PMID: 10796417. Epub 2000/05/05
58. R.F. Soll: Prophylactic natural surfactant extract for preventing morbidity and mortality in preterm infants. Cochrane Database Syst Rev (Online). (2):CD000511 2000 PubMed PMID: 10796380. Epub 2000/05/05
59. N. Seger, R. Soll: Animal derived surfactant extract for treatment of respiratory distress syndrome. Cochrane Database Syst Rev (Online). (2):CD007836 2009 PubMed PMID: 19370695. Epub 2009/04/17
60. R. Soll, E. Ozek: Prophylactic protein free synthetic surfactant for preventing morbidity and mortality in preterm infants. Cochrane database Syst Rev (Online). (1):CD001079 2010 PubMed PMID: 20091513. Epub 2010/01/22
61. J.D. Horbar, E.C. Wright, L. Onstad: Decreasing mortality associated with the introduction of surfactant therapy: an observational study of neonates weighing 601 to 1300 grams at birth. The Members of the National Institute of Child Health and Human Development Neonatal Research Network [see comments]. Pediatrics. 92 (2):191-196 August 1993 7710456
62. A. Hamvas, P.H. Wise, R.K. Yang, et al.: The influence of the wider use of surfactant therapy on neonatal mortality among blacks and whites. N Engl J Med. 334 (25):1635-1640 1996 8628359
63. A. Jobe, M. Ikegami, H. Jacobs, et al.: Surfactant and pulmonary blood flow distributions following treatment of premature lambs with natural surfactant. J Clin Invest. 73:848-856 1984 6546766
64. S.R. Seidner, M. Ikegami, T. Yamada, et al.: Decreased surfactant dose-response after delayed administration to preterm rabbits. Am J Respir Crit Care Med. 152 (1):113-120 1995 7599809
65. A.H. Jobe, M. Ikegami: Surfactant and acute lung injury. Proc Assoc Am Physicians. 110:489-495 1998 9824531
66. M. Ikegami, K. Wada, G.A. Emerson, et al.: Effects of ventilation style on surfactant metabolism and treatment response in preterm lambs. Am J Respir Crit Care Med. 157 (2):638-644 February 1998 PubMed PMID: 9476883. Epub 1998/02/26 9476883
67. A.H. Jobe, M. Ikegami: Mechanisms initiating lung injury in the preterm. Early Hum Dev. 53 (1):81-94 November 1998 PubMed PMID: 10193929. Epub 1999/04/08 10193929
68. L.J. Bjorklund, J. Ingimarsson, T. Curstedt, et al.: Manual ventilation with a few large breaths at birth compromises the therapeutic effect of subsequent surfactant replacement in immature lambs. Pediatr Res. 42:348-355 1997 9284276
69. E.D. Rider, A.H. Jobe, M. Ikegami, et al.: Different ventilation strategies alter surfactant responses in preterm rabbits. J Appl Physiol (Bethesda, Md 1985). 73 (5):2089-2096 November 1992 PubMed PMID: 1474089. Epub 1992/11/01
70. R. Nilsson, G. Grossmann, B. Robertson: Bronchiolar epithelial lesions induced in the premature rabbit neonate by short periods of artificial ventilation. Acta Pathol Microbiol Scand. 88:359-367 1980
71. J.W. Kendig, R.M. Ryan, R.A. Sinkin, et al.: Comparison of two strategies for surfactant prophylaxis in very premature infants: a multicenter randomized trial. Pediatrics. 101 (6):1006-1012 June 1998 9606227

72. M.X. Rojas-Reyes, C.J. Morley, R. Soll: Prophylactic versus selective use of surfactant in preventing morbidity and mortality in preterm infants. Cochrane Database Syst Rev (Online). 3:CD000510 2012 PubMed PMID: 22419276. Epub 2012/03/16
73. Respiratory support in preterm infants at birth. Pediatrics. 133 (1):171-174 January 2014 PubMed PMID: 24379228. Epub 2014/01/01
74. F.L. Bahadue, R. Soll: Early versus delayed selective surfactant treatment for neonatal respiratory distress syndrome. Cochrane Database Syst Rev (Online). 11:CD001456 2012 PubMed PMID: 23152207. Epub 2012/11/16
75. S.M. Donn, S.K. Sinha: Minimising ventilator induced lung injury in preterm infants. Arch Dis Child Fetal Neonatal Ed. 91 (3):F226-F230 May 2006 PubMed PMID: 16632652. Pubmed Central PMCID: PMC2672704. Epub 2006/04/25 16632652
76. G.M. Schmolzer, A.B. Te Pas, P.G. Davis, et al.: Reducing lung injury during neonatal resuscitation of preterm infants. J Pediatr. 153 (6):741-745 December 2008 PubMed PMID: 19014815. Epub 2008/11/19 19014815
77. T.P. Stevens, E.W. Harrington, M. Blennow, et al.: Early surfactant administration with brief ventilation vs. selective surfactant and continued mechanical ventilation for preterm infants with or at risk for respiratory distress syndrome. Cochrane Database Syst Rev (Online). (4):CD003063 2007 PubMed PMID: 17943779. Epub 2007/10/19
78. M.A. Rojas, J.M. Lozano, M.X. Rojas, et al.: Very early surfactant without mandatory ventilation in premature infants treated with early continuous positive airway pressure: a randomized, controlled trial. Pediatrics. 123 (1):137-142 January 2009 PubMed PMID: 19117872. Epub 2009/01/02 19117872
79. M.S. Dunn, J. Kaempf, A. de Klerk, et al.: Randomized trial comparing 3 approaches to the initial respiratory management of preterm neonates. Pediatrics. 128 (5):e1069-76 November 2011 PubMed PMID: 22025591. Epub 2011/10/26 22025591
80. I.W. Daniel, H.H. Fiori, J.P. Piva, et al.: Lamellar body count and stable microbubble test on gastric aspirates from preterm infants for the diagnosis of respiratory distress syndrome. Neonatology. 98 (2):150-155 2010 PubMed PMID: 20234139. Epub 2010/03/18 20234139
81. E. Eckert Seitz, H.H. Fiori, J.H. Luz, et al.: Stable microbubble test on tracheal aspirate for the diagnosis of respiratory distress syndrome. Biol Neonate. 87 (2):140-144 2005 PubMed PMID: 15637456. Epub 2005/01/08 15637456
82. H.H. Fiori, C.C. Fritscher, R.M. Fiori: Selective surfactant prophylaxis in preterm infants born at < or =31 weeks' gestation using the stable microbubble test in gastric aspirates. J Perinat Med. 34 (1):66-70 2006 PubMed PMID: 16489887. Epub 2006/02/24 16489887
83. D.A. Osborn, H.E. Jeffery, S.L. Bredemeyer, et al.: Targeted early rescue surfactant in ventilated preterm infants using the click test. Pediatrics. 106 (3):E30 September 2000 PubMed PMID: 10969114. Epub 2000/09/02 10969114
84. R. Soll, E. Ozek: Multiple versus single doses of exogenous surfactant for the prevention or treatment of neonatal respiratory distress syndrome. Cochrane Database Syst Rev (Online). (1):CD000141 2009 PubMed PMID: 19160177. Epub 2009/01/23
85. M.S. Dunn, A.T. Shennan, F. Possmayer: Single- versus multiple-dose surfactant replacement therapy in neonates of 30 to 36 weeks' gestation with respiratory distress syndrome. Pediatrics. 86 (4):564-571 October 1990 2216622
86. C.P. Speer, B. Robertson, T. Curstedt, et al.: Randomized European multicenter trial of surfactant replacement therapy for severe neonatal respiratory distress syndrome: single versus multiple doses of Curosurf [see comments]. Pediatrics. 89 (1):13-20 January 1992 1727997
87. A. Corbet, J. Gerdes, W. Long, et al.: Double-blind, randomized trial of one versus three prophylactic doses of synthetic surfactant in 826 neonates weighing 700 to 1100 grams: effects on mortality rate. American Exosurf Neonatal Study Groups I and IIa. J Pediatr. 126 (6):969-978 1995 7776110
88. Early versus delayed neonatal administration of a synthetic surfactant–the judgment of OSIRIS. The OSIRIS Collaborative Group (open study of infants at high risk of or with respiratory insufficiency–the role of surfactant [see comments]. Lancet. 340 (8832):1363-1369 December 05, 1992
89. M.S. Dunn, A.T. Shennan, D. Zayack: Bovine surfactant replacement therapy: a comparison of 2 retreatment strategies in premature infants with RDS. Pediatr Res. 29:212A 1991
90. J. Kattwinkel, B.T. Bloom, P. Delmore, et al.: High- versus low-threshold surfactant retreatment for neonatal respiratory distress syndrome. Pediatrics. 106 (2 Pt 1):282-288 August 2000 10920152
91. D. Halpern, O.E. Jensen, J.B. Grotberg: A theoretical study of surfactant and liquid delivery into the lung. J Appl Physiol. 85 (1):333-352 July 1998 9655794
92. E.M. Zola, A.M. Overbach, J.H. Gunkel, et al.: Treatment investigational new drug experience with Survanta (beractant). Pediatrics. 91 (3):546-551 1993 8441557
93. A. Soler, J. Lopez-Heredia, M.B. Fernandez-Ruanova, et al.: A simplified surfactant dosing procedure in respiratory distress syndrome: the "side-hole" randomized study. Spanish Surfactant Collaborative Group. Acta Paediatr. 86 (7):747-751 July 1997 9240884
94. A. Soler, B. Fernandez-Ruanova, H. Lopez, et al.: A randomized comparison of surfactant dosing via a dual-lumen endotracheal tube in respiratory distress syndrome. The Spanish Surfactant Collaborative Group. Pediatrics. 101 (4):E4 April 1998
95. M. Nelson, J.J. Nicks, M.A. Becker, et al.: Comparison of two methods of surfactant administration and the effect on dosing-associated hypoxemia. J Perinatol. 17 (6):450-454 November 1997 9447531
96. D. Trevisanuto, N. Grazzina, P. Ferrarese, et al.: Laryngeal mask airway used as a delivery conduit for the administration of surfactant to preterm infants with respiratory distress syndrome. Biol Neonate. 87 (4):217-220 2005 PubMed PMID: 15650304. Epub 2005/01/15 15650304
97. J.T. Attridge, C. Stewart, G.J. Stukenborg, et al.: Administration of rescue surfactant by laryngeal mask airway: lessons from a pilot trial. Am J Perinatol. 30 (3):201-206 March 2013 PubMed PMID: 22893557. Epub 2012/08/16 22893557
98. J.M. Pinheiro, Q. Santana-Rivas, C. Pezzano: Randomized trial of laryngeal mask airway versus endotracheal intubation for surfactant delivery. J Perinatol. 36 (3):196-201 March 2016 PubMed PMID: 26633145. Epub 2015/12/04 26633145
99. A. Sadeghnia, M. Tanhaei, M. Mohammadizadeh, et al.: A comparison of surfactant administration through i-gel and ET-tube in the treatment of respiratory distress syndrome in newborns weighing more than 2000 grams. Adv Biomed Res. 3:160

2014 PubMed PMID: 25221763. Pubmed Central PMCID: PMC4162081. Epub 2014/09/16 25221763
100. J. Kattwinkel, M. Robinson, B.T. Bloom, et al.: Technique for intrapartum administration of surfactant without requirement for an endotracheal tube. J Perinatol. 24 (6):360-365 June 2004 PubMed PMID: 15085166. Epub 2004/04/16 15085166
101. K. More, P. Sakhuja, P.S. Shah: Minimally invasive surfactant administration in preterm infants: a meta-narrative review. JAMA Pediatr. 168 (10):901-908 October 2014 PubMed PMID: 25089718. Epub 2014/08/05 25089718
102. E. Ali, M. Abdel Wahed, Z. Alsalami, et al.: New modalities to deliver surfactant in premature infants: a systematic review and meta-analysis. J Matern Fetal Neonatal Med. February 10, 2016 1-6 PubMed PMID: 26864884. Epub 2016/02/13
103. A. Kribs, C. Roll, W. Gopel, et al.: Nonintubated surfactant application vs conventional therapy in extremely preterm infants: a randomized clinical trial. JAMA Pediatr. 169 (8):723-730 August 2015 PubMed PMID: 26053341. Epub 2015/06/09 26053341
104. C.G. Sitler, C.S. Turnage, B.E. McFadden, et al.: Pump administration of exogenous surfactant: effects on oxygenation, heart rate, and chest wall movement of premature infants. J Perinatol. 13 (3):197-200 May 1993 8345382
105. H. Segerer, W. van Gelder, F.W. Angenent, et al.: Pulmonary distribution and efficacy of exogenous surfactant in lung-lavaged rabbits are influenced by the instillation technique. Pediatr Res. 34 (4):490-494 October 1993 PubMed PMID: 8255683. Epub 1993/10/01 8255683
106. T. Ueda, M. Ikegami, E.D. Rider, et al.: Distribution of surfactant and ventilation in surfactant-treated preterm lambs. J Appl Physiol (Bethesda, Md: 1985). 76 (1):45-55 January 1994 PubMed PMID: 8175544. Epub 1994/01/01
107. E. Berggren, M. Liljedahl, B. Winbladh, et al.: Pilot study of nebulized surfactant therapy for neonatal respiratory distress syndrome. Acta Paediatr. 89 (4):460-464 April 2000 10830460
108. P.H. Dijk, A. Heikamp, D.A. Piers, et al.: Surfactant nebulisation: safety, efficiency and influence on surface lowering properties and biochemical composition. Intensive Care Med. 23 (4):456-462 April 1997 9142589
109. K.M. Ellyett, R.S. Broadbent, E.R. Fawcett, et al.: Surfactant aerosol treatment of respiratory distress syndrome in the spontaneously breathing premature rabbit. Pediatr Res. 39 (6):953-957 June 1996 8725254
110. T.F. Fok, M. al Essa, M. Dolovich, et al.: Nebulisation of surfactants in an animal model of neonatal respiratory distress. Arch Dis Child Fetal Neonatal Ed. 78 (1):F3-F9 January 1998 9536832
111. E.V. Cosmi, R. La Torre, R. Di Iorio, et al.: Surfactant administration to the human fetus in utero: a new approach to prevention of neonatal respiratory distress syndrome (RDS). J Perinat Med. 24 (2):191-193 1996 8773946
112. B.M. Petrikovsky, A. Lysikiewicz, L.B. Markin, et al.: In utero surfactant administration to preterm human fetuses using endoscopy. Fetal Diagn Ther. 10 (2):127-130 March 1995 7794513
113. J.J. Pillow, S. Minocchieri: Innovation in surfactant therapy II: surfactant administration by aerosolization. Neonatology. 101 (4):337-344 2012 PubMed PMID: 22940623. Epub 2012/09/04 22940623
114. R. Broadbent, T.F. Fok, M. Dolovich, et al.: Chest position and pulmonary deposition of surfactant in surfactant depleted rabbits. Arch Dis Child Fetal Neonatal Ed. 72 (2):F84-F89 March 1995 7712279
115. S. Ardell, R.H. Pfister, R. Soll: Animal derived surfactant extract versus protein free synthetic surfactant for the prevention and treatment of respiratory distress syndrome. Cochrane Database Syst Rev (Online). 8:CD000144 2015 PubMed PMID: 26301526. Epub 2015/08/25
116. J.D. Horbar, L.L. Wright, R.F. Soll, et al.: A multicenter randomized trial comparing two surfactants for the treatment of neonatal respiratory distress syndrome. National Institute of Child Health and Human Development Neonatal Research Network. J Pediatr. 123 (5):757-766 November 1993 8229487
117. M.L. Hudak, E.E. Farrell, A.A. Rosenberg, et al.: A multicenter randomized, masked comparison trial of natural versus synthetic surfactant for the treatment of respiratory distress syndrome. J Pediatr. 128 (3):396-406 March 1996 8774514
118. H.D. Modanlou, K. Beharry, G. Padilla, et al.: Comparative efficacy of Exosurf and Survanta surfactants on early clinical course of respiratory distress syndrome and complications of prematurity. J Perinatol. 17 (6):455-460 November 1997 9447532
119. M. Rollins, J. Jenkins, R. Tubman, et al.: Comparison of clinical responses to natural and synthetic surfactants. J Perinat Med. 21 (5):341-347 1993 8126629
120. M.L. Choukroun, B. Llanas, H. Apere, et al.: Pulmonary mechanics in ventilated preterm infants with respiratory distress syndrome after exogenous surfactant administration: a comparison between two surfactant preparations. Pediatr Pulmonol. 18 (5):273-278 November 1994 7898964
121. H.L. Halliday: Controversies: synthetic or natural surfactant. The case for natural surfactant. J Perinat Med. 24 (5):417-426 1996 8950721
122. F.J. Walther, A.J. Waring, M.A. Sherman, et al.: Hydrophobic surfactant proteins and their analogues. Neonatology. 91 (4):303-310 2007 PubMed PMID: 17575474. Epub 2007/06/19 17575474
123. W.A. Engle: Surfactant-replacement therapy for respiratory distress in the preterm and term neonate. Pediatrics. 121 (2):419-432 February 2008 PubMed PMID: 18245434. Epub 2008/02/05 18245434
124. F.R. Moya, J. Gadzinowski, E. Bancalari, et al.: A multicenter, randomized, masked, comparison trial of lucinactant, colfosceril palmitate, and beractant for the prevention of respiratory distress syndrome among very preterm infants. Pediatrics. 115 (4):1018-1029 April 2005 PubMed PMID: 15805380. Epub 2005/04/05 15805380
125. S.K. Sinha, T. Lacaze-Masmonteil, A. Valls i Soler, et al.: A multicenter, randomized, controlled trial of lucinactant versus poractant alfa among very premature infants at high risk for respiratory distress syndrome. Pediatrics. 115 (4):1030-1038 April 2005 PubMed PMID: 15805381. Epub 2005/04/05 15805381
126. R.H. Pfister, R.F. Soll, T. Wiswell: Protein containing synthetic surfactant versus animal derived surfactant extract for the prevention and treatment of respiratory distress syndrome. Cochrane Database Syst Rev (Online). (3):CD006069 2007 PubMed PMID: 17636826. Epub 2007/07/20. eng

127. J. Kattwinkel: Synthetic surfactants: the search goes on. Pediatrics. 115 (4):1075-1076 April 2005 PubMed PMID: 15805389. Epub 2005/04/05 15805389
128. H.L. Halliday: Recent clinical trials of surfactant treatment for neonates. Biol Neonate. 89 (4):323-329 2006 PubMed PMID: 16770072. Epub 2006/06/14 16770072
129. R.H. Pfister, R. Soll, T.E. Wiswell: Protein-containing synthetic surfactant versus protein-free synthetic surfactant for the prevention and treatment of respiratory distress syndrome. Cochrane Database Syst Rev (Online). (4):CD006180 2009 PubMed PMID: 19821357. Epub 2009/10/13
130. N. Singh, H.L. Halliday, T.P. Stevens, et al.: Comparison of animal-derived surfactants for the prevention and treatment of respiratory distress syndrome in preterm infants. Cochrane Database Syst Rev (Online). 12:CD010249 2015 PubMed PMID: 26690260. Epub 2015/12/23
131. E.A. Liechty, E. Donovan, D. Purohit, et al.: Reduction of neonatal mortality after multiple doses of bovine surfactant in low birth weight neonates with respiratory distress syndrome. Pediatrics. 88 (1):19-28 1991 2057268
132. L. Hellstrom-Westas, A.H. Bell, L. Skov, et al.: Cerebroelectrical depression following surfactant treatment in preterm neonates. Pediatrics. 89 (4 Pt 1):643-647 1992 1557244
133. L. Skov, L. Hellstrom-Westas, T. Jacobsen, et al.: Acute changes in cerebral oxygenation and cerebral blood volume in preterm infants during surfactant treatment. Neuropediatrics. 23 (3):126-130 1992 1641080
134. L. Skov, A. Bell, G. Greisen: Surfactant administration and the cerebral circulation. Biol Neonate. 61 (suppl 1):31-36 1992 1391263
135. F. Cowan, A. Whitelaw, D. Wertheim, et al.: Cerebral blood flow velocity changes after rapid administration of surfactant [see comments]. Arch Dis Child. 66 (10 Spec No):1105-1109 1991 1750756
136. E. Murdoch, S.T. Kempley: Randomized trial examining cerebral haemodynamics following artificial or animal surfactant. Acta Paediatr. 87 (4):411-415 1998 9628297
137. A.D. Edwards, D.C. McCormick, S.C. Roth, et al.: Cerebral hemodynamic effects of treatment with modified natural surfactant investigated by near infrared spectroscopy. Pediatr Res. 32 (5):532-536 November 1992 PubMed PMID: 1480454. Epub 1992/11/01. eng 1480454
138. A.H. Bell, L. Skov, K.E. Lundstrom, et al.: Cerebral blood flow and plasma hypoxanthine in relation to surfactant treatment. Acta Paediatr. 83 (9):910-914 1994 7819684
139. K.E. Lundstrom, G. Greisen: Changes in EEG, systemic circulation and blood gas parameters following two or six aliquots of porcine surfactant. Acta Paediatr. 85 (6):708-712 1996 8816209
140. J.D. Horbar, R.F. Soll, H. Schachinger, et al.: A European multicenter randomized controlled trial of single dose surfactant therapy for idiopathic respiratory distress syndrome. Eur J Pediatr. 149 (6):416-423 1990 2185026
141. M. Funato, H. Tamai, K. Noma, et al.: Clinical events in association with timing of intraventricular hemorrhage in preterm infants. J Pediatr. 121 (4):614-619 1992 1403400
142. T.N. Raju, P. Langenberg: Pulmonary hemorrhage and exogenous surfactant therapy: a metaanalysis [see comments]. J Pediatr. 123 (4):603-610 1993 8410518
143. M. Tomaszewska, E. Stork, N.M. Minich, et al.: Pulmonary hemorrhage: clinical course and outcomes among very low-birth-weight infants. Arch Pediatr Adolesc Med. 153 (7):715-721 1999 10401804
144. P.B. Pandit, K. O'Brien, E. Asztalos, et al.: Outcome following pulmonary haemorrhage in very low birthweight neonates treated with surfactant. Arch Dis Child Fetal Neonatal Ed. 81 (1):F40-F44 1999 10375361
145. J. Garland, R. Buck, M. Weinberg: Pulmonary hemorrhage risk in infants with a clinically diagnosed patent ductus arteriosus: a retrospective cohort study. Pediatrics. 94 (5):719-723 1994 7936902
146. M.P. Seppanen, P.O. Kaapa, P.O. Kero: Hemodynamic prediction of complications in neonatal respiratory distress syndrome. J Pediatr. 127 (5):780-785 1995 7472836
147. B. Robertson, T. Curstedt, R. Tubman, et al.: A 2-year follow up of babies enrolled in a European multicentre trial of porcine surfactant replacement for severe neonatal respiratory distress syndrome. Collaborative European Multicentre Study Group. Eur J Pediatr. 151 (5):372-376 1992 1396894
148. R.D. Findlay, H.W. Taeusch, R. David-Cu, et al.: Lysis of red blood cells and alveolar epithelial toxicity by therapeutic pulmonary surfactants. Pediatr Res. 37 (1):26-30 1995 7700730
149. P. Bartmann, U. Bamberger, F. Pohlandt, et al.: Immunogenicity and immunomodulatory activity of bovine surfactant (SF-RI 1). Acta Paediatr. 81 (5):383-388 1992 1498502
150. J.A. Whitsett, W.M. Hull, S. Luse: Failure to detect surfactant protein-specific antibodies in sera of premature infants treated with Survanta, a modified bovine surfactant. Pediatrics. 87 (4):505-510 1991 2011428
151. S. Chida, D.S. Phelps, R.F. Soll, et al.: Surfactant proteins and anti-surfactant antibodies in sera from infants with respiratory distress syndrome with and without surfactant treatment. Pediatrics. 88 (1):84-89 1991 2057277
152. D.S. Strayer, T.A. Merritt, M. Hallman: Surfactant replacement: immunological considerations. Eur Respir J (suppl). 3:91s-96s 1989 2742687
153. A.I. Eidelman: Economic consequences of surfactant therapy. J Perinatol. 13 (2):137-139 1993 8515307
154. W.M. Maniscalco, J.W. Kendig, D.L. Shapiro: Surfactant replacement therapy: impact on hospital charges for premature infants with respiratory distress syndrome. Pediatrics. 83 (1):1-6 1989 2909956
155. C.S. Phibbs, R.H. Phibbs, A. Wakeley, et al.: Cost effects of surfactant therapy for neonatal respiratory distress syndrome. J Pediatr. 123 (6):953-962 1993 8229530
156. M. Mugford, J. Piercy, I. Chalmers: Cost implications of different approaches to the prevention of respiratory distress syndrome. Arch Dis Child. 66 (7 Spec No):757-764 1991 1863120
157. J.A. Mauskopf, M.E. Backhouse, D. Jones, et al.: Synthetic surfactant for rescue treatment of respiratory distress syndrome in premature infants weighing from 700 to 1350 grams: impact on hospital resource use and charges. J Pediatr. 126 (1):94-101 1995 7815233
158. M. Mammel, M. Mullett, D.L. Derleth, et al.: Economic impact of two rescue doses of Exosurf neonatal in 700–1350 gram infants (abstract). Pediatr Res. 29:260A 1991

159. T.R. Tubman, H.L. Halliday, C. Normand: Cost of surfactant replacement treatment for severe neonatal respiratory distress syndrome: a randomised controlled trial [published erratum appears in BMJ 1991 Jan 5;302(6767):27]. BMJ. 301 (6756):842-845 1990 2126475
160. M. Hallman, T.A. Merritt, K. Bry, et al.: Association between neonatal care practices and efficacy of exogenous human surfactant: results of a bicenter randomized trial. Pediatrics. 91 (3):552-560 1993 8441558
161. H. Segerer, P. Stevens, B. Schadow, et al.: Surfactant substitution in ventilated very low birth weight infants: factors related to response types. Pediatr Res. 30 (6):591-596 1991 1805156
162. M. Konishi, S. Chida, S. Shimada, et al.: Surfactant replacement therapy in premature babies with respiratory distress syndrome: factors affecting the response to surfactant and comparison of outcome from 1982–86 and 1987–91. Acta Paediatr Jpn. 34 (6):617-630 1992 1285509
163. Factors influencing the clinical response to surfactant replacement therapy in babies with severe respiratory distress syndrome. Collaborative European Multicentre Study Group. Eur J Pediatr. 150 (6):433-439 April 1991 PubMed PMID: 2040354. Epub 1991/04/01
164. E. Herting, C.P. Speer, K. Harms, et al.: Factors influencing morbidity and mortality in infants with severe respiratory distress syndrome treated with single or multiple doses of a natural porcine surfactant. Biol Neonate. 61 (suppl 1):26-30 1992 1391262
165. M.A. Wallenbrock, K.C. Sekar, P.L. Toubas: Prediction of the acute response to surfactant therapy by pulmonary function testing. Pediatr Pulmonol. 13 (1):11-15 1992 1589306
166. J. Kuint, B. Reichman, L. Neumann, et al.: Prognostic value of the immediate response to surfactant [see comments]. Arch Dis Child Fetal Neonatal Ed. 71 (3):F170-F173 1994 7820711
167. D. Ranganathan, S. Wall, B. Khoshnood, et al.: Racial differences in respiratory-related neonatal mortality among very low birth weight infants. J Pediatr. 136 (4):454-459 2000 10753242
168. C.J. Morley, R. Morley: Follow up of premature babies treated with artificial surfactant (ALEC). Arch Dis Child. 65 (7 Spec No):667-669 1990 2201266
169. S.E. Courtney, W. Long, D. McMillan, et al.: Double-blind 1-year follow-up of 1540 infants with respiratory distress syndrome randomized to rescue treatment with two doses of synthetic surfactant or air in four clinical trials. American and Canadian Exosurf Neonatal Study Groups. J Pediatr. 126 (5 Pt 2):S43-S52 1995 7745510
170. M.S. Dunn, A.T. Shennan, E.M. Hoskins, et al.: Two-year follow-up of infants enrolled in a randomized trial of surfactant replacement therapy for prevention of neonatal respiratory distress syndrome. Pediatrics. 82 (4):543-547 1988 2459655
171. T.B. Ferrara, R.E. Hoekstra, R.J. Couser, et al.: Effects of surfactant therapy on outcome of infants with birth weights of 600 to 750 grams. J Pediatr. 119 (3):455-457 1991 1880661
172. Y.E. Vaucher, T.A. Merritt, M. Hallman, et al.: Neurodevelopmental and respiratory outcome in early childhood after human surfactant treatment. Am J Dis Child. 142 (9):927-930 1988 2458035
173. C.L. Wagner, B.M. Kramer, J.W. Kendig, et al.: School-age follow-up of a single-dose prophylactic surfactant cohort. J Dev Behav Pediatr. 16 (5):327-332 1995 8557832
174. J. Ware, H.W. Taeusch, R.F. Soll, et al.: Health and developmental outcomes of a surfactant controlled trial: follow-up at 2 years [published erratum appears in Pediatrics 1991 Mar;87(3):412] [see comments]. Pediatrics. 85 (6):1103-1107 1990 1692612
175. S. Abbasi, V.K. Bhutani, J.S. Gerdes: Long-term pulmonary consequences of respiratory distress syndrome in preterm infants treated with exogenous surfactant. J Pediatr. 122 (3):446-452 1993 8441104
176. A.S. Pelkonen, A.L. Hakulinen, M. Turpeinen, et al.: Effect of neonatal surfactant therapy on lung function at school age in children born very preterm. Pediatr Pulmonol. 25 (3):182-190 1998 9556010
177. B. Yuksel, A. Greenough, H.R. Gamsu: Respiratory function at follow-up after neonatal surfactant replacement therapy. Respir Med. 87 (3):217-221 1993 8497702
178. R.J. Couser, T.B. Ferrara, W. Wheeler, et al.: Pulmonary follow-up 2.5 years after a randomized, controlled, multiple dose bovine surfactant study of preterm newborn infants. Pediatr Pulmonol. 15 (3):163-167 1993 8327279
179. M. Gappa, M.M. Berner, S. Hohenschild, et al.: Pulmonary function at school-age in surfactant-treated preterm infants. Pediatr Pulmonol. 27 (3):191-198 1999 10213258
180. H. Walti, M. Boule, G. Moriette, et al.: Pulmonary functional outcome at one year of age in infants treated with natural porcine surfactant at birth. Biol Neonate. 61 (suppl 1):48-53 1992 1391266
181. Y.E. Vaucher, L. Harker, T.A. Merritt, et al.: Outcome at twelve months of adjusted age in very low birth weight infants with lung immaturity: a randomized, placebo-controlled trial of human surfactant. J Pediatr. 122 (1):126-132 1993 8419599
182. M. Sell, R. Cotton, T. Hirata, et al.: One-year follow-up of 273 infants with birth weights of 700 to 1100 grams after prophylactic treatment of respiratory distress syndrome with synthetic surfactant or air placebo. American Exosurf Neonatal Study Group I. J Pediatr. 126 (5 Pt 2):S20-S25 1995 7745507
183. R.A. Sinkin, B.M. Kramer, J.L. Merzbach, et al.: School-age follow-up of prophylactic versus rescue surfactant trial: pulmonary, neurodevelopmental, and educational outcomes. Pediatrics. 101 (5):E11 1998
184. A. Keiser, V. Bhandari: The role of surfactant therapy in non-respiratory distress syndrome conditions in neonates. Am J Perinatol. 33 (1):1-8 January 2016 PubMed PMID: 26171600. Epub 2015/07/15 26171600
185. D. Moses, B.A. Holm, P. Spitale, et al.: Inhibition of pulmonary surfactant function by meconium. Am J Obstet Gynecol. 164 (2):477-481 1991 1992687
186. D.A. Clark, G.F. Nieman, J.E. Thompson, et al.: Surfactant displacement by meconium free fatty acids: an alternative explanation for atelectasis in meconium aspiration syndrome. J Pediatr. 110 (5):765-770 May 1987 PubMed PMID: 3572631. Epub 1987/05/01 3572631
187. B. Sun, T. Curstedt, B. Robertson: Surfactant inhibition in experimental meconium aspiration. Acta Paediatr. 82 (2):182-189 1993 8477165
188. A.M. Davey, J.D. Becker, J.M. Davis: Meconium aspiration syndrome: physiological and inflammatory changes in a newborn piglet model. Pediatr Pulmonol. 16 (2):101-108 August 1993 PubMed PMID: 8367215. Epub 1993/08/01 8367215

189. R.L. Auten, R.H. Notter, J.W. Kendig, et al.: Surfactant treatment of full-term newborns with respiratory failure. Pediatrics. 87 (1):101-107 1991 1984603
190. H.L. Halliday, C.P. Speer, B. Robertson: Treatment of severe meconium aspiration syndrome with porcine surfactant. Collaborative Surfactant Study Group. Eur J Pediatr. 155 (12):1047-1051 1996 8956943
191. H. Khammash, M. Perlman, J. Wojtulewicz, et al.: Surfactant therapy in full-term neonates with severe respiratory failure [see comments]. Pediatrics. 92 (1):135-139 1993 8516059
192. A. Lotze, G.R. Knight, G.R. Martin, et al.: Improved pulmonary outcome after exogenous surfactant therapy for respiratory failure in term infants requiring extracorporeal membrane oxygenation. J Pediatr. 122 (2):261-268 1993 8429445
193. A. Lotze, B.R. Mitchell, D.I. Bulas, et al.: Multicenter study of surfactant (beractant) use in the treatment of term infants with severe respiratory failure. Survanta in Term Infants Study Group [see comments]. J Pediatr. 132 (1):40-47 1998 9469998
194. R.D. Findlay, H.W. Taeusch, F.J. Walther: Surfactant replacement therapy for meconium aspiration syndrome. Pediatrics. 97 (1):48-52 1996 8545223
195. Treatment of severe meconium aspiration syndrome with porcine surfactant: a multicentre, randomized, controlled trial. Acta Paediatr (Oslo, Nor 1992). 94 (7):896-902 July 2005 PubMed PMID: 16188812. Epub 2005/09/29
196. A. Maturana, J. Torres-Pereyra, R. Salinas, et al.: The Chile Surf Group. A randomized trial of natural surfactant for moderate to severe meconium aspiration syndrome. Pediatr Res. 57:1545 2005
197. A.I. El Shahed, P.A. Dargaville, A. Ohlsson, et al.: Surfactant for meconium aspiration syndrome in term and late preterm infants. Cochrane Database Syst Rev (Online). 12:CD002054 2014 PubMed PMID: 25504256. Epub 2014/12/17
198. S. Hahn, H.J. Choi, R. Soll, et al.: Lung lavage for meconium aspiration syndrome in newborn infants. Cochrane Database Syst Rev (Online). 4:CD003486 2013 PubMed PMID: 23633311. Epub 2013/05/02
199. D.F. Willson, P.R. Chess, R.H. Notter: Surfactant for pediatric acute lung injury. Pediatr Clin North Am. 55 (3):545-575 June 2008 PubMed PMID: 18501754. Pubmed Central PMCID: PMC4275446. Epub 2008/05/27 18501754
200. R.G. Faix, R.M. Viscardi, M.A. Dipietro, et al.: Adult respiratory distress syndrome in full-term newborns. Pediatrics. 83 (6):971-976 1989 2657626
201. J. Pfenninger, H. Tschaeppeler, B.P. Wagner, et al.: The paradox of adult respiratory distress syndrome in neonates. Pediatr Pulmonol. 10 (1):18-24 1991 2003041
202. K. Raghavendran, D. Willson, R.H. Notter: Surfactant therapy for acute lung injury and acute respiratory distress syndrome. Crit Care Clin. 27 (3):525-559 July 2011 PubMed PMID: 21742216. Pubmed Central PMCID: PMC3153076. Epub 2011/07/12 21742216
203. D.F. Willson, A. Zaritsky, L.A. Bauman, et al.: Instillation of calf lung surfactant extract (calfactant) is beneficial in pediatric acute hypoxemic respiratory failure. Members of the Mid-Atlantic Pediatric Critical Care Network [see comments]. Crit Care Med. 27 (1):188-195 1999 9934915
204. M. Duffett, K. Choong, V. Ng, et al.: Surfactant therapy for acute respiratory failure in children: a systematic review and meta-analysis. Crit Care (London, England). 11 (3):R66 2007 PubMed PMID: 17573963. Pubmed Central PMCID: PMC2206432. Epub 2007/06/19
205. J. Wirbelauer, C.P. Speer: The role of surfactant treatment in preterm infants and term newborns with acute respiratory distress syndrome. J Perinatol. 29 (suppl 2):S18-S22 May 2009 PubMed PMID: 19399004. Epub 2009/05/07 19399004
206. P.B. Pandit, M.S. Dunn, E.A. Colucci: Surfactant therapy in neonates with respiratory deterioration due to pulmonary hemorrhage. Pediatrics. 95 (1):32-36 1995 7770305
207. T. Amizuka, H. Shimizu, Y. Niida, et al.: Surfactant therapy in neonates with respiratory failure due to haemorrhagic pulmonary oedema. Eur J Pediatr. 162 (10):697-702 October 2003 PubMed PMID: 12898240. Epub 2003/08/05 12898240
208. B. Robertson: New targets for surfactant replacement therapy: experimental and clinical aspects. Arch Dis Child Fetal Neonatal Ed. 75 (1):F1-F3 1996 8795348
209. E. Herting, O. Gefeller, M. Land, et al.: Surfactant treatment of neonates with respiratory failure and group B streptococcal infection. Members of the Collaborative European Multicenter Study Group. Pediatrics. 106 (5):957-964 November 2000 discussion 1135. PubMed PMID: 11061760. Epub 2000/11/04 11061760
210. W.P. Fetter, W. Baerts, A.P. Bos, et al.: Surfactant replacement therapy in neonates with respiratory failure due to bacterial sepsis. Acta Paediatr (Oslo, Nor 1992). 84 (1):14-16 January 1995 PubMed PMID: 7734891. Epub 1995/01/01
211. A.P. Bos, D. Tibboel, F.W. Hazebroek, et al.: Surfactant replacement therapy in high-risk congenital diaphragmatic hernia [letter]. Lancet. 338 (8777):1279 1991
212. A. Lotze, G.R. Knight, K.D. Anderson, et al.: Surfactant (beractant) therapy for infants with congenital diaphragmatic hernia on ECMO: evidence of persistent surfactant deficiency [see comments]. J Pediatr Surg. 29 (3):407-412 1994 8201510
213. P.L. Glick, C.L. Leach, G.E. Besner, et al.: Pathophysiology of congenital diaphragmatic hernia. III: exogenous surfactant therapy for the high-risk neonate with CDH. J Pediatr Surg. 27 (7):866-869 July 1992 PubMed PMID: 1640336. Epub 1992/07/01 1640336
214. C.E. Colby, K.P. Lally, S.R. Hintz, et al.: Surfactant replacement therapy on ECMO does not improve outcome in neonates with congenital diaphragmatic hernia. J Pediatr Surg. 39 (11):1632-1637 November 2004 PubMed PMID: 15547824. Epub 2004/11/18 15547824
215. K.P. Lally, P.A. Lally, M.R. Langham, et al.: Surfactant does not improve survival rate in preterm infants with congenital diaphragmatic hernia. J Pediatr Surg. 39 (6):829-833 June 2004 PubMed PMID: 15185206. Epub 2004/06/09 15185206
216. K. Van Meurs: Is surfactant therapy beneficial in the treatment of the term newborn infant with congenital diaphragmatic hernia?. J Pediatr. 145 (3):312-316 September 2004 PubMed PMID: 15343181. Epub 2004/09/03 15343181
217. A. Butter, I. Bratu, H. Flageole, et al.: Fetal tracheal occlusion in lambs with congenital diaphragmatic hernia: role of exogenous surfactant at birth. Pediatr Res. 58 (4):689-694 October 2005 PubMed PMID: 16189194. Epub 2005/09/29 16189194

Capítulo 32

Farmacoterapia II: óxido nítrico inhalado

John P. Kinsella, MD

El óxido nítrico (NO) endógeno es importante para la regulación del tono vascular. La enzima NO-sintasa genera NO a partir de la L-arginina. Luego, el NO activa la guanilato-ciclasa y aumenta la producción de monofosfato de guanosina cíclico (GMPc), lo cual, a su vez, activa una cascada de cinasas proteicas dependientes del GMP que producen la salida de calcio de las células y la relajación del músculo liso vascular. El óxido nítrico inhalado (NOi) llega al espacio alveolar y difunde hacia el músculo liso vascular de las arterias pulmonares adyacentes, en donde produce vasodilatación. Cuando el NOi ingresa en la luz vascular, se une rápidamente a la hemoglobina y restringe su efecto sobre la circulación pulmonar. El NOi se distribuye hacia los segmentos ventilados de los pulmones y aumenta la perfusión en dichas áreas, lo cual mejora la relación ventilación-perfusión y la oxigenación.

El tratamiento con NOi produce una vasodilatación potente, selectiva y sostenida, y mejora la oxigenación en los neonatos a término con insuficiencia respiratoria hipoxémica grave e hipertensión pulmonar persistente (1-6). En ensayos clínicos aleatorizados multicéntricos, se ha demostrado que el NOi disminuye la necesidad de administrar oxigenación por membrana extracorpórea (ECMO) en los neonatos a término con insuficiencia respiratoria hipoxémica (7, 8).

El papel del tratamiento con NOi se ha estudiado en profundidad, lo cual ha llevado a lograr la autorización de comercialización, en 1999, por parte de la Administración de Alimentos y Medicamentos de los EE. UU. (FDA) para el tratamiento de neonatos a término y casi a término con insuficiencia respiratoria hipoxémica y signos de hipertensión pulmonar persistente neonatal (HPPN). En este capítulo, se ofrece un repaso de un método de evaluación inicial de los neonatos hipoxémicos para el posible tratamiento con NOi, se resume la experiencia clínica con el NOi en neonatos a término y casi a término, y se proponen pautas para el uso del NOi en esta población. También se repasan las controversias y las pruebas actuales del uso del NOi en los neonatos prematuros, si bien su uso sigue estando en fase de investigación en esta población (9, 10).

ANTECEDENTES

La justificación fisiológica del tratamiento con NOi contra la insuficiencia respiratoria hipoxémica neonatal se basa en su capacidad de lograr una vasodilatación pulmonar potente y sostenida sin disminuir el tono vascular sistémico (**Figura 32-1**) (11) La HPPN (12) es un síndrome asociado con diversos trastornos cardíacos y pulmonares neonatales que se caracteriza por alta resistencia vascular pulmonar (RVP) que produce un cortocircuito extrapulmonar de sangre de derecha a izquierda a través del conducto arterioso o del agujero oval (véase el **Capítulo 33**)

(**Figura 32-2**) (13, 14). El cortocircuito extrapulmonar debido a la elevada RVP en casos de HPPN grave puede provocar hipoxemia crítica con una respuesta deficiente al oxígeno inspirado o a la vasodilatación farmacológica. Anteriormente, los vasodilatadores administrados por vía intravenosa para disminuir la RVP, como la tolazolina y el nitroprusiato de sodio, solían no dar resultado debido a la hipotensión sistémica y a la incapacidad de lograr o mantener la vasodilatación pulmonar (15, 16). Por lo tanto, la capacidad del tratamiento con NOi de disminuir de manera selectiva la RVP y la mezcla de sangre venoarterial extrapulmonar sin influir sobre la tensión arterial es la responsable de la mejora aguda en la oxigenación que se observa en los neonatos con HPPN (17).

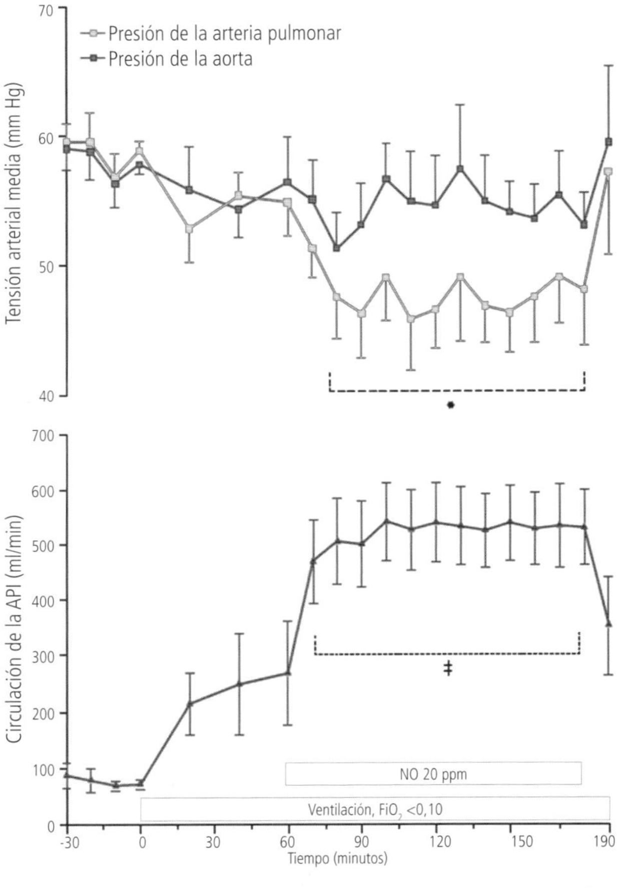

Figura 32-1. El óxido nítrico (NO) inhalado provoca vasodilatación pulmonar selectiva y sostenida. API: arteria pulmonar izquierda.
(Tomada de Kinsella JP, Abman SH. *J Pediatr.* 2000;136:717-26).

Tal como se describe en los niños (18) y en los adultos con insuficiencia respiratoria grave (19), la oxigenación puede mejorar durante el tratamiento con NOi en algunos neonatos que no tienen un cortocircuito extrapulmonar de derecha a izquierda. En estos casos, la hipoxemia se debe principalmente al cortocircuito intrapulmonar provocado por la perfusión continua de unidades pulmonares que no tienen

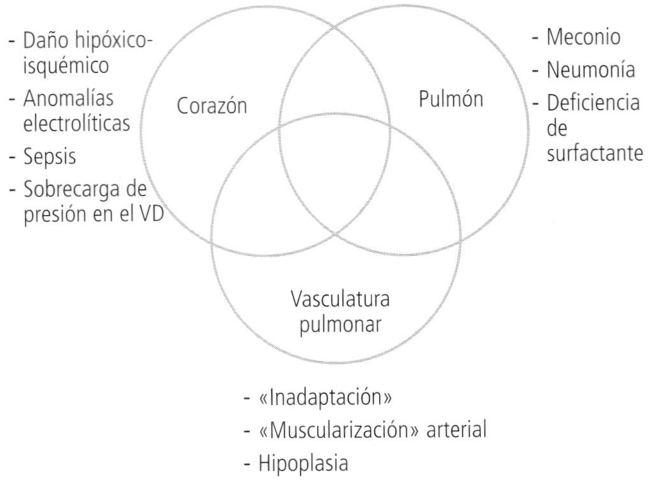

Figura 32-2. Trastornos relacionados con la hipertensión pulmonar persistente neonatal. VD: ventrículo derecho.

ventilación (por ejemplo, que están atelectásicas), con aportes variables debido al desequilibrio en la ventilación-perfusión. Además de su capacidad de disminuir el cortocircuito extrapulmonar de derecha a izquierda al disminuir la RVP, el NOi a baja dosis puede mejorar la oxigenación al redireccionar la circulación desde las regiones pulmonares enfermas o con ventilación deficiente hacia los espacios aéreos distales mejor ventilados («efecto microselectivo») (20).

Además de sus efectos sobre el tono y la reactividad vasculares, otras dianas fisiológicas del tratamiento con NOi en casos de insuficiencia respiratoria hipoxémica pueden incluir efectos directos del NO sobre la inflamación pulmonar, la permeabilidad vascular y la trombosis *in situ*. Si bien algunos estudios de laboratorio han sugerido que el NO puede potenciar el daño pulmonar al fomentar el estrés oxidativo o nitrosativo (21), inactivar el surfactante y estimular la inflamación (22), otros estudios han demostrado importantes efectos antioxidantes y antiinflamatorios en modelos de daño pulmonar (23-25). Por lo tanto, los beneficios del tratamiento con NOi a baja dosis pueden incluir disminución de la inflamación y el edema pulmonares, así como posibles efectos de protección sobre la función del surfactante (26), pero estos aún no se han demostrado clínicamente (**Tabla 32-1**).

Por último, la importancia diagnóstica del tratamiento con NOi es mucha, ya que la falta de respuesta a este genera grandes interrogantes sobre el mecanismo específico de la hipoxemia. Las respuestas deficientes al NOi deberían llevar a realizar una evaluación diagnóstica más profunda en busca de enfermedades cardiovasculares o pulmonares anatómicas «insospechadas».

Tabla 32-1. Posibles beneficios del óxido nítrico inhalado a baja dosis en casos de insuficiencia respiratoria hipoxémica.

- Vasodilatación pulmonar → disminución del cortocircuito extrapulmonar de derecha a izquierda.
- Mejora del equilibrio de la ventilación y la perfusión alveolares.
- Disminución de la inflamación (disminución de la acumulación de neutrófilos).
- Disminución de la fuga vascular y del edema pulmonar.
- Preservación de la actividad del surfactante.
- Disminución del daño oxidativo (inhibición de la oxidación lipídica).
- Preservación de la expresión del factor de crecimiento endotelial vascular.
- Alteración de la expresión del gen proinflamatorio.

FISIOLOGÍA DEL ÓXIDO NÍTRICO EN LA CIRCULACIÓN PULMONAR

La circulación fetal se caracteriza por una elevada RVP. La circulación sanguínea pulmonar representa menos del 10% del gasto ventricular combinado en los fetos ovinos en las últimas etapas de la gestación (27). Los mecanismos responsables de mantener la elevada RVP fetal y de provocar una vasodilatación pulmonar sostenida al momento del parto no se comprenden del todo. Sin embargo, estudios realizados sobre la vasorregulación pulmonar fetal y transicional han permitido comprender mejor el control fisiológico normal de la RVP. El tono vascular pulmonar fetal y neonatal se modula mediante un equilibrio entre los estímulos vasoconstrictores y vasodilatadores, incluidos factores mecánicos (por ejemplo, el volumen pulmonar) y mediadores endógenos.

La actividad farmacológica de los nitrovasodilatadores deriva de la liberación del NO, el cual se reconoció como un potente relajante del músculo liso vascular ya en 1979 (28). En 1987, investigadores de dos laboratorios distintos informaron que el factor de relajación derivado del endotelio era el NO o una sustancia que lo contenía (29, 30). El NO modula el tono vascular pulmonar basal en los fetos durante las últimas etapas gestacionales; el bloqueo farmacológico del NO inhibe la vasodilatación pulmonar dependiente del endotelio y atenúa el aumento en la circulación pulmonar al momento del parto, lo cual implica la formación de NO endógeno durante la adaptación a la vida posnatal después del parto (31). La mayor tensión de oxígeno fetal aumenta la liberación de NO endógeno (32, 33), y el aumento en la circulación pulmonar en respuesta a la distensión rítmica de los pulmones y a las concentraciones elevadas de oxígeno inspirado está, en parte, mediado por la liberación de NO endógeno (34). Sin embargo, en estos estudios, la circulación pulmonar era estructuralmente normal. Estudios realizados con un modelo de HPPN en el cual se indujeron cambios estructurales en la vasculatura pulmonar mediante la compresión prolongada del conducto arterioso fetal demostraron que la circulación pulmonar estructuralmente anormal también era funcionalmente anormal (35, 36). A pesar de la pérdida progresiva de la vasodilatación dependiente del endotelio (acetilcolina) debido a la compresión prolongada del conducto en este modelo, la respuesta a la vasodilatación independiente del endotelio (péptido natriurético auricular, NO) se mantuvo intacta.

El NO exógeno (inhalado) produce una vasodilatación pulmonar potente, sostenida y selectiva en los fetos ovinos durante las últimas etapas gestacionales (11). En función de la concentración ambiente crónica que se considera segura para los adultos según los organismos de los EE. UU. (37), se realizaron estudios en corderos casi a término utilizando NOi a dosis de 5, 10 y 20 ppm. El NOi produjo un aumento dependiente de la dosis en la circulación pulmonar en los corderos recién nacidos que recibieron ventilación mecánica (11). En este modelo, el NOi a 20 ppm no disminuyó la irrigación a las arterias coronarias ni al cerebro.

Roberts *et al.* (38) estudiaron los efectos del NOi sobre la hemodinámica pulmonar en corderos recién nacidos ventilados mecánicamente. El NOi revirtió la vasoconstricción pulmonar hipóxica, y la vasodilatación máxima se produjo a dosis superiores a las 80 ppm. También detectaron que la vasodilatación provocada por el NOi durante la hipoxia no se vio atenuada por la acidosis respiratoria en este modelo. Berger *et al.* (39) investigaron los efectos del NOi sobre la vasodilatación pulmonar durante sepsis por estreptococos del grupo B en cerditos. El NOi a 150 ppm durante 30 minutos provocó una profunda vasodilatación pulmonar, pero se vinculó con aumentos fisiológicamente significativos en las concentraciones de metahemoglobina. Estudios de verificación realizados en otros modelos animales respaldan las observaciones de que el NOi es un vasodilatador pulmonar selectivo a dosis bajas (menores de 20 ppm) (40-42).

EVALUACIÓN INICIAL DE LOS NEONATOS A TÉRMINO PARA DETERMINAR LA ELECCIÓN DEL TRATAMIENTO CON ÓXIDO NÍTRICO INHALADO

Si bien los médicos cuentan con gran cantidad de materiales de referencia una vez que se ha arribado a un diagnóstico específico de hipoxemia en los neonatos a término, no se cuenta con un método para realizar la evaluación inicial de los neonatos cianóticos. En esta sección, se propone un método para evaluar a los neonatos hipoxémicos que podría ser útil para aclarar la etiología de la hipoxemia y para valorar la necesidad de administrar tratamiento con NOi (**Figura 32-3**).

Antecedentes

La evaluación de los neonatos cianóticos comienza con un método diseñado para evaluar la causa principal de la hipoxemia. La hipoxemia grave en los neonatos puede ser consecuencia de una enfermedad del parénquima pulmonar con desequilibrio o cortocircuito intrapulmonar,

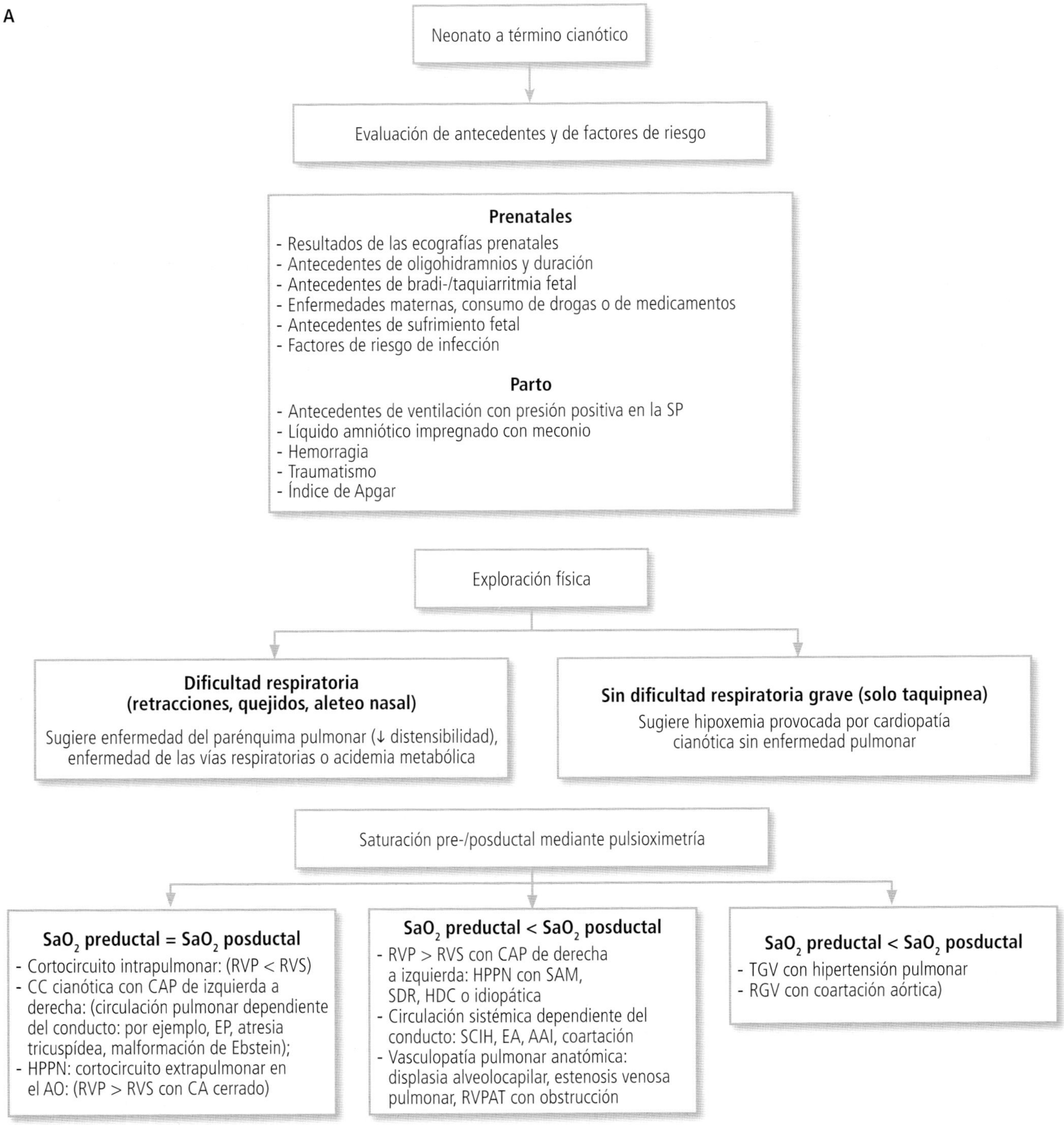

Figura 32-3. Método para la evaluación del tratamiento con óxido nítrico inhalado en neonatos cianóticos.

B

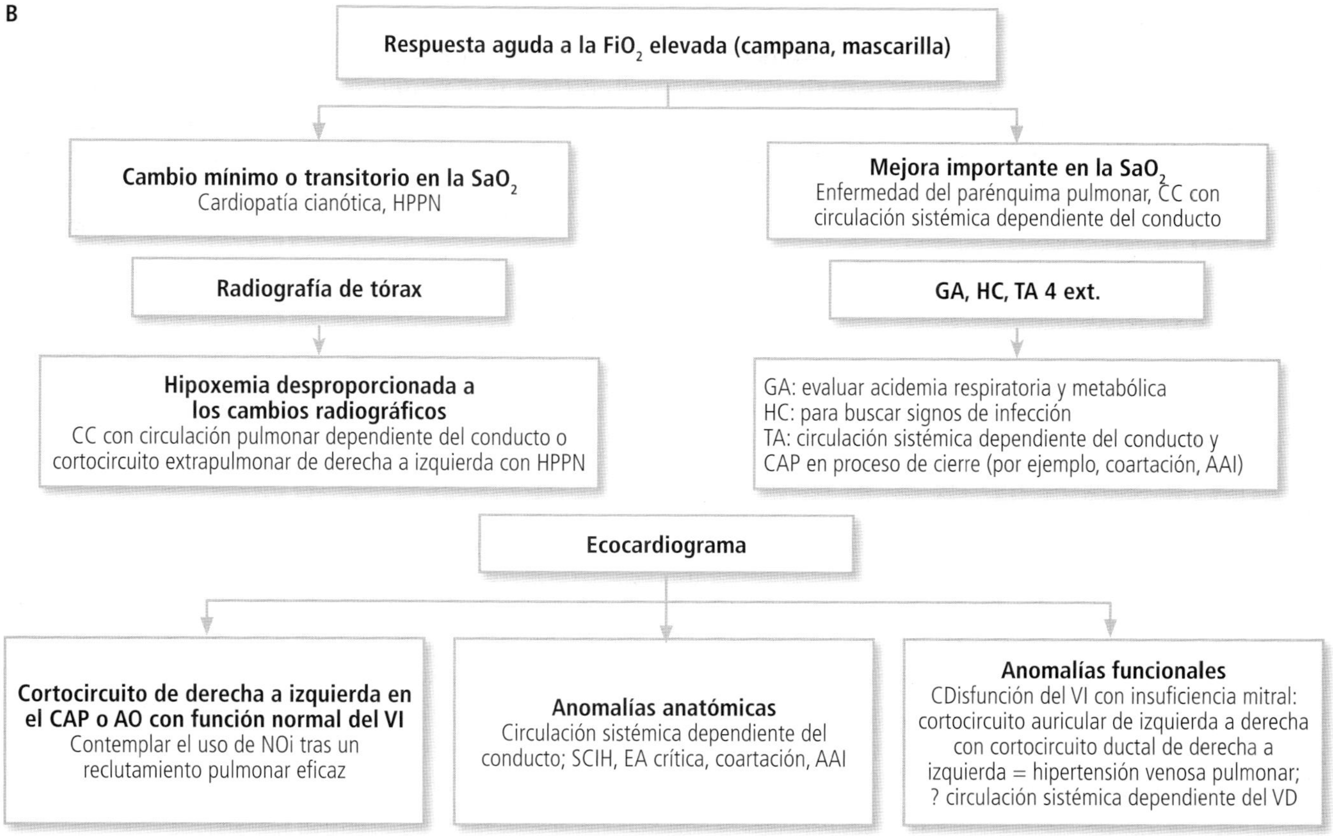

Figura 32-3. Método para la evaluación del tratamiento con óxido nítrico inhalado en neonatos cianóticos. (*Continuación*)
GA: gasometría arterial; EA: estenosis aórtica; HC: hemograma completo; HDC: hernia diafragmática congénita; CC: cardiopatía congénita; CA: conducto arterioso; SP: sala de partos; AO: agujero oval; SCIH: síndrome del corazón izquierdo hipoplásico; AAI: arco aórtico interrumpido; VI: ventrículo izquierdo; SAM: síndrome de aspiración meconial; CAP: conducto arterioso permeable; HPPN: hipertensión pulmonar persistente neonatal; EP: estenosis pulmonar; RVP: resistencia vascular pulmonar; SDR: síndrome de dificultad respiratoria; VD: ventrículo derecho; RVS: resistencia vascular sistémica; RVPAT: retorno venoso pulmonar anómalo total; TGV: transposición de grandes vasos; TA 4ext.: tensión arterial de las cuatro extremidades.

enfermedad vascular anatómica que provoca un cortocircuito extrapulmonar de derecha a izquierda (HPPN) o un cortocircuito anatómico de derecha a izquierda relacionado con una cardiopatía congénita. La evaluación debe comenzar con la valoración de los antecedentes y de los factores de riesgo de insuficiencia respiratoria hipoxémica. Los antecedentes relevantes pueden incluir los resultados de las ecografías prenatales. Las lesiones tales como una hernia diafragmática congénita (HDC) y una malformación adenomatosa quística congénita se diagnostican cada vez más de forma prenatal. Si bien muchas cardiopatías congénitas anatómicas pueden diagnosticarse durante el período prenatal, las anomalías vasculares (por ejemplo, la coartación aórtica o el retorno venoso pulmonar anómalo total) son más difíciles de diagnosticar mediante una ecografía prenatal. Un antecedente de un corazón estructuralmente normal observado mediante ecografía fetal debe confirmarse mediante un ecocardiograma del neonato cianótico (véase el **Capítulo 33**).

Otra información histórica que puede ser importante en la evaluación de los neonatos cianóticos incluye antecedentes de oligohidramnios grave y prolongado con hipoplasia pulmonar. La ausencia o la disminución pronunciada del movimiento fetal durante varios días y una frecuencia cardíaca fetal no reactiva desde el momento de la admisión pueden ser indicadores de hipoxia y acidosis fetal crónicas. La bradiarritmia o la taquiarritmia fetal prolongadas y la anemia grave (provocada por hemólisis, síndrome de transfusión fetofetal o hemorragia crónica) pueden provocar insuficiencia cardíaca congestiva, edema pulmonar y dificultad respiratoria. Las enfermedades maternas (como la diabetes sacarina), el consumo de medicamentos (por ejemplo, aspirinas o medicamentos que contengan antiinflamatorios no esteroides que provocan la constricción prematura del conducto arterioso, asociación de malformación de Ebstein con consumo materno de litio) o de drogas pueden contribuir al compromiso cardiopulmonar agudo en los neonatos. Los factores de riesgo de infección que provocan sepsis o neumonía deben tenerse en cuenta, incluida la rotura de bolsa prematura o prolongada, la taquicardia fetal, la leucocitosis materna, el dolor a la palpación en el útero y otros signos de infección intraamniótica.

Los acontecimientos durante el parto pueden arrojar indicios respecto de la etiología de la insuficiencia respiratoria hipoxémica en los neonatos. Por ejemplo, si se requiere ventilación con presión positiva en la sala de partos, aumenta el riesgo de neumotórax. Un antecedente de líquido amniótico impregnado con meconio, especialmente si hay meconio debajo de las cuerdas vocales, es la condición *sine qua non* del síndrome de aspiración meconial. El traumatismo al nacer (por ejemplo, fractura clavicular, lesión del nervio frénico) o la hemorragia fetomaterna o fetoplacentaria aguda pueden provocar dificultad respiratoria en el neonato.

Exploración física

La exploración física inicial arroja importantes pistas sobre la etiología de la cianosis. La dificultad respiratoria grave en los neonatos (retracciones, quejidos, aleteo nasal) sugiere la presencia de una enfermedad del parénquima pulmonar con disminución de la distensibilidad pulmonar. Sin embargo, es importante reconocer que la obstrucción de las vías respiratorias superiores (por ejemplo, la secuencia de Pierre Robin o la atresia de coanas) y la acidemia metabólica también pueden provocar insuficiencia respiratoria grave. Por el contrario, los neonatos que solo presentan cianosis o cianosis más taquipnea («taquipnea sin dificultad respiratoria») generalmente tienen una cardiopatía congénita cianótica, que suele ser transposición de los grandes vasos (TGV) o HPPN idiopática.

La presencia de un soplo cardíaco durante las primeras horas de vida es un signo importante en los neonatos con cianosis o dificultad respiratoria. En esos casos, es poco frecuente que los cortocircuitos de izquierda a derecha que suelen observarse (conducto arterioso permeable, defecto del tabique interauricular, defecto del tabique interventricular) produzcan un soplo audible, ya que la RVP sigue siendo elevada y se genera una turbulencia que es muy leve a lo largo del defecto. Un soplo que se escucha como un defecto del tabique interventricular durante las primeras horas de vida suele ser provocado por una insuficiencia tricuspídea (asociada con HPPN o asfixia del miocardio).

Interpretación de las mediciones de pulsioximetría

La interpretación de la saturación preductal (mano derecha) y posductal (miembro inferior) medida por pulsioximetría ofrece importantes pistas respecto de la etiología de la hipoxemia en los neonatos. El cortocircuito de derecha a izquierda a lo largo del conducto arterioso (pero no del agujero oval permeable) provoca una desaturación posductal (es decir, una diferencia mayor del 5 %). Sin embargo, es importante reconocer que la variabilidad en las lecturas de oximetría puede estar relacionada con diferencias en los dispositivos utilizados y puede verse afectada por la perfusión local. Si las mediciones de la SaO_2 preductal y posductal son equivalentes, esto sugiere que el conducto arterioso está permeable y que la RVP es subsistémica (es decir, que la hipoxemia es consecuencia de una enfermedad del parénquima pulmonar que cursa con cortocircuito intrapulmonar o de una cardiopatía cianótica que cursa con una circulación pulmonar dependiente del conducto), o bien que el conducto arterioso está cerrado (dejando de lado cualquier interpretación de la presión de la arteria pulmonar sin realizar un ecocardiograma). No es frecuente que el conducto arterioso se cierre durante las primeras horas de vida en presencia de presiones sistémicas o suprasistémicas en la arteria pulmonar.

La causa más frecuente de los gradientes en la oxigenación preductal y posductal es la RVP suprasistémica en casos de HPPN. Sin embargo, las lesiones que cursan con circulación sistémica dependiente del conducto (síndrome del corazón izquierdo hipoplásico, estenosis aórtica crítica, arco aórtico interrumpido, coartación) también pueden presentarse con desaturación posductal. Asimismo, las enfermedades vasculares pulmonares anatómicas (displasia alveolocapilar, estenosis venosa pulmonar, retorno venoso anómalo con obstrucción) pueden provocar una RVP suprasistémica con un cortocircuito de derecha a izquierda a lo largo del conducto arterioso y desaturación posductal.

Por último, la ocurrencia inusual de una SaO_2 preductal profundamente inferior en comparación con las mediciones posductales sugiere uno de dos diagnósticos: TGV con hipertensión pulmonar o TGV con coartación aórtica.

Análisis clínicos y estudios radiológicos

Uno de los estudios más importantes de la evaluación de los neonatos cianóticos es la radiografía de tórax, ya que puede demostrar los hallazgos clásicos del síndrome de dificultad respiratoria (broncogramas aéreos, granularidad difusa, hipoinsuflación), una enfermedad difusa del parénquima pulmonar en caso de neumonía, síndrome de aspiración meconial y HDC. Quizá la pregunta más importante para realizar al ver la radiografía de tórax es si la gravedad de la hipoxemia es desproporcionada a los cambios radiográficos (**Tabla 32-2**). En otras palabras, la hipoxemia grave, a pesar de la oxigenoterapia en ausencia de enfermedad grave del parénquima pulmonar, radioló-

Tabla 32-2. Mecanismos de la hipoxemia en los neonatos a término con insuficiencia respiratoria.

Mecanismo	Afecciones asociadas	Respuesta al oxígeno al 100 %
Alteraciones en la ventilación-perfusión (las relaciones elevadas indican un mayor espacio muerto; las relaciones bajas indican hipoventilación alveolar).	Aspiración meconial, líquido pulmonar retenido, enfisema pulmonar intersticial, efectos de la posición sobre el intercambio gaseoso (es decir, disminución de la ventilación en el pulmón dependiente).	PaO_2 ↑↑
Cortocircuito intrapulmonar de derecha a izquierda (= 0, sangre que atraviesa segmentos del pulmón no ventilados).	Atelectasias, ocupación intraalveolar (meconio, sangre), circulación colateral bronquial.	Leve cambio en la PaO_2.
Cortocircuito extrapulmonar de derecha a izquierda.	HPPN (cortocircuito de derecha a izquierda en el AO y el CA), cardiopatía cianótica.	Leve cambio en la PaO_2.

CA: conducto arterioso; AO: agujero oval; HPPN: hipertensión pulmonar persistente neonatal.

gicamente, sugiere la presencia de un cortocircuito extrapulmonar de derecha a izquierda (HPPN idiopática o cardiopatía cianótica). El diagnóstico de HPPN sin signos de enfermedad del parénquima pulmonar en la radiografía de tórax a veces se conoce como *HPPN con pulmón negro*.

Otras mediciones esenciales incluyen la gasometría arterial para determinar las tensiones de gases en sangre y el pH, un hemograma completo para detectar signos de infección y la medición de la tensión arterial en el brazo derecho y en un miembro inferior para determinar si existe obstrucción aórtica (arco aórtico interrumpido, coartación).

Respuesta a la oxigenoterapia

Una importante mejora en la SaO_2 (aumento al 100 %) con la administración de oxigenoterapia (oxígeno al 100% mediante campana, mascarilla o tubo endotraqueal) sugiere la presencia de un cortocircuito intrapulmonar o de un desequilibrio V/Q como consecuencia de una enfermedad pulmonar o de HPPN reactiva. La respuesta a la presión positiva continua en las vías respiratorias aplicada mediante mascarilla también permite discriminar entre una enfermedad pulmonar grave y otras causas de hipoxemia. La mayoría de los pacientes con HPPN tienen al menos una mejora transitoria en la oxigenación en respuesta a intervenciones como oxígeno inspirado elevado o ventilación mecánica. Si la SaO_2 preductal nunca alcanza el 100 %, la probabilidad de cardiopatía cianótica es alta.

Ecocardiograma

El ecocardiograma se ha convertido en una herramienta fundamental en el manejo clínico de la insuficiencia respiratoria hipoxémica en los neonatos. La evaluación ecocardiográfica inicial es importante para descartar una cardiopatía estructural que esté provocando la hipoxemia (por ejemplo, coartación aórtica, retorno venoso pulmonar anómalo total). Asimismo, es sumamente importante diagnosticar las lesiones cardíacas congénitas contra las cuales el tratamiento con NOi estarían contraindicadas. Además de las lesiones mencionadas, las cardiopatías congénitas que pueden presentarse con hipoxemia que no responde a concentraciones elevadas de oxígeno inspirado (es decir, dependientes de un cortocircuito de derecha a izquierda a lo largo del conducto arterioso) incluyen estenosis aórtica crítica, arco aórtico interrumpido y síndrome del corazón izquierdo hipoplásico. Disminuir la RVP con NOi en estos casos podría generar hipoperfusión sistémica y empeorar el curso de la enfermedad, además de demorar la confirmación de un diagnóstico definitivo.

La evaluación ecocardiográfica es un componente fundamental de la evaluación inicial y del tratamiento continuo de los neonatos hipoxémicos. No todos los neonatos a término hipoxémicos presentan signos ecocardiográficos de HPPN. Como se dijo anteriormente, la hipoxemia puede ser consecuencia de un cortocircuito intrapulmonar de derecha a izquierda o de alteraciones relacionadas con una enfermedad pulmonar grave. En casos inusuales, el cortocircuito de derecha a izquierda puede ocurrir en vasos colaterales pulmonares hacia circulación sistémica. Sin embargo, el cortocircuito extrapulmonar de derecha a izquierda en el agujero oval o en el conducto arterioso (HPPN) también complica la insuficiencia respiratoria hipoxémica y debe evaluarse para determinar el tratamiento inicial y evaluar la respuesta a este.

La HPPN se define mediante la determinación ecocardiográfica de la mezcla venoarterial extrapulmonar (cortocircuito de derecha a izquierda en el agujero oval o en el conducto arterioso), no simplemente con signos de RVP (es decir, la RVP elevada sin cortocircuito extrapulmonar no provoca hipoxemia de manera directa). Los signos ecocardiográficos sugestivos de hipertensión pulmonar (por ejemplo, aumento de los intervalos del tiempo sistólico del ventrículo derecho, aplanamiento del tabique) resultan menos útiles (**Tabla 32-3**).

Tabla 32-3. Hallazgos ecocardiográficos en casos de hipertensión pulmonar persistente neonatal.

Medición	Hallazgos en la HPPN
Cálculo de la presión de la AP utilizando un cálculo mediante Doppler de la eyección de la insuficiencia tricuspídea: $4(V^2)$ + PVC, en donde *V* es la velocidad máxima de la eyección de la insuficiencia tricuspídea (en m/s) y PVC es la presión venosa central.	Presión elevada en la AP calculada de manera confiable (mm Hg); comparar con la presión sistémica simultánea.
Dirección del cortocircuito del CAP (mediante Doppler pulsado y a color).	Cortocircuito de derecha a izquierda o bidireccional en el CAP.
Dirección del cortocircuito auricular (mediante Doppler pulsado y a color).	Cortocircuito de derecha a izquierda o bidireccional a través del AOP.

AP: arteria pulmonar; CAP: conducto arterial permeable; AOP: agujero oval permeable; HPPN: hipertensión pulmonar persistente neonatal.

Las mediciones de los cortocircuitos auriculares y ductales mediante Doppler ofrecen información esencial al tratar a un neonato con insuficiencia respiratoria hipoxémica. Por ejemplo, un cortocircuito de izquierda a derecha en el agujero oval y en el conducto arterioso con hipoxemia grave sugiere un cortocircuito intrapulmonar predominante, y las intervenciones deben dirigirse a optimizar la insuflación pulmonar.

Por último, las mediciones ecocardiográficas pueden usarse para predecir o interpretar la respuesta o la falta de respuesta a distintos tratamientos. Por ejemplo, en presencia de disfunción ventricular izquierda grave con hipertensión pulmonar, la vasodilatación pulmonar por sí sola puede ser ineficaz para mejorar la oxigenación. Los hallazgos ecocardiográficos en este caso incluyen cortocircuito ductal de derecha a izquierda (provocado por RVP suprasistémica) e insuficiencia mitral con cortocircuito auricular de izquierda a derecha. En este caso, los intentos por disminuir la RVP deben estar acompañados por tratamientos específicos para aumentar la función cardíaca y disminuir la poscarga del ventrículo izquierdo.

Esta variedad de hallazgos sugiere que la disfunción del ventrículo izquierdo puede contribuir a la hipertensión venosa pulmonar, como sucede en la insuficiencia cardíaca congestiva. En estos casos, la vasodilatación pulmonar por sí sola (sin mejorar la función cardíaca) no producirá una mejora sostenida en la oxigenación. La evaluación ecocardiográfica integral ofrecerá información muy útil sobre la fisiopatología de base y ayudará a orientar el curso del tratamiento.

La evaluación ecocardiográfica inicial determina tanto las causas estructurales como funcionales (por ejemplo, un cortocircuito extrapulmonar de derecha a izquierda en casos de HPPN, función del ventrículo izquierdo) que causan la hipoxemia. El ecocardiograma en serie es importante para determinar la respuesta a las intervenciones (por ejemplo, a los vasodilatadores pulmonares) y para reevaluar casos en los que las intervenciones específicas no han provocado una mejora o han resultado en un deterioro clínico progresivo. Por ejemplo, en un paciente con un cortocircuito extrapulmonar de derecha a izquierda y una enfermedad pulmonar grave, la vasodilatación pulmonar podría revertir la mezcla venosa de derecha a izquierda con una leve mejora en la oxigenación sistémica. Estas observaciones ponen de manifiesto el aporte tan importante del cortocircuito intrapulmonar a la hipoxemia (véase también el análisis en el **Capítulo 26**).

QUIÉNES DEBERÍAN RECIBIR TRATAMIENTO

En la **Tabla 32-4**, se brindan pautas para el uso del NOi.

Tabla 32-4. Pautas para el uso del óxido nítrico inhalado.

Perfil del paciente: neonato a término o casi a término de 34 semanas de gestación o más durante la primera semana de vida, con signos ecocardiográficos de cortocircuito extrapulmonar de derecha a izquierda y un IO mayor de 25 tras un reclutamiento pulmonar eficaz.
Dosis inicial: 20 ppm.
Monitoreo de la metahemoglobinemia: monitorear el porcentaje de metahemoglobina mediante cooximetría dentro de las 4 horas del inicio del tratamiento con NOi y en intervalos de 24 horas.
Duración del tratamiento: generalmente, menos de 5 días.
Interrupción: FiO_2 menor de 0,60 con un aumento de menos de 0,15 tras la interrupción.
Disponibilidad de ECMO: si se utiliza en un centro que no cuenta con ECMO, debe coordinarse la continuación del tratamiento con NOi durante el traslado.

ECMO: oxigenación por membrana extracorpórea; NOi: óxido nítrico inhalado; IO: índice de oxigenación.

Enfermedades

Debido a sus efectos vasodilatadores pulmonares selectivos, el tratamiento con NOi es un complemento importante para los tratamientos disponibles para los neonatos a término con insuficiencia respiratoria hipoxémica. Sin embargo, la insuficiencia respiratoria hipoxémica en los neonatos a término representa un grupo heterogéneo de trastornos, y se han descrito claramente las respuestas específicas de cada enfermedad (3).

Diversas alteraciones fisiopatológicas contribuyen a la hipoxemia en los neonatos, incluida disfunción cardíaca, anomalías de las vías respiratorias y del parénquima pulmonar, y trastornos de la vasculatura pulmonar. En algunos neonatos con insuficiencia respiratoria hipoxémica, predomina un solo mecanismo (por ejemplo, un cortocircuito extrapulmonar de derecha a izquierda en la HPPN idiopática), pero lo más frecuente es que varios de estos mecanismos contribuyan a la hipoxemia. Por ejemplo, en un neonato con síndrome de aspiración meconial, el meconio puede obstruir algunas vías respiratorias, disminuir las relaciones V/Q y aumentar el cortocircuito intrapulmonar. Otros segmentos pulmonares pueden estar hiperventilados en relación con la perfusión y aumentar el espacio muerto fisiológico. Además, el mismo paciente puede tener hipertensión pulmonar grave con cortocircuito extrapulmonar de derecha a izquierda en el conducto arterioso y en el agujero oval. No solo la superposición de estos mecanismos complica el manejo clínico, sino que los cambios dependientes del tiempo en el aporte relativo de cada mecanismo a la hipoxemia requieren una vigilancia continua a medida que progresa la enfermedad. Por lo tanto, comprender el aporte relativo de estas distintas causas de hipoxemia se torna sumamente importante a medida que se amplía el repertorio de opciones terapéuticas.

Teniendo en cuenta el papel importante de la enfermedad del parénquima pulmonar en muchos casos de HPPN, la vasodilatación pulmonar farmacológica por sí sola no se esperaría que provoque una mejora clínica sostenida. Los efectos del NOi pueden ser deficientes si el volumen pulmonar disminuye debido a una enfermedad del parénquima pulmonar (43). Las atelectasias y la enfermedad de los espacios aéreos (por ejemplo, neumonía, edema pulmonar) disminuirán la administración eficaz del NOi a su lugar de acción en las unidades pulmonares terminales, y la RVP aumentará a volúmenes pulmonares superiores e inferiores a la capacidad residual funcional. En la HPPN asociada con una enfermedad del parénquima pulmonar heterogénea («en parches»), el NOi puede ser eficaz para optimizar el equilibrio ventilación-perfusión al provocar preferencialmente la vasodilatación dentro de las unidades pulmonares bien ventiladas. Los efectos del NOi sobre el equilibrio ventilación-perfusión parecen ser óptimos a dosis bajas (menores de 20 ppm) (18, 19). Sin embargo, en casos complicados por una enfermedad del parénquima pulmonar homogénea (difusa) e hipoinsuflación, la hipertensión pulmonar puede exacerbarse debido a los efectos mecánicos adversos de la hipoinsuflación sobre la RVP. En este caso, el tratamiento eficaz de la enfermedad pulmonar de base es fundamental (y, a veces, suficiente) para resolver la hipertensión pulmonar que la acompaña (**Figura 32-4**).

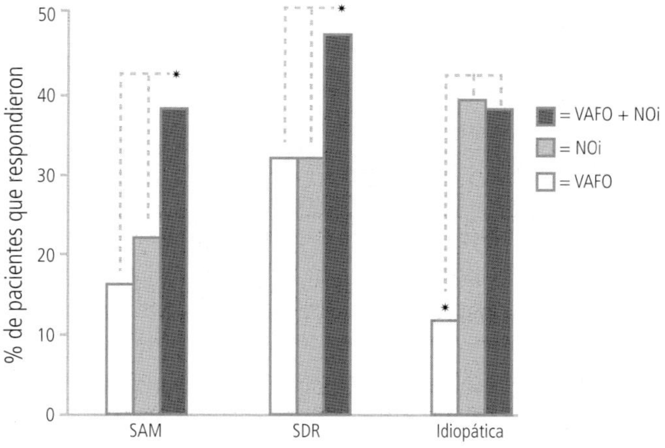

Figura 32-4. Efectos del tratamiento combinado con ventilación de alta frecuencia oscilatoria (VAFO) y óxido nítrico inhalado (NOi) en neonatos a término con hipertensión pulmonar persistente neonatal (HPPN). La VAFO aumenta la respuesta al NOi en los neonatos con HPPN y enfermedad del parénquima pulmonar.
SAM: síndrome de aspiración meconial; SDR: síndrome de dificultad respiratoria.

Criterios clínicos

Edad gestacional y posnatal

Las pruebas obtenidas a partir de ensayos clínicos justifican el uso de NOi en neonatos prematuros tardíos (de más de 34 semanas de gestación) y a término (7, 8). El uso de NOi en neonatos de menos de 34 semanas de gestación sigue estando en etapa de investigación. Los ensayos clínicos sobre el uso de NOi en neonatos han incorporado el tratamiento con ECMO como un criterio de valoración. La mayoría de los pacientes ingresaron a los ensayos durante los primeros días de vida. Si bien uno de los ensayos fundamentales empleado para respaldar la solicitud de nuevo fármaco para el tratamiento con NOi admitía como criterio de inclusión una edad posnatal de hasta 14 días, la edad promedio al momento del ingreso a ese estudio fue de 1,7 días (7). Actualmente, los ensayos clínicos justifican el uso de NOi antes del tratamiento con ECMO, por lo general durante la primera semana de vida. Sin embargo, la experiencia clínica sugiere que el NOi puede ser beneficioso como tratamiento complementario después de la ECMO en pacientes con hipertensión pulmonar persistente (por ejemplo, HDC). Por lo tanto, la edad por sí misma no debería definir la duración del tratamiento en casos en los que el tratamiento prolongado podría ser beneficioso.

Gravedad de la enfermedad

Los estudios justifican el uso del NOi en los neonatos que presentan insuficiencia respiratoria hipoxémica con signos de HPPN y que requieren ventilación mecánica y elevadas concentraciones de oxígeno inspirado. El criterio más frecuente que se utiliza es el índice de oxigenación (IO). Si bien los ensayos clínicos suelen permitir el ingreso de pacientes con IO superiores a 25, el IO medio al ingreso al estudio en los ensayos multicéntricos fue de aproximadamente 40 (3, 7). Aún no queda claro si los neonatos con hipoxemia menos grave se beneficiarían del tratamiento con NOi. Davidson *et al.* (6) informó un ensayo clínico controlado en el cual el IO promedio al ingreso al estudio fue de 49. Sin embargo, a diferencia de otros ensayos clínicos, el tratamiento con NOi en este estudio no disminuyó el uso de ECMO. Además, si bien los criterios de ingreso a este ensayo incluían evidencias ecocardiográficas de hipertensión pulmonar, solo el 9 % de los pacientes presentaban evidencias clínicas de cortocircuito ductal de derecha a izquierda. Debido al mecanismo de acción del NOi como vasodilatador pulmonar selectivo, es probable que la mejora aguda en la oxigenación producida por la disminución en la RVP y en el cortocircuito extrapulmonar de derecha a izquierda, sea más predictiva de una mejoría clínica (7). Konduri *et al.* pusieron a prueba la hipótesis de que el tratamiento de neonatos con insuficiencia respiratoria hipoxémica menos grave (IO de 15 a 25) con NOi mejoraría lo resultados (44). Sin embargo, no detectaron diferencias en la necesidad de ECMO ni en la mortalidad con el inicio precoz frente a tardío del tratamiento con NOi. Estudios multicéntricos más recientes sugieren que las indicaciones para el tratamiento con NOi pueden incluir un IO superior a 25 con pruebas ecocardiográficas de cortocircuito extrapulmonar de derecha a izquierda.

Estrategias terapéuticas

Administración de óxido nítrico durante la ventilación mecánica

Los primeros estudios sobre el tratamiento con NO en los neonatos utilizaron reguladores simples de dos pasos con medidores de bajo flujo que se ajustaban manualmente para administrar flujos muy bien reguladas de NO hacia el circuito de respiradores neonatales de flujo continuo. El monitoreo del NO/NO_2 se realizaba utilizando analizadores de quimioluminiscencia (2). Esta configuración era económica y confiable, pero no contaba con un sistema de alarma para detectar si el gas administrado era demasiado alto o bajo. Al momento de redacción de esta obra, el gas para tratamiento con NO en los Estados Unidos lo suministra un solo fabricante (Ikaria, Madison, Wisconsin [EE. UU.]) y se utiliza con un solo sistema de administración.

El sistema de administración INOvent utiliza un sensor integrado para detectar el flujo de gas a través del circuito del respirador y un controlador de flujo másico para administrar el NO gaseoso y lograr la concentración deseada de NO. Este dispositivo permite lograr una administración estable de NO en los sistemas de ventilación que no utilizan flujo continuo durante todo el ciclo inspiratorio y espiratorio. El rango de administración de NO es de 0 a 80 ppm, y el sistema incluye alarmas de NO/NO_2 que utilizan sensores electroquímicos. Este dispositivo también cuenta con una unidad de administración manual de NOi para utilizar durante la ventilación con ambú.

Dosis

Los primeros estudios sobre el tratamiento con NOi en neonatos a término informaron dosis iniciales que oscilaban entre las 80 (1) y las 6 a las 20 ppm (2). La justificación de las dosis empleadas en estos ensayos clínicos se basó en concentraciones que previamente se habían confirmado como eficaces en experimentos con animales realizados por los mismos investigadores (11, 38). Roberts *et al.* (1) informaron que la inhalación breve (30 minutos) de NO a 80 ppm mejoró la oxigenación en pacientes con HPPN, pero que esta respuesta se sostuvo solo en un paciente después de interrumpir la administración de NO. En el segundo informe, la mejora rápida en la oxigenación en los neonatos con HPPN grave también quedó demostrada, pero se logró a dosis más bajas (20 ppm) durante 4 horas (2). Este estudio también informó que disminuir la dosis del NOi a 6 ppm durante todo el tratamiento logró una mejora sostenida en la oxigenación. La eficacia relativa del NOi a baja dosis para mejorar la oxigenación en pacientes con HPPN grave quedó corroborada por un estudio realizado por Finer *et al.* (45). La mejora aguda en la oxigenación lograda durante el tratamiento no difirió según las dosis de NOi, que oscilaron entre las 5 y las 80 ppm.

Estos estudios clínicos y de laboratorio fijaron los límites para confeccionar las pautas posológicas de NOi para los posteriores ensayos clínicos aleatorizados en neonatos (3-5). Aumentar la dosis a 40 ppm no suele mejorar la oxigenación en los pacientes que no responden a la dosis inferior de 20 ppm (3). La dosis inicial en el Estudio sobre óxido nítrico inhalado neonatal (NINOS) fue de 20 ppm, pero se aumentaba a 80 ppm si la mejora en la PaO_2 era menor a 20 mm Hg (7). En este estudio, solo 3 (6 %) de 53 neonatos que tuvieron una baja respuesta a las 20 ppm presentaron un aumento en la PaO_2 superior a 20 mm Hg al recibir 80 ppm de NOi. Con el diseño de este estudio, no podría haberse determinado si se hubiera producido un aumento progresivo en la PaO_2 con una exposición continua a 20 ppm. Roberts *et al.* (4) iniciaron el tratamiento con 80 ppm de NO y, luego, disminuyeron gradualmente la concentración si mejoraba la oxigenación; por lo tanto, no pudieron evaluarse los efectos de una dosis inicial menor de NOi, y no se evaluaron los efectos con el uso de ECMO.

Davidson *et al.* evaluaron los efectos de la exposición sostenida a diferentes dosis de NOi en distintos grupos terapéuticos de neonatos (6). Estos investigadores informaron los resultados de un ensayo aleatorizado, controlado y de respuesta a la dosis en neonatos a término con insuficiencia respiratoria hipoxémica. En este estudio, los pacientes fueron asignados al azar a recibir tratamiento con 0 (placebo), 5, 20 u 80 ppm de NO. Cada dosis de NOi mejoró la oxigenación, en comparación con el placebo, pero no hubo una diferencia en las respuestas entre los grupos. Sin embargo, a 80 ppm, la metahemoglobina (concentraciones en sangre mayores del 7 %) estuvo presente en 13 (35 %) de 37 pacientes, y se informaron concentraciones elevadas de NO_2 inspirado (superiores a 3 ppm) en 7 (19 %) de 37 pacientes. Por lo tanto, el NOi a una dosis de 80 ppm no resultó ser más eficaz para mejorar la oxigenación que 5 o 20 ppm y estuvo relacionado con efectos adversos.

Las evidencias disponibles respaldan el uso de dosis de NOi a partir de las 20 ppm en los neonatos a término con HPPN, ya que esta estrategia disminuyó el uso de ECMO sin un aumento en la incidencia de efectos adversos. Si bien las exposiciones breves a dosis más elevadas (40 a 80 ppm) parecen ser seguras, el tratamiento sostenido con 80 ppm de NO aumenta el riesgo de metahemoglobinemia.

Duración del tratamiento

En ensayos multicéntricos sobre el tratamiento con NOi, la duración típica del tratamiento fue de menos de 5 días, un plazo similar al de la resolución clínica de la HPPN. Sin embargo, se producen excepciones individuales, en particular en casos de hipoplasia pulmonar (46). Si se requiere NOi durante más de 5 días, deben investigarse otras causas de hipertensión pulmonar (por ejemplo, displasia capilar alveolar), en particular si la interrupción del NOi produce elevaciones suprasistémicas de la presión de la arteria pulmonar medida por ecocardiografía. En nuestra práctica en terapia intensiva, interrumpimos la administración de NOi si la FiO_2 es menor de 0,60 y la PaO_2 es mayor de 60, sin signos de hipertensión pulmonar por rebote o de un aumento en la FiO_2 superior al 15 % tras el retiro del NOi.

En el período previo al surgimiento del NOi, existían dudas respecto de demorar la ECMO si se prolongaba el tratamiento convencional. Sin embargo, estos datos retrospectivos no representan cambios reales en las estrategias terapéuticas, que incluyen respiradores más nuevos y tratamiento con surfactante exógeno. Asimismo, el menor uso de la ECMO con el tratamiento con NOi en ensayos controlados multicéntricos más recientes no se ha vinculado con un aumento de la incidencia de enfermedades pulmonares crónicas (7). En el ensayo más reciente al momento de redacción de esta obra, el tratamiento con NOi se vinculó con mejores resultados pulmonares (8). No se cuenta con datos controlados para determinar la duración máxima segura del tratamiento con NOi.

Retiro gradual

Tras lograr una mejora en la oxigenación con el inicio del tratamiento con NOi, las estrategias de disminución gradual de la dosis de NOi adquieren importancia. Se han utilizado diversos métodos, y se han observado pocas diferencias hasta la interrupción final del tratamiento con NOi. En un estudio, el NOi se redujo de 20 a 6 ppm tras 4 horas de tratamiento sin cambios agudos en la oxigenación. En otro ensayo, el NOi se redujo de manera gradual hasta 1 ppm sin cambios en la oxigenación (47). El retiro gradual del NOi provoca diferentes consecuencias fisiológicas en comparación con la discontinuación del tratamiento con NOi (véase el análisis a continuación).

Discontinuación del tratamiento con óxido nítrico inhalado

Los primeros ensayos clínicos informaron disminuciones en la oxigenación y aumentos en la RVP rápidos y, a veces, drásticos tras la interrupción abrupta del NOi durante el tratamiento prolongado (15). Estas respuestas suelen ser leves y transitorias, y muchos pacientes con disminución de la oxigenación tras la interrupción del NOi responden a elevaciones breves de la FiO_2 y a la observación estricta. En los pacientes con una necesidad persistente de tratamiento con mayores concentraciones de oxígeno inspirado o una mayor hipertensión pulmonar tras la interrupción del NOi, reanudar el tratamiento con NOi generalmente provocará una mejoría clínica rápida. La experiencia clínica con pacientes en el período posquirúrgico de una intervención cardíaca sugiere que los niños con una mayor presión de la arteria pulmonar al momento de la interrupción del NOi pueden presentar un mayor riesgo de sufrir efectos hemodinámicos adversos. En general, esta respuesta, llamada «rebote», parece disminuir con el tiempo tras un tratamiento más prolongado. Sin embargo, la interrupción del NOi puede vincularse con elevaciones potencialmente mortales de la RVP, desaturación profunda e hipotensión sistémica debido a la disminución del gasto cardíaco.

Los mecanismos que contribuyen a estos efectos «rebote» son inciertos, pero incluyen distintos factores. En primer lugar, el NO exógeno puede disminuir la producción de NO endógeno, lo cual contribuye de manera directa a la gravedad del vasoespasmo tras la interrupción del NOi. Por ejemplo, la exposición de ratas adultas normales al NOi (40 ppm) durante 2 días potenció la respuesta presora a la angiotensina II y a la hipoxia, y disminuyó de manera selectiva la vasodilatación dependiente del endotelio (48). Esta respuesta también se produjo a dosis bajas de NOi (1 ppm) y se revirtió después de interrumpirlo durante 8 horas. Debido a que el contenido de la proteína endotelial NO-sintasa (NOS) permaneció inalterable, estos autores especularon con que el NOi disminuyó la actividad de la NOS mediante un mecanismo alternativo. En segundo lugar, la menor sensibilidad vascular al NO debido a alteraciones en otros componentes de la vía NO-GMPc, como la disminución en la actividad de la guanilato-ciclasa soluble o el aumento en la actividad de la fosfodiesterasa (PDE5), puede contribuir al vasoespasmo tras la interrupción del NO. Por ejemplo, en un estudio prospectivo de pacientes en período posquirúrgico tras una intervención cardíaca con importantes cambios hemodinámicos tras la interrupción del NOi, el dipiridamol (un inhibidor de la PDE de tipo V mediante GMPc) inhibió los efectos adversos de la interrupción aguda del NOi (49). Estos hallazgos llevaron a la especulación de que el dipiridamol podría sostener el contenido muscular de GMPc y de que la actividad persistente de la PDE5 podría contribuir a la hipertensión pulmonar por rebote tras la interrupción del NOi.

Como alternativa, el aumento en la RVP y la disminución en la oxigenación tras la interrupción del NOi podría simplemente representar la presencia de una vasculopatía pulmonar de base más grave, con pérdida del efecto terapéutico del NOi. El aumento del flujo en la circulación pulmonar hacia el lecho vascular hipertenso, con menor actividad de la NOS podría aumentar las respuestas miogénicas o estimular los productos vasoconstrictores (como la endotelina) que aumentan el tono muscular (50). El aumento repentino en la presión de la arteria pulmonar tras el retiro rápido del tratamiento con vasodilatadores no es exclusivo del NOi; se ha observado en otros ámbitos clínicos, como la interrupción de las prostaciclinas en los adultos con hipertensión pulmonar primaria y en pacientes que están en período posquirúrgico tras una intervención cardíaca.

Monitoreo

Las primeras experiencias sugieren que el monitoreo estricto de la concentración de NO y de NO_2 debe realizarse con dispositivos de quimioluminiscencia. Actualmente, queda claro que la concentración de NO_2 sigue siendo baja a dosis de NOi administradas dentro de los rangos recomendados y que los dispositivos electroquímicos son confiables. Los sistemas actuales utilizan celdas electroquímicas y parecen ser confiables si se utilizan correctamente. Sin embargo, el tiempo de respuesta de los sensores electroquímicos es relativamente bajo, y estos dispositivos no son precisos si se busca medir cambios agudos en las concentraciones de NO.

La metahemoglobinemia se produce después de la exposición a concentraciones elevadas de NOi (80 ppm) (6). (Como no hay una ventaja comprobada del NOi a esta dosis elevada, no se recomienda esta concentración). Esta complicación no se ha informado con dosis menores de NOi (menores de 20 ppm). Como la deficiencia de metahemoglobina reductasa puede producirse de manera impredecible, es razonable medir las concentraciones metahemoglobina por cooximetría dentro de las 4 horas del inicio del tratamiento con NOi y, luego, a intervalos de 24 horas.

Ventilación mecánica

Junto con el tratamiento con NOi, han surgido otras estrategias terapéuticas para el manejo de los neonatos a término con insuficiencia respiratoria hipoxémica. Teniendo en cuenta el importante papel de la enfermedad del parénquima pulmonar en trastornos específicos como la HPPN, la vasodilatación pulmonar farmacológica por sí sola no se espera que produzca una mejoría clínica sostenida en muchos casos (14). Asimismo, los pacientes que no responden al NOi pueden presentar una mejora importante en la oxigenación solo con una correcta insuflación pulmonar (23). Las elevadas tasas de éxito logradas en los primeros estudios fueron gracias a la demora del tratamiento del NOi hasta realizar intentos intensivos de optimizar la ventilación y la insuflación pulmonar mediante ventilación mecánica. Estos primeros estudios demostraron que los efectos del NOi podrían ser deficientes si el volumen pulmonar disminuye en relación con la enfermedad del parénquima pulmonar, por distintos motivos. En primer lugar, las atelectasias y la enfermedad de los espacios aéreos (neumonía, edema pulmonar) podrían disminuir la administración eficaz de NOi a su lugar de acción en las unidades pulmonares terminales. En segundo lugar, en casos complicados por una enfermedad pulmonar grave e hipoinsuflación, la hipertensión pulmonar podría estar exacerbada debido a los efectos mecánicos adversos de la hipoinsuflación sobre la RVP. En tercer lugar, debe prestarse atención para minimizar la hiperinsuflación y evitar la presión positiva teleespiratoria inadvertida y el atrapamiento aéreo que podrían elevar la RVP debido a la compresión vascular. Esto comúnmente complica el tratamiento de neonatos con enfermedades pulmonares asimétricas u obstrucción de las vías respiratorias, tal como se observa en el síndrome de aspiración meconial.

En los neonatos con enfermedades pulmonares graves, la ventilación de alta frecuencia oscilatoria (VAFO) se utiliza frecuentemente para optimizar la insuflación pulmonar y minimizar el daño pulmonar (véase el **Capítulo 22**) (51). En los estudios clínicos piloto que utilizaron NOi, detectamos que la combinación de VAFO y NOi produjo la mayor mejora en la oxigenación en algunos neonatos que tenían HPPN grave complicada por enfermedad difusa del parénquima pulmonar e hipoinsuflación (por ejemplo, síndrome de dificultad respiratoria, neumonía) (52, 53). Un ensayo aleatorizado multicéntrico demostró que el tratamiento con VAFO + NOi generalmente resulta exitoso en pacientes que no responden a la VAFO sola o al NOi con ventilación mecánica convencional contra la HPPN grave, y las diferencias en las respuestas se debieron a la enfermedad específica vinculada con los trastornos complejos de la HPPN (3) (véase la **Figura 32-4**). Para los pacientes con HPPN complicada por enfermedad pulmonar grave, las tasas de respuesta a la VAFO + NOi fueron mejores que con la VAFO sola o el NOi con ventilación mecánica. Por el contrario, en los pacientes sin enfermedad grave del parénquima pulmonar, tanto el NOi como la VAFO + NOi resultaron más eficaces que la VAFO sola. Esta respuesta al tratamiento combinado con VAFO + NOi probablemente refleja tanto una mejora en el cortocircuito intrapulmonar en pacientes con enfermedad pulmonar grave y HPPN (utilizando una estrategia diseñada para reclutar y sostener el volumen pulmonar, en lugar de hiperventilar) como una mayor administración del NO a su lugar de acción. Si bien el NOi puede ser un tratamiento eficaz contra la HPPN, debe contemplarse solo como parte de una estrategia clínica integral que aborde con precaución la enfermedad del parénquima pulmonar, la función cardíaca y la hemodinámica sistémica.

PAPEL DEL ÓXIDO NÍTRICO INHALADO EN LOS NEONATOS CON HERNIA DIAFRAGMÁTICA CONGÉNITA

La HDC es un síndrome complejo que provoca insuficiencia respiratoria hipoxémica grave y que se vincula con una elevada tasa de mortalidad (54). En la mayoría de los neonatos más gravemente afectados, la HDC se caracteriza por hipoplasia pulmonar, hipertensión pulmonar con anomalías vasculares estructurales y funcionales, y alteraciones en la función cardíaca.

El NOi se consideraba un tratamiento prometedor contra la hipertensión pulmonar aguda en casos de HDC, y el primer informe sobre el uso de NOi en neonatos con HDC sugería que la mejora precoz y aguda en la oxigenación era posible si, primero, se lograba una correcta insuflación pulmonar (55). Sin embargo, el ensayo controlado aleatorizado de mayor envergadura sobre el tratamiento precoz con NOi en pacientes con HDC no encontró diferencias en el criterio de valoración combinado de muerte o ECMO entre los neonatos tratados con NOi y los de control (56). Asimismo, en este ensayo, el uso de ECMO fue superior en el grupo de los neonatos tratados con NOi. En retrospectiva, esta observación quizá era predecible, ya que una perturbación fisiológica que suele pasarse por alto y que es provocada por la HDC es la disfunción sistólica y diastólica grave del ventrículo izquierdo (VI) al principio del tratamiento. En estos casos, la vasodilatación pulmonar con NOi podría no aportar ningún beneficio. De hecho, disminuir la RVP y aumentar la precarga en un ventrículo izquierdo incapaz de responder con un mayor volumen sistólico podría ser perjudicial y empeorar la hipertensión venosa pulmonar. Asimismo, algunos pacientes con HDC y disfunción grave del VI realmente se benefician debido a la hipertensión pulmonar, ya que permite que el ventrículo derecho funcione como una bomba sistémica mediante el aporte del cortocircuito ductal de derecha a izquierda (en los casos más extremos, de manera similar al síndrome de corazón izquierdo hipoplásico). Por lo tanto, los pacientes con HDC grave no responden bien como grupo. Las evidencias disponibles sugieren que el tratamiento con NOi en pacientes con HDC no debe usarse de forma rutinaria; por el contrario, su uso debe limitarse a pacientes con RVP suprasistémica después de lograr una insuflación pulmonar óptima y de demostrar una correcta función del VI (es decir, sin circulación sistémica dependiente del conducto).

Sin embargo, claramente el NOi desempeña un papel en el tratamiento de la hipertensión pulmonar (HP) tardía en los pacientes con HDC. Por lo general, la HP clínicamente evidente y demorada o tardía requiere ventilación mecánica prolongada, un segundo curso de ECMO o genera la muerte del paciente (57-61). La HP tardía en los neonatos con HDC resulta clínicamente evidente cuando la RVP se torna suprasistémica, con una mezcla de sangre venoarterial de derecha a izquierda a través del agujero oval o del conducto arterioso, lo cual genera hipoxemia. Sin embargo, los niveles suprasistémicos de RVP pueden enmascararse durante el tratamiento con ECMO o iNO y únicamente pueden determinarse mediante la medición directa en la arteria pulmonar o mediante ecocardiografía. Asimismo, algunos neonatos con HDC pueden tener anomalías vasculares pulmonares persistentes a pesar de presentar mejoras importantes en la función respiratoria y requerir tratamiento con vasodilatadores para disminuir la RVP incluso cuando ya no requieren ventilación mecánica. Por lo tanto, tratar a medida la HP tardía puede ser un método eficaz para disminuir la mortalidad en un subconjunto de neonatos con HDC (62).

EL NEONATO PREMATURO

Los primeros informes sobre el tratamiento con NOi en neonatos prematuros con HP demostraron una mejora importante en la oxigenación provocada por el tratamiento eficaz de la HP grave y la resolución del cortocircuito extrapulmonar de derecha a izquierda (63). La mejora también se observó en otros neonatos prematuros con insuficiencia respiratoria grave (64, 65). Luego, varios ensayos controlados aleatorizados (ECA) confirmaron la mejora aguda en la oxigenación provocada por el tratamiento con NOi. Sin embargo, en contraste con los efectos directos de vasodilatación pulmonar del NOi, el énfasis de los estudios publicados más recientemente fueron los posibles beneficios de la administración prolongada de NOi sobre el desarrollo del parénquima y la vasculatura pulmonares (66).

En los neonatos prematuros, el NOi puede usarse para el tratamiento agudo de la HPPN grave (como en los neonatos a término) y de la HP crónica en evolución o la DBP confirmada, o bien para la prevención de la DBP. Varias series de casos han informado mejoras en la oxigenación y menores tasas de HP —según parámetros ecocardiográficos— en neonatos prematuros con insuficiencia respiratoria hipoxémica aguda e HPPN. Por lo general, los neonatos que recibieron tratamiento presentaron evoluciones complicadas por sospecha de hipoplasia pulmonar debido a la rotura prematura y prolongada de membranas que produjo oligohidramnios. En otros estudios, el tratamiento con NOi disminuyó de forma aguda la presión de la arteria pulmonar y mejoró el intercambio gaseoso en los neonatos prematuros con DBP confirmada. Sin embargo, estos estudios siguen siendo únicamente observacionales y, al momento de redacción de esta obra, no contamos con datos de ECA que justifiquen el uso de NOi en estos casos. Por el contrario, se han realizado varios ECA multicéntricos para explorar el posible papel del NOi en la prevención de la DBP si se utiliza de manera precoz. A continuación, resumiremos y analizaremos brevemente estos estudios.

En un ensayo aleatorizado pequeño y sin enmascaramiento sobre el tratamiento con NOi (20 ppm) y dexametasona, Subdehar *et al.* (67) informaron que no encontraron diferencias en la sobrevida, las enfermedades pulmonares crónicas o la hemorragia intracraneal (HIC) entre los neonatos tratados con NOi y los controles. En un ensayo clínico aleatorizado, multicéntrico y con enmascaramiento sobre el tratamiento con NOi a baja dosis (5 ppm) en neonatos prematuros gravemente enfermos con síndrome de dificultad respiratoria que presentaban hipoxemia grave a pesar de haber recibido surfactante (relación a/A_{O2} menor de 0,10), el NOi mejoró de manera aguda la PaO_2, pero no disminuyó la incidencia de la mortalidad ni de la DBP (68). Cabe destacar que no hubo ningún aumento en la incidencia ni en la gravedad de la HIC en este ensayo, y la incidencia de la HIC más grave (grade 4) fue del 19 % para el grupo del NOi y del 29 % para el grupo de control. El grupo de estudio francobelga informó los resultados de un estudio sobre la respuesta aguda al NOi (criterio de valoración de oxigenación a las 2 horas). Sin embargo, la breve duración del tratamiento y la elevada tasa de cruzamiento antes del criterio de valoración de 2 horas comprometieron la interpretación de las mediciones de los resultados tardíos (69). Hascoet *et al.* (70) informaron los resultados de un ensayo aleatorizado sin enmascaramiento sobre el NOi en 145 neonatos prematuros con insuficiencia respiratoria hipoxémica. No detectaron ninguna diferencia entre el NOi y el grupo de control en la medición del resultado principal (sobrevida intacta a los 28 días) ni tampoco en los acontecimientos adversos. Tal como indica Finer (71) en un editorial que lo acompañaba, la interpretación de los hallazgos se ve limitada por una tasa relativamente elevada de uso del NOi «sin enmascaramiento» y por la falta de resultados categóricos, como muerte antes del alta e incidencia de la DBP a las 36 semanas (72). Sin embargo, estos investigadores también estudiaron el efecto del NOi de baja dosis sobre los marcadores séricos del estrés oxidativo y detectaron que el tratamiento con NOi aparentemente disminuyó los signos del estrés oxidativo en estos pacientes. Field *et al.* (73) describieron los hallazgos del ensayo U.K. INNOVO. En este estudio sin enmascaramiento, 108 neonatos prematuros con grave insuficiencia respiratoria hipoxémica fueron asignados al azar para recibir o no recibir NOi. No hubo ninguna diferencia entre el grupo de NOi y el control en la medición del resultado principal (muerte o discapacidad grave a 1 año de edad corregida) ni tampoco en los acontecimientos adversos. Las limitaciones del estudio incluyeron un cruzamiento del 8 % del grupo control al tratamiento con NOi y del 30 % del grupo control al tratamiento con otros vasodilatadores pulmonares. Asimismo, Field (74) describió una falta de consenso entre los investigadores demostrada por la observación de que 75 neonatos aptos para ingresar al ensayo recibieron tratamiento con NOi fuera de este, con lo cual en el ensayo solo quedaron los neonatos con una enfermedad pulmonar muy grave.

Los principales ensayos sobre el tratamiento con NOi en neonatos prematuros informados al momento de redacción de esta obra incluyen el estudio unicéntrico de Schreiber *et al.* (75) y los ensayos multicéntricos de Van Meurs *et al.* (76), Ballard *et al.* (77) y Kinsella *et al.* (78), además del estudio EUNO patrocinado por Ikaria (79). Todos estos estudios fueron ensayos aleatorizados, controlados y con enmascaramiento, pero presentan diferencias claves en la población de pacientes, la gravedad de la enfermedad, la dosis y la duración del tratamiento, entre otros factores.

Schreiber *et al.* (75) asignó al azar a 207 neonatos para recibir tratamiento con NOi o un placebo. El principal hallazgo del ensayo fue una disminución en la incidencia de la DBP y la muerte en un 24 % del grupo tratado con NOi. Estos beneficios parecen provenir en su mayoría del subconjunto de neonatos con insuficiencia respiratoria relativamente leve (IO menor de 6,94). Sin embargo, además de un beneficio pulmonar evidente provocado por el NOi a baja dosis, estos autores también informaron una disminución del 47 % en la incidencia de la HIC y de la leucomalacia periventricular (LPV). Asimismo, en un informe posterior, el mismo grupo demostró que la disminución precoz en la HIC y la LPV relacionado con el tratamiento con NOi se manifestó en una mejora en los resultados del neurodesarrollo durante el seguimiento de esta población (80). En este estudio de seguimiento, 138 niños (82 % de los sobrevivientes del ECA) fueron evaluados respecto de su neurodesarrollo a los 2 años de vida. En el grupo tratado con NOi durante el período neonatal, el 24 % tuvo resultados anormales (definidos como parálisis cerebral, ceguera, sordera o un puntaje menor de 70 en la Escala de Bayley de Desarrollo Infantil II), en comparación con el 46 % del grupo de control.

Van Meurs *et al.* (76) inscribieron a 420 neonatos (de 401 a 1500 g de peso al nacer) en un ECA multicéntrico. Si bien el énfasis de este estudio eran los neonatos prematuros y el resultado principal era la DBP, el diseño del ensayo era similar al ensayo anterior NINOS, en el cual se inscribió a neonatos a término y los cambios agudos en la oxigenación determinaron la continuación del tratamiento con el gas del estudio. Es decir, se realizó un estudio de respuesta aguda a la dosis, y únicamente los pacientes que demostraron una mejora significativa en la PaO_2 continuaron recibieron el gas del estudio. En notable oposición a otros estudios, la duración promedio del tratamiento con NOi fue de tan solo 76 horas. En general, no se encontraron diferencias en la incidencia de la muerte o la DBP entre el grupo de NOi y el de control. Sin embargo, en los análisis *post hoc*, los neonatos con un peso al nacer mayor de 1000 g demostraron una disminución en la muerte y la DBP tras el tratamiento con NOi (50 % en el grupo del NOi frente al 69 % en el grupo control). Sin embargo, en un análisis *post hoc* de los neonatos de menos de 1000 g, se informó un resultado inquietante. Este análisis demostró un mayor riesgo de HIC/LPV (43 % en el grupo del NOi frente al 33 % en el grupo control). Sin embargo, tal como indica un editorial de Martin y Walsh (81), las ecografías iniciales no se realizaron, y no puede determinarse si estos neonatos tan gravemente enfermos presentaban HIC antes de iniciar el tratamiento con NOi. De hecho, la gravedad de la enfermedad de los neonatos en este ensayo de Van Meurs *et al.* (76) también fue sustancialmente diferente de la del estudio de Schreiber *et al.* (75). En el ensayo de Van Meurs, el IO medio al momento del ingreso en el grupo del NOi fue de 23, en comparación con la mediana del IO de 7,3 en el estudio de Schreiber. Esto sugiere que el grado de gravedad de la enfermedad basado en la gravedad de la insuficiencia respiratoria puede estar relacionado con la seguridad y la eficacia del NOi en esta población. Sin embargo, no se observó un aumento en el riesgo de HIC o LPV en un ensayo previo sobre el NOi en los neonatos prematuros con insuficiencia respiratoria hipoxémica grave (IO = 30) (82). Otras diferencias entre estos dos ensayos pueden ofrecer indicios sobre las discrepancias en los resultados, incluida la duración del tratamiento con NOi (3 días frente a 7 días), peso al nacer (839 g frente a 992 g) y edad gestacional (26 semanas frente a 27,4 semanas). Por lo tanto, Van Meurs *et al.* (76) inscribieron a neonatos más pequeños y más inmaduros con insuficiencia respiratoria grave que recibieron un tratamiento relativamente corto con NOi, lo cual dificulta la comparación directa entre los dos ensayos.

Ballard *et al.* (77) asignaron al azar a 582 neonatos prematuros con pesos al nacer de entre 500 y 1250 g que requirieron ventilación asistida entre los primeros 7 y 21 días de vida. Los neonatos recibieron tratamiento con el gas del estudio durante un mínimo de 24 días y tenían un IO aproximado de 7. Se detectó que la incidencia de la sobrevida sin DBP aumentó en el grupo tratado con NOi (43,9 %) en comparación con los controles (36,8 %) (p = 0,042). Uno de los principales hallazgos de este ensayo fue que el beneficio de la disminución de la DBP provenía casi por completo del subconjunto de pacientes inscritos entre los primeros 7 y 14 días de vida, lo cual sugiere que el tratamiento precoz es importante para prevenir la DBP. No hubo diferencias entre el grupo tratado con NOi y el grupo control en cuanto a los acontecimientos adversos, incluido el tratamiento médico o quirúrgico del conducto arterioso permeable (CAP). Un ensayo patrocinado por

Ikaria, Inc., diseñado para probar la eficacia del NOi en una población similar a la de Ballard *et al.*, ya finalizó y se presentaron los resultaron preliminares (83). Yoder *et al.* asignaron al azar a 451 neonatos prematuros ventilados mecánicamente con un peso al nacer menor a 1250 g a los 7 a 21 días después de nacer para recibir tratamiento con NOi o un gas placebo. No detectaron diferencias en la sobrevida sin DBP, la gravedad de la DBP o los acontecimientos adversos entre los dos grupos.

Kinsella *et al.* asignaron al azar a 793 neonatos prematuros con un peso al nacer de entre 500 y 1250 g, y que requirieron ventilación mecánica durante las primeras 48 horas de vida, para recibir tratamiento con 5 ppm de NOi o de un gas placebo durante 21 días o hasta la extubación (78). En general, no hubo diferencias en la incidencia de muerte o DBP entre los grupos. Sin embargo, el tratamiento con NOi disminuyó la incidencia de la DBP en los neonatos con un peso al nacer mayor de 1000 g en un 50 % (p = 0,001). El tratamiento con NOi a dosis bajas disminuyó la incidencia de la LPV (p = 0,048), así como los criterios de valoración combinados de HIC, LPV y ventriculomegalia en toda la población de estudio (p = 0,032). El tratamiento con NOi no aumentó la incidencia de acontecimientos adversos, incluida la mortalidad, la HIC, la LVP, la hemorragia pulmonar y el tratamiento del CAP, en ninguno de los subgrupos. En este ensayo, no hubo ninguna relación entre el IO y el riesgo de daño cerebral, en oposición a los hallazgos de Van Meurs *et al.* (76). Los mecanismos mediante los cuales el tratamiento con NOi podría ofrecer neuroprotección en los neonatos prematuros no están del todo claros y se deben seguir investigando. En función de los estudios de laboratorio, existen varias posibilidades que incluyen la modulación de las células circulantes (incluidos neutrófilos, monocitos y plaquetas) que podría ocurrir durante la exposición al NO mientras pasan por la circulación pulmonar. Como alternativa, la regulación descendente de las citocinas derivadas de los pulmones inducida por el NOi también podría disminuir el daño a órganos distantes (82, 84, 85). Otro posible mecanismo podría relacionarse con la administración distal de NO o metabolitos relacionados con el NO a través de la circulación sistémica por vías mediadas por eritrocitos u otras rutas a través de las proteínas (86, 87). Si bien los hallazgos de estos ensayos clínicos son intrigantes, utilizando un diseño de estudio similar, el grupo de estudio de EUNO no confirmó estos hallazgos (79).

Los efectos del NOi en los neonatos prematuros pueden depender del momento, de la dosis y de la duración del tratamiento, así como de la naturaleza de la enfermedad de base. Las evidencias disponibles a partir de los ensayos clínicos sugieren que el NOi a dosis bajas puede ser seguro y eficaz en la disminución del riesgo de muerte y DBP en un subconjunto de neonatos prematuros, en particular en aquellos con un peso al nacer mayor de 1000 g. Se ha demostrado un efecto neuroprotector del NOi en ECA de gran envergadura, pero la relación entre la gravedad de la enfermedad y la HIC/LPV es incierta. El tratamiento de los neonatos prematuros con insuficiencia respiratoria entre los 7 y los 14 días posteriores al nacimiento parece ser seguro y eficaz para disminuir la incidencia de la DBP. Sin embargo, estos resultados no se confirmaron en un segundo ensayo. Las primeras inquietudes respecto de los posibles efectos adversos del NOi sobre la actividad del surfactante y el riesgo de desarrollar un CAP se han descartado de manera definitiva conforme se fueron acumulando los resultados de los ensayos clínicos. No obstante, no puede recomendarse el uso rutinario del NOi en los neonatos prematuros. En una conferencia de consenso patrocinada por el Instituto Nacional de Salud Infantil y Desarrollo Humano de los EE. UU. (NICHD), se sugirió que existen datos insuficientes para respaldar el uso del NOi para la prevención de la DBP. Sin embargo, las actas de esta conferencia indican que se necesitan más estudios para determinar el papel del tratamiento con NOi en los neonatos prematuros con HPPN grave e insuficiencia respiratoria o para justificar su uso en subgrupos que parecieron lograr una respuesta en el curso de otros ensayos clínicos de gran envergadura (10).

RESUMEN

El NOi mejora la oxigenación y disminuye el uso de la ECMO en los neonatos a término con HPPN. A partir de la información disponible, sería razonable recomendar una dosis inicial de NOi de 20 ppm en los neonatos a término, con disminuciones de la dosis conforme pase el tiempo. La toxicidad es aparente a una dosis de 80 ppm, ya que provoca aumentos en la incidencia de la metahemoglobinemia y en las concentraciones de NO_2 inspirado. Las dosis elevadas (superiores a las 20 ppm) de NOi pueden prolongar el tiempo de coagulación, pero no se han informado aumentos clínicamente significativos de las complicaciones hemorrágicas en los neonatos a término. El uso de NOi en los centros que no cuentan con ECMO debe realizarse con precaución, y se debe coordinar el traslado a un centro con ECMO sin interrupción de la administración de NOi en pacientes con respuestas agudas subóptimas. Por último, existen pruebas contradictorias respecto del posible papel del uso del NOi en la prevención de la DBP en neonatos prematuros. El NOi a dosis bajas provoca una mejora aguda en la oxigenación en los neonatos prematuros con insuficiencia respiratoria grave e HPPN, y podría resultar útil como antiinflamatorio pulmonar específico. Sin embargo, la aplicación clínica al momento de redacción de esta obra debe limitarse a ensayos clínicos controlados que busquen evaluar tanto la seguridad como la eficacia.

REFERENCIAS

1. J.D. Roberts, D.M. Polaner, P. Lang, et al.: Inhaled nitric oxide in persistent pulmonary hypertension of the newborn. Lancet. 340:818-819 1992 1357245
2. J.P. Kinsella, S.R. Neish, E. Shaffer, et al.: Low-dose inhalational nitric oxide in persistent pulmonary hypertension of the newborn. Lancet. 340:819-820 1992 1357246
3. J.P. Kinsella, W.E. Truog, W.F. Walsh, et al.: Randomized, multicenter trial of inhaled nitric oxide and high frequency oscillatory ventilation in severe persistent pulmonary hypertension of the newborn. J Pediatr. 131:55-62 1992
4. J.D. Roberts, J.R. Fineman, F.C. Morin, et al.: Inhaled nitric oxide and persistent pulmonary hypertension of the newborn. N Engl J Med. 336:605-610 1997 9032045
5. D.L. Wessel, I. Adatia, L.J. Van Marter, et al.: Improved oxygenation in a randomized trial of inhaled nitric oxide for persistent pulmonary hypertension of the newborn. Pediatrics. 100:e7 1997
6. D. Davidson, E.S. Barefield, J. Kattwinkel, et al.: Inhaled nitric oxide for the early treatment of persistent pulmonary hypertension of the term newborn: a randomized, double-masked, placebo-controlled, dose-response, multicenter study. Pediatrics. 101:325-334 1998 9480993
7. Neonatal Inhaled Nitric Oxide Study Group: Inhaled nitric oxide in full-term and nearly full-term infants with hypoxic respiratory failure. N Engl J Med. 336:597-604 1998
8. R.H. Clark, T.J. Kueser, M.W. Walker, et al.: Low-dose inhaled nitric oxide treatment of persistent pulmonary hypertension of the newborn. N Engl J Med. 342:469-474 2000 10675427
9. J.P. Kinsella, S.H. Abman: Clinical approach to inhaled nitric oxide therapy in the newborn. J Pediatr. 136:717-726 2000 10839866
10. F.S. Cole, C. Alleyne, J.D. Barks, et al.: NIH consensus development conference: inhaled nitric oxide therapy for premature infants. NIH Consens State Sci Statements. 27 (5):1-34 October 29, 2010 Review. PMID:21042341
11. J.P. Kinsella, J.A. McQueston, A.A. Rosenberg, et al.: Hemodynamic effects of exogenous nitric oxide in ovine transitional pulmonary circulation. Am J Physiol. 262:H875-H880 2000
12. D.L. Levin, M.A. Heymann, J.A. Kitterman, et al.: Persistent pulmonary hypertension of the newborn. J Pediatr. 89:626 2000
13. W.M. Gersony: Neonatal pulmonary hypertension: pathophysiology, classification and etiology. Clin Perinatol. 11:517-524 1984 6488670
14. J.P. Kinsella, S.H. Abman: Recent developments in the pathophysiology and treatment of persistent pulmonary hypertension of the newborn. J Pediatr. 126:853-864 1995 7776084
15. D.K. Stevenson, D.S. Kasting, R.A. Darnall, et al.: Refractory hypoxemia associated with neonatal pulmonary disease: the use and limitations of tolazoline. J Pediatr. 95:595-599 1979 480041
16. W.H. Drummond, G. Gregory, M.A. Heymann, et al.: The independent effects of hyperventilation, tolazoline, and dopamine on infants with persistent pulmonary hypertension. J Pediatr. 98:603-611 1981 6782220
17. J.P. Kinsella, S.R. Neish, D.D. Ivy, et al.: Clinical responses to prolonged treatment of persistent pulmonary hypertension of the newborn with low doses of inhaled nitric oxide. J Pediatr. 123:103-108 1993 8320602
18. S.H. Abman, J.L. Griebel, D.K. Parker, et al.: Acute effects of inhaled nitric oxide in severe hypoxemic respiratory failure in pediatrics. J Pediatr. 24:881-888 1994
19. H. Gerlach, R. Rossaint, D. Pappert, et al.: Time-course and dose-response of nitric oxide inhalation for systemic oxygenation and pulmonary hypertension in patients with adult respiratory distress syndrome. Eur J Clin Invest. 23:499-502 1993 8405003
20. R. Rossaint, K.J. Falke, F. Lopez, et al.: Inhaled nitric oxide for the adult respiratory distress syndrome. N Engl J Med. 328:399-405 1993 8357359
21. J.S. Beckman, T.W. Beckman, J. Chen, et al.: Apparent hydroxy radical production by peroxynitrite: implications for endothelial injury from nitric oxide and superoxide. Proc Natl Acad Sci USA. 87:1620-1624 1990
22. C.G. Robbins, J.M. Davis, T.A. Merritt, et al.: Combined effects of nitric oxide and hyperoxia on surfactant function and pulmonary inflammation. Am J Physiol. 269:L545-L550 1995 7485528
23. A. Issa, U. Lappalainen, M. Kleinman, et al.: Inhaled nitric oxide decreases hyperoxia-induced surfactant abnormality in preterm rabbits. Pediatr Res. 45:247-254 1999 10022598
24. S. Collet-Martin, C. Gatecel, N. Kermarrec, et al.: Alveolar neutrophil functions and cytokine levels in patients with the adult respiratory distress syndrome during nitric oxide inhalation. Am J Respir Crit Care Med. 153:985-990 1996 8630584
25. V.B. O'Donnell, P.H. Chumley, N. Hogg, et al.: Nitric oxide inhibition of lipid peroxidation: kinetics of reaction with lipid peroxyl radicals and comparison with alpha-tocopherol. Biochemistry. 36:15216-15223 1997 9398249
26. M. Hallman: Molecular interactions between nitric oxide and lung surfactant. Biol Neonate. 71:44-48 1997 9209750
27. A.M. Rudolph, M.A. Heymann: Circulation changes during growth in the fetal lamb. Circ Res. 26:289-299 1970 5461210
28. C.A. Gruetter, B.K. Barry, D.B. McNamara, et al.: Relaxation of bovine coronary artery and activation of coronary arterial guanylate cyclase by nitric oxide, nitroprusside and a carcinogenic nitrosoamine. J Cycl Nucleotide Res. 5:211-224 1979
29. R.M.J. Palmer, A.G. Ferrige, S. Moncada: Nitric oxide release accounts for the biological activity of endothelium-derived relaxing factor. Nature. 327:524-526 1987 3495737

30. L.J. Ignarro, G.M. Buga, K.S. Wood, et al.: Endothelium-derived relaxing factor produced and released from artery and vein in nitric oxide. Proc Natl Acad Sci USA. 84:9265-9269 1987
31. S.H. Abman, B.A. Chatfield, S.L. Hall, et al.: Role of endothelium-derived relaxing factor activity during transition of pulmonary circulation at birth. Am J Physiol (Heart Circ Physiol 28). 259:H1921-H1927 1990
32. M.H. Tiktinsky, F.C. Morin: Increasing oxygen tension dilates fetal pulmonary circulation via endothelium-derived relaxing factor. Am J Physiol. 265:H376-H380 1993 8342654
33. J.A. McQueston, D.N. Cornfield, I.F. McMurtry, et al.: Effects of oxygen and exogenous l-arginine on EDRF activity in fetal pulmonary circulation. Am J Physiol (Heart Circ Physiol). 264:865-871 1993
34. D.N. Cornfield, B.A. Chatfield, J.A. McQueston, et al.: Effects of birth related stimuli on l -arginine-dependent vasodilation in the ovine fetus. Am J Physiol (Heart Circ Physiol 31). 262:H1474-H1481 1992
35. J.A. McQueston, J.P. Kinsella, D.D. Ivy, et al.: Chronic intrauterine pulmonary hypertension impairs endothelium-dependent vasodilation in fetal lambs. Am J Physiol. 268:H288-H294 1995 7840274
36. M. Zayek, D. Cleveland, F.C. Morin: Treatment of persistent pulmonary hypertension in the newborn lamb by inhaled nitric oxide. J Pediatr. 122:743-750 1993 8496755
37. Centers for Disease Control: Recommendations for occupational safety and health standards. MMWR Morb Mortal Wkly Rep. 37:S7-S21 1988
38. J.D. Roberts, T.Y. Chen, N. Kawai, et al.: Inhaled nitric oxide reverses pulmonary vasoconstriction in the hypoxic and acidotic newborn lamb. Circ Res. 72:246-254 1993 8380356
39. J.I. Berger, R.L. Gibson, G.J. Redding, et al.: Effect of inhaled nitric oxide during group B streptococcal sepsis in piglets. Am Rev Respir Dis. 147:1080-1086 1993 8484613
40. M. Zayek, L. Wild, J.D. Roberts, et al.: Effect of nitric oxide on the survival rate and incidence of lung injury in newborn lambs with persistent pulmonary hypertension. J Pediatr. 123:947-952 1993 8229529
41. P.C. Etches, N.N. Finer, K.J. Barrington, et al.: Nitric oxide reverses acute hypoxic pulmonary hypertension in the newborn piglet. Pediatr Res. 35:15-19 1994 8134192
42. L.D. Nelin, J. Moshin, C. Thomas, et al.: The effect of inhaled nitric oxide on the pulmonary circulation of the neonatal pig. Pediatr Res. 35:20-24 1994 8134193
43. M.J. Antunes, J.S. Greenspan, W.J. Holt, et al.: Assessment of lung function pre-nitric oxide therapy: a predictor of response?. Pediatr Res. 35:212A 1994
44. G.G. Konduri, A. Solimano, G.M. Sokol, et al.Neonatal Inhaled Nitric Oxide Study Group: A randomized trial of early versus standard inhaled nitric oxide therapy in term and near-term newborn infants with hypoxic respiratory failure. Pediatrics. 113 (3 Pt 1):559-564 March 2004 14993550
45. N.N. Finer, P.C. Etches, B. Kamstra, et al.: Inhaled nitric oxide in infants referred for extracorporeal membrane oxygenation: dose response. J Pediatr. 124:302-308 1994 8301443
46. A.P. Goldman, R.C. Tasker, S.G. Haworth, et al.: Four patterns of response to inhaled nitric oxide for persistent pulmonary hypertension of the newborn. Pediatrics. 98:706-713 1996 8885950
47. D. Davidson, E.S. Barefield, J. Kattwinkel, et al.: Safety of withdrawing inhaled nitric oxide therapy in persistent pulmonary hypertension. Pediatrics. 104:231-236 1999 10429000
48. M. Oka, M. Ohnishi, H. Takahishi, et al.: Altered vasoreactivity in lungs isolated from rats exposed to NO gas. Am J Physiol. 271:L419-L424 1996 8843790
49. D.D. Ivy, J.P. Kinsella, J.W. Ziegler, et al.: Dipyridamole attenuates rebound pulmonary hypertension after inhaled nitric oxide withdrawal in postoperative congenital heart disease. J Thorac Cardiovasc Surg. 115:875-882 1998 9576224
50. L. Storme, R.L. Rairigh, T.A. Parker, et al.: In vivo evidence for a myogenic response in the fetal pulmonary circulation. Pediatr Res. 45:425-431 1999 10088665
51. R.H. Clark: High-frequency ventilation. J Pediatr. 124:661-670 1994 8176550
52. J.P. Kinsella, S.H. Abman: Efficacy of inhalational nitric oxide therapy in the clinical management of persistent pulmonary hypertension of the newborn. Chest. 105:92S-94S 1994 8131627
53. J.P. Kinsella, S.H. Abman: Clinical approach to the use of high frequency oscillatory ventilation in neonatal respiratory failure. J Perinatol. 16:S52-S55 1996 8732550
54. R.H. Clark, W.D. Hardin, R.B. Hirschl, et al.: Current surgical management of congenital diaphragmatic hernia: a report from the Congenital Diaphragmatic Hernia Study Group. J Pediatr Surg. 33:1004-1009 1998 9694085
55. J.P. Kinsella, S.R. Neish, D.D. Ivy, et al.: Clinical responses to prolonged treatment of persistent pulmonary hypertension of the newborn with low doses of nitric oxide. J Pediatr. 123:103-108 1993 8320602
56. Neonatal Inhaled Nitric Oxide Study Group: Inhaled nitric oxide and hypoxic respiratory failure in infants with congenital diaphragmatic respiratory failure. Pediatrics. 99:838-845 1997
57. D.W. Thiebeault, B. Haney: Lung volume, pulmonary vasculature, and factors affecting survival in congenital diaphragmatic hernia. Pediatrics. 101:289-295 1998 9445506
58. T.V. DeLa Cruz, D.L. Stewart, T.W. Robinson, et al.: The use of a second course of extracorporeal membrane oxygenation in neonatal patients. ASAIO J. 42:230-232 1996 8725696
59. K.P. Lally, C.W. Breaux: A second course of extracorporeal membrane oxygenation in the neonate—is there a benefit?. Surgery. 117:175-178 1995 7846622
60. J.A. Iocono, R.E. Cilley, D.T. Mauger, et al.: Postnatal pulmonary hypertension after repair of congenital diaphragmatic hernia: predicting risk and outcome. J Pediatr Surg. 34:349-353 1999 10052821
61. I.P. Schwartz, J.C. Bernbaum, J. Rychik, et al.: Pulmonary hypertension in children following extracorporeal membrane oxgyenation therapy and repair of congenital diaphragmatic hernia. J Perinatol. 19:220-226 1999 10685226
62. J.P. Kinsella, T.A. Parker, D.D. Ivy, et al.: Noninvasive delivery of inhaled nitric oxide therapy for late pulmonary hypertension in newborn infants with congenital diaphragmatic hernia. J Pediatr. 142:397-401 2003 12712057
63. S.H. Abman, J.P. Kinsella, M.S. Schaffer, et al.: Inhaled nitric oxide in the management of a premature newborn with severe respiratory distress and pulmonary hypertension. Pediatrics. 92:606-609 1993 8414836

64. A. Peliowski, N.N. Finer, P.C. Etches, et al.: Inhaled nitric oxide for premature infants after prolonged rupture of the membranes. J Pediatr. 126:450-453 1995 7869210
65. K.P. Van Meurs, W.D. Rhine, J.M. Asselin, et al.: Response of premature infants with severe respiratory failure to inhaled nitric oxide. Preemie NO Collaborative Group. Pediatr Pulmonol. 24:319-323 1997 9407564
66. S.H. Abman: Bronchopulmonary dysplasia: a "vascular hypothesis. Am J Respir Crit Care Med. 164:1755-1756 2001 11734417
67. N.V. Subhedar, S.W. Ryan, N.J. Shaw: Open randomised controlled trial of inhaled nitric oxide and early dexamethasone in high risk preterm infants. Arch Dis Child. 77:F185-F190 1997
68. J.P. Kinsella, W.F. Walsh, C.L. Bose, et al.: Inhaled nitric oxide in premature neonates with severe hypoxaemic respiratory failure: a randomised controlled trial. Lancet. 354:1061-1065 1999 10509496
69. Early compared with delayed inhaled nitric oxide in moderately hypoxaemic neonates with respiratory failure: a randomised controlled trial. The Franco-Belgium Collaborative NO Trial Group. Lancet. 354:1066-1071 1999
70. J.M. Hascoet, J. Fresson, O. Claris, et al.: The safety and efficacy of nitric oxide therapy in premature infants. J Pediatr. 146:318-323 2005 15756211
71. N.N. Finer: Inhaled nitric oxide for preterm infants: a therapy in search of an indication? The search continues. J Pediatr. 146:301-302 2005 15756205
72. I. Hamon, J. Fresson, M.B. Nicolas, et al.: Early inhaled nitric oxide improves oxidative balance in very preterm infants. Pediatr Res. 57:637-643 2005 15746261
73. D. Field, D. Elbourne, A. Truesdale, et al.: Neonatal ventilation with inhaled nitric oxide versus ventilatory support without inhaled nitric oxide for preterm infants with severe respiratory failure: the INNOVO multicentre randomized controlled trial. Pediatrics. 115:926-936 2005 15805366
74. D.J. Field: Nitric oxide—still no consensus. Early Hum Dev. 81:1-4 2005 15707709
75. M.D. Schreiber, K. Gin-Mestan, J.D. Marks, et al.: Inhaled nitric oxide in premature infants with the respiratory distress syndrome. N Engl J Med. 349:2099-2107 2003 14645637
76. K.P. Van Meurs, L.L. Wright, R.A. Ehrenkranz, et al.: Inhaled nitric oxide for premature infants with severe respiratory failure. N Engl J Med. 353:13-22 2005 16000352
77. R.A. Ballard, W.E. Truog, A. Cnaan, et al.: Inhaled nitric oxide in preterm infants undergoing mechanical ventilation. N Engl J Med. 205:343-353 2006
78. J.P. Kinsella, G.R. Cutter, W.F. Walsh, et al.: Early inhaled nitric oxide therapy in premature newborns with respiratory failure. N Engl J Med. 205:354-364 2006
79. J.C. Mercier, H. Hummler, X. Durrmeyer, et al.: Euno study group. Lancet. 376 (9738):346-354 July 31, 2010 20655106
80. K.K. Mestan, J.D. Marks, K. Hecox, et al.: Neurodevelopmental outcomes of premature infants treated with inhaled nitric oxide. N Engl J Med. 353:23-32 2005 16000353
81. R.J. Martin, M.C. Walsh: Inhaled nitric oxide for preterm infants—who benefits?. N Engl J Med. 353:82-84 2005 16000359
82. R.M. Viscardi, C.K. Muhumuza, A. Rodriquez, et al.: Inflammatory markers in intrauterine and fetal blood and cerebrospinal fluid compartments are associated with adverse pulmonary and neurologic outcomes in preterm infants. Pediatr Res. 55:1009-1017 2004 15155869
83. B.A. Yoder: Inhaled NO for prevention of BPD: Update on the NEWNO trial. Presented at Hot Topics in Neonatology, Washington, DC. December 8, 2013
84. R.L. Haynes, O. Baud, J. Li, et al.: Oxidative and nitrative injury in periventricular leukomalacia. Brain Pathol. 15:225-233 2005 16196389
85. M. Aaltonen, H. Soukka, R. Halkola, et al.: Inhaled nitric oxide treatment inhibits neuronal injury after meconium aspiration in piglets. Early Hum Dev. 83 (2):77-85 2006 16793227
86. J.R. Palowski, D.T. Hess, J.S. Stamler: Export by red blood cells of nitric oxide bioactivity. Nature. 409:622-626 2001 11214321
87. M. Sugiura, P.R. McCulloch, S. Wren, et al.: Ventilator pattern influences neutrophil influx and activation in atelectasis-prone rabbit lung. J Appl Physiol. 77:1355-1365 1994 7836140

Capítulo 33

Farmacoterapia III: tratamiento cardiovascular e hipertensión pulmonar persistente neonatal

Keith J. Barrington, MB, ChB
Eugene M. Dempsey, MBBCH BAO, FRCPI, MD, MSc

INTRODUCCIÓN

Las complicaciones hemodinámicas son frecuentes en los neonatos que reciben cuidados intensivos neonatales. La evaluación y el tratamiento de dichas complicaciones deben tener en cuenta la fisiología del desarrollo del aparato cardiovascular neonatal, así como la estructura, la microestructura y la función del corazón, que, en los neonatos, difieren en muchos aspectos importantes y fundamentales de las de los seres humanos maduros. Por ejemplo, el miocardio de los neonatos tiene una mayor concentración de elementos no contráctiles, como las mitocondrias, y una orientación irregular de las miofibrillas (1). El miocardio de los neonatos utiliza glucosa y lactato (2), en lugar del metabolismo preferencial de los ácidos grasos del miocardio maduro. La liberación de calcio inducida por el calcio, que delimita la actividad del retículo sarcoplásmico, está ausente en las miofibrillas inmaduras (1).

Como resultado de su inmadurez estructural y metabólica, el corazón de los neonatos es funcionalmente limitado; la contractilidad basal es casi cercana a los niveles máximos y, por lo tanto, hay poca «reserva contráctil», y el miocardio de los neonatos es, en gran medida, incapaz de responder a una mayor demanda en su función (3). Una implicancia importante de esto es la sensibilidad a la poscarga de la circulación. Un aumento en la poscarga generalmente implica una disminución en el gasto cardíaco (4). Muchas sustancias inotrópicas o vasopresoras aumentan directamente la poscarga y, por lo tanto, pueden disminuir, en lugar de aumentar, la perfusión sistémica. Las respuestas a todos los medicamentos de acción cardiovascular se ven afectadas por la inmadurez metabólica, la inmadurez funcional y las diferencias farmacocinéticas. Algunos fármacos que son inótropos positivos en el miocardio maduro tienen efectos inotrópicos negativos en el inmaduro. La milrinona y otros inhibidores de la fosfodiesterasa 3 actúan bloqueando la tercera fracción de la fosfodiesterasa. Sin embargo, las fosfodiesterasas 3 y 4 están desequilibradas en el miocardio inmaduro (5) y, por lo tanto, el bloqueo de la fosfodiesterasa 3 puede tener efectos relativamente impredecibles en un neonato (6). La extrapolación de estudios en sujetos más grandes es de poco o ningún valor; solamente son relevantes los estudios realizados en poblaciones específicamente neonatales (7).

De forma similar, también se observan respuestas inmaduras en la vasculatura neonatal. Contamos con poca información sobre el desarrollo de los receptores vasculares adrenérgicos, que son responsables de las respuestas a las catecolaminas. Los vasoconstrictores, como la dopamina, aumentan la resistencia vascular sistémica en los neonatos prematuros (8). Sin embargo, se desconoce la etapa de maduración en la cual aparecen las respuestas y la edad gestacional en la cual pueden aparecer las respuestas vasodilatadoras a otras sustancias.

Otro factor importante que limita la extrapolación de los datos de pacientes más grandes es la presencia de cortocircuitos. Son frecuentes tanto los cortocircuitos ductales como los intracardíacos; por lo tanto, no hay un solo valor para el «gasto cardíaco» en los neonatos enfermos. El gasto ventricular izquierdo, el gasto ventricular derecho, la perfusión sistémica y la circulación pulmonar son todas cifras potencialmente distintas. Además, las intervenciones que influyen de manera diferencial sobre la resistencia vascular sistémica y pulmonar pueden afectar significativamente la perfusión sistémica. La perfusión sistémica total equivale al retorno venoso sistémico, es decir, la suma de la circulación de la vena cava superior e inferior. La circulación pulmonar equivale a la suma de todo el retorno venoso pulmonar a la aurícula izquierda. Entonces, en ausencia de un cortocircuito intracardíaco, tenemos lo que parece ser, en principio, una paradoja: la perfusión sistémica equivale al gasto ventricular derecho, mientras que la circulación pulmonar equivale al gasto ventricular izquierdo. Cuando hay cortocircuitos importantes a través del agujero oval, deben modificarse estas afirmaciones. Por último, el gasto ventricular izquierdo equivale a la perfusión sistémica solamente cuando se ha cerrado el conducto arterioso (9).

TRANSICIÓN NORMAL

La resistencia vascular pulmonar (RVP) es muy alta antes del parto, y menos del 15 % del gasto ventricular combinado perfunde los pulmones durante la mayor parte de la gestación. En los fetos humanos, esta proporción puede aumentar antes del parto a término. El gasto ventricular derecho atraviesa en su mayor parte el conducto arterioso (de derecha a izquierda) y perfunde la zona inferior del cuerpo y la circulación placentaria de baja resistencia. La poscarga ventricular derecha, por lo tanto, es baja dentro del útero. La poscarga aumenta al momento del parto con el pinzamiento del cordón umbilical y, luego, vuelve a disminuir a medida que disminuye la RVP con la respiración.

Investigaciones sobre la fisiología han demostrado que el pinzamiento del cordón umbilical antes del inicio de la respiración en un modelo de cordero neonatal, cuando la RVP todavía es elevada, provoca una disminución en la precarga ventricular izquierda, además de aumentar la poscarga ventricular derecha. Demorar el pinzamiento del cordón hasta que haya comenzado la respiración puede evitar estos cambios y, así, prevenir el compromiso cardiovascular al momento del parto. Se necesitan realizar más investigaciones para confirmar los beneficios clínicos de la demora en el pinzamiento del cordón en los neonatos muy prematuros (10).

COMPLICACIONES HEMODINÁMICAS EN LOS NEONATOS

Hipertensión pulmonar persistente neonatal

Cuando la RVP está elevada de manera persistente, o cuando aumenta tras haber disminuido inicialmente, puede haber consecuencias clínicas: una afección conocida como *hipertensión pulmonar persistente neonatal* (HPPN). Los trastornos pulmonares de base más frecuentes que provocan HPPN son aspiración meconial, septicemia, neumonía e hipoplasia pulmonar. Además, puede aparecer ocasionalmente en neonatos con radiografías de tórax normales y, en esos casos, se conoce como *HPPN primaria o idiopática*.

Evaluación clínica

El cuadro clínico inicial es insuficiencia respiratoria hipóxica con signos clínicos de una de las afecciones pulmonares de base mencionadas anteriormente. En algunos pacientes, esto puede ir de la mano, si el conducto arterioso está abierto, con un gradiente en las saturaciones pre- y posductales, lo cual indica un cortocircuito ductal bidireccional o de derecha a izquierda, generalmente en los pacientes más graves.

En la ecocardiografía, muchos neonatos mostrarán un cortocircuito intracardíaco a través del agujero oval permeable, o bien pueden presentar hipoxia debido a un cortocircuito intrapulmonar, es decir, un desequilibrio entre la ventilación y la perfusión (10). Los cortocircuitos intraauriculares se producen cuando la presión en la aurícula derecha supera la de la aurícula izquierda. La presión en la aurícula derecha aumenta cuando existe insuficiencia ventricular derecha, generalmente como resultado de una elevada poscarga ventricular derecha. Estudios han demostrado que la función del ventrículo derecho es un factor de predicción importante de los buenos resultados en los neonatos que padecen esta afección (10).

Intervención

Las intervenciones iniciales deben ser de sostén, incluida la oxigenoterapia, la administración de líquidos, la conservación del calor, la manipulación mínima y la ventilación asistida. En los neonatos agitados, podría ser útil aplicar sedación.

La oxigenoterapia debe administrarse para lograr saturaciones normales, pero debe evitarse la hiperoxia. El oxígeno es tóxico si se administra en concentraciones elevadas, puede aumentar la reactividad vascular pulmonar (11) e incluso disminuir la respuesta de la circulación pulmonar al óxido nítrico (12). El aumento de la FiO_2 más allá de lo necesario para lograr saturaciones normales no parece tener ningún efecto sobre la disminución de la RVP. Respecto de la sedación, no queda claro qué sedante se prefiere. Un estudio hemodinámico realizado en neonatos con catéteres intraarteriales pulmonares que se sometieron a intervención quirúrgica, demostró que el fentanilo disminuye las respuestas vasculares pulmonares a la succión endotraqueal (13), lo cual sugiere que el fentanilo podría disminuir la vasorreactividad pulmonar y aportar beneficios a algunos neonatos con HPPN.

Debe evitarse la hiperventilación, ya que implica el riesgo de aumentar el daño pulmonar y provocar vasoconstricción cerebral. La alcalosis respiratoria persistente parece provocar hipotensión sistémica progresiva, al menos en algunos modelos animales (14). También parece provocar posibles efectos adversos y a largo plazo sobre el neurodesarrollo, además de sordera. Debe evitarse el bicarbonato, ya que su uso se ha relacionado con un aumento en la mortalidad y en la necesidad de recibir oxigenación por membrana extracorpórea (ECMO) (15). Optimizar la insuflación pulmonar y la ventilación para lograr un pH «normal» es razonable, pero superar los valores para alcalinizar la paciente, incluso si esto podría provocar una mejora a corto plazo en la PO_2, no está respaldado por ningún tipo de evidencias.

Tratamiento específico

El único tratamiento específico basado en evidencias contra la HPPN es el óxido nítrico inhalado (16). El óxido nítrico puede iniciarse a una dosis de entre 2 y 20 ppm (17). Hay pocas evidencias que indiquen que aumentar la dosis más allá de la concentración inicial mejore las respuestas clínicas. Más del 50 % de los niños con HPPN tendrán un aumento definitivo en la saturación de oxígeno después de comenzar el tratamiento con óxido nítrico. El óxido nítrico disminuye la cantidad de neonatos que se deteriorarán al punto de necesitar ECMO; el número necesario a tratar para prevenir un caso de ECMO, entre los neonatos a término y los neonatos prematuros tardíos con insuficiencia respiratoria hipóxica que han alcanzado un índice de oxigenación de 25, es de 5 (16).

Tratamiento cardiovascular

El tratamiento cardiovascular, incluido el uso de inótropos, puede ser necesario en los neonatos con HPPN, pero hay pocas evidencias que justifiquen la elección de un medicamento sobre otro. El fármaco más adecuado no debería tener efectos vasoconstrictores —pero tampoco vasodilatadores— pulmonares y debería aumentar la contractilidad y el gasto cardíaco sin aumentar la resistencia vascular. No se conoce ningún fármaco que tenga todos estos efectos.

En modelos animales, la dopamina aumenta tanto la resistencia vascular sistémica (RVS) como la RVP de manera equivalente, a menos que se utilicen dosis masivas (18), lo cual sugiere que podría no ser la mejor elección. En algunos modelos animales, la epinefrina tiene un efecto presor más sistémico que pulmonar. La norepinefrina también podría ser una opción razonable. Un pequeño estudio observacional realizado en neonatos a término demostró una buena respuesta a la norepinefrina (19). Se han sugerido otras sustancias, como la milrinona (20) y el levosimendán (21), y algunos modelos animales muestran una posible vasodilatación pulmonar con la milrinona (22), pero existen pocos datos provenientes de investigaciones clínicas que respalden su uso. Las evidencias sobre el uso de la milrinona en casos de HPPN se limitan a series de casos que demuestran una mejora en la oxigenación al utilizarse en neonatos que no han respondido al óxido nítrico inhalado. Por lo tanto, la milrinona es un posible candidato en estos casos y requiere mayor investigación. Si la investigación de las respuestas hemodinámicas en los neonatos enfermos con HPPN confirma las posibles respuestas inotrópicas, lusitrópicas y vasodilatadoras pulmonares, debería estar seguida por una investigación de los resultados clínicos.

Necesidades de investigación

Se necesitan estudios comparativos de distintas drogas realizados entre los pacientes que requieren tratamiento cardiovascular. Será importante determinar qué sustancias aumentan las presiones sistémicas más que las pulmonares, cuáles aumentan la perfusión sistémica y, sobre todo, si alguno de estos agentes influye sobre los resultados clínicos.

Choque séptico

Las características hemodinámicas del choque séptico en los neonatos no se han descrito correctamente. Los adultos con choque séptico por gramnegativos generalmente presentan el llamado choque caliente: se trata de una combinación de vasodilatación excesiva con una respuesta cardíaca incompleta. El gasto cardíaco puede estar aumentado o dentro del rango normal, y el paciente suele presentar hipotensión. Muchos de los cambios se deben a las endotoxinas (en particular, los lipopolisacáridos) producidas por los organismos responsables. Los neonatos, con su fisiología cardiovascular y bacteriología particulares, pueden tener un perfil más variable. Los animales neonatos (como los cerditos) con estreptococos del grupo B suelen tener choque frío, con importantes disminuciones en la función cardíaca (como resultado de las endotoxinas generadas por los organismos), y la tensión arterial se mantiene inicialmente con una vasoconstricción importante —la hipotensión es un acontecimiento previo a la muerte— (23). Algunos neonatos con infección por *Escherichia coli* u otros tipos de sepsis gramnegativas suelen presentar choque caliente típico, pero hay muy pocas descripciones de la hemodinámica de la sepsis en las publicaciones médicas. Un estudio describió las características hemodinámicas de varios neonatos sépticos (24), pero solo una minoría tuvo signos de compromiso circulatorio o choque, según surge del hecho de que varios no recibieron ni líquidos en bolo ni inótropos. Los organismos responsables variaron; los neonatos solían tener una baja RVS y un gasto ventricular izquierdo y derecho relativamente elevado. Un estudio más reciente realizado en neonatos con choque séptico sugirió que los neonatos presentaban principalmente choque caliente, pero este estudio tenía varias limitaciones (25).

Evaluación clínica

Si las consideraciones precedentes son correctas, podemos dividir los cuadros clínicos iniciales en choque caliente y frío. Los neonatos con sepsis y choque frío presentan vasoconstricción y llenado capilar prolongado, tensión arterial adecuada y oliguria. Generalmente, están letárgicos y pueden tener signos bioquímicos de deficiente disponibilidad de oxígeno. Los neonatos con choque caliente, por el contrario, tienen pulsos saltones, hipotensión y llenado capilar normal, pero también pueden estar oligúricos con acidosis láctica.

La evaluación de la circulación mediante ecocardiograma es muy importante en estos pacientes y puede ayudar a determinar estrategias terapéuticas específicas. La evaluación ecocardiográfica debe incluir un análisis del llenado y la contractilidad cardíacos, así como de la circulación sanguínea sistémica. Si bien dicha evaluación puede ayudar a ofrecer un tratamiento más racional, no hay pruebas concretas de que mejore los resultados, y se desconoce cómo los hallazgos ecocardiográficos deberían orientar la elección de intervenciones específicas.

Un método terapéutico razonable es utilizar la medicina basada en la fisiología. Esto implica examinar las anomalías detectadas durante la evaluación clínica y el ecocardiograma. Por lo tanto, un neonato con signos ecocardiográficos de llenado cardíaco disminuido debería recibir un bolo de líquido; un neonato con perfusión disminuida, pero tensión arterial normal, podría beneficiarse del tratamiento con dobutamina o con epinefrina a muy baja dosis (la cual aumenta la perfusión sistémica con un leve efecto sobre la tensión arterial). Los neonatos con choque e hipotensión podrían recibir una dosis moderada de epinefrina, que parece aumentar tanto la tensión arterial como la perfusión sistémica. La norepinefrina se ha estudiado poco en los neonatos, pero un estudio publicado (26) y nuestra propia experiencia (27) sugieren que podría tener un perfil hemodinámico muy favorable.

La farmacocinética de los fármacos es extremadamente variable. Asimismo, la concentración, la afinidad y la actividad de los adrenorreceptores son extremadamente variables. No hay ninguna relación constante entre la concentración plasmática de catecolamina y el efecto en los órganos diana. Por lo tanto, en general, para las infusiones individuales de catecolamina, la respuesta hemodinámica al tratamiento no se relaciona con las concentraciones plasmáticas de forma sencilla y lineal. La respuesta a una concentración particular de catecolamina en plasma varía con el estado funcional y la densidad de receptores adrenérgicos, así como con la capacidad de respuesta del órgano diana. Esto significa que las respuestas a la dosis son impredecibles y que las dosis deben individualizarse.

Actualmente, la norepinefrina es el inotrópico de primera línea para tratar la sepsis en los adultos. Sin embargo, una revisión sistemática de datos obtenidos en adultos con choque séptico no demostró ninguna diferencia en la sobrevida ni en otros resultados importantes a partir de ensayos que compararon sustancias inotrópicas, a pesar de que hubo diferencias en las respuestas hemodinámicas a corto plazo. No se realizaron ensayos similares con la norepinefrina en pacientes neonatos.

Incluso en ausencia de signos de precarga inadecuada, los pacientes sépticos suelen tener una «hipovolemia funcional». Por lo tanto, reciben bolos de líquido, que suelen ser múltiples. Sin embargo, un ensayo realizado en neonatos más grandes demostró un aumento en la mortalidad en el grupo de neonatos con choque séptico precoz asignados al azar a recibir un bolo de líquido, en comparación con los controles que no lo recibieron (28), lo cual pone en duda esta práctica habitual. Si decidimos usar un bolo de líquido, ¿qué líquido deberíamos usar? Las respuestas agudas a los cristaloides y a los coloides son distintas. El aumento en la perfusión sistémica que se produce con los coloides parece ser mayor y más prolongada en comparación con el que se logra con la solución fisiológica. Sin embargo, no existen evidencias que indiquen que los resultados clínicos son distintos (29) y, actualmente, se están realizando varios ensayos para intentar dar respuesta a esta pregunta. La elección del líquido en los neonatos es incierta.

Necesidades de investigación

Claramente, se necesitan realizar más investigaciones. Las intervenciones en casos de choque séptico probablemente deban individualizarse según el perfil hemodinámico del paciente. La mortalidad en los neonatos debido a choque séptico es muy elevada (30), por lo cual se justifica realizar más investigaciones en esta área. Estos estudios deberían determinar si el choque por organismos gramnegativos y grampositivos tiene un perfil similar o distinto en el neonato. El papel del ecocardiograma neonatal específico a pie de cama en casos de sepsis neonatal también debe investigarse, así como el del tratamiento con bolo de líquido en los neonatos y los efectos hemodinámicos y las respuestas clínicas a las distintas sustancias. Por último, debe determinarse el papel y la importancia de los esteroides, que a menudo se administran en el tratamiento del choque séptico.

Encefalopatía hipóxica-isquémica

Los neonatos con encefalopatía hipóxica-isquémica (EHI) pueden presentar distintos compromisos cardiovasculares, con insuficiencia miocárdica que provoque choque cardiogénico, así como bradicardia, hipotensión, e hipertensión pulmonar. Los neonatos con EHI generalmente reciben tratamiento con hipotermia, lo cual provoca una mayor disminución en la frecuencia cardíaca y en la tensión arterial, y puede vincularse con un empeoramiento de la hipertensión pulmonar. Por lo tanto, los neonatos que se someten a hipotermia son más propensos a recibir tratamiento con inótropos o vasopresores, pero no están claros los efectos de la hipotermia sobre la farmacocinética y la farmacodinámica de los fármacos que se utilizan habitualmente. Tampoco están claros los umbrales de la intervención ni los objetivos de esta durante la hipotermia terapéutica. La inestabilidad cardiovascular que posiblemente genere una deficiencia en la irrigación sanguínea al cerebro puede contribuir a este resultado adverso, incluida la mortalidad y los resultados adversos en el neurodesarrollo. Por lo tanto, el tratamiento destinado a prevenir la hipotensión, la contractilidad deficiente del miocardio y la disminución del gasto cardíaco podría ofrecer beneficios a largo plazo.

Choque cardiogénico

El choque cardiogénico se produce generalmente después de la asfixia perinatal. Otras causas incluyen el período posquirúrgico de una intervención cardíaca o el síndrome del corazón izquierdo hipoplásico en neonatos que pueden tener un choque grave, generalmente tras el cierre del conducto arterioso. Una anomalía de origen de las arterias coronarias, si bien es poco frecuente, debe contemplarse como causa en ausencia de otra etiología evidente. Otras cosas, como la miocardiopatía y la miocarditis, son posibles, pero poco frecuentes.

Por lo general, estos neonatos tienen baja perfusión y suelen estar taquicárdicos (no siempre en el caso de los neonatos asfícticos), lo cual aumenta el lactato en sangre, algo que suele generar acidosis franca, además de posible oliguria. Esta es una situación en la cual el ecocardiograma es fundamental. Además de analizar la actividad cardíaca, debe examinarse la estructura del corazón, incluida una verificación de la distribución normal de las arterias coronarias.

Como dijimos, incluso un miocardio neonatal sano es intolerante a los aumentos en la poscarga. Cuando el principal problema es la disfunción cardíaca, es fundamental evitar el aumento en la poscarga. Los fármacos que mejoran la actividad cardíaca y disminuyen la poscarga, como la dobutamina y la epinefrina en dosis bajas, son opciones razonables como primera línea. Los fármacos más nuevos, como el levosimendán y, quizás, la milrinona, al menos en los neonatos a término, deben investigarse en mayor profundidad. Debe evitarse administrar líquidos en exceso; incluso si se trata de un solo bolo de líquido, se debe analizar la decisión de administrarlo, y hacerlo solo si existe un buen motivo para suponer que el neonato presenta hipovolemia.

Hipotensión en los neonatos de edad gestacional extremadamente baja

Durante los primeros días de vida, los neonatos prematuros de menos de 28 semanas de gestación generalmente reciben tratamiento con bolos de líquido e inótropos después de confirmar un diagnóstico de hipotensión. Un estudio prospectivo con cohortes y de gran envergadura (31) demostró que, entre los neonatos nacidos a las 23 semanas de gestación, el 93 % recibió un bolo de líquido, y más de la mitad recibió tratamiento con un inotrópico (generalmente, dopamina). Incluso a las 27 semanas, el 73% recibió un bolo de líquido, y el 25 % recibió dopamina (31). Hubo una importante variación entre los 14 centros participantes, pero esta no se relacionó con diferencias en las características de los pacientes, sino con variaciones en los patrones de práctica (31). El hallazgo más concluyente de este estudio es que, en la mayoría de los casos, la intervención comenzó el primer día de vida (90 %, 89 %, 91 % y 89 % de los neonatos nacidos a las 23 a 24, 25, 26 y 27 semanas de gestación). Este es un período en el cual se producen importantes cambios cardiorrespiratorios. Los datos de los resultados a largo plazo de la misma cohorte no demuestran ningún beneficio derivado de un tratamiento más intensivo de la hipotensión (32, 33).

Muchos de estos neonatos extremadamente prematuros reciben tratamiento con bolos de líquido e inotrópicos a pesar de que no haya ninguna prueba clínica ni objetiva de que estén hipoperfundidos. Diversos estudios han demostrado una correlación deficiente entre los indicadores de la circulación sistémica o el suministro de oxígeno y la tensión arterial media en los neonatos prematuros (34). En la mayoría de los neonatos hipotensos, la circulación de la vena cava superior o el gasto ventricular derecho se encuentran dentro del rango normal (35). Lo contrario a esto es que los neonatos con baja circulación sistémica podrían tener una tensión arterial normal y, por lo tanto, los pacientes que podrían beneficiarse de la intervención adecuada suelen pasarse por alto.

La combinación de un valor bajo en la tensión arterial y de una adecuada circulación sistémica implica que la RVS es baja. Durante el primer día de vida, esta RVS baja casi nunca se debe a un conducto arterioso permeable; la RVP es alta y el cortocircuito a través del conducto es relativamente limitado en la mayor parte. Una RVS baja con una disponibilidad de oxígeno adecuado parece ser parte de la adaptación posnatal normal de los neonatos de edad gestacional extremadamente baja (y muy anormal). La tensión arterial baja sin signos de baja perfusión podría no requerir ningún tratamiento. Un pequeño estudio retrospectivo con cohortes demostró que pueden obtenerse buenos resultados con un método permisivo y evitar una intervención activa en los neonatos con buena perfusión que presentan baja tensión arterial (36). Tratar una transición normal podría no ser el mejor camino a seguir.

Los algoritmos de intervención y los sondeos de la práctica se caracterizan por un método muy similar: la reposición de volumen seguida por la administración de dopamina. Sin embargo, debemos tener evidencias de si tratar la tensión arterial baja en los neonatos prematuros es beneficioso y seguro. Se deben realizar ensayos aleatorizados prospectivos de intervención basados en los umbrales que se suelen usar actualmente. Algunos de estos están en curso al momento de redacción de esta obra. La Comisión Europea ha financiado dos de estos estudios en un intento por determinar la eficacia de la dopamina y la dobutamina en los neonatos extremadamente prematuros. El ensayo HIP está inscribiendo pacientes en este momento para determinar si un método estándar de tratamiento de la hipotensión con reposición del volumen y dopamina, frente a un método más observacional, producirá un mejor resultado (37). El grupo Neocirc determinará si el tratamiento con dobutamina mejorará los resultados en los neonatos prematuros con baja circulación. El estudio TOHOP actualmente está reclutando pacientes con hipotensión e intentando evaluar el papel que desempeña la espectroscopia del infrarrojo cercano como complemento en el tratamiento de la hipotensión. Se espera que estos estudios ofrezcan a los médicos pruebas para orientar el tratamiento en los neonatos prematuros durante los primeros días de vida.

CONCLUSIÓN

Las complicaciones hemodinámicas son frecuentes en los neonatos que requieren ventilación asistida. Lamentablemente, las recomendaciones terapéuticas basadas en evidencias son limitadas. Si bien los pacientes involucrados suelen ser inestables, deben crearse redes de investigación para llevar a cabo ensayos que sentarán las bases para futuras prácticas basadas en evidencias.

REFERENCIAS

1. P.A.W. Anderson: Maturation and cardiac contractility. Cardiol Clin. 7:209-488 1989
2. G.D. Lopaschuk, R.L. Collins-Nakai, I. Ito: Developmental changes in energy substrate use by the heart. Cardiovasc Res. 26:1172-1180 1992 1288863
3. D.F. Teitel, D. Sidi, T. Chin: Developmental changes in myocardial contractile reserve in the lamb. Pediatr Res. 19 (9):948-955 1985 4047765
4. G.F. Van Hare, J.A. Hawkins, K.G. Schmidt: The effects of increasing mean arterial pressure on left ventricular output in newborn lambs. Circ Res. 67:78-83 1990 2364497
5. T. Akita, R.W. Joyner, C. Lu: Developmental changes in modulation of calcium currents of rabbit ventricular cells by phosphodiesterase inhibitors. Circulation. 90 (1):469-478 1994 7517800
6. K.J. Barrington, E.M. Dempsey: Cardiovascular support in the preterm: treatments in search of indications. J Pediatr. 148 (3):289-291 2006 16615951
7. M. Paradisis, N. Evans, M. Kluckow: Randomized trial of milrinone versus placebo for prevention of low systemic blood flow in very preterm infants. J Pediatr. 154 (2):189-195 2009 18822428
8. J.C. Roze, C. Tohier, C. Maingueneau: Response to dobutamine and dopamine in the hypotensive very preterm infant. Arch Dis Child. 69:59-63 1993 8346957
9. N. Evans, M. Kluckow: Early determinants of right and left ventricular output in ventilated preterm infants. Arch Dis Child Fetal Neonatal Ed. 74 (2):F88-F94 1996 8777673

10. N. Evans, M. Kluckow, A. Currie: Range of echocardiographic findings in term neonates with high oxygen requirements. Arch Dis Child Fetal Neonatal Ed. 78:F105-F111 1998 9577279
11. S. Lakshminrusimha, J.A. Russell, R.H. Steinhorn, et al.: Pulmonary arterial contractility in neonatal lambs increases with 100% oxygen resuscitation. Pediatr Res. 59 (1):137-141 2006 16326983
12. S. Lakshminrusimha, J.A. Russell, R.H. Steinhorn, et al.: Pulmonary hemodynamics in neonatal lambs resuscitated with 21%, 50%, and 100% oxygen. Pediatr Res. 62 (3):313-318 2007 17622960
13. P.R. Hickey, D.D. Hansen, D.L. Wessel: Blunting of stress responses in the pulmonary circulation of infants by fentanyl. Anesth Analg. 64:1137 1985 4061893
14. K. Jundi, K.J. Barrington, C. Henderson: The hemodynamic effects of prolonged respiratory alkalosis in anesthetized newborn piglets. Intensive Care Med. 26 (4):449-456 2000 10872138
15. M.C. Walsh-Sukys, J.E. Tyson, L.L. Wright: Persistent pulmonary hypertension of the newborn in the era before nitric oxide: practice variation and outcomes. Pediatrics. 105 (1):14-20 2000 10617698
16. N.N. Finer, K.J. Barrington: Nitric oxide for respiratory failure in infants born at or near term. Cochrane Database Syst Rev. (4):CD000399 2001
17. N.N. Finer, J.W. Sun, W. Rich: Randomized, prospective study of low-dose versus high-dose inhaled nitric oxide in the neonate with hypoxic respiratory failure. Pediatrics. 108 (4):949-955 2001 11581449
18. W.H. Drummond, I.B. Webb, K.A. Purcell: Cardiopulmonary response to dopamine in chronically catheterized neonatal lambs. Pediatr Pharmacol. 1:347 1981
19. P. Tourneux, T. Rakza, A. Bouissou: Pulmonary circulatory effects of norepinephrine in newborn infants with persistent pulmonary hypertension. J Pediatr. 153 (3):345-349 2008 18534241
20. A. Sehgal, D. Osborn, P.J. McNamara: Cardiovascular support in preterm infants: a survey of practices in Australia and New Zealand. J Paediatr Child Health. 48 (4):317-323 2012 22085374
21. J. Esch, C. Joynt, N. Manouchehri, et al.: Differential hemodynamic effects of levosimendan in a porcine model of neonatal hypoxia-reoxygenation. Neonatology. 101 (3):192-200 2011 22067461
22. J.Y. Coe, P.M. Olley, et al.: Bipyridine derivatives lower arteriolar resistance and improve left ventricular function in newborn lambs. Pediatr Res. 22:422-428 1987 3684374
23. K.J. Barrington, P.C. Etches, R. Schulz, et al.: The hemodynamic effects of inhaled nitric oxide and endogenous nitric oxide synthesis blockade in newborn piglets during infusion of heat-killed group B streptococci. Crit Care Med. 28 (3):800-808 2000 10752833
24. K. de Waal, N. Evans: Hemodynamics in preterm infants with late-onset sepsis. J Pediatr. 156 (6):918-922 2010 20236658
25. S.S. Saini, P. Kumar, R.M. Kumar: Hemodynamic changes in preterm neonates with septic shock: a prospective observational study. Pediatr Crit Care Med. 15 (5):443-450 2014 24717905
26. P. Tourneux, T. Rakza, A. Abazine: Noradrenaline for management of septic shock refractory to fluid loading and dopamine or dobutamine in full-term newborn infants. Acta Paediatr. 97 (2):177-180 2008 18177443
27. M.A. Rahman, A. Lapointe, K.J. Barrington: Response to norepinephrine infusion in the newborn. PAS Meeting. 2013
28. K. Maitland, S. Kiguli, R.O. Opoka, et al.: Mortality after fluid bolus in African children with severe infection. N Engl J Med. 364 (26):2483-2495 2011 21615299
29. L. McIntyre, D.A. Fergusson, B. Rowe, et al.: The PRECISE RCT: evolution of an early septic shock fluid resuscitation trial. Transfus Med Rev. 26 (4):333-341 2012 22222146
30. E. Kermorvant-Duchemin, S. Laborie, M. Rabilloud: Outcome and prognostic factors in neonates with septic shock. Pediatr Crit Care Med. 9 (2):186-191 2008 18477932
31. M. Laughon, C. Bose, E. Allred, et al.: Factors associated with treatment for hypotension in extremely low gestational age newborns during the first postnatal week. Pediatrics. 119 (2):273-280 2007 17272616
32. J.W. Logan, T.M. O'Shea, E.N. Allred, et al.: Early postnatal hypotension and developmental delay at 24 months of age among extremely low gestational age newborns. Arch Dis Child Fetal Neonatal Ed. 96 (5):F321-F328 2011 21138828
33. J.W. Logan, T.M. O'Shea, E.N. Allred, et al.: Early postnatal hypotension is not associated with indicators of white matter damage or cerebral palsy in extremely low gestational age newborns. J Perinatol. 31 (8)2011
34. D.A. Osborn, N. Evans, M. Kluckow: Clinical detection of low upper body blood flow in very premature infants using blood pressure, capillary refill time, and central-peripheral temperature difference. Arch Dis Child Fetal Neonatal Ed. 89 (2):F168-F173 2004 14977905
35. J. Miletin, K. Pichova, E. Dempsey: Bedside detection of low systemic flow in the very low birth weight infant on day 1 of life. Eur J Pediatr. 168 (7):809-813 2009 18818945
36. E.M. Dempsey, F. Al Hazzani, K.J. Barrington: Permissive hypotension in the extremely low birthweight infant with signs of good perfusion. Arch Dis Child Fetal Neonatal Ed. 94 (4):F241-F244 2009 19174413
37. E.M. Dempsey, K.J. Barrington, N. Marlow, et al.: Management of hypotension in preterm infants (the HIP Trial): a randomised controlled trial of hypotension management in extremely low gestational age newborns. Neonatology. 105 (4):275-281 2014 24576799

Capítulo 34

Farmacoterapia IV: otros medicamentos

Jegen Kandasamy, MBBS, MD
Waldemar A. Carlo, MD

Durante la ventilación mecánica neonatal, habitualmente se utiliza la farmacoterapia para lograr distintos objetivos terapéuticos, como la sedación y la analgesia, la parálisis neuromuscular, el mantenimiento el equilibrio hídrico y el tratamiento del daño inflamatorio provocado por el respirador. En el caso de la mayoría de los fármacos utilizados en los neonatos, no se han estudiado en profundidad la pauta posológica, la frecuencia, la duración de uso y los perfiles de efectos adversos. La farmacocinética y la farmacodinámica de los neonatos presentan una variabilidad individual considerable entre cada paciente, y también difieren considerablemente de las de los adultos, por lo cual la extrapolación de estudios en animales y adultos a este grupo etario suele conducir a errores (1). Debido a los datos limitados obtenidos a partir de los estudios, muchos de estos fármacos se utilizan para indicaciones no autorizadas, ya que no se han sometido a las rigurosas pruebas que requiere la Administración de Alimentos y Medicamentos de los EE. UU. (FDA) para este grupo etario (2). Este capítulo aborda distintas farmacoterapias complementarias de la ventilación mecánica neonatal que no se describen en mayor detalle en el resto de esta obra.

ESTEROIDES

La administración de esteroides a la madre durante el período prenatal en casos de embarazos de riesgo de parto prematuro con el fin de mejorar la madurez fetal se ha convertido en una práctica habitual y ha generado interés en el uso de esteroides de manera posnatal en los neonatos prematuros que reciben ventilación mecánica en riesgo de padecer displasia broncopulmonar (DBP). La ventilación mecánica prolongada y sus complicaciones asociadas de volutrauma y biotrauma son algunos de los factores etiológicos más importantes en el inicio y el progreso de los procesos inflamatorios que contribuyen a la DBP (3). Al ser potentes antiinflamatorios, los corticoesteroides tienen la capacidad de disminuir la incidencia y de la gravedad de esta enfermedad. Existen pruebas indirectas de esta capacidad en neonatos con insuficiencia suprarrenal que han demostrado tener un mayor riesgo de desarrollar DBP (4). Los esteroides actúan a través de distintos mecanismos para disminuir la inflamación. Aumentan la síntesis de la anexina-1, una proteína que inhibe la liberación de ácido araquidónico inducida por la fosfolipasa A2, la fuente de mediadores inflamatorios eicosanoides como las prostaglandinas y los leucotrienos (5). Los esteroides también inhiben otras enzimas, como las ciclooxigenasas 1 y 2, que también participan en la síntesis de los eicosanoides (6) y en el ingreso de células inmunitarias innatas —como eosinófilos— en el epitelio pulmonar, con lo cual disminuyen la inflamación y la concentración de citocinas inflamatorias como la interleucina-1 en el lavado broncoalveolar (7). Los esteroides aceleran la maduración pulmonar al fomentar la pérdida de grosor de la pared alveolar y la maduración microvascular, además de promover la producción de surfactante, en especial si se administran durante la primera semana de vida (8, 9). Disminuyen la actividad de la elastasa y la formación de colágeno en los pulmones en desarrollo y aumentan la cantidad y la actividad de los antioxidantes (10, 11). El tratamiento posnatal con esteroides se ha clasificado como precoz (menos de 8 días de edad posnatal) o tardío (8 días de vida o más) en función del momento en que se inicie.

Tratamiento posnatal precoz (<8 días) con esteroides para la prevención de la displasia broncopulmonar

Si bien ha sido adoptado fervientemente por muchos médicos hacia fines de los años 80, el tratamiento precoz con esteroides es un tema controversial en la actualidad, ya que los resultados de varios estudios han generado inquietudes respecto de las secuelas en el neurodesarrollo. La gran mayoría de estos estudios evaluaron la dexametasona, que es un esteroide más potente que la hidrocortisona. En un ensayo de gran envergadura, 384 neonatos de menos de 30 semanas de gestación fueron asignados al azar para recibir un curso corto y precoz (dos dosis a partir de las 12 horas de vida) de dexametasona o de placebo (12). Este ensayo demostró que un curso corto de dexametasona en forma precoz disminuyó la necesidad de un tratamiento posterior y prolongado con dexametasona y de ventilación u oxigenoterapia, pero no la muerte ni la DBP a las 36 semanas de gestación. El principal ensayo que evaluó el uso precoz de la dexametasona lo realizó en 2001 la Red Vermont Oxford. En este ensayo multicéntrico, 542 neonatos de peso extremadamente bajo al nacer (PEBN) que recibieron ventilación mecánica poco después de nacer fueron asignados al azar para recibir dexametasona o placebo durante 12 días; la primera dosis se administraría a las 12 horas de vida (13). El ensayo tuvo que detenerse antes de completar el tamaño de la muestra predeterminada debido a un aumento en la incidencia de complicaciones, entre ellas perforación gastrointestinal, hiperglucemia, poco aumento de peso e hipertensión, en el grupo que recibía dexametasona en forma precoz. Asimismo, este ensayo también demostró que el tratamiento precoz con dexametasona aumentó la incidencia de la leucomalacia periventricular y no disminuyó el riesgo de DBP o muerte. Aproximadamente al mismo tiempo, se realizaron estudios sobre el tratamiento precoz con hidrocortisona administrada para prevenir la DBP. Un ensayo multicéntrico asignó al azar a 360 neonatos de PEBN —que fueron colocados en ventilación mecánica entre las 12 y las 48 horas de vida— para recibir hidrocortisona o placebo durante 15 días (14). En este ensayo, que se interrumpió de manera prematura porque los investigadores descubrieron un aumento en la incidencia de perforación gastrointestinal en el grupo de la hidrocortisona, detectó que la supervivencia sin DBP ni muerte fue similar entre ambos grupos.

Una revisión sistemática reciente de Cochrane Collaboration que identificó a 29 ensayos sobre el uso precoz de esteroides posnatales en neonatos prematuros en riesgo de desarrollar DBP llegó a la conclusión de que el tratamiento precoz (<8 días) con esteroides (ya sea hidrocortisona o dexametasona) disminuye la DBP a las 36 semanas de edad posmenstrual y facilita la extubación, pero también aumenta el riesgo de complicaciones, incluida la perforación intestinal, la hipertensión, la hemorragia digestiva, la hiperglucemia, la miocardiopatía y la deficiencia en el crecimiento (15). Sobre todo, el metaanálisis determinó que los estudios de seguimiento a largo plazo de los neonatos de los ensayos sobre el tratamiento precoz con esteroides demostraron un mayor riesgo de resultados neurológicos anormales y de parálisis cerebral. En función de estos hallazgos, los autores llegaron a la conclusión de que el uso rutinario de esteroides de manera precoz no puede recomendarse para los neonatos prematuros en este momento. Sin embargo, como una cantidad baja de ensayos informó datos de seguimiento, los autores del metaanálisis también consideraron que existe una necesidad imperiosa de contar con datos de seguimiento más detallados respecto de los resultados del neurodesarrollo a largo plazo en estos estudios.

Tratamiento posnatal tardío (≥8 días) con esteroides para la prevención o el tratamiento de la displasia broncopulmonar en neonatos prematuros

La revisión sistemática de Cochrane Collaboration (16) que incluyó a 21 ensayos con un total de 1424 neonatos asignados al azar para recibir esteroides o un placebo cuando tuvieran más de una semana de vida determinó que los tratamientos con esteroides iniciados a los 8 días de vida o después disminuyeron la tasa de mortalidad neonatal a los 28 días y las 36 semanas de edad posmenstrual (EPM) y, también, la tasa de DBP a las 36 semanas de EPM, además de permitir la extubación más rápida. Si bien hubo una tendencia hacia un aumento en las tasas de parálisis cerebral, también hubo una tendencia opuesta y superior hacia una menor mortalidad en el grupo de esteroides durante el último seguimiento. La revisión determinó que el tratamiento con corticoesteroides debe restringirse a los neonatos que no puedan retirarse gradualmente de la ventilación mecánica, y que dicha exposición debe limitarse a una dosis y duración mínimas del tratamiento. La Sociedad Canadiense de Pediatría también ha adoptado una postura similar respecto del uso posnatal de corticoesteroides al desaconsejar el uso rutinario de la dexametasona o la hidrocortisona para el tratamiento de neonatos ventilados (17). Estos autores sugieren el tratamiento a corto plazo con dexametasona a baja dosis como alternativa para los neonatos con DBP que reciban una alta asistencia por parte del respirador u oxigenoterapia máxima y, además, que dicho tratamiento debe iniciarse solo después de brindarles a los padres de los neonatos información sobre los riesgos conocidos —tanto a corto como a largo plazo— sobre el tratamiento. Al momento de redacción de esta obra, la Red de Investigación Neonatal está realizando un ensayo multicéntrico de gran envergadura sobre el tratamiento de 10 días con hidrocortisona en neonatos de menos de 30 semanas de edad gestacional (EG) que no puedan retirarse gradualmente de la ventilación mecánica a los 14 a 28 días de edad posnatal. El resultado primario de este ensayo es la sobrevida libre de DBP, así como la sobrevida libre de deficiencias del neurodesarrollo a los 22 a 26 meses de edad corregida.

Además del tratamiento de la DBP, también se han usado los esteroides para facilitar y mejorar las tasas de éxito de la extubación en neonatos prematuros que reciben ventilación mecánica. Los estudios utilizaron hasta tres dosis de 0,25 a 0,5 mg/kg de dexametasona administradas por vía intravenosa con este fin. Los neonatos que participaron de estos estudios pesaban al menos 1 kg, tenían una EG superior a las 30 semanas y habían estado intubados durante al menos 7 días (18-20). Una revisión sistemática de Cochrane Collaboration que analizó estos estudios determinó que, como el uso de la dexametasona para facilitar la extubación no se ha evaluado correctamente en neonatos de PEBN y se relaciona con efectos adversos como la hiperglucemia, puede autorizarse solamente en neonatos en riesgo elevado de edema y obstrucción de las vías respiratorias, como aquellos con intubaciones repetidas o prolongadas (21).

Como alternativa al tratamiento sistémico con esteroides, los corticoesteroides inhalados (CEI) ofrecen la ventaja de producir efectos sistémicos adversos mínimos o limitados. Una encuesta detectó que los CEI se han utilizado en los neonatos con DBP en el 25 % de los hospitales de niños de los EE. UU. (22). Sin embargo, la administración variable e ineficaz de estos fármacos y el depósito en las vías respiratorias inferiores de los neonatos prematuros, de manera secundaria a factores como el diámetro pequeño del tubo endotraqueal, el breve tiempo inspiratorio y las limitaciones del dispositivo (tipo y colocación del nebulizador empleado, tamaño de las partículas, flujo del aerosol y otros factores), han sido limitaciones importantes al uso de CEI en neonatos prematuros (23). Si bien los datos anteriores (**Tabla 34-1**) sugerían que el uso de CEI no prevenía la DBP, ya sea en comparación con un placebo o con el uso de esteroides sistémicos, un ensayo clínico multinacional de gran envergadura en el que los neonatos fueron asignados al azar para recibir budesonida inhalada o un placebo detectó que el tratamiento con CEI sí disminuye la incidencia de la DBP en los neonatos de PEBN. Sin embargo, este estudio también demostró un aumento en la tasa de mortalidad, si bien estadísticamente no significativo, en el grupo de esteroides inhalados, en comparación con el grupo de placebo (24, 242). Al momento de redacción de esta obra, se está realizando otro seguimiento de los resultados del neurodesarrollo de los neonatos inscritos en este estudio. Se necesitan más evidencias respecto de la eficacia y la seguridad del uso precoz y prolongado de los CEI antes de poder recomendar su utilización rutinaria en los neonatos de PEBN.

SEDACIÓN Y ANALGESIA

Aproximadamente el 20 % de todos los neonatos y el 50 % de todos los neonatos de PEBN ingresados en las unidades de cuidados intensivos neonatales (UCIN) de tercer nivel reciben intubación endotraqueal y ventilación mecánica (25-27). La sedación y la analgesia pueden ser importantes para controlar el dolor en los neonatos que reciben ventilación mecánica. En una encuesta de 1997, los neonatólogos y el personal de enfermería encuestados calificaron su evaluación del dolor para la intubación y la succión endotraqueal en neonatos con un puntaje de 2 en una escala de 4 (sin dolor a mucho dolor) (28). Las consecuencias del dolor episódico relacionado con intervenciones tales como la intubación incluyen respuestas fisiológicas como hipoxemia, hipertensión pulmonar y sistémica, liberación de hormonas de estrés como el cortisol, las catecolaminas y el glucagón, y aumento de los marcadores del estrés oxidativo, como el malondialdehído (29-35). Asimismo, la agitación durante la intubación endotraqueal puede provocar un aumento en las presiones intracraneales que puede generar hemorragia intraventricular; traumatismo de las estructuras gingivales, bucolabiales y glóticas; y aumento de la cantidad de intentos requeridos para lograr la intubación, independientemente del nivel de capacitación y experiencia de quien la esté realizando (34, 36-41).

A pesar del dolor como posible efecto adverso durante la ventilación mecánica, el control del dolor durante la intervención y la sedación durante la intubación endotraqueal siguen siendo temas controvertidos y de debate. Por ejem-

Tabla 34-1. Ensayos aleatorizados y controlados con placebo que se han publicado sobre el uso de esteroides inhalados.

Referencia	Tamaño de la muestra	Pauta posológica	Criterios de selección	Método de administración	Placebo	Resultados positivos en los neonatos tratados con esteroides
Laforce *et al.*	13	Beclometasona 3 x 50 mg durante 28 días	>14 días, DBP en Rx de tórax, MBPN	Nebulización mediante el circuito del respirador o mascarilla facial	Sin placebo enmascarado	Distensibilidad; R(vr); ninguna diferencia en las infecciones
Geip *et al.*	19	Beclometasona 1000 mg por día durante 7 días o hasta la extubación	>14 días, MBPN, DBP en Rx de tórax	IDM + espaciador	Doble enmascaramiento	Extubación
Arnon *et al.*	20	Budesonida 600 mg dos veces al día durante 7 días	14 días, PN <2000 g, VPPI	IDM + espaciador	Doble enmascaramiento	PIM significativa; ninguna diferencia en las concentraciones séricas de cortisol
Ng *et al.*	25	Propionato de fluticasona 1000 mg por día durante 14 días	Primeras 24 h, <32 semanas de EG, MBPN	IDM + espaciador	Doble enmascaramiento	Concentraciones plasmáticas de ACTH y séricas de cortisol basales y postestimulación significativamente disminuidas
Fok	53	Fluticasona 500 mg dos veces al día durante 14 días	<24 h, MBPN, VPPI	IDM + espaciador	Doble enmascaramiento	17/27 frente a 8/26 extubados a los 14 días; distensibilidad
Cole *et al.*	253	Beclometasona 40 mg/kg/día, disminución hasta 5 mg/kg durante 4 semanas	3-14 días, <33 semanas de EG, ≤1250 g, VPPI	IDM + espaciador, bolsa de anestesia neonatal + tubo ET (incluso luego de extubación)	Doble enmascaramiento	Dexametasona de rescate; RR 0,6 (0,4-1,0); VPPI a los 28 días; RR 0,8 (0,6-1,0) a los 28 días
Jangaard *et al.* (241)	60	Beclometasona (250 µg/disparo), 1 a 2 disparos cada 6 a 8 horas en función del peso al nacer	28 días	Integrado a la rama respiratoria del circuito del respirador, con espaciador Medilife mediante aerocámara con mascarilla	Doble enmascaramiento	Incidencia similar de deficiencia en el crecimiento; HIV; infección y resultados a largo plazo, incluida DND, en comparación con el placebo
Bassler *et al.*	863	Budesonida (200 µg/disparo), 2 disparos cada 12 horas durante los primeros 14 días, seguidos por 1 disparo cada 12 horas desde el día 15 hasta que el neonato participante ya no requiera VPP o llegue a las 32 semanas de EPM	<12 horas, PEBN, requiere VPP	IDM + espaciador, introducido en el circuito del respirador o con mascarilla facial	Doble enmascaramiento	Disminución de la incidencia de la DBP en el grupo de esteroides inhalados (RR 0,74 [0,6-0,91]; $p < 0,05$), acompañada de un aumento en la mortalidad (RR 1,24 [0,91-1,69]; $p > 0,1$)

ACTH: corticotropina; PN: peso al nacer; DBP en Rx de tórax: resultados de la radiografía de tórax sugieren displasia broncopulmonar; PEBN: peso extremadamente bajo al nacer; TE: tubo endotraqueal; EG: edad gestacional; VPPI: dependiente del respirador (ventilación con presión positiva intermitente); HIV: hemorragia intraventricular; IDM: inhalador de dosis medida; DND: deficiencia del neurodesarrollo; PIM: presión inspiratoria máxima; EPM: edad posmenstrual; VPP: ventilación con presión positiva; R(vr): resistencia en las vías respiratorias; RR: riesgo relativo; MBPN: muy bajo peso al nacer.
(Datos tomados de Greenough A. *Neonat Respir Dis.* 2000;10:1-7).

plo, en una encuesta, solo el 44 % de las unidades neonatales de los EE. UU. informaron el uso rutinario de preanalgesia durante intubaciones electivas (42). En primer lugar, la evaluación del dolor en los neonatos es imperfecta, y existe una correlación deficiente entre las herramientas individuales que se utilizan para intentar calcular el dolor de manera objetiva (43, 44). Las expresiones faciales de dolor, los elevados niveles de actividad, la baja respuesta a la atención de rutina y la sincronía deficiente con el respirador se vincularon con una analgesia inadecuada en un estudio de neonatos prematuros ventilados (45). En segundo lugar, existen datos de seguridad limitados respecto de la mayoría de los fármacos que se utilizan para la sedación y la analgesia, en especial respecto de los resultados del neurodesarrollo a largo plazo cuando se utilizan dichos fármacos en neonatos extremadamente prematuros (46, 47). Una declaración de la Academia Estadounidense de Pediatría, publicada en 2010, recomienda la administración de rutina de premedicación, incluidos sedantes y analgésicos, para neonatos que se someterán a intubaciones electivas, pero también reconoce estas y otras brechas en el conocimiento y destaca la importancia de continuar investigando dicha práctica antes de que se convierta en algo rutinario en todos los centros que atienden a neonatos en estado crítico (48).

La ventilación mecánica invasiva en los neonatos parece estar asociada con el dolor crónico o el estrés, según demuestra el aumento en las concentraciones séricas de endorfinas β (32). El estrés puede producir consecuencias a largo plazo, como deficiencias en el desarrollo motor y cognitivo entre los 8 y los 18 meses de EG corregida, un menor coeficiente intelectual a los 7 años, así como conductas internalizantes a los 18 meses y disminución de los umbrales de dolor en la vida adulta (49-52). Se considera que estos resultados son secundarios a la pérdida de grosor de la corteza frontoparietal, a la disminución del desarrollo de la sustancia blanca y de la sustancia gris subcortical, y al aumento en la activación de la corteza somatosensorial, todo asociado con la exposición repetida o prolongada a estímulos dolorosos, en especial durante el inicio del período neonatal (53, 54). Por el contrario, la exposición prolongada o repetida a analgésicos pueden producir una necesidad excesiva y prolongada de ventilación, así como hipotensión y aumento de la muerte neuronal (55-59). Las pruebas actuales indican que el uso de sedantes y analgésicos en los neonatos prematuros debe ser una decisión tomada a consciencia que tenga en cuenta la seguridad y la eficacia de los fármacos utilizados. Las intervenciones no farmacológicas, como la administración de sacarosa por vía oral, el arrollar y contener al neonato, el método de la madre canguro y la disminución de los factores de estrés ambientales —como la luz y el ruido—, junto con musicoterapia intermitente tienen distintos grados de eficacia para disminuir el estrés relacionado con intervenciones que provocan un dolor agudo, como la succión endotraqueal, y que pueden intentarse como complemento o como medidas de primera línea antes de recurrir a la farmacoterapia (60-64). Sin embargo, existen pocos datos respecto de la utilidad de estas intervenciones no farmacológicas en los neonatos que reciben ventilación mecánica. Las pautas posológicas típicas de los sedantes y analgésicos utilizados en los neonatos figuran en la **Tabla 34-2**. Luego, se describe cada fármaco en particular.

Opiáceos

Desde que se aisló por primera vez a partir de *Papaver somniferum* en 1803, la morfina opiácea alcaloide y sus fármacos relacionados han sido el modelo frente al cual se han comparado todos los demás fármacos con efectos analgésicos. El efecto analgésico de los opiáceos se debe a que activan los receptores μ, κ o δ de la endorfina en el sistema nervioso central, lo cual inicia la transmisión de señales, la activación de proteínas G inhibidoras y la disminución de las concentraciones del monofosfato de adenosina cíclico (AMPc), lo cual disminuye la excitabilidad neuronal y la liberación de neurotransmisores (65). La activación espinal y supraespinal de estas vías inhibe vías nociceptoras, disminuye los umbrales de dolor y altera la percepción que la persona tiene del dolor (65, 66).

Tabla 34-2. Sedación y analgesia en los neonatos.

Fármaco	Dosis en bolo	Frecuencia de la dosis	Dosis en infusión
Sedación			
Lorazepam	0,05-0,1 mg/kg	4-12 h	No se recomienda
Midazolam	0,05-0,15 mg/kg	2-4 h	10-60 mg/kg/h
Analgesia			
Morfina	0,05-0,2 mg/kg	2-4 h	10-15 μg/kg/h
Fentanilo	1-4 mg/kg*	2-4 h	1-2 mg/kg/h

* Lentamente, durante alrededor de 5 minutos.

Morfina

La morfina es uno de los fármacos de primera línea para la analgesia de adultos y también uno de los más utilizados con este fin en los neonatos. Se trata de un potente agonista del receptor opiáceo μ (ROM), a través del cual produce efectos como la analgesia y la depresión respiratoria (65). La tolerancia y la dependencia de la morfina también están mediadas por este receptor (67). La morfina actúa como un agonista débil de los receptores opiáceos κ y δ, a diferencia de las endorfinas naturales, que median la mayoría de sus efectos a través de estos receptores, no del ROM. Los principales efectos de la morfina se ejercen sobre el sistema nervioso central (SNC) y los órganos que tienen músculo liso, como el tubo digestivo y las vías urinarias (65, 66, 68).

Si bien la morfina puede administrarse a través de la vía oral, subcutánea y rectal, la administración intravenosa es la más frecuente en los neonatos prematuros. La morfina es de rápida acción, y alcanza su concentración máxima en aproximadamente 1 hora después de la inyección (66). La duración de la acción en los neonatos puede ser de entre 2 y 4 horas (69). Después de una infusión de carga inicial de 100 μg/kg durante la primera hora, las dosis habituales que se utilizan para la infusión continua oscilan entre los 5 y los 15 µg/kg/h. La analgesia, que es la principal indicación terapéutica de la morfina, se logra con concentraciones plasmáticas del fármaco de entre 15 y 20 ng/ml. Algunos estudios sugieren que la concentración plasmática eficaz de la morfina para producir un efecto analgésico puede variar en los neonatos prematuros (70). Sin embargo, generalmente se observa depresión respiratoria a concentraciones no muy superiores a este intervalo en neonatos de entre 2 y 570 días (69, 71, 72). La depresión respiratoria, que se debe a los efectos sobre los centros respiratorios del tronco encefálico, puede ser importante, pero generalmente no tiene importancia clínica en los neonatos ventilados, a menos que se busque realizar un retiro gradual del respirador. La sedación, otro efecto terapéutico de la morfina, se produce a concentraciones plasmáticas muy superiores (125 ng/ml), por lo cual la morfina no genera sedación en las dosis empleadas como analgésicas (73).

Las infusiones rápidas de morfina en forma de bolo pueden inducir la liberación de histamina desde los mastocitos, un efecto frecuente observado también con otros opiáceos, lo cual genera vasodilatación, hipotensión y bradicardia (66). Las infusiones de morfina pueden usarse de manera segura en la mayoría de los neonatos prematuros, pero se debe tener cuidado en los neonatos de entre 23 y 26 semanas de gestación, en especial en aquellos con hipotensión preexistente (Hall *et al.*) (56, 74). Existen variaciones tanto entre los pacientes como en los propios pacientes respecto de los efectos de la morfina. El metabolismo de la morfina madura conforme aumenta la EG. Por lo tanto, la infusión de morfina debe aumentarse de forma gradual para lograr el efecto deseado en los neonatos prematuros (70, 75). Otros efectos de la morfina incluyen broncoconstricción, disminución de la motilidad gástrica y aumento del tono del esfínter anal y del músculo liso de las vías urinarias. Con la administración prolongada de morfina, se desarrolla cierto grado de tolerancia que requiere un aumento de la pauta posológica (67, 76). Tras el uso prolongado, se recomienda aplicar un régimen de retiro gradual que disminuya la dosis en un 10 % a un 20 % por día para evitar síntomas de abstinencia. Los efectos de la morfina pueden revertirse mediante la aplicación de naloxona en dosis de 0,1 mg/kg (65). La UDP-glucuronosiltransferasa 2B7 hepática convierte la morfina en morfina-6-glucurónido (responsable del efecto analgésico y de depresión respiratoria de la morfina) y en morfina-3-glucurónido (M3G), que actúa como antagonista de la morfina y contribuye a la tolerancia a esta (71, 77). Ambos metabolitos se eliminan a través de la excreción urinaria y biliar. Los datos sugieren que los neonatos prematuros metabolizan la morfina para formar principalmente el derivado M3G, debido a lo cual puede observarse un desarrollo acelerado de la taquifilaxia a la infusión continua de morfina (78). La depuración de la morfina alcanza las tasas de los adultos solo a los 6 a 12 meses de edad posconcepcional corregida (79). La morfina no tiene una elevada afinidad de unión a proteínas, incluso en adultos, por lo que su metabolización no está relativamente afectada por la concentración de proteínas plasmáticas, pero no se sabe si esto también sucede en los neonatos prematuros, quienes suelen tener menores concentraciones de albúmina (80, 81).

Debe establecerse la eficacia y la seguridad de la morfina como infusión continua en neonatos ventilados. El ensayo Resultados neurológicos y analgesia presintomática en neonatos (NEOPAIN) fue un estudio multicéntrico de gran envergadura que asignó al azar a 212 neonatos que recibían ventilación mecánica para recibir un placebo o infusiones de morfina (que iban desde los 10 hasta los 30 µg/kg/h), junto con morfina intermitente sin enmascaramiento utilizada como analgesia complementaria en función del criterio del médico. Se observó una disminución en la escala del dolor y aumentos más leves en la frecuencia cardíaca y respiratoria del grupo de morfina. Sin embargo, estos neonatos tardaron más tiempo en tolerar la nutrición enteral total, presentaron hipotensión importante con mayor frecuencia y requirieron ventilación mecánica durante más tiempo que los neonatos del grupo de placebo. Las tasas de mortalidad, el resultado principal del estudio NEOPAIN, y las morbilidades relacionadas con la prematurez —como la hemorragia intraventricular (HIV) y la leucomalacia periventricular (LPV)— fueron similares entre ambos grupos (55). Los resultados neurológicos tampoco difirieron entre los neonatos que recibieron morfina (hasta 10 µg/kg/h) o placebo en otro estudio de 150 neonatos a término y prematuro que recibían ventilación mecánica (82). Un metaanálisis sistemático de 13 estudios (1505 neonatos) detectó que la disminución en la escala del dolor lograda mediante la infusión continua de morfina fue clínicamente insignificante. Este análisis también demostró que los neonatos muy prematuros que recibieron morfina tardaron más tiempo en tolerar la nutrición enteral total y presentaron más episodios de hipotensión que requirieron tratamiento. Otros resultados, como la mortalidad, la duración de la ventilación mecánica, la DBP, la HIV y la LPV no difirieron entre los neonatos que recibieron morfina y aquellos que recibieron placebo. En general, la revisión sistemática indicó que no se cuenta con pruebas suficientes para recomendar el uso rutinario de infusiones continuas de morfina en neonatos que reciben ventilación mecánica (83).

Los estudios preclínicos en animales han arrojado pruebas respecto de que la morfina puede alterar el desarrollo del hipocampo en el cerebro en formación (84). Los datos respecto de los efectos del uso rutinario de la morfina en neonatos prematuros con respecto a los resultados del neurodesarrollo a largo plazo han demostrado que, si bien la inteligencia en general podría no verse afectada, sí puede haber efectos sobre otros resultados del neurodesarrollo que sean para tener en cuenta. Un estudio de seguimiento de 19 neonatos que formaron parte del ensayo NEOPAIN demostró que, si bien no hubo diferencias en el coeficiente intelectual ni en el rendimiento escolar entre los grupos, el perímetro cefálico fue menor en los neonatos que recibieron morfina frente a los que recibieron placebo. Los neonatos del grupo de morfina también tardaron más tiempo en completar tareas, en comparación con los del grupo de placebo (85). Un seguimiento de 5 años de neonatos prematuros ventilados mecánicamente que fueron asignados al azar para recibir una infusión continua de morfina o un placebo también demostró que el coeficiente intelectual general, la actividad ejecutiva, la integración visuo-motora y la inteligencia no variaron entre el grupo de morfina y el de control, pero se observó que el puntaje del componente de análisis visual de la subprueba fue menor en los neonatos del grupo de la morfina (82, 86). Otros estudios también han destacado efectos adversos sutiles sobre el desarrollo motor a largo plazo y el neurocomportamiento al administrar morfina de manera rutinaria en neonatos prematuros a modo de analgésico (52, 87).

Por lo tanto, en función de los datos disponibles, la administración de morfina, en especial en forma de infusión continua, no debe considerarse de manera rutinaria en los neonatos que reciben ventilación mecánica. Por el contrario, los opiáceos como la morfina deben usarse con criterio, ya sea en dosis intermitentes o como infusiones continuas, y ajustarse adecuadamente para cada neonato según las mediciones del dolor en función de escalas correctamente validadas.

Fentanilo

El fentanilo es un opiáceo sintético más lipofílico que la morfina. Esta mayor liposolubilidad le permite atravesar la barrera hematoencefálica con mayor rapidez y producir efectos analgésicos más rápidamente que la morfina. Asimismo, los efectos analgésicos del fentanilo son entre 80 y 100 veces más potentes que los de la morfina. El fentanilo se oxida mediante el citocromo P450 por el sistema microsomal hepático en norfentanilo, un metabolito inactivo que, luego, se excreta por vía renal (65, 66). La depuración del fentanilo madura rápidamente después de nacer y alcanza el 70 % de la de los adultos a las 2 semanas de edad posnatal en los neonatos a término (88, 89). La depuración del fentanilo puede disminuir como consecuencia de la disminución de la circulación hepática (90). Debido a una redistribución más veloz y a una vida media de eliminación de 4 horas, el fentanilo también tiene una acción más breve (30 a 40 minutos) que la morfina, lo cual hace que sea ideal para casos como la intubación que requieren una inducción y recuperación rápidas de la sedación y la analgesia (91, 92). El fentanilo posee menor tendencia a provocar la liberación de histaminas de parte de los mastocitos y, también, la actividad sobre el centro vasomotor. Estas ventajas del fentanilo lo hacen, en teoría, menos propenso a provocar hipotensión grave, en comparación con la morfina (93, 94). Asimismo, al usarlo antes de la succión endotraqueal, el fentanilo frena los aumentos en la presión de la arteria pulmonar, tal como demuestra un estudio en neonatos que estaban en recuperación de una intervención cardíaca, quienes a menudo son propensos a sufrir dichos episodios (95). En comparación con la morfina, los estudios sobre la farmacodinámica del fentanilo también demuestran que sus efectos terapéuticos pueden ser más predecibles utilizando mediciones de las concentraciones séricas (89). Debido a estas ventajas, el fentanilo ha surgido como el opiáceo sintético más utilizado como analgésico intervencionista en los neonatos (48).

La infusión continua de fentanilo también se utiliza con frecuencia para lograr una analgesia más prolongada en los neonatos que reciben ventilación mecánica. Los datos disponibles actualmente sugieren que el fentanilo ofrece una analgesia equivalente a la producida por la morfina, tal como demuestra un ensayo de 163 neonatos ventilados mecánicamente —de entre 29 y 37 semanas de gestación al momento de nacer— asignados al azar para recibir infusiones continuas de fentanilo o de morfina durante los primeros 2 días de vida. Los efectos adversos, como disminución de la motilidad gastrointestinal, también se observaron con menor frecuencia en el grupo de fentanilo (96). Sin embargo, en ambos grupos se observaron necesidades similares de vasopresores para tratar la hipotensión. Otra desventaja, si bien rara, que parece ser más frecuente con el uso del fentanilo que de la morfina es la rigidez de la pared torácica, en especial cuando se administra en forma de infusión rápida en bolo (97). Asimismo, al usarse como infusión continua, la vida media sérica del fentanilo se prolonga en los neonatos prematuros (98). Esto podría ser consecuencia de la elevada liposolubilidad del fentanilo que le permite acumularse en los tejidos adiposos y en otros tejidos con gran cantidad de lípidos. Al interrumpir su administración tras el uso prolongado, la redistribución del fentanilo desde dichos depósitos puede prolongar la depresión respiratoria y demorar la recuperación del paciente de la sedación (91). También pueden observarse efectos digestivos adversos graves con el fentanilo, lo cual demuestra que la elección de este fármaco sobre la morfina para la analgesia podría no ser tan ventajosa como a veces se cree (99).

El uso prolongado de opiáceos puede generar tolerancia, taquifilaxia y síntomas de abstinencia al interrumpirlo. En un estudio realizado con neonatos que recibían oxigenación con membrana extracorpórea, la infusión de fentanilo se vinculó con un desarrollo más rápido de la tolerancia y la necesidad de recibir dosis más elevadas con el tiempo, junto con una mayor incidencia y gravedad de los síntomas de abstinencia, lo cual derivó en una hospitalización significativamente más prolongada que con la infusión continua de morfina (76). El uso de fentanilo también se relaciona con taquifilaxia más grave en comparación con la morfina (100). En otro estudio, una dosis total de fentanilo superior a los 415 µg/kg predijo la abstinencia con una sensibilidad del 70 % y una especificidad del 78 %, mientras que la duración de la infusión de fentanilo superior a los 8 días predijo la abstinencia con una sensibilidad del 90 % y una especificidad del 67 % (101). Tanto el fentanilo como la morfina requieren un retiro gradual de la dosis diaria total en disminuciones de entre el 10 % y el 20 % por día para evitar la abstinencia.

Como analgésico, el fentanilo se vincula con desventajas, tal como quedó demostrado en varios ensayos que lo compararon con un placebo. Se observó que el fentanilo se relacionó con una mayor necesidad de soporte con la ventilación mecánica, en lugar de menor, en un ensayo aleatorizado de 20 neonatos con síndrome de dificultad respiratoria, posiblemente secundario a la disminución de la distensibilidad de la pared torácica como resultado de la rigidez de esta inducida por el fentanilo (102). En un ensayo multicéntrico de 131 neonatos que recibían ventilación mecánica, de entre 22 y 32 semanas de EG al nacer, asignados al azar a recibir fentanilo o un placebo, los puntajes de las escalas del dolor a corto plazo fueron inferiores para los neonatos que recibieron fentanilo, pero no hubo diferencias a largo plazo ni en el dolor ni en la necesidad de recibir fentanilo sin enmascaramiento, la cual también fue similar entre los dos grupos. En este estudio, el uso de fentanilo también prolongó la duración de la ventilación mecánica y el tiempo transcurrido hasta la primera deposición meconial (103). Los datos disponibles a partir de un ensayo aleatorizado y controlado con placebo, realizado con 27 neonatos prematuros ventilados, respecto de los efectos de la infusión de fentanilo sobre la mortalidad o la incidencia de efectos neurológicos adversos a corto plazo, como la HIV, indican que no presenta ventajas sobre el placebo. Al momento de redacción de esta obra, no hay datos respecto de sus efectos sobre los resultados del neurodesarrollo a largo plazo (104).

Dexmedetomidina

Como analgésico con propiedades ansiolíticas y sedantes, además de la ventaja adicional de tener muy pocas posibilidades de provocar depresión respiratoria, la dexmedetomidina se ha empleado ampliamente en adultos, por lo general durante períodos más prolongados que las 24 horas de uso autorizadas por la FDA (105). La dexmedetomidina es un derivado del imidazol, y el isómero activo de la medetomidina. Se trata de un agonista selectivo de los receptores adrenérgicos α_2 centrales. Estos receptores están presentes en distintos sitios neuronales supraespinales y espinales, en los sistemas nerviosos central y periférico, en donde modulan tanto los impulsos simpáticos presinápticos como postsinápticos. Una de las áreas del SNC con una elevada densidad de estos receptores es el locus cerúleo, el principal sitio de síntesis de la norepinefrina en el cerebro, con funciones que incluyen el mantenimiento del ciclo de sueño y vigilia, la atención, la memoria y el despertar. El bloqueo de las eferencias simpáticas del locus cerúleo es el mecanismo principal detrás de los efectos sedantes y analgésicos de la dexmedetomidina. Esta área es también el origen de varias vías nociceptivas espinales descendentes que convergen en la sustancia gelatinosa ubicada en el asta posterior de la médula espinal. En esa zona, la dexmedetomidina estimula los receptores α_2 para inhibir la liberación de la sustancia P, un mediador nociceptivo (106). Si bien hay otros fármacos que actúan sobre los receptores adrenérgicos α_2, como la clonidina, la dexmedetomidina es única en su elevada especificidad por el subtipo α_{2A} de este receptor, que es principalmente responsable de sus tan eficaces efectos sedantes y analgésicos (107, 108).

La dexmedetomidina se utiliza cada vez más en la población pediátrica, en especial en los cuidados intensivos posteriores a una intervención quirúrgica cardíaca (109). En el primer estudio que evaluó su uso en neonatos prematuros, un estudio de controles históricos (en quienes se había usado el fentanilo como analgésico), se examinó el uso de la dexmedetomidina en 24 neonatos prematuros con una EG media de 25 semanas (110). Este estudio demostró que la dexmedetomidina se relacionó con una menor necesidad de sedación complementaria, una menor duración de la ventilación mecánica y una menor incidencia de episodios de sepsis con cultivos positivos, en comparación con el uso del fentanilo. La menor incidencia de sepsis observada con la dexmedetomidina se considera secundaria a su fomento de la actividad de los macrófagos y de la disminución de mediadores de la inflamación, como el factor de necrosis tumoral α y la interleucina-6, que se ha observado en estudios con animales (111, 112). Este efecto antiinflamatorio de la dexmedetomidina, si se confirmara en ensayos aleatorizados de gran envergadura, podría ser una importante ventaja para los neonatos prematuros que reciben ventilación mecánica y que suelen ser propensos a desarrollar DBP. Otra diferencia fue la falta de signos de abstinencia en los neonatos del grupo de la dexmedetomidina, mientras que los neonatos del grupo del fentanilo por lo general requirieron un retiro gradual más lento.

Otras posibles ventajas de la dexmedetomidina en los neonatos prematuros que reciben ventilación mecánica pueden ser sus mínimas posibilidades de provocar depresión respiratoria y dismotilidad gastrointestinal (113). Los efectos adversos relacionados con este fármaco también son resultado de su actividad como agonista de los receptores adrenérgicos α_2. Al igual que la clonidina, que tiene una actividad similar sobre los receptores, a pesar de ser menos específica, la dexmedetomidina puede provocar hipotensión, bradicardia, disminución de las secreciones y de la motilidad intestinal, y diuresis excesiva (114). En el estudio sobre el uso de la dexmedetomidina en los neonatos prematuros, la incidencia de la hipotensión o la bradicardia significativas fue similar entre el grupo que recibió este fármaco y el grupo de control (fentanilo), lo cual indica que la dexmedetomidina podría no ser inferior a otros sedantes y analgésicos de uso corriente con respecto a este efecto adverso. Si bien no se observaron diferencias entre los dos grupos con respecto a los resultados neurológicos a corto plazo, como la HIV, deben realizarse ensayos aleatorizados de gran envergadura que incluyan el efecto de su uso sobre los resultados del neurodesarrollo a largo plazo antes de poder recomendar a la dexmedetomidina para los neonatos prematuros sin ninguna reserva (110).

Benzodiazepinas

Como sedantes e hipnóticos, las benzodiazepinas pueden provocar depresión del SNC para disminuir la ansiedad, provocar somnolencia y mantener un estado de disminución de la consciencia. Las benzodiazepinas se utilizan ampliamente con estos fines en la UCIN. Sin embargo, no poseen efectos analgésicos. Al aumentar la afinidad de unión del ácido γ-aminobutírico (GABA) con los receptores del GABA-A, las benzodiazepinas aumentan la inhibición neuronal en distintos niveles del sistema nervioso, incluida la corteza cerebral, el hipotálamo, el hipocampo y la sustancia negra. Los efectos secundarios de las benzodiazepinas incluyen depresión respiratoria y, en especial en los neonatos con hipovolemia o con disminución de la función cardíaca, hipotensión (115). Aquí se analizan las benzodiazepinas que se utilizan con mayor frecuencia en la UCIN.

Midazolam

Debido a su hidro- y liposolubilidad dependiente del pH, el midazolam se combina con una menor incidencia de tromboflebitis o molestias durante la administración intravenosa y un rápido inicio de la acción (menos de 3 minutos), así como un menor tiempo transcurrido hasta lograr los efectos sedantes máximos (menos de 20 minutos), en comparación con otras benzodiazepinas, lo cual lo convierte en el fármaco de preferencia en casos de urgencias en los que se requiere rapidez en el inicio y el fin del efecto sedante (116, 117). También se utiliza con frecuencia como infusión continua para la sedación de neonatos que reciben ventilación mecánica. El midazolam es convertido por hidroxilación mediante la enzima hepática CYP3A4 para formar metabolitos activos e inactivos. Debido a las concentraciones relativamente más bajas de esta enzima al nacer, el midazolam tiene una mayor vida media de eliminación (6,3 horas) y una menor velocidad de depuración (1,8 ml/kg/min) en los neonatos sanos (118, 119). En un estudio de 187 neonatos de entre 26 y 42 semanas de EG que recibían ventilación mecánica, la vida media de eliminación del midazolam fue 1,6 veces mayor que la normal (120). Los neonatos prematuros tienen una vida media de eliminación más prolongada en comparación con los neonatos a término, lo cual indica que la depuración del midazolam aumenta con la edad posnatal y disminuye debido a una enfermedad crítica, así como también debido a la ventilación mecánica (121). El uso de midazolam oral en los neonatos es poco frecuente y se relaciona con una menor depuración; la biodisponibilidad por la vía oral se calculó en aproximadamente el 50 % en uno de los estudios (122). El midazolam tiene una elevada unión a proteínas; las bajas concentraciones séricas de albúmina pueden provocar mayores fracciones de midazolam libre disponible para ingresar al SNC y potenciar sus efectos tanto terapéuticos como adversos (123).

Los efectos adversos del midazolam en los neonatos incluyen depresión respiratoria, hipotensión, hipotonía, hipertonía, movimientos discinéticos, mioclonía y agitación paradójica (124). La disminución en la cantidad de receptores del GABA-A observada en los neonatos se considera la causa de la hiperexcitabilidad en lugar de la sedación que suele observarse con el uso del midazolam. La edad joven, el sexo femenino y la disminución de la concentración sérica de albúmina se han informado como factores de riesgo de desarrollo de estos efectos neurológicos adversos a corto plazo (125). La abstinencia asociada con la interrupción del midazolam se ha observado en estudios en roedores y podría ser la causa de los efectos neurológicos adversos que se observan en neonatos mayores, niños y adultos (126). Por último, la preparación parenteral habitual contiene alcohol bencílico al 1 % como preservante; esto podría tener que contemplarse al administrar este fármaco. El uso de la preparación más concentrada de 5 mg/ml disminuirá la exposición al alcohol bencílico por miligramo de midazolam empleado. Las preparaciones más nuevas del midazolam no tienen conservantes (116).

Un ensayo aleatorizado sobre el uso de una infusión continua de midazolam como sedación en 46 neonatos prematuros que recibían ventilación mecánica detectó que, si bien el midazolam era un sedante eficaz en comparación con el placebo, no disminuía la duración de la ventilación, la oxigenoterapia ni la incidencia de las enfermedades pulmonares graves o la mortalidad en comparación con el placebo. Asimismo, el uso de midazolam prolongó la estadía en la UCIN y tendió a aumentar la incidencia de hipotensión y bradicardia en los neonatos prematuros cuando se continuó utilizando tras 48 horas (127). Otro estudio multicéntrico sobre la sedación en la UCIN asignó al azar a 67 neonatos que recibían ventilación mecánica, de entre 24 y 32 semanas de EG, para recibir morfina, midazolam o un placebo de dextrosa en forma de infusiones durante un máximo de 14 días (el ensayo de Resultados Neonatales y Analgesia Neonatal Prolongada). Además de hallar resultados similares a los del estudio anterior, este ensayo también detectó que el uso del midazolam provocó un aumento en la incidencia de efectos adversos neurológicos, tales como la HIV y la LPV, en comparación con el uso de la morfina o del placebo (57). Un metaanálisis de dichos estudios realizado por Ng *et al.* (128) determinó que, a la luz de las evidencias actualmente disponibles, el aumento en el riesgo de efectos neurológicos adversos observado con el midazolam supera los beneficios y, por lo tanto, no puede recomendarse su uso como infusión continua para la sedación de neonatos prematuros.

Lorazepam

El lorazepam es una benzodiazepina altamente lipofílica y de acción prolongada en comparación con el midazolam, con una vida media sérica de 24 a 56 horas y una acción de entre 8 y 12 horas de duración en neonatos en estado crítico (129). El lorazepam se metaboliza mediante glucuronidación hepática en metabolitos inactivos, que, luego, se elimina por excreción biliar (115). La apnea, la somnolencia y los movimientos estereotípicos son complicaciones relacionadas con el uso del lorazepam en neonatos (130, 131). En adultos y niños mayores, la administración prolongada o la infusión continua de lorazepam provoca acidosis metabólica como consecuencia de la acumulación de alcoholes tóxicos como el propilenglicol, una sustancia que se utiliza para aumentar la solubilidad del lorazepam en las formulaciones que se comercializan actualmente (132). Por lo tanto, no puede recomendarse el lorazepam para su administración como infusión continua en los neonatos. Ya que el lorazepam es un fármaco de acción prolongada, puede lograrse una sedación prolongada con la administración intermitente en neonatos que reciben ventilación mecánica. Sin embargo, al igual que otras benzodiazepinas, el uso rutinario de lorazepam para la sedación de neonatos prematuros no se ha investigado correctamente con respecto a sus efectos a largo plazo sobre el neurodesarrollo y no puede recomendarse en este momento.

Diazepam

El diazepam tiene efectos ansiolíticos, hipnóticos, anticonvulsivantes, miorrelajantes y amnésicos que son característicos de las benzodiazepinas y, al igual que otras ellas, no cuenta con propiedades analgésicas. El diazepam se absorbe rápidamente tras la administración oral, pero de manera irregular si se lo administra por vía intramuscular. La vida media de eliminación es de aproximadamente 75 horas en los neonatos prematuros, y de 30 horas en los neonatos a término (133). El diazepam se metaboliza en el hígado y, junto con sus metabolitos, se excreta lentamente por la orina. No existen correlaciones sencillas entre la concentración plasmáticas y la respuesta clínica. El diazepam puede provocar depresión respiratoria, la cual, de hecho, podría ayudar a los neonatos a «calmarse» y adaptarse al respirador. El diazepam puede ser útil como sedante de acción prolongada si se administra en dosis de entre 0,10 y 0,25 mg/kg cada 6 horas.

Otros sedantes

Propofol

Es un sedante e hipnótico intravenoso del grupo de los alquilfenoles, sin efectos analgésicos. Es un fármaco de rápida acción con una vida media breve y una baja tendencia a provocar depresión respiratoria (134). Un estudio realizado en 63 neonatos que comparó una combinación de succinilcolina, atropina y morfina con el uso de propofol en monoterapia para realizar la sedación previa a la intubación detectó que el uso de propofol permitió lograr una intubación exitosa en menor tiempo, además de vincularse con un menor traumatismo bucal o nasal y menores tiempos de recuperación. Los neonatos del grupo del propofol también presentaron menos episodios hipoxémicos durante los intentos de intubación endotraqueal (135). A pesar de estas ventajas, el uso del propofol en los neonatos como fármaco de inducción para la intubación endotraqueal se ha relacionado con una elevada incidencia de hipotensión (248). Asimismo, la infusión continua de propofol se ha vinculado con complicaciones letales secundarias a acidosis metabólica, bradicardia, rabdomiólisis e insuficiencia renal (síndrome de infusión de propofol) al utilizarlo en niños y adultos (136). Por lo tanto, se desaconseja enfáticamente la infusión continua de propofol para la sedación.

Hidrato de cloral

Es un sedante de uso frecuente. Como principales ventajas, tiene una excelente biodisponibilidad oral y produce una mínima depresión respiratoria (59, 137). Si bien resulta adecuado para la sedación intervencionista, en particular para intervenciones radiológicas, electroencefalogramas y ecocardiogramas, con el uso prolongado se produce una acumulación de tricloroetanol, la cual provoca arritmias con posible riesgo de muerte, hipotensión y estimulación paradójica del SNC (138). Esta desventaja del hidrato de cloral, junto con su tendencia a desplazar a distintos fármacos y a la bilirrubina de sus sitios de unión a proteínas, además de que suele provocar hiperbilirrubinemia directa (139), excluyen su uso como sedante neonatal.

BLOQUEANTES NEUROMUSCULARES

El bloqueo neuromuscular a veces es necesario para asistir a neonatos en estado crítico, en especial durante intervenciones que suelen requerir su inmovilización. Este bloqueo puede lograrse mediante una despolarización excesiva en la placa motora (fármacos despolarizantes) o mediante una inhibición de la transmisión en la placa motora mediante antagonistas de la acetilcolina (fármacos no despolarizantes). El uso de bloqueantes neuromusculares no está indicado de forma rutinaria durante la ventilación mecánica neonatal, pero, a veces, estos fármacos se utilizan como parte de pautas de premedicación anestésica y en determinadas poblaciones de pacientes, como aquellos neonatos que presentan hipertensión pulmonar persistente neonatal (HPPN) (140). Si bien la parálisis puede mejorar la oxigenación y la ventilación de neonatos a término con hipoxemia grave e HPPN, podría tener efectos adversos en los neonatos prematuros con síndrome de dificultad respiratoria (141). El uso de ventilación sincronizada utilizando frecuencias ventilatorias por encima de la frecuencia de respiración espontánea del paciente casi siempre logrará los objetivos de la parálisis (véase el **Capítulo 18**) (142). Los bloqueantes neuromusculares pueden ser útiles en determinados neonatos prematuros cuyos propios esfuerzos respiratorios interfieren con la ventilación y pueden disminuir la incidencia del neumotórax en estos pacientes (143).

Perlman *et al.* demostraron que la eliminación de la variabilidad de las velocidades de la irrigación sanguínea al cerebro mediante la parálisis muscular disminuyó la incidencia de la HIV en determinados neonatos prematuros con síndrome de dificultad respiratoria (SDR), pero esto no se ha comprobado en un ensayo de gran envergadura y no es una práctica habitual. Como la parálisis muscular puede disminuir el consumo de oxígeno, puede beneficiar a los neonatos con oxigenación deficiente (144, 145). La parálisis prolongada durante más de 2 semanas se ha vinculado con atrofia por inactividad y un subsiguiente retraso del crecimiento del músculo esquelético. Cabe destacar, en términos de mecánica pulmonar, que Bhutani *et al.* (146) demostraron una disminución en la distensibilidad pulmonar dinámica y un aumento en la resistencia pulmonar total tan solo después de más de 48 horas de parálisis continua con pancuronio. Ambos parámetros mejoraron en un 41 % a un 43 % a las 6 a 18 horas tras la interrupción de la parálisis.

Los esfuerzos respiratorios espontáneos parecen contribuir poco a la ventilación minuto de los neonatos prematuros gravemente enfermos con muy baja distensibilidad pulmonar (145). Estos neonatos están en riesgo de presentar una menor capacidad residual funcional tras la parálisis, posiblemente debido a la pérdida de los mecanismos de freno de las vías respiratorias superiores (141). En los neonatos con una distensibilidad pulmonar menos comprometida y en los neonatos de mayor tamaño, los esfuerzos respiratorios espontáneos contribuyen significativamente a la ventilación total. Por lo tanto, es necesario realizar ajustes (por lo general, aumentos de la frecuencia) en el respirador para evitar la hipoventilación al realizar la parálisis. Se recomienda monitorear el intercambio gaseoso. Si bien la pérdida del tono muscular intercostal puede provocar un aumento en la presión intratorácica, esto no parece aumentar la resistencia respiratoria (147).

El principal riesgo durante la parálisis parece ser la extubación accidental inadvertida. El neonato paralizado depende completamente de la ventilación mecánica, por lo cual es necesario observarlo atentamente. Asimismo, la parálisis enmascara distintos signos clínicos cuya expresión depende del tono y el movimiento musculares, como, por ejemplo, las convulsiones. Por último, la parálisis no altera la sensación de dolor. Por lo tanto, deben administrarse analgésicos en casos en los que su uso estaría indicado en un neonato no paralizado.

En la práctica, la decisión de administrar un bloqueante neuromuscular generalmente se basa en la observación clínica del neonato y en la gasometría arterial. Estos fármacos se utilizan habitualmente para facilitar el tratamiento de la hiperventilación (véanse el **Capítulo 18** y la sección titulada *Hipertensión pulmonar persistente neonatal* del **Capítulo 23**). El análisis de la onda de la presión esofágica o del respirador es un método más objetivo de evaluar si un neonato está en fase con el respirador y si la presión intratorácica media está elevada (143). Sin embargo, en estos casos, no existe ninguna forma confiable de predecir qué neonatos se beneficiarán de la parálisis. Por lo tanto, los bloqueantes neuromusculares deben administrarse como prueba terapéutica, y debe continuarse con su uso si los valores de la gasometría mejoran durante la prueba, si la atención de enfermería se simplifica en gran medida o si existe una mejora evidente en la sincronía del paciente con el respirador y en su comodidad. Para prevenir las complicaciones de la parálisis prolongada, es fundamental realizar una evaluación periódica del neonato cuando no esté paralizado. La succinilcolina, un bloqueante neuromuscular despolarizante de corta acción, casi nunca se utiliza en la atención neonatal, salvo cuando es necesario paralizarlos para la intubación. Por lo tanto, en esta sección solo se describen los fármacos no despolarizantes que se utilizan habitualmente. Las pautas posológicas recomendadas se indican en la **Tabla 34-3**.

Tabla 34-3. Bloqueantes neuromusculares de uso neonatal.

Fármaco	Dosis inicial (mg/kg)	Frecuencia de la dosis	Dosis por infusión (mg/kg/h)
Pancuronio	0,04-0,15	1-4 h	No recomendado.
Vecuronio	0,03-0,15	1-2 h	0,05-0,10
Rocuronio	0,3-0,6	0,5-1 h	0,4-0,6

Pancuronio

El bromuro de pancuronio, un bloqueante neuromuscular competitivo de larga acción, es el bloqueante neuromuscular más utilizado en los neonatos. La galamina y la D-tubocurarina casi nunca se utilizan debido a los importantes efectos cardiovasculares, al bloqueo ganglionar simpático y, en el caso del primero, a la excreción renal obligatoria. Todos estos fármacos bloquean la transmisión en la placa motora al competir con la acetilcolina por los receptores ubicados en la membrana postsináptica (148). El pancuronio tiene efectos vagolíticos y, durante su uso, es habitual observar un aumento en la frecuencia cardíaca. Si se administra por vía intravenosa, el pancuronio produce parálisis máxima dentro de los 2 a 4 minutos. La duración de la apnea tras una sola dosis es variable y prolongada en los neonatos, y puede durar desde una hasta varias horas. Las dosis incrementales aumentan la duración de la parálisis respiratoria. Asimismo, la duración de la parálisis aumenta debido a acidosis, hipopotasemia, uso de antibióticos aminoglucósidos y disminución de la función renal. Puede esperarse alcalosis para antagonizar el bloqueo. Si bien la excreción renal es la principal vía de eliminación del pancuronio, la excreción hepatobiliar y el metabolismo pueden ser responsables de la eliminación de una parte significativa de la dosis administrada.

La pauta posológica recomendada del pancuronio en los neonatos oscila entre 0,06 a 0,10 mg/kg (148). Si bien por costumbre se administran dosis repetidas de la misma magnitud que la dosis inicial, las dosis subsiguientes de la mitad de la dosis inicial puede ser eficaces para prolongar la parálisis cuando se reanude la actividad muscular o la respiración espontánea. La infusión continua de pancuronio en los neonatos se relaciona con la posibilidad de acumulación debido a la baja velocidad de excreción de estos pacientes. Por lo tanto, lo mejor es evitar esta vía de administración a menos que sea posible realizar un monitoreo electrofisiológico.

Los beneficios a largo plazo de la parálisis respiratoria deben sopesarse con las posibles complicaciones. El uso prolongado del bromuro de pancuronio se ha relacionado con sordera neurosensorial durante la niñez en sobrevivientes de hernia diafragmática congénita (149, 150). En un estudio con cohortes realizado en pacientes con traumatismo craneoencefálico hospitalizados en una unidad de cuidados intensivos pediátricos, se compararon pacientes tratados con pancuronio y sin él (151). En los 15 pacientes con una afección intracraneal aislada que recibieron parálisis continua, la distensibilidad disminuyó progresivamente en un 50 % durante el curso de 4 días. La distensibilidad se normalizó tras la interrupción de la parálisis y permaneció invariable en los pacientes ventilados, pero no paralizados. Los pacientes paralizados requirieron ventilación mecánica durante más tiempo que los no paralizados, y el 26 % de estos pacientes desarrollaron neumonía intrahospitalaria, una complicación que no se observó en los pacientes no paralizados. El uso prolongado del pancuronio también se ha relacionado con aumento de peso y acumulación en el tercer espacio debido a la falta de movimiento y a la retención urinaria.

A pesar de las complicaciones informadas, el pancuronio sigue utilizándose con frecuencia en las UCIN (152). Una revisión sistemática (153) resumió las publicaciones al respecto e indicó que, en los neonatos prematuros ventilados con signos de esfuerzos respiratorios asincrónicos, la parálisis neuromuscular con pancuronio parece estar relacionada con una menor incidencia de HIV y, posiblemente, una menor tasa de fugas aéreas pulmonares. Los autores también destacaron que se desconocen los efectos pulmonares y neurológicos a largo plazo.

Los efectos del pancuronio pueden revertirse rápidamente utilizando el fármaco anticolinesterasa neostigmina en dosis de 0,08 mg/kg por vía intravenosa, precedido por la administración de glicopirrolato en una dosis de entre 2,5 y 5 μg/kg, el cual bloquea los efectos secundarios muscarínicos. Si bien casi nunca es necesario revertir rápidamente la acción por motivos médicos en los neonatos que reciben ventilación asistida, a veces pueden ser útil con fines diagnósticos en aquellos que se considera que han sufrido un daño en el SNC durante la parálisis.

Vecuronio

El vecuronio es un bloqueante neuromuscular no despolarizante de corta acción que se relaciona estructuralmente con el pancuronio, con un tiempo de inicio de la acción de 1,5 a 2,0 minutos tras la infusión por bolo intravenoso, y una duración del efecto solamente de 30 a 40 minutos (148). Produce pocos efectos secundarios cardiovasculares y se depura rápidamente mediante excreción biliar. Por lo tanto, es más seguro que el pancuronio en presencia de insuficiencia renal. Se ha sugerido una interferencia con la excreción o una potenciación del efecto si se utiliza el vecuronio en combinación con el metronidazol, los aminoglucósidos y las hidantoínas. Sin embargo, no se han observado inconvenientes en los neonatos que recibieron estos fármacos junto con el vecuronio con la pauta posológica habitual (148). Puede esperarse que si el paciente padece acidosis se potencie el bloqueo neuromuscular que realiza el vecuronio, así como la presencia de alcalosis lo antagonice.

Generalmente, el vecuronio se administra mediante infusión intravenosa continua a una velocidad de 0,1 mg/kg/h tras una dosis paralizante inicial en bolo de 0,1 mg/kg. La administración intermitente en bolo debería ser tan frecuente (es decir, cada 30 a 60 minutos) que este tipo de pauta posológica generalmente resulta poco práctico. Se prefiere la infusión continua para determinados pacientes en recuperación tras una intervención quirúrgica cardíaca cuyo movimiento respiratorio o muscular podría poner en riesgo el éxito de la reparación quirúrgica realizada. Los efectos del vecuronio pueden revertirse mediante la administración de neostigmina, tal como se describe anteriormente para el pancuronio.

Rocuronio

El rocuronio es un análogo desacetoxi del vecuronio, pero menos potente y de rápida acción. Al igual que otros fármacos esteroides, se metaboliza principalmente (entre un 70 % y un 90 %) en el hígado y se excreta por vía biliar, lo cual explica su corta acción —de entre 20 y 35 minutos—, en comparación con los fármacos que se excretan en mayor medida por vía renal (243). Un ensayo de 44 intubaciones en neonatos prematuros asignados al azar para recibir atropina o fentanilo en monoterapia o rocuronio en combinación con estos fármacos detectó una tendencia a lograr la intubación al primer intento en los neonatos del último grupo. El inicio de la parálisis se produjo entre los 22 y los 106 segundos tras la administración de una dosis de 0,5 mg/kg de rocuronio. Se observó que la parálisis completa duró entre 3 a 29 minutos tras la administración de la dosis mencionada. Los efectos adversos observados en este estudio incluyeron taquicardia transitoria (7 %) y broncoespasmo en un neonato (244). Las pautas posológicas recomendadas del rocuronio figuran en la **Tabla 34-3**.

Cisatracurio

El atracurio es una isoquinolina que actúa como bloqueante neuromuscular no despolarizante y que se metaboliza principalmente mediante la eliminación de Hofmann, un proceso de degradación espontánea no enzimática que se produce a un pH y una temperatura fisiológicos. El cisatracurio es un enantiómero del atracurio que es cuatro veces más potente, más lento en el inicio de su acción, pero similar al atracurio en cuanto a la duración de la acción. Al igual que el atracurio, se metaboliza por eliminación de Hofmann, pero no se hidroliza mediante la colinesterasa plasmática. A diferencia del atracurio, el cisatracurio no provoca la liberación de histamina, por lo cual minimiza efectos adversos tales como la hipotensión y la bradicardia. Su metabolismo también produce menos laudanosina, un estimulante del SNC que puede provocar convulsiones (243). Un estudio sobre la infusión continua de cisatracurio para bloqueo neuromuscular comparó este fármaco con el vecuronio en 19 neonatos que se estaban recuperando de una intervención quirúrgica cardíaca y demostró que los neonatos del grupo de cisatracurio recuperaron su actividad neuromuscular más rápidamente que los del grupo de vecuronio. Este estudio utilizó dosis de cisatracurio de entre 0,75 y 4,5 μg/kg/min. En estos rangos de dosis, el cisatracurio presentó una vida media de eliminación de entre 15 y 468 minutos en los nueve neonatos de este estudio (245). El uso rutinario del cisatracurio en los neonatos, especialmente en los prematuros de PEBN, requiere más pruebas respecto de sus perfiles farmacocinéticos y farmacodinámicos en este grupo de pacientes.

BRONCODILATADORES Y MUCOLÍTICOS

Durante mucho tiempo, se creyó que el broncoespasmo desempeñaba un papel mínimo en la resistencia de las vías respiratorias en los neonatos, especialmente en los prematuros. Estudios anatómicos que demostraron la falta de músculo liso en las vías respiratorias distales de neonatos prematuros reforzaron esta creencia (154). Sin embargo, estudios que confirmaron la presencia de músculo liso en las vías respiratorias, incluso en los pulmones de neonatos de 23 semanas de gestación, han refutado esta teoría errónea. Las vías respiratorias de los neonatos de 25 semanas de gestación tienen músculo liso en relación con la circunferencia de las vías respiratorias que es similar al de los neonatos a término, lo cual indica que el broncoespasmo es posible en los neonatos prematuros durante los primeros días de vida (155). Actualmente, se sabe que los neonatos con DBP que reciben ventilación mecánica tienen hipertrofia del músculo liso de las vías respiratorias que, generalmente, desempeña un papel importante en el aumento de la resistencia de las vías respiratoria (156). Además de contribuir a la resistencia al flujo de aire, el árbol traqueobronquial de los neonatos prematuros, en comparación con los neonatos a término y con los adultos, también posee una cantidad relativamente elevada de células caliciformes que fabrican moco y menor cantidad de células ciliadas que puedan facilitar la movilización de las secreciones respiratorias y del moco (157). Además de facilitar la broncodilatación, algunos fármacos, como la aminofilina, mejoran la contractilidad del músculo diafragmático y de los músculos inspiratorios, lo cual puede mejorar la ventilación y aumentar las posibilidades de lograr una extubación exitosa y precoz —objetivos que todo médico debería buscar— (158). Por lo tanto, los broncodilatadores administrados para disminuir la resistencia de las vías respiratorias, así como los mucolíticos que fomentan la descomposición de la mucina, se utilizan habitualmente como complementos de la ventilación mecánica neonatal. Las pautas posológicas típicas de los medicamentos en aerosol que se utilizan con mayor frecuencia figuran en la **Tabla 34-4**.

Tabla 34-4. Medicamentos en aerosol de uso neonatal.

Fármaco	Dosis	Frecuencia de la dosis	Comentarios
Salbutamol	0,20 mg/kg	Cada 3-6 h	Con solución al 0,5 %, diluir 0,04 ml/kg en 1,5 ml de SFN para aplicar 18 mg/disparo. Administrar 1 o 2 disparos/dosis con un inhalador de dosis medida*.
Bromuro de ipratropio	0,025 mg/kg	Cada 8 h	
N-acetilcisteína	10-20 mg	Cada 6-8 h	Agregar un broncodilatador si se produce broncoespasmo; se aconseja un uso restringido en caso de efectos indeseados.
Ácido cromoglícico (cromolina sódica)	10 mg	Cada 6 h	Diluir 1 ml de una solución de 10 mg/ml hasta 1,5 ml de SFN.

SFN: solución fisiológica normal.
* Único inhalador de dosis medida comercializado en los Estados Unidos.

Albuterol (salbutamol)

El albuterol es un agonista selectivo de los receptores adrenérgicos β_2. Al potenciar la producción de AMPc, que, luego, disminuye el calcio intracelular en las células del músculo liso, el albuterol provoca broncodilatación. Si bien existen otras formulaciones, el albuterol se utiliza principalmente en forma de aerosol, ya que esto aumenta su selectividad (159, 160). En dosis elevadas, el albuterol inhalado pierde dicha selectividad por los receptores β_2 bronquiales y provoca efectos adversos como vasodilatación, hipotensión, taquicardia refleja, hiperglucemia e hipopotasemia como consecuencia de sus efectos sobre otros sistemas de receptores adrenérgicos β_2 (161).

Los neonatos con DBP confirmada o en desarrollo generalmente presentan una mayor resistencia al flujo de aire, un menor flujo espiratorio forzado y un aumento de la capacidad residual funcional, en comparación con las cohortes normales (162, 163). El albuterol mejora la distensibilidad pulmonar estática en los neonatos de muy bajo peso al nacer a partir de la segunda semana de vida (164). El 35% de los neonatos con DBP, especialmente aquellos que presentan síntomas clínicos como sibilancias, exhibieron una respuesta al albuterol inhalado (163).

Sin embargo, la mayoría de los estudios mencionados no evaluaron los resultados clínicos a largo plazo del tratamiento con albuterol en neonatos prematuros con DBP. En el único estudio, al momento de redacción de esta obra, que evaluó los resultados a largo plazo en 173 neonatos de menos de 28 semanas de EG, el tratamiento con albuterol comenzó el día 11 y continuó durante 28 días, y no disminuyó la necesidad de oxigenoterapia suplementaria ni de ventilación mecánica, la mortalidad ni la gravedad de la DBP (165). Cabe destacar que todos estos estudios son previos al uso de surfactante y esteroides prenatales y, posiblemente, no se apliquen a neonatos con «DBP nueva». También existe controversia respecto de la estimulación a largo plazo de los agonistas β de los tejidos no pulmonares, los posibles efectos adversos de la broncodilatación a largo plazo sobre el tejido pulmonar en cicatrización y las inquietudes teóricas sobre el desarrollo de tolerancia (166). Una revisión sistemática de 2012 de Cochrane Collaboration también determinó que, debido a la falta de ensayos clínicos que examinen la eficacia del albuterol para mejorar los resultados clínicos de neonatos con DBP, su uso debe limitarse únicamente al ámbito de la investigación clínica (167).

Ácido cromoglícico

El ácido cromoglícico (cromolina sódica) es un antiinflamatorio que evita la activación y la desgranulación de los mastocitos al inhibir el transporte de cloro y de la proteína cinasa C. El ácido cromoglícico también puede inhibir la quimiotaxia de los neutrófilos y la acción de la oxidasa de NADPH inducida por radicales libres y presente en los neutrófilos (168). Como el ácido cromoglícico es un compuesto hidrosoluble altamente ionizado, no atraviesa las membranas celulares y puede administrarse de manera eficaz solo mediante inhalación (169). El interés por utilizar la cromolina sódica como tratamiento en neonatos que recibían ventilación mecánica se generó tras un pequeño estudio con cohortes que detectó que administrada en los neonatos con DBP se relacionaba con una menor necesidad de ventilación invasiva y un aumento en la distensibilidad pulmonar dinámica (170). Los efectos antiinflamatorios de la cromolina sódica que se postularon en este estudio llevaron a realizar dos pequeños ensayos que intentaron utilizar la cromolina en los primeros días de vida de neonatos prematuros para mitigar el riesgo de inflamación pulmonar. En el primero de estos pequeños estudios, un ensayo de 38 neonatos con una EG media de 26 semanas que requirieron ventilación mecánica al nacer, la cromolina sódica nebulizada administrada cada 6 horas durante el tiempo que los neonatos permanecieron intubados no disminuyó el riesgo de DBP ni de muerte en comparación con el placebo (171). Otro pequeño ensayo de 26 neonatos asignados al azar para recibir cromolina o un placebo durante 28 días después de nacer tampoco demostró diferencias en la DBP o la mortalidad (172). Ninguno de los estudios demostró beneficios de los efectos antiinflamatorios de la cromolina en resultados tales como HIV, sepsis, enterocolitis necrotizante o conducto arterioso permeable (CAP). Una revisión de Cochrane que incluyó a estos dos estudios no encontró evidencias para recomendar el uso rutinario de la cromolina sódica para la prevención de la DBP en neonatos prematuros (173). Como existen algunas evidencias de una disminución de los marcadores de la inflamación relacionados con la DBP al usar cromolina sódica en combinación con surfactante, diuréticos y esteroides, la cromolina sódica puede ser un tratamiento complementario importante al usarse con otros fármacos, como los esteroides, y justifica realizar más ensayos clínicos (174).

Bromuro de ipratropio

La atropina, un potente inhibidor de la acetilcolina en los receptores muscarínicos posgangliónicos, produce broncodilatación y disminuye la producción de mucina en las vías respiratorias. El bromuro de ipratropio es un derivado de amonio cuaternario de la atropina que, al administrarse por inhalación en las vías respiratorias, se absorbe de manera deficiente hacia la circulación puede usarse como broncodilatador selectivo (161). Debido a que se ha demostrado la presencia de receptores muscarínicos funcionales en las vías respiratorias de neonatos prematuros, el bromuro de ipratropio se ha empleado como broncodilatador en neonatos con DBP (175). Un estudio que utilizó bromuro de ipratropio en neonatos con DBP descubrió que los receptores muscarínicos contribuían al aumento del tono broncomotor observado en estos neonatos y que una combinación de ipratropio y albuterol producía una broncodilatación eficaz y prolongada (176). Sin embargo, de manera similar a los agonistas β inhalados, no hay evidencias, al momento de redacción de esta obra, sobre los beneficios a largo plazo del bromuro de ipratropio sobre el curso natural de la DBP en los neonatos prematuros.

Epinefrina racémica

La subglotis es la parte más estrecha de las vías respiratorias de los neonatos. La presencia de un cuerpo extraño, como sucede con la intubación prolongada, produce edema en la región subglótica, el cual puede provocar un mayor estrechamiento de las vías respiratorias al extubar al neonato. La epinefrina racémica estimula los receptores adrenérgicos α y β, y actúa sobre el músculo liso vascular para producir vasoconstricción, la cual disminuye significativamente la irrigación sanguínea a nivel capilar. Esto retrae la mucosa respiratoria superior y disminuye el edema. La epinefrina racémica es un fármaco útil en pacientes con estridor posextubación confirmado. Sin embargo, no se ha demostrado su eficacia en la prevención del estridor posextubación (177). Asimismo, la epinefrina racémica puede contemplarse como complemento en el tratamiento de la hemorragia pulmonar (178). Al usar epinefrina racémica, debemos tener en cuenta los efectos secundarios, que incluyen taquicardia, arritmias, hipertensión, vasoconstricción periférica, hiperglucemia, hiperpotasemia, acidosis metabólica y leucocitosis (177).

N-acetilcisteína

La *N*-acetilcisteína (NAC) es un compuesto tiólico muy conocido que posee un grupo sulfidrilo libre a través del cual disminuye los puentes disulfuro presentes en las mucoproteínas, con lo cual reduce la elasticidad y la viscosidad del moco (179). La NAC también interactúa directamente con oxidantes como el peróxido de hidrógeno y el radical hidroxilo a través de su papel como modulador de la oxidorreducción celular (180). Este papel también podría contribuir a la eficacia de la NAC en la mejora de la función pulmonar en los adultos con enfermedad pulmonar obstructiva crónica (181). Sin embargo, la experiencia con el uso de la NAC en neonatos es bastante limitada. Un pequeño estudio sobre la NAC detectó que las dosis de hasta 0,2 ml de NAC administradas cada una hora por vía endotraqueal no alteraron la histología *postmortem* de la tráquea ni de los bronquios de los neonatos prematuros (182). En otro estudio, se evaluaron los efectos de la administración intratraqueal de NAC sobre la actividad pulmonar en neonatos que recibían ventilación mecánica con una EG media de 27 semanas y una edad posnatal media de 22 semanas. Este estudio descubrió que la administración de NAC se relacionó con un aumento en la resistencia de las vías respiratorias al tercer día de tratamiento. Los investigadores llegaron a la conclusión de que la NAC no se relacionó con ninguna mejora en la actividad pulmonar de neonatos con DBP y que su administración podría, de hecho, estar vinculada con efectos adversos tales como aumento de la resistencia de las vías respiratorias y de las crisis cianóticas (183). Por lo tanto, el uso de la NAC en neonatos prematuros debe realizarse con precaución. En caso de recurrir a ella, se debe administrar junto con broncodilatadores para compensar estos efectos adversos mencionados.

Si bien la NAC parecía ser prometedora como un antiinflamatorio eficaz además de sus propiedades antioxidantes, esto tampoco se ha comprobado en los estudios. Un estudio de 33 neonatos prematuros de entre 24 y 28 semanas de gestación los asignó al azar para recibir NAC o un placebo durante la primera semana de vida. Las mediciones de la función pulmonar realizadas cuando los neonatos estaban cercanos al alta de la UCIN no mostraron ninguna diferencia entre los grupos. Los investigadores llegaron a la conclusión de que el tratamiento profiláctico con NAC en neonatos prematuros en riesgo de DBP no mejora su función pulmonar al llegar a término (184).

Terapias combinadas

Además del uso de broncodilatadores y de CEI en monoterapia, también se ha evaluado su uso en combinación, utilizando dispositivos de administración como inhaladores de dosis medidas (IDM) y nebulizadores a chorro, para el tratamiento de la DBP. En un estudio de 173 neonatos de menos de 31 semanas de EG asignados al azar para recibir albuterol, beclometasona, su combinación o un placebo, administrados a través de un IDM o de un nebulizador a chorro, no se observaron diferencias en la duración de la oxigenoterapia ni de la ventilación asistida, ni tampoco en la incidencia o la gravedad de la DBP, entre los distintos grupos (165). Además, el uso combinado de estos fármacos podría no ofrecer otros beneficios que los que ofrecen al administrarse en monoterapia, como quedó demostrado en un pequeño estudio de 15 neonatos en los que la administración combinada de agonistas de los receptores β y anticolinérgicos no demostró ninguna sinergia entre estos dos fármacos en cuanto a la mejora de la función respiratoria (246).

En resumen, como se determina en una revisión que informó sobre 22 ensayos realizados sobre el uso de agonistas inhalados de los receptores β, anticolinérgicos y corticoesteroides en neonatos con DBP, no se han demostrado beneficios evidentes a largo plazo al momento de redacción de esta obra (247). Deben evaluarse las modalidades más nuevas de administración de la farmacoterapia y las politerapias con estos fármacos. Además, como sugieren los autores de la revisión, la estratificación de los neonatos que respondieron a estos medicamentos ayudaría a identificar subgrupos de pacientes que podrían beneficiarse con este tratamiento.

DIURÉTICOS

Los neonatos tienen más cantidad de líquido alveolar e intersticial en los pulmones. La DBP «clásica» también se ha relacionado con el proceso inflamatorio exudativo en sus primeras etapas. Este exceso de líquido intersticial pulmonar disminuye la distensibilidad pulmonar, aumenta la resistencia de las vías respiratorias y está seguido por cambios fibroproliferativos agudos y crónicos que continúan exacerbando su patogenia (185). Los factores responsables de esta acumulación excesiva de líquido en los pulmones incluyen un aumento del epitelio pulmonar, la permeabilidad capilar y la circulación excesiva como consecuencia de un CAP persistente (186, 187). Los diuréticos disminuyen el trabajo respiratorio y ayudan a la ventilación mecánica al disminuir el líquido pulmonar intersticial y mejorar la distensibilidad pulmonar (188, 189). En una encuesta de 2013, hubo amplias variaciones interhospitalarias respecto del uso general de diuréticos, así como de los fármacos específicos utilizados en neonatos de menos de 29 semanas de EG (190). Si bien existen varias clases de diuréticos, los de uso más frecuente en los neonatos prematuros incluyen el diurético del asa furosemida y las tiazidas.

Furosemida

La furosemida es un derivado de la sulfonamida y es el diurético más utilizado en los neonatos. Al bloquear la reabsorción del NaCl por parte del cotransportador unidireccional de Na/K/2Cl en el asa gruesa ascendente (AGA) de Henle, la furosemida y otros diuréticos «del asa» similares pueden producir una diuresis altamente eficaz. Además, la furosemida induce un aumento de la síntesis de la prostaglandina E2 (PGE2) por parte de la ciclooxigenasa renal 2 (191). La PGE2 también es un inhibidor directo del transporte de sodio por el AGA y actúa como vasodilatador para aumentar la irrigación sanguínea renal y la filtración glomerular, con lo cual potencia la acción diurética de la furosemida (192). A través de dicha diuresis, la furosemida disminuye el volumen intravascular, aumenta la capacitancia venosa sistémica y disminuye la irrigación linfática a los pulmones para disminuir la acumulación de líquido pulmonar intersticial (194). Asimismo, la furosemida disminuye los mediadores de la inflamación como los leucotrienos y la histamina en el tejido pulmonar (195). La furosemida puede administrarse por vía enteral, intravenosa o intramuscular; se ha informado que la biodisponibilidad oral es de aproximadamente el 84 % en los neonatos a término (196). La pauta posológica habitual es de 1 a 2 mg/kg por vía intravenosa, pero también puede administrarse por vía intramuscular u oral. Un estudio de 10 neonatos prematuros con una EG de 27 semanas al nacer demostró que la vida media plasmática fue superior a las 24 horas en los neonatos de menos de 32 semanas y disminuyó a aproximadamente 4 horas a la edad corregida a término, lo cual implica que la depuración de la furosemida aumenta con la madurez (197).

Los principales efectos adversos incluyen hipopotasemia, hipocalcemia, hipercalciuria, nefrocalcinosis (el riesgo es especialmente alto con una exposición mayor a 10 mg/kg de dosis acumulada de furosemida en los neonatos prematuros), hipomagnesemia, alcalosis hipoclorémica e hiponatremia (198). La coadministración de una tiazida como diurético junto con la furosemida puede disminuir la incidencia de nefrocalcinosis (199). Se ha informado ototoxicidad con la exposición a la furosemida, en especial en neonatos prematuros en los que un intervalo de administración de furosemida cada 12 horas por lo general produjo acumulación del fármaco a niveles potencialmente tóxicos (superiores a 25 μg/ml) (196). Si bien la sordera de esta naturaleza suele ser transitoria y reversible, el daño acumulado secundario al uso simultáneo de otras sustancias ototóxicas, como la gentamicina, debe tenerse en cuenta al administrar furosemida (200). Asimismo, los neonatos con DBP generalmente tienen un ingreso de líquidos restringido en pos de disminuir el edema pulmonar, y la diuresis enérgica debido a la administración de furosemida tiene el potencial de provocar hipotensión en estos neonatos. Las concentraciones elevadas de PGE2 como consecuencia del uso de furosemida también pueden retrasar el cierre del conducto arterioso y aumentar el riesgo de desarrollar un CAP hemodinámicamente significativo (201, 202). Asimismo, el uso crónico de diuréticos del asa puede tener el efecto paradójico de elevar la PCO_2 debido a que retienen bicarbonato a costa de la excreción de cloro.

La diuresis inducida por la furosemida en los neonatos prematuros con SDR que requirieron ventilación mecánica ha demostrado que mejora la distensibilidad pulmonar y la capacidad residual funcional, además de disminuir la presión inspiratoria máxima necesaria para la ventilación (203). El uso diario de furosemida por espacio de 3 días, en dosis de 1 mg/kg/día mejoró la diuresis y facilitó la extubación más veloz en un ensayo de 57 neonatos de bajo peso al nacer que requirieron ventilación mecánica por SDR (204). En otro ensayo aleatorizado de 99 neonatos de menos de 30 semanas, la furosemida disminuyó la duración de la ventilación mecánica y aumentó la sobrevida en comparación con el uso de tiazidas o de ningún diurético (205). Sin embargo, estos investigadores detectaron, en un estudio posterior, que el uso rutinario de furosemida de manera profiláctica en neonatos con SDR no mejoró los resultados pulmonares y, además, fomentó la hipovolemia y aumentó la necesidad de recibir vasopresores (206). La revisión de Cochrane más reciente sobre el uso de diuréticos en neonatos prematuros con SDR llegó a la conclusión de que el riesgo de sufrir hipotensión clínicamente significativa y CAP relacionados con el uso de furosemida superó los beneficios de la mejora en los resultados pulmonares a corto plazo y desaconseja el uso rutinario de este fármaco en los neonatos como tratamiento del SDR (207).

De manera similar a sus efectos sobre la función pulmonar en los neonatos más pequeños con SDR, la furosemida también puede mejorar la distensibilidad pulmonar, la conductancia de las vías respiratorias y la resistencia en los neonatos más grandes con DBP confirmada. Un pequeño estudio aleatorizado en el que se midió la función pulmonar de 17 neonatos con DBP antes y después de la administración de dosis diarias de 1 mg/kg de furosemida o de placebo durante 7 días demostró una disminución en la necesidad de ventilación, un aumento en la distensibilidad pulmonar y, también, en la ventilación alveolar en los neonatos del grupo de furosemida, pero no en los del grupo de placebo (208). Sin embargo, una revisión de Cochrane sobre el uso de diuréticos del asa en neonatos con DBP determinó que los seis estudios que cumplían con los requisitos para ser incluidos en la revisión se centraron únicamente en los parámetros fisiopatológicos y no en los resultados clínicos a largo plazo. A pesar de determinar que la administración de furosemida a largo plazo mejoró la oxigenación y la distensibilidad pulmonar, los autores no recomiendan el uso rutinario de la furosemida a largo plazo para prevenir o tratar la DBP (209).

La furosemida también se ha administrado en forma de aerosol en neonatos prematuros con DBP. Al administrarla de manera directa a los pulmones en forma de aerosol, se ha demostrado que disminuye el broncoespasmo al disminuir la contractilidad del músculo liso mediante diversos mecanismos posibles que incluyen la modificación de la activación de los mastocitos y del epitelio sensorial en las vías respiratorias, la disminución de la liberación mediadores de la inflamación, como los leucotrienos y la histamina, aumento de la liberación de prostaglandinas del endotelio vascular y la inhibición de la broncoconstricción colinérgica (195, 210-212). Esta vía de administración ofrece la ventaja de que posiblemente disminuye los efectos secundarios sistémicos y mantiene los efectos pulmonares buscados. Sin embargo, a la luz de la falta de datos de ensayos aleatorizados sobre los efectos de los diuréticos del asa administrados en forma de aerosol sobre los resultados clínicos importantes, no puede justificarse el uso rutinario ni sostenido de esta vía de administración en función de las evidencias disponibles (213).

Bumetanida

La bumetanida también es un diurético del asa, aproximadamente 40 veces más potente que la furosemida. Debido a su elevada liposolubilidad, la bumetanida puede difundir de manera pasiva hacia su lugar de acción, a diferencia de la furosemida, que requiere secreción tubular activa. La bumetanida es altamente eficaz para producir una diuresis rápida y aliviar el edema pulmonar. Asimismo, produce una menor pérdida de potasio renal y es menos ototóxica que la furosemida. En un estudio sobre el metabolismo de la bumetanida realizado en 14 neonatos de entre 26 y 40 semanas de EG, su vida media fue de aproximadamente 1,74 a 7 horas, y el volumen de distribución fue de 0,22 l/kg (rango de 0,11 a 0,32 l/kg) (214). Los autores sugieren que la pauta posológica de la bumetanida podría tener que ser mayor —y el intervalo de administración, más prolongado— en los neonatos que en los adultos. A concentraciones plasmáticas por encima de las alcanzadas durante el uso terapéutico de rutina, la unión de la bumetanida a las proteínas plasmáticas neonatales es de aproximadamente un 97 %. Por lo tanto, la saturación de los sitios de unión a la albúmina es poco probable en dosis terapéuticas (215). La depuración extrarrenal es responsable del 58 % al 97 % del metabolismo de la bumetanida. En un ensayo aleatorizado de grupos cruzados con 17 neonatos prematuros, la bumetanida produjo una menor pérdida de sodio por volumen de orina, pero una mayor pérdida de calcio en orina, en comparación con la furosemida (216). Actualmente, no hay ningún ensayo aleatorizado que haya comparado la bumetanida con la furosemida con respecto a sus perfiles de seguridad o a su eficacia en la prevención o la disminución de la gravedad de la DBP en neonatos prematuros ventilados.

Tiazidas y diuréticos ahorradores de potasio

Las tiazidas, derivados de las sulfonamidas, son diuréticos menos potentes que la furosemida. Ejercen su acción en el túbulo distal para inhibir la reabsorción de NaCl a través del transportador luminal apical. Como el 90 % de la reabsorción del sodio se produce de forma proximal a su lugar de acción en la nefrona distal, las tiazidas son solo diuréticos moderadamente eficaces en comparación con los diuréticos del asa, que son más potentes. La espironolactona, un diurético ahorrador de potasio, compite con la aldosterona en el túbulo contorsionado distal. Debido a la naturaleza del modo de acción de la aldosterona, que depende de la síntesis de proteínas, el inicio de la acción de la espironolactona se demora. Además de aumentar la excreción renal de sodio, las tiazidas también pueden provocar hipopotasemia, hipomagnesemia e hipofosfatemia al aumentar la pérdida de estos electrolitos a través de la orina. Sin embargo, en oposición a lo que sucede con los diuréticos del asa, las tiazidas y la espironolactona no aumentan la pérdida de calcio por la orina. Debe contemplarse el monitoreo de los electrolitos en sangre si se requiere el uso prolongado de tiazidas. Las pautas posológicas habituales de la clorotiazida y de la espironolactona oscilan entre los 10 y los 20 mg/kg y entre 1 y 2 mg/kg, respectivamente.

El uso de tiazidas en neonatos con DBP es habitual. En una encuesta sobre el uso de diuréticos en los hospitales de niños de los Estados Unidos, se detectó que la clorotiazida es el diurético con la mayor mediana de duración de uso (aproximadamente 21 días) (190). Un estudio que evaluó el efecto de la clorotiazida combinada con espironolactona en 10 neonatos no ventilados con DBP descubrió que el uso de estos diuréticos se relacionó con una disminución de la resistencia de las vías respiratorias y una mejora en la distensibilidad pulmonar, en comparación con el placebo (217). Varios otros estudios de menor envergadura también llegaron a la conclusión de que las tiazidas mejoran la función pulmonar. Una revisión sistemática de Cochrane Collaboration incluyó seis de esos estudios para evaluar los efectos del uso de diuréticos de acción en los túbulos renales distales sobre la mejora en los resultados en neonatos con DBP. Como la mayoría de estos estudios se centraron en parámetros fisiopatológicos y no evaluaron adecuadamente resultados clínicos ni posibles complicaciones del tratamiento con diuréticos, los revisores llegaron a la conclusión de que no existen evidencias concluyentes respecto del beneficio del uso rutinario de las tiazidas en neonatos prematuros con DBP (218).

ESTIMULANTES RESPIRATORIOS

Si bien la apnea del prematuro sigue siendo la principal indicación del uso de estimulantes respiratorios como la cafeína en las UCIN, estos fármacos han demostrado beneficios sobre otros resultados, como la duración de la ventilación mecánica, la necesidad de ligar el CAP y la incidencia de la DBP a las 36 semanas (219). Esto ha expandido sus indicaciones de uso para incluir la asistencia en el destete de la ventilación mecánica y la agilización de la extubación precoz en las unidades neonatales de los Estados Unidos (220). Las metilxantinas, incluida la cafeína y la teofilina, son los estimulantes respiratorios más utilizados para el tratamiento de la apnea. Al inhibir las isoformas enzimáticas de la fosfodiesterasa (PDE) (especialmente la PDE4) y a través del antagonismo de los receptores de adenosina de la superficie celular, las metilxantinas estimulan el centro respiratorio en el tronco encefálico y, por lo tanto, aumentan la ventilación minuto. También provocan broncodilatación y potencian la contractilidad diafragmática. Las investigaciones también sugieren que las metilxantinas potencian la desacetilación de las histonas, un proceso epigenético que disminuye la transcripción genética (161). Debido a que algunos de los efectos antiinflamatorios de los corticoesteroides están mediados por la desacetilación de las histonas de distintos genes inflamatorios, las metilxantinas podrían potenciar los efectos de los corticoesteroides al utilizar estos dos fármacos en combinación, como suele ser el caso en los neonatos prematuros con DBP (221, 222). La farmacología de la teofilina y la cafeína, las principales metilxantinas de uso terapéutico, y del doxapram, un estimulante respiratorio que no pertenece al grupo de las metilxantinas, se analiza en detalle a continuación, y las pautas posológicas habituales de las metilxantinas se indican en la **Tabla 34-5**.

Teofilina

La teofilina es un alcaloide del grupo de las xantinas metiladas (1,3-dimetilxantina) presente naturalmente en el té. Su vida media es de aproximadamente 30 horas en los neonatos, en comparación con 7 horas en los adultos (223). La teofilina tiene acciones inotrópicas, vasodilatadoras, broncodilatadoras y diuréticas más potentes que la cafeína, ya que es más eficaz en la inhibición de la PDE y en el antagonismo de la adenosina. La teofilina puede provocar una menor estimulación del centro respiratorio que la cafeína, pero potencia la contractilidad diafragmática en mayor medida al facilitar una mayor transmisión neuromuscular con mayores volúmenes corrientes (158). También es un inhibidor de la actividad linfocítica y de la liberación de histamina de los mastocitos; mediante estos mecanismos, puede disminuir la inflamación de las vías respiratorias (224). En los adultos, la teofilina se elimina mediante biotransformación hepática y excreción urinaria. Sin embargo, en los neonatos, la biotransformación hepá-

Tabla 34-5. Uso de metilxantinas contra la apnea neonatal.

Fármaco	Dosis de carga (IV, mg/kg)	Dosis de mantenimiento (IV)*	Concentración plasmática (mg/l)	Toxicidad
Teofilina	5,5-6,0	1 mg/kg cada 8 h o 2 mg/kg cada 12 h	7-20[a] (<10 es lo ideal)	- Cardiovascular: taquicardia. - Estimulación del SNC: convulsiones, nerviosismo. - Digestiva: vómitos, distensión.
Cafeína	10	2,5-5 mg/kg cada 24 h	7-20[a]	- Poco probable con concentraciones plasmáticas <50 mg/l.
Citrato de cafeína	20	5-10 mg/kg cada 24 h		- Igual que la cafeína.

*: Administración oral = administración intravenosa (IV) x 1,25.
a: Monitorear la concentración y buscar signos de toxicidad.

tica con N-desmetilación está ausente. Por el contrario, la ocurrencia de la N-7-desmetilación produce cafeína (225). La concentración plasmática terapéutica es de aproximadamente 7 a 20 mg/l. En un estudio, las concentraciones superiores a los 6,6 mg/l controlaron las crisis apneicas, mientras que la toxicidad cardiovascular con taquicardia se observó únicamente a concentraciones mayores de 13,0 mg/l (226). Algunos neonatos manifestaron toxicidad a concentraciones de 9,0 mg/l de teofilina adquirida a través de la placenta. Debido a los problemas que se producen a estas concentraciones menores y a los posibles efectos acumulados de la cafeína producidos por la teofilina, una concentración aconsejable podría ser 10 mg/l. Los signos de toxicidad pueden incluir irritabilidad, diaforesis, diarrea, convulsiones, reflujo gastroesofágico y taquicardia (227). La dosis de carga intravenosa usual de teofilina es de 4,0 a 6,0 mg/kg, con una dosis de mantenimiento de 1 mg/kg cada 8 horas o 2 mg/kg cada 12 horas. Su bajo costo hace que su uso sea especialmente ventajoso en entornos de escasos recursos.

Cafeína

La incorporación de otro grupo metilo a la teofilina produce cafeína (1,3,7-trimetilxantina), un fármaco con una vida media plasmática de aproximadamente 100 horas, con lo cual puede administrarse una vez al día, en oposición a la teofilina, que debe administrarse entre dos y tres veces al día (224). Los neonatos prematuros tienen una capacidad limitada de metabolizar la cafeína a través de las enzimas hepáticas del citocromo P450; por lo tanto, la mayor parte del fármaco se excreta inalterado por la orina. La cafeína tiene una eficacia similar a la de la teofilina en la mayoría de los efectos terapéuticos, pero puede tener una menor tendencia a producir efectos adversos como la taquicardia. Las concentraciones plasmáticas de entre 5 y 20 mg/l se consideran terapéuticas, y los estudios sugieren que las concentraciones mayores a estas (hasta 50 mg/l) podrían no producir efectos adversos (225). Las manifestaciones tóxicas de la cafeína incluyen nerviosismo excesivo y, en casos poco frecuentes, convulsiones. La dosis de carga usual de cafeína es de 10 mg/kg, con una dosis diaria de mantenimiento de entre 2,5 y 5 mg/kg. La presentación habitual de la cafeína, el citrato en una solución de 20 mg/ml, equivale a una solución de 10 mg/ml de la base y puede administrarse por vía intravenosa u oral (225).

Un metaanálisis de 2010 que revisó cinco ensayos que compararon la teofilina y la cafeína para el tratamiento de la apnea del prematuro detectó un menor riesgo de taquicardia e intolerancia a la alimentación con el uso de cafeína (riesgo relativo 0,17 [IC: 0,04 a 0,72]) (228). Debido a estas ventajas, la cafeína se ha convertido en la metilxantina más utilizada en las UCIN (152). En un estudio de 234 neonatos asignados al azar para recibir cafeína a baja dosis (2,5 mg/kg/día) o a dosis elevada (10 mg/kg/día), se observó un riesgo significativamente menor de fracaso de la extubación y discapacidad a los 12 meses, así como de acontecimientos apneicos documentados en los neonatos que recibieron la dosis más alta. Sin embargo, el riesgo de DBP siguió siendo similar entre ambos grupos (229). El estudio más grande sobre los efectos del uso de cafeína en neonatos prematuros fue el ensayo Cafeína contra la Apnea del Prematuro (CAP), del cual participaron 2006 neonatos que recibieron cafeína o un placebo cuando había indicación de tratamiento con cafeína (230). Este estudio demostró que el uso de cafeína disminuyó la necesidad de recibir distintas formas de soporte ventilatorio, incluida la intubación y la ventilación con presión positiva, así como la necesidad de oxigenoterapia. La menor duración de la ventilación mecánica fue otra ventaja importante que se observó al iniciar precozmente el tratamiento con cafeína (hasta los 3 días de vida), un beneficio que se perdió al iniciar la administración de cafeína pasado este plazo. Asimismo, el uso de cafeína disminuyó la incidencia de la DBP, así como la necesidad de ligar el conducto arterioso permeable, en comparación con los neonatos que recibieron placebo pero que tenían indicaciones para recibir cafeína. Uno de los primeros estudios de seguimiento del ensayo CAP demostró que la cafeína ofrecía un importante beneficio respecto de la disminución del riesgo de muerte o discapacidad a los 18 meses de EG corregida, además de disminuir el riesgo de parálisis cerebral, en comparación con el placebo (231). Los neonatos que recibían ventilación asistida parecieron recibir mayores beneficios sobre el neurodesarrollo a partir de la cafeína que aquellos que no recibían ventilación (232). Sin embargo, un estudio de seguimiento de estos neonatos a los 5 años de edad terminó de alguna manera con el entusiasmo, ya que demostró que no había diferencias significativas en los índices del neurodesarrollo entre los dos grupos de neonatos a esa edad (233).

Doxapram

El doxapram es un derivado de la pirrolidinona con efectos estimulantes del SNC (analépticos). Se cree que su mecanismo de acción, si bien no está del todo claro, implica la estimulación de quimiorreceptores centrales y periféricos que, luego, genera la estimulación de núcleos del tronco encefálico ventral y un subsiguiente aumento en la profundidad y la frecuencia de la respiración (234). En un estudio de 83 neonatos a término, el doxapram administrado en dosis de 2 a 3 mg/kg inmediatamente después de nacer aceleró la recuperación de la depresión respiratoria secundaria al uso materno de opiáceos o anestésicos (235). Otro estudio de 31 neonatos con apnea del prematuro con una EG media de 30 semanas que los asignó al azar para recibir un placebo, teofilina o doxapram demostró menos fracasos del tratamiento con la teofilina o con el doxapram, en comparación con el placebo (236). Un estudio más pequeño, de 15 neonatos, demostró que, si bien tanto el doxapram como la aminofilina eran igualmente eficaces para el tratamiento de la apnea del prematuro, de 10 neonatos que fracasaron en el tratamiento con aminofilina, 8 respondieron a la incorporación del doxapram con completa resolución de la apnea (237). Sin embargo, no hay ensayos de gran envergadura que compare el doxapram con la aminofilina o la cafeína en los neonatos prematuros apneicos. Una revisión sistemática de Cochrane Collaboration determinó que no existen datos suficientes para recomendar el doxapram para disminuir los episodios apneicos en los neonatos prematuros (238).

El doxapram se ha utilizado principalmente como fármaco de segunda línea junto con metilxantinas contra la apnea del prematuro refractaria. Generalmente, se administra en forma de infusión intravenosa continua, si bien se ha propuesto hacerlo en forma de bolo intravenoso intermitente. Se utilizan dosis de carga de entre 2,5 y 3 mg/kg, seguidas de una infusión de mantenimiento de 0,5 a 2,5 mg/kg/h. Como muchas preparaciones de doxapram contienen alcohol bencílico o butorfanol, el uso de doxapram debe ser cauto. Las concentraciones plasmáticas terapéuticas ideales son entre 2 y 5 mg/l, y se han observado efectos adversos a concentraciones mayores a estas. Los posibles efectos adversos incluyen hipertensión, molestias digestivas que pueden provocar vómitos e intolerancia a la alimentación, hipopotasemia, nerviosismo, hiperglucemia y glucosuria (239, 240).

RESUMEN

El objetivo de la ventilación mecánica en los neonatos, especialmente en los neonatos de PEBN, debe ser brindar el menor soporte necesario para lograr una actividad cardiorrespiratoria adecuada. Esta estrategia disminuirá el daño pulmonar que deriva del volutrauma y el barotrauma relacionados con la ventilación mecánica. Las distintas farmacoterapias que se utilizan como complemento de la ventilación mecánica, como los sedantes y analgésicos, deben usarse con moderación y criterio en pos de prevenir la prolongación de la ventilación mecánica. A excepción de la cafeína y, hasta cierto punto, la administración tardía de corticoesteroides y los diuréticos del grupo de las tiazidas, hasta el momento ninguna de las demás clases farmacológicas ha demostrado ser eficaz en la disminución del daño pulmonar inducido por ventilación mecánica ni de la DBP. Sobre todo, varios de estos fármacos aún no se han evaluado lo suficiente en ensayos aleatorizados de gran envergadura respecto de su eficacia como complementos de la ventilación mecánica y para determinar si disminuyen la gravedad o la incidencia de la DBP. Se necesitan realizan ensayos correctamente diseñados con estos fármacos que tengan la potencia suficiente para evaluar las diferencias en los resultados a largo plazo, como la DBP o las deficiencias en el neurodesarrollo, a fin de poder ofrecer más recomendaciones respecto de estos fármacos. Hasta ese momento, todos los fármacos analizados en este capítulo deben ser administrados por personal competente en su uso, que conozca sus efectos y tenga en cuenta la atención que requiere el monitoreo del paciente. Actualmente, muchos centros cuentan con técnicas para monitorear las concentraciones séricas de los fármacos. La información de dicho monitoreo podría permitirles a los médicos emplear estos fármacos con mayor precisión y seguridad.

REFERENCIAS

1. C. Tayman, M. Rayyan, K. Allegaert: Neonatal pharmacology: extensive interindividual variability despite limited size. J Pediatr Pharmacol Ther. 16:170-184 2011 22479159
2. J.T. Gilman, P. Gal: Pharmacokinetic and pharmacodynamic data collection in children and neonates. A quiet frontier. Clin Pharmacokinet. 23:1-9 1992 1617855
3. N. Ambalavanan, W.A. Carlo: Bronchopulmonary dysplasia: new insights. Clin Perinatol. 31:613-628 2004 15325541
4. B.A. Banks, N. Stouffer, A. Cnaan, et al.: Association of plasma cortisol and chronic lung disease in preterm infants. Pediatrics. 107:494-498 2001 11230588
5. C.D. John, H.C. Christian, J.F. Morris, et al.: Annexin 1 and the regulation of endocrine function. Trends Endocrinol Metab. 15:103-109 2004 15046738
6. V.H. van der Velden: Glucocorticoids: mechanisms of action and anti-inflammatory potential in asthma. Mediators Inflamm. 7:229-237 1998 9792333
7. R.P. Schleimer: Glucocorticoids suppress inflammation but spare innate immune responses in airway epithelium. Proc Am Thorac Soc. 1:222-230 2004 16113438
8. T.E. Bunton, C.G. Plopper: Triamcinolone-induced structural alterations in the development of the lung of the fetal

rhesus macaque. Am J Obstet Gynecol. 148:203-215 1984 6691397
9. J.Y. Wang, T.F. Yeh, Y.C. Lin, et al.: Measurement of pulmonary status and surfactant protein levels during dexamethasone treatment of neonatal respiratory distress syndrome. Thorax. 51:907-913 1996 8984701
10. J.S. Greenspan, S. Abbasi, V.K. Bhutani: Sequential changes in pulmonary mechanics in the very low birth weight (less than or equal to 1000 grams) infant. J Pediatr. 113:732-737 1988 3171798
11. J. Vyas, S. Kotecha: Effects of antenatal and postnatal corticosteroids on the preterm lung. Arch Dis Child Fetal Neonatal Ed. 77:F147-F150 1997 9377142
12. R.A. Sinkin, H.S. Dweck, M.J. Horgan, et al.: Early dexamethasone-attempting to prevent chronic lung disease. Pediatrics. 105:542-548 2000 10699107
13. Early postnatal dexamethasone therapy for the prevention of chronic lung disease. Pediatrics. 108:741-748 2001
14. K.L. Watterberg, J.S. Gerdes, C.H. Cole, et al.: Prophylaxis of early adrenal insufficiency to prevent bronchopulmonary dysplasia: a multicenter trial. Pediatrics. 114:1649-1657 2004 15574629
15. L.W. Doyle, R.A. Ehrenkranz, H.L. Halliday: Early (<8 days) postnatal corticosteroids for preventing chronic lung disease in preterm infants. Cochrane Database Syst Rev. 5:CD001146 2014 24825456
16. L.W. Doyle, R.A. Ehrenkranz, H.L. Halliday: Late (>7 days) postnatal corticosteroids for chronic lung disease in preterm infants. Cochrane Database Syst Rev. 5:CD001145 2014 24825542
17. A.L. Jefferies, Canadian Paediatric Society, Fetus and Newborn Committee: Postnatal corticosteroids to treat or prevent chronic lung disease in preterm infants. Paediatr Child Health. 17:573 2012 24294068
18. T.B. Ferrara, M.K. Georgieff, J. Ebert, et al.: Routine use of dexamethasone for the prevention of postextubation respiratory distress. J Perinatol. 9:287-290 1989 2809781
19. R.J. Couser, T.B. Ferrara, B. Falde, et al.: Effectiveness of dexamethasone in preventing extubation failure in preterm infants at increased risk for airway edema. J Pediatr. 121:591-596 1992 1403397
20. S.E. Courtney, K.R. Weber, R.M. Siervogel, et al.: Effects of dexamethasone on pulmonary function following extubation. J Perinatol. 12:246-251 1992 1432282
21. P.G. Davis, D.J. Henderson-Smart: Intravenous dexamethasone for extubation of newborn infants. Cochrane Database Syst Rev. 2001 CD000308
22. J.L. Slaughter, M.R. Stenger, P.B. Reagan, et al.: Utilization of inhaled corticosteroids for infants with bronchopulmonary dysplasia. PLoS One. 9:e106838 2014 25192252
23. J. Mazela, R.A. Polin: Aerosol delivery to ventilated newborn infants: historical challenges and new directions. Eur J Pediatr. 170:433-444 2011 20878336
24. V.S. Shah, A. Ohlsson, H.L. Halliday, et al.: Early administration of inhaled corticosteroids for preventing chronic lung disease in ventilated very low birth weight preterm neonates. Cochrane Database Syst Rev. 5:CD001969 2012 22592680
25. W. Rich, N.N. Finer, Y.E. Vaucher: Ten-year trends in neonatal assisted ventilation of very low-birthweight infants. J Perinatol. 23:660-663 2003 14647164
26. C.J. Morley, P.G. Davis, L.W. Doyle, et al.: Nasal CPAP or intubation at birth for very preterm infants. N Engl J Med. 358:700-708 2008 18272893
27. W.A. Carlo, N.N. Finer, M.C. Walsh, et al.: Target ranges of oxygen saturation in extremely preterm infants. N Engl J Med. 362:1959-1969 2010 20472937
28. F.L. Porter, C.M. Wolf, J. Gold, et al.: Pain and pain management in newborn infants: a survey of physicians and nurses. Pediatrics. 100:626-632 1997 9310516
29. T.A. Marshall, R. Deeder, S. Pai, et al.: Physiologic changes associated with endotracheal intubation in preterm infants. Crit Care Med. 12:501-503 1984 6723333
30. M.A. Kelly, N.N. Finer: Nasotracheal intubation in the neonate: physiologic responses and effects of atropine and pancuronium. J Pediatr. 105:303-309 1984 6747766
31. G. Greisen, P.S. Frederiksen, J. Hertel, et al.: Catecholamine response to chest physiotherapy and endotracheal suctioning in preterm infants. Acta Paediatr Scand. 74:525-529 1985 4024923
32. M.L. Pokela, M. Koivisto: Physiological changes, plasma beta-endorphin and cortisol responses to tracheal intubation in neonates. Acta Paediatr (Oslo, Norway: 1992). 83:151-156 1994
33. P. Mathew, J. Mathew: Assessment and management of pain in infants. Postgrad Med J. 79:438-443 2003 12954954
34. K.J. Barrington: Premedication for endotracheal intubation in the newborn infant. Paediatr Child Health. 16:159-164 2011 22379381
35. L. Slater, Y. Asmerom, D.S. Boskovic, et al.: Procedural pain and oxidative stress in premature neonates. J Pain. 13:590-597 2012 22543043
36. C. Millar, B. Bissonnette: Awake intubation increases intracranial pressure without affecting cerebral blood flow velocity in infants. Can J Anaesth. 41:281-287 1994 8004731
37. R.H. Friesen, A.T. Honda, R.E. Thieme: Changes in anterior fontanel pressure in preterm neonates during tracheal intubation. Anesth Analg. 66:874-878 1987 3619094
38. T.A. Leone, W. Rich, N.N. Finer: Neonatal intubation: success of pediatric trainees. J Pediatr. 146:638-641 2005 15870667
39. H.J. Skinner, A. Biswas, R.P. Mahajan: Evaluation of intubating conditions with rocuronium and either propofol or etomidate for rapid sequence induction. Anaesthesia. 53:702-706 1998 9771181
40. K.J. Barrington, N.N. Finer, P.C. Etches: Succinylcholine and atropine for premedication of the newborn infant before nasotracheal intubation: a randomized, controlled trial. Crit Care Med. 17:1293-1296 1989 2686934
41. K.D. Roberts, T.A. Leone, W.H. Edwards, et al.: Premedication for nonemergent neonatal intubations: a randomized, controlled trial comparing atropine and fentanyl to atropine, fentanyl, and mivacurium. Pediatrics. 118:1583-1591 2006 17015550
42. S. Sarkar, R.E. Schumacher, S. Baumgart, et al.: Are newborns receiving premedication before elective intubation?. J Perinatol. 26:286-289 2006 16598295
43. C.C. Johnston, B.J. Stevens, F. Yang, et al.: Differential response to pain by very premature neonates. Pain. 61:471-479 1995 7478691
44. L.J. Duhn, J.M. Medves: A systematic integrative review of infant pain assessment tools. Adv Neonatal Care. 4:126-140 2004 15273943

45. E.M. Boyle, Y. Freer, C.M. Wong, et al.: Assessment of persistent pain or distress and adequacy of analgesia in preterm ventilated infants. Pain. 124:87-91 2006 16725260
46. R.W. Hall, K.J.S. Anand: Pain management in newborns. Clin Perinatol. 41:895-924 2014 25459780
47. D.G. Batton, K.J. Barrington, C. Wallman: Prevention and management of pain in the neonate: an update. Pediatrics. 118:2231-2241 2006 17079598
48. P. Kumar, S.E. Denson, T.J. Mancuso: Premedication for nonemergency endotracheal intubation in the neonate. Pediatrics. 125:608-615 2010 20176672
49. S. Brummelte, R.E. Grunau, V. Chau, et al.: Procedural pain and brain development in premature newborns. Ann Neurol. 71:385-396 2012 22374882
50. S.M. Doesburg, C.M. Chau, T.P. Cheung, et al.: Neonatal pain-related stress, functional cortical activity and visual-perceptual abilities in school-age children born at extremely low gestational age. Pain. 154:1946-1952 2013 23711638
51. J. Vinall, S.P. Miller, A.R. Synnes, et al.: Parent behaviors moderate the relationship between neonatal pain and internalizing behaviors at 18 months corrected age in children born very prematurely. Pain. 154:1831-1839 2013 23748079
52. R.E. Grunau, M.F. Whitfield, J. Petrie-Thomas, et al.: Neonatal pain, parenting stress and interaction, in relation to cognitive and motor development at 8 and 18 months in preterm infants. Pain. 143:138-146 2009 19307058
53. R.E. Grunau: Neonatal pain in very preterm infants: long-term effects on brain, neurodevelopment and pain reactivity. Rambam Maimonides Med J. 4:e0025 2013 24228168
54. M. Ranger, C.M. Chau, A. Garg, et al.: Neonatal pain-related stress predicts cortical thickness at age 7 years in children born very preterm. PLoS One. 8:e76702 2013 24204657
55. K.J. Anand, R.W. Hall, N. Desai, et al.: Effects of morphine analgesia in ventilated preterm neonates: primary outcomes from the NEOPAIN randomised trial. Lancet. 363:1673-1682 2004 15158628
56. R.W. Hall, S.S. Kronsberg, B.A. Barton, et al.: Morphine, hypotension, and adverse outcomes among preterm neonates: who's to blame? Secondary results from the NEOPAIN trial. Pediatrics. 115:1351-1359 2005 15867047
57. K.J. Anand, B.A. Barton, N. McIntosh, et al.: Analgesia and sedation in preterm neonates who require ventilatory support: results from the NOPAIN trial. Neonatal Outcome and Prolonged Analgesia in Neonates. Arch Pediatr Adolesc Med. 153:331-338 1999 10201714
58. X. Zou, T.A. Patterson, N. Sadovova, et al.: Potential neurotoxicity of ketamine in the developing rat brain. Toxicol Sci. 108:149-158 2009 19126600
59. R.W. Hall: Anesthesia and analgesia in the NICU. Clin Perinatol. 39:239-254 2012 22341549
60. A.Q.T. Ismail, A. Gandhi: Non-pharmacological analgesia: effective but underused. Arch Dis Child. 96:784-785 2011
61. X. Cong, R.M. Cusson, S. Walsh, et al.: Effects of skin-to-skin contact on autonomic pain responses in preterm infants. J Pain. 13:636-645 2012 22595172
62. C. Johnston, M. Campbell-Yeo, A. Fernandes, et al.: Skin-to-skin care for procedural pain in neonates. Cochrane Database Syst Rev. 1:CD008435 2014 24459000
63. A. Axelin, S. Salanterä, L. Lehtonen: "Facilitated tucking by parents" in pain management of preterm infants—a randomized crossover trial. Early Hum Dev. 82:241-247 2006 16410042
64. E.L. Cignacco, G. Sellam, L. Stoffel, et al.: Oral sucrose and "facilitated tucking" for repeated pain relief in preterms: a randomized controlled trial. Pediatrics. 129:299-308 2012 22232305
65. M.A. Schumacher, A.I. Basbaum, W.L. May: Opioid analgesics and antagonists. B.G. Katzung S.B. Masters A.J. Trevor Basic and Clinical Pharmacology. 12th ed. 2012 McGraw-Hill Companies Toronto 543-564
66. T.L. Yaksh, M.S. Wallace: Chapter 18. Opioids, analgesia, and pain management. L.L. Brunton B.A. Chabner B.C. Knollmann Goodman & Gilman's the Pharmacological Basis of Therapeutics. 12th ed. 2011 The McGraw-Hill Companies New York, NY
67. K.J.S. Anand, D.F. Willson, J. Berger, et al.: Tolerance and withdrawal from prolonged opioid use in critically ill children. Pediatrics. 125:e1208-e1225 2010 20403936
68. A. Beaumont, J. Hughes: Biology of opioid peptides. Ann Rev Pharmacol Toxicol. 19:245-267 1979
69. T. Kart, L.L. Christrup, M. Rasmussen: Recommended use of morphine in neonates, infants and children based on a literature review: Part 1–Pharmacokinetics. Paediatr Anaesth. 7:5-11 1997 9041568
70. C.S. Scott, K.W. Riggs, E.W. Ling, et al.: Morphine pharmacokinetics and pain assessment in premature newborns. J Pediatr. 135:423-429 1999 10518075
71. S.H. Simons, B.J. Anderson, D. Tibboel: Analgesic agents. S.J. Yafee J.V. Aranda Neonatal and Pediatric Pharmacology: Therapeutic Principles in Practice. 2010 Lippincott Williams & Wilkins 678-700
72. A.M. Lynn, M.K. Nespeca, K.E. Opheim, et al.: Respiratory effects of intravenous morphine infusions in neonates, infants, and children after cardiac surgery. Anesth Analg. 77:695-701 1993 8214651
73. P.C.W. Chay, B.J. Duffy, J.S. Walker: Pharmacokinetic-pharmacodynamic relationships of morphine in neonates. Clin Pharmacol Ther. 51:334-342 1992 1544290
74. R. Hartley, M. Green, M. Quinn, et al.: Pharmacokinetics of morphine infusion in premature neonates. Arch Dis Child. 69:55-58 1993 8346956
75. N.J. Bouwmeester, B.J. Anderson, D. Tibboel, et al.: Developmental pharmacokinetics of morphine and its metabolites in neonates, infants and young children. Br J Anaesth. 92:208-217 2004 14722170
76. L.S. Franck, J. Vilardi, D. Durand, et al.: Opioid withdrawal in neonates after continuous infusions of morphine or fentanyl during extracorporeal membrane oxygenation. Am J Crit Care. 7:364-369 1998 9740886
77. B.L. Coffman, G.R. Rios, C.D. King, et al.: Human UGT2B7 catalyzes morphine glucuronidation. Drug Metabol Dispos. 25:1-4 1997
78. R. Bhat, M. Abu-Harb, G. Chari, et al.: Morphine metabolism in acutely ill preterm newborn infants. J Pediatr. 120:795-799 1992 1578319
79. K.J. Anand, B.J. Anderson, N.H. Holford, et al.: Morphine pharmacokinetics and pharmacodynamics in preterm and term neonates: secondary results from the NEOPAIN trial. Br J Anaesth. 101:680-689 2008 18723857

80. R. Bhat, G. Chari, A. Gulati, et al.: Pharmacokinetics of a single dose of morphine in preterm infants during the first week of life. J Pediatr. 117:477-481 1990 2391609
81. L.Z. Benet, B.A. Hoener: Changes in plasma protein binding have little clinical relevance. Clin Pharmacol Ther. 71:115-121 2002 11907485
82. J. de Graaf, R.A. van Lingen, S.H.P. Simons, et al.: Long-term effects of routine morphine infusion in mechanically ventilated neonates on children's functioning: five-year follow-up of a randomized controlled trial. Pain. 152:1391-1397 2011 21402444
83. R. Bellu, K. de Waal, R. Zanini: Opioids for neonates receiving mechanical ventilation: a systematic review and meta-analysis. Arch Dis Child Fetal Neonatal Ed. 95:F241-F251 2010 19531519
84. C.M. Traudt, I. Tkac, K.M. Ennis, et al.: Postnatal morphine administration alters hippocampal development in rats. J Neurosci Res. 90:307-314 2012 21971612
85. S.A. Ferguson, W.L. Ward, M.G. Paule, et al.: A pilot study of preemptive morphine analgesia in preterm neonates: effects on head circumference, social behavior, and response latencies in early childhood. Neurotoxicol Teratol. 34:47-55 2012 22094261
86. S.H. Simons, M. van Dijk, R.A. van Lingen, et al.: Routine morphine infusion in preterm newborns who received ventilatory support: a randomized controlled trial. JAMA. 290:2419-2427 2003 14612478
87. R. Rao, J.S. Sampers, S.S. Kronsberg, et al.: Neurobehavior of preterm infants at 36 weeks postconception as a function of morphine analgesia. Am J Perinatol. 24:511-517 2007 17907073
88. R.A. van Lingen, S.H. Simons, B.J. Anderson, et al.: The effects of analgesia in the vulnerable infant during the perinatal period. Clin Perinatol. 29:511-534 2002 12380472
89. E. Saarenmaa, P.J. Neuvonen, V. Fellman: Gestational age and birth weight effects on plasma clearance of fentanyl in newborn infants. J Pediatr. 136:767-770 2000 10839874
90. I.S. Gauntlett, D.M. Fisher, R.E. Hertzka, et al.: Pharmacokinetics of fentanyl in neonatal humans and lambs: effects of age. Anesthesiology. 69:683-687 1988 3189915
91. D.E. Koehntop, J.H. Rodman, D.M. Brundage, et al.: Pharmacokinetics of fentanyl in neonates. Anesth Analg. 65:227-232 1986 3954090
92. M. Yaster: The dose response of fentanyl in neonatal anesthesia. Anesthesiology. 66:433-435 1987 3826708
93. C.E. Rosow, J. Moss, D.M. Philbin, et al.: Histamine release during morphine and fentanyl anesthesia. Anesthesiology. 56:93-96 1982 6172999
94. I. Hamon, J.M. Hascoet, A. Debbiche, et al.: Effects of fentanyl administration on general and cerebral haemodynamics in sick newborn infants. Acta Paediatr (Oslo, Norway: 1992). 85:361-365 1996
95. P.R. Hickey, D.D. Hansen, D.L. Wessel, et al.: Blunting of stress responses in the pulmonary circulation of infants by fentanyl. Anesth Analg. 64:1137-1142 1985 4061893
96. E. Saarenmaa, P. Huttunen, J. Leppaluoto, et al.: Advantages of fentanyl over morphine in analgesia for ventilated newborn infants after birth: a randomized trial. J Pediatr. 134:144-150 1999 9931520
97. H. Fahnenstich, J. Steffan, N. Kau, et al.: Fentanyl-induced chest wall rigidity and laryngospasm in preterm and term infants. Crit Care Med. 28:836-839 2000 10752838
98. M.L. Santeiro, J. Christie, C. Stromquist, et al.: Pharmacokinetics of continuous infusion fentanyl in newborns. J Perinatol. 17:135-139 1997 9134513
99. M. Pezzati, G. Bertini, G. Chiti, et al.: Paralytic ileus in a mechanically ventilated preterm infant treated with fentanyl. Pediatr Med Chir. 23:201-202 2001 11723859
100. J.H. Arnold, R.D. Truog, J.M. Scavone, et al.: Changes in the pharmacodynamic response to fentanyl in neonates during continuous infusion. J Pediatr. 119:639-643 1991 1919898
101. K.D. Dominguez, D.M. Lomako, R.W. Katz, et al.: Opioid withdrawal in critically ill neonates. Ann Pharmacother. 37:473-477 2003 12659598
102. A.J. Orsini, K.H. Leef, A. Costarino, et al.: Routine use of fentanyl infusions for pain and stress reduction in infants with respiratory distress syndrome. J Pediatr. 129:140-145 1996 8757574
103. G. Ancora, P. Lago, E. Garetti, et al.: Efficacy and safety of continuous infusion of fentanyl for pain control in preterm newborns on mechanical ventilation. J Pediatr. 163:645-651 2013 e1 23582138
104. P. Lago, F. Benini, C. Agosto, et al.: Randomised controlled trial of low dose fentanyl infusion in preterm infants with hyaline membrane disease. Arch Dis Child Fetal Neonatal Ed. 79:F194-F197 1998 10194990
105. J.R. Guinter, J.L. Kristeller: Prolonged infusions of dexmedetomidine in critically ill patients. Am J Health Syst Pharm. 67:1246-1253 2010 20651314
106. Y. Kuraishi, N. Hirota, Y. Sato, et al.: Noradrenergic inhibition of the release of substance P from the primary afferents in the rabbit spinal dorsal horn. Brain Res. 359:177-182 1985 2416395
107. R. Gertler, H.C. Brown, D.H. Mitchell, et al.: Dexmedetomidine: a novel sedative-analgesic agent. Proc (Bayl Univ Med Cent). 14:13-21 2001 16369581
108. J.C. Hunter, D.J. Fontana, L.R. Hedley, et al.: Assessment of the role of alpha2-adrenoceptor subtypes in the antinociceptive, sedative and hypothermic action of dexmedetomidine in transgenic mice. Br J Pharmacol. 122:1339-1344 1997 9421280
109. K.P. Mason, J. Lerman: Review article: Dexmedetomidine in children: current knowledge and future applications. Anesth Analg. 113:1129-1142 2011 21821507
110. K. O'Mara, P. Gal, J. Wimmer, et al.: Dexmedetomidine versus standard therapy with fentanyl for sedation in mechanically ventilated premature neonates. J Pediatr Pharmacol Ther. 17:252-262 2012 23258968
111. T. Taniguchi, A. Kurita, K. Kobayashi, et al.: Dose- and time-related effects of dexmedetomidine on mortality and inflammatory responses to endotoxin-induced shock in rats. J Anesth. 22:221-228 2008 18685927
112. H. Ayoglu, C. Kulah, I. Turan: Antimicrobial effects of two anaesthetic agents: dexmedetomidine and midazolam. Anaesth Intensive Care. 36:681-684 2008 18853586
113. C. McPherson: Sedation and analgesia in mechanically ventilated preterm neonates: continue standard of care or experiment?. J Pediatr Pharmacol Ther. 17:351-364 2012 23413121
114. G.C. Petroz, N. Sikich, M. James, et al.: A phase I, two-center study of the pharmacokinetics and pharmacodynamics of dexmedetomidine in children. Anesthesiology. 105:1098-1110 2006 17122572

115. S.J. Mihic, R.A. Harris: Chapter 17. Hypnotics and sedatives. L.L. Brunton B.A. Chabner B.C. Knollmann Goodman & Gilman's the Pharmacological Basis of Therapeutics. 12th ed. 2011 The McGraw-Hill Companies New York, NY
116. J.G. Reves, R.J. Fragen, H.R. Vinik, et al.: Midazolam: pharmacology and uses. Anesthesiology. 62:310-324 1985 3156545
117. J.W. Dundee, N.J. Halliday, K.W. Harper, et al.: Midazolam. A review of its pharmacological properties and therapeutic use. Drugs. 28:519-543 1984 6394264
118. S.N. de Wildt, G.L. Kearns, D.J. Murry, et al.: Ontogeny of midazolam glucuronidation in preterm infants. Eur J Clin Pharmacol. 66:165-170 2010 19838691
119. S.N. de Wildt, G.L. Kearns, W.C. Hop, et al.: Pharmacokinetics and metabolism of oral midazolam in preterm infants. Br J Clin Pharmacol. 53:390-392 2002 11966671
120. P. Burtin, E. Jacqz-Aigrain, P. Girard, et al.: Population pharmacokinetics of midazolam in neonates. Clin Pharmacol Ther. 56:615-625 1994 7995003
121. G.M. Pacifici: Clinical pharmacology of midazolam in neonates and children: effect of disease—a review. Int J Pediatr. 2014:309342 2014 24696691
122. S.N. de Wildt, G.L. Kearns, S.D. Sie, et al.: Pharmacodynamics of intravenous and oral midazolam in preterm infants. Clin Drug Investig. 23:27-38 2003 23319091
123. T.B. Vree, M. Shimoda, J.J. Driessen, et al.: Decreased plasma albumin concentration results in increased volume of distribution and decreased elimination of midazolam in intensive care patients. Clin Pharmacol Ther. 46:537-544 1989 2582710
124. A.A. van Alfen-van der Velden, J.C. Hopman, J.H. Klaessens, et al.: Effects of midazolam and morphine on cerebral oxygenation and hemodynamics in ventilated premature infants. Biol Neonate. 90:197-202 2006 16717443
125. I. Bergman, M. Steeves, G. Burckart, et al.: Reversible neurologic abnormalities associated with prolonged intravenous midazolam and fentanyl administration. JPediatr. 119:644-649 1991
126. U. Busto, E.M. Sellers, C.A. Naranjo, et al.: Withdrawal reaction after long-term therapeutic use of benzodiazepines. N Engl J Med. 315:854-859 1986 3092053
127. E. Jacqz-Aigrain, P. Daoud, P. Burtin, et al.: Placebo-controlled trial of midazolam sedation in mechanically ventilated newborn babies. Lancet. 344:646-650 1994 7915348
128. E. Ng, A. Taddio, A. Ohlsson: Intravenous midazolam infusion for sedation of infants in the neonatal intensive care unit. Cochrane Database Syst Rev. 6:CD002052 2012 22696328
129. C.A. McDermott, A.L. Kowalczyk, E.R. Schnitzler, et al.: Pharmacokinetics of lorazepam in critically ill neonates with seizures. J Pediatr. 120:479-483 1992 1538303
130. W.R. Sexson, J. Thigpen, G.V. Stajich: Stereotypic movements after lorazepam administration in premature neonates: a series and review of the literature. J Perinatol. 15:146-149 1995 quiz 50-51 7595775
131. C.M.G. Cronin: Neurotoxicity of lorazepam in a premature infant. Pediatrics. 89:1129-1130 1992 1594363
132. N. Shehab, C.L. Lewis, D.D. Streetman, et al.: Exposure to the pharmaceutical excipients benzyl alcohol and propylene glycol among critically ill neonates. Pediatr Crit Care Med. 10:256-259 2009 19188870
133. S.J. Yaffe, N. Back: Pediatric pharmacology. Postgrad Med. 40:193-201 1966 5946738
134. M. Lieh-Lai, A. Sarnaik S.J. Yaffe J.V. Aranda Neonatal and Pediatric Pharmacology. 4th ed. 2011 Lippincott Williams & Wilkins 287-308
135. S. Ghanta, M.E. Abdel-Latif, K. Lui, et al.: Propofol compared with the morphine, atropine, and suxamethonium regimen as induction agents for neonatal endotracheal intubation: a randomized, controlled trial. Pediatrics. 119:e1248-e1255 2007 17485450
136. O.L. Cremer: The propofol infusion syndrome: more puzzling evidence on a complex and poorly characterized disorder. Crit Care (Lond, Engl). 13:1012 2009
137. M.H. Lees, G.D. Olsen, K.L. McGilliard, et al.: Chloral hydrate and the carbon dioxide chemoreceptor response: a study of puppies and infants. Pediatrics. 70:447-450 1982 6810300
138. J. Pershad, P. Palmisano, M. Nichols: Chloral hydrate: the good and the bad. Pediatr Emerg Care. 15:432-435 1999 10608336
139. G.H. Lambert, J. Muraskas, C.L. Anderson, et al.: Direct hyperbilirubinemia associated with chloral hydrate administration in the newborn. Pediatrics. 86:277-281 1990 2371103
140. M.C. Walsh-Sukys, J.E. Tyson, L.L. Wright, et al.: Persistent pulmonary hypertension of the newborn in the era before nitric oxide: practice variation and outcomes. Pediatrics. 105:14-20 2000 10617698
141. J. Miller, A.B. Law, R.A. Parker, et al.: Effects of morphine and pancuronium on lung volume and oxygenation in premature infants with hyaline membrane disease. J Pediatr. 125:97-103 1994 8021797
142. N.J. Shaw, R.W. Cooke, A.B. Gill, et al.: Randomised trial of routine versus selective paralysis during ventilation for neonatal respiratory distress syndrome. Arch Dis Child. 69:479-482 1993 8285749
143. A. Greenough, S. Wood, C.J. Morley, et al.: Pancuronium prevents pneumothoraces in ventilated premature babies who actively expire against positive pressure inflation. Lancet. 1:1-3 1984 6140340
144. A.R. Stark, R. Bascom, I.D. Frantz 3rd: Muscle relaxation in mechanically ventilated infants. J Pediatr. 94:439-443 1979 423033
145. D.D. Vernon, M.K. Witte: Effect of neuromuscular blockade on oxygen consumption and energy expenditure in sedated, mechanically ventilated children. Crit Care Med. 28:1569-1571 2000 10834713
146. V.K. Bhutani, S. Abbasi, E.M. Sivieri: Continuous skeletal muscle paralysis: effect on neonatal pulmonary mechanics. Pediatrics. 81:419-422 1988 3344185
147. R. Burger, S. Fanconi, B. Simma: Paralysis of ventilated newborn babies does not influence resistance of the total respiratory system. Eur Respir J. 14:357-362 1999 10515414
148. A.T. Costarino, R.A. Polin: Neuromuscular relaxants in the neonate. Clin Perinatol. 14:965-989 1987 2827933
149. F. Morini, I. Capolupo, R. Masi, et al.: Hearing impairment in congenital diaphragmatic hernia: the inaudible and noiseless foot of time. J Pediatr Surg. 43:380-384 2008 18280294
150. P.Y. Cheung, J.M. Tyebkhan, A. Peliowski, et al.: Prolonged use of pancuronium bromide and sensorineural hearing loss in childhood survivors of congenital diaphragmatic hernia. J Pediatr. 135:233-239 1999 10431119
151. M.B. Schindler, D.J. Bohn, A.C. Bryan: The effect of single-dose and continuous skeletal muscle paralysis on respiratory system compliance in paediatric intensive care patients. Intensive Care Med. 22:486-491 1996 8796408

152. R.H. Clark, B.T. Bloom, A.R. Spitzer, et al.: Reported medication use in the neonatal intensive care unit: data from a large national data set. Pediatrics. 117:1979-1987 2006 16740839
153. F. Cools, M. Offringa: Neuromuscular paralysis for newborn infants receiving mechanical ventilation. Cochrane Database Syst Rev. 2000 CD002773
154. A.A. Hislop, S.G. Haworth: Airway size and structure in the normal fetal and infant lung and the effect of premature delivery and artificial ventilation. Am Rev Respir Dis. 140:1717-1726 1989 2604298
155. S.L. Sward-Comunelli, S.M. Mabry, W.E. Truog, et al.: Airway muscle in preterm infants: changes during development. J Pediatr. 130:570-576 1997 9108855
156. A.R. Hulsmann, J.N. van den Anker: Evolution and natural history of chronic lung disease of prematurity. Monaldi Arch Chest Dis. 52:272-277 1997 9270256
157. M.V. Fraga, S. Guttentag: Chapter 42-lung development: embryology, growth, maturation, and developmental biology. S.U. Devaskar C.A. Gleason Avery's Diseases of the Newborn. 9th ed. 2012 W.B. Saunders Philadelpia 571-583
158. M. Aubier, A. De Troyer, M. Sampson, et al.: Aminophylline improves diaphragmatic contractility. N Engl J Med. 305:249-252 1981 7242614
159. J. Ballard, R.A. Lugo, J.W. Salyer: A survey of albuterol administration practices in intubated patients in the neonatal intensive care unit. Respir Care. 47:31-38 2002 11749685
160. J.L. Slaughter, M.R. Stenger, P.B. Reagan, et al.: Inhaled bronchodilator use for infants with bronchopulmonary dysplasia. J Perinatol. 35:61-66 2015 25102319
161. P.J. Barnes: Chapter 36. Pulmonary pharmacology. L.L. Brunton B.A. Chabner B.C. Knollmann Goodman & Gilman's the Pharmacological Basis of Therapeutics. 12th ed. 2011 The McGraw-Hill Companies New York, NY
162. H.-N.P. Nguyen, D. Fitzgerald, M.G. Davis, et al.: Response of very premature infants with bronchopulmonary dysplasia to inhaled salbutamol. McGill J Med. 3:19-23 1997
163. B. Robin, Y.J. Kim, J. Huth, et al.: Pulmonary function in bronchopulmonary dysplasia. Pediatr Pulmonol. 37:236-242 2004 14966817
164. A. Rotschild, A. Solimano, M. Puterman, et al.: Increased compliance in response to salbutamol in premature infants with developing bronchopulmonary dysplasia. J Pediatr. 115:984-991 1989 2685221
165. A. Denjean, J. Paris-Llado, V. Zupan, et al.: Inhaled salbutamol and beclomethasone for preventing broncho-pulmonary dysplasia: a randomised double-blind study. Eur J Pediatr. 157:926-931 1998 9835439
166. M.G. Rush, T.A. Hazinski: Current therapy of bronchopulmonary dysplasia. Clin Perinatol. 19:563-590 1992 1526072
167. G. Ng, O. da Silva, A. Ohlsson: Bronchodilators for the prevention and treatment of chronic lung disease in preterm infants. Cochrane Database Syst Rev. 6:CD003214 2012 22696334
168. L.E. Kilpatrick, E. Jakabovics, L.J. McCawley, et al.: Cromolyn inhibits assembly of the NADPH oxidase and superoxide anion generation by human neutrophils. J Immunol. 154:3429-3436 1995 7897224
169. G.G. Shapiro, P. Konig: Cromolyn sodium: a review. Pharmacotherapy. 5:156-170 1985 3927266
170. R.M. Viscardi, S.C. Adeniyi-Jones: Retrospective study of the effectiveness of cromolyn sodium in bronchopulmonary dysplasia. Neonatal Intensive Care. 7:18-20 1994 10146765
171. K.L. Watterberg, S. Murphy: Failure of cromolyn sodium to reduce the incidence of bronchopulmonary dysplasia: a pilot study. The Neonatal Cromolyn Study Group. Pediatrics. 91:803-806 1993 8464671
172. R. Viscardi, J. Hasday, K. Gumpper, et al.: Cromolyn sodium prophylaxis inhibits pulmonary proinflammatory cytokines in infants at high risk for bronchopulmonary dysplasia. Am J Respir Crit Care Med. 156:1523-1529 1997 9372670
173. G. Ng, A. Ohlsson: Cromolyn sodium for the prevention of chronic lung disease in preterm infants. Cochrane Database Syst Rev. 6:CD003059 2012 22696332
174. R.M. Viscardi, R.G. Faix, J.J. Nicks, et al.: Efficacy of theophylline for prevention of post-extubation respiratory failure in very low birth weight infants. J Pediatr. 107:469-472 1985 3897500
175. J.T. Fisher, A.B. Froese, K.L. Brundage: Physiological basis for the use of muscarine antagonists in bronchopulmonary dysplasia. Arch Pediatr. 2 (suppl 2):163S-171S 1995 7633558
176. K.L. Brundage, K.G. Mohsini, A.B. Froese, et al.: Bronchodilator response to ipratropium bromide in infants with bronchopulmonary dysplasia. Am Rev Respir Dis. 142:1137-1142 1990 2146910
177. M.W. Davies, P.G. Davis: Nebulized racemic epinephrine for extubation of newborn infants. Cochrane Database Syst Rev. 2002 CD000506
178. V. Bhandari, C. Gagnon, T. Rosenkrantz, et al.: Pulmonary hemorrhage in neonates of early and late gestation. J Perinat Med. 27:369-375 1999 10642957
179. T.F. Fok: Adjunctive pharmacotherapy in neonates with respiratory failure. Semin Fetal Neonatal Med. 14:49-55 2009 18851933
180. C. Kerksick, D. Willoughby: The antioxidant role of glutathione and N-acetyl-cysteine supplements and exercise-induced oxidative stress. J Int Soc Sports Nutr. 2:38-44 2005 18500954
181. H.N. Tse, L. Raiteri, K.Y. Wong, et al.: High-dose N-acetylcysteine in stable COPD: the 1-year, double-blind, randomized, placebo-controlled HIACE study. Chest. 144:106-118 2013 23348146
182. R. King: Acetylcysteine in airway maintenance. Lancet. 1:900-901 1967 4164393
183. H. Bibi, B. Seifert, M. Oullette, et al.: Intratracheal N-acetylcysteine use in infants with chronic lung disease. Acta Paediatr (Oslo, Norway: 1992). 81:335-339 1992
184. K. Sandberg, V. Fellman, L. Stigson, et al.: N-acetylcysteine administration during the first week of life does not improve lung function in extremely low birth weight infants. Biol Neonate. 86:275-279 2004 15297790
185. W.H. Northway Jr., R.C. Rosan, D.Y. Porter: Pulmonary disease following respirator therapy of hyaline-membrane disease. Bronchopulmonary dysplasia. N Engl J Med. 276:357-368 1967 5334613
186. A.L. Jefferies, G. Coates, H. O'Brodovich: Pulmonary epithelial permeability in hyaline-membrane disease. N Engl J Med. 311:1075-1080 1984 6384782
187. J. Jacob, L. Gluck, T. DiSessa, et al.: The contribution of PDA in the neonate with severe RDS. J Pediatr. 96:79-87 1980 6892514

188. R.H. Demling, J.A. Will: The effect of furosemide on the pulmonary transvascular fluid filtration rate. Crit Care Med. 6:317-319 1978 569036
189. B. Engelhardt, S. Elliott, T.A. Hazinski: Short- and long-term effects of furosemide on lung function in infants with bronchopulmonary dysplasia. J Pediatr. 109:1034-1039 1986 3537245
190. J.L. Slaughter, M.R. Stenger, P.B. Reagan: Variation in the use of diuretic therapy for infants with bronchopulmonary dysplasia. Pediatrics. 131:716-723 2013 23478874
191. R.F. Reilly, E.K. Jackson: Chapter 25. Regulation of renal function and vascular volume. L.L. Brunton B.A. Chabner B.C. Knollmann Goodman & Gilman's the Pharmacological Basis of Therapeutics. 12th ed. 2011 The McGraw-Hill Companies New York, NY
192. D.M. Kaji, H.S. Chase Jr., J.P. Eng, et al.: Prostaglandin E2 inhibits Na-K-2Cl cotransport in medullary thick ascending limb cells. Am J Physiol. 271:C354-C361 1996 8760065
193. R.D. Bland, D.D. McMillan, M.A. Bressack: Decreased pulmonary transvascular fluid filtration in awake newborn lambs after intravenous furosemide. J Clin Invest. 62:601-609 1978 690187
194. K. Dikshit, J.K. Vyden, J.S. Forrester, et al.: Renal and extrarenal hemodynamic effects of furosemide in congestive heart failure after acute myocardial infarction. N Engl J Med. 288:1087-1090 1973 4697939
195. S.D. Anderson, W. He, D.M. Temple: Inhibition by furosemide of inflammatory mediators from lung fragments. N Engl J Med. 324:131 1991
196. M.H. Mirochnick, J.J. Miceli, P.A. Kramer, et al.: Furosemide pharmacokinetics in very low birth weight infants. J Pediatr. 112:653-657 1988 3351693
197. R.G. Peterson, M.A. Simmons, B.H. Rumack, et al.: Pharmacology of furosemide in the premature newborn infant. J Pediatr. 97:139-143 1980 7381633
198. G.M. Pacifici: Clinical pharmacology of furosemide in neonates: a review. Pharmaceuticals (Basel, Switz). 6:1094-1129 2013
199. P.U. Feig: Cellular mechanism of action of loop diuretics: implications for drug effectiveness and adverse effects. Am J Cardiol. 57:14A-19A 1986 3511652
200. L.P. Rybak: Pathophysiology of furosemide ototoxicity. J Otolaryngol. 11:127-133 1982 7042998
201. T.P. Green: The pharmacologic basis of diuretic therapy in the newborn. Clin Perinatol. 14:951-964 1987 3322632
202. T.P. Green, T.R. Thompson, D.E. Johnson, et al.: Furosemide promotes patent ductus arteriosus in premature infants with the respiratory-distress syndrome. N Engl J Med. 308:743-748 1983 6828120
203. D.P. Heaf, J. Belik, A.R. Spitzer, et al.: Changes in pulmonary function during the diuretic phase of respiratory distress syndrome. J Pediatr. 101:103-107 1982 7086608
204. Z.D. Najak, E.M. Harris, A. Lazzara Jr., et al.: Pulmonary effects of furosemide in preterm infants with lung disease. J Pediatr. 102:758-763 1983 6842336
205. T.P. Green, T.R. Thompson, D.E. Johnson, et al.: Diuresis and pulmonary function in premature infants with respiratory distress syndrome. J Pediatr. 103:618-623 1983 6352887
206. T.P. Green, D.E. Johnson, J.L. Bass, et al.: Prophylactic furosemide in severe respiratory distress syndrome: blinded prospective study. J Pediatr. 112:605-612 1988 3280773
207. A. Stewart, L.P. Brion, R. Soll: Diuretics for respiratory distress syndrome in preterm infants. Cochrane Database Syst Rev. 2011 CD001454
208. E.M. McCann, K. Lewis, D.D. Deming, et al.: Controlled trial of furosemide therapy in infants with chronic lung disease. J Pediatr. 106:957-962 1985 3889258
209. A. Stewart, L.P. Brion: Intravenous or enteral loop diuretics for preterm infants with (or developing) chronic lung disease. Cochrane Database Syst Rev. 2011 CD001453
210. W. Elwood, J.O. Lotvall, P.J. Barnes, et al.: Loop diuretics inhibit cholinergic and noncholinergic nerves in guinea pig airways. Am Rev Respir Dis. 143:1340-1344 1991 2048822
211. C.F. Lundergan, T.M. Fitzpatrick, J.C. Rose, et al.: Effect of cyclooxygenase inhibition on the pulmonary vasodilator response to furosemide. J Pharmacol Exp Ther. 246:102-106 1988 3134540
212. J. Bienenstock, M. Perdue, M. Blennerhassett, et al.: Inflammatory cells and the epithelium. Mast cell/nerve interactions in the lung in vitro and in vivo. Am Rev Respir Dis. 138:S31-S34 1988 2462390
213. L.P. Brion, R.A. Primhak, W. Yong: Aerosolized diuretics for preterm infants with (or developing) chronic lung disease. Cochrane Database Syst Rev. 2006 CD001694
214. A.M. Lopez-Samblas, J.A. Adams, R.N. Goldberg, et al.: The pharmacokinetics of bumetanide in the newborn infant. Biol Neonate. 72:265-272 1997 9395836
215. P.C. Walker, N.S. Berry, D.J. Edwards: Protein binding characteristics of bumetanide. Dev Pharmacol Ther. 12:13-18 1989 2721330
216. S. Shankaran, K.C. Liang, N. Ilagan, et al.: Mineral excretion following furosemide compared with bumetanide therapy in premature infants. Pediatr Nephrol (Berlin, Ger). 9:159-162 1995
217. L.C. Kao, D. Warburton, M.H. Cheng, et al.: Effect of oral diuretics on pulmonary mechanics in infants with chronic bronchopulmonary dysplasia: results of a double-blind crossover sequential trial. Pediatrics. 74:37-44 1984 6377221
218. A. Stewart, L.P. Brion, I. Ambrosio-Perez: Diuretics acting on the distal renal tubule for preterm infants with (or developing) chronic lung disease. Cochrane Database Syst Rev. 2011 CD001817
219. A. Lodha, M. Seshia, D.D. McMillan, et al.: Association of early caffeine administration and neonatal outcomes in very preterm neonates. JAMA Pediatr. 169:33-38 2015 25402629
220. M. Mohamed, A. Waseem, A.-H. Mutasim: Caffeine pharmacotherapy practices in the neonatal intensive care unit (NICU): a national survey. A105 Neonatal Lung Disease: Hyperoxia-Induced Lung Injury and Bronchopulmonary Dysplasia. 2014 American Thoracic Society A2330-A
221. K. Ito, S. Lim, G. Caramori, et al.: A molecular mechanism of action of theophylline: induction of histone deacetylase activity to decrease inflammatory gene expression. Proc Natl Acad Sci USA. 99:8921-8926 2002
222. B.G. Cosio, A. Iglesias, A. Rios, et al.: Low-dose theophylline enhances the anti-inflammatory effects of steroids during exacerbations of COPD. Thorax. 64:424-429 2009 19158122
223. T.J. Haley: Metabolism and pharmacokinetics of theophylline in human neonates, children, and adults. Drug Metab Rev. 14:295-335 1983 6341027

224.H.A. Boushey B.G. Katzung S.B. Masters A.J. Trevor Basic and Clinical Pharmacology. 12th ed. 2012 McGraw-Hill Companies Toronto 339-357
225.J.V. Aranda, T. Turmen: Methylxanthines in apnea of prematurity. Clin Perinatol. 6:87-108 1979 383366
226.D.C. Shannon, F. Gotay, I.M. Stein, et al.: Prevention of apnea and bradycardia in low-birthweight infants. Pediatrics. 55:589-594 1975 236535
227.P.W. Blanchard, T.M. Brown, A.L. Coates: Pharmacotherapy in bronchopulmonary dysplasia. Clin Perinatol. 14:881-910 1987 3322629
228.D.J. Henderson-Smart, P.A. Steer: Caffeine versus theophylline for apnea in preterm infants. Cochrane Database Syst Rev. 2010 CD000273
229.P. Steer, V. Flenady, A. Shearman, et al.: High dose caffeine citrate for extubation of preterm infants: a randomised controlled trial. Arch Dis Child Fetal Neonatal Ed. 89:F499-F503 2004 15499141
230.B. Schmidt, R.S. Roberts, P. Davis, et al.: Caffeine therapy for apnea of prematurity. N Engl J Med. 354:2112-2121 2006 16707748
231.B. Schmidt, R.S. Roberts, P. Davis, et al.: Long-term effects of caffeine therapy for apnea of prematurity. N Engl J Med. 357:1893-1902 2007 17989382
232.P.G. Davis, B. Schmidt, R.S. Roberts, et al.: Caffeine for Apnea of Prematurity trial: benefits may vary in subgroups. J Pediatr. 156:382-387 2010 19926098
233.B. Schmidt, P.J. Anderson, L.W. Doyle, et al.: Survival without disability to age 5 years after neonatal caffeine therapy for apnea of prematurity. JAMA. 307:275-282 2012 22253394
234.C.S. Yost: A new look at the respiratory stimulant doxapram. CNS Drug Rev. 12:236-249 2006 17227289
235.P.K. Gupta, J. Moore, M.A. Lewis, et al.: Clinical trial of doxapram hydrochloride in the resuscitation of the newborn. Br J Anaesth. 44:626 1972 4402982
236. A. Peliowski, N.N. Finer: A blinded, randomized, placebo-controlled trial to compare theophylline and doxapram for the treatment of apnea of prematurity. J Pediatr. 116:648-653 1990 2181103
237.F. Eyal, G. Alpan, E. Sagi, et al.: Aminophylline versus doxapram in idiopathic apnea of prematurity: a double-blind controlled study. Pediatrics. 75:709-713 1985 3982903
238.D. Henderson-Smart, P. Steer: Doxapram treatment for apnea in preterm infants. Cochrane Database Syst Rev. 2004 CD000074
239.G. Natarajan, J.M. Lopes, J.V. Aranda S.J. Yaffe J.V. Aranda Neonatal and Pediatric Pharmacology. 4th ed. 2011 Lippincott Williams & Wilkins 241-251
240.F. Hayakawa, S. Hakamada, K. Kuno, et al.: Doxapram in the treatment of idiopathic apnea of prematurity: desirable dosage and serum concentrations. J Pediatr. 109:138-140 1986 3723234
241.K.A. Jangaard, D.A. Stinson, A.C. Allen, et al.: Early prophylactic inhaled beclomethasone in infants less than 1250 g for the prevention of chronic lung disease. Paediatr Child Health. 7:13-19 2002 20046268
242.D. Bassler, R. Plavka, E.S. Shinwell, et al.: Early inhaled budesonide for the prevention of bronchopulmonary dysplasia. N Engl J Med. 373:1497-1506 2015 26465983
243.M. Kruidering-Hall, L. Campbell B.G. Katzung S.B. Masters A.J. Trevor Basic and Clinical Pharmacology. 12th ed 2012 McGraw-Hill Companies Toronto 465-479
244.D.M. Feltman, M.G. Weiss, P. Nicoski, et al.: Rocuronium for nonemergent intubation of term and preterm infants. J Perinatol. 31:38-43 2011 20539274
245.D.L. Reich, I. Hollinger, D.J. Harrington, et al.: Comparison of cisatracurium and vecuronium by infusion in neonates and small infants after congenital heart surgery. Anesthesiology. 101:1122-1127 2004 15505447
246.L.C. Kao, D.J. Durand, B.G. Nickerson: Effects of inhaled metaproterenol and atropine on the pulmonary mechanics of infants with bronchopulmonary dysplasia. Pediatr Pulmonol. 6:74-80 1989 2648286
247.B.J. Clouse, S.R. Jadcherla, J.L. Slaughter: systematic review of inhaled bronchodilator and corticosteroid therapies in infants with bronchopulmonary dysplasia: implications and future directions. PLoS One. 11:e0148188 2016 26840339
248.L. Welzing, A. Kribs, F. Eifinger, et al.: Propofol as an induction agent for endotracheal intubation can cause significant arterial hypotension in preterm neonates. Paediatr Anaesth. 20:605-611 2010 20642659

SECCIÓN V

Resultados respiratorios y neurológicos, intervenciones quirúrgicas y otras consideraciones

Capítulo 35

Tratamiento de los neonatos con displasia broncopulmonar

Huayan Zhang, MD
William W. Fox, MD

INTRODUCCIÓN

La enfermedad pulmonar crónica neonatal, o displasia broncopulmonar (DBP), es una enfermedad pulmonar debilitante que se produce en los neonatos prematuros. Desde los años 70, los avances en los cuidados intensivos neonatales han permitido la sobrevida de neonatos más pequeños y extremadamente inmaduros en una etapa crítica del desarrollo pulmonar. A medida que mejoraba la sobrevida de los neonatos muy prematuros, aumentaba la tasa de DBP. Los sobrevivientes con DBP presentan consecuencias graves que van desde una insuficiencia cardiopulmonar crónica hasta un retraso del crecimiento, una deficiencia en el desarrollo y una inadaptación social del paciente y de su familia. Las hospitalizaciones prolongadas, la enfermedad respiratoria persistente, la hipertensión pulmonar, el retraso en el desarrollo y el crecimiento, y los resultados deficientes en el neurodesarrollo a largo plazo son frecuentes en esta población (1-3). Actualmente, no existe ningún tratamiento definitivo ni ninguna medida de prevención de la DBP. Muchas prácticas clínicas que se utilizan hoy en día en la atención de estos neonatos no están del todo estudiadas para garantizar su seguridad o eficacia, y pueden tener consecuencias potencialmente graves. La falta de evidencias ha generado diferencias importantes en la práctica entre las distintas unidades de cuidados intensivos neonatales y dentro de los mismos centros individuales. Por lo tanto, el tratamiento de los neonatos con DBP, en especial los que padecen DBP grave, puede ser sumamente complejo para los médicos. Este capítulo se centrará en la atención respiratoria de pacientes con DBP confirmada.

EPIDEMIOLOGÍA, FISIOPATOLOGÍA Y DIAGNÓSTICO DE LA DISPLASIA BRONCOPULMONAR

A pesar de los intentos por disminuir los partos prematuros, anualmente sigue habiendo más de 75 000 neonatos cada año que nacen con menos de 32 semanas de edad posmenstrual (EPM) en los Estados Unidos. Más de 50 000 son neonatos de muy bajo peso al nacer (MBPN), nacidos con un peso <1500 g (4). La DBP es la secuela más prevalente del parto prematuro y afecta a entre 10 000 y 15 000 neonatos por año en los Estados Unidos (5). Las Redes Neonatales de Israel, Canadá y Japón informaron tasas de DBP en los neonatos de MBPN del 13,7 %, 12,3 % y 14,6 %, respectivamente (6, 7).

Tradicionalmente, el diagnóstico de la DBP se basaba en la presencia de insuficiencia respiratoria crónica con una necesidad de oxígeno persistente y resultados anormales en la radiografía de tórax al primer mes de vida o a las 36 semanas de EPM. Con los años, se han desarrollo muchos criterios diagnósticos de la DBP. Actualmente, el criterio más utilizado es la definición de consenso basada en la gravedad de los Institutos Nacionales de la Salud (NIH) de los EE. UU. (8). En esta definición, el diagnóstico de la DBP se basa, en primer lugar, en el tratamiento con oxígeno a >21 % durante al menos 28 días seguidos después del parto y, luego, la gravedad de la DBP se basa en la concentración de oxígeno y en el nivel de ventilación a las 36 semanas de EPM. Sin embargo, existe una importante variación entre los distintos centros en cuanto al uso de oxígeno debido a la controversia continua sobre los límites adecuados de saturación de oxígeno en los neonatos prematuros. Para disminuir esta variación, Walsh *et al.* propusieron una definición «fisiológica» de la DBP que utiliza una prueba de disminución del oxígeno para determinar la oxigenodependencia a las 36 semanas de EPM en los neonatos que reciben oxigenoterapia a ≤30 % (9). En función de los criterios diagnósticos empleados, la tasa de DBP en los neonatos extremadamente prematuros de entre 22 y 28 semanas de gestación en los centros de la Red de Investigación Neonatal del Instituto Nacional de Salud Infantil y Desarrollo Humano (NICHD) varía del 68 %, si se adopta la definición de consenso de los NIH, al 42 %, si se define según el uso de oxigenoterapia a las 36 semanas de EPM, al 40 %, si se adopta la definición fisiológica (5).

La etiología de la DBP es multifactorial, y se han identificado muchos posibles factores de riesgo. Algunos de ellos que se analizan habitualmente se enumeran en la **Tabla 35-1** (10, 11). El factor de riesgo más importante para el desarrollo de la DBP es la prematurez extrema. La incidencia de la DBP en los neonatos de MBPN oscila entre el 15 % y el 65 %, y esta incidencia aumenta conforme disminuye la edad gestacional (EG) (5, 12). En un estudio por cohortes de gran envergadura con más de 15 000 neonatos nacidos entre las 22 y las 29 semanas de EG con un peso al nacer de entre 401 y 1500 g, Lapcharoensap *et al.* (11) informaron una tasa general de DBP entre los sobrevivientes del 33,1 % a las 36 semanas de EG. Sin embargo, las tasas de DBP fueron de hasta el 80,7 % en los neonatos nacidos con <750 g de peso, y del 93,8 % en aquellos con una EG <24 semanas.

Northway *et al.* primero describieron la DBP en un grupo de neonatos prematuros que fallecieron tras recibir ventilación mecánica y oxigenoterapia contra el síndrome de dificultad respiratoria (SDR) en 1967. Más tarde, esto se conoció como la «DBP antigua» o «clásica», ya que se producía sobre todo en neonatos prematuros de tamaño relativamente grande (nacidos entre las 30 y las 34 semanas de EG) y con rasgos patológicos caracterizados por daño pulmonar extenso y heterogéneo con áreas alternadas de atelectasias, cambios quísticos y fibrosis, muscularización de las arterias pulmonares y

Tabla 35-1. Factores de riesgo de la displasia broncopulmonar.

Factores de riesgo prenatales	- Restricción del crecimiento intrauterino. - Falta de administración prenatal de corticoesteroides. - Corioamnionitis, tabaquismo o preeclampsia maternos. - Predisposición genética.
Factores de riesgo al nacer	- Baja edad gestacional. - Bajo peso al nacer. - Sexo masculino. - Cuidados intensivos neonatales de menor complejidad en el hospital de nacimiento. - Índice de Apgar más bajo. - Asfixia perinatal.
Factores de riesgo posnatales	- Ventilación mecánica. - Oxigenoterapia. - Conducto arterioso permeable. - Sepsis y respuesta inflamatoria sistémica. - Reflujo gastroesofágico.

daño grave en las vías respiratorias grandes (13). Durante los últimos 40 años, ha habido importantes avances en la atención de los neonatos prematuros, incluido el uso rutinario del reemplazo de surfactante y de los esteroides prenatales, así como la introducción de modalidades ventilatorias menos dañinas. Como resultados, los neonatos más pequeños y más inmaduros nacidos en las etapas canalicular tardía o sacular inicial del desarrollo pulmonar logran sobrevivir. Estos neonatos nacen varias semanas antes de que comience la alveolarización y, por lo tanto, los pulmones son extremadamente propensos al daño. Sin embargo, con los avances en la atención clínica, muchos de estos neonatos prematuros tienen un curso clínico de la enfermedad mucho más leve, y, en los años 90, se propuso el concepto de la «nueva DBP» (14, 15). Los efectos de los distintos daños provocados sobre los pulmones en desarrollo dan lugar a un panorama patológico caracterizado por un desarrollo alveolar y vascular pulmonar deficiente, pero con un daño pulmonar menos heterogéneo. Estos estímulos perjudiciales incluyen inflamación, estrés oxidativo, daño pulmonar inducido por ventilación mecánica, infección, fármacos y otros factores, como el tabaquismo materno (16). En los últimos años, la DBP se ha convertido en un acontecimiento mucho menos frecuente en los neonatos nacidos con más de 30 semanas de EG, y gran parte del debate se ha centrado en la nueva DBP. Sin embargo, con la mayor sobrevida de los neonatos prematuros más pequeños y más enfermos, hemos observado un aumento lento en la cantidad de neonatos con DBP extremadamente grave. Durante las autopsias, la histología pulmonar de los neonatos que fallecen con una enfermedad pulmonar extremadamente grave muestra una mezcla de desarrollo pulmonar muy retrasado y daño pulmonar importante, dos características que se observan tanto en la DBP antigua como en la nueva (**Figura 35-1**).

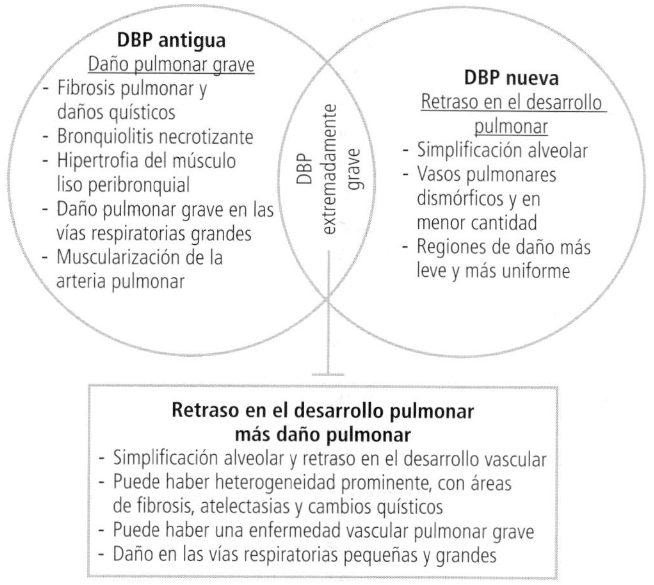

Figura 35-1. Características fisiopatológicas de la displasia broncopulmonar (DBP) «antigua», «nueva» y grave. La DBP grave demuestra rasgos patológicos mixtos, tanto de la DBP «antigua» como de la «nueva», con detención del desarrollo pulmonar y daño pulmonar importante.

CUADRO CLÍNICO INICIAL DE LA DISPLASIA BRONCOPULMONAR CONFIRMADA

Con el uso generalizado de los esteroides prenatales y del surfactante posnatal, muchos neonatos prematuros pequeños exhiben un grado más leve de DBP. Estos neonatos suelen comenzar con un mero SDR mínimo o leve y requerir un bajo nivel de ventilación asistida, pero, luego, muestran un deterioro en la actividad pulmonar, con un aumento de la necesidad de ventilación y oxigenoterapia a los pocos días o semanas de nacer. Los cambios radiográficos típicos en estos pacientes generalmente son algunas áreas con densidades difusas que persisten con el tiempo, y los hallazgos patológicos son los típicos de la «nueva» DBP. Con una nutrición y ventilación adecuadas, además de prevención y control de infecciones, y otras medidas como control del hiperflujo pulmonar a través del conducto arterioso permeable (CAP), la mayoría de estos neonatos demostrarán una mejora lenta pero estable en la actividad pulmonar y en los cambios radiográficos. Tras un período variable, se les puede retirar la ventilación y la oxigenoterapia.

Sin embargo, a pesar de las mejoras terapéuticas, seguimos viendo a neonatos con DBP grave (DBPg). Utilizando los datos de la Base de datos genérica de la Red de Investigación Neonatal del NICHD, Natarajan *et al.* detectó que 537 de 1159, o el 46,3 %, neonatos con pesos al nacer de entre 401 y 1000 g (nacidos entre el 1.º de enero de 2006 y el 30 de junio de 2007) seguían requiriendo ventilación mecánica o presión positiva continua en las vías respiratorias (CPAP), o bien oxigenoterapia con una FiO_2 eficaz >30 % a las 36 semanas de EPM (17). Muchos de estos neonatos requieren altos niveles de ventilación y elevadas concentraciones de oxígeno desde la primera semana de vida. Su cuadro clínico inicial posnatal se ve habitualmente complicado por SDR grave, neumotórax, enfisema pulmonar intersticial y hemorragia pulmonar. Algunos neonatos pueden tener un cuadro inicial más leve, pero un deterioro importante después de infecciones o debido a edema pulmonar secundario a un CAP. Como se dijo anteriormente en este capítulo, la característica patológica de su enfermedad pulmonar es una combinación de un retraso en el desarrollo pulmonar y un daño pulmonar grave.

Desde la creación del Programa de Enfermedades Pulmonares Crónicas Neonatales en el Hospital de Niños de Filadelfia en septiembre de 2010, hemos tratado a más de 200 neonatos prematuros con DBPg. La mayoría de estos pacientes son exneonatos prematuros más grandes con enfermedad pulmonar extremadamente grave que produce elevadas tasas de mortalidad y una necesidad de ventilación a largo plazo. Sin embargo, si bien todos los pacientes tienen el mismo diagnóstico de DBPg, pueden tener distintas manifestaciones clínicas. Esto probablemente se debe a las distintas etapas del desarrollo pulmonar en las que se produjeron los daños y a la interacción entre los daños y la respuesta del huésped. Hemos observado tres variantes fenotípicas principales 1) enfermedad grave del parénquima pulmonar; 2) enfermedad vascular pulmonar, principalmente manifiesta en forma de hipertensión pulmonar (HP); y 3) enfermedad grave de las vías respiratorias, como las principales características de la DBPg (**Figura 35-2**). Asimismo, cada uno de estos fenotipos tiene distintos subtipos, y cada paciente individual puede tener superposición de las características clínicas de distintos fenotipos.

Enfermedad grave del parénquima pulmonar como la principal característica de la displasia broncopulmonar grave

Los cambios patológicos de base en estos pacientes pueden ir desde una simplificación alveolar homogénea (**Figura 35-3, A**) hasta cambios micro- o macroquísticos heterogéneos con áreas de fibrosis o atelectasias. Por lo tanto, el

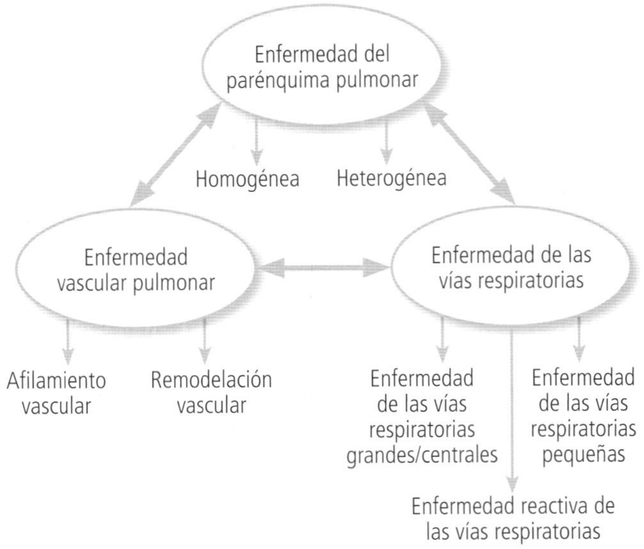

Figura 35-2. Hay tres manifestaciones fenotípicas clave como característica clínica principal de la displasia broncopulmonar grave. 1) Enfermedad grave del parénquima pulmonar, 2) enfermedad vascular pulmonar, 3) enfermedad de las vías respiratorias. Cada fenotipo tiene distintos subtipos, y cada paciente individual puede tener superposición de las características clínicas de distintos fenotipos.

aspecto radiográfico varía desde una opacificación generalizada del parénquima hasta un patrón similar a una burbuja o a zonas mixtas de hiperinsuflación, cambios quísticos y opacificaciones (**Figura 35-3, B**).

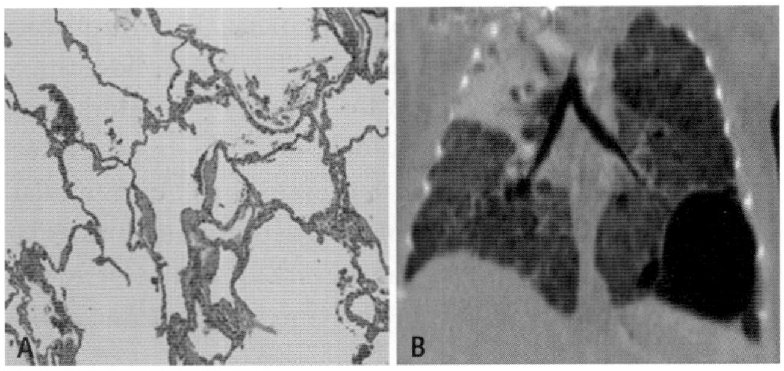

Figura 35-3. Enfermedad pulmonar homogénea o heterogénea en pacientes con enfermedad grave del parénquima pulmonar. **A.** Biopsia pulmonar que muestra una simplificación alveolar homogénea a una EPM de 50 semanas. **B.** Tomografía computarizada de tórax de un paciente con enfermedad pulmonar heterogénea que muestra zonas de opacificación y cambios quísticos.

Hipertensión pulmonar como la principal característica de la displasia broncopulmonar grave

La HP a veces complica el curso de la DBP y contribuye a una morbimortalidad tardía durante la infancia (18). Algunos pacientes con enfermedad pulmonar relativamente leve desarrollan HP, mientras que otros neonatos con enfermedad pulmonar grave pueden o no presentar HP. No obstante, este grupo de pacientes tiene HP significativa o en progreso como la principal característica clínica, además de distintos grados de enfermedad del parénquima pulmonar. La vasculatura pulmonar de estos pacientes no solo esta hipodesarrollada e hiperactiva, sino que, también, se está remodelando. Clínicamente, estos pacientes suelen tener insuficiencia respiratoria crónica con oxigenodependencia, episodios cianóticos intermitentes o con riesgo de muerte («crisis de la DBP») si se agitan y retraso en el crecimiento. Estos síntomas no suelen aparecer hasta los 3 o 4 meses de vida, cuando los pacientes comienzan a ser «demasiado grandes» para su propio suministro vascular pulmonar. En este momento, puede observarse un «afilamiento» vascular pulmonar importante. Como la morbimortalidad a largo plazo de los pacientes con HP es extremadamente alta, es muy importante identificar a estos neonatos de manera precoz para poder administrar ventilación adecuada y otros tratamientos necesarios, así como para realizar un correcto seguimiento de esta población.

Enfermedad de las vías respiratorias como la característica principal de la displasia broncopulmonar grave

Estos pacientes presentan sorprendentes anomalías en las vías respiratorias, además de distintos grados de enfermedad pulmonar. Las anomalías de las vías respiratorias centrales y superiores —por ejemplo, estenosis glótica, subglótica o traqueal— son complicaciones muy conocidas de la intubación traqueal y de la ventilación mecánica prolongada. Sin embargo, la importancia de la traqueobroncomalacia y de la traqueomegalia adquirida es menos reconocida. Las crisis de la DBP en muchos pacientes son consecuencia del colapso de las vías respiratorias y no de un ataque de HP. Por lo tanto, la estrategia terapéutica difiere ampliamente de la de los pacientes con HP. Los pacientes con DBP generalmente presentan síntomas similares a los del asma, muchos debidos a la mayor reactividad de las vías respiratorias pequeñas. Sin embargo, la sibilancia crónica en algunos de estos pacientes puede estar relacionada con la obstrucción de las vías respiratorias debido a malacia y, por lo tanto, no responder al tratamiento con broncodilatadores.

FISIOLOGÍA DE LA VENTILACIÓN ASISTIDA EN NEONATOS CON DISPLASIA BRONCOPULMONAR CONFIRMADA

Control ventilatorio en neonatos con displasia broncopulmonar

La actividad de los cuerpos carotídeos desempeña un papel importante en la respuesta ventilatoria normal a la hipoxia o la hiperoxia. Se ha demostrado que el entorno perinatal influye sobre el desarrollo de la morfometría y la actividad normales de los cuerpos carotídeos. La oxigenoterapia al nacer perjudica significativamente el posterior desarrollo de los cuerpos carotídeos. En modelos de DBP en roedores, la hiperoxia perinatal produce una deficiencia en la sensibilidad al oxígeno, hipoplasia de los cuerpos carotídeos y una disminución en la cantidad total de neuronas aferentes (19). Se ha demostrado que los neonatos con DBP tuvieron una menor respuesta al aumento en la ventilación inducido por la hipoxia (20) y a la depresión ventilatoria debido a la hiperoxia, en comparación con los neonatos prematuros que no requirieron ventilación mecánica ni oxigenoterapia (21). En neonatos con DBP, la disfunción del control ventilatorio, en combinación con una menor eficiencia en el intercambio gaseoso, la inmadurez muscular y un aumento en el trabajo respiratorio, puede contribuir a dificultades en la alimentación oral (22) y a alteraciones de la respiración durante el sueño, por lo que las apneas centrales y obstructivas son más frecuentes en estos neonatos (23). Como estos neonatos han estado expuestos a hipercapnia prolongada, se reprograma el control de la PCO_2, y pueden parecer cómodos a niveles de la PCO_2 superiores a los normales.

Mecanismos pulmonares en neonatos con displasia broncopulmonar

Se han empleado muchos métodos para evaluar la mecánica pulmonar en neonatos con DBP confirmada. Por ejemplo, la resistencia y la distensibilidad pueden medirse utilizando un catéter de presión intraesofágico; el método de oclusión de una sola respiración, la pletismografía o el lavado con nitrógeno y la dilución gaseosa pueden usarse para medir la capacidad residual funcional (CRF). Además, el método de compresión torácica se ha empleado para medir flujos forzados. Cada uno de estos métodos tiene sus ventajas y sus limitaciones (24), y las mediciones precisas en los neonatos inestables puede ser difícil de lograr. En general, se ha detectado que los neonatos con DBP confirmada tienen una menor distensibilidad, una mayor resistencia con menor conductancia, una menor CRF y, también, menores flujos forzados. Estas anomalías pueden mejorar con el tiempo durante los primeros 3 años de vida, pero muchas persisten hasta la adolescencia e incluso hasta el comienzo de la edad adulta (14, 25, 26). Muchos respiradores modernos muestran mediciones de resistencia, distensibilidad y bucles de presión-volumen (P-V). Si bien los valores de resistencia y distensibilidad podrían no ser absolutos, pueden usarse para obtener una tendencia del paciente. Monitorear los cambios en la resistencia y la distensibilidad mientras se ajustan los parámetros del respirador a pie de cama puede ser un método muy útil.

En muchos pacientes con DBP grave, hay cambios quísticos heterogéneos con áreas de atelectasias en los pulmones. La ventilación en estos pacientes no es uniforme en todos los campos pulmonares, y la constante de tiempo es diferente en distintas partes del pulmón. La mecánica del aparato respiratorio en estos pacientes se puede explicar mejor mediante un modelo bicompartimental (rápido y lento), en lugar de mediante un modelo monocompartimental lineal (27). Con una distensibilidad similar, el compartimiento más lento tiene una resistencia mucho mayor y, por lo tanto, produce constantes de tiempo significativamente más prolongadas en comparación con el compartimiento rápido. La utilidad del modelo bicompartimental en la DBP grave ha sido explicada en detalle por Castile y Nelin (28). Además, los datos actuales sugieren que los neonatos con DBP confirmada tienen principalmente una enfermedad obstructiva, no restrictiva, y que las vías respiratorias pequeñas son el principal factor que contribuye a la obstrucción (29). Los estudios de seguimiento han demostrado que esta enfermedad obstructiva de las vías respiratorias con atrapamiento aéreo persiste con el tiempo, a pesar de un aumento continuo en la capacidad pulmonar total durante los primeros 2 años de vida (30). Estos cambios en la mecánica pulmonar deben tenerse en cuenta al decidir cuál es la mejor estrategia de ventilación en los pacientes con DBP grave.

TRATAMIENTO RESPIRATORIO EN NEONATOS CON DISPLASIA BRONCOPULMONAR CONFIRMADA

Con los años, se han probado diversas estrategias para prevenir la DBP y se han obtenido resultados variables. Los principales cambios en las estrategias ventilatorias incluyen un intento por redefinir los objetivos del «intercambio gaseoso adecuado», la hipercapnia permisiva (31, 32) y la hipoxemia permisiva (33), así como el uso generalizado de la ventilación no invasiva (34, 35). Estas estrategias buscan minimizar la exposición a la ventilación mecánica siempre que sea posible. Sin embargo, en la población de pacientes con DBPg confirmada, el énfasis de la ventilación asistida ya no radica en la prevención de la DBP, como en los neonatos prematuros, sino en cómo brindar un soporte adecuado y minimizar el desequilibrio V/Q para promover el crecimiento pulmonar y prevenir un mayor daño pulmonar.

Ventilación no invasiva

En los últimos años, las modalidades de ventilación mecánica no invasiva, incluida la ventilación con presión positiva intermitente no invasiva (VPPINI), la CPAP nasal (NCPAP) o la cánula nasal de alto flujo (CNAF), se han empleado como tratamientos respiratorios de primera línea en neonatos prematuros después del parto y después de la ventilación mecánica. Los datos actuales combinados de múltiples ensayos aleatorizados han demostrado un importante beneficio en los resultados combinados de muerte y DBP a las 36 semanas de edad gestacional corregida en los neonatos prematuros tratados con NCPAP, con un número necesario a tratar de 25 (36). Otros estudios han demostrado que las modalidades de ventilación no invasiva, como la VPPINI o la CNAF, pueden tener efectos similares a los de la NCPAP (37, 38). Con estos datos, se generó un uso habitual de estrategias ventilatorias no invasivas como forma de evitar o limitar la duración de la ventilación con intubación, y esto se ha extendido rápidamente más allá del período neonatal inmediato.

A pesar de la falta de datos convincentes que demuestran la eficacia de la ventilación no invasiva en los neonatos con DBP confirmada, muchos neonatólogos extuban o se niegan a reintubar a los neonatos con insuficiencia respiratoria crónica y los mantienen en altos niveles de ventilación no invasiva. En neonatos con DBP «nueva» típica que presentan insuficiencia respiratoria leve, la ventilación no invasiva puede brindarles un soporte adecuado y, con el tiempo, se les puede retirar de manera gradual. Lamentablemente, en los neonatos con DBPg, los períodos prolongados de soporte insuficiente pueden tener graves consecuencias, incluido un crecimiento deficiente (crecimiento tanto somático como vascular alveolar/pulmonar) y un desequilibrio V/Q persistente que contribuye a daño pulmonar y al desarrollo de HP. La **Figura 35-4** muestra una tomografía computarizada (TC) de una bebé de 6 meses nacida a las 26 semanas de EG. Recibió aproximadamente 6 semanas de ventilación mecánica seguidas de 4 meses de ventilación no invasiva. A pesar de la insuficiencia respiratoria crónica con una PCO_2 en el rango de los 80 a los 100 mm Hg, se la mantuvo con ventilación con invasiva y en tratamiento con diuréticos crónicos y esteroides sistémicos. Los médicos se negaban a cambiarla de ventilación con CNAF a 7 l/min a ventilación mecánica intubada cuando no logró mantener una saturación de oxígeno por encima del 70 % con una PCO_2 superior a los 110 mm Hg, taquicardia persistente superior a 200, evidencia de HP y retraso grave del crecimiento a las 52 semanas de EPM. Muchos neonatólogos consideran que retirar gradualmente la ventilación y pasar al paciente a modalidades ventilatorias de menor soporte —es decir, CPAP o CNAF— logra buenos resultados. Sin embargo, esto podría no ser así en este grupo de pacientes. Si bien este puede ser un caso extremadamente grave, refleja la tendencia actual a depender de la ventilación no invasiva y al miedo de la intubación y la ventilación mecánica. De hecho, hemos estado viendo más pacientes con DBPg derivados a nuestro centro con niveles de ventilación no invasiva muy elevados, tales como NCPAP >10 cm H_2O o CNAF >5 l/min o aportes de sostén elevados de VPPINI. En un estudio retrospectivo por cohortes de pacientes derivados a nuestro centro con DBP grave entre 2010 y 2013 (39), detectamos que el 45 % (32 de 71 pacientes) recibían ventilación no invasiva al ser trasladados a nuestro centro a las 40 a 45 semanas de EPM. De estos pacientes, el 28 % del total, o bien falleció (9 %) o requirió una traqueostomía para recibir ventilación a largo plazo (19 %). El 53 % de los pacientes dados de alta sin traqueostomía sí recibieron el alta con oxigenoterapia. Estos datos destacan el hecho de que la ventilación no invasiva prolongada podría no necesariamente traducirse en mejores resultados pulmonares en neonatos con DBP grave.

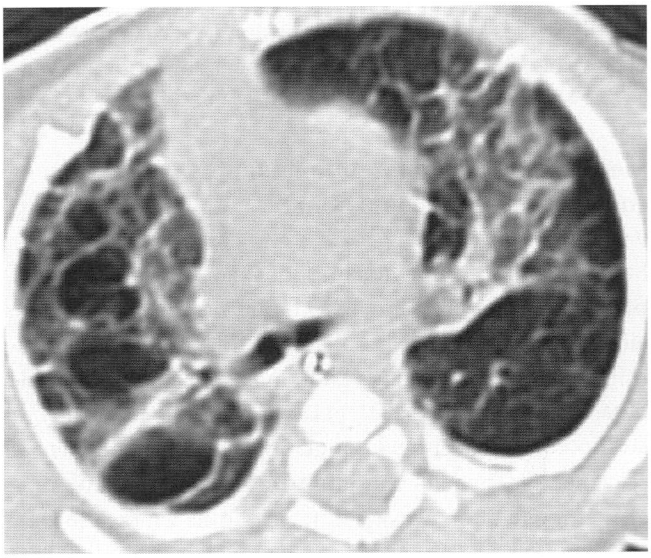

Figura 35-4. Tomografía computarizada de una lactante tras 4 meses de recibir ventilación no invasiva. Nacida a las 26 semanas de EG, recibió ventilación mecánica durante 6 semanas después de nacer, seguidas de ventilación no invasiva prolongada. Se la mantuvo con ventilación con cánula nasal de alto flujo a 7 l/min a las 52 semanas de EPM, a pesar de presentar insuficiencia respiratoria crónica, HP progresiva y retraso grave en el crecimiento.

El mecanismo de acción de la ventilación no invasiva puede relacionarse con su capacidad de brindar presión positiva continua y de lavar el espacio muerto de la cavidad nasofaríngea, con lo cual mejora la ventilación alveolar. El objetivo de la ventilación no invasiva en los neonatos con DBP confirmada debe ser brindarles un soporte adecuado para minimizar el desequilibrio V/Q y fomentar el crecimiento, en lugar de solo evitar la intubación. Por lo tanto, algunos autores han aconsejado el uso de herramientas más objetivas de monitoreo de la presión esofágica y gástrica para poder aumentar gradualmente la presión de la CPAP (40). Si bien no existe acuerdo respecto de los mejores métodos para aumentar de manera gradual el nivel de ventilación no invasiva, la actividad cardiorrespiratoria, la salud en general y la tolerancia a las actividades, así como el crecimiento, deben monitorearse de cerca y tenerse en cuenta durante toda la ventilación no invasiva. En pacientes que no reciben ventilación adecuada mediante métodos no invasivos, la ventilación mecánica (VM), ya sea mediante tubo endotraqueal o traqueostomía, debe ser una opción a tener en cuenta.

Ventilación mecánica

A pesar de los avances en la atención respiratoria, un subconjunto de neonatos con DBPg continúa requiriendo VM prolongada. La DBP grave dependiente del respirador es poco frecuente en la mayoría de los centros de maternoinfantiles donde tuvo lugar el nacimiento, pero frecuente en muchos de los principales centros de derivación. El BPD Collaborative Group informó datos de ocho centros académicos de los EE. UU. y demostró que el 28 % de los neonatos con DBPg recibían VM invasiva a una EPM media de 47 semanas (rango de 36 a 86 semanas) (41). Actualmente, hay escasas evidencias de ensayos clínicos que orienten el tratamiento óptimo con ventilación mecánica de pacientes con DBP confirmada. De manera similar a la ventilación no invasiva, el objetivo de la VM debe ser mejorar el equilibrio V/Q y fomentar el crecimiento óptimo. Por lo tanto, las estrategias de VM deben elegirse en función de la fisiología pulmonar y de los cambios patológicos de cada paciente. Identificar la manifestación fenotípica de la DBPg y determinar la patología pulmonar de base puede ser el primer paso importante para determinar cuál es la mejor estrategia terapéutica para cada paciente.

Ventilación mecánica convencional

La ventilación obligatoria intermitente con ventilación ciclada por tiempo y limitada por presión ha sido el principal modo de VM durante muchos años. Los avances en las técnicas ventilatorias en los últimos años incluyen ventilación con volumen definido, ventilación activada por el paciente —incluida la ventilación obligatoria sincronizada intermitente (VOSI)—, la ventilación asistida/controlada, la ventilación con presión de soporte (VPS) y la ventilación ciclada por flujo (principalmente, utilizada en la VPS). Asimismo, los nuevos respiradores permiten el monitoreo gráfico en tiempo real, el cual permite a los médicos visualizar la mecánica respiratoria a lo largo de cada respiración. Lamentablemente, la mayoría de los datos ventilatorios de los neonatos prematuros, en especial los provenientes de los ensayos aleatorizados de alta calidad, se concentran en el período posnatal inicial con SDR, y no existen evidencias claras sobre cuál es la estrategia ventilatoria óptima en neonatos con DBP confirmada. Debido a la falta de evidencias en esta población, nuestro grupo desarrolló las siguientes estrategias tras atender a varios cientos de neonatos con DBPg desde el año 2010. A continuación, se resumen tres principios rectores para usar cuando se intenta brindar ventilación mecánica óptima en estos pacientes:

1. El principal objetivo de la VM en esta población es brindar el soporte suficiente que el paciente necesita, en lugar de plantear el destete.
2. Debemos asegurarnos de que los alvéolos estén correctamente reclutados —es decir, utilizar una estrategia de pulmón abierto—.
3. Debemos asegurarnos de que la espiración sea adecuada para minimizar el atrapamiento aéreo.

Aquí usamos el modo VOSI + VPS como un ejemplo para analizar los métodos que pueden emplearse para seguir los principios rectores antedichos. Los parámetros principales que deben ajustarse en este modo incluyen el volumen corriente (V_C) o la presión de insuflación máxima (PIM) para lograr el V_C, la frecuencia ventilatoria obligatoria, el tiempo inspiratorio (tiempo i), la presión positiva teleespiratoria (PEEP) y la presión de soporte (PS). Los objetivos y las estrategias utilizados para ajustar los parámetros del respirador se resumen en la **Tabla 35-2**. También pueden usarse otros modos ventilatorios de manera exitosa en neonatos con DBPg. Sin embargo, deben seguirse los mismos principios rectores y objetivos.

Al ajustar los parámetros del respirador para lograr estos objetivos, es importante recordar que los objetivos están interrelacionados. Por lo tanto, ajustar uno o dos parámetros podría tener un gran efecto sobre un área, pero podría no lograr una mejora general. En los siguientes párrafos, analizaremos cada parámetro en mayor detalle.

Determinación del volumen corriente

Como el volutrauma se ha relacionado con el desarrollo de daño pulmonar, la ventilación con volumen definido

Tabla 35-2. Objetivos y estrategias para configurar la ventilación mecánica con el modo de ventilación obligatoria intermitente sincronizada más ventilación con presión de soporte.

Objetivo	Estrategias
Establecer un volumen pulmonar óptimo.	- Podría necesitarse un mayor volumen corriente, de 8 a 12 ml/kg. - Brindar una PEEP adecuada (podría necesitarse una PEEP >10-15 cm H_2O). - PS adecuada para brindar soporte a la respiración espontánea (puede ser igual de alta que la PIM necesaria en las respiraciones mecánicas obligatorias).
Fomentar una distribución uniforme de la ventilación.	- Tiempo i y tiempo e prolongados para ventilar adecuadamente los compartimientos lentos (el tiempo i puede ser >0,5-0,8 s). - Baja frecuencia ventilatoria (10-20/min) para garantizar un tiempo e lo suficientemente largo. - PS adecuada para ayudar a mantener la ventilación minuto y lograr una frecuencia respiratoria general baja.
Mantener abiertas las vías respiratorias.	- Fase inspiratoria: presión suficiente de la PIM y la PS de las respiraciones mecánicas. - Fase espiratoria: PEEP adecuada.

Tiempo e: tiempo espiratorio; tiempo i: tiempo inspiratorio; PEEP: presión positiva teleespiratoria; PIM: presión de insuflación máxima; PS: presión de soporte.

se utiliza habitualmente para VM neonatal en los últimos años (42, 43). En los primeros días de vida, los beneficios informados de la ventilación con volumen definido incluyeron un control más estricto del V_C y del dióxido de carbono, menor incidencia de neumotórax, menos días de ventilación, disminución en la hemorragia intraventricular grave y, sobre todo, una menor incidencia de la mortalidad o de la DBP (44, 45). Como los pacientes con DBPg suelen tener una importante variabilidad en la distensibilidad y en la resistencia conforme pasa el tiempo, podrían beneficiarse de la ventilación con volumen controlado o de la ventilación iniciada por el paciente, regulada por presión y controlada por volumen en pos de garantizar la administración de un V_C adecuado con la menor presión posible. Lamentablemente, en la actualidad no existen evidencias específicas que orienten el uso de la ventilación con volumen definido en pacientes con DBPg. En nuestra experiencia, estos pacientes podrían necesitar V_C muy superiores (8 a 12 ml/kg) en comparación con los neonatos prematuros más jóvenes. Un V_C lo suficientemente elevado, junto con un soporte adecuado durante la respiración espontánea, puede garantizar una ventilación minuto adecuada y mejorar la comodidad del paciente, lo cual, a su vez, contribuye a disminuir el aumento del trabajo respiratorio y la taquipnea que habitualmente se observa en esta población.

Debido a la elevada resistencia de las vías respiratorias y a la distensión de la tráquea que se producen con la intubación prolongada, muchos pacientes con DBPg presentan una fuga significativa alrededor del tubo endotraqueal (TET), generalmente de más del 50 %, y la cantidad de fuga de gas que se pierde varía entre cada insuflación. Esto presenta un desafío para lograr una ventilación con volumen controlado. En presencia de una fuga en el TET, el gas medido que sale de los pulmones es el mejor reflejo del V_C que ingresó en ellos. Fijar un V_C espirado determinado podría ser la mejor forma de controlar el V_C administrado a estos pacientes. Por suerte, muchos respiradores nuevos tienen un sensor de flujo en el conector en «Y» y pueden medir y mostrar el V_C que entra y sale del neonato. Esta mejora permite que el respirador logre una mejor compensación de las fugas y que los médicos puedan realizar un control más estricto del V_C espirado. Sin embargo, en casos de fugas importantes, y en lugares en los que no se cuenta con los respiradores más nuevos, la ventilación con volumen controlado podría no ser viable. En estos casos, los pacientes podrían necesitar una PIM elevada de entre 30 y 40 cm H_2O debido a su rigidez pulmonar y a su baja distensibilidad pulmonar.

Búsqueda de la frecuencia y el tiempo inspiratorio adecuados

La mayoría de los pacientes con DBPg tienen una enfermedad pulmonar heterogénea (véase la **Figura 35-3, B**), con áreas tanto colapsadas como hiperinsufladas en los pulmones, lo cual genera una distribución deficiente importante de la ventilación. Como se dijo anteriormente, la mecánica pulmonar de estos pacientes se explica mejor mediante un modelo bicompartimental con distintas constantes de tiempo en distintas partes del pulmón. Para garantizar un correcto intercambio gaseoso y el vaciado del compartimiento más lento, que contribuye a la mayor parte del V_C exhalado, elegimos utilizar una frecuencia baja y un tiempo inspiratorio prolongado. Esta estrategia se ha empleado con buenos resultados en varios centros que tratan a neonatos con DBPg (28). Los pacientes con DBPg suelen respirar agitadamente y tener un tiempo i breve. Por lo tanto, configurar un tiempo i prolongado durante las respiraciones mecánicas obligatorias es necesario para garantizar el ingreso de la mezcla gaseosa en los compartimientos más lentos. Sin embargo, estos compartimientos lentos también necesitan un tiempo espiratorio prolongado para que la presión alveolar se equilibre con la presión de las vías respiratorias superiores. Por lo tanto, una frecuencia baja que permita un tiempo suficiente durante la espiración para que los compartimientos lentos se vacíen es fundamental para minimizar el atrapamiento aéreo. Para garantizar una frecuencia respiratoria baja en general y una correcta relación inspiración-espiración (I:E), aconsejamos utilizar una frecuencia ventilatoria baja (10 a 20) con un V_C y una PS adecuados. Agregar una PS adecuada a la respiración espontánea ayudará a evitar la hipoinsuflación del compartimiento rápido. El esfuerzo combinado de mejorar la ventilación tanto en el compartimiento lento como en el rápido generalmente mejora la ventilación minuto y la comodidad del paciente, lo cual, a su vez, ayuda a disminuir la frecuencia respiratoria y a minimizar el atrapamiento aéreo.

La ventilación de baja frecuencia con un tiempo i prolongado más una PS adecuada puede ser una manera eficaz de ventilar a la mayoría de los neonatos con DBPg. Sin embargo, en un paciente con enfermedad pulmonar uniforme (véase la **Figura 35-3, A**), cuyo tórax tiene un aspecto borroso homogéneo en las radiografías y una patología de base caracterizada por simplificación alveolar, la insuficiencia respiratoria probablemente se deba a una disminución de la superficie alveolar y no a la distribución deficiente de la ventilación. La distensibilidad pulmonar sería bastante consistente en todos los campos pulmonares, y la constante de tiempo suele ser relativamente corta. Estos pacientes podrían mejorar con una frecuencia mayor y un tiempo i más breve.

Determinación de la PEEP óptima

Determinar una PEEP óptima es un componente importante del manejo de la ventilación mecánica. Un nivel de PEEP adecuado puede aumentar la CRF, fomentar el reclutamiento alveolar, disminuir el trabajo respiratorio y mejorar el equilibrio V/Q (46, 47). Los estudios en animales han sugerido que la PEEP muy baja producirá un intercambio gaseoso deficiente y un mayor riesgo de daño pulmonar (48, 49), mientras que la ventilación con el pulmón abierto mejora el intercambio gaseoso y disminuye el daño pulmonar secundario (50). Las principales inquietudes respecto de la PEEP elevada radican sobre todo en que esta podría disminuir el volumen corriente y el volumen minuto total, perjudicar la espiración —con lo cual se produciría atrapamiento aéreo— y dificultar el retorno venoso —lo cual disminuiría el gasto cardíaco— (51, 52). Los ensayos clínicos aleatorizados que compararon distintos niveles de PEEP se han realizado tanto en adultos como en neonatos con SDR aguda, pero no en bebés con DBP (53, 54).

Paradójicamente, el aumento de la PEEP puede estar indicado cuando se observa hiperinsuflación pulmonar. Esto es contrario a la práctica habitual, pero se basa en principios fisiopatológicos sólidos. Como se dijo anteriormente, los bebés con DBP confirmada tienen una menor distensibilidad pulmonar, una menor CRF y una enfermedad pulmonar de tipo obstructivo. Además, muchos pacientes con DBPg tienen traqueobroncomalacia que produce el colapso dinámico de las vías respiratorias. Estas características mecánicas de las vías respiratorias y de los pulmones los colocan en mayor riesgo de desarrollar PEEP inadvertida o intrínseca ($PEEP_i$). Cuando la PEEP del respirador es menor que la $PEEP_i$, los neonatos que no están paralizados deben, primero, superar la carga elástica impuesta de la $PEEP_i$ antes de que pueda generarse el flujo inspiratorio. Esto significa que el neonato generalmente no puede generar un flujo inspiratorio suficiente como para activar el respirador en el ciclo respiratorio normal, lo cual produce esfuerzos inspiratorios ineficaces, pérdida de la sincronía entre el paciente y el respirador, disnea y un trabajo respiratorio excesivo (55, 56). Esto también podría ser causa de algunas crisis de la DBP (episodios de desaturación), ya que los esfuerzos ineficaces del neonato provocan una importante disnea e hipoxemia. Las vías respiratorias flexibles y con poco sostén parietal de los neonatos con DBPg son susceptibles al colapso en la última fase de la exhalación, a medida que disminuye el volumen pulmonar, en especial si el neonato está agitado.

Es fundamental que se establezca un nivel de PEEP individual para cada paciente y que se realicen cambios conforme cambie la enfermedad. Hemos aprendido que este nivel de PEEP individualizado puede basarse en la posible patología de base y en las curvas de P-V del respirador (57) de cada paciente. Hallar esta PEEP óptima puede ayudar a cortar el ciclo de colapso alveolar e inestabilidad de las vías respiratorias. La **Figura 35-5** muestra la radiografía de tórax tomada en la admisión de una bebé con DBPg que fue derivada a nuestro centro para tratamiento tras el fracaso de la ventilación mecánica. Presentaba hiperinsuflación persistente en los pulmones a pesar de disminuir la PEEP a 3 cm H_2O y requirió oxígeno al 100 % durante varias semanas antes de su traslado. En función de los cambios en la curva de P-V con diferentes niveles de PEEP, determinamos que esta paciente requería una PEEP de entre 14 y 15 cm H_2O (véase la **Figura 35-5**, derecha). Una broncoscopia realizada a pie de cama demostró que ambos bronquios, en forma bilateral, colapsaban por completo cuando la PEEP se disminuía a menos de 8 cm H_2O. La oxigenación mejoró drásticamente, y la hiperinsuflación pulmonar disminuyó en forma gradual con una PEEP más elevada. Intentamos utilizar una grilla de PEEP para identificar la PEEP óptima en cada paciente. La **Figura 35-6** demuestra la identificación de la presión máxima y de la meseta, el flujo máximo y el volumen bajo una PEEP de 12 cm H_2O durante una prueba de la grilla de PEEP. La distensibilidad y la resistencia bajo distintos niveles de PEEP (5 a 18 cm H_2O) se calcularon en función de los valores identificados. La malacia de las vías respiratorias puede documentarse con una TC de tórax bajo ventilación controlada, de insuflación completa y en teleespiración, o bien mediante una broncoscopia flexible a pie de cama (58-60). Asimismo, el nivel de PEEP puede aumentarse gradualmente a pie de cama mediante una broncoscopia aplicando un aumento/disminución gradual en la PEEP en las vías respiratorias y visualizando y determinando de manera directa el efecto del aumento de la PEEP sobre el colapso de las vías respiratorias. El desafío en el uso de estos métodos radica en que el paciente debe estar quieto y, por lo general, sedado para obtener un valor preciso. Las necesidades de PEEP en estos pacientes también son dinámicas y pueden variar de un día para el otro, durante la agitación o cuando se produzcan cambios en el proceso patológico. La PEEP óptima la determina la interrelación entre la gravedad del colapso de las vías respiratorias o la traqueobroncomalacia y la gravedad de la enfermedad del parénquima pulmonar.

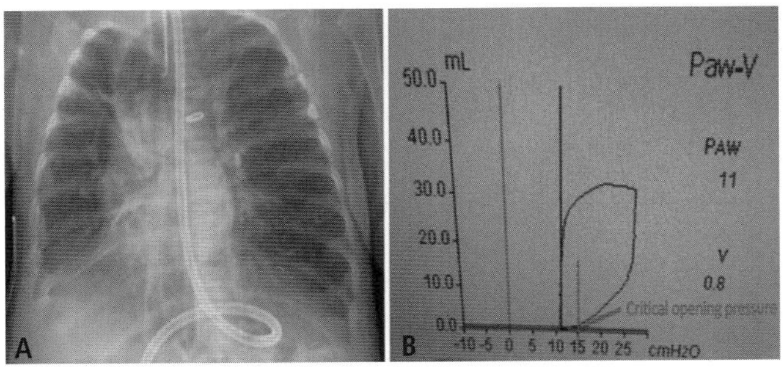

Figura 35-5. Radiografía de tórax y curva de presión-volumen de una paciente con hiperinsuflación pulmonar grave. **A.** Radiografía de tórax que muestra hiperinsuflación pulmonar grave con una PEEP de 3 cm H_2O. **B.** Bucle de presión-volumen de la misma paciente que sugiere una presión crítica de apertura de aproximadamente 15 cm H_2O.

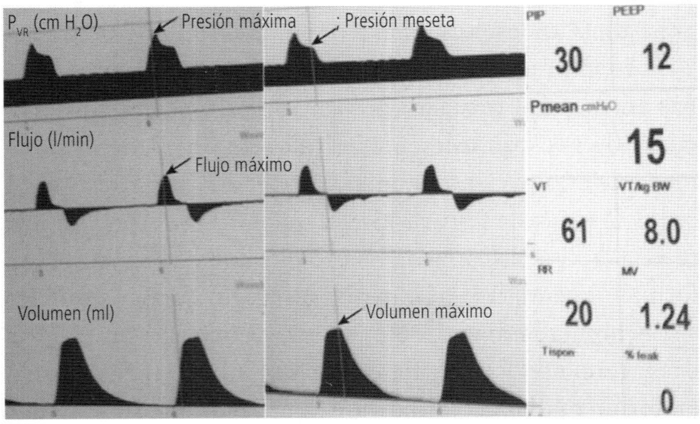

Figura 35-6. Identificación de la PEEP óptima con una grilla de PEEP. La grilla de PEEP se realizó con el respirador V500 de Dräger en el modo pediátrico con volumen controlado y con un flujo fijo. La presión máxima y la presión meseta, así como el volumen máximo, se midieron a diferentes niveles de PEEP. Se calculó la distensibilidad y la resistencia, y se seleccionó una PEEP óptima en función del nivel de PEEP que produjo la mejor distensibilidad y la menor resistencia.

Generalmente, se emplea una frecuencia elevada, un tiempo inspiratorio breve y un bajo V_C a comienzos del curso de la enfermedad en los neonatos prematuros. La transición de este modo a uno que aborde la interacción compleja entre la enfermedad de las vías respiratorias pequeñas y grandes, así como la heterogeneidad de la enfermedad del parénquima pulmonar, puede estar indicada ante el desarrollo de DBP confirmada. Lo ideal sería que, al utilizar una frecuencia baja, un tiempo inspiratorio prolongado con un V_C más elevado y una PS adecuada para compensar los efectos de una menor frecuencia, se compense el aumento en el espacio muerto por la obstrucción adquirida de las vías respiratorias y se logre una distribución más uniforme del gas en todo el pulmón. Esto suele generar mejoras en el intercambio gaseoso y en la estabilidad clínica.

Ventilación de alta frecuencia

La ventilación de alta frecuencia (VAF) administra V_C muy bajos a frecuencias elevadas. Esto podría evitar los cambios amplios de volumen asociados con la ventilación convencional y, por lo tanto, disminuir la incidencia y la gravedad del daño pulmonar. Los principales tipos de VAF incluyen la ventilación de alta frecuencia oscilatoria (VAFO) y la ventilación de alta frecuencia tipo jet (VAFJ).

La VAFO administra V_C extremadamente bajos a frecuencias de 6 a 15 Hz. Ha habido varios ensayos clínicos que compararon la VAFO con la VM convencional en neonatos prematuros con SDR y obtuvieron resultados distintos (61-64). Si bien algunos estudios sugieren que el uso precoz de la VAFO en el curso del SDR puede disminuir la incidencia de la DBP (61, 64), al momento de redacción de esta obra no existen datos que respalden el uso de la VAFO en neonatos con DBP confirmada. En neonatos con DBP que presentan una enfermedad pulmonar heterogénea y que tienen vías respiratorias muy débiles y colapsables, existe la inquietud de que la exhalación activa y la relación I:E relativamente elevada (1:2) que ofrece la VAFO podría provocar un mayor atrapamiento aéreo y exacerbar la insuficiencia respiratoria en estos neonatos. Por el contrario, la relación I:E mucho menor y mucho más viable que ofrece la VAFJ (1:7 a 1:11) podría minimizar el atrapamiento aéreo y mejorar el intercambio gaseoso en estos pacientes. En un estudio retrospectivo, Friedlich *et al.* (65) detectaron que la VAFJ mejora la insuficiencia respiratoria hipoxémica que no responde a la VAFO en neonatos prematuros que requieren VM durante al menos 4 semanas. En un pequeño ensayo piloto prospectivo, Plavka *et al.* (66) demostraron que la VAFJ mejoró el intercambio gaseoso y facilitó el retiro gradual de la VM en neonatos prematuros con DBP en evolución. En los últimos años, se han sugerido velocidades jet más bajas en el rango de 260 a 320 para los neonatos con DBP confirmada con el objetivo de prolongar el tiempo espiratorio. Sin embargo, la eficacia de esta estrategia no está del todo clara.

El mecanismo del transporte de gases durante la VAF podría facilitar la difusión y el intercambio gaseoso en los compartimientos con constantes de tiempo distintas y, por lo tanto, beneficiar a los bebés con DBP confirmada. Sin embargo, se debe investigar en mayor profundidad cuál es el mejor modo de VAF, el momento de aplicación y la configuración óptimos de la VAF y los efectos sobre los resultados a largo plazo en esta población de pacientes.

TRATAMIENTOS COMPLEMENTARIOS DE LA VENTILACIÓN EN BEBÉS CON DISPLASIA BRONCOPULMONAR CONFIRMADA

Heliox

En casos de obstrucción de las vías respiratorias, el heliox, un compuesto gaseoso de helio y oxígeno, con su densidad reducida, puede mejorar el flujo de gas en las vías respiratorias y aumentar la difusión del oxígeno y del dióxido de carbono en los alvéolos al disminuir la turbulencia. Gracias a esta propiedad, se ha formulado la hipótesis de que el heliox puede ser particularmente beneficioso en los neonatos con DBP que presentan insuflación pulmonar heterogénea. Se han informado efectos positivos, que incluyen disminución de la resistencia pulmonar, disminución del trabajo respiratorio y mejoras en el V_C y la oxigenación, en pacientes con DBP, tanto en los que reciben ventilación no invasiva (67) como VM (68). Sin embargo, si bien el heliox fue correctamente tolerado en estos pequeños estudios (12 a 15 pacientes), en algunos otros estudios (69, 70), se observó baja tolerancia y cambios en la conducta, disminución de la temperatura de la piel e hipoxia. Szczapa *et al.* (68) han sugerido que el heliox debe usarse en los pacientes con DBP durante las exacerbaciones para minimizar el daño pulmonar relacionado con la VM y que debe interrumpirse su administración una vez que mejore la función pulmonar. Sin embargo, no pueden extraerse conclusiones respecto de la eficacia, la seguridad, la dosis, el momento de aplicación y la duración de uso del heliox en función de los datos actuales.

Farmacoterapia

Los fármacos tales como los corticoesteroides, los broncodilatadores y los diuréticos se utilizan habitualmente en combinación con distintas modalidades de soporte ventilatorio en neonatos con DBP. Los fármacos más frecuentes se resumen en la **Tabla 35-3**. Lamentablemente, los ensayos controlados aleatorizados en esta población son escasos, y faltan evidencias definitivas sobre la eficacia o la seguridad de muchos de estos fármacos. Los datos sobre otros fármacos potencialmente benéficos, como la superóxido dismutasa, los antagonistas de los receptores de leucotrienos, la citrulina y el inositol también son muy limitados. Esta falta de evidencias probablemente haya contribuido a la notable variación en el uso de la farmacoterapia en los neonatos con DBPg (41, 47). Al elegir el fármaco, la dosis y la duración del tratamiento, los médicos deben sopesar muy bien los posibles beneficios frente a los posibles efectos adversos de los fármacos. Se necesitan con suma urgencia ensayos clínicos correctamente diseñados que examinen la eficacia, la seguridad y los efectos a largo plazo de estos fármacos.

Tratamiento de la hipertensión pulmonar

La HP contribuye a la morbimortalidad en neonatos con DBP (72, 73). La incidencia informada oscila entre un 16 % —según un estudio prospectivo que evaluó a todos los neonatos prematuros (73)— y un 25 % en un estudio retrospectivo de pacientes con DBP (74). Sin embargo, el momento y los métodos óptimos para diagnosticar y monitorear la progresión de la HP en estos pacientes siguen siendo poco claros actualmente. Hoy en día, el ecocardiograma es el método más utilizado. Si bien es no invasivo y está disponible en casi todos lados, el ecocardiograma puede ser particularmente difícil de realizar en bebés con DBP debido a la presencia de hiperinsuflación pulmonar, expansión de la caja torácica y rotación del corazón. En un estudio retrospectivo de neonatos con enfermedad pulmonar crónica, Mourani *et al.* descubrieron que el ecocardiograma logró detectar una velocidad del chorro mensurable de insuficiencia tricuspídea (VCIT) en solo el 61 % de los pacientes. Sobre todo, en comparación con la subsiguiente cateterización cardíaca, el ecocardiograma pudo determinar la gravedad de la HP con precisión en solo el 47 % de los estudios, incluso en presencia de una VCIT mensurable. Asimismo, no logró diagnosticar la HP en el 11 % y la diagnosticó incorrectamente en otro 11 % (75). Dadas las limitaciones del ecocardiograma, algunos grupos han adoptado el uso del péptido natriurético cerebral (PNC) como método complementario para detectar y realizar un seguimiento de la HP relacionada con la DBP, ya que el PNC y la prohormona N-terminal del PNC ha demostrado que se correlacionan con una presión media en la arteria pulmonar, con la resistencia vascular pulmo-

Tabla 35-3. Fármacos de uso frecuente en lactantes con displasia broncopulmonar grave.

Tipo de fármaco	Posibles beneficios	Inquietudes
Metilxantinas - Cafeína. - Teofilina.	Estimulantes respiratorios centrales; disminuyen el cansancio diafragmático; broncodilatadores y diuréticos débiles.	Disminuyen la incidencia de la DBP (128), pero no hay datos sobre la DBP confirmada.
Diuréticos - Furosemida. - Espironolactona. - Tiazidas.	Mejoran la mecánica pulmonar y la oxigenación; pueden disminuir el fracaso de la extubación (129).	- Desequilibrio electrolítico y ácido-básico; osteopenia o nefrocalcinosis; efectos endocrinos y metabólicos de la espironolactona. - Pocos ECA con baja cantidad de pacientes. - No hay evidencias que respalden un beneficio en pacientes no intubados (129).
Esteroides sistémicos	- Antiinflamatorios. - Facilitan el retiro gradual o la interrupción de la ventilación mecánica.	- Pauta posológica, duración y momento de administración variables. - Inquietudes sobre resultados adversos del neurodesarrollo (130). - Es probable que el beneficio supere el riesgo cuando el riesgo de DBP es elevado (131).
Esteroides inhalados	- Disminuyen la inflamación pulmonar. - Tendencia hacia la disminución del uso de esteroides sistémicos (132).	- Baja cantidad de pacientes en los ECA. - Eficacia poco clara. - Escasez de datos sobre efectos adversos.
Agonistas β	- Aumentan la broncodilatación y disminuyen la resistencia de las vías respiratorias. - Mejoran la distensibilidad dinámica.	Datos limitados de ECA sobre la eficacia o sobre los efectos adversos (133).
Anticolinérgicos.	- Generalmente, se utilizan con agonistas β. - Aumentan la broncodilatación, disminuyen la resistencia respiratoria y aumentan la distensibilidad (134, 135).	Datos limitados sobre la eficacia o sobre los efectos adversos.

DBP: displasia broncopulmonar; ECA: ensayo controlado aleatorizado.

nar y con la presión de la aurícula derecha, tanto en poblaciones adultas como pediátricas (76, 77). Sin embargo, el PNC elevado en casos de DBP puede relacionarse con HP, disfunción ventricular izquierda o con la enfermedad pulmonar crónica en sí misma. Por lo tanto, no queda claro si las concentraciones del PNC pueden usarse para diagnosticar directamente la HP o evaluar su gravedad. Se han detectado concentraciones más elevadas del PNC tanto a las 36 semanas de EPM como al momento del alta en neonatos prematuros con DBP, en comparación con aquellos sin DBP, lo cual también se correlaciona con la gravedad de la DBP (78). En un estudio retrospectivo con cohortes, un valor del PNC de 220 pg/ml tuvo una sensibilidad del 90 % y una especificidad del 65 % para predecir la mortalidad en pacientes con HP asociada a la DBP (79). Por lo tanto, las concentraciones del PNC pueden ser un biomarcador útil de la gravedad y el pronóstico de la enfermedad. Actualmente, la mayoría de los médicos utilizan concentraciones seriadas del PNC en combinación con otros datos clínicos y ecocardiográficos para monitorear las tendencias en la progresión de la enfermedad.

Al momento de redacción de esta obra, el tratamiento de la HP en estos bebés se centra principalmente en la farmacoterapia con vasodilatadores, como el óxido nítrico inhalado y el sildenafilo (80). Sin embargo, la HP que complica la DBP suele ser multifactorial. Por lo tanto, buscar la vasodilatación sin comprender la fisiopatología de base casi nunca logrará los resultados esperados e, incluso, podría ser perjudicial. La **Figura 35-7** muestra una radiografía de tórax de un bebé con HP grave, quien tenía un trabajo respiratorio intenso con episodios frecuentes de desaturación, crecimiento deficiente y signos de insuficiencia cardíaca. Además, recibía ventilación no invasiva (VPPINI). La HP y la insuficiencia ventricular derecha mejoraron drásticamente tras la intubación. Una exploración más completa mediante broncoscopia detectó que el paciente presentaba traqueobroncomalacia grave con colapso frecuente de las vías respiratorias, a pesar de recibir ventilación no invasiva a altas frecuencias. Por lo tanto, el tratamiento clave en este paciente fue una PEEP adecuada, y no la farmacoterapia contra la HP.

Tanto los acontecimientos hipoxémicos frecuentes como la exposición a una mayor concentración de oxígeno pueden inducir constricción y remodelación de la vasculatura pulmonar. Sin embargo, los vasodilatadores solo pueden dilatar a aquellos vasos existentes en el pulmón, y la vasodilatación en áreas poco ventiladas podría empeorar el desequilibrio V/Q y exacerbar la hipoxemia en estos

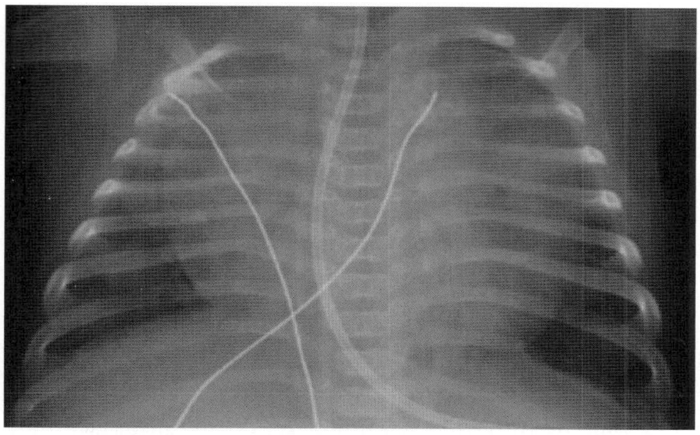

Figura 35-7. Radiografía de tórax de un paciente con hipertensión pulmonar grave, quien también presentaba traqueobroncomalacia grave. Mediante un alto nivel de ventilación nasal con presión positiva intermitente (PIM de 28 y PEEP de 14), se logró mantener las vías respiratorias abiertas. La hipertensión pulmonar mejoró rápidamente tras la intubación, y se lo pudo dar de alta, pero debió continuar recibiendo PEEP/presión de soporte con aire ambiente, mediante traqueostomía en su hogar.

pacientes. Por lo tanto, uno de los aspectos más importantes del tratamiento de la HP en pacientes con DBP es la ventilación y la oxigenoterapia adecuadas. Los pacientes correctamente ventilados tendrán un mejor crecimiento pulmonar, un mejor intercambio gaseoso, menos agitación e hipoxia intermitente, lo cual facilitará el crecimiento vascular pulmonar y disminuirá la vasoconstricción pulmonar. Apurarse a destetar a un paciente de la oxigenoterapia puede tener efectos perjudiciales, ya que estudios previos han demostrado que la resistencia vascular pulmonar en la DBP responde a la hipoxia y al oxígeno (81, 82). Por lo tanto, algunos centros aconsejan mantener una saturación de oxígeno de entre el 91 % y el 95 %. Sin embargo, actualmente se desconoce cuál es la saturación óptima de oxígeno en esta población.

Tratamiento del conducto arterioso permeable

El CAP persistente es muy frecuente en los neonatos prematuros. Si bien el conducto arterioso evita que la circulación pulmonar en desarrollo desborde en el feto, el CAP después del parto tiene varios efectos sobre los pulmones en desarrollo que contribuyen a la aparición o al empeoramiento de la DBP: 1) mayores presiones de impulso en el respirador y circulación excesiva desde el CAP que influye negativamente sobre el desarrollo de la vasculatura pulmonar e induce daño endotelial (83.85); 2) aumento de la concentración de citocinas inflamatorias, como el factor de necrosis tumoral α, el factor de activación plaquetaria y los neutrófilos activados (86-88); 3) aumento de la resistencia vascular y disminución de la distensibilidad pulmonar dinámica, lo cual podría producir mayores niveles de soporte y duración de la ventilación mecánica (89, 90); e 4) inhibición de la alveolarización en mandriles prematuros (91, 92). De conformidad con las evidencias experimentales, varios estudios detectaron un mayor riesgo de DBP en pacientes con CAP sintomático (93). Sin embargo, hasta la fecha, hay pocos datos provenientes de ensayos clínicos prospectivos que confirmen esta asociación. Por el contrario, los ensayos clínicos no han podido demostrar un beneficio importante a largo plazo del cierre del CAP (94-96), y varios de ellos han sugerido que la ligadura quirúrgica precoz del CAP es un factor de riesgo independiente de desarrollo de DBP (97, 98). Con la controversia continua respecto de la eficacia y la seguridad del tratamiento del CAP, hemos observado un cambio en la práctica clínica: desde el tratamiento intensivo precoz hacia el tratamiento selectivo de los CAP hemodinámicamente significativos (CAHS) (99). Lamentablemente, al momento de redacción de esta obra, no existen datos de alta calidad que orienten el diagnóstico, el momento de realización y los métodos de tratamiento de este CAHS. En los pacientes con DBPg, el cierre del conducto podría provocar una mejoría clínica, y el tratamiento tardío podría empeorar progresivamente la mecánica pulmonar, además de contribuir al desarrollo de HP grave. Sin embargo, si la HP grave ya está presente, con un cortocircuito importante de derecha a izquierda y disfunción ventricular derecha (VD), cerrar el conducto podría aumentar gravemente la presión del VD al eliminar el mecanismo «de seguridad» que ofrece el conducto. Por lo tanto, los médicos deben evaluar atentamente los riesgos y los beneficios del cierre del conducto en estos pacientes. En los bebés más grandes con DBPg, nuestro centro ha intentado utilizar la cateterización cardíaca para, en primer lugar, evaluar la hemodinámica pulmonar y, en segundo lugar, en pacientes selectos, cerrar el conducto en el laboratorio de cateterización cardíaca con un espiral o un tapón. En general, estos pacientes presentan respuestas clínicas favorables al cierre del conducto y se recuperan rápidamente tras la intervención. Sin embargo, este método no es viable en centros más pequeños, y aún debe estudiarse mejor el papel que desempeña la cateterización cardíaca en el tratamiento de la HP que complica la DBP.

Nutrición

Los pacientes con DBPg enfrentan algunos desafíos nutricionales debido al aumento del gasto energético que implica la mayor demanda respiratoria y la supresión generalizada del crecimiento como consecuencia del estrés crónico, la inflamación y la farmacoterapia (100, 101). Los datos provenientes de la Base de datos del Consorcio

Neonatal del Hospital de Niños indican que más de la mitad de los pacientes con DBPg presentaron retraso en el crecimiento a las 36 semanas de EPM, y las tasas continuaron en aumento en los pacientes hospitalizados luego de las 36 semanas de EPM (101). En relación con el estado nutricional deficiente en general, los neonatos con DBPg también presentan una mayor incidencia de enfermedad ósea metabólica (102). La nutrición deficiente tiene varias consecuencias importantes sobre los resultados de los pacientes con DBP: 1) influye sobre el crecimiento somático y pulmonar, posiblemente al limitar la señalización de las células pulmonares vitales durante la multiplicación, la diferenciación y el crecimiento celulares, así como el depósito de las proteínas de la matriz extracelular (103-106); 2) influye sobre la actividad pulmonar a través de la descomposición de las fibras de tejido conjuntivo, lo cual provoca enfisema y osificación inadecuada del esqueleto óseo, así como fracturas que provocan una menor estabilidad de la caja torácica (107, 108); 3) disminuye las enzimas antioxidantes y aumenta la susceptibilidad a sufrir un daño hiperóxico (109, 110); 4) influye sobre el equilibrio hídrico alveolar al contribuir al edema pulmonar (111, 112); 5) aumenta la susceptibilidad a infecciones y predispone al paciente a infecciones pulmonares (113); y 6) el bajo crecimiento lineal se relaciona con una disminución del crecimiento de la masa corporal magra y un crecimiento y desarrollo cerebrales deficientes (114). En vistas de esta información, la administración de nutrientes adecuados y en aumentos graduales según las necesidades particulares del paciente para lograr un estado que «fomente el crecimiento», con un peso y un crecimiento lineal equilibrados, debe ser el énfasis del soporte nutricional en los lactantes con DBP. Para lograr este estado que «fomente el crecimiento», en lugar de concentrarse solamente en aumentar las calorías, debe prestarse atención a las formas de lograr una nutrición adecuada, disminuir el gasto energético y facilitar las actividades físicas; por ejemplo, brindar soporte ventilatorio adecuado, evitar la deficiencia de vitaminas y minerales, y disminuir el estrés que provoca el entorno de los cuidados intensivos.

Minimizar la microaspiración pulmonar

La aspiración pulmonar puede exacerbar la enfermedad pulmonar en los lactantes con DBP (115). El reflujo gastroesofágico (RGE) se observa habitualmente en los neonatos prematuros, en especial en los que padecen DBP. El aumento del trabajo respiratorio y los aumentos transitorios frecuentes en la presión intraabdominal debido a la tos, a la agitación y a la obstrucción al flujo en los lactantes con DBP puede provocar una disminución en el tono del esfínter esofágico inferior (EEI) y, por lo tanto, su relajación, lo cual probablemente contribuya a un mayor riesgo de padecer RGE (116). Los estudios han informado aumentos en las frecuencias de acontecimientos de RGE (en especial, en los acontecimientos relacionados con reflujo ácido), un mayor tiempo de depuración del ácido e índices más elevados de sensibilidad sintomática en pacientes con DBP, en comparación con otros que no padecen dicha enfermedad. Asimismo, Jadcherla *et al.* también informaron que los episodios de reflujo ácido en la faringe estuvieron relacionados con un aumento en la ocurrencia de síntomas y en la resolución tardía de estos. (117-119). Se ha informado una mejora en la situación respiratoria en lactantes con DBP tras un tratamiento médico o quirúrgico contra el reflujo (102, 117, 118, 120). Sin embargo, existen cada vez más inquietudes respecto de la seguridad y la eficacia de los fármacos antirreflujo entre los neonatos prematuros, y actualmente no existen criterios diagnósticos o clínicos confiables que orienten las intervenciones quirúrgicas contra el reflujo. En nuestro centro, contemplaríamos realizar una prueba de alimentación pospilórica en neonatos con DBPg. Algunos bebés demostraron una importante mejoría clínica y disminución de la dificultad respiratoria, menor agitación y episodios hipóxicos, así como una menor necesidad de oxígeno. Muchos pacientes pudieron volver a la alimentación gástrica después de que mejorara su condición respiratoria, y los que no toleraron la alimentación gástrica fueron contemplados para intervención quirúrgica antirreflujo. La mayoría de nuestros pacientes que requieren intervención quirúrgica se sometieron a una fundoplicatura laparoscópica con colocación de sonda gástrica, y nuestros datos indicaron que la intervención podía realizarse de manera segura en lactantes con DBPg (102). Teniendo en cuenta la escasez actual de herramientas diagnósticas confiables y el riesgo del tratamiento, se necesitan realizar estudios multicéntricos coordinados sobre cuál es el mejor tratamiento del RGE en los pacientes con DBPg.

Como se dijo anteriormente, la hipersensibilidad de los quimiorreceptores puede contribuir a las dificultades en la alimentación de los lactantes con DBP. Asimismo, los pacientes con DBPg tienen una menor oportunidad de desarrollar destrezas motoras orales y de deglución, así como una menor tolerancia a la pausa respiratoria durante la succión y la deglución. Todo esto los pone en un mayor riesgo de aspiración durante la alimentación oral. Por lo tanto, debe establecerse la seguridad de la alimentación oral y reevaluarse con frecuencia al intentar fomentar la alimentación oral en estos pacientes. Esto puede lograrse mediante un enfoque multidisciplinario coordinado (121).

El papel de la traqueostomía en los lactantes que requieren ventilación a largo plazo

La DBP es un factor de riesgo independiente de deficiencia en el neurodesarrollo en los pacientes de MBPN (122). Asimismo, la VM prolongada se relaciona con una mayor mortalidad y discapacidad del neurodesarrollo en esta población (123). Si bien la traqueostomía generalmente se considera una intervención negativa, podría ser inevitable en los lactantes con DBPg. De hecho, la DBPg que requiere VM a largo plazo se ha indicado como el principal motivo de traqueostomía en los pacientes nacidos prematuros (124). En nuestro centro, hemos observado que la traqueostomía en los lactantes con DBPg puede relacionarse con un mejor crecimiento proporcional y una mayor participación en actividades de desarrollo adecuadas según la edad. Esto coincide con los datos obtenidos por DeMauro *et al.*, quienes detectaron una posible relación entre la traqueostomía (<120 días) precoz y mejores resultados del neurodesarrollo en pacientes en los que la traqueostomía era inevitable (125). La traqueostomía no trata la enfermedad pulmonar. Sin embargo, ofrece una vía respiratoria estable que permite a los médicos cambiar el énfasis del tratamiento desde el retiro gradual del respirador hacia el logro de una ventilación adecuada y un mejor desarrollo En nuestra experiencia, y también en la informada por Mandy *et al.*, la traqueostomía es segura, incluso en los lactantes que requieren un mayor soporte ventilatorio. Mandy *et al.* han sugerido que los neonatos que reciben ventilación crónica deben ser evaluados para la realización de una traqueostomía aproximadamente a las 40 semanas de edad gestacional corregida, o un poco después (126). Cuando los médicos y los padres decidan realizar la traqueostomía, deben tenerse en cuenta los beneficios, en particular aquellos sobre el crecimiento y el desarrollo, y sopesarse frente a los riesgos y la carga que impone la intervención sobre el cuidador.

RESULTADOS PULMONARES EN LACTANTES CON DISPLASIA BRONCOPULMONAR

Los informes sugieren que los lactantes con DBP continúan presentando importantes secuelas pulmonares durante la niñez y la adolescencia. Estas secuelas incluyen la persistencia de síntomas respiratorios, con un aumento de la rehospitalización por enfermedades respiratorias, disminución de la función pulmonar, disfunción persistente de las vías respiratorias pequeñas y grandes, y disminución de la reserva respiratoria. Sin embargo, la frecuencia de los síntomas respiratorios y de la rehospitalización disminuye durante los primeros años, la mecánica pulmonar se normaliza y el volumen pulmonar mejora con el tiempo (127). Estos datos sugieren que, con el tratamiento adecuado, los pacientes con DBP pueden lograr buenos resultados a largo plazo. Sin embargo, es fundamental el seguimiento continuo de los adultos jóvenes con DBP. El lector puede consultar el **Capítulo 43** para obtener una descripción más completa de los resultados pulmonares en los neonatos ventilados.

CONCLUSIONES

En lactantes con DBP confirmada, el tratamiento debe centrarse en fomentar el crecimiento y, al mismo tiempo, minimizar un mayor daño pulmonar. Para lograrlo, es importante comprender la fisiopatología de base y el cuadro clínico de cada paciente, además de brindar un soporte respiratorio y multiorgánico adecuado según sea el caso. En estos pacientes, un método interdisciplinario que ofrezca soporte integral de distintas disciplinas es sumamente beneficioso. Se requieren con gran urgencia datos provenientes de investigaciones multicéntricas de alta calidad para orientar las estrategias de atención óptimas en esta población de pacientes. Asimismo, el seguimiento de las vías respiratorias, la función pulmonar y del neurodesarrollo a largo plazo es fundamental para garantizar resultados óptimos y para obtener más información sobre esta población de pacientes tan especial.

REFERENCIAS

1. E. Khemani, D.B. McElhinney, L. Rhein, et al.: Pulmonary artery hypertension in formerly premature infants with bronchopulmonary dysplasia: clinical features and outcomes in the surfactant era. Pediatrics. 120 (6):1260-1269 2007 18055675
2. M. Vom Hove, F. Prenzel, H.H. Uhlig, et al.: Pulmonary outcome in former preterm, very low birth weight children with bronchopulmonary dysplasia: a case-control follow-up at school age. J Pediatr. 164 (1):40-45 2014 e44 24055328
3. E.J. Short, N.K. Klein, B.A. Lewis, et al.: Cognitive and academic consequences of bronchopulmonary dysplasia and very low birth weight: 8-year-old outcomes. Pediatrics. 112 (5):e359 2003 14595077

4. J.A. Martin, B.E. Hamilton, M.J. Osterman, et al.: Births: final data for 2012. Natl Vital Stat Rep. 62 (9):1-68 2013
5. B.J. Stoll, N.I. Hansen, E.F. Bell, et al.: Neonatal outcomes of extremely preterm infants from the NICHD Neonatal Research Network. Pediatrics. 126 (3):443-456 2010 20732945
6. G. Klinger, N. Sokolover, V. Boyko, et al.: Perinatal risk factors for bronchopulmonary dysplasia in a national cohort of very-low-birthweight infants. Am J Obstet Gynecol. 208 (2):115 2013 e1-e9 23178245
7. T. Isayama, S.K. Lee, R. Mori, et al.: Comparison of mortality and morbidity of very low birth weight infants between Canada and Japan. Pediatrics. 130 (4):e957-e965 2012 22966031
8. A.H. Jobe, E. Bancalari: Bronchopulmonary dysplasia. Am J Respir Crit Care Med. 163 (7):1723-1729 2001 11401896
9. M.C. Walsh, D. Wilson-Costello, A. Zadell, et al.: Safety, reliability, and validity of a physiologic definition of bronchopulmonary dysplasia. J Perinatol. 23 (6):451-456 2003 13679930
10. E.A. Jensen, B. Schmidt: Epidemiology of bronchopulmonary dysplasia. Birth Defects Res A Clin Mol Teratol. 100 (3):145-157 2014 24639412
11. W. Lapcharoensap, S.C. Gage, P. Kan, et al.: Hospital variation and risk factors for bronchopulmonary dysplasia in a population-based cohort. JAMA Pediatr. 169 (2):e143676 2015 25642906
12. M.C. Walsh, Q. Yao, P. Gettner, et al.: Impact of a physiologic definition on bronchopulmonary dysplasia rates. Pediatrics. 114 (5):1305-1311 2004 15520112
13. W.H. Northway Jr., R.C. Rosan, D.Y. Porter: Pulmonary disease following respirator therapy of hyaline-membrane disease. Bronchopulmonary dysplasia. N Engl J Med. 276 (7):357-368 1967 5334613
14. E. Baraldi, M. Filippone: Chronic lung disease after premature birth. N Engl J Med. 357 (19):1946-1955 2007 17989387
15. A.H. Jobe: The new bronchopulmonary dysplasia. Curr Opin Pediatr. 23 (2):167-172 2011 21169836
16. A.H. Jobe: What is BPD in 2012 and what will BPD become?. Early Hum Dev. 88 (suppl 2):S27-S28 2012 22633507
17. G. Natarajan, A. Pappas, S. Shankaran, et al.: Outcomes of extremely low birth weight infants with bronchopulmonary dysplasia: impact of the physiologic definition. Early Hum Dev. 88 (7):509-515 2012 22236557
18. P.M. Mourani, J.P. Kinsella, G. Clermont, et al.: Intensive care unit readmission during childhood after preterm birth with respiratory failure. J Pediatr. 164 (4):749-755 2014 e743 24388320
19. R.W. Bavis, S.C. Fallon, E.F. Dmitrieff: Chronic hyperoxia and the development of the carotid body. Respir Physiol Neurobiol. 185 (1):94-104 2013 22640932
20. N.A. Calder, B.A. Williams, J. Smyth, et al.: Absence of ventilatory responses to alternating breaths of mild hypoxia and air in infants who have had bronchopulmonary dysplasia: implications for the risk of sudden infant death. Pediatr Res. 35 (6):677-681 1994 7936817
21. M. Katz-Salamon, M. Eriksson, B. Jonsson: Development of peripheral chemoreceptor function in infants with chronic lung disease and initially lacking hyperoxic response. Arch Dis Child Fetal Neonatal Ed. 75 (1):F4-F9 1996 8795349
22. G.C. McCain, T. Del Moral, R.C. Duncan, et al.: Transition from gavage to nipple feeding for preterm infants with bronchopulmonary dysplasia. Nurs Res. 61 (6):380-387 2012 22960584
23. K.C. Sekar, J.C. Duke: Sleep apnea and hypoxemia in recently weaned premature infants with and without bronchopulmonary dysplasia. Pediatr Pulmonol. 10 (2):112-116 1991 2030919
24. M. Gappa, J.J. Pillow, J. Allen, et al.: Lung function tests in neonates and infants with chronic lung disease: lung and chest-wall mechanics. Pediatr Pulmonol. 41 (4):291-317 2006 16493664
25. T. Gerhardt, D. Hehre, R. Feller, et al.: Serial determination of pulmonary function in infants with chronic lung disease. J Pediatr. 110 (3):448-456 1987 3819948
26. E. Baraldi, M. Filippone, D. Trevisanuto, et al.: Pulmonary function until two years of life in infants with bronchopulmonary dysplasia. Am J Respir Crit Care Med. 155 (1):149-155 1997 9001304
27. W.S. Jarriel, P. Richardson, R.D. Knapp, et al.: A nonlinear regression analysis of nonlinear, passive-deflation flow-volume plots. Pediatr Pulmonol. 15 (3):175-182 1993 8327281
28. R.G. Castile, L.D. Nelin: Lung function, structure and the physiologic basis for mechanical ventilation of infants with established BPD. S.H. Abman Bronchopulmonary Dysplasia. 2009 Informa Healthcare USA, Inc. New York 328-346
29. B. Robin, Y.J. Kim, J. Huth, et al.: Pulmonary function in bronchopulmonary dysplasia. Pediatr Pulmonol. 37 (3):236-242 2004 14966817
30. A.G. Filbrun, A.P. Popova, M.J. Linn, et al.: Longitudinal measures of lung function in infants with bronchopulmonary dysplasia. Pediatr Pulmonol. 46 (4):369-375 2011 21438170
31. E.N. Kraybill, D.K. Runyan, C.L. Bose, et al.: Risk factors for chronic lung disease in infants with birth weights of 751 to 1000 grams. J Pediatr. 115 (1):115-120 1989 2500509
32. G. Mariani, J. Cifuentes, W.A. Carlo: Randomized trial of permissive hypercapnia in preterm infants. Pediatrics. 104 (5 Pt 1):1082-1088 1999 10545551
33. L.M. Askie, D.J. Henderson-Smart: Restricted versus liberal oxygen exposure for preventing morbidity and mortality in preterm or low birth weight infants. Cochrane Database Syst Rev. (4):CD001077 2001
34. V. Bhandari: The potential of non-invasive ventilation to decrease BPD. Semin Perinatol. 37 (2):108-114 2013 23582965
35. S.B. DeMauro, D. Millar, H. Kirpalani: Noninvasive respiratory support for neonates. Curr Opin Pediatr. 26 (2):157-162 2014 24632541
36. G.M. Schmolzer, M. Kumar, G. Pichler, et al.: Non-invasive versus invasive respiratory support in preterm infants at birth: systematic review and meta-analysis. BMJ. 347:f5980 2013 24136633
37. H. Kirpalani, D. Millar, B. Lemyre, et al.: A trial comparing noninvasive ventilation strategies in preterm infants. N Engl J Med. 369 (7):611-620 2013 23944299
38. B.A. Yoder, R.A. Stoddard, M. Li, et al.: Heated, humidified high-flow nasal cannula versus nasal CPAP for respiratory support in neonates. Pediatrics. 131 (5):e1482-1490 2013 23610207
39. N. Bamat, K. Dysart, D. Munson, et al.: Is non-invasive respiratory support associated with improved mortality and short term outcomes in infants with severe BPD?. 2014 E-PAS2014: 2941.560
40. S. Khirani, A. Ramirez, S. Aloui, et al.: Continuous positive airway pressure titration in infants with severe upper airway

obstruction or bronchopulmonary dysplasia. Crit Care. 17 (4):R167 2013 23889768
41. M. Cuevas Guaman, J. Gien, C.D. Baker, et al.: Point prevalence, clinical characteristics, and treatment variation for infants with severe bronchopulmonary dysplasia. Am J Perinatol. 32 2015
42. D. Dreyfuss, G. Saumon: Ventilator-induced lung injury: lessons from experimental studies. Am J Respir Crit Care Med. 157 (1):294-323 1998 9445314
43. R.H. Clark, D.R. Gerstmann, A.H. Jobe, et al.: Lung injury in neonates: causes, strategies for prevention, and long-term consequences. J Pediatr. 139 (4):478-486 2001 11598592
44. C.J. Morley: Volume-limited and volume-targeted ventilation. Clinics Perinatol. 39 (3):513-523 2012
45. W. Peng, H. Zhu, H. Shi, et al.: Volume-targeted ventilation is more suitable than pressure-limited ventilation for preterm infants: a systematic review and meta-analysis. Arch Dis Child Fetal Neonatal Ed. 99 (2):F158-F165 2014 24277660
46. U. Thome, A. Topfer, P. Schaller, et al.: The effect of positive endexpiratory pressure, peak inspiratory pressure, and inspiratory time on functional residual capacity in mechanically ventilated preterm infants. Eur J Pediatr. 157 (10):831-837 1998 9809824
47. C.P. Richardson, A.L. Jung: Effects of continuous positive airway pressure on pulmonary function and blood gases of infants with respiratory distress syndrome. Pediatr Res. 12 (7):771-774 1978 358112
48. B.K. Sandhar, D.J. Niblett, E.P. Argiras, et al.: Effects of positive end-expiratory pressure on hyaline membrane formation in a rabbit model of the neonatal respiratory distress syndrome. Intensive Care Med. 14 (5):538-546 1988 3146593
49. A.B. Froese, P.R. McCulloch, M. Sugiura, et al.: Optimizing alveolar expansion prolongs the effectiveness of exogenous surfactant therapy in the adult rabbit. Am Rev Respir Dis. 148 (3):569-577 1993 8368625
50. A.H. van Kaam, J.J. Haitsma, A. De Jaegere, et al.: Open lung ventilation improves gas exchange and attenuates secondary lung injury in a piglet model of meconium aspiration. Crit Care Med. 32 (2):443-449 2004 14758162
51. E.O. Reynolds: Effect of alterations in mechanical ventilator settings on pulmonary gas exchange in hyaline membrane disease. Arch Dis Child. 46 (246):152-159 1971 5576023
52. G. Hausdorf, H.H. Hellwege: Influence of positive end-expiratory pressure on cardiac performance in premature infants: a Doppler-echocardiographic study. Crit Care Med. 15 (7):661-664 1987 3297490
53. M. Briel, M. Meade, A. Mercat, et al.: Higher vs lower positive end-expiratory pressure in patients with acute lung injury and acute respiratory distress syndrome: systematic review and meta-analysis. JAMA. 303 (9):865-873 2010 20197533
54. N. Bamat, D. Millar, S. Suh, et al.: Positive end expiratory pressure for preterm infants requiring conventional mechanical ventilation for respiratory distress syndrome or bronchopulmonary dysplasia. Cochrane Database Syst Rev. 1:CD004500 2012 22258957
55. L. Blanch, F. Bernabe, U. Lucangelo: Measurement of air trapping, intrinsic positive end-expiratory pressure, and dynamic hyperinflation in mechanically ventilated patients. Respir Care. 50 (1):110-123 2005 discussion 123-114 15636649
56. G. Simbruner: Inadvertent positive end-expiratory pressure in mechanically ventilated newborn infants: detection and effect on lung mechanics and gas exchange. J Pediatr. 108 (4):589-595 1986 3083078
57. J.C. Mathe, A. Clement, J.Y. Chevalier, et al.: Use of total inspiratory pressure-volume curves for determination of appropriate positive end-expiratory pressure in newborns with hyaline membrane disease. Intensive Care Med. 13 (5):332-336 1987 3308991
58. F.R. Long, R.G. Castile: Technique and clinical applications of full-inflation and end-exhalation controlled-ventilation chest CT in infants and young children. Pediatr Radiol. 31 (6):413-422 2001 11436888
59. E.B. Hysinger, H.B. Panitch: Paediatric Tracheomalacia. Paediatr Respir Rev. 2015
60. H. Zhang, J. Gien, K. Dysart: Effects of prematurity, prolonged intubation, and chronic lung disease on the neonatal airway. J. Lioy S.E. Sobol Disorders of the Neonatal Airway: Fundamentals for Practice. 2015 Springer Science+Business Media New York 243-261
61. S.E. Courtney, D.J. Durand, J.M. Asselin, et al.: High-frequency oscillatory ventilation versus conventional mechanical ventilation for very-low-birth-weight infants. N Engl J Med. 347 (9):643-652 2002 12200551
62. D.J. Henderson-Smart, T. Bhuta, F. Cools, et al.: Elective high frequency oscillatory ventilation versus conventional ventilation for acute pulmonary dysfunction in preterm infants. Cochrane Database Syst Rev. (4):CD000104 2003
63. A.H. Johnson, J.L. Peacock, A. Greenough, et al.: High-frequency oscillatory ventilation for the prevention of chronic lung disease of prematurity. N Engl J Med. 347 (9):633-642 2002 12200550
64. H. Sun, R. Cheng, W. Kang, et al.: High-frequency oscillatory ventilation versus synchronized intermittent mandatory ventilation plus pressure support in preterm infants with severe respiratory distress syndrome. Respir Care. 59 (2):159-169 2014 23764865
65. P. Friedlich, N. Subramanian, M. Sebald, et al.: Use of high-frequency jet ventilation in neonates with hypoxemia refractory to high-frequency oscillatory ventilation. J Matern Fetal Neonatal Med. 13 (6):398-402 2003 12962265
66. R. Plavka, M. Dokoupilova, L. Pazderova, et al.: High-frequency jet ventilation improves gas exchange in extremely immature infants with evolving chronic lung disease. Am J Perinatol. 23 (8):467-472 2006 17094040
67. M.R. Wolfson, V.K. Bhutani, T.H. Shaffer, et al.: Mechanics and energetics of breathing helium in infants with bronchopulmonary dysplasia. J Pediatr. 104 (5):752-757 1984 6546945
68. T. Szczapa, J. Gadzinowski, J. Moczko, et al.: Heliox for mechanically ventilated newborns with bronchopulmonary dysplasia. Arch Dis Child Fetal Neonatal Ed. 99 (2):F128-F133 2014 24239984
69. E. de Gamarra, G. Moriette, M. Farhat, et al.: Heliox tolerance in spontaneously breathing neonates with bronchopulmonary dysplasia. Biol Neonate. 74 (3):193-199 1998 9691159
70. W.W. Butt, G. Koren, S. England, et al.: Hypoxia associated with helium-oxygen therapy in neonates. J Pediatr. 106 (3):474-476 1985 3919170

71. J.L. Slaughter, M.R. Stenger, P.B. Reagan: Variation in the use of diuretic therapy for infants with bronchopulmonary dysplasia. Pediatrics. 131 (4):716-723 2013 23478874
72. P.M. Mourani, S.H. Abman: Pulmonary vascular disease in bronchopulmonary dysplasia: pulmonary hypertension and beyond. Curr Opin Pediatr. 25 (3):329-337 2013 23615175
73. R. Bhat, A.A. Salas, C. Foster, et al.: Prospective analysis of pulmonary hypertension in extremely low birth weight infants. Pediatrics. 129 (3):e682-689 2012 22311993
74. H.S. An, E.J. Bae, G.B. Kim, et al.: Pulmonary hypertension in preterm infants with bronchopulmonary dysplasia. Korean Circ J. 40 (3):131-136 2010 20339498
75. P.M. Mourani, M.K. Sontag, A. Younoszai, et al.: Clinical utility of echocardiography for the diagnosis and management of pulmonary vascular disease in young children with chronic lung disease. Pediatrics. 121 (2):317-325 2008 18245423
76. G.J. Mauritz, D. Rizopoulos, H. Groepenhoff, et al.: Usefulness of serial N-terminal pro-B-type natriuretic peptide measurements for determining prognosis in patients with pulmonary arterial hypertension. Am J Cardiol. 108 (11):1645-1650 2011 21890089
77. D.C. Vijlbrief, M.J. Benders, H. Kemperman, et al.: Use of cardiac biomarkers in neonatology. Pediatr Res. 72 (4):337-343 2012 22797141
78. V.K. Kalra, S. Aggarwal, P. Arora, et al.: B-type natriuretic peptide levels in preterm neonates with bronchopulmonary dysplasia: a marker of severity?. Pediatr Pulmonol. 49 (11):1106-1111 2014 24214578
79. A. Cuna, J. Kandasamy, B. Sims: B-type natriuretic peptide and mortality in extremely low birth weight infants with pulmonary hypertension: a retrospective cohort analysis. BMC Pediatr. 14:68 2014 24612708
80. C.D. Baker, S.H. Abman, P.M. Mourani: Pulmonary hypertension in preterm infants with bronchopulmonary dysplasia. Pediatr Allergy Immunol Pulmonol. 27 (1):8-16 2014 24669351
81. S.H. Abman, R.R. Wolfe, F.J. Accurso, et al.: Pulmonary vascular response to oxygen in infants with severe bronchopulmonary dysplasia. Pediatrics. 75 (1):80-84 1985 3838113
82. P.M. Mourani, D.D. Ivy, D. Gao, et al.: Pulmonary vascular effects of inhaled nitric oxide and oxygen tension in bronchopulmonary dysplasia. Am J Respir Crit Care Med. 170 (9):1006-1013 2004 15184202
83. S.M. Black, J.M. Bekker, M.J. Johengen, et al.: Altered regulation of the ET-1 cascade in lambs with increased pulmonary blood flow and pulmonary hypertension. Pediatr Res. 47 (1):97-106 2000 10625089
84. E. Mata-Greenwood, B. Meyrick, R.H. Steinhorn, et al.: Alterations in TGF-beta1 expression in lambs with increased pulmonary blood flow and pulmonary hypertension. Am J Physiol Lung Cell Mol Physiol. 285 (1):L209-L221 2003 12665463
85. T.R. Grover, T.A. Parker, J.P. Zenge, et al.: Intrauterine hypertension decreases lung VEGF expression and VEGF inhibition causes pulmonary hypertension in the ovine fetus. Am J Physiol Lung Cell Mol Physiol. 284 (3):L508-L517 2003 12573989
86. A. Gonzalez, I.R. Sosenko, J. Chandar, et al.: Influence of infection on patent ductus arteriosus and chronic lung disease in premature infants weighing 1000 grams or less. J Pediatr. 128 (4):470-478 1996 8618179
87. T. Nakamura, J. Takasaki, Y. Ogawa: Inflammatory changes in the lungs of premature infants with symptomatic patent ductus arteriosus. Pediatr Int. 44 (4):363-367 2002 12139558
88. E. Varsila, M. Hallman, P. Venge, et al.: Closure of patent ductus arteriosus decreases pulmonary myeloperoxidase in premature infants with respiratory distress syndrome. Biol Neonate. 67 (3):167-171 1995 7640315
89. G.P. Heldt, E. Pesonen, T.A. Merritt, et al.: Closure of the ductus arteriosus and mechanics of breathing in preterm infants after surfactant replacement therapy. Pediatr Res. 25 (3):305-310 1989 2649864
90. R.B. Cotton, M.T. Stahlman, I. Kovar, et al.: Medical management of small preterm infants with symptomatic patent ductus arteriosus. J Pediatr. 92 (3):467-473 1978 632994
91. J.J. Coalson, V.T. Winter, T. Siler-Khodr, et al.: Neonatal chronic lung disease in extremely immature baboons. Am J Respir Crit Care Med. 160 (4):1333-1346 1999 10508826
92. D. McCurnin, S. Seidner, L.Y. Chang, et al.: Ibuprofen-induced patent ductus arteriosus closure: physiologic, histologic, and biochemical effects on the premature lung. Pediatrics. 121 (5):945-956 2008 18450898
93. M.A. Rojas, A. Gonzalez, E. Bancalari, et al.: Changing trends in the epidemiology and pathogenesis of neonatal chronic lung disease. J Pediatr. 126 (4):605-610 1995 7699543
94. R.I. Clyman: The role of patent ductus arteriosus and its treatments in the development of bronchopulmonary dysplasia. Semin Perinatol. 37 (2):102-107 2013 23582964
95. D.B. Knight: The treatment of patent ductus arteriosus in preterm infants. A review and overview of randomized trials. Semin Neonatol. 6 (1):63-73 2001 11162286
96. W.E. Benitz: Treatment of persistent patent ductus arteriosus in preterm infants: time to accept the null hypothesis?. J Perinatol. 30 (4):241-252 2010 20182439
97. R. Clyman, G. Cassady, J.K. Kirklin, et al.: The role of patent ductus arteriosus ligation in bronchopulmonary dysplasia: reexamining a randomized controlled trial. J Pediatr. 154 (6):873-876 2009 19324366
98. L. Mirea, K. Sankaran, M. Seshia, et al.: Treatment of patent ductus arteriosus and neonatal mortality/morbidities: adjustment for treatment selection bias. J Pediatr. 161 (4):689-694 e681 2012 22703954
99. N. Evans: Preterm patent ductus arteriosus: A continuing conundrum for the neonatologist?. Seminars in fetal & neonatal medicine. 20 (4):272-277 2015 25818393
100. C. Dani, C. Poggi: Nutrition and bronchopulmonary dysplasia. J Matern Fetal Neonatal Med. 25 (Suppl 3):37-40 2012 23016616
101. G. Natarajan, Y.R. Johnson, B. Brozanski, et al.: Postnatal weight gain in preterm infants with severe bronchopulmonary dysplasia. Am J Perinatol. 31 (3):223-230 2014 23690052
102. E.A. Jensen, D.A. Munson, H. Zhang, et al.: Anti-gastroesophageal reflux surgery in infants with severe bronchopulmonary dysplasia. Pediatr Pulmonol. 50 (6):584-587 2015 24753497
103. G.S. Maritz, M.L. Cock, S. Louey, et al.: Fetal growth restriction has long-term effects on postnatal lung structure in sheep. Pediatr Res. 55 (2):287-295 2004 14630984

104. D. Massaro, G.D. Massaro, A. Baras, et al.: Calorie-related rapid onset of alveolar loss, regeneration, and changes in mouse lung gene expression. Am J Physiol Lung Cell Mol Physiol. 286 (5):L896-L906 2004 14594731
105. J.S. Kerr, D.J. Riley, S. Lanza-Jacoby, et al.: Nutritional emphysema in the rat. Influence of protein depletion and impaired lung growth. Am Rev Respir Dis. 131 (4):644-650 1985 3873194
106. G. Maritz, M. Probyn, R. De Matteo, et al.: Lung parenchyma at maturity is influenced by postnatal growth but not by moderate preterm birth in sheep. Neonatology. 93 (1):28-35 2008 17630495
107. C.M. Dias, C.P. Passaro, V.R. Cagido, et al.: Effects of undernutrition on respiratory mechanics and lung parenchyma remodeling. J Appl Physiol. 97 (5):1888-1896 2004 15194671
108. J.F. Glasgow, P.S. Thomas: Rachitic respiratory distress in small preterm infants. Arch Dis Child. 52 (4):268-273 1977 860872
109. L. Frank, E. Groseclose: Oxygen toxicity in newborn rats: the adverse effects of undernutrition. J Appl Physiol Respir Environ Exerc Physiol. 53 (5):1248-1255 1982 7174419
110. S.M. Deneke, B.A. Lynch, B.L. Fanburg: Effects of low protein diets or feed restriction on rat lung glutathione and oxygen toxicity. J Nutr. 115 (6):726-732 1985 3998866
111. P. Factor, K. Ridge, J. Alverdy, et al.: Continuous enteral nutrition attenuates pulmonary edema in rats exposed to 100% oxygen. J Appl Physiol. 89 (5):1759-1765 2000 11053323
112. T. Sakuma, Y. Zhao, M. Sugita, et al.: Malnutrition impairs alveolar fluid clearance in rat lungs. Am J Physiol Lung Cell Mol Physiol. 286 (6):L1268-L1274 2004 14977628
113. T.R. Martin, L.C. Altman, O.F. Alvares: The effects of severe protein-calorie malnutrition on antibacterial defense mechanisms in the rat lung. Am Rev Respir Dis. 128 (6):1013-1019 1983 6418043
114. K.M. Pfister, S.E. Ramel: Linear growth and neurodevelopmental outcomes. Clin Perinatol. 41 (2):309-321 2014 24873834
115. P.J. Radford, P.C. Stillwell, B. Blue, et al.: Aspiration complicating bronchopulmonary dysplasia. Chest. 107 (1):185-188 1995 7813274
116. T. Omari, C. Barnett, A. Snel, et al.: Mechanism of gastroesophageal reflux in premature infants with chronic lung disease. J Pediatr Surg. 34 (12):1795-1798 1999 10626857
117. S.R. Jadcherla, J. Peng, C.Y. Chan, et al.: Significance of gastroesophageal refluxate in relation to physical, chemical, and spatiotemporal characteristics in symptomatic intensive care unit neonates. Pediatr Res. 70 (2):192-198 2011 21730816
118. S.R. Jadcherla, A. Gupta, S. Fernandez, et al.: Spatiotemporal characteristics of acid refluxate and relationship to symptoms in premature and term infants with chronic lung disease. Am J Gastroenterol. 103 (3):720-728 2008 18341491
119. S. Nobile, C. Noviello, G. Cobellis, et al.: Are infants with bronchopulmonary dysplasia prone to gastroesophageal reflux? A prospective observational study with esophageal pH-impedance monitoring. J Pediatr. 167 (2):279-285 2015 e1 26051973
120. J.A. St Cyr, T.B. Ferrara, T. Thompson, et al.: Treatment of pulmonary manifestations of gastroesophageal reflux in children two years of age or less. Am J Surg. 157 (4):400-403 1989 discussion 403-404 2929862
121. M. Hanin, S. Nuthakki, M.B. Malkar, S.R. Jadcherla: Safety and efficacy of oral feeding in infants with BPD on nasal CPAP. Dysphagia. 30 (2):121-127 2015 25380678
122. B. Schmidt, E.V. Asztalos, R.S. Roberts, et al.: Impact of bronchopulmonary dysplasia, brain injury, and severe retinopathy on the outcome of extremely low-birth-weight infants at 18 months: results from the trial of indomethacin prophylaxis in preterms. JAMA. 289 (9):1124-1129 2003 12622582
123. M.C. Walsh, B.H. Morris, L.A. Wrage, et al.: Extremely low birthweight neonates with protracted ventilation: mortality and 18-month neurodevelopmental outcomes. J Pediatr. 146 (6):798-804 2005 15973322
124. A.E. Overman, M. Liu, S.C. Kurachek, et al.: Tracheostomy for infants requiring prolonged mechanical ventilation: 10 years' experience. Pediatrics. 131 (5):e1491-e1496 2013 23569088
125. S.B. DeMauro, J.A. D'Agostino, C. Bann, et al.: Developmental outcomes of very preterm infants with tracheostomies. J Pediatr. 164 (6):1303-1310 2014 e1302 24472229
126. G. Mandy, M. Malkar, S.E. Welty, et al.: Tracheostomy placement in infants with bronchopulmonary dysplasia: safety and outcomes. Pediatr Pulmonol. 48 (3):245-249 2013 22570313
127. A. Bhandari, H.B. Panitch: Pulmonary outcomes in bronchopulmonary dysplasia. Semin Perinatol. 30 (4):219-226 2006 16860162
128. B. Schmidt, R.S. Roberts, P. Davis, et al.: Caffeine therapy for apnea of prematurity. N Engl J Med. 354 (20):2112-2121 2006 16707748
129. A. Stewart, L.P. Brion, I. Ambrosio-Perez: Diuretics acting on the distal renal tubule for preterm infants with (or developing) chronic lung disease. Cochrane Database Syst Rev. (9):CD001817 2011
130. L.W. Doyle, R.A. Ehrenkranz, H.L. Halliday: Late (>7 days) postnatal corticosteroids for chronic lung disease in preterm infants. Cochrane Database Syst Rev. 5:CD001145 2014 24825542
131. L.W. Doyle, H.L. Halliday, R.A. Ehrenkranz, et al.: An update on the impact of postnatal systemic corticosteroids on mortality and cerebral palsy in preterm infants: effect modification by risk of bronchopulmonary dysplasia. J Pediatr. 165 (6):1258-1260 2014 25217197
132. W. Onland, M. Offringa, A. van Kaam: Late (≥7 days) inhalation corticosteroids to reduce bronchopulmonary dysplasia in preterm infants. Cochrane Database Syst Rev. 4:CD002311 2012 22513906
133. G. Ng, O. da Silva, A. Ohlsson: Bronchodilators for the prevention and treatment of chronic lung disease in preterm infants. Cochrane Database Syst Rev. 6:CD003214 2012 22696334
134. K.L. Brundage, K.G. Mohsini, A.B. Froese, et al.: Bronchodilator response to ipratropium bromide in infants with bronchopulmonary dysplasia. Am Rev Respir Dis. 142 (5):1137-1142 1990 2146910
135. J.T. Fisher, A.B. Froese, K.L. Brundage: Physiological basis for the use of muscarine antagonists in bronchopulmonary dysplasia. Arch Pediatr. 2 (Suppl 2):163S-171S 1995 7633558

Capítulo 36

Tratamientos médicos y quirúrgicos contra la dificultad respiratoria y manejo de las vías respiratorias

Jonathan F. Bean, MD
Robert M. Arensman, BS, MD
Nishant Srinivasan, MD
Akhil Maheshwari, MD
Namasivayam Ambalavanan, MBBS, MD

INTRODUCCIÓN

El surgimiento de la neonatología como especialidad ha fomentado la atención y la sobrevida de cada vez más neonatos extremadamente pequeños. Estos pacientes presentan un amplio abanico de problemas anatómicos complejos. En consecuencia, los neonatólogos y los cirujanos pediátricos enfrentan grandes desafíos para tratar problemas de las vías respiratorias y los pulmones. En este capítulo, analizamos el tratamiento médico de las vías respiratorias neonatales y, luego, avanzamos hacia el papel de sostén que desempeñan los cirujanos y los otorrinolaringólogos pediátricos en el diagnóstico y el tratamiento de afecciones complejas de las vías respiratorias.

TRATAMIENTO MÉDICO DE LAS VÍAS RESPIRATORIAS NEONATALES

El mantenimiento de las vías respiratorias en los neonatos enfermos es fundamental para garantizar su supervivencia. Las vías respiratorias comprometidas, por ejemplo, por una obstrucción parcial, pueden potencialmente generar atrapamiento aéreo y dificultades ventilatorias (1). Esto, a su vez, puede provocar hipoxia, hipercapnia y graves alteraciones hemodinámicas. El tratamiento exitoso de las vías respiratorias en los neonatos implica la evaluación precisa y continua del paciente por parte de un equipo de profesionales expertos. La preparación adecuada antes de realizar intervenciones destinadas a fijar la vía respiratoria artificial es fundamental para evitar complicaciones relacionadas con el mantenimiento de dicha vía respiratoria. La preparación adecuada incluye verificar la disponibilidad y funcionalidad total de los equipos necesarios, la utilización de los recursos disponibles en la unidad de cuidados intensivos neonatales (UCIN) —como el personal de enfermería, los terapeutas respiratorios y, por último, pero no por eso, menos importante, la debida diligencia por parte del neonatólogo de anticiparse y prepararse para las posibles complicaciones— (véase el **Capítulo 27**, *Atención pulmonar*).

Generalmente, las vías respiratorias neonatales las tratan un equipo de médicos, terapeutas respiratorios y enfermeros dentro de la UCIN. La UCIN se ha convertido en una unidad que brinda atención no solo a los neonatos prematuros, sino también a los neonatos con afecciones quirúrgicas o cardíacas. Las necesidades de las vías respiratorias y las indicaciones de tratamiento pueden ser completamente distintas en esas situaciones y requerir la intervención de expertos respiratorios, como otorrinolaringólogos y cirujanos pediátricos. En esta sección, analizaremos los desafíos que implica el tratamiento de las vías respiratorias neonatales y los tratamientos médicos que se realizan para su mantenimiento antes de pasar a la instancia quirúrgica.

DESVENTAJAS ANATÓMICAS DE LAS VÍAS RESPIRATORIAS NEONATALES

Las vías respiratorias neonatales son muy distintas de las de los adultos. Las desventajas anatómicas comienzan con la forma de la cabeza de los neonatos, quienes tienen un occipucio más grande, el cual, en posición supina, naturalmente coloca al cuello del neonato en flexión, lo que puede provocar el pliegue de la vía respiratoria y, potencialmente, su obstrucción. Esto también puede obstaculizar la visualización de la laringe durante la intubación, lo cual puede requerir la colocación de un rollo dorsal entre los hombros para disminuir la flexión cervical. La «posición de olfateo», con una leve extensión del cuello cuando el neonato está en posición supina, generalmente es necesaria para alinear el eje de las vías respiratorias y lograr el pasaje del aire sin obstrucciones.

Los neonatos respiran por la nariz de manera obligatoria, lo cual hace que la nasofaringe sea un conducto vital para la ventilación. Las secreciones y el edema de las mucosas que impiden el flujo de aire a nivel de la nasofaringe pueden comprometer de manera significativa las vías respiratorias del neonato. Por lo tanto, los profesionales sanitarios que traten las vías respiratorias de los neonatos no deben solo limpiar las secreciones, sino también tener sumo cuidado durante los procedimientos relacionados con la higiene de las vías respiratorias para evitar el edema yatrogénico de la mucosa nasal.

Las estructuras de la hipofaringe —como la valécula—, la epiglotis y las estructuras laríngeas —como las aritenoides—, que, generalmente, se desempeñan como marcadores durante la laringoscopia y la intubación, también difieren en los neonatos. La epiglotis tiene forma de omega y suele ser más larga, más grande y menos flexible en los neonatos, lo cual la hace más susceptible a las lesiones durante la intubación y la succión. Las anomalías de la epiglotis o la inflamación relacionada con determinadas afecciones neonatales, como el traumatismo, y en neonatos y niños mayores, como la epiglotitis, pueden hacer que la intubación endotraqueal sea sumamente compleja. Las estructuras de los tejidos blandos de la hipofaringe y la laringe se rigen por los principios físicos de Bernoulli y por el efecto de Venturi, y colapsan con facilidad. El principio de Bernoulli establece que, cuando estas estructuras se someten a un flujo de aire rápido, se ejerce una presión baja sobre las paredes del tubo. El efecto de Venturi se observa durante la inspiración, cuando estas paredes con presión baja colapsan. Las afecciones como la laringomalacia pueden exacerbar estos efectos y comprometer aún más las vías respiratorias.

Las vías respiratorias inferiores de los neonatos prematuros son significativamente más pequeñas que las de los niños mayores y las de los adultos. En 1982, Wailoo y Emery describieron el desarrollo normal de la tráquea desde las 28 semanas hasta los 14 años de edad en función de una evaluación cuantitativa de la tráquea obtenida de manera *postmortem* (2). Se observó que la tráquea tiene forma de embudo y que el extremo superior es más ancho que el inferior en el período neonatal. A medida que avanza la edad, se torna cilíndrica. Esta discrepancia es inversamente proporcional a la edad gestacional del neonato (2). La parte más estrecha de la tráquea de los neonatos se considera que está a nivel del cartílago cricoides, mientras que, en los adultos, está a nivel de la epiglotis (2). La tráquea con su particular forma de embudo y un estrechamiento subglótico natural coloca a los neonatos en cierta desventaja y en mayor riesgo de compromiso de las vías respiratorias, en especial por el desarrollo de edema de las mucosas tras las intubaciones prolongadas. El cartílago cricoides está compuesto de dos partes: una parte posterior en forma de placa, que forma la pared posterior de la laringe, y un anillo inferior. En los neonatos, la placa se inclina hacia atrás, y la parte más estrecha de la tráquea con forma de embudo queda a nivel del anillo del cricoides.

A medida que el neonato crece, la placa cricoidea se torna vertical, el anillo se agranda y el punto de estrechamiento en la boquilla del embudo desaparece. Además de la orientación anatómica de la tráquea, la susceptibilidad del área subglótica al edema de mucosas se relaciona con la diferencia en el revestimiento celular. El revestimiento por encima de las cuerdas vocales es epitelio escamoso resistente, mientras que, debajo de las cuerdas vocales, hay epitelio ciliado cilíndrico levemente adherido al tejido submucoso, por lo cual el líquido puede penetrar sin problemas para formar edema. Esto altera el diámetro interno de la tráquea subglótica que ya es estrecha. Como se explica mediante la ley de Poiseuille, la resistencia al flujo de aire es inversamente proporcional a la cuarta potencia del radio de las vías respiratorias durante el flujo laminar y a la quinta potencia durante el flujo turbulento. Cuando el diámetro interno de las vías respiratorias del neonato disminuye en un 50 % por afecciones tales como el edema de mucosas, la resistencia al flujo de aire aumenta 16 veces (3). Esto pone de manifiesto la importancia de realizar evaluaciones oportunas del estado de las vías respiratorias e intervenciones adecuadas para prevenir la obstrucción al flujo de aire.

Los neonatos con estrechamiento u obstrucción de las vías respiratorias pueden requerir asistencia respiratoria inmediata. Las intervenciones buscan abrir las vías respiratorias para que el flujo de aire pueda pasar libremente. El uso de presión positiva nasal continua en las vías respiratorias (CPAP) ha logrado popularidad entre los neonatólogos debido a que no es invasivo y a su capacidad de abrir las vías respiratorias de manera eficaz, en especial en los neonatos prematuros (4). Sin embargo, la intubación traqueal con un tubo endotraqueal (TET) a veces es fundamental para reanimar rápidamente al neonato.

TRATAMIENTO MÉDICO DE LOS NEONATOS CON TRASTORNOS RESPIRATORIOS FRECUENTES QUE REQUIEREN INTERVENCIÓN QUIRÚRGICA

Con el creciente énfasis que se le brinda a la atención prenatal y la disponibilidad de la ecografía fetal, una gran cantidad de trastornos respiratorios congénitos se detectan durante la vida fetal. La posibilidad de contar con un diagnóstico precoz ofrece una buena oportunidad de planificar el tratamiento neonatal y prequirúrgico anticipado a fin de disminuir el riesgo de complicaciones quirúrgicas y mejorar los resultados posoperatorios. Generalmente, la planificación implica la disponibilidad del personal médico, que incluye neonatólogos, terapeutas respiratorios, enfermeros especializados, cirujanos pediátricos, otorrinolaringólogos y broncoscopistas; la disponibilidad de todos los equipos y la infraestructura necesarios, que incluyen quirófanos, un broncoscopio y una UCIN de tercer nivel; y la capacidad de administrar oxigenación por membrana extracorpórea (ECMO) o de trasladar rápidamente al neonato a un centro que pueda administrarla. Sin embargo, la falta de diagnóstico prenatal puede producir una rápida descompensación del neonato, lo cual, a su vez, complica el tratamiento quirúrgico y los resultados del neonato a largo plazo. La mayoría de estas afecciones neonatales pueden requerir intervenciones correctivas o paliativas específicas. Sin embargo, el tratamiento general del neonato previo a la intervención quirúrgica generalmente se rige por principios en común.

Trastornos respiratorios congénitos

Los trastornos respiratorios congénitos, como la laringomalacia, la macroglosia, la retrognatia o la micrognatia, los tumores de cuello, la hidropesía fetal con inflamación del cuello, la hernia diafragmática congénita, la malformación adenomatoide quística, el enfisema lobular congénito y anomalías similares, pueden provocar insuficiencia respiratoria rápida e inestabilidad hemodinámica en los neonatos. La estabilización de los neonatos en la sala de partos y un tratamiento inicial correctamente planificado y ejecutado en la UCIN puede minimizar otras complicaciones. Las vías respiratorias deben evaluarse de inmediato tras el parto para determinar su permeabilidad. Las secreciones deben succionarse mediante una pera de goma u otros dispositivos de succión, en caso de que fuera necesario. Los estudios realizados por Velaphi *et al.* han demostrado que la limpieza puede ser igual de eficaz que la succión en determinados casos (5). En muchos casos, los neonatos con trastornos respiratorios congénitos requerirán ciertos tipos de ventilación asistida, y cada neonato debe evaluarse y tratarse de manera individual. En casos menos graves, la ventilación no invasiva, como la CPAP nasal o la ventilación obligatoria intermitente nasal, puede ser adecuada para lograr la oxigenación y los parámetros ventilatorios buscados. Sin embargo, en casos más graves, la intubación traqueal a través de la vía oral o, a veces, nasal puede ser necesaria. Las intubaciones difíciles pueden requerir el uso de laringoscopios de fibra óptica.

La hipoxemia o la hipercapnia persistentes como resultado de la ventilación inadecuada pueden resultar en el fracaso de la transición del neonato de la circulación fetal a la neonatal, lo cual produce hipertensión pulmonar persistente neonatal (HPPN). Es importante monitorear la gasometría arterial y las radiografías de tórax para optimizar la ventilación. Determinados trastornos respiratorios producen hipoxia persistente que, a su vez, puede activar distintas vías en los pulmones que provocan remodelamiento de las vías respiratorias y vasculares pulmonares. Estos neonatos pueden requerir modos alternativos de oxigenación tisular, como la ECMO. Lo ideal es que los neonatos reciban ventilación y oxigenación adecuadas (si bien, con precaución, en los neonatos prematuros para minimizar los riesgos de toxicidad asociada con el oxígeno) en pos de evitar complicaciones como la hipoxemia persistente, la acidosis o la HPPN. Al mismo tiempo, debe tenerse sumo cuidado para evitar el volutrauma, el oxitrauma y el barotrauma, que generalmente se relacionan con la ventilación invasiva asistida. Esto puede lograrse al adoptar estrategias ventilatorias discretas y mediante la hipercapnia permisiva.

Una vez que el neonato está estabilizado, debe coordinarse una consulta formal con el cirujano y solicitarse los estudios por imágenes correspondientes para confirmar el diagnóstico. Con frecuencia, las radiografías de tórax son el primer estudio de preferencia para evaluar la expansión pulmonar y el grado de anomalía. Otros estudios que se utilizan habitualmente son la ecografía, la tomografía computarizada (TC) o la resonancia magnética (RM) de tórax. Los neonatos siempre deben estar acompañados durante estos estudios por un profesional capaz de realizar una intubación y reanimación. La sedación para los estudios largos generalmente la realiza el neonatólogo o un anestesista. Durante el último tiempo, se han empleado dispositivos de sujeción como una alternativa más segura a la sedación para realizar estudios por imágenes (6).

La nutrición desempeña un papel importante en la preparación de estos neonatos para una intervención quirúrgica. Si bien la necesidad calórica se suple más correctamente mediante la alimentación enteral, en algunos neonatos con trastornos respiratorios que requieren ventilación, la alimentación enteral podría no ser posible. La nutrición parenteral se prefiere en esos casos y se aplica en forma precoz, generalmente dentro de las 24 horas después del parto, para aportar las proteínas y los lípidos necesarios que puedan contribuir al crecimiento y al desarrollo corporal. Un valor bajo de grasa corporal total y la desnutrición crónica se relacionan con peores resultados clínicos en los neonatos que se someten a cirugías mayores.

Trastornos respiratorios adquiridos

Los trastornos respiratorios adquiridos que habitualmente se observan en los neonatos suelen ser secundarios a procedimientos laringoscópicos traumáticos, a la intubación prolongada y a la irritación crónica debido a una cánula nasal rígida. El lugar más vulnerable de las vías respiratorias neonatales en el que suelen presentarse complicaciones parece ser la parte subglótica de la tráquea, a nivel del anillo cricoideo, debido a la anatomía y a los mecanismos fisiológicos antes mencionados. Estas complicaciones pueden evitarse utilizando técnicas no intensivas durante la succión nasoorofaríngea y la intubación traqueal. La intubación más prolongada y las reintubaciones múltiples con frecuencia producen estenosis subglótica, lo cual dificulta más la extubación. Los neonatos que requieren ventilación prolongada deben intubarse solamente con TET sin manguito. Esto podría potencialmente minimizar la respuesta inflamatoria de las paredes aledañas de la tráquea subglótica. Sin embargo, con la intubación prolongada, estos cambios podrían ser inevitables. Estos neonatos deben evaluarse a intervalos regulares en busca de signos de obstrucción o edema de las vías respiratorias. Los respiradores actuales ofrecen información sobre las fugas de flujo espiratorio y el volumen corriente. Los neonatos con edema importante de las vías respiratorias suelen tener valores de fugas aéreas más bajos. En algunos casos, los ruidos respiratorios alterados, como el estridor laríngeo o el llano disfónico o ronco en relación con dificultad respiratoria, que son signos de edema respiratorio, se identifican solamente después de la extubación. Sin embargo, el objetivo debe ser identificar a los neonatos que presenten riesgo de desarrollar edema respiratorio antes de la extubación. Los esfuerzos planificados con cautela y ejecutados en forma oportuna para extubar a los neonatos hacia un tipo de ventilación no invasiva son necesarios. Generalmente, aplicar presión positiva teleespiratoria de algún tipo (CPAP, cánula nasal de alto flujo, ventilación no invasiva) suele ser útil para evitar el fracaso de la extubación. Utilizar un curso breve de dexametasona en casos de alto riesgo suele recomendarse antes de la extubación para disminuir el edema respiratorio y el riesgo de reintubación (7). También puede usarse epinefrina racémica —con precaución— para disminuir la congestión vascular en la tráquea y aliviar el estridor después de la extubación (8). Evitar el reflujo en estos neonatos también puede ser útil para prevenir el daño cáustico que provoca el ácido estomacal en las vías respiratorias. Sin embargo, el uso de medicamentos antirreflujo generalmente debe evitarse y reservarse para los neonatos que presenten dificultades anatómicas particulares, como una fístula traqueoesofágica. Lamentablemente, algunos neonatos dependen de manera excesiva de las vías respiratorias artificiales y, en última instancia, podrían requerir intervenciones quirúrgicas, como una traqueostomía, a modo de solución a largo plazo.

TRATAMIENTO QUIRÚRGICO DE LAS VÍAS RESPIRATORIAS NEONATALES

La dificultad respiratoria neonatal tiene diversas causas (**Tabla 36-1**), y los cirujanos y otorrinolaringólogos pediátricos participan cada vez más de la atención de estos pacientes. La capacidad de intubar, ventilar mecánicamente y, por lo tanto, prolongar la vida de los neonatos con asfixia neonatal, anomalías congénitas u otras causas de dificultad respiratoria redefine el papel del cirujano como parte del equipo de tratamiento neonatal.

Tabla 36-1. Indicaciones de la broncoscopia neonatal.

- Intubación prolongada (6 a 8 semanas).
- Fracaso repetitivo de la extubación.
- Incapacidad de ventilar todos los lóbulos pulmonares (atelectasia persistente).
- Necesidad clínica de realizar cultivos o lavados bronquiales.
- Sospecha de traqueobronquitis necrotizante.
- Evaluación del estridor

El papel del cirujano es doble: 1) diagnostica y trata a los neonatos que manifiestan dificultad respiratoria debido a un problema anatómico o que presentan una obstrucción respiratoria congénita (por ejemplo, estridor congénito [**Tabla 36-2**]) y 2) se desempeña como consultor en los casos de neonatos que se someten a un tratamiento médico que requiere intubación prolongada de las vías respiratorias.

Tabla 36-2. Diagnóstico diferencial del estridor neonatal (método anatómico).

Nasofaringe
- Atresia de coanas.
Lengua
- Idiopático.
- Síndrome de Beckwith-Wiedemann.
- Trastornos metabólicos: hipotiroidismo/tiroides lingual; enfermedad por almacenamiento de glucógeno.
- Síndrome de Down.
Orofaringe (micrognatia y glosoptosis)
- Secuencia de Pierre Robin.
- Síndrome de Treacher Collins.
- Síndrome de Hallermann-Streiff.
- Síndrome de Möbius.
- Síndrome de Freeman-Sheldon.
- Síndrome de Nager.
Laringe
- Atresia laríngea.
- Membrana laríngea.
- Parálisis de cuerdas vocales.
- Laringomalacia.
- Estenosis subglótica: congénita o traumática.
- Laringocele.
- Hendidura laríngea.
- Hemangioma subglótico.
Tráquea
- Compresión intrínseca: traqueomalacia, estenosis traqueal, traqueobronquitis necrotizante.
- Compresión extrínseca: higroma quístico, anillos vasculares.

EL CIRUJANO Y EL OTORRINOLARINGÓLOGO PEDIÁTRICOS COMO DIAGNOSTICADOR Y TERAPEUTA

El papel del cirujano y el otorrinolaringólogo pediátricos generalmente lo definen las anomalías anatómicas presentes en cada neonato. Con fines organizativos, el material que aquí se presenta se divide en anomalías del desarrollo por causas congénitas de 1) las vías respiratorias, 2) los pulmones, 3) el diafragma y 4) el esqueleto.

Anomalías congénitas de las vías respiratorias

Obstrucción de la tráquea

Obstrucción nasofaríngea

La presencia de estridor indica una necesidad de realizar un diagnóstico urgente y una posible intervención debido a la estrechez de las vías respiratorias del neonato y de la facilidad con la cual pueden llegar a estrecharse hasta un punto crítico. La gravedad del estridor neonatal es variable. Algunos casos pueden tratarse clínicamente, mientras que otros pueden representar una obstrucción total inminente. Por lo tanto, el método de diagnóstico debe ser prudente (**Figura 36-1**).

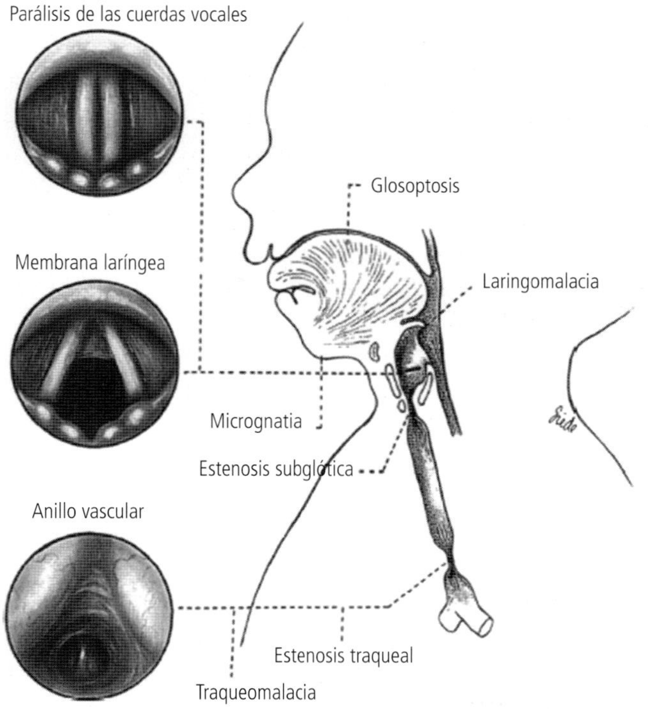

Figura 36-1. Diagrama combinado de algunas de las lesiones que provocan estridor neonatal (en dirección descendente por las vías respiratorias).

Puede realizarse un diagnóstico diferencial de la obstrucción de las vías respiratorias superiores del neonato al adoptar un método anatómico, comenzando por la nasofaringe y la orofaringe, y descendiendo por las vías respiratorias.

a) Atresia de coanas

La atresia de coanas, una anomalía poco frecuente, con una incidencia de 1 de cada 8000 nacidos vivos, implica la oclusión de las narinas posteriores debido a un tabique membranoso (10 %) u óseo (90 %) (**Figura 36-2**). Las lesiones unilaterales generalmente pueden ser asintomáticas, pero las bilaterales pueden provocar una obstrucción total de las vías respiratorias, ya que los neonatos respiran prioritariamente por la nariz. Los síntomas son más evidentes cuando el neonato está en reposo, porque, cuando se agita y llora, respira por la orofaringe. Las anomalías relacionadas incluyen atresia esofágica, lesiones cardíacas congénitas, colobomas y síndrome de Treacher Collins, entre otras tantas afecciones poco frecuentes (9-14). El diagnóstico puede realizarse debido a la incapacidad de avanzar un catéter a través de las narinas hacia la orofaringe. El tratamiento varía desde la sencilla colocación de una vía respiratoria orofaríngea hasta la apertura quirúrgica de la oclusión mediante la colocación de una endoprótesis (*stent*, por su vocablo en inglés). Pocas veces, es necesario recurrir a la traqueostomía si no es posible realizar una corrección quirúrgica definitiva en el período neonatal (15).

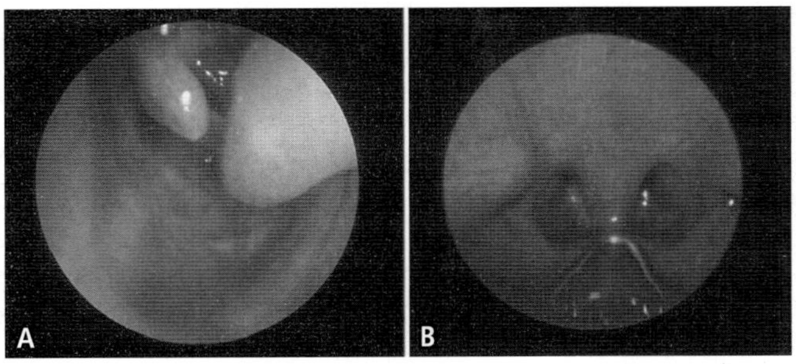

Figura 36-2. Atresia de coanas. **A.** Vista endoscópica. **B.** Vista nasofaríngea.

Obstrucción orofaríngea

a) Macroglosia

Generalmente, la lengua representa un punto de obstrucción. El estridor en un neonato puede producirse si la lengua es desproporcionadamente más grande que la orofaringe. La exploración física confirma el diagnóstico. La inserción de una vía respiratoria bucal generalmente resuelve este tipo de obstrucción de las vías respiratorias. Varios síndromes reconocidos incluyen a la macroglosia como un componente.

b) Síndrome de Beckwith-Wiedemann

La hipoglucemia grave, en muchos casos secundaria a la hiperinsulinemia, fue lo primero que llamó la atención de la comunidad médica sobre estos ejemplos de gigantismo de los lactantes. La macroglosia secundaria a la hipertrofia muscular, la visceromegalia, la microcefalia y una serie de anomalías umbilicales, que van desde una hernia umbilical congénita hasta un onfalocele, también forman parte de este síndrome. Los neonatos afectados también pueden exhibir nevo flámeo facial, displasia medular renal y una fóvea característica en el trago de la oreja. Estos bebés generalmente son grandes para su edad gestacional. El estridor congénito que resulta de la macroglosia suele resolverse rápidamente mediante la inserción de una vía respiratoria orofaríngea. Si se identifica que el neonato padece este síndrome, no se requieren muchos otros estudios de diagnóstico de las vías respiratorias (16-20).

c) Trastornos metabólicos

Varios trastornos metabólicos neonatales pueden provocar macroglosia y, como consecuencia, estridor congénito. Los más conocidos son el hipotiroidismo y la enfermedad de almacenamiento de glucógeno. El agrandamiento de la lengua, la altura de la obstrucción de las vías respiratorias y los hallazgos coherentes con la afección de base deberían sugerir el diagnóstico y los estudios adecuados al principio del curso de la enfermedad. El estridor en estos neonatos generalmente es leve, suele resolverse mediante la colocación de una vía respiratoria orofaríngea y desaparece poco después del parto a medida que el neonato responde al tratamiento de la enfermedad de base. La evaluación diagnóstica de estos pacientes debe orientarse al trastorno metabólico de base, y se requieren pocos estudios de diagnóstico complementarios del árbol traqueobronquial.

d) Síndrome de Down (trisomía del par 21)

Los neonatos afectados por el síndrome de Down se identifican fácilmente por su constelación de anomalías. La macroglosia relativa puede provocar un leve estridor congénito. Debido a la relación informada entre el síndrome de Down y la estenosis subglótica congénita, es necesario realizar una endoscopia para determinar la causa del estridor (21).

e) Tiroides lingual

La tiroides lingual puede ser una causa poco frecuente de obstrucción orofaríngea (22-24). El estertor en presencia de hipotiroidismo, detectado mediante una elevación persistente de la tirotropina en los análisis neonatales de rutina, genera la sospecha de tiroides lingual, si bien es más frecuente que haya otras lesiones como causa. Esta afección se produce en un poco más de 1 de cada 10 000 partos.

Se recurre a la laringoscopia para confirmar la presencia de un tumor en la base de la lengua. Debe realizarse una mejor caracterización mediante una TC y una gammagrafía de la tiroides. Cabe destacar que la tiroides puede continuar hipertrófica durante la primera infancia y la niñez. Las complicaciones respiratorias relacionadas con el hipotiroidismo, como la depresión respiratoria, podrían no manifestarse hasta más adelante.

f) Displasia broncopulmonar grave

Si bien generalmente no se la informa y no se le presta importancia, la macroglosia puede desarrollarse en neonatos con displasia broncopulmonar grave y empeorar el compromiso pulmonar crónico. La obstrucción provocada por esta afección es el resultado de la hipoxia crónica (similar a la acropaquia) y suele tener un mal resultado. La afección generalmente contribuye a la acidosis respiratoria compensada, y el mejor tratamiento es la traqueostomía, en oposición a la disminución quirúrgica del tamaño de la lengua.

g) Síndromes dismórficos craneofaciales

Los síndromes dismórficos craneofaciales varían entre inusuales hasta extremadamente poco frecuentes. Todos producen una obstrucción en la orofaringe que es secundaria a micrognatia con glosoptosis (25). El estridor varía de leve a grave, y es importante identificar el problema de base, que suele ser genético. En libros de texto sobre malformaciones congénitas, el lector puede hallar descripciones más completas de estas afecciones.

h) Síndrome de Pierre Robin

El síndrome de Pierre Robin (26-31) representa la deformación craneofacial más frecuente que cursa con micrognatia y glosoptosis. Además de las características mencionadas, aproximadamente la mitad de los neonatos también presentan paladar hendido/labio leporino, quizá como consecuencia de la protrusión de la lengua entre las placas palatinas posteriores durante el desarrollo embrionario. Esta protrusión impide la fusión normal en la línea media. Asimismo, la lengua suele prolapsar en la parte posterior y provocar una obstrucción parcial de las vías respiratorias superiores. Durante la inspiración, la presión negativa en la faringe retrotrae la lengua —ya agrandada—, y esto aumenta el grado de obstrucción faríngea. Una consecuencia del estridor es el síndrome de Pierre Robin, y los neonatos que lo padecen presentan una particular dificultad para inspirar. La obstrucción de las vías respiratorias generalmente se resuelve mediante la inserción de una cánula orofaríngea, y estos pacientes tienden a respirar más cómodamente en decúbito prono. La alimentación puede generar más problemas en estos neonatos y requerir tetinas especiales o alimentación por sonda gástrica.

Casi nunca es necesario recurrir a una traqueostomía en estos casos y, en lo posible, debe evitarse debido al riesgo de oclusión de las vías respiratorias y muerte. Se han descrito intervenciones quirúrgicas, como la glosopexia o la creación de un colgajo lingual, como alternativas, pero casi nunca son necesarias, salvo en los casos más graves. Los primeros meses de vida son críticos para determinar la gravedad de una anomalía neonatal en particular y su importancia en el pronóstico general.

i) Síndrome de Treacher Collins

El síndrome de Treacher Collins (32), también conocido como *disostosis mandibulofacial,* es un grupo variable y difuso de anomalías craneofaciales. Este síndrome se caracteriza por fisuras palpebrales inclinadas hacia abajo, colobomas en los párpados inferiores, pómulos hundidos y fístulas ciegas en un ángulo formado entre la boca y las orejas (**Figura 36-3**). El pabellón auricular puede estar deformado, la sordera es frecuente, y la micrognatia forma parte del síndrome (generalmente, menos grave que la observada en el síndrome de Pierre Robin). El supuesto defecto genético es autosómico dominante, con una mutación del gen *TCOF1* en el cromosoma 5q32-q33.1.

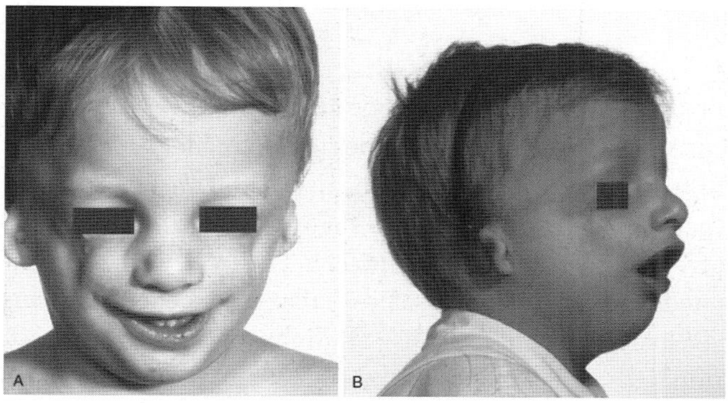

Figura 32-3. Ejemplo de un niño con síndrome de Treacher Collins que exhibe pómulos hundidos, fisuras palpebrales inclinadas hacia abajo y micrognatia.

La hipofaringe es el punto de obstrucción en estos niños (al igual que en los que padecen síndrome de Pierre Robin) debido a la relación desproporcionada entre la mandíbula pequeña y la lengua grande. Estos casos de estridor por lo general pueden tratarse clínicamente con la simple colocación de una cánula orofaríngea; casi nunca es necesario recurrir a la traqueostomía. En casos poco frecuentes, puede estar indicada la broncoscopia si se sospechan anomalías asociadas del árbol traqueobronquial, pero estas son muy poco frecuentes.

j) Síndrome de Hallermann-Streiff

El síndrome de Hallermann-Streiff (33, 34) es un síndrome poco frecuente que consiste en microftalmia, cataratas, escleróticas azules y nistagmo. Las anomalías relacionadas incluyen nariz «en pico de pájaro», micrognatia e hipertricosis del cuero cabelludo, las cejas y las pestañas (**Figura 36-4**). Se supone que la transmisión es autosómica dominante, si bien se piensa que la mayoría de los casos son mutaciones *de novo*. El estridor congénito en estos neonatos surge de la micrognatia con glosoptosis relativa, y el tratamiento es similar al descrito para el síndrome de Pierre Robin o el de Treacher Collins.

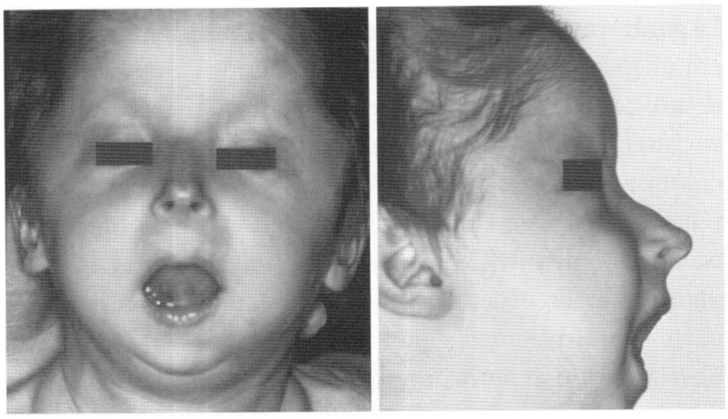

Figura 36-4. Ejemplo de un neonato con síndrome de Hallermann-Streiff que exhibe microftalmia, nariz «en pico de pájaro», micrognatia e hipertricosis del cuero cabelludo.

k) Síndrome de Möbius

Los neonatos con síndrome de Möbius (35, 36) tienen una ausencia característica o un desarrollo inadecuado de distintos núcleos nerviosos craneales. El VII nervio craneal (nervio facial) es el que casi siempre se ve afectado, pero otros nervios craneales, como el V, el VI y el VIII, también pueden estar implicados. Los hallazgos frecuentes incluyen parálisis facial, ptosis, oftalmoplejia, pies zambos y sindactilia. Se supone que esta afección es hereditaria de manera autosómica dominante.

La parálisis del nervio facial es la causa de la obstrucción de las vías respiratorias superiores, así como de las dificultades para masticar y deglutir. Tanto los componentes inspiratorios como espiratorios del estridor provienen de la naturaleza relativamente fija de la obstrucción. Puede ser necesaria una traqueostomía en casos graves. Sin embargo, muchos neonatos reciben tratamiento exitoso al instruir a sus padres para que los alimenten de manera muy cuidadosa.

l) Síndrome de Freeman-Sheldon

Los neonatos con síndrome de Freeman-Sheldon (37, 38) generalmente se conocen como neonatos con «rostros silbantes». Tienen alas nasales hipoplásicas, pies zambos y rostros similares a máscaras con un gesto de silbido. Los ojos están hundidos, con blefarofimosis, ptosis y estrabismo. La transmisión es autosómica dominante, con algunas variaciones que se transmiten en forma autosómica recesiva. Las anomalías cromosómicas se han informado en los cromosomas 11p15.5 y 17p13.1. Se considera que estos neonatos tienen un tipo de artrogriposis distal.

El estridor en estos neonatos es el resultado del paso del aire a través de un canal estrecho. Si bien el ruido puede ser alarmante, generalmente no requiere intervención.

m) Síndrome de Nager

El síndrome de Nager (39-44) es una disostosis acrofacial poco frecuente que se presenta con una malformación en los miembros superiores, hipoplasia mandibular y malar, fisuras palpebrales inclinadas hacia abajo, ausencia de pestañas en el tercio medio de los párpados inferiores, orejas displásicas con sordera conductiva y distintos grados de hendidura palatina. Este síndrome se relaciona con defectos del cromosoma 9. La obstrucción respiratoria en estos pacientes se relaciona con el desplazamiento posterior de la lengua debido a hipoplasia mandibular. El tratamiento agudo generalmente requiere una traqueostomía precoz, y se requiere una posterior cirugía mandibular para corregir el defecto.

Anomalías laríngeas

La laringe de los neonatos es el siguiente punto de posible obstrucción, y las anomalías laríngeas representan la mayoría de los casos de estridor en los neonatos.

a) Atresia laríngea

El tipo más extremo de obstrucción en este punto, la atresia laríngea, desencadena una urgencia gravísima durante los primeros momentos de vida. Esta lesión fue descrita originalmente en 1826, pero solo se informaron 51 casos en los 160 años posteriores. Muy pocos de estos pacientes sobreviven debido a que la intervención quirúrgica necesaria para fijar una vía respiratoria definitiva debe realizarse entre los 2 y los 5 minutos posteriores al pinzamiento del cordón umbilical (45).

El hallazgo físico más drástico es que el niño es afónico, con lo cual no llora ni toma aire al nacer. Si la lesión se reconoce de inmediato mediante laringoscopia directa, debe realizarse una cricotiroidotomía de urgencia. El diagnóstico de la atresia laríngea actualmente se ha informado de manera prenatal (46) y, en el futuro, los médicos podrán prepararse para un manejo inmediato de las vías respiratorias al nacer o programar al neonato para una intervención intraparto *ex utero* seguida de la apertura de urgencia de las vías respiratorias.

b) Membrana laríngea

Las membranas laríngeas representan aproximadamente el 5 % de las anomalías laríngeas (**Figura 36-5**). Estas lesiones surgen alrededor de la décima semana de vida intrauterina y, probablemente, representan la detención del desarrollo de la laringe en la zona cercana a las cuerdas vocales. El 75 % de estas lesiones se producen a nivel de las cuerdas vocales; el resto son subglóticas o supraglóticas en una proporción equivalente. La membrana generalmente se forma en la parte anterior, y las lesiones suelen ser asintomáticas si abarcan menos de la mitad de las cuerdas vocales. Debido a que el área glótica es triangular, estas membranas ubicadas en la parte anterior disminuyen el área glótica solo en un 15 % a un 20 % y no suelen ser suficientes como para provocar estridor (47).

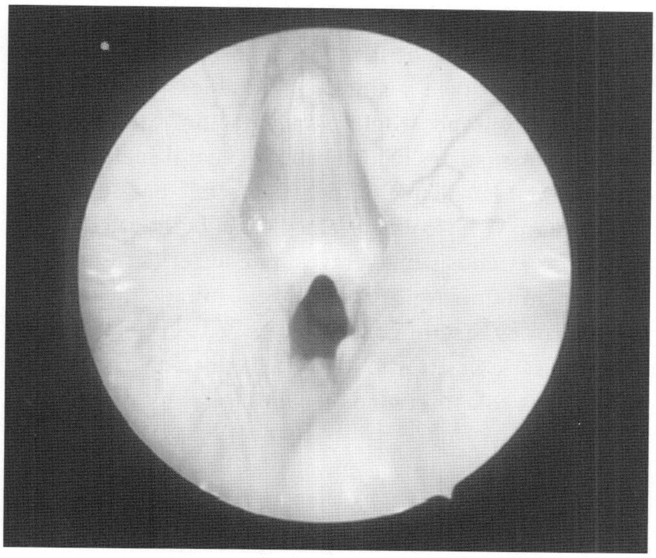

Figura 36-5. Vista endoscópica de la laringe de un neonato con atresia laríngea parcial y una membrana laríngea que obstruye parcialmente el orificio laríngeo.

Si la membrana se extiende en la parte posterior, los síntomas pueden ser notables. El estridor es principalmente inspiratorio, pero suele tener un componente espiratorio. El llanto del neonato afectado es ronco y débil, y el neonato casi nunca está afónico, pero sí disneico en reposo.

Deben realizarse una laringoscopia y una broncoscopia lo antes posible. Si se observa una membrana fina y transparente a nivel de las cuerdas vocales, puede eliminarse fácilmente con el broncoscopio y resolver el problema por completo. Debe completarse la broncoscopia para descartar anomalías asociadas por debajo de la zona de la membrana.

Si la membrana es gruesa y fibrosa, no debe intentar forzar el broncoscopio a través de ella. Este tipo de membrana suele encontrarse en la región subglótica. La traqueostomía es el tratamiento de elección si el neonato está disneico y no es capaz de tolerar la membrana. Si el neonato respira bien a pesar del estridor, según muestren los resultados de la gasometría arterial, una simple observación puede ser suficiente hasta que el paciente pueda someterse a una reparación quirúrgica. Esta generalmente se retrasa hasta que el neonato tenga entre 18 y 24 meses de vida. Los mejores resultados hasta el momento se han logrado en los neonatos que se someten a una remoción meticulosa de la membrana gruesa y fibrosa (48). En función del grosor de la membrana, el tratamiento con láser es una alternativa y puede ofrecer mejores resultados en el futuro.

c) Parálisis congénita de las cuerdas vocales

La parálisis congénita de las cuerdas vocales es la segunda causa más frecuente de estridor congénito. Anteriormente, el traumatismo durante el parto solía estar implicado en la etiología de la parálisis, pero, actualmente, parece ser una causa cada vez menos frecuente. Las lesiones intracraneales y la posibilidad de lesiones cardíacas congénitas, especialmente las que comprimen el nervio laríngeo recurrente, deben tenerse en cuenta (49).

Afortunadamente, la parálisis es unilateral en el 70 % al 80 % de los casos. Algunos estudios informan que ambos lados se ven igualmente afectados (50), pero la parálisis del lado izquierdo suele relacionarse con anomalías cardíacas congénitas de base. Estos neonatos tienen un llanto ronco y débil, y, si la parálisis es bilateral, estos neonatos pueden ser totalmente afónicos. El estridor inspiratorio evidentemente es peor si la parálisis es bilateral. En estos neonatos, puede haber retracciones supraesternales e intercostales notables.

El diagnóstico se realiza rápidamente mediante laringoscopia, y el tratamiento depende de la gravedad del problema. En una parálisis unilateral con disnea mínima o nula, resulta adecuada la observación simple. La parálisis bilateral, generalmente relacionada con síntomas graves, requiere traqueostomía. Una vez que la vía respiratoria está correctamente asegurada, puede explorarse la causa de la parálisis. Si la lesión causal puede identificarse y corregirse, la posterior fijación de las aritenoides con las cuerdas vocales en abducción puede lograr un control satisfactorio del estridor y, por lo tanto, la remoción de la vía respiratoria artificial.

d) Laringomalacia

La laringomalacia es la causa más frecuente de estridor congénito y representa entre el 60 % y el 75 % de los casos de estridor en los neonatos. También representa tres cuartos de las anomalías laríngeas congénitas. La fisiopatología de esta afección implica una laringe inmadura y débil que colapsa con cada inspiración (**Figura 36-6**), lo cual produce estridor inspiratorio de distintos grados de gravedad —generalmente, es peor cuando el neonato está agitado o gritando—. Algunos neonatos mejoran de noche, mientras que, en otros, empeoran los ruidos respiratorios.

La laringomalacia se produce en una relación 2:1 entre el sexo masculino y femenino y, por lo general, se presenta al momento del parto. A pesar de que la mayoría de los casos están presentes al momento del parto, en hasta un cuarto de los pacientes, los primeros síntomas aparecen durante la primera o segunda semana de vida. Se informan muchos casos con micrognatia, y algunos pueden confundirse con el síndrome de Pierre Robin.

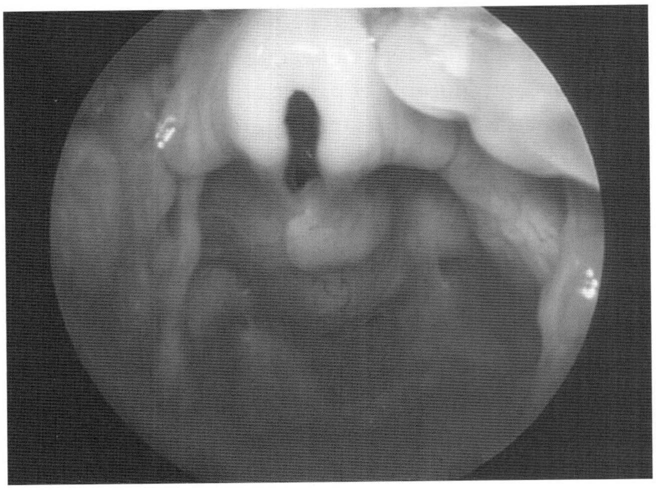

Figura 36-6. Vista endoscópica de una glotis inmadura y débil, característica de la laringomalacia. El examen dinámico demuestra una ubicación descendente de la glotis hacia el interior de la laringe durante la inspiración.

El diagnóstico se realiza fácilmente mediante laringoscopia, la cual muestra una epiglotis blanda y envuelta. La laringe suele ser difícil de exponer y se encuentra muy alta, por debajo de la lengua. La broncoscopia debe acompañar a la laringoscopia para descartar anomalías asociadas o malacia extensiva, como traqueomalacia o broncomalacia.

La maduración de la epiglotis entre los 18 y los 24 meses de vida generalmente resuelve el estridor. En consecuencia, no suele ser necesario realizar una traqueostomía durante el tratamiento final de este trastorno.

e) Estenosis subglótica congénita

La incidencia general de la estenosis subglótica congénita es desconocida, ya que muchos casos no se diagnostican. Se ha estimado que el 39 % de todas las estenosis subglóticas son congénitas (el resto son adquiridas) (51). El área estenótica generalmente se encuentra entre 2 y 3 mm por debajo de las cuerdas vocales y puede disminuir la superficie subglótica entre 3 y 3,5 mm. La causa propuesta de la afección de tipo congénito es la detención del desarrollo del cono elástico o del cartílago cricoides (52).

El estridor, si es que está presente, generalmente es bifásico y, a veces, surge durante el primero o el segundo mes de vida. La dificultad respiratoria tras una infección de las vías respiratorias superiores suele ser el primer síntoma. Estos pacientes generalmente no son capaces de expulsar las secreciones resultantes de la infección —las cuales van en aumento—. Los neonatos afectados suelen recibir tratamiento contra neumonías recurrentes o traqueobronquitis prolongada. Muchos casos no se detectan hasta que un episodio grave de laringotraqueobronquitis o epiglotitis requiere una intubación o una traqueostomía de urgencia (21).

Deben observarse las lesiones leves, y el tratamiento con antibióticos debe realizarse durante los períodos de infección de las vías respiratorias superiores. La traqueostomía es necesaria en más de la mitad de los casos de neonatos con estenosis grave y síntomas notables (53). Una vez realizada la traqueostomía, la dilatación durante laringoscopias mensuales bajo anestesia general suele mejorar el problema. La dilatación debe ser suave para evitar un mayor daño o fibrosis en la región subglótica. Para los grados de estenosis más graves, puede ser necesaria una intervención quirúrgica abierta. El resultado de los casos congénitos es bastante bueno: el 82 % de los pacientes de una gran serie de estudio logró la extubación exitosa después de una sola intervención (51).

f) Estenosis subglótica adquirida

La estenosis subglótica adquirida generalmente es causada por la intubación endotraqueal prolongada. Debido al aumento en la sobrevida de los neonatos con dificultades respiratorias que requieren intubación (en especial los neonatos con peso extremadamente bajo al nacer), esta lesión es una causa cada vez más frecuente de estridor. En un estudio, se detectó que un tipo tardío de estenosis subglótica adquirida se produjo en el 8,3 % de los neonatos que sobrevivieron a un período de intubación traqueal (54). En su forma más leve, la estenosis consiste en edema laríngeo y se ha informado en un 30 % de los neonatos inmediatamente tras la intubación. El estridor en estos pacientes es inspiratorio y se presenta con las primeras respiraciones tras la extubación. Esto generalmente se resuelve dentro de las 72 horas. Durante este período de 3 días, se eleva la cabecera de la cama y se emplea aire humidificado, epinefrina racémica, CPAP nasal o ventilación nasal no invasiva y, a veces, esteroides sistémicos para tratar la forma leve de esta afección.

En su forma más grave, la estenosis adquirida es una cicatriz densa de tejido fibroso muy organizado. Esta lesión puede requerir traqueostomía antes de que la estenosis real pueda manipularse de manera segura. El tratamiento inicial incluye una dilatación gradual y leve con o sin el uso de esteroides aplicados dentro de la lesión. La mitad de las cicatrices estenóticas mejoran y, generalmente, se estabilizan después de 4 a 6 tratamientos. Si no se logra una mejora significativa en ese momento, es necesario recurrir a un tratamiento más intensivo, como una criocirugía, una ablación por láser, una incisión en el cricoides o una resección y reconstrucción con endoprótesis. Se han obtenido resultados satisfactorios con la incisión en el cricoides y la intubación durante la cicatrización, en lugar de recurrir a la traqueostomía, y esta alternativa siempre debe tenerse en cuenta.

g) Hendidura laríngea

Si bien las hendiduras laríngeas en algún momento se consideraron lesiones extremadamente poco frecuentes, se han informado con mayor frecuencia desde los años 90 (55). Esto probablemente se debe a los avances en las técnicas de endoscopia y en la capacidad de diagnosticarla en el período *antemortem*. La lesión se forma debido a una deficiencia en la fusión dorsal durante la condrificación del cartílago cricoides (56). Por lo tanto, queda una hendidura central en la parte posterior y se extiende hacia abajo entre el aritenoides y la parte superior del esófago y la tráquea. Los neonatos afectados por lo general presentan un gran estridor al nacer, y muchos morían anteriormente debido a una reanimación inadecuada. Además de sus dificultades respiratorias, se produce aspiración y neumonitis si se los alimenta sin tener en cuenta las hendiduras. Por lo tanto, se requiere reconocimiento de la hendidura, intubación y estabilización. Generalmente, es necesario realizar una gastrostomía para alimentación y una posible fundoplicatura hasta poder realizar una reparación definitiva. Una vez lograda la extubación, es necesaria la observación estricta para garantizar que las secreciones de las vías respiratorias superiores no ingresen continuamente en los pulmones. Si este pasa a ser un problema constante que da lugar a neumonías e insuficiencia respiratoria recurrentes, podría ser necesario colocar una traqueostomía hasta que pueda lograrse el cierre quirúrgico de la hendidura.

h) Hemangioma subglótico

Los hemangiomas son otra causa de obstrucción subglótica congénita. La aparición de los síntomas es variable, ya que la sintomatología se relaciona con el crecimiento y el desarrollo de estas lesiones. Al principio, las lesiones son bastante pequeñas y pueden tener un período de crecimiento muy rápido, seguido por una larga meseta y una involución lenta. El tiempo transcurrido hasta la manifestación en los pacientes con hemangiomas subglóticos depende de la edad en la cual se desarrolle el hemangioma. Si lo hace a comienzos de la vida fetal, el paciente tendrá síntomas a principios de su vida. Por el contrario, si el hemangioma subglótico se desarrolla después de nacer, puede haber una demora de varios meses hasta la manifestación de los síntomas. Los hemangiomas que se presentan en otras zonas del cuerpo sugieren la posibilidad de un hemangioma subglótico. El diagnóstico definitivo se realiza mediante laringoscopia y broncoscopia (57).

Si en la broncoscopia se detecta un tumor rojo o violeta justo por debajo de las cuerdas vocales, generalmente se considera suficiente para el diagnóstico. La mayoría de los cirujanos pediátricos consideran que la biopsia está contraindicada ante estos hallazgos, ya que la hemorragia que requiere intervención quirúrgica de urgencia es una posibilidad muy alta tras una biopsia. Una vez confirmado el diagnóstico, el tratamiento adecuado se elige en función de la gravedad de los síntomas. Si el neonato está estable y los valores de gasometría arterial son normales en reposo, la observación es suficiente. Si la obstrucción es importante, lo suficiente como para producir disnea, estridor grave y, posiblemente, valores anormales de gasometría, debe contemplarse una traqueostomía debajo de la lesión. También debemos tener en cuenta la posibilidad de atrapamiento palatino (síndrome de Kasabach-Merritt) antes de realizar la intervención quirúrgica.

Es debatible el hecho de usar radioterapia para tratar a estos neonatos en la actualidad debido al riesgo de aparición de neoplasias malignas en la tiroides. La prednisona, de 2 a 4 mg/kg por día, y los bloqueantes β, como el propranolol, ofrecen buenos resultados si el hemangioma crece rápidamente y provoca trombocitopenia. Los efectos secundarios del interferón α son tan graves que, en la mayoría de los casos, al momento de redacción de esta obra, impiden su uso. Se ha informado una regresión drástica del hemangioma y una corrección inmediata de la trombocitopenia con el uso de estos fármacos, si bien ambos se han relacionado con efectos secundarios importantes (58).

Anomalías traqueales

a) Compresión traqueal intrínseca

- **Traqueomalacia:** la traqueomalacia se produce debido a la incapacidad de los anillos cartilaginosos de mantener correctamente la forma redondeada de la tráquea. Los cartílagos son hipoplásicos y permiten el colapso de la tráquea, especialmente durante la espiración (**Figura 36-7**). Esta afección habitualmente se observa cuando a los neonatos y niños se someten a evaluación broncoscópica, pero tiene solo una responsabilidad incidental en el estridor en una cierta cantidad de ellos. Debido a que la obstrucción de las vías respiratorias suele ocurrir cuando la tráquea colapsa durante la espiración, el estridor también se produce en ese momento. La afección es difusa y suele producirse a lo largo de toda la tráquea.

  El diagnóstico se logra sencillamente mediante broncoscopia. Después de avanzar el broncoscopio por las cuerdas vocales, la tráquea asume un aspecto transversal u ovoide, el cual se acentúa a medida que se produce la

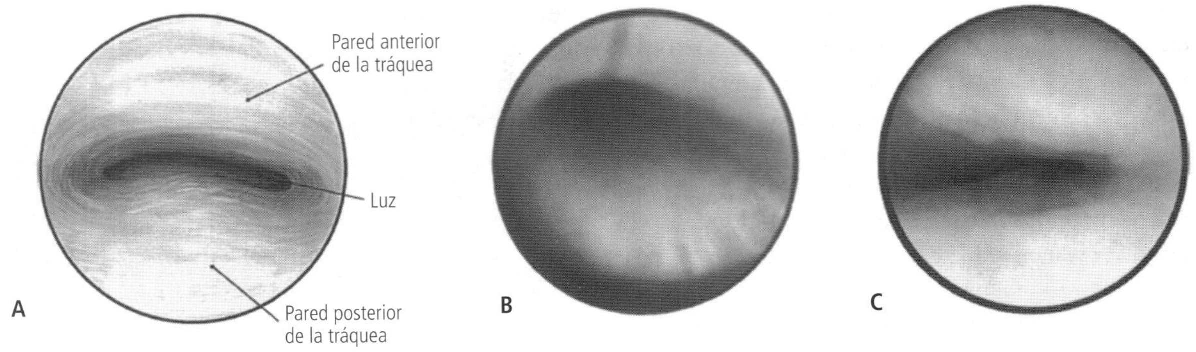

Figura 36-7. Traqueomalacia que muestra el colapso de la tráquea durante la espiración. La luz está cerrada casi por completo a medida que la pared anterior se acerca a la pared posterior. **A.** Dibujo. **B y C.** Fotografías.

espiración. Casi siempre es difícil ver la carina cuando el broncoscopio avanza por la tráquea debido al colapso de la pared anterior. A pesar de algunos otros hallazgos un tanto notables en algunos neonatos, esta lesión casi nunca necesita tratamiento, y es de esperarse que se resuelva de manera espontánea con el crecimiento y la maduración.

- **Estenosis traqueal:** la estenosis traqueal puede implicar un segmento estenótico corto en una tráquea que de lo contrario es normal, o bien un estrechamiento cilíndrico en toda la tráquea a partir de la región subglótica (**Figura 36-8**) (59). Cualquiera de las dos formas puede exhibir una obstrucción fija que produce estridor inspiratorio y espiratorio. Los cartílagos traqueales generalmente están ausentes cuando esto ocurre, y la inestabilidad del lumen traqueal no es poco frecuente. En función de la gravedad de la estenosis y de su extensión, los neonatos afectados pueden presentar dificultad respiratoria grave con cianosis. Los ruidos respiratorios pueden ser débiles, y el peligro de obstrucción repentina y aguda es bastante posible. La broncoscopia es el mejor estudio para confirmar el diagnóstico.
- **Traqueobronquitis necrotizante:** la lesión provocada por la traqueobronquitis necrotizante es principalmente de interés histórico, ya que se informó en dos series relativamente grandes de dos instituciones distintas, tras las cuales hubo varios informes de casos y una pequeña serie (60, 61). Se trata de un proceso necrotizante que produce desprendimiento de la mucosa traqueal. Si bien se desconoce la causa, parece estar relacionada con hipoperfusión (como, por ejemplo, por un parto difícil en el que fue necesaria una reanimación intensiva) y con el uso de respiradores de alta frecuencia. Con los avances en la humidificación de los respiradores, últimamente se han informado muy pocos casos.
  El cuadro clínico principalmente implica un deterioro de la función respiratoria. Los neonatos afectados generalmente manifiestan una retención repentina del dióxido de carbono que no responde a los cambios en los parámetros del respirador, al cambio del TET ni a la succión endotraqueal. La mortalidad es elevada a menos que la sospecha de la lesión lleve a realizar una broncoscopia y una limpieza mecánica de las vías respiratorias (62). Asimismo, incluso si el neonato logra recuperarse de un episodio agudo, puede producirse traqueobronquitis necrotizante recurrente o constricciones crónicas (63).

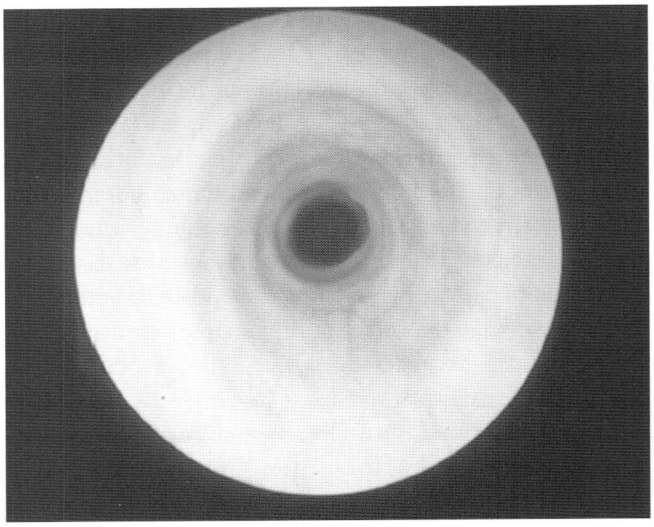

Figura 36-8. Vista endoscópica de una estenosis traqueal como resultado del estrechamiento completo de los anillos traqueales que dejan una luz muy delgada.

b) Compresión traqueal extrínseca

- **Higroma quístico:** se ha informado que los higromas quísticos han alcanzado tal tamaño y extensión como para provocar la compresión de la tráquea y, por lo tanto, estridor (64). Cuando estas lesiones son lo suficientemente graves como para provocar estridor, casi siempre producen dificultad respiratoria y requieren intervención quirúrgica. El objetivo del tratamiento inicial es aliviar la compresión, lo cual puede lograrse mediante la simple aspiración del líquido del quiste. Esto puede ir seguido de una broncoscopia para descartar la posibilidad de una anomalía laringotraqueal asociada y la extirpación quirúrgica del quiste (57). Los higromas quísticos son lesiones benignas y, como tales, deben preservarse las estructuras críticas durante la resección siempre que sea posible.

- **Anillos vasculares:** los anillos vasculares surgen debido a la formación anómala de los grandes vasos que cruzan o encierran a la tráquea y al esófago. La variedad de anomalías es bastante extensa, pero las pocas categorías que comúnmente ocurren y generan problemas pueden clasificarse en cuatro a seis tipos. Esas estructuras —generalmente responsables del estridor congénito— son el doble arco aórtico, el arco aórtico derecho con conducto arterioso izquierdo o ligamento arterioso y la arteria anómala innominada. Con menor frecuencia, una arteria subclavia derecha anómala (**Figura 36-9**), la cincha o cabestrillo de la arteria pulmonar anómala (*sling*, por su vocablo en inglés) o una arteria carótida común izquierda anómala pueden dar lugar a síntomas. A los fines de precisión técnica, solo unas pocas de estas afecciones deben considerarse verdaderos *anillos* vasculares que rodean completamente la tráquea y el esófago con estructuras vasculares. Específicamente, estas lesiones incluyen el doble arco aórtico y el arco aórtico derecho con conducto izquierdo. Para las otras, lo más correcto es llamarlas «cabestrillos o cinchas», ya que pasan alrededor de la tráquea o del esófago y comprimen uno o el otro, pero no los rodean por completo. El estridor en los neonatos afectados se presenta al nacer o entre el primero y el segundo mes de vida. Debido a la naturaleza fija de la obstrucción, el estridor es tanto inspiratorio como espiratorio. Los neonatos afectados tienen una tos tosca y de perro. Si la compresión de la anomalía vascular afecta el esófago, como lo hace en algunos casos, el neonato puede presentar complicaciones relacionadas con la deglución, como regurgitación, vómitos y aspiración.

La evaluación de estos neonatos comienza con un tránsito esofágico, que generalmente revela una hendidura oblicua simple o doble en el esófago (65). La subsiguiente broncoscopia suele mostrar un tumor con compresión pulsátil que pasa sobre la parte anterior de la tráquea, ya sea del lado derecho o izquierdo (66). En función de la ubicación de la impronta, puede realizarse un diagnóstico tentativo. Asimismo, se puede comprimir ocasionalmente el área pulsátil para verificar si desaparecen los pulsos, lo cual sugiere la presencia de anomalías vasculares. En la mayoría de los casos, una TC o una RM con contraste ofrece una visión sumamente precisa de la anatomía exacta.

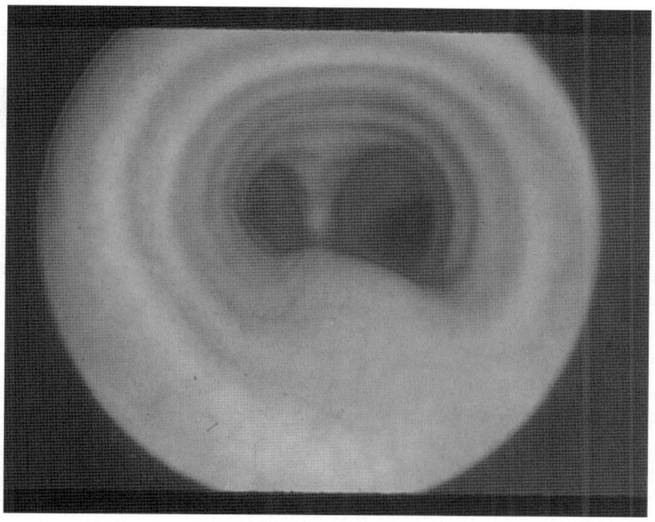

Figura 36-9. Vista endoscópica de una arteria subclavia derecha anómala que empuja hacia la luz de la tráquea.

El tratamiento de estas lesiones (67) consiste básicamente en la división quirúrgica del anillo, si lo hay. En casos de doble arco aórtico o de arco derecho con conducto arterioso izquierdo, la división del anillo en su porción más estrecha o la ligadura y la división del conducto generalmente logran una mejora considerable. En el caso de las lesiones tipo «cinchas», el vaso que produce la lesión puede dividirse (como en el tratamiento de la arteria subclavia derecha anómala) con o sin repermeabilización. Si el corte transversal por sí solo no disminuye la obstrucción, la disección de la tráquea y el esófago, con suspensión de los vasos a la pared anterior del tórax, ha logrado una mejora importante de los síntomas.

Todas estas intervenciones pueden realizarse mediante una toracotomía izquierda estándar, y los resultados han sido bastante aceptables en varias series de revisión de gran envergadura (68-70). La cincha o cabestrillo que provoca la arteria pulmonar izquierda anómala afortunadamente es una de las afecciones vasculares menos frecuentes y sigue siendo la más difícil de tratar de manera quirúrgica, con lo cual tiene una mayor tasa de morbimortalidad quirúrgica (71, 72).

Debe informarse a las familias que persistirá una deformidad traqueal residual, que la traqueomalacia no desaparecerá después de la intervención quirúrgica y que el estridor podría no resolverse hasta los 6 a 24 meses.

Anomalías pulmonares congénitas

Agenesia pulmonar y lobular

En la vida intrauterina, todo el pulmón o parte de él puede no desarrollarse. La etiología no se conoce por completo, pero se han informado suficientes casos en neonatos como para documentar que la agenesia lobar no produce tantas consecuencias. Sin embargo, la agenesia pulmonar derecha o izquierda generalmente produce insuficiencia respiratoria y tiene una elevada tasa de mortalidad. Resulta interesante que la mortalidad parece ser mayor cuando el pulmón faltante es el derecho. Se han informado diversas anomalías relacionadas en todos los órganos y sistemas.

Generalmente, los neonatos que nacen con esta afección requieren intubación inmediata. Las radiografías de tórax muestran un hemitórax opaco con estrechamiento de los espacios intercostales y un desplazamiento mediastínico variable. Si la radiografía de tórax ha penetrado lo suficiente, podría ser posible observar la ausencia de la carina o un muñón bronquial ciego. La endoscopia confirma la agenesia.

Tras la intubación y la estabilización, se intenta retirar gradualmente al neonato de la ventilación mecánica. En caso de éxito y supervivencia, el neonato presenta un riesgo de infección pulmonar recurrente.

Hipoplasia pulmonar

La hipoplasia pulmonar se analiza en otras secciones de esta obra en términos del tratamiento ventilatorio (**Capítulos 14 y 32**). Sin embargo, hay varias lesiones que producen hipoplasia pulmonar debido a compresión pulmonar. La más reconocida es la hernia diafragmática, pero los tumores intrauterinos de gran tamaño, como los teratomas de amígdalas o de cabeza y cuello, pueden producir los mismos resultados. En casos como los de la hernia diafragmática, podría ser necesaria una intervención quirúrgica, pero generalmente no hay compromiso de las vías respiratorias.

Enfisema lobular congénito

El enfisema lobular congénito (73, 74), más conocido como ELC, es sumamente poco frecuente y suele presentarse al nacer o tornarse evidente dentro de los primeros 6 meses. Su etiología es desconocida. El mecanismo de desarrollo es una obstrucción de tipo válvula de bola que produce hiperinsuflación de un lóbulo pulmonar. Esta obstrucción se atribuye a una formación deficiente del cartílago en el bronquio, acompañada por broncomalacia. Sin embargo, la mitad de los pulmones extirpados como tratamiento no muestran ninguna anomalía anatómica importante distinta de la hiperinsuflación. La mayoría de las series de casos informan una preponderancia de 2:1 en el sexo masculino.

El patrón de compromiso es sorprendentemente consistente e implica a los lóbulos superiores; primero al lóbulo superior izquierdo (40 % al 45 % de los casos), luego al lóbulo medio derecho (30 % al 35 % de los casos) y, por último, al lóbulo superior derecho (20 % al 25 % de los casos). Casi nunca hay dos lóbulos afectados al mismo tiempo, y se han descrito pocos casos de compromiso metacrónico de dos lóbulos.

La insuficiencia respiratoria, posiblemente con cianosis, es el primer síntoma. La intubación puede estabilizar al paciente, en especial si es bronquial y en el pulmón no afectado. De hecho, la intubación bronquial puede resolver la hiperinsuflación, que no vuelve a aparecer una vez retirado el tubo endotraqueal. Pueden observarse casos leves, pero la dificultad respiratoria grave requiere toracotomía y lobectomía. La radiografía de tórax sola generalmente basta para el diagnóstico, en función de la hiperinsuflación, la ampliación de los espacios intercostales, el desplazamiento mediastínico y el colapso del otro pulmón. La TC y la gammagrafía pulmonar de ventilación y perfusión pueden confirmar el diagnóstico y aportar información anatómica, pero, en la mayoría de los casos, no es necesario recurrir a ellas.

Malformación adenomatoide quística congénita

La malformación adenomatoide quística congénita (MAQC) es, nuevamente, una malformación pulmonar poco frecuente que afecta a todos los lóbulos, a ambos sexos y produce tejido pulmonar no funcional que presenta quistes, cantidades aumentadas de elementos celulares y anomalías en los cartílagos, la elastina y otros tejidos (75-77). El componente quístico puede ser micro- o macroquístico. El compromiso respiratorio es provocado por la ocupación de espacio por tejido pulmonar no funcional, lo cual produce dificultad respiratoria y una predilección a las infecciones (**Figura 36-10**).

Todos los lóbulos pueden estar implicados en el proceso; no hay preponderancia de sexo. El polihidramnios materno es frecuente, y uno de cada cuatro neonatos afectados muere debido a hidropesía no inmunitaria. El cuadro clínico de estos pacientes es bastante variable. Algunos neonatos no presentan síntomas al nacer; otros se ven gravemente afectados. Muchos de estos neonatos reciben el diagnóstico en forma prenatal por ecografía, por lo cual puede planificarse su tratamiento al momento del parto en caso de que el compromiso respiratorio sea grave.

La ocupación de espacio y el desplazamiento mediastínico pueden comprometer al neonato al nacer. La resección y la extirpación pueden ser un tratamiento

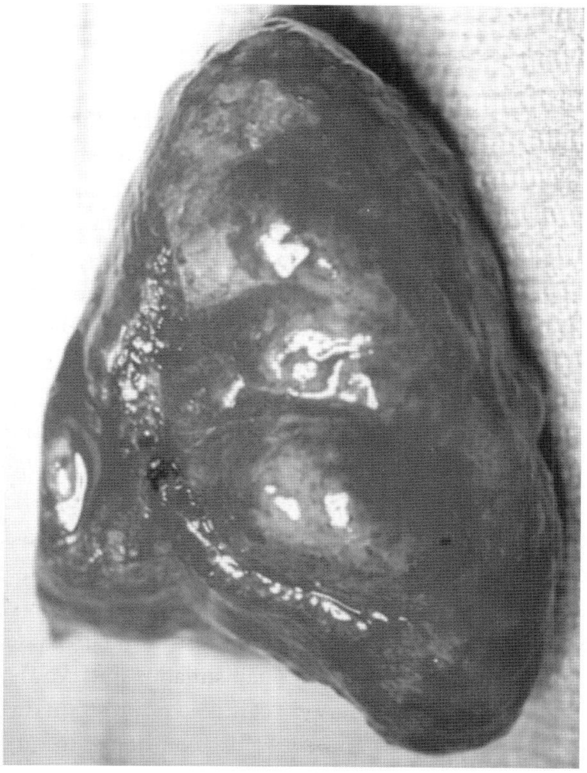

Figura 36-10. Malformación adenomatoide quística congénita: lóbulo pulmonar voluminoso y rojo con aumento del tejido alveolar terminal.

completamente curativo, pero muchos de estos neonatos tienen hipoplasia pulmonar leve o grave e hipertensión pulmonar. La intervención no resolverá estos problemas, por lo cual podría ser necesario recurrir a la oxigenación con membrana extracorpórea (ECMO), a la ventilación a largo plazo y a todas las modalidades de ventilación y farmacoterapias disponibles. A pesar de esta variedad de tratamientos, algunos neonatos tienen un volumen pulmonar inadecuado para sobrevivir (en particular, aquellos con desplazamiento mediastínico grave y polihidramnios grave *in utero*).

Secuestro

Los secuestros (78-81) son masas de tejido pulmonar que no se adhieren al árbol bronquiopulmonar. En otras palabras, son segmentos secuestrados del mesodermo que deberían haber formado parte de la masa alveolar del pulmón del lado en el que se encuentran. Se desconoce la etiología exacta, pero esta lesión parece afectar a tres o cuatro hombres por cada una mujer, implica a los lóbulos inferiores con mayor frecuencia que los superiores, tiene una irrigación sanguínea arterial sistémica y, por lo general, cuenta con un sistema de drenaje venoso anómalo.

Los síntomas se producen cuando estos secuestros se infectan o alcanzan un tamaño que ocupa un espacio importante (generalmente, debido a que se convierten en un absceso intratorácico enorme). El tratamiento con antibióticos y la reposición de la volemia pueden ser los tratamientos iniciales, pero, eventualmente, será necesaria la resección quirúrgica.

Generalmente, los secuestros se dividen en dos grupos en función de la proximidad de la masa secuestrada con el pulmón real. Los que son inmediatamente adyacentes o están dentro de un lóbulo se llaman *intralobulares* (**Figura 36-11**). Los que son más remotos y suelen tener una pleura completa que los recubre se llaman *extralobulares*. Este último grupo generalmente se observa junto con otras anomalías. Aproximadamente la mitad de los secuestros extralobulares se producen alrededor de la abertura de una hernia diafragmática.

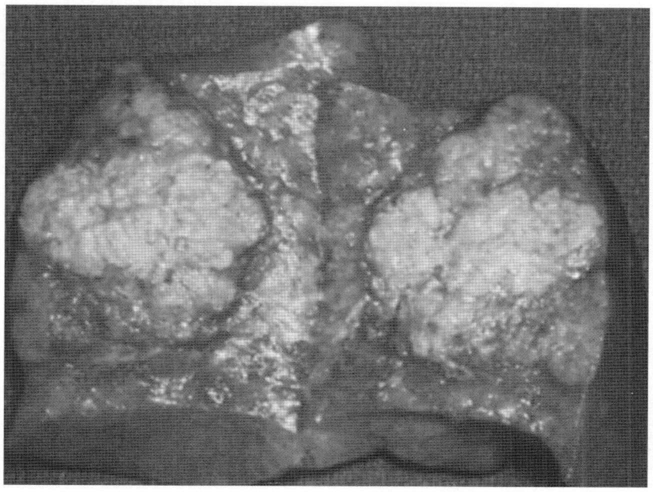

Figura 36-11. Secuestro pulmonar intralobular tratado mediante lobectomía pulmonar.

Estas lesiones tienen irrigación sanguínea arterial sistémica, que generalmente proviene de una rama directa de la aorta. Por lo general, esta irrigación arterial sistémica se origina de la aorta torácica y cruza el diafragma. Esto también es frecuente con la MAQC, y la similitud de algunas de estas características ha llevado a sugerir que estas lesiones podrían representar un espectro de neumopatías congénitas.

Lesiones pulmonares quísticas

Las lesiones pulmonares quísticas (82-84) pueden ser congénitas o adquiridas. Dentro del primer grupo encontramos a los quistes broncogénicos y a los quistes de duplicación. En todas estas lesiones, el secuestro o el desarrollo deficiente de alguna parte del árbol traqueobronquial o del intestino anterior produce la formación de una lesión quística que puede crecer con el tiempo, especialmente si hay un revestimiento secretorio. Dentro del grupo de las lesiones adquiridas, encontramos a los quistes que se producen debido a un barotrauma secundario a la intubación prolongada, a la ventilación, a la succión y a infecciones recurrentes. Estas generalmente aparecen más adelante en la vida neonatal y no son evidentes en las radiografías de tórax realizadas al nacer.

El tamaño puede variar de pequeñas a enormes, y pueden sustituir básicamente a todo el pulmón. Los síntomas se producen debido a la ocupación de espacio o a una infección. Generalmente, la infección genera el aumento de tamaño (absceso) que, en última instancia, permite diagnosticar la lesión. La radiografía simple suele ser suficiente para realizar el diagnóstico, pero el tránsito esofágico, la TC y la RM pueden ser necesarios en algunos casos.

Generalmente, la resección quirúrgica es la mejor solución, ya que elimina la posibilidad de infección y evita un mayor agrandamiento y el desplazamiento anatómico. Si el neonato depende del respirador con un requerimiento alto, podría ser necesaria una estrategia ventilatoria, como la ventilación de alta frecuencia y bajo volumen, para prevenir la recurrencia en otras áreas del pulmón después de la intervención quirúrgica.

Anomalías diafragmáticas congénitas

Aquí solo debemos contemplar tres afecciones: la hernia diafragmática congénita, la parálisis y la eventración. Respecto de las hernias diafragmáticas, solo la hernia congénita de Bochdalek es clínicamente relevante, ya que las otras hernias son poco frecuentes y casi nunca generan problemas respiratorios graves en el período neonatal.

Hernia diafragmática de Bochdalek

La hernia diafragmática posterolateral, más frecuente del lado izquierdo, como la describe Bochdalek, se produce en aproximadamente 1 de cada 5000 nacidos vivos (85-88). La etiología es poco clara, pero actualmente contamos con un modelo en ratas en el cual el defecto diafragmático y la hipoplasia pulmonar pueden inducirse mediante la ingestión materna del teratógeno Nitrofan (2,4-diclorofenil-*p*-nitrofenil éter; denominación genérica: nitrofurantoína). La hernia diafragmática se complica debido a la hipoplasia pulmonar grave que existe no solo del lado del defecto diafragmático, sino que también se observa con frecuencia en el pulmón contralateral.

Muchos neonatos afectados por este problema presentan anomalías relacionadas y mueren *in utero*. Los que sobreviven y llegan a término suelen ser bastante grandes de tamaño y, sorprendentemente, no presentan otros problemas. Los varones representan aproximadamente dos tercios de los casos informados.

Actualmente, muchos de estos casos se diagnostican de forma prenatal, y contamos con suficientes datos como para pronosticar el resultado final de manera general. Los neonatos que presentan un tórax pequeño consistente con hipoplasia pulmonar; grandes cantidades de vísceras abdominales dentro del tórax, en especial el lóbulo izquierdo del hígado; y un desplazamiento mediastínico pronunciado probablemente tengan graves problemas al nacer y, por lo general, no sobreviven. Sucede todo lo contrario con los neonatos que nacen sin síntomas o que no reciben el diagnóstico hasta el primero o el segundo mes de vida. Casi todos estos neonatos sobreviven.

Los primeros síntomas suelen ser algún grado de dificultad respiratoria que requiere intubación al nacer o poco después del parto. Los que toleran las lesiones sin problemas o que presentan síntomas mínimos se someten a la reparación electiva cuando se han descartado otras anomalías y se ha resuelto la hipertensión pulmonar. Para los que requieren intubación inmediata, una gran cantidad de programas ventilatorios terapéuticos con incorporación de óxido nítrico han logrado resultados bastante satisfactorios.

Los que no responden a estas modalidades pueden recibir ECMO y, en última instancia, someterse a reparación mientras están en ella o tras la extubación exitosa (véase el **Capítulo 40**), si bien el último método puede tener la ventaja de una menor hemorragia tras la finalización de la anticoagulación. El uso de todas las modalidades ha logrado tasas de sobrevida cercanas al 80 % en la actualidad, en comparación con los informes históricos del 40 % de sobrevida.

Parálisis y eventración diafragmáticas

La parálisis y la eventración diafragmáticas pueden agruparse debido a que es casi imposible distinguirlas. Lucen similares y actúan de manera similar. Si el neonato ha tenido un parto traumático y presenta otras deficiencias neurológicas, o si se ha sometido a una intervención quirúrgica intratorácica, es razonable suponer que presenta parálisis. Si no se cumplen esas condiciones, puede ser una lesión o la otra.

En ambas afecciones, uno o ambos lados del diafragma asumen una posición elevada en la radiografía de tórax y puede comprometer la función pulmonar. Una radioscopia que indique movimientos paradójicos sugiere parálisis, pero la presencia de músculo fino y atenuado podría sugerir lo mismo. Además de los problemas de espacio, el movimiento paradójico aumenta el trabajo respiratorio, cansa al neonato y hace que la ventilación espontánea sea menos eficaz.

Si alguna de estas afecciones está presente, pero es asintomática, puede observarse la situación. Evidentemente, si el neonato requiere ventilación, en el futuro deberá realizarse algún tipo de intervención. Las publicaciones médicas están repletas de recomendaciones —ninguna se basa en datos objetivos de buena calidad— que sugieren la plicatura diafragmática a las 3 a 6 semanas si el neonato no puede destetarse de la ventilación. Estas recomendaciones no parecen ser irracionales, ya que la intubación y la ventilación presentan sus propios riesgos y complicaciones. El plegamiento y la sutura del diafragma generan una plataforma estable contra la cual el otro diafragma puede lograr eficazmente una respiración normal o casi normal.

Anomalías esqueléticas congénitas

Existe una amplia gama de anomalías esqueléticas que producen asfixia torácica al momento del parto o poco después de él, pero exceden el alcance de este capítulo. Sin embargo, el lector debe saber que existen algunas intervenciones de expansión quirúrgica en una cantidad limitada de instituciones en los Estados Unidos que pueden aumentar el volumen torácico y que mantienen una pequeña luz de esperanza para algunos de estos pacientes.

EL CIRUJANO Y EL OTORRINOLARINGÓLOGO PEDIÁTRICOS COMO CONSULTORES

Broncoscopia neonatal

La mayor frecuencia de la intubación neonatal a largo plazo y la supervivencia de neonatos con dificultades respiratorias graves se han relacionado con un aumento de las complicaciones respiratorias. El cirujano pediátrico desempeña un papel importante en la evaluación del estridor congénito, la atelectasia persistente, la posición o la permeabilidad del TET y como auxiliar en las intubaciones difíciles (89).

Consideraciones anatómicas

Las vías respiratorias de los neonatos son evidentemente más pequeñas que las de un adulto o un niño mayor, y esto aumenta su vulnerabilidad a la obstrucción (90). Debe tenerse cuidado al observarlas durante una broncoscopia, ya que la mucosa de estos pacientes es más blanda, más floja y más frágil. La ubicación de la epiglotis y de la laringe en las vías respiratorias de los neonatos es más cefálica y anterior que la de los adultos. Cabe destacar que el cartílago cricoides es el punto más estrecho de las vías respiratorias superiores de los neonatos. Esta característica no solo hace que el uso de un TET con manguito sea casi siempre innecesario en esta población, sino que también aumenta el riesgo de complicaciones por estenosis subglótica debido a la presión durante la intubación prolongada. Asimismo, en la carina de los neonatos, los bronquios principales tienen ángulos casi simétricos, a diferencia de la anatomía de los niños mayores y de los adultos.

Fisiopatología

El edema es el efecto adverso mínimo de la intubación endotraqueal. Si la intubación se prolonga durante más de unas horas, la inflamación aguda se superpone con el edema. Esto continúa durante días y semanas, y resulta en ulceración de la mucosa, inflamación de la submucosa, condritis, fragmentación del cartílago y traqueomalacia. La respuesta reparadora del organismo a estos cambios es la fibrosis y la formación de tejido cicatricial, las cuales, si son graves, producen estenosis laringotraqueal.

Para minimizar este círculo de destrucción cuando la intubación es obligatoria, debe usarse un TET de tamaño adecuado. Asimismo, el TET debe fijarse en su posición para minimizar el movimiento lateral u horizontal. Por último, debe hacerse todo lo posible por acortar el tiempo necesario de permanencia de la intubación. Algunos médicos aconsejan la intubación y la fijación nasotraqueal para la intubación prolongada, pero esta técnica tiene las mismas secuelas adversas graves que la intubación orotraqueal, con el riesgo agregado de traumatismo nasofaríngeo y posible sinusitis.

Evaluación de la intubación

Como la mayor parte de los pacientes admitidos a la mayoría de las UCIN para intubación y ventilación mecánica reciben tratamiento médico, el papel del cirujano es principalmente el de consultor. Las mejoras en las técnicas de intubación orotraqueal y nasotraqueal, y el uso de ventilación no invasiva y de CPAP nasal han acortado el tiempo de intubación en la mayoría de las unidades. El desarrollo de mejores respiradores neonatales hace que sea bastante posible mantener a la mayoría de los neonatos con ventilación mecánica de manera segura durante 6 a 8 semanas con un riesgo mínimo de daño permanente por presión a las vías respiratorias. Tras 6 a 8 semanas de intubación endotraqueal, debemos contemplar una evaluación endoscópica para determinar si se ha producido daño y si continuar con la intubación es el tratamiento adecuado (véase ***Traqueostomía***). Para obtener un listado de indicaciones de la broncoscopia diagnóstica, véase la **Tabla 36.1**.

Endoscopios

Actualmente, hay excelentes endoscopios rígidos y flexibles para examinar las vías respiratorias neonatales. Asimismo, los broncoscopios flexibles ultrafinos permiten examinar el árbol traqueobronquial a través del TET. Los endoscopios vienen en diámetros que oscilan entre 1,3 y 2,7 mm (91, 92) y permiten realizar el estudio broncoscópico sin interrumpir significativamente la ventilación con presión positiva cuando se utiliza un adaptador en Y (Vigo [Francia]) entre el TET y el respirador. Estos endoscopios son fáciles de maniobrar, y las complicaciones graves, como la perforación, son poco probables. Por lo tanto, es seguro realizar estos estudios tanto en la UCIN como en el quirófano. Lamentablemente, la mayoría de estos endoscopios no tiene la capacidad de realizar un lavado o una succión importantes, y su resolución es algo limitada. Asimismo, los endoscopios de menos de 2,7 mm no tienen puntas flexibles.

Una de las funciones de la broncoscopia flexible es ayudar en las intubaciones neonatales difíciles. Con los nuevos endoscopios flexibles ultrafinos, es posible colocar un TET bajo visión directa al pasar el tubo sobre el endoscopio. Esto puede ser particularmente útil en los neonatos con obstrucción congénita de las vías respiratorias o anomalías craneofaciales. Los endoscopios flexibles también ofrecen información rápida acerca de la posición y la permeabilidad del TET. Sin embargo, para las intervenciones diagnósticas principales y para todas las intervenciones terapéuticas, la broncoscopia rígida realizada por un broncoscopista experimentado ofrece los mejores resultados. Si se realiza con la anestesia, la iluminación y la succión adecuadas, la broncoscopia rígida tiene una morbimortalidad mínima.

Los endoscopios rígidos, como los fabricados por Storz y equipados con telescopios Hopkins, pueden usarse en los neonatos en sus tamaños de 2,5 a 4,0 mm. Tienen una iluminación y ampliación excelentes para realizar la inspección, además de una luz adecuada a través de la cual introducir tubos o instrumentos. Se ha descrito una técnica para utilizar un telescopio Hopkins sin la vaina, sino introduciéndolo directamente a través del TET mediante un adaptador en Y, y permite continuar con la intubación endotraqueal y la ventilación con presión positiva durante todo el estudio (93).

Tanto los endoscopios flexibles como los rígidos pueden usarse fácilmente en la UCIN cuando el estado del neonato impide moverlo hasta el quirófano. Por lo tanto, no es frecuente que los neonatos no puedan ser sometidos a un estudio endoscópico si los beneficios diagnósticos o terapéuticos lo justifican.

Si el TET ha estado colocado durante varias semanas, el edema de mucosas, las petequias y el eritema son inevitables. El hallazgo de secuelas peores de la intubación indica que estos pacientes deben ser sometidos a una traqueostomía. La erosión, la granulación y la fibrosis precoz de la mucosa, así como, en última instancia, la constricción, son signos evidentes que, probablemente, progresen si la irritación provocada por el TET continúa.

Traqueostomía

Si bien los médicos de algunos centros continuarían con la intubación si no hay signos de daño al realizar la evaluación de las vías respiratorias, muchos otros procederían a realizar una traqueostomía neonatal tras una intubación prolongada (generalmente, de 6 a 8 semanas). Esta intervención ayuda a la función respiratoria al disminuir el trabajo respiratorio y el espacio muerto, y permite la actividad motora oral del bebé. La traqueostomía también debería contemplarse seriamente en los pacientes que manifiesten una deficiencia del sistema nervioso central, displasia broncopulmonar grave o una enfermedad cardiovascular compleja, o en aquellos en los que el TET es inadecuado para mantener la higiene pulmonar.

La técnica específica de la traqueostomía neonatal varía poco de una traqueostomía correctamente realizada a cualquier otra edad. Salvo en casos de urgencia directa, cuando se prefiere el método de cricotiroidotomía con aguja, la traqueostomía neonatal debe realizarse en un quirófano, y el neonato debe ser intubado antes de que comience la operación.

Procedimiento

Una vez marcados correctamente los hitos del triángulo anterior del cuello, puede realizarse una incisión cutánea transversal o medial (**Figura 36-12**). La elección de la incisión cutánea utilizada parece tener poca incidencia en el resultado general y debe reflejar la preferencia y la experiencia del cirujano interviniente. Una vez abierta la piel y los tejidos subcutáneos, debe realizarse una disección medial para prevenir el daño a las estructuras vasculares o neurales. La división del istmo tiroideo a veces puede ser necesaria, y puede realizarse fácilmente mediante electrocauterización (**Figura 36-13**). En los neonatos, se realiza una incisión traqueal transversal simple (94) o de tipo T (**Figura 36-14**). Las suturas de fijación, generalmente llamadas suturas *en trampilla,* se colocan a través de los cartílagos en el sitio de la traqueostomía al momento de la incisión inicial de la tráquea. Si es necesaria la reintubación en el período posquirúrgico inicial, estas suturas ayudan a la recolocación, disminuye el traumatismo de la recolocación y pueden evitar la colocación en los tejidos subcutáneos. En ningún momento deben extirparse anillos cartilaginosos ni partes de ellos, ya que esto casi inevitablemente resulta en una constricción si en el futuro se logra la extubación exitosa (95-99).

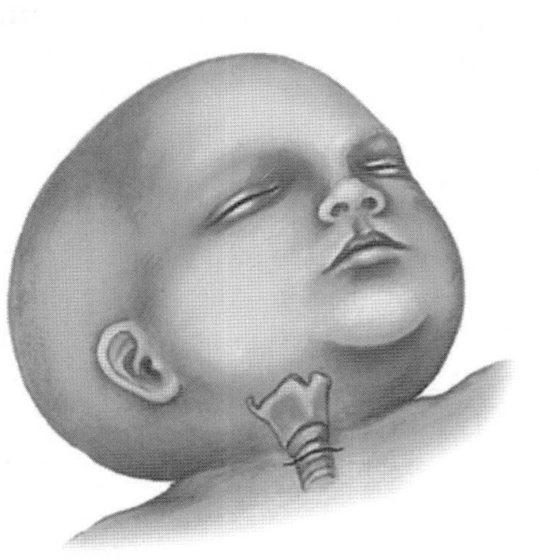

Figura 36-12. Incisión cutánea transversal sobre los anillos traqueales (1 a 3).

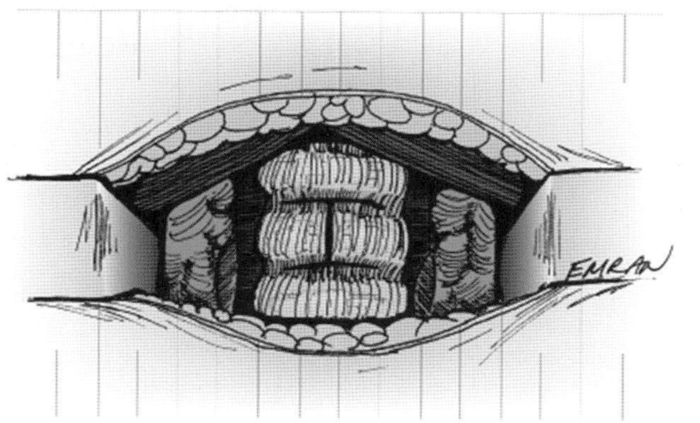

Figura 36-13. Los músculos cutáneo del cuello (o platisma) e infrahioideo retraídos lateralmente para permitir la disección medial hasta la tráquea. El istmo tiroideo se retrae o se corta según sea necesario.

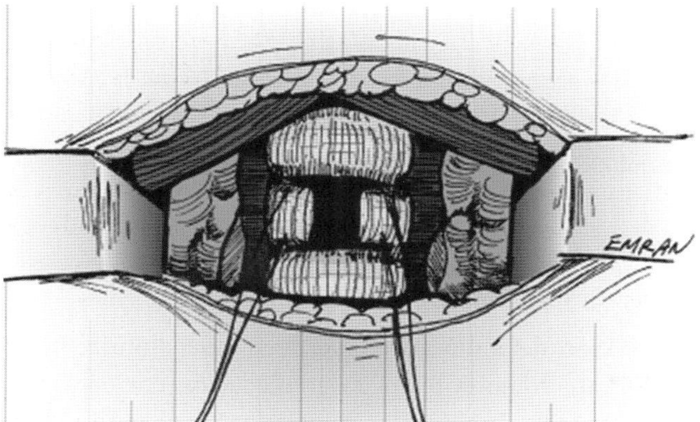

Figura 36-14. La abertura de la tráquea se dilata. Las suturas de retención se cosen a través de los cartílagos para ayudar a la reinserción posquirúrgica en caso de ser necesario. No se extirpan cartílagos traqueales en ningún momento.

Como la traqueostomía neonatal se realiza sobre el TET, de ser posible, el TET se quita bajo visión directa a medida que se introduce el tubo de traqueostomía (**Figura 36-15**). Esto garantiza el control de las vías respiratorias neonatales durante toda la operación. Por último, la fijación del tubo es fundamental, ya que el desprendimiento en el período posquirúrgico puede ser mortal si el personal experimentado no logra reintroducir el tubo inmediatamente. Por lo tanto, el tubo deben atarlo de manera segura quienes estén familiarizados con esta técnica. Como alternativa, el tubo puede suturarse directamente en las superficies laterales del cuello (**Figura 36-16**).

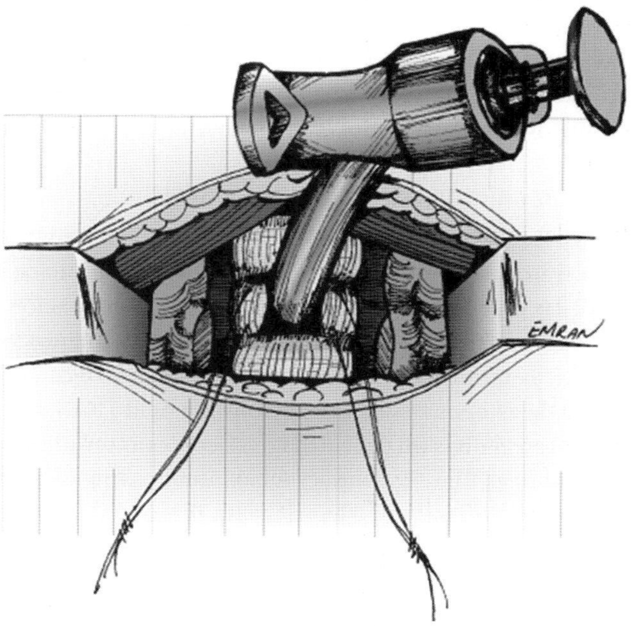

Figura 36-15. El tubo de traqueostomía se introduce luego de la retirada lenta del tubo endotraqueal bajo visión directa.

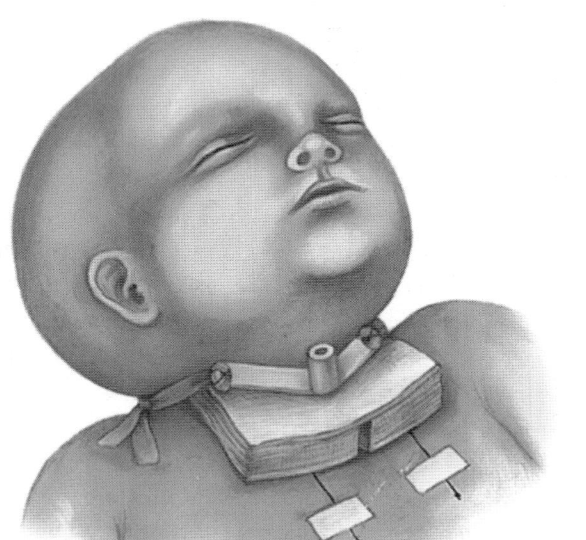

Figura 36-16. Traqueostomía completada con vendajes y cintas colocados.

A pesar de todos los esfuerzos por prevenir el desplazamiento de la traqueostomía, puede ocurrir igual. Si el tubo de traqueostomía se desplaza en el período posquirúrgico antes de la maduración de la vía respiratoria generada por la traqueostomía, la sustitución del tubo puede ser bastante compleja a pesar de la presencia de las suturas de fijación. Puede intentarse la recanulación de la tráquea a través de la herida del cuello y, si resulta exitosa, resuelve el problema. Sin embargo, cabe destacar que, si la recanulación a través del cuello no resulta exitosa, debe lograrse un control definitivo de las vías respiratorias a través de la intubación orotraqueal. Mientras tanto, hasta lograr el control definitivo de las vías respiratorias, los pacientes pueden recibir ventilación con ambú como medida temporaria suficiente, ocluyendo con el dedo la herida del cuello/traqueostomía para prevenir la pérdida de los volúmenes corrientes a través de la herida del cuello.

División anterior del cartílago cricoides

La mayor sobrevida de los neonatos prematuros que requieren intubación prolongada ha aumentado la incidencia de las complicaciones relacionadas con la intubación a largo plazo. Como método alternativo de tratamiento, en lugar de la traqueostomía, en los neonatos en las primeras etapas de estenosis subglótica, Cotton y Seid (100) recomendaron la división del cartílago cricoides anterior realizada sobre el TET. Esta intervención implica una incisión cutánea transversal y una incisión longitudinal a través del cartílago cricoides y los dos anillos traqueales superiores, así como a través de la mucosa subyacente (**Figura 36-17**). Luego, los tejidos blandos del cuello se juntan sobre el defecto mediante la sutura de una sola capa de piel. Tras la intervención, el paciente permanece intubado durante varias semanas, durante las cuales la mucosa cicatriza por fibrosis, y se reestablece la estabilidad de la tráquea (**Figura 36-18**). Por último, se intenta la extubación cuando la tráquea está cicatrizada.

La experiencia con esta técnica ha demostrado que es una alternativa razonable a la traqueostomía para el tratamiento de la estenosis subglótica. Con su uso, se logra aproximadamente un 75 % de extubaciones exitosas. Lamentablemente, la reintubación y la ventilación con presión positiva ponen al paciente en riesgo de posible aerocele o fístulas si luego vuelve a tener insuficiencia respiratoria (101, 102). Por lo tanto, los pacientes que se someterán a la división del cartílago cricoides anterior deben seleccionarse cuidadosamente. La traqueostomía debe seguir siendo la regla de oro del tratamiento en la mayoría de los neonatos con complicaciones asociadas con la intubación endotraqueal prolongada.

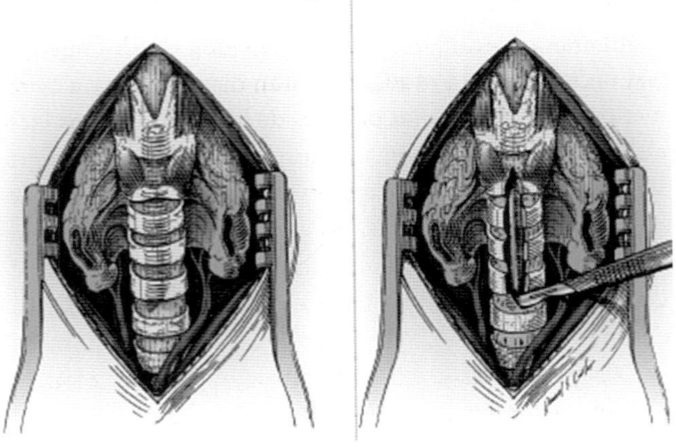

Figura 36-17. División del cartílago cricoides anterior. Tras la exposición de la superficie anterior del cartílago cricoides y de dos anillos traqueales superiores, se realiza una incisión vertical a través del cricoides y de los anillos traqueales. La exposición del tubo endotraqueal a lo largo de toda la abertura indica la finalización de la intervención. (Tomada de Drake AF, Babyak JW, Niparko JK, *et al.* «The anterior cricoid split: clinical experience with extended indications». *Arch Otolaryngol Head Neck Surg.* 1988;114:1405. [Copyright 1988, Asociación Médica Estadounidense]).

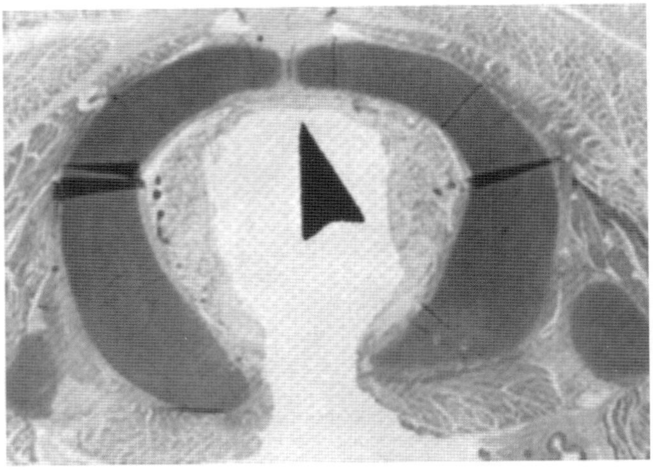

Figura 36-18. Muestra transversal obtenida en la autopsia de un paciente que se había sometido a una división del cartílago cricoides anterior. La flecha indica el lugar de la división del cricoides (la abertura posterior fue creada por el anatomopatólogo durante la autopsia). (Tomada de Cotton RT, Seid AB. «Management of the extubation problem in the premature child: anterior cricoid split as an alternative to tracheostomy». *Ann Otol Rhinol Laryngol.* 1980;89:510).

Tubos de traqueostomía

La elección del tubo adecuado de traqueostomía es tan importante como la técnica de colocación correcta. Los tubos blandos y moldeables de policloruro de vinilo fabricados bajo las marcas Shiley y Portex son los que mejor se adaptan a las vías respiratorias neonatales. El tubo Aberdeen, un tubo de elastómero de silicona, también es una excelente alternativa, pero viene en menos tamaños. Estos tubos siguen siendo moldeables a la temperatura corporal fisiológica y se adaptan correctamente a cada anatomía. Asimismo, los balones asociados con los tubos de traqueostomía con manguito están diseñados para ejercer menos presión sobre las paredes de la tráquea. Estos factores disminuyen el traumatismo y el riesgo de la posterior formación de constricciones en casos de ventilación mecánica prolongada. Además, los tubos más blandos son más cómodos para el paciente y disminuyen las probabilidades de irritación o abrasión de la piel cervical debido a los bordes metálicos afilados. Los tubos de traqueostomía metálicos y rígidos están contraindicados en esta población.

Si el paciente que se somete a la traqueostomía tiene un TET colocado, el tamaño del TET puede usarse para orientar la elección del tamaño adecuado del tubo de traqueostomía. Una regla bastante confiable es que el tubo de traqueostomía puede ser 0,5 mm más grande que el tubo orotraqueal correcto o 1,0 mm más grande que el tubo nasotraqueal correcto.

Elegir un tubo de la longitud adecuada generalmente es más difícil que encontrar el diámetro adecuado. Al nacer, la longitud de la tráquea en los neonatos a término con un peso normal es, como máximo de 5 a 6 cm. Incluso un tubo de traqueostomía muy corto puede quedar peligrosamente cerca de la carina, lo que genera el riesgo de intubación del bronquio fuente derecho o izquierdo, con la subsiguiente exclusión del otro bronquio y pulmón. Como alternativa, si el tubo es demasiado corto y queda colocado a un nivel elevado en el cuello, aumenta la probabilidad de desplazamiento. Por lo general, los tubos pediátricos son entre 3 y 6 mm más largos que los tubos neonatales del mismo diámetro y pueden usarse si el tubo neonatal del mismo ancho es demasiado corto. En la actualidad, todos los fabricantes ofrecen tubos fabricados a medida, generalmente con una demora de 2 a 3 días en la entrega. Por lo tanto, es posible solicitar el tubo del tamaño adecuado.

Una vez colocado el tubo de traqueostomía con la correcta formación de la vía respiratoria, el cambio diario del vendaje y el cambio semanal del tubo resultan adecuados si se combinan con un cuidado pulcro de la traqueostomía de parte del personal de enfermería. En general, lo mejor es que el cirujano o su personal realice el primer cambio del tubo de traqueostomía. Una vez que se haya determinado que la vía respiratoria está correctamente cicatrizada y que los tubos pueden quitarse y cambiarse sin problemas, los enfermeros y los familiares pueden realizar esta tarea. Siempre debe haber un tubo de repuesto a pie de cama. Este se limpia con agua y jabón, se guarda en un envase limpio y se utiliza en caso de que sea necesario el reemplazo repentino. La succión se realiza según sea necesario para mantener la vía respiratoria libre de secreciones a fin de mantener una correcta higiene pulmonar y disminuir el riesgo de complicaciones infecciosas en los pulmones. La succión es similar a la que se realiza en el TET (véase el **Capítulo 12**).

REFERENCIAS

1. S.B. Hooper: Establishing FRC at birth. NeoReviews. 11 (9)2010
2. M.P. Wailoo: Normal growth and development of trachea. Thorax. 37:584-587 1982 7179187
3. J. Lioy, S.E. Sobol: Disorders of the Neonatal Airway. Fundamentals for Practice. 2015 Springer New York 138
4. A. Dickison: Normal and abnormal pediatric airway. Recognition and management of obstruction. Clin Chest Med. 8 (4):583-596 1987 3322644
5. B. Lemyre: Noninvasive positive pressure ventilation versus nasal CPAP for apnea of prematurity. Cochrane Database Syst Rev. 2002
6. A.M. Mathur, J.J. Neil, R.C. McKinstry: Transport, monitoring, and successful brain MR imaging in unsedated neonates. Pediatr Radiol. 38 (3):260-264 March 2008 18175110
7. D.S. Wheeler H.R. Wong T.P. Shanley Resuscitation and Stabilization of Critically Ill Child. 2009 Springer London
8. S. Velaphi: Wiping versus suction to clear neonatal airways at birth. Lancet. 383 (9918):695 February 22, 2014
9. M. Radman, R. Mack, J. Barnoya, et al.: The effect of preoperative nutritional status on postoperative outcomes in children undergoing surgery for congenital heart defects in San Francisco (UCSF) and Guatemala City (UNICAR). J Thorac Cardiovasc Surg. 147 (1):442-450 January 2014 23583172
10. P.G. Davis, D.J. Henderson-Smart: Intravenous dexamethasone for extubation of newborn infants. Cochrane Neonatal Rev. (1)1999
11. M.W. Davies: Nebulized racemic epinephrine for extubation in newborn infants. Cochrane Database Syst Rev. 2002
12. K.D. Blake, C. Prasa: CHARGE syndrome. Orphanet J Rare Dis. 1:34 2006 16959034
13. L. Christodoulou, P.N. McDougall, L.J. Sheffield: Choanal atresia as a feature of ectrodactyly-ectodermal dysplasia (EEC) syndrome. J Med Genet. 26:586 1989 2553970
14. I.M. Buntincx, B. Van Overmeire, K. Desager, et al.: Syndromic association of cleft palate, bilateral choanal atresia, and congenital hypothyroidism. J Med Genet. 30:427 1993 8320710

15. L.K. Winther: Congenital choanal atresia. Arch Dis Child. 53:338 1978 646448
16. D.P. Witte, K.E. Bove: Beckwith-Wiedemann syndrome and the insulin-like growth factor-II gene. Does the genotype explain the phenotype?. Am J Pathol. 145:762 1994 7943167
17. C.W. Richard III, M. Boehnke, D.J. Ber, et al.: A radiation hybrid map of the distal short arm of human chromosome 11, containing the Beckwith-Wiedemann associated embryonal tumor disease loci. Am J Hum Genet. 52:915 1993 8387721
18. H.R. Wiedemann: Complexe malformatif familial avec hernia ombilicale et macroglossi – un syndrome nouveau?. J Genet Hum. 12:223 1964
19. H.R. Wiedemann, J. Spranger, M. Mogharei, et al.: Uber das syndrome exomphalosmacroglossie-gigantismus, uber generalisierte muskel hypertrophie, progressive lipodystrophie und Miescher-syndromim sinne diencephaler syndrome. Zeitscrift fuer kinderheilkunde. 102:1 1968
20. J.B. Beckwith: Macroglossia, omphalocele, adrenal cytomegaly, gigantism, and hyperplastic visceromegaly. D.S. Bergma The First Conference on the Clinical Delineation of Birth Defects II (5). Malformation Syndromes. 1969 The National Foundation, March of Dimes New York 188
21. D.J. Stewart: Congenital abnormalities as a possible factor in the aetiology of post intubation subglottic stenosis. Anaesth Soc J. 17:338 1970
22. F.L. Chan, L.C. Low, H.W. Yeung, et al.: Case report: lingual thyroid, a cause of neonatal stridor. Br J Radiol. 66:462-464 1993 8319070
23. B.R. Maddern, J. Werkhaven, T. McBride: Lingual thyroid in a young infant presenting as airway obstruction: report of a case. Int J Pediatr Otorhinolaryngol. 16:77-82 1988 3203989
24. New England Congenital Hypothyroidism Collaborative: Charateristics of infantile hypothyroidism discovered on neonatal screening. J Pediatr. 104:539-544 1984
25. T.R. Gunn, S.L. Tonkin, W. Hadden, et al.: Neonatal micrognathia is associated with small upper airways on radiographic measurement. Acta Paediatr. 89:82-87 2000 10677064
26. P. Robin: La chute de la base de la langue. Bull Acad Med (Paris). 89:37 1923
27. P. Robin: Glossoptosis due to atresia and hypertrophy of the mandible. Am J Dis Child. 48:541 1934
28. W.M. Dennison: The Pierre Robin syndrome. Pediatr. 36:336 1965
29. R.J. Shprintzen: Pierre Robin, micrognathia, and airway obstruction: the dependency of treatment on accurate diagnosis. Int Anesthesiol Clin. 26:64 1988 3360502
30. R.J. Shprintzen, L. Singer: Upper airway obstruction and the Robin sequence. Int Anesthesiol Clin. 30:109 1992
31. A.P. Bath, P.D. Bull: Management of upper airway obstruction in Pierre Robin sequence. J Laryngol Otol. 111:1155-1157 1997 9509105
32. A. Franceschetti, D. Klein: The mandibulofacial dysostosis: a new hereditary syndrome. Acta Ophthalmol (Copenh). 27 (2):143-224 1949 18142195
33. C. Audry: Variete d'alopecie congenitale: aleopecie suturale. Ann Dermatol Syphiligr (Paris). 4:899 1893
34. J. Francois: A new syndrome: dyscephalis with bird face and dental anomalies, nanism, hypotrichosis, cytaneous atrophe, microphthalmia, and congenital cataracts. Arch Ophthalmol. 60:842 1958
35. P.J. Mobius: Ueber angeborene doppel sietige Abduceus-Facialis-Lahmung. Munch Med Wochenschr. 35:91 1888
36. J.L. Henderson: Congenital facial diplegia syndrome: clinical features, pathology, and etiology. Brain. 62:381-403 1939
37. E.A. Freeman, J.H. Sheldon: Cranio-carpo-tarsal dystrophy: an undescribed congenital malformation. Arch Dis Child. 13:277 1938 21032118
38. P.J. Robinson: Freeman Sheldon syndrome: severe upper airway obstruction requiring neonatal tracheostomy. Pediatr Pulmonol. 23:457-459 1997 9220529
39. A.D. Denny, R. Talisman, P.R. Hanson, et al.: Mandibular distraction osteogenesis in very young patients to correct airway obstruction. Plast Reconstr Surg. 108:302-311 2001 11496167
40. R.Y. Wang, D.L. Earl, R.O. Ruder, et al.: Syndromic ear anomalies and renal ultrasounds. Pediatrics. 108:E32 2001 11483842
41. C. Optiz, C. Stoll, P. Ring: Nager syndrome: problems and possibilities of therapy. J Orofac Orthop. 61:226-236 2000 10961048
42. K. Vargervik: Mandibular malformations: growth characteristics and management in hemifacial microsomia and Nager syndrome. Acta Odontol Scand. 56:331-338 1998 10066111
43. R.A. Friedman, E. Wood, S.M. Pransky, et al.: Nager acrofacial dysostosis: management of a difficult airway. Int J Pediatr Otorhinolaryngol. 35:69-72 1996 8882111
44. R.T. Zori, B.A. Gray, A. Bent-Williams, et al.: Preaxia acrofacial dysostosis (Nager syndrome) associated with an inherited and apparently balanced X; 9 translocation: prenatal and postnatal late replication studies. Am J Med Genet. 46:379-383 1993 8357008
45. S. Hoka, M. Sato, J. Yoshitake, et al.: Management of a newborn infant with congenital laryngeal atresia. Anesth Analg. 69:525 1989
46. L.A. Dolkart, F.T. Reimers, I.S. Wertheimer, et al.: Prenatal diagnosis of laryngeal atresia. J Ultrasound Med. 11:496 1992 1491436
47. C.L. Pennington: The treatment of anterior glottis webs: a re-evaluation of Haslinger's technique. Laryngoscope. 78:728 1968 5651405
48. M. Hardingham, G.P. Walsh-Waring: The treatment of a congenital laryngeal web. J Laryngol Otol. 89:273 1975 1127322
49. L.D. Holinger, P.C. Holinger, P.H. Holinger: Etiology of bilateral abductor vocal cord paralysis. Ann Otol Rhinol Laryngol. 85:428 1976 949150
50. H.B. Othersen: Intubation injuries of the trachea in children: management and prevention. Ann Surg. 189:601 1979 443912
51. P. Nancy, P. Contensin, I. Fligny, et al.: Surgical treatment for laryngotracheal stenosis in the pediatric patient. Arch Otolaryngol Head Neck Surg. 116:1047 1990 2383390
52. J.F. Birrel: Pediatric Otolaryngology. 1978 Year Book Medical Publishers Chicago 151-158
53. B. Fearon, D. Ellis: The management of long term airway problems in infants and children. Ann Otol Rhinol Laryngol. 80:669 1971 4999921
54. M.J. Papsidero, N.R. Pashley: Acquired stenosis of the upper airway in neonates: an increasing problem. Ann Otol Rhinol Laryngol. 89:512 1980 7458137
55. A.H. Cameron, T.C. William: Cleft larynx: a cause of laryngeal obstruction and incompetence. J Laryngol Otol. 76:381 1962 13875927

56. E.J. Bennett, T. Tsuchiya, C.R. Stephen: Stridor and upper airway obstruction in infants. Anesth Analg. 48:76 1969
57. A. Maze, E. Block: Stridor in pediatric patients. Anesthesiology. 50:132 1979 373502
58. S.T. Cohen: Unusual lesions of the larynx, trachea, and bronchial tree. Ann Otol Rhinol Largol. 78:476 1969
59. I.J. Wolman: Congenital stenosis of the trachea. Am J Dis Child. 61:1263 1941
60. L.A. Metlay, T.A. MacPherson, N. Doshi, et al.: A new iatrogenous lesion in newborns requiring assisted ventilation. N Engl J Med. 309:111 1983 6855863
61. J. Tolkin, H. Kirpalani, P. Firzhardinge, et al.: Necrotizing tracheobronchitis: a new complication of neonatal mechanical ventilation. Pediatr Res. 18:391 1984 6718098
62. J.B. Pietsch, H.G. Hagaraj, D.B. Groff, et al.: Necrotizing tracheobronchitis: a new indication for emergency bronchoscopy in the neonate. J Pediatr Surg. 20:391 1985 4045664
63. S.Z. Rubin, C.L. Trevenen, I. Mitchell: Diffuse necrotizing tracheobronchitis: an acute and chronic disease. J Pediatr Surg. 23:476 1988 3379555
64. P.H. Holinger, W.I. Brown: Congenital webs, cysts, laryngoceles, and other anomalies of the larynx. Ann Otol Rhinol Laryngol. 76:744 1967 6059212
65. J.S. Dunbar: Upper respiratory obstruction in infants and children: The Caldwell Lecture. Am J Roentgenol Radium Ther Nucl Med. 190 (227):1970 1969
66. B. Fearon, R. Shortreed: Tracheobronchial compression by congenital cardiovascular anomalies in children: syndrome of apnea. Ann Otol Rhinol Laryngol. 72:949 1963 14088736
67. H. Nidaidoh, W.L. Riker, F.S. Idreiss: Surgical management of vascular rings. Arch Surg. 105:327 1972 4557984
68. R.E. Gross: Surgical relief for tracheal obstruction from a vascular ring. N Engl J Med. 223:586 1945
69. E. Arciniegas, M. Hakimi, J.H. Hertzler, et al.: Surgical management of congenital vascular rings. J Thorac Cardiovasc Surg. 77:721 1979 372685
70. J.V. Richardson, D.B. Doty, N.P. Rossi, et al.: Operation for aortic arch anomalies. Ann Thorac Surg. 31:426 1981 7224699
71. C.L. Backer, M.N. Ilbawi, F.S. Idriss, et al.: Vascular anomalies causing tracheoesophageal compression: review of experience in children. J Thorac Cardiovasc Surg. 97:725 1989 2651808
72. R.M. Sade, A. Rosenthal, K. Fellows: Pulmonary artery sling. J Thorac Cardiovasc Surg. 69:333 1975 1117725
73. M.K. Farrugia, S.A. Raza, S. Gould: Congenital lung lesions: classification and concordance of radiological appearance and surgical pathology. Pediatr Surg Int. 24:987-991 2008 18665370
74. S.A. Choh, N.A. Choh, M. Jewhangir: Congenital lobar emphysema. Ann Saudi Med. 28:310 2008 18596399
75. M. Lima, T. Gargano, G. Ruggeri, et al.: Clinical spectrum and management of congenital cystic pulmonary lesions: our experience. Pediatr Med Chir. 30:79 2008 18581960
76. H.G. Kim, Y.S. Choi, K. Kim, et al.: Treatment of congenital cystic adenomatoid malformation: should lobectomy always be performed?. Ann Thorac Surg. 86:249 2008 18573432
77. R. Garg, A. Bhalotra, M. Arya, et al.: Congenital cystic adenomatoid malformation of lung—differential diagnosis and management. Anaesth Intensive Care. 36:464-465 2008 18564819
78. R.G. Azizkhan, T.M. Crombleholme: Congenital cystic lung disease: contemporary antenatal and postnatal management. Pediatr Surg Int. 24:643 2008 18392629
79. M. Couluris, B.M. Schnapf, E. Gilbert-Barness: Intralobar pulmonary sequestration associated with a congenital pulmonary airway malformation type II. Fetal Pediatr Pathol. 26:207 2007 18363152
80. J.A. Taylor, T. Laor, B.W. Warner: Extralobar pulmonary sequestration. Surgery. 143:833 2008 18549903
81. D.J. Tuite, C. Francois, K. Dill, et al.: Diagnosis and characterization of pulmonary sequestration using dynamic time-resolved magnetic resonance angiography. Clin Radiol. 63:913 2008 18625357
82. F. Limaiem, A. Ayadi-Kaddour, H. Djilani, et al.: Pulmonary and mediastinal bronchogenic cysts: a clinicopathologic study of 33 cases. Lung. 186:55 2008 18064522
83. S. Komoda, T. Komoda, I. Paetsch, et al.: Contrast magnetic resonance imaging diagnosis of periaortic bronchogenic cyst. Gen Thorac Cardiovasc Surg. 55:372 2007 17937052
84. T. Dosios, E. Kouskos, V. Hyriakou: Surgical management of mediastinal lesions. Tuberk Toraks. 54:207 2006 17001536
85. V. Adolph, R.M. Arensman, K.W. Falterman, et al.: Ventilatory management casebook. Congenital diaphragmatic hernia meeting criteria for extracorporeal membrane oxygenation. J Perinatol. 10:2020 1990
86. S.F. Sawyer, K.W. Falterman, J.P. Goldsmith, et al.: Improving survival in the treatment of congenital diaphragmatic hernia. Ann Thorac Surg. 41:75 1986 3942436
87. C.R. Redmond, E. Graves, K.W. Falterman, et al.: Extracorporeal membrane oxygenation for respiratory and cardiac failure in infants and children. J Thorac Cardiovasc Surg. 93:199 1987 3807395
88. C.R. Redmond, J. Heaton, J. Calix, et al.: A correlation of pulmonary hypoplasia, mean airway pressure, and survival in congenital diaphragmatic hernia treated with extracorporeal membrane oxygenation. J Pediatr Surg. 22:1143-1149 1987 3440901
89. N.N. Finer, P.C. Etches: Fiberoptic bronchoscopy in the neonate. Pediatr Pulmonol. 7:116 1989 2797921
90. R.M. Barkin: Pediatric airway management. Emerg Med Clin North Am. 6:687 1988 3191882
91. M. Deres, K. Kosack, J. Waldschmidt, et al.: Airway anomalies in newborn infants: detection by tracheoscopy via endotracheal tube. Biol Neonate. 58:50 1990 2390538
92. J. De Blic, C. Delacourt, P. Scheinman: Ultrathin flexible bronchoscopy in neonatal intensive care units. Arch Dis Child. 66:1383 1991 1776881
93. N. Yahagi, K. Jumon, H.E. Sugimoto, et al.: A use of telescope of rigid type bronchoscope through endotracheal tube in infants. Anesth Anal. 76:207 1993
94. G. Mendez-Picou, F.E. Ehrlish, A.M. Salberz: The effect of tracheostomy incisions on tracheal growth. J Pediatr Surg. 11:681 1976 993937
95. R.J. Perrotta, W.S. Schley: Pediatric tracheostomy: a five year comparison study. Arch Otolaryngol. 104:318 1978 655954
96. R. Gibson, J.E.T. Byrne: Tracheostomy in neonates. Laryngoscope. 82:643 1972 4554029

97. A. Pavla, K. Jokinen, T. Nemela: Tracheostomy in children. Arch Otolaryngol. 101:536 1975 1164235
98. H.B. Lynn, J.A. Van Heerden: Tracheostomy in infants. Surg Clin North Am. 53:945 1973 4717260
99. J. Bardin, A.D. Boyd, H. Hirose, et al.: Tracheal healing following tracheostomy. Surg Forum. 25:210 1974 4439168
100. R.T. Cotton, A.B. Seid: Management of the extubation problem in the premature child: anterior cricoid split as an alternative to tracheostomy. Ann Otol. 89:508 1980
101. A.F. Drake, J.W. Babyak, J.K. Niparko, et al.: The anterior cricoid split: clinical experience with extended indications. Arch Otolaryngol Head Neck Surg. 114:404 1988 2964826
102. H. Patel, B. Gregor, S. Kleinhaus: Aerocele, an unusual complication of anterior cricoid split. J Pediatr Surg. 27:1512 1992 1469555

Capítulo 37

Manejo intraoperatorio del neonato

Christopher E. Colby, MD
Malinda N. Harris, MD

Los pacientes neonatales que deben someterse a una intervención quirúrgica presentan un desafío particular en cuanto a la provisión de un manejo adecuado y eficaz de las vías respiratorias, como también en cuanto a la ventilación, la sedación y la anestesia. La fisiología de los neonatos es particular y no puede simplemente extrapolarse de las experiencias de los pacientes quirúrgicos pediátricos más grandes. Este capítulo comenzará con un repaso del desarrollo pulmonar fetal, la fisiología transicional y las anomalías congénitas en relación con el desarrollo de estrategias de ventilación durante la operación. El resto del capítulo explorará los componentes procedimentales que pueden mejorar la seguridad y los resultados del paciente, tales como la evaluación de riesgos e instalaciones para determinar si lo mejor para el paciente es operarlo en la unidad de cuidados intensivos o en un quirófano tradicional.

Al contemplar la intervención quirúrgica en un neonato, debe realizarse una revisión prequirúrgica multidisciplinaria del estado clínico, teniendo en cuenta las complejidades anatómicas, la modalidad y el grado actuales de ventilación que recibe, la farmacoterapia que se utiliza y los resultados recientes de laboratorios e imágenes. En preparación para la intervención quirúrgica, se recomienda analizar a consciencia la preanalgesia para la intubación y elegir correctamente el tubo endotraqueal. El uso de una lista de control estandarizada en el período perioperatorio puede ayudar a generar mayor consciencia respecto del estado del paciente durante estas transiciones de atención tan importantes (**Tabla 37-1**). Durante la operación, la ventilación del paciente puede realizarse correctamente utilizando un monitoreo atento de los signos vitales y los parámetros de gasometría arterial.

Tabla 37-1. Lista de control perioperatorio para facilitar las transiciones de atención.

Prequirúrgico	Posquirúrgico
- Edad gestacional.	- Hemorragia estimada.
- Antecedentes médicos pertinentes.	- Modificaciones al modo de ventilación prequirúrgico.
- Modo actual de ventilación.	- Descripción de la estabilidad intraoperatoria del paciente.
- Repaso de los análisis clínicos y las radiografías recientes.	- Medicamentos administrados durante la operación.
- Lista de medicamentos y pautas posológicas.	- Repaso de la gasometría intraoperatoria.
- Estado de las vías respiratorias, incluido el tipo y la profundidad de la vía respiratoria artificial.	- Desafíos o complicaciones que se produjeron durante la operación.
- Confirmación de haber obtenido el consentimiento.	- Tipo de intervención quirúrgica realizada.
	- Estado de la comunicación posquirúrgica con los padres.

«Los niños no son sencillamente adultos pequeños» es un principio que se utiliza en pediatría. Una reinterpretación precisa de esta máxima podría ser «los neonatos no son sencillamente niños pequeños». La población de neonatos en estado crítico generalmente permanece en la unidad de cuidados intensivos neonatales (UCIN) hasta recibir el alta hospitalaria. A pesar de compartir un lugar en común, la fisiología y el estado de desarrollo del aparato respiratorio de los pacientes de la UCIN son heterogéneos. Un neonato nacido a una edad gestacional considerada al límite de la viabilidad tendrá pulmones con profundas inmadureces de desarrollo. El aparato respiratorio de este paciente podría estar en la etapa canalicular de desarrollo y depender de los ácinos recién formados como estructuras básicas para el intercambio gaseoso, con escasez tanto de desarrollo alveolar como de producción de surfactante de parte de los neumocitos de tipo II. En la UCIN también encontramos una fisiología particular. La transición de la circulación fetal a la extrauterina puede ocurrir sin interrupciones después del parto, o bien presentar constantes desafíos terapéuticos para el paciente, quien podría requerir intervención quirúrgica durante los primeros días de vida. El riesgo de hipertensión pulmonar podría persistir en algunos neonatos como secuelas de la dependencia del respirador, la depresión respiratoria al nacer, la prematurez o alguna anomalía congénita. Por último, las anomalías congénitas que requieren intervención quirúrgica necesitan un plan de tratamiento específico para la enfermedad y para el paciente que tenga en cuenta los desafíos que pueden enfrentarse durante la operación.

FISIOLOGÍA TRANSICIONAL E HIPERTENSIÓN PULMONAR

Durante el embarazo, el feto depende del intercambio gaseoso que se produce en la placenta. Durante siglos, el útero se ha llamado el *pulmón uterino* (1). Esta descripción resulta apropiada, ya que el desarrollo del feto requiere la administración de oxígeno y la eliminación de dióxido de carbono a través de la placenta. Tanto la circulación materna como la fetal que llega a la placenta aumenta durante toda la gestación. La sangre oxigenada se suministra al feto a través de la vena umbilical y regresa a la placenta a través de las arterias umbilicales. Esta circulación particular produce una saturación de oxígeno de aproximadamente el 60 % en los fetos a término antes del parto (2).

Una vez que el neonato ha nacido y que se ha pinzado el cordón umbilical, el neonato depende de la ventilación que se produce en la interface alveolocapilar. Con la respiración espontánea, los pulmones se inflan y se activan los receptores de estiramiento, que fomentan la vasodilatación pulmonar. El oxígeno inspirado y la producción de óxido nítrico endógeno del neonato producen una disminución en la resistencia vascular pulmonar. Los cortocircuitos en el agujero oval y el conducto arterioso, que anteriormente habían sido tan importantes para el desarrollo fetal, se cierran. La transición de la circulación fetal a la extrauterina se torna clínicamente aparente dentro de los primeros 10 minutos de vida. La saturación de oxígeno inmediata de los neonatos reflejará la saturación de oxígeno fetal nativa de aproximadamente el 60 %, pero, a los 10 minutos de haber nacido, la saturación de oxígeno preductal debería ser mayor al 90 %.

Esta transición a la circulación extrauterina puede demorarse en algunos neonatos. El diagnóstico de hipertensión pulmonar persistente (históricamente conocida como circulación fetal persistente) debe sospecharse si el neonato no presenta una enfermedad pulmonar de base (por ejemplo, deficiencia de surfactante, síndrome de aspiración) y requiere oxigenoterapia para mantener las saturaciones ideales de oxígeno, y también si hay una diferencia importante en la oximetría medida de forma preductal (mano derecha) y posductal (mano izquierda o cualquiera de los pies). El diagnóstico diferencial de la hipertensión pulmonar persistente neonatal (HPPN) se muestra en la **Tabla 37-2** (y se analiza en mayor detalle en los **Capítulos 14** y **32**). La resistencia vascular pulmonar generalmente disminuye durante los primeros días de vida. Esto puede evaluarse a través de ecocardiogramas en serie, de la diferencia en la saturación pre- y posductal, y en una evaluación a pie de cama de la fracción de oxígeno inspirado requerida para mantener saturaciones preductales ideales.

Tabla 37-2. Diagnóstico diferencial de la hipertensión pulmonar.

Circulación fetal persistente (idiopática).	Síndrome de dificultad respiratoria.
Aspiración meconial.	Hipotermia.
Aspiración de sangre.	Enfermedad pulmonar crónica.
Hipoplasia pulmonar.	Uso materno de medicamentos: - Antiinflamatorios no esteroides. - Inhibidores selectivos de la recaptación de serotonina.
Hernia diafragmática congénita.	
Neumonía/Sepsis.	

Esto es clínicamente relevante para el anestesista cuando se contempla una intervención quirúrgica durante los primeros días de vida de neonatos diagnosticados con una enfermedad pulmonar de base, con o sin HPPN. Si el neonato está mejorando desde el punto de vista de la hipertensión pulmonar, esperar para realizar una intervención quirúrgica electiva podría permitir un mayor margen de seguridad y lograr una ventilación eficaz durante la operación. La identificación prequirúrgica de un paciente con antecedentes de HPPN o enfermedad pulmonar que pueda desarrollar HPPN durante la operación permite al anestesista predecir el riesgo de hipertensión pulmonar de rebote y estar preparado para reconocer e iniciar los tratamientos que correspondan.

El diagnóstico de la hipertensión pulmonar también puede ser clínicamente relevante en los exneonatos prematuros con displasia broncopulmonar (DBP). Los neonatos prematuros con DBP presentan riesgo de hipertensión pulmonar concurrente, si bien no queda claro cuál de los dos es el diagnóstico principal (3-5). En la mayoría de los casos, los neonatos con DBP e hipertensión pulmonar asociada continúan necesitando oxígeno y, a veces, diuréticos durante varios meses después de nacer. En los casos graves, también se recetan fármacos como el sildenafilo. Estos casos pueden llegarle al anestesista justo antes del alta de la hospitalización por intervenciones como colocaciones de tubos de gastrostomía, herniorrafias inguinales y operaciones por retinopatía progresiva del prematuro.

Hay cuestiones especiales a tener en cuenta sobre los pacientes quirúrgicos con hipertensión pulmonar. Las estrategias ventilatorias que se venían utilizando en la UCIN antes de la operación pueden continuar siendo eficaces durante la operación. Generalmente, estas estrategias incluyen la prevención de la hipoxemia y la acidosis. Estas dos situaciones aumentan la resistencia vascular pulmonar y ejercen una carga sobre el ventrículo derecho, lo cual empeora la hipertensión pulmonar. Están indicadas las intervenciones farmacológicas y no farmacológicas destinadas a disminuir el dolor y la agitación. El óxido nítrico inhalado, un vasodilatador pulmonar selectivo, puede ser un componente de la estrategia ventilatoria empleada en la UCIN y debe continuarse con su uso durante toda la operación. Como alternativa, puede contemplarse como estrategia de rescate intraoperatoria a través del circuito de ventilación mecánica. Los tratamientos adicionales contemplados en el tratamiento de la hipertensión pulmonar incluyen la milrinona o la vasopresina como infusiones intravenosas complementarias que pueden ofrecer efectos vasodilatadores pulmonares adicionales. La milrinona también puede influir sobre la resistencia vascular sistémica, por lo cual requiere un monitoreo estricto de la tensión arterial.

Puntos clave

- Las causas frecuentes de la hipertensión pulmonar en los neonatos son la transición tardía a la vida extrauterina, la prematurez y la enfermedad pulmonar de base.
- Se debe sospechar de hipertensión pulmonar si existe una diferencia importante en la saturación de oxígeno pre- y posductal y una necesidad mayor de oxígeno.
- Las estrategias de manejo intraoperatorio en pacientes con HPPN incluyen la prevención de la hipoxemia y la acidosis, la sedación adecuada y la utilización de óxido nítrico inhalado.

DESARROLLO Y DAÑO PULMONARES

La diversidad de tamaños de pacientes dentro de la UCIN es notable. Puede haber una diferencia de diez veces en el peso entre el paciente más pequeño y el más grande. Más allá de la gran variación en el peso al nacer en esta población, los pacientes individuales se encuentran en distintas etapas del curso del desarrollo pulmonar. Los neonatos más pequeños —y, por lo general, más prematuros— dependen de las unidades primordiales de intercambio gaseoso dentro de los pulmones, mientras que los más grandes pueden haber avanzado hacia una interface alveolocapilar completamente desarrollada. Asimismo, un paciente que comenzó su vida como un neonato frágil de peso extremadamente bajo al nacer podría haber desarrollado DBP mientras estuvo hospitalizado. A pesar de la apariencia actual de ser un neonato fuerte que se acerca o que ha pasado la edad gestacional adecuada, el aparato pulmonar del paciente podría ser bastante anormal. Reconocer las etapas del desarrollo pulmonar normal y la posible fisiopatología anormal permitirá al anestesista idear una estrategia ventilatoria adecuada para cada paciente.

El aparato respiratorio de muchos neonatos prematuros de la UCIN puede estar en la etapa canalicular, que, generalmente, se produce entre las 16 y las 25 semanas de gestación. Las características de esta etapa incluyen la formación de las primeras unidades de intercambio gaseoso y los primeros signos de producción de surfactante de parte de los neumocitos de tipo II. Los pulmones comienzan a desarrollar bronquiolos respiratorios y no respiratorios. Durante esta etapa de desarrollo, una extensa red capilar se aproxima cada vez más al epitelio de los espacios aéreos en desarrollo.

Después de las 25 semanas, los pulmones ingresan en la etapa sacular terminal de desarrollo. El aspecto de los alvéolos maduros puede observarse a partir de las 28 semanas de gestación. El volumen y el área de superficie pulmonares aumentan en esta etapa para permitir un intercambio gaseoso suficiente.

Los neonatos prematuros presentan un riesgo de padecer DBP, una enfermedad en la cual se frena la maduración pulmonar (6) (véase el **Capítulo 35**). Hay una multitud de factores que pueden contribuir a esta enfermedad, incluida la administración de corticoesteroides exógenos, la exposición a ventilación mecánica prolongada y la nutrición posnatal inadecuada. Tras un daño inicial, una mayor exposición a niveles de oxígeno excesivos administrados a las vías respiratorias en desarrollo, la ventilación mecánica y el barotrauma pueden activar la liberación de citocinas, lo cual contribuye a la inflamación continuada de las vías respiratorias. La DBP se caracteriza por una reducción en la distensibilidad pulmonar asociada con un aumento de la resistencia de las vías respiratorias. En las radiografías, los pulmones se verán heterogéneos, con áreas de atelectasias e hiperinsuflación.

El paciente puede tener una necesidad crónica de oxigenoterapia suplementaria para lograr las saturaciones de oxígeno deseadas. Generalmente, la gasometría arterial de los neonatos con DBP demostrará una notable acidosis respiratoria compensada, con concentraciones séricas de bicarbonato muy por encima de los valores esperados. La gasometría en el quirófano probablemente continúe reflejando el valor inicial de hipercapnia compensada que se venía observando. Las estrategias operatorias para mantener un intercambio gaseoso adecuado y minimizar los riesgos para los pulmones en desarrollo —como la utilización de volúmenes corrientes bajos y límites de saturación de oxígeno adecuados— que se utilizan en la UCIN puede seguir siendo una opción viable durante la operación.

Puntos clave

- Después de nacer, los neonatos prematuros continúan desarrollando un intercambio gaseoso suficiente al madurar la interfase alveolocapilar.
- Los neonatos prematuros presentan un riesgo de padecer DBP y requieren estrategias ventilatorias neumoprotectoras, como menores volúmenes corrientes y límites de saturación de oxígeno, para evitar la exposición a barotraumas y la exposición excesiva al oxígeno.
- Los neonatos con DBP tienen una menor distensibilidad pulmonar y una mayor resistencia en las vías respiratorias. Pueden requerir oxigenoterapia y estrategias ventilatorias particulares durante la operación.

La homeostasis intraoperatoria para pacientes con DBP crónica puede lograrse al replicar la acidosis respiratoria compensada a partir del estado prequirúrgico, en lugar de lograr valores de gasometría «normales».

CONSIDERACIONES ANATÓMICAS

Hay distintas anomalías congénitas que requieren intervención quirúrgica poco después del parto y que se observan con frecuencia en el ámbito de la UCIN. En el caso de una anomalía torácica, los pulmones pueden ser más pequeños que los de un neonato sano de la misma edad. Otra opción es que los neonatos que nacen con defectos de la pared abdominal pueden tener pulmones sanos equivalentes a los de los neonatos sanos, pero la operación necesaria para reparar el defecto podría provocar una disminución temporaria de la capacidad pulmonar total y la pérdida de la capacidad residual funcional debido al desplazamiento del diafragma en forma cefálica tras la restauración del contenido dentro del abdomen (**Figura 37-1**).

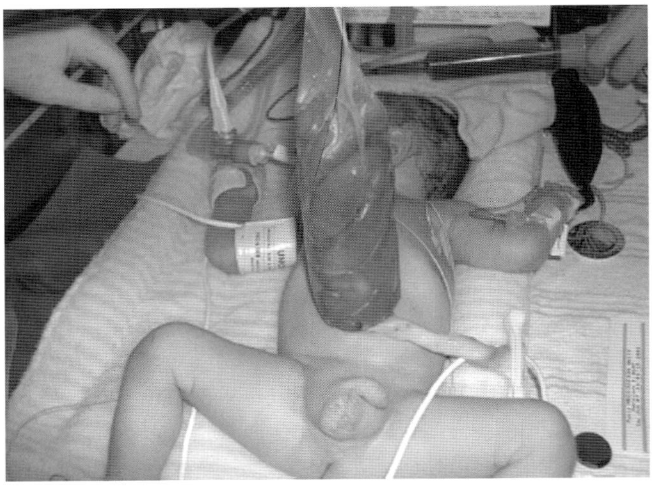

Figura 37-1. Neonato con gastrosquisis. Compare la cantidad de intestino dentro de la bolsa con la pequeña cavidad abdominal.

Tumores intratorácicos

Los neonatos con tumores intratorácicos diagnosticados de forma prenatal, como una hernia diafragmática congénita (HDC) o una malformación adenomatosa pulmonar congénita, presentan un elevado riesgo de hipoplasia pulmonar debido al desarrollo pulmonar fetal anómalo. La hipoplasia pulmonar suele presentarse en el pulmón ipsilateral al tumor, pero, en casos graves, ambos pulmones pueden estar gravemente hipoplásicos. Además de la hipoplasia pulmonar, un paciente con una HDC puede tener anomalías congénitas importantes en el músculo liso de la vasculatura pulmonar que llevan a un tipo de HPPN grave. Al microscopio, los pulmones de los neonatos con HDC tienen menos alvéolos, mayor tejido intersticial, paredes alveolares más gruesas (7) y arterias pulmonares con mayor cantidad de tejido medial y adventicio (8). Estos hallazgos y la regulación autónoma alterada probablemente se combinen para aumentar las presiones pulmonares, las cuales suelen ser «fijas», o bien suelen no responder a vasodilatadores pulmonares típicos como el óxido nítrico inhalado (9, 10). De hecho, el estudio de mayor envergadura realizado hasta el momento de redacción de esta obra que investigó el papel del óxido nítrico inhalado en pacientes con HDC demostró mejoras inmediatas a corto plazo en la oxigenación de algunos neonatos tratados, pero no la disminución de la necesidad de ECMO ni de la mortalidad (11).

Tras el parto, los neonatos con HDC generalmente reciben ventilación durante varios días con una estrategia neumoprotectora para minimizar la exposición al barotrauma (12), hasta que la resistencia vascular pulmonar haya disminuido antes de la intervención quirúrgica (13-15). La ventilación de alta frecuencia con alta frecuencia oscilatoria o la ventilación tipo jet pueden ser opciones a considerar. Resulta apropiado durante la reparación quirúrgica de la HDC continuar con la estrategia neumoprotectora sin perder de vista la recurrencia de la hipertensión pulmonar. Si bien todos los casos de hipertensión pulmonar en estos pacientes podrían no responder a la modulación aguda, se recomienda evitar la hipoxemia y la acidosis mientras se monitorea al neonato en busca de signos de hiperreactividad aguda de la vasculatura pulmonar. La hipertensión pulmonar en caso de estrés operatorio o de alteraciones en el pH y en la concentración de dióxido de carbono puede reconocerse mediante el monitoreo continuo intraoperatorio de las saturaciones pre- y posductales, así como de los niveles de la P_{CO2} transcutánea. Una diferencia en ascenso entre las saturaciones pre- y posductales durante la operación sugiere un cortocircuito de derecha a izquierda de sangre desoxigenada a través del conducto arterioso permeable. Al momento de la reducción de la hernia, también es importante no perder de vista la anatomía torácica y reconocer que, a medida que el árbol traqueobronquial se desplaza hacia el centro, podría también desplazarse el tubo endotraqueal y, como consecuencia, la punta podría quedar ubicada dentro del bronquio fuente derecho. Esto debería tenerse en cuenta si empeora la estabilidad respiratoria del paciente una vez reducido el intestino y reparada la hernia. Tras la reducción del intestino y la reparación de la hernia, queda un «virtual» espacio dentro de la cavidad torácica del lado afectado. En teoría, esto puede considerarse un neumotórax *ex vacuo*, y este espacio se llenará con líquido tras la operación. La decisión de dejar un tubo de avenamiento torácico ya colocado después de la operación depende más de la preferencia del cirujano que de las evidencias disponibles. Cada vez menos cirujanos dejan tubos torácicos colocados después de este tipo de reparaciones, lo cual podría prevenir una posible exposición del pulmón hipoplásico a una distensión excesiva debido a la acumulación de líquido en el espacio intrapleural (16).

Defectos de la pared abdominal

Los neonatos con onfalocele y gastrosquisis generalmente presentan un desarrollo pulmonar fetal normal. Los neonatos con onfaloceles gigantes presentan un riesgo de hipoplasia pulmonar (17), probablemente debido al desarrollo anormal de la caja torácica en relación con el desplazamiento del hígado (18, 19). Sin embargo, la mayoría de los neonatos con defectos de la pared abdominal nacen a término, no requieren una intervención respiratoria significativa al momento de nacer y permanecen sin recibir ventilación hasta el momento de la operación.

Algunas lesiones, en función de la cantidad de contenido intestinal desplazado, pueden recolocarse en la cavidad intraabdominal durante las primeras horas de vida. Sin embargo, las lesiones más importantes pueden requerir un método por etapas. Durante los primeros días a semana de vida, se intenta disminuir de a poco el tamaño del intestino —para que quepa en la cavidad abdominal relativamente hipoplásica— a través de una bolsa Silastic (de goma de silicona) creada poco después de nacer (20). Cuando el cirujano determina que la disminución del tamaño del intestino dentro de la bolsa Silastic dirigida hacia el peritoneo es suficiente, se termina de realizar la reducción quirúrgica y se cierra la pared abdominal. Una vez que el contenido abdominal quedó reducido, aumenta la presión intraperitoneal, lo cual disminuye la capacidad pulmonar total y la capacidad residual funcional (CRF). Con la disminución en la CRF, la distensibilidad pulmonar disminuye, y podría necesitar un aumento de la presión inspiratoria máxima del neonato para mantener una ventilación minuto adecuada. Quizá sea necesario aumentar la presión positiva teleespiratoria (PEEP) una vez que el intestino se ha reducido para preservar la CRF. También podría ser necesario mantener una ventilación minuto adecuada por medio del aumento de la frecuencia obligatoria o mediante la ventilación de alta frecuencia. Luego de la operación, el uso de pruebas funcionales pulmonares puede orientar el tratamiento con respirador.

Puntos clave

- Las estrategias ventilatorias durante la operación en pacientes con anomalías congénitas deben tener en cuenta cómo puede influir la anatomía en la mecánica respiratoria.
- Los neonatos con anomalías torácicas presentan un riesgo elevado de hipoplasia pulmonar y requieren una

estrategia ventilatoria neumoprotectora que minimice el barotrauma.

- Los neonatos con defectos de la pared abdominal pueden desarrollar una disminución de la capacidad pulmonar total tras la operación y requerir una estrategia ventilatoria que se centre en mantener la ventilación minuto. Esto puede lograrse al aumentar la frecuencia ventilatoria y el reclutamiento pulmonar mediante un aumento de la PEEP.
- La estrategia ventilatoria durante la operación debe incluir un monitoreo estricto en busca de signos de hiperreactividad vascular pulmonar en neonatos con hipoplasia pulmonar que presenten un riesgo elevado de hipertensión pulmonar.

EL LUGAR DE LA OPERACIÓN

Realizar una operación neonatal en la unidad de cuidados intensivos es algo que se ha descrito en varias oportunidades (21-23). Uno de los principales incentivos para operar al paciente a pie de cama es el riesgo inherente asociado con el traslado de un neonato inestable entre la unidad de cuidados intensivos y el quirófano. Además de la colocación de una vía central, las dos intervenciones quirúrgicas neonatales más frecuentes que se realizan a pie de cama son la ligadura del conducto arterioso permeable y la colocación de un drenaje peritoneal o por laparotomía debido a enterocolitis necrotizante (24, 25). Otras operaciones que se realizan con frecuencia a pie de cama incluyen la colocación de un reservorio por hidrocefalia poshemorrágica y aquellas que se relacionan con la oxigenación por membrana extracorpórea, como la canulación y la decanulación. Si bien podría parecer deseable llevar al cirujano hasta la cama del neonato, hay un riesgo mayor de infección y, sobre todo, hay una iluminación inadecuada sobre el campo quirúrgico. En los centros con experiencia en llevar al equipo quirúrgico y a los equipos necesarios hasta la unidad de cuidados intensivos, estas intervenciones se han realizado de manera segura y con resultados al menos equivalentes, sino mejores, que al trasladar al paciente hasta el quirófano. El profesional encargado de la ventilación durante la operación deberá conocer los respiradores mecánicos que podrían no ser los mismos que se utilizan habitualmente en el quirófano. Esto puede lograrse mediante una reunión prequirúrgica entre el equipo de anestesia que se encargará del caso y el equipo de neonatología que ha estado atendiendo al paciente antes de la operación. El modo de ventilación y los resultados de las últimas gasometrías arteriales deben analizarse en forma colaborativa para determinar si es necesario realizar cambios antes de la operación. Una vez terminada la operación, también debe realizarse una reunión posquirúrgica similar de naturaleza informativa entre los equipos para garantizar una transición segura de la atención.

Premedicación anestésica para la intubación

La intubación traqueal y la ventilación mecánica neonatales probablemente sean necesarias para la intervención quirúrgica. Recientes declaraciones de opinión reconocen que la intubación podría tener que realizarse sin premedicación anestésica durante una reanimación de emergencia o en determinados neonatos con anomalías respiratorias (26, 27). Sin embargo, la mayoría de las intubaciones neonatales prequirúrgicas ofrecen la oportunidad de administrar preanestesia antes de la introducción del tubo endotraqueal. Se sabe que este procedimiento doloroso induce apnea, hipoxemia y bradicardia, además de aumentar la presión sistémica e intracraneal (28, 29). Junto con las destrezas técnicas necesarias para realizar una intubación exitosa, es fundamental contar con un método basado en evidencias para la elección de la analgesia, la sedación, los vagolíticos y los relajantes musculares a fin de optimizar la calidad del procedimiento.

Administrar la analgesia adecuada para este procedimiento invasivo tiene como fin lograr la comodidad del paciente, evitar la hipertensión y optimizar las condiciones de intubación. El analgésico ideal sería uno de rápida acción, con una vida media corta y mínimos efectos secundarios.

Los opiáceos que se consideran con mayor frecuencia para la premedicación anestésica neonatal incluyen tanto los naturales (la morfina) como los sintéticos (el fentanilo y el remifentanilo). La administración de morfina intravenosa alcanza el pico analgésico máximo en 15 minutos (30). La depuración de la morfina depende de la edad gestacional, y se ha observado una vida media mayor en los neonatos prematuros que en los neonatos a término (31). El fentanilo es de rápida acción, entre los 2 y los 3 minutos, y tiene una acción breve de 60 minutos (32). La depuración del fentanilo también se correlaciona de manera positiva con la edad gestacional y el peso al nacer (33). El remifentanilo es de acción inmediata, tiene una vida media menor de 5 minutos y se ha utilizado en neonatos tanto a término como prematuros (34-36). Las benzodiazepinas y los barbitúricos se han investigado como fármacos que pueden usarse para la preanestesia debido a sus efectos sedantes. El midazolam es la benzodiazepina más utilizada para preanestesia antes de la intubación endotraqueal. La farmacocinética varía según cada neonato, y la depuración parece correlacionarse de manera positiva con la edad gestacional (37). El propofol es un sedante amnésico que parece tener varios mecanismos de acción, incluida la activación de los receptores del ácido γ-aminobutírico, la inhibición de los receptores del N-metil-D-aspartato, la modulación de la entrada de calcio a través del descenso de la actividad de los canales de iones de calcio y el bloqueo de los canales de sodio (38, 39). Los informes iniciales del uso del propofol como sustancia inductora para la intubación endotraqueal en los neonatos prematuros con edades gestacionales de entre 25 y 30 semanas sugirieron un perfil de seguridad positivo (40). Sin embargo, datos más recientes sugieren que el propofol para esta indicación en esta población debe usarse con precaución debido a sus importantes efectos secundarios cardiovasculares (41, 42).

Se han investigado fármacos vagolíticos para premedicación anestésica debido a la capacidad de disminuir la bradicardia inducida por el nervio vago y las secreciones bucales. Tanto la atropina como el glicopirrolato han demostrado ser eficaces en la prevención de la bradicardia vagal durante la intubación endotraqueal en los neonatos (43-45).

Los bloqueantes neuromusculares son otro componente de la optimización de las condiciones de intubación. El efecto deseado es principalmente la disminución del movimiento del paciente, lo cual le permite al profesional tener un campo de visión más controlado. El segundo efecto del bloqueo neuromuscular es la disminución de la presión intracraneal (44, 46). Estos fármacos actúan en el extremo de la placa motora para bloquear la transmisión entre las terminaciones nerviosas motoras, lo cual produce la parálisis de los músculos esqueléticos para facilitar la intubación endotraqueal. Los bloqueantes neuromusculares pueden clasificarse como no despolarizantes (atracurio, mivacurio, vecuronio, rocuronio y pancuronio) y despolarizantes (succinilcolina). La succinilcolina debe usarse con precaución en pacientes con hiperpotasemia o antecedentes familiares de hipertermia maligna.

Se recomienda usar la premedicación en intubaciones neonatales electivas, incluidos analgésicos o una dosis anestésica de hipnóticos. Los vagolíticos y los relajantes neuromusculares de rápida acción también deben tenerse en cuenta. Debe evitarse el uso de sedantes solos, como las benzodiazepinas, sin analgésicos, y los relajantes neuromusculares deben administrarse solamente después de administrar un analgésico (**Tabla 37-3**).

Tabla 37-3. Fármacos para intubaciones electivas.

Fármaco	Dosis (IV)	Inicio de la acción	Efectos adversos frecuentes
Analgésicos			
Fentanilo	1-4 µg/kg.	Casi inmediata.	Apnea, hipotensión, depresión del SNC, rigidez de la pared torácica: administrarlo lentamente.
Remifentanilo	1-3 µg/kg.	Casi inmediata.	Apnea, hipotensión, depresión del SNC, rigidez de la pared torácica.
Morfina	0,05-0,1 mg/kg.	5-15 min.	Apnea, hipotensión, depresión del SNC.
Hipnóticos/Sedantes			
Midazolam	0,05-0,1 mg/kg.	5-10 min.	Apnea, hipotensión, depresión del SNC.
Propofol	2,5 mg/kg.	30 s a 10 min.	- Liberación de histamina. - Apnea. - Broncoespasmo. - Bradicardia.
Bloqueantes neuromusculares			
Pancuronio	0,05-0,1 mg/kg.	1-3 min.	- Hipertensión. - Taquicardia. - Broncoespasmo. - Salivación.
Vecuronio	0,1 mg/kg	2-3 min.	- Hipertensión/hipotensión. - Taquicardia. - Broncoespasmo. - Arritmias.
Rocuronio	0,6-1,2 mg/kg	1-2 min.	- Hipertensión/hipotensión. - Taquicardia. - Broncoespasmo. - Arritmias.
Vagolíticos			
Atropina	0,02 mg/kg	1-2 min.	- Piel seca y caliente. - Taquicardia.
Glicopirrolato	4-10 µg/kg	1-10 min.	- Piel seca y caliente. - Taquicardia.

SNC: sistema nervioso central.

Elección y colocación del tubo endotraqueal

La anatomía y las dimensiones de las vías respiratorias neonatales difieren de las de los adultos. Históricamente, las vías respiratorias neonatales se han descrito como cónicas en la dimensión anteroposterior (AP), con el anillo cricoides como la parte más estrecha de las vías respiratorias, y de forma circular en la dimensión transversal. Estudios más recientes que utilizaron imágenes avanzadas de las vías respiratorias, como la resonancia magnética y la tomografía computarizada, en pacientes sedados y en otros que respiraban espontáneamente, demostraron que las vías respiratorias neonatales son elípticas en la dimensión transversal, y que la laringe se asemeja mucho a un cilindro en la dimensión AP. La parte más pequeña de las vías respiratorias se ubica a nivel de las cuerdas vocales y las cuerdas subvocales (47, 48). Estas diferencias presentan interrogantes válidos respecto de nuestra elección del tubo endotraqueal para usar durante una operación. Un tubo endotraqueal sin manguito del tamaño adecuado tendrá una fuga al introducir el tubo circular en una vía respiratoria de forma elíptica. Es probable, dada la anatomía de las vías respiratorias, que un tubo sin fugas pueda ejercer una presión excesiva sobre las paredes laterales de las vías respiratorias.

Este inconveniente no se resuelve por completo con el uso de un tubo con manguito, ya que estos igual podrían no prevenir una fuga aérea, si bien la presión ejercida sobre las paredes laterales podría ser menor. Las ventajas de usar un tubo endotraqueal con manguito incluyen un mejor cierre de las vías respiratorias, con lo cual se logra 1) precisión en las mediciones cuantitativas de la ventilación, 2) prevención de la aspiración del contenido gástrico hacia los pulmones y 3) un monitoreo preciso del dióxido de carbono teleespiratorio (48). Sin embargo, frecuentemente surgen dudas de parte del neonatólogo respecto de utilizar un tubo endotraqueal con manguito debido a la preocupación de que el manguito ejerza una presión excesiva sobre las vías respiratorias en desarrollo, así como respecto del tamaño del tubo, ya que un tubo más pequeño podría impedir la succión y aumentar la resistencia de las vías respiratorias. Los estudios realizados con tubos endotraqueales con manguito y sin manguito no han demostrado estridor posextubación en los sujetos en los que se utilizó un tubo endotraqueal con manguito (49, 50). La anatomía elíptica sugiere que la presión ejercida sobre las vías respiratorias probablemente sea mayor en los neonatos intubados con un tubo endotraqueal sin manguito.

El tubo endotraqueal con manguito puede contemplarse en los neonatos de mayor tamaño, ya que probablemente habría pocos efectos sobre la ventilación y la oxigenación debido a la resistencia en las vías respiratorias relacionada con el tamaño del tubo en un neonato a término o casi a término. Sin embargo, en neonatos con retraso del crecimiento o prematuros, un tubo con manguito podría ser demasiado grande para las vías respiratorias. En el caso de los neonatos prematuros, los tubos sin manguito podrían utilizarse siempre que se reconozca que la ventilación y la oxigenación se convierten en un desafío, y que el monitoreo cuantitativo del dióxido de carbono teleespiratorio no será preciso si existe una fuga aérea importante. Esta estrategia podría requerir una medición transcutánea del dióxido de carbono o mediante gasometría.

La identificación de la profundidad de inserción correcta del tubo endotraqueal también puede ser un desafío. La «regla del 7-8-9» se utiliza habitualmente en neonatología y es recomendada por la Academia Estadounidense de Pediatría y el Programa de Reanimación Neonatal. Esta regla implica sumarle 6 al peso del neonato en kilogramos, lo cual nos brinda la profundidad adecuada en centímetros desde la punta del tubo hasta el borde de bermellón de los labios. Esta regla ha sido particularmente imprecisa en los neonatos que pesan <750 g, si bien la precisión mejora conforme aumenta el peso al nacer (51). Los riesgos de calcular indebidamente la profundidad de inserción del tubo incluyen la extubación no programada si la profundidad es muy poca, así como barotrauma, neumotórax y ventilación deficiente si la profundidad es excesiva. Se ha demostrado que los métodos para evaluar la profundidad adecuada, como la auscultación de los ruidos respiratorios bilaterales, es imprecisa en el 30 % de los pacientes, la mayoría de los cuales eran neonatos y niños (52). Se han sugerido métodos alternativos, y uno que ha resultado exitoso ha sido el uso de la distancia entre la base del tabique nasal y la punta del trago para calcular la profundidad del tubo. En este método, la profundidad adecuada del tubo una vez fijado a los labios es equivalente a la distancia entre la nariz y el trago + 1 (53-55). Al utilizarlo en el ámbito de este estudio, el método tuvo una precisión >90 %. Recomendamos analizar el uso de la distancia entre la nariz y el trago como método para calcular la profundidad del tubo, en particular en los neonatos que pesan <750 g, en los cuales la «regla de 7-8-9» podría no ser tan precisa (**Figura 37-2**). Algunas instituciones realizan la intubación en la UCIN de neonatos que se someterán a intervenciones quirúrgicas y confirman la colocación mediante una radiografía de tórax antes de trasladarlo al quirófano. Esta estrategia puede mejorar la seguridad y la eficiencia una vez que se ha confirmado definitivamente la necesidad de la intervención quirúrgica.

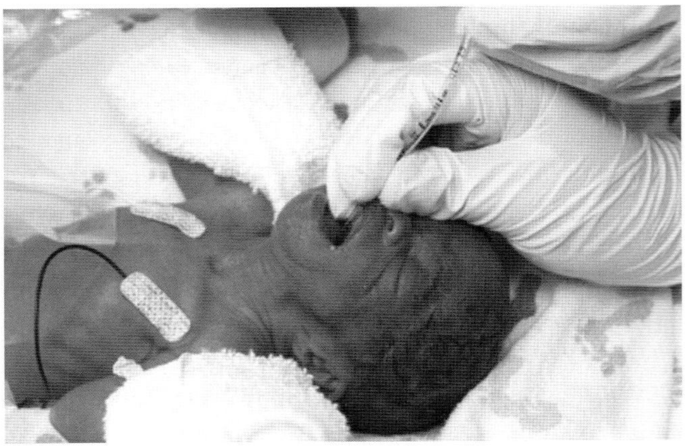

Figura 37-2. Neonato recientemente intubado. Obsérvese la manipulación delicada del paciente y del tubo endotraqueal. Mientras se espera para asegurar el tubo endotraqueal, quien realiza el procedimiento sostiene el tubo endotraqueal contra el paladar duro del paciente. Esto disminuirá la probabilidad de desplazamiento del tubo.

Puntos clave

- En los neonatos en estado crítico, debe contemplarse la posibilidad de realizar las intervenciones quirúrgicas programadas en la UCIN.
- La intubación electiva de los neonatos debe incluir premedicación con una dosis adecuada de un analgésico o hipnótico. Debe tenerse en cuenta el uso de vagolíticos y bloqueantes neuromusculares.
- El uso de un tubo endotraqueal con manguito en los neonatos a término y de aquellos con un tamaño equivalente a los neonatos a término podría mejorar las estrategias de oxigenación y ventilación durante la operación y, posiblemente, disminuir los acontecimientos adversos relacionados con la intubación. El uso de un tubo endotraqueal con manguito no está indicado en neonatos prematuros.

MANEJO DURANTE LA OPERACIÓN

Los aspectos ventilatorios del manejo durante la operación de un neonato pueden subdividirse en tres dominios distintos. El primero es la elección del modo de ventilación. El segundo es el del monitoreo de los signos vitales, incluida la frecuencia respiratoria, la frecuencia cardíaca, la presión arterial y la saturación de oxígeno, así como las mediciones periódicas del pH y las concentraciones de dióxido de carbono en sangre. Por último, debe pensarse en el manejo ventilatorio continuo y la resolución de problemas durante la operación.

Modo ventilatorio

Desde los neonatos hasta los adultos, se puede usar una cantidad casi infinita de modos ventilatorios. Esta es otra oportunidad para resistir la tentación de simplemente aplicar los principios de los adultos a los neonatos. El manejo ventilatorio intraoperatorio eficaz resulta óptimo cuando se reconoce que el neonato requiere estrategias específicas para ventilarlo de manera segura durante toda la operación, pero también para disminuir el riesgo de daño pulmonar inducido por respiración mecánica u oxigenoterapia. Históricamente, la ventilación con presión definida se utilizaba en las UCIN como el único tipo de ventilación disponible. A medida que evolucionaron los respiradores, se demostró que la ventilación con volumen definido y controlada por presión disminuye las morbilidades tales como el neumotórax y la hemorragia intracraneal en los neonatos prematuros (56, 57). En la actualidad, esta tecnología se utiliza habitualmente en las UCIN.

En la mayoría de los respiradores que se comercializan, el volumen corriente más bajo que puede establecerse es de entre 2,5 y 3 ml. Si se utilizan estos volúmenes corrientes objetivo para nuestros pacientes más pequeños (es decir, de <500 g), el paciente podría estar expuesto a barotrauma, ya que los mililitros por kilogramo por respiración podrían superar nuestro objetivo típico de 4 a 6 ml/kg. Las características de rendimiento de muchos respiradores hacen que la ventilación con volumen definido y controlada por presión sea todo un desafío en los pacientes que pesan <500 g. Asimismo, estos respiradores podrían estar presentes solo en las UCIN y no en el quirófano. Este motivo solo podría llevar a realizar la intervención en la UCIN en lugar de en el quirófano, o bien a llevar el respirador mecánico de la UCIN al quirófano junto con el paciente que se someterá a la operación.

Si no es posible utilizar ventilación con volumen definido y controlada por presión, la ventilación controlada por presión puede usarse mientras se monitorean los volúmenes corrientes exhalados «dentro del respirador» y se ajusta tanto la PEEP como la presión inspiratoria máxima para administrar volúmenes corrientes de entre 4 y 6 ml/kg cuando sea necesario. La hiperventilación debido a una ventilación minuto excesiva puede provocar hipocapnia, un factor de riesgo de daño a la sustancia blanca y deficiencias del neurodesarrollo, en especial en los neonatos de muy bajo peso al nacer (MBPN) (58, 59). Debe evitarse la ventilación manual (con ambú) de los neonatos debido a la mayor variabilidad en la frecuencia, la presión inspiratoria máxima, la PEEP y los volúmenes corrientes administrados.

Se ha sugerido cada vez más que los neonatos podrían no tener que ser intubados y ventilados mecánicamente para todas las operaciones. Un ejemplo clásico de esto es la realización de una operación con láser en caso de retinopatía del prematuro, mientras se mantiene a los neonatos bajo ventilación con presión positiva continua en las vías respiratorias o mediante el uso de una mascarilla laríngea. Si bien la naturaleza menos invasiva de este método para disminuir el daño pulmonar inducido por ventilación mecánica tiene su atractivo, no hay suficientes evidencias para recomendar esta estrategia de forma rutinaria. Sin embargo, con el tiempo, la ventilación no invasiva durante las operaciones complejas podría tornarse más habitual.

Signos vitales

La frecuencia obligatoria determinada de las respiraciones mecánicas en un neonato sedado o paralizado puede variar entre las 35 y las 75 insuflaciones por minuto en función de la gravedad de la enfermedad pulmonar, del grado de insuficiencia pulmonar y de la edad gestacional. La reunión informativa y la evaluación previas a la operación probablemente arrojen información importante sobre las necesidades respiratorias recientes del paciente.

La frecuencia cardíaca y la tensión arterial del paciente deberán monitorearse de manera frecuente durante toda la operación. Si bien ambas pueden variar debido a la operación misma, los cambios en la oxigenación y la ventilación también podrían afectarse entre sí. La tensión arterial podría bajar si las presiones medias en las vías respiratorias provocadas por el respirador permanecen demasiado elevadas y restringen el retorno venoso al corazón. La frecuencia cardíaca podría elevarse bastante si el paciente está incómodo debido a una sedación o ventilación inadecuadas.

Es de especial importancia en los neonatos prematuros el reconocimiento de la hiperoxia y los efectos adversos de la exposición prolongada a esta. Los neonatólogos reconocen desde hace mucho tiempo que los neonatos expuestos a un exceso de oxígeno presentan un mayor riesgo de retinopatía del prematuro (la principal causa de ceguera en los prematuros) y de enfermedades pulmonares crónicas. La exposición prolongada de los pulmones, el cerebro y los ojos en desarrollo del neonato a los radicales libres del oxígeno podría dañar la vasculatura y los tejidos en desarrollo de los respectivos órganos y sistemas. El campo de la neonatología se ha centrado en identificar la concentración óptima de oxígeno necesaria para administrar una cantidad de oxígeno adecuada a los neonatos prematuros al reconocer un mayor riesgo de morbilidad relacionado con la exposición al exceso de oxígeno. Las evidencias que sugirieron que la exposición constante a saturaciones de oxígeno más elevadas produjo un mayor riesgo de retinopatía del prematuro (60) permitieron la adopción de límites de saturación de oxígeno inferiores (es decir, del 85 % al 92 %) en muchas UCIN. Sin embargo, un metaanálisis de tres ensayos internacionales (SUPPORT, BOOST II y COT) determinó que, si bien buscar un límite de saturación de oxígeno menor disminuía el riesgo de retinopatía del prematuro, aumentaba el riesgo de enterocolitis necrotizante y muerte. Los autores llegaron a la conclusión de que una saturación de oxígeno objetivo del 90 % al 95 % es la adecuada (61). Esto ha sido respaldado por la opinión de expertos (62, 63). Sería lógico que estos límites de saturación de oxígeno fueran igual de adecuados durante las intervenciones quirúrgicas, en un esfuerzo por evitar largos períodos de hiperoxia, y administrar una concentración de oxígeno adecuada a los tejidos en desarrollo. Debido a esto, es de suma importancia contar con un mezclador de oxígeno en el quirófano y en el traslado hacia y desde ese lugar. La reunión informativa previa a la operación debe incluir el rango de saturación de oxígeno esperado utilizado en la UCIN, y ese rango esperado debe mantenerse durante toda la intervención para fomentar la coherencia en la atención entre la UCIN y el quirófano. La exposición a la hiperoxia durante la operación tiene una morbilidad baja en los pacientes mayores, pero, en los neonatos, podría contribuir a un riesgo ya elevado de morbilidad a largo plazo.

En un esfuerzo por mitigar las morbilidades tales como la DBP, la hipercapnia permisiva aumenta la eficacia de la eliminación del CO_2 (64), mejora el equilibrio ventilación-perfusión en los pulmones (65) y, posiblemente, aumenta el impulso respiratorio, lo que disminuye la apnea (66) —la cual los neonatos prematuros ya tienen un mayor riesgo de padecer—. Estudios previos realizados en neonatos han indicado que esta estrategia podría disminuir el riesgo de muerto o DBP, así como los días de ventilación mecánica en general (67-70). Esta estrategia tolera mayores concentraciones séricas de dióxido de carbono y menores valores de pH en sangre para disminuir la exposición de los pulmones neonatales al barotrauma como resultado de la ventilación mecánica agresiva (64). Los detalles de los intervalos tolerados pueden ser específicos de cada unidad, pero pueden incorporar concentraciones de CO_2 arterial de hasta 65 mm Hg y un pH sérico de entre 7,25 y 7,35 (véase el **Capítulo 19**).

Las mediciones de CO_2 teleespiratorio pueden ser imprecisas en los neonatos prematuros, particularmente los que tienen colocado un tubo endotraqueal sin manguito. El anestesista puede intentar usar un detector de CO_2 teleespiratorio o un detector de CO_2 transcutáneo, pero deben correlacionarse los resultados con los valores séricos, en particular cuando el valor de CO_2 que se muestra parece estar fuera del intervalo deseado o si varía considerablemente durante toda la operación. También debe evitarse la hipocapnia (valores de CO_2 <35 mm Hg) durante la operación, ya que la exposición prolongada a esta puede provocar vasoconstricción cerebral, y se ha demostrado que influye en el riesgo de deficiencias del neurodesarrollo, como parálisis cerebral, en especial en los neonatos de MBPN (58, 59).

Manejo intraoperatorio de líquidos y electrolitos

La administración adecuada de líquidos por vía intravenosa en los neonatos enfermos, en particular en los prematuros, es una táctica de manejo clave que influye sobre todas las demás áreas de manejo. Exponer a los neonatos en estado crítico a un exceso de líquidos puede provocar hipervolemia, la cual produce una fuga capilar considerable, en particular en los pulmones, y un empeoramiento de la dificultad respiratoria. Administrar líquidos por vía intravenosa en forma insuficiente puede producir taquicardia, baja diuresis, daño renal agudo, acidosis e hipotensión. Hay varios factores a considerar al seleccionar la dosis diaria típica de fluidoterapia para cada neonato. Estos factores incluyen la edad gestacional, el día posnatal, el peso actual, el crecimiento posnatal, la diuresis, los parámetros de los signos vitales y las necesidades ventilatorias y de oxigenoterapia. En los neonatos sanos que se someten a una intervención de rutina (por ejemplo, una herniorrafia, etc.) durante la cual no se espera tener que reponer la volemia, podría ser prudente que el anestesista deje al neonato conectado a los líquidos intravenosos indicados por el neonatólogo, ya que ese volumen probablemente sea adecuado en ese caso. Si el neonato requiere un bolo de líquido, por ejemplo, debido a hipotensión como resultado de la inducción de la anestesia, puede administrarse un pequeño bolo (10 ml/kg) de solución fisiológica normal o de solución Ringer lactato. Esto puede repetirse en caso de no observarse mejoras. Se debe tener cuidado de no exponer al neonato a una fluidoterapia excesiva innecesaria. Colocar una vía intravenosa (IV) periférica y dejarla abierta para que los líquidos pasen a 2 ml/h puede ser algo frecuente en los niños mayores, pero esa velocidad de administración puede representar una gran cantidad de líquido en proporción al tamaño corporal de los neonatos. En función de la práctica institucional, las vías IV periféricas pueden bloquearse con heparina cuando no se utilizan o dejar que los líquidos pasen a una velocidad menor (por ejemplo, 1 ml/h).

En los neonatos en estado más crítico, someterse a una intervención como una laparotomía abdominal o una operación cardíaca, durante la cual se espera realizar una reposición de la volemia de manera constante, podría ser adecuado continuar con los líquidos intravenosos con los que el paciente llega al quirófano. Sin embargo, durante la operación, pueden surgir acontecimientos que pueden requerir la interrupción de los líquidos debido a su contenido (por ejemplo, líquidos intravenosos de mantenimiento que contienen potasio o nutrición parenteral total). En esos casos, es fundamental que el equipo de anestesia reconozca que todos los nuevos líquidos empleados deben contener una cantidad adecuada de dextrosa para mantener la normoglucemia. Si la concentración de dextrosa cambia durante la intervención, el anestesista debe controlar regularmente la glucemia para que no se produzca una hipoglucemia inadvertida.

Existen varios desequilibrios electrolíticos que pueden observarse en los neonatos en la unidad de cuidados intensivos y en el quirófano. El profesional puede anticipar debidamente estos hallazgos en función de la evaluación de riesgos y responder en consecuencia (**Tabla 37-4**).

Tabla 37-4. Desequilibrios electrolíticos.

	Factores de riesgo	Intervención
Glucosa		
Hipoglucemia	- Neonato de madre diabética. - Pequeño para la edad gestacional. - Sepsis. - Velocidad de infusión de glucosa insuficiente para mantener la volemia.	Infusión de 200 mg/kg (2 ml/kg de dextrosa al 10 % en agua) y aumento de la velocidad de infusión inicial de glucosa.
Hiperglucemia	- Estrés quirúrgico. - Tratamiento con corticoesteroides.	Examinar la velocidad actual de infusión de glucemia para determinar si puede disminuirse. Si la velocidad de infusión es ≤4 mg/kg/min, considerar una infusión de insulina.
Calcio		
Hipocalcemia	- Prematurez. - Pequeño o grande para la edad gestacional. - Síndrome de DiGeorge.	Cloruro de calcio (10-20 mg/kg) o gluconato de calcio (100-200 mg/kg). Nota: Debe administrarse a través de una vía venosa central (dextrosa al 10 % en agua).
Sodio		
Hiponatremia	Administración excesiva de agua libre.	Examinar la velocidad actual de infusión de líquidos. Determinar si la velocidad de mantenimiento podría **disminuirse.**
Hipernatremia	Deshidratación.	Examinar la velocidad actual de infusión de líquidos. Determinar si la velocidad de mantenimiento podría **aumentarse**.
Potasio		
Hipopotasemia	Furosemida.	Considerar una infusión de cloruro de potasio (1 mEq/kg).
Hiperpotasemia	Prematurez.	Examinar la composición del líquido intravenoso y retiro del potasio. Considerar la infusión de calcio (igual que arriba), bicarbonato de sodio (1 mEq/kg) e insulina si la hiperpotasemia persiste.

Puntos clave

- La ventilación con volumen definido y controlada por presión es el modo de preferencia cuando el peso del paciente permite realizar una administración adecuada de volumen.
- La estrategia ventilatoria durante la operación de neonatos prematuros debe incluir la prevención estricta de

la hiperoxia y la hipocapnia, además de incorporar la hipercapnia permisiva.

- Las mediciones de dióxido de carbono teleespiratorio deben correlacionarse con los valores séricos en los neonatos con tubos endotraqueales sin manguito.
- La ventilación intraoperatoria de los neonatos se realiza mejor con un respirador mecánico para lograr una administración de volumen consistente y precisa.
- Los líquidos intravenosos deben administrarse con precaución y reconociendo el riesgo de hipervolemia en los neonatos.

RESOLUCIÓN DE PROBLEMAS

La descompensación repentina e inexplicable de los neonatos durante la intervención quirúrgica debe llevar al anestesista a usar la regla mnemotécnica DOPE. El *desplazamiento* del tubo es la complicación más probable en esta situación. Dada la corta longitud de las vías respiratorias de los neonatos, con tan solo un mínimo cambio en la profundidad, podría producirse la intubación del bronquio fuente o la extubación. En una operación como una reparación de una HDC, en la que la posición de la tráquea puede cambiar durante toda la operación, puede surgir esta posible complicación. La profundidad del tubo debe evaluarse, así como la capnografía y, posiblemente, la visualización directa mediante laringoscopia. La *obstrucción* del tubo es un posible problema debido al pequeño tamaño del tubo endotraqueal que suele usarse en los neonatos, en particular en los prematuros. El tubo debe succionarse con cuidado para evaluar si hay exceso de secreciones o taponamiento. Un *pneumotórax* es menos probable, pero definitivamente un posible problema si se ha intubado el bronquio fuente o si el paciente ha requerido presiones inspiratorias máximas más elevadas durante la operación (una indicación intraoperatoria de que el tubo podría haber estado en la carina). Por último, los *equipos* deben ser evaluados para verificar la presencia de defectos en su funcionamiento, y se debe proceder a retirar al neonato del respirador y ventilarlo con ambú. Nuevamente, debe tenerse cuidado de no exponerlo a una presión o un volumen excesivos durante la ventilación manual.

OTRAS CONSIDERACIONES QUIRÚRGICAS

Regulación de la temperatura

Los neonatos son propensos a perder calor debido a su gran relación área de superficie-masa corporal y a la presencia limitada de grasa subcutánea. Pierden calor por irradiación, conducción, convección y evaporación. La hipotermia genera un aumento en el consumo de oxígeno y glucosa, una disponibilidad inadecuada de oxígeno, hipoventilación, apnea, acidosis y, si no se trata, choque cardiovascular. Las fuentes del estrés térmico por frío y las consideraciones terapéuticas se indican en la **Tabla 37-5**.

Tabla 37-5. Hipotermia.

Causas	Consideraciones terapéuticas
- Exposición al frío.	- Mantener la temperatura del quirófano entre 27 °C y 29 °C. - Mantas térmicas. - Calentadores radiantes. - Colchones térmicos. - Monitoreo intraoperatorio frecuente de la temperatura central (vejiga, esófago, recto).
- Preparación de la piel con soluciones frías.	- Considere calentar las soluciones antisépticas antes de su aplicación.
- Infusión de soluciones intravenosas frías.	- Caliente los líquidos intravenosos.
- Infusión de soluciones intravenosas frías.	- Caliente los líquidos intravenosos.
- Gases secos a través del circuito de ventilación mecánica.	- Gases calentados y humidificados.

Percepción del dolor en los neonatos

Si bien una presentación extensiva del manejo anestésico intraoperatorio excede el alcance de esta obra, los fármacos de uso frecuente se enumeran en la **Tabla 37-6**. Los profesionales deben tener en cuenta que cualquier neonato que se someterá a una intervención quirúrgica es capaz de sentir dolor, independientemente de la edad gestacional. La analgesia deficiente puede provocar un aumento de la morbimortalidad, así como complicaciones longitudinales con posibles complicaciones de por vida para los neonatos, incluidas hemorragias intraventriculares y sus posteriores secuelas. El manejo operatorio puede ser complicado si no se controla el dolor correctamente, y esto incluye la aparición aguda de hipertensión pulmonar, hipertensión sistémica y respuestas exageradas frente al estrés. Existen herramientas de evaluación del dolor validadas y estandarizadas, y cada institución debe elegir un instrumento para facilitar la evaluación y el manejo adecuados del dolor intra- y posoperatorio.

Tabla 37-6. Anestésicos intravenosos de uso neonatal: pautas posológicas.

Anestésicos	Premedicación (mg/kg)	Inducción (mg/kg)	Mantenimiento (µg/kg)	Intubación (mg/kg)	Reversión (mg/kg)
Anticolinérgicos					
- Atropina	0,01-0,02				
- Glicopirrolato	0,005-0,01				
Hipnóticos					
- Propofol		2,5-3,0			
- Tiopental		4-6			
- Ketamina		0,5-2,0			
- Midazolam		0,02-0,05			
Opiáceos					
- Fentanilo		0,005-0,010	1-2 µg/kg/h		
- Morfina		0,05-0,1	10-50 µg/kg/h		
- Sufentanilo		0,0001-0,0002	0,05-0,1 µg/kg/h		
- Remifentanilo		0,0001	1,5-3 µg/kg/min		
Bloqueantes neuromusculares					
- Succinilcolina				1-2	
- Pancuronio				0,05-0,1	
- Vecuronio				0,1-0,15	
- Rocuronio				0,8-1,2	
Anticolinesterasas					
- Neostigmina					0,05-0,08
- Piridostigmina					0,02-0,03
Antagonistas opiáceos					
- Naloxona					0,005-0,01

CONCLUSIÓN

Administrar ventilación mecánica de manera segura y eficaz en neonatos que requieren intervención quirúrgica es un aspecto importante de la atención quirúrgica. Si bien es importante comprender la fisiología, las etapas de desarrollo pulmonar y las consideraciones anatómicas particulares de los pacientes neonatales, utilizar dispositivos neonatales específicos y estrategias neumoprotectoras durante la operación ayudará a los profesionales a lograr resultados óptimos.

REFERENCIAS

1. H. Bartels: Intra-uterine and extra-uterine respiration. Proc R Soc Med. 59:503-508 1966 5949298
2. G.A. Dildy, P.P. van den Berg, M. Katz, et al.: Intrapartum fetal pulse oximetry: fetal oxygen saturation trends during labor and relation to delivery outcome. Am J Obstet Gynecol. 171:679-684 1994 8092214
3. E. Khemani, D.B. McElhinney, L. Rhein, et al.: Pulmonary artery hypertension in formerly premature infants with bron-

chopulmonary dysplasia: clinical features and outcomes in the surfactant era. Pediatrics. 120:1260-1269 2007 18055675

4. H. Mirza, J. Ziegler, S. Ford, et al.: Pulmonary hypertension in preterm infants: prevalence and association with bronchopulmonary dysplasia. J Pediatr. 165:909-914 2014 e1 25189821
5. P.M. Mourani, M.K. Sontag, A. Younoszai, et al.: Early pulmonary vascular disease in preterm infants at risk for bronchopulmonary dysplasia. Am J Respir Crit Care Med. 191:87-95 2015 25389562
6. A.H. Jobe: What is BPD in 2012 and what will BPD become?. Early Hum Dev. 88 (suppl 2):S27-S28 2012 22633507
7. D.K. George, T.P. Cooney, B.K. Chiu, et al.: Hypoplasia and immaturity of the terminal lung unit (acinus) in congenital diaphragmatic hernia. Am Rev Respir Dis. 136:947-950 1987 3662245
8. S.J. O'Toole, M.S. Irish, B.A. Holm, et al.: Pulmonary vascular abnormalities in congenital diaphragmatic hernia. Clin Perinatol. 23:781-794 1996 8982571
9. A.F. Schmidt, J.A. Rojas-Moscoso, F.L. Gonçalves, et al.: Increased contractility and impaired relaxation of the left pulmonary artery in a rabbit model of congenital diaphragmatic hernia. Pediatr Surg Int. 29:489-494 2013 23269641
10. M. Pierro, B. Thebaud: Understanding and treating pulmonary hypertension in congenital diaphragmatic hernia. Semin Fetal Neonatal Med. 19:357-363 2014 25456753
11. Inhaled nitric oxide and hypoxic respiratory failure in infants with congenital diaphragmatic hernia. The Neonatal Inhaled Nitric Oxide Study Group (NINOS). Pediatrics. 99:838-845 1997
12. J.W. Logan, H.E. Rice, R.N. Goldberg, et al.: Congenital diaphragmatic hernia: a systematic review and summary of best-evidence practice strategies. J Perinatol. 27:535-549 2007 17637787
13. V. Moyer, F. Moya, R. Tibboel, et al.: Late versus early surgical correction for congenital diaphragmatic hernia in newborn infants. Cochrane Database Syst Rev. 2002 CD001695
14. A.J. Rozmiarek, F.G. Qureshi, L. Cassidy, et al.: Factors influencing survival in newborns with congenital diaphragmatic hernia: the relative role of timing of surgery. J Pediatr Surg. 39:821-824 2004 discussion 821–824 15185204
15. L.E. Hollinger, P.A. Lally, K. Tsao, et al.: A risk-stratified analysis of delayed congenital diaphragmatic hernia repair: does timing of operation matter?. Surgery. 156:475-482 2014 24962186
16. J.T. Wung, R. Sahni, S.T. Moffitt, et al.: Congenital diaphragmatic hernia: survival treated with very delayed surgery, spontaneous respiration, and no chest tube. J Pediatr Surg. 30:406-409 1995 7760230
17. A.C. Akinkuotu, F. Sheikh, D.L. Cass, et al.: Are all pulmonary hypoplasias the same? A comparison of pulmonary outcomes in neonates with congenital diaphragmatic hernia, omphalocele and congenital lung malformation. J Pediatr Surg. 50:55-59 2015 25598093
18. J.C. Argyle: Pulmonary hypoplasia in infants with giant abdominal wall defects. Pediatr Pathol. 9:43-55 1989 2717498
19. S.S. Nicholas, D.M. Stamilio, J.M. Dicke, et al.: Predicting adverse neonatal outcomes in fetuses with abdominal wall defects using prenatal risk factors. Am J Obstet Gynecol. 201 2009 383 e1–e6
20. S.N. Kunz, J.S. Tieder, K. Whitlock, et al.: Primary fascial closure versus staged closure with silo in patients with gastroschisis: a meta-analysis. J Pediatr Surg. 48:845-857 2013 23583145
21. N.N. Finer, B.C. Woo, A. Hayashi, et al.: Neonatal surgery: intensive care unit versus operating room. J Pediatr Surg. 28:645-649 1993 8340848
22. D.S. Gould, L.M. Montenegro, J.W. Gaynor, et al.: A comparison of on-site and off-site patent ductus arteriosus ligation in premature infants. Pediatrics. 112:1298-1301 2003 14654600
23. Y.L. Wang, S.F. Jeng, P.N. Tsao, et al.: Operating room within the neonatal intensive care unit—experience of a medical center in Taiwan. Pediatr Neonatol. 56 (4):220-225 2014 25500106
24. M.S. Mallick, A.M. Jado, A.R. Al-Bassam: Surgical procedures performed in the neonatal intensive care unit on critically ill neonates: feasibility and safety. Ann Saudi Med. 28:105-108 2008 18398286
25. H. Shenassa, K. Sankaran, W. Duncan, et al.: Surgical ligation of patent ductus arteriosus in a neonatal intensive care setting is safe and cost effective. Can J Cardiol. 2:353-355 1986 3100008
26. K. Barrington: Premedication for endotracheal intubation in the newborn infant. Paediatr Child Health. 16:159-171 2011 22379381
27. P. Kumar, S.E. Denson, T.J. Mancuso: Premedication for non-emergency endotracheal intubation in the neonate. Pediatrics. 125:608-615 2010 20176672
28. T.A. Marshall, R. Deeder, S. Pai, et al.: Physiologic changes associated with endotracheal intubation in preterm infants. Crit Care Med. 12:501-503 1984 6723333
29. T.N. Raju, D. Vidyasagar, C. Torres, et al.: Intracranial pressure during intubation and anesthesia in infants. J Pediatr. 96:860-862 1980 7365587
30. L. Brunson J. Lazo K. Parker Goodman and Gilman's The Pharmacologic Basis of Therapeutics. 11 ed. 2006 McGraw Hill New York
31. C.S. Scott, K.W. Riggs, E.W. Ling, et al.: Morphine pharmacokinetics and pain assessment in premature newborns. J Pediatr. 135:423-429 1999 10518075
32. C. Taketomo J. Hodding D. Kraus Pediatric Dosage Handbook. 11th ed. 2004 Lexicomp Hudson, OH
33. E. Saarenmaa, P.J. Neuvonen, V. Fellman: Gestational age and birth weight effects on plasma clearance of fentanyl in newborn infants. J Pediatr. 136:767-770 2000 10839874
34. H. Hume-Smith, J. McCormack, C. Montgomery, et al.: The effect of age on the dose of remifentanil for tracheal intubation in infants and children. Paediatr Anaesth. 20:19-27 2010 19968808
35. Y. Pereira e Silva, R.S. Gomez, R.F. Barbosa, et al.: Remifentanil for sedation and analgesia in a preterm neonate with respiratory distress syndrome. Paediatr Anaesth. 15:993-996 2005 16238563
36. M.G. Penido, R. Garra, M. Sammartino, et al.: Remifentanil in neonatal intensive care and anaesthesia practice. Acta Paediatr. 99:1454-1463 2010 20491695
37. T.C. Lee, B.G. Charles, G.J. Harte, et al.: Population pharmacokinetic modeling in very premature infants receiving midazolam during mechanical ventilation: midazolam neonatal pharmacokinetics. Anesthesiology. 90:451-457 1999 9952152
38. G. Haeseler, M. Karst, N. Foadi, et al.: High-affinity blockade of voltage-operated skeletal muscle and neuronal sodium channels by halogenated propofol analogues. Br J Pharmacol. 155:265-275 2008 18574460

39. Y. Kotani, M. Shimazawa, S. Yoshimura, et al.: The experimental and clinical pharmacology of propofol, an anesthetic agent with neuroprotective properties. CNS Neurosci Ther. 14:95-106 2008 18482023
40. S. Ghanta, M.E. Abdel-Latif, K. Lui, et al.: Propofol compared with the morphine, atropine, and suxamethonium regimen as induction agents for neonatal endotracheal intubation: a randomized, controlled trial. Pediatrics. 119:e1248-e1255 2007 17485450
41. M. Nauta, W. Onland, A. De Jaegere: Propofol as an induction agent for endotracheal intubation can cause significant arterial hypotension in preterm infants. Paediatr Anaesth. 21:711-712 2011 21518114
42. L. Welzing, A. Kribs, F. Eifinger, et al.: Propofol as an induction agent for endotracheal intubation can cause significant arterial hypotension in preterm neonates. Paediatr Anaesth. 20:605-611 2010 20642659
43. K.J. Barrington, N.N. Finer, P.C. Etches: Succinylcholine and atropine for premedication of the newborn infant before nasotracheal intubation: a randomized, controlled trial. Crit Care Med. 17:1293-1296 1989 2686934
44. M.A. Kelly, N.N. Finer: Nasotracheal intubation in the neonate: physiologic responses and effects of atropine and pancuronium. J Pediatr. 105:303-309 1984 6747766
45. E. Norman, S. Wikstrom, L. Hellstrom-Westas, et al.: Rapid sequence induction is superior to morphine for intubation of preterm infants: a randomized controlled trial. J Pediatr. 159:893-899 e1 2011 21798556
46. R.H. Friesen, A.T. Honda, R.E. Thieme: Changes in anterior fontanel pressure in preterm neonates during tracheal intubation. Anesth Analg. 66:874-878 1987 3619094
47. R.S. Litman, E.E. Weissend, D. Shibata, et al.: Developmental changes of laryngeal dimensions in unparalyzed, sedated children. Anesthesiology. 98:41-45 2003 12502977
48. J.D. Tobias: Pediatric airway anatomy may not be what we thought: implications for clinical practice and the use of cuffed endotracheal tubes. Paediatr Anaesth. 25:9-19 2015 25243638
49. T.W. Deakers, G. Reynolds, M. Stretton, et al.: Cuffed endotracheal tubes in pediatric intensive care. J Pediatr. 125:57-62 1994 8021785
50. C.J. Newth, B. Rachman, N. Patel, et al.: The use of cuffed versus uncuffed endotracheal tubes in pediatric intensive care. J Pediatr. 144:333-337 2004 15001938
51. J. Peterson, N. Johnson, K. Deakins, et al.: Accuracy of the 7-8-9 rule for endotracheal tube placement in the neonate. J Perinatol. 26:333-336 2006 16642028
52. S.T. Verghese, R.S. Hannallah, M.C. Slack, et al.: Auscultation of bilateral breath sounds does not rule out endobronchial intubation in children. Anesth Analg. 99:56-58 2004 15281503
53. T.C. Wang, L.L. Kuo, C.Y. Lee: Utilizing nasal-tragus length to estimate optimal endotracheal tube depth for neonates in Taiwan. Indian J Pediatr. 78:296-300 2011 20972740
54. K.L. Whyte, R. Levin, A. Powls: Clinical audit: optimal positioning of endotracheal tubes in neonates. Scott Med J. 52:25-27 2007
55. H. Shukla, A. Ferrara: Rapid estimation of insertional length of umbilical catheters in newborns. Am J Dis Child. 140:786-788 1986 3728405
56. W. Peng, H. Zhu, H. Shi, et al.: Volume-targeted ventilation is more suitable than pressure-limited ventilation for preterm infants: a systematic review and meta-analysis. Arch Dis Child Fetal Neonatal Ed. 99:F158-F165 2014 24277660
57. K. Wheeler, C. Klingenberg, N. McCallion, et al.: Volume-targeted versus pressure-limited ventilation in the neonate. Cochrane Database Syst Rev. 2010 CD003666
58. A. Leviton, E. Allred, K.C. Kuban, et al.: Early blood gas abnormalities and the preterm brain. Am J Epidemiol. 172:907-916 2010 20807736
59. S. Shankaran, J.C. Langer, S.N. Kazzi, et al.: Cumulative index of exposure to hypocarbia and hyperoxia as risk factors for periventricular leukomalacia in low birth weight infants. Pediatrics. 118:1654-1659 2006 17015558
60. A. Patz, L.E. Hoeck, E. De La Cruz: Studies on the effect of high oxygen administration in retrolental fibroplasia. I. Nursery observations. Am J Ophthalmol. 35:1248-1253 1952 12976495
61. O.D. Saugstad, D. Aune: Optimal oxygenation of extremely low birth weight infants: a meta-analysis and systematic review of the oxygen saturation target studies. Neonatology. 105:55-63 2014 24247112
62. E. Bancalari, N. Claure: Oxygenation targets and outcomes in premature infants. JAMA. 309:2161-2162 2013 23645072
63. R.A. Polin, D. Bateman: Oxygen-saturation targets in preterm infants. N Engl J Med. 368:2141-2142 2013 23642082
64. J. Ryu, G. Haddad, W.A. Carlo: Clinical effectiveness and safety of permissive hypercapnia. Clin Perinatol. 39:603-612 2012 22954272
65. S.E. Sinclair, D.A. Kregenow, I. Starr, et al.: Therapeutic hypercapnia and ventilation-perfusion matching in acute lung injury: low minute ventilation vs inspired CO2. Chest. 130:85-92 2006 16840387
66. R.E. Alvaro, M. Khalil, M. Qurashi, et al.: CO2 inhalation as a treatment for apnea of prematurity: a randomized double-blind controlled trial. J Pediatr. 160:252-257 2012 e1 21907349
67. M.S. Dunn, J. Kaempf, A. de Klerk, et al.: Randomized trial comparing 3 approaches to the initial respiratory management of preterm neonates. Pediatrics. 128:e1069-e1076 2011 22025591
68. N.N. Finer, W.A. Carlo, M.C. Walsh, et al.: Early CPAP versus surfactant in extremely preterm infants. N Engl J Med. 362:1970-1979 2010 20472939
69. C.J. Morley, P.G. Davis, L.W. Doyle, et al.: Nasal CPAP or intubation at birth for very preterm infants. N Engl J Med. 358:700-708 2008 18272893
70. J.L. Tapia, S. Urzua, A. Bancalari, et al.: Randomized trial of early bubble continuous positive airway pressure for very low birth weight infants. J Pediatr. 161:75-80 e1 2012 22402568

Capítulo 38

Atención respiratoria neonatal en países con recursos limitados

Amuchou S. Soraisham, MBBS, MD, DM, MS, FRCPC, FAAP
Nalini Singhal, MBBS, MD, FRCPC

El primer capítulo de este libro describe los orígenes históricos de la ventilación neonatal en los países industrializados. A pesar del rápido crecimiento en los países desarrollados, las unidades de cuidados intensivos neonatales (UCIN) y la atención de alta tecnología como la ventilación neonatal han evolucionado mucho más lentamente en los países con recursos limitados desde 1975. Múltiples factores, como la economía deficiente, la falta de personal capacitado, la falta de equipos y la incapacidad de desarrollar programas estructurados, han sido responsables de esta demora en los avances. Asimismo, los países con elevadas tasas de mortalidad neonatal e infantil se han centrado, con toda razón, en la prevención de problemas frecuentes de salud pública y en sencillos programas de reanimación y cuidados básicos de los neonatos, en lugar de establecer costosas UCIN que cuenten con respiradores. Sin embargo, en los últimos años, la globalización ha aumentado el acceso a nuevos conocimientos médicos y tecnologías en muchos países en vías de desarrollo (1). El siglo XXI será testigo de un rápido avance de los programas de ventilación asistida en las unidades neonatales de todo el mundo, si bien los avances serán desiguales. El plan de acción «Todos los recién nacidos» busca poner fin a las muertes neonatales evitables (2). Para lograr este objetivo, algunos neonatos requerirán asistencia con cuidados ventilatorios más avanzados, incluida la presión positiva continua en las vías respiratorias (CPAP) y respiradores específicos de uso neonatal.

En este capítulo, repasamos el estado actual de las UCIN en países con recursos limitados, los obstáculos que impiden el desarrollo de programas de atención respiratoria y las posibles estrategias para superarlos a fin de contar con programas funcionales de atención respiratoria adecuados a cada región.

EL ALCANCE DE LAS NECESIDADES

Las elevadas tasas de mortalidad neonatal (TMN) y de mortalidad infantil (TMI) constituyen uno de los principales problemas sanitarios en los países de bajos y medianos ingresos. Según el sistema de clasificación del Banco Mundial, un país con un ingreso nacional bruto *per cápita* de menos de USD 12 746 en 2013 se considera un país de bajos y medianos ingresos —o en vías de desarrollo— (3). A nivel mundial, casi 3 millones de neonatos mueren durante el período neonatal (durante los primeros 28 días de vida), y hay 2,6 millones de mortinatos por año (4). La mayoría de las muertes neonatales se producen en países de bajos y medianos ingresos. En 2012, tres motivos justificaron la mortalidad de más del 80 %: complicaciones de la prematurez, muertes neonatales relacionadas con el parto (incluida la asfixia periparto) e infecciones neonatales. Las complicaciones de la prematurez son la segunda causa de muerte en menores de 5 años. Los programas de reanimación neonatal, como el *Helping Babies Breath* (5), han demostrado una disminución en la mortalidad neonatal (6). La capacitación en reanimación en centros de recursos limitados puede disminuir la muerte neonatal relacionada con complicaciones durante el parto en un 30 % y la muerte neonatal precoz en un 38 % (7). Sin embargo, tras la reanimación neonatal, algunos neonatos podrían requerir CPAP o ventilación asistida. Se calcula que el 21 % de los neonatos que presentan una enfermedad durante los primeros 6 días de vida tienen síntomas respiratorios que pueden requerir ventilación asistida (8). En países de bajos y medianos ingresos, hay una necesidad de programadas de atención neonatal que cuenten con equipos respiratorios apropiados y con personal capacitado. Los centros necesitan herramientas como oxígeno, ambúes y, posiblemente, CPAP, para brindar atención respiratoria básica. Los hospitales de mayor complejidad deben contar con CPAP y ventilación mecánica. Para brindar CPAP y ventilación asistida, los centros sanitarios deben contar con personal médico y de enfermería correctamente capacitado.

La información sobre las unidades de nivel II y III en los países de recursos limitados es escasa. Como es de esperarse, estos países tienen las mayores TMN y TMI y, por lo tanto, las necesidades más urgentes. Por ejemplo, la India, con una TMN de 29 de cada 1000 (9) y 25 millones de partos por año, requeriría cientos de UCIN de nivel III y quizá miles de UCIN de nivel II. Se calcula que, en la India, con aproximadamente 1200 millones de habitantes, se requiere una UCIN de nivel III con 30 camas por cada 1 millón de habitantes (10), con centros sanitarios complementarios de nivel II. Lo idea, para que sea eficaz, sería tener un programa perinatal regional cooperativo que fuera responsable de coordinar las actividades clínicas, la educación, el uso de los recursos, la mejora de la calidad y el desarrollo de mejores prácticas basadas en las evidencias.

Una mejora paralela en la atención hospitalaria prenatal y neonatal también es necesaria para continuar disminuyendo la TMN. Debido a que el compromiso respiratorio está presente en las tres causas importantes de mortalidad neonatal (prematurez, asfixia durante el parto e infecciones neonatales), contar con programas eficaces de tratamiento de la dificultad respiratoria podrían lograr un mayor efecto sobre la TMN (11).

FACTORES LIMITANTES

Las principales barreras que impiden el desarrollo de programas de atención respiratoria en países con recursos limitados incluyen la infraestructura y la disponibilidad limitadas de equipos, personal debidamente capacitado y programas de mejora de la calidad, así como la ausencia de sistemas coordinados. Los centros de salud de muchos países con recursos limitados no cumplen con las necesidades básicas de los neonatos, como el mantenimiento del calor, un entorno limpio y la leche materna. Sin embargo, irónicamente, algunos de estos países están comenzando a inaugurar unidades de nivel III en sus hospitales de distrito (12). Algunos hospitales de distrito están equipados con oxígeno y succión, pero no suelen tener ambúes ni calentadores radiantes, y las campanas de oxígeno tampoco suelen estar presentes (12). Incluso cuando cuentan con ambúes, generalmente no existe un sistema de limpieza y almacenamiento en un lugar adecuado. Los centros de atención primaria, cada uno de los cuales atiende a una población de entre 10 000 y 15 000 habitantes y ofrece servicios básicos de maternidad, prácticamente no tienen equipos. Existe una necesidad urgente de mejorar estas carencias. La atención respiratoria se limita a muy pocos hospitales o está disponible solamente en el sector privado y, por lo tanto, es inalcanzable para la mayoría de los neonatos.

Existen obstáculos que impiden desarrollar servicios de atención respiratoria en todos los niveles en los países con recursos limitados (13). A continuación, se describen algunos de estos obstáculos.

El obstáculo de los programas de atención respiratoria

Existe una falta de programas de atención respiratoria estructurados con iniciativas de mejora de la calidad. Básicamente, hay pocas o ninguna pauta de atención clínica o mantenimiento de equipos. Incluso si los equipos están supuestamente disponibles, podrían no funcionar o estar guardados bajo llave en algún lugar inalcanzable.

Infraestructura

No se cuenta con la debida infraestructura física. Los hospitales no cuentan con unidades de cuidados intensivos debidamente diseñados para adultos, muchos menos para neonatos. Incluso en los hospitales de los distritos y en los hospitales escuela, el espacio para la atención de los neonatos de alto riesgo se asigna de manera arbitraria y podría no contar con los requisitos básicos de agua corriente, un suministro constante de electricidad y un entorno controlado. Hay problemas para mantener un suministro constante de oxígeno o aire comprimido. Muchas unidades dependen de tanques de aire y oxígeno. El mantenimiento de los equipos es irregular en los mejores hospitales e inexistente en la mayoría de las unidades.

Personal sanitario capacitado

En los países con recursos limitados, hay escasez de personal médico y de enfermería capacitado. Estas limitaciones restringen la atención de los pacientes. Incluso si el personal de enfermería está capacitado, se lo asigna de manera variable a distintas unidades, de manera tal que hay una rotación permanente de personal. Los médicos deben asumir muchas responsabilidades para las cuales no están del todo preparados, como utilizar los respiradores. En ausencia de neonatólogos capacitados, la atención queda a cargo de pediatras generales que no saben usar los respiradores. Pocos son capaces de atender casos leves de dificultad respiratoria utilizando oxígeno. En su mayoría, los médicos no están capacitados para utilizar CPAP, para colocar un tubo endotraqueal o para administrar ventilación. La mayoría de las UCIN están administradas por pediatras generales que tienen especial interés o han tenido algún tipo de experiencia previa en ventilación asistida. El personal de enfermería y los pediatras en la mayoría de los países con recursos limitados no tienen el mismo grado de capacitación y experiencia en el manejo de la ventilación neonatal que aquellos que trabajan en los países industrializados.

Los países en vías de desarrollo también enfrentan escasez de médicos y personal de enfermería debido a la emigración generalizada de personal sanitario capacitado hacia los países industrializados, lo que se conoce con el eufemismo de «fuga de cerebros» (14). Se necesitan programas innovadores para retener a los profesionales capacitados en los países con recursos limitados.

Equipos auxiliares

La mayoría de las UCIN no cuentan con servicios auxiliares, como equipos de gasometría, equipos portátiles de radiología, laboratorios de microquímica, monitores de saturación de oxígeno y monitores de frecuencia cardíaca.

ESTADO ACTUAL

Durante el último cuarto del siglo XX muchos países con recursos limitados inauguraron satisfactoriamente algunas UCIN modelo con resultados similares a los del mundo desarrollado. Estos particulares programas se crearon principalmente gracias a los esfuerzos de comités individuales y al trabajo en equipo de organizaciones profesionales. El desarrollo de las UCIN estuvo acompañado por el fenómeno de «globalización y difusión de la tecnología» de las tres últimas décadas (1). Se sabe que la implementación generalizada de tecnologías respiratorias confiables y de bajo costo (por ejemplo, concentradores de oxígeno, monitores de saturación de oxígeno, CPAP de burbuja) podría salvar la vida de muchos neonatos hospitalizados en centros de países con recursos limitados (11). La evolución de los cuidados intensivos neonatales y, específicamente, de la ventilación se describe a continuación para algunas regiones selectas del mundo.

China

El programa de cuidados intensivos neonatales en China fue implementado por el Ministerio de Salud y el Fondo Infantil de las Naciones Unidas a principios de los años 80 (15). Desde entonces, las tasas de morbimortalidad infantil en China bajaron de manera continua. Sin embargo, la incidencia de los neonatos de bajo peso al nacer (BPN) aumentó de entre un 4 % y un 6 % en los años 90 a un 10,2 % en 2002 (15). Los neonatos de BPN constituyen la mayoría de los pacientes hospitalizados en las UCIN de todos los centros médicos. Los avances continuos en las UCIN, en especial la incorporación de la ventilación mecánica y la administración de surfactante, han aumentado la sobrevida de los neonatos prematuros en China.

El Programa de Reanimación Neonatal se implementó en China en los años 90 y logró disminuir las muertes en la sala de partos y la incidencia de índices de Apgar ≤7 durante el primer minuto de vida (16). Los neonatos que requieren mayor atención generalmente son trasladados a hospitales de nivel III para recibir tratamientos complementarios.

El nivel de atención en las UCIN es diferente según la zona del país. La CPAP nasal se utiliza generalmente de manera más precoz en los neonatos con síndrome de dificultad respiratoria (SDR) o en los neonatos prematuros que respiran de forma espontánea cuando la necesidad de oxígeno es menor del 50 %. La CPAP también se utiliza para realizar el retiro gradual de la ventilación mecánica en los neonatos y en los prematuros con apnea recurrente. Existen datos limitados sobre las mejores formas de utilizar la CPAP en el país. Se ha convertido en una práctica frecuente intubar y ventilar como un procedimiento electivo durante las primeras etapas de la mayoría de los tipos de enfermedades respiratorias neonatales graves. La ventilación obligatoria sincronizada intermitente es una de las modalidades de ventilación más utilizadas. Li y Wei (15) demostraron que el uso de la medición de la mecánica pulmonar resultó útil para orientar el uso de los ajustes del respirador y disminuyó el daño pulmonar inducido por ventilación mecánica en el SDR neonatal. La ventilación de alta frecuencia oscilatoria (VAFO) y la ventilación de alta frecuencia tipo jet se utilizan solo en algunas unidades cuando los neonatos con insuficiencia respiratoria no responden a la ventilación convencional. Un estudio realizado en China demostró que, en comparación con la ventilación mecánica convencional, la VAFO se relacionó con una menor mortalidad (2,3 % frente a 7,3 %), displasia broncopulmonar (DBP) (7,5 % frente a 16,9 %) y DBP o muerte (9,6 % frente a 29,3 %) en los neonatos prematuros de <32 semanas (17).

En un sondeo realizado en 23 UCIN entre 2004 y 2005, con un total de 13 070 admisiones, 1722 (13 %) neonatos recibieron tratamiento con ventilación mecánica por insuficiencia respiratoria, y los principales diagnósticos fueron SDR, neumonía/sepsis y síndrome de aspiración meconial (SAM) (18). La tasa de mortalidad de los neonatos ventilados fue del 32 %. La duración media de la hospitalización de todos los neonatos tratados con ventilación fue de 19,2 ± 14,6 días. La mediana de la duración de la hospitalización de los sobrevivientes fue de 70 días. El costo hospitalario medio por sobreviviente fue de 14 966 ± 13 465 yuanes (equivalentes a aproximadamente USD 2138). Un sondeo actualizado en 2010 reveló que la incidencia de la insuficiencia respiratoria neonatal en las UCIN había aumentado del 13 % al 19,7 %, y la mortalidad general había disminuido del 32 % al 24,7 %. La mortalidad general por SAM disminuyó del 39,3 % al 29,7 %, mientras que la mortalidad general por neumonía/sepsis disminuyó del 33,8 % al 28,6 % (19).

Con el aumento en el uso de la ventilación asistida en los neonatos prematuros y el aumento en la sobrevida también aumenta la incidencia de las enfermedades pulmonares crónicas (EPC) en China (15). En vistas del aumento en las EPC y de la posible toxicidad pulmonar por oxígeno, el gobierno de China ha desarrollado pautas de oxigenoterapia durante el período neonatal. Estas pautas exigen indicaciones estrictas para el uso del oxígeno, así como el empleo de la menor FiO_2 complementaria para mantener la saturación de oxígeno entre el 90 % y el 95 % con pulsioximetría.

India

La implementación de cuidados intensivos neonatales en la India ha sido lenta debido a restricciones (20) tales como la disponibilidad de la tecnología necesaria y el personal capacitado. Las restricciones económicas impiden el desarrollo de costosas UCIN de alta tecnología en el país. Al enfrentar elevadas TMN y TMI, los legisladores consideraron prudente invertir en mejorar la salud general en lugar de destinar dinero a la medicina de alta tecnología. El concepto de ofrecer una buena atención de nivel II a los neonatos prematuros y de PBN ya estaba implementado desde los años 50. El soporte respiratorio se limitaba a brindar oxigenoterapia en combinación con regulación térmica y fluidoterapia intravenosa (IV). No fue hasta mitad de los años 70 e inicios de los 80 que las UCIN en India comenzaron a brindar ventilación mecánica.

Uno de los principales impulsos del crecimiento nacional de los cuidados intensivos neonatales y, por lo tanto, de la ventilación neonatal en la India provino de la organización profesional National Neonatology Forum (NNF), fundada en 1980 (21). El NNF se centró en desarrollar políticas y estándares de atención (monitoreo a pie de cama, uso de equipos, pautas basadas en evidencias y ventilación asistida), designar niveles de atención y crear un proceso de acreditación para la atención neonatal y perinatal en el país. La organización también puso un gran énfasis en la educación y la capacitación de los pediatras y el personal de enfermería. Los sondeos del NNF demostraron una mejora gradual en la disponibilidad de los equipos y el personal (20, 22, 23).

Desde 1995, varias unidades neonatales que brindaban atención completa con capacidades de ventilación han evolucionado, principalmente en el ámbito privado. Los resultados en estas unidades, administradas por personal altamente capacitado, son similares a los de las unidades de países industrializados en casi todos los grupos de neonatos según el peso al nacer (**Tabla 38-1**). En un sondeo de 70 unidades neonatales en la India, hubo un importante avance en la infraestructura y en la disponibilidad de los equipos y la mano de obra capacitada, el personal auxiliar y los servicios (24). Las unidades contaban con respiradores mecánicos, pero con muy pocos equipos de gasometría arterial, instalaciones de radiología dentro del centro, equipos de monitoreo invasivo de la tensión arterial y atención oftalmológica. La ventilación de alta frecuencia para brindar soporte respiratorio se limita a unos pocos centros.

Los avances en la ventilación neonatal pueden evaluarse de manera indirecta mediante la cantidad de respiradores adquiridos en el país. Los datos brindados por Marketstrat, Inc. (25), una empresa que analiza información mundial de esa naturaleza, demuestran que la cantidad de compras de respiradores en la India ha ido aumentando en un 3 % a 4 % anual de manera constante. Esta cifra es un tanto más elevada que la tasa de adquisición de respiradores proyectada para China (2 % a 3 % anual). En función de la gran cantidad de nacimientos y de las elevadas tasas de asfixia al nacer, de neonatos de BPN y de neonatos prematuros (aproximadamente un 7 % de los partos o 1,75 millones por año), hay una mayor necesidad de implementar UCIN en todo el país. Con casi 548 unidades neonatales de atención especial en los hospitales de distrito, 1810 unidades de estabilización neonatal en hospitales de subdistritos y

Tabla 38-1. Tasas de sobrevida neonatal según la categoría de peso al nacer en 1995, 2010 y 2014 en todos los institutos de ciencias médicas de la India (Nueva Delhi).

Peso al nacer (g)	1995 n = 1672 (%)	2010 n = 2192 (%)	2014 n = 2631 (%)
<750	0	38,5	43,5
750-999	73,3	69,0	80,6
1000-1249	77,8	78,9	84,4
1250-1499	95,5	97,8	90,9
1500-1749	85,3	93,9	97,0
1750-1999	96,2	94,6	95,7
2000-2499	98,4	97,8	98,6
2500-2999	99,3	99,9	99,4
3000-3999	100,0	99,1	99,5
4000 o más	100,0	100,0	100,0

0,9 millones de activistas acreditados de salud social en la comunidad, el país tiene el enorme desafío de brindar atención médica a 26 millones de neonatos que nacen por año (26). Métodos económicos e innovadores para brindar soporte ventilatorio (como la CPAP de burbuja), que no sean la ventilación mecánica, también se están poniendo en marcha en los hospitales de subdistritos y distritos (27).

Algunas UCIN privadas en la India cumplen con todas las normas internacionales de espacio, equipos y personal médico y de enfermería capacitado. Pocos hospitales de países en vías de desarrollo han sido acreditados por The Joint Commission (28). El elevado costo de la atención en estos hospitales excluye el acceso a la mayor parte de la población del país.

Otros países

Bhutta *et al.* (29) informaron una experiencia alentadora en Pakistán. La administración de ventilación asistida a neonatos con SDR en ese país produjo un aumento de la sobrevida específicamente de los neonatos que pesan más de 1000 g. Los autores determinaron que la atención respiratoria puede desarrollarse en determinados hospitales para tratar satisfactoriamente a neonatos con SDR. Con la implementación de UCIN, Ho y Chang (30), de Malasia, informaron que la supervivencia de neonatos de muy bajo peso al nacer (MBPN) en una UCIN mejoró del 69 % en 1993 al 81 % en 2003. Entre los neonatos de MBPN que recibían ventilación, la sobrevida mejoró del 53 % al 93 %. Resulta interesante que no hubo ninguna mejora significativa en la mortalidad de los neonatos no ventilados, lo cual sugiere que la ventilación neonatal contribuyó significativamente al aumento en la sobrevida de los neonatos de MBPN en esta unidad.

Latinoamérica cuenta con elevadas TMN y TMI, y existen discrepancias entre los países. En algunos países latinoamericanos (por ejemplo, Cuba, Chile, Costa Rica y Jamaica), la TMN oscila entre 3 y 11 por cada 1000 nacimientos, mientras que en otros países (México), la TMI es de hasta 25 por cada 1000 nacimientos. De forma similar a otros países del mundo con recursos limitados, la principal causa de muerte neonatal son las enfermedades respiratorias. La mayoría de los neonatos que fallecen lo hacen a los pocos días del nacimiento sobre todo debido a la reanimación inadecuada al nacer y a la falta de ventilación asistida tras la admisión a la sala. La mayoría de estas muertes podrían evitarse con la implementación de instalaciones que ofrezcan reanimación y ventilación asistida adecuadas. En 1980, Ventura-Junca *et al.* demostraron la eficacia de la atención en la UCIN para disminuir la mortalidad neonatal en Chile (31). Sin embargo, dichas instalaciones están disponibles principalmente en hospitales privados. En un ensayo multicéntrico realizado en UCIN de Sudamérica, los neonatos asignados al azar para recibir CPAP de burbuja presentaron una disminución importante en la necesidad de ventilación mecánica y tratamiento con surfactante, frente a los que recibieron tratamiento solamente con campana de oxígeno (32).

Malawi tiene la tasa más elevada de partos prematuros del mundo: 18,1 % de todos los neonatos del país nacen de forma prematura (33), y no es nada raro que tenga una TMN muy elevada. El tratamiento habitual actual de los neonatos con cualquier tipo de dificultad respiratoria en Malawi es la oxigenoterapia nasal. Sin embargo, el uso de la CPAP de burbuja para tratar a los neonatos con SDR produjo una mejora absoluta del 27 % en la sobrevida al momento del alta (34). Solo el 24 % de los neonatos con SDR tratados con oxígeno nasal sobrevivieron al alta, en comparación con el 65 % de los que recibieron CPAP de burbuja. La incorporación de la CPAP en Fiyi produjo una disminución del 50 % en la necesidad de ventilación mecánica, con lo cual quedó demostrado que la CPAP en entornos con recursos limitados puede ser una opción viable y relativamente económica para disminuir la mortalidad neonatal (35). Asimismo, el personal de enfermería logró aplicar satisfactoriamente la CPAP de burbuja tras recibir entre 1 y 2 meses de capacitación (36).

Sobre la base de la TMN nacional informada, Paul y Singh propusieron un método escalonado para abordar las estrategias de atención médica neonatal en los países en vías de desarrollo (37). Para los países con una mortalidad neonatal de más de 25 por cada 1000 nacidos vivos, el énfasis debe colocarse sobre la atención basada en la comunidad. Una vez que la mortalidad es menor de 25 por cada 1000 nacidos vivos, la atención perinatal debe brindarse a través de una red de centros cercanos a la comunidad y administrados por parteras, enfermeros y médicos. En esta etapa, la implementación generalizada de tecnologías respiratorias confiables y económicas (por ejemplo, concentradores de oxígeno, monitores de saturación de oxígeno y CPAP de burbuja) podría salvar la vida de muchos neonatos hospitalizados en los centros (11). Las necesidades proyectadas de soporte respiratorio para salvar vidas en países con recursos limitados se presentan en la **Figura 38-1**.

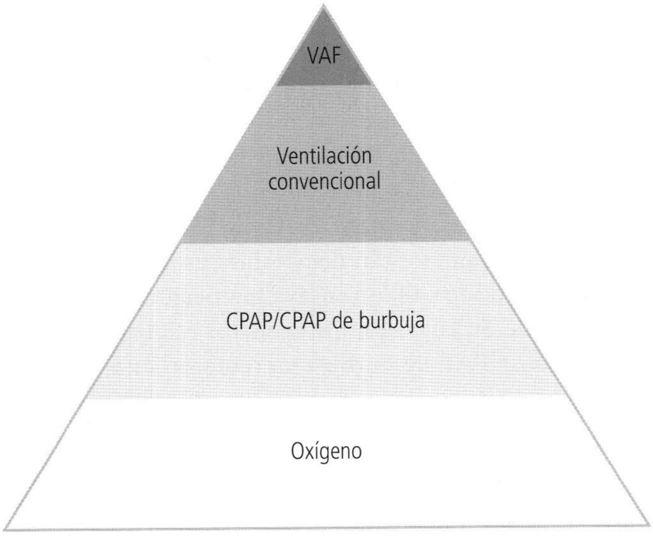

Figura 38-1. Necesidad proyectada de soporte respiratorio para salvar vidas en países con recursos limitados.
CPAP: presión positiva continua en las vías respiratorias; VAF: ventilación de alta frecuencia.

IMPLEMENTACIÓN DE PROGRAMAS DE ATENCIÓN RESPIRATORIA

Entre los pediatras y los neonatólogos de países con recursos limitados, existe un gran interés por implementar programas de atención respiratoria para neonatos en estado crítico y salvar la vida de muchos más bebés. Sin embargo, la implementación de una unidad de atención respiratoria requiere una enorme inversión de fondos, recursos, personal y tiempo que se le quitaría a otras necesidades sanitarias. Una inversión de capital por única vez para la compra de equipos parecería ser razonable. Sin embargo, debe comprenderse que implementar un programa de atención respiratoria requiere más que solo equipos, incluido el desarrollo de vías de atención clínica, mantenimiento de los equipos, capacidad de obtener piezas de repuesto, programas de desarrollo profesional continuo para todos los niveles de profesionales, sistemas de soporte auxiliar integrales (por ejemplo, laboratorio, radiología) y un sistema regional de derivación que fomente la atención centralizada con respiradores. Para que sea rentable, los centros regionales que presten servicio a grandes poblaciones deben desarrollar sistemas de ventilación asistida. Un centro perinatal regionalizado requiere un sistema de traslado bien desarrollado y eficiente para el traslado *in utero*, así como el traslado de urgencia de los neonatos.

Sin embargo, la incorporación de la CPAP o la CPAP de burbuja podría ser adecuada en las unidades de nivel II en estos entornos. Fernández y Mondkar (10) sugieren implementar una UCIN de atención terciaria que ofrezca ventilación asistida por cada 1 millón de habitantes en países con recursos limitados. Para establecer un programa sólido de atención respiratoria, son necesarios los siguientes componentes (**Figura 38-2**):

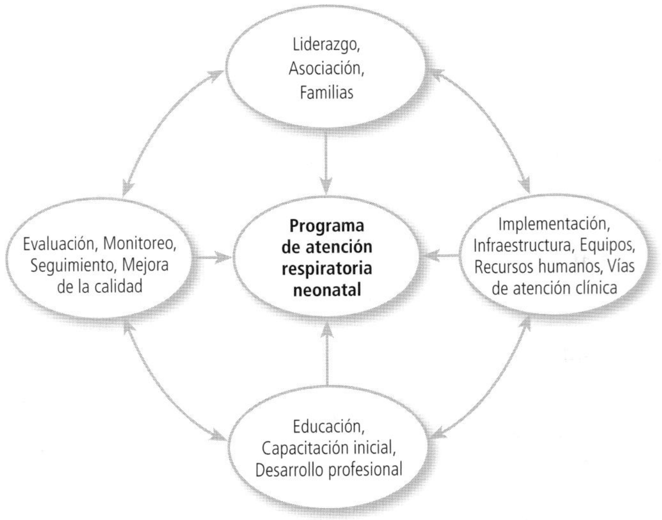

Figura 38-2. Componentes básicos de un programa de atención respiratoria neonatal.

a. Liderazgo y asociación.
b. Implementación.
c. Educación.
d. Evaluación y monitoreo.

Liderazgo y asociación

Anteriormente, el liderazgo consistía en un pequeño grupo de expertos o líderes técnicos. Existe una necesidad de lograr la participación de partes interesadas activas en todos los niveles gubernamentales que puedan tomar cartas en el asunto y fijar un curso de acción respaldado a nivel nacional y local. Asimismo, las familias son un aliado importante que puede ayudar en el cuidado del hijo, con el reconocimiento de que la atención respiratoria salva vidas, y defender públicamente la provisión de dichos servicios. Los gobiernos responden a los aumentos en la demanda. Será más sencillo desarrollar servicios regionalizados si las familias se desempeñan como aliados.

Implementación

La implementación de servicios respiratorios requiere infraestructura adecuada, recursos (equipos y humanos), sistemas de monitoreo de la atención clínica y programas de mejora continua de la calidad. Deben desarrollarse políticas en función de las evidencias locales. La infraestructura adecuada dependerá del tamaño de la unidad. Asimismo, deben estar disponibles medicamentos tales como antibióticos y surfactante.

Infraestructura

El principal objetivo de los pediatras y neonatólogos de todo el mundo es poder implementar UCIN que ofrezcan ventilación mecánica. Para lograr buenos resultados y que sea rentable, los planificadores deben contemplar ciertos criterios antes de intentar implementar un programa de atención respiratoria neonatal. La **Tabla 38-2** enumera algunos requisitos básicos para implementar un programa de atención respiratoria en cualquier hospital. Describe las necesidades operativas, los costos y los criterios para elegir un respirador. Además de suplir las necesidades básicas como el espacio y un suministro ininterrumpido de energía, agua y gases, la disponibilidad de los equipos y del personal capacitado es fundamental para el funcionamiento exitoso de cualquier programa de atención respiratoria.

Tabla 38-2. Pautas para implementar un programa de atención respiratoria.

A. Cuestiones operativas
- Disponibilidad de un espacio adecuado.
- Disponibilidad ininterrumpida de energía y agua corriente.
- Disponibilidad continua de un pediatra capacitado en el uso de respiradores.
- Disponibilidad de una cantidad suficiente de enfermeros capacitados en el uso de respiradores (un enfermero por cada dos o tres pacientes).
- Disponibilidad de personal de mantenimiento capacitado en la reparación de respiradores.
- Educación continua al personal.
- Adquisición, revisión y análisis de los datos para mejora de la calidad.
B. Costos típicos de un respirador en países con recursos limitados (en USD)
- Costo del respirador: USD 30 000.
- Costo de insumos descartables por año: USD 250.
- Costo del contrato de mantenimiento: USD 200.
- Costo durante el primer año: USD 30 450.
- Costo anual recurrente: USD 450.
C. Elección del respirador
- Facilidad en el manejo.
- Consideraciones respecto del costo.
- Facilidad de mantenimiento, disponibilidad de piezas de repuesto.
- Marca comercial.
- Menor costo total de titularidad y costo de vida útil.

(Datos tomados de Marketstrat, Inc. Estos costos estimados no incluyen los costos de oxigenoterapia ni de los sistemas de implementación, tales como los dispositivos de presión positiva continua en las vías respiratorias o los dispositivos de alto flujo; 2005).

Recursos

La capacitación del personal sanitario a pie de cama para reconocer y manejar de manera precoz la dificultad respiratoria es fundamental para mejorar la atención respiratoria neonatal en países con recursos limitados. Debido a que la mayoría de los centros tienen mínimos o ningún equipo, el personal sanitario debe estar capacitado en las destrezas clínicas que los ayuden a identificar a los neonatos en riesgo que requieren ventilación inmediata, incluida la reanimación y la estabilización adecuadas, hasta que el neonato pueda ser trasladado a un nivel de atención superior. Deben crearse centros de traslado para los neonatos enfermos que requieren un nivel de atención superior. En todo el mundo, existe una gran escasez de personal sanitario capacitado, específicamente en los países con recursos limitados (13). La implementación de programas de atención respiratoria neonatal requiere métodos innovadores para resolver este problema. Sen *et al.* (27) describieron cómo un hospital de un distrito rural financiado con ayuda del gobierno se transformó en un centro regional funcional de cuidados intensivos neonatales, con atención respiratoria incluida, al mejorar las instalaciones físicas y la capacitación de los profesionales sanitarios locales para atender a los neonatos hospitalizados en la UCIN. Durante un período de 2 años, pudieron demostrar una disminución significativa en la mortalidad neonatal de manera rentable. Muchas de las funciones tradicionales de los profesionales sanitarios se modificaron en lo que pasó a llamarse «el modelo Purolia». Esta experiencia puede servir como modelo para otros que estén pensando en crear o mejorar programas de cuidados intensivos.

Equipos necesarios para un programa de atención respiratoria

Los principios básicos del tratamiento de un neonato de riesgo incluyen el mantenimiento del calor y la nutrición. Los servicios respiratorios básicos incluyen la disponibilidad de oxígeno, aire comprimido, mezcladores, dispositivos de succión, ambúes, campanas de oxígeno, cánulas nasales, gafas nasales, mascarillas faciales, dispositivos de CPAP, respiradores, pulsioxímetros, dispositivos de monitoreo cardiorrespiratorio, circuitos descartables de gas y succión, otros dispositivos de monitoreo no invasivo y, posiblemente, analizadores de oxígeno. La falta de equipos esenciales llevaría a la administración de oxígeno sin el debido monitoreo y produciría complicaciones importantes (por ejemplo, retinopatía del prematuro) o la muerte. Con la globalización y la creciente difusión de la tecnología desde 1995, algunos países con recursos limitados han obtenido incubadoras, sistemas de monitoreo electrónico, pulsioxímetros, vías IV para fluidoterapia, dispositivos de CPAP y respiradores neonatales (1). Sin embargo, tienen dificultad para obtener insumos consumibles, como el oxígeno, y para mantener los equipos en correcto funcionamiento; ambas condiciones son fundamentales para el tratamiento de neonatos con dificultad respiratoria. La falta de oxígeno inmediatamente disponible se ha informado como una de las principales causas de muerte en África y en otros países en vías de desarrollo (38).

En los países industrializados, el oxígeno se almacena a -183 °C (-297,4 °F) y se suministra mediante tomas en la pared. Esto requiere una criotecnología altamente sofisticada. En los países con recursos limitados, el oxígeno se suministra en tanques presurizados, lo cual es un método costoso que no cuenta con la confiabilidad de un suministro constante en centros sanitarios remotos con sistemas de traslado deficientes. Generalmente, también faltan métodos adecuados de administración del oxígeno. El oxígeno se administra en la sala de neonatología mediante distintas técnicas —generalmente, mediante una campana de oxígeno—. La campana de oxígeno no puede garantizar la administración de una determinada concentración de oxígeno, en especial cuando no se cuenta con un analizador de oxígeno. Es difícil lograr concentraciones de oxígeno superiores al 40 % a menos que la campana tenga fugas mínimas. También existe un gran desperdicio del oxígeno, lo cual implica un mayor costo. La administración de oxígeno mediante cánulas nasales minimiza la pérdida de oxígeno y garantiza la administración directa, incluso a velocidades de flujo bajas. En ausencia de cánulas nasales, el oxígeno puede administrarse por mascarilla facial. Las mascarillas faciales que se venden en el mercado, que casi nunca se utilizan en las UCIN de los países industrializados, vienen en diferentes tamaños para los neonatos prematuros y a término.

Los médicos y los profesionales sanitarios pueden usar los equipos que se venden en el mercado (cánulas nasales, campanas de oxígeno y dispositivos de CPAP) siempre que sea viable y asequible, o bien desarrollar métodos innovadores empleando los principios básicos de la física y la fisiología combinados con la creatividad. Las gafas nasales son fáciles de usar y garantizan una administración eficaz del oxígeno. La aplicación criteriosa de la CPAP en los neonatos con insuficiencia respiratoria ha demostrado ser eficaz en el tratamiento de neonatos con SDR en países con recursos limitados. Sahni y Wung (39) han demostrado que los dispositivos de CPAP son herramientas importantes para el tratamiento del SDR en este ámbito. Las técnicas para la administración de oxígeno y la aplicación de la CPAP se describen en mayor detalle en otros capítulos de esta obra.

La CPAP de burbuja en las áreas del mundo con recursos limitados representa una buena y económica alternativa para brindar ventilación asistida. Un estudio realizado en Irán demostró una mejor sobrevida con la CPAP de burbuja (100 %) en comparación con la CPAP derivada del respirador (71 %) (40). De forma similar, la CPAP de burbuja tuvo una mayor tasa de éxito que la CPAP derivada del respirador en un estudio realizado en la India (41). En Malawi, hubo una mejora absoluta del 27 % en la sobrevida utilizando CPAP de burbuja (35). La incorporación de la CPAP en una unidad de nivel II disminuyó significativamente la necesidad de traslado de los neonatos a unidades de atención terciaria en la India (42). En una revisión sistemática, la CPAP de burbuja resultó segura y disminuyó la necesidad de ventilación mecánica en los neonatos con dificultad respiratoria en hospitales de tercer nivel en países de bajos y medianos ingresos (43). Asimismo, la CPAP de burbuja ha sido aplicada con buenos resultados por parte de enfermeros y otros trabajadores sanitarios para mejorar la sobrevida neonatal y la calidad de la atención neonatal en estos entornos (32, 36). Por lo tanto, en países con recursos limitados, comenzar con servicios de CPAP de burbuja en unidades neonatales de atención especial con una correcta atención de nivel II podría ser una mejor opción que la ventilación mecánica y se asemeja al concepto adoptado recientemente en las regiones industrializadas del mundo, en las que los respiradores mecánicos están disponibles en todas partes, pero se está intentando disminuir el daño pulmonar inducido por ventilación mecánica al utilizar CPAP. Hay diversos dispositivos de CPAP disponibles en el mercado que se fabrican en los Estados Unidos y el Reino Unido y se comercializan en países con recursos limitados. Sin embargo, el costo de los dispositivos y circuitos de CPAP disponibles en el mercado podría ser de hasta siete veces el costo de los dispositivos de CPAP fabricados artesanalmente. Los costos de los dispositivos de CPAP de burbuja artesanales oscilan desde USD 10 para los dispositivos simples hasta USD 6000 para las unidades comerciales. La CPAP de burbuja es más económica, menos invasiva y más accesible; además, requiere menos destrezas técnicas para su aplicación que los respiradores comerciales actuales (43).

Respiradores

La compra de respiradores es una inversión muy grande para hospitales de países con recursos limitados. El costo inicial es uno de los principales factores determinantes para implementar un programa de atención respiratoria. Los costos típicos de los respiradores y los insumos se muestran en la **Tabla 38-2** en función de los datos aportados por Marketstrat, Inc. (25). Generalmente, los médicos y los administradores hospitalarios tienen la presión de comprar costosos equipos de marcas reconocidas. Los profesionales sanitarios y los administradores deben considerar algunas pautas básicas, que se indican en la **Tabla 38-2**, al elegir una marca de respirador en particular. Además de la marca reconocida, la facilidad de operación y de mantenimiento, y la disponibilidad de piezas de repuesto deben tenerse muy en cuenta a la hora de elegir un respirador específico. Debido a los fondos limitados, los respiradores que pueden usarse en distintos grupos etarios pueden ser más económicos. El respirador debe tener un costo general bajo durante toda su vida útil. Además de la compra del respirador, debe tenerse en cuenta la compra de insumos descartables y el costo de los contratos de mantenimiento para que el programa continúe funcionando. La mayoría de los programas no cumplen con los contratos de mantenimiento debido a restricciones en el presupuesto anual, uno de los principales obstáculos que enfrentan todos los países de bajos y medianos ingresos. Una vez adquirido el respirador, la unidad debe designar a un profesional (médico o enfermero) para que se encargue de coordinar el mantenimiento y de solicitar los insumos descartables. Los controles de mantenimiento regulares del respirador son fundamentales.

Vías de atención clínica

Las vías de tratamiento clínico, incluido el tratamiento de neonatos con CPAP o ventilación asistida, el método de la madre canguro, el monitoreo de infecciones asociadas con el respirador, las infecciones intrahospitalarias, la gasometría arterial y la nutrición, son piezas fundamentales de la implementación de programas de atención respiratoria. La estandarización de la atención y el desarrollo de vías de atención clínica pueden ser útiles para la gestión cotidiana. Un aumento en el uso de prácticas basadas en evidencias se ha relacionado con una mayor sobrevida (30). Como los neonatos necesitarán soporte continuo y la persona de mayor jerarquía no se encuentra a pie de cama en todo momento, contar con vías de atención clínica basadas en evidencias ayuda al profesional a pie de cama a tratar al paciente. Los enfermeros de la India informan haber tenido que lidiar con problemas durante la noche con casi nada de ayuda (44). Algunos institutos de la India han desarrollado protocolos para el tratamiento de los neonatos enfermos en la UCIN (45).

Monitoreo clínico

El monitoreo de los neonatos en estado crítico en países con recursos limitados se basa principalmente en la observación clínica, ya que no se cuenta con muchos monitores electrónicos. Varios investigadores han adoptado distintos métodos para capacitar al personal sanitario en la evaluación de la hipoxemia clínica. Bang *et al.* (46) han demostrado que se puede capacitar a los trabajadores legos de las aldeas para reconocer a los neonatos que padecen dificultad respiratoria dentro de la comunidad. Sin embargo, no se han realizado estudios al respecto en el período neonatal inmediato.

Downes *et al.* (47) publicaron un sistema de puntuación clínica, la «escala del SDR», que se correlacionó con las mediciones de gasometría arterial. La escala original de Downes consistía en evaluaciones cada una hora de cinco signos clínicos: frecuencia respiratoria, quejidos color de la piel, retracciones y ruidos respiratorios a la auscultación. Luego, esta evaluación se modificó al incluir la edad gestacional y la necesidad de oxígeno, y se creó la *Escala respiratoria para la atención aguda de neonatos de riesgo* (48) (**Tabla 38-3**). La escala es sencilla y puede aprenderla casi cualquier profesional sanitario; no requiere monitoreo electrónico ni bioquímico y ofrece pautas sobre el cambio en el estado clínico para iniciar intervenciones cuando sea necesario. En función del puntaje total, la dificultad respiratoria puede dividirse en leve, moderada y grave si el puntaje es <5, 5 a 8, o >8, respectivamente. Los neonatos con un puntaje respiratorio de <5 durante las primeras 4 horas requieren observación atenta y posible oxigenoterapia. Los neonatos con dificultad respiratoria moderada (es decir, un puntaje de 5 a 8) pueden requerir cierto grado de ventilación asistida, como CPAP y, a veces, ventilación mecánica para evitar la progresión hacia dificultad respiratoria grave e insuficiencia respiratoria. Los neonatos con dificultad respiratoria grave (puntaje de >8) requieren intubación y ventilación asistida de inmediato. En varios países con recursos limitados, como Indonesia y los Estados de la Federación Rusa, se ha adoptado una escala de Downes modificada (49). La escala respiratoria se utiliza para evaluar clínicamente la hipoxemia en los neonatos con dificultad respiratoria en países con recursos limitados en los que la pulsioximetría y la gasometría arterial no están disponibles.

Tabla 38-3. Escala de dificultad respiratoria para la atención aguda de neonatos de riesgo.

Puntaje	0	1	2
Frecuencia respiratoria	40-60/min.	60-80/min.	>80/min.
Necesidad de oxígeno*	Ninguna.	≤50 %.	>50 %.
Retracciones	Ninguna.	Leves a moderadas.	Graves.
Quejidos	Ninguno.	Con estimulación.	Continuos en reposo.
Ruidos respiratorios a la auscultación	Fácilmente audibles en todo el tórax.	Disminuidos.	Casi inaudibles.
Prematurez	>34 semanas.	30-34 semanas.	<30 semanas.

* Un neonato que recibe oxígeno antes de la configuración del analizador de oxígeno debe recibir un puntaje de 1.
(Adaptada de Downes JJ, Vidyasagar D, Boggs TR, *et al.* «Respiratory distress syndrome of newborn infants. I. New clinical scoring system (RDS score) with acid-base and blood gas correlations». *Clin Pediatr.* 1970; 9(6):325-31).

Educación

Para sostener los servicios de atención respiratoria, debe haber un programa destinado a capacitar a todos los profesionales sanitarios. El personal de enfermería requiere orientación para la atención de los neonatos (44) y, luego, apoyo continuo de parte del personal médico para atender a estos neonatos tan frágiles. La capacitación debe realizarse durante la orientación inicial sobre la unidad. Deben ofrecerse programas de educación continua y de desarrollo profesional para mejorar las destrezas y el conocimiento de los profesionales sanitarios de manera simultánea a la implementación de prácticas basadas en evidencias. Los equipos de atención clínica en los centros médicos deben estar capacitados para monitorear y mejorar la calidad de la atención al realizar ciclos de planificación, acción, estudio y acción (PAEA) a fin de mejorar el desempeño.

Evaluación

Las unidades que ofrezcan atención respiratoria neonatal también deben desarrollar sistemas de bases de datos para realizar auditorías frecuentes, controles de calidad y lograr la mejora continua de la calidad de los servicios brindados. La evaluación continua debe consistir en la recolección de datos, el monitoreo de los sistemas para implementar cambios y el seguimiento.

Una de las complicaciones de los programas mejorados de atención respiratoria es el surgimiento de la retinopatía del prematuro (RPP) como una de las principales causas de ceguera en los niños de países de bajos y medianos ingresos de Latinoamérica y Asia, en donde los cuidados intensivos han mejorado la sobrevida de los neonatos de alto riesgo (50-53). Aproximadamente el 65 % de los que presentan deficiencias visuales debido a la RPP nacieron en países con recursos limitados (54). Aproximadamente el 6 % de todos los neonatos con deficiencias visuales por RPP nacieron con >32 semanas. Parece ser que la administración excesiva de oxígeno sin un monitoreo adecuado, sumada a la sobrevida de más neonatos de MBPN, es responsable de este fenómeno. Por lo tanto, la mejora en la administración y el monitoreo de oxígeno, junto con programas de detección y tratamiento adaptados localmente, es necesaria al contemplar la implementación de servicios de atención respiratoria.

Las infecciones intrahospitalarias y la neumonía asociada a la ventilación mecánica (NAV) son problemas frecuentes y graves en los neonatos que reciben ventilación mecánica. La incidencia de la NAV es del 17,3 % al 57,1 % en los países con recursos limitados (55-58). Los factores tales como la estadía prolongada en la UCIN la reintubación la nutrición parenteral y las transfusiones de sangre son factores de riesgo adicionales de NAV (59). Existe una necesidad de contar con iniciativas de mejora de la calidad para monitorear y disminuir las morbilidades importantes, como las infecciones intrahospitalarias, la NAV, la RPP y las EPC.

CRECIMIENTO PROYECTADO DE LA VENTILACIÓN NEONATAL: UNA PERSPECTIVA MUNDIAL

A pesar de las mencionadas dificultades, hay un crecimiento uniforme en el mercado de los respiradores neonatales en todo el mundo. Los datos de la investigación realizada por Marketstrat, Inc. (25) revelaron un aumento en el conocimiento y el interés en la compra y el uso de respiradores para adultos y neonatos en todo el mundo. Su análisis del mercado mundial muestra que, si bien los países industrializados tienen la mayor proporción de la cuota del mercado de respiradores, ha habido un crecimiento rápido y progresivo en las compras de respiradores en los países de bajos y medianos ingresos, en particular en China, Latinoamérica y la India. El total de ventas mundiales de respiradores mecánicos (para adultos y neonatos), y de insumos descartables y servicios de mantenimiento, aumentó significativamente desde 1995. El mercado de los respiradores neonatales también se espera que crezca de manera pareja. Los Estados Unidos es el principal mercado, mientras que la India es el que más rápido crece, seguido por Latinoamérica.

A nivel mundial, los respiradores neonatales representan entre un 10 % y un 11 % de todos los respiradores vendidos. Se espera que las ventas de respiradores de alta frecuencia crezcan a un 1,3 % anual. América tiene la principal cuota de mercado, seguida por Europa y, luego, por los países de Asia-Pacífico.

Si bien las compras de respiradores neonatales están aumentando en los países con recursos limitados, estas adquisiciones son mucho menores que las que los países necesitan. Con la tasa de venta proyectada actual, la India tendrá un respirador por cada 80 000 nacidos vivos; China tendrá un respirador por cada 30 000 nacidos vivos, en comparación con un respirador por cada 500 nacidos vivos en los Estados Unidos. Teniendo en cuenta la mayor morbilidad neonatal de los neonatos de BPN y las mayores tasas de asfixia al nacer en la India y en China, la necesidad de contar con respiradores es mucho mayor que las cifras mencionadas. La tasa de compra estimada actual de 100 respiradores por año en cada país es sumamente insuficiente para cumplir con las necesidades actuales y futuras.

RESULTADOS DE LA VENTILACIÓN NEONATAL

En los últimos años, se han publicado los resultados de los neonatos tratados con ventilación en países con recursos limitados. Los investigadores de la Base de Datos Nacional Neonatal-Perinatal (60) de la India informaron que el 45 % de los neonatos nacidos en otros centros y hospitalizados en la UCIN requirieron oxigenoterapia, y el 16 % requirió ventilación asistida. De los 3831 neonatos hospitalizados en la UCIN, el 87 % nacieron en hospitales privados pequeños, y el 68 % de los hospitalizados eran varones. La mitad de los hospitalizados en la UCIN eran de BPN, el 32 % eran prematuros, y el 7,5 % dejó el hospital con alta voluntaria sin indicación médica. Las causas frecuentes de muerte incluyeron sepsis (36 %), prematurez (26 %) y asfixia perinatal (10 %). La tasa de sobrevida de los neonatos ventilados en la India oscila entre el 46 % y el 58 % (61-64). Como es de esperarse, conforme aumenta la edad gestacional y el peso al nacer, mejoran las tasas de sobrevida.

Un estudio realizado en China informó los resultados a los 18 meses de 288 neonatos prematuros que recibieron ventilación mecánica por SDR. La incidencia de la parálisis cerebral (PC) entre los sujetos del estudio fue del 17 %, del 5 % y del 2 % en los neonatos de menos de 28, 28 a 30, y 30 a 32 semanas, respectivamente (65). La incidencia del puntaje del Índice de desarrollo mental (IDM) <70 fue del 49 %, el 24 % y el 13 % en neonatos de menos de 28, 28 a 30, y 30 a 32 semanas, respectivamente. Los neonatos ventilados con el modo convencional tuvieron incidencias significativamente mayores de PC y retraso cognitivo (IDM <70) en comparación con aquellos ventilados con VAFO. La mayor duración de la ventilación mecánica y de las transfusiones de sangre se relacionó con un mayor riesgo de tener un IDM <70 o PC.

En un estudio realizado en Pakistán, de los 200 bebés admitidos en la UCIN con SDR, el 79 % requirió ventilación asistida, con una mortalidad general del 39 % (30). La tasa de mortalidad de los neonatos que pesaban menos de 1000 g fue del 70 %, pero solo del 30 % en los neonatos que pesaban más de 1000 g.

Un informe de Ghana demostró que la implementación de un programa de atención respiratoria en la UCIN de un hospital escuela produjo una disminución significativa en la mortalidad de los neonatos admitidos a esa unidad (66). El hallazgo importante de este informe fue que la principal intervención en una UCIN ya existente fue la incorporación de respiradores y la mejora de las instalaciones físicas. Esto fue una inversión de capital de una sola vez. No se incorporó más personal de enfermería. Sin embargo, el personal existente recibió capacitación adicional presencial sobre el uso del respirador. Estas observaciones sugieren que es posible desarrollar UCIN con ventilación incluso en países en vías de desarrollo con mínimas inversiones.

El inicio de la ventilación va de la mano con el surgimiento de nuevas morbilidades, específicamente las EPC y la RPP. Wei, en China, observó que la mejora en la sobrevida de los neonatos que pesaban menos de 1500 g se relacionó con un aumento en las EPC (15). De manera similar, hay informes sobre el aumento de los casos de RPP en sobrevivientes tras recibir ventilación en países con recursos limitados (50-53, 67). Sin embargo, los programas en estos países con recursos limitados no cuentan con los servicios de oftalmología pediátrica necesarios para detectar la RPP ni para intervenir quirúrgicamente a los pacientes que la padecen. Teniendo en cuenta estas limitaciones, debemos adoptar un método cauteloso al desarrollar programas de atención respiratoria en países con recursos limitados.

DILEMAS ÉTICOS

La incorporación de servicios de cuidados neonatales y críticos implica varios dilemas económicos y éticos. En un estudio nacional realizado en la India, el 7,5 % de los neonatos hospitalizados en las UCIN se fueron de alta voluntaria sin indicación médica (60). Estas partidas probablemente responden a motivos económicos, sociales y familiares. Moazam y Lakhani (68) analizaron los dilemas que implican los cuidados intensivos neonatales en países con recursos limitados. Sus inquietudes estuvieron relacionadas con el alto costo de la atención en una UCIN. Narang *et al.* (69) informaron que el costo total promedio de la atención de un neonato de menos de 1000 g en la India era de INR 168 000 (USD 3800), INR 88 300 (USD 2000) para los neonatos de entre 1000 y 1250 g, y INR 41 700 (USD 950) para los neonatos de entre 1250 y 1500 g. Asimismo, existe una carga de morbimortalidad importante secundaria a morbilidades asociadas con las EPC, la RPP y las deficiencias del neurodesarrollo en los países con recursos limitados. La pregunta ética es: «¿se justifica invertir los recursos sanitarios escasos de un país para beneficiar a unos pocos neonatos enfermos?». Con un mayor conocimiento de las tecnologías disponibles para salvar a los neonatos en estado crítico, los padres tienen mayores expectativas. Sin embargo, los gastos diarios en los que se incurre para brindar atención en la UCIN ponen a prueba el apoyo de los padres. Los costos hospitalarios diarios que son cada vez mayores pueden superar las capacidades de la familia. Por lo tanto, debe hacerse todo lo posible por cumplir con el principio de justicia distributiva.

Los médicos y los administradores sanitarios de estas regiones deben definir las prioridades y decidir el nivel de atención en función de los recursos disponibles. Todos los neonatos deben recibir la atención básica disponible en el país. Las decisiones de ofrecer ventilación asistida deben basarse no solo en las necesidades clínicas inmediatas, sino también en las implicancias de las necesidades de atención médica a largo plazo y en la disponibilidad de los sistemas de apoyo en la comunidad una vez que el neonato se recupere de la enfermedad aguda (70). Singh (70), en un artículo sobre las cuestiones éticas y sociales de la atención neonatal en países con recursos limitados, ofrece algunas sugerencias respecto de las cuestiones éticas que enfrentan los pediatras y los neonatólogos en estos países (**Tabla 38-4**). Claramente, cada sociedad debe desarrollar pautas basadas en sus valores locales, variaciones culturales y recursos.

Tabla 38-4. Interrogantes éticos que se deben plantear en los países con recursos limitados.

- ¿La atención brindada debería determinarse en función de lo que es mejor para el neonato o del interés general de la familia?
- ¿Cada país debería decidir un peso (o una edad gestacional) límite por debajo del cual no se brinda atención en la UCIN?
- ¿Debería negarse la atención respiratoria en la UCIN a quienes no puedan pagarla?
- ¿Puede interrumpirse el tratamiento cuando la familia no puede afrontar los gastos de la atención?
- ¿La costosa atención que se brinda en la UCIN debería destinarse a los neonatos de peso extremadamente bajo o muy bajo al nacer con padres que no pueden suplir las necesidades básicas en el hogar y en lugares en los que no se ofrece ayuda social de parte del gobierno?

CONCLUSIONES

Queda claro que los países con recursos limitados presentan las mayores tasas de mortalidad neonatal e infantil debido a problemas respiratorios y que existe una enorme necesidad incumplida de atención respiratoria y ventilación asistida. Sin embargo, estos son algunos de los mismos países en los que faltan los equipos mínimos más esenciales, como ambúes para reanimación, insumos para oxigenoterapia continua y dispositivos de administración de oxígeno. Se sugiere que la Organización Mundial de la Salud (OMS) designe estos equipos vitales como parte de los equipos esenciales, de forma similar a lo que hace con el Vademécum de fármacos esenciales de la OMS (71). Estas políticas tendrían un gran efecto sobre la sobrevida neonatal a nivel internacional. Los profesionales sanitarios que trabajan en centros y hospitales de atención primaria deberían recibir capacitación sobre atención respiratoria básica —incluida la evaluación clínica utilizando la escala del SDR— y los principios básicos de la atención —incluida la depuración de las vías respiratorias, la ventilación con ambú y la oxigenoterapia adecuada—. El personal de las unidades de nivel II debe recibir capacitación de rutina para brindar oxigenoterapia y aplicar CPAP. El personal de las unidades de nivel III debe ser capaz de brindar ventilación mecánica.

Los países con tasas de natalidad y mortalidad neonatal elevadas requieren la implementación de UCIN regionales con atención respiratoria. Estos centros de excelencia deben brindar capacitación a nivel nacional al personal sanitario respecto de la reanimación básica, de la estabilización con CPAP nasal y de la clasificación según la gravedad (triaje) y el traslado a hospitales que puedan brindar un mayor nivel de atención respiratoria. Los datos de investigaciones de mercado también demuestran que los países en vías de desarrollo están adquiriendo rápidamente respiradores. Sin embargo, hay una falta de desarrollo de programas concurrentes de atención respiratoria. China ha desarrollado un modelo en el cual las políticas sanitarias se implementan de forma descendente por parte del gobierno. El NNF de la India ofrece un modelo en el cual una organización médica profesional ha puesto en marcha una importante iniciativa para mejorar la atención neonatal en el país. Otros países han desarrollado UCIN individuales. Una combinación de distintos modelos puede funcionar correctamente para otros países con recursos limitados.

Debido a la gran necesidad mundial, es importante que los profesionales, las organizaciones, las instituciones y los organismos gubernamentales de los países industrializados extiendan sus servicios y participen en programas mundiales para acelerar la transferencia de conocimientos y destrezas sobre atención respiratoria a los países con recursos limitados. Estos objetivos pueden lograrse a través de un intercambio bilateral de médicos y enfermeros entre instituciones en países con recursos limitados y países industrializados. En nuestra experiencia, estos métodos han tenido importantísimos efectos en muchos países.

AGRADECIMIENTO

Agradecemos al Dr. Dharmapuri Vidyasagar por sus aportes en la primera edición de este capítulo.

REFERENCIAS

1. C. Papageorgiou, A. Savvides, M. Zachariadis: International medical technology diffusion. J Int Econ. 72:409-427 2007
2. Every Newborn: Action Plan to End Preventable Deaths. www.everynewborn.org Accessed 22.07.15
3. The World Bank Group. Country and Lending Groups. http://data.worldbank.org/about/country-and-lending-groups Accessed 22.07.15
4. J.E. Lawn, H. Blencowe, S. Oza, et al.: Every Newborn: progress, priorities, and potential beyond survival. Lancet. 384 (9938):189-205 2014 24853593
5. American Academy of Pediatrics: Helping Babies Breathe, Action Plan, Facilitator Guide and Learner Workbook. 2010 American Academy of Pediatrics Elk Grove Village, IL http://www.helpingbabiesbreathe.org/ Accessed 22.07.15
6. G. Msemo, A. Massawe, D. Mmbando, et al.: Newborn mortality and fresh stillbirth rates in Tanzania after helping babies breathe training. Pediatrics. 131 (2):e353-e360 2013 23339223
7. A.C. Lee, S. Cousens, S.N. Wall, et al.: Neonatal resuscitation and immediate newborn assessment and stimulation for the prevention of neonatal deaths: a systematic review, meta-analysis and Delphi estimation of mortality effect. BMC Public Health. 11 (Suppl 3):S12 2011
8. Young Infants Clinical Signs Study Group: Clinical signs that predict severe illness in children under age 2 months: a multicentre study. Lancet. 371 (9607):135-142 2008
9. The World Bank. Mortality Rate, Neonatal (Per 1000 Live Births). http://data.worldbank.org/indicator/SH.DYN.NMRT Accessed 22.07.15
10. A. Fernandez, J.A. Mondkar: Status of neonatal intensive care units in India. J Postgrad Med. 39 (2):57-59 1993 8169863
11. T.M. Berger: Neonatal respiratory care: not how, but where and when. Lancet Respir Med. 1 (4):280-282 2013 24429142
12. V.K. Paul, A.V. Ramani: Newborn care at peripheral health care facilities. Indian J Pediatr. 67 (5):378-382 2000 10885212
13. M.W. Dünser, I. Baelani, L. Ganbold: A review and analysis of intensive care medicine in the least developed countries. Crit Care Med. 34 (4):1234-1242 2006 16484925
14. D. Vidyasagar: Global notes: brain drain or brain power—human resources in a globalized world. J Perinatol. 26 (4):246-247 2006 16541110
15. J. Li, K. Wei: Management of infants with chronic lung disease of prematurity in China. Early Hum Dev. 81 (2):151-154 2005 15748969
16. T. Xu, H.S. Wang, H.M. Ye, et al.: Impact of a nationwide training program for neonatal resuscitation in China. Chin Med J (Engl). 125 (8):1448-1456 2012 22613652
17. H. Sun, R. Cheng, W. Kang, et al.: High-frequency oscillatory ventilation versus synchronized intermittent mandatory ventilation plus pressure support in preterm infants with severe respiratory distress syndrome. Respir Care. 59 (2):159-169 February 2014 23764865
18. L. Qian, C. Liu, W. Zhuang, et al.: Neonatal respiratory failure: a 12-month clinical epidemiologic study from 2004-2005 in China. Pediatrics. 121 (5):e1115-e1124 2008 18450855
19. H. Wang, X. Gao, C. Liu, et al.: Morbidity and mortality of neonatal respiratory failure in China: surfactant treatment in very immature infants. Pediatrics. 129 (3):e731-e740 2012 22331337
20. D. Vidyasagar, M. Singh, O.N. Bhakoo, et al.: Evolution of neonatal and pediatric critical care in India. Crit Care Clin. 13 (2):331-346 1997 9107511
21. National Neonatal Forum of India. http://www.nnfi.org Accessed 22.07.15
22. M. Singh, A.K. Deorari, V.K. Paul: Neonatal services in leading hospitals: depressing scenario. Bull Natl Neonatal Forum. 3:2 1988
23. M. Singh, V.K. Paul, A.K. Deorari: The state of India's neonatal units in the mid-nineties. Indian Pediatr. 34:696-701 1997 9492397
24. V. Sundaram, D. Chirla, N. Panigrahy, et al.: Current status of NICUs in India: a nationwide survey and the way forward. Indian J Pediatr. 81 (11):1198-1204 2014 24928106
25. Data courtesy of Marketstrat, Inc., Dublin, CA, USA. info@marketstrat.com www.marketstrat.co March 18, 2008

26. A. Deorari, D. Vidyasagar: Editorial: current status and future prospects of neonatal care in India. Indian J Pediatr. 81 (11):1196-1197 2014 25316529
27. A. Sen, D. Mahalanabis, A.K. Singh, et al.: Newborn aides: an innovative approach in sick newborn care at a district-level special care unit. J Health Popul Nutr. 25 (4):495-501 2007 18402194
28. The Joint Commission, One Renaissance Blvd., Oakbrook Terrace, IL.
29. Z.A. Bhutta, K. Yusuf, I.A. Khan: Is management of neonatal respiratory distress syndrome feasible in developing countries? Experience from Karachi (Pakistan). Pediatr Pulmonol. 27 (5):305-311 1999 10344708
30. J.J. Ho, A.S.M. Chang: Changes in the process of care and outcome over a 10 year period in a neonatal nursery in a developed country. J Trop Pediatr. 53 (4):232-237 2007 17578848
31. P. Ventura-Junca, J.L. Tapia, A. Winter, et al.: Impact of neonatal intensive care on neonatal mortality in Chile. Pediatrics. 65 (2):364-365 1980 7354991
32. J.L. Tapia, S. Urzua, A. Bancalari, et al.: Randomized trial of early bubble continuous positive airway pressure for very low birth weight infants. J Pediatr. 161 (1):75-80 2012 22402568
33. March of Dimes, PMNCH, Save the Children, WHO C.P. Howson M.V. Kinney J.E. Lawn Born Too Soon: The Global Action Report on Preterm Birth. 2012 World Health Organization Geneva
34. K. Kawaza, H.E. Machen, J. Brown, et al.: Efficacy of a low-cost bubble CPAP system in treatment of respiratory distress in a neonatal ward in Malawi. PLoS One. 9 (1):e86327 2014 24489715
35. L. Koyamaibole, J. Kado, J.D. Qovu, et al.: An evaluation of bubble-CPAP in a neonatal unit in a developing country: effective respiratory support that can be applied by nurses. J Trop Pediatr. 52 (4):249-253 2006 16326752
36. M. van den Heuvel, H. Blencowe, K. Mittermayer, et al.: Introduction of bubble CPAP in a teaching hospital in Malawi. Ann Trop Paediatr. 31 (1)):59-65 2011 21262111
37. V.K. Paul, M. Singh: Regionalized perinatal care in developing countries. Semin Neonatol. 9 (2):117-124 2004 16256715
38. P. L'Her, R. Tchoua, R. Hutin, et al.: The problem of oxygen in developing countries. Med Trop (Mars). 66 (6):631-638 2006 17286038
39. R. Sahni, J.T. Wung: Continuous positive airway pressure (CPAP). Indian J Pediatr. 65 (2):265-271 1998 10771972
40. B. Bahman-Bijari, A. Malekiyan, P. Niknafs, et al.: Bubble-CPAP vs. ventilatory-CPAP in preterm infants with respiratory distress. Iran J Pediatr. 21 (2):151-158 2011 23056781
41. A. Tagare, S. Kadam, U. Vaidya, et al.: Bubble CPAP versus ventilator CPAP in preterm neonates with early onset respiratory distress–a randomized controlled trial. J Trop Pediatr. 59 (2):113-119 2013 23306407
42. S. Kiran, S. Murki, O.T. Pratap, et al.: Nasal continuous positive airway pressure therapy in a non-tertiary neonatal unit: reduced need for up-transfers. Indian J Pediatr. 82 (2):126-130 2015 24946945
43. S. Martin, T. Duke, P. Davis: Efficacy and safety of bubble CPAP in neonatal care in low and middle income countries: a systematic review. Arch Dis Child Fetal Neonatal Ed. 99 (6):F495-F504 2014 25085942
44. M. Campbell-Yeo, A. Deorari, D.D. McMillan, et al.: Educational barriers of nurses caring for sick and at-risk infants in India. Int Nurs Rev. 61 August 8, 2014
45. R. Agarwal, A. Deorari, V.K. Paul: AIIMS Protocols in Neonatology. 1st ed. 2015 CBS Publisher and Distributors
46. A.T. Bang, R.A. Bang, S.B. Baitule, et al.: Effect of home-based neonatal care and management of sepsis on neonatal mortality: field trial in rural India. Lancet. 354 (9194):1955-1961 1999 10622298
47. J.J. Downes, D. Vidyasagar, T.R. Boggs Jr., et al.: Respiratory distress syndrome of newborn infants. I. New clinical scoring system (RDS score) with acid-base and blood-gas correlations. Clin Pediatr (Phila). 9 (6):325-331 1970 5419441
48. Acute Care of At Risk Newborns, ACoRN Neonatal Society. http://acornprogram.net Accessed 22.07.15
49. A.R. Roeshadi, E.L. Haksari, R. Naning: Downes scores as clinical assessment in hypoxemia for neonates with respiratory distress. Proceedings of 14th KONIKA, Indonesian Congress of Pediatrics. Young Researcher Award. 2008 33-37
50. C. Gilbert, J. Rahi, M. Eckstein: Retinopathy of prematurity in middle income countries. Lancet. 350:12-14 1997 9217713
51. L.C. Zepeda-Romero, J.C. Barrera-de-Leon, C. Camacho-Choza, et al.: Retinopathy of prematurity as a major cause of severe visual impairment and blindness in children in schools for the blind in Guadalajara city, Mexico. Br J Ophthalmol. 95 (11):1502-1505 2011 21653214
52. H. Limburg, C. Gilbert, N. Hon do, et al.: Prevalence and causes of blindness in children in Vietnam. Ophthalmology. 119 (2):355-361 2012 22035577
53. C.Y. Yang, R. Lien, P.H. Yang, et al.: Analysis of incidence and risk factors of retinopathy of prematurity among very-low-birth-weight infants in North Taiwan. Pediatr Neonatol. 52:321-326 2011 22192259
54. H. Blencowe, J.E. Lawn, T. Vazquez, et al.: Preterm-associated visual impairment and estimates of retinopathy of prematurity at regional and global levels for 2010. Pediatr Res. 74 (suppl 1):35-49 2013 24366462
55. S.A. Afjeh, M.K. Sabzehei, A. Karimi, et al.: Surveillance of ventilator-associated pneumonia in a neonatal intensive care unit: characteristics risk factors, and outcome. Arch Iran Med. 15 (9):567-571 2012 22924377
56. C. Deng, X. Li, Y. Zou, et al.: Risk factors and pathogen profile of ventilator-associated pneumonia in a neonatal intensive care unit in China. Pediatr Int. 53 (3):332-337 2011 21496177
57. T. Shalini, G.K. Malik, A. Jain, et al.: Study of ventilator associated pneumonia in neonatal intensive care unit: characteristics, risk factors and outcome. Internet J Med Update. 5 (1):12-19 2010
58. A.B. Mohamed, F.A. Yasser, A.M. Ehab, et al.: Ventilator associated pneumonia in critically ill neonates admitted to neonatal intensive care unit, Zagazig University Hospitals. Iran J Pediatr. 21 (4):418-424 2011 23056825
59. B. Tan, F. Zhang, X. Zhang, et al.: Risk factors for ventilator-associated pneumonia in the neonatal intensive care unit: a meta-analysis of observational studies. Eur J Pediatr. 173 (4):427-434 2014 24522325
60. Investigators of the National Neonatal Perinatal Database (NNPD), National Neonatology Forum of India: Morbidly and mortality among out born neonates at 10 tertiary care institu-

tions in India during the year 2000. J Trop Med. 50:170-174 2004
61. M. Singh, A.K. Deorari, V.K. Paul, et al.: Three-year experience with neonatal ventilation from a tertiary care hospital in Delhi. Indian Pediatr. 31 (1):71-72 1994 7883327
62. P.P. Maiya, D. Vishwanath, S. Hegde, et al.: Mechanical ventilation of newborns: experience from a level II NICU. Indian Pediatr. 32:1275-1280 1995 8772884
63. S. Nangia, S. Arvind, A.K. Dutta, et al.: Neonatal mechanical ventilation— experience at a level-II care centre. Indian J Pediatr. 65:291-296 1998 10771975
64. A. Anantharaj, B.V. Bhat: Outcome of neonates requiring assisted ventilation. Turk J Pediatr. 53 (5):547-553 2011 22272457
65. H. Sun, Y. Zhou, H. Xiong, et al.: Prognosis of very preterm infants with severe respiratory distress syndrome receiving mechanical ventilation. Lung. 193 (2):249-254 2015 25583617
66. C.C. Enweronu-Laryea, K. Nkyekyer, O.P. Rodrigues: The impact of improved neonatal intensive care facilities on referral pattern and outcome at a teaching hospital in Ghana. J Perinatol. 28 (8):561-565 2008 18563167
67. C. Gilbert: Retinopathy of prematurity: a global perspective of the epidemic population of babies at risk and implications for control. Early Hum Dev. 84:77-82 2008 18234457
68. F. Moazam, M. Lakhani: Ethical dilemmas of health care in the developing nations. J Pediatr Surg. 25 (4):438-441 1990 2329461
69. A. Narang, P.S. Kiran, P. Kumar: Cost of neonatal intensive care in a tertiary care center. Indian Pediatr. 42 (10):989-997 2005 16269829
70. M. Singh: Ethical and social issues in the care of the newborn. Indian J Pediatr. 70:417-420 2003 12841403
71. World Health Organization. WHO model lists of essential medicines (The WHO Model Lists of Essential Medicines has been Updated Every Two Years Since 1977). The Current Version, the 16th List, Dates from March 2009 (Website). http://www.who.int/medicines/publications/essentialmedicines/en/ Accessed 22.07.15

Capítulo 39

Traslado del neonato ventilado

Robert M. Insoft, MD

LA IMPORTANTE FUNCIÓN DEL EQUIPO DE TRASLADO

La implementación generalizada de centros perinatales regionales y servicios de traslado interhospitalarios para neonatos en estado crítico ha sido un factor importante en la disminución de la morbimortalidad perinatal. A partir de los años 70, el creciente reconocimiento de que la regionalización de la atención mejoraba los resultados del paciente llevó a la formación de centros regionalizados de atención perinatal y posnatal. Con este desarrollo de la atención regionalizada, se puso de manifiesto la necesidad de contar con equipos de traslado especializados. En la actualidad, a medida que las tecnologías avanzadas están cada vez más disponibles y son cada vez más portátiles, el equipo de traslado se ha convertido en una extensión de la unidad de cuidados intensivos, y hoy en día son los primeros en brindar atención especializada integral en el hospital de origen que, luego, continuará en el centro de atención terciaria. Los equipos de traslado llevan el entorno de los cuidados intensivos hasta el neonato, incluso inician la atención en la sala de partos del hospital de origen al estabilizar al neonato para garantizar un traslado seguro y eficaz.

Con la autorización y la adopción de las tecnologías de avanzada, los tratamientos sofisticados como la ventilación de alta frecuencia (VAF) y el óxido nítrico inhalado (NOi) actualmente se inician casi siempre en muchas unidades de nivel III. Cuando estos tratamientos no logran estabilizar al neonato en las unidades de cuidados intensivos que no cuentan con oxigenación por membrana extracorpórea (ECMO), suele ser necesario el traslado a una unidad de cuidados neonatales cuaternarios. El traslado de estos neonatos en un estado tan complejo requiere un equipo de traslado sofisticado y especializado, y puede requerir teléfonos celulares con audio y video en tiempo real, además de acceso inalámbrico a historias clínicas electrónicas.

El equipo de traslado moderno se ha adaptado para cumplir con las necesidades de estos neonatos complejos. Actualmente, los equipos pueden ofrecer tratamientos intensivos como tratamiento con surfactante, VAF, NOi, hipotermia terapéutica pasiva o activa e, incluso, ECMO móvil en algunos casos. Los miembros del equipo especializados en cuidados críticos neonatales deben ser capaces de responder de manera rápida a los hospitales de origen que solicitan sus servicios. Deben brindar una estabilización adecuada para el traslado de manera ágil y segura. Cabe destacar que, a medida que las destrezas y las tecnologías de los equipos de traslado continúen cambiando y evolucionado, se torna evidente que la atención y los tratamientos integrales iniciados durante el traslado pueden mejorar los resultados de los pacientes.

ATENCIÓN REGIONALIZADA

A principios de los años 70, los médicos reconocieron que los neonatos tratados en centros terciarios obtenían mejores resultados, y así comenzó la puja por la atención regionalizada. Usher (1) demostró una disminución del 50 % en la mortalidad de neonatos en estado crítico que recibieron atención en centros terciarios. Otros estudios confirmaron estos resultados y, también, demostraron menores tasas de mortalidad en los neonatos trasladados a centros de atención regional (2-3).

Si bien los estudios previos respaldaron el traslado precoz de madres y fetos de alto riesgo a centros terciarios, el nacimiento de neonatos de alto riesgo en centros no terciarios ha continuado ocurriendo, y los datos sugieren que entre el 14 % y el 30 % de los neonatos de muy bajo peso al nacer (MBPN) nacen en hospitales no terciarios (4-6). Estudios realizados con estos neonatos continúan respaldando el hecho de que los neonatos nacidos en otros centros presentan mayores tasas de morbimortalidad en comparación con los neonatos nacidos en centros perinatales terciarios. Chien *et al.* (7) demostraron que los neonatos nacidos en otros centros presentaban un mayor riesgo de muerte, hemorragia intraventricular (HIV) grave, conducto arterioso permeable, síndrome de dificultad respiratoria (SDR) e infecciones intrahospitalarias, incluso después de ajustar los resultados en función de los riesgos perinatales y la gravedad de la enfermedad.

Lui *et al.* (8) realizaron un interesante estudio en el que compararon neonatos nacidos en centros terciarios y en otros centros entre las 23 y las 28 semanas y 6 días de gestación, antes y después del desarrollo de la atención regionalizada. Compararon los resultados de los neonatos nacidos entre 1992 y 1995 con los de los nacidos entre 1997 y 2002, y demostraron que la optimización de los traslados *in utero* produjo un 25 % menos de nacimientos en hospitales no terciarios y que la realización de consultas perinatales aumentó la administración de esteroides antenatales y la centralización del sistema de rastreo neonatal; además, demostraron que las tasas de mortalidad en los neonatos nacidos en otros centros disminuyó significativamente del 39,4 % al 25,1 %. Las tasas de HIV y enterocolitis necrotizante (ECN) también disminuyeron en los neonatos nacidos en otros centros entre los dos períodos tras el inicio de las intervenciones. Sin embargo, cabe destacar que la morbilidad de los neonatos nacidos en otros centros continuó siendo significativamente más elevada que la de los nacidos en centros terciarios, en especial con respecto a la HIV grave (grado 3 o 4) (19,4 % de los nacidos en otros centros frente al 10 % de los nacidos en centros terciarios, $p = 0,002$) y la ECN comprobada mediante radiología o cirugía (7,2 % de los nacidos en otros centros frente al 1,7 % de los nacidos en centros terciarios, $p < 0,001$). Estos datos demuestran que la implementación de un sistema coordinado para brindar consultas perinatales y traslado neonatal adecuado mejora los resultados, pero que los neonatos nacidos en otros centros continúan teniendo mayores tasas de morbilidad a pesar de estas intervenciones. Por lo tanto, el traslado *in utero* de embarazos de alto riesgo a un centro terciario sigue siendo la mejor opción. Cuando el traslado materno no es una opción debido al rápido avance del trabajo de parto, el parto inminente o el compromiso fetal o materno, los servicios especializados que ofrece el equipo de traslado neonatal desempeñan un papel importante en la optimización de la atención de los neonatos nacidos en otros centros. Actualmente, muchos equipos ofrecen asistir a los partos inesperados de alto riesgo en entornos comunitarios si no es viable el traslado materno.

COMPOSICIÓN DEL EQUIPO DE TRASLADO

Se han empleado diversos métodos para determinar la composición del equipo de traslado ideal. Cada institución debe determinar cuál es el modelo más adecuado para su centro en función del volumen, de los tipos de traslado (terrestre frente a aéreo de ala giratoria o fija), los tiempos de viaje, las destrezas requeridas para un traslado eficiente y seguro, la disponibilidad de los miembros del equipo y los costos generales. La Academia Estadounidense de Pediatría (AAP) recomendó que los equipos de traslado cuenten con al menos dos profesionales: uno que sea enfermero con 5 años o más de experiencia (9). Los miembros del equipo pueden ser enfermeros de urgencias o cuidados intensivos, enfermeros especialistas, terapeutas respiratorios (TR) pediátricos, paramédicos y médicos, incluidos el especialista, rotante o el médico residente. Casi siempre, los equipos están compuestos por TR y enfermeros o por dos enfermeros con apoyo de paramédicos. Dada la gran cantidad de traslados neonatales que requieren intervenciones respiratorias, en muchos equipos resultan útiles y, generalmente, necesarias las destrezas de un TR. Sin embargo, todos los miembros del equipo de traslado deben estar capacitados en diferentes áreas y ser capaces de realizar todos los procedimientos y las intervenciones durante el traslado.

Karlsen *et al.* (10) han estudiado el volumen de traslado y distintos modelos de equipos, así como sus efectos sobre los resultados en la atención de los pacientes y demostraron una amplia variación en muchos aspectos de la organización del equipo, incluida la configuración del mismo, la orientación del personal y el uso de protocolos, así como las metodologías de mejora de la calidad. De conformidad con el trabajo previo, Karlsen no detectó diferencias en los resultados en la atención de los pacientes al comparar las variaciones en los miembros de los equipos, incluidos los compuestos por TR/enfermeros, enfermeros especializados/TR y médicos/enfermeros/TR. La presencia de un médico no influyó sobre los resultados de los pacientes en este estudio.

Muchos otros estudios han respaldado la idea de que los equipos formados por profesionales no médicos son capaces de brindar atención eficaz y, posiblemente, más oportuna que los equipos que incluyen a un médico. Beyer *et al.* (11) demostraron que los equipos que no cuentan con un médico fueron capaces de brindar atención y traslado a neonatos intubados sin problemas. En su cohorte, el 20 % de los neonatos fueron intubados por un enfermero o un TR del equipo de traslado en el centro de origen. Llegaron a la conclusión de que hubo una baja incidencia de complicaciones en los neonatos intubados que fueron trasladados por personal capacitado en la intubación y la reanimación de neonatos. Leslie y Stephenson (12) demostraron que los traslados a cargo de enfermeros especializados en neonatología fueron igual de eficaces que los que estuvieron a cargo de un médico, mientras que King *et al.* (13) detectaron que no hubo ningún cambio en la mortalidad ni complicaciones cuando los equipos pasaron de estar formados por un enfermero y un médico a estar formados por dos enfermeros, pero el tiempo de respuesta sí mejoró. Los informes voluntarios realizados por equipos de traslado pediátricos y neonatales a la base de datos del equipo de la División de Medicina de Traslado de la AAP indican que casi la mitad de los equipos que enviaron información (37 de 82 equipos) no incluían médicos en el traslado (14). Por lo tanto, con un equipo de traslado correctamente capacitado y experimentado, la disponibilidad de un médico por teléfono para realizar un control clínico podría ser suficiente.

Sin embargo, independientemente del modelo elegido, los miembros del equipo deben ser especialistas en atención neonatal y pediátrica, ya que se ha demostrado que los equipos especializados marcan una importante diferencia en los resultados. Los primeros estudios demostraron que los equipos de traslado especializados en neonatología disminuyeron la morbimortalidad de los neonatos de MBPN que requirieron traslado a un centro terciario (15, 16) y que los neonatos nacidos en otros centros que no fueron trasladados por un equipo de traslado especializado presentaron un 60 % más de mortalidad (17).

Estudios más recientes confirman que la incidencia de la morbilidad relacionada con el traslado aumenta cuando el personal sin capacitación específica en pediatría está a cargo del traslado de neonatos en estado crítico. Un estudio realizado por Edge *et al.* (18) demostró que los acontecimientos adversos producidos durante el traslado interhospitalario, como la extubación no programada o los inconvenientes con el acceso intravenoso (IV), fueron significativamente superiores en los traslados realizados por un equipo no especializado (20 %) en comparación a aquellos realizados por un equipo especializado pediátrico (2 %). De forma similar, Macnab (19) demostró una mayor tasa de complicaciones secundarias en neonatos trasladados por equipos de traslado no especializados en comparación con los equipos de traslado especializados en pediatría.

Los programas de traslado de alto volumen tienen la ventaja de poder armar equipos a tiempo completo que se dediquen exclusivamente al transporte de neonatos, en los cuales la experiencia es mayor y las destrezas se conservan con mayor facilidad. Los servicios más pequeños que utilizan miembros del equipo de manera más infrecuente deben invertir considerablemente en la educación continua para mantener sus conocimientos y destrezas técnicas a fin de brindar servicios especializados. Los datos del registro voluntario continuo de los equipos de traslado realizado por la AAP sugieren que la mayoría de los equipos ofrecen una combinación de servicios de traslado pediátricos y neonatales (14). Si bien esto generalmente es necesario y permite contar con un equipo especializado, los miembros del equipo deben llevar un registro de la cantidad de traslados neonatales que realizan para asegurarse de que están teniendo una exposición adecuada a las circunstancias particulares que representa la reanimación y el traslado de un neonato. La falta de exposición debe compensarse con educación continua, incluida capacitación y simulación en forma presencial.

Casi siempre, los equipos de traslado deben asistir y participar en los partos de neonatos prematuros de alto riesgo que se producen fuera de un centro terciario. Si bien todos los hospitales que cuentan con servicio de maternidad deben tener al menos un médico certificado en reanimación neonatal disponible en todo momento, el personal de traslado podría tener que brindar apoyo al personal del centro de origen o, en algunos casos, podría desempeñarse como el principal encargado de la reanimación del neonato prematuro. Si bien esta suele ser una situación estresante, los datos demuestran que la presencia de un equipo especializado en reanimación neonatal puede mejorar la reanimación en la sala de partos de estos neonatos prematuros que nacen fuera de un centro terciario (6). En este estudio, los neonatos que fueron reanimados por un equipo de traslado especializado fueron intubados de manera más rápida y con menos intentos, tuvieron menos extubaciones no planificadas y fueron más propensos a recibir tratamiento con surfactante de manera oportuna.

Los neonatos que solo reciben atención de parte del equipo del hospital de origen presentaron mayores tasas de hipotermia, falta de acceso vascular y necesidad de reanimación intensiva. A pesar de tener la misma edad gestacional promedio, los neonatos reanimados por el equipo del centro de origen recibieron compresiones torácicas durante más tiempo (6 minutos frente a 0,5 minutos), ventilación con ambú durante más tiempo (13,5 minutos frente a 7 minutos) y presión positiva continua en las vías respiratorias (CPAP) durante más tiempo (14 minutos frente a 2 minutos), todo lo cual podría deberse a una demora en la intubación de parte del equipo del centro de origen. Estas diferencias no sorprenden, ya que los hospitales de origen que trasladan debidamente a las madres y a los fetos de alto riesgo no cuentan con un volumen crítico de partos prematuros ni con experiencia en la reanimación de neonatos prematuros de peso extremadamente bajo (PEBN) o muy bajo (MBPN) al nacer.

Los equipos especializados con capacitación específica y mayor experiencia pueden ofrecer una mejor atención y reanimación. A la luz de las evidencias de que los primeros minutos de la reanimación y la exposición precoz al oxígeno pueden influir sobre los resultados a largo plazo, es evidente la necesidad de optimizar la reanimación (20-22). Estos estudios refuerzan el hecho de que los equipos de traslado deben estar compuestos por médicos con capacitación específica en la atención neonatal integral —incluida la reanimación— y también sugieren que el uso del equipo de traslado como equipo de reanimación neonatal para todos aquellos que nacen en centros no terciarios puede resultar óptimo.

CAPACITACIÓN PARA EL TRASLADO

La necesidad de formación integral para los miembros del equipo que se encargan del traslado de los neonatos es evidente, ya que se espera que los miembros del equipo reconozcan y traten una diversidad de trastornos. Deben ser capaces de reanimar y estabilizar a neonatos en estado crítico y de garantizar un traslado seguro, generalmente en condiciones no muy buenas. Si bien no existe un programa académico estándar, la División de Medicina de Traslado de la AAP ha publicado pautas para la capacitación del equipo (23). La formación de los miembros del equipo del traslado incluye el requisito de capacitación sobre reanimación a través del Programa de Reanimación Neonatal (curso para prestadores ofrecido por la AAP y la Asociación Estadounidense de Cardiología) o un programa similar, así como educación continua sobre enfermedades neonatales. La educación médica continua (CME, por sus siglas en inglés) y los congresos de actualización en traslado garantizan que los miembros del equipo mantengan sus destrezas sobre estabilización neonatal y los exponen a nuevos temas en la atención neonatal. Las oportunidades de CME deben incluir un taller práctico, con estaciones que se centren en la intubación, la ventilación eficaz con ambú, el manejo de vía respiratoria difícil, la colocación de un drenaje torácico y el acceso vascular, incluida la colocación de una vía IV, umbilical e intraósea. Además, deben realizarse ejercicios en forma de simulacro siempre que sea posible.

Los requisitos relativos al conocimiento básico sobre la fisiología en vuelo y su relación con las enfermedades, el estrés físico y mental del traslado, y la necesidad de concentrarse en gran medida en la seguridad —que incluye tanto la seguridad del paciente como la del equipo— son aspectos exclusivos de la formación del equipo de traslado. Dado que hay tantos desafíos particulares a los que se enfrenta el equipo durante el traslado (ruido excesivo, fuerzas de vibración y rotación, poca iluminación, temperaturas ambientes y humedad variables y la necesidad de adoptar medidas de seguridad específicas), los miembros del equipo deben recibir orientación integral supervisada y, luego, participar en traslados con una regularidad suficiente como para mantener sus destrezas en todos los ámbitos de traslado. Los miembros del equipo también podrían beneficiarse de la capacitación sobre las cuestiones éticas y legales, como el retiro del soporte, ya que podrían verse implicados en situaciones en las cuales debe retirarse el soporte tras la reanimación o en las que se considera adecuado retirarle el tratamiento al neonato en el centro de origen —en donde pueda participar la familia— en lugar de trasladarlo a un centro lejano. También debe ofrecerse capacitación sobre los aspectos sociales del traslado para ayudar a los miembros del equipo a trabajar de manera más compasiva con las familias y a generar consciencia en el equipo sobre las cuestiones emocionales que enfrentan los padres y los familiares durante las crisis que se precipitan ante el traslado de un neonato.

FISIOLOGÍA DURANTE EL TRASLADO

Los efectos de la altitud y el estrés del vuelo pueden tener importantes consecuencias sobre los neonatos durante un traslado en una aeronave de ala fija o en un helicóptero, especialmente en los pacientes muy comprometidos. El entorno de traslado en sí mismo, incluido el traslado terrestre, implica factores estresantes como el ruido, la vibración y el cambio de temperatura. Los miembros del equipo de traslado deben comprender la fisiología de la altitud y el estrés fisiológico que implica el traslado de un neonato para anticiparse y tratar adecuadamente los problemas que puedan surgir durante este. Cada uno de estos factores también pueden afectar a los miembros del equipo. Las inquietudes principales incluyen las siguientes:

1. Hipoxia.
2. Expansión aérea.
3. Ruido y vibración.
4. Termorregulación.

Hipoxia

A medida que una aeronave asciende, disminuye la presión parcial de los gases. A medida que aumenta la altitud por encima del nivel del mar, disminuye la presión barométrica, y la presión parcial del oxígeno ambiente, con lo cual disminuye la presión parcial de oxígeno alveolar. Durante este momento, los neonatos pueden presentar hipoxia. Esto queda demostrado utilizando la ecuación simplificada de gas alveolar $P_{AO2} = (P_B - 47) \times FiO_2 - PaCO_2/0,8$; donde P_{AO2} es la presión parcial de oxígeno alveolar, P_B es la presión barométrica, 47 es la presión parcial de vapor de agua, FiO_2 es la concentración de oxígeno inspirado, $PaCO_2$ es la presión parcial de CO_2 arterial y 0,8 es el cociente respiratorio. Si un neonato que recibe 50 % de oxígeno inspirado con una $PaCO_2$ de 50 es trasladado desde el nivel del mar (presión barométrica = 760) en un avión no presurizado que debe alcanzar los 2438,4 m (8000 pies) para el traslado (presión barométrica = 570), la presión parcial de oxígeno alveolar disminuirá de 294 a nivel del mar a 199 a esa altitud, si suponemos que no hay cambios en la ventilación minuto, la FiO_2 o la $PaCO_2$. En realidad, la presión parcial de CO_2 arterial disminuirá también con la altitud, lo cual hará que la presión parcial de oxígeno alveolar sea levemente superior que la calculada mediante la siguiente ecuación:

$$P_{AO2} \text{ (nivel del mar)} = (760 - 47) \times 0,5 - 50/0,8 = 294$$

$$P_{AO2} \text{ (2438,4 m)} = (570 - 47) \times 0,5 - 50/0,8 = 199$$

Los neonatos prematuros, los neonatos con enfermedades respiratorias y aquellos con una mayor necesidad de oxígeno (sepsis, choque) están particularmente en riesgo de desarrollar hipoxia. El monitoreo estricto de la saturación de oxígeno ayuda a identificar a los neonatos que presentan hipoxia, quienes generalmente responden al aumento en los niveles de la FiO_2 o de la presión positiva teleespiratoria (PEEP). En los neonatos que ya recibían oxígeno antes del traslado, es de esperar que necesiten recibir más oxígeno durante el vuelo. El ajuste esperado en la administración de oxígeno puede calcularse utilizando la siguiente ecuación:

$$FiO_2 \text{ ajustada} = (FiO_2 \times P_{B1})/P_{B2}$$

donde la FIO_2 representa la concentración de oxígeno actual administrada, P_{B1}, la presión barométrica actual, y la P_{B2} es la presión barométrica a la altura máxima que se presume estará durante el transporte aéreo.

Expansión aérea

A medida que una aeronave asciende y la presión barométrica disminuye, el volumen del gas dentro de un espacio cerrado se expande. El gas en un espacio cerrado a nivel del mar (por ejemplo, un neumotórax) se expandirá a un factor de 1,5 a 3048 m (10 000 pies). Esto es más relevante para los neonatos que presentan neumotórax o neumopericardio, si bien también podría influir sobre el estado de aquellos con neumoperitoneo o neumatosis. Lo ideal es que las fugas de gas se traten antes del vuelo debido a la posibilidad de una mayor expansión conforme aumente la altitud.

Ruido y vibración

El ruido y la vibración son problemas significativos que se enfrentan durante el traslado tanto aéreo como terrestre. Estudios han demostrado que los neonatos están expuestos a niveles muy elevados de ruidos durante el traslado y que los niveles de ruido promedio de todos los tipos de transporte superan los niveles recomendados para los cuidados intensivos neonatales (24, 25). De forma similar, los neonatos experimentan aceleraciones de las vibraciones dentro de la incubadora de traslado (25). La configuración de la unidad de traslado debe optimizarse para disminuir la vibración, y debe contemplarse el uso de protectores para los oídos de los neonatos durante el traslado, en particular durante el traslado aéreo, en el cual la exposición al ruido es mayor.

Termorregulación

Las temperaturas ambiente cambian significativamente con los cambios en la altitud y con los cambios estacionales durante el traslado terrestre. Se ha demostrado que la termorregulación adecuada es fundamental para la supervivencia intacta de los neonatos de MBPN (26, 27), mientras que la hipertermia puede ser perjudicial para los neonatos con acidosis perinatal y encefalopatía hipóxica-isquémica (28, 29). Los cambios de temperatura también aumentan la necesidad metabólica y de oxígeno, lo cual puede provocar un mayor compromiso en los pacientes hipóxicos o sépticos. Los miembros del equipo de traslado deben pensar en optimizar los factores térmicos que pueden controlar. La pérdida de calor por conducción puede minimizarse al precalentar la incubadora y las mantas de traslado y al utilizar colchones de calefacción química. Las pérdidas de calor por evaporación se minimizan al mantener seca la superficie de la piel, utilizando una bolsa de polietileno para los neonatos de PEBN/MBPN, y calentando y humidificando los gases inspirados. Podrían ser necesarias otras medidas para controlar la temperatura de la cabina durante determinadas estaciones.

ESTABILIZACIÓN

El objetivo del equipo de traslado es poner en marcha la atención definitiva del neonato enfermo y llevar los recursos del centro terciario hasta el paciente. Lo ideal es que los neonatos sean trasladados cuando estén estables, de manera tal que el traslado pueda realizarse de manera segura y controlada. Esto significa que los neonatos enfermos deben estabilizarse lo más posible en el hospital de origen, el cual ofrece las ventajas del espacio; fácil acceso al neonato; mejor iluminación y visibilidad; acceso al personal, equipos y servicios auxiliares (laboratorio y radiología); estabilidad térmica y facilidad de comunicación con el neonatólogo del centro terciario. La estabilización requiere la identificación y el tratamiento de los factores que podrían llevar al deterioro del estado del neonato. Los procedimientos o las intervenciones necesarios, como la intubación, la colocación de un drenaje torácico o un acceso vascular, deben anticiparse lo más posible y realizarse antes del traslado. Dadas las limitaciones de espacio durante el traslado, y la complejidad añadida al entorno de este, debido a la vibración y el ruido, casi nunca debe realizarse una intervención importante, como una intubación. A pesar del deseo inherente de agilizar el proceso de transporte, el tiempo que se tarda en estabilizar al neonato en el centro de origen es una inversión importante para garantizar un traslado seguro y eficaz. Existen situaciones poco frecuentes (por ejemplo, la transposición de grandes vasos con tabique interventricular intacto) en las cuales puede ofrecerse un tratamiento definitivo solamente en el centro terciario y el beneficio del traslado inmediato supera el riesgo de movilizar a un neonato inestable.

CUESTIONES CLÍNICAS

Los miembros de un equipo de traslado especializado deben reconocer y tratar una amplia variedad de trastornos neonatales. Si bien cada situación es distinta, hay un conjunto estándar de cuestiones que deben abordarse en cada traslado neonatal:

1. Ventilación asistida y cuestiones respiratorias.
2. Soporte cardiovascular.
3. Acceso vascular.
4. Estabilidad de la glucemia.
5. Termorregulación.
6. Riesgos y tratamiento de infecciones.

El problema más frecuente al que se enfrenta el personal de traslado neonatal es la dificultad respiratoria. Múltiples estudios (30) han descubierto que más del 85 % de los neonatos trasladados reciben algún tipo de ventilación asistida, y que los equipos de traslado estuvieron a cargo de la intubación y del inicio de la ventilación en una gran mayoría de los casos. Los neonatos casi siempre presentan dificultad respiratoria, por lo cual no es raro que las intervenciones en las vías respiratorias (intubación, ventilación mecánica —incluida la CPAP—) sean las intervenciones más frecuentes realizadas (30, 31). El personal de traslado debe poder asegurar y mantener las vías respiratorias del neonato. Las destrezas relacionadas con las vías respiratorias incluyen no solo la intubación, sino también la ventilación adecuada con ambú, el uso de vías respiratorias nasales y orales, la colocación de gafas de CPAP, el uso de una mascarilla laríngea y opciones de manejo de vías respiratorias difíciles. Las destrezas para la interpretación básica de las radiografías de tórax también son necesarias para el diagnóstico y el tratamiento óptimo de las enfermedades respiratorias.

El personal de traslado también debe comprender los conceptos de la ventilación mecánica y debe poder reconocer y tratar las complicaciones relacionadas con el uso de la presión positiva y del tubo endotraqueal, ya que los problemas con el tubo endotraqueal o el respirador se producen en casi el 10 % de los traslados (32). Debe darse prioridad a la fijación adecuada del tubo endotraqueal para evitar la extubación no programada durante el traslado. Los miembros del equipo deben saber reconocer y tratar las fugas aéreas pulmonares en sus distintas formas y deben tener experiencia en la toracocentesis con aguja y en la colocación de un drenaje torácico. La optimización de la ventilación y la oxigenación antes y durante el traslado es importante para mantener la estabilización y lograr el objetivo de brindar una atención integral. Siempre se puede mejorar la ventilación durante el traslado: los estudios han demostrado que entre el 15 % y el 25 % de los neonatos trasladados tienen un pH o una P_{CO2} subóptimos al llegar al centro terciario (33, 34).

Desde el punto de vista cardiovascular, el personal de traslado debe poder reconocer y estabilizar correctamente a los neonatos con cardiopatías congénitas. Diferenciar las enfermedades pulmonares graves de las cardiopatías congénitas cianóticas puede ser difícil, pero reconocerlas e iniciar el tratamiento con prostaglandinas puede influir significativamente sobre los resultados. Los miembros del equipo deben conocer muy bien el uso de prostaglandinas y sus complicaciones. Los equipos que puedan comunicarse con los médicos deben tomar la decisión de intubar a los neonatos que reciben prostaglandina E_1 (PGE_1) en función de la estabilidad del neonato, de la dosis del fármaco que se utilice y de la duración y el modo de traslado. Existe poca evidencia respecto de la necesidad de intubación de neonatos que reciben PGE_1 previo al traslado. Se ha informado apnea en un 12 % al 30 % de los neonatos tratados con PGE_1, pero la incidencia puede ser de hasta el 42 % en los que pesan menos de 2 kg (35, 36). Browning-Carmo *et al.* (37) evaluaron 93 de 300 neonatos con cardiopatías congénitas que fueron trasladados y no recibieron ventilación mecánica al comienzo de la infusión de PGE_1. De estos neonatos, el 17 % requirió intubación por la apnea después de 1 hora de iniciar la PGE_1, y el 2,6 % del resto de los neonatos desarrolló apnea durante el traslado. En general, el 25 % de los neonatos pudieron ser trasladados sin intubación, pero estaban recibiendo dosis muy bajas de PGE_1, inferiores a 0,015 µg/kg/min. Si bien cada situación debe evaluarse en forma individual, en general, los neonatos a término que reciben dosis estándar de PGE_1 pueden trasladarse distancias cortas de manera segura sin ser intubados. Los equipos de traslado también tienen la capacidad de suministrar nitrógeno o CO_2 a los neonatos inestables con síndrome del corazón izquierdo hipoplásico durante el traslado, pero es necesario capacitarse bien antes de implementar este método.

La capacidad de lograr un acceso vascular es una destreza fundamental de los miembros del equipo de traslado, ya que deben poder colocar una vía venosa umbilical de forma urgente durante la reanimación para administrar epinefrina y reponer la volemia, así como de manera no urgente para administrar fluidoterapia, medicamentos o hemoderivados por vía IV. Algunos centros también esperan que el personal de traslado pueda colocar vías arteriales umbilicales; sin embargo, el tiempo necesario para colocar este tipo de vías debe sopesarse frente al traslado veloz al centro terciario, en donde podrá realizarse el procedimiento en condiciones más ideales. A menos que se requiera monitorear la tensión arterial central o la gasometría arterial durante el traslado, este procedimiento generalmente se realiza en el centro terciario. Los miembros del equipo también deben estar capacitados y entrenados para colocar vías intraóseas en caso de urgencias.

El mantenimiento de una glucemia normal y de la estabilidad térmica ha demostrado ser fundamental para la prevención de la morbimortalidad neonatal (26, 28, 38). Los miembros del equipo de traslado deben reconocer la importancia de la estabilidad de la glucemia y de la temperatura en los neonatos y contar con protocolos para abordar estas dos cuestiones clave en cada traslado. Si bien las alteraciones de la glucosa y la temperatura son problemas que se generalmente se tratan o se controlan con facilidad, también pueden pasarse por alto de la misma manera. Varios estudios que evaluaron la optimización durante el traslado han demostrado que aproximadamente el 10 % de los neonatos tienen hipotermia, y otro 10 % tiene hipoglucemia al llegar al centro de destino tras el traslado (32, 34).

La mejora continua de la calidad es una pieza fundamental del manejo del traslado. Lee *et al.* (33) fueron los primeros en validar una escala de puntuación basada en la fisiología para evaluar el traslado neonatal. El *Índice de estabilidad fisiológica para evaluar el riesgo de traslado* (TRIPS, por sus siglas en inglés) permite predecir la mortalidad a 7 días tras el traslado, la mortalidad en la unidad de cuidados intensivos neonatales (UCIN) y la hemorragia intraventricular grave. Hace poco, Schwartz *et al.* (39) demostraron un consenso generalizado sobre las mediciones claves que son básicas en lo que hace al control de calidad, para garantizar el éxito de un programa de alta confiabilidad. Sus estudios demostraron que la métrica del traslado puede agruparse en las siguientes cinco categorías básicas: 1) eficacia (tasas de éxito de la intubación), 2) métricas de seguridad (errores de administración de medicamentos), 3) eficiencia (entrega estandarizada del paciente), 4) énfasis en la familia y el paciente (familiares presentes en el traslado) y 5) puntualidad (plazos del traslado). Asimismo, estos investigadores demostraron que la escala de gravedad del paciente es relativamente nueva en este ámbito y que ha ofrecido beneficios combinados en la práctica clínica en comparación con la UCIN o la unidad de cuidados intensivos pediátricos.

Por último, la sospecha o la verdadera incidencia de una infección en los neonatos es elevada, y los equipos de traslado deben tener en cuenta estos riesgos para realizar evaluaciones y estudios adecuados e iniciar el tratamiento antibiótico o antiviral de forma oportuna.

EQUIPAMIENTO

El equipamiento que necesita el equipo de traslado debe ser liviano, perdurable, compacto y fácilmente asegurable, pero, sobre todo, debe ser completo, a fin de cumplir con las necesidades de seguridad del traslado. Debe suponerse que el hospital de origen no contará con el equipamiento necesario para estabilizar al neonato previo al traslado. En las **Tablas 39-1** y **39-2** se enumeran los fármacos y los insumos auxiliares básicos necesarios para el traslado interhospitalario. Existen distintas bolsas perdurables para transportar los insumos descartables y los fármacos. Las bolsas para insumos deben verificarse y reponerse después de cada traslado.

En la actualidad, los sistemas de traslado están específicamente diseñados para incorporar todos los sistemas y tecnologías de soporte vital crítico en una sola unidad móvil, incluida una incubadora de traslado, un respirador, sistemas de monitoreo, aparatos de succión y bombas de infusión. Generalmente, los tanques de gases de uso médico se almacenan en la parte inferior del vehículo para que no ocupen espacio pero que estén a la mano. Los equipos utilizados durante el traslado pueden funcionar mediante alimentación por AC/DC o por baterías internas si es necesario. Los respiradores de traslado pueden ser neumáticos o activados mediante alimentación por AC/DC con batería de respaldo. Estos sistemas completos se han diseñado para fomentar la facilidad de movimiento, la seguridad dentro del vehículo de traslado para minimizar los efectos de la vibración y el movimiento, la visualización clara de los monitores y del neonato, y el fácil acceso al paciente.

El monitoreo durante el traslado del neonato ventilado se ha vuelto cada vez más sencillo con el desarrollo de la pulsioximetría. Los modelos actuales permiten obtener lecturas precisas a pesar de la vibración producida por el medio de traslado. El monitoreo con pulsioximetría y cables de electrocardiograma es la norma para todos los traslados. Los rangos objetivo de la saturación de oxígeno deben mantenerse durante el traslado, en especial en los neonatos de PEBN. Varios equipos también emplean detectores no invasivos de CO_2 teleespiratorio y obtienen buenos resultados, si bien algunos han observado inconvenientes con monitores específicos que son incómodos y difíciles de asegurar durante el traslado (40, 42). Sin embargo, Tingay *et al.* (43) detectaron que el monitoreo del CO_2 teleespiratorio arrojaba concentraciones inferiores de CO_2 que la real medición comparativa de CO_2 en sangre arterial y no marcaba las tendencias de manera confiable con el paso del tiempo. Los equipos de traslado igual deben evaluar estos auxiliares de manera individual

Tabla 39-1. Fármacos sugeridos para el traslado interhospitalario.

Adenosina: 6 mg/2 ml.
Agua estéril.
Albúmina al 5 %.
Alprostadil (PGE_1): 500 µg/ml.
Ampicilina: 100 mg/ml.
Atropina: 0,1 mg/ml.
Bicarbonato de sodio: 4,2 %.
Cefotaxima: 100 mg/ml.
Clindamicina: 150 mg/ml.
Cloruro de calcio al 10 %: 100 mg/ml.
Cloruro de sodio: 3 mEq/ml.
Dextrosa al 10 % en agua: 250 ml.
Digoxina: 100 µg/ml.
Dobutamina: 250 mg/20 ml.
Dopamina: 400 mg/5 ml.
Epinefrina 1:10 000.
Epinefrina 1:1000.
Fenobarbital: 65 mg/ml.
Fentanilo: 0,05 mg/ml.
Flumazenil: 0,5 mg/5 ml.
Fosfenitoína : 100 mg/2 ml
Furosemida (Lasix): 10 mg/ml.
Gentamicina: 10 mg/ml.
Gluconato de calcio al 10 %: 100 mg/ml.
Lacri-Lube.
Lidocaína al 1 %: 10 mg/ml.
Lorazepam (Ativan): 2 mg/ml.
Midazolam (Versed): 1 mg/ml.
Morfina: 2 mg/ml.
Naloxona (Narcan): 1 mg/ml.
Niprida: 50 mg/2 ml.
Rocuronio: 10 mg/ml.
Solución fisiológica heparinizada.
Solución fisiológica normal.
Sulfato de magnesio: 1 g/2 ml.
Surfactante.
Vecuronio: 1 mg/ml.

Tabla 39-2. Insumos sugeridos para el traslado interhospitalario.

Insumos intravenosos	Insumos respiratorios
Gasas embebidas en alcohol y betadina.	Mascarillas de reanimación (distintos tamaños).
Preparación de clorhexidina.	Bolsa de anestesia.
Gasa (2 x 2 y 4 x 4).	Tubos endotraqueales (2,5; 3,0; 3,5 y 4,0).
Bolitas de algodón.	Estilete.
Curitas.	Protector cutáneo (DuoDERM).
Cinta para identificación.	Adhesivo y removedor de adhesivo.
Cinta transparente (media pulgada, 1 pulgada).	Cinta adhesiva.
Venda autoadhesiva (1 pulgada).	Detector de CO_2.
Apósitos Tegaderm (pequeños y grandes).	Catéteres para succión (6, 8 y 10 Fr).
Agujas (calibre 23 y 19).	Laringoscopio y hojas (00, 0 y 1).
Agujas intraóseas (calibre 18).	Bombilla y baterías de repuesto para el laringoscopio.
Catéteres intravenosos (calibre 14, 16, 18 y 24).	Fórceps Magill.
Agujas mariposa (calibre 19, 23 y 25).	Gafas nasales para presión positiva continua en las vías respiratorias (10,5; 12 y 15 Fr).
Jeringas (gasometría, 1, 3, 5, 10 y 30 ml).	Puente para tubo endotraqueal.
Tabla inmovilizadora para brazos.	Mascarilla laríngea (1 y 1,5).
Tubos de extensión intravenosa.	Cánula nasal.
Adaptador en Y y conector en T.	Cánula orofaríngea (50 mm).
Tubos para bomba intravenosa.	Tubos para toracostomía (8, 10 y 12 Fr).

Insumos intravenosos	Insumos respiratorios
Llave de paso de tres vías.	Bandeja para toracostomía.
Cierre con heparina.	Válvula de Heimlich.
Adaptadores para catéteres (18, 20 y 21).	Adaptador 5 a 1 (árbol de Navidad).
Insumos para vía umbilical.	Gasa con vaselina.
Catéteres (3,5 y 5 Fr con doble luz de 5 Fr).	Cánula nasal.
Cinta umbilical.	Viales con solución fisiológica normal.
Bandeja con vía umbilical.	Pera de goma.
Suturas.	Aspirador de meconio.
Puentes para vía umbilical.	Insumos digestivos.
Insumos para flebotomía.	Catéteres Replogle (6, 8, 10 y 12 Fr).
Lancetas.	Sondas de alimentación (5; 6,5 y 8 Fr).
Tubos capilares.	Bolsa estéril para muestras (intestinales).
Tubos con heparina.	Otros.
Torniquete.	Correas blandas.
Frascos para hemocultivo.	Gorra de jersey.
Tiras reactivas Chemstrips.	Pasadores de seguridad.
Calentadores químicos (pequeños).	Bandas de goma.
Insumos para monitoreo.	Tijeras.
Cables para electrocardiograma.	Pinzas hemostáticas.
Sensores para oximetría.	Linterna de bolsillo.
Esfigmomanómetros (1, 2, 3 y 4).	Linterna.
Termómetro.	Guantes estériles.

para determinar sus beneficios, ya que no se ha adoptado ninguna norma única. Los monitores colorimétricos de CO_2 que se colocan brevemente sobre el extremo del tubo endotraqueal se han adoptado de manera más universal y han demostrado ser útiles para confirmar la intubación endotraqueal inicial y la intubación continuada tras el movimiento de la incubadora del hospital a la incubadora de traslado y viceversa (42). La calidad de la atención y la eficacia durante el traslado han mejorado significativamente mediante el uso de dispositivos de análisis inmediato, en general, un dispositivo manual que permite realizar el análisis inmediato de gasometría, hematocrito, glucosa, electrolitos y calcio iónico con una pequeña muestra de sangre (0,3 ml). Este instrumento, compacto y fácil de usar, se lleva fácilmente junto con los demás equipamientos y permite realizar un rápido análisis en los centros de origen en los que las gasometrías podrían ser difíciles de realizar de manera oportuna. Macnab *et al.* (44) demostraron que existe una rentabilidad importante con el uso de esta tecnología y que el uso de los dispositivos de análisis inmediatos puede disminuir los tiempos de estabilización y mejorar la calidad de la atención.

Algo que no llevan todos los equipos de traslado es la mascarilla laríngea, que es una vía respiratoria artificial supraglótica que se coloca sobre la entrada laríngea para administrar ventilación con presión positiva. La mascarilla desinflada se introduce por la boca del neonato utilizando dos dedos y se orienta a ciegas a lo largo del paladar duro sin laringoscopia ni instrumental. Una vez que se siente resistencia, la mascarilla se fija inflando el reborde con 2 a 4 ml de aire, con lo cual queda ocluido el esófago y se cubre la abertura laríngea. El uso más habitual de la mascarilla laríngea en los neonatos es para el rescate de las vías respiratorias cuando han fracasado la ventilación con mascarilla facial y la intubación endotraqueal. Múltiples informes de casos únicos o pequeñas series retrospectivas han descrito el uso exitoso de la mascarilla laríngea como maniobra salvavidas durante el manejo de una vía respiratoria difícil. En un metaanálisis, Mora y Weiner (45) llegaron a la conclusión de que podría realizar una recomendación bastante concluyente de intentar la ventilación con mascarilla laríngea durante la reanimación si han fallado los demás métodos, en función del hecho de que la colocación de la mascarilla laríngea es bastante poco invasiva, la puede realizar fácilmente la mayoría de los profesionales, tiene una incidencia relativamente baja de complicaciones y puede salvar la vida del paciente.

Hay varios informes de vasos sobre el uso de la mascarilla laríngea durante el traslado. Estos informes de casos han documentado el uso de la mascarilla laríngea para reanimar y, en algunos casos, trasladar neonatos con anomalías congénitas y vías respiratorias complejas, incluidas descripciones del uso exitoso en casos de atresia de coanas (46), micrognatia grave (46) y hendiduras laringotraqueoesofágicas (47). Las Pautas internacionales de reanimación neonatal establecen que la mascarilla laríngea puede ser una alternativa eficaz para asegurar la vía respiratoria si la ventilación con ambú resulta ineficaz o si han fallado los intentos de intubación, pero no se recomienda actualmente el uso rutinario de este dispositivo (48). Dada la naturaleza impredecible de las manifestaciones de las vías respiratorias difíciles y del desafío que implica brindar reanimación óptima en condiciones que a veces son bastante deficientes, los equipos de traslado pueden contemplar la inclusión de una mascarilla laríngea entre su equipamiento y capacitar al personal sobre su uso. El tamaño más pequeño de mascarilla laríngea (tamaño 1) es adecuado para la mayoría de los neonatos a término y los prematuros de mayor tamaño, pero es demasiado grande para aquellos que pesan menos de 1500 g.

Respiradores de traslado

El respirador Bio-Med MVP-10 ha sido el respirador prototípico utilizado para el traslado durante mucho tiempo. Sigue siendo el respirador «de batalla» utilizado por muchos equipos de traslado y está configurado en muchas incubadoras modulares de traslado (Bio-Med Devices, Inc., Guildford, Connecticut [EE. UU.]). El MVP-10 es un respirador neumático que brinda ventilación ciclada por tiempo y limitada por presión. Es capaz de cumplir con las necesidades de ventilación estándar y ofrece ventilación obligatoria intermitente (VOI), PEEP y CPAP. Actualmente, hay muchos otros respiradores que pueden usarse para el traslado.

Anteriormente, los respiradores de traslado no contaban con la versatilidad y la movilidad de los respiradores que se utilizan en la unidad de cuidados intensivos neonatales. Sin embargo, hoy en día, la mayoría de los modos ventiladores pueden replicarse en el traslado, y los respiradores ofrecen ventilación por presión o por volumen, con modos de control, asistido/controlado, VOI sincronizada, PEEP, CPAP y presión de soporte. Los sistemas activados por el paciente que responden a la presión o al flujo también están disponibles. Los respiradores pueden funcionar de manera neumática o por AC/DC con una batería interna de respaldo.

Durante el traslado, es fundamental poder administrar concentraciones de oxígeno de entre el 21 % y el 100 %, limitar la exposición al oxígeno en los neonatos prematuros y en aquellos con cardiopatías congénitas, pero administrar altas concentraciones de oxígeno en los neonatos con hipertensión pulmonar e insuficiencia respiratoria hipóxica. Los mezcladores de aire y oxígeno deben usarse para ajustar la administración de oxígeno. Los gases de uso médico para el respirador se suministran desde tanques montados en el sistema de traslado durante el traslado o desde tanques más grandes que forman parte de la estructura de la ambulancia o de la aeronave de traslado. La **Tabla 39-3** enumera las características y la vida útil esperada de distintos tanques de oxígeno a diferentes velocidades de flujo. Los miembros del equipo deben conocer la capacidad del tanque y la cantidad de horas de flujo que brinda, en particular para traslados largos o para neonatos que requieren concentraciones elevadas y flujos elevados de oxígeno inspirado.

Tabla 39-3. Características de los tanques de oxígeno portátiles.

Tipo de tanque	Especificaciones de los tanques de oxígeno					
	Capacidad					
	(ft^3)	(gal)	(l)	Altura (pulg.)	Diámetro (pulg.)	Peso del tanque lleno (lb)
E	22	165	620	20	$4^{1/4}$	15
M	122	900	3450	46	$7^{1/8}$	86
H	244	1800	6900	55	9	130

Tabla 39-3. Características de los tanques de oxígeno portátiles. (*Continuación*)

Tipo de tanque	Volumen y duración del flujo de oxígeno en tres tamaños de tanque											
	Lleno			3/4			1/2			1/4		
	E	M	H	E	M	H	E	M	H	E	M	H
Contenido (ft³)	22	107	244	16,5	80,2	193	11	53,5	122	5,5	26,8	6
Litros	622	3028	6900	466,5	2271	5175	311	1514	3450	155,5	757	172
Presión (psi)		2000			1500			1000			500	

Tipo de tanque	Cantidad aproximada de horas de flujo en tres tamaños de tanque											
	Lleno			3/4			1/2			1/4		
	E	M	H	E	M	H	E	M	H	E	M	H
Velocidad del flujo (l/min)												
2	5,1	25	56	3,8	18,5	42	2,5	12,5	28	1,3	6	14
4	2,5	12,6	28	1,8	10,4	21	1,2	6,3	14	0,6	3,1	7
6	1,7	8,4	18,5	1,3	6,3	13,7	0,9	4,2	9,2	0,4	2,1	4,5
8	1,2	6,3	14	0,9	4,6	10,5	0,6	3,1	7	0,3	1,5	3,5
10	1	5	11	0,7	3,7	8,2	0,5	2,5	5,5	0,2	1,2	2,7
12	0,8	4,2	9,2	0,6	3	6,7	0,4	2,1	4,5	0,2	1	2,2
15	0,6	3,4	7,2	0,4	2,5	5,5	0,3	1,7	3,5	0,1	0,8	1,7

Ventilación de alta frecuencia

La VAF ha demostrado ser útil para el tratamiento de muchos trastornos respiratorios, incluido el SDR, las fugas aéreas, el síndrome de aspiración meconial y la hipertensión pulmonar persistente (49-51). Muchas unidades de cuidados intensivos neonatales utilizan VAF para los neonatos que no han obtenido buenos resultados con la ventilación convencional, mientras que otros la utilizan como su estrategia de ventilación principal para los neonatos prematuros en riesgo de sufrir daño pulmonar crónico (véase el **Capítulo 22**). La administración de NOi ha demostrado ser más eficaz con la ventilación de alta frecuencia oscilatoria (VAFO) en los neonatos con insuficiencia respiratoria hipóxica (52), y este caso puede presentar dificultades para el traslado, cuando el neonato inestable debe pasar de la VAF a la ventilación convencional. Los riesgos relacionados con este traspaso incluyen pérdida del reclutamiento pulmonar, atelectasias y subsiguiente insuficiencia respiratoria hipóxica. Para mantener la estabilidad de los neonatos que ya reciben tratamiento con VAF en la institución de origen, así como para extender un recurso terciario estándar a la unidad de traslado, los respiradores de alta frecuencia que permiten la ventilación de alta frecuencia tipo jet (VAFJ) o la interrupción del flujo de alta frecuencia se comercializan actualmente para el traslado.

Si bien actualmente existen respiradores de alta frecuencia, se han realizado pocos estudios para evaluar los riesgos y los beneficios de la VAF durante el traslado. En un estudio retrospectivo, Mainali *et al.* (53) compararon el uso de la VAFJ, con o sin NOi, con el de la ventilación convencional. Doce neonatos fueron trasladados solo con VAFJ, 17 con VAFJ con NOi y 9 con ventilación convencional con NOi. Los neonatos trasladados con VAFJ, independientemente del uso del NO, demostraron una mejora significativa en la ventilación durante el traslado tras la conversión a la VAFJ sin un aumento en el soporte. Esto incluye a los neonatos que pasaron de la ventilación convencional a la VAFO. Los neonatos que recibieron VAFJ también demostraron una tendencia hacia una mejor oxigenación y un mejor índice de oxígeno, pero esto no llegó a tener importancia estadística. Sin embargo, cabe destacar que hubo una mayor incidencia de neumotórax tanto antes como después del traslado en los neonatos que recibieron VAF, en comparación con los que recibieron ventilación convencional (7/29 VAFJ frente a 1/9 convencional previa al traslado y 3/29 VAFJ frente a 0/9 convencional posterior al traslado), si bien la presencia de un neumotórax previo al traslado puede haber sesgado la toma de decisión respecto del uso de la VAFJ. Los autores llegaron a la conclusión de que la VAFJ con o sin NOi es segura y eficaz durante el traslado e, incluso, podría ser mejor que la ventilación convencional.

Honey *et al.* (54) informaron su experiencia en el traslado de 134 neonatos utilizando VAF con interrupción del flujo. El 60 % de los neonatos tenía menos de 37 semanas, y el 16 % tenía menos de 28 semanas de edad gestacional. Los neonatos fueron correctamente trasladados con VAF en el 96 % de los casos. Afortunadamente, no hubo ningún caso de neumotórax. En la baja cantidad de neonatos a los que se les midió la gasometría arterial antes y después del traslado (n = 24), el pH mejoró significativamente después del inicio de la VAF, mientras que la oxigenación y la ventilación permanecieron estables. La información brindada por el estudio incluye el hecho de que se necesita capacitación y formación integrales para implementar la VAF en el traslado y que existe una curva de aprendizaje empinada respecto de su uso. Las diferencias en las lecturas del respirador y la necesidad de ajustar los parámetros del respirador complican la capacitación, incluso para los que ya tienen experiencia con la VAF. Por último, los dispositivos de análisis inmediato para realizar gasometría y monitoreo cardiorrespiratorio completo, de saturación de O_2 y de CO_2 son necesarios para un manejo óptimo del neonato durante el traslado con VAF. La experiencia en nuestra propia institución refleja estos hallazgos. Hemos detectado que la gasometría arterial frecuente es fundamental y que la hiperventilación es un problema frecuente durante el uso de la VAF (Children's Mercy Hospital Transport, Kansas City [Missouri])

Presión positiva continua en las vías respiratorias

El creciente uso de la CPAP para la ventilación de los neonatos ha exigido que los equipos de traslado se familiaricen con su uso. A pesar de que hay muchísima evidencia que apoya el uso de la CPAP en la sala de partos y en la unidad de cuidados intensivos, existen pocos datos respecto de su uso durante el traslado. Los pocos estudios realizados sugieren que la CPAP puede administrarse de manera segura y eficaz durante el traslado en determinados neonatos elegidos correctamente. Simpson *et al.* (55) informaron su experiencia con siete neonatos prematuros y no registraron ninguna complicación durante el traslado. Bomont *et al.* (56) repasaron su experiencia con 100 neonatos trasladados con CPAP. Los neonatos requirieron mínima intervención durante el traslado y fueron trasladados de manera segura con CPAP y con resultados adecuados de gasometría al llegar a destino. Cinco de 100 neonatos requirieron estimulación o reposicionamiento de las gafas debido a apnea, bradicardia y desaturación, pero no fue necesaria ninguna intervención importante.

Sin embargo, varias limitaciones del entorno de traslado hacen que el uso de la CPAP sea más complejo. La evaluación visual y auditiva es limitada en el entorno de traslado, y puede ser difícil lograr un correcto posicionamiento del neonato en la incubadora de traslado para administrar la CPAP correctamente. El uso de un monitoreo transcutáneo más extensivo o del CO_2 teleespiratorio podría facilitar la evaluación del neonato que se traslada con CPAP. Debido a estas limitaciones, debe analizarse muy bien la seguridad y la estabilidad del neonato que se traslada con CPAP, y factores tales como la duración del traslado, el modo de traslado y la edad gestacional y cronológica del neonato podrían influir sobre la decisión respecto de la aptitud de la CPAP para el traslado. Debido al creciente uso de la CPAP en la sala de partos para los neonatos prematuros, deben realizarse más estudios sobre la seguridad y la eficacia de la CPAP durante el traslado.

Administración de surfactante

La administración de surfactante a los neonatos con deficiencia de surfactante ha tenido un importante efecto sobre la morbimortalidad de los neonatos con SDR (57, 58). La experiencia con reemplazo de surfactante en el entorno de traslado no se ha informado demasiado, pero se ha adoptado como parte de la atención habitual ofrecida por la mayoría de los equipos de traslado. Costakos *et al.* (59) detectaron que el surfactante puede administrarse de manera segura antes del traslado interhospitalario en neonatos prematuros, pero no pudieron identificar ningún beneficio significativo en términos de días en el respirador, tiempo transcurrido hasta el alta o incidencia de la displasia broncopulmonar en los neonatos que recibieron surfactante antes del traslado (59). La administración endotraqueal de surfactante se relaciona con el riesgo de compromiso respiratorio (desaturación, hipoxemia, bradicardia) (60) y debe realizarla personal con experiencia adecuada en su administración. Asimismo, el equipo de traslado debe monitorear con atención el cambio en la distensibilidad pulmonar que generalmente sigue a la administración de surfactante. Sin embargo, podría ser difícil discernirlo en un vehículo de traslado.

Óxido nítrico inhalado

Se ha demostrado que el NOi mejora la oxigenación y disminuye la necesidad de recibir ECMO en los neonatos casi a término y a término con hipertensión pulmonar persistente neonatal (HPPN) e insuficiencia respiratoria hipoxémica (52, 61, 62). Desde que la Administración de Alimentos y Medicamentos de los EE. UU. (FDA) autorizó el uso del NOi contra la insuficiencia respiratoria, el NOi se ha venido utilizando en la mayoría de las UCIN de nivel III. Si bien beneficia a la mayoría de los neonatos, entre el 30 % y el 40 % de los neonatos no demuestra una respuesta sostenida al NOi y podría requerir traslado a un centro de ECMO (63). Asimismo, la interrupción rápida de la administración de NOi puede precipitar hipoxemia por rebote y, así, comprometer a un neonato que ya está inestable (64). La necesidad de continuar con el NOi iniciado en la institución de origen ha llevado a la mayoría de los equipos de traslado a adoptar su uso durante el traslado.

Varios estudios han evaluado el uso del NOi durante el traslado (63, 65-67). Kinsella *et al.* (65) y Goldman *et al.* (66) fueron los primeros en demostrar que los neonatos en estado crítico con insuficiencia respiratoria hipoxémica podían ser trasladados de manera segura con NOi y que las concentraciones ambientales del gas se mantenían muy por debajo de las concentraciones de riesgo en un vehículo de traslado cerrado. Desde ese momento, todos los estudios han demostrado que es seguro trasladar a neonatos con NOi. Kinsella *et al.* (65) pudieron demostrar que el NOi mejoró agudamente la oxigenación de los neonatos hipoxémicos y que el efecto se mantuvo durante el traslado. El NOi también se utilizó para respaldar el paso de la VAFO a la ventilación convencional, ya que minimizó la vasorreactividad pulmonar asociada con el cambio y disminuyó la labilidad asociada con la HPPN. Estos resultados fueron confirmados por Westrope *et al.* (67) quienes repasaron de manera retrospectiva su experiencia en el traslado de 55 pacientes con NOi a un centro terciario para la evaluación de la necesidad de ECMO y descubrieron que la oxigenación mejoró tras el inicio del NOi, según quedó demostrado por una mejora significativa en la PaO_2 y en las saturaciones de oxígeno, y que el NOi administrado durante el traslado mantuvo la estabilidad de los pacientes que habían recibido NOi previamente.

El tratamiento debe iniciarse durante el traslado con el objetivo de brindar una estabilización adecuada para un traslado seguro, pero, en última instancia, con el objetivo de mejorar el resultado del paciente. Con esto en mente, Lowe *et al.* (68) evaluaron si el NOi iniciado durante el traslado demostraba beneficios en comparación con el NOi iniciado al llegar al centro de destino. Si bien no encontraron diferencias en las tasas de mortalidad ni en la necesidad de recibir ECMO en los neonatos que recibieron NOi antes del traslado, sí detectaron una hospitalización significativamente más corta en los sobrevivientes que habían iniciado el NOi en el traslado, lo cual sugiere que el NOi iniciado en este ámbito podría ahorrar costos.

Para los equipos que decidan ofrecer NOi, actualmente se comercializan dos sistemas de administración autorizados por la FDA —el dispositivo AeroNOx (Pulmonox Group of Companies, Edmonton, Alberta [Canadá]) y el sistema de administración de óxido nítrico inhalado (Mallinckrodt, St. Louis [Missouri]). La seguridad durante el traslado es de suma importancia, y los equipos deben estar atentos al trasladar un gas peligroso. Kinsella *et al.* (63) demostraron que, en el peor de los casos, en el cual un tanque D lleno de óxido nítrico se libera por completo, las concentraciones máximas de óxido nítrico deberían ser de 25,3; 34 y 94 ppm en un avión de ala fija, una ambulancia y un helicóptero, respectivamente. Las exposiciones máximas transitorias permitidas son de 25 a 100 ppm y, en un helicóptero, las concentraciones completamente liberadas se acercan a las indicadas por el Instituto Nacional de Seguridad e Higiene de los EE. UU. que presentan un riesgo inmediato para la vida o la salud (69). Los equipos de traslado deben desarrollar un sistema en el cual elegir llevar óxido nítrico o no durante la preparación para el traslado, a fin de evitar trasladar un gas peligroso innecesario en todos los traslados neonatales.

Oxigenación por membrana extracorpórea

En casos poco frecuentes, los neonatos pueden requerir traslado con ECMO. Esto sucede principalmente cuando los neonatos están inestables como para quitarlos de la ECMO, pero requieren servicios especializados en otra institución. También puede ser que un neonato esté demasiado inestable para sobrevivir al traslado y necesite canulación en el centro de origen antes del traslado. Actualmente, 12 centros de los Estados Unidos ofrecen ECMO durante el traslado. El Wilford Hall Medical Center ofrece ECMO integral durante el traslado y ha informado su experiencia durante 22 años con 68 neonatos trasladados con ECMO mediante ambulancia o avión de ala fija (70). Todos sobrevivieron al traslado. La sobrevida al alta fue del 65 % en los neonatos trasladados con ECMO, lo cual equivale a una tasa de supervivencia del 70 % en los pacientes que reciben ECMO en la institución. Dado el creciente uso de la reanimación cardiopulmonar extracorpórea (71, 72), la necesidad de ECMO durante el traslado podría aumentar en un futuro, pero, probablemente, continúe siendo un servicio especializado ofrecido solo por unas pocas instituciones con capacitación específica.

Hipotermia en casos de encefalopatía hipóxica-isquémica

La hipotermia terapéutica (ya sea por enfriamiento de todo el cuerpo o con método selectivo de la cabeza) se ha convertido en la práctica habitual para determinados neonatos con encefalopatía hipóxica-isquémica (EHI) moderada a grave. Múltiples estudios han demostrado que la eficacia del tratamiento mejora al cumplir con los criterios de inclusión precoz y comenzar con el enfriamiento antes de las 6 horas de vida. Por lo tanto, comenzar con el enfriamiento antes y durante el traslado es lógico, ya que, en muchos casos, el plazo adecuado para comenzar con el tratamiento podría haber pasado antes de que el neonato sea trasladado y admitido en un centro terciario. Existen pocos datos que sugieren cómo realizar el enfriamiento durante el traslado, ya sea de forma pasiva o con determinados métodos de enfriamiento industriales o artesanales. Los programas deben trabajar en estrecha relación con los neurólogos e intensivistas para acordar un método, y todo el personal del equipo debe recibir la capacitación adecuada (73). A través de visitas docentes, los centros de origen deben estar al tanto de los criterios de inclusión uniformes y de los métodos de administración. El estudio más importante publicado en 2013 por el California Perinatal Quality Care Collaborative confirmó las primeras observaciones respecto de que existen variaciones en los métodos de administración; la mayoría de los pacientes no logra la temperatura deseada para el momento en el que llega al centro de destino. Solo los dispositivos de enfriamiento industriales y no los métodos de enfriamiento pasivo, son los modos recomendados durante el traslado. Los estudios sobre resultados demuestran que los neonatos con EHI moderada podrían beneficiarse más que aquellos que padecen EHI grave (31, 73).

DE CARA AL FUTURO

El equipo de traslado neonatal desempeña un papel fundamental en la atención óptima de los neonatos enfermos que nacen fuera de centros terciarios. La función del equipo de traslado se ha expandido a medida que ha avanzado la tecnología, y actualmente puede ofrecer sofisticados tratamientos a los neonatos durante el traslado. La integración de tecnología celular inalámbrica basada en la web y de la telemedicina permite a los centros terciarios observar e interactuar con el equipo de traslado en tiempo real. Actualmente, hemos comenzado a pensar que el inicio más precoz de tratamientos específicos, comenzando en el traslado, puede influir sobre los resultados a largo plazo. Si bien es más difícil realizar estudios en el ámbito del traslado, es posible realizar estudios prospectivos, y de hecho se están realizando. El entorno de traslado continuará cambiando a medida que se desarrollen nuevas tecnologías y tratamientos. El uso más generalizado de simuladores clínicos debería ser útil para la formación de los equipos de traslado y debe usarse para fomentar el mantenimiento de las destrezas técnicas y clínicas de los miembros del equipo. El uso emergente de la telemedicina, y su uso durante el traslado, puede cambiar significativamente las interacciones con los médicos del centro de origen y la comunicación del equipo con el control médico. A medida que se produzcan los cambios, el equipo de traslado neonatal continuará desempeñando un papel fundamental en la estabilización y el traslado de neonatos que requieren atención especializada.

AGRADECIMIENTO

Queremos agradecer a la Dra. Kristen Melton y al Dr. Gary Pettett por sus aportes en la primera edición de este capítulo.

REFERENCIAS

1. R.H. Usher: The role of the neonatologist. Pediatr Clin North Am. 17:199-202 1970 5463208
2. L.J. Butterfield: Regionalization for respiratory care. Pediatr Clin North Am. 20:499-505 1973 4701224
3. G. Pettett, G.B. Merenstein, F.C. Battaglia, et al.: An analysis of air transport results in the sick newborn. I. The transport team. Pediatrics. 55:774 1975 1134879
4. J.D. Yeast, M. Poskin, M.A. Stockbauer: Changing patterns in regionalization of perinatal care and the impact on neonatal mortality. Am J Obstet Gynecol. 178:131-135 1998 9465816
5. C.L. Bose: Neonatal transport. G.B. Avery M.A. Fletcher M.G. MacDonald Neonatology. 1994 Lippincott Philadelphia 41-53
6. P.J. McNamara, W. Mak, H.E. Whyte: Dedicated neonatal retrieval teams improve delivery room resuscitation of outborn premature infants. J Perinatol. 25:309-314 2005 15861197
7. L.Y. Chien, R. Whyte, K. Aziz, et al.: Improved outcome of preterm infants when delivered in tertiary centers. Obstet Gynecol. 98:247-252 2001 11506840
8. K. Lui, M.E. Abdel-Latif, C.L. Allgood, et al.: Improved outcomes of extremely premature outborn infants: effects of strategic changes in perinatal and retrieval services. Pediatrics. 118:2076-2083 2006 17079581
9. G.E. Woodward, R.M. Insoft, A.L. Pearson-Shaver, et al.: The state of pediatric interfacility transport: Consensus of the sec-

ond National Pediatric and Neonatal Interfacility Transport Medicine Leadership Conference. Pediatr Emerg Care. 18:38-43 2002 11862139
10. K.A. Karlsen, M. Trautman, W. Price-Douglas, et al.: National survey of neonatal transport teams in the United States. Pediatrics. 128:685-691 2011 21949141
11. A.J. Beyer 3rd, G. Land, A. Zaritsky: Nonphysician transport of intubated pediatric patients: a system evaluation. Crit Care Med. 20:961-966 1992 1617990
12. A. Leslie, T. Stephenson: Neonatal transfers by advanced neonatal nurse practitioners and paediatric registrars. Arch Dis Child Fetal Neonatal Ed. 88:F509-F512 2003 14602700
13. B.R. King, T.M. King, R.L. Foster: Pediatric and neonatal transport teams with and without a physician: a comparison of outcomes and interventions. Pediatr Emerg Care. 23:77-82 2007 17351405
14. American Academy of Pediatrics, Section on Transport Medicine, Pediatric/Neonatal Transport Team Database (website). https://www.aap.org/en-us/about-the-aap/Committees-Councils-Sections/section-transport-medicine/Pages/default.aspx Accessed 06.08.15
15. G.W. Chance, M.J. O'Brien, P.R. Swyer: Transportation of sick neonates, 1972: an unsatisfactory aspect of medical care. Can Med Assoc J. 109 (947)1973
16. G.W. Chance, J.D. Matthew, J. Cash, et al.: Neonatal transport: a controlled study of skilled assistance. J Pediatr. 93:662 1978 702248
17. J.L. Hood, A. Cross, B. Hulka: Effectiveness of the neonatal transport team. Crit Care Med. 11:419-423 1983 6851597
18. W.E. Edge, R.K. Kanter, C.G. Weigle: Reduction of morbidity in interhospital transport by specialized pediatric staff. Crit Care Med. 22:1186-1191 1994 8026211
19. A.J. Macnab: Optimal escort for interhospital transport of pediatric emergencies. J Trauma. 31:205-209 1991 1994080
20. L.J. VanMarter, E.N. Allred, M. Pagano, et al.: Do clinical markers of barotraumas and oxygen toxicity explain interhospital variation in rates of chronic lung disease?. Pediatrics. 105:1194-1201 2000 10835057
21. L.L. Bjorklund, J. Ingimarsson, T. Curstedt, et al.: Manual ventilation with a few large breaths at birth compromises the therapeutic effect of subsequent surfactant replacement in immature lambs. Pediatr Res. 42:348-355 1997 9284276
22. R. Deulofeut, A. Critz, I. Adams-Chapman: Avoiding hyperoxia in infants ≤1250 g is associated with improved short- and long-term outcomes. J Perinatol. 26:700-705 2006 17036032
23. American Academy of Pediatrics: Section on transport medicine. R.M. Insoft H. Schwartz Guidelines for Air and Ground Transport of Neonatal and Pediatric Patients. 4th ed. 2015 American Academy of Pediatrics Elk Grove Village, Ill. 33-55
24. L. Buckland, N. Austin, A. Jackson: Excessive exposure of sick neonates to sound during transport. Arch Dis Child Fetal Neonatal Ed. 88:F513-F516 2003 14602701
25. A.N. Campbell, A.D. Lightstone, J.M. Smith, et al.: Mechanical vibration and sound levels experienced in neonatal transport. Am J Dis Child. 138:967-970 1984 6475858
26. J. Hazan, U. Maag, P. Chessex: Association between hypothermia and mortality rate of premature infants—revisited. Am J Obstet Gynecol. 164:111-112 1991 1986597
27. S. Vohra, G. Grent, V. Campbell, et al.: Effect of polyethylene occlusive skin wrapping on heat loss in very low birth weight infants at delivery: a randomized trial. J Pediatr. 134:547-551 1999 10228287
28. J.M. Perlman: Hyperthermia in the delivery: potential impact on neonatal mortality and morbidity. Clin Perinatol. 33:55-63 2006 16533633
29. A.R. Laptook: Adverse outcome increases with elevated temperature for infants provided usual care following hypoxic-ischemic encephalopathy (HIE). Pediatr Res. 59:5755-5762 2006
30. J.B. Kronick, T.C. Frewen, N. Kissoon, et al.: Pediatric and neonatal critical care transport: a comparison of therapeutic interventions. Pediatr Emerg Care. 12:23-26 1996 8677174
31. R.M. Insoft H. Schwartz Guidelines for Air and Ground Transport of Neonatal and Pediatric Patients. 4th ed. 2015 American Academy of Pediatrics 349-350
32. S.D. Berge, C. Berg-Utby, E. Skogvoll: Helicopter transport of sick neonates: a 14-year population-based study. Acta Anaesthesiol Scand. 49:999-1003 2005 16045662
33. S.K. Lee, J. Zupancic, M. Pendray, et al.: Transport risk index of physiologic stability: a practical system for assessing infant transport care. J Pediatr. 139:220-226 2001 11487747
34. S.B. Yeager, J.D. Horbar, K.M. Greco, et al.: Pretransport and posttransport characteristics and outcomes of neonates who were admitted to a cardiac intensive care unit. Pediatrics. 118:1070-1077 2006 16951000
35. G. Talosi, M. Katona, K. Racz, et al.: Prostaglandin E1 treatment in patent ductus arteriosus dependent congenital heart defects. J Perinat Med. 32:368-374 2004 15346826
36. A.B. Lewis, M.D. Freed, M.A. Heymann, et al.: Side effects of therapy with prostaglandin E1 in infants with critical congenital heart disease. Circulation. 64 1981
37. K.A. Browning Carmo, P. Barr, M. West, et al.: Transporting newborn infants with suspected duct dependent congenital heart disease on low-dose prostaglandin E1 without routine mechanical ventilation. Arch Dis Child Fetal Neonatal Ed. 92:F117-F119 2007 16905574
38. A. Lucas, R. Morley, T.J. Cole: Adverse neurodevelopment outcome of moderate neonatal hypoglycemia. BMJ. 297:1304-1308 1988 2462455
39. H. Schwartz, M. Bigham, P. Schoettker: Quality metrics in neonatal and pediatric critical care transport: a national delphi project. Pediatric Crit Care. 16:711-717 2015
40. S. Singh, W.D. Allen, S. Venkataraman: Utility of a novel quantitative handheld microstream capnometer during transport of critically ill children. Am J Emerg Med. 24:302-307 2006 16635702
41. C.D. Lilley, M. Stewart, C.J. Morley: Respiratory function monitoring during neonatal emergency transport. Arch Dis Child Fetal Neonatal Ed. 90:82-83 2005
42. M.S. Bhende, W.D. Allen: Evaluation of a capnoflow resuscitator during transport of critically ill children. Pediatr Emerg Care. 18:414-416 2002 12488833
43. D.G. Tingay, M.J. Stewart, C.J. Morley: Monitoring of end tidal carbon dioxide and transcutaneous carbon dioxide during neonatal transport. Arch Dis Child Fetal Neonatal Ed. 90:F523-F526 2005 15863489
44. A.J. Macnab, G. Grant, K. Stevens, et al.: Cost: benefit of point-of-care blood gas analysis vs. laboratory measurement during stabilization prior to transport. Prehosp Disaster Med. 18:24-28 2003 14694897

45. E.U. Mora, G.M. Weiner: Alternative ventilation strategies: laryngeal masks. Clin Perinatol. 33:99-110 2006 16533636
46. D. Trevisanuto, C. Verghese, N. Doglioni, et al.: Laryngeal mask airway for the interhospital transport of neonates. Pediatrics. 115:e109-e111 2005 15601816
47. J. Fraser, C. Hill, D. Mcdonald, et al.: The use of the laryngeal mask airway for inter-hospital transport of infants with type 3 laryngotracheo-oesophageal clefts. Intensive Care Med. 25:714-716 1999 10470575
48. S. Niermeyer, J. Kattwinkel, P. Van Reempts, et al.: International Guidelines for Neonatal Resuscitation: an excerpt from the Guidelines 2000 for Cardiopulmonary Resuscitation and Emergency Cardiovascular Care: International Consensus on Science. Pediatrics. 106:e29 2000 Available at: www.pediatrics.org/cgi/content/full/106/3/e29 Accessed 06.08.15 10969113
49. S.E. Courtney, D.J. Durand, J.M. Asselin, et al.: High-frequency oscillatory ventilation versus conventional mechanical ventilation for very-low-birth-weight infants. N Engl J Med. 347:643-652 2002 12200551
50. D.R. Gerstmann, K. Wood, A. Miller, et al.: Childhood outcome after early high-frequency oscillatory ventilation for neonatal respiratory distress syndrome. Pediatrics. 108:617-623 2001 11533327
51. R.H. Clark, B.A. Yoder, M.S. Sell: Prospective, randomized comparison of high-frequency oscillation and conventional ventilation in candidates for extracorporeal membrane oxygenation. J Pediatr. 124:447-454 1994 8120720
52. J.P. Kinsella, W.E. Truog, W.F. Walsh, et al.: Randomized multicenter trial of inhaled nitric oxide and high-frequency oscillatory ventilation in severe persistent pulmonary hypertension of the newborn. J Pediatr. 131:55-62 1997 9255192
53. E.S. Mainali, C. Greene, H.J. Rozycki: Safety and efficacy of high-frequency jet ventilation in neonatal transport. J Perinatol. 27:609-613 2007 17703187
54. G. Honey, T. Bleak, T. Karp, et al.: Use of the Duotron Transporter high frequency ventilator during neonatal transport. Neonatal Netw. 26:167-174 2007 17521064
55. J.H. Simpson, I. Ahmed, J. McLaren: Use of nasal continuous positive airway pressure during neonatal transfer. Arch Dis Child Fetal Neonatal Ed. 89:F374-F375 2004
56. R.K. Bomont, I.U. Cheema: Use of nasal continuous positive airway pressure during neonatal transfers. Arch Dis Child Fetal Neonatal Ed. 91:85-89 2006
57. W.A. Engle: Surfactant-replacement therapy for respiratory distress in the preterm and term neonate. Pediatrics. 121:419-432 2008 18245434
58. R.M. Schwartz, A.M. Luby, J.W. Scanlon: Effect of surfactant on morbidity, mortality, and resource use in newborn infants weighing 500 to 1500 g. N Engl J Med. 330:1476-1480 1994 8164699
59. D. Costakos, D. Allen, A. Krauss, et al.: Surfactant therapy prior to the interhospital transport of preterm infants. Am J Perinatol. 13:309-316 1996 8863952
60. J.D. Horbar, E.C. Wright, L. Onstad: Decreasing mortality associated with the introduction of surfactant therapy: an observational study of neonates weighing 601-1300 grams at birth. Pediatrics. 92:191-196 1993 7710456
61. R.H. Clark, T.J. Kueser, M.W. Walker, et al.: Low-dose inhaled nitric oxide treatment of persistent pulmonary hypertension of the newborn. N Engl J Med. 342:469-474 2000 10675427
62. Neonatal Inhaled Nitric Oxide Study Group: Inhaled nitric oxide in full-term and nearly full-term infants with hypoxic respiratory failure. N Engl J Med. 336:597-604 1997
63. J.P. Kinsella, J. Griebel, J.M. Schmidt: Use of inhaled nitric oxide during interhospital transport of newborns with hypoxemic respiratory failure. Pediatrics. 109:158-161 2002 11773560
64. J.P. Kinsella, S.R. Neish, D.D. Ivy, et al.: Clinical responses to prolonged treatment of persistent pulmonary hypertension of the newborn with low doses of inhaled nitric oxide. J Pediatr. 271:L419-L424 1993
65. J.P. Kinsella, J.M. Schmidt, J. Griebel: Inhaled nitric oxide treatment for stabilization and emergency medical transport of critically ill newborns and infants. Pediatrics. 95:773-776 1995 7724323
66. A.P. Goldman, R.C. Tasker, P. Cook: Transfer of critically ill patients with inhaled nitric oxide. Arch Dis Child. 73:480 1995
67. C. Westrope, N. Roberts, S. Nichani, et al.: Experience with mobile inhaled nitric oxide during transport of neonates and children with respiratory insufficiency to an extracorporeal membrane oxygenation center. Pediatr Crit Care Med. 5:542-546 2004 15530190
68. C.G. Lowe, J.G. Trautwein: Inhaled nitric oxide therapy during the transport of neonates with persistent pulmonary hypertension or severe hypoxic respiratory failure. Eur J Pediatr. 166:1025-1031 2007 17205243
69. Centers for Disease Control and Prevention, National Institute for Occupational Safety and Health (NIOSH): NIOSH Pocket Guide to Chemical Hazards. 2005 (website) http://www.cdc.gov/niosh/npg Accessed 06.08.15
70. C.P. Coppola, M. Tyree, K. Larry: A 22-year experience in global transport extracorporeal membrane oxygenation. J Pediatr Surg. 43:46-52 2008 18206454
71. R.R. Thiagarajan, P.C. Laussen, P.T. Rycus, et al.: Extracorporeal membrane oxygenation to aid cardiopulmonary resuscitation in infants and children. Circulation. 116:1693-1700 2007 17893278
72. S.C. Huang, E.T. Wu, Y.S. Chen, et al.: Extracorporeal membrane oxygenation rescue for cardiopulmonary resuscitation in pediatric patients. Crit Care Med. 36:1607-1613 2008 18434885
73. V.P. Akula, J.B. Gould, A. Hackel: Therapeutic hypothermia during neonatal transport: data from the California Perinatal Quality Care Collaborative and California Perinatal Transport System for 2010. J Perinatol. 33:194-197 2013 23223159

Capítulo 40

Oxigenación por membrana extracorpórea

Robert M. Arensman, BS, MD
Billie Lou Short, MD
Daniel Stephens, MD

Los avances en el campo de la ventilación asistida incluyen los respiradores asistidos por computadora con cada vez más modalidades, las mediciones de la función pulmonar a pie de cama y los gráficos y los fármacos que permiten modular el lecho vascular pulmonar y los alvéolos y gestionar las complicaciones de la ventilación. A pesar de estos avances, algunos neonatos no mejoran y mueren debido a insuficiencia respiratoria a menos que se les ofrezca un tratamiento alternativo. La hipertensión pulmonar persistente neonatal (HPPN) y la hernia diafragmática congénita (HDC) podrían no responder a la ventilación asistida y requerir un tratamiento alternativo.

Además de morir, muchos neonatos que reciben ventilación intensiva siguen padeciendo tasas inaceptablemente elevadas de complicaciones pulmonares inducidas por la ventilación mecánica: barotrauma —incluidas fugas aéreas pulmonares—, displasia broncopulmonar y enfermedades pulmonares crónicas. Estas complicaciones subsiguientes de la ventilación implican elevadas tasas de morbimortalidad, incluso después del período neonatal. Por todos estos motivos, el uso a consciencia de las técnicas de circulación extracorpórea para brindar ventilación temporaria en determinados neonatos a término y casi a término es necesario y útil (**Figuras 40-1** y **40-2**).

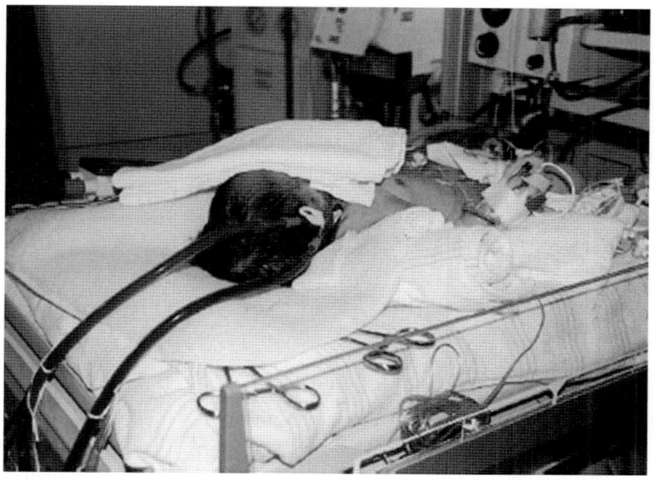

Figura 40-1. Fotografía de un neonato que recibe oxigenación por membrana extracorpórea.

Esta técnica se conoce como *oxigenación por membrana extracorpórea* (ECMO, por sus siglas en inglés), un nombre que, lamentablemente, pone un énfasis indebido en el papel de la oxigenación. Igual de importante es el papel de la extracción del dióxido de carbono, de la cesación de las frecuencias ventilatorias tóxicas y del soporte cardiovascular. Por lo tanto, a estos procesos de soporte pueden llamárselos

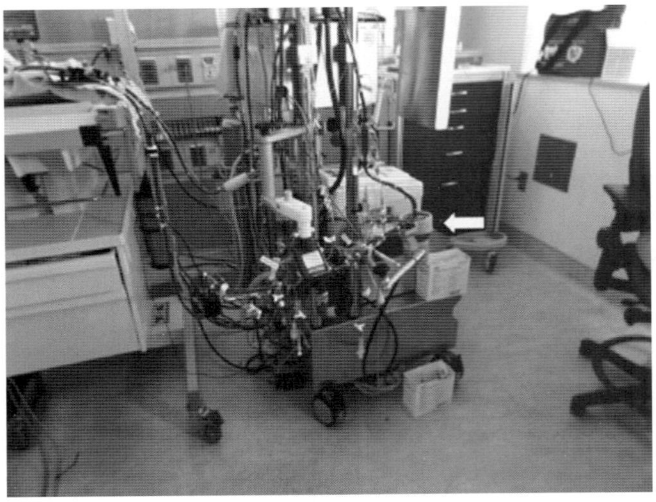

Figura 40-2. Fotografía de la cama de un neonato que recibe oxigenación por membrana extracorpórea (ECMO), que muestra una bomba centrífuga de ECMO en la parte delantera.

soporte vital extracorpóreo (ECLS, por sus siglas en inglés). El ECLS amplía la definición del soporte extracorpóreo para incluir muchos sistemas más nuevos de soporte cardíaco, como los dispositivos de asistencia ventricular y el soporte extracorpóreo sin bomba, solo con pulmones con membrana. En realidad, ambos términos se utilizan frecuentemente al analizar los sistemas de soporte neonatal.

HISTORIA DE LA CIRCULACIÓN EXTRACORPÓREA

El mantenimiento artificial de la circulación fue una creación de John y Mary Gibbon a partir de 1934 (1). Se informó por primera vez en 1937, pero no se utilizó de manera generalizada por los cardiocirujanos hasta los años 50. Pronto se descubriría que, si se utilizaba durante más de 1 a 2 horas, el dispositivo en sí mismo era mortal debido a la desnaturalización de las proteínas (2), lo cual se pensaba que era producto del dispositivo de intercambio gaseoso. Este hallazgo llevó al uso del pulmón biológico como el oxigenador para la circulación extracorpórea, tal como lo describen Lillehei y colaboradores (3). Debido a que el gran problema de la circulación artificial era el oxigenador, se desarrollaron muchos dispositivos nuevos, incluido el oxigenador de membrana (4) y el oxigenador de burbuja (5), los cuales se convirtieron en los dispositivos de uso habitual en las intervenciones quirúrgicas cardíacas.

Durante los intentos por usar estos oxigenadores para lograr una circulación prolongada, se observó que el oxigenador, que expone directamente la sangre al oxígeno (O_2), daña las células y las proteínas. Este efecto, que se manifiesta como una coagulopatía y anemia, resulta evidente a las pocas horas de iniciar la circulación extracorpórea. El gran reservorio utilizado para la oxigenación también complicaba el manejo de la volemia y requería la supresión completa de la coagulación en el componente de bajo flujo.

Desarrollo de los oxigenadores de membrana

Las unidades perfeccionadas que no contaban con un reservorio e incorporaban un oxigenador de membrana en lugar de un oxigenador de burbuja eliminaron la interface directa sangre-gas (**Figura 40-3**). Las primeras membranas estaban hechas de polietileno y teflón, pero requerían una gran área de superficie para lograr una oxigenación adecuada (6). En 1957, Kammermeyer (7) fue el primero en informar las excelentes propiedades de intercambio gaseoso de un polímero del dimetilsiloxano, comúnmente conocido como silicona (**Figura 40-4**). Esto llevó al desarrollo de muchos oxigenadores y a los primeros ensayos con neonatos (8).

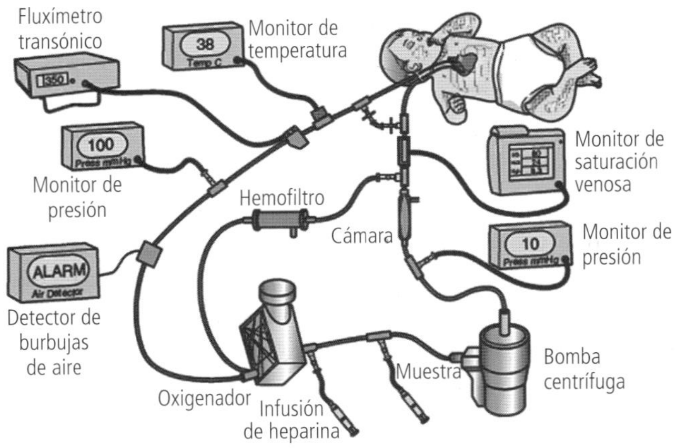

Figura 40-3. Diagrama del circuito de oxigenación por membrana extracorpórea. (Tomada de *CNMC ECMO Training Manual.* Ann Arbor (Michigan); 1980-2014; 2014).

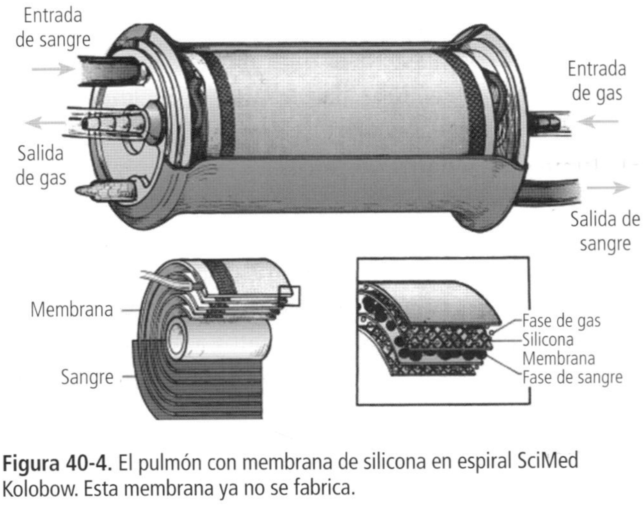

Figura 40-4. El pulmón con membrana de silicona en espiral SciMed Kolobow. Esta membrana ya no se fabrica.

Una vez que estos pulmones con membrana y los circuitos que llevan la sangre hacia y desde ellos se permeabilizan con una monocapa proteica, la sangre ya no está en contacto directo con una superficie trombogénica extraña. Esto permite un intercambio gaseoso prolongado con mínimo traumatismo celular, así como la eliminación del reservorio y el uso de anticoagulantes en dosis elevadas. En la mayoría de los pacientes, los acontecimientos hemorrágicos son mínimos y controlables.

Desarrollo de una bomba

En el desarrollo de una ECMO neonatal, la mayoría de los dispositivos eran adaptaciones directas de otros dispositivos que ya eran utilizados por equipos de cardiocirugía. Por lo tanto, al principio se usaban las bombas de motor Sigma multiactivadas. Poco después de eso, las bombas de rodillos ganaron popularidad debido a su confiabilidad y facilidad de uso. Con estos dispositivos, se comprimen los tubos que conducen la sangre, y se fuerza el avance del líquido. Para evitar el aumento de la hemólisis de los eritrocitos, se utilizan sistemas de oclusión parcial. Más recientemente, la bomba centrífuga ha ganado popularidad. Este tipo de bomba tiene la ventaja de que produce baja hemólisis, puede usarse con un amplio rango de flujos y presenta un bajo riesgo de bombeo de aire (émbolo de aire); por lo tanto, se ha convertido en el tipo de bomba más utilizado actualmente en la mayoría de los centros de ECMO.

La gran desventaja de todas las bombas que se utilizan al momento de redacción de esta obra es la falta de irrigación sanguínea pulsátil al paciente. Esta variación de la circulación cardíaca normal tiene efectos fisiológicos sobre órganos específicos. Por lo tanto, el uso de la circulación extracorpórea venovenosa siempre que sea posible, con preservación de la irrigación pulsátil endógena, podría ser mejor para el neonato enfermo (véase un análisis de la canulación venovenosa en mayor profundidad más adelante en este capítulo).

Acceso vascular

El último gran problema que se debe superar para realizar una circulación extracorpórea exitosa en los neonatos es el acceso vascular. Los primeros investigadores utilizaban vasos umbilicales, los cuales no brindaban una irrigación adecuada para un soporte respiratorio y cardíaco sustancial. Más adelante, los investigadores canularon la vena yugular interna y la arteria carótida común. Estos vasos permitieron un flujo suficiente para lograr una circulación extracorpórea casi completa si fuera necesario. La solución satisfactoria a estos múltiples problemas permitió a Bartlett y colaboradores (9) completar la primera aplicación exitosa de la ECMO en la insuficiencia respiratoria en un neonato en 1975.

FISIOLOGÍA DE LA CIRCULACIÓN EXTRACORPÓREA

Pulmón con membrana

Los pulmones con membrana que se utilizan al momento de redacción de esta obra son los oxigenadores de membrana de difusión de fibra hueca. A diferencia de otros oxigenadores de fibra hueca, las fibras están fabricadas con poli-4-metil-1-pentano y son no porosas. Por lo tanto, estas membranas son un «verdadero» pulmón con membrana, al igual que la versión antigua de la membrana de silicona (que ya no se fabrica), y no desarrollarán fugas de plasma como los oxigenadores de fibra hueca microporosa. El oxígeno y el dióxido de carbono (CO_2) difunden a través de la membrana a nivel molecular (en la **Figura 40-5**, se muestra una membrana de silicona; la membrana de fibra hueca tiene básicamente el mismo proceso). El gradiente de difusión del O_2 a través de la membrana es la diferencia entre el contenido de O_2 en el gas que se usa para la ventilación y el de la sangre venosa del paciente.

Transferencia de oxígeno y de dióxido de carbono

Los eritrocitos más cercanos a las fibras de la membrana se saturan primero con oxígeno, y la presión parcial local de O_2 (P_{O2}) aumenta. Luego, el O_2 disuelto difunde más profundamente en la película de sangre y continúa saturando a más eritrocitos. El manojo de fibras ofrece un área de superficie adecuada para el intercambio gaseoso. Para que se produzca una saturación completa de la película de sangre, esta debe permanecer en contacto con la membrana durante un tiempo suficiente para que el O_2 difunda hacia el centro de la película. Para cualquier pulmón con membrana, la cantidad de sangre venosa que puede saturarse por completo es una función del contenido de O_2 de la sangre venosa que retorna a la membrana y la cantidad de tiempo que pasa en ella. A medida que aumenta el flujo, la sangre pasa menos tiempo en la membrana. La transferencia de oxígeno aumenta en proporción a la velocidad de la circulación hasta que el grosor de la película de sangre impone un límite a la transferencia de O_2. Cuando la sangre venosa que ingresa a la membrana está saturada al 75 %, la velocidad de circulación a la cual la sangre sale de la membrana saturada al 95 % se conoce como *índice de capacidad máxima* de ese dispositivo, una cifra que permite estandarizar los distintos pulmones con mem-

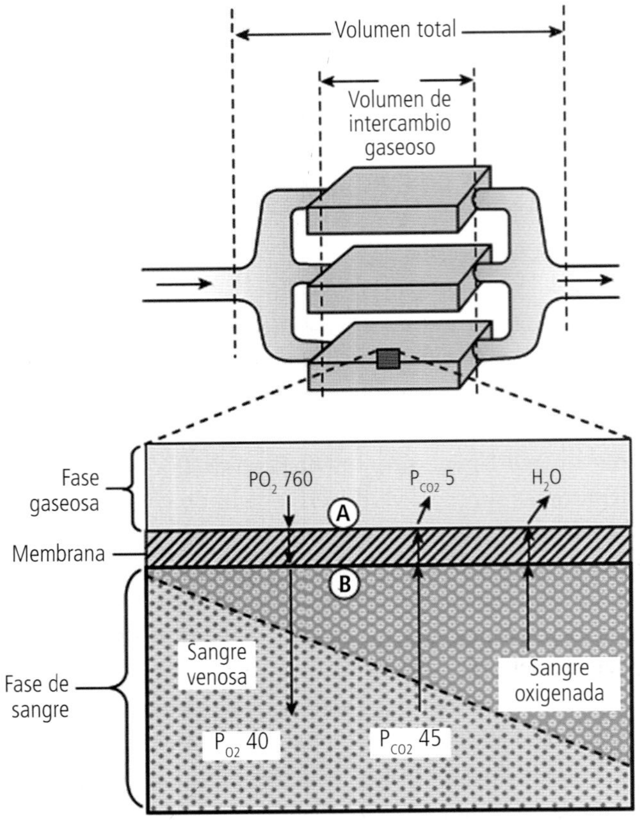

Figura 40-5. Principios de la transferencia gaseosa en un oxigenador de membrana. Esta vista ampliada muestra las interacciones en la membrana de intercambio gaseoso. La sangre venosa ingresa desde la izquierda y se arterializa a medida que el O_2 difunde a través de la membrana y la película de sangre, y el CO_2 difunde desde la película de sangre hacia la fase gaseosa. (Tomada de Bartlett RH, Gassaniga AB. «Extracorporeal circulation for cardiopulmonary failure». *Curr Prob Surg.* 1978; 15:9).

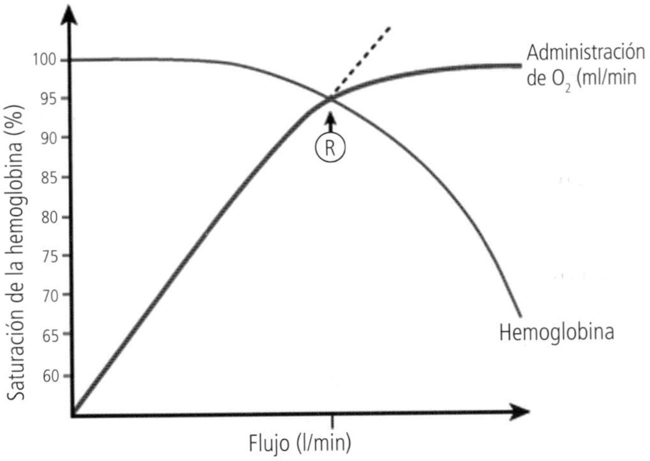

Figura 40-6. Índice de capacidad máxima. A medida que la circulación a través de la membrana aumenta, la transferencia real de O_2 aumenta proporcionalmente hasta que el tiempo de residencia del retorno venoso evita la saturación completa con hemoglobina. En este punto, la transferencia absoluta de O_2 se torna fija, pero, a medida que el flujo continúa aumentando, un porcentaje menor del retorno venoso hacia la membrana se satura. La ® representa el índice de capacidad máxima al cual la sangre que sale de la membrana está saturada al 95 %. (Adaptada de Galletti PM, Richardson PD, Snider MT. «A standardised method for defining the overall gas transfer performance of artificial lungs». *Trans Am Soc Artif Intern Organs.* 1972; 18:359).

brana (**Figura 40-6**) (10). Si se supone que la membrana es lo suficientemente grande, la cantidad de O_2 que puede administrarse depende del flujo sanguíneo disponible, no de la capacidad de la membrana de transferir O_2.

El dióxido de carbono difunde mucho más fácilmente a través del plasma que el O_2, y la transferencia de CO_2 está limitada por su velocidad de difusión a través de la membrana. Las membranas más nuevas de fibra hueca tienen una excelente transferencia de gas a velocidades bajas de flujo de gas —de 0,25 a 0,5 l/min—, por lo cual es poco frecuente que requieren la incorporación de CO_2 a la mezcla de gases que atraviesa la membrana, como solía suceder con el antiguo pulmón de membrana de silicona. Como la transferencia de CO_2 es independiente del flujo sanguíneo, pero depende del área de superficie de la membrana, un aumento en la presión parcial de CO_2 (P_{CO2}) puede ser un indicador sensible de la pérdida de área de superficie y de la función del oxigenador, lo cual generalmente indica la formación de coágulos o la presencia de agua en la fase gaseosa.

El flujo sanguíneo hacia la membrana está limitada por el volumen total de sangre que circula y el diámetro del catéter venoso. El sistema debe permitir la circulación de al menos 120 ml/kg/min de flujo para lograr el soporte de la actividad cardiorrespiratoria. El circuito de la ECMO está diseñado para permitir este flujo sanguíneo, y el pulmón con membrana tiene un mayor índice de flujo máximo.

SELECCIÓN DE PACIENTES

Hay dos interrogantes críticos respecto de la aplicación de la ECMO: 1) ¿a qué pacientes puede ayudar, o bien quiénes morirían si no la recibieran? y 2) ¿cuándo debería comenzarse con el tratamiento? Como se trata de un procedimiento invasivo, debe hacerse un gran esfuerzo por determinar criterios de selección adecuados antes de su aplicación.

Enfermedades

El principal criterio para la selección de pacientes para ECMO es que la enfermedad debe ser reversible, generalmente dentro de 2 a 4 semanas. El ECLS (*extracorporeal life support*, por sus siglas en inglés) después de transcurrido este plazo es difícil, pero se ha realizado de manera exitosa durante un máximo de 2 meses. Las enfermedades que suelen recibir tratamiento con ECMO incluyen síndrome de aspiración meconial, neumonía, sepsis neonatal, HPPN primaria y secundaria (10-12), HDC, asfixia perinatal, síndrome de dificultad respiratoria, barotrauma con síndrome de fuga aérea y soporte perioperatorio de neonatos con lesiones cardíacas congénitas. La ECMO se ha expandido de la población neonatal a los niños mayores y los adultos (**Figura 40-7**).

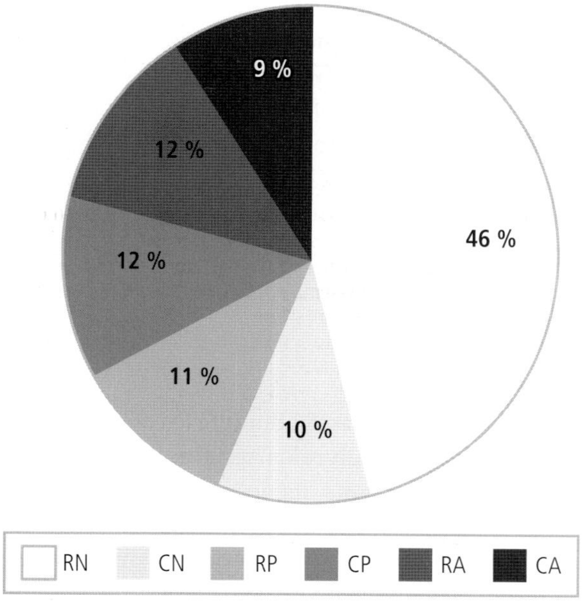

Figura 40-7. Gráfico de torta que muestra el porcentaje de pacientes que reciben oxigenación por membrana extracorpórea divididos por categoría. RN: respiratoria neonatal; CN: cardíaca neonatal; RP: respiratoria pediátrica; CP: cardíaca pediátrica; RA: respiratoria adultos; CA: cardíaca adultos. (Datos tomados del ECMO Registry of the Extracorporeal Life Support Organization. Ann Arbor (Michigan); 1980-2014. Los datos de 2014 están incompletos).

En general, los defectos cardíacos congénitos pueden identificarse y corregirse sin necesidad de ECMO. Una afección cardíaca que provoca HPPN y que puede imitar alguna de las otras afecciones mencionadas es el retorno venoso pulmonar anómalo total. A menos que exista un defecto intracardíaco asociado, el corazón puede parecer normal en un ecocardiograma bidimensional. El canal venoso pulmonar común y la ausencia de venas que ingresan a la aurícula izquierda solo a veces puede demostrarse mediante técnicas no invasivas. Si el drenaje venoso pulmonar anómalo está obstruido, casi siempre de manera infradiafragmática, se produce hipertensión pulmonar (13).

La ECMO puede resultar útil para la estabilización perioperatoria de neonatos en estado crítico que presentan esta afección, ya que permite realizar todos los estudios y la preparación prequirúrgica con el paciente más estable hemodinámicamente. La ECMO también puede usarse como dispositivo de asistencia ventricular en el tratamiento de neonatos con insuficiencia ventricular perioperatoria, lo cual, generalmente, permite la supervivencia de neonatos que de otra forma no sobrevivirían a una revascularización quirúrgica.

Criterios de selección

En teoría, los criterios de selección para la ECMO permitirían a los profesionales predecir qué pacientes no tolerarán el tratamiento tradicional antes de que desarrollen complicaciones potencialmente mortales o un daño pulmonar irreversible. Estos pacientes recibirían ECMO en el momento en el que los riesgos del tratamiento convencional superen los riesgos de la ECMO. Sin embargo, en la práctica, ha sido difícil determinar este momento. La **Tabla 40-1** describe los criterios empleados para realizar la selección en distintos centros. Si bien existen variaciones, estos criterios al menos ofrecen ciertas pautas cuando se analiza si determinado paciente debe recibir ECMO o no (14).

Gradiente de oxígeno alveolar-arterial

Uno de los factores predictores originales y, por lo tanto, más antiguos de mortalidad neonatal en casos de insuficiencia respiratoria es el gradiente de O_2 alveoloarterial:

$$\text{A-a } D_{O2} = P_{AO2} - PaO_2 \quad (1)$$

donde P_{AO2} es la tensión de O_2 alveolar y PaO_2 es la tensión de O_2 arterial.

La PaO_2 se mide directamente a partir de una muestra de sangre arterial posductal, y la P_{AO2} puede calcularse a partir de la ecuación de gas alveolar:

$$P_{AO2} = PI_{O2} - PA_{CO2}/R + PaCO_2 \times FiO_2 (1 - R)/R \quad (2)$$

donde PI_{O2} es la presión parcial de O_2 inspirado y se calcula mediante la siguiente ecuación:

$$PI_{O2} = FiO_2 \times (P_{ATM} - P_{H2O}) \quad (3)$$

donde P_{ATM} es la presión atmosférica, P_{H2O} es la presión parcial de vapor de agua, P_{ACO2} es la tensión de CO_2 alveolar y R es el cociente respiratorio.

Si suponemos que la FiO_2 es 1,0 durante la ventilación máxima, que la P_{ACO2} es igual a la $PaCO_2$ y que R es 1,0, la sustitución de las **Ecuaciones 2** y **3** en la **Ecuación 1** nos da como resultado una ecuación simplificada para calcular el gradiente (15):

$$P_{AO2} - PaO_2 = (P_{ATM} - P_{H2O}) - (PaO_2 + PaCO_2) \quad (4)$$

Tabla 40-1. Criterios de selección de pacientes para recibir oxigenación por membrana extracorpórea.

Indicaciones
- A-aD_{O2} superior a 610 × 8 horas o superior a 605 × 4 horas, si la PIM es mayor de 38 cm H_2O.
- Índice de oxigenación mayor de 40.
- Deterioro agudo con una PaO_2 menor de 40 × 2 horas o un pH menor de 7,15 × 2 horas.
- Falta de respuesta al tratamiento: PaO_2 menor de 55 y pH menor de 7,4 × 3 horas.
- Barotrauma (cuatro de los siguientes de manera simultánea): - Enfisema pulmonar intersticial. - Neumotórax o neumomediastino. - Neumoperitoneo. - Neumopericardio. - Enfisema subcutáneo. - Fuga aérea persistente durante más de 24 horas. - PMVR mayor de 15 cm H_2O y enfisema subcutáneo.
- Disfunción cardíaca posoperatoria.
- Puente hacia un trasplante cardíaco.
Contraindicaciones relativas
- Hipoxia grave prolongada.
- Ventilación mecánica prolongada durante más de 7 días.
- Cardiopatía estructural.
- Antecedentes o evidencia de daño neurológico isquémico.
- Falta de consentimiento de los padres.
Contraindicaciones absolutas
- Falta de consentimiento de los padres.
- Tratamiento convencional inadecuado.
- Peso menor de 2000 g.
- Edad gestacional menor de 35 semanas.
- Contraindicaciones para recibir anticoagulación: - Hemorragia pulmonar grave. - HIV de grado II o mayor. - Hemorragia digestiva. - Traumatismo craneoencefálico.
- Ventilación mecánica prolongada durante más de 7 a 14 días.
- Antecedentes de asfixia grave o isquemia cerebral global grave.
- Afección genética terminal o diagnóstico terminal no relacionado (trisomía del par 13 o 18, neoplasia maligna intratable).
- Enfermedad no pulmonar intratable, malformación o enfermedad cardíaca intratable.

ECMO: oxigenación por membrana extracorpórea; HIV: hemorragia intraventricular; PMVR: presión media en las vías respiratorias; PIM: presión inspiratoria máxima.

Krummel *et al.* (16) y Ormazabal *et al.* (17) demostraron que un gradiente mayor de 620 mm Hg durante 12 horas consecutivas predijo una tasa de mortalidad del 100 %, incluso al administrar el máximo tratamiento convencional, incluida alcalinización y tolazolina (Priscolina® [ya no se fabrica]). Sin embargo, para el momento en que un tercio de los pacientes cumplieron con este criterio, estaban tan moribundos que la ECMO ya no podía salvarlos. Un gradiente mayor de 600 mm Hg durante 12 horas consecutivas predijo una tasa de mortalidad del 94 %. Beck *et al.* (18), en un estudio retrospectivo de 30 neonatos con HPPN, detectaron que un gradiente de 610 mm Hg durante 8 horas consecutivas predijo una tasa de mortalidad del 79 % (véase la **Tabla 40-1**). Otros han estudiado a neonatos dentro de sus propias instituciones y han descubierto valores diferentes a los mencionados, pero existen pocas dudas respecto de que los valores elevados durante tiempos prolongados indican una elevada probabilidad de un mal pronóstico.

Índice de oxigenación

Las mejoras en la ventilación durante los años 80 hicieron que el gradiente de O_2 alveoloarterial se convirtiera en un factor predictor un tanto menos sensible del resultado. Dworetz *et al.* (19) demostraron que el criterio previo del gradiente predecía solo un 10 % de la mortalidad en su cohorte de pacientes. Por lo tanto, otros investigadores intentaron desarrollar nuevos índices —ninguno perfecto, pero sí más precisos—. En la actualidad, probablemente el índice más utilizado en los centros de ECMO es el índice de oxigenación (IO). Este criterio evalúa la oxigenación de un neonato, pero también calcula la ventilación necesaria para lograrla al medir la presión media en las vías respiratoria (PMVR) con ventilación convencional.

El IO se calcula al dividir el producto de la FiO_2 (multiplicada por 100) y de la PMVR por la PaO_2 posductal:

$$IO = FiO_2 \times PMVR \times 100 / PaO_2 \quad (5)$$

Si suponemos que la FiO_2 es 1,0 —como en la mayoría de los pacientes que son candidatos a la ECMO—, la ecuación puede simplificarse de la siguiente manera:

$$IO = \frac{(PMVR \times 100)}{PaO_2} \quad (6)$$

Ortega y colaboradores (20) descubrieron que un IO mayor de 40 durante 2 horas en pacientes que eran candidatos a recibir ECMO predijo una tasa de mortalidad del 82 %, incluso si el gradiente de O_2 alveoloarterial en la misma población no era una medición precisa. Esto había sido comparado por Ortiz y colaboradores (21), quienes detectaron una tasa de mortalidad del 80 % al 90 % en pacientes con un IO de 40 o más durante más de 2 horas. Cabe destacar que confiar en estos criterios históricos tiene sus desventajas, y que cada centro de ECMO debe reevaluar continuamente los criterios que emplea para el ingreso al tratamiento con ECMO.

Deterioro agudo

Un neonato a término o casi a término que anteriormente estaba bien podría tener un deterioro repentino o drástico y podría no sobrevivir las 3 a 12 horas necesarias para calcular el gradiente de O_2 alveoloarterial o el IO. Por lo tanto, muchos centros de ECMO han adoptado criterios para resolver este problema. Los criterios más frecuentes que se contemplan son un pH menor de 7,15 y una PaO_2 menor de 40 mm Hg. Si un neonato cumple con uno o ambos criterios durante 2 horas consecutivas, se considera un candidato para recibir ECMO (22). Asimismo, si el neonato presenta dificultad respiratoria grave o paro cardíaco, el criterio clínico tiene precedencia, y debe tomarse la decisión de administrar la ECMO para intentar salvarle la vida.

Barotrauma

Además de los criterios utilizados para evaluar la oxigenación de los neonatos, se han diseñado criterios para tener en cuenta el efecto que la ventilación mecánica tiene sobre los pulmones de los neonatos, en particular, para identificar si existen signos de barotrauma. El barotrauma es un daño pulmonar provocado por la elevada presión o volumen generados por el respirador. Los indicadores del barotrauma son los siguientes:

1. Enfisema pulmonar intersticial o pseudoquiste.
2. Neumotórax o neumomediastino.
3. Neumoperitoneo.
4. Neumopericardio.
5. Enfisema subcutáneo.
6. Fuga aérea persistente durante 24 horas.
7. PMVR de 15 cm H_2O o más.

Si el neonato cumple con cuatro o más de estos criterios, presenta un barotrauma grave. El barotrauma no solo aumenta la tasa de mortalidad, sino que aumenta significativamente la morbilidad. Si se desea evitar el daño pulmonar y la enfermedad pulmonar crónica, los neonatos que exhiban estas afecciones deben considerarse seriamente candidatos a recibir ECMO.

Contraindicaciones

Las contraindicaciones para recibir ECMO son aquellas situaciones clínicas que impiden lograr un resultado de calidad o realizar la ECMO con éxito (véase la **Tabla 40-1**). Un peso menor de 2000 g se vincula con un mayor riesgo de hemorragia intraventricular. Los neonatos con esta característica generalmente son prematuros y tienen una matriz germinal inmadura que es susceptible a rotura vascular (23). En su estudio piloto inicial, Bartlett y Andrews (24) trataron a 15 neonatos que pesaban menos de 2000 g y tuvieron solo 3 (20 %) sobrevivientes. Los pacientes con una edad gestacional aproximada de menos de 35 semanas tienen una incidencia de hemorragia intracraneal (HIC) de casi el 100 % (25). Las evaluaciones realizadas en dos períodos posteriores han demostrado que la sobrevida en esta población es de entre el 40% y el 70 %, y que la tasa de HIC es de entre el 40 % y el 50 % (26, 27). La mayoría de los centros siguen considerando a estos pacientes de alto riesgo y continúan utilizando un peso de corte de 2000 g y una edad gestacional de corte de 34 semanas.

En general, los neonatos con anomalías o síndromes cromosómicos que se relacionan con un retraso grave o un resultado terminal durante la lactancia deben ser excluidos del tratamiento con ECMO. Asimismo, los neonatos que ya presentan una HIC grave deben ser excluidos, si bien muchos centros aceptan a neonatos con hemorragia de grado I o II. Estos neonatos, si se los controla muy de cerca (tiempos de coagulación activada breves y recuentos plaquetarios elevados), pueden someterse a ECMO sin que empeore la hemorragia. Es difícil determinar si un paciente presenta hipoplasia pulmonar hasta el punto en que la ECMO no modificará su resultado. Algunos centros han empleado la incapacidad de disminuir la $PaCO_2$ a <70 a 80 antes de la ECMO como una medición de la hipoplasia pulmonar. Muchos igual someten a estos pacientes a ECMO, pero informan a los padres respecto del elevado riesgo de irreversibilidad de la enfermedad pulmonar. Hasta el momento, no existen criterios específicos respecto del uso de la $PaCO_2$, simplemente la experiencia institucional.

Evaluación previa a la oxigenación por membrana extracorpórea

Cuando un neonato es considerado para recibir ECMO, debe prestarse especial atención al aparato cardiovascular y al sistema neurológico. Es fundamental realizar una exploración física completa para descartar defectos congénitos. Si bien las anomalías detectadas en los análisis clínicos rara vez impiden la realización de la ECMO, los valores iniciales, como el recuento plaquetario inicial y los análisis de la coagulación, son importantes para el manejo.

Se realiza una evaluación cardiovascular para descartar una cardiopatía congénita (CC), así como un ecocardiograma bidimensional para buscar signos de hipertensión pulmonar: presión elevada en el corazón derecho, abultamiento del tabique, insuficiencia tricuspídea y cortocircuito de derecha a izquierda en el conducto arterioso o en el agujero oval. Se observa el grado de disfunción ventricular y la presencia de anomalías estructurales. Una disfunción ventricular secundaria a hipoxia concurrente con hipertensión pulmonar es un hallazgo frecuente y no representa una contraindicación a la ECMO. En los neonatos que presentan este problema, la ECMO aumenta la disponibilidad de oxígeno al miocardio y disminuye la carga ventricular al disminuir la precarga, lo cual suele aliviar la hipocinesia. Si existe una gran sospecha de CC, el paciente debe ser sometido a ECMO en la mayoría de los casos con planes de reevaluación de la ECMO, incluida una posible cateterización cardíaca. La mayoría de los pacientes están demasiado enfermos para tolerar la cateterización cardíaca antes de la ECMO. Si se detecta una lesión cardíaca congénita, debe consultarse al equipo quirúrgico para determinar el momento de la intervención y la importancia de la ECMO en el período perioperatorio.

El grado de daño neurológico isquémico antes de la ECMO puede ser muy difícil de determinar. Al evaluar los índices de Apgar, deben tenerse en cuenta tres puntos importantes. En primer lugar, el índice de Apgar no se correlaciona con la asfixia intrauterina (28). En segundo lugar, la asfixia neonatal no es la única causa de índices de Apgar bajos (29). En tercer lugar, a pesar de que un neonato pueda tener un buen índice de Apgar y, luego, padecer un período prolongado de asfixia, el índice de Apgar no puede predecir el resultado neurológico y tiene un valor limitado para determinar si es un candidato para la ECMO (30).

Las convulsiones y las deficiencias neurológicas focales pueden ser difíciles de evaluar, ya que la mayoría de los neonatos que son candidatos a recibir ECMO están paralizados, sedados, o ambos, a los fines de lograr una mejor ventilación asistida. Se realiza una ecografía craneal para descartar una HIC, pero esta podría no detectar lesiones isquémicas. Si se detecta una HIC, debe reconsiderarse la ECMO, ya que podría haber una rápida extensión de la hemorragia debido a la anticoagulación sistémica. Von Allmen y colaboradores (31) demostraron que la HIC de grado I no se relaciona con un riesgo significativo de complicaciones intracraneales importantes tras la ECMO, pero que el edema y la leucomalacia periventricular graves se vinculan con una incidencia del 63 % de este tipo de complicaciones. La hemorragia de grado II requiere observación muy estricta de la anticoagulación utilizando ecografías craneales diarias. Cualquier hemorragia superior a grado II debe excluir al paciente de la ECMO debido al riesgo del rápido aumento de la hemorragia y a la elevada morbimortalidad asociada.

En los neonatos a término paralizados, el indicador a pie de cama más confiable y más rápido que puede obtenerse respecto de la encefalopatía hipóxica-isquémica es el electroencefalograma (EEG). La presencia de patrones paroxísticos de bajo voltaje o de patrones isoeléctricos en el EEG indica un resultado neurológico deficiente (32) y, por lo tanto, es una contraindicación relativa de la ECMO. La actividad convulsiva en el EEG no es una contraindicación absoluta de la ECMO si no hay ninguno de los patrones inquietantes de base ya mencionados. La consulta con un neurólogo pediátrico resulta útil en casos dudosos.

LA TÉCNICA PREVIA AL COMIENZO DE LA ECMO

Antes de la canulación

Cuando un neonato parece ser candidato para la ECMO, se notifica al equipo de perfusión y al equipo quirúrgico y quedan pendientes mientras se realizan los estudios correspondientes. Las muestras de sangre se envían al banco de sangre para preparar los hemoderivados necesarios de la solución de cebado.

Cuando un neonato cumple con los criterios para recibir ECMO, se obtiene el consentimiento de los padres. Se presta particular atención a asegurarse de que los padres estén bien informados respecto de las posibles complicaciones y de los distintos resultados, incluidas las deficiencias neurológicas, las enfermedades pulmonares crónicas y la muerte. A continuación, se prepara al paciente para la circulación extracorpórea y se realiza el cebado final del circuito de la ECMO de manera simultánea. Se realiza un preensamblaje y se esterilizan los circuitos. Los componentes consisten en tubos de cloruro de polivinilo con una membrana de fibra hueca de polipentano, una pequeña cámara venosa o cámara de distensibilidad, múltiples puertos para toma de muestras o infusiones, un intercambiador de calor y un sistema de perfusión asistido por computadora (hay varios modelos disponibles). Los tubos pasan por una bomba de rodillo de 5 pulgadas o una bomba centrífuga (elección personal del equipo de perfusión, del equipo de ECMO, del director de ECMO), que es servocontrolado por el retorno venoso en el reservorio de la cámara. Si la cámara colapsa debido a un retorno venoso inadecuado, la bomba automáticamente se retrasa o se apaga; esto evita que el sistema genere una presión negativa y chupe aire si se está usando una bomba de rodillo.

En la actualidad, hay sistemas muy sofisticados para monitorear la presión en todo el sistema, como la presión transmembrana, la Δ presión, la presión de entrada y salida, los volúmenes de la cámara, entre otras. Estos sistemas pueden ajustar la circulación de manera muy precisa para que coincida con los volúmenes disponibles para la perfusión.

El circuito de la ECMO se ceba con un concentrado de eritrocitos, plasma fresco congelado y plaquetas. El pH y los electrolitos de las soluciones de cebado se corrigen según el tiempo lo permita para evitar una reacción adversa en el neonato, ya que los volúmenes de cebado pueden ser dos o tres veces más que la volemia del neonato.

Canulación venoarterial frente a canulación venovenosa

La ECMO puede realizarse mediante una doble canulación venoarterial (VA) (**Figura 40-8**) o una canulación venovenosa (VV) simple (de doble luz) (**Figura 40-9**). También pueden combinarse ambas técnicas. La circulación VA se utiliza cuando la función cardíaca representa una inquietud, ya que la circulación VV con un solo catéter requiere que el corazón funcione bien.

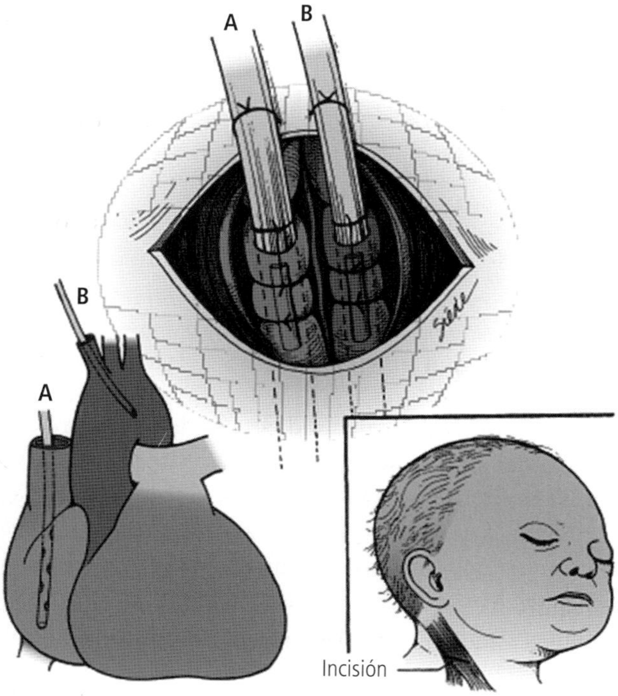

Figura 40-8. Canulación de vasos para oxigenación por membrana extracorpórea venoarterial. Se ligan tanto la vena yugular interna (A) como la arteria carótida (B) y, luego, las cánulas se fijan en los vasos con dos ligaduras realizadas con un pequeño trozo de lazo vascular. Cuando estas ligaduras se quitan, se corta el lazo vascular sin dañar los vasos ni la cánula. También se fijan las dos cánulas a la piel del cuello.

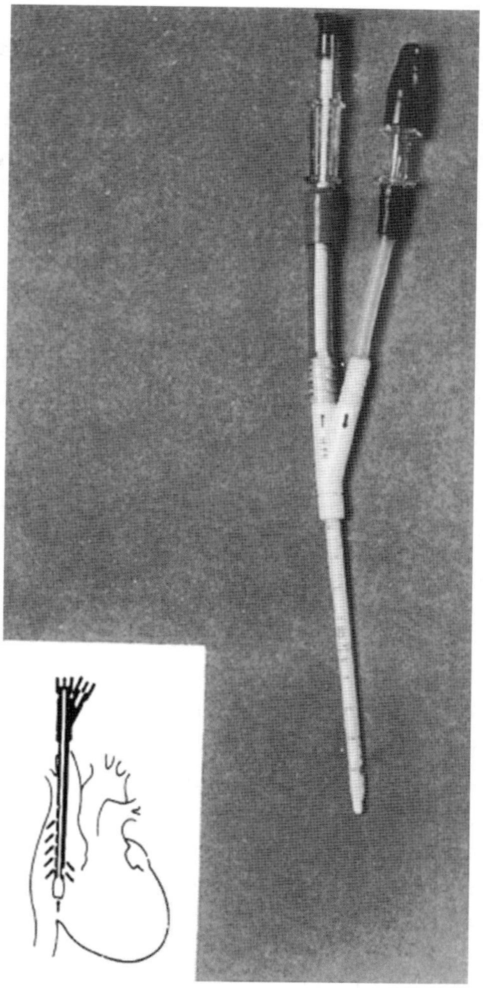

Figura 40-9. Catéter venovenoso de doble luz para acceso único. El obturador interno se observa en la luz del drenaje venoso. Las dos luces, separadas por un tabique ubicado excéntricamente, permiten tanto el drenaje venoso como la reinfusión de la sangre oxigenada y calentada. El catéter se introduce mediante una venotomía en la vena yugular interna, de manera tal que el extremo del catéter y, por lo tanto, el puerto de reinfusión, quede colocado (fijo) en la aurícula derecha. (Tomada de Anderson HL, Snedecor SM, Otsu T, *et al.* «Multicenter comparison of conventional venoarterial access versus venovenous double-lumen catheter access in newborn infants undergoing extracorporeal membrane oxygenation». *J Pediatr Surg.* 1993;28:530).

En la circulación VA, la salida venosa se crea desde la aurícula derecha a través de la vena yugular interna con una cánula de 10 a 16 French. La sangre vuelve al arco aórtico a través de una cánula de 8 a 12 French colocada dentro de la arteria carótida común derecha. Este método permite brindar soporte a la función cardíaca y a la oxigenación. Por lo tanto, en los neonatos muy enfermos con asfixia del miocardio o en aquellos que requieren un soporte presor máximo, este generalmente es el procedimiento de elección.

La ECMO VV oxigena la sangre, pero depende del gasto cardíaco del neonato. Tampoco descomprime la circulación pulmonar de la misma manera que la ECMO VA.

Los neonatos que se someten a ECMO VV pueden ser más difíciles de tratar y podrían tener que pasarse a ECMO VA si se produce insuficiencia cardíaca. Por lo tanto, esta modalidad suele funcionar mejor en los neonatos en los que la ECMO se administra de manera precoz, en los que están más estables y en los que requieren ayuda principalmente con el intercambio gaseoso.

La salida venosa sigue siendo a través de la vena yugular interna con una cánula de 12 a 16 French, y el retorno venoso se produce mediante la segunda luz de la cánula de doble luz. Como alternativa, en casos extraordinarios, se puede hacer que la sangre regrese mediante una vena femoral. Actualmente, contamos con experiencia suficiente con ambas técnicas como para decir que ambas son eficaces. Claramente, la VV es menos invasiva que la VA, por lo cual eso debe ser lo que determine la elección, a menos que haya una clara ventaja o necesidad de recurrir a la VA.

Intervención

La intervención generalmente se realiza en la UCIN con asistencia del personal de quirófano. Los cirujanos generalmente cuentan con lupas, vinchas con linterna y electrocauterización a la mano según sea necesario. El paciente se coloca bajo un calentador radiante durante la intervención para prevenir la hipotermia. Si no se ha realizado anteriormente, se paraliza al neonato para evitar la respiración espontánea y la embolia aérea durante la introducción del catéter venoso. Asimismo, se administra anestesia local o morfina.

Se realiza una incisión sobre el músculo esternocleidomastoideo derecho y se expone la vaina de la carótida. Se aíslan los vasos de los tejidos aledaños, tomando la precaución de preservar el nervio vago, que también pasa dentro de la vaina carótida. El neonato recibe un bolo intravenoso de heparina de 100 a 200 unidades/kg.

Para la circulación VA, se liga la arteria carótida común de forma distal y se controla a nivel proximal con una pinza y con suturas. A través de una arteriotomía transversal, se avanza la cánula arterial por la arteria carótida común a una distancia previamente medida y se posiciona justo previo o hasta el arco aórtico. La cánula se sujeta en su posición. Luego, la cánula venosa se avanza de forma similar por la vena yugular interna hasta la aurícula derecha. Durante la canulación venosa, se debe tener cuidado de evitar la embolización aérea.

Para la circulación VV, la intervención es casi la misma. Se visualiza la arteria carótida, pero se deja en su lugar; solo se abre la vena yugular. Se debe tener cuidado de colocar la cánula venosa de doble luz de forma tal que los orificios por los que retorna la sangre se dirijan hacia la válvula tricúspide. Las cánulas se fijan a los vasos, la piel y el cuero cabelludo, además de a la cama del paciente, ya que el desprendimiento generalmente es mortal para el neonato (**Tabla 40-1**).

Tabla 40-1. Comparación de la oxigenación por membrana extracorpórea venovenosa y venoarterial.

ECMO VV	ECMO VA
Ventajas	
- Solo requiere acceso venoso.	- Correcta oxigenación y eliminación del CO_2.
- Se preserva la circulación pulsátil a los órganos mediante la actividad cardíaca nativa en serie con el circuito de la ECMO.	- El circuito de la ECMO funciona en serie y en paralelo con el circuito cardiopulmonar nativo. La fracción de la circulación sanguínea que funciona en paralelo depende de la velocidad de la bomba de ECMO.
- Correcta eliminación del CO_2.	- Puede brindar circulación cardíaca extracorpórea parcial y reposo cardíaco.
- El destete de la ECMO es sencillo.	- Permite un destete rápido del respirador, los inotrópicos y los vasopresores.
Desventajas	
- Depende de la actividad cardíaca nativa que provee el gasto cardíaco.	- Circulación por bomba no pulsátil.
- La circulación por el circuito puede estar limitada por una cánula más pequeña en comparación con la cánula VA de luz única.	- Canulación de la arteria carótida derecha.
- Menor administración de oxígeno a la periferia en comparación con la ECMO VA.	- El destete de la ECMO es un poco más difícil de lograr.
- Menor circulación si el mediastino está desplazado.	

ECMO: oxigenación por membrana extracorpórea; VA: venoarterial; VV: venovenosa.

Es necesario realizar una radiografía de tórax para confirmar la colocación correcta. Si se necesita más información, el ecocardiograma es muy útil, especialmente para asegurarse de que la cánula o de que la circulación a través de la cánula no atraviesa ni se dirige hacia la válvula aórtica. La flecha indica la punta del catéter venoso, que tiene un pequeño punto de metal en su extremo (**Figura 40-10**).

MANEJO COTIDIANO

Una vez establecida la circulación extracorpórea, se disminuyen todos los parámetros del respirador para permitir

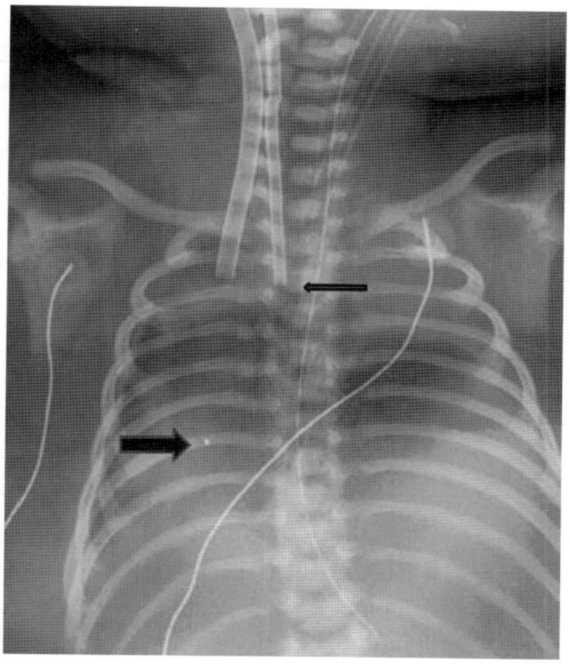

Figura 40-10. Radiografía de tórax de un paciente que recibe oxigenación por membrana extracorpórea venoarterial. Se observa la punta de la cánula venosa (flecha gruesa) en la aurícula derecha, con la punta en la unión de la aurícula derecha y la vena cava inferior, y la cánula arterial (flecha fina) en el arco aórtico.

el reposo pulmonar. Generalmente, la FiO_2 se disminuye a 0,21 a 0,40; la frecuencia respiratoria se fija entre 10 y 20 respiraciones por minuto con una presión inspiratoria máxima de entre 15 y 20 cm H_2O y una presión positiva teleespiratoria (PEEP) de entre 5 y 6 cm H_2O. Los parámetros del respirador suelen permanecer bajos durante toda la ECMO, ya que la manipulación de los gases ahora se produce a través del circuito de la ECMO.

Generalmente, durante el primero o segundo día de ECMO, el estado pulmonar del neonato empeora, y casi no se produce intercambio gaseoso dentro de los pulmones. Keszler *et al.* (33), en un ensayo aleatorizado multicéntrico, evaluaron el efecto del aumento de la PEEP sobre la función pulmonar durante la ECMO y detectaron que los pacientes tratados con niveles mayores de PEEP tuvieron un curso de ECMO mucho más corto, además de exhibir una distensibilidad pulmonar objetivamente mejor durante las primeras 72 horas de circulación extracorpórea. Asimismo, el grupo de PEEP elevada tuvo menos complicaciones en general que el grupo de PEEP inferior. Por lo tanto, algunos centros ajustan este parámetro para intentar mejorar la función pulmonar con mayor rapidez.

Los tiempos de coagulación activada se miden cada una hora a pie de cama y se mantienen en aproximadamente el doble del valor normal (160 a 200 segundos) mediante variaciones en la velocidad de una infusión continua de heparina. La dosis habitual de heparina es de 25 a 50 unidades/kg/h. Se ha detectado una correcta correlación entre el tiempo de coagulación activada y la concentración de heparina en sangre en pacientes que reciben ECMO (34). El hematocrito se mantiene entre 35 % y 45 % con transfusiones de concentrados de eritrocitos lavados con solución fisiológica. Los recuentos plaquetarios se mantienen en más de 75 000/mm^3 con infusión de concentrados de plaquetas según sea necesario. Esta concentración puede aumentarse a más de 100 000 a 125 000/mm^3 en pacientes con trastornos hemorrágicos o en aquellos en los que se planifica una intervención quirúrgica. La concentración de fibrinógeno se mantiene mediante una infusión de crioprecipitados según sea necesario, y se administran otros factores de la coagulación con plasma fresco congelado si la hemorragia activa es excesiva.

El soporte nutricional completo se logra con técnica estándar de hiperalimentación que aportan oligoelementos, multivitaminas y lípidos, además de proteínas y carbohidratos. Cuando se ha determinado el cálculo total de líquidos, debe tenerse en cuenta la pérdida de agua insensible a través de la membrana. Esta pérdida puede ser de hasta 5 a 7 ml H_2O/m^2/4,0 ml de grosor por hora a 37 °C. La pérdida excesiva de agua libre puede producirse si esto no se tiene en cuenta y no se añade al cálculo según sea necesario. Los valores de los electrolitos se determinan a diario, y se realizan ajustes según los resultados de laboratorio.

Durante la circulación extracorpórea, muchos centros administran antibióticos de forma profiláctica. Algunos los administran durante todo el curso de ECMO; otros lo hacen solo durante los primeros días. Generalmente, se toman hemocultivos, cultivos de esputo, urocultivos y cultivos del lugar de inserción del tubo, y se determina la administración de antibióticos en función de los resultados. Los demás medicamentos se administran según sea necesario. La sedación es casi una práctica rutinaria y universal.

La ecocardiografía es extremadamente útil durante la ECMO y es una excelente herramienta para determinar la colocación correcta de las cánulas. La evaluación en serie de la resistencia vascular pulmonar, la dirección y la ubicación de los cortocircuitos, la función ventricular y el tamaño de las aurículas contribuye enormemente al manejo clínico. Por ejemplo, la resolución de la hipertensión arterial pulmonar, con inversión de la circulación del cortocircuito, indica un buen resultado y la posibilidad de retirar gradualmente la ECMO. Un grupo de pacientes en los cuales este principio podría no ser aplicable son aquellos con HDC, ya que siempre salen de la ECMO con presiones elevadas en la arteria pulmonar que se resuelven con el paso del tiempo (35).

De forma similar, las ecografías craneales en serie se utilizan para detectar HIC durante la ECMO. Estos estudios se realizan de manera bastante rutinaria durante los primeros 5 a 7 días. Algunos centros dejan de hacerlas después de ese plazo en función de estudios que sugieren que la mayoría de las hemorragias intracraneales se producen en esos días —si es que se producen—. Otros centros continúan realizando estas ecografías dos veces por semana durante todo el curso de la ECMO. Por supuesto, debe realizarse un estudio siempre que la evidencia clínica sugiera un cambio repentino que pueda indicar una hemorragia reciente (convulsiones, abultamiento de la fontanela, disminución repentina e inexplicable en el hematocrito). Una hemorragia grave es una indicación para interrumpir la ECMO. Las hemorragias menores o el inicio del tratamiento con una hemorragia de grado I o II requiere un control estricto de la anticoagulación y el mantenimiento de un mayor recuento plaquetario durante todo el ciclo de la ECMO. La **Figura 40-11** muestra que muchas de las complicaciones observadas durante la ECMO se relacionan con problemas hemorrágicos o de trombosis.

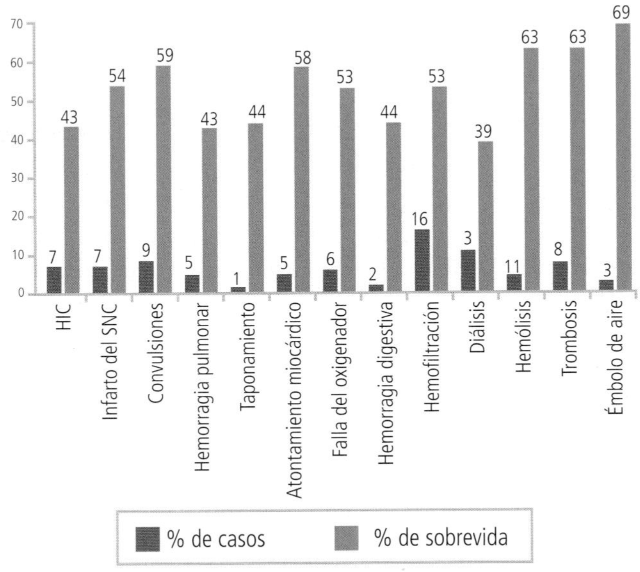

Figura 40-11. Incidencias de las complicaciones más frecuentes durante la oxigenación por membrana extracorpórea neonatal.
HIC: hemorragia intracraneal; SNC: sistema nervioso central; GI: gastrointestinal. (Datos tomados del ECMO Registry of the Extracorporeal Life Support Organization. Ann Arbor (Michigan); 1980-2014. Los datos de 2014 están incompletos).

La ventilación asistida continúa durante la ECMO, como se dijo anteriormente. Las radiografías de tórax generalmente se realizan a diario para controlar el progreso, la colocación del catéter y del tubo endotraqueal. Incluso al iniciar la ECMO, puede producirse barotrauma, que requerirá intervención terapéutica. El neumotórax también puede producirse durante la ECMO. Las decisiones sobre el tratamiento incluyen el monitoreo sin colocación de un drenaje torácico o la evacuación con un drenaje torácico. La mayoría de los neumotórax asintomáticos pueden monitorearse y se resolverán durante la ECMO sin tener que colocar un drenaje torácico. Si se requiere intervención quirúrgica mientras que el neonato recibe ECMO, es necesario aplicar técnicas hemostáticas meticulosas con especial énfasis en el mantenimiento del recuento plaquetario y prestar mucha atención al estado de anticoagulación del neonato.

DESTETE

El flujo total a través del circuito de circulación extracorpórea controla la PaO_2 mixta del paciente al variar los aportes relativos de la bomba y del corazón y los pulmones del neonato. El contenido de O_2 arterial, medido en la aorta distal (con catéteres arteriales umbilicales), representa una mezcla de sangre de la bomba y de la sangre que pasa por el circuito pulmonar. Como la sangre de la bomba está saturada en más del 99 %, cualquier aumento en la PaO_2 de la aorta distal representa un aumento en el aporte del aparato cardiovascular del paciente (siempre que el flujo de la bomba permanezca constante). A principios del curso de la ECMO, cuando los pulmones del neonato tienen poca o ninguna función, la circulación del circuito se mantiene entre 100 y 120 ml/kg/min, que es un nivel adecuado para lograr un intercambio gaseoso casi total mediante el oxigenador. A medida que mejoran los pulmones del neonato, la oxigenación adicional que se produce a través de los pulmones aumenta la PaO_2 sistémica, lo cual permite disminuir el flujo a través del circuito extracorpóreo. Este proceso continúa en forma escalonada y disminuye gradualmente el soporte extracorpóreo hasta que el neonato es capaz de mantener una gasometría adecuada con un flujo extracorpóreo total de 50 a 80 ml/min. En algunos centros, este nivel de circulación, llamado *de reposo*, se mantiene durante 4 a 6 horas. Si los gases en sangre se mantienen estables durante este plazo, es posible decanular al neonato. Otros centros hacen la prueba de si el paciente puede permanecer estable sin la ECMO, pero no le quitan los catéteres. En este punto, se quita al neonato del circuito al pinzar las cánulas, pero no se decanula al paciente. Si los signos vitales permanecen estables y los valores de la gasometría arterial permanecen aceptables durante cierto tiempo con parámetros bajos del respirador, el paciente está listo para la decanulación. En ese momento, se ligan o se reparan los vasos sanguíneos. Luego, se cierra la herida. Durante la exclusión de la bomba, si el estado del neonato se deteriora, se reestablece la circulación extracorpórea, se deja que el neonato se estabilice y, luego, se vuelve a comenzar con el proceso de destete.

La volemia del neonato se monitorea mediante la evaluación de diversos parámetros, incluida la tensión arterial, la frecuencia cardíaca, el llenado capilar, la turgencia y el color de la piel, la diuresis y la concentración venosa de gases en sangre. El pH y el contenido de O_2 en sangre venosa son indicadores sensibles de la perfusión adecuada (respiración celular aeróbica), y los cambios en estos parámetros pueden observarse antes que los cambios en los valores de la gasometría arterial. La volemia puede aumentarse o disminuirse simplemente mediante la infusión o la interrupción de la circulación de la sangre por el circuito de la ECMO. En general, se produce un aumento en la cantidad de agua corporal total (específicamente, un aumento en el líquido extracelular); este aumento se manifiesta mediante un aumento en el peso y, por lo general, mediante un edema visible (36). Cuando se produce la diuresis natural, mejora el estado pulmonar general, y puede comenzarse con el retiro gradual.

Reparación de la arteria carótida

Durante muchos años, la arteria carótida se ha ligado en el momento de la decanulación. Esta práctica probablemente sigue siendo la norma en la mayoría de los centros. Si bien los estudios han demostrado una circulación retrógrada desde la arteria carótida externa del lado derecho hacia la arteria carótida interna tras la ligadura (37), sigue habiendo un temor inherente de que la ligadura de uno de los principales vasos sanguíneos que irriga al cerebro pueda generar problemas a largo plazo en estos neonatos. Por lo tanto, se han realizado intentos por reconstruir la arteria carótida tras la decanulación de la ECMO. Para la reparación de la arteria carótida, se quita la cánula, y se controla el vaso proximal con una pinza vascular. Luego, se quita la ligadura distal sobre la arteria; también se controla el sector distal de la arteria con una pinza vascular. Se permite la retrocirculación, tanto para evitar que los émbolos lleguen al cerebro como para evaluar la aptitud de la circulación distal. A continuación, se repara la arteria mediante distintas técnicas. Adolph y colaboradores (38) utilizan una arteriotomía longitudinal al momento de la canulación y, luego, cierran la herida de forma transversal para evitar la formación de constricciones. Moulton y colaboradores (39) detectaron que, en una pieza histológica, la pared del vaso tenía más de un 50 % de necrosis transmural, y propusieron la resección del segmento implicado (entre las ligaduras distal y proximal) con una anastomosis primaria. Ambas técnicas han logrado buenos resultados durante la evaluación preliminar. Se han sugerido otros métodos, como el cierre simple de una arteriotomía transversal con un parche Gore-Tex® sobre la arteria (**Tabla 40-2**).

Tabla 40-2. Justificación de la reparación frente a la ligadura de la arteria carótida.

Ligadura de la carótida	Reparación de la carótida
Beneficios	
- Decanulación más rápida.	- Restituye la circulación normal al vaso.
- No hay inquietudes sobre futuras estenosis, aneurismas o fugas.	- No hay necesidad de confiar en una perfusión colateral proveniente del círculo de Willis o del sistema vertebrobasilar.
- No hay necesidad de reparación vascular en una herida contaminada.	
- No hay riesgo de émbolos de aire o trombos durante la reparación.	
- No hay pruebas de que la reparación ofrezca un beneficio claro.	
- No hay necesidad de realizar estudios vasculares de seguimiento.	
- A medida que el neonato crece, el resto de la vasculatura compensará y administrará el flujo necesario.	
Riesgos	
- Se quita de manera permanente la arteria carótida derecha de la circulación.	- Estallido en el lugar de reparación del vaso isquémico durante la arteriotomía o rotura de la reparación debido a la tensión tras la resección del segmento.
- Riesgo de isquemia relativa del hemisferio cerebral derecho.	- Futura estenosis o aneurisma, con alteración de la circulación o lluvia de émbolos.
	- Necesidad de realizar estudios vasculares de seguimiento en serie para evaluar la circulación y descartar estenosis.

RESULTADOS

Hasta el momento, el Registro de la Organización de Soporte Vital Extracorpóreo ha registrado 27 728 neonatos con insuficiencia respiratoria que han sido tratados con ECMO. El 84 % fueron decanulados con éxito y el 74% sobrevivieron al alta (40). Las estadísticas de sobrevida acumuladas son superiores para el síndrome de aspiración meconial (94 %) e inferiores para la HDC (51 %) (**Figura 40-12**). Los cambios en los cuidados intensivos y el surgimiento de nuevos tratamientos, como el surfactante, la profilaxis antibiótica selectiva para las madres y los neonatos, la ventilación de alta frecuencia y el óxido nítrico inhalado, han disminuido la cantidad de neonatos que requieren ECMO cada año. Al momento de redacción de esta obra, aproximadamente 800 neonatos por año reciben ECMO por insuficiencia respiratoria. Los tratamientos más nuevos y el mayor uso de la ventilación menos intensiva han disminuido la cantidad de neonatos con HDC que requieren ECMO (41).

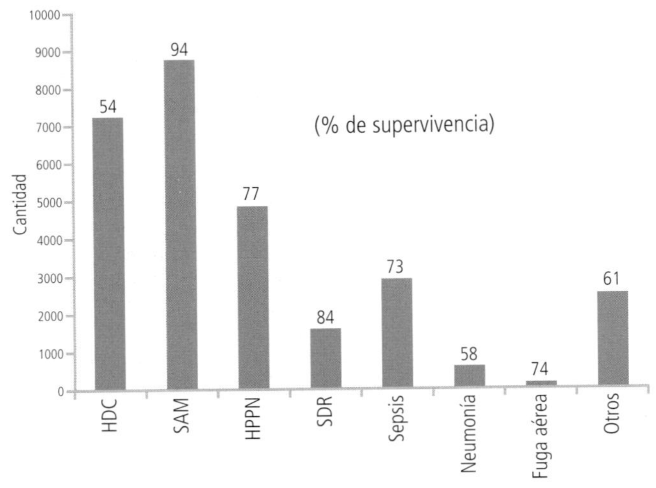

Figura 40-12. Distribución de la oxigenación por membrana extracorpórea entre los diagnósticos de enfermedades respiratorias neonatales y las tasas de sobrevida al alta hospitalaria con cada diagnóstico.
HDC: hernia diafragmática congénita; SAM: síndrome de aspiración meconial; HPPN: hipertensión pulmonar persistente neonatal; SDR: síndrome de dificultad respiratoria.
(Datos tomados del ECMO Registry of the Extracorporeal Life Support Organization. Ann Arbor (Michigan); 1980-2014. Los datos de 2014 están incompletos).

Los resultados médicos y del neurodesarrollo de los pacientes que reciben ECMO son prometedores teniendo en cuenta la gravedad de las enfermedades durante el período neonatal. El análisis de los estudios de resultados realizados en sobrevivientes de HPPN que recibieron tratamiento médico convencional, óxido nítrico inhalado y ECMO demuestran morbilidades y resultados a largo plazo bastante equivalentes (42). Esto sugiere que los resultados del neurodesarrollo están más relacionados con la enfermedad de base que con las intervenciones terapéuticas utilizadas.

Las enfermedades pulmonares crónicas (definidas como uso de oxígeno a los 28 días) se observan en un 15 % de los sobrevivientes de ECMO, pero el uso de oxígeno a largo plazo es poco frecuente, salvo en los neonatos con HDC. La hospitalización por problemas respiratorios durante el primer año de vida es necesaria en aproximadamente el 25 % de los sobrevivientes (43). En los neonatos tratados con ECMO, se observa crecimiento somático normal, salvo en los que presentan HDC.

En un 3 % a un 21 % de los neonatos tratados con ECMO, se observa pérdida progresiva de la audición neurosensorial de alta frecuencia (44). Un aspecto importante de esta morbilidad es la aparición tardía, lo cual complica el diagnóstico. La declaración de posición realizada por The Joint Committee on Infant Hearing en el año 2000 agregó a la HPPN y a la ECMO como indicadores de riesgo de pérdida de la audición e indicó que los neonatos con estos factores de riesgo deben recibir una evaluación audiológica cada 6 meses hasta los 3 años de edad (45).

Varios investigadores han estudiado los resultados del neurodesarrollo en pacientes sometidos a ECMO e informaron de manera consistente índices de Bayley en el rango normal durante los primeros 2 años de vida (46-49). Se han realizado menos estudios en sobrevivientes de ECMO de mayor edad. A los 5 años de edad, el coeficiente intelectual promedio permaneció en el rango normal, pero fue inferior que los controles normales (96 frente a 115, $p < 0,001$) (49). Glass *et al.* (49) informaron que aproximadamente el 15 % de los sobrevivientes de ECMO a los 5 años de edad presentan una discapacidad importante, que casi siempre es retraso mental, mientras que menos del 5 % presenta un retraso grave o profundo. No obstante, el 50 % de los sobrevivientes de ECMO tienen un mayor riesgo de presentar problemas de aprendizaje y de conducta en comparación con los controles normales. Como resultado de estas deficiencias, los sobrevivientes de ECMO son vulnerables a tener dificultades académicas y psicosociales. Todos los pacientes que han recibido ECMO y la población de pacientes que recibieron ECMO con morbilidades críticas deben recibir un seguimiento estricto hasta la edad escolar, de forma tal que las intervenciones necesarias puedan comenzar lo antes posible. Sin embargo, en general, la población que recibe ECMO no presenta problemas y, si se selecciona a los pacientes correctamente, el riesgo de morbimortalidad a corto y largo plazo no debería demorar el comienzo de este procedimiento (**Figuras 40-13** y **40-14**).

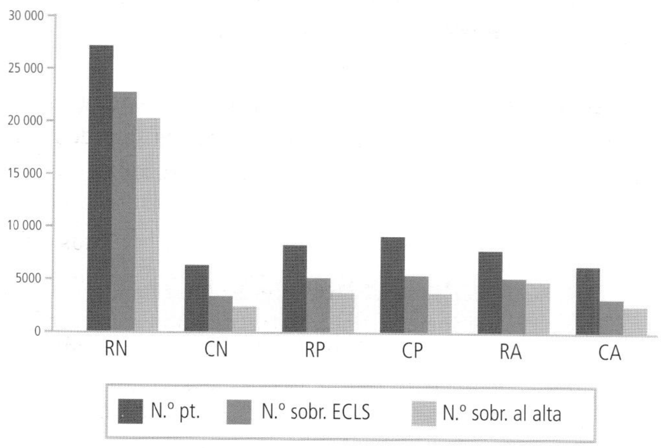

Figura 40-13. Distribución de la oxigenación por membrana extracorpórea entre las categorías de pacientes y las tasas de sobrevida hasta la decanulación y el alta dentro de cada categoría.
ECLS: soporte vital extracorpóreo.
(Datos tomados del ECMO Registry of the Extracorporeal Life Support Organization. Ann Arbor (Michigan); 1980-2014. Los datos de 2014 están incompletos).

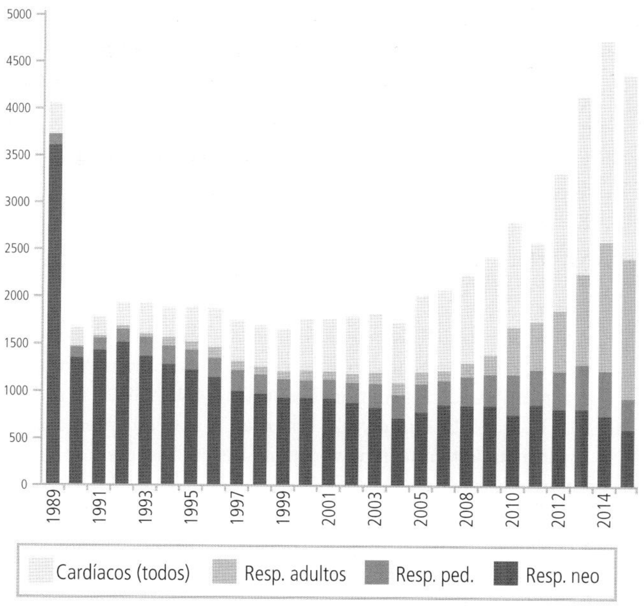

Figura 40-14. Cantidad de ciclos de oxigenación por membrana extracorpórea (ECMO) realizados por año por cada categoría de paciente. Hay una disminución pareja durante los últimos años en los casos de ECMO por enfermedades respiratorias neonatales.
(Datos tomados del ECMO Registry of the Extracorporeal Life Support Organization. Ann Arbor (Michigan); 1980-2014. Los datos de 2014 están incompletos).

REFERENCIAS

1. J.H. Gibbon: Artificial maintenance of circulation during experimental occlusion of pulmonary artery. Arch Surg. 34:1105 1937
2. W.H. Lee, D. Krumhaar, E.W. Fonkalsrud, et al.: Denaturation of plasma proteins as a cause of morbidity and death after intracardiac operations. Surgery. 50:29 1961 13760282
3. C.W. Lillehei, M. Cohen, H.E. Warden, et al.: The result of direct vision closure of ventricular septal defect in 8 patients by means of controlled cross circulation. Surg Gynecol Obstet. 101:447 1955
4. E.B. Kay, F.S. Cross: Direct vision and repair of intracardiac defects utilizing a rotating disc reservoir oxygenator. Surg Gynecol Obstet. 104:701 1957
5. R. DeWall, D.J. Bartley, M. Hrose, et al.: A temperature controlling (omnithermic) disposable bubble oxygenator for total body perfusion. Dis Chest. 49:207 1966 5907977
6. G.H. Clowes, A.L. Hopkins, W.E. Neville: An artificial lung dependent on diffusion of oxygen and carbon dioxide through plastic membranes. J Thorac Cardiovasc Surg. 32:630 1956
7. K. Kammermeyer: Silicone rubber as a selective barrier. Ind Eng Chem. 49:1685 1957
8. W. Dorson, E. Baker, M.L. Cohen, et al.: A perfusion system for infants. Trans Am Soc Artif Intern Organs. 15:155 1969 5819378
9. R.H. Bartlett, A.B. Gazzaniga, M.R. Jefferies, et al.: Extracorporeal membrane oxygenation (ECMO) cardiopulmonary support in infancy. Trans Am Soc Artif Intern Organs. 22:80 1976 951895
10. C.R. Redmond, J.P. Goldsmith, M.J. Sharp, et al.: Extracorporeal membrane oxygenation for neonates. J La State Med Soc. 138:40 1986
11. W.W. Fox, S. Dura: Persistent pulmonary hypertension in the neonate: diagnosis and management. J Pediatr. 103:505 1983 6352882
12. S.G. Haworth, L. Reid: Structural study of pulmonary circulation and of heart in total anomalous venous return in early infancy. Br Heart J. 39:80 1977 137733
13. D. Fyde, D.S. Moodie, L.C. Gill: Resistant pulmonary hypertension complicating diagnosis and treatment of total anomalous pulmonary venous return in the neonate. Cleve Clin J Med. 49:173 1981
14. T.M. Krummel, L.J. Greenfield, B.V. Kirkpatrick, et al.: Alveolar-arterial oxygen gradients versus the neonatal pulmonary insufficiency index for prediction of mortality in ECMO candidates. J Pediatr Surg. 19:380 1984 6541249
15. A.N. Krauss: Ventilation-perfusion relationships in neonates. D.W. Thibeault G.A. Gregory Neonatal Pulmonary Care. 1979 Addison-Wesley Publishing Co Reading, MA 54

16. T.M. Krummel, L.J. Greenfield, B.V. Kirkpatrick, et al.: Clinical use of an extracorporeal membrane oxygenator in neonatal pulmonary failure. J Pediatr Surg. 17:525 1982 7175640
17. M. Ormazabal, B. Kirkpatrick, D. Mueller: Alteration of alveolar-arterial O2 gradient (A-a) DO2 in response to tolazoline as a predictor of outcome in neonates with persistent pulmonary hypertension. Pediatr Res. 14:607 1980
18. R. Beck, K.D. Anderson, G.D. Pearson, et al.: Criteria for extracorporeal membrane oxygenation in a population of infants with persistent pulmonary hypertension of the newborn. J Pediatr Surg. 21:297 1986 3084751
19. A.R. Dworetz, F.R. Moya, B. Sabo, et al.: Survival of infants with persistent pulmonary hypertension without extracorporeal membrane oxygenation. Pediatrics. 84:1 1989 2740158
20. M. Ortega, A.D. Ramos, A.C. Platzker, et al.: Early prediction of ultimate outcome in newborn infants with severe respiratory failure. Pediatr Res. 113:744 1988
21. R.M. Ortiz, R.E. Cilley, R.H. Bartlett: Extracorporeal membrane oxygenation in pediatric respiratory failure. Pediatr Clin North Am. 34:39 1987 3808772
22. D.R. Redmond, E.D. Graves, K.W. Falterman, et al.: Extracorporeal membrane oxygenation for respiratory and cardiac failure in infants and children. J Thorac Cardiovasc Surg. 93:199 1987 3807395
23. F.D. Dykes, A. Lazzara, P. Ahmann, et al.: Intraventricular hemorrhage: a prospective evaluation of etiopathogenesis. Pediatrics. 66:42 1980 7402791
24. R.H. Bartlett, A.F. Andrews, J.M. Toomasian, et al.: Extracorporeal membrane oxygenation for newborn respiratory failure: forty-five cases. Surgery. 92:425 1982 7101133
25. R.E. Cilley, J.B. Zwischenberger, A.F. Andrews, et al.: Intracranial hemorrhage during extracorporeal membrane oxygenation in neonates. Pediatrics. 78:699 1986 3532015
26. R.B. Hirschl, R.E. Schumacher, S.N. Snedecor, et al.: The efficacy of extracorporeal life support in premature and low birth weight newborns. J Ped Surgery. 28:1336-1340 1993
27. A.J. Rozmiarek, F.G. Qureshi, L. Cassidy, et al.: How low can you go? Effectiveness and safety of extracorporeal membrane oxygenation in low-birth weight neonates. J of Ped Surgery. 39:845-847 2004
28. F.H. Boehm, L.M. Fields, S.S. Entman, et al.: Correlation of the one-minute Apgar score and umbilical cord acid-base status. South Med J. 79:429 1986 3704699
29. J.F. Murphy, M. Dawnay, G.A. Rees, et al.: Obstetric analgesia, anaesthesia and the Apgar score. Anaesthesia. 39:760 1984 6476311
30. K.B. Nelson, J.H. Ellenberg: Apgar scores as predictors of chronic neurologic disability. Pediatrics. 68:36 1981 7243507
31. D. von Allmen, D. Babcock, J. Matemoto, et al.: The predictive value of head ultrasound in the ECMO candidate. J Pediatr Surg. 27:36 1992 1552441
32. J.J. Volpe: Neurology of the Newborn. 5th ed. 2008 Saunders Philadelphia 165
33. M. Keszler, F.C. Ryckman, J.V. McDonald, et al.: A prospective, multicenter, randomized study of high versus low positive end-expiratory pressure during extracorporeal membrane oxygenation. J Pediatr. 120:107 1992 1731005
34. T.P. Green, B. Isham-Schopf, R.H. Steinhorn, et al.: Whole blood activated clotting time in infants during extracorporeal membrane oxygenation. Crit Care Med. 18:494 1990 2328593
35. R.B. Hirschl, K.F. Heiss, R.H. Bartlett: Severe myocardial dysfunction during extracorporeal membrane oxygenation. J Pediatr Surg. 27:48 1992 1552444
36. H.L. Anderson, A.G. Coran, R.A. Drongowski, et al.: Extracellular fluid and total body water changes in neonates on extracorporeal membrane oxygenation. J Pediatr Surg. 27:1003 1992 1403525
37. I.T. Lott, D. McPherson, B. Towne, et al.: Long-term neurophysiologic outcome after neonatal extracorporeal membrane oxygenation. J Pediatr. 116:343 1990 2407817
38. V. Adolph, S. Bonis, K. Falterman, et al.: Carotid artery repair after pediatric extracorporeal membrane oxygenation. J Pediatr Surg. 25:867 1990 2205714
39. S.L. Moulton, F.P. Lynch, J.D. Cornish, et al.: Carotid artery reconstruction following neonatal membrane oxygenation. J Pediatr Surg. 26:794 1991 1895187
40. Data from the Extracorporeal Life Support Registry. January 2015
41. The Congenital Diaphragmatic Hernia Study Group: Treatment evolution in high-risk CDH: ten years experience with diaphragmatic agenesis. Ann Sug. 244:505-513 2006
42. W.E. Benitz, W.D. Rhine, K.P. Van Meurs: Persistent pulmonary hypertension of the newborn. P. Sunshine K.P. Stevenson Fetal and Neonatal Brain Injury: Mechanisms, Management, and the Risks of Practice. 2003 Cambridge University Press New York, NY 636-662
43. P. Glass, A.E. Wagner, C.E. Coffman: Outcome and follow-up of neonates treated with ECMO. J.B. Zwischenberger R.H. Steinhorn R.H. Bartlett ECMO-Extracorporeal Cardiopulmonary Support in Critical Care. 2000 Extracorporeal Life Support Organization Ann Arbor, MI 409-420
44. P.Y. Cheung, C.M. Robertson: Sensorineural hearing loss in survivors of neonatal extracorporeal membrane oxygenation. Pediatr Rehabil. 1:127-130 1997 9689248
45. Year 2000 position statement: principles and guidelines for early hearing detection and intervention programs. Joint Committee on Infant Hearing, Pediatrics Oct 2007 120(4).
46. R.E. Schumacher, T.W. Palmer, D.W. Roloff, et al.: Follow-up of infants treated with extracorporeal membrane oxygenation for newborn respiratory failure. Pediatrics. 87:451-457 1991 1707156
47. C.C. Bennett, A. Johnson, D.J. Field, et al.: UK collaborative randomized trial of neonatal extracorporeal membrane oxygenation: follow-up to age 4 years. Lancet. 357:1094-1096 2001 11297963
48. T.A. Nield, D. Langenbacher, M.K. Poulsen, et al.: Neurodevelopmental outcome at 3.5 years of age in children treated with extracorporeal life support: relationship to primary diagnosis. J Pediatr. 136:338-344 2000 10700690
49. P. Glass, A.E. Wagner, P.H. Papero, et al.: Neurodevelopmental status at age five years of neonates treated with extracorporeal membrane oxygenation. J Pediatr. 127:447-457 1995 7544826

Capítulo 41

Alta hospitalaria y transición a la atención domiciliaria

Lawrence Rhein, MD

La aptitud de los neonatos para recibir el alta hospitalaria generalmente se determina cuando se demuestra el logro de varias competencias funcionales mínimas: 1) termorregulación; 2) control de la respiración sin apnea, bradicardia ni desaturación; 3) estabilidad respiratoria con correcta saturación de oxígeno y ventilación; y 4) aumento sostenido de peso (1, 2). Con las mejoras en los cuidados intensivos neonatales que permiten que cada vez sobrevivan más neonatos muy prematuros y muy enfermos, un creciente número de neonatos podría no lograr estas competencias mínimas, en especial aquellas que implican una actividad respiratoria adecuada, en un plazo razonable, sin requerir una hospitalización particularmente prolongada o sin el uso de tecnología (3-8).

El uso prolongado de la tecnología para brindar ventilación dificulta la elección respecto de qué hacer luego. Extender simplemente la hospitalización permite continuar con la atención. Sin embargo, prolongar la hospitalización presenta varias desventajas importantes, a saber:

1. Aumenta el período de separación de los neonatos y sus familias. Varios estudios han demostrado que la menor frecuencia de visitas de los padres durante la hospitalización del neonato en la unidad de cuidados intensivos neonatales (UCIN) disminuye la creación del lazo afectivo (9-14).
2. Aumenta el riesgo de morbilidades intrahospitalarias, como las infecciones intrahospitalarias (15).
3. Disminuye la disponibilidad de los tratamientos necesarios para el desarrollo. La mayoría de los neonatos que requieren de la tecnología para respirar se encuentran en centros de cuidados agudos. Estos centros tienden a dedicar menos recursos a los servicios de rehabilitación (terapia ocupacional, fisioterapia, etc.) que los neonatos en crecimiento suelen necesitar para optimizar el neurodesarrollo.

En función de las capacidades de los cuidadores y de los recursos comunitarios, la ventilación domiciliaria del neonato puede ser una opción viable en determinadas situaciones gracias a las mejoras en la tecnología de los respiradores y al aumento en la prevalencia del seguimiento ambulatorio (16-18). Sin embargo, para minimizar los riesgos, es necesaria una planificación adecuada.

El objetivo de este capítulo es repasar los factores que se deben tener en cuenta al decidir dar de alta a un neonato que depende de la tecnología, así como ofrecer pautas para lograr una transición segura a los cuidados en el hogar.

FACTORES QUE SE DEBEN TENER EN CUENTA AL DETERMINAR LA APTITUD PARA RECIBIR EL ALTA

Determinar el momento adecuado para dar de alta de forma segura a un neonato que depende de la tecnología tras una estadía en la UCIN puede ser complicado. Esta decisión se basa principalmente en el estado clínico del neonato, pero requiere tener en cuenta varios factores adicionales (**Tabla 41-1**), que incluyen los siguientes:

Tabla 41-1. Criterios para el alta.

Estabilidad médica
- Se cuenta con un plan de tratamiento para todas las afecciones médicas; no requerirá modificaciones frecuentes y puede implementarse en el hogar.
- Se cuenta con un plan nutricional adecuado.
Estabilidad respiratoria
- Vías respiratorias seguras: traqueostomía con un estoma lo suficientemente maduro como para permitir cambios de la cánula o estabilizado con un régimen de ventilación no invasiva (VNI), con mínimo riesgo de aspiración.
- Es capaz de expulsar las secreciones, de manera espontánea o con ayuda.
- Oxigenación estable, incluso durante la succión y el cambio de posición.
- FiO_2 estable ≤0,4 con presión positiva teleespiratoria ≤8 cm H_2O.
- Parámetros del respirador estables, con presión de insuflación máxima ≤30 cm H_2O.
- Criterios de estabilidad cumplidos durante 2 a 4 semanas.
Estabilidad en el hogar
- Hogar y entorno familiar estables.
- Se ha identificado y capacitado a cuidadores comprometidos y capaces antes del alta.
- Se han identificado recursos económicos adecuados y mecanismos de reembolso antes del alta.

1 *Estabilidad médica del niño:* el lactante debe estar clínicamente estable durante un mínimo de 2 a 4 semanas. «Clínicamente estable» significa que no haya cambios diagnósticos ni terapéuticos importantes en el manejo, y que los parámetros del respirador y la necesidad de oxígeno permanezcan estables. No hay un nivel de ventilación máximo absoluto que impida el alta (19), pero, generalmente, la necesidad de oxígeno incluye una FiO_2 ≤40 % y una presión de insuflación máxima (PIM) <30 cm H_2O para la ventilación limitada por presión. Los pacientes con límites de presión superiores (cercanos, pero <30 cm H_2O) deben cumplir con todos los otros criterios de seguridad (es decir, no tener que aumentar los parámetros dentro de 2 semanas, tener un cuidador comprometido, etc.) que se describen en esta sección. Todos los parámetros (PIM, concentración de oxígeno, etc.) deben poder aumentarse en el hogar sin tener que recurrir automáticamente al servicio de urgencias. Asimismo, el lactante debe ser capaz de tolerar un régimen nutricional que le permita lograr un crecimiento adecuado.

2 *Disponibilidad de cuidadores.* El nivel de atención y apoyo requerido en el hogar varía según el niño. Generalmente, al menos uno de los padres debe dedicarse por completo al lactante. Las familias con pacientes dependientes de la tecnología califican para recibir apoyo de enfermería a domicilio, pero la cantidad de horas asignadas generalmente no alcanza. Especialmente en los hogares en los que hay otros hermanos, las mayores necesidades de atención del lactante dependiente de la tecnología suelen requerir que haya un cuidador que no tenga otras responsabilidades.

3 *Factores estacionales.* Si bien los pacientes dependientes de la tecnología pueden recibir el alta en cualquier estación, el riesgo de rehospitalización debido a infecciones virales aumenta en el otoño y en el invierno. Si es posible, la transición a un centro de rehabilitación durante la temporada viral pico puede ser preferible -no solo para minimizar el riesgo de infecciones- sino también para permitir capacitación adicional y una posible mejora de la estabilidad médica.

Sobre todo, la decisión de iniciar el traslado de un paciente ventilado al hogar (en lugar de extender la hospitalización en un centro de cuidados agudos o de trasladarlo a un centro de rehabilitación) requiere la confirmación de que las necesidades del paciente pueden cumplirse mediante los recursos existentes en el hogar. Las necesidades que deben tenerse en cuenta incluyen la disponibilidad de médicos y de atención (incluida atención de las subespecialidades pulmonares), así como de los equipos y el personal adecuado (atención de enfermería, atención respiratoria, auxiliares de higiene personal y familiares). El resto de este capítulo describe pautas para facilitar la transición exitosa al hogar y ofrece pautas respecto del alta de neonatos oxigenodependientes.

EL EQUIPO DEL ALTA

El alta de un paciente dependiente del respirador exige un método multidisciplinario de abordaje (20-23). El equipo debe estar formado por personal hospitalario y comunitario, incluidos miembros que continuarán supervisando al paciente de forma ambulatoria. Si bien no hay ningún método estándar para coordinar el alta, recomendamos un método de colaboración en equipo que incluye los siguientes integrantes:

Familiares que asumen el papel de cuidadores: claramente, los encargados más importantes de tomar decisiones al momento del alta de pacientes ventilados son los familiares, quienes deben participar de todos los aspectos del alta y ser plenamente capaces de cuidar al paciente desde el punto de vista médico.

Coordinador del alta médica: los coordinadores del alta hospitalaria tienen conocimientos específicos respecto de cuestiones relacionadas con reembolsos, en particular con los aspectos económicos de la cobertura de equipos médicos perdurables (EMP) por parte de los seguros médicos y la cobertura de los servicios del personal de enfermería. Los encargados de planificar el alta ayudan a las familias a identificar todas las prestaciones médicas cubiertas por las aseguradoras, subsidios y asistencia de parte de organismos nacionales, estaduales o locales.

Personal de enfermería clínica a pie de cama: antes del alta, el personal de enfermería a pie de cama debe identificar a todos los posibles subespecialistas médicos (posiblemente, neumonólogos, otorrinolaringólogos y, sin dudas, el pediatra de atención primaria) para confirmar que se han cumplido todos los criterios de cada especialidad para que el paciente reciba el alta y para coordinar las consultas de seguimiento que correspondan. Asimismo, el personal de enfermería a pie de cama suele ser responsable de enseñar de manera directa las destrezas básicas de cuidado del paciente a quienes lo harán en el hogar.

Especialistas en atención respiratoria: mientras que el personal de enfermería a pie de cama es responsable de enseñar los cuidados del paciente, el terapeuta respiratorio brinda instrucciones específicas sobre el funcionamiento y el uso del respirador.

Proveedores de EMP: los proveedores de EMP son responsables de suministrar los respiradores y los insumos relacionados a los pacientes que reciben ventilación a largo plazo.

Médico de atención primaria ambulatoria: para la mayoría de los pacientes, incluso aquellos con necesidades médicas complejas, el líder principal del equipo ambulatorio es el pediatra de atención primaria. Para los pacientes que dependen del respirador, debe incluirse a un especialista (un neumonólogo o un médico del equipo de atención respiratoria a domicilio) como consultor principal para las familias.

EVALUACIÓN DE LAS NECESIDADES PREVIA AL ALTA

Antes de dar de alta al lactante, se debe realizar una evaluación para garantizar que realmente esté listo para recibirla. Los componentes de una evaluación integral incluyen el entorno del hogar y la disponibilidad de los equipos necesarios y del personal que pueda brindar una atención segura. El nivel de atención requerido en el hogar variará en función de cada paciente y de cada familia. Los factores que se deben tener en cuenta incluyen el nivel de atención médica requerido, que incluye 1) el tiempo de dependencia del respirador; 2) la cantidad de «reserva» en caso de falla o desconexión del respirador, o bien de obstrucción de las vías respiratorias; 3) otras necesidades de atención relacionadas con cuestiones de alimentación; y 4) otras demandas de tiempo de la familia, particularmente la presencia de otros niños y los compromisos laborales. Si bien los niños pueden recibir el alta en cualquier momento del año, a veces puede demorarse en el punto máximo de la temporada viral, cuando el riesgo de infección es mayor. Por último, la disponibilidad de ayuda ajena a la familia (enfermería a domicilio) debe contemplarse como una prioridad.

ENTORNO DEL HOGAR

El entorno del hogar debe incluir suficiente espacio para todos los equipos e insumos médicos, incluido el respirador. Además, debe tener un suministro eléctrico adecuado para todos los equipos, así como accesibilidad a servicios médicos de urgencias a través de un teléfono que funcione. Debe notificarse a las empresas de electricidad respecto de los requisitos eléctricos y de la ubicación de las personas que requieren ventilación mecánica.

EQUIPAMIENTO E INSUMOS

Se debe realizar una prueba con el equipamiento designado para uso domiciliario mientras los pacientes permanezcan hospitalizados. Cabe destacar que la mayoría de los respiradores no están autorizados para el uso en lactantes por debajo de un peso mínimo (5 kg), por lo cual podría demorarse el alta hasta que el paciente alcance este peso mínimo para utilizar un respirador autorizado.

Además del respirador, el equipo debe confeccionar y verificar una lista pormenorizada de equipamientos (**Tabla 41-2**). También debe realizarse un cálculo mensual de insumos descartables y bienes consumibles.

Se requiere un segundo respirador para todos los pacientes que no estén en condiciones de resistir 6 horas sin el respirador. En caso de falla eléctrica, es fundamental contar con otra fuente de electricidad, ya sean baterías o un generador.

RECURSOS HUMANOS

Los proveedores de EMP deben contar con personal capacitado en el manejo de pacientes que reciben ventilación asistida en el hogar.

Tabla 41-2. Equipamiento e insumos necesarios para pacientes que reciben ventilación asistida.

Respirador mecánico (también se necesita uno de repuesto).
Válvula de exhalación.
Adaptador/conector para la cánula de traqueostomía.
Humidificador y calentador.
Soporte del humidificador.
Intercambiador de calor y humedad.
Reanimador manual.
Sistema de suministro de oxígeno (fijo y portátil).
Adaptador para el ingreso de oxígeno al respirador.
Interfaces no invasivas.
Mascarilla facial.
Mascarilla nasal o almohadillas nasales.
Equipo de succión (fijo y portátil).
Catéteres de succión.
Tubos conectores.
Contenedor de recolección de la succión.
Guantes.
Otros accesorios para eliminación de secreciones, como un insuflador/exsuflador para la tos.
Cánulas de traqueostomía de repuesto (incluido uno del tamaño más pequeño que le sigue).
Jeringa de 10 ml utilizada únicamente para inflar o desinflar el manguito (para cánulas de traqueostomía con manguito).
Correa con velcro para cánula de traqueostomía.
Cinta para traqueostomía.
Solución fisiológica estéril.
Pomada antibiótica.
Aplicadores con punta de algodón.
Compresor para medicamentos en aerosol.

En combinación con el terapeuta respiratorio del hospital y el personal de enfermería a pie de cama, los proveedores de EMP ayuda a capacitar a la familia sobre el uso y el mantenimiento del respirador, así como sobre algunas técnicas de cuidado, como la succión y la traqueostomía. El proveedor de EMP debe contar con un equipo de repuesto disponible en todo momento en caso de urgencia. Asimismo, debe tener claramente definido un tiempo de respuesta ante urgencias.

ENFERMERÍA A DOMICILIO

La agencia que se elija para brindar servicios de atención médica a domicilio debe contar con un personal adecuado y disponible, además de tener un coordinador de enfermería para realizar el seguimiento del paciente y de la atención de enfermería y el personal que envía para brindar los servicios. Las familias también pueden contratar servicios de enfermería privados, pero esto también debe planificarse con los coordinadores del alta hospitalaria.

PLANIFICACIÓN EN CASO DE URGENCIAS

Los padres o los cuidadores deben recibir capacitación sobre posibles situaciones que requieren intervención de urgencia. Deben ser capaces de reconocer los signos y los síntomas precoces de una enfermedad y saber cómo responder. Debe informarse a los servicios de rescate y ambulancia locales respecto de que hay un niño dependiente de la tecnología asociada a un respirador en su región, de manera tal que estén preparados para brindar tratamiento o traslado de urgencia. En muchos casos, el hospital más cercano al hogar del paciente podría no tener experiencia en pacientes pediátricos. De igual manera, debe notificarse al hospital respecto de las posibles necesidades en caso de urgencia, ya que, en muchos casos, el traslado al hospital local es necesario, con el subsiguiente traslado a un centro pediátrico más especializado mediante un equipo de traslado pediátrico.

El centro que autoriza el alta debe brindarles a los padres un resumen impreso de los aspectos médicos, los parámetros del respirador y los medicamentos para que puedan entregárselo a los profesionales que respondan en caso de una urgencia (24). Si se han analizado límites en caso de reanimación, también deben registrarse para evitar intervenciones no deseadas.

SEGUIMIENTO DESPUÉS DEL ALTA

Debe identificarse claramente a un cuidador responsable principal para asistir en el manejo continuo del niño dependiente del respirador. Este podría ser el pediatra de atención primaria del paciente, un neumonólogo u otro especialista pediátrico. Los padres o tutores deben ser capaces de identificar a la persona a quien contactarán en busca de asesoramiento, tanto durante el horario de atención habitual como después de hora, y de identificar las indicaciones para buscar ayuda (**Tabla 41-3**). Es fundamental el seguimiento continuo para controlar el creci-

Tabla 41-3. Indicaciones para buscar ayuda adicional.

Síntomas persistentes de dificultad respiratoria (taquipnea, quejidos/aleteo nasal/retracciones).
Desaturación de oxígeno.
Alarmas del respirador (ventilación minuto baja, apnea, etc.).
Fiebre.
Letargo.
Intolerancia a la alimentación.
Palidez/cianosis.
Taquicardia o bradicardia.

miento (25), la estabilidad de la función respiratoria y el neurodesarrollo.

En resumen, la transición de un paciente dependiente del respirador del hospital al hogar requiere planificación con anticipación, recursos de aprendizaje y un equipo colaborativo dispuesto a aliarse con las familias. Este capítulo describe algunas de las cuestiones necesarias para garantizar resultados óptimos y ayudar a los lactantes a prosperar en su hogar.

CUIDADO DE LA TRAQUEOSTOMÍA

La mayoría de los lactantes que requieren ventilación asistida en el hogar tienen traqueostomías, si bien la ventilación no invasiva (BiPAP) puede ser eficaz en casos selectos muy poco frecuentes (pacientes que no requieren ventilación al estar despiertos).

El cuidado óptimo de una traqueostomía requiere una técnica de succión eficaz a una frecuencia adecuada, así como cambios adecuados de la cánula de traqueostomía.

CÓMO CAMBIAR LA CÁNULA DE TRAQUEOSTOMÍA

La frecuencia de cambio de la cánula de traqueostomía está determinada por la preferencia del médico y la disponibilidad del repuesto. El aumento de la frecuencia del cambio podría disminuir el riesgo de infección, pero también podría generar un aumento en la formación de granulomas.

Lo ideal es que los cambios optativos de la cánula de traqueostomía se produzcan antes de la alimentación para minimizar la posibilidad de emesis. Un cambio de urgencia podría ser necesario en los siguientes casos:

- La cánula de traqueostomía se obstruye.
- La cánula de traqueostomía se sale de la tráquea.
- No es posible pasar un catéter de succión.
- El manguito no se mantiene inflado.
- Hay signos de dificultad respiratoria, incluida palidez/cianosis, retracciones, aleteo nasal o elevación ineficaz de la pared torácica.

Antes de cambiar la cánula de traqueostomía, los cuidadores deben preparar los siguientes insumos:

- Oxímetro.
- Ambú autoinflable con válvula de seguridad/mascarilla.
- Oxígeno.
- Catéter adecuado para succión.
- Dos cánulas de traqueostomía: una del tamaño actual y otra del tamaño más pequeño que le sigue.
- Lazo para traqueostomía.
- Vendaje para estoma.
- Jeringa.
- Lubricante hidrosoluble.
- Tijeras.
- Gasa limpia humedecida.

Para cambiar la cánula de traqueostomía, los cuidadores deben realizar los siguientes pasos:

1. Realizar la succión si hay presencia de secreciones.
2. Verificar la nueva cánula al inflar el manguito (si corresponde).
3. Volver a medir la profundidad de succión con un catéter estéril, sumando 1 cm a la longitud medida.
4. Preparar el lazo de traqueostomía y el vendaje para estoma.
5. Colocar el lazo sobre la cánula nueva.
6. Colocar el lubricante hidrosoluble en el extremo de la cánula y el obturador.
7. Colocar al paciente con el estoma expuesto ayudado con una toalla enrollada debajo de los hombros para tener acceso al sitio de reinserción.
8. Desatar el lazo de traqueostomía mientras sostiene la cánula en su lugar.
9. Desinflar el manguito (si corresponde).
10. Quitar la cánula de traqueostomía.
11. Limpiar el estoma con la gasa humedecida.
12. Verificar el lugar del estoma para ver si hay áreas que no lucen normales.
13. Colocar la nueva cánula con el obturador en el estoma siguiendo la curva de las vías respiratorias.
14. Quitar inmediatamente el obturador mientras sostiene firme la cánula de traqueostomía en su lugar.
15. Volver a conectar al paciente al respirador, al oxígeno, etc.
16. Inflar el manguito (si corresponde).

El manejo ambulatorio óptimo incluye el seguimiento con un equipo multidisciplinario, incluidos neumonólogos, terapeutas respiratorios y cirujanos otorrinolaringólogos.

MANEJO AMBULATORIO DE LA OXIGENOTERAPIA COMPLEMENTARIA

Un subgrupo de lactantes con displasia broncopulmonar (DBP) cumplen con todos los demás criterios para recibir el alta, pero permanecen hipóxicos y requieren oxigenoterapia para mantener saturaciones adecuadas. En muchos de estos pacientes, la decisión de recurrir a la oxigenoterapia domiciliaria (OTD) es una opción aceptable y aconsejable. La oxigenoterapia domiciliaria ha demostrado que disminuye los costos sanitarios (26-31) y mejora la satisfacción del paciente en comparación con la hospitalización prolongada (28, 32).

En la próxima sección, repasamos las indicaciones de la OTD y las estrategias para su interrupción segura.

INDICACIONES PARA LA OXIGENOTERAPIA DOMICILIARIA

Hipoxemia

La indicación más frecuente para la OTD es la hipoxemia persistente debido a una anomalía de difusión o a una enfermedad del parénquima pulmonar. Cabe destacar que no todas las causas de hipoxemia se tratan con oxigenoterapia. Específicamente, los lactantes con hipoventilación como causa principal de la hipoxemia podrían resultar perjudicados con la oxigenoterapia debido a la inhibición del impulso respiratorio para respirar, lo cual podría empeorar la hipoxemia.

No se ha realizado ningún ensayo controlado aleatorizado para determinar qué criterios de saturación por pulsioximetría (SpO_2) deben usarse para iniciar y administrar la OTD en casos de DBP. Como resultado, hay poco consenso respecto de las indicaciones de uso específicas (33-36).

La mayoría de las revisiones sugieren que la OTD debe contemplarse en lactantes cuya SpO_2 en aire ambiente sea de entre <92 % y 95 %, con saturaciones objetivo >94 % (34-37). Al considerar estos objetivos, podría ser razonable contemplar un ajuste en el objetivo en función de si el paciente todavía presenta hipertensión pulmonar o retinopatía del prematuro. Las saturaciones objetivo en los lactantes con hipertensión pulmonar deben ser levemente superiores en los pacientes con DBP complicada con hipertensión pulmonar. Por el contrario, el uso de oxígeno podría tener que ser más restrictivo, con una SpO_2 objetivo tolerable inferior, en lactantes con ojos que aún no están maduros.

Retraso del crecimiento

Varios estudios demuestran que la OTD fomenta el aumento de peso.

Groothuis y Rosenberg demostraron que, cuando los padres interrumpieron de forma prematura la oxigenoterapia en contra de las indicaciones médicas, el aumento de peso diario medio disminuyó significativamente y mejoró una vez reanudada la OTD. Otros estudios han replicado este hallazgo (38-40).

Hipoxia intermitente e hipertensión pulmonar

Se ha demostrado que la oxigenoterapia disminuye los episodios de desaturación intermitente (41), que son extremadamente frecuentes incluso en pacientes prematuros que, más allá de eso, son «sanos» (42).

El oxígeno también es un potente vasodilatador pulmonar. Varios estudios han demostrado que la oxigenoterapia puede disminuir la presión de la arteria pulmonar en lactantes con DBP grave (43, 44).

SISTEMAS DE ADMINISTRACIÓN DE OXÍGENO PARA OXIGENOTERAPIA DOMICILIARIA

Hay tres sistemas básicos de administración de oxigenoterapia en el hogar: 1) concentradores de oxígeno, 2) unidades de oxígeno líquido y 3) tanques de alta presión.

Concentradores de oxígeno

Un concentrador es un dispositivo que separa el oxígeno del aire ambiente. Es pequeño, confiable y relativamente económico. El flujo máximo normalmente es de 5 a 6 l/min. Los concentradores tienen la ventaja exclusiva de que son los únicos dispositivos autorizados para viajes aéreos en vuelos comerciales.

Unidades de oxígeno líquido

El oxígeno líquido es el medio más eficaz de transportar oxígeno. Un litro de oxígeno líquido equivale a 860 litros de oxígeno gaseoso. El oxígeno líquido tiene una temperatura de aproximadamente -182,7 °C (-297 ºF) y, al mantenerse bajo una presión de entre 18 y 22 psi, permanecerá en estado líquido. Los recipientes convencionales de oxígeno líquido no requieren electricidad para funcionar, lo cual hace que estas unidades sean una opción adecuada para pacientes que se encuentran en zonas con cortes de electricidad frecuentes. Los sistemas convencionales de oxígeno líquido son silenciosos y no tienen piezas móviles grandes. Lamentablemente, el oxígeno líquido es mucho más costoso que las otras opciones de administración de oxígeno.

Tanques de alta presión

Los tanques vienen en distintos tamaños y ocupan mucho más espacio. Los tanques más grandes pueden ser muy pesados. Los tanques más pequeños son más fáciles de trasladar, pero se drenan con mayor facilidad y, por lo tanto, deben cambiarse con mayor frecuencia.

Estrategias para discontinuar la oxigenoterapia domiciliaria

Mezclar el oxígeno con el aire ambiente permite administrar un intervalo más amplio de concentraciones de oxígeno, pero requiere mezclar distintas relaciones de oxígeno al 100 % con oxígeno al 21 %. Esto es poco práctico en el hogar, por lo cual, en forma ambulatoria, solo se administra oxígeno al 100 %. Por lo tanto, la variable principal que influye sobre la administración «eficaz» de oxígeno, o la concentración de oxígeno en los pulmones, es el flujo. Se han realizado pocos estudios para determinar el flujo adecuado desde el cual puede discontinuarse la oxigenoterapia de forma segura. En un estudio prospectivo, Simoes *et al.* demostraron que los lactantes que reciben 20 ml/kg o menos de oxígeno lograron mejores resultados en el destete hacia el aire ambiente (45). Otros estudios han sugerido que una FiO_2 de oxígeno al 24 % es la cantidad adecuada de oxígeno desde la cual puede iniciarse el destete de forma segura. Finer *et al.* evaluaron la concentración de oxígeno eficaz en pacientes de distintos tamaños, con distintas velocidades de administración de flujo (46). Para los lactantes con el tamaño mínimo para la atención ambulatoria (2 kg), un flujo de 125 ml/min logra una administración de oxígeno eficaz de menos del 24 %, por lo cual este flujo es adecuado para comenzar un plan de interrupción (47).

Para los pacientes que reciben el alta con oxigenoterapia domiciliaria con flujos superiores a los 125 ml/min, evaluamos saturaciones en el hospital en intervalos de 20 minutos y, si las saturaciones pueden mantenerse por encima del 93 % durante 20 minutos, disminuimos el flujo en un 50 %, ya que, habitualmente, los reguladores permiten cambios solo en aumentos de ese tipo (1 l/min, 500, 250 y 125 ml/min). Una vez que los lactantes pueden mantenerse a 125 ml/min, probar mantenerlo sin oxígeno durante 20 minutos.

Simoes *et al.* sugirieron que una prueba en aire ambiente durante 40 minutos predijo una discontinuación exitosa del oxígeno (45). En nuestro hospital, iniciamos el retiro del oxígeno en incrementos de 1 a 2 horas y extendemos el tiempo que el lactante pasa sin oxígeno cada 3 o 4 días. Durante estos períodos con aire ambiente, los pacientes deben tener colocado un oxímetro para confirmar su capacidad de mantener saturaciones superiores al 93 %. Suponiendo que haya extensiones bisemanales exitosas ininterrumpidas de los períodos sin oxígeno, el paciente debería ser capaz de permanecer sin oxígeno durante 12 horas a lo largo del día dentro de las 3 semanas de haber comenzado con los períodos libres de suplemento de oxígeno. Una vez logrado esto, realizamos una oximetría registrada sin oxígeno para confirmar que los pacientes pueden mantener saturaciones aceptables >93 % sin recibir oxígeno durante un mínimo de 8 horas. Esto coincide con muchas otras instituciones en los Estados Unidos (48). Si los lactantes pueden mantener saturaciones >93 % durante >95 % del tiempo registrado, puede discontinuarse. Sin embargo, si no se mantiene el crecimiento, puede extenderse el uso de oxígeno nocturno. Cabe destacar que no solo la saturación de oxígeno, sino también el crecimiento somático adecuado y la normalización de las presiones pulmonares son resultados importantes que se deben tener en cuenta antes de discontinuar la oxigenoterapia.

Las tecnologías más nuevas permiten llevar un registro más práctico a largo plazo de las saturaciones de oxígeno del paciente. Se están realizando estudios para determinar si dichos datos podrían mejorar los protocolos de retiro gradual ambulatorio.

En resumen, para muchos lactantes con DBP, el uso seguro de la oxigenoterapia ambulatoria puede permitirles continuar evolucionando hacia el alta hospitalaria, en lugar de permanecer hospitalizados en la UCIN. Se deben realizar más investigaciones para determinar las estrategias óptimas de retiro gradual, pero las series de casos publicadas recientemente pueden servir de guía hasta que se completen estudios más concluyentes.

REFERENCIAS

1. Committee on Fetus and Newborn: Hospital discharge of the high risk neonate: proposed guidelines. Pediatrics. 102:411-417 1998 9685443
2. A.L. Jefferies: Going home: facilitating discharge of the preterm infant. Paediatr Child Health. 19 (1):31-36 2014 24627654
3. E. Jardine, C. Wallis: A survey of UK children receiving long-term ventilatory support at home. Thorax. 52:A23 1997
4. J. Fraser, T. Henrichsen, Q. Mok, *et al.*: Prolonged mechanical ventilation as a consequence of acute illness. Arch Dis Child. 78:253-256 1998 9613357
5. M.S. Schreiner, M.E. Donar, R.G. Ketterick: Pediatric home mechanical ventilation. Pediatr Clin North Am. 34:47-60 1987 3468475
6. C.M. McDougall, R.J. Adderley, D.F. Wensley: Long-term ventilation in children: longitudinal trends and outcomes. Arch Dis Child. 98 (9):660-665 September 2013 23838128
7. L.A. Aday, D.H. Wegner: Home care for ventilator-assisted children: implications for the children, their families and health policy. Children's Health Care. 17:112-120 1988
8. A.I. Fields, D.H. Coble, M.M. Pollack, *et al.*: Outcome of home care for technology-dependent children: success of an independent, community based case management model. Pediatr Pulmonol. 11:310-317 1991 1758755
9. R. Latva, L. Lehtonen, R.K. Salmelin: Visiting less than every day: a marker for later behavioral problems in Finnish preterm infants. Arch Pediatr Adolesc Med. 158 (12):1153-1157 2004 15583100
10. L.C. Reynolds, M.M. Duncan, G.C. Smith, *et al.*: Parental presence and holding in the neonatal intensive care unit and associations with early neurobehavior. J Perinatol. 33 (8):636-641 August 2013 23412640
11. M. Jansen, P. DeWitt, R. Meshul: Meeting psychosocial and developmental needs of children during prolonged intensive care unit hospitalization. Child Health Care. 18:91-95 1989 10292920
12. J. Warner, S. Norwood: Psychosocial concerns of the ventilator-dependent child in the pediatric intensive care unit. AACN Clin Iss Crit Care Nurs. 2:432-445 1991
13. H. Wigert, M. Berg, A.L. Hellstrom: Parental presence when their child is in neonatal intensive care. Scand J Caring Sci. 24 (1):139-146 2010 19508328
14. J.A. Heermann, M.E. Wilson, P.A. Wilhelm: Mothers in the NICU: outsider to partner. Pediatr Nurs. 31 (3):176-181 2005 200 16060580
15. R.C. Couto, T.M. Pedrosa, P. Tofani Cde: Risk factors for nosocomial infection in a neonatal intensive care unit. Infect Control Hosp Epidemiol. 27 (6):571-575 June 2006 16755475
16. J.J. Downes, M.M. Parra: Home care of children with chronic respiratory failure: a twenty year experience. Pediatr Crit Care Med. 1:135A 2000
17. R.J. Graham: Long-term ventilation: charting a pathway home. Arch Dis Child. 98:653 2013 23868915
18. A. Goldberg, E. Faure, C. Vaughn: Home care for life-supported persons: an approach to program development. J Pediatr. 104:785-795 1984 6425485
19. M. Gilmartin: Transition from the intensive care unit to home: patient selection and discharge planning. Respir Care. 39:456-480 1994 10146008
20. B. Make, M. Gilmartin: Care of the ventilator-assisted individual in the home and alternative and community sites. J.E. Hodgkin G.L. Connors C.W. Bell Pulmonary Rehabilitation: Guidelines to Success. 2nd ed. 1993 JB Lippincott Philadelphia 359-391
21. A. Goldberg, R. Kettrick, D. Buzdygan: Home ventilation program for infants and children. Crit Care Med. 8:238 1980
22. T. Keens, M. Jansen, P. DeWitt: Home care for children with chronic respiratory failure. Sem Respir Med. 11:269-281 1990
23. W. O'Donohue Jr., R. Ciovannoni, A. Goldberg, *et al.*: Long-term mechanical ventilation: guidelines for management in the home and at alternate communitv sites. Chest. 90 (suppl):1S-37S 1986 3522124
24. J. Wolfstadt, A. Kaufman, J. Levitin, *et al.*: The use and usefulness of my health passport: an online tool for the creation of a portable health summary. Int J Child Adolesc Health. 3:499-506 2011
25. R. Amin, L. Vresk, E. Cohen: Nutritional and metabolic assessment for children receiving long-term ventilation at home: a call to action for clinicians?. J Pediatr. 166 (2):228-229 February 2015 25620508
26. E.H. Thilo, J. Comito, D. McCulliss: Home oxygen therapy in the newborn. Costs and parental acceptance. Am J Dis Child. 141:766-768 1987 3591767
27. K.A. McAleese, M.A. Knapp, T.T. Rhodes: Financial and emotional cost of bronchopulmonary dysplasia. Clin Pediatr (Phila). 32:393-400 1993 8365073
28. L. Hallam, B. Rudbeck, M. Bradley: Resource use and costs of caring for oxygen-dependent children: a comparison of hospital and home-based care. J Neonatal Nurs. 2:25-30 1996
29. E. Baraldi, S. Carra, F. Vencato, *et al.*: Home oxygen therapy in infants with bronchopulmonary dysplasia: a prospective study. Eur J Pediatr. 156:878-882 1997 9392405
30. S.S. Spinner, R.B. Girifalco, E. Gibson, *et al.*: Earlier discharge of infants from neonatal intensive care units: a pilot program of specialized case management and home care. Delaware Valley Child Health Alliance Clin Pediatr (Phila). 37:353-357 1998 9637899
31. A. Greenough, J. Alexander, S. Burgess, *et al.*: High versus restricted use of home oxygen therapy, health care utilisation and the cost of care in chronic lung disease. Eur J Ped. 163:292-296 2004
32. S. Kotecha, J. Allen: Oxygen therapy for infants with chronic lung disease. Arch Dis Child Fetal Neonatal Ed. 87:F11-F14 2002 12091281
33. M. Raddish, T.A. Merritt: Early discharge of premature infants: a critical analysis. Clin Perinatol. 25:499-520 1998 9647007
34. C.F. Poets: When do infants need additional inspired oxygen? A review of the current literature. Pediatr Pulmonol. 26:424-428 1998 9888217
35. S. Kotecha, J. Allen: Oxygen therapy for infants with chronic lung disease. Arch Dis Child Fetal Neonatal Ed. 87:F11-F14 2002 12091281
36. I.M. Balfour-Lynn, R.A. Primhak, B.N.J. Shaw: Home oxygen for children: who, how and when?. Thorax. 60:76-81 2005 15618588
37. Thoracic Society of Australia and New Zealand D.A. Fitzgerald, R.J. Massie, G.M. Nixon, *et al.*: Infants with chronic neonatal

lung disease: recommendations for the use of home oxygen therapy. Med J Aust. 189 (10):578-582 November 17, 2008 19012558
38. J.R. Groothuis, A.A. Rosenberg: Home oxygen promotes weight gain in infants with bronchopulmonary dysplasia. Am J Dis Child. 141:992-995 1987 3618573
39. B.B. Hudak, M.C. Allen, M.L. Hudak: Home oxygen therapy for chronic lung disease in extremely low-birth-weight infants. Am J Dis Child. 143:357-360 1989 2916512
40. L.J. Moyer-Mileur, D.W. Nielson, K.D. Pfeffer: Eliminating sleep-associated hypoxemia improves growth in infants with bronchopulmonary dysplasia. Pediatrics. 98:779-783 1996 8885961
41. C. McEvoy, M. Durand, V. Hewlett: Episodes of spontaneous desaturations in infants with chronic lung disease at two different levels of oxygenation. Pediatr Pulmonol. 15:140-144 1993 8327275
42. L. Rhein, T. Simoneau, J. Davis, *et al.*: Reference values of nocturnal oxygenation for use in outpatient oxygen weaning protocols in premature infants. Pediatr Pulmonol. 47 (5):453-459 May 2012 22102606
43. A. Benatar, J. Clarke, M. Silverman: Pulmonary hypertension in infants with chronic lung disease: non-invasive evaluation and short term effect of oxygen treatment. Arch Dis Child Fetal & Neonatal Ed. 72:F14-F19 1995 7743277
44. S.H. Abman, R.R. Wolfe, F.J. Accurso: Pulmonary vascular response to oxygen in infants with severe bronchopulmonary dysplasia. Pediatrics. 75:80-84 1985 3838113
45. E.A. Simoes, A.A. Rosenberg, S.J. King: Room air challenge: prediction for successful weaning of oxygen-dependent infants. J Perinatol. 17 (2):125-129 March-April 1997 9134511
46. N.N. Finer, R. Bates, P. Tomat: Low flow oxygen delivery via nasal cannula to neonates. Pediatr Pulmonol. 21 (1):48-51 January 1996 8776266
47. D.A. Benaron, W.E. Benitz: Maximizing the stability of oxygen delivered via nasal cannula. Arch Pediatr Adolesc Med. 148 (3):294-300 March 1994 8130865
48. K. Palm, T. Simoneau, G. Sawicki: Assessment of current strategies for weaning premature infants from supplemental oxygen in the outpatient setting. Adv Neonatal Care. 11 (5):349-356 October 2011 22123406

Capítulo 42

Efectos neurológicos de la ventilación asistida

Matthew A. Rainaldi, MD
Jeffrey M. Perlman, MBChB

El uso de la ventilación asistida en la unidad de cuidados intensivos neonatales (UCIN) para tratar una diversidad de afecciones respiratorias neonatales (por ejemplo, el síndrome de dificultad respiratoria y las enfermedades pulmonares crónicas) es bastante frecuente. Tanto las enfermedades respiratorias como las intervenciones utilizadas para tratarlas se han vinculado con daño cerebral en los neonatos prematuros y a término. Este capítulo repasa 1) la fisiología básica de la irrigación sanguínea cerebral en los neonatos; 2) las causas frecuentes de daño cerebral en los neonatos, incluida su fisiopatología; 3) cómo influyen el dióxido de carbono y el oxígeno en el daño cerebral; 4) cómo influyen los aspectos mecánicos de cada modo de ventilación sobre el daño cerebral y 5) cómo los medicamentos utilizados en el tratamiento respiratorio pueden modular el daño cerebral. El énfasis estará puesto en los neonatos prematuros, ya que esta es la población que presenta el mayor riesgo de daño cerebral permanente.

FLUJO SANGUÍNEO CEREBRAL EN LOS NEONATOS

El flujo sanguíneo cerebral (FSC) está fuertemente vinculado con las demandas metabólicas cerebrales en el cerebro normal (1-3). En los neonatos, la ISC es bajo, lo cual se corresponde con una baja actividad neuronal en esta población de pacientes (4). Distintos métodos de evaluación, incluida la tomografía por emisión de positrones, la técnica de depuración del xenón, la flujometría ecográfica, la resonancia magnética y la espectroscopia del infrarrojo cercano (NIRS, por sus siglas en inglés), indican una amplia gama de valores del FSC de entre 10 y 20 ml/100 g/min (5-7). Estos valores representan aproximadamente un tercio de los valores de un cerebro adulto sano (1, 8). Un valor bajo de FSC en esta población de pacientes no implica un resultado deficiente, ya que el umbral inferior necesario para mantener la viabilidad neuronal sigue siendo incierto (9). Es interesante destacar que, en el primer día de vida, el FSC en los neonatos prematuros puede ser inferior que el mínimo necesario para preservar la viabilidad y el metabolismo en el cerebro adulto (10).

El FSC es una función de la presión de perfusión cerebral (PPC) y de la resistencia cerebrovascular (RCV): FSC = PPC/RCV (2, 3). El FSC total y regional, junto con el consumo de oxígeno cerebral, aumenta con la edad posconcepcional y posnatal, lo que se corresponde con aumentos en el índice metabólico cerebral y en la demanda de energía (2, 11). Este aumento es más prominente en el primer día de vida y, probablemente, representa una respuesta de adaptación normal de la circulación cerebral a la vida posnatal (7, 9). Las diferencias regionales en el FSC también reflejan demandas metabólicas fluctuantes. Por ejemplo, el flujo sanguíneo cerebral a la sustancia blanca parasagital y periventricular es menor en relación con el de otras regiones, como el cerebelo y los ganglios basales (2).

Autorregulación cerebral y circulación menos dependiente de la tensión arterial

La autorregulación cerebral es la capacidad intrínseca normal de los vasos sanguíneos del cerebro de mantener un FSC relativamente constante a lo largo de un intervalo de tensiones arteriales medias (TAM) (**Figura 42-1**). A medida que la PPC disminuye, también lo hace la RCV debido a alteraciones en el diámetro de las arteriolas precapilares, con lo cual mantiene el FSC (4). Esta capacidad de adaptación tiene un límite y producirá una disminución en el FSC cuando la tensión arterial disminuya por debajo de determinado valor; por el contrario, aumentará cuando la tensión arterial llegue a un límite superior (12). Esto se conoce como *pérdida de la autorregulación*, o *estado de menor dependencia de la tensión arterial* (12).

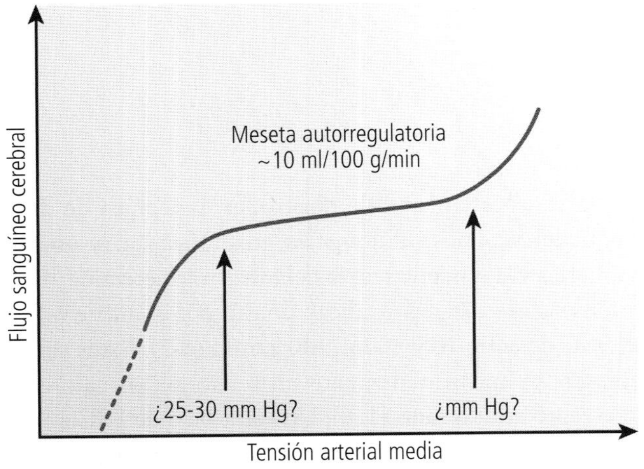

Figura 42-1. Esquema de la relación entre la irrigación sanguínea cerebral y la tensión arterial media. Obsérvese la meseta autorregulatoria. Se desconoce el intervalo preciso de tensiones arteriales en el que esto ocurre en los neonatos prematuros.

La autorregulación cerebral parece estar intacta en los modelos animales fetales y neonatales (2, 13). También parece estar intacta en los neonatos prematuros humanos estables. En un estudio de neonatos extremadamente prematuros con una edad gestacional media de 24 semanas, se detectó que el FSC era bajo (intervalo de 4,4 a 11 ml/100 g/min), sin relación del FSC con la tensión arterial sistémica, lo cual sugiere una autorregulación intacta. En otro ensayo de pacientes prematuros con una edad gestacional media de 26 semanas, los pacientes normotensos (TAM 37 ± 2mm Hg) mostraron una autorregulación intacta, si bien hubo una pérdida de la autorregulación en los que sufrieron hipotensión (TAM 25 ± 1 mm Hg). Este estudio también identificó un límite de TAM de ~30 mm Hg, debajo del cual el FSC no dependió de la tensión arterial (14). Sin embargo, aún no puede brindarse una definición de este límite inferior. Victor *et al.* analizaron patrones de electroencefalograma (EEG) de 35 neonatos prematuros (edad gestacional media de 27 semanas) a diario hasta el cuarto día de vida (15). Notablemente, cuatro neonatos tenían EEG anormales, y las TAM eran significativamente inferiores que las de aquellos con EEG normales (22 frente a 33 mm Hg, $p < 0{,}001$). Esto sugiere que el límite inferior de la TAM para la autorregulación se encontraba en el rango de 22 a 33 mm Hg en esta cohorte. Otro estudio no reveló diferencias en el FSC entre un grupo de neonatos prematuros con una TAM menor de 30 mm Hg y otro grupo con una TAM mayor de 30 mm Hg (16).

En resumen, si bien la autorregulación cerebral se ha registrado en neonatos prematuros, parece funcionar dentro de un rango de tensión arterial limitado y se ve perjudicada o está ausente en los neonatos prematuros hipotensos y enfermos (17-19). Este estado de vulnerabilidad coloca al cerebro en desarrollo en un enorme riesgo de daño en los momentos de hipotensión o tensión arterial elevada. Por lo tanto, el FSC es uno de los factores más importantes que contribuyen a los principales tipos de daño cerebral neonatal, que se detallarán a continuación.

EL DAÑO CEREBRAL EN LOS NEONATOS PREMATUROS

Los tipos más frecuentes de daño en el cerebro prematuro infradesarrollado son la hemorragia periventricular-intraventricular (HIV, incluido el infarto hemorrágico periventricular [IPV]) y la leucomalacia periventricular (LPV). Estas lesiones son más probables en los neonatos más pequeños e inmaduros con síndrome de dificultad respiratoria y que requieren ventilación mecánica. La mayoría de las secuelas neurológicas permanentes en los neonatos prematuros son resultado de estos dos tipos de daño cerebral (20, 21).

Hemorragia periventricular-intraventricular

La incidencia general de la HIV ha disminuido en las últimas décadas, si bien la hemorragia grave continúa siendo una morbilidad importante en la población creciente de sobrevivientes de muy bajo peso al nacer (MBPN) (21, 22). La incidencia y la gravedad de la HIV son inversamente proporcionales a la edad gestacional. Aproximadamente el 25 % de los neonatos de entre 501 y 750 g, y el 14 % de los neonatos de entre 751 y 1000 g siguen desarrollando las formas más graves de hemorragia, y la incidencia sigue siendo básicamente la misma desde mitad de los años 90 (21).

La lesión primaria en casos de HIV es la hemorragia desde la matriz germinal subependimaria periventricular. Esta matriz es una región transicional de células precursoras neuronales y de la glía que migra hacia otras regiones del cerebro. Notablemente, tiene una gran cantidad de células, es altamente vascularizada y tiene una textura gelatinosa (2). Se ubica entre el núcleo caudado y el tálamo, a nivel del agujero de Monro o levemente detrás de este (22). Comienza a involucionar después de las 34 semanas y, al término de la gestación, está básicamente ausente. La destrucción de la matriz germinal podría producir una deficiencia en la mielinización y el desarrollo cerebral y de la corteza (2).

Si repasamos la irrigación vascular de la matriz germinal, es fundamental comprender su tendencia a sangrar. La red capilar inmadura de la matriz germinal está irrigada principalmente por una rama de la arteria cerebral anterior (arteria de Heubner), las ramas estriadas de la arteria cerebral media y la arteria coroidea anterior. El drenaje venoso incorpora un sistema de venas medulares, coroideas y talamoestriadas que se unen para formar la vena terminal. Donde la vena terminal y la vena cerebral interna se unen, la irrigación venosa forma una vuelta pronunciada en U antes de continuar para unirse a la vena de Galeno. La anatomía venosa sugiere que la elevada presión venosa secundaria a la obstrucción del drenaje venoso podría provocar distensión y rotura de las venas (**Figura 42-2**) (2). Asimismo, la hipotensión que genera una disminución del FSC probablemente también desempeña un papel en la génesis de la HIV en algunos neonatos. Esto supuestamente ocurre mediante un mecanismo de isquemia-reperfusión con rotura de vasos sanguíneos al momento de la reperfusión. No se ha logrado una descripción precisa de la vasculatura de la matriz germinal debido a que los pequeños capilares, vénulas y arteriolas presentes en la matriz son difíciles de distinguir entre sí a nivel histológico debido a estructura relativamente sencilla de su pared endotelial.

Los factores fisiológicos que contribuyen a un mayor riesgo de HIV son complejos e incorporan una combinación de influencias vasculares, intravasculares y extravasculares (**Tabla 42-1**) (22). Los factores intravasculares, especialmente los que implican perturbaciones en el FSC y en la volemia, desempeñan un papel fundamental en el desarrollo de la hemorragia. Una circulación pasiva que no depende de la tensión arterial en el cerebro de un neonato prematuro enfermo genera cambios directos en el FSC cuando existen alteraciones en la tensión arterial sistémica. Los cambios agudos en la tensión arterial y en la perfusión cerebral probablemente generen una ruptura

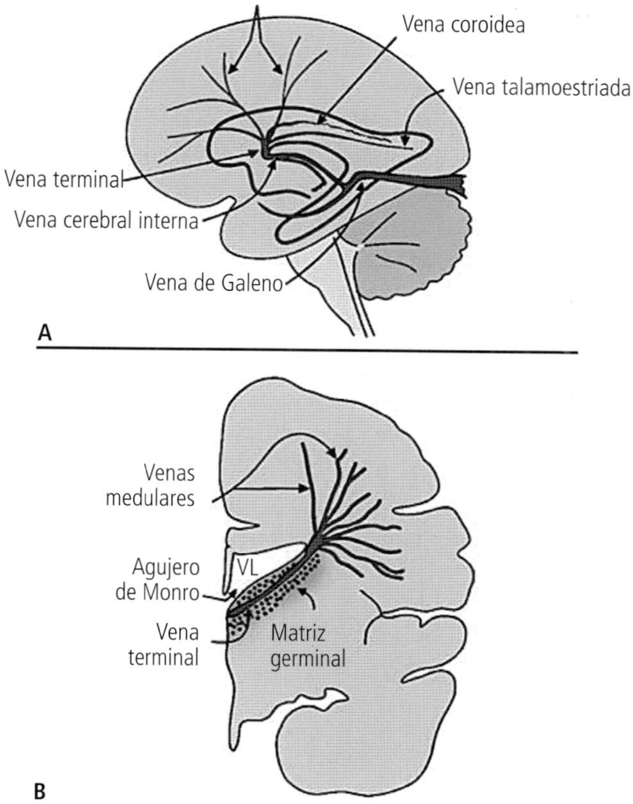

Figura 42-2. A. Esquema de las venas medulares que drenan hacia la vena terminal, en vista sagital. Obsérvese el giro en U que realiza la vena terminal antes de drenar hacia la vena cerebral interna, un posible lugar de aumento de la presión venosa. **B.** Vista coronal que muestra las venas medulares que drenan hacia la vena terminal y recorren directamente la matriz germinal. VL: ventrículo lateral. (Adaptada de Volpe JJ. *Neurology of the Newborn.* 5.ª edición. Filadelfia: Saunders/Elsevier; 2008 [xiv, p. 1094]).

de los vasos sanguíneos vulnerables en la matriz germinal. La velocidad fluctuante del FSC en los neonatos de MBPN también predispone al neonato a la hemorragia (23, 24). Los aumentos fisiológicos en la presión venosa cerebral exacerban el drenaje venoso ya comprometido de la vena terminal. Estas alteraciones fisiológicas pueden deberse a distintos factores, como el trabajo de parto y el parto en sí mismo, así como a cambios en la presión intratorácica inducidos por el respirador o por fugas aéreas. La presión intratorácica se transmite directamente a los vasos cerebrales, y estas fluctuaciones se aplican a los vasos que probablemente ya están dilatados al máximo y con poca autorregulación. Otro componente intravascular que se ha vinculado con la HIV es la inflamación, que se ha correlacionado con un aumento en el riesgo de HIV (25, 26). Si bien los mecanismos precisos no están del todo claros, el aumento de la interleucina (IL)-1β, IL-6 e IL-8; las células mononucleares y otros marcadores de la inflamación han estado aumentados durante el período fetal y neonatal de neonatos con HIV (27-31). De forma similar, la corioam-

Tabla 42-1. Posibles factores que aumentan el riesgo de daño cerebral en los neonatos prematuros.

Factores cerebrales	Lechos vasculares cerebrales vulnerables.
	Circulación pasiva no dependiente de la tensión arterial.
Factores respiratorios	Síndrome de dificultad respiratoria.
	Neumotórax.
	Presión media elevada en las vías respiratorias.
	Hipocapnia, hipercapnia.
	Hipoxia, hiperoxia.
Factores vasculares	Hipotensión, hipertensión.
	Fluctuaciones en la tensión arterial.
Factores perinatales	Corioamnionitis.
Factores metabólicos	Acidosis, alcalosis, hipernatremia.

Tabla 42-2. Posibles estrategias que disminuyen el riesgo de daño cerebral en los neonatos prematuros.

Intervenciones prenatales	Prevención del parto prematuro.
	Corticoesteroides prenatales.
	Traslado materno a un centro prenatal.
Intervenciones durante el parto	Tipo de parto.
Intervenciones posnatales	Prevención de fluctuaciones hemodinámicas (p. ej., sedación).
	Ventilación mecánica sincronizada.
	Administración de surfactante (¿?).
	Minimización de las complicaciones del SDR (p. ej., neumotórax).
	Minimización de la presión media en las vías respiratorias.
	Minimización de los efectos hemodinámicos del CAP.
	Prevención de $PaCO_2$ extremas.
	Prevención de alteraciones metabólicas (p. ej., acidosis metabólica).
	Minimización del uso de esteroides posnatales.
	Uso de cafeína en casos de apnea del prematuro.

CAP: conducto arterioso permeable; SDR: síndrome de dificultad respiratoria.

nionitis tanto clínica como histológica se ha vinculado con la hemorragia (30, 32). Por el contrario, los esteroides prenatales disminuyen el riesgo. El efecto protector de los esteroides puede estar, en parte, relacionado con un mejor soporte de los vasos sanguíneos dentro de la matriz germinal (22). El soporte vascular general de los capilares de la matriz germinal es deficiente, y hay una mayor actividad fibrinolítica y una menor estabilización de la glía. Por último, los capilares de la propia matriz germinal son bastante tenues, ya que están en constante estado de involución y remodelación. Su revestimiento vascular es deficiente y residen en una zona arterial terminal entre la distribución de las arterias estriadas y talámicas (2).

En la mayoría de los casos, el diagnóstico de HIV se realiza mediante una ecografía de detección. El período más vulnerable transcurre durante los primeros días de vida: más del 50 % de los casos se producen durante las primeras 24 horas y el 90 % durante las primeras 72 horas de vida (26). Los factores de riesgo asociados con el desarrollo de la HIV incluyen bajo peso al nacer y baja edad gestacional, tabaquismo materno, presentación podálica, rotura prematura de membranas, reanimación e intubación posnatal, sepsis de aparición precoz, síndrome de dificultad respiratoria (SDR), fugas aéreas pulmonares, acidosis metabólica e infusiones rápidas de bicarbonato (33). Los extremos de la $PaCO_2$ arterial durante los primeros 4 días de vida también se relacionan con HIV grave (véase debajo) (34).

Infarto hemorrágico periventricular (hemorragia intraventricular de grado 4)

Una de las complicaciones de la HIV es el IPV, también llamado *HIV de grado 4*. El IPV es un infarto venoso hemorrágico vinculado con hemorragia grave y, generalmente, asimétrica. Se produce en aproximadamente 15 % de los neonatos con HIV, en particular los más pequeños y prematuros. En los estudios por imágenes cerebrales, suele haber una región grande en forma de abanico con necrosis hemorrágica en la sustancia blanca periventricular, invariablemente del lado que tiene más cantidad de sangre intraventricular (**Figura 42-3**). Varios estudios han demostrado que esta lesión no es simplemente una extensión de la HIV, sino que el mecanismo probable es la obstrucción de las venas medulares y terminales debido a un coágulo intraventricular y en la matriz germinal que produce congestión venosa en la sustancia blanca periventricular con una subsiguiente hemorragia e isquemia. El IPV se vincula con una elevada tasa de mortalidad (entre un 40% y un 60 %), y los sobrevivientes presentan un riesgo muy elevado de parálisis cerebral (PC) (66 % en un estudio) y de otras anomalías neurológicas (35, 36).

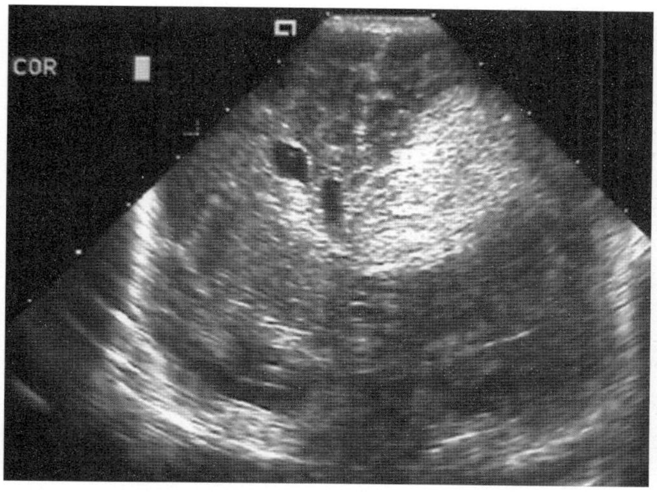

Figura 42-3. Ecografía cerebral coronal que muestra una hemorragia intraventricular/infarto periventricular. Obsérvese la zona ecodensa aumentada en la sustancia blanca frontal izquierda, cerca de la distribución de las venas medulares.

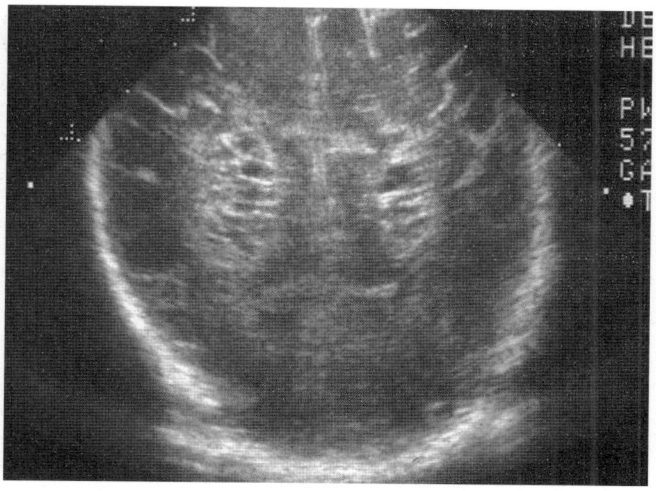

Figura 42-4. Ecografía cerebral coronal que muestra leucomalacia periventricular. Obsérvese las áreas quísticas bilaterales dentro de la sustancia blanca periventricular.

Leucomalacia periventricular y lesión difusa de la sustancia blanca

Las lesiones de la sustancia blanca (LSB) focales y difusas pueden producirse de forma adyacente a los ventrículos laterales con o sin hemorragia asociada —una afección conocida como LPV (**Figura 42-4**). Los hallazgos ecográficos incluyen formación de quistes, ventriculomegalia y LSB difusa. Esta última suele manifestarse con ventriculomegalia en ausencia de formación de quistes y se produce habitualmente en neonatos prematuros que requieren ventilación prolongada (37). La patogenia de la LSB es compleja e implica factores vasculares, así como una vulnerabilidad intrínseca de los oligodendrocitos a sustancias nocivas. Los factores vasculares incluyen los siguientes: 1) la sustancia blanca reside en una región límite, lo cual aumenta la probabilidad de daño durante períodos de hipotensión sistémica (**Figura 42-5**); 2) el riesgo de lesión a estas regiones aumenta en presencia de una circulación pasiva no dependiente de la tensión arterial, como se dijo anteriormente; 3) existe una respuesta vasodilatadora limitada a la $PaCO_2$ de dichos vasos que irrigan a la sustancia blanca.

La vulnerabilidad intrínseca de los primeros oligodendrocitos en diferenciarse se ha determinado en estudios que demuestran que estas células son sensibles al daño secundario a la liberación de diversos factores, incluidos radicales libres, excitotoxinas (glutamato) y citocinas, así como a la falta de factores de crecimiento (20). La importancia de la vulnerabilidad intrínseca se sugiere en un informe de 14 de 632 neonatos (2,3 %) con un peso

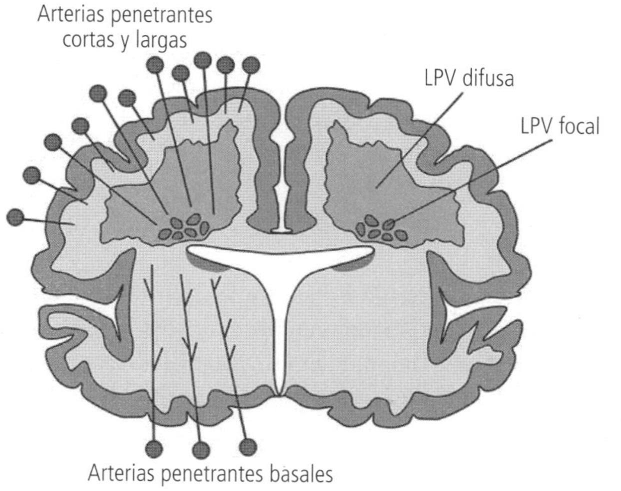

Figura 42-5. Esquema de la leucomalacia periventricular (LPV) localizada y difusa. Obsérvese las arterias penetrantes y la distribución de la leucomalacia en las zonas vasculares límite. (Adaptada de Volpe JJ. *Neurology of the Newborn*. 5.ª edición. Filadelfia: Saunders/Elsevier; 2008 [xiv, p. 1094]).

menor de 1750 g al nacer que desarrollaron LPV quística bilateral (38). La hipotensión manifiesta se produjo solo en cuatro de los neonatos con LPV, principalmente en el período posnatal inmediato. En los otros 10 casos, la LPV se observó en neonatos con enfermedad pulmonar leve a moderada sin hipotensión y se detectó solo en las ecografías de rutina. Se demostró que dos afecciones se relacionaron de manera significativa con el desarrollo de la LPV en esta cohorte: la corioamnionitis y la rotura prolongada de membranas. Otras afecciones que se han vinculado con el desarrollo de la LPV incluyen hipocapnia, meningitis y apnea grave y recurrente y la presencia de bradicardia (2). Los neonatos prematuros que sobreviven con LPV presentan riesgo de PC (principalmente diplejia espástica) y otras deficiencias motoras. Los problemas cognitivos también son frecuentes, junto con alteraciones más sutiles de la conducta y la atención (2).

INFLUENCIA DE LA CONCENTRACIÓN DE OXÍGENO Y DEL DIÓXIDO DE CARBONO SOBRE LA IRRIGACIÓN SANGUÍNEA CEREBRAL

Como se dijo anteriormente, el FSC anormal es uno de los factores fisiopatológicos más importantes del daño cerebral en los neonatos prematuros. La circulación cerebral de los neonatos sanos, e incluso de los neonatos muy prematuros, responde a estímulos fisiológicos de manera muy similar a la de los adultos. Los vasos sanguíneos cerebrales son sensibles a los cambios en la $PaCO_2$, la concentración de oxígeno arterial (CaO_2) y el pH (1). En situaciones patológicas, se produce una circulación pasiva no dependiente de la tensión arterial, y los vasos sanguíneos podrían no reaccionar a estímulos químicos o metabólicos. Estos neonatos presentan un mayor riesgo de desarrollar daño cerebral hemorrágico o isquémico.

El oxígeno y la hemoglobina

El FSC aumenta cuando disminuye significativamente la tensión de oxígeno arterial en los neonatos humanos y en modelos animales neonatales (1, 3, 20). El FSC es regulado por la CaO_2, que, a su vez, está determinada por la concentración de hemoglobina, la afinidad del oxígeno por la hemoglobina y la PaO_2 (1, 13). En los neonatos prematuros estudiados durante los primeros 3 días de vida, se ha demostrado que el FSC aumenta en aproximadamente un 12 % por cada disminución de 1 mM en la concentración de hemoglobina (39). También hay una relación directa entre el FSC y la proporción relativa de hemoglobina fetal, probablemente debido a una mayor afinidad de la hemoglobina fetal con el oxígeno.

La dilatación cerebrovascular se produce dentro de los 30 a los 60 segundos en respuesta a la hipoxia (1). Frente a situaciones de baja tensión arterial, la respuesta vasodilatadora a la hipoxia puede ser deficiente. Por el contrario, la hiperoxia induce una disminución del FSC en los neonatos prematuros a través de la vasoconstricción cerebral (1). La mediana de disminución se calculó en 0,06 cm/s por cada aumento de 1 kPa en la tensión de oxígeno. Cuando se administró oxígeno al 80 % durante la reanimación en el parto, los neonatos prematuros posteriormente demostraron una disminución del 25 % en el FSC, en comparación con los neonatos que respiraron aire ambiente (40).

Dióxido de carbono

El cerebro fetal y neonatal sigue siendo sensible a los cambios en la $PaCO_2$. La hipocapnia disminuye el FSC a través de la vasoconstricción de las arterias cerebrales, y la hipercapnia tiene un efecto relajante (1, 3, 41, 42). El principal mediador que vincula la tensión arterial de CO_2 con la vasorreactividad cerebral puede ser el pH. En un estudio realizado sobre arterias cerebrales aisladas de perro, se demostró que la relajación arterial cerebral inducida por la hipercapnia estuvo mediada principalmente por una disminución del pH extracelular (43). Como el CO_2 atraviesa la barrera hematoencefálica inmediatamente, los cambios abruptos en la tensión de CO_2 también podrían provocar un cambio rápido en la reactividad vascular dentro de 1 a 2 minutos. Este efecto agudo se regula activamente mediante el pH perivascular y provoca la normalización gradual del diámetro de los vasos durante las siguientes 24 horas (1).

En los adultos sanos, el FSC cambia en una media de aproximadamente un 30 % por cada cambio de 1 kPa en la $PaCO_2$. De forma similar, en los neonatos prematuros que respiran de manera espontánea estudiados a las 2 y 3 horas después de nacer, la reactividad del FSC al dióxido de carbono fue de aproximadamente el 30 % por cada cambio de 1 kPa en la $PaCO_2$. En los neonatos que recibían ventilación mecánica, esta reactividad fue mucho menos, es decir, de ~11 % por cada cambio de 1 kPa en la $PaCO_2$ al estudiarlos poco después de nacer, si bien aumentó a los niveles cercanos a los de los adultos al segundo día de vida. En los neonatos en los que la hemorragia intracraneal grave se desarrolló posteriormente, hubo una pérdida de reactividad del FSC a los cambios en la $PaCO_2$, lo cual implica una deficiencia de la regulación del FSC previa a la hemorragia (39).

LA RELACIÓN ENTRE LOS CAMBIOS EN LA CONCENTRACIÓN DE DIÓXIDO DE CARBONO Y OXÍGENO Y EL DAÑO HEMORRÁGICO-ISQUÉMICO

La hipocapnia y la lesión de la sustancia blanca

La hipocapnia es frecuente en los neonatos prematuros ventilados. Puede producirse como resultado de una mejora en la distensibilidad o la función pulmonar o debido a una ventilación mecánica intensiva (ya sea no programada o intencional). Varios estudios han demostrado una asociación entre la hipocapnia y la LPV, los problemas en el neurodesarrollo y la PC (42, 44, 45). En un estudio, la $PaCO_2$ promediada en el tiempo en el tercer día de vida fue inferior en los neonatos prematuros que desarrollaron LPV que en los que no (46). Otros han sugerido un efecto similar de la hipocapnia dependiente de la dosis, con episodios más largos y más frecuentes de hipocapnia vinculados con un daño cerebral más grave (45, 47). En los neonatos a término, la hipocapnia tras una hipoxia-isquemia perinatal se relaciona con resultados adversos, como surge de un estudio retrospectivo de casi 250 neonatos (48). Esto también fue observado por el ensayo de la Red de Investigación Neonatal del Instituto Nacional de Salud Infantil y Desarrollo Humano de los EE. UU. sobre la hipotermia de cuerpo completo (49). Al examinar las primeras gasometrías (desde el nacimiento hasta 12 horas después de la hipotermia), los neonatos fallecidos o con discapacidad tuvieron concentraciones mínimas de P_{CO2} inferiores (mediana de 22 frente a 26 mm Hg, $p = 0,15$), y esto fue un predictor del resultado (50). Esta relación también se observa en los neonatos expuestos a una mayor duración acumulada de la hipocapnia, ya que estos neonatos también tuvieron peores resultados. A pesar de estas correlaciones, sigue quedando poco claro si la hipocapnia genera daño cerebral o simplemente es un marcador precoz de un riesgo mayor.

La hipercapnia y la hemorragia intraventricular

La hipercapnia permisiva se ha sugerido como estrategia ventilatoria para minimizar el barotrauma y el volutrauma en los pulmones de los neonatos prematuros y, así, prevenir la evolución hacia la enfermedad pulmonar crónica (51). Si bien puede haber beneficios en términos del daño pulmonar, los riesgos de una $PaCO_2$ elevada para el cerebro no deben ignorarse. Como se dijo anteriormente, la hipercapnia se relaciona tanto con un aumento en el FSC como con una deficiencia en la autorregulación cerebral en los neonatos ventilados de MBPN (51). En un estudio realizado durante la primera semana de vida en neonatos de MBPN con una edad gestacional de 26,9 ± 2,3 semanas, el aumento en la $PaCO_2$ produjo un aumento en la deficiencia de la autorregulación cerebral (52). La hipercapnia, definida por la $PaCO_2$ máxima registrada durante los primeros 3 días de vida, también se vinculó con HIV grave en un estudio retrospectivo de cohortes en el que participaron 574 neonatos de MBPN (53). A medida que la $PaCO_2$ máxima aumentó de 40 a 100 mm Hg, la probabilidad de HIV grave aumentó del 8 % al 21 %. Una revisión retrospectiva de 849 neonatos que pesaban menos de 1250 g sugirió que los extremos en la $PaCO_2$, tanto la hipocapnia como la hipercapnia, así como las fluctuaciones en la $PaCO_2$ durante los primeros 4 días de vida, aumentaron el riesgo de HIV grave (34). En este análisis, los neonatos que desarrollaron HIV grave tuvieron una $PaCO_2$ máxima superior (mediana: 72 frente a 59 mm Hg, $p < 0,001$), $PaCO_2$ mínima inferior (mediana: 32 frente a 39 mm Hg, $p < 0,001$) y un mayor rango entre la $PaCO_2$ máxima y mínima (mediana: 39 frente a 21 mm Hg, $p < 0,001$). Esto se reforzó mediante un nuevo análisis de datos del ensayo SUPPORT (54, 55). En más de 1300 neonatos de entre 24 y 27 6/7 semanas, la HIV grave aumentó en aquellos con una $PaCO_2$ en el cuartil más alto. Estos neonatos también presentaron un mayor riesgo de deficiencias del neurodesarrollo. De forma similar, los neonatos con un mayor intervalo entre la $PaCO_2$ máxima y mínima (es decir, los que presentaron fluctuaciones) tuvieron mayores incidencias de deficiencias del neurodesarrollo, así como de displasia broncopulmonar (DBP). Resultados similares que relacionan el aumento de las fluctuaciones en la $PaCO_2$ con la HIV se obtuvieron en un análisis retrospectivo realizado por Altaany *et al.* (56). En combinación, estos estudios indican que los extremos en la $PaCO_2$ deben evitarse durante el período en el cual los neonatos presentan un riesgo elevado de HIV.

El oxígeno y el daño cerebral

La fracción de oxígeno inspirado (FiO_2) es un parámetro que debe elegirlo el profesional una vez iniciada la ventilación —y puede oscilar entre el aire ambiente hasta el O_2 al 100 %—. Los médicos generalmente utilizan la saturación de oxígeno (SpO_2) y la PaO_2 para orientar posteriormente su administración y varían los objetivos en función de factores tales como la edad gestacional, el riesgo de retinopatía del prematuro y las cardiopatías o las enfermedades pulmonares. Si bien el rango de saturación óptimo en los neonatos prematuros no está del todo claro, se sabe que los extremos tanto de la hipoxia como de la hiperoxia pueden tener efectos adversos sobre el cerebro en desarrollo (57, 58). El ensayo SUPPORT asignó al azar a neonatos a objetivos de SpO_2 del 85 % al 89 % o del 91 % al 95 % para abordar esta cuestión (55). Si bien no hubo diferencias en la HIV ni en la LPV, el grupo de menor saturación de oxígeno tuvo una mayor incidencia de muerte (19,9 % frente a 16,2 %; $p = 0,04$), y el grupo de mayor saturación de oxígeno tuvo una mayor incidencia de retinopatía grave (17,9 % frente a 8,6 %; $p < 0,001$).

El efecto de la hiperoxia en los neonatos prematuros ha recibido bastante atención. Como se dijo anteriormente, la CaO_2 es un regulador principal del FSC. Los neonatos prematuros suelen tener saturaciones de oxígeno y de FSC lábiles, lo cual aumenta el riesgo de HIV. A nivel bioquímico, se ha demostrado que la hiperoxia tiene efectos nocivos sobre el cerebro prematuro a través de mecanismos de inflamación, apoptosis y estrés oxidativo (57). El exceso de oxígeno puede generar especies reactivas del oxígeno. Estos radicales libres pueden ser perjudiciales para los neonatos prematuros debido a su insuficiente defensa antioxidante en comparación con la de los neonatos a término. De especial importancia es que los oligodendrocitos premielinizantes, o inmaduros, son vulnerables al daño oxidativo, que es un potente aporte a la LPV en los neonatos prematuros que reciben oxigenoterapia excesiva (59, 60).

Además de la SpO_2 y la PaO_2, la medición de la saturación de oxígeno de la hemoglobina en los tejidos regionales ($S_{tO2}r$) ha ganado popularidad. Mediante NIRS, la $S_{tO2}r$ puede medirse de manera no invasiva en distintas regiones circulatorias (por ejemplo, cerebrales, esplácnicas, etc.). Un ensayo de 166 neonatos prematuros de menos de 28 semanas de gestación asignó al azar a los sujetos al monitoreo cerebral con NIRS visible o con enmascaramiento durante los primeros 3 días de vida (61). Los sujetos del grupo de NIRS visible fueron tratados con el objetivo de mantener la $S_{tO2}r$ entre un 55 % y un 85 % al definir parámetros respiratorios y circulatorios. Mientras que el grupo de tratamiento mantuvo la $S_{tO2}r$ en el rango objetivo mejor que el grupo de control, no se detectaron diferencias significativas en los resultados clínicos.

En resumen, tanto las concentraciones bajas como elevadas de oxígeno en sangre tienen efectos perjudiciales sobre el cerebro. La pulsioximetría y la PaO_2 son los principales métodos para ajustar la oxigenoterapia, pero las nuevas tecnologías, como la NIRS, pueden tener un papel destacado en el futuro.

EL MODO DE VENTILACIÓN Y EL DAÑO CEREBRAL

Los factores mecánicos relacionados con la administración de gases inhalados también se han implicado en el daño cerebral. El impulso de los gases mediante presión positiva hacia los pulmones difiere fundamentalmente de la inhalación mediante presión negativa. Estos cambios de presión en el tórax pueden alterar la hemodinámica, aumentar la presión venosa y, por lo tanto, alterar el FSC. Esta sección se centra en los métodos más frecuentes de ventilación y en cómo se relacionan con el daño cerebral.

Presión positiva continua en las vías respiratorias

La presión positiva continua en las vías respiratorias (CPAP) es un modo de ventilación no invasiva que se utiliza con frecuencia y que puede mejorar la ventilación al mantener la capacidad residual funcional. En un modelo de enfermedad pulmonar crónica en el cual macacos prematuros recibieron ventilación mecánica, Loeliger *et al.* destetaron de la ventilación a un grupo y lo pasaron a CPAP a las 24 horas de vida y, al otro, a los 5 días de vida (62). Ambos grupos demostraron un daño cerebral difuso, pero el grupo que realizó el cambio precoz a la CPAP tuvo un daño cerebral más leve. Esta relación entre la duración más prolongada de la ventilación mecánica y los resultados neurológicos más deficientes también se ha demostrado en estudios con seres humanos (63, 64). La ventilación mecánica en comparación con la CPAP se ha vinculado con menores puntajes de desarrollo, más alteraciones en el FSC, una mayor incidencia de HIV y de muerte (63, 64). Sin embargo, los neonatos que reciben ventilación mecánica son propensos a estar más enfermos y, como consecuencia, es difícil culpar a la ventilación frente a la enfermedad de base.

Ventilación mecánica convencional

La ventilación mecánica puede influir sobre el FSC al impedir el retorno venoso o a través de cambios en el equilibrio ácido-básico (véase arriba). La presión media elevada en las vías respiratorias puede aumentar la presión venosa central y, así, disminuir el retorno de la vena cava superior y aumentar el riesgo de HIV. Esto, a su vez, disminuirá el gasto cardíaco y aumentará el riesgo de hipoperfusión cerebral (65, 66). Esto coloca a las áreas vulnerables del cerebro prematuro, como la sustancia blanca periventricular, en riesgo de daño.

La exposición a fluctuaciones en el FSC con la ventilación mecánica prolongada supuestamente produce daños repetidos durante todo el curso de los cuidados intensivos. Walsh *et al.* demostraron que los neonatos con peso extremadamente bajo al nacer que reciben ventilación durante más tiempo, que probablemente representan a los neonatos más enfermos de la cohorte, presentan una mayor incidencia de PC (67). Todos los neonatos que sobrevivieron y que recibieron ventilación durante 120 días o más presentaron alguna deficiencia neurológica.

Ventilación de alta frecuencia oscilatoria

Fisiológicamente, la insuflación pulmonar continua sostenida, como sucede con la ventilación de alta frecuencia oscilatoria (VAFO), puede provocar una mayor presión media en las vías respiratorias. Esto se vincula con un mayor riesgo de distensión venosa, en particular en las venas medulares de la sustancia blanca periventricular (véase arriba). Sin embargo, cuando los pulmones se insuflan de manera deficiente, puede haber complicaciones secundarias a la ventilación insuficiente y a la baja oxigenación. Por lo tanto, es probable que pueda lograrse una presión media óptima en las vías respiratorias para cada neonato que recibe ventilación de alta frecuencia. Lo que no queda claro es cómo definir este valor para cada neonato en particular.

En un metaanálisis de 17 estudios en los que participaron un total de 3652 neonatos prematuros, la VAFO en comparación con la ventilación convencional no influyó sobre la mortalidad neonatal, la HIV ni la LPV (68). Si bien la VAFO se ha vinculado con morbilidades neurológicas a corto plazo en algunos estudios, este no ha sido un hallazgo consistente (69). Al momento de redacción de esta obra, los datos acumulados indican que las morbilidades neurológicas a largo plazo no aumentan con el uso de la VAFO (70).

FÁRMACOS UTILIZADOS PARA TRATAR AFECCIONES RESPIRATORIAS

Surfactante

En la era previa al surfactante, los neonatos de MBPN, en especial aquellos que padecían neumotórax, presentaban un mayor riesgo de HIV. Como el surfactante disminuía la gravedad del SDR y la tasa de neumotórax, se sugirió que también disminuiría las tasas de HIV. Sin embargo, esto no se logró confirmar en los tantos ensayos con surfactante que se realizaron. Una revisión de Cochrane de 2012 evaluó la HIV como un resultado secundario al comparar la administración profiláctica de surfactante con la CPAP con el uso optativo de surfactante (71). Hubo una tendencia hacia la disminución del riesgo de HIV en los neonatos que recibieron surfactante de forma profiláctica (RR 0,91; IC del 95 % 0,82 a 1,0). A pesar de los tantos ensayos realizados con surfactante e independientemente del tipo de intervención —profiláctica frente a rescate— o del tipo de surfactante empleado —sintético frente a natural— no se observó ningún efecto consistente sobre la HIV (72). Esta falta de efecto se atribuyó a las consecuencias de la administración de surfactante sobre las fluctuaciones en el FSC en los neonatos prematuros enfermos que tienen circulación pasiva no dependiente de la tensión arterial y a los rápidos cambios en la $PaCO_2$ y en la PaO_2 que podrían generar posteriormente un daño cerebral (73). Hay varios estudios sobre los efectos de la administración de surfactante sobre el FSC. Los resultados han sido variados, y los datos en seres humanos y en animales demostraron resultados contradictorios.

Metilxantinas

Las metilxantinas se han empleado en la neonatología como estimulantes respiratorios desde los años 70, y la cafeína es uno de los fármacos más recetados en las unidades de cuidados intensivos neonatales (74). Se ha demostrado que la cafeína disminuye la frecuencia de la apnea del prematuro, además de disminuir la necesidad de ventilación mecánica. El mecanismo de acción aún no está del todo claro, pero es probable que esté relacionado con un aumento en la respuesta de los quimiorreceptores, un aumento en la actividad de los músculos respiratorios y una excitación generalizada del sistema nervioso central (75). La vía más probable es un antagonismo de los receptores de la adenosina en la membrana celular. Ha habido inquietudes respecto de los efectos de la cafeína sobre el sistema nervioso central, ya que la adenosina tiene un efecto protector sobre el cerebro durante la hipoxia y la isquemia experimentales (76).

El Grupo de Ensayo sobre la Cafeína contra la Apnea del Prematuro (*Caffeine for Apnea of Prematurity Trial Group*) informó sobre los efectos de la cafeína a corto y largo plazo (**Tabla 42-1**). En este ensayo aleatorizado y controlado con placebo con neonatos de MBPN, inicialmente controlados en forma posnatal hasta los 18 a 21 meses de vida, se demostró una disminución en la tasa de muerte o sobrevida con una discapacidad neurológica en el grupo tratado con cafeína (40 % frente a 46 %; OR 0,77; IC del 95 % 0,64 a 0,93; p = 0,008). El estudio también demostró una menor incidencia de la PC (4,4 % frente a 7,3 %; OR 0,58; IC del 95 % 0,39 a 0,87; p = 0,0009), menos neonatos con alteraciones cognitivas (33,8 % frente a 38,3 %; OR 0,81; IC del 95 % 0,66 a 0,99; p = 0,04) e incluso una menor incidencia de retinopatía grave del prematuro en el grupo de tratamiento (5,1 % frente a 7,9 %; OR 0,61; IC del 95 % 0,42 a 0,89; p = 0,01). Posteriormente, los resultados de un seguimiento a los 5 años de casi el 85 % de estos neonatos no fueron tan evidentes (77). En ese momento, el 21 % de los neonatos tratados con cafeína habían fallecido o presentaban una discapacidad, en comparación con el 25 % del grupo de placebo (OR 0,82; IC del 95 % 0,65 a 1,0; p = 0,09). En un análisis secundario de estos neonatos, la función motora gruesa mejoró en los neonatos del grupo de la cafeína (OR 0,64; IC del 95 % 0,47 a 0,88; p = 0,006). Asimismo, un subconjunto de neonatos tratados con cafeína demostró menores tasas de trastornos de coordinación durante el desarrollo (11,3 % frente a 15,2 %; OR 0,71; IC del 95 % 0,52 a 0,97; p = 0,03), los cuales se vincularon con PC (78). En general, las diferencias notables en los resultados neurológicos a los 18 meses no persistieron a los 5 años. Dos estudios recientes demostraron

Tabla 42-1. Efectos de la cafeína a largo plazo.

	Resultado	Cafeína (n = 833)	Placebo (n = 807)	Valor de p
18 meses	Muerte o discapacidad	307 (38,1 %)	352 (45,1 %)	0,006
	Parálisis cerebral	33 (4,3 %)	57 (7,7 %)	0,006
	Retraso cognitivo grave*	88 (11,9 %)	116 (16,2 %)	0,02
5 años	Muerte o discapacidad	176 (21,1 %)	200 (24,8 %)	0,09
	Deficiencia motora[1]	13 (1,6 %)	21 (2,7 %)	0,2
	Deficiencia cognitiva grave[2]	38 (4,9 %)	38 (5,1 %)	0,89

* Índice de desarrollo mental <70.
[1] Escala de clasificación de la función motora gruesa: >2.
[2] Escala completa del coeficiente intelectual: <70.
(Datos tomados de Schmidt B, *et al.* «Survival without disability to age 5 years after neonatal caffeine therapy for apnea of prematurity». *JAMA*. 2012;307(3):275-82).

que la administración precoz de cafeína (es decir, dentro de los primeros 2 a 3 días de vida) se relacionó con una disminución combinada en la mortalidad y la DBP, pero uno informó una mayor incidencia de la mortalidad en el grupo de tratamiento precoz (79, 80).

La indicación clínica de la cafeína varía entre los profesionales y las UCIN, pero, generalmente, está orientada por la edad gestacional y los síntomas apneicos. La práctica tradicional es recetarla a los neonatos que se acercan a la extubación o a aquellos que tienen un alto riesgo de apnea del prematuro. Algunos profesionales han ampliado su uso y la utilizan como una sustancia con potencial neuroprotector —por ejemplo, al recetar la administración precoz de cafeína (al inicio de la ventilación o a menos de 3 días de vida) a un neonato prematuro que permanece intubado y no presenta apnea— (80). Como se dijo anteriormente, las pruebas que justifican los beneficios a largo plazo de la cafeína son contradictorias, por lo cual deben contemplarse tanto los riesgos como los beneficios. En este momento, la cafeína tiene un excelente perfil de seguridad y, por lo tanto, es probable que los riesgos sean menores en la mayoría de los casos (76, 81).

Óxido nítrico inhalado

El óxido nítrico inhalado (NOi) se utiliza habitualmente para tratar la insuficiencia respiratoria hipoxémica en los neonatos a término. Su uso se ha ampliado a los neonatos prematuros, principalmente como tratamiento complementario para mejorar la irrigación sanguínea y, por lo tanto, la oxigenación. Han surgido evidencias respecto de los posibles efectos neuroprotectores del NOi, ya que se ha demostrado que influye tanto sobre el FSC como sobre la cascada de la inflamación (82).

En una evaluación clínica inicial, 207 neonatos prematuros fueron asignados al azar para recibir NOi o un placebo (83). El tratamiento con NOi disminuyó significativamente el riesgo de muerte o enfermedad pulmonar crónica (49 % frente a 64 %; RR 0,76; IC del 95 % 0,60 a 0,97; p = 0,03). En este estudio, el riesgo de HIV o LPV graves fue significativamente menor con el NOi que con el placebo (12 % frente a 24 %; RR 0,53; IC del 95 % 0,28 a 0,98; p = 0,04). Si bien esto parecía ser prometedor para una función neuroprotectora, los estudios posteriores fueron contradictorios (67, 84, 85). Algunos incluso demostraron un empeoramiento del daño neurológico con el NOi, como un estudio multicéntrico realizado por Van Meurs *et al.*, que informó que la HIV grave y la muerte fueron superiores con la administración de NOi que con el placebo en un subgrupo de 1000 g o menos (84). Lamentablemente, las comparaciones entre estos estudios son difíciles dadas las diferencias en las poblaciones de estudio y los paradigmas terapéuticos.

De forma similar, no puede extraerse una conclusión definitiva respecto de los efectos del NOi sobre los resultados del neurodesarrollo a largo plazo. En un estudio de 2005, se evaluó a un total de 138 neonatos (82 % de sobrevivientes) a los 2 años de vida (86). El tratamiento con NOi se vinculó con un menor riesgo de resultados anormales del neurodesarrollo (discapacidad o retraso) en comparación con el placebo (24 % frente a 46 %; RR 0,53; IC del 95 % 0,33 a 0,87; p = 0,01). Un seguimiento tras 1 año de neonatos asignados al azar para recibir NOi o un placebo demostró una mayor sobrevida libre de deficiencias en el neurodesarrollo en un subconjunto con un peso de entre 750 g y 999 g (67,9 % a 55,6 %; $p = 0{,}04$) (85). Sin embargo, esto no se mantuvo en los neonatos más pequeños, quienes presentaban una mayor oxigenodependencia, además de un aumento significativo en el costo de la atención. Por último, un seguimiento a los 2 años del NO CLD Trial (en el cual el NOi se vinculó con una mayor sobrevida sin DBP) no demostró ninguna diferencia en los resultados del neurodesarrollo (87).

Esteroides posnatales

El uso de glucocorticoides sistémicos posnatales, en particular la dexametasona a dosis elevadas, para prevenir o tratar las enfermedades pulmonares crónicas en los neonatos prematuros, ha demostrado estar vinculado con un mayor riesgo de PC y de deficiencias en el neurodesarrollo (88). Otras estrategias, como la dexametasona a dosis menores contra la DBP, la hidrocortisona contra la DBP o los esteroides a corto plazo contra el edema respiratorio, pueden tener menos efectos adversos, pero los datos actuales son insuficientes como para brindar recomendaciones (88). La Academia Estadounidense de Pediatría, en su declaración de política de 2010, indicó que hay pruebas insuficientes como para ofrecer recomendaciones respecto de otros protocolos sobre el uso de esteroides (89). Nuestra práctica es reservar el uso de glucocorticoides sistémicos para facilitar la extubación de neonatos seleccionados que permanecen intubados después de la tercera o cuarta semana de vida —es decir, aquellos que presentan un mayor riesgo de desarrollar DBP—. Esta decisión individualizada debe tomarse en conjunto con la familia e implica un análisis integral de los posibles riesgos y beneficios.

RESUMEN

El cerebro en desarrollo del feto y del neonato es extremadamente vulnerable al daño, ya sea en forma de HIV o de LPV. Existe una relación muy estrecha entre las enfermedades respiratorias neonatales y el riesgo de daño cerebral en los neonatos prematuros. Esta relación es producto del proceso patológico y de las intervenciones a las que recurrimos para tratar las afecciones respiratorias. Existen diversas variables relacionadas con la ventilación que, ya sea en combinación o en forma aislada, pueden aumentar el riesgo de daño cerebral (variables fisiológicas tales como las alteraciones en el equilibrio ácido-básico, el dióxido de carbono, el oxígeno, la ventilación mecánica con presión positiva, los fármacos que habitualmente se utilizan para tratar las afecciones respiratorias, las fugas aéreas, entre otras). En el manejo de un neonato enfermo con dificultad respiratoria, la relación entre el riesgo y el beneficio de cualquier intervención que se realice en busca de un efecto pulmonar debe sopesarse frente a los posibles efectos sobre el sistema nervioso central. El daño hemorrágico-isquémico debe contemplarse en cada caso para minimizarlo y, así, mejorar los resultados del neurodesarrollo a largo plazo.

REFERENCIAS

1. O. Pryds: Control of cerebral circulation in the high-risk neonate. Ann Neurol. 30:321-329 1991 1952819
2. J.J. Volpe: Neurology of the Newborn. 5th ed. 2008 Saunders/ Elsevier Philadelphia
3. G. Greisen: Autoregulation of cerebral blood flow in newborn babies. Early Hum Dev. 81:423-428 2005 15935919
4. N. Brew, D. Walker, F.Y. Wong: Cerebral vascular regulation and brain injury in preterm infants. Am J Physiol Regul Integr Comp Physiol. 306 2014
5. K.D. Liem, G. Greisen: Monitoring of cerebral haemodynamics in newborn infants. Early Hum Dev. 86:155-158 2010 20219296
6. F. Wong, C. Barfield, R.S. Horne: Dopamine therapy promotes cerebral flow-metabolism coupling in preterm infants. Intensive Care Med. 35:1777-1782 2009 19649613
7. M. Kehrer, G. Blumenstock, S. Ehehalt, *et al.*: Development of cerebral blood flow volume in preterm neonates during the first two weeks of life. Pediatr Res. 58:927-930 2005 16183816
8. O. Pryds, A. Edwards: Cerebral blood flow in the newborn infant. Arch Dis Child Fetal Neonatal Ed. 74:F63-F69 1996 8653440
9. M. Noone, M. Sellwood, J. Meek: Postnatal adaptation of cerebral blood flow using near infrared spectroscopy in extremely preterm infants undergoing high-frequency oscillatory ventilation. Acta Paediatr. 92:1079-1084 2003 14599074
10. J.C. Baron: Perfusion thresholds in human cerebral ischemia: historical perspective and therapeutic implications. Cerebrovasc Dis. 11 (suppl 1):2-8 2001
11. J. Sirc, E.M. Dempsey, J. Miletin: Cerebral tissue oxygenation index, cardiac output and superior vena cava flow in infants with birth weight less than 1250 grams in the first 48 hours of life. Early Hum Dev. 89:449-452 2013 23628231
12. M.M. Gilmore, B.S. Stone, J.A. Shepard, *et al.*: Relationship between cerebrovascular dysautoregulation and arterial blood pressure in the premature infant. J Perinatol. 31:722-729 2011 21372795
13. A. Pryds, J. Tønnesen, O. Pryds, *et al.*: Cerebral pressure autoregulation and vasoreactivity in the newborn rat. Pediatr Res. 57:294-298 2005 15585687
14. M.J. Munro, A.M. Walker, C.P. Barfield: Hypotensive extremely low birth weight infants have reduced cerebral blood flow. Pediatrics. 114:1591-1596 2004 15574619

15. S. Victor, A.G. Marson, R.E. Appleton, *et al.*: Relationship between blood pressure, cerebral electrical activity, cerebral fractional oxygen extraction, and peripheral blood flow in very low birth weight newborn infants. Pediatr Res. 59:314-319 2006 16439599
16. L. Tyszczuk, J. Meek, C. Elwell: Cerebral blood flow is independent of mean arterial blood pressure in preterm infants undergoing intensive care. Pediatrics. 102:337-341 1998 9685435
17. F.Y. Wong, R. Silas, S. Hew, *et al.*: Cerebral oxygenation is highly sensitive to blood pressure variability in sick preterm infants. PLoS One. 7:e43165 2012 22905222
18. J.S. Soul, P.E. Hammer, M. Tsuji, *et al.*: Fluctuating pressure-passivity is common in the cerebral circulation of sick premature infants. Pediatr Res. 61:467-473 2007 17515873
19. F.Y. Wong, T.S. Leung, T. Austin, *et al.*: Impaired autoregulation in preterm infants identified by using spatially resolved spectroscopy. Pediatrics. 121:e604-e611 2008 18250118
20. J.J. Volpe: Brain injury in premature infants: a complex amalgam of destructive and developmental disturbances. Lancet Neurol. 8:110-124 2009 19081519
21. A.A. Fanaroff, B.J. Stoll, L.L. Wright, *et al.*: Trends in neonatal morbidity and mortality for very low birthweight infants. Am J Obstet Gynecol. 196:147 2007 e1-e8 17306659
22. J. Perlman: Neurology: Neonatology Questions and Controversies Series. 2009 Elsevier Health Sciences
23. J.M. Perlman, J.J. Volpe: Are venous circulatory abnormalities important in the pathogenesis of hemorrhagic and/or ischemic cerebral injury?. Pediatrics. 80:705-711 1987 3670971
24. J.M. Perlman, J.B. McMenamin, J.J. Volpe: Fluctuating cerebral blood-flow velocity in respiratory-distress syndrome: relation to the development of intraventricular hemorrhage. N Engl J Med. 309:204-209 1983 6866033
25. C.M. Salafia, V.K. Minior, T.S. Rosenkrantz, *et al.*: Maternal, placental, and neonatal associations with early germinal matrix/intraventricular hemorrhage in infants born before 32 weeks' gestation. Am J Perinatol. 12:429-436 1995 8579656
26. J. Babnik, I. Stucin-Gantar, L. Kornhauser-Cerar, *et al.*: Intrauterine inflammation and the onset of peri-intraventricular hemorrhage in premature infants. Biol Neonate. 90:113-121 2005
27. W.W. Andrews, R.L. Goldenberg, O. Faye-Petersen, *et al.*: The Alabama Preterm Birth study: polymorphonuclear and mononuclear cell placental infiltrations, other markers of inflammation, and outcomes in 23- to 32-week preterm newborn infants. Am J Obstet Gynecol. 195:803-808 2006 16949415
28. A. Leviton, E.N. Allred, O. Dammann, *et al.*: Systemic inflammation, intraventricular hemorrhage, and white matter injury. J Child Neurol. 28:1637-1645 2013 23112243
29. N. Hofer, R. Kothari, N. Morris, *et al.*: The fetal inflammatory response syndrome is a risk factor for morbidity in preterm neonates. Am J Obstet Gynecol. 209:542 2013 e1-e11 23994220
30. J.E. Ericson, M.M. Laughon: Chorioamnionitis: implications for the neonate. Clin Perinatol. 42 (1):155-165 2014 25678002
31. P. Ballabh: Pathogenesis and prevention of intraventricular hemorrhage. Clin Perinatol. 41:47-67 2014 24524446
32. A. Pappas, D.E. Kendrick, S. Shankaran, *et al.*: Chorioamnionitis and early childhood outcomes among extremely low-gestational-age neonates. JAMA Pediatr. 168:137-147 2014 24378638
33. N. Linder, O. Haskin, O. Levit, *et al.*: Risk factors for intraventricular hemorrhage in very low birth weight premature infants: a retrospective case-control study. Pediatrics. 111:e590-e595 2003 12728115
34. J. Fabres, W.A. Carlo, V. Phillips, *et al.*: Both extremes of arterial carbon dioxide pressure and the magnitude of fluctuations in arterial carbon dioxide pressure are associated with severe intraventricular hemorrhage in preterm infants. Pediatrics. 119:299-305 2007 17272619
35. E. Roze, J.M. Kerstjens, C.G. Maathuis, *et al.*: Risk factors for adverse outcome in preterm infants with periventricular hemorrhagic infarction. Pediatrics. 122:e46-e52 2008 18541618
36. J.M. Perlman, N. Rollins, *et al.*: Relationship between periventricular intraparenchymal echodensities and germinal matrix-intraventricular hemorrhage in the very low birth weight neonate. Pediatrics. 91:474-480 1993 8424030
37. L.J. Woodward, P.J. Anderson, N.C. Austin, *et al.*: Neonatal MRI to predict neurodevelopmental outcomes in preterm infants. N Engl J Med. 355:685-694 2006 16914704
38. J.M. Perlman, R. Risser, R.S. Broyles: Bilateral cystic periventricular leukomalacia in the premature infant: associated risk factors. Pediatrics. 97:822-827 1996 8657521
39. O. Pryds, G. Greisen, *et al.*: Heterogeneity of cerebral vasoreactivity in preterm infants supported by mechanical ventilation. J Pediatr. 115:638-645 1989 2507767
40. K. Lundstrøm, O. Pryds, G. Greisen: Oxygen at birth and prolonged cerebral vasoconstriction in preterm infants. Arch Dis Child Fetal Neonatal Ed. 73:F81-F86 1995 7583611
41. W. Kuschinsky, M. Wahl: Local chemical and neurogenic regulation of cerebral vascular resistance. Physiol Rev. 58:656-689 1978 28540
42. G. Greisen, R.C. Vannucci: Is periventricular leucomalacia a result of hypoxic-ischaemic injury? Hypocapnia and the preterm brain. Biol Neonate. 79:194-200 2000
43. N. Toda, Y. Hatano, K. Mori: Mechanisms underlying response to hypercapnia and bicarbonate of isolated dog cerebral arteries. Am J Physiol. 257 1989
44. S. Fujimoto, H. Togari, N. Yamaguchi, *et al.*: Hypocarbia and cystic periventricular leukomalacia in premature infants. Arch Dis Child Fetal Neonatal Ed. 71:F107-F110 1994
45. S. Calvert, E. Hoskins, *et al.*: Etiological factors associated with the development of periventricular leukomalacia. Acta Paediatr. 76:254-259 1987
46. A. Okumura, F. Hayakawa, T. Kato, *et al.*: Hypocarbia in preterm infants with periventricular leukomalacia: the relation between hypocarbia and mechanical ventilation. Pediatrics. 107:469-475 2001 11230584
47. K. Iida, S. Takashima, Y. Takeuchi: Etiologies and distribution of neonatal leukomalacia. Pediatr Neurol. 8:205-209 1992 1622517
48. G. Klinger, J. Beyene, *et al.*: Do hyperoxaemia and hypocapnia add to the risk of brain injury after intrapartum asphyxia?. Arch Dis Child Fetal Neonatal Ed. 90:F49-F52 2005 15613575
49. S. Shankaran, A.R. Laptook, R.A. Ehrenkranz, *et al.*: Whole-body hypothermia for neonates with hypoxic–ischemic encephalopathy. N Engl J Med. 353:1574-1584 2005 16221780
50. A. Pappas, S. Shankaran, A.R. Laptook, *et al.*: Hypocarbia and adverse outcome in neonatal hypoxic-ischemic encephalopathy. J Pediatr. 158:752-758 2011 e1 21146184
51. R.P. Jankov, A.K. Tanswell: Hypercapnia and the neonate. Acta Paediatr. 97:1502-1509 2008 18627357
52. J.R. Kaiser, C.H. Gauss, D.K. Williams: The effects of hypercapnia on cerebral autoregulation in ventilated very low birth weight infants. Pediatr Res. 58:931-935 2005 16257928

53. J. Kaiser, C. Gauss, *et al.*: Hypercapnia during the first 3 days of life is associated with severe intraventricular hemorrhage in very low birth weight infants. J Perinatol. 26:279-285 2006 16554847
54. N. Ambalavanan, W.A. Carlo, L.A. Wrage, *et al.*: PaCO2 in surfactant, positive pressure, and oxygenation randomised trial (SUPPORT). Arch Dis Child Fetal Neonatal Ed. 100 (2):F145-F149 2014 25425651
55. A. Waldemar: Target ranges of oxygen saturation in extremely preterm infants. N Engl J Med. 362:1959-1969 2010 20472937
56. D. Altaany, G. Natarajan, D. Gupta, *et al.*: Severe intraventricular hemorrhage in extremely premature infants: are high carbon dioxide pressure or fluctuations the culprit?. Am J Perinatol. 32 (9):839-844 2015 25607222
57. O.D. Saugstad: Oxygen and Oxidative Stress in the Newborn. Studies on Pediatric Disorders. 2014 Springer 3-13
58. O.D. Saugstad: Hyperoxia in the term newborn: more evidence is still needed for optimal oxygen therapy. Acta Paediatr. 101:34-38 2012
59. B. Gerstner, T.M. DeSilva, K. Genz, *et al.*: Hyperoxia causes maturation-dependent cell death in the developing white matter. J Neurosci. 28:1236-1245 2008 18234901
60. B. Gerstner, C. Buhrer, C. Rheinlander, *et al.*: Maturation-dependent oligodendrocyte apoptosis caused by hyperoxia. J Neurosci Res. 84:306-315 2006 16673399
61. S. Hyttel-Sorensen, A. Pellicer, T. Alderliesten, *et al.*: Cerebral near infrared spectroscopy oximetry in extremely preterm infants: phase II randomised clinical trial. BMJ. 350:g7635 2015 25569128
62. M. Loeliger, T. Inder, S. Cain, *et al.*: Cerebral outcomes in a preterm baboon model of early versus delayed nasal continuous positive airway pressure. Pediatrics. 118:1640-1653 2006 17015557
63. C.W. Thomas, J. Meinzen-Derr, *et al.*: Neurodevelopmental outcomes of extremely low birth weight infants ventilated with continuous positive airway pressure vs. mechanical ventilation. Indian J Pediatr. 79:218-223 2012 21853318
64. A. Milan, F. Freato, V. Vanzo, *et al.*: Influence of ventilation mode on neonatal cerebral blood flow and volume. Early Hum Dev. 85:415-419 2009 19217223
65. J. Clough, A. Duncan, P. Sly: The effect of sustained positive airway pressure on derived cardiac output in children. Anaesth Intensive Care. 22:30-34 1994 8160946
66. F. Cowan, M. Thoresen: The effects of intermittent positive pressure ventilation on cerebral arterial and venous blood velocities in the newborn infant. Acta Paediatr. 76:239-247 1987
67. M.C. Walsh, B.H. Morris, L.A. Wrage, *et al.*: Extremely low birthweight neonates with protracted ventilation: mortality and 18-month neurodevelopmental outcomes. J Pediatr. 146:798-804 2005 15973322
68. F. Cools, L.M. Askie, M. Offringa, *et al.*: Elective high-frequency oscillatory versus conventional ventilation in preterm infants: a systematic review and meta-analysis of individual patients' data. Lancet. 375:2082-2091 2010 20552718
69. S.E. Courtney, D.J. Durand, J.M. Asselin, *et al.*: High-frequency oscillatory ventilation versus conventional mechanical ventilation for very-low-birth-weight infants. N Engl J Med. 347:643-652 2002 12200551
70. F. Cools, D.J. Henderson-Smart, M. Offringa: Elective high frequency oscillatory ventilation versus conventional ventilation for acute pulmonary dysfunction in preterm infants. Cochrane Database Syst Rev. (3)2009 CD000104
71. M.X. Rojas-Reyes, C.J. Morley, R. Soll: Prophylactic versus selective use of surfactant in preventing morbidity and mortality in preterm infants. Cochrane Database Syst Rev. (3)2012 CD000510
72. R. Hentschel, G. Jorch: Acute side effects of surfactant treatment. J Perinat Med. 30:143-148 2002 12012635
73. J.R. Kaiser, C.H. Gauss, D.K. Williams: Surfactant administration acutely affects cerebral and systemic hemodynamics and gas exchange in very-low-birth-weight infants. J Pediatr. 144:809-814 2004 15192631
74. R.H. Clark, B.T. Bloom, A.R. Spitzer: Reported medication use in the neonatal intensive care unit: data from a large national data set. Pediatrics. 117:1979-1987 2006 16740839
75. P.J. Johnson: Caffeine citrate therapy for apnea of prematurity. Neonatal Netw. 30:408-412 2011 22052121
76. J.V. Aranda, K. Beharry, G.B. Valencia, *et al.*: Caffeine impact on neonatal morbidities. J Matern Fetal Neonatal Med. 23:20-23 2010 20873976
77. B. Schmidt, P.J. Anderson, L.W. Doyle, *et al.*: Survival without disability to age 5 years after neonatal caffeine therapy for apnea of prematurity. JAMA. 307:275-282 2012 22253394
78. L.W. Doyle, B. Schmidt, P.J. Anderson, *et al.*: Reduction in developmental coordination disorder with neonatal caffeine therapy. J Pediatr. 165:356-359 2014 e2 24840756
79. A. Lodha, M. Seshia, D.D. McMillan, *et al.*: Association of early caffeine administration and neonatal outcomes in very preterm neonates. JAMA Pediatr. 169:33-38 2015 25402629
80. N.R. Dobson, R.M. Patel, P.B. Smith, *et al.*: Trends in caffeine use and association between clinical outcomes and timing of therapy in very low birth weight infants. J Pediatr. 164:992-998 2014 e3 24461786
81. S. Vatlach, J. Arand, C. Engel: Safety profile comparison between extemporaneous and a licensed preparation of caffeine citrate in preterm infants with apnea of prematurity. Neonatology. 105:108-111 2014 24335098
82. C. Charriaut-Marlangue, P. Bonnin, H. Pham, *et al.*: Nitric oxide signaling in the brain: a new target for inhaled nitric oxide?. Ann Neurol. 73:442-448 2013 23495069
83. M.D. Schreiber, K. Gin-Mestan, J.D. Marks, *et al.*: Inhaled nitric oxide in premature infants with the respiratory distress syndrome. N Engl J Med. 349:2099-2107 2003 14645637
84. K.P. Van Meurs, L.L. Wright, R.A. Ehrenkranz, *et al.*: Inhaled nitric oxide for premature infants with severe respiratory failure. N Engl J Med. 353:13-22 2005 16000352
85. R.S. Watson, G. Clermont, J.P. Kinsella, *et al.*: Clinical and economic effects of iNO in premature newborns with respiratory failure at 1 year. Pediatrics. 124:1333-1343 2009 19841128
86. K.K. Mestan, J.D. Marks, K. Hecox, *et al.*: Neurodevelopmental outcomes of premature infants treated with inhaled nitric oxide. N Engl J Med. 353:23-32 2005 16000353
87. M.C. Walsh, A.M. Hibbs, C.R. Martin, *et al.*: Two-year neurodevelopmental outcomes of ventilated preterm infants treated with inhaled nitric oxide. J Pediatr. 156:556-561 2010 e1 20138299
88. K. Watterberg: Evidence-based neonatal pharmacotherapy: postnatal corticosteroids. Clin Perinatol. 39:47-59 2012 22341536
89. K. Watterberg: Committee on fetus, newborn: postnatal corticosteroids to prevent or treat bronchopulmonary dysplasia. Pediatrics. 126:800-808 2010 20819899

Capítulo 43

Resultados pulmonares y del neurodesarrollo tras la ventilación

Andrea N. Trembath, MD, MPH
Allison H. Payne, MD, MSCR
Michele C. Walsh, MD, MSEpi

INTRODUCCIÓN

Los resultados de los neonatos tras recibir ventilación asistida son altamente variables. Incluso entre aquellos que requieren mínima ventilación, es difícil predecir los resultados pulmonares y de desarrollo a largo plazo. Independientemente de que el resultado sea el síndrome de dificultad respiratoria (SDR), una predisposición genética o el manejo posnatal, la prematurez sigue siendo el predictor más potente de las enfermedades pulmonares crónicas y de los retrasos en el desarrollo. En este capítulo, abordaremos los factores principales detrás de las morbilidades pulmonares a largo plazo entre los neonatos prematuros, las enfermedades pulmonares subsiguientes y los resultados asociados del neurodesarrollo.

DISPLASIA BRONCOPULMONAR

La prematurez, definida como el nacimiento antes de las 37 semanas de gestación, es un factor de riesgo importante del desarrollo de enfermedades pulmonares. A pesar de los importantes avances en la atención respiratoria de los neonatos, la displasia broncopulmonar (DBP) sigue siendo la morbilidad pulmonar más grave en los neonatos prematuros. Los intentos por eliminar la DBP han sido ampliamente infructíferos, y la incidencia de la DBP es muy variable entre cada centro, incluso después de realizar los ajustes correspondientes según los posibles factores de riesgo. Entre los centros de la Red Vermont Oxford (VON), las tasas de DBP oscilan entre el 12 % hasta más del 40 % entre los neonatos nacidos con menos de 32 semanas de gestación. Los datos de un informe de 2010 de la VON sugieren que la incidencia de la DBP parece haber alcanzado una meseta y que la cantidad absoluta de los neonatos prematuros con DBP podría haber aumentado. Una posible causa del aumento podría ser la mejora en la sobrevida de los neonatos extremadamente prematuros y de los neonatos con peso extremadamente bajo al nacer (PEBN), lo cual genera un aumento en la cantidad de neonatos prematuros que sobreviven para ser clasificados como pacientes con DBP (1, 2).

Las definiciones, los predictores y los resultados contemporáneos de la DBP han cambiado (1, 3). La DBP como la reconocía y la describía William Northway, un radiólogo pediátrico, se basaba principalmente en pruebas radiográficas de enfermedad pulmonar en neonatos que sobrevivían al SDR. Las radiografías de tórax demostraban áreas de heterogeneidad difusa y opacificaciones importantes en los casos más graves. Northway reconocía que el componente clave era un antecedente de ventilación mecánica, una tecnología que no estaba disponible algunos años antes de sus observaciones. Los bebés eran pacientes moderadamente prematuros a prematuros tardíos, y el tratamiento de estos pacientes incluía la exposición a ventilación mecánica prolongada, presiones elevadas en las vías respiratorias y oxígeno. A nivel histológico, se observaban áreas características de hiperinsuflación alternadas con áreas de colapso focalizado. Había hiperplasia del epitelio bronquial y fibrosis generalizada (4).

El panorama actual en el cual se produce la DBP es distinto del observado por Northway. La DBP «clásica» o «antigua» ha sido reemplazada por una «nueva» forma de la enfermedad. La «nueva» DBP se observa principalmente entre los neonatos de edad gestacional extremadamente baja, definida como <28 semanas, y en neonatos de PEBN (es decir, <1000 g de peso al nacer) con antecedentes de SDR. Casi todos estos neonatos son expuestos a esteroides prenatales y, con frecuencia, reciben tratamiento con surfactante exógeno. Incluso los neonatos más prematuros pueden recibir solo una exposición limitada a ventilación mecánica, pero podrían estar expuestos a otro tipo de ventilación no invasiva, como la ventilación con presión positiva intermitente, la presión con presión positiva continua en las vías respiratorias o la ventilación con cánula nasal de alto flujo. La tendencia en el tratamiento respiratorio ha logrado que los neonatos pasen menos días conectados a la ventilación con presión positiva, menos tiempo con intubación endotraqueal y tengan menos exposición a la oxigenoterapia. Las radiografías de tórax de la nueva DBP se caracterizan por opacificaciones borrosas difusas e hiperinsuflación mínima. Asimismo, la histología de la nueva DBP muestra una disminución en los alvéolos y los capilares, pero mínima fibrosis (5, 6).

Definiciones de displasia broncopulmonar

La definición y la clasificación de la DBP han evolucionado al igual que la enfermedad misma. La característica distintiva de la DBP que permanece constante es la administración de oxigenoterapia o de ventilación con presión positiva durante un período determinado o en un día específico de vida. Hay tres definiciones que se utilizan habitualmente: 1) recepción de oxígeno a los 28 días; 2) necesidad de oxigenoterapia suplementaria a las 36 semanas de edad posmenstrual y 3) la definición fisiológica. Las primeras dos definiciones, si bien parecen sencillas, están limitadas por las distintas consideraciones de desarrollo de los neonatos nacidos a distintas edades gestacionales (por ejemplo, a 23 semanas frente a 28 semanas), la variación entre los centros para definir la necesidad de oxigenoterapia (por ejemplo, los objetivos de oxígeno) o el uso de tratamientos destinados a disminuir la necesidad de oxígeno (por ejemplo, diuréticos, esteroides, cánulas nasales de alto flujo).

En el 2000, el Instituto Nacional de Salud Infantil y Desarrollo Humano (NICHD, por sus siglas en inglés), brindó un taller destinado a aclarar la definición de la DBP. En ese momento, el NICHD reconocía la importancia de distinguir la DBP del gran grupo heterogéneo de enfermedades pulmonares crónicas (7). Este taller propuso una definición basada en la gravedad y clasificó a la DBP en leve, moderada o grave en función de la edad posnatal o de la edad posmenstrual (EPM) (**Tabla 43-1**). La DBP leve se definió como la necesidad de oxigenoterapia (O_2) durante ≥28 días, pero no a las 36 semanas de EPM o al alta; la DBP moderada como la necesidad de O_2 durante ≥28 días asociado a menos de 30 % de O_2 a las 36 semanas de EPM; y la DBP grave como la necesidad de O_2 durante ≥28 días más ≥30 % de O_2 y/o presión positiva a las 36 semanas de EPM. La definición de la DBP en función de la gravedad fue validada por Ehrenkranz *et al.* (8) al compararla con las otras definiciones que se utilizan habitualmente, como la de la oxigenoterapia a los 28 días y a las 36 semanas de EPM. En general, la escala consensuada del NICHD basada en la gravedad logró identificar a los neonatos en riesgo de presentar peores resultados pulmonares, así como deficiencias en el desarrollo, mejor que las definiciones típicas (8) (**Tabla 43-2**).

La definición fisiológica de la displasia broncopulmonar, según la desarrolló Walsh, la define a las 36 semanas de edad ajustada. Las tasas de DBP específicas en cada unidad

Tabla 43-1. Definición consensuada de los NIH sobre la displasia broncopulmonar.

	Ventilación a los 28 días de vida	Ventilación a las 36 semanas de EPM
Sin DBP	Aire ambiente.	Aire ambiente.
DBP leve	Ventilación asistida.	Aire ambiente.
DBP moderada	Ventilación asistida.	Ventilación asistida (FiO_2 <30 %).
DPB grave	Ventilación asistida	Ventilación asistida (≥30 %).

DBP: displasia broncopulmonar; EPM: edad posmenstrual.
Modificada de Jobe AH, Bancalari E. «Bronchopulmonary dysplasia». *Am J Respir Crit Care Med.* 2001;163:1723-29).

Tabla 43-2. Resultados respiratorios en neonatos de 18 a 22 meses de edad corregida según la clasificación de la definición consensuada de los NIH de la displasia broncopulmonar*.

Definición de la DBP	Neonatos en la UCIN, n (%; n = 4866)	Neonatos en seguimiento, n (%; n = 3848)	Medicación en ptes. pulmonares (% de seguimiento[1])	Causa pulmonar de rehospitalización (% de seguimiento[1])	Profilaxis contra el VSR (% de seguimiento[1])
Consenso					
- Ninguna	1124 (23,1)	876 (22,8)	27,2	23,9	12,5
- Leve	1473 (30,3)	1186 (30,8)	29,7	26,7	16,6
- Moderada	1471 (30,2)	1143 (29,7)	40,8	33,5	19,2
- Grave	798 (16,4)	643 (16,7)	46,6[2]	39,4[2]	28,4[2]

DBP: displasia broncopulmonar; UCIN: unidad de cuidados intensivos neonatales; VSR: virus sincicial respiratorio.
* Datos faltantes: 28 días: radiografía de tórax, 17 neonatos (13 de la cohorte de seguimiento); 36 semanas: radiografía de tórax, 12 neonatos (8 de la cohorte de seguimiento); fármacos pulmonares, 17; rehospitalizaciones por causas pulmonares, 35; profilaxis contra el VSR, 17.
[1] Cohorte de neonatos observados a los 18 a 22 meses de edad corregida.
[2] $p < 0,0001$; §$p < 0,001$ frente a ausencia de DBP para las definiciones de los 28 días, 28 días con radiografía de tórax, 36 semanas y 36 semanas con radiografía de tórax, Π^2 de Mantel-Haenszel para la asociación lineal entre las categorías de la definición consensuada (ninguna a grave), Π^2 de Mantel-Haenszel.
Modificada de Ehrenkranz RA, Walsh MC, Vohr BR, *et al.* «Validation of the National Institutes of Health Consensus Definition of bronchopulmonary dysplasia». *Pediatrics.* 2005;116:1353-60.

Tabla 43-3. Método para combinar la definición consensuada de los NIH con la definición fisiológica.

Ventilación asistida a los 28 días de vida	Ventilación asistida a las 36 semanas de EPM	Definición de DBP	
Aire ambiente.	Aire ambiente.	Sin DBP.	
Cualquier tipo de ventilación asistida.	Aire ambiente.	DBP leve.	
Cualquier tipo de ventilación asistida.	Ventilación asistida con una FiO_2 <0,30.	Se requiere la prueba de aire ambiente.	Si se pasa la prueba, DBP leve. Si no se pasa la prueba, DBP moderada.
Cualquier tipo de ventilación asistida.	Ventilación asistida con una FiO_2 ≥0,30.	DBP grave.	

DBP: displasia broncopulmonar; EPM: edad posmenstrual.

entre los neonatos prematuros que pesan entre 501 y 1249 g se compararon utilizando la definición tradicional de oxígeno a las 36 semanas de EPM (15 % al 66 %) con las tasas de DBP utilizando la definición fisiológica (9 % al 57 %). La definición fisiológica disminuye la variabilidad entre los centros en el diagnóstico de la DBP y también el diagnóstico en hasta un 10 % en los centros individuales. La definición fisiológica también ha sido validada y ha demostrado ser un factor predictivo independiente de la deficiencia cognitiva en lactantes con DBP (9). La definición fisiológica se utiliza en muchos ensayos clínicos en todos los Estados Unidos.

Algunos médicos han cuestionado si es necesario utilizar todas las definiciones. La clasificación según la gravedad, presentada por los Institutos Nacionales de la Salud (NIH) en forma consensuada, tiene su mérito, ya que no arroja un resultado binario de sí o no. También tienen su mérito los criterios más objetivos introducidos por la definición fisiológica con la prueba del aire ambiente. Las dos definiciones se combinan fácilmente para aprovechar lo mejor de cada una (**Tabla 43-3**).

RESULTADOS PULMONARES

Es momento de contemplar atentamente la validez, la importancia y las limitaciones de los resultados a corto y largo plazo que habitualmente se evalúan en los ensayos clínicos neonatales. Los resultados principales ideales son aquellos que son objetivos —no subjetivos—, que se producen con una frecuencia suficiente como para ofrecer objetivos prácticos de selección y que sean importantes para la calidad de vida del neonato a largo plazo. La mortalidad por SDR, por ejemplo, ya no sirve como resultado principal relevante. La mortalidad por SDR durante la primera o segunda semana de vida es una ocurrencia infrecuente en las unidades de cuidados intensivos neonatales (UCIN) contemporáneas. La muerte antes del alta, si bien claramente es objetiva y relevante, está influenciada por comorbilidades y cuestiones éticas, y sería un criterio de valoración aplicable solo para los neonatos con pesos al nacer menores de 800 g, ya que la muerte no se produce casi nunca en neonatos prematuros más grandes y casi siempre se atribuye a causas no respiratorias.

Los resultados combinados habitualmente se utilizan en los ensayos clínicos neonatales contemporáneos. El valor de estos resultados combinados como la mortalidad o la DBP (o su contraparte, la supervivencia sin DBP) se torna evidente al contemplar una intervención que podría aumentar el porcentaje de sobrevivientes sin DBP al aumentar la mortalidad entre los neonatos más enfermos o más vulnerables. Dichos resultados combinados también realizan ajustes según las diferencias entre los centros y su voluntad de retirarles la ventilación a los neonatos con un pronóstico neurológico deficiente.

A pesar de que la DBP, diagnosticada cerca del término de la gestación, no puede considerarse un resultado a largo plazo, su incidencia sigue siendo un criterio de valoración muy relevante en los ensayos clínicos sobre el tratamiento respiratorio en los neonatos prematuros. La DBP es una causa importante de morbimortalidad y se ha vinculado con hospitalizaciones prolongadas y recurrentes, además de con mayores tasas de otras complicaciones graves de la prematurez (10). Su incidencia es alta, con 7000 a 10 000 nuevos casos por año solo en los Estados Unidos, y no ha disminuido a pesar de las numerosas intervenciones, incluido el tratamiento de reemplazo con surfactante. La prevalencia de la DBP de hecho ha aumentado desde 2005, a medida que cada vez más neonatos de PEBN sobreviven al alta (11). El seguimiento a largo plazo sugiere que, en comparación con los neonatos de la misma edad gestacional sin DBP, los que sí padecen DBP presentan alteraciones de por vida en la función pulmonar (12, 13) y una mayor incidencia de parálisis cerebral y retrasos neurológicos (14, 15).

Pruebas funcionales y estudios por imágenes pulmonares

En el futuro, sería bueno poder evaluar directamente la función respiratoria de un neonato mediante pruebas funcionales pulmonares a pie de cama durante la hospitalización aguda. Estas pruebas son actualmente viables en neonatos intubados y en neonatos mayores no intubados de tan solo 4 meses de vida y han revolucionado la atención de los neonatos con fibrosis quística (16). Lamentablemente, las pruebas actuales que pueden realizarse en los pacientes más grandes no intubados requieren sedación y resultan adecuadas solo en los mayores de 4 meses de vida. Sería altamente aconsejable desarrollar dichas técnicas para estudiar a los lactantes prematuros convalecientes no intubados.

La principal anormalidad de la función pulmonar en los sobrevivientes de las enfermedades pulmonares de los prematuros, es la disminución de los flujos forzados y del volumen espiratorio forzado en presencia de una capacidad vital forzada normal, lo cual no se normaliza posteriormente en la infancia en los lactantes con o sin DBP (17, 18). Muchos investigadores han registrado limitaciones en el flujo de aire que podrían, en parte, ser reversibles con el uso de broncodilatadores (18-21). En las descripciones originales realizadas por Northway, las anomalías persistentes fueron detectadas en la edad adulta (22).

Sin embargo, en la era moderna, la mayoría de los estudios sugieren que, con el crecimiento, la función pulmonar puede mejorar o, incluso, normalizarse. Narayanan y colaboradores emplearon la resonancia magnética para demostrar que los lactantes que anteriormente habían padecido DBP y que fueron evaluados a los 10 a 14 años de edad presentaban dimensiones alveolares similares a los de los controles a término y los de los lactantes prematuros sin DBP (23). Esto sugiere una capacidad para normalizar la alveolarización con el desarrollo continuo.

Las sofisticadas técnicas de estudios por imágenes que permiten evaluar la estructura pulmonar han mejorado la atención de los neonatos con fibrosis quística (24). El uso de avanzados sistemas de estudios por imágenes, como la tomografía computarizada (TC) de alta resolución y la resonancia magnética dinámica, ha permitido obtener imágenes detalladas de las vías respiratorias, ha mejorado la comprensión de las alteraciones fisiopatológicas que produce la fibrosis quística y se está comenzando a aplicar en casos de DBP. Sarria y colaboradores utilizaron la TC de alta resolución y cortes finos para evaluar las vías respiratorias y el parénquima pulmonar de 38 sobrevivientes de partos prematuros (entre las 25 y las 29 semanas) en comparación con neonatos a término a los que se les realizó TC bajo sedación por motivos no pulmonares (25). Detectaron diferencias estructurales tanto en las vías respiratorias como en el parénquima. Los cambios en las vías respiratorias fueron los más notables, mientras que las disminuciones en el volumen pulmonar se observaron solo entre los que padecían DBP moderada o grave. El aumento de la heterogeneidad dentro del parénquima se observó en todos los sobrevivientes con DBP. Cabe destacar que también observaron efectos negativos de la exposición al tabaquismo materno, con vías respiratorias más pequeñas tanto en los neonatos con DBP como en los bebés de control, y en los de más edad. Está surgiendo información adicional sobre los efectos a largo plazo de estos cambios en las vías respiratorias y en el parénquima. Wong y colaboradores estudiaron a 21 sobrevivientes adultos de DBP, no fumadores, mediante TC. Todos los sujetos estudiados presentaban anomalías del parénquima, y algunos presentaban cambios enfisematosos graves (**Figuras 43-1** y **43-2**). Estos cambios se correlacionaron con disminuciones en las pruebas funcionales pulmonares (26). En combinación, estos hallazgos generan inquietudes respecto de la función pulmonar futura de los sobrevivientes.

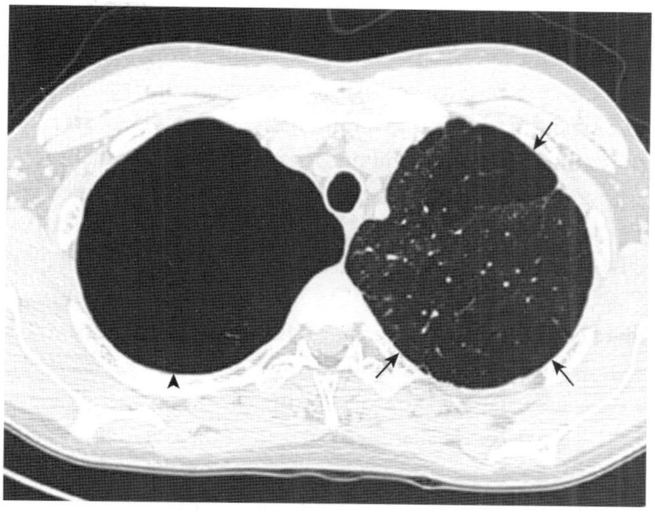

Figura 43-1. Tomografía computarizada de tórax de un varón no fumador de 20 años de edad nacido a las 28 semanas de gestación. Se observa un enfisema grave y una gran bulla enfisematosa (flechas). (Tomada de Wong M, Lees AN, Louw J, *et al.* «Emphysema in young adult survivors of moderate-to-severe bronchopulmonary dysplasia». *Eur Respir J.* 2008;32:321-28).

Enfermedades respiratorias, sibilancias o asma

El compromiso de la función pulmonar y los resultados respiratorios de los neonatos prematuros persisten mucho después del alta de la UCIN. En general, los neonatos prematuros presentan un mayor riesgo de enfermedades que cursan con sibilancias cuando son niños y adultos jóvenes, si bien esto se debe, en parte, a un desequilibrio en la relación entre la reactividad de las vías respiratorias (estructura y funcionamiento del músculo liso) y su distensibilidad (tejidos conjuntivos y parénquima) (27). Durante el primer año de vida, los neonatos prematuros, en comparación con los neonatos a término, presentan tasas más elevadas de sibilancias (44 % frente a 21 %), son más propensos a volver a ser hospitalizados por síntomas respiratorios (25 % frente a 1,5 %) y a recibir fármacos por vía inhalatoria (13 %) (28, 29). A inicios de la edad escolar, estas diferencias se manifiestan en una disminución en el flujo espiratorio máximo y elevadas tasas de diagnóstico de asma (36 %) entre los exneonatos prematuros, incluso sin diagnóstico de DBP al alta. Sin embargo, la prevalencia del uso de fármacos para tratar las enfermedades respiratorias, los episodios de sibilancias y las rehospitalizaciones disminuyó desde los 30 meses a los 6 años (30). Entre los niños de PEBN con diagnóstico de DBP al alta, la evaluación en el período entre los 8 a los 14 años reveló tasas de

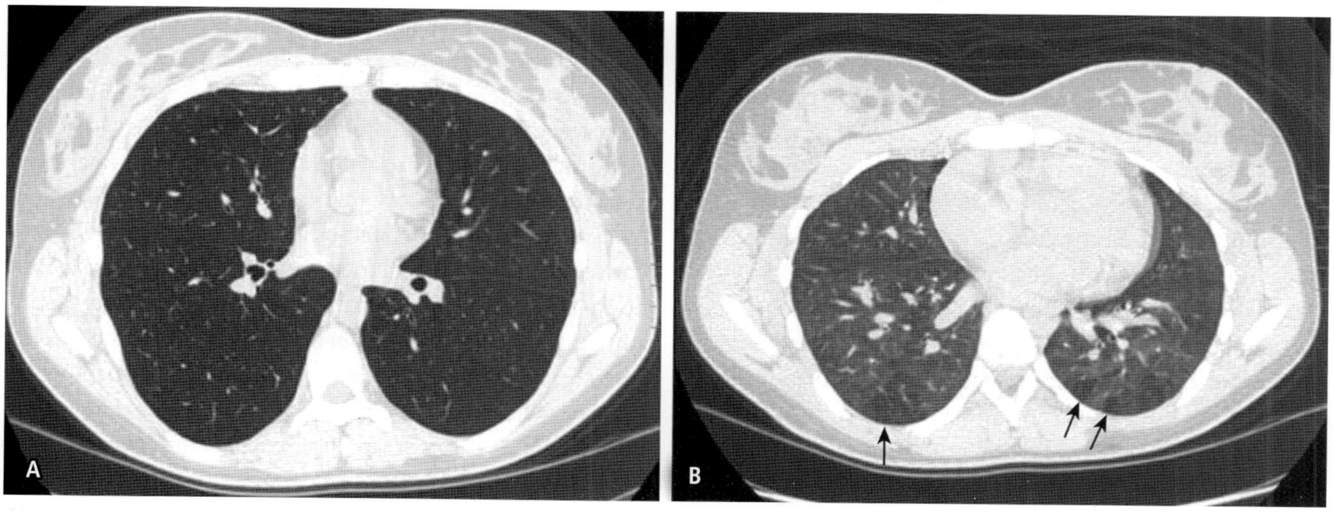

Figura 43-2. Tomografías computarizadas (**A.** inspiratoria; **B.** espiratoria) de tórax de una mujer no fumadora de 19 años de edad nacida a las 25 semanas de gestación. Se observa un enfisema mínimo y un atrapamiento aéreo multilobular moderado (flechas). (Tomada de Wong M, Lees AN, Louw J, *et al.* «Emphysema in young adult survivors of moderate-to-severe bronchopulmonary dysplasia». *Eur Respir J.* 2008;32:321-28).

uso de antiasmáticos invariables (23 %), si bien las tasas generales de uso de antiasmáticos aumentaron comparado con los respectivos controles emparejados. Esto sugiere una estabilidad en la prevalencia de las sibilancias entre los niños de PEBN a medida que crecen (31).

UTILIZACIÓN DE RECURSOS SANITARIOS

Los neonatos prematuros con DBP atraviesan una hospitalización inicial más prolongada que sus pares sin DBP (32), y esta enfermedad sigue siendo una carga sustancial de por vida. Los costos de la enfermedad son tanto de índole social como económico y se miden respecto de las deficiencias en la salud y la calidad de vida durante la niñez, el estrés sobre la familia y las dificultades económicas, así como del aumento de los costos sanitarios (33-35). Lodha y colaboradores registraron, en una cohorte de neonatos prematuros de <1250 g, que a los 4, 8 y 18 meses de seguimiento, el uso de fármacos respiratorios y de oxigenoterapia fue significativamente mayor en los neonatos con DBP que en los que no padecían dicha afección (36). Hasta el tercer año de vida, continuó en aumento la cantidad de consultas al médico y el uso de fármacos respiratorios y de oxigenoterapia.

Estos hallazgos deben analizarse en el contexto de que incluso los neonatos prematuros de bajo riesgo sin DBP presentan peores resultados respiratorios que los neonatos a término (37).

RESULTADOS DEL NEURODESARROLLO Y DISPLASIA BRONCOPULMONAR

Los neonatos con DBP tienen más secuelas del neurodesarrollo en forma de deficiencias cognitivas, del lenguaje, motoras, auditivas y visuales, además de parálisis cerebral, que los controles de la misma edad sin DBP, incluso tras controlar las variables de confusión. Gregoire *et al.* (38) demostraron que, a los 18 meses, el uso del calificador de las 36 semanas para determinar la gravedad de la DBP fue un mejor predictor de los resultados del neurodesarrollo que la definición antigua de los 28 días, con una disminución importante en el cociente de desarrollo en los neonatos con DBP grave, si bien los puntajes estuvieron dentro del intervalo normal. Lodha y colaboradores demostraron que, a los 3 años de edad, los niños con DBP con o sin necesidad de oxigenoterapia crónica suplementaria, presentaban una mayor probabilidad de discapacidad neurológica en comparación con los que no padecían la afección (razón de probabilidades: 1,9; IC del 95 % 1,1 a 3,5) (39). Estos cambios persisten hasta los 8 años de edad, con un 54 % que requiere educación especial, frente a un 37 % de sobrevivientes de muy bajo peso al nacer sin DBP (40). Los estudios realizados en niños a inicio de la edad escolar y de edad escolar media sugieren que la DBP se vincula con mayores tasas de deficiencias neurológicas y dificultades conductuales sutiles, así como con deficiencias en la integración motora perceptual, la coordinación motora y las velocidades de procesamiento (41-43). En una de las primeras evaluaciones del funcionamiento ejecutivo realizada en sobrevivientes adultos de la DBP, Gough y colaboradores demostraron deficiencias en el funcionamiento ejecutivo, en la consciencia respecto de la conducta y en la organización (44). No queda claro si la DBP *per se* es responsable de estas deficiencias o si, por el contrario, la enfermedad y la hospitalización prolongadas, el efecto negativo de los fármacos como los corticoesteroides y los sedantes, y la desnutrición son los principales culpables.

Como se había demostrado que la inflamación era un componente principal de la DBP, había un enorme entusiasmo en los años 90 por el uso de los corticoesteroides, en especial la dexametasona, sobre la base de varias series de casos de pequeña envergadura. Hacia el 2001, varios autores alimentaron la duda respecto de la neurotoxicidad. Barrington realizó un metaanálisis de los estudios disponibles y llegó a la conclusión de que el riesgo relativo de desarrollar parálisis cerebral era de 1,92 en los neonatos expuestos a la dexametasona, en comparación con los controles (45). Hacia el 2002, tanto la Academia Estadounidense de Pediatría como la Sociedad Canadiense de Pediatría desaconsejaban el uso rutinario de la dexametasona sistémica (46). La exposición posnatal a la dexametasona se ha relacionado con volúmenes menores de tejido cerebral total, lo cual persiste hasta la adolescencia (47).

Una revisión de Cochrane realizada en 2014 sobre la administración posnatal tardía (>7 días) de corticoesteroides para tratar la enfermedad pulmonar crónica en los neonatos prematuros compiló datos de 21 ensayos aleatorizados y demostró que los resultados combinados de mortalidad o parálisis cerebral y de mortalidad o discapacidad neurosensorial grave no fueron significativamente distintos entre el grupo de esteroides y el grupo de control (48). Estos resultados podrían sugerir un papel de los corticoesteroides posnatales en los neonatos prematuros de más de 1 semana de vida. Sin embargo, el metaanálisis incluye estudios de importante heterogeneidad, uso de corticoesteroides prenatales y distintas pautas posológicas de este fármaco. Los neonatólogos continúan luchando por equilibrar los riesgos de la ventilación mecánica continuada frente al posible daño resultante de la exposición a los corticoesteroides. Al momento de redacción de esta obra, se está llevando a cabo un ensayo aleatorizado sobre la hidrocortisona que podría brindarnos una respuesta.

RESULTADOS TRAS LA INSUFICIENCIA RESPIRATORIA HIPÓXICA NEONATAL

Óxido nítrico inhalado

El vasodilatador pulmonar mejor estudiado para tratar la insuficiencia respiratoria hipóxica en los neonatos a término y casi a término es el óxido nítrico inhalado (NOi) (véase el **Capítulo 32**). Se han publicado 14 ensayos aleatorizados con hallazgos notablemente similares (49, 50). El más importante de estos ensayos es el NINOS Trial, realizado por la Red de Investigación Neonatal del NICHD, en el cual se asignó al azar a 235 neonatos para recibir NOi o ventilación mecánica estándar (51). El resultado primario era la muerte o la oxigenación por membrana extracorpórea (ECMO, por sus siglas en inglés). No hubo diferencia en la incidencia de la mortalidad, pero hubo una disminución del 40 % en el uso de la ECMO en los neonatos tratados con NOi. El seguimiento a los 2 años de edad demostró resultados neurológicos similares en los dos grupos (52). En un metaanálisis de los resultados de los 14 ensayos aleatorizados, el 50 % de los neonatos tratados respondieron al NOi, con un aumento promedio en la PaO_2 de 53 mm Hg (53).

Lipkin y colaboradores realizaron el seguimiento de 133 neonatos a término tratados con NOi por insuficiencia respiratoria hasta el año de vida. No hubo diferencias significativas entre el grupo de placebo y el grupo del NOi en ningún resultado pulmonar o neurológico. La rehospitalización se produjo en el 22 % de la cohorte. El 46 % de la cohorte demostró alteraciones en los resultados neurológicos o audiológicos. Se produjeron anomalías neurológicas importantes en el 13 %, retrasos cognitivos en el 30 % y pérdida de la audición en el 19 % de los neonatos (54).

El NOi también se ha empleado en los neonatos prematuros. Al utilizarlo de manera precoz en neonatos prematuros gravemente enfermos, hubo un aumento en la tasa de hemorragia intraventricular. Los intentos por utilizar NOi para prevenir el desarrollo de la DBP han sido desalentadores. En 2011, los NIH realizaron una conferencia de consenso, en la cual se decidió desaconsejar el uso rutinario del NOi (55). Sin embargo, reconocieron que podría haber situaciones individuales, como la hipoplasia pulmonar, en las cuales el óxido nítrico podría ser beneficioso.

Oxigenación por membrana extracorpórea

Más de 27 000 neonatos han recibido tratamiento con ECMO con una sobrevida general del 74 % (véase el **Capítulo 40**). Los neonatos con síndrome de aspiración meconial tienen la mayor tasa de sobrevida de más del 90 %, en comparación con los que padecen hernia diafragmática congénita, cuya sobrevida es del 51 % (56). Los sobrevivientes de la insuficiencia respiratoria lo suficientemente grave como para recibir tratamiento con ECMO se encuentran entre los neonatos de mayor gravedad que pueden tratar los neonatólogos. Los primeros informes previos a la era del óxido nítrico que compararon a esos neonatos tratados con ECMO con los que no cumplían con los criterios para recibirla («los casi perdidos») demostraron resultados neurológicos equivalentes, pero peores resultados pulmonares en el grupo que recibió el tratamiento convencional (57, 58). El principal ensayo aleatorizado sobre ECMO incluyó a 100 neonatos y se llamó U.K. Collaborative ECMO Trial. A los 7 años de edad, 90 de los 100 sobrevivientes fueron evaluados por un equipo que no conocía cuál había sido la intervención que habían recibido. Se detectaron mayores tasas de morbilidad respiratoria en el grupo que recibió el tratamiento convencional, con un 32 % de los sujetos con sibilancias persistentes, en comparación con un 11 % del grupo tratado con ECMO (59).

Dentro de los primeros años de vida, los puntajes cognitivos y la actividad motora en general de los sobrevivientes neonatales que recibieron ECMO son similares a los de sus pares sanos, si bien un análisis de un subgrupo de sobrevivientes de ECMO con hernia diafragmática congénita sugiere que estos neonatos en particular presentan índices de desarrollo motor significativamente por debajo de lo normal para el grupo etario (60-63). En la edad preescolar, el U.K. ECMO Trial demostró que el 60 % de los niños que recibieron ECMO presentaba problemas neuromotores a los 4 años (64). Asimismo, Glass *et al.* (65) y algunos estudios realizados en Holanda (66, 67) demostraron que las destrezas motoras gruesas, no las finas, eran más deficientes en los niños de 5 años que habían recibido ECMO, en comparación con los controles sanos.

Asimismo, en la edad preescolar, el U.K. ECMO Trial detectó puntajes cognitivos dentro del intervalo normal en casi dos tercios del grupo general que recibió ECMO (64). Si bien Glass *et al.* (65) también demostraron que los sobrevivientes que recibieron ECMO presentaron puntajes cognitivos dentro del intervalo normal, los puntajes medios fueron significativamente inferiores que los de sus pares sanos (coeficiente intelectual total de 96 en comparación con 115). Sin embargo, los puntajes cognitivos por sí solos no ofrecen un panorama completo, y los sobrevivientes de la ECMO podrían estar en riesgo de presentar problemas académicos y fracaso escolar debido a problemas no cognitivos. Mediante pruebas neuropsicológicas, Glass *et al.* (65) informaron que aproximadamente el 30 % de los sobrevivientes de la ECMO con puntajes cognitivos

Tabla 43-4. Descripción general de los resultados a largo plazo informados tras recibir tratamiento con ECMO neonatal.

	Lactancia (<2 años)	Edad preescolar (2-5 años)	Edad escolar (6-12 años)	Adolescencia (>12 años)
Resultado médico				
Función pulmonar	Obstrucción al flujo (7, 8), volumen pulmonar normal (7, 8) e hiperinsuflación en casos de HDC (9).	-	Obstrucción al flujo (10, 11, 13), atrapamiento aéreo (10, 13), problemas principalmente en los pacientes con HDC (13).	Obstrucción al flujo y atrapamiento aéreo (10).
Capacidad al ejercicio	-	Disminuida (14).	Disminuida (11, 14) a normal.	Normal (10).
Crecimiento	Peso normal (5, 7) a levemente disminuido (8), en especial en casos de HDC (9).	Normal (14).	Normal (12, 14); altura y peso disminuidos en casos de HDC (12).	-
PANS	La prevalencia oscila entre el 3 % y el 26 % en distintos estudios a lo largo del tiempo (17-22, 33).			
Nefropatía crónica	Relación anormal proteína/creatinina en orina o tasa de filtración glomerular estimada en un 11 % (31).			
Resultados del (neuro)desarrollo				
Actividad motora	Normal en el 84 % (32).	Normal en el 64 % al 73 % (15, 36).	Normal en el 43 % (39) y normal en el 71 % de los pacientes con HDC (36).	-
Cognición	Normal en el 92 % (32).	Puntajes promedio normales (15, 33, 38, 45).	Normal en el 68 % (39) y puntajes promedio normales (43).	-
Pruebas neuropsicológicas	-	Menores puntajes en las capacidades verbales, de razonamiento y espaciales (22), así como deficiencia neuropsicológica en ≤1 dominio en el 11 % (38).	Puntajes de capacidad espacial por debajo del 10.° percentil en el 26 % (39), integración visuomotora por debajo del promedio en el 20 % (43), problemas de memoria en el 26 % al 48 % (39), menor velocidad funcional en el 70 % (43) y menor precisión en el 39 % (43).	Problemas de memoria en el 46 % al 57 % (36).
Rendimiento escolar	-	-	Educación especial en el 9 % al 20 % (39, 43); ayuda adicional en el 20 % al 39 % (39, 43).	-
Conducta	-	Normal en el 48,5 % al 65 % (45, 47), más problemas en comparación con los controles en los dominios social, de atención y de hiperactividad (38).	Problemas clínicos en general en el 18 %, problemas sociales en el 5 % y problemas de atención en el 6 % (43).	Problemas de externalización autoinformados en el 6 % (36).

HDC: hernia diafragmática congénita; PANS: pérdida auditiva neurosensorial.

normales presentaron dificultades en al menos uno de los dominios. En particular, la capacidad visuoespacial (59, 66, 68), la velocidad funcional y la memoria funcional (68-70) parecen ser problemáticas. En un estudio holandés, los sobrevivientes de la ECMO de 8 años de edad fueron dos veces más propensos a requerir educación especial o servicios de educación integradores adaptativos en comparación con sus pares. Algo que posiblemente contribuye a las dificultades académicas es el aumento en el riesgo de problemas conductuales, en particular la hiperactividad y el déficit de atención, en hasta un 35 % de los sobrevivientes a los 5 años de edad (59, 64, 68, 71) (**Tabla 43-4**).

CONCLUSIÓN

La ventilación mecánica y el desarrollo del NOi y de la ECMO han sido enormes avances terapéuticos en la atención neonatal. A pesar de las impresionantes mejoras en la sobrevida, demasiados de estos diminutos pacientes conviven con morbilidades tanto respiratorias como neurológicas que persisten hacia la edad escolar y la adolescencia. El control continuo de estos niños de alto riesgo es fundamental para poder detectar de manera precoz las anomalías e iniciar a tiempo las intervenciones necesarias para disminuir las deficiencias a futuro.

REFERENCIAS

1. S.R. Hintz, W.K. Poole, L.L. Wright, *et al.*: Changes in mortality and morbidities among infants born at less than 25 weeks during the post-surfactant era. Arch Dis Child Fetal Neonatal Ed. 90:F128-F133 2005 15724036
2. G.M. Stoelhorst, M. Rijken, S.E. Martens, *et al.*: Changes in neonatology: comparison of two cohorts of very preterm infants [gestational age <32 weeks]: the Project on Preterm and Small for Gestational Age Infants 1983 and the Leiden Follow-up Project on Prematurity 1996-1997. Pediatrics. 115:396-405 2005 15689337
3. T.M. Berger, I.I. Bachmann, M. Adams, *et al.*: Impact of improved survival of very low-birth-weight infants on incidence and severity of bronchopulmonary dysplasia. Boil Neonate. 86:124-130 2004
4. E. Bancalari: Barotrauma to the lung. A. Milunsky Advances in Perinatal Medicine. 1982 Plenum New York 165
5. J.J. Coalson, V. Winter, R.A. deLemos: Decreased alveolarization in baboon survivors with bronchopulmonary dysplasia. Am J Respir Crit Care Med. 152:640-646 1995 7633720
6. A.H. Jobe: The new BPD: an arrest of lung development. Pediatr Res. 46:641-643 1999 10590017
7. A.H. Jobe, E. Bancalari: Bronchopulmonary dysplasia. Am J Respir Crit Care Med. 163:1723-1729 2001 11401896
8. R.A. Ehrenkranz, M.C. Walsh, B.R. Vohr, *et al.*: Validation of the National Institutes of Health consensus definition of bronchopulmonary dysplasia. Pediatrics. 116:1353-1360 2005 16322158
9. G. Natarajan, A. Pappas, S. Shankaran, *et al.*: Outcomes of extremely low birth weight infants with bronchopulmonary dysplasia: impact of the physiologic definition. Early Hum Dev. 88:509-515 2012 22236557
10. B. Andreasson, M. Lindroth, W. Mortensson, *et al.*: Lung function eight years after neonatal ventilation. Arch Dis Child. 64:108-113 1989 2923459
11. R.M. Patel, S. Kandefer, M.C. Walsh, *et al.*: Causes and timing of death in extremely premature infants from 2000 through 2011. N Engl J Med. 372:331-340 2015 25607427
12. T.C. Kim, W. Wheeler, J. Longmate, *et al.*: Longitudinal study of lung function in children following bronchopulmonary dysplasia. Am Rev Respir Dis. 137:A18 1988
13. A.L. Hakulinen, A.-L. Jarvenpaa, M. Turpeinew, *et al.*: Diffusing capacity of the lung in school-aged children born very preterm, with and without BPD. Pediatr Pulmonol. 21:353-360 1996 8927461
14. V. Chernick: Long-term pulmonary function studies in children with bronchopulmonary dysplasia: an ever-changing saga. J Pediatr. 133:171-172 1998 9709697
15. J.T. Stocker: Pathologic features of long-standing "healed" bronchopulmonary dysplasia: a study of 28 3- to 40-month old infants. Hum Pathol. 17:943-961 1986 3639056
16. I. Ratner, J. Whitefield: Acquired subglottic stenosis in the very low birth weight infant. Am J Dis Child. 137:40-43 1983 6847958
17. L. Friedrich, M. Pitrez, R.T. Stein, *et al.*: Growth rate of lung function in healthy preterm infants. Am J Respir Crit Care Med. 176:1269-1273 2007 17885265
18. A.G. Filbrun, A.P. Popova, M.J. Linn: Longitudinal measures of lung function in infants with bronchopulmonary dysplasia. Pediatr Pulmonol. 46:275-369 2011
19. M. Filippone, M. Sartor, F. Zacchello, *et al.*: Flow limitation in infants with bronchopulmonary dysplasia and respiratory function at school age. Lancet. 361:753-754 2003 12620742
20. K.F. Fakhoury, C. Sellers, E.O. Smith, *et al.*: Serial measurements of lung function in a cohort of young children with bronchopulmonary dysplasia. Pediatrics. 125:e1441-e1447 2010 20439591
21. B. Robin, Y.I. Kim, J. Huth, *et al.*: Pulmonary function in bronchopulmonary dysplasia. Pediatr Pulmonol. 37:236-242 2004 14966817
22. W.H. Northway Jr., R.B. Moss, K.B. Carlisle, *et al.*: Late pulmonary sequelae of bronchopulmonary dysplasia. N Engl J Med. 323:1793-1799 1990 2247118
23. M. Narayanan, C.S. Beardsmore, J. Owers-Bradley, *et al.*: Catch-up alveolarization in ex-preterm children: evidence from 3 He magnetic resonance. Am J Respir Crit Care Med. 187:1104-1109 2013 23491406
24. P.S. Symchych, M. Cadotte: Squamous metaplasia and necrosis of the trachea complicating prolonged nasotracheal intubation of small newborn infants. An autopsy study. J Pediatr. 71:534-541 1967 6046620

25. E.E. Sarria, R. Mattiello, L. Rao, *et al.*: Quantitative assessment of chronic lung disease of infancy using computed tomography. Eur Respir J. 39:992-999 2012 22005925
26. M. Wong, A.N. Lees, J. Louw, *et al.*: Emphysema in young adult survivors of moderate-to-severe bronchopulmonary dysplasia. Eur Respir J. 32:321-328 2008 18385172
27. B. Reyburn, R.J. Martin, Y.S. Prakash, *et al.*: Mechanisms of injury to the preterm lung and airway: implications for long-term pulmonary outcome. Neonatology. 101:345-352 2012 22940624
28. I.A. Pramana, P. Latzin, L.J. Schlapbach, *et al.*: Respiratory symptoms in preterm infants: burden of disease in the first year of life. Eur J Med Res. 16:223-230 2011 21719396
29. L.M. Houweling, I.D. Bezemer, F.J. Penning-van Beest, *et al.*: First year of life medication use and hospital admission rates: premature compared with term infants. J Pediatr. 163:61-66 2013 23333133
30. E.M. Hennessy, M.A. Bracewell, N. Wood, *et al.*: Respiratory health in pre-school and school age children following extremely preterm birth. Arch Dis Child. 93:1037-1043 2008 18562451
31. M. Hack, M. Schluchter, L. Andreias, *et al.*: Change in prevalence of chronic conditions between childhood and adolescence among extremely low-birth-weight children. JAMA. 306:394-401 2011 21791688
32. C.M. Cotton, W. Oh, S. McDonald, *et al.*: Prolonged hospital stay for extremely premature infants: risk factors, center differences, and the impact of mortality on selecting a best-performing center. J Perinatol. 25:650-655 2005 16079906
33. M. Katz-Salamon, E.M. Gerner, B. Jonsson, *et al.*: Early motor and mental development in very preterm infants with chronic lung disease. Arch Dis Child Fetal Neonatal Ed. 83:F1-F6 2000 10873161
34. K.A. McAleese, M.A. Knapp, T.T. Rhodes: Financial and emotional cost of bronchopulmonary dysplasia. Clin Pediatr. 32:393-400 1993
35. A. Gough, D. Spence, M. Linden, *et al.*: General and respiratory health outcomes in adult survivors of bronchopulmonary dysplasia: a systematic review. Chest. 141:1554-1567 2012 22116801
36. A. Lodha, K. Ediger, Y. Rabi, *et al.*: Does chronic oxygen dependency in preterm infants with bronchopulmonary dysplasia at NICU discharge predict respiratory outcomes at 3 years of age?. J Perinatol. 35 February 26, 2015 10.1038/j.20l15.7
37. A.M. Hibbs, A. Storfer-Isser, C. Rosen, *et al.*: Advanced sleep phase in adolescents born preterm. Behav Sleep Med. 12:412-424 September 3, 2014 24283662
38. M.-C. Gregoire, F. Lefebve, J. Glorieux: Health and developmental outcomes at 18 months in very preterm infants with bronchopulmonary dysplasia. Pediatrics. 101:856-860 1998 9565414
39. A. Lodha, R. Sauvé, V. Bhandari, *et al.*: Need for supplemental oxygen at discharge in infants with bronchopulmonary dysplasia is not associated with worse neurodevelopmental outcomes at 3 years corrected age. PLoS One. 9:e90843 2014 24646665
40. E.J. Short, N.K. Klein, B.A. Lewis, *et al.*: Cognitive and academic consequences of bronchopulmonary dysplasia and very low birth weight: 8-year-old outcomes. Pediatrics. 112:e359 2003 14595077
41. A. Majnemer, P. Riley, M. Shevell, *et al.*: Severe bronchopulmonary dysplasia increases risk for later neurological and motor sequelae in preterm infants. Dev Med Child Neurol. 42:53-60 2000 10665976
42. B.R. Vohr, C.G. Coll, D. Lobato, *et al.*: Neurodevelopmental and medical status of low birth weight survivors of bronchopulmonary dysplasia at 10-12 years of age. Dev Med Child Neurol. 33:690-697 1991 1717327
43. M. Gnigler, V. Neubauer, E. Griesmaier, *et al.*: Very preterm children are at increased risk of reduced processing speed at 5 years of age, predicted by typical complications of prematurity and prenatal smoking. Acta Paediatr. 104:e124-e129 2015 25382547
44. A. Gough, M.A. Linden, D. Spence, *et al.*: Executive functioning deficits in young adult survivors of bronchopulmonary dysplasia. Disabil Rehabil. 12:1-6 December 2014 [Epub ahead of print
45. K.J. Barrington: The adverse neuro-developmental effects of postnatal steroids in the preterm infant: a systematic review of randomized controlled trials. BMC Pediatr. 1:1 2001 Epub 11248841
46. American Academy of Pediatrics Committee on Fetus and Newborn and the Canadian Paediatric Society Fetus and Newborn Committee: Postnatal corticosteroids to treat or prevent chronic lung disease in preterm infants. Pediatrics. 109:330-338 2002
47. J.L.Y. Cheong, A.C. Burnett, K.J. Lee: Association between postnatal dexamethasone for treatment of bronchopulmonary dysplasia and brain volumes at adolescence in infants born very preterm. J Pediatr. 164:737-743 2014 24332820
48. L.W. Doyle, R.A. Ehrenkranz, H.L. Halliday: Late (>7 days) postnatal corticosteroids for chronic lung disease in preterm infants. Cochrane Database Syst Rev. 5:CD001145 May 13, 2014 http://dx.doi.org/10.1002/14651858.CD001145.pub3 24825542
49. J.P. Kinsella, W.E. Truog, W.F. Walsh, *et al.*: Randomized, multicenter trial of inhaled nitric oxide and high-frequency oscillatory ventilation in severe, persistent pulmonary hypertension of the newborn. J Pediatr. 131:55-62 1997 9255192
50. R.H. Clark, T.J. Kueser, M.W. Walker, *et al.*: Low-dose nitric oxide therapy for persistent pulmonary hypertension of the newborn. Clinical Inhaled Nitric Oxide Research Group. N Engl J Med. 342:469-474 2000 10675427
51. Neonatal Inhaled Nitric Oxide Study Group: Inhaled nitric oxide in term and near-term infants: neurodevelopmental follow-up of the neonatal inhaled nitric oxide study group [NINOS]. J Pediatr. 136:611-617 2000
52. Neonatal Inhaled Nitric Oxide Study Group [NINOS]: Inhaled nitric oxide in full term and nearly full term infants with hypoxic respiratory failure. N Engl J Med. 336:597-604 1997
53. N.N. Finer, K.J. Barrington: Nitric oxide for respiratory failure in infants born at or near term. Cochrane Database Syst Rev. (4):CD000399 October 18, 2006
54. P.H. Lipkin, D. Davidson, L. Spivak, *et al.*: Neurodevelopmental and medical outcomes of persistent pulmonary hypertension in term newborns treated with nitric oxide. J Pediatr. 140:306-310 2002 11953727
55. F.S. Cole, C. Alleyne, J.D.E. Barks, *et al.*: NIH Consensus Development Conference statement: inhaled nitric oxide therapy in preterm infants. Pediatrics. 127:363-369 2011 21220405
56. Extracorporeal Life Support Organization: ELSO Registry Report International Summary. January 2014 Ann Arbor, MI

57. M.C. Walsh-Sukys, R.E. Bauer, D.J. Cornell, *et al.*: Severe respiratory failure in neonates: mortality and morbidity rates and neurodevelopmental outcomes. J Pediatr. 125:104-110 1994 7517446
58. V.E. Vaucher, G.G. Dudell, R. Bejar, *et al.*: Predictors of early childhood outcome in candidates for extracorporeal membrane oxygenation. J Pediatr. 128:109-117 1996 8551400
59. H. McNally, C.C. Bennett, D. Elbourne, *et al.*: United Kingdom collaborative randomized trial of neonatal extracorporeal membrane oxygenation: follow-up to age 7 years. Pediatrics. 117:e845-e854 2006 16636114
60. The Collaborative UK ECMO (Extracorporeal Membrane Oxygenation) trial: follow-up to1 year of age. Pediatrics. 101:E1 1998
61. M.P. Griffin, P.K. Minifee, S.H. Landry, *et al.*: Neurodevelopmental outcome in neonates after extracorporeal membrane oxygenation: cranial magnetic resonance imaging and ultrasonography correlation. J Pediatr Surg. 27:33-35 1992 1552440
62. K. Khambekar, S. Nichani, D.K. Luyt, *et al.*: Developmental outcome in newborn infants treated for acute respiratory failure with extracorporeal membrane oxygenation: present experience. Arch Dis Child Fetal Neonatal Ed. 91:F21-F25 2006 16159956
63. J. Bernbaum, I.P. Schwartz, M. Gerdes, *et al.*: Survivors of extracorporeal membrane oxygenation at 1 year of age: the relationship of primary diagnosis with health and neurodevelopmental sequelae. Pediatrics. 96:907-913 1995 7478834
64. C.C. Bennett, A. Johnson, D.J. Field, *et al.*: UK collaborative randomised trial of neonatal extracorporeal membrane oxygenation: follow-up to age 4 years. Lancet. 357:1094-1096 2001 11297963
65. P. Glass, A.E. Wagner, P.H. Papero, *et al.*: Neurodevelopmental status at age five years of neonates treated with extracorporeal membrane oxygenation. J Pediatr. 127:447-457 1995 7544826
66. M.N. Hanekamp, P. Mazer, M.H. van der Cammen-van Zijp, *et al.*: Follow-up of newborns treated with extracorporeal membrane oxygenation: a nationwide evaluation at 5 years of age. Crit Care. 10:R127 2006 16961935
67. M.W. Nijhuis-van der Sanden, M.H. van der Cammen-van Zijp, A.J. Janssen, *et al.*: Motor performance in five-year-old extracorporeal membrane oxygenation survivors: a population-based study. Crit Care. 13:R47 2009 19341476
68. M.J. Madderom, J.J. Reuser, E.M. Utens, *et al.*: Neurodevelopmental, educational and behavioral outcome at 8 years after neonatal ECMO: a nationwide multicenter study. Intensive Care Med. 39:1584-1593 2013 23740280
69. M.J. Madderom, L. Toussaint, M.H. van der Cammen-van Zijp, *et al.*: Congenital diaphragmatic hernia with(out) ECMO: impaired development at 8 years. Arch Dis Child Fetal Neonatal Ed. 98:F316-F322 2013 23235994
70. M.J. Madderom: Long-Term Follow-up of Children Treated with Neonatal Extracorporeal Membrane Oxygenation: Neuropsychological Outcome. 2013 Erasmus University Rotterdam
71. K. Rais-Bahrami, A.E. Wagner, C. Coffman, *et al.*: Neurodevelopmental outcome in ECMO vs near-miss ECMO patients at 5 years of age. Clin Pediatr. 39:145-152 2000

Apéndices

Jay P. Goldsmith, MD, FAAP

1. Volúmenes pulmonares del neonato.
2. Cambios en las dimensiones del aparato respiratorio con el crecimiento.
3. Efecto de la edad sobre el tamaño pulmonar.
4. Datos sobre la función pulmonar normal para los neonatos a término durante el período neonatal.
5. Prueba de Allen.
6. Procedimiento para obtener una muestra de sangre para gasometría capilar.
7. Valores normales de gasometría con sangre de cordón umbilical.
8. A. Valores de gasometría arterial en neonatos a término normales.
   B. Valores de gasometría arterial en neonatos prematuros normales.
9. Valores de referencia de la gasometría capilar en neonatos a término sanos.
10. Valores de gasometría con sangre de cordón umbilical y con sangre arterial según distintas edades durante el período neonatal.
    A. Tensión de oxígeno.
    B. Tensión de dióxido de carbono.
    C. pH.
    D. Exceso de base.
11. Tablas de conversión.
    A. mm Hg a kilopascales.
    B. Kilopascales a mm Hg.
12. Curvas de disociación de la hemoglobina y el oxígeno.
13. Nomograma de alineación de Siggaard-Andersen.
14. Tensión arterial sistólica, diastólica y media según el peso al nacer y la edad gestacional.
15. Tensión arterial sistólica y diastólica durante los primeros 5 días de vida.
16. Ficha de reanimación neonatal.
17. Tablas de conversión de FiO_2 efectiva para neonatos con cánula nasal.
18. Indicaciones y dosis neonatales para la administración de determinados fármacos cardiorrespiratorios.

APÉNDICE 1

Volúmenes pulmonares del neonato

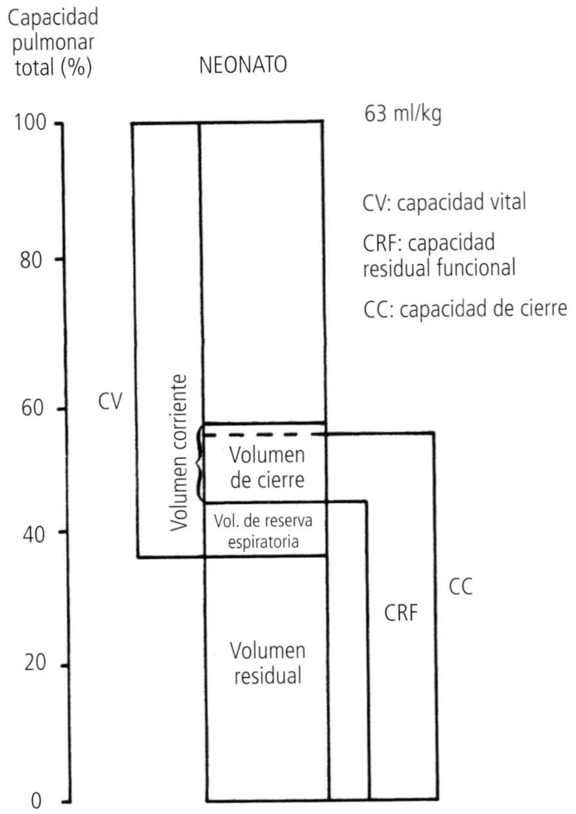

Volúmenes pulmonares del neonato. (Datos tomados de Smith CA, Nelson NM. *The Physiology of the Newborn Infant.* 4.ª edición. Springfield (Illinois): Charles C Thomas Publisher; 1976).

APÉNDICE 2

Cambios en las dimensiones del aparato respiratorio con el crecimiento*

	De 0 a 1 mes	Lactante
Diámetro del tórax (cm)		
- Transversal	10	14
- Anteroposterior	7,5	9
Tráquea, longitud (mm)	40/57	42/67
- Diámetro (mm)	4	5
- Área transversal (mm^2)	26	34
Bronquios fuentes		
- Diámetro mm	4	4
- Área transversal, derecho/ izquierdo (mm^2)	-	20/13
Bronquiolos, diámetro (mm)	0,3	0,4
- Área transversal (mm^2)	0,07	0,12
Bronquiolos terminales	0,2	0,3
- Diámetro (mm)	0,1	0,12
- Diámetro interno (mm)	0,03	0,07
- Área transversal		
Alvéolos, diámetro (mm)	0,05	0,06-0,07
- Área de superficie (m^2)	2,8	6,5
Longitud corporal (cm)	50	-
- Peso (kg)	3,4	-
- Área de superficie (m^2)	0,21	0,3
Peso pulmonar (g)	50	70
Espacio muerto (ml)	7-8	-

* Los valores están tomados de Engel S (datos de autopsia) y Fearon S, Whalen JS (sujetos vivos; autopsia/vivos).
(Datos tomados de Scarpelli EM (editor). *Pulmonary Physiology of the Fetus, Newborn, and Child.* Filadelfia: Lea & Febiger; 1975).

APÉNDICE 3

Efecto de la edad sobre el tamaño pulmonar*

Edad	Cant. de casos estudiados	Alvéolos (10^6)	Vías respiratorias (10^6)	Interfase aire-tejidos (m^2)	Área de superficie corporal (m^2)	Generaciones de vías respiratorias
Nacimiento	1	24	1,5	2,8	0,21	-
3 meses	3	77	2,5	7,2	0,29	21
7 meses	1	112	3,7	8,4	0,38	-
13 meses	1	129	4,5	12,2	0,45	22
22 meses	1	160	7,1	14,2	0,50	-
4 años	1	257	7,9	22,2	0,67	-
8 años	1	280	14,0	32,0	0,92	23
Adulto		296	14,0	75,0	1,90	23
Aumento aproximado, del nacimiento hasta la edad adulto	-	10 veces	10 veces	21 veces	9 veces	-

* Los valores están tomados de Dunnill MS. (Datos tomados de Thibeault DW, Gregory GA (editores). *Neonatal Pulmonary Care.* Menlo Park (California): Addison-Wesley Publishing Co.; 1979. pp. 217-36 y de Scarpelli EM (editor). *Pulmonary Physiology of the Fetus, Newborn, and Child.* Filadelfia: Lea & Febiger; 1975).

APÉNDICE 4

Datos sobre la actividad pulmonar normal para los neonatos a término durante el período neonatal

Medición	Cant. de neonatos estudiados	Media	Desviación estándar	Intervalo
Volumen corriente (ml/kg)	266	4,8	1,0	2,9-7,9
Frecuencia respiratoria (rpm)	266	50,9	13,1	25-104
Volumen minuto (ml/kg/min)	266	232	61,4	0,9-3,7
Distensibilidad dinámica (ml/cm H_2O/kg)	266	1,72	0,5	-
Resistencia pulmonar total (cm H_2O/l/s)	266	42,5	1,6	3,1-171
Trabajo respiratorio (cm)	266	11	7,4	1,1-52,6
Tiempo espiratorio	291	0,57	0,17	0,27-1,28
Tiempo inspiratorio	291	0,51	0,10	0,28-0,87
Tiempo transcurrido hasta el flujo espiratorio máximo/tiempo espiratorio total (s)	291	0,51	0,12	0,18-0,83
Distensibilidad estática (ml/cm H_2O/kg)	289	1,25	0,41	0,43-2,07
Resistencia del aparato respiratorio (cm H_2O/l/s)	299	63,4	16,6	34,9-153,3
Constante de tiempo del aparato respiratorio (s)	299	0,24	0,10	0,08-1,1
CRFplet (ml/kg)	271	29,8	6,2	14,5-15,6

CRFplet: capacidad residual funcional medida por pletismografía corporal. (Datos tomados de Milner *et al.* «Effects of smoking in pregnancy on neonatal lung function. *Arch Dis Child.* 1990;80:F8-F14. El volumen corriente y el volumen se midieron utilizando un neumotacógrafo Fleisch 00, y la presión intratorácica, con un balón esofágico de 4 cm. Los neonatos estaban en posición supina y dormidos. El espacio muerto se eliminó mediante una desviación parcial del flujo de gas.

APÉNDICE 5

Prueba de Allen

Apriete suavemente la mano para vaciarla parcialmente de sangre. Presione sobre las arterias cubital y radial. Luego, retire la presión de la mano y de la arteria cubital. Si toda la mano se pone roja y se llena de sangre, la arteria cubital es capaz de irrigar la mano, y la arteria radial puede punzarse o canularse de manera segura.

APÉNDICE 6

Procedimiento para obtener una muestra de sangre capilar para gasometría

Equipos necesarios:

- Tubo capilar (heparinizado) de 75 µl.
- Lanceta (3 mm).
- Esponja embebida en alcohol.
- Agitador metálico e imán.
- Cera selladora.

Procedimiento para obtener la muestra:

- Lávese las manos.
- Caliente el pie del neonato durante 3 minutos con agua a temperatura corporal o un poco más caliente. Utilice un termómetro. La temperatura del agua no debe superar los 39 °C (101 °F a 104 °F).
- Limpie el talón del neonato con la esponja embebida en alcohol.
- Punce el talón con la lanceta.
- Limpie la primera gota de sangre.
- Recolecte la sangre en un tubo de muestra al sostener el tubo debajo de la punción y dejar que la sangre fluya libremente hacia el tubo. No apriete el talón para llenar el tubo, ya que esto introduce suero y sangre venosa, lo que hace que la muestra sea imprecisa. No introduzca aire en el tubo.
- Sostenga la esponja embebida en alcohol contra el lugar de punción para detener la salida de sangre.
- Coloque un agitador metálico en el tubo.
- Deslice el imán a lo largo del tubo para mover el agitador y mezclar la sangre.
- Selle los extremos del tubo.
- Envíe la muestra al laboratorio para su análisis.

APÉNDICE 7

Valores normales de gasometría con sangre de cordón umbilical

	Intervalo normal en sangre venosa (media ± 2 DE)	Intervalo normal en sangre arterial (media ± 2 DE)
pH	7,25-7,45	7,18-7,38
PCO_2 (mm Hg)	26,8-49,2	32,2-65,8
(kPa)*	3,57-6,56	4,29-8,77
PO_2 (mm Hg)	17,2-40,8	5,6-30,8
(kPa)*	2,29-5,44	0,75-4,11
HCO_3^- (mmol/l)	15,8-24,2	17-27
DB[1]	0-8	0-8

DE: desviación estándar.
* 1 kPa = 7,50 mm Hg; 1 mm Hg = 1,33 kPa.
[1] DB: déficit de bases, calculado a partir de los datos.
(Datos tomados de Yeomans ER, Hauth JC, Gilstrap LC, Strickland DM. «Umbilical cord pH, P_{CO2}, and bicarbonate following uncomplicated term vaginal deliveries». *Am J Obstet Gynecol.* 1985;151:785-800).

APÉNDICE 8

Valores de gasometría arterial en neonatos a término normales*

		Vena umbilical (cordón)	Arteria umbilical (cordón)	5-10 min.	20 min.	30 min.	60 min.	5 h	24 h	2 días	3 días	4 días	5 días	6 días	7 días
pH	$\overline{X}$	7,320	7,242	7,207	7,263	7,297	7,332	7,339	7,369	7,365	7,364	7,370	7,371	7,369	7,371
	DE	0,055	0,059	0,051	0,040	0,044	0,031	0,028	0,032	0,028	0,027	0,027	0,031	0,023	0,026
PCO_2 (mm Hg)	$\overline{X}$	37,8	49,1	46,1	40,1	37,7	36,1	35,2	33,4	33,1	33,1	34,3	34,8	34,8	35,9
	DE	5,6	5,8	7,0	6,0	5,7	4,2	3,6	3,1	3,3	3,4	3,8	3,5	3,6	3,1
PO_2 (mm Hg)	$\overline{X}$	27,4	15,9	49,6	50,7	54,1	63,3	73,7	72,7	73,8	75,6	73,3	72,1	69,8	73,1
	DE	5,7	3,8	9,9	11,3	11,5	11,3	12,0	9,5	7,7	11,5	9,3	10,5	9,5	9,7
Bicarbonato estándar	$\overline{X}$	20,0	18,7	16,7	17,5	18,2	19,2	19,4	20,2	19,8	19,7	20,4	20,6	20,6	21,8
(mEq/l)	DE	1,4	1,8	1,6	1,3	1,5	1,2	1,2	1,3	1,4	1,4	1,7	1,7	1,9	1,3

DE: desviación estándar; $\overline{X}$: media de la muestra.
* Valores obtenidos de Koch y Wendel. La sangre se obtuvo mediante una vía colocada en la arteria umbilical. La $P O_2$ y la PCO_2 se midieron con electrodos de Clark y Severinghaus.
(Datos tomados de Bancalari E. «Pulmonary function testing and other diagnostic laboratory procedures». *J Peds.* 1987;110(3):448-56; Thibeault DW, Gregory GA (editores). *Neonatal Pulmonary Care.* Reading (Massachusetts): Addison-Wesley Publishing Co.; 1979:123, Tabla 7-4).

Valores de gasometría arterial en neonatos prematuros normales*

		3-5 h	6-12 h	13-24 h	25-48 h	3-4 días	5-10 días	11-40 días
pH	$\bar{X}$	7,329	7,425	7,464	7,434	7,425	7,378	7,425
	DE	0,038	0,072	0,064	0,054	0,044	0,043	0,033
PCO_2 (mm Hg)	$\bar{X}$	47,3	28,2	27,2	31,3	31,7	36,4	32,9
	DE	8,5	6,9	8,4	6,7	6,7	4,2	4,0
PO_2 (mm Hg)	$\bar{X}$	59,5	69,7	67,0	72,5	77,8	80,3	77,8
	DE	7,7	11,8	15,2	20,9	16,4	12,0	9,6
Exceso de bases (mEq/l)	$\bar{X}$	-3,7	-4,7	-3,0	-2,3	-2,9	-3,5	-2,1
	DE	1,5	3,1	3,3	3,0	2,3	2,3	2,2

DE: desviación estándar; $\bar{X}$: media de la muestra.
* Valores obtenidos de Koch y Wendel. La sangre se obtuvo mediante una vía colocada en la arteria umbilical. La PO_2 y la PCO_2 se midieron con electrodos de Clark y Severinghaus.
(Datos tomados de Bancalari E. «Pulmonary function testing and other diagnostic laboratory procedures». En: Thibeault DW, Gregory GA (editores). *Neonatal Pulmonary Care.* Reading (Massachusetts): Addison-Wesley Publishing Co.; 1979:123, Tabla 7-5).

APÉNDICE 9

Valores de referencia de la gasometría capilar en neonatos a término sanos

Variable	*n*	Media ± DE	Percentil 2,5	Percentil 97,5
pH	119	7,395 ± 0,037	7,312	7,473
P_{CO2} (mm Hg)	119	38,7 ± 5,1	28,5	48,7
P_{O2} (mm Hg)	119	45,3 ± 7,5	32,8	61,2
Lactato (mmol/l)	114	2,6 ± 0,7	1,4	4,1
Hemoglobina (g/dl)	122	20,4 ± 11,6	14,5	23,9
Glucosa (mg/dl)	122	69 ± 14	3,8	96
Cai (mmol/l)	118	1,21 ± 0,07	1,06	1,34

Las muestras se recolectaron a las 48 ± 12 horas de vida.
DE: desviación estándar; Cai: calcio ionizado.
(Datos tomados de Cousineau J, *et al.* «Neonate capillary blood gas reference values. *Clin Biochem.* 2005;38:906).

APÉNDICE 10

Valores de gasometría con sangre de cordón umbilical y con sangre arterial según distintas edades durante el período neonatal

Tensión de oxígeno

		VU	AU	5-10 min.	20 min.	30 min.	60 min.	5 h	24 h	2 días	3 días	4 días	5 días	6 días	7 días
P_{O2} (mm Hg)	$\overline{X}$	15,9	27,4	49,6	50,7	54,1	63,3	73,7	72,7	73,8	75,6	73,3	72,1	69,8	73,1
	DE	3,8	5,7	9,9	11,3	11,5	11,3	12,0	9,5	7,7	11,5	9,3	10,9	9,5	9,7
	Rango	7	15	33	31	31	38	55	54	62	56	60	56	55	57
		23	40	75	85	85	83	106	95	91	102	93	102	96	94

DE: desviación estándar; VU: vena umbilical; AU: arteria umbilical; $\overline{X}$: media de la muestra.
(Datos tomados de Koch G, Wendel H. «Adjustment of arterial blood gases and acid-base balance in the normal newborn infant during the first week of life. *Biol Neonat*. 1968;12:136-61).

Tensión de dióxido de carbono

		VU	AU	5-10 min.	20 min.	30 min.	60 min.	5 h	24 h	2 días	3 días	4 días	5 días	6 días	7 días
PCO_2 (mm Hg)	$\overline{X}$	49,1	37,8	46,1	40,1	37,7	36,1	35,2	33,4	33,1	33,1	34,3	34,8	34,8	35,9
	DE	5,8	5,6	7,0	6,0	5,7	4,2	3,6	3,1	3,3	3,4	3,8	3,5	3,6	3,1
	Rango	35	26	35	31	28	28	29	27	26	26	27	28	28	30
		60	52	65	58	54	45	45	40	43	40	43	41	42	42

DE: desviación estándar; VU: vena umbilical; AU: arteria umbilical; $\overline{X}$: media de la muestra.
(Datos tomados de Koch G, Wendel H. «Adjustment of arterial blood gases and acid-base balance in the normal newborn infant during the first week of life. *Biol Neonat.* 1968;12:136-61).

pH

		VU	AU	5-10 min.	20 min.	30 min.	60 min.	5 h	24 h	2 días	3 días	4 días	5 días	6 días	7 días
pH	$\overline{X}$	7,320	7,242	7,207	7,263	7,297	7,332	7,339	7,369	7,365	7,364	7,370	7,371	7,369	7,37
	DE	0,055	0,059	0,051	0,040	0,044	0,031	0,028	0,032	0,028	0,027	0,027	0,031	0,032	0,02
	Rango	7,178	7,111	7,091	7,180	7,206	7,261	7,256	7,290	7,314	7,304	7,320	7,296	7,321	7,32
		7,414	7,375	7,302	7,330	7,380	7,394	7,389	7,448	7,438	7,419	7,440	7,430	7,423	7,43

DE: desviación estándar; VU: vena umbilical; AU: arteria umbilical; $\overline{X}$: media de la muestra.
(Datos tomados de Koch G, Wendel H. «Adjustment of arterial blood gases and acid-base balance in the normal newborn infant during the first week of life. *Biol Neonat.* 1968;12:136-61).

Exceso de bases

		VU	VA	5-10 min.	20 min.	30 min.	60 min.	5 h	24 h	2 días	3 días	4 días	5 días	6 días	7 días
Exceso de base	$\overline{X}$	-5,5	-7,2	-9,8	-8,8	-7,8	-6,5	-6,3	-5,2	-5,8	-5,9	-5,0	-4,7	-4,7	-3,2
	DE	1,2	1,7	2,3	1,9	1,7	1,3	1,3	1,1	1,2	1,2	1,1	1,1	1,1	0,6

DE: desviación estándar; VU: vena umbilical; $\overline{X}$: media de la muestra.
(Datos tomados de Koch G, Wendel H. «Adjustment of arterial blood gases and acid-base balance in the normal newborn infant during the first week of life. *Biol Neonat.* 1968;12:136-61. Reproducida con permiso de Karger S, Basel AG).

APÉNDICE 11

Tablas de conversión

mm Hg a kilopascales

mm Hg	kPa
20	2,7
25	3,3
30	4,0
35	4,7
40	5,3
45	6,0
50	6,7
55	7,3
60	8,0
65	8,7
70	9,3
75	10,0
80	10,7
85	11,3
90	12,0
95	12,7
100	13,3
105	14,0
110	14,7
115	15,3
120	16,0
125	16,7
130	17,3
135	18,0

Kilopascales a mm Hg

kPa	mm Hg
2,5	19
3,0	22,5
3,5	26
4,0	30
4,5	34
5,0	37,5
5,5	41
6,0	45
6,5	49
7,0	52,5
7,5	56
8,0	60
8,5	64
9,0	67,5
9,5	71
10,0	75
10,5	79
11,0	82,5
12,0	90
12,5	94
13,0	97,5
13,5	101
14,0	105

APÉNDICE 12

Curvas de disociación de la hemoglobina y el oxígeno

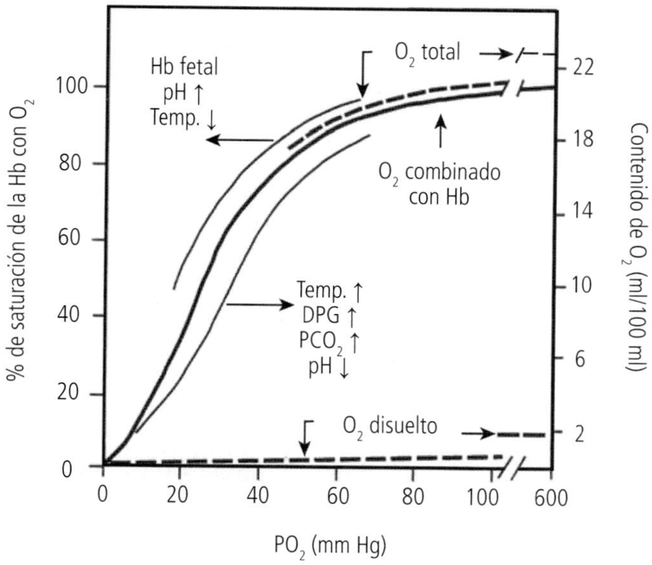

Hb: hemoglobina; DPG: ácido difosfoglicérico.
(Datos tomados de West JB. *Respiratory Physiology: the Essentials.* 2.ª edición. Baltimore: Williams & Wilkins; 1979:71-3).

La figura muestra la curva **no lineal** o en forma de S de la oxihemoglobina y la relación **lineal** (o en línea recta) del oxígeno disuelto (O_2) entre la saturación de O_2 (SaO_2) y la tensión de O_2 (PO_2). El contenido total de O_2 en sangre se muestra mediante la división en una porción combinada con la hemoglobina y una porción físicamente disuelta a distintos niveles de PO_2. También se muestran factores importantes que cambian la afinidad del O_2 por la hemoglobina y, por lo tanto, modifican la curva de disociación de la oxihemoglobina hacia la izquierda o hacia la derecha.

APÉNDICE 13

Nomograma de alineación de Siggaard-Andersen

Nomograma de alineación ácido-base: escalas de pH, PCO_2, exceso de bases de sangre entera de diferentes concentraciones de hemoglobina, bicarbonato en plasma y CO_2 total en plasma.

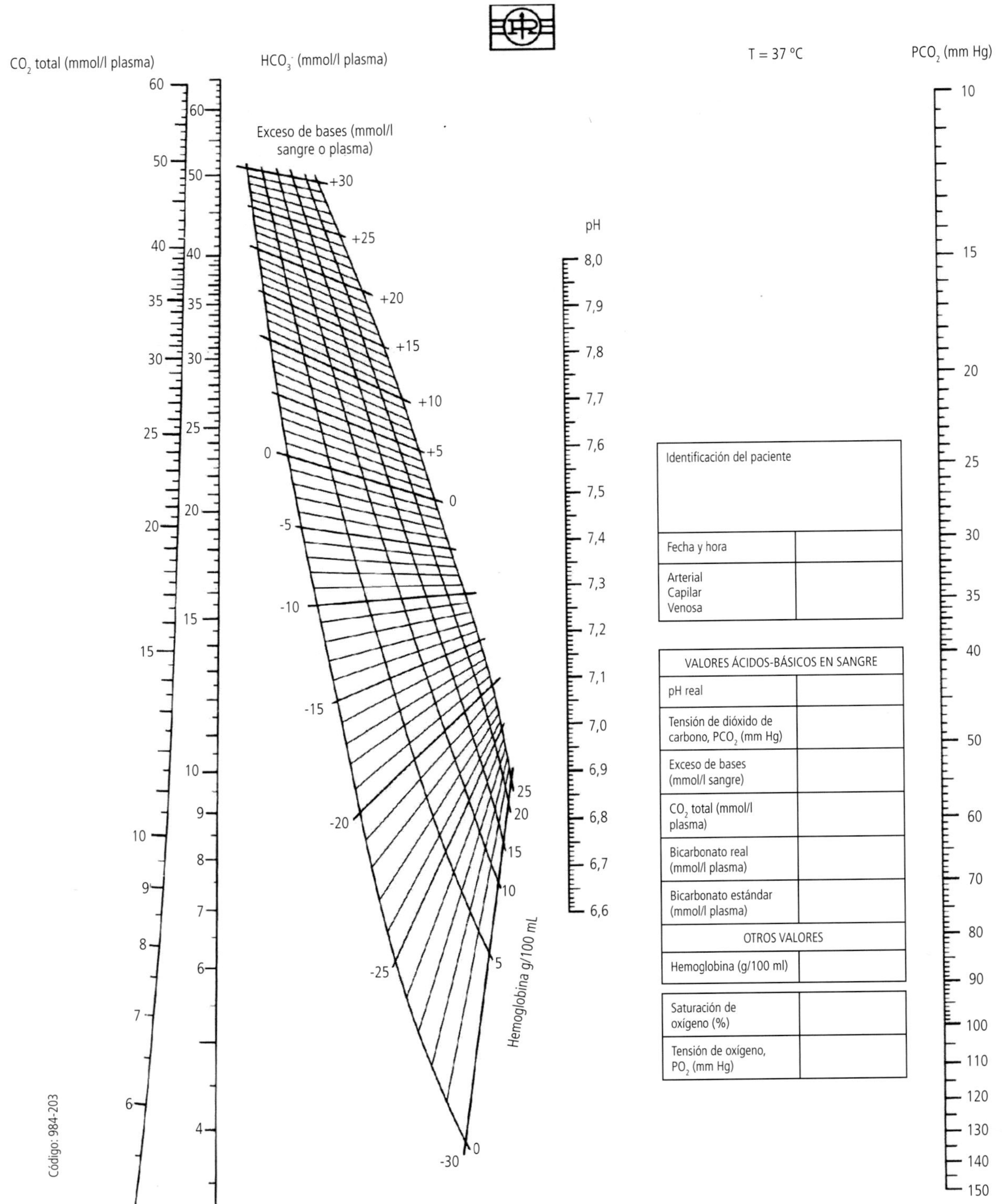

Referencia Siggaard Andersen, O Blood Acid-Base Alignment Normogram. Scand J Clin Lab Invest. 1963, RADIOMETER Reprint AS21

APÉNDICE 14

Tensión arterial sistólica, diastólica y media según el peso al nacer y la edad gestacional

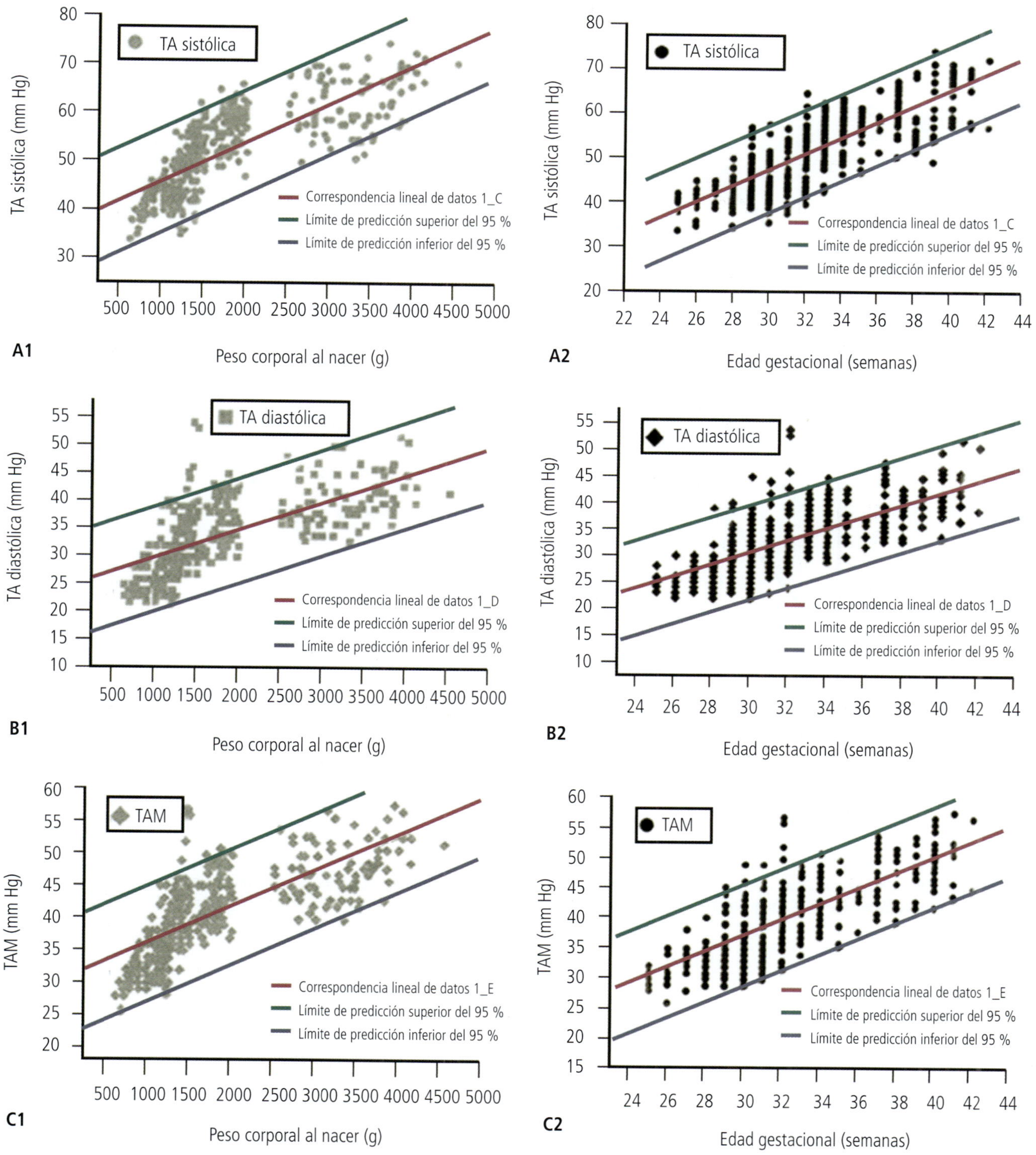

TA: tensión arterial; TAM: tensión arterial media.
(Datos tomados de Pejovic B, Peco-Antic A, Marinkoviv-Eri J. «Blood pressure in non-critically ill preterm and full-term neonates». *Pediatr Nephrol.* 2007;22:249-57).

APÉNDICE 15

Tensión arterial sistólica y diastólica durante los primeros 5 días de vida

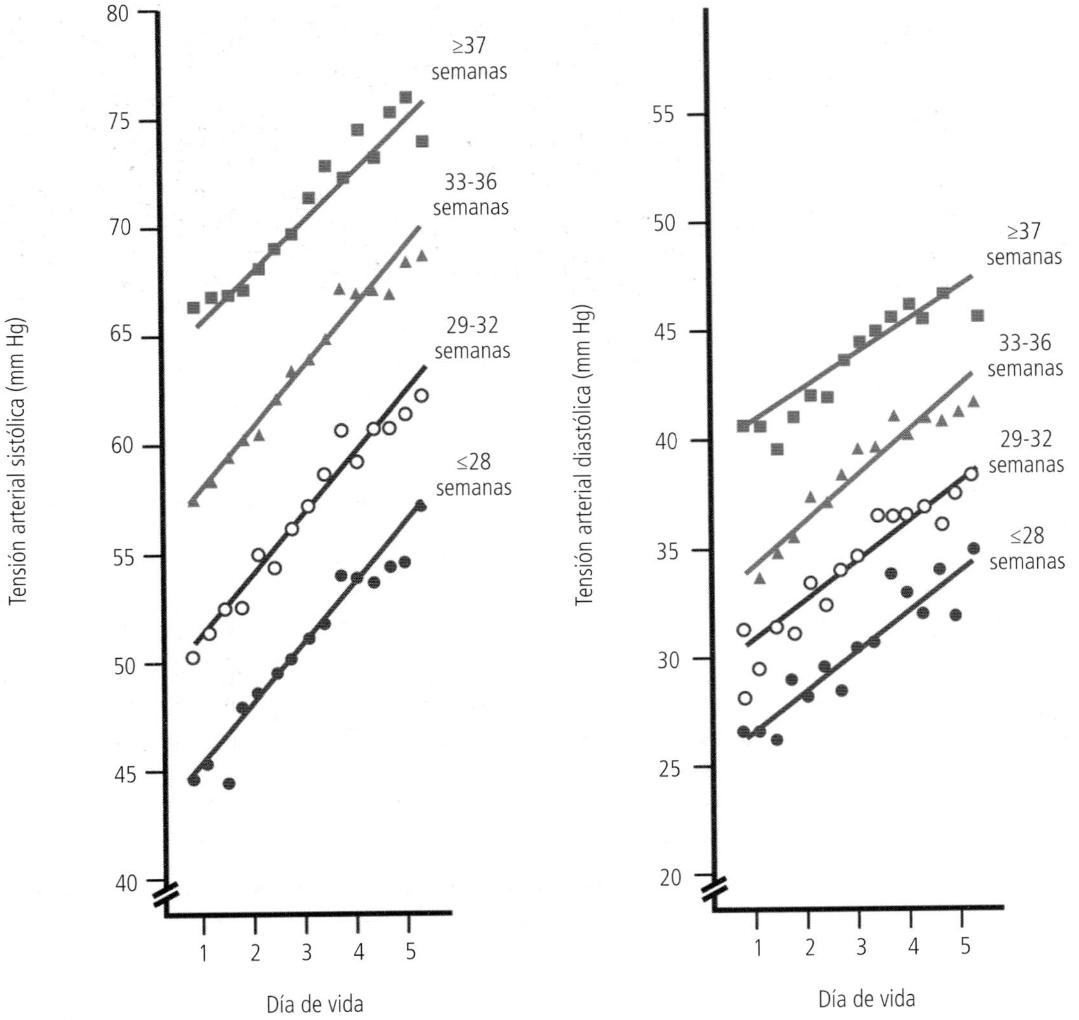

(Zubrow AB, Hulman S, Kushner H, *et al.* «Determinants of blood pressure in infants admitted to neonatal intensive care units: a prospective multicenter study. Philadelphia Neonatal Blood Pressure Study Group». *J Perinatol.* 1995;15:470).

APÉNDICE 16

Ficha de reanimación neonatal

Nombre del paciente ____________________ Fecha ____________

Peso aprox. ____________ gramos Sexo ________ Edad gestacional aprox. ____________

Momento del nacimiento ______ AM/PM

Hora de inicio de la reanimación:

Hora de finalización de la reanimación:

Antecedentes perinatales

Min.	Frecuencia cardíaca	Tono muscular	Irritabilidad refleja	Color	Esfuerzo respiratorio	Total
A 1						
P 5						
G 10						
A 15						
R 20						
S 25						

Líquido amniótico: ❑ Transparente ❑ Impregnado con meconio

INTERVENCIONES	INICIO	FIN	REALIZADA POR	
CVU o CAU				Tamaño CAU/CVU: 3,5 5 8
Intubación				Tamaño TET: 2,5 3,0 3,5 4,0
Intubación c/ ventilación				
Solo intubación/succión				
Compresiones cardíacas				
Ventilación con presión positiva				
Oxígeno de flujo libre a ______ l/min				
Succión				
Tubo O/G: ❑ Sí ❑ No				

FÁRMACOS	HORA/ADM	HORA/ADM	VÍA
Epinefrina 1:10 000 0,1 - 0,3 ml/kg			
Expansor de volemia: albúmina al 5 % 10 ml/kg Solución fisiológica Ringer lactato			
Bicarbonato de sodio 0,5 mEq/ml 2 mEq/kg (solución al 4,2 %)			
Hidrocloruro de naloxona 0,4 mg/ml o 0,1 mg/kg 1,0 mg/ml			
Hemoderivados			
Otros			

SOLUCIONES DE LAVADO

______ Solución fisiológica + 1 unidad de heparina/ml

______ 1/2 solución fisiológica + 1 unidad de heparina/ml

______ Otras

SOLUCIÓN IV DE BASE

______ Solución glucosada al 5 %

______ Solución glucosada al 10 %

ANÁLISIS CLÍNICOS

______ Glucosa

Estado al final de la reanimación: ❑ Bueno ❑ Regular ❑ Reservado ❑ Fallecido

Transferido a: ❑ Neonatología ❑ UCIN

Comentarios: ❑ Neonatología ❑ UCIN

Firmas del personal de reanimación:

Médico ____________

Enfermero especialista ____________

Enfermero ____________

Enfermero certificante ____________

Terapeuta respiratorio ____________

APÉNDICE 17

Tablas de conversión de FiO_2 efectiva para neonatos con cánula nasal

1. Las siguientes tablas se basan en las utilizadas en los ensayos STOP-ROP*. Los datos se derivaron de las ecuaciones 3 y 4 del artículo de Benaron y Benitz, «Maximizing the stability of oxygen delivered by nasal cannula» (*Arch Pediatr Adolesc Med*. 1994;148:294-300).
2. Estas tablas incluyen las suposiciones realizadas por Benaron y Benitz (respecto de que el flujo nasal es constante durante todo el ciclo inspiratorio y de que las vías respiratorias superiores no actúan como reservorio) más las siguientes suposiciones realizadas por los investigadores del STOP-ROP: el tiempo inspiratorio es de 0,3 segundos; el volumen corriente es de 5 ml/kg y la inspiración es completamente nasal o el flujo de la cánula es lo suficientemente bajo como para que, con cada inspiración, el neonato exhale por completo desde la cánula.
3. Ejemplo: ¿cuál será la FIO_2 eficaz en un neonato de 2 kg con cánula nasal a 100 % de O_2 a un flujo de 0,15 l/minuto ?

Respuesta: utilice 2,0 y 0,15 l/min de la **Tabla A-1** para obtener un factor de 8. Luego, utilice la **Tabla A-2** y el factor del oxígeno al 8 % y al 100 % para obtener una FiO_2 eficaz del 27 %. Por lo tanto, la concentración de oxígeno eficaz es menor del 30 %, y el neonato puede someterse a una evaluación fisiológica.

Tabla A-1. Factor como una función del flujo y el peso*, [1].

Flujo (l/min)	Flujo (l/min)	Peso (kg)								
		0,7	1,0	1,25	1,5	2	2,5	3	3,5	4
0,01		1	1	1	1	1	0	0	0	0
0,03	1/32	4	3	2	2	2	1	1	1	1
0,06	1/16	9	6	5	4	3	2	2	2	2
0,125	1/8	18	12	10	8	6	4	4	4	4
0,15		21	15	12	10	8	6	5	4	4
0,25	1/4	36	52	20	17	13	10	8	7	6
0,5	1/2	71	50	40	33	25	20	17	14	13
0,75	3/4	100	75	60	50	38	30	25	21	19
1,0	1,0	100	100	80	67	50	40	33	29	25
1,25		100	100	100	83	63	50	42	36	31
1,5		100	100	100	100	75	60	50	43	38
2,0		100	100	100	100	100	80	67	57	50

* Factor = 100 x min (1 U min/kg) (véase la **Tabla A-2**).
[1] Nota: si los valores exactos de su paciente no están incluidos en la tabla, redondee hacia arriba o hacia abajo para hallar el valor más cercano al de su paciente. Si el valor está exactamente entre la mitad de dos valores, redondee.

*STOP-ROP (Grupo multicéntrico de estudio). «Suplemento de oxígeno con límite en la retinopatía del prematuro. Ensayo aleatorizado controlado. I: resultados primarios». *Pediatrics*, 2000. 105:295-310.

Tabla A-2. FiO_2 eficaz (x 100) como una función del factor y la concentración*.

	Concentración (%)						
Factor	21	22	25	30	40	50	100
0	21	21	21	21	21	21	21
1	21	21	21	21	21	21	22
2	21	21	21	21	21	22	23
3	21	21	21	21	22	22	23
4	21	21	21	21	22	22	24
5	21	21	21	21	22	22	25
6	21	21	21	22	22	23	26
7	21	21	21	22	22	23	27
8	21	21	21	22	23	23	27
9	21	21	21	22	23	24	28
10	21	21	21	22	23	24	29
11	21	21	21	22	23	24	30
12	21	21	21	22	23	24	30
13	21	21	22	22	23	25	31
14	21	21	22	22	24	25	32
15	21	21	22	22	23	25	33
17	21	21	22	23	24	26	34
18	21	21	22	23	24	26	35
19	21	21	22	23	25	27	36
20	21	21	22	23	25	27	37
21	21	21	22	23	25	27	38
22	21	21	22	23	25	27	36
23	21	21	22	23	25	28	39
25	21	21	22	23	25	28	41
27	21	21	22	23	25	29	42
28	21	21	22	24	26	29	43
29	21	21	22	24	27	29	44
30	21	21	22	24	27	30	45
31	21	21	22	24	27	31	47
33	21	21	22	24	27	31	47
36	21	21	22	24	28	31	49
38	21	21	23	24	28	32	51
40	21	21	23	25	29	33	53
42	21	21	23	25	29	33	53
43	21	21	23	25	29	33	55
44	21	21	23	25	29	34	56
50	21	21	23	25	30	35	60
55	21	21	23	26	31	37	64
57	21	22	23	26	32	38	66
60	21	22	23	26	32	38	68
63	21	22	24	27	33	39	71
67	21	22	24	27	34	40	74
71	21	22	24	27	34	42	77
75	21	22	24	28	35	43	80
80	21	22	24	28	36	44	84
83	21	22	24	28	37	45	87
86	21	22	24	29	37	46	89
100	21	22	25	30	40	50	100

* La zona sombreada significa FiO_2 >3,0 (es decir, concentración de O_2 >30%).

APÉNDICE 18

Indicaciones y dosis neonatales para la administración de determinados fármacos cardiorrespiratorios

Farmacopea cardiorrespiratoria para el período neonatal

Las pautas posológicas y los comentarios acerca de estos fármacos se basan en la experiencia, en el consenso entre neonatólogos y en las evidencias limitadas disponibles a partir de estudios realizados en neonatos. Generalmente, se aceptan otros estilos de tratamiento y pueden ser mejores que los que se mencionan aquí.

Vías de administración

- ET: endotraqueal.
- IM: intramuscular.
- IT: intratecal o intratraqueal.
- IV: intravenosa.
- PO: vía oral.
- PR: vía rectal.
- SC: subcutánea.

(Datos tomados de Young TE, Mangum B. Neofax. 27.ª edición. Montvale (Nueva Jersey): Thomas Reuters; 2014 y McClary J. Drug Dosing Table. Care of the High Risk Neonate. 6.ª edición. Fanaroff AA, Fanaroff JM (editores); 2013).

Fármaco	Vía y dosis	Contraindicaciones y precauciones
Acetazolamida	IV, PO: 5 mg/kg/dosis c/ 6-8 h; aumentar según sea necesario a 25 mg/kg/dosis (*temporariamente eficaz*), dosis máxima: 55 mg/kg/día.	Acidosis metabólica hiperclorémica, hipopotasemia, somnolencia, parestesias.
Adenosina	Inicial: 50 µg/kg/dosis IV lo más rápido posible (1-2 s) seguida por un lavado de la vía con solución fisiológica. Aumentar la dosis en 50 µg/kg/dosis IV y repetir cada 1-2 min si no hay respuesta ni bloqueo AV.	Está contraindicada en pacientes con trasplantes cardíacos; se necesitan dosis mayores en pacientes que reciben metilxantinas; el antídoto en la bradicardia grave es la aminofilina 5-6 mg/kg durante 5 min.
Albúmina, 5 %	IV: 0,5-1 g/kg lentamente.	Hipervolemia, insuficiencia cardíaca; controlar la tensión arterial.
Albuterol	Aerosol: 0,5-1 mg/dosis c/ 2-6 h. PO: 0,1-0,3 mg/kg/dosis c/ 6-8 h.	Taquicardia, arritmias, temblores, irritabilidad.
Aminofilina	Véase teofilina.	Véase teofilina.
Amiodarona	Dosis de carga: 5 mg/kg IV durante 30-60 min, preferentemente por catéter venoso central. Mantenimiento: - Infusión: 7-15 µg/kg/min. - PO: 5-10 mg/kg/dosis c/ 12 h.	Flebitis, hipotensión, bradicardia, elevaciones de las enzimas hepáticas, aumento y disminución de la actividad tiroidea, fotosensibilidad, neuritis óptica, fibrosis pulmonar en los adultos.
Amrinona	Inicial: 0,75 mg/kg durante 2-3 min. Mantenimiento: 3-5 µg/kg/min.	Control equilibrio hidroelectrolítico, función renal.
Atropina	IV, IM, ET, SC: 0,01-0,03 mg/kg/dosis, repetir c/ 10-15 min si fuera necesario; dosis máx. total: 0,04 mg/kg.	Bradicardia.
Beractante (Survanta)	IT: *para profilaxis,* administrar 4 ml/kg lo más pronto posible; puede repetirse en intervalos de 6 h hasta un máximo de 4 dosis en 48 horas. IT: *para rescate,* administrar 4 ml/kg tan pronto como se diagnostique el síndrome de dificultad respiratoria; puede repetirse en intervalos de 6 h hasta un máximo de 4 dosis en 48 h. Observe si mejora la distensibilidad o si se obstruye el tubo endotraqueal.	Pueden administrarse dosis adicionales si el neonato aún presenta dificultad respiratoria y necesita una FiO_2 >30 % para mantener una PA_{O2} >50 mm Hg. Administrar cada dosis en forma de 4 dosis de 1 ml/kg cada una durante 2-3 segundos y girando al neonato a otra posición después de cada dosis.
Bumetanida	IV, PO: 0,005-0,05 mg/kg/dosis c/ 6-12 h.	Es un diurético del asa que también actúa sobre el túbulo proximal; es 40 veces más potente que la furosemida; tiene menes ototoxicidad que la furosemida; hipopotasemia, hiponatremia, alcalosis metabólica.

Fármaco	Vía y dosis	Contraindicaciones y precauciones
Citrato de cafeína (Cafcit)	PO, IV: dosis de carga: 20-25 mg/kg; dosis de mantenimiento: 5-10 mg/kg/dosis c/ 24 h.	Nerviosismo, emesis, taquicardia; concentración plasmática terapéutica 5-25 µg/ml de base libre.
Cloruro de calcio al 10 % (27 mg de Ca^{2+} elemental/ml)	IV: 0,2 ml (9 mg Ca^{2+})/kg/dosis contra la hipocalcemia aguda; repetir c/ 10 min.	Bradicardia si se inyecta demasiado rápido; necrosis debido a fuga extravascular.
Gluconato de calcio al 10 % (9,3 mg de Ca^{2+} elemental/ ml)	IV: 1 ml (9 mg Ca^{2+})/kg/dosis contra la hipocalcemia aguda; repetir c/ 10 min. PO: 3-9 ml/kg/día en 2-4 dosis divididas (28-84 mg Ca^{2+}/kg/día) para uso crónico.	Bradicardia si se inyecta demasiado rápido; necrosis debido a fuga extravascular.
Calfactante (Infasurf)	Inicial: IT: 3 ml/kg divididos en 2 alícuotas repetidas hasta tres veces c/ 12 h.	No agitar ni filtrar; ventilar durante al menos 30 segundos después de la dosis hasta que el neonato esté estable; administrar a temperatura ambiente.
Captopril	PO: 0,01-0,05 mg/kg/dosis c/ 6-24 h; aumentar la dosis hasta 0,5 mg/kg/dosis para controlar la tensión arterial.	Las dosis iniciales elevadas pueden provocar hipotensión e insuficiencia renal.
Clorotiazida	PO: 5-15 mg/kg/dosis c/ 12-24 h.	Hipopotasemia; hiponatremia disminuye la excreción del calcio; hiperglucemia.
Ácido cítrico/ citrato de sodio	La dosis depende del grado de acidosis metabólica; cada mililitro equivale a 1 mEq de HCO_3 y contiene 1 mEq de sodio.	Aporta sodio y potasio, y debe usarse con precaución en casos de disfunción renal, hiperpotasemia o hipernatremia.
Dexametasona	IM, IV: en *la displasia broncopulmonar,* administrar 0,25 mg/kg/ dosis c/ 8-12 h durante 3-7 días; en *la enfermedad pulmonar grave,* administrar 0,05-0,25 mg/kg/dosis c/ 12 h IV o PO durante 3-7 días.	Retraso en el crecimiento del cráneo y retraso en el desarrollo asociado con el tratamiento tan solo durante 3 días; sopesar el riesgo y el beneficio.
Diazepam	PO, IV, IM: *como sedante,* administrar 0,02-0,3 mg/ kg/dosis c/ 6-8 h; *contra las convulsiones,* administrar 0,1-0,2 mg/kg/dosis lentamente por vía IV.	La inyección diluida puede precipitarse; la absorción IM es deficiente; depresión respiratoria, hipotensión.
Digoxina	IV: digitalización aguda. **Prematuros** — **Dosis de carga** <1,5 kg — 10-20 µg/kg 1,5-2,5 kg — 20 µg/kg Neonatos a término — 20 µg/kg Lactantes (1-12 meses) — 35 µg/kg Dosis de mantenimiento: 1/8 de la dosis de carga c/ 12 h. Comenzar 12 h después de la última dosis de digitalización.	El riesgo de arritmias aumenta durante la digitalización; la formulación IV es dos veces más concentrada que la oral; defectos en la conducción, emesis, arritmias ventriculares.
Dobutamina	IV: 2-20 µg/kg/min mediante infusión continua y aumentar gradualmente hasta lograr el efecto deseado.	Taquicardia, hipotensión
Dopamina	IV: 2-20 µg/kg/min mediante infusión continua y aumentar gradualmente hasta lograr el efecto deseado.	La extravasación puede llevar a necrosis (la fentolamina es el antídoto); las dosis elevadas pueden vasocontraer las arterias renales, pero la dosis para que se produzca este efecto es incierta en los neonatos.
Enalapril (PO), enalaprilat (IV)	Enalaprilat IV: en *la hipertensión,* administrar 5-10 µg/kg/dosis cada 8-24 h. Enalapril PO en *la ICC,* administrar 0,1 mg/kg/día todos los días hasta un máximo de 0,5 mg/kg/día.	Disminuir la dosis en caso de insuficiencia renal; puede ocurrir hipotensión grave, en especial con disminución de la volemia debido al tratamiento con diuréticos.
Epinefrina	*Reanimación:* IV: 1:10 000: administrar 0,01-0,03 mg/kg (0,1-0,3 ml/kg) c/ 3-5 min.; 0,1 mg/kg ET si la vía IV no es una opción. *Hipotensión:* 0,01-0,1 µg/kg/min mediante infusión continua y aumentar gradualmente la dosis hasta lograr el efecto deseado.	Taquicardia, arritmia.
Fentanilo	IV, IM: 1-2 µg/kg/dosis c/ 4-6 h según sea necesario; aumentar según sea necesario.	Tiene entre 50 y 100 veces más potencia que la morfina; puede ocurrir rigidez muscular («síndrome del hombre rígido») con infusiones rápidas; tratar con relajantes musculares.
Furosemida	IM, IV: 0,5-2 mg/kg/dosis c/ 12-24 h. PO: 1-2 mg/kg/dosis c/ 12-24 h. Biodisponibilidad disminuida debido a *cor pulmonar,* podría requerir dosis más elevadas.	Hipopotasemia, hiponatremia, hipocloremia; vida media prolongada en los neonatos prematuros.

Fármaco	Vía y dosis	Contraindicaciones y precauciones
Hidralazina	PO, IM, IV: 0,1-0,5 mg/kg c/ 6 h; aumentar según sea necesario en incrementos de 0,1 mg/kg hasta 4 mg/kg/día.	Taquicardia, reacciones similares al lupus.
Hidroclorotiazida	PO: 2,0-4,0 mg/kg/día c/ 12 h.	Hipercalcemia, hipopotasemia, hiperglucemia.
Hidrocortisona	Hipotensión refractaria a los presores, administrar 1 mg/kg/dosis IV; insuficiencia suprarrenal aguda, administrar 0,25 mg/kg/dosis c/ 6 h IV; sustitución fisiológica, administrar 0,3 mg/kg/día IM.	El tratamiento de más de 7-10 días requiere una disminución gradual de la dosis para evitar insuficiencia suprarrenal; inmunosupresión, hiperglucemia, retraso del crecimiento, leucocitosis, irritación gástrica.
Lisinato de ibuprofeno	Dosis inicial: 10 mg/kg; segunda y tercera dosis: 5 mg/kg. Administrar por vía IV durante 15 min en intervalos de 24 h. Evitar en pacientes con malformaciones cardíacas dependientes del conducto.	Perforación digestiva; insuficiencia renal. Utilizar con precaución en pacientes con hemorragia activa o disfunción renal o hepática.
Indometacina	PO, IV: 0,1-0,2 mg/kg/dosis c/ 12-24 h durante 2-7 días; 0,25 mg/kg/dosis, >7 días.	Disfunción renal transitoria, agregación plaquetaria disminuida; infundir durante un mínimo de 30-60 minutos para minimizar la disminución de la perfusión en el SNC y mesentérica; evitar en pacientes con malformaciones cardíacas dependientes del conducto.
Isoproterenol	IV: 0,05-0,5 μg/kg/min mediante infusión.	Arritmias, vasodilatación sistémica, taquicardia, hipotensión, hipoglucemia.
Lidocaína	IV: 1 mg/kg infundido durante 5-10 min; puede repetirse c/ 10 min cinco veces, según sea necesario; dosis de infusión: 10-50 μg/kg/min o 1 mg/kg/h.	Resulta útil controlar la concentración sanguínea (el rango terapéutico es de 1-5 μg/ml de plasma); diluir para administración ET.
Lorazepam	IV: 0,05-0,1 mg/kg infundidos durante 2-5 min.	Datos limitados en neonatos; las preparaciones pueden contener alcohol bencílico; diluir.
Sulfato de magnesio	IM, IV: 25-50 mg/kg c/ 4-6 h en 3-4 dosis según sea necesario; utilizar una solución IM al 50 %; solución IV al 1 %.	Hipotensión, depresión del SNC; controlar la concentración sérica; el gluconato de calcio debe estar disponible como antídoto.
Metildopa	IV, PO: 2-3 mg/kg c/ 6-8 h; aumentar según sea necesario en intervalos de 2 días; la dosis máxima es de 12-15 mg/kg/dosis.	Sedación, fiebre, falso positivo en la prueba de Coombs, hemólisis; la interrupción repentina de la metildopa puede provocar hipertensión de rebote.
Metilprednisolona	IV, IM: 0,1-0,4 mg/kg/dosis, c/ 6 h.	Se prefiere la hidrocortisona para la sustitución fisiológica.
Metoclopramida	PO, IV: 0,1-0,2 mg/kg/dosis c/ 6-8 h o antes de cada alimentación. Eficacia contra la ERGE observada a >6 meses.	Reacciones distónicas, irritabilidad, diarrea, disminución de la tasa de filtración glomerular en los adultos.
Midazolam	IV, IM, intranasal: 0,07-0,20 mg/kg/dosis c/ 2-4 h según sea necesario para sedación; dosis para infusión: <33 semanas, 30 μg/kg/h; >33 semanas 60 μg/kg/h. La infusión rápida (<10 min) puede provocar movimientos tónico-clónicos.	Experiencia limitada en neonatos; depresión respiratoria, apnea.
Sulfato de morfina	IV, IM, SC: 0,05-0,1 mg/kg/dosis c/ 2-6 h según sea necesario; 0,1-0,2 mg/kg/dosis PO c/ 3-6 h.	Depresión respiratoria reversible con naloxona; urticaria local debido a la liberación de histamina.
Naloxona	IV, IM, SC: 0,1 mg/kg/dosis; puede repetirse según sea necesario; el mínimo de administración en sala de partos es de 0,5 mg para los neonatos a término.	El inicio de la acción puede demorarse más de 15 minutos tras la administración IM o SC; los efectos de los opiáceos pueden durar más que el antagonismo de la naloxona; diluir para administrar por vía ET.
Neostigmina	IV: *prueba para diagnóstico de la miastenia grave*: 0,02 mg/kg. IM: *prueba para diagnóstico de la miastenia grave*: 0,04 mg/kg. PO: *tratamiento de la miastenia grave*: 0,33 mg/kg/día c/ 3-6 h.	Crisis colinérgica; se recomienda pretratamiento con atropina.
Nitroprusiato	IV: comenzar con una dosis de 0,25 μg/kg/min y variar según sea necesario hasta 8 μg/kg/min para controlar la tensión arterial.	Es posible una hipotensión profunda; requiere vía arterial para monitorear la tensión arterial; intoxicación por tiocianato con el uso a largo plazo o insuficiencia renal.
Omeprazol	PO: 0,5-1,5 mg/kg/dosis/día.	Hipergastrinemia; diarrea; controlar el pH gástrico.
Pancuronio	IV: 0,03-0,1 mg/kg/dosis c/ 1-4 h según sea necesario; ajustar según la edad y el efecto deseado.	Asegurarse de que la oxigenación y la ventilación sean adecuadas; taquicardia, bradicardia, hipotensión, hipertensión; el efecto se potencia debido a acidosis, hipotermia, enfermedades neuromusculares, antibióticos aminoglucósidos.

Fármaco	Vía y dosis	Contraindicaciones y precauciones
Fentolamina	SC: diluir a 0,5 mg/ml, inyectar 0,2 ml en cinco lugares alrededor de la zona de máxima infiltración de fármacos α adrenérgicos; dosis total: 2,5 mg. No tratar la hipotensión con epinefrina, ya que podría empeorar debido al bloqueo α-adrenérgico.	Hipotensión notable, taquicardia, arritmia.
Plasma fresco congelado	IV: 10 ml/kg; repetir según sea necesario.	Hipervolemia; riesgo de infección viral.
Poractante alfa (Curosurf)	IT: 2,5 ml/kg/dosis divididos en 2 alícuotas, seguidos de 1,25 ml/kg/dosis c/ 12 h hasta 2 dosis adicionales en caso de ser necesario.	No filtrar ni agitar; succionar previo a la administración; administrar en 2-4 alícuotas rotando al neonato para mejorar la distribución dentro de los pulmones; ventilar durante al menos 30 segundos después de la dosis hasta que el neonato esté estable.
Prednisona	PO: 0,5-2 mg/kg/día c/ 6 h.	
Procainamida	IV: 1,5-2,5 mg/kg infundidos durante 10-30 min; puede repetirse en 30 minutos si es necesario; infusión: 20-60 µg/kg/min. Controlar la concentración en sangre (rango terapéutico: procainamida, 3-10 µg/ml; N-acetilprocainamida, 10-20 µg/ml).	Asistolia, depresión miocárdica, anorexia, vómitos, náuseas.
Propranolol	IV: 0,01 mg/kg de dosis inicial y 0,01-0,15 mg/kg infundidos durante 10 min; puede repetirse en 10 minutos y, luego, c/ 6-8 h hasta un máximo de 0,15 mg/kg/dosis.	Está relativamente contraindicado en insuficiencia cardíaca congestiva con bajo gasto cardíaco y en pacientes con broncoespasmo.
Prostaglandina E1, alprostadil	IV: 0,03-0,1 µg/kg/min; generalmente, puede reducirse la dosis a la mitad tras una respuesta inicial; la infusión intraarterial no ofrece ninguna ventaja.	Apnea, convulsiones, fiebre, coagulación intravascular diseminada, diarrea, vasodilatación cutánea, disminución de la agregación plaquetaria, proliferación de hueso cortical durante la infusión prolongada.
Gluconato de quinidina	PO, IM: 2-10 mg/kg/dosis c/ 2-6 h hasta lograr el efecto deseado o hasta que se produzca toxicidad. No se recomienda la vía IV en los neonatos (la dosis es específica para la presentación en solución salina).	Controlar con electrocardiograma antes de cada dosis; interrumpir si el intervalo QRS aumenta un 50 % o más. Mantener la concentración en 2-6 µg/ml; náuseas, vómitos, diarrea, fiebre, bloqueo auriculoventricular.
Bicarbonato de sodio (0,5 mEq/ml)	IV: 1-2 mEq/kg/dosis infundidos lentamente solo si el neonato está correctamente ventilado.	La hemólisis intravascular puede asociarse con la infusión rápida.
Sulfonato de poliestireno de sodio (Kayexalate)	PO, PR: 1 g/kg; aproximadamente c/ 6 h.	Generalmente, se administra en forma de solución con sorbitol al 20 % para evitar la obstrucción intestinal; la solución con sorbitol al 20 % puede dañar la mucosa intestinal de los neonatos de muy bajo peso al nacer; puede disminuir el calcio o el magnesio séricos.
Espironolactona	PO: 1-3 mg/kg/día c/ 8-12 h.	Está contraindicada en casos de hiperpotasemia; inicio de la acción demorado; somnolencia; náuseas; vómitos; diarrea; efectos androgénicos en las mujeres; ginecomastia en los hombres.
Teofilina	PO, IV: dosis de carga 5-6 mg/kg; dosis de mantenimiento 1-2,5 mg/kg/dosis c/ 6-12 h; dosis de aminofilina (IV) = teofilina (IV) x 1,25.	Se indica control de la tensión arterial (rango terapéutico: *apnea*, 7-12 µg/ml; *broncoespasmo*, 10-20 µg/ml); taquicardia a 15-20 µg/ml, convulsiones a >40 g/ml; evitar la administración rectal debido a que la absorción es variable, la depuración se ve disminuida por la asfixia y la prematurez; taquicardia.
Vecuronio	IV: 0,08-0,1 mg/kg/dosis; repetir según sea necesario a 0,03-0,15 mg/kg/dosis c/ 1-2 h; ajustar hasta lograr el efecto deseado.	El bloqueo neuromuscular se ve potenciado por los bloqueantes de los canales de calcio, como el verapamilo y los antibióticos aminoglucósidos.
Verapamilo	IV: 0,1-0,2 mg/kg infundidos durante 2 min; si la respuesta es inadecuada, repetir en 30 min. PO: 2-5 mg/kg/día en 3 dosis divididas.	Controlar con electrocardiograma durante la infusión; bradicardia, bloqueo auriculoventricular, asistolia; está contraindicado en pacientes con bloqueo auriculoventricular de segundo o tercer grado durante el tratamiento con bloqueantes β.

ICC: insuficiencia cardíaca congestiva; SNC: sistema nervioso central; ERGE: enfermedad por reflujo gastroesofágico.

APÉNDICE 19*

Alveolar-Arterial Oxygen Gradient (Gradiente de oxígeno alveoloarterial)

Nombre de la aplicación: ***Alveolar-Arterial Oxygen Gradient*** (Gradiente de oxígeno alveoloarterial)

Cómo descargar la aplicación:

- iPhone: ingrese en la *app store*, busque *Alveolar-Arterial Oxygen Gradient*, busque el icono y tóquelo para descargar.
- Android: ingrese en la *play store*, busque *Alveolar-Arterial Oxygen Gradient*, busque el icono y tóquelo para descargar.

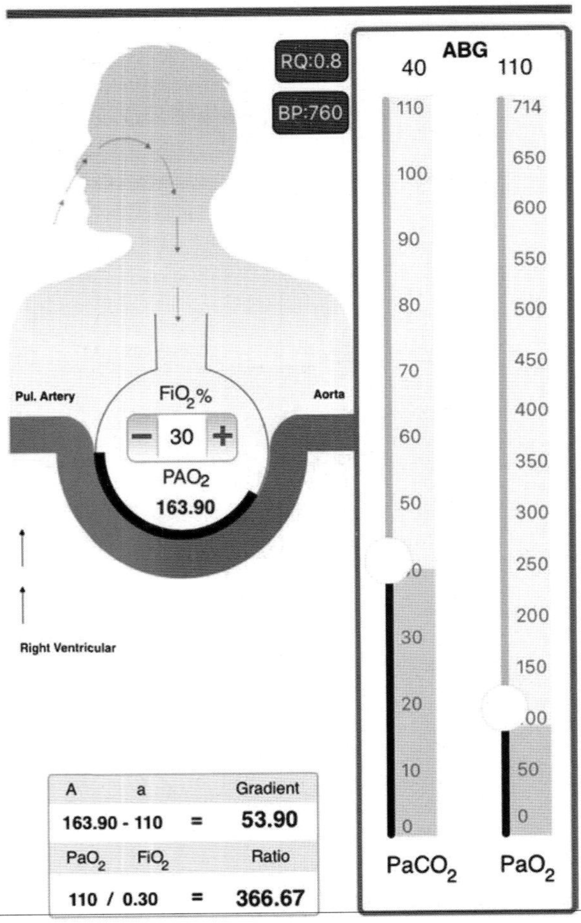

El gradiente de oxígeno A/a es una medida de la transferencia de oxígeno a través de la membrana alveolocapilar (la «A» indica *oxigenación alveolar* y la «a» indica *oxigenación arterial*). Es la diferencia entre la cantidad de oxígeno en los alvéolos y en las arterias.

Ingrese:

- FiO_2.
- $PaCO_2$.
- PaO_2.

La aplicación calcula el gradiente A/a y la relación PaO_2/FiO_2.

Cociente respiratorio y presión barométrica

Cociente respiratorio (RQ): puede influir sobre el gradiente A/a y la relación PaO_2/FiO_2. La aplicación calcula el valor correcto para un determinado RQ.

Presión barométrica (BP): la aplicación también calcula el gradiente A/a y la relación PaO_2/FiO_2 correctos, además del valor adecuado para una determinada BP. Esto es particularmente útil si el neonato ha sido trasladado por aire.

Información sobre el gradiente de oxígeno alveoloarterial y la relación PaO_2/FiO_2

El gradiente de oxígeno A/a es una medida de la transferencia de oxígeno a través de la membrana alveolocapilar (la «A» indica *oxigenación alveolar* y la «a» indica *oxigenación arterial*). Es la diferencia entre la cantidad de oxígeno en los alvéolos y en las arterias.

- PAO_2 es la tensión de oxígeno alveolar.
- PaO_2 es la tensión de oxígeno arterial.
- Gradiente de oxígeno A/a = PAO_2 - PaO_2.
- La PaO_2 se deriva de la gasometría arterial (ABG), y la PAO_2 se calcula de la siguiente manera:

$$PAO_2 = [FiO_2 \times (P_{atm} - PH_2O)] - (PaCO_2 \div R),$$

donde la FiO_2 es la fracción de oxígeno inspirado (0,21 en aire ambiente), P_{atm} es la presión atmosférica (760 mm Hg a nivel del mar), PH_2O es la presión parcial de agua (47 mm Hg), $PaCO_2$ se deriva de la ABG, y R es el cociente respiratorio (el cociente respiratorio es de aproximadamente 0,8 en un estado fisiológico normal).

* Aportado por el Dr. Satish Deopujari, DCH, MNAMS (Paed), fundador y director nacional de PICC (India); director de CHILD Hospital y Shree Clinics, Dhantoli, Nagpur (India).

El gradiente A/a varía con la edad y puede calcularse con la siguiente ecuación, suponiendo que el paciente está respirando aire ambiente:

Gradiente A/a = 2,5 + 0,21 x edad en años.

El gradiente A/a aumenta cuanto mayor es la FiO_2.

La relación PaO_2/FiO_2 es una medida de la transferencia de oxígeno a través de la membrana alveolocapilar. La relación normal es de 300 a 500 mm Hg. Un valor menor de 300 mm Hg indica un intercambio gaseoso deficiente, mientras que un valor menor de 200 mm Hg indica hipoxemia grave.

Dr. Satish Deopujari, MD, DNB (Pediatría)
Fundador y director nacional del (ex)Servicio de Cuidados Intensivos, Academia India de Pediatría
Profesor (honorario) de Pediatría LMH, Nagpur (India)
deopujaris@gmail.com
deopujari@me.com
www.deopujari.com

Complete ABG (Gasometría arterial completa)

Nombre de la aplicación: ***Complete ABG*** (Gasometría arterial completa)

Cómo descargar la aplicación:

- iPhone: ingrese en la *app store*, busque *Complete ABG*, busque el icono y tóquelo para descargar.
- Android: ingrese en la *play store*, busque *Complete ABG*, busque el icono y tóquelo para descargar.

Esta aplicación dinámica de gasometría arterial (ABG), que se sirve de las características clínicas, está diseñada para arribar a un diagnóstico de ABG completo. La aplicación es fácil de usar y resulta útil para aprender la fisiología dinámica de la gasometría arterial con todos sus detalles. La aplicación está disponible de manera gratuita en los teléfonos inteligentes con sistemas operativos Apple y Android. La consistencia interna de la ABG también es verificada por la aplicación al confirmar que el bicarbonato medido (que muestra la aplicación) corresponda al valor de bicarbonato que se muestra en el informe de ABG.

A pie de cama, la aplicación también ayuda en los cálculos de la diferencia en el gradiente de oxígeno alveoloarterial (A/aDO_2) y, por lo tanto, en la evaluación de la oxigenación.

Ingrese la $PaCO_2$ y el pH para obtener el bicarbonato calculado.

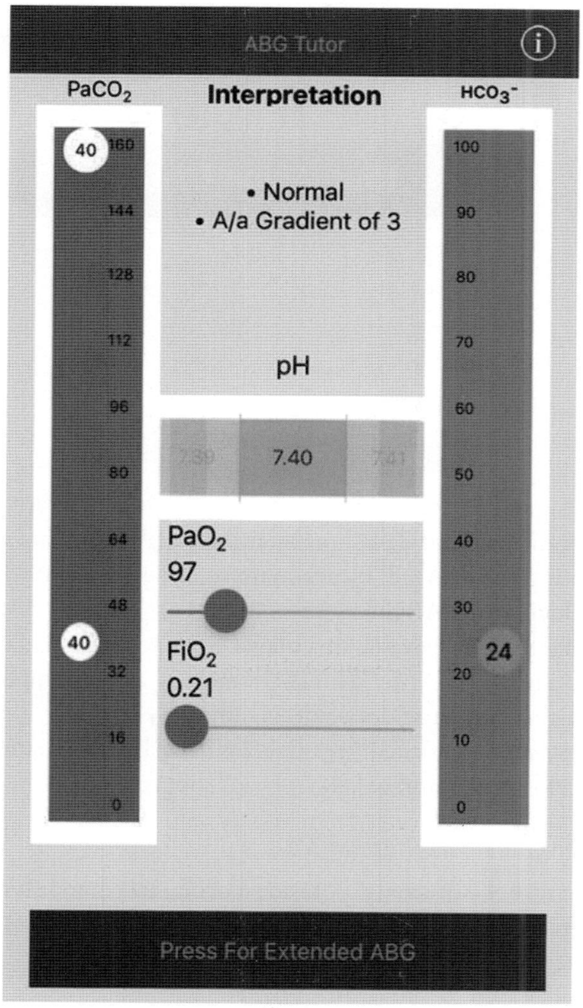

El diagnóstico se muestra debajo de *Interpretation* (Interpretación) y, en función de este, aparece la pantalla con la ABG extendida.

Ingrese la PaO_2 y la FiO_2 para obtener el gradiente A/a.

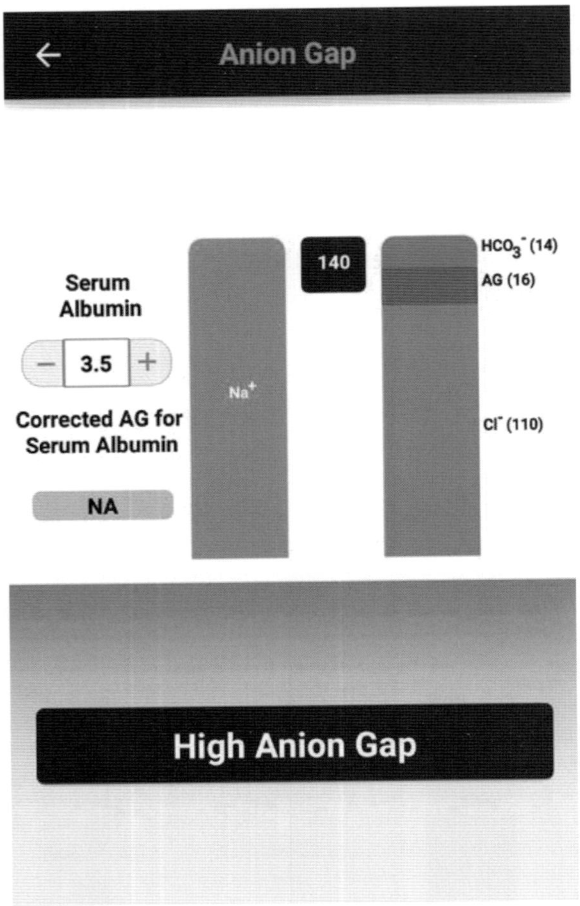

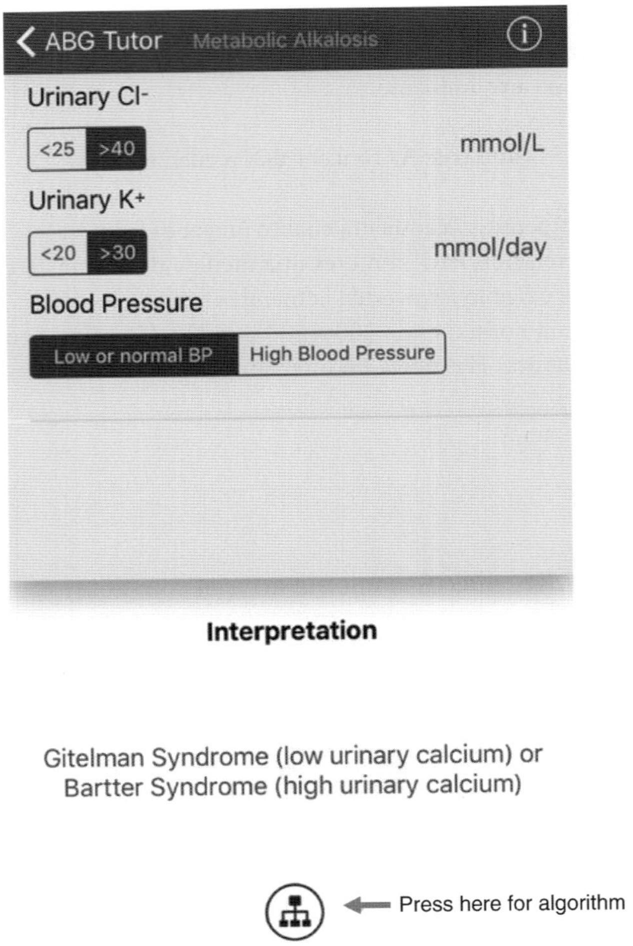

Ingrese el sodio, el cloro y la albúmina en suero para obtener el valor de la brecha aniónica (AG, por sus siglas en inglés, o BA). El bicarbonato se obtiene a partir de los cálculos de la ABG.

Si la AG es elevada, una mayor evaluación lleva al usuario a la brecha Δ/Δ y la brecha osmolar y, así, se completa el diagnóstico de acidosis por AG amplia.

Si la AG es normal, la evaluación arroja el diagnóstico de acidosis tubular renal (RTA) y los subgrupos.

Para alcalosis metabólica

Ingrese el cloruro y el potasio en orina, así como la tensión arterial cuando corresponda para realizar más análisis respecto de la alcalosis metabólica.

Información sobre la aplicación

Complete ABG (Gasometría arterial completa): esta aplicación ayuda en el diagnóstico de trastornos ácidos-básicos y de la oxigenación y facilita la comprensión de este tema complejo.

Está diseñada como alfabeto H y coloca a la ecuación de Henderson-Hasselbalch (HH) en el centro de la escena.

En el informe de ABG, ingrese la $PaCO_2$ y el pH y observe el bicarbonato calculado (no intente mover el HCO_3; se calcula como parámetro y varía según la $PaCO_2$ y el pH). Si el bicarbonato que se muestra no corresponde al que figura en el informe de la ABG (±3), el informe de ABG no es internamente consistente.

En la primera pantalla, se muestra CLARAMENTE que el bicarbonato es un parámetro calculado.

Explore la aplicación para comprender esta relación entre el pH, la $PaCO_2$ y el bicarbonato y, al hacerlo, comprenderá la ecuación de HH.

Esta aplicación funciona en tres pasos:

1. ABG a pie de cama: resulta útil para tomar decisiones a pie de cama (análisis inmediato). De forma simple y sencilla, le indica al usuario qué es lo importante en ese momento. Calcula la A/aDO_2 en función de la PaO_2 y de la FiO_2 ingresadas, teniendo en cuenta la presión atmosférica de 760 mm Hg y el cociente respiratorio de

0,8 (para conocer más sobre la A/aDO_2, utilice la aplicación *A/a gradient* [Gradiente A/a]).

2. ABG extendida: la interpretación extendida se ofrece sobre la base de la AG, la brecha Δ/Δ, la brecha osmolar, la AG urinaria y la concentración de potasio en orina.

3. Diagrama de flujo: este algoritmo está disponible para conocer el método utilizado por esta aplicación para determinar el diagnóstico.

Esta aplicación funciona con las siguientes ecuaciones:

1. Ecuación de HH

$$\frac{[H^+]\,[HCO_3^-]}{PaCO_2} = 24$$

2. $[H^+] = 10^{(9\text{-}pH)}$

3. $AG = (Na^+) - [(Cl^-) + (HCO_3^-)]$

4. AG corregida para la albúmina sérica <3,5 = AG + [(3,5 - albúmina sérica) × 2,5]

5. Delta Delta = $[(AG - 12) - (24 - HCO_3^-)]$

6. Brecha osmolar = osmolaridad medida - osmolaridad calculada

7. Osmolaridad calculada

$$\text{Osmolaridad calculada} = \left[(2 \times Na^+ \text{ sérico}) + \left(\frac{\text{Glucemia}}{18}\right) + \left(\frac{\text{BUN}}{2{,}8}\right)\right]$$

8. AG urinaria = Na^+ urinario + K^+ urinario - Cl^- urinario.

DR. SATISH DEOPUJARI, MD, DNB (PEDIATRÍA)
Fundador y director nacional del (ex)Servicio de Cuidados Intensivos, Academia India de Pediatría
Profesor (honorario) de Pediatría LMH, Nagpur (India)
deopujaris@gmail.com
deopujari@me.com
www.deopujari.com

DR. LAWRENCE MARTIN, MD
Profesor de Medicina Clínica
Autor del libro más famoso y más leído sobre gasometría arterial, *All You Really Need to Know to Interpret Arterial Blood Gases.*
Facultad de Medicina de la Universidad Case Western Reserve, Cleveland, Ohio (EE. UU.) (retirado)
Dr. Vivek K. Shivhare, MD (Pediatría)
Becario de Cuidados Intensivos
Consultor en Cuidados Intensivos Pediátricos, CARE Hospital y Mure Memorial Hospital, Nagpur (India)

DR. SHRUTI DEOPUJARI, MD
Facultad de Medicina de Virginia Occidental, Norfolk, Virginia (EE. UU.)

$ETCO_2$ Tutor (Tutor de CO_2 teleespiratorio)

Nombre de la aplicación: ***$ETCO_2$ Tutor*** (Tutor de CO_2 teleespiratorio)

Cómo descargar la aplicación:

- iPhone: ingrese en la *app store*, busque *$ETCO_2$ Tutor*, busque el icono y tóquelo para descargar.
- Android: ingrese en la *play store*, busque *$ETCO_2$ Tutor*, busque el icono y tóquelo para descargar.

$ETCO_2$ Tutor es una aplicación dinámica que explica claramente la justificación fisiológica relacionada con el monitoreo del CO_2 teleespiratorio ($ETCO_2$). La hiper- e hipoventilación que influye sobre el $ETCO_2$ se muestran claramente en la aplicación al alterar la frecuencia respiratoria. La aplicación muestra las distintas formas de onda, en colores atractivos, y la fisiopatología relacionada.

Al hacer clic sobre el título, se muestra el gráfico relacionado.

Ingrese el cloruro y el potasio en orina, así como la tensión arterial cuando corresponda para realizar más análisis respecto de la alcalosis metabólica.

Press here for algorithm

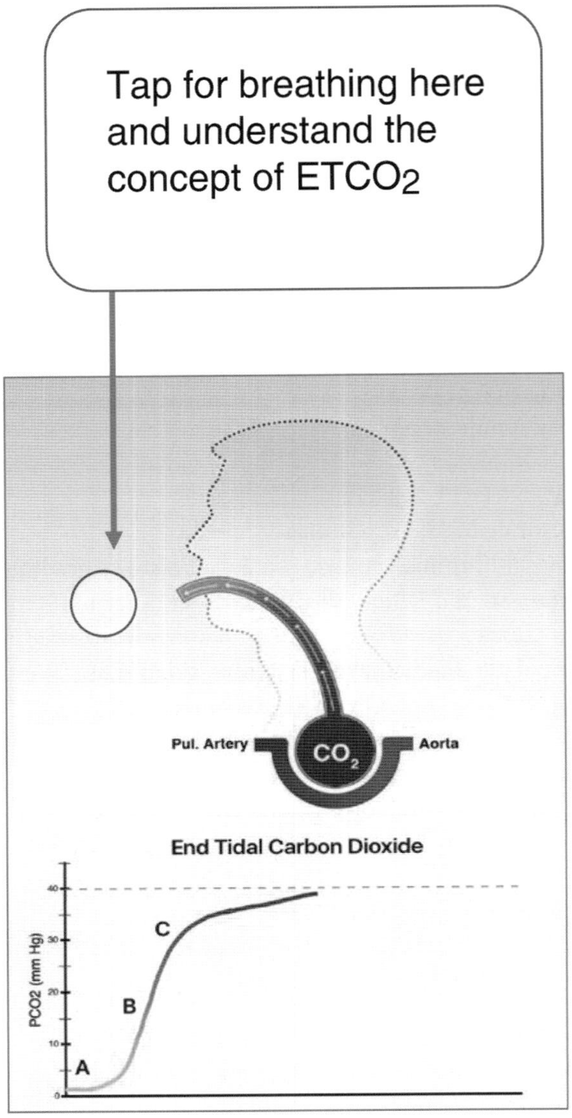

Explore la aplicación para comprender esta relación entre el pH, la $PaCO_2$ y el bicarbonato y, al hacerlo, comprenderá la ecuación de HH.

Esta aplicación funciona en tres pasos:

1. ABG a pie de cama: resulta útil para tomar decisiones a pie de cama (análisis inmediato). De forma simple y sencilla, le indica al usuario qué es lo importante en ese momento. Calcula la A/aDO_2 en función de la PaO_2 y de la FiO_2 ingresadas, teniendo en cuenta la presión atmosférica de 760 mm Hg y el cociente respiratorio de 0,8 (para conocer más sobre la A/aDO_2, utilice la aplicación *A/a gradient* [Gradiente A/a]).
2. ABG extendida: la interpretación extendida se ofrece sobre la base de la AG, la brecha Δ/Δ, la brecha osmolar, la AG urinaria y la concentración de potasio en orina.
3. Diagrama de flujo: este algoritmo está disponible para conocer el método utilizado por esta aplicación para determinar el diagnóstico.

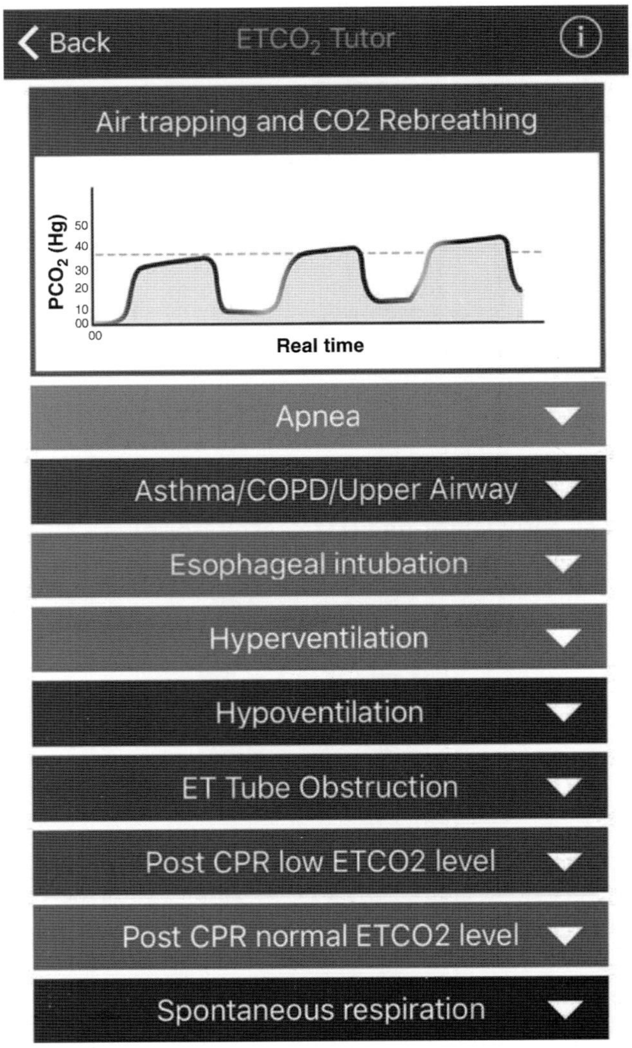

Información sobre la aplicación

Complete ABG (Gasometría arterial completa): esta aplicación ayuda en el diagnóstico de trastornos ácidos-básicos y de la oxigenación y facilita la comprensión de este tema complejo.

Está diseñada como alfabeto H y coloca a la ecuación de Henderson-Hasselbalch (HH) en el centro de la escena.

En el informe de ABG, ingrese la $PaCO_2$ y el pH y observe el bicarbonato calculado (no intente mover el HCO_3; se calcula como parámetro y varía según la $PaCO_2$ y el pH). Si el bicarbonato que se muestra no corresponde al que figura en el informe de la ABG (±3), el informe de ABG no es internamente consistente.

En la primera pantalla, se muestra CLARAMENTE que el bicarbonato es un parámetro calculado.

Esta aplicación funciona con las siguientes ecuaciones:

1. Ecuación de HH

$$\frac{[H^+]\,[HCO_3^-]}{PaCO_2} = 24$$

2. $[H^+] = 10^{(9\text{-pH})}$

3. $AG = (Na^+) - [(Cl^-) + (HCO_3^-)]$

4. AG corregida para la albúmina sérica <3,5 = AG + [(3,5 - albúmina sérica) × 2,5]

5. Delta Delta = $[(AG - 12) - (24 - HCO_3^-)]$

6. Brecha osmolar = osmolaridad medida - osmolaridad calculada

7. Osmolaridad calculada

$$\text{Osmolaridad calculada} = \left[(2 \times Na^+ \text{ sérico}) + \left(\frac{\text{Glucemia}}{18}\right) + \left(\frac{\text{BUN}}{2,8}\right)\right]$$

8. AG urinaria = Na^+ urinario + K^+ urinario - Cl^- urinario.

DR. SATISH DEOPUJARI, MD, DNB (PEDIATRÍA)
Fundador y director nacional del (ex)Servicio de Cuidados Intensivos, Academia India de Pediatría
Profesor (honorario) de Pediatría LMH, Nagpur (India)
deopujaris@gmail.com
deopujari@me.com
www.deopujari.com

DR. LAWRENCE MARTIN, MD
Profesor de Medicina Clínica
Autor del libro más famoso y más leído sobre gasometría arterial, *All You Really Need to Know to Interpret Arterial Blood Gases.*
Facultad de Medicina de la Universidad Case Western Reserve, Cleveland, Ohio (EE. UU.) (retirado)

DR. VIVEK K. SHIVHARE, MD (PEDIATRÍA)
Becario de Cuidados Intensivos
Consultor en Cuidados Intensivos Pediátricos, CARE Hospital y Mure Memorial Hospital, Nagpur (India)

DR. SHRUTI DEOPUJARI, MD
Facultad de Medicina de Virginia Occidental, Norfolk, Virginia (EE. UU.)

Índice analítico

Nota: los números de página que aparecen seguidos de las letras *f* y *t* hacen referencia a figuras y tablas, respectivamente.

A

B

C

D

E

F

G

H

I

J

K

L

M

N

O

P

Q

R

S

T

U

V

Y

cardiología

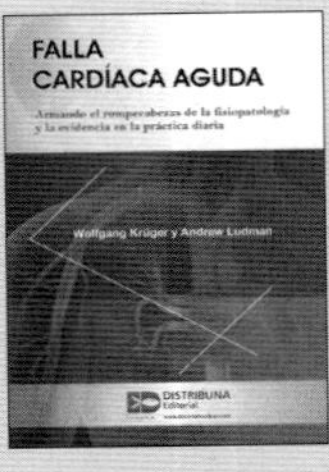

Falla cardíaca aguda
AUTORES:
Wolfgang Krüger
Andrew Ludman
Edición: 2011

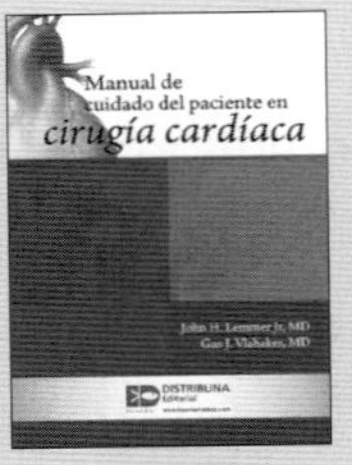

Manual de cuidado
del paciente en cirugía
cardíaca
AUTORES:
John H. Lemmer Jr, MD
Gus J. Vlashakes, MD
Edición: 2012

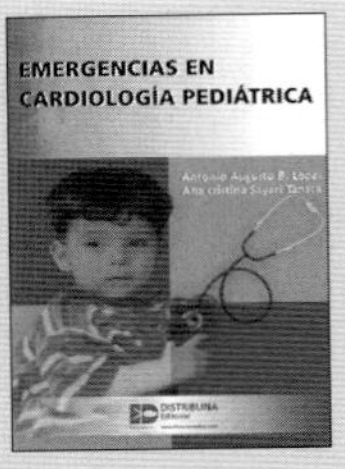

Emergencias en cardiología pediátrica
AUTOR:
Antonio Augusto B. Lopes, MD
Ana Cristina Sayuri Tanaca, MD
Edición: 2010

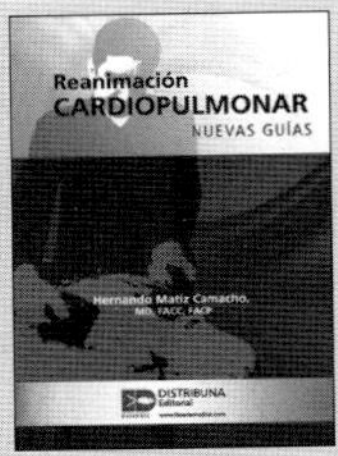

Reanimación cardiopulmonar.
Nuevas guías
AUTOR:
Hernando Matiz Camacho, MD, FACC,
FACP
Edición: 2012

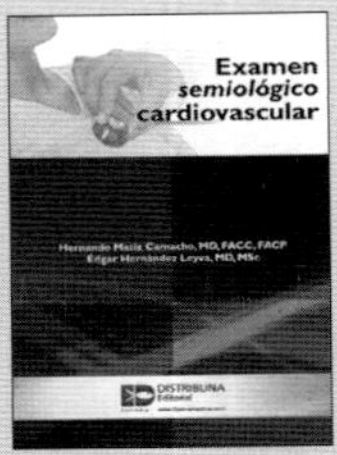

Examen semiólogico cardiovascular
AUTORES:
Hernando Matiz Camacho, MD, FACC,
FACP
Édgar Hernández Leyva, MD, MSc
Edición: 2013

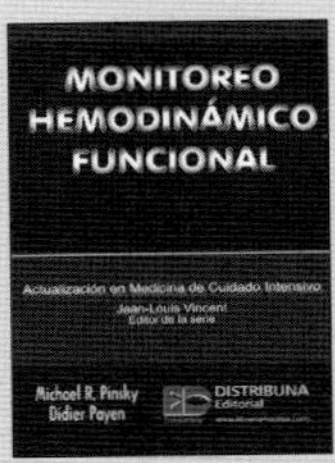

Monitoreo hemodinámico funcional
AUTORES:
Michael R. Pinsky, MD
Didier Payen, MD
Edición: 2011

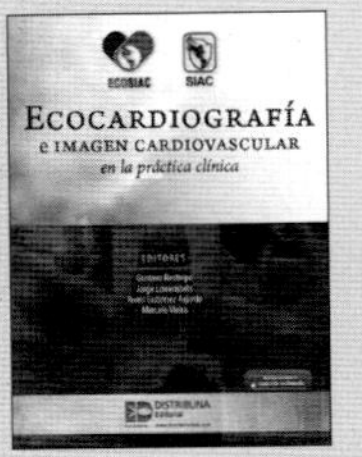

Ecocardiografía e imagen
cardiovascular en la práctica clínica
AUTORES:
Gustavo Restrepo, MD
Jorge Lowenstein, MD
Pedro Gutiérrez-Fajardo, MD
Marcelo Vieira, MD
Edición: 2015

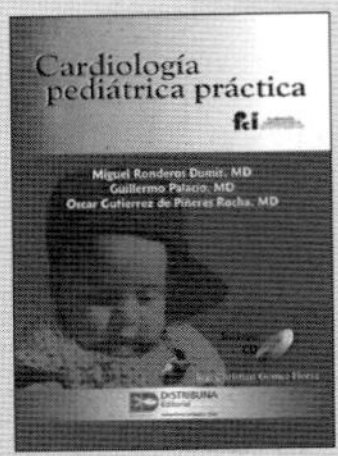

Cardiología pediátrica práctica
AUTOR:
Miguel Ronderos, MD
Guillermo Palacios, MD
Oscar Gutiérrezdepiñeres Rocha, MD
Edición: 2010

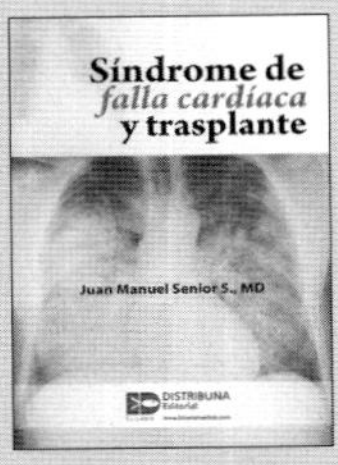

Síndrome de falla cardíaca y trasplante
AUTOR:
Juan Manuel Senior, MD
Edición: 2011

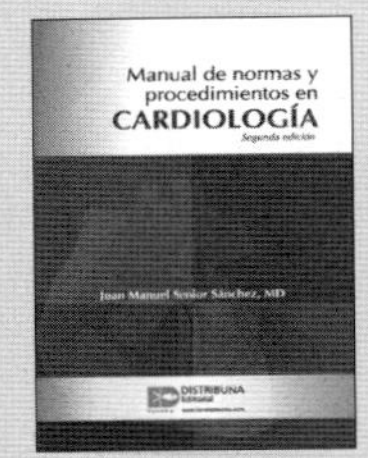

Manual de normas y procedimientos en
cardiología. Segunda edición
AUTORES:
Juan Manuel Senior, MD
Edición: 2016

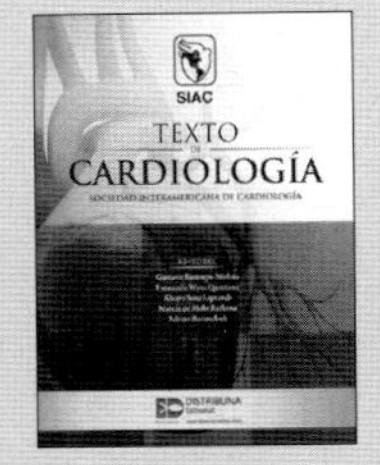

Texto de Cardiología. Sociedad
Interamericana de Cardiología
EDITORES:
Gustavo Restrepo Molina
Fernando Wyss Quintana
Álvaro Sosa Liprandi
Marcia de Melo Barbosa
Adrián Baranchuk
Edición: 2019

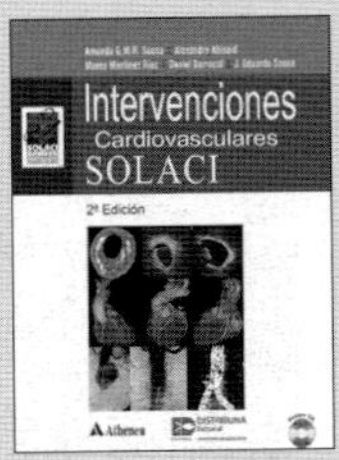

Intervenciones cardiovasculares.
SOLACI
AUTORES:
Amanda G.M.R. Sousa, MD
Alexander A. Abizaid, MD
Marco Martínez Ríos, MD
Daniel Berrocal, MD
J. Eduardo Sousa, MD
Edición: 2009

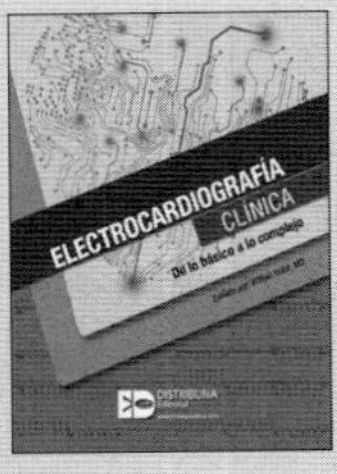

Electrocardiografía clínica.
De lo básico a lo complejo
EDITOR:
William Uribe, MD
Edición: 2014

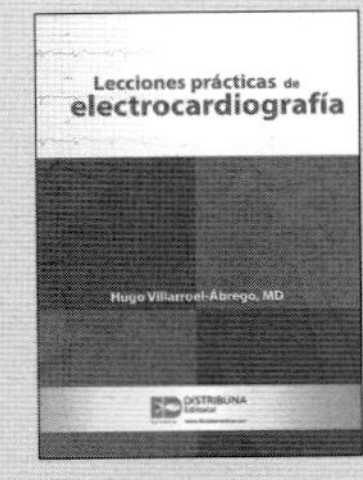

Lecciones prácticas de
electrocardiografía
AUTOR:
Hugo Villarroel-Ábrego, MD
Edición: 2016

cirugía

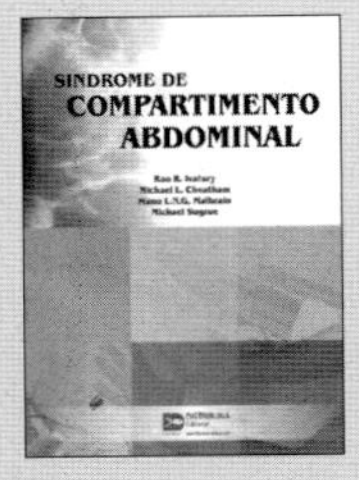

Síndrome de compartimento abdominal
AUTORES:
Rao R. Ivatury
Michael L. Cheatham
Manu L. N. G. Malbrain
Michael Sugrue
Edición: 2009

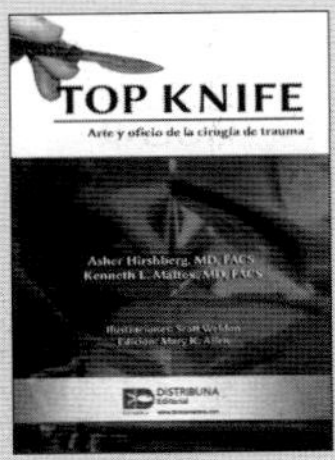

TOP KNIFE. Arte y oficio de la cirugía
de trauma
AUTORES:
Asher Hirshberg, MD
Kenneth L. Mattox, MD
Edición: 2015

cirugía

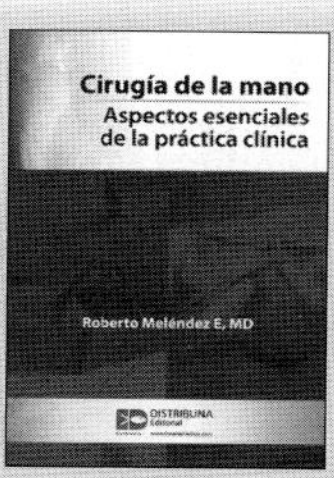

Cirugía de la mano. Aspectos esenciales de la práctica clínica
AUTOR:
Roberto Meléndez E, MD
Edición: 2015

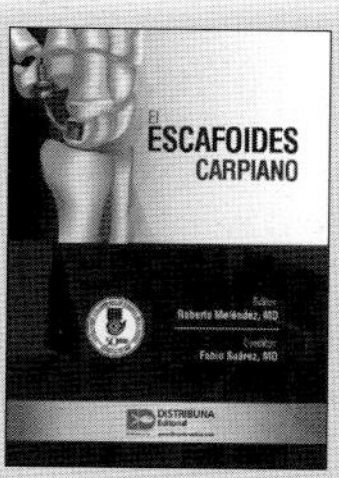

El escafoides carpiano
AUTOR:
Roberto Meléndez, MD
Edición: 2017

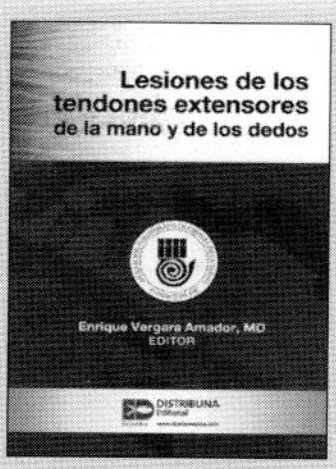

Lesiones de los tendones extensores de la mano y de los dedos
EDITOR:
Enrique Vergara Amador, MD
Edición: 2015

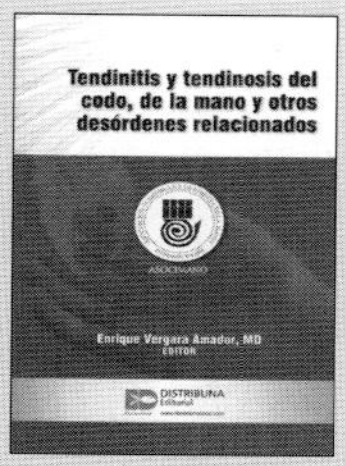

Tendinitis y tendinosis del codo, de la mano y otros desórdenes relacionados
EDITOR:
Enrique Vergara Amador, MD
Edición: 2016

cuidado intensivo

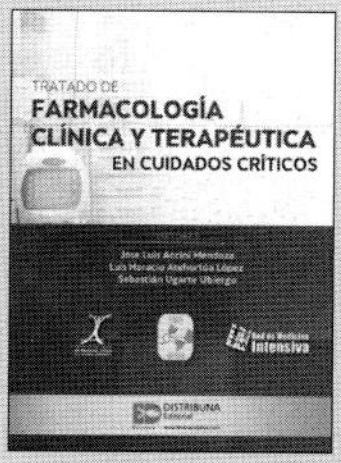

Tratado de farmacología clínica y terapéutica en cuidados críticos
EDITORES:
Jose Luis Accini, MD
Luis Horacio Atehortúa, MD
Sebastián Ubarte U., MD
Edición: 2015

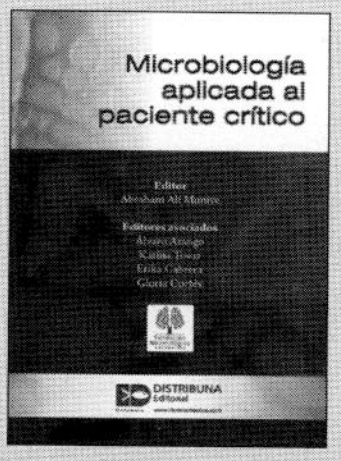

Microbiología aplicada al paciente crítico
EDITOR
Abraham Alí Munive
EDITORES ASOCIADOS
Álvaro Arango, Karina Tovar
Erika Cabrera, Gloria Cortés
Edición: 2013

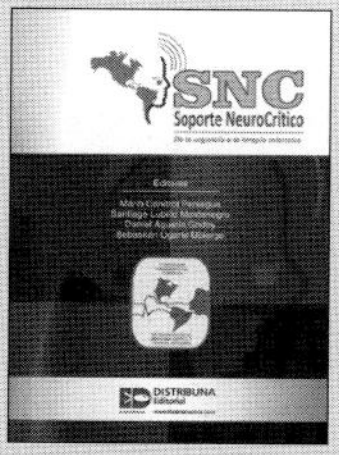

SNC - Soporte neurocrítico.
De la urgencia a la terapia intensiva
AUTORES:
Mario Canitrot Paniagua, MD Santiago Lubillo Montenegro, MD
Daniel Agustín Godoy, MD
Sebastián Ugarte Ubiergo, MD
Edición: 2014

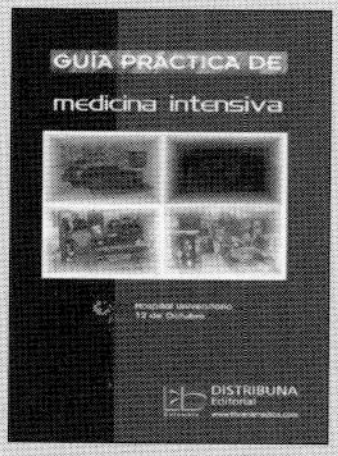

Guia práctica de Medicina Intensiva
AUTORES:
Mario Chico Fernández
José Ángel Sánchez-Izquierdo Riera Darío Toral Vázquez
Edición: 2007

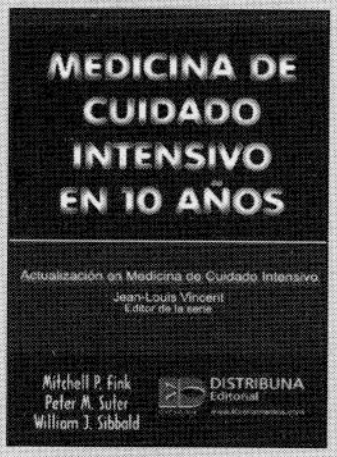

Medicina de cuidado intensivo en 10 años
AUTORES:
Mitchel P. Fink, MD
Peter M. Suiter, MD
William J. Sibbald, MD
Edición: 2011

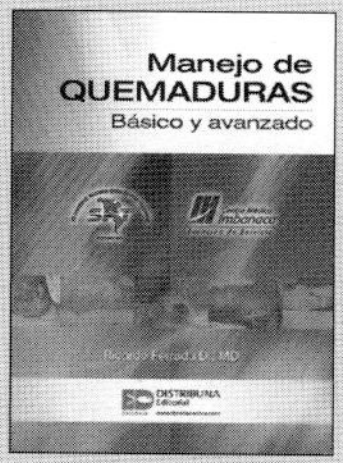

Manejo de quemaduras. Básico y avanzado
AUTOR:
Ricardo Ferrada D., MD
Edición: 2016

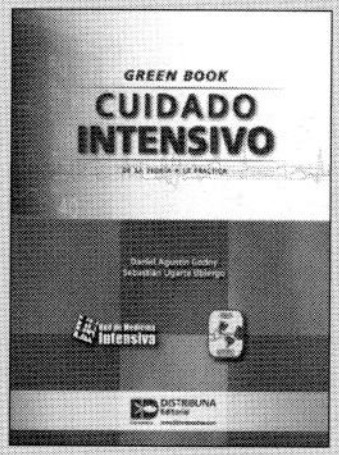

Green Book CUIDADO INTENSIVO
De la teoría a la práctica
AUTORES:
Daniel Agustín Godoy, MD, FCCM,
Sebastián Ugarte U., MD
Edición: 2014

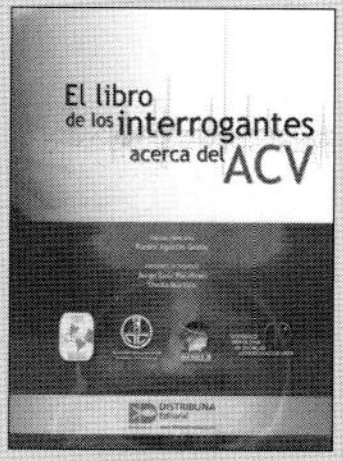

El libro de los interrogantes acerca del ACV
EDITORES:
Daniel Agustín Godoy, MD
(ed. principal)
Jorge Luiz Parahnos, MD
Sheila Martins, MD
(eds. asociados)
Edición: 2016

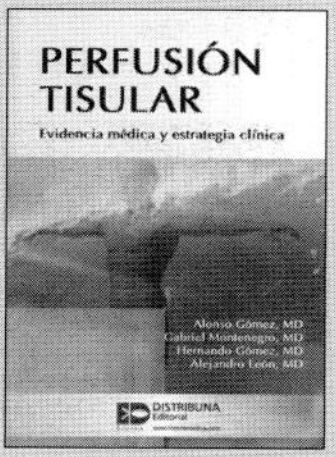

Perfusión tisular.
Evidencia médica y estrategia clínica
AUTORES:
Alonso Gómez, MD
Gabriel Montenegro, MD
Hernando Gómez, MD
Alejandro León, MD
Edición: 2010

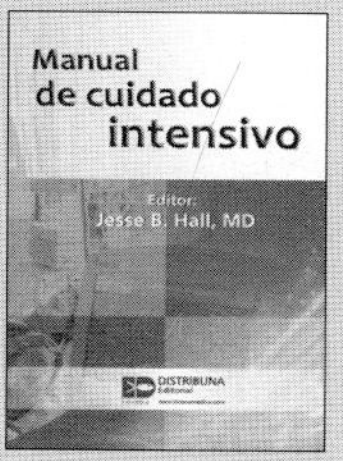

Manual de cuidado crítico
AUTOR:
Jesse B. Hall, MD
Edición: 2012

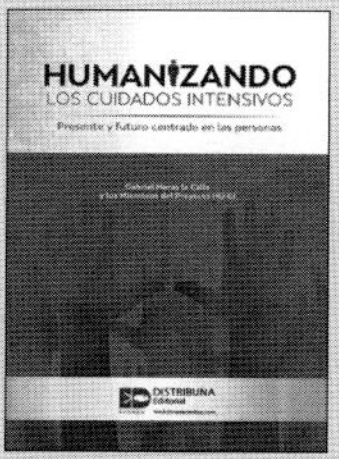

Humanizando los cuidados intensivos.
Presente y futuro centrado en las personas
AUTOR:
Gabriel Heras la Calle y los Miembros del Proyecto HU-CI
Edición: 2017

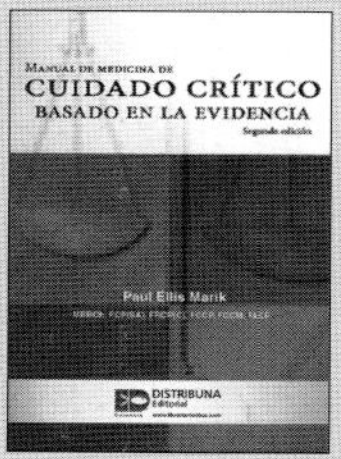

Manual de medicina de cuidado crítico basado en la evidencia. 2da Ed.
AUTOR:
Paul Ellis Marik, MBBCh, FCP(SA), FRCP(C), FCCP, FCCM, FACP
Edición: 2009

cuidado intensivo

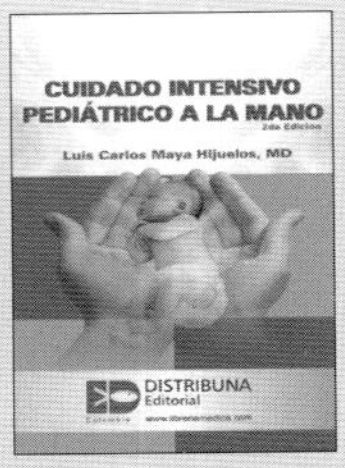

Cuidado intensivo pediátrico a la mano. 2da Ed.
AUTOR:
Luis Carlos Maya, MD
Edición: 2010

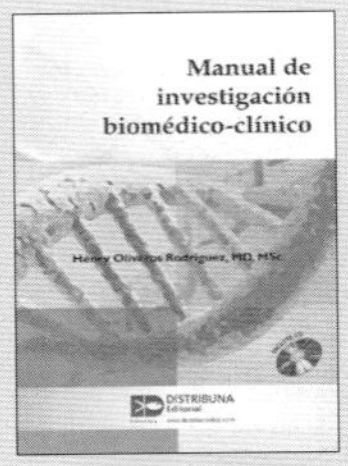

Manual de investigación biomédico-clínico. Incluye software
AUTOR:
Henry Oliveros, MD, EDIC, MSc
Edición: 2011

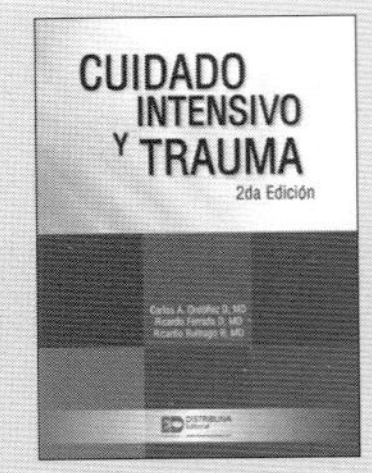

Cuidado intensivo y trauma. 2a edición
AUTORES:
Carlos A. Ordóñez D, MD
Ricardo Ferrada D, MD
Ricardo Buitrago B, MD
Edición: 2009

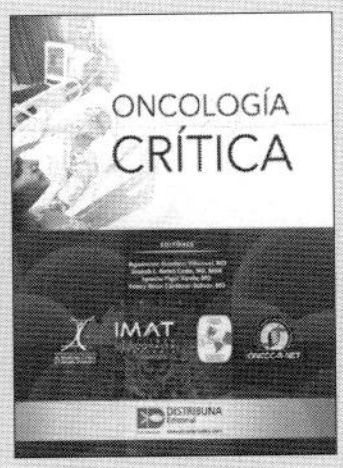

Oncología crítica
AUTORES:
Agamenón Quintero Villarreal, MD
Joseph L. Nates Casta, MD, MBA
Ignacio Pujol Varela, MD
Yenny Rocío Cárdenas Bolívar, MD
Edición: 2017

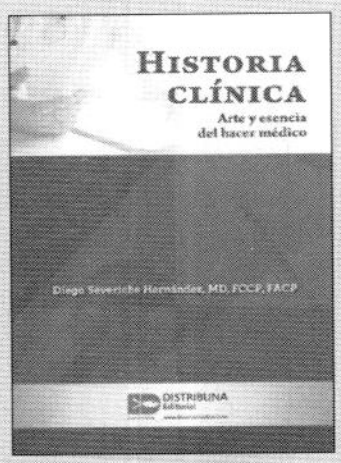

Historia clínica -
Arte y esencia del hacer médico
AUTOR:
Diego León Severiche, MD
Edición: 2016

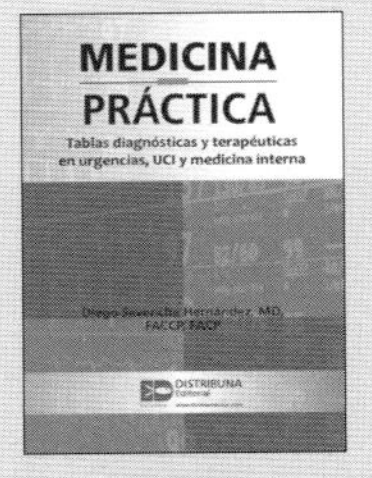

Medicina práctica
AUTOR:
Diego León Severiche, MD
Edición: 2012

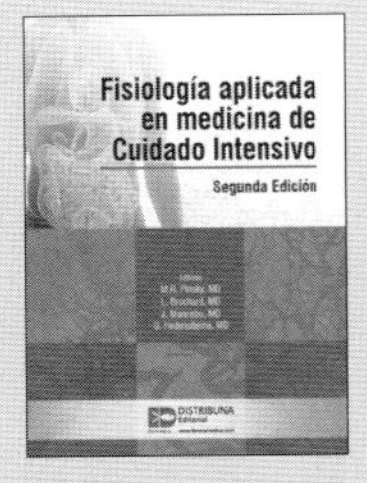

Fisiología aplicada en medicina de cuidado intensivo. 2da Edición
AUTORES:
Mitchael R. Pinsky, MD
Laurent Brochard, MD
Jordi Mancebo, MD
Edición: 2011

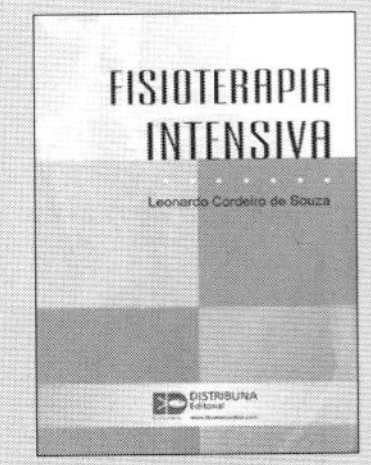

Fisioterapia intensiva
AUTOR:
Leonardo Cordeiro de Souza, MD
Edición: 2012

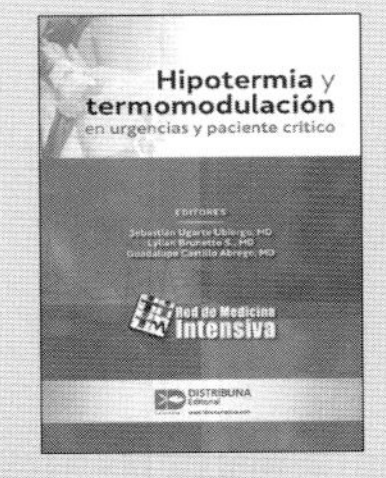

Hipotermia y termomodulación en urgencias y paciente crítico
AUTORES:
Sebastián Ugarte Ubiergo, MD
Lylian Brunetto S., MD
Guadalupe Castillo Abrego, MD
Edición: 2017

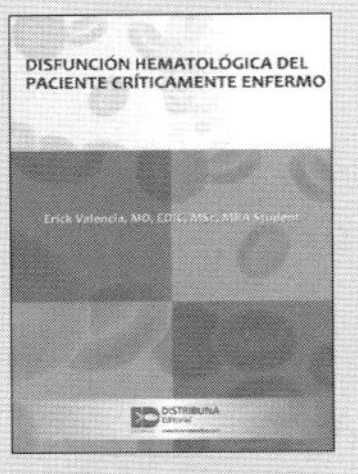

Disfunción hematológica del paciente críticamente enfermo
AUTOR:
Erick Valencia, MD, EDIC, MSc
Edición: 2012

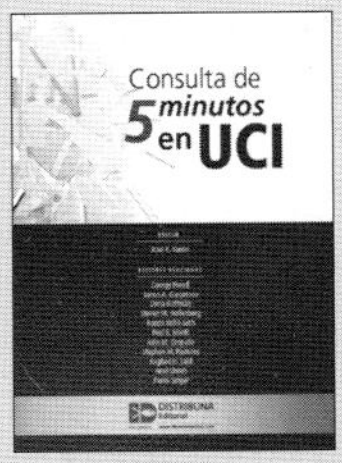

Consulta de 5 minutos en UCI
EDITOR:
José R. Yunén, MD, FCCP
Edición: 2014

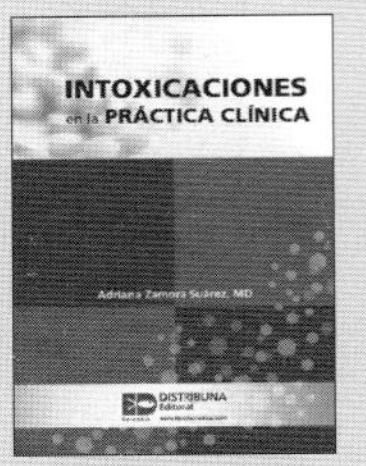

Intoxicaciones en la práctica clínica
AUTOR:
Adriana Zamora Suárez, MD
Edición: 2014

enfermería

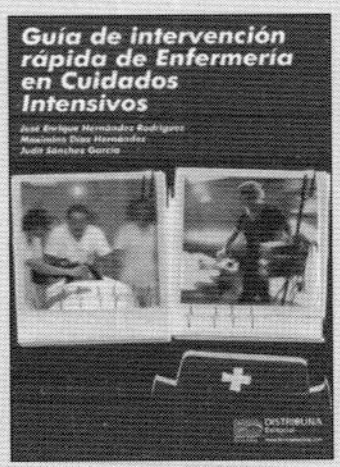

Guía de intervención rápida de enfermería en cuidados intensivos
AUTORES:
José E. Hernández Rodriguez
Maximino Díaz Hernández
Judit Sánchez García
Edición: 2008

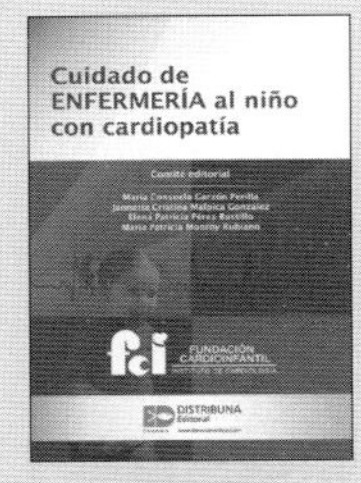

Cuidado de enfermería al niño con cardiopatía
AUTORES:
María Consuelo Garzón Perilla, Jannette Cristina Malpica,
Elena Patricia Pérez Bustillo, María Patricia Monroy Rubiano
(Comité editorial)
Edición: 2015

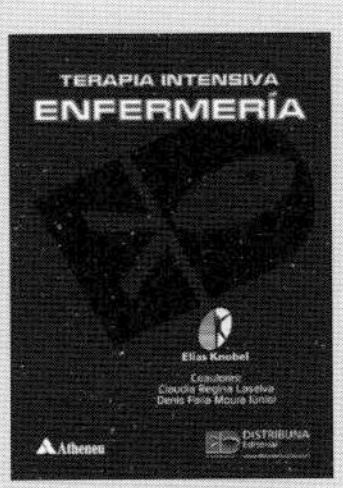

Terapia intensiva. Enfermería
AUTORES:
Elias Knobel, MD
Claudia Regina Laselva, MD
Dennis Faria Moura, MD
Edición: 2008

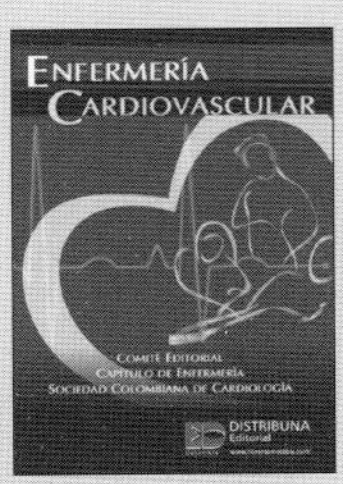

Enfermería cardiovascular
AUTORES:
Comité Editorial, Capítulo de Enfermería,
Sociedad Colombiana de Cardiología
Edición: 2008

enfermería

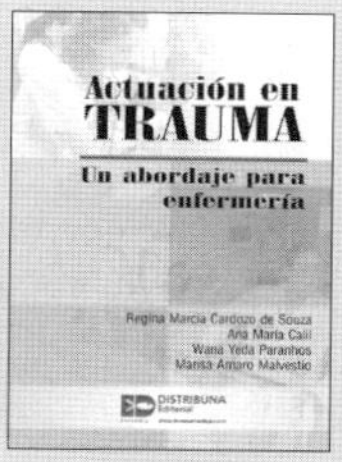

Actuación en trauma.
Un abordaje para la
enfermería
AUTOR:
Regina Marcia Cardoso de Sousa
Ana Maria Calil,
Wana Yeda Paranhos,
Marisa Amaro Malvestio
Edición: 2011

ginecología y obstetricia

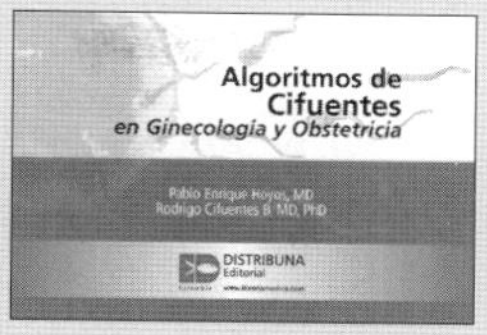

Algoritmos de Cifuentes en
Ginecología y Obstetricia
AUTORES:
Pablo Enrique Hoyos, MD
Rodrigo Cifuentes B, MD, PhD
Edición: 2011

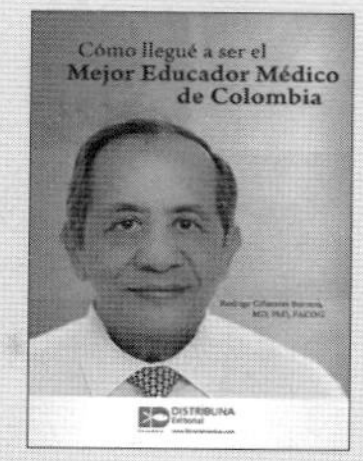

Cómo llegué a ser el Mejor Educador
Médico de Colombia
AUTOR:
Rodrigo Cifuentes B, MD, PhD
Edición: 2015

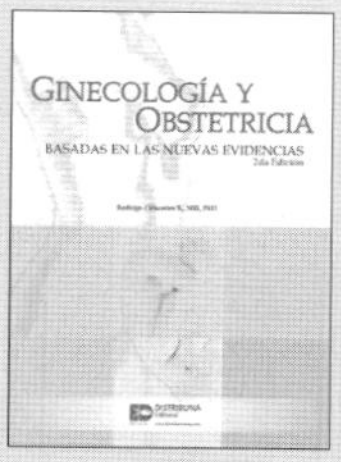

Ginecología y obstetricia basadas en las
nuevas evidencias
2ª Edición
AUTOR:
Rodrigo Cifuentes B, MD, PhD
Edición: 2009

ginecología y obstetricia

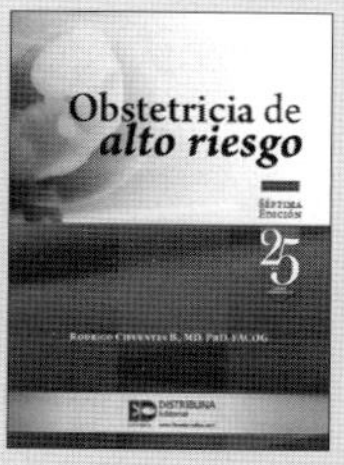

Obstetricia de alto riesgo
AUTOR:
Rodrigo Cifuentes B. MD
Edición: Séptima-2014

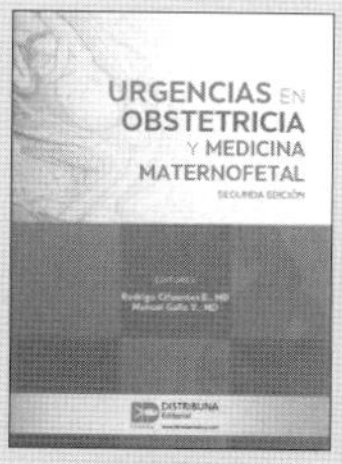

Urgencias en obstetricia
y medicina maternofetal. Segunda Edición
AUTORES:
Rodrigo Cifuentes B, MD, PhD
Manuel Gallo V. MD
Edición: 2017

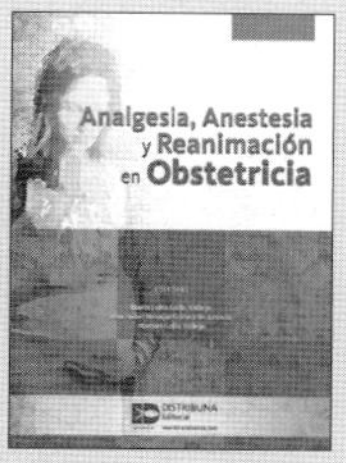

Analgesia, anestesia y reanimación en
obstetricia
EDITORES:
María Luisa Gallo Vallejo, MD
Ana Isabel Navajas Gómez de Aranda, MD
Manuel Gallo Vallejo, MD
Edición: 2017

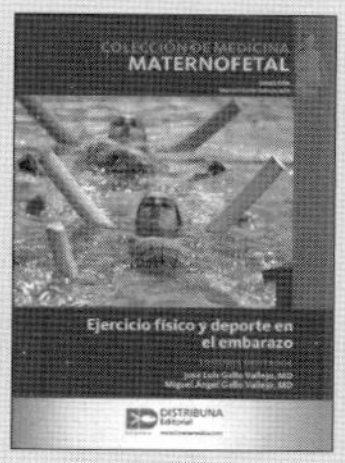

Colección de medicina maternofetal.
Ejercicio físico y deporte en el embarazo
DIRECTOR DE SERIE:
Manuel Gallo, MD
EDITORES INVITADOS:
Jose Luis Gallo, MD
Miguel Angel Gallo, MD
Edición: 2018

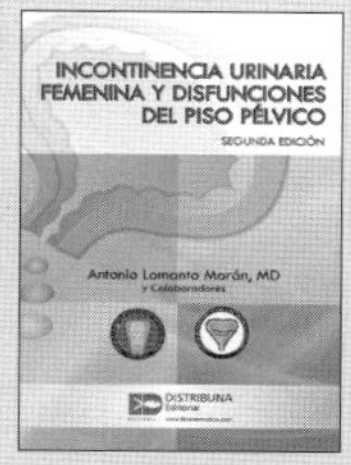

Incontinencia urinaria femenina y
disfunciones del piso pélvico.
2da edición
AUTOR:
Antonio Lomanto Morán, MD
y Colaboradores
Edición: 2012

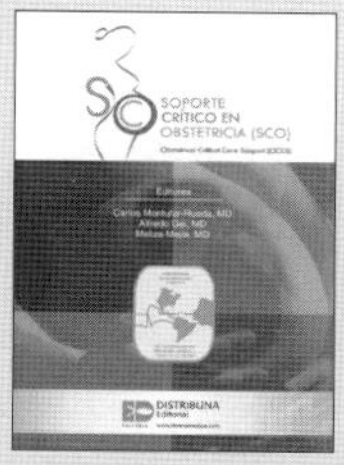

Soporte crítico en obstetricia (SOC)
AUTORES:
Carlos Montufar-Rueda, MD
Alfredo Gei, MD
Meliza Mejía, MD
Edición: 2015

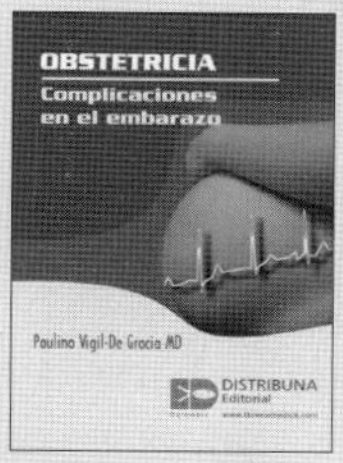

Obstetricia: complicaciones en el
embarazo
AUTORES:
Paulino Vigil-De Gracia
Edición: 2008

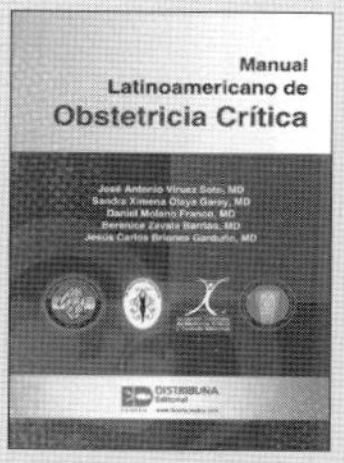

Manual latinoamericano de
obstetricia crítica
AUTORES:
José Antonio Viruez Soto, MD
Sandra Ximena Olaya Garay, MD
Daniel Molano Franco, MD
Berenice Zavala Barrios, MD
Jesús Carlos Briones Garduño, MD
Edición: 2017

infectología

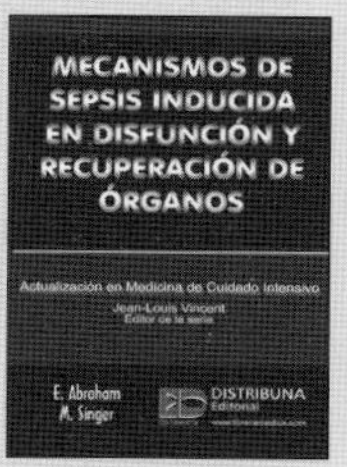

Mecanismos de la
disfunción de órganos
inducida por sepsis y su
recuperación
AUTORES:
E. Abraham, MD
M. Singer
Edición: 2011

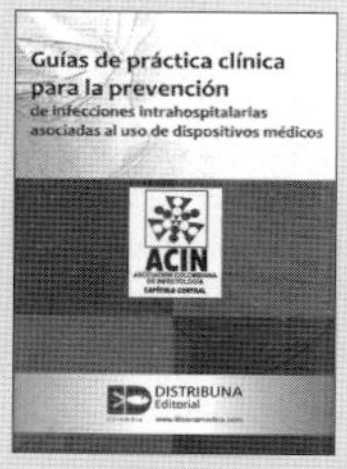

Guías de práctica clínica para la prevención
de infecciones intrahospitalarias asociadas
al uso de dispositivos médicos (Incluye
memofichas)
AUTOR:
Asociación Colombiana de Infectología,
Capítulo Central
Edición: 2012

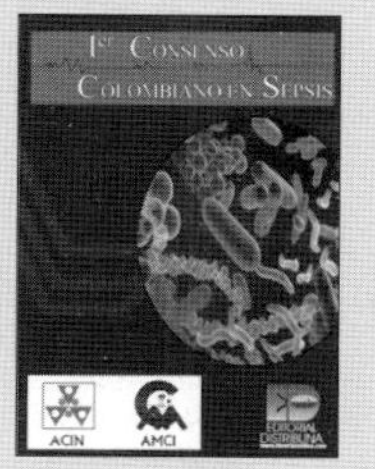

Consenso Colombiano
de Sepsis
AUTORES:
ACIN, AMCI
Edición: 2006

medicina interna

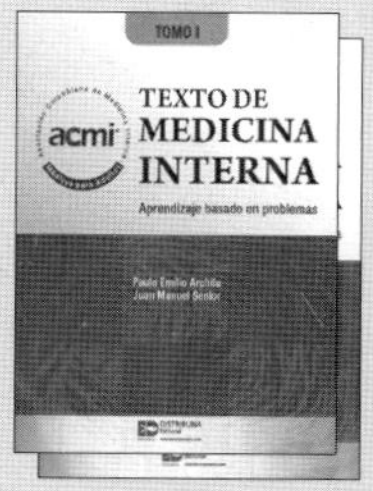

Texto de Medicina Interna.
2 tomos
EDITORES:
ACMI
Paulo Emilio Archila
Juan Manuel Senior
Edición: 2013

medicina interna

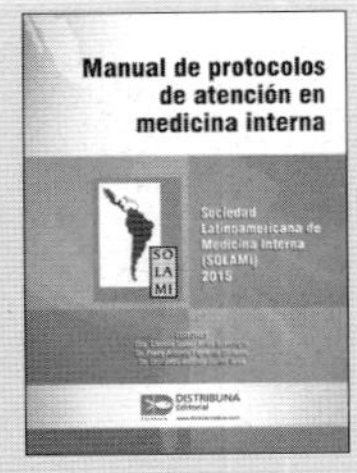

Manual de protocolos de atención en medicina interna
AUTOR:
Sociedad Latinoamericana de Medicina Interna (SOLAMI)
Edición: 2015

medicina deportiva

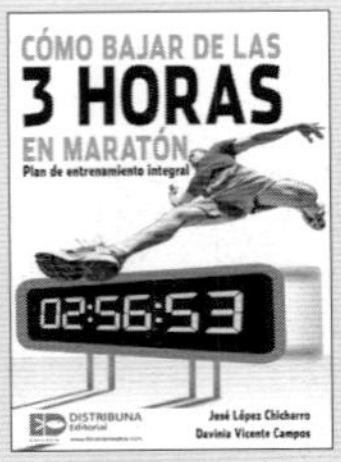

Cómo bajar de las 3 horas en maratón. Plan de entrenamiento integral
AUTORES:
José López Chicharro
Davinia Vicente Campos
Edición: 2014

neonatología

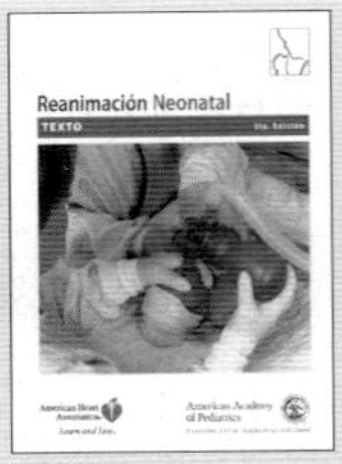

Reanimación neonatal
AUTORES:
American Heart Association AHA
Edición: 2006

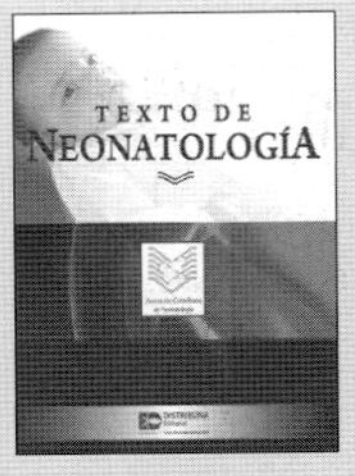

Texto de Neonatología
AUTORES:
ASCON
Edición: 2012

neonatología

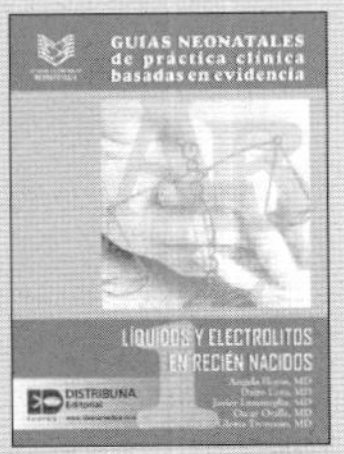

Guías neonatales de práctica clínica basadas en evidencia. Segunda ed. (Guías 1-10)
AUTOR:
Ángela Hoyos, MD
Edición: 2006-2017

neumología

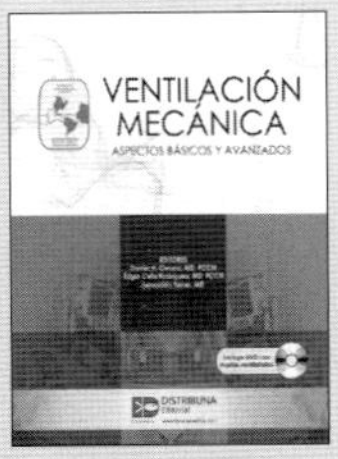

Ventilación mecánica. Aspectos básicos y avanzados
EDITORES:
Daniel H Ceraso, MD, FCCM
Édgar Celis Rodríguez, MD, FCCM
Leopoldo Ferrer, MD
Edición: 2012

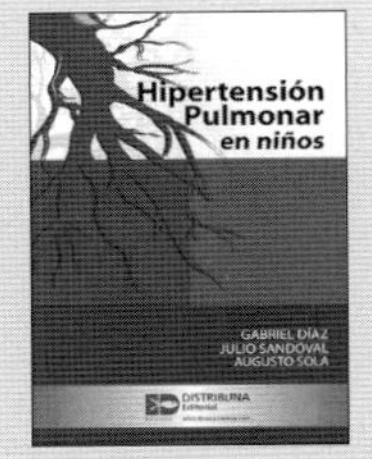

Hipertensión pulmonar en niños
AUTORES:
Gabriel Díaz, MD
Julio Sandoval, MD
Augusto Sola, MD
Edición: 2011

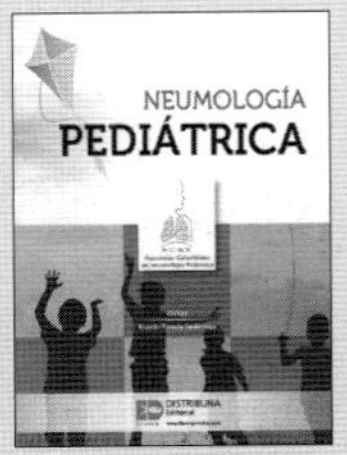

Neumología pediátrica
AUTORES:
Asociación Colombiana de Neumología Pediátrica ACNP
Ricardo Posada, MD (ed)
Edición: 2016

neumología

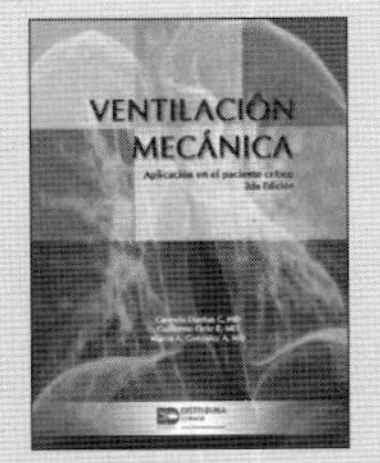

Ventilación mecánica
Aplicación en el paciente crítico
AUTORES:
Carmelo Dueñas C, MD
Guillermo Ortíz R, MD
Marco A. González A, MD
Edición: 2009

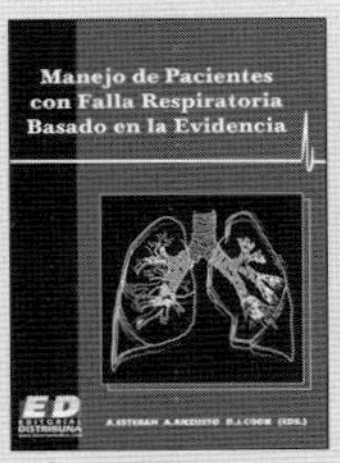

Manejo de pacientes con falla respiratoria basado en la evidencia
AUTORES:
Andrés Esteban, MD
Antonio Anzueto, MD
Débora Cook, MD
Edición: 2006

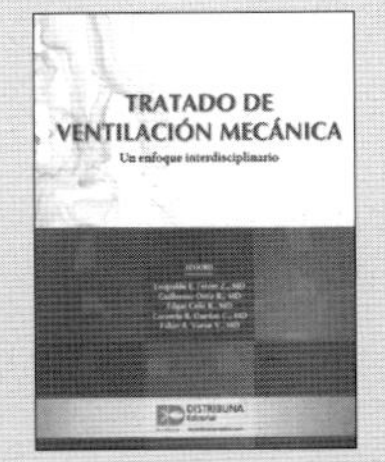

Tratado de ventilación mecánica. Un enfoque interdisciplinario
EDITORES:
Leopoldo Ferrer, MD
Guillermo Ortíz, MD
Edgar Celis, MD
Carmelo Dueñas, MD
Fabio Varón, MD
Edición: 2017

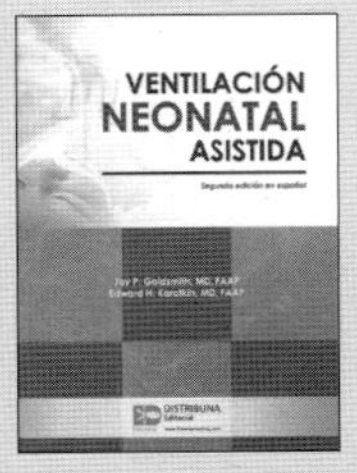

Ventilación neonatal asistida
Segunda edición en español
EDITORES:
Jay P. Goldsmith, MD, FAAP Edward H. Karotkin, MD, FAAP
Edición: 2015

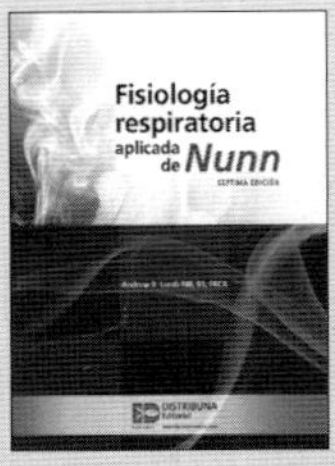

Fisiología respiratoria aplicada de Nunn. 7a ed.
AUTOR:
Andrew B. Lumb MB, BS, FRCA, MD
Edición: 2014

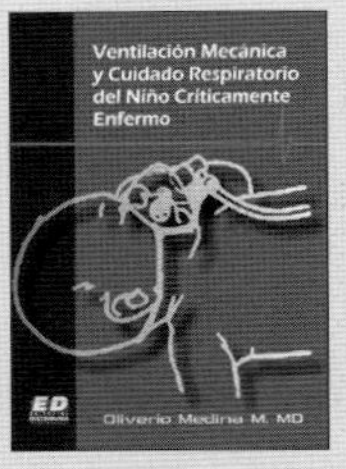

Ventilación mecánica y cuidado respiratorio del niño críticamente enfermo
AUTOR:
Oliveiro Medina M. MD
Edición: 2006

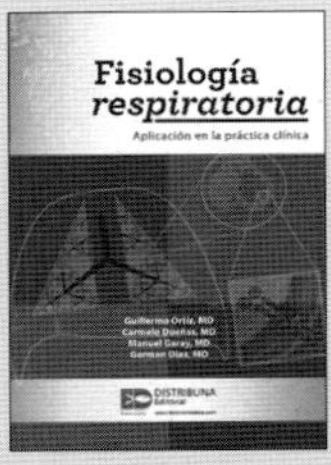

Fisiología respiratoria. Aplicación en la práctica clínica
AUTORES:
Guillermo Ortiz, MD
Carmelo Dueñas, MD
Manuel Garay, MD
Germán Díaz, MD
Edición: 2015

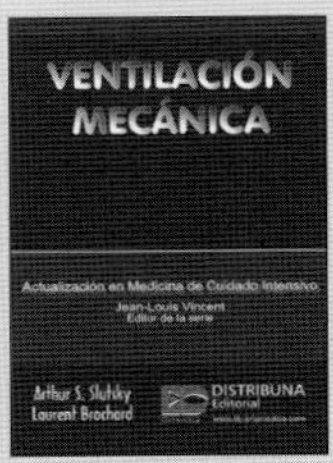

Ventilación mecánica
AUTORES:
Arthur S. Slutsky, MD
Laurent Brochard, MD
Edición: 2007

neumología

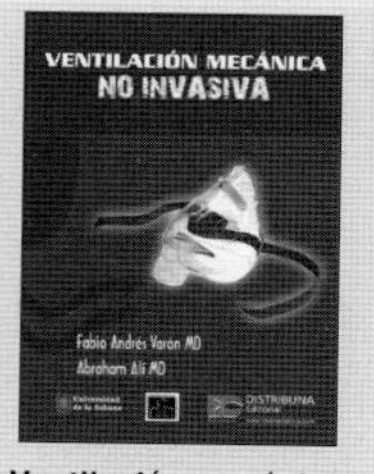

Ventilación mecánica no invasiva
AUTORES:
Fabio Andrés Varón, MD
Abraham Alí, MD
Edición: 2008

nutrición

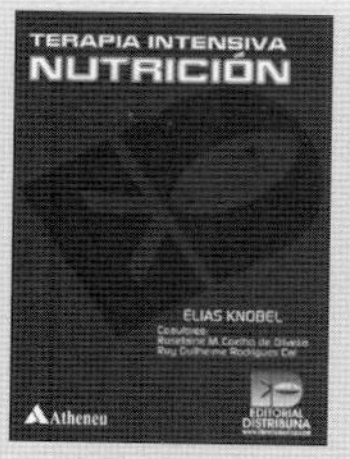

Terapia intensiva nutrición
AUTOR:
Elias Knobel, MD
Rosselaine M. Coelho de Oliveira, MD
Ruy Guilherme Rodrigues, MD
Edición: 2007

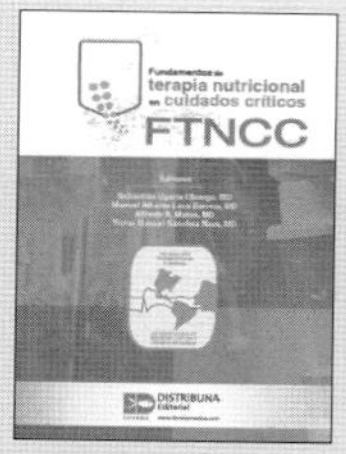

Fundamentos de terapia nutricional en cuidados críticos
AUTORES:
Sebastián Ugarte Ubiergo, MD
Manuel Alberto Laca, MD
Alfredo A. Matos, MD
Víctor Manuel Sánchez, MD
Edición: 2017

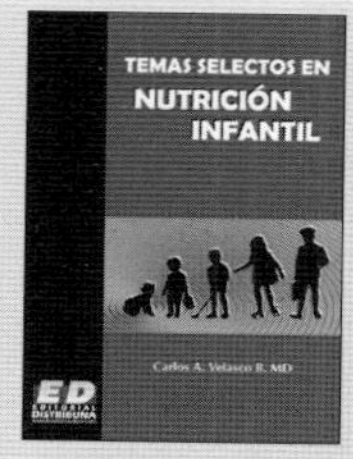

Temas selectos en nutrición infantil
AUTOR:
Carlos A. Velasco, MD
Edición: 2005

nutrición

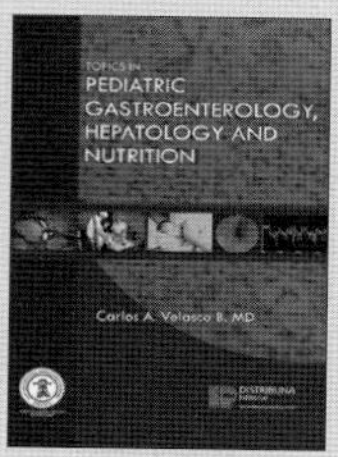

Topics in pediatric gastroenterology, hepatology and nutrition
AUTOR:
Carlos A. Velasco, MD
Edición: 2007

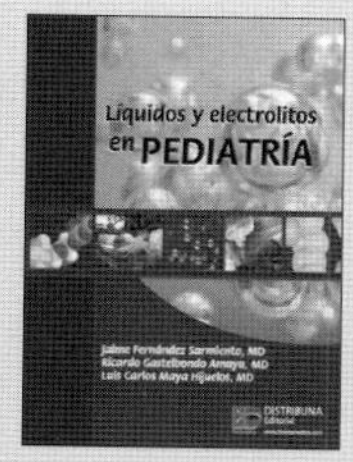

Líquidos y electrolitos en pediatría
AUTORES:
Jaime Fernández, MD
Ricardo Gastelbondo, MD
Luis Carlos Maya, MD
Edición: 2008. Reimpresión 2011

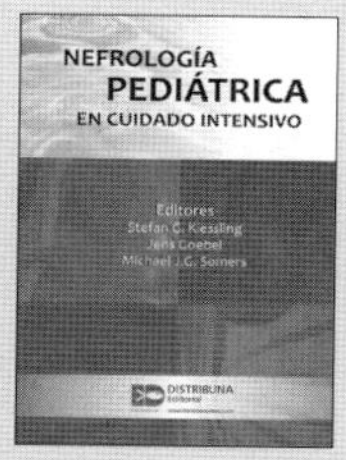

Nefrología pediátrica en la UCI
AUTORES:
Stefan G. Kiessling, MD
Jens Goebel, MD
Michael J. G. Somers, MD
Edición: 2012

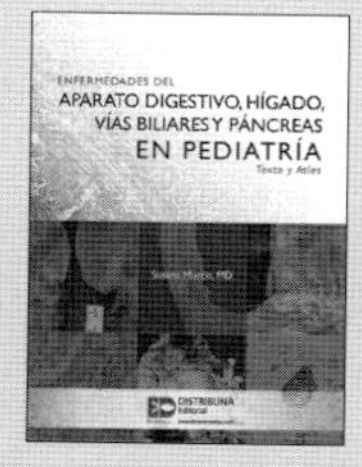

Enfermedades del aparato digestivo, vías biliares y páncreas en pediatría. Texto y atlas
AUTOR:
Susana Murcia, MD
Edición: 2013

pediatría

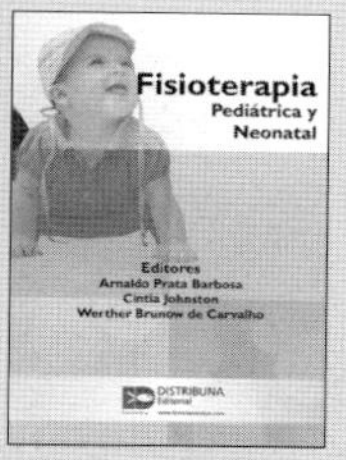

Fisioterapia pediátrica y neonatal
AUTORES:
Arnaldo Prata Barbosa, MD
Cínthia Johnston, MD
Werther Brunow de Carvalho, MD
Edición: 2012

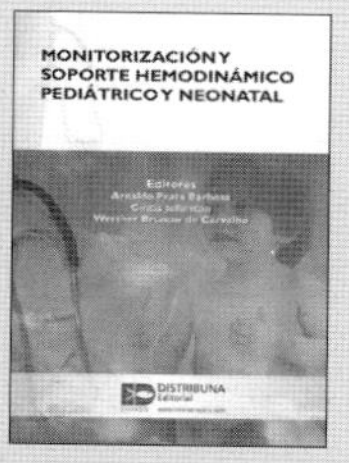

Monitorización y soporte hemodinámico pediátrico y neonatal
AUTORES:
Arnaldo Prata Barbosa, MD
Cínthia Johnston, MD
Werther Brunow de Carvalho, MD
Edición: 2011

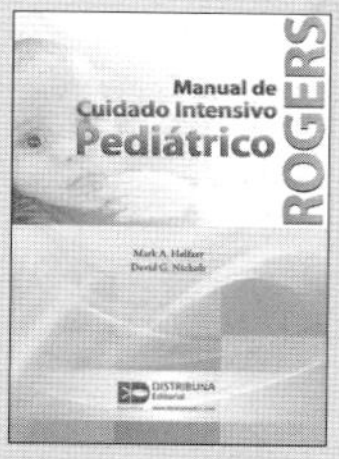

Manual de cuidado intensivo pediátrico ROGERS
AUTORES:
Mark A. Helfaer, MD
David G. Nichols, MD
Edición: 2012

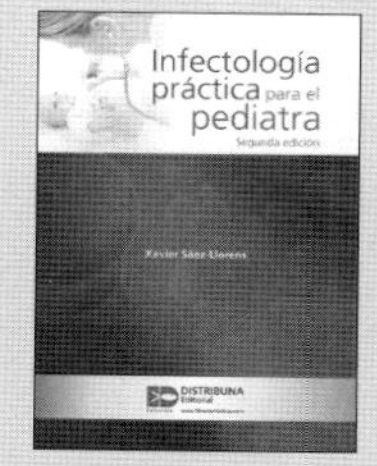

Infectología práctica para el pediatra
AUTOR:
Xavier Sáez-Llorens, MD
Edición: 2017

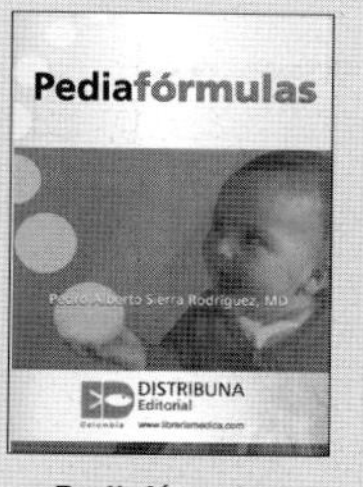

Pediafórmulas
AUTOR:
Pedro Alberto Sierra R., MD
Edición: 2016

trauma y urgencias

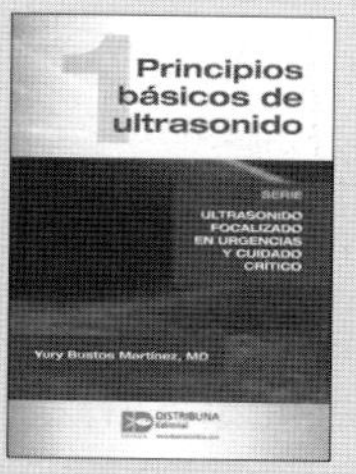

Principios básicos de ultrasonido (1). Serie: Ultrasonido focalizado en urgencias y cuidado crítico
AUTOR:
Yury Bustos Martínez, MD
Edición: 2016

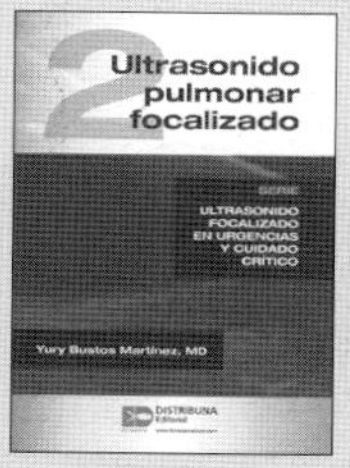

Ultrasonido pulmonar focalizado (2). Serie: Ultrasonido focalizado en urgencias y cuidado crítico
AUTOR:
Yury Bustos Martínez, MD
Edición: 2016

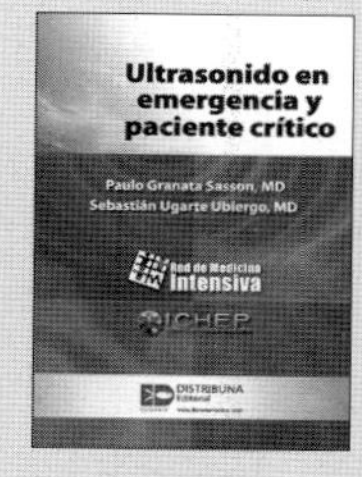

Ultrasonido en emergencia y paciente critico
AUTORES:
Paulo Granata Sasson, MD
Sebastián Ugarte Ubiergo, MD
Edición: 2013

trauma y urgencias

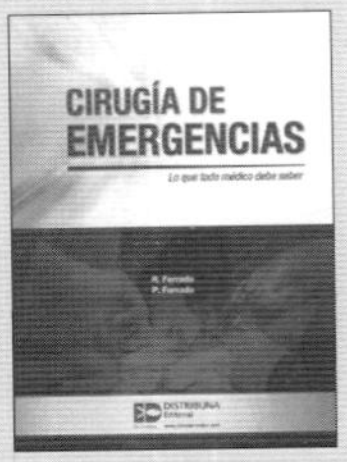

Cirugía de emergencias. Lo que todo médico debe saber
EDITORES:
Ricardo Ferrada, MD
Paula Ferrada, MD
Edición: 2018

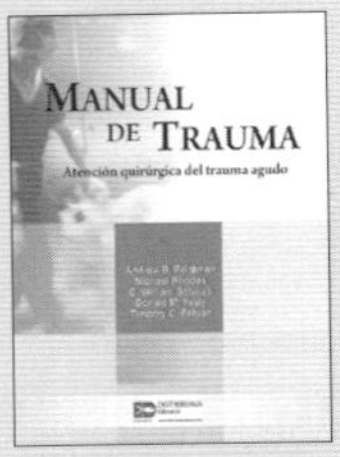

Manual de Trauma: atención quirúrgica del trauma agudo.
AUTORES:
Andrew Peitzman, MD
Michael Rhodes, MD
C. William Schawb, MD
Donald M. Yealy, MD
Edición: 2011

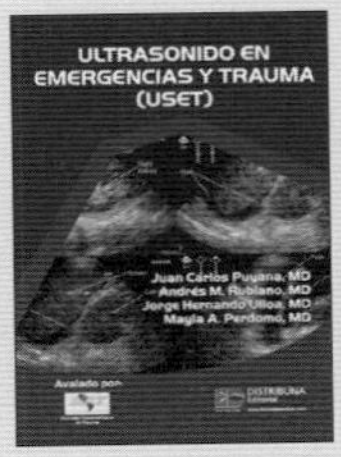

Ultrasonido en emergencias y trauma USET
AUTORES:
Juan C. Puyana, MD
Andrés Rubiano, MD
Jorge H. Ulloa, MD
Mayla A. Perdomo, MD
Edición: 2008

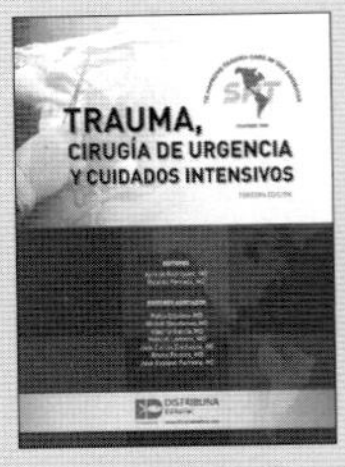

Trauma, cirugía de trauma y cuidados intensivos. 3ed
Editores:
Aurelio Rodríguez, MD; Ricardo Ferrada, MD
Editores asociados:
Pablo Ottolino, MD; Michel Aboutanos, MD; Alberto García, MD; Manuel Lorenzo, MD; Juan Carlos Duchesne, MD; Bruno Pereira, MD; José Gustavo Parreira, MD
Edición: 2019

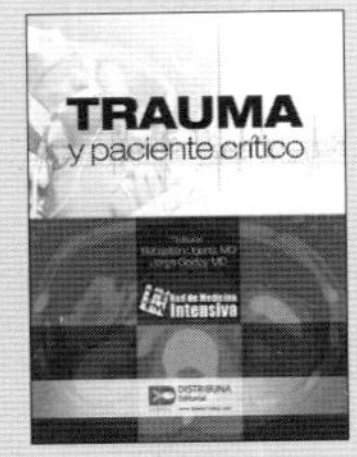

Trauma y paciente critico
AUTORES:
Sebastián Ugarte, MD
Jorge Godoy, MD
Edición: 2012

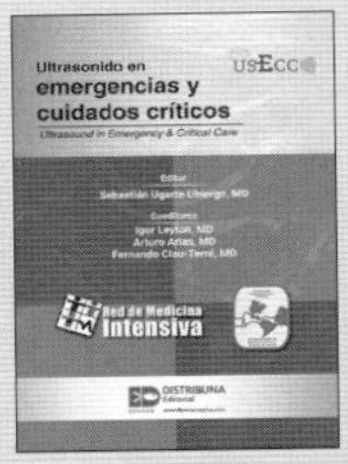

Ultrasonido en emergencias y cuidados críticos
EDITOR:
Sebastián Ugarte Ubiergo, MD
Edición: 2018

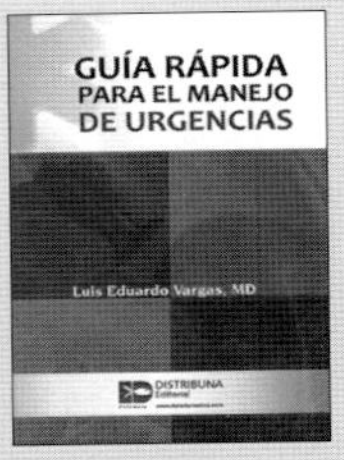

Guía rápida para el manejo de urgencias
AUTOR:
Luis Eduardo Vargas, MD
Edición: 2013